カラー 人体解剖学

構造と機能：ミクロからマクロまで

著
F.H. マティーニ
M.J. ティモンズ
M.P. マッキンリ

監訳
井上貴央

西村書店

Authorized translation from the English language edition,
entitled Human Anatomy, Third Edition, ISBN: 0-13-010011-0
by Frederic H. Martini, Michael J. Timmons and Michael P. McKinley,
published by Pearson Education, Inc,
publishing as Prentice Hall, Inc., Copyright © 2000.

All rights reserved. No part of this book may be reproduced or transmitted
in any form or by any means, electronic or mechanical, including
photocopying, recording or by any information storage retrieval system,
without permission from Pearson Education, Inc.

Japanese language edition published by Nishimura Co., Ltd.,
Copyright © 2003.
Printed and bound in Japan.

監訳者のことば

　本書は，カラー図版をふんだんに盛り込み，複雑な人体の構造を分かりやすく述べた学生向けの解剖学の教科書である。

　解剖学の三つの柱である肉眼解剖学，組織学，発生学の詳細を，カラー写真やカラーイラストを用いて視覚に訴え，理解しやすいよう工夫されている。肉眼解剖学や組織学の記述では，解剖標本のカラー写真とカラー模式図を対比させてあるので，学習の手助けとなる。また，それぞれの器官ごとに「発生学ノート」というコラムを設けてあり，人体発生のドラマの一端がより理解しやすくなっている。

　解剖学は医学の基礎科目の1つで，カリキュラムのうえでは早い時期に学ぶことになっている。しかし，これまで医学の知識を持たなかった学生にとっては，いきなり耳慣れない用語が数多く出てくるので，解剖学の授業にとまどい，ともすれば用語の暗記に走りがちである。

　解剖学は身体の構造を学ぶ学問であるが，人体の機能と極めて密接な関係にある。ともすれば両者の有機的なつながりを見失いがちであるが，本書には生理学的な要点が盛り込まれており，形態と機能の関連を学ぶのにも適している。また，随所に「臨床ノート」というコラムを設け，解剖学と疾病との関係に触れており，解剖学の必要性を理解することができよう。

　人体の構造を学ぼうとする医学生をはじめ，看護師，臨床検査技師，理学・作業療法士，救急救命士などを目指す人々に広く活用していただきたい。

　最後に，本書全体の膨大なチェック作業に当たっていただいた鳥取大学医学部機能形態統御学講座の海藤俊行助教授，原稿の整理に尽力いただいた岡田里美事務補佐員，そして西村書店の各位に厚くお礼を申し上げる。

鳥取大学医学部機能形態統御学講座
井上貴央

本書の特長

■ マクロからミクロまでの図を掲載

　解剖学を学ぶには，構造をよく観察することが第一です。本書では，人体の解剖図や顕微鏡写真が，人体のどの部位でどのような方向から見たものかがよく理解できるように工夫されています。人体の概観図から矢印でもって，大きく明瞭に描かれた解剖図や断面図，顕微鏡写真を示してあります。このように図や写真を配置してあるので，マクロからミクロまでの構造が容易に理解できることでしょう。

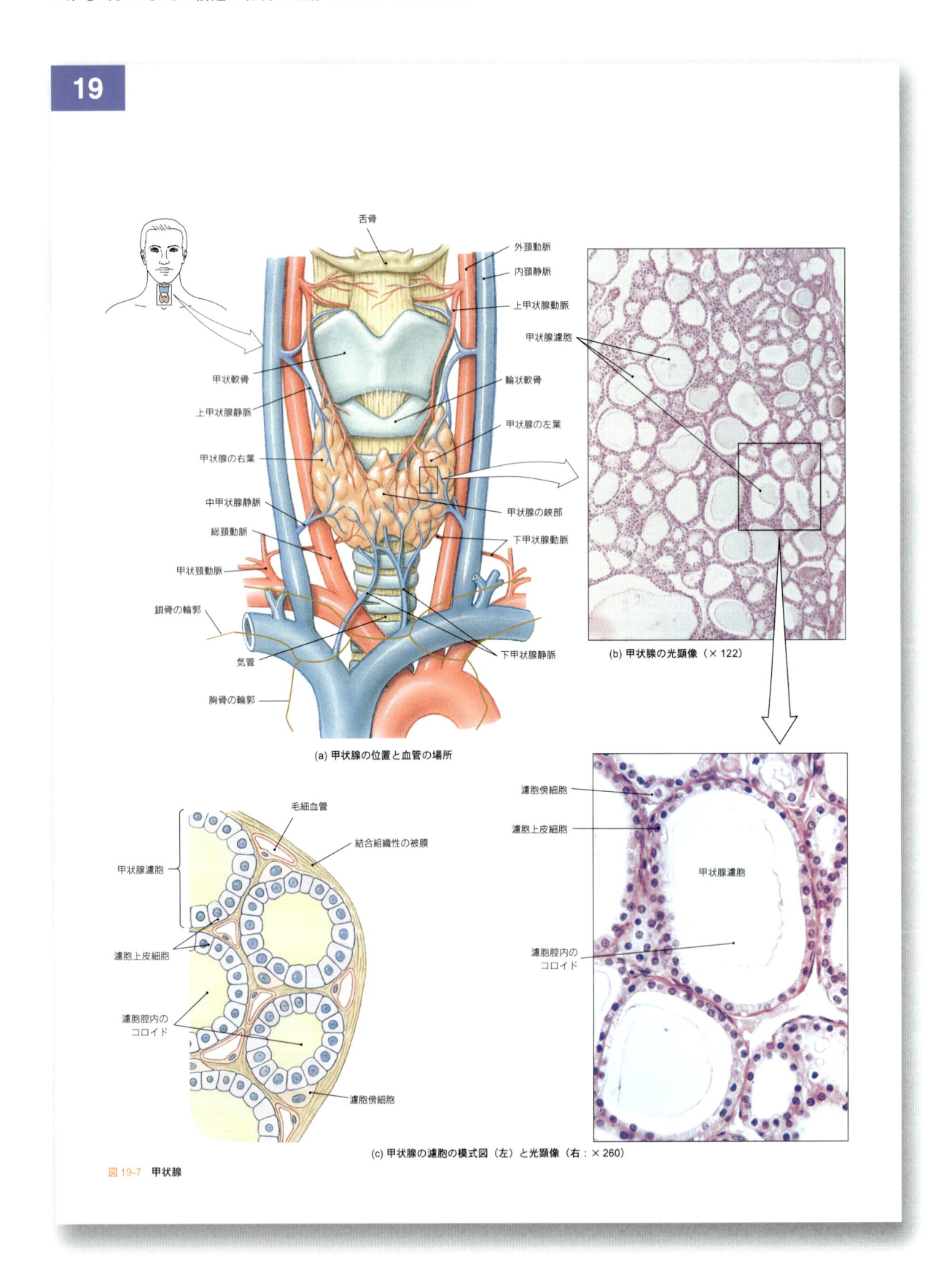

図 19-7　甲状腺

■ 模式図と実物の写真を対比

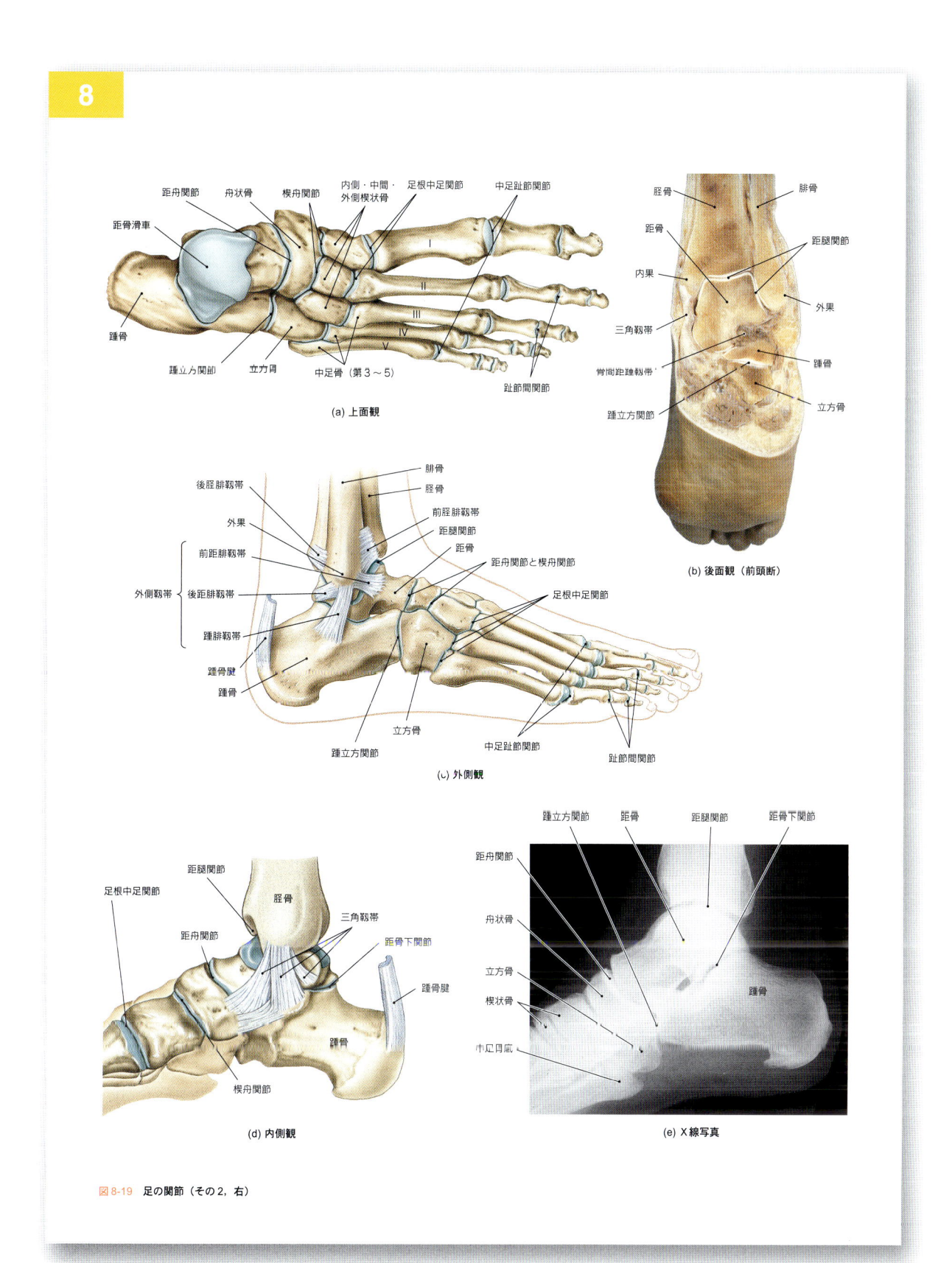

　効果的に描かれた解剖模式図は，人体の構造を理解するのに役立ちますが，本書ではさらに踏み込んで，実物の解剖標本の写真も収載しました。両者を対比しながら学習することによって，人体の仕組みの理解が深まることでしょう。さらに，X線写真やCT・MRI写真も取り入れました。巻末には「MRI・CTアトラス」を収録し，参照できるようにしました。

図8-19　足の関節（その2，右）

(a) 上面観
(b) 後面観（前頭断）
(c) 外側観
(d) 内側観
(e) X線写真

■ まとめの表

表を用いて，重要な事項を分かりやすくまとめ，復習に使えるようにしてあります。

表10-7 固有背筋群

		筋名		起始	停止	作用	支配神経
浅層	板状筋系	頭板状筋	splenius capitis	棘突起と項靱帯	乳様突起と後頭骨	片側：頭を傾け，回旋 両側：頭を伸展	頸神経の後枝
		頸板状筋	splenius cervicis	同上	上位頸椎の横突起	同上	同上
	脊柱起立筋系	棘筋群					
		頸棘筋	spinalis cervicis	項靱帯と下位頸椎の棘突起	上位頸椎の棘突起	頭を伸展	頸神経の後枝
		胸棘筋	spinalis thoracis	下位胸椎および上位腰椎の棘突起	上位胸椎の棘突起	脊柱を背屈	胸・腰神経の後枝
		最長筋群					
		頭最長筋	longissimus capitis	下位頸椎〜上位胸椎の横突起	側頭骨の乳様突起	片側：頭を側屈，回旋 両側：頭を背屈	頸・胸神経の後枝
		頸最長筋	longissimus cervicis	上位胸椎の横突起	頸椎の横突起	片側：頸を側屈，回旋 両側：頸を背屈	同上
		胸最長筋	longissimus thoracis	腰・仙椎の棘突起 下位胸椎の横突起	胸椎の横突起，腰椎の肋骨・副突起 下位10肋骨の肋骨角	脊柱を伸展，側屈	同上
		腸肋筋群					
		頸腸肋筋	iliocostalis cervicis	上位肋骨の肋骨角付近	中・下位の頸椎の横突起	頸を屈曲，側屈 肋骨を上げる	頸・上位胸神経の後枝
		胸腸肋筋	iliocostalis thoracis	下位7肋骨の肋骨角付近	上位6肋骨の肋骨角	片側：脊柱を側屈 両側：脊柱を伸展	胸神経の後枝
		腰腸肋筋	iliocostalis lumborum	腱膜と腸骨稜	下位7肋骨の肋骨角	脊柱を伸展 肋骨を下げる	下位胸・腰神経の後枝
深層	横突棘筋系	半棘筋群					
		頭半棘筋	semispinalis capitis	下位頸椎と上位胸椎の横突起	後頭骨の上・下項線間	片側：頭を側屈・回旋 両側：頭を背屈	頸神経の後枝
		頸半棘筋	semispinalis cervicis	上位胸椎(T_1〜T_5/T_6)の横突起	頸椎(C_2〜C_5)の棘突起	脊柱の背屈と回旋	同上
		胸半棘筋	semispinalis thoracis	下位胸椎(T_6〜T_{10})の横突起	下位頸椎・上位胸椎の棘突起	脊柱の背屈と回旋	胸神経の後枝
		回旋筋群					
		頸回旋筋	rotatores cervicis	横突起	隣接あるいは上位の棘突起	脊柱の背屈と回旋	頸・胸・腰神経の後枝
		胸回旋筋	rotatores thoracis	同上	同上	同上	同上
		腰回旋筋	rotatores lumborum	同上	同上	同上	同上
		多裂筋	multifidi	椎骨の横突起，仙骨	3〜4以上上位の椎骨の棘突起	脊柱の背屈と回旋	同上
	その他	棘間筋	interspinales	棘突起	上位の棘突起	脊柱の背屈	頸・胸・腰神経の後枝
		横突間筋	intertransversarii	横突起／肋骨突起	上位の横突起／肋骨突起	脊柱の側屈	同上

の名称から，その停止の部位が分かるものもある。例えば，頭○○筋という筋は頭蓋に停止し，頸○○筋は頸椎に，胸○○筋は胸椎に停止する。

脊柱起立筋系は**棘筋群** spinalis，**最長筋群** longissimus，**腸肋筋群** iliocostalis に分けられる（表10-7）。これらの分類は脊柱に近いかどうかに基づいており，棘筋群は最も脊柱に近く，腸肋筋群は最も脊柱から離れた位置にある。下位の腰椎や仙骨部では，最長筋群と腸肋筋群は区別が付かなくなる。脊柱起立筋は脊柱を伸ばし背屈させる。片側の筋だけが収縮すると，脊柱は側屈する。

B．深層の筋群

深層の筋群は互いに結合して椎骨を安定させている。横突起と棘突起をつなぐので**横突棘筋系** transversospinalis と呼ばれ，**半棘筋群** semispinalis，**回旋筋群** rotatores などがあり，そのほかに**棘間筋** interspinales，**横突間筋** intertransversarii がある（表10-7）。これらの筋は比較的短い筋で，様々に組み合わさって，脊柱を背屈したり回旋させたりする。また，これらの筋は椎骨の位置を微妙に調整し，隣接する椎骨を安定させるのに重要である。

□ 臨床ノート　固有背筋群の障害

固有背筋群の筋に損傷が起こると，疼痛→筋の刺激→収縮→疼痛というサイクルが繰り返されることがある。これによって，近くの脊髄神経が圧迫され，可動性が制限されたり，感覚の脱失をきたすことがある。運動の前にウォーミングアップしたりストレッチをするのは，これらの筋を保護するためである。

4．体幹の斜筋群と直筋群

斜筋群と直筋群の筋肉（図10-12〜図10-14，表10-8）は脊柱と前正中線の間にある。斜筋群は片側が働くか両側が働くかによって，下層の構造物を圧迫したり脊柱を回旋させたりする。直筋群は脊柱を前屈させるのに重要であり，脊柱起立筋と反対の作用をする。体幹の斜筋群と直筋群および横隔膜は，発生学的に同一の起源の筋である。

A．斜筋群

斜筋群 oblique muscles には，胸部の肋間筋と胸横筋がある。胸郭では斜筋群は肋間に存在し，**外肋間筋** external intercostal が**内肋間筋** internal intercostal を被っている（図10-13a）。これらの肋間筋は肋骨の呼吸性運動に重要である。小さな**胸横筋** transversus thoracis が胸郭の内面を横走しており，その表面は胸膜によって被われている。

腹部では基本的には胸部と同じパターンが認められ，筋線維が交叉状に配列して腹壁を強化している。これらの筋には**外腹斜筋** external abdominal oblique，**内腹斜筋** internal abdominal oblique，**腹横筋** transversus abdominis があり（図10-13a, d），その位置関係は横断面でよく分かる（図10-13b）。

腰部には，大きな**腰方形筋** quadratus lumborum があり，腰椎を曲げたり肋骨を引き下げたりする。

■発生学ノート

　重要な器官系については，発生段階を示す「発生学ノート」を章末に設けました。ページに緑色をつけ，参照の便宜を図りました。章の一部として理解していただいても，発生学を勉強した後に読んでいただいてもかまいません。いずれにしても，発生学は，人体の構造を理解したり，先天性奇形を理解するうえでも重要な項目ですので，しっかり勉強して下さい。

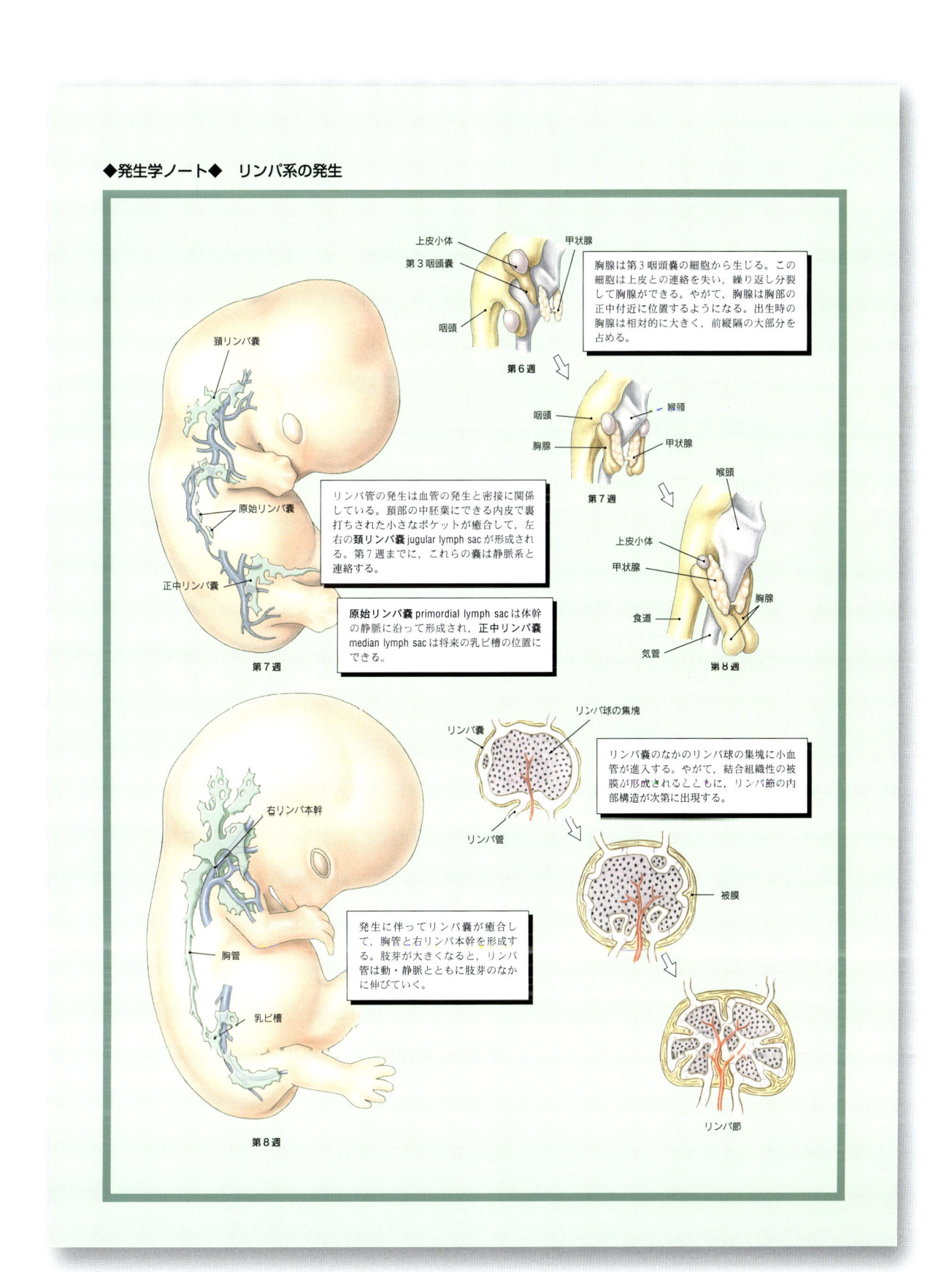

◆発生学ノート◆　リンパ系の発生

胸腺は第3咽頭嚢の細胞から生じる。この細胞は上皮との連絡を失い，繰り返し分裂して胸腺ができる。やがて，胸腺は胸部の正中付近に位置するようになる。出生時の胸腺は相対的に大きく，前縦隔の大部分を占める。

リンパ管の発生は血管の発生と密接に関係している。頸部の中胚葉にできる内皮で裏打ちされた小さなポケットが癒合して，左右の**頸リンパ嚢** jugular lymph sac が形成される。第7週までに，これらの嚢は静脈系と連絡する。

原始リンパ嚢 primordial lymph sac は体幹の静脈に沿って形成され，**正中リンパ嚢** median lymph sac は将来の乳び槽の位置にできる。

発生に伴ってリンパ嚢が癒合して，胸管と右リンパ本幹を形成する。肢芽が大きくなると，リンパ管は動・静脈とともに肢芽のなかに伸びていく。

リンパ嚢のなかのリンパ球の集塊に小血管が進入する。やがて，結合組織性の被膜が形成されるとともに，リンパ節の内部構造が次第に出現する。

訳者一覧

【監訳】

井上　貴央　　鳥取大学医学部機能形態統御学講座形態解析学分野

【翻訳】

新井　良八	滋賀医科大学解剖学第1講座	第26章
石村　和敬	徳島大学大学院ヘルスバイオサイエンス研究部情報統合医学講座形態情報医学分野	第19章・第21章
井関　尚一	金沢大学大学院医学系研究科組織発達構築学分野	第3章
井上　貴央	鳥取大学医学部機能形態統御学講座形態解析学分野	第1章・第4章・第6〜8章・第10〜12章
牛木　辰男	新潟大学大学院医歯学総合研究科顕微解剖学分野	第5章（共訳）
大谷　　浩	島根大学医学部解剖学講座発生生物学	第28章・発生学ノート
大塚　愛二	岡山大学大学院医歯学総合研究科人体構成学分野	第24章
大野　伸一	山梨大学大学院医学工学総合研究部生体制御学専攻解剖学第1教室	第23章
海藤　俊行	鳥取大学医学部機能形態統御学講座形態解析学分野	第9章
川真田　聖一	広島大学医学部保健学科	第18章
後藤　　薫	山形大学医学部情報構造統御学講座	第15章
佐々木　克典	信州大学医学部組織発生学講座	第27章（共訳）
佐々木　宏	東京女子医科大学医学部解剖学	第16章
佐藤　洋一	岩手医科大学医学部解剖学第2講座	第14章
佐藤　康二	浜松医科大学解剖学第1講座	第20章
塩田　清二	昭和大学医学部第1解剖学	第2章
篠原　治道	金沢医科大学解剖学第2講座	第22章
城倉　浩平	信州大学医学部組織発生学講座	第27章（共訳）
千田　隆夫	藤田保健衛生大学医学部解剖学第1講座	第25章
遠山　稿二郎	岩手医科大学医学部共同研究部門バイオイメージングセンター	第13章
橋都　浩哉	新潟大学大学院医歯学総合研究科顕微解剖学分野	第5章（共訳）
渡辺　雅彦	北海道大学大学院医学研究科機能形態学講座	第17章

目　次

第 1 章　解剖学とは··1
第 2 章　細胞···21
第 3 章　組織···39
第 4 章　外皮系··69
第 5 章　骨格系：骨組織と骨格の構造···85
第 6 章　骨格系：軸骨格··101
第 7 章　骨格系：付属肢骨格···141
第 8 章　骨格系：連結···167
第 9 章　筋系：骨格筋の構造···189
第 10 章　筋系：軸筋群··205
第 11 章　筋系：付属肢筋群···225
第 12 章　体表局所解剖学··253
第 13 章　神経系・神経組織···261
第 14 章　神経系：脊髄と脊髄神経···277
第 15 章　神経系：脳と脳神経··299
第 16 章　神経系：伝導路と高次機能··335
第 17 章　神経系：自律神経系··347
第 18 章　神経系：感覚··361
第 19 章　内分泌系···389
第 20 章　血液··405
第 21 章　心臓血管系：心臓··417
第 22 章　心臓血管系：血管と循環··433
第 23 章　リンパ系···465
第 24 章　呼吸器系···481
第 25 章　消化器系···503
第 26 章　泌尿器系···533
第 27 章　生殖器系···551
第 28 章　ヒトの発生··579

〈発生学ノート〉
　組織の形成…63／上皮の発生…64／結合組織の起源…65／器官系の発生…66／外皮系の発生…82／頭蓋の発生…136／脊柱の発生…138／付属肢骨格の発生…164／筋系の発生…222／神経系の発生のあらまし…275／脊髄と脊髄神経の発生…296／脳と脳神経の発生…332／感覚器の発生…386／内分泌系の発生…402／心臓の発生…432／心臓血管系の発生…462／リンパ系の発生…480／呼吸器系の発生…500／消化管の発生…530／泌尿器系の発生…548／生殖器系の発生　576

MRI・CT アトラス··594
難読語一覧··602
和文索引··605
欧文索引··625

第1章 解剖学とは

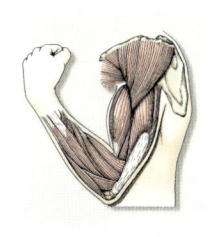

　解剖学 anatomy とは身体の構造を学ぶ学問である。その所見は，身体の機能を考える手がかりとなる。生理学は機能を研究する学問であるが，機能の説明には解剖学用語が用いられる。

　機能は構造によって生じる。例えば，鼻腔には鼻甲介という突出した構造物があるため，吸入された空気は渦を巻き，加温・加湿されて，吸気に含まれる微粒子は湿った粘膜に付着する。このようにして，空気は肺に入る前に調整・濾過されるわけである。

　構造と機能は常に関連しているが，そのしくみは同時に解明されたわけではない。心臓の構造は15世紀に詳細に記載されたが，心臓のポンプ機能が分かったのはそれから200年後のことである。また，多くの細胞の機能は早くから分かっていたが，電子顕微鏡がその形態をとらえたのは何十年もたってからであった。

1. 解剖学の分野

A. 顕微解剖学

　顕微解剖学 microscopic anatomy は微細形態を研究する学問である。顕微解剖学は用いる機器の能力によって限界がある（図1-1）。簡単なルーペを用いると，裸眼では見えない物を見ることができるが，電子顕微鏡を用いると，それよりも100万倍も微細な構造をとらえることができる。

　顕微解剖学は，どれくらいの大きさの範囲で物体をとらえるかによっていくつかの分野に分けられる。

- **細胞学** cytology：生命の最小単位である**細胞** cell の内部構造を研究する学問である。細胞は複雑な化学物質からできており，生命現象は身体を構成する何兆もの細胞内で起こる化学反応によるものである。
- **組織学** histology：細胞学より広い視野に立って**組織** tissue を研究する学問である。組織とは，特定の細胞や細胞の産生物質が集まって一定の機能をなす単位をいう。人体の細胞は4大組織のいずれかに属しており（☞第3章），組織は集まって心臓，腎臓，肝臓，脳などの，特定の機能を持つ解剖学的単位である**器官** organ を構成する。

　器官の多くは裸眼で容易に研究することができる。細胞や組織の研究には顕微鏡の助けが必要なので，器官のレベルで顕微解剖学と肉眼解剖学との境を引くことができる。

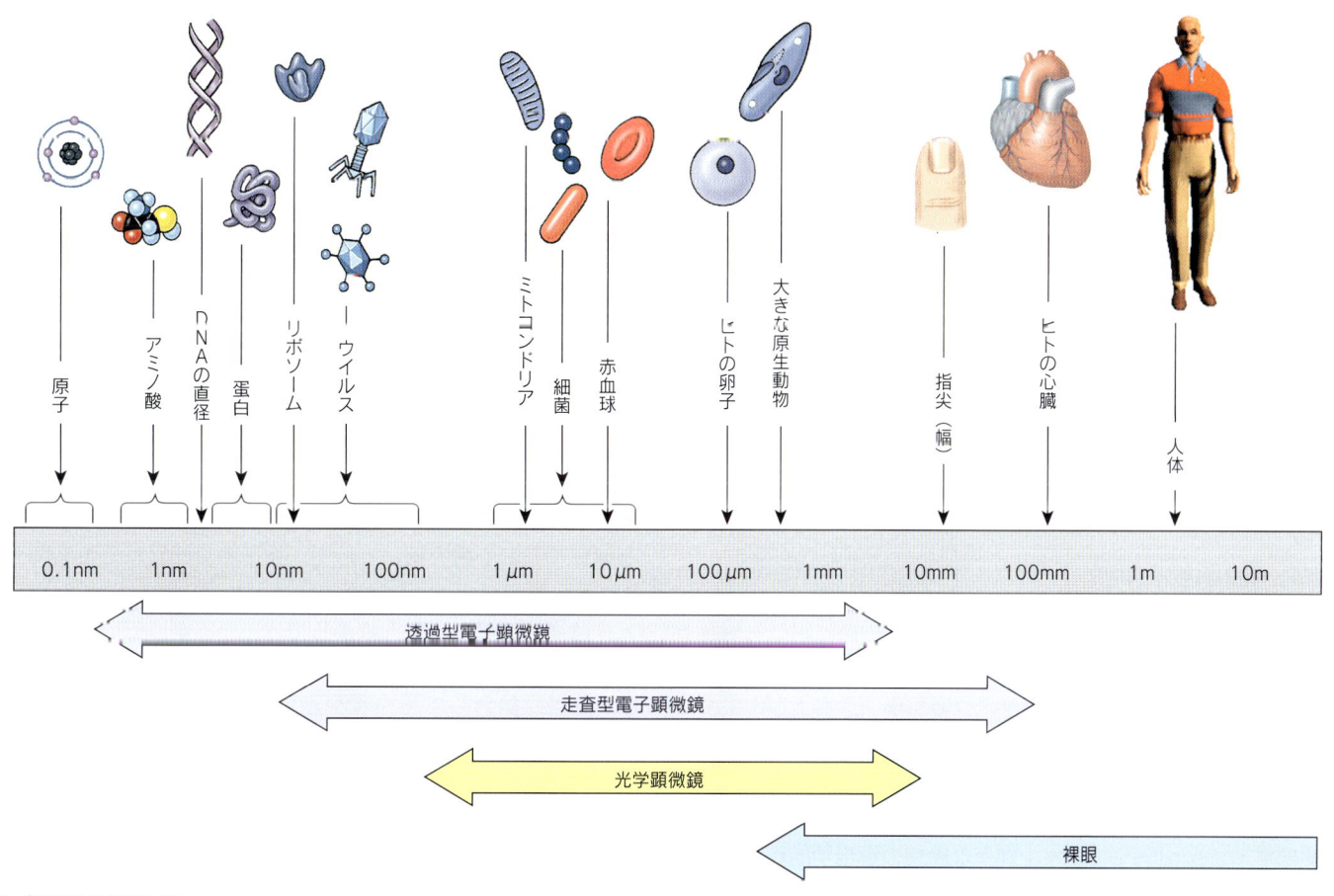

図1-1　解剖学の研究対象
様々な大きさの構造物が解剖学の研究対象となる。認識できる形態は研究方法や拡大率によって異なる。

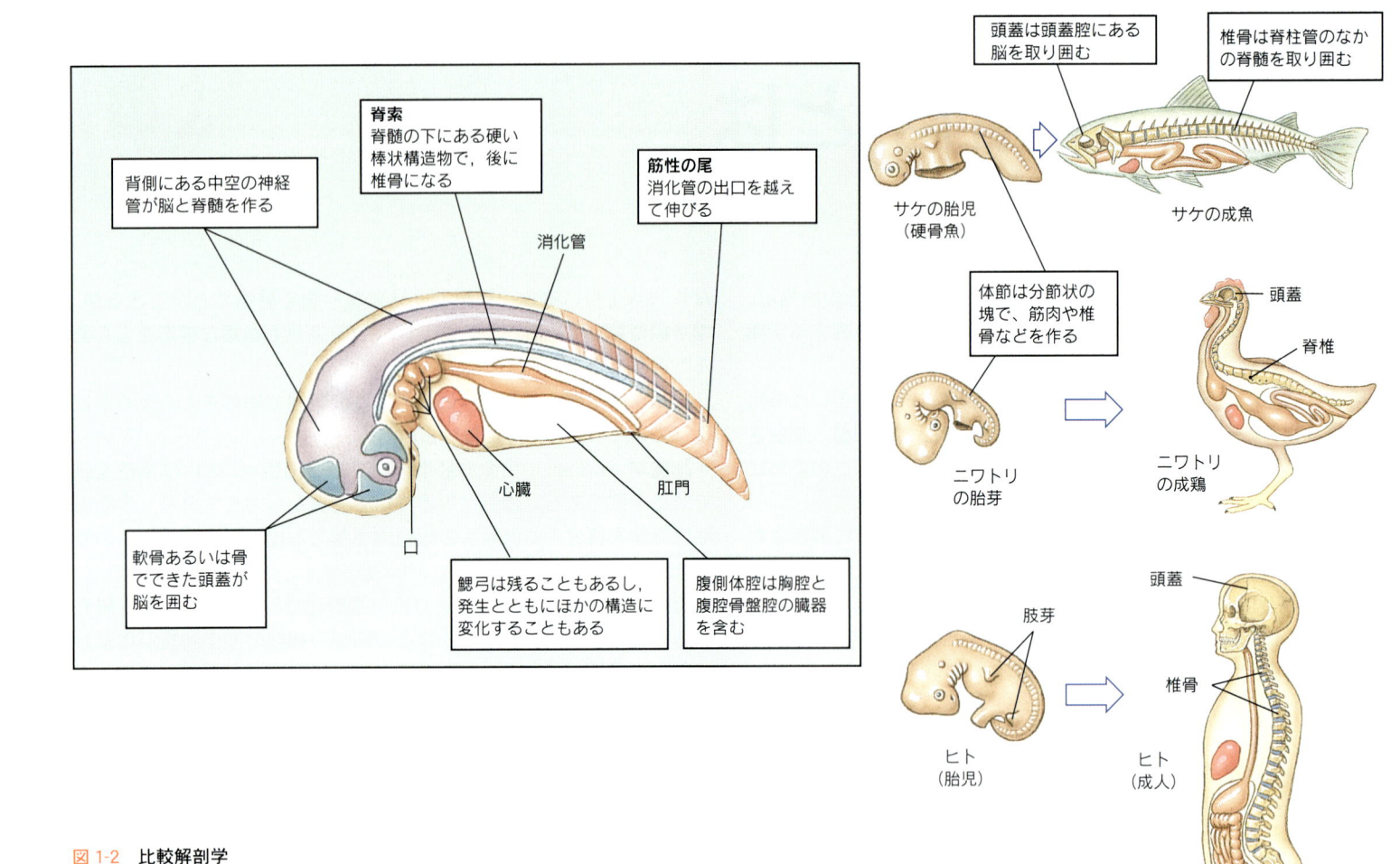

図1-2　比較解剖学
ヒトはサカナ，ヘビ，ネコなどと同じ脊椎動物に分類される。様々な違いはあるが，すべての脊椎動物にはほかの種類の動物とは異なる基本構造がある。

B. 肉眼解剖学

　肉眼解剖学 gross anatomy, macroscopic anatomy は，肉眼で見える比較的大きな構造物を研究する学問である。肉眼解剖学には以下のようないくつかの分野がある。
● **体表解剖学** surface anatomy：身体の体表の解剖学的な特徴や指標について研究する学問。
● **局所解剖学** regional anatomy：頭部，頸部，体幹などの人体の特定の領域において，身体の内・外の構造を研究する学問。
● **系統解剖学** systemic anatomy：骨格系や筋系などの器官系の構造を研究する学問。器官系とは，協力し合って特定の効果を生み出すように機能する器官の集まりである。例えば，循環器系は心臓，血液，血管などから構成され，酸素や栄養素を体中に運ぶ働きをする。人体には11種類の器官系がある。

C. その他の解剖学の分野

● **発達解剖学** developmental anatomy：発生や成長の間に起こる形態変化を研究する学問。様々な大きさの構造物（単一の細胞の時期から成人まで）を扱うので，発達解剖学には顕微解剖学および肉眼解剖学のどちらの研究も含まれる。
　多くの先天異常は発生途上に起こるので，**発生学** embryology は重要である。最も大きな構造変化は発生の最初の2カ月に起こる。
● **比較解剖学** comparative anatomy：様々な動物の解剖学的構築を研究する学問。形態的な類似性は進化との関連を示す。ヒト，トカゲ，サメなどの動物には脊柱があるので，脊椎動物と呼ばれている。比較解剖学の研究には肉眼解剖学および顕微解剖学の技法を用いる。また，動物は似たような発生段階をたどるので，発生学の情報は非常に有用である（図1-2）。
● **医用解剖学** medical anatomy：病気の過程で起こる変化を解剖学的な側面から研究する学問。
● **放射線解剖学** radiographic anatomy：X線，超音波検査などの方法を用いて，人体を傷つけることなく解剖学的所見を研究する学問。
● **外科解剖学** surgical anatomy：手術に必要な解剖学的指標について研究する学問。

2. 人体の構築と生命現象

A. 人体の構築

　心臓血管系の心臓を例にとって，原子から器官系に至る関連を図1-3に示した。
　人体は多くの異なった元素からできているが，そのうちの4種類の元素（水素，酸素，炭素，窒素）で全体の99％を占める（図1-4a）。原子は結合して蛋白質や脂質などの分子化合物を形成する（図1-4b）。
　細胞は体内での最も小さい生命単位である。心筋細胞内では複雑な蛋白分子が規則的に配列しており（分子レベル），このため細胞は強力に収縮することができる（細胞レベル）。心筋細胞は集まって筋組織を作り（組織レベル），筋組織が集まって心臓の壁を作る（器官レベル）。

解剖学とは

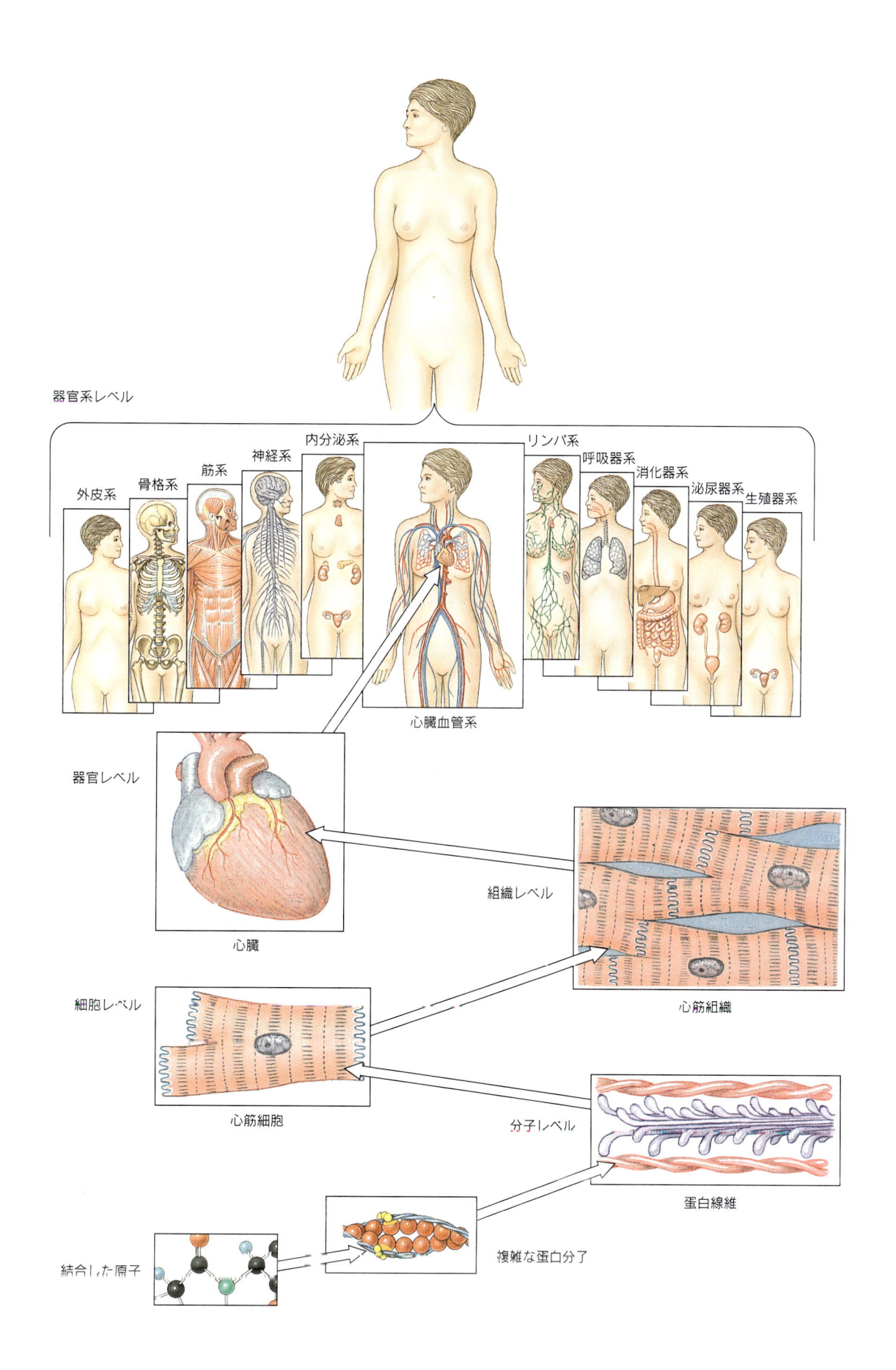

図1-3　人体構築レベル
元素が結合して，心筋細胞の蛋白線維を構成する分子を作る。心筋細胞は集まって筋組織となり，心臓の壁を作る。心臓は心臓血管系の一要素で，種々の器官系が組み合わさって人体が構成されている。

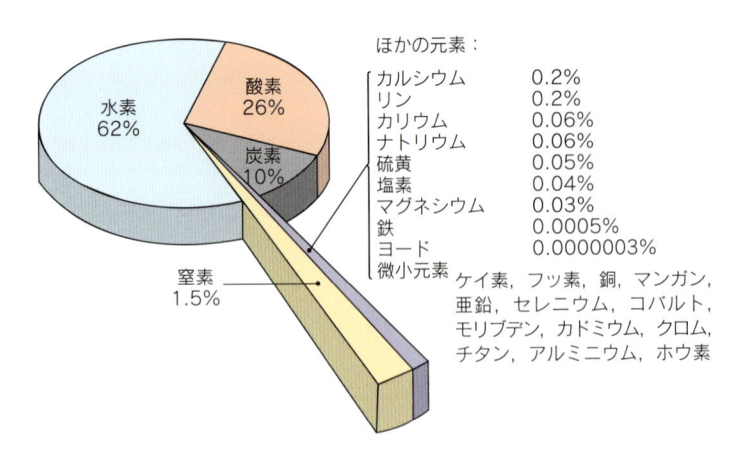

	ほかの元素：	
	カルシウム	0.2%
	リン	0.2%
	カリウム	0.06%
	ナトリウム	0.06%
	硫黄	0.05%
	塩素	0.04%
	マグネシウム	0.03%
	鉄	0.0005%
	ヨード	0.0000003%
	微小元素	ケイ素、フッ素、銅、マンガン、亜鉛、セレニウム、コバルト、モリブデン、カドミウム、クロム、チタン、アルミニウム、ホウ素

水素 62%、酸素 26%、炭素 10%、窒素 1.5%

(a) 人体の元素組成（構成原子数の割合）

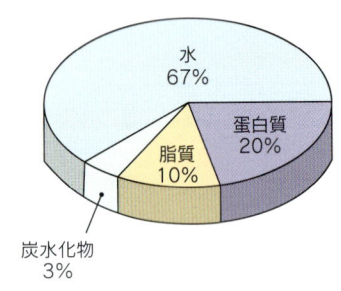

水 67%、蛋白質 20%、脂質 10%、炭水化物 3%

(b) 人体の分子組成

図1-4　化学レベルから見た人体の組成

心臓の機能は，分子，細胞，組織，器官レベルの構築が互いに関連して営まれている。隣り合う心筋細胞は協調しながら収縮するので，全体として心臓はポンプとしての機能を持つようになる。心臓は収縮するごとに，血管系に血液を送り出す。心臓と血管とは一連のものなので，心臓血管系という系をなす。

どんな構築レベルでも，ほかのレベルと密接な関連性がある。細胞，組織，器官レベルで障害が起こると，系に影響が及ぶ。例えば，心筋細胞で変化が起こると，心臓という器官は異常収縮や心停止を引き起こすことがある。また，心筋組織の一部に傷を受けると，それが小さな傷であっても心臓に機能障害が起こる。また，心臓に構造レベルでの先天異常があると，心筋細胞や心筋組織はまったく正常であるにもかかわらず，ポンプ機能が低下することがある。

最後に，系に影響を及ぼす因子は，最終的にはその構成要素にも影響が及ぶことを知っておいてほしい。例えば，大量の血液が失われると，心臓は血液を有効に送り出せなくなり，酸素や栄養素を全身に分配できなくなる。その結果，系の構成要素の1つである心筋細胞は短時間のうちに壊れ始める。

すべての系は生命に不可欠で，ほかの系と調和をとりながら機能しなければならない。このようなシステムはホメオスターシス homeostasis と呼ばれている。

B. 生物の特徴

すべての生物には以下のような生命現象がある。
- **応答性 responsiveness**：生物が外界の変化に反応することを応答性という。この特性は感応性 irritability とも呼ばれる。熱いストーブから手を離したり，見知らぬ人が来ると犬が吠えたりするのはこの例である。
- **適応性 adaptability**：生物は環境に適応するために変化することがある。冬が近づくと，動物は毛が増えたり，暖かい地方へ移動したりする。このような適合能力を適応と呼ぶ。
- **成長 growth と分化 differentiation**：生物は生涯を通じて成長し，細胞の数や大きさを増すことによって体が大きくなる。多細胞動物では，個々の細胞は特殊化しており，独自の機能を持っている。このような特殊化を分化と呼ぶ。
- **複製 reproduction**：単細胞生物でも多細胞生物でも，生物は複製によって同種の次世代を作り出す。
- **移動 movement**：生物は内的には食物などを輸送し，外的には外界を動き回ることができる。
- **代謝 metabolism と排泄 excretion**：生物は化学反応によってエネルギーを作り出すとともに，蛋白などの複雑な化学物質を合成することができる。このようなすべての化学反応を代謝という。代謝のなかでも，複雑な分子が単純なものに解離することを異化 catabolism，簡単な分子が複雑なものに合成されることを同化 anabolism という。

生物は外界から物質を吸収 absorption する必要がある。体内でエネルギーを効率よく作るには，大気中の酸素の他に種々の栄養素を必要とする。呼吸 respiration は，細胞による酸素の吸収，運搬，消費をさす。代謝によって老廃物が産生されると，排泄によって除去される。

3. 人体の器官系

下等生物では，物質を体表から取り入れたり，体内の物質を体表から放出することによって，吸収，呼吸，排泄が営まれる。しかし，高等生物では，栄養物を外界から直接に吸収することはできない。ヒトは食物を直接体内に取り込めないので，消化によって食物を構成成分にまで分解する必要がある。この過程は消化器系で行われる。また，呼吸や排泄の過程は非常に複雑で，ガス交換のための呼吸器系（肺）と，老廃物の排泄のための泌尿器系（腎臓）が備わっている。吸収，呼吸，排泄は異なる場所で行われるので，それらをつなぐのに心臓血管系が必要である。

人体には11種類の器官系がある。（図1-5）。それぞれの系に属する主要な器官を図1-6に示した。

4. 解剖学用語

解剖学では特殊な用語が使われるので，最初にその用語を学ばなければならない。解剖学用語を習得するには時間と努力を要する。

解剖学用語の多くはラテン語やギリシャ語が基礎になっている。昔用いられたラテン語名は，今日でもなお使われており，解剖学の用語は一種の歴史的な記録のようでもある。ラテン語の語源や文法を知ることは解剖学用語を理解するのに役立つ。世界には様々な言語がある。ラテン語を用いて用語を統一する試みが国際解剖学会で行われ，現在日本で用いている解剖学用語は，1955年にパリで開催された国際解剖学会で制定されたP.N.Aが基礎になっている。その後，P.N.Aは何回か改訂されたが，日本解剖学会はP.N.Aに基づいてわが国の解剖学用語（Nomina Anatomica Japonica）を制定している。

ラテン語とギリシャ語だけが解剖学用語に用いられてきたわけではない。解剖学的な構造物や臨床症状は，発見者，病状，犠牲となった人の名前にちなんで付けられたものが多い。次第に実際的な用

語に置き換えられてきているが，歴史的な名称はいまだに使われている。

器官系	主な働き
外皮系	外界の有害物から保護し体温を制御。
骨格系	支持。臓器などの保護。鉱質の貯蔵。造血。
筋系	運動。支持。熱産生。
神経系	刺激に対して反応。ほかの器官系の活動と協調。
内分泌系	ほかの器官系の活動を長時間にわたって制御。
心臓血管系	栄養素，老廃物，ガス，細胞，溶解物質を運搬。
リンパ系	感染や疾病の予防。
呼吸器系	空気を運搬し，空気と血液の間でガス交換。
消化器系	食物を消化し，栄養素，鉱質，ビタミン，水を吸収。
泌尿器系	余分な水，塩，老廃物を排泄。
生殖器系	生殖細胞やホルモンを産生。

図 1-5　器官系のあらまし
11種類の器官系の主な働き。

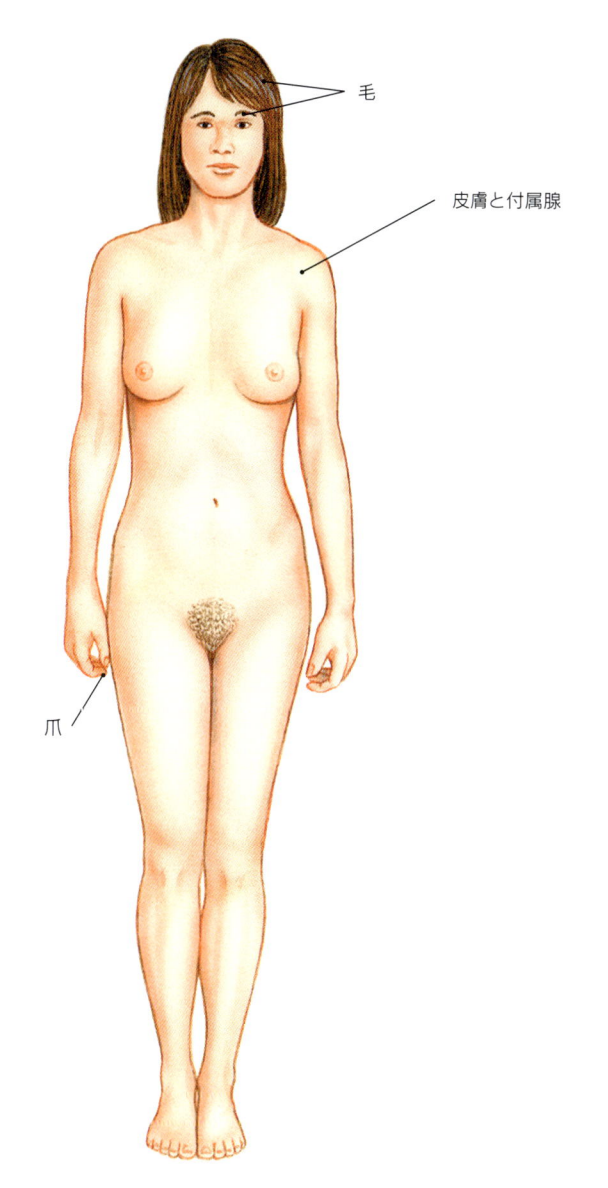

図 1-6a　外皮系

器官	主な機能
皮膚	
表皮	下層の組織を保護。
真皮	表皮に栄養を与え，強度を生み出す。
皮下組織	脂肪の貯蔵。
	皮膚を深層の構造物と結びつける。
汗腺	発汗作用による体温調節。
感覚受容器	触覚，圧覚，温度覚，痛覚を感じる。
毛	感覚，頭部の保護。
毛包	毛を産生。
脂腺	脂質を分泌し，毛幹に潤いを与える。
爪	指の先端を保護し，硬くする。

図 1-6b　骨格系

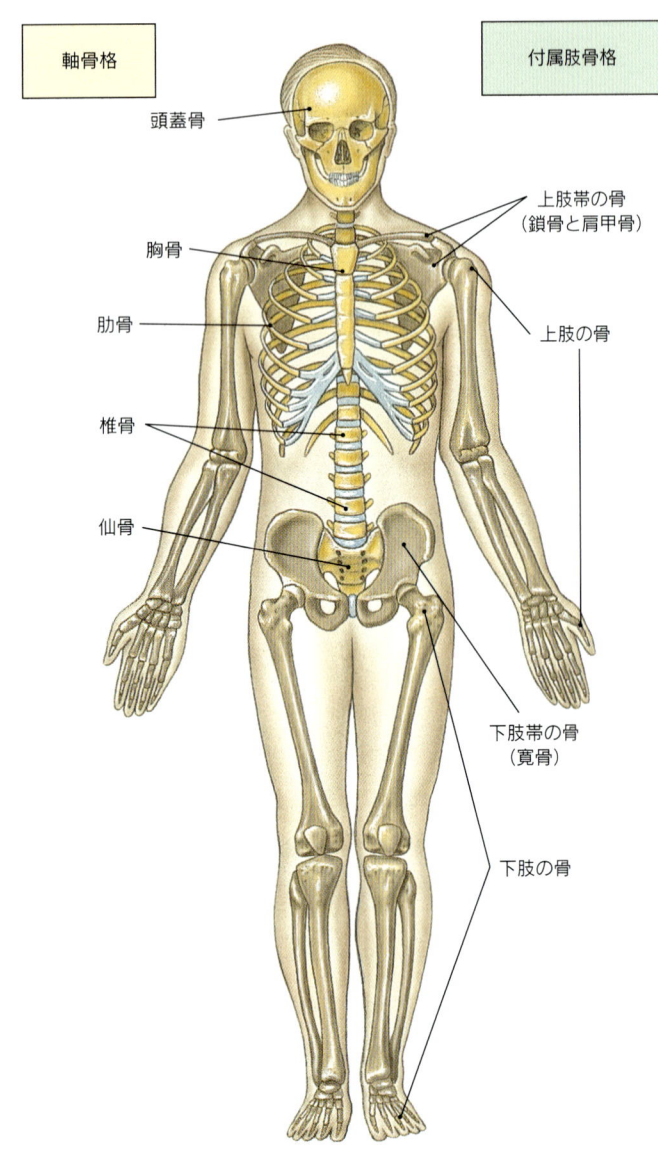

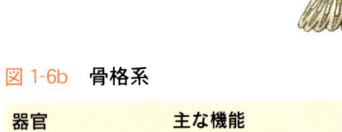

器官	主な機能
骨，軟骨，靱帯	身体の支持。
	軟組織の保護。
	鉱質の貯蔵。
軸骨格	脳，脊髄，感覚器，胸腔臓器を保護。
	下肢より上の身体を支える。
付属肢骨格	四肢を支持し四肢の位置を決める。
	軸骨格を支持する。
骨髄	造血。

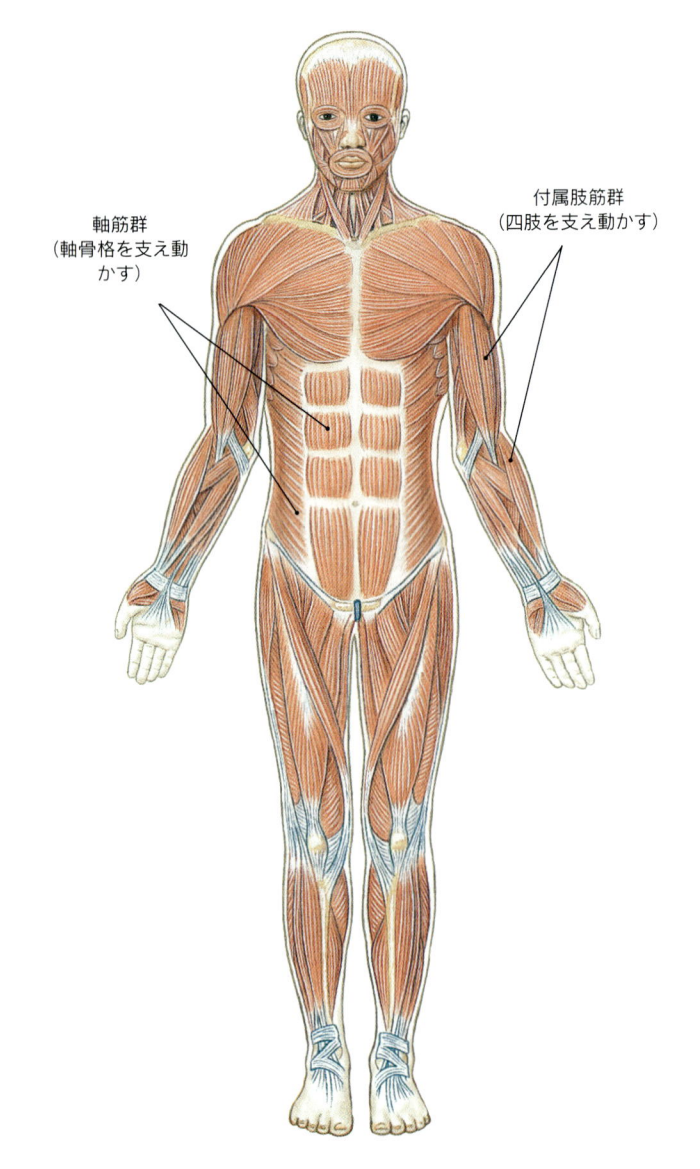

図 1-6c　筋系

器官	主な機能
骨格筋	骨格を支持し動かす。
	消化管の入口と出口をコントロール。
	熱産生。
腱と腱膜	骨格筋を骨と結合。
	筋の牽引力を伝える。

解剖学とは

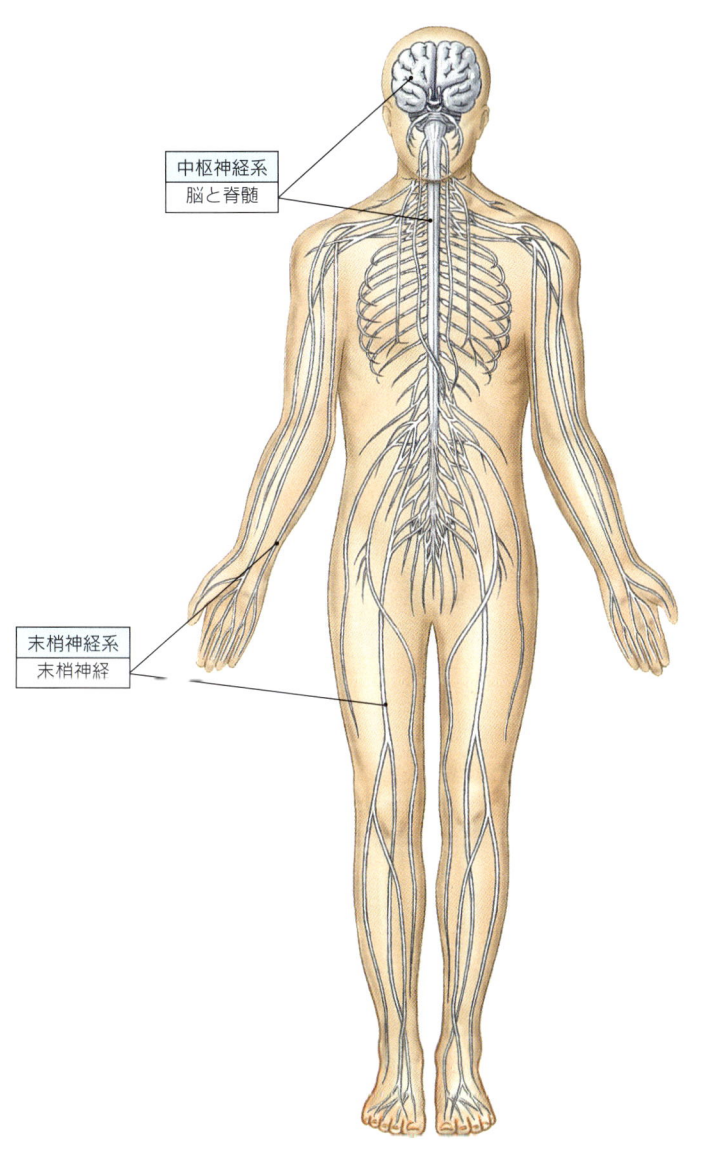

図 1-6d　神経系

器官	主な機能
中枢神経系	神経系の制御中枢：情報を処理，ほかの系の活動を制御。
脳	複雑な統合機能。
	感覚情報を感受し，随意運動を支配。
脊髄	脳に至る情報伝達路。複雑でない統合機能。単純な不随意運動の指令。
末梢神経系	感覚器と効果器などと中枢神経とをつなぐ。
自律神経系	中枢神経系や末梢神経系に含まれている。消化，分泌，呼吸，心臓血管などの内臓性機能を無意識下に制御。

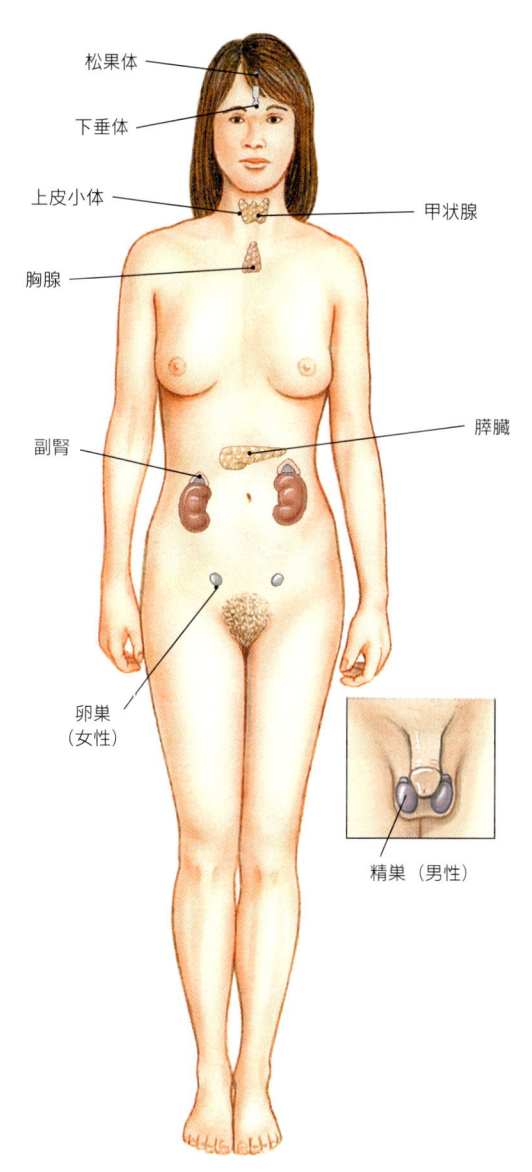

図 1-6e　内分泌系

器官	主な機能
下垂体	ほかの内分泌腺を制御。
	成長や体液バランスを制御。
甲状腺	組織代謝を制御し，血液のカルシウム濃度を制御（上皮小体とともに）。
上皮小体	血液のカルシウム濃度を制御（甲状腺とともに）。
胸腺	リンパ球の機能的成熟を制御。
副腎	水バランス，組織代謝，心臓血管，呼吸活動を適正にする。
腎臓	赤血球の産生を制御し，血圧を上昇。
膵臓	血中グルコース濃度を制御。
心臓	体液バランスを制御。
消化管	消化管活動を補助。
精巣	男性の性的特徴と生殖機能に関与。
卵巣	女性の性的特徴と生殖機能に関与。
松果体	生殖作用のタイミングを制御。

図 1-6f　心臓血管系

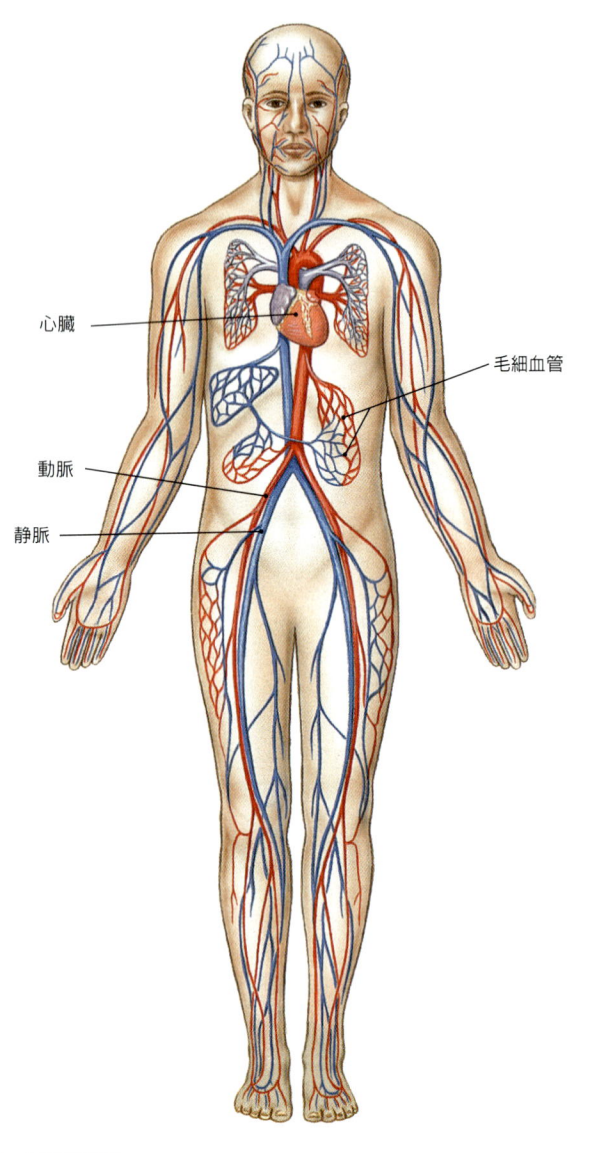

器官	主な機能
心臓	血液を送り出す。血圧の維持。
血管	血液を体中に分配。血圧の制御。
動脈	血液を心臓から毛細血管に運搬。
毛細血管	血液と組織液との間でガス交換・物質拡散。
静脈	血液を毛細血管から心臓に運搬。
血液	酸素，二酸化炭素，栄養物，老廃物，ホルモンの運搬。病原菌に対する防御。

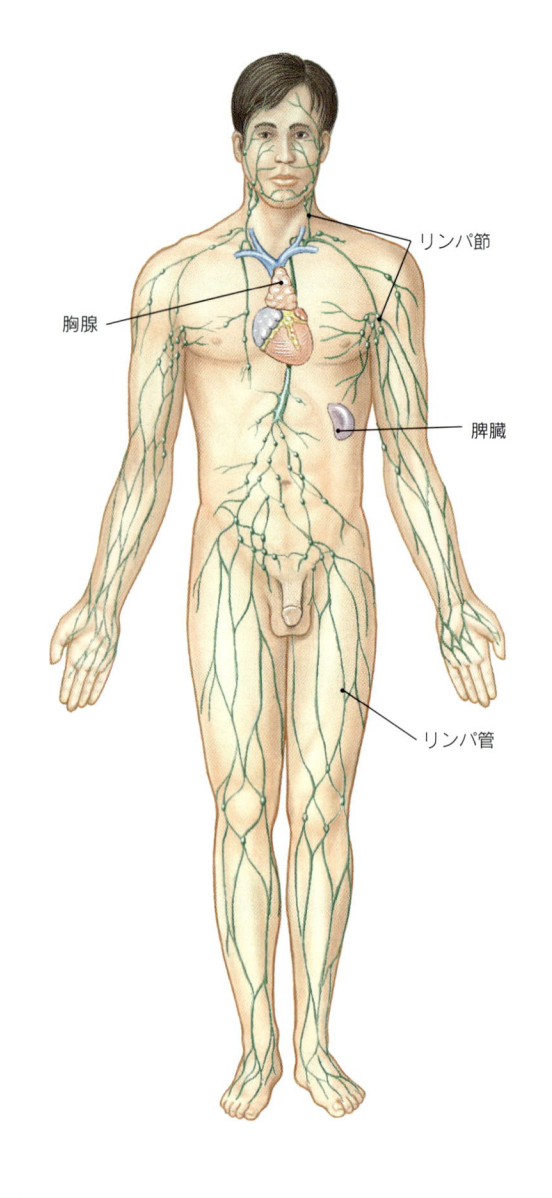

図 1-6g　リンパ系

器官	主な機能
リンパ管	リンパとリンパ球を末梢の組織から心臓血管系の静脈へ運搬。
リンパ節	リンパの組成をモニター。 病原体を貪食。 免疫応答を引き起こす。
脾臓	血液の組成をモニター。 古い赤血球を貪食。 免疫応答を引き起こす。
胸腺	T細胞の産生と維持。

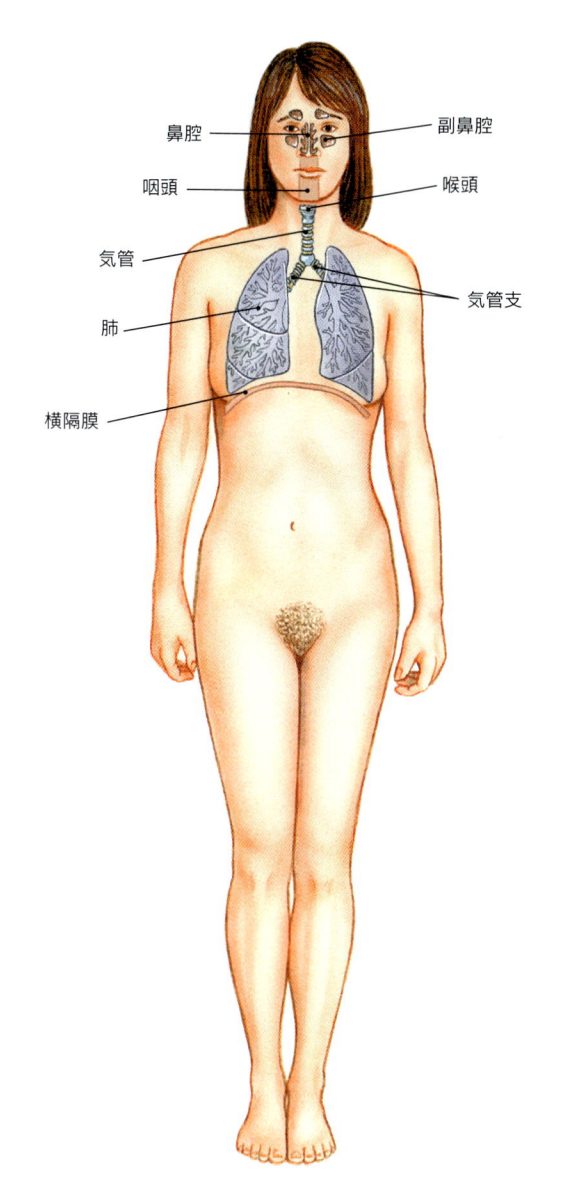

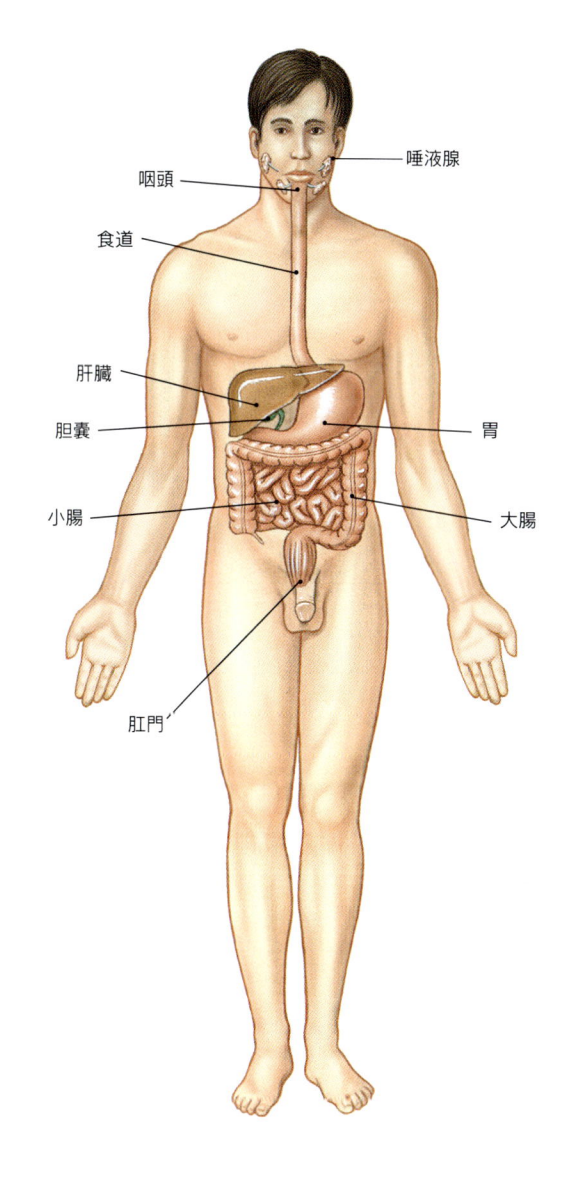

図 1-6h　呼吸器系

器官	主な機能
鼻腔	空気を濾過。加温，加湿。嗅覚。
副鼻腔	頭蓋の重量を軽減。粘液を産生し鼻腔を洗浄。
咽頭	消化管の一部，空気の通路。
喉頭	気管の入口を保護。声帯で発声。
気管	空気を濾過。粘液で吸気中の微粒子を捕獲。軟骨で補強されていることにより気道を開放状態に保つ。
肺	肋骨と横隔膜の動きによって肺容量が変化し，呼吸運動が起こる。ガス交換。
気管支	気管の続きで肺に至る。
肺胞	空気と血液とのガス交換の場。

図 1-6i　消化器系

器官	主な機能
口	食物を噛み砕き，唾液と混合。
唾液腺	消化酵素を産生，食物に水分を与え，なめらかにする。
咽頭	呼吸器系と共通の通路。食道につながる。
食道	食物を胃に運搬。
胃	酸と消化酵素を分泌。
小腸	栄養素の吸収。腸液，ホルモンの分泌。
肝臓	胆汁分泌。血液組成の制御。脂肪と炭水化物の貯蔵。解毒。
胆嚢	胆汁の貯蔵。
膵臓	膵液を分泌。内分泌細胞を含む。
大腸	腸内容物の水分を除去。糞便の貯蔵。
肛門	便を排泄するための開口部。

図 1-6j　泌尿器系

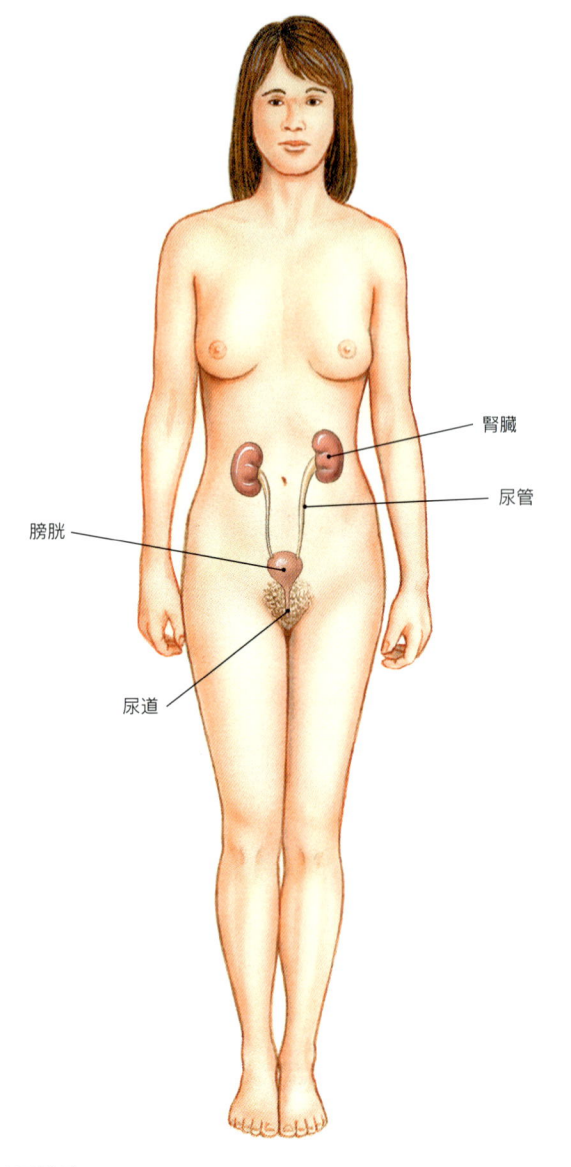

器官	主な機能
腎臓	尿を産生し濃縮。
	血液のpHとイオン濃度を調整。
	内分泌作用。
尿管	尿を腎臓から膀胱に運搬。
膀胱	尿を蓄え排泄。
尿道	尿を排泄する管。
	男性では精液も排出。

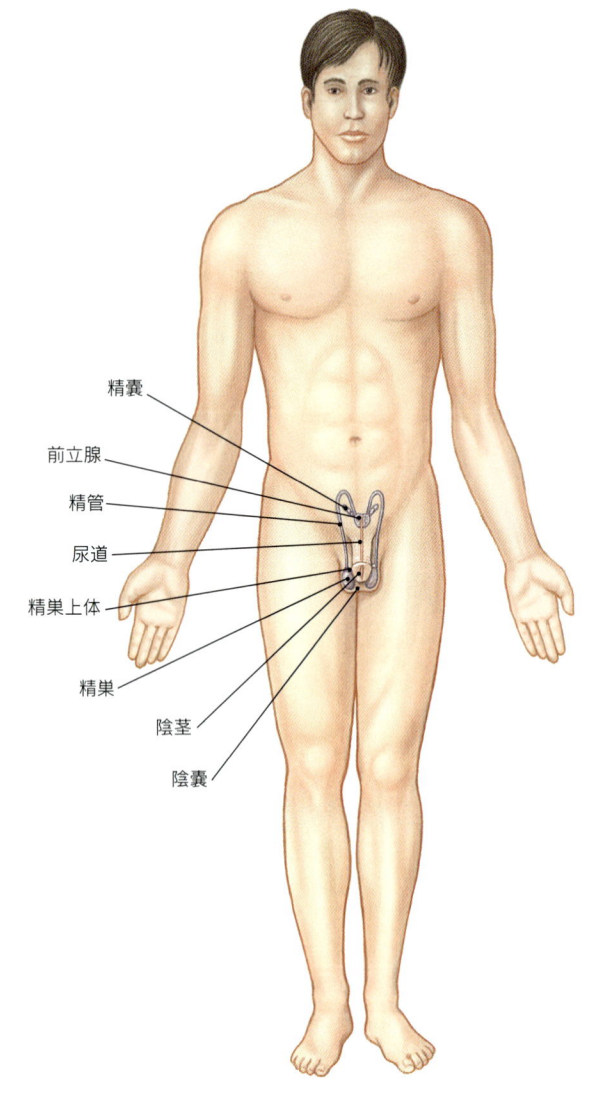

図 1-6k　男性生殖器系

器官	主な機能
精巣	精子とホルモンを産生。
付属性腺	
精巣上体	精子の成熟。
精管	精子を精巣上体から前立腺に運搬。
精嚢	精液の液性成分を産生。
前立腺	精液の液性成分と酵素を分泌。
外生殖器	
陰茎	勃起器官。性交時の快楽器官。
陰嚢	精巣を入れ，精巣の温度を制御。

5. 身体の部位

　解剖学を学ぶに当たり，主要な身体の部位の名称によく親しんでおく必要がある。身体の名称を理解することは，そこに存在する構造物を覚えるのに役立つ。例えば，上腕には上腕筋や上腕動脈という構造物がある。

　人体の構造を述べる場合には，**解剖学的位置** anatomical position での姿勢が用いられる。解剖学的位置とは足を床に平らに付けて立ち，手を両脇に置いて手掌を前方に向けた姿勢である（図1-7）。また，仰向けに横たわった姿勢を**仰臥位** supine，顔を下に向けた姿勢を**腹臥位** prone という。特に断らない限り，本書では解剖学的位置での人体について述べる。

　身体は**頭** head，**頚** neck，**体幹** trunk，**四肢** limb に大別される。四肢は体肢ともいい，**上肢** upper limb と**下肢** lower limb からなる。上肢は**上腕** arm，**前腕** forearm，**手** hand に，下肢は**大腿** thigh，**下腿** leg，**足** foot に分類される（表1-1）。

　臨床医は，腹部や骨盤部の部位を示すのに特殊な用語を用いることがある。これには以下の2種類があり，この分類方法は，疼痛や外傷を記載する際，および病因を決定する際に役立つ。

　腹部を1/4に分割する4区分法は臍を中心とする仮想線を用いて4つの部分に分ける（図1-8a）。右下1/4における疼痛は虫垂炎の徴候であり，右上1/4における疼痛は胆嚢あるいは肝臓の疾患を示している。

　より詳細に記載するには，腹部を1/9に分ける9区分法が用いられる（図1-8b）。図1-8cは1/4区画および1/9区画と内臓の位置関係を示す。

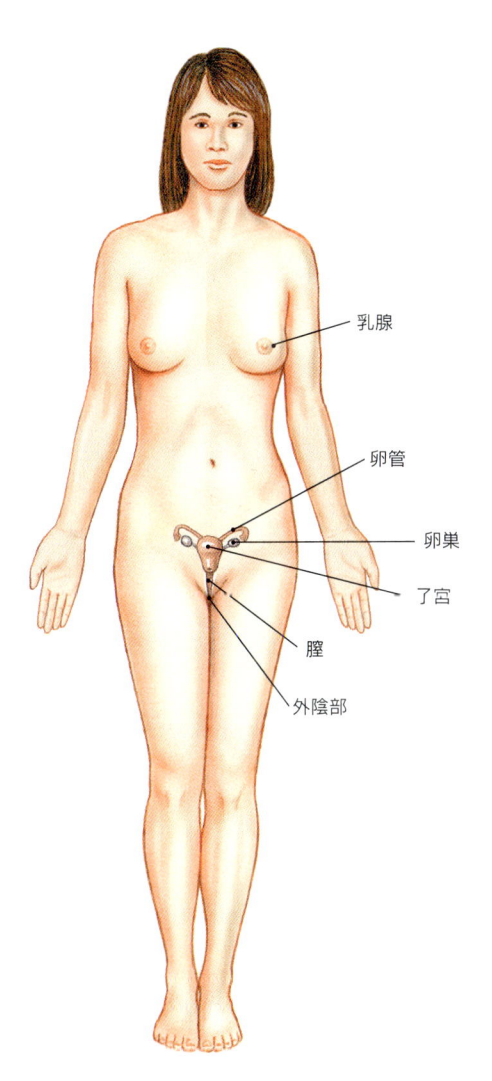

図 1-6/　女性生殖器系

器官	主な機能
卵巣	卵子とホルモンを産生。
卵管	卵子や胚子を子宮に運搬。
	受精の場。
子宮	胎児の発育の場。
	母体と胎児の血液交換。
膣	精液が入る場。
	出産時の通路。
	月経血の通路。
外陰部	
陰核	勃起器官。
	性交時の快楽器官。
陰唇	腺があり，膣の入口部を潤す。
乳腺	乳を産生。

表 1-1　人体の主要な部位

頭 head, cephalon		
頚 neck, cervicix		
体幹 trunk	胸部 chest, thorax	
	腹部 abdomen	
	鼡径部 inguen, groin	
	背部 back, dorsum	
	腰部 loin, lumbus	
	殿部 buttock, gluteus	
上肢 upper limb	上腕 arm, brachium	
	肘 elbow	肘窩 cubital fossa
		肘頭 olocranon
	前腕 forearm, antebrachium	
	手根 wrist, carpus	
	手 hand	手背 dorsum of the hand
		手掌 palm
下肢 lower limb	大腿 thigh, femur	
	膝 knee	膝蓋 patella
		膝窩 popliteus
	下腿 leg, crus	
	足根 ankle, tarsus	
	足 foot	足背 dorsum of the foot
		足底 sole, planta

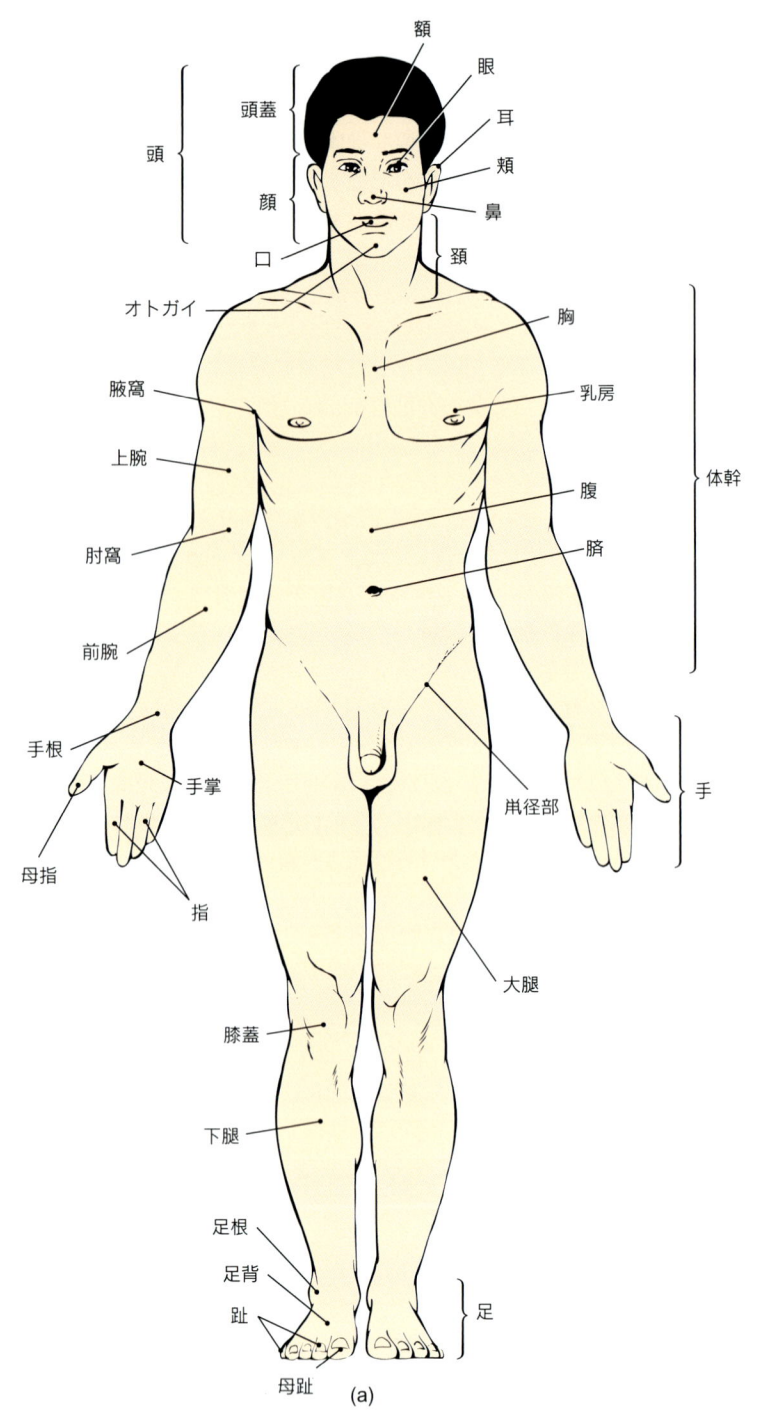

図 1-7　身体の部位

6. 人体の面と方向

A. 方向を示す用語

　表1-2と図1-9は主要な方向を示す用語とその用例を示したものである。多くの用語があるが，そのうちのいくつかのものは互換性がある。例えば，解剖学的位置では，前は体の前方を指す。ヒトではこの用語は腹側と同等である。しばしば使われる用語を表1-2にまとめた。解剖学の記載では観察者から見た右左ではなく，その物体の右は常に右，左は左として記述する。また，前と腹側，後と背側は同義であるけれども，解剖学の記載では前・後，腹側・背側というように対として用いることも記憶すべきである。最後に，表1-2に挙げた用語は獣医解剖学では役に立たず，違った意味を持っていることに注意してほしい。例えば，イヌ，ネコなどの四足動物の

表 1-2　方向を示す用語

和名	英名	意味	用例
前	anterior	前方	臍は体幹の前にある。
腹側	ventral	前側，腹の方	臍は体幹の腹側にある。
後	posterior	後方	肩甲骨は胸郭の後にある。
背側	dorsal	後側，背の方	脊柱は体幹の背側にある。
頭方	cranial	頭の方	頚は体幹の頭方に位置する。
上	superior	上方	頚の上には頭がある。
尾方	caudal	下方	殿部は腰部の尾方にある。
下	inferior	下方	膝は大腿の下方にある。
内側	medial	中心	鎖骨の内側の端を胸骨端という。
外側	lateral	側方	大腿骨は骨盤の外側で関節する。
近位	proximal	四肢における体幹側	大腿は下腿より近位にある。
遠位	distal	四肢における末梢側	指は手の遠位にある。

解剖学では，上方とか下方という用語は用いず，前は頭方，後は尾方を用いる。

B. 面と断面

図1-10に示した3つの断面が三次元的な物体のスライスの基本となる。**水平面** horizontal plane は人体の長軸に直角な面であり，人体を上下に分ける。**前頭面（前額面）** frontal plane（**冠状面** coronal plane）と**矢状面** sagittal plane は人体の長軸に平行な面である。前頭面は人体を前と後に分ける面である。矢状面は人体を左右に分ける面である。矢状面のなかでも，人体を左右に二分する正中線を通る面を正中面と呼ぶ。それぞれの面で分割することを**断** section と呼ぶ（例：水平断，前頭断，矢状断）。

様々な断面の情報を比較検討することは，物体の三次元的な構造を理解するのに有用なことが多い。ホットドッグを思い浮かべて，異なる断面で切ってみるとよい（図1-11a）。断面が異なると様々な断面像が見られるが，外側の観察とも組み合わせて考えると，ホットドッグの構造が理解できるであろう。

狭い間隔で連続した断面像を作っていくことにより，より正確で完全な姿が分かる。このような過程は連続断面再構築法と呼ばれており，複雑な構造を解析するのに役立つ。図1-11bは1本の曲がった管の連続断面再構築法を示している。このような手段は，小さな血管の走行を観察したり，曲がりくねった小腸の走行を追うのに役立つ。この方法は，組織学的な構造を研究したり，CTなどの画像を解析するのに重要である。

C. 断面解剖学

断面像は，三次元的な物体の部分の相互関係を理解するのに役立つことがある。外科的な手段を用いなくても生体の内部を見ることができる画像技術が発達してきたので，断面像を理解することは極めて重要になってきた。

7. 体腔

A. 体腔とは

人体には**体腔** body cavity と呼ばれる腔所があり，多くの臓器がそのなかに吊り下げられている。

体腔は脳や脊髄などの繊細な器官を歩行・跳躍・走行時にかかる衝撃から守る。体腔のなかに入っている臓器には，肺，心臓，胃，腸などのように形や大きさが変化するものがある。体腔のなかに入っているおかげで，周囲の器官をゆがめたりその活動を妨げることなく，拡張したり縮小したりすることができる。

体腔は大きく背側体腔と腹側体腔に分けられる。
● **背側体腔** dorsal body cavity（図1-12a, b）：脳を入れる**頭蓋腔** cranial cavity と脊髄を入れる**脊柱管** spinal canal とに分けられる。前者は頭蓋骨で，後者は脊椎で取り囲まれている。
● **腹側体腔** ventral body cavity（図1-12a）：呼吸器系，心臓血管系，消化器系，泌尿器系，生殖器系の臓器が入っている。腹側体腔は，横隔膜によって，胸腔と腹腔骨盤腔に分けられる。前者は胸壁で囲まれており，後者は腹壁と骨盤で囲まれている。

これらの体腔にある器官の多くは，形や大きさが変化する。例え

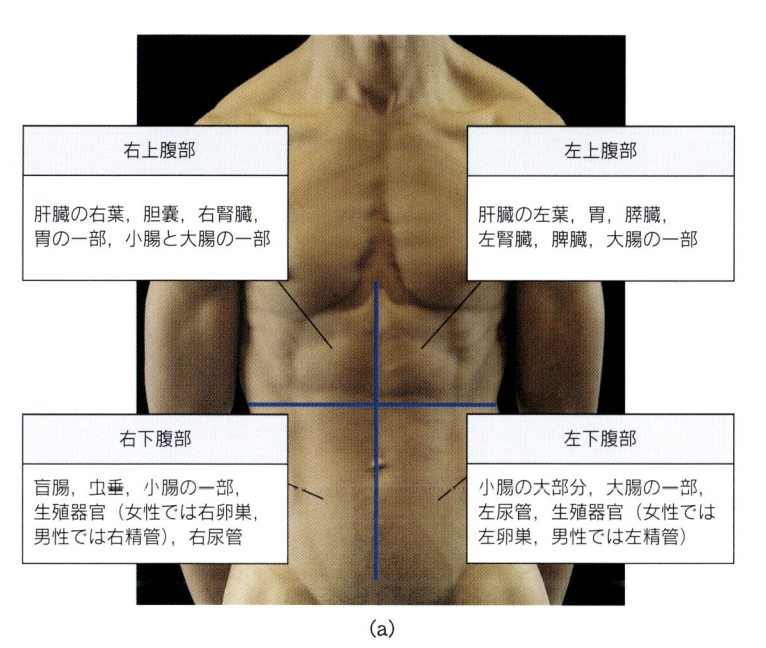

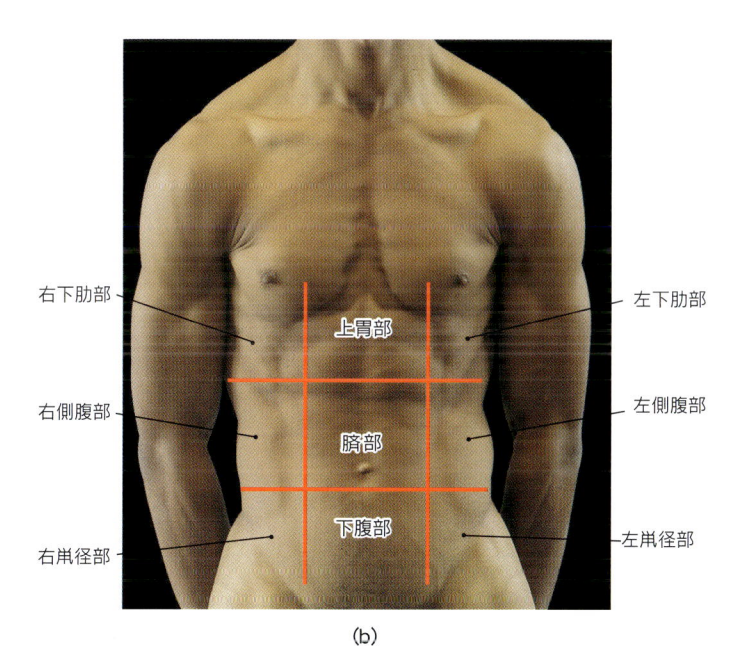

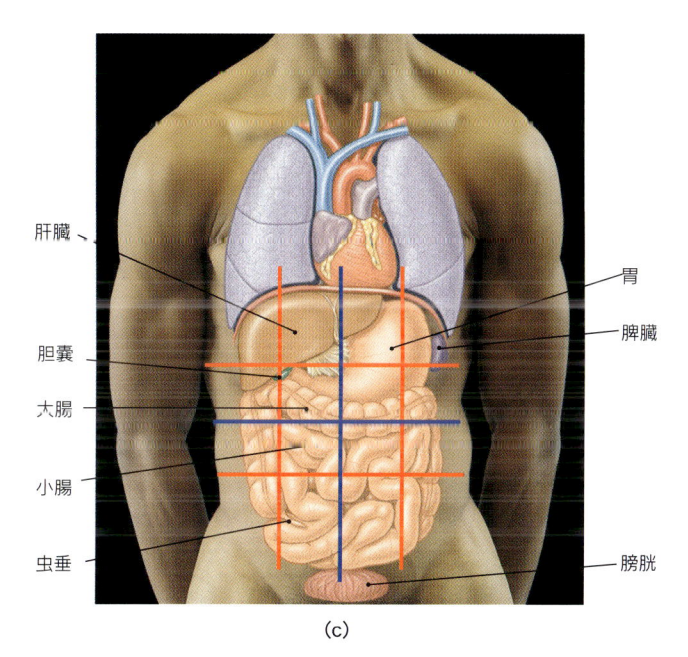

図1-8 腹部の4区分法と9区分法

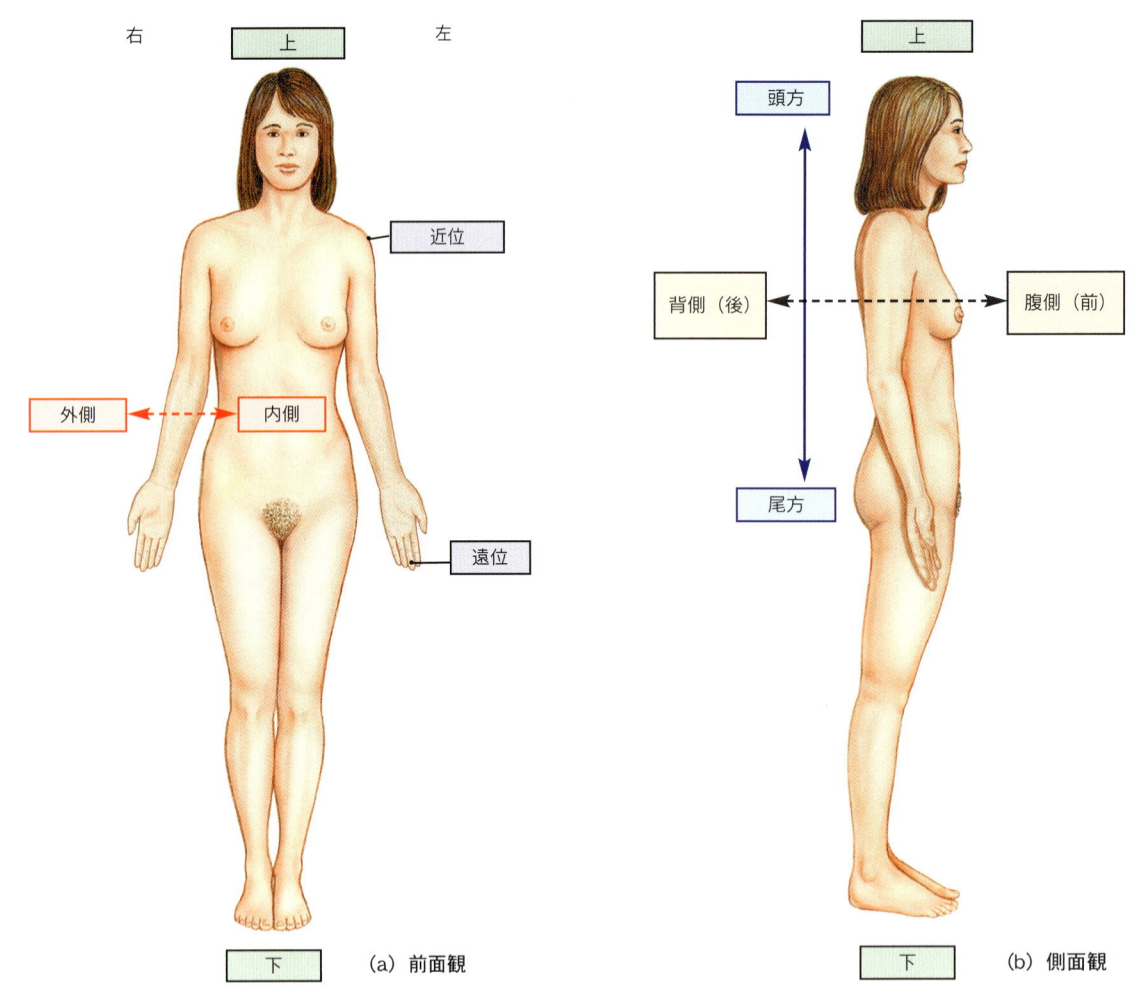

図 1-9　方向を表す用語

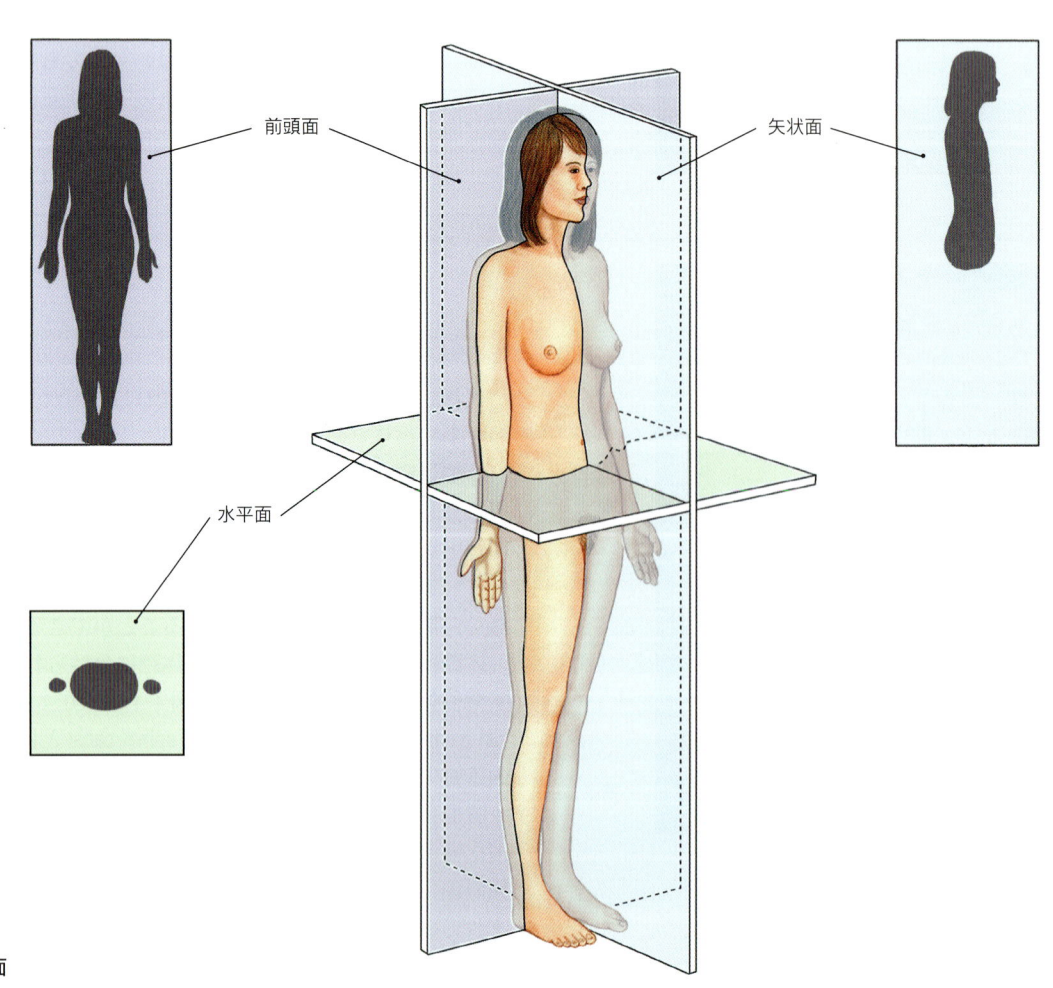

(a) 前面観
(b) 側面観

図 1-10　人体を通る面

膜腔の関係は，風船に握りこぶしで一撃を加えた様子に例えられる（図1-12b）。風船は心膜腔の漿膜で，握りこぶしが心臓に相当する。風船の折れ曲がりのところにある手首は心底に当たる。拍動するたびに心臓は大きさや形を変える。心膜腔はこのような変化に対応し，心膜腔の平滑な内面は心臓とその周囲の構造との摩擦を避けるのに役立っている。この膜は心膜 pericardium と呼ばれる。心臓の表面を被っている部分は臓側板，そして他方は壁側板である。心膜腔は縦隔のなかにある。縦隔は左右の胸膜腔の間に横たわる胸腔の部位である（図1-12c, d）。縦隔の結合組織は，心膜，心臓に出入りする大きな動・静脈，胸腺，食道を取り巻いている。

縦隔の両側には**胸膜腔** pleural cavity があり，胸膜腔は肺を取り囲んでいる。肺と胸膜腔の関係は心臓と心膜腔の関係と同じである。胸膜腔の漿膜は，**胸膜** pleura とも呼ばれる。肺の外面は臓側板で被われており，胸膜腔を挟んで，対側には壁側板がある。

C. 腹腔骨盤腔

腹腔骨盤腔 abdominopelvic cavity は上部の腹腔と下部の骨盤腔とに分けられるが，両者は連続したものである（図1-12a, 図1-13）。

腹腔骨盤腔の内面は**腹膜** peritoneum と呼ばれる漿膜で被われている。腹壁を被う腹膜は**壁側腹膜** parietal peritoneum，臓器を被っている腹膜は**臓側腹膜** visceral peritoneum と呼ばれ，両者の間には液体で満たされた**腹膜腔** peritoneal cavity という狭い腔がある。胃，小腸，大腸の一部は腹膜腔のなかで，**腸間膜** mesentery と呼ばれる二重の腹膜で吊り下げられている。腸間膜は臓器を支持し，安定化させているが，わずかに動くことができる。

● **腹腔** abdominal cavity：横隔膜の下面から，骨盤入口部に至る空間を指す。腹腔には肝臓，胃，脾臓，腎臓，膵臓，小腸，大腸の大部分が存在する（これらの臓器の多くは図1-8にその位置を示してある。心臓や肺が心膜腔や胸膜腔に突出しているように，これらの臓器の一部もしくは全体は，腹膜腔に突き出している）。

● **骨盤腔** pelvic cavity：腹腔より下方の腹側体腔をいう。骨盤腔は骨盤を構成する骨で取り囲まれており，大腸の終末部，膀胱，生殖器を入れる。女性の骨盤腔には，卵巣，卵管，子宮が，男性の骨盤腔には前立腺，精嚢が入っている。膀胱の上面，卵管，卵巣，子宮の上部は腹膜で被われている。

✓ 間膜の一般的な機能は何ですか。
✓ 外科医が横隔膜の直下に切開を加えると，体腔のどの部分が開かれるのでしょうか。
✓ 次の文章に方向を示す言葉を入れなさい。
　a) 足の指は踵より---にある。
　b) 殿部は頭部より---にある。

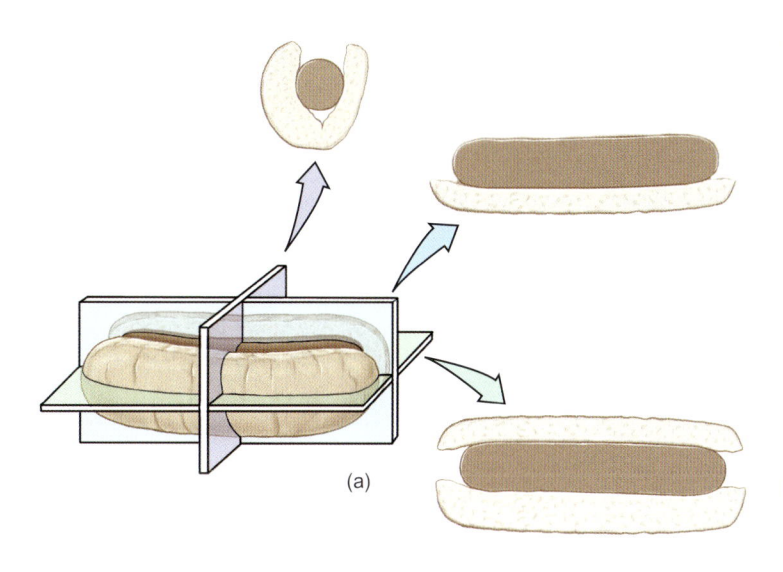

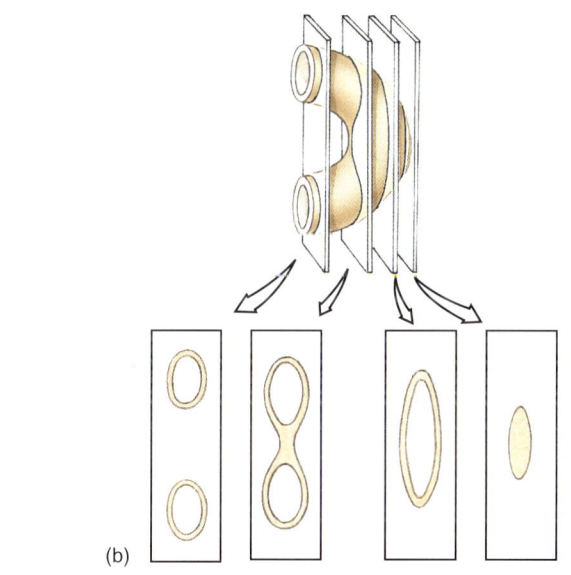

図 1-11 断面と見え方
(a) ホットドッグの異なる断面を統合することによって，ホットドッグの構造が理解できる。
(b) 複雑な構造物でも，狭い間隔で断面を作製することによって，その立体像が理解できる。この方法は連続断面再構築法と呼ばれている。断面の様子が屈曲点に近づくにつれて変化することに注意。このような断面による形の相違は，顕微鏡で標本を見るときに注意しなければならない。このことはCTやMRI像で断面を観察する場合でも同じである。例えば，小腸は単純な管であるが，2本の小腸は断面によっては2本の管に見えたり，ダンベル形，タマゴ形，中身の詰まった楕円形に見えたりする。

ば，胃はものを食べるたびに大きくなるし，心臓は規則正しく収縮と拡張を繰り返している。これらの器官は湿潤な体腔内で拡張できるが，その動きは制限される。また，互いの臓器の摩擦を防ぐことができる。胸腔にはそのような腔所が3つあり，腹腔骨盤腔には1つある。このような体腔に入っている器官は内臓と呼ばれる。

背側体腔と腹側体腔の関係および体腔とその分類を図1-13に示した。腹側体腔をもう少し詳しく見てみよう。

B. 胸腔

胸腔 thoracic cavity は胸郭のなかにあり，肺などの呼吸器系，心臓血管系，リンパ系器官，食道の下部，胸腺が入っている。胸腔のなかには，2枚の膜で囲まれた3つの狭い腔所（心膜腔と左右の胸膜腔）がある。これらの腔の内面は浸潤で，薄い漿膜が並んでいる。

心臓は**心膜腔** pericardial cavity のなかに張り出している。心臓と心

8. 解剖学の学習

本章では器官系の主要な要素の位置や機能について概説し，後の章で出てくる詳細な解剖学的記載を理解するのに必要な解剖学用語について紹介した。

生体の構造を見る最新の方法については，臨床ノート「臨床画像技術」にまとめてある。後の章では多くの断面図や断面写真が出てくるが，巻末の「MRI・CTアトラス」を参照してほしい。

解剖学を正しく理解するためには，断層像，解剖模式図，直接観察を統合しなければならない。本書では基本情報を提供し，分かりやすい模式図，断層像，実際の解剖写真を示す。しかし，これらの画像を統合し，解剖学的な構造を理解し，浮かび上がらせるのは諸君次第である。学習が進むにつれ，すべての構造はそれぞれの機能を持っていることを忘れてはいけない。解剖学のゴールは，単に詳細な構造を同定し目録を作ることではなく，構造がどのように相互作用して，人体の多様な機能を作り出しているのかを理解することにある。

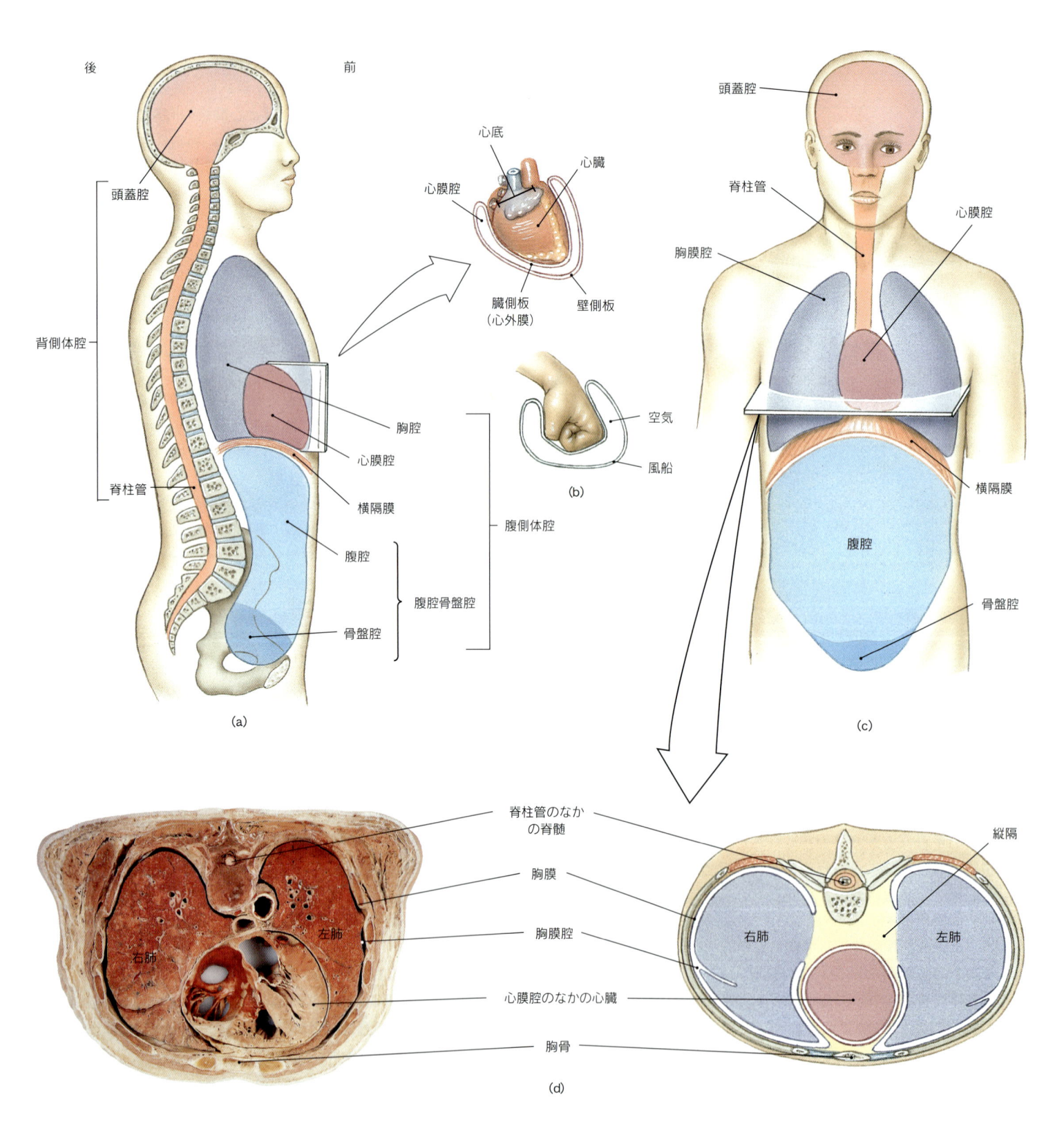

図 1-12　人体の体腔
(a) 背側・腹側体腔の側面観。背側体腔は頭蓋骨と脊柱の中にある。腹側体腔は，横隔膜によって上の胸腔と下の腹腔骨盤腔とに分けられる。
(b) 心臓は風船のなかに押し込んだ握りこぶしのように，心膜腔のなかに突出している。実際には心膜腔に空気は入っておらず，少量の液体（心膜液）が入っている。
(c) 腹側体腔の前面観。
(d) 胸腔の横断像。

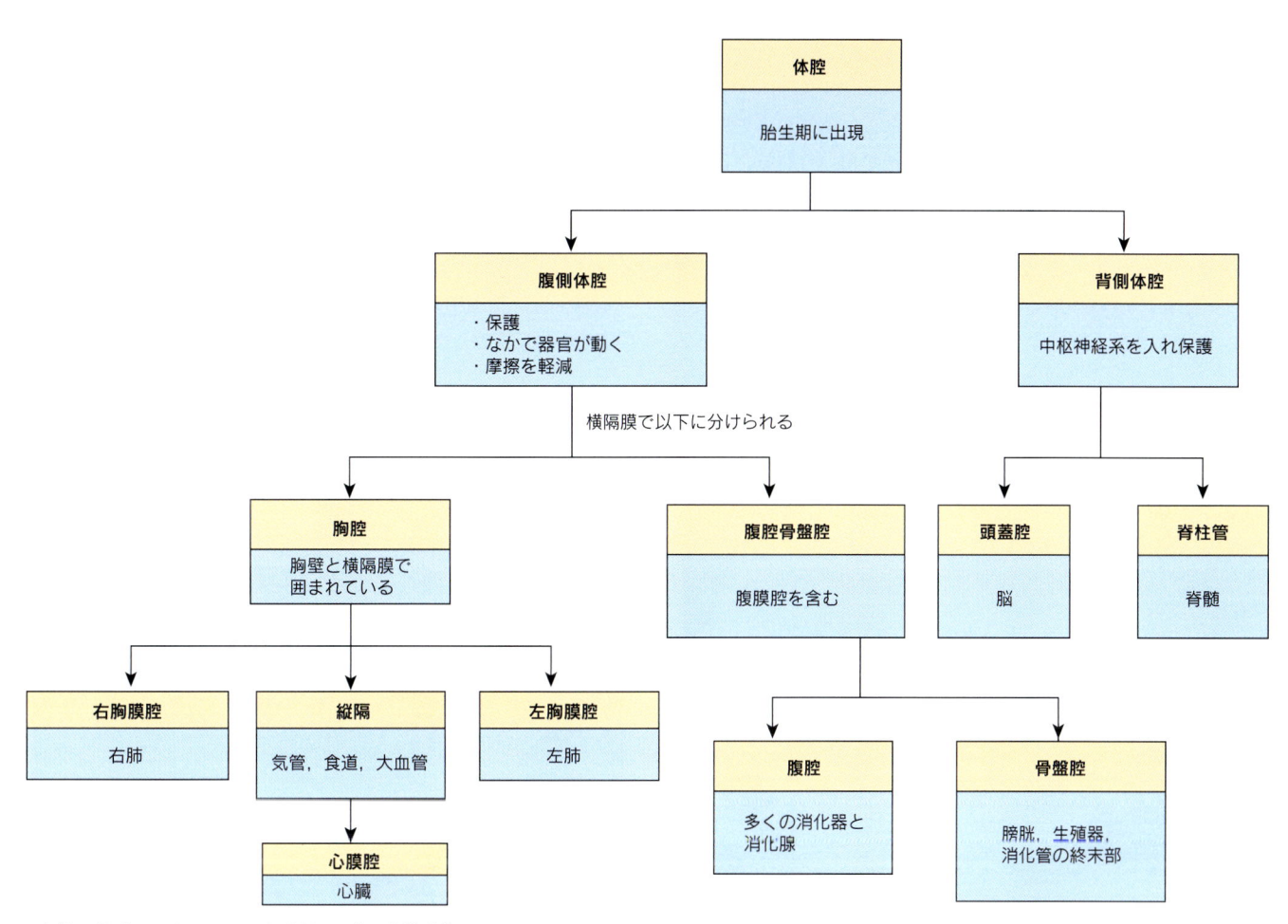

```
                              ┌──────────────┐
                              │     体腔     │
                              │ 胎生期に出現 │
                              └──────┬───────┘
                    ┌────────────────┴────────────────┐
           ┌────────┴─────────┐              ┌────────┴─────────┐
           │    腹側体腔      │              │    背側体腔      │
           │ ・保護           │              │ 中枢神経系を入れ保護 │
           │ ・なかで器官が動く│              │                  │
           │ ・摩擦を軽減     │              │                  │
           └──────────────────┘              └──────────────────┘
```

図 1-13 人体の体腔の分類と，その役割および関連構造物

腹側体腔 は横隔膜で以下に分けられる：
- **胸腔**：胸壁と横隔膜で囲まれている
  - 右胸膜腔：右肺
  - 縦隔：気管，食道，大血管
    - 心膜腔：心臓
  - 左胸膜腔：左肺
- **腹腔骨盤腔**：腹膜腔を含む
  - 腹腔：多くの消化器と消化腺
  - 骨盤腔：膀胱，生殖器，消化管の終末部

背側体腔：
- 頭蓋腔：脳
- 脊柱管：脊髄

臨床ノート　臨床画像技術

放射線医学では，放射性同位元素ばかりでなく，体外からの放射線などの線源によって体内の構造を描出する手法が用いられる。このような手技や分析を専門とし，放射線を用いて治療を行う医師を放射線医と呼んでいる。

放射線医学の技法を用いると，体内の詳細な情報を得ることができる。図1-14と図1-15は異なる技法によって得られた像を比較したものである。このような手技によって得られる映像は，普通はフィルムに映し出された白黒像であるが，コントラストや濃淡の微妙な変化をコンピュータで色付けして表示することもできる。

CT法 computer tomography や MRI法 magnetic resonance imaging の発明によって，簡単にしかも身体を傷つけることなく人体の断面を観察する方法が開発され，臨床の現場で盛んに用いられている。

本書では，解剖学の断面図やCT断面像は，被検者の足元から頭部の方を向いて観察した断面である。

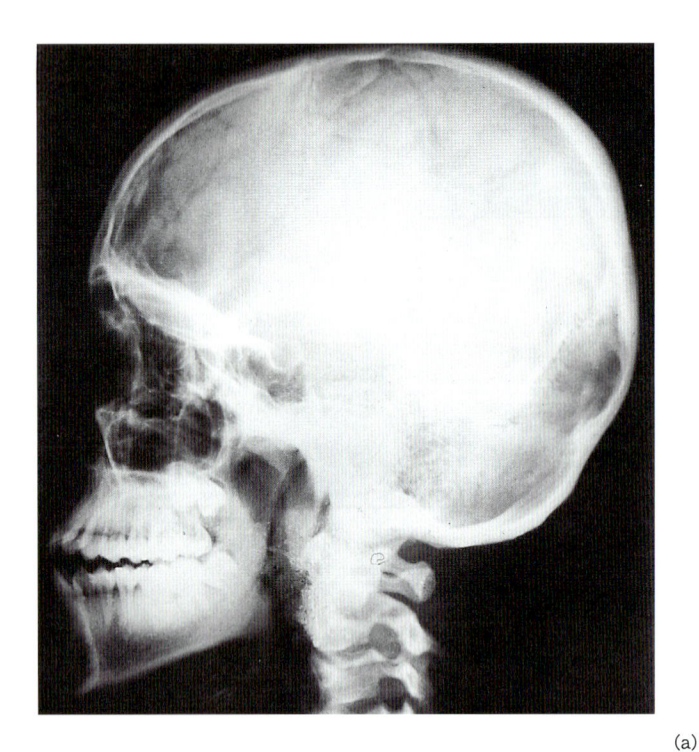

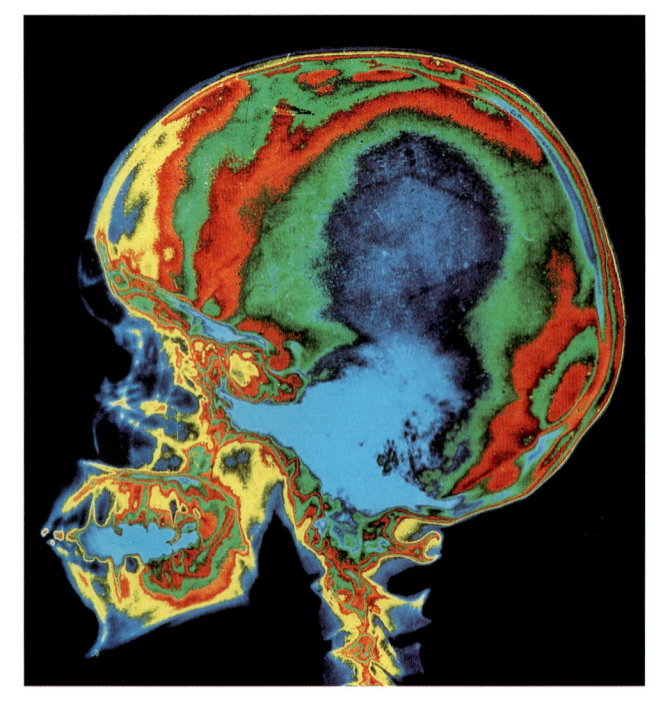

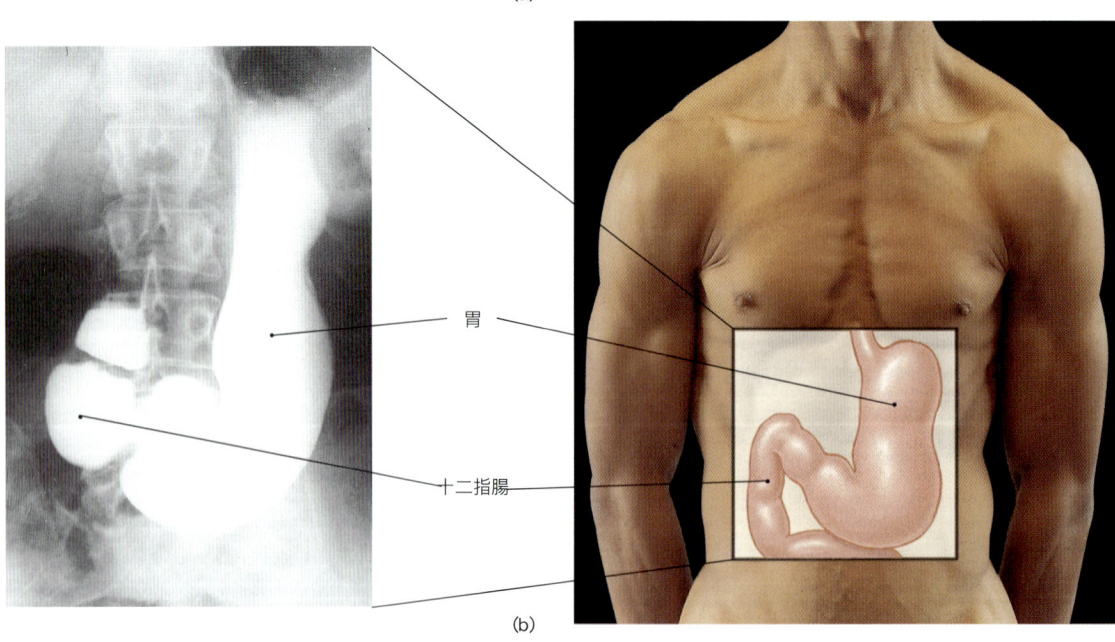

図 1-14　X線によって映し出される人体の画像
(a) 頭蓋のX線像とカラー強調X線像。左側から撮影。X線は高エネルギーの放射線で，生体を透過することができる。一般的には，人体を透過したX線が写真フィルムを露光させる。X線の透過の度合いをX線透過度という。人体では，空気，脂肪，肝臓，血液，筋，骨の順に透過度が高い。その結果，骨は白く映り，逆にX線透過度が高い組織は灰色〜黒色の陰影として映る。得られた映像は二次元的なイメージなので，特定の構造物がフィルムに近い方にあるのか，あるいは遠い方にあるのかの判定は困難である。
(b) 上部消化管のバリウム造影X線写真。バリウムはX線透過度が非常に低いので，バリウム造影剤で満たされた胃や腸は白く映し出される。

臨床ノート （つづき）

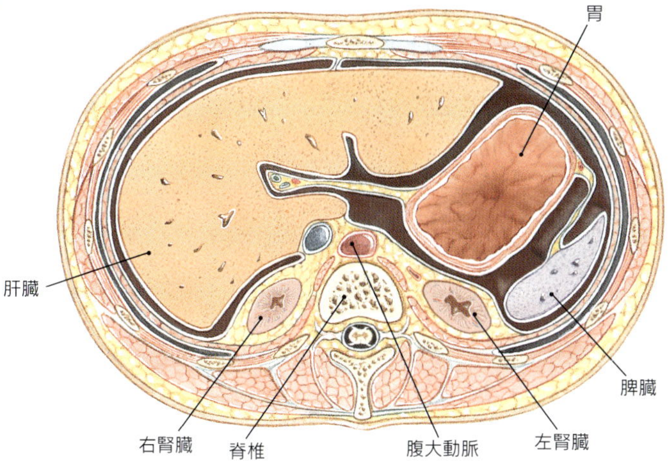

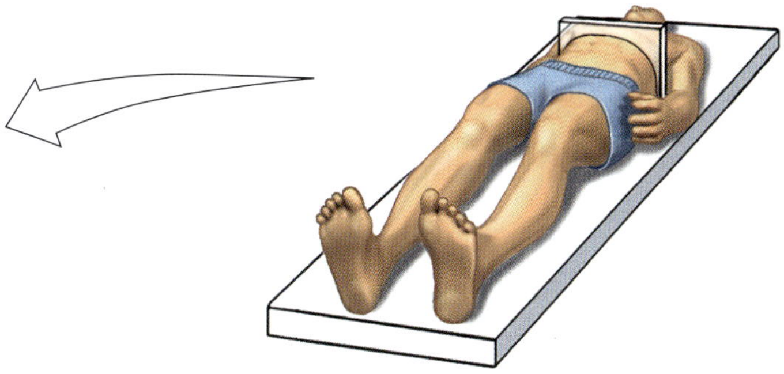

(a) 腹部の模式断面図

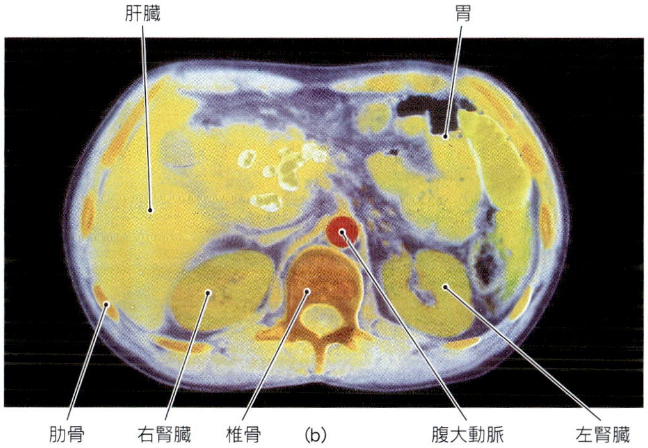

(b) 腹部のカラー強調CT像
CTは人体の断面を観察する手法の1つである。CTではX線源が人体の周りを2, 3秒ごとに1回転し，透過したX線はコンピュータ制御のセンサーに入る。次に，短い間隔を移動し，この過程を繰り返す。
CTは二次元的な像であるが，間隔をおいて得られた情報をコンピュータ処理することによって，三次元的な構造を再構築できる。
通常白黒画像として表示されるが，カラー化することもできる。CTは通常のX線写真に比べ，三次元的な関係や軟組織の構造をより明瞭に示すことができる。

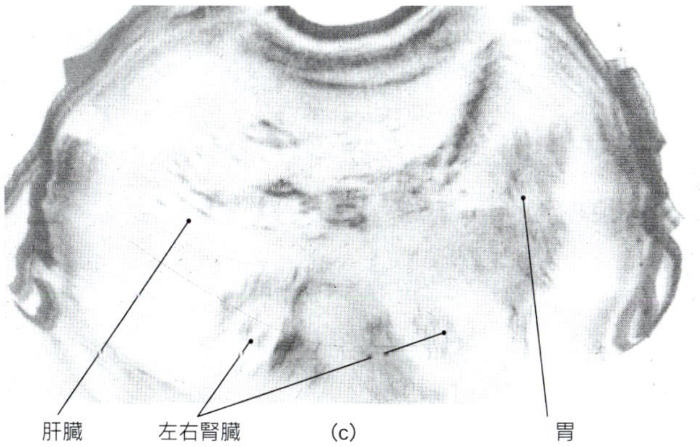

(c) 腹部の超音波断層像
皮膚に当てた小さな発信装置から高い周波数の音（超音波）を発信し，体内の構造物で反射したエコー像を検出する。この像はほかの検査方法に比べると，像の鮮明さには欠けるが，超音波による人体への悪影響はない。従って，胎児の発達具合をモニターするのに好都合であり，副作用なしに心臓の鼓動の解析を行うことができる。

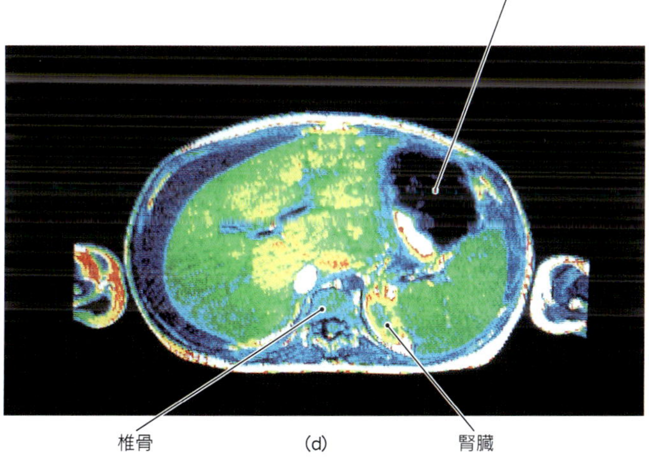

(d) 腹部のカラー強調MRI
MRIは地球の磁場の約300倍の強さの磁場のなかに人体を置いて，身体の内部構造を撮影する方法である。強磁場のなかに人体を置くと，人体を構成する原子核のプロトンに影響が及び，地球の磁場における羅針盤の針のように磁力線が並ぶ。適当な間隔をおいて特定の波長の電波を照射すると，核磁気共鳴という現象が起こり，照射電波を切ると，身体から弱い電波が出てくる。この電波をとらえて画像化したものがMRI像で，人工的にカラー化することができる。この像と図1-15bのCT像，図1-15cの超音波断層像との相違に注意。

図1-15 腹部のCT像，超音波断層像，MRI像

第2章 細胞

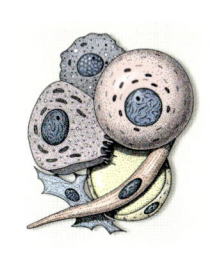

人体は**細胞** cell が多数集まってできている。1665年，英国のロバート・フックは簡単な光学顕微鏡を用いて乾燥したコルクを観察したところ多数の小区画を見つけ，細胞と命名した。後に，多くの科学者が生きた植物を観察し，この小区画にはゼラチン様のものが詰まっていることを見いだした。さらに研究が続けられた結果，細胞は生体の基本的な単位であることが明らかになり，細胞学説が提唱された。その基本的な考え方は以下のように要約できる。

- 細胞は，動・植物を問わず構造上の基本的な単位である。
- 細胞は，すでに存在している細胞が分裂してできる。
- 細胞は，すべての生命機能を備えている最小単位である。

人体は約100兆個もの細胞からできている。同じ働きをする細胞が集まって，特定の機能をなしている。人体を理解するには，まず細胞学を学ぶ必要がある。

1. 細胞の研究

細胞学 cytology は，細胞の構造と機能を調べる学問である。細胞と組織の構造を研究するには，光学顕微鏡と電子顕微鏡が最もよく使われている。電子顕微鏡は光線の代わりに電子線を線源として用いる。

光学顕微鏡 light microscopy を用いると，約1,000倍まで拡大でき，その分解能は0.25 μmくらいである（1 μm=0.001 mm）。光学顕微鏡では細胞の種類を識別することが可能で，核などの細胞内の比較的大きな構造物を観察することができる（図2-1a）。

透過型電子顕微鏡（透過電顕）transmission electron microscopy は，薄く切った組織切片に電子線を照射し，電磁石のレンズを用いて蛍光板に結像させる。分解能が高く，細胞膜をはじめ，細胞内外の細かな構造が観察できるが，像は二次元的である（図2-1b）。

走査型電子顕微鏡（走査電顕）scanning electron microscopy は，電子線が試料表面に当たって励起された2次電子を映像化して観察する装置である。走査電顕は，透過電顕よりも分解能は低いが，細胞構造を三次元的に観察することができる（図2-1c）。

細胞には様々な大きさや形がある（図2-2）。

2. 細胞の構造

細胞の代表として動物細胞を取り上げてみよう（図2-3）。基本的にはどの細胞にも共通の構造が見られる（表2-1）。

細胞の外界には**細胞外液** extracellular fluid という水溶性の液体がある。細胞のなかには細胞質があり，細胞膜によって外界と隔てられている。細胞質はサイトゾルと呼ばれる水溶性の部分（細胞質基質）と，細胞小器官と呼ばれる種々の細胞内の構造物などから構成されている。

A. 細胞膜の基本構造

細胞膜 cell membrane は，**形質膜** plasma membrane とも呼ばれ，細胞の壁をなす。細胞膜の厚さは6〜10 nmで，極めて薄い。細胞膜はリン脂質，蛋白，糖脂質，コレステロールなどの成分から構成され，複雑な構造をしている（図2-4）。

細胞膜は，**脂質二重層** lipid bilayer とも呼ばれ，**リン脂質** phospholipid が2層に並んでいる。リン脂質分子は頭の部分が外側に，尾の

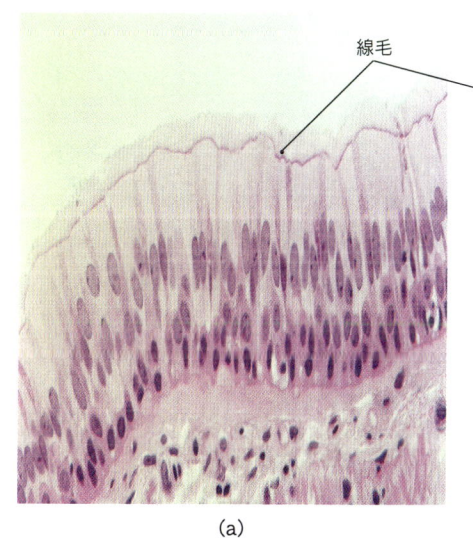

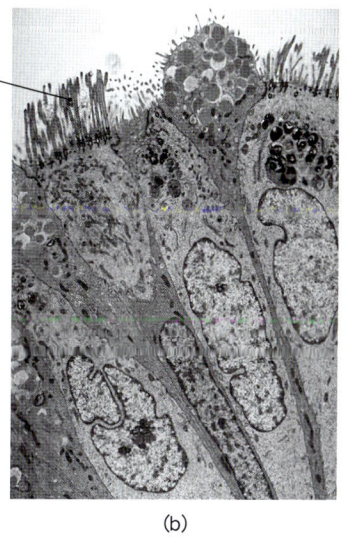

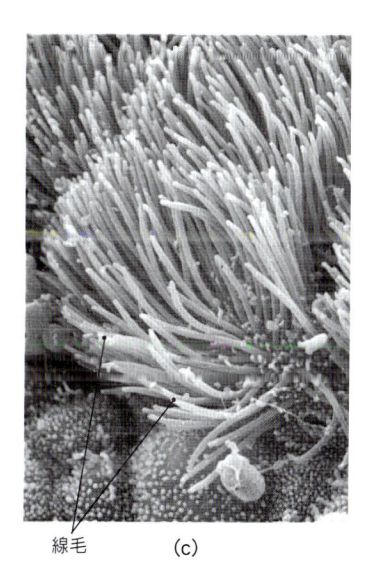

図2-1 観察装置の違いによる気管上皮細胞の見え方の相違
(a) 光学顕微鏡：核と細胞膜は明瞭であるが，線毛は不明瞭である。
(b) 透過型電子顕微鏡：線毛や細胞のなかが観察できるが，二次元的である。
(c) 走査型電子顕微鏡：細胞表面にある線毛が三次元的に見える。

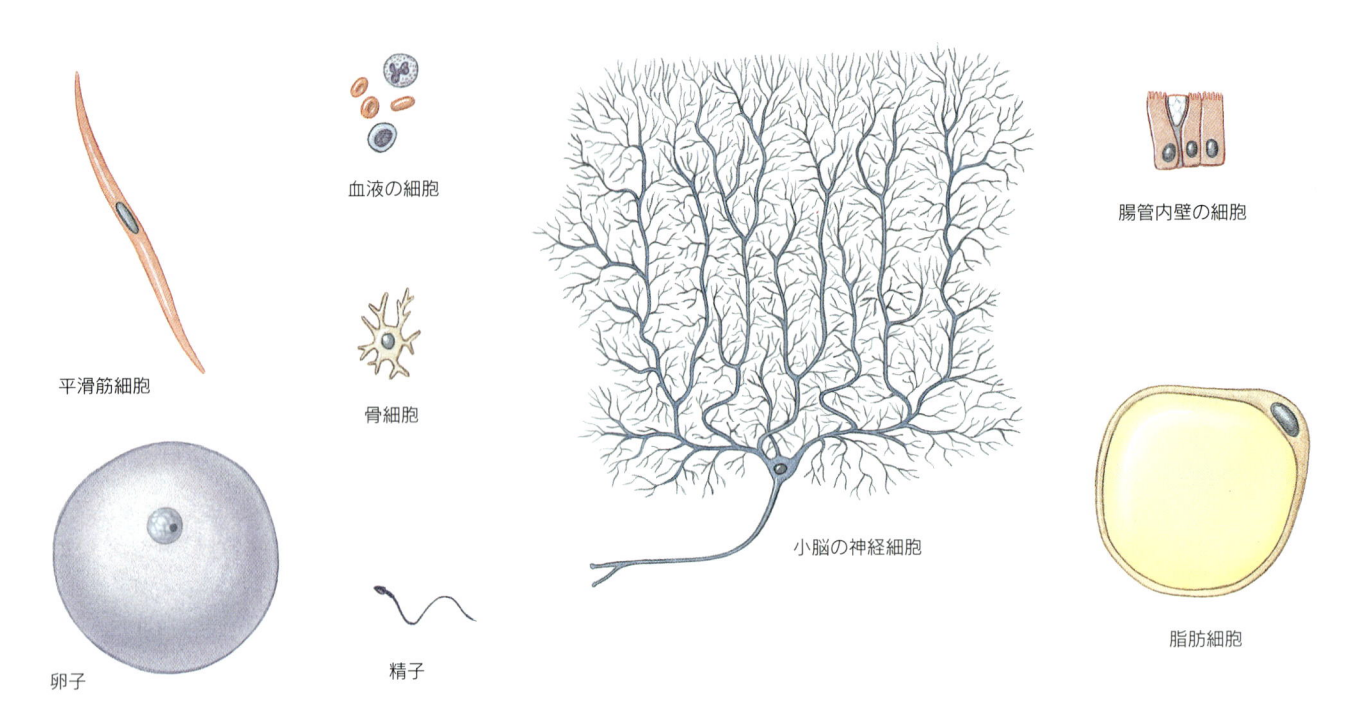

図 2-2　人体におけるさまざまな細胞
人体にはいろいろな大きさや形をした細胞がある。図の細胞はおよそ 450 倍に拡大してある。

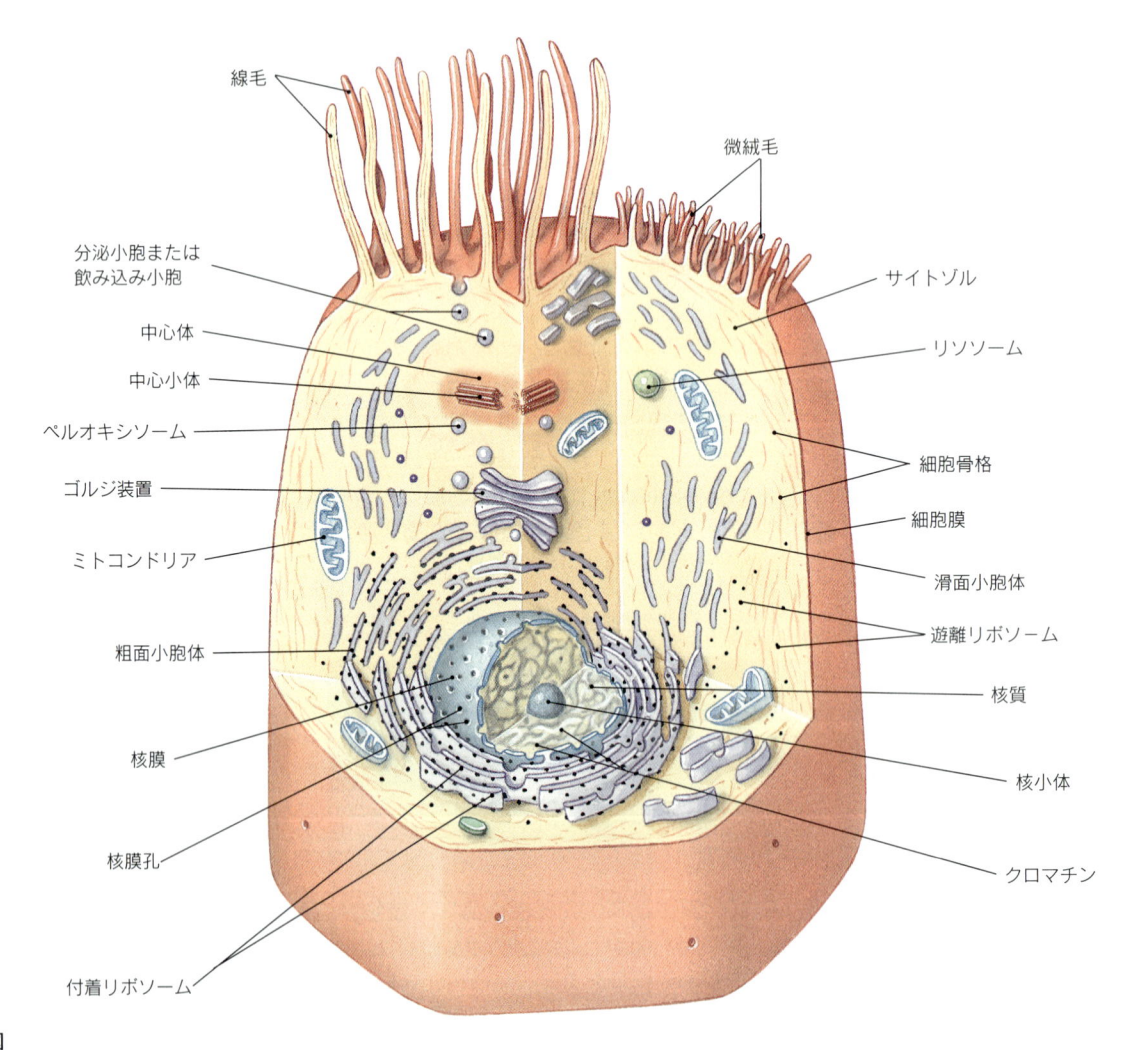

図 2-3　細胞の模式図

部分は内側に向いていて，透過電顕で見ると，2 枚の層（外板と内板）からできているように見える。イオンや水に溶けた分子は細胞膜を通過することができないが，この構造は細胞膜が細胞質を外界から遮断するのに役立っている。細胞膜があるおかげで，細胞質の成分は外界とは異なるが，これは細胞が正常な機能を果たすために必要なことである。

膜内外の表面に結合している蛋白を**表在性蛋白** peripheral protein と呼ぶ。また，脂質二重層に埋もれている蛋白は**内在性蛋白** integral

22

表2-1 代表的な細胞の形態

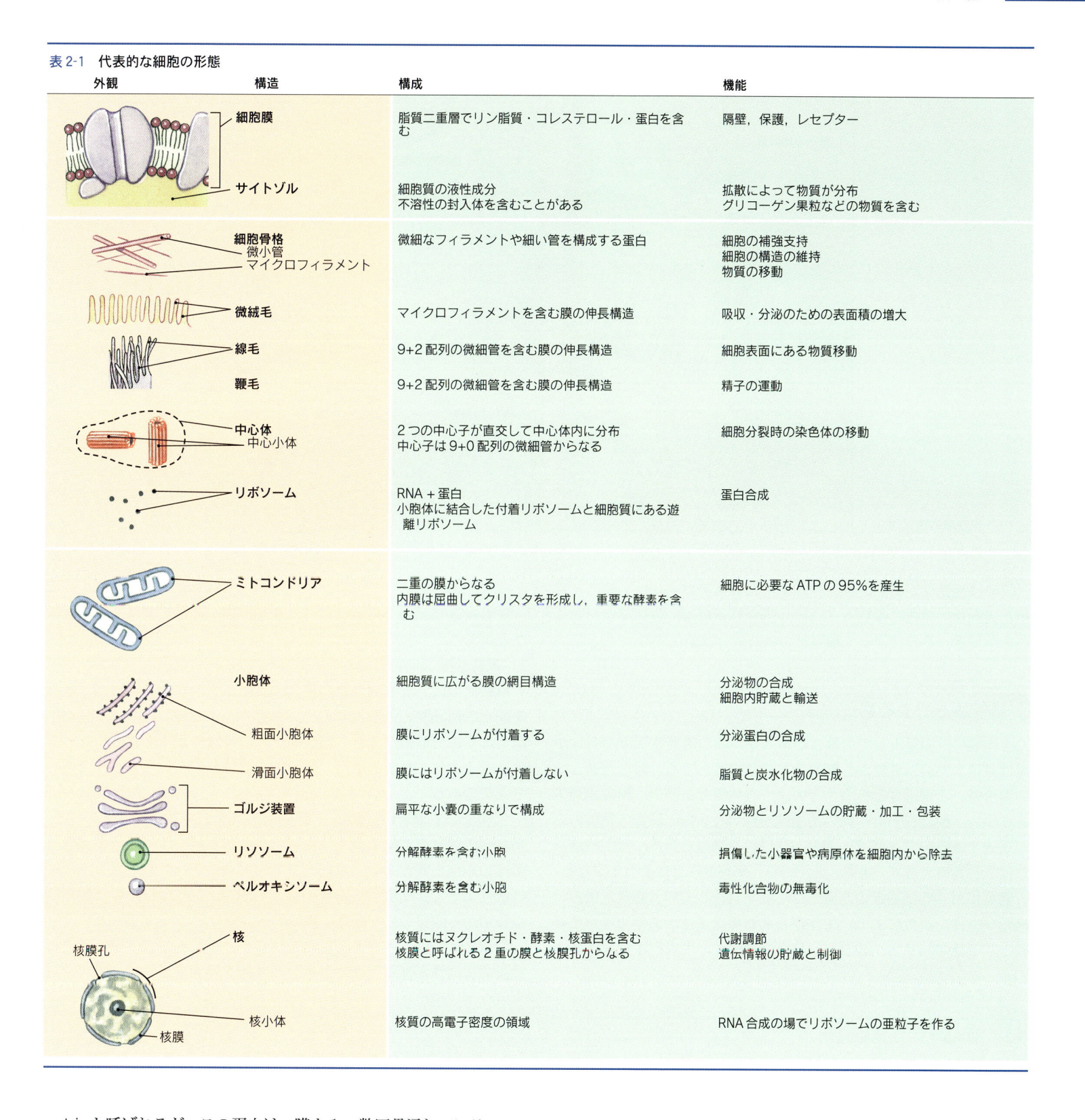

外観	構造	構成	機能
	細胞膜	脂質二重層でリン脂質・コレステロール・蛋白を含む	隔壁，保護，レセプター
	サイトゾル	細胞質の液性成分 不溶性の封入体を含むことがある	拡散によって物質が分布 グリコーゲン果粒などの物質を含む
	細胞骨格 微小管 マイクロフィラメント	微細なフィラメントや細い管を構成する蛋白	細胞の補強支持 細胞の構造の維持 物質の移動
	微絨毛	マイクロフィラメントを含む膜の伸長構造	吸収・分泌のための表面積の増大
	線毛	9+2配列の微細管を含む膜の伸長構造	細胞表面にある物質移動
	鞭毛	9+2配列の微細管を含む膜の伸長構造	精子の運動
	中心体 中心小体	2つの中心子が直交して中心体内に分布 中心子は9+0配列の微細管からなる	細胞分裂時の染色体の移動
	リボソーム	RNA + 蛋白 小胞体に結合した付着リボソームと細胞質にある遊離リボソーム	蛋白合成
	ミトコンドリア	二重の膜からなる 内膜は屈曲してクリスタを形成し，重要な酵素を含む	細胞に必要なATPの95%を産生
	小胞体	細胞質に広がる膜の網目構造	分泌物の合成 細胞内貯蔵と輸送
	粗面小胞体	膜にリボソームが付着する	分泌蛋白の合成
	滑面小胞体	膜にはリボソームが付着しない	脂質と炭水化物の合成
	ゴルジ装置	扁平な小嚢の重なりで構成	分泌物とリソソームの貯蔵・加工・包装
	リソソーム	分解酵素を含む小胞	損傷した小器官や病原体を細胞内から除去
	ペルオキシソーム	分解酵素を含む小胞	毒性化合物の無毒化
	核 核膜孔 核小体 核膜	核質にはヌクレオチド・酵素・核蛋白を含む 核膜と呼ばれる2重の膜と核膜孔からなる 核質の高電子密度の領域	代謝調節 遺伝情報の貯蔵と制御 RNA合成の場でリボソームの亜粒子を作る

proteinと呼ばれるが，この蛋白は，膜を1～数回貫通しているので，**膜貫通蛋白** transmembrane proteinとも呼ばれる。内在性蛋白のあるものは**チャネル** channelを形成し，水，イオン，水溶性の小分子などを細胞の内外に輸送する通路となっている。チャネル構造のなかには**ゲート** gateを有するものがあり，ゲートが開閉することによって物質の輸送を調節している。

細胞膜の内外では，蛋白や脂質の組成が異なる。細胞表面にある糖脂質や糖蛋白は**糖衣** glycocalyxと呼ばれ，あるものはレセプター（受容体）を構成している。細胞外の特定の分子が細胞膜に結合すると，膜レセプターが反応して，細胞膜の内側に存在する酵素が内在性蛋白と結合し，酵素活性が変化するのではないかと考えられている。

B. 細胞膜の機能

細胞膜の機能については以下のように要約できる。
- **物理的な隔離**：細胞膜の脂質二重層は物理的な隔壁となり，細胞を内と外に分ける。
- **外界との連絡調節**：細胞膜はイオンや栄養物の流入や流出を調節し，老廃物を排出したり，分泌物の放出を行う。
- **感受性**：細胞膜には種々のレセプターがあり，外界の特定の分子を認識する働きがある。さらに細胞間どうしの情報交換の働きもある。細胞膜が変化すると，細胞の活動に変化が見られる。
- **構造的支持**：細胞膜どうしあるいは細胞膜と外界物質が結合して，組織は安定した構造をとる。

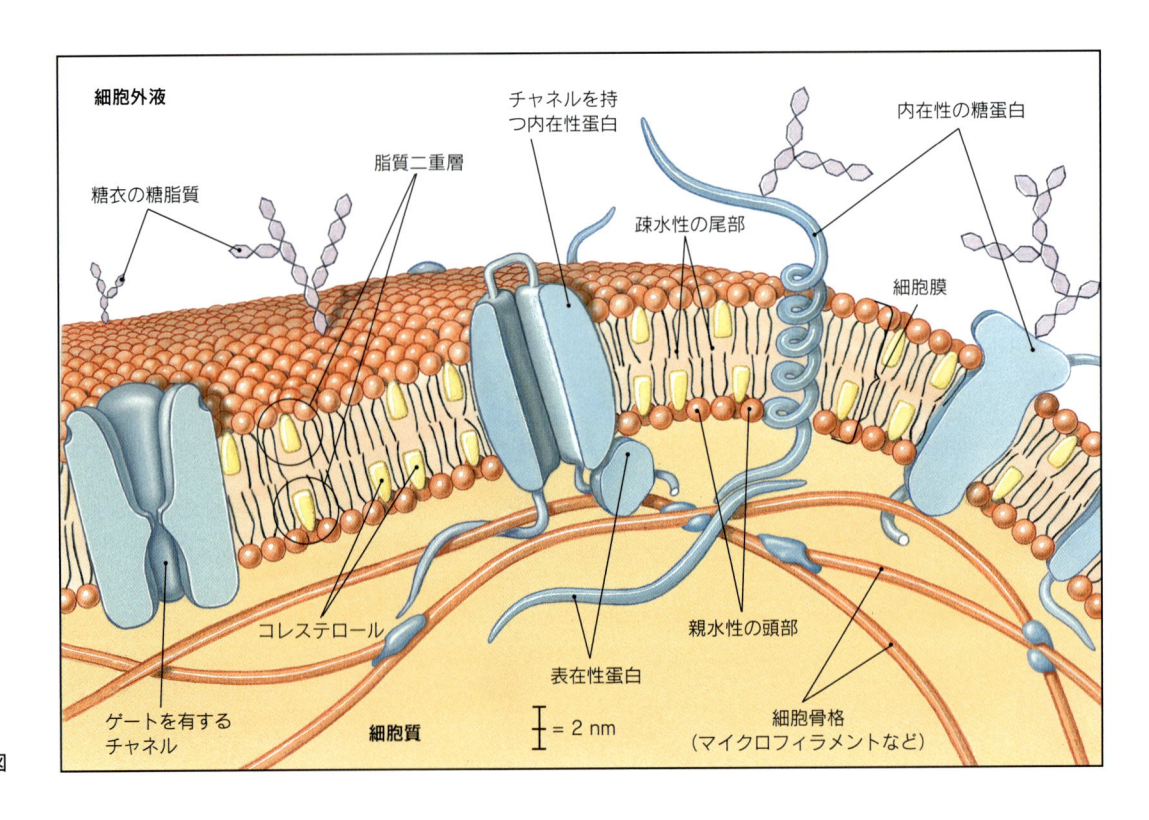

図2-4 細胞膜の模式図

膜には流動性がある。膜に存在するコレステロールは，膜の安定化と流動性の維持に役立っている。内在性蛋白は，膜のなかを動くことができ，それによって細胞膜の構成成分は変化する。

C. 細胞膜を介する物質輸送

生体膜には隔壁としての働きがあるが，膜の**透過性** permeability が高ければ，物質は外界から細胞内に容易に流入する。膜を透過しない場合は，不透過性という。どのような物質でも簡単に膜を通過できる場合，膜は自由度の高い透過性を持つといい，特定の物質のみが透過できるのであれば，選択的透過性を持つという。選択的透過性は，物質の大きさ，電荷，分子の形，溶解度などによって異なる。

物質に対する細胞膜の透過性は，膜を構成している脂質・蛋白の構造や，その特性による。生体膜の物質輸送には，エネルギーを必要とする能動輸送と，必要としない受動輸送とに大別される（表2-2）。

a. 受動輸送

受動輸送 passive transport には，単純拡散，浸透，濾過，促進拡散などがある。

1）単純拡散 simple diffusion

単純拡散は，ある物質が高濃度の環境から低濃度の環境へと**濃度勾配** concentration gradient に沿って移動することをいう。濃度勾配がなくなるまで拡散が続き，濃度勾配がなくなると平衡状態になって移動は止まる。単純拡散は，局所的な濃度勾配を減らすうえで極めて大切である。

生きている細胞は，酸素を吸収して二酸化炭素を排出するので，細胞外の間質の二酸化炭素は増加し，酸素は減少する。毛細血管や組織の細胞と間質の間では絶えず物質の交換が行われており，単純拡散によって，二酸化炭素は細胞から間質を経て血液中に，酸素は血液中から間質を経て細胞に移行する。

細胞外液では，水や水溶性物質は自由に拡散するが，細胞膜には選択的透過性がある。イオンや分子が膜を通過するには，膜のチャ

表2-2 細胞膜を介した物質の動き

機構	過程	影響因子	対象物質
受動的			
単純拡散	溶質の分子の移動。相対濃度によって移動方向が決定。	勾配の大きさ，分子の大きさ，荷電状態，脂溶性。	小さな無機イオン類。脂溶性の物質（すべての細胞）。
浸透	高濃度の溶質へ水分子が移動。膜が必要。	濃度勾配に逆らう圧。	水のみ（すべての細胞）。
濾過	静水圧による溶質と水の移動。膜フィルターが必要。	圧力の強さ，孔の大きさ。	水と小さいイオン（血管）。
促進拡散	キャリアー分子による物質の輸送。濃度勾配に従う。	圧力の強さ，孔の大きさ，キャリアーの有効性。	グルコースとアミノ酸（すべての細胞）。
能動的			
能動輸送	キャリアー分子は濃度勾配に逆らって働く。	キャリアー，基質，ATPの有効性。	Na^+, K^+, Ca^{2+}, Mg^{2+}（すべての細胞）。おそらくほかの物質も作用。
飲食作用	液体や固形物を含む小胞形成。	刺激と機構は未解明。ATPを必要とする。	液体，栄養物（すべての細胞）。老廃物や病原体（特殊な細胞）。
開口分泌	小胞と細胞膜が融合し，液体や固形物を放出。	刺激と機構は十分に解明されていない。ATPとCa^{2+}が必要。	液体と老廃物（すべての細胞）。

ネルを通過して単純拡散するか，膜の脂質二重層を通過するかのいずれかの方法がある．しかし，脂質二重層を通過するには，通過する物質は脂溶性でなければならない（図2-5）．

2）浸透 osmosis

溶質の濃度勾配による浸透圧を駆動力として，水が膜を介して輸送されることを浸透という．水の移動には，浸透という言葉を使い，溶質の移動には，拡散という言葉を使う．

濃度勾配があれば，水分子は膜を速やかに通過し，高濃度の状態から低濃度の状態へ濃度勾配がなくなるまで移動し続ける．水分子は，水素結合でつながった大きな分子として膜を通過する．溶質分子は，同時に単純拡散によって膜を通過するが，水分子は大きなかたまりとなって移動する．

3）濾過 filtration

静水圧を駆動力として，水が膜を介して輸送されることを濾過という．溶質の分子はその大きさによって膜で選別される．膜の孔が十分に大きいと，溶質分子は水とともに通過できる．人体では，心臓のポンプ機能によって静水圧が生み出され，これによって血中の水分や栄養物が小血管壁を通過して組織内に入る．

4）促進拡散 facilitated diffusion

グルコースやアミノ酸などの栄養物は，脂質には溶けないので膜を通過することはできない．しかし，これらの物質は，**輸送蛋白** carrier protein と特異的に結合して，速やかに細胞内に輸送される．このような過程は促進拡散と呼ばれる．輸送される分子は，まず最初に膜の表面に出ている輸送蛋白の**レセプター部位** receptor site と結合し，その後細胞内に取り込まれる．この過程はATPを必要としない．

b. 能動輸送

濃度勾配に逆らった物質の輸送を**能動輸送** active transport といい，エネルギーを必要とする．これにはATPの加水分解によるエネルギーが用いられる．この過程は複雑で，輸送蛋白のほかに特異的な酵素類も必要である．細胞にとっては，細胞内・外の濃度差にかかわらず特定の物質を輸送することができるので，非常に重要である．

すべての細胞は，ナトリウムイオン（Na^+），カリウムイオン（K^+），カルシウムイオン（Ca^{2+}），マグネシウムイオン（Mg^{2+}）などを能動輸送し，細胞内のイオン濃度を保っている．また特殊な細胞では，ヨードイオン（I^-）や鉄イオン（Fe^{2+}）などを輸送することが知られている．

細胞内・外のNa^+とK^+を取り上げてみよう．細胞膜にはこれらのイオンを輸送するNa^+-K^+ ATPase と呼ばれる輸送蛋白があり，Na^+を細胞外へ，K^+を細胞内に運搬する．この蛋白は単なる輸送蛋白ではなく，ATPをADPに加水分解してエネルギーを生み出す酵素蛋白で，能動輸送に必要なエネルギーを供給することができる．このNa^+-K^+ ATPase は膜に存在してNa^+を汲み出し，K^+を汲み入れたりするので，Na^+-K^+ポンプとも呼ばれる．

c. 飲食作用

飲食作用（エンドサイトーシス）endocytosis は，細胞膜表面で細胞外の物質を小胞に取り込んで細胞内に輸送することをいう．これは少なくとも3種類に分類できる．すなわち，飲作用，食作用，レセプター依存性飲食作用である．これらの取り込みにはすべてエネルギーが必要である．

1）飲作用 pinocytosis

飲作用は細胞膜が細胞内に落ち込んで，細胞外液で充満した小胞を形成する現象をいい，基本的にはすべての細胞で飲作用が行われている．まず，細胞膜に陥凹が生じて直径100nm程度の**飲み込み小胞** pinocytotic vesicle が形成され，やがて膜から離れて細胞内に運ばれる．小胞内に取り込まれた脂質，糖，アミノ酸などは，細胞内で単純拡散や能動輸送によって細胞質に移動する．飲み込み小胞の膜成分は，再び細胞表面に戻る．

細胞の一側から対側に向かって小胞が輸送される場合もある．対側に達した小胞は細胞膜と融合し，その内容物を放出する．このような輸送方法は，毛細血管の内皮細胞などによく見られ，細胞は飲み込み作用を用いて，血管内腔から内皮細胞の周囲に物質を輸送している．

2）食作用 phagocytosis

食作用は，細菌などの大きな固形物を細胞内に取り込むことをいう（図2-6b）．**偽足** pseudopodia と呼ばれる細胞質突起が物体を取り囲み，その膜が融合して直径250 nm以上の大きな**食胞** phagosome を形成する．この食胞はリソソームと融合して，内容物は酵素によ

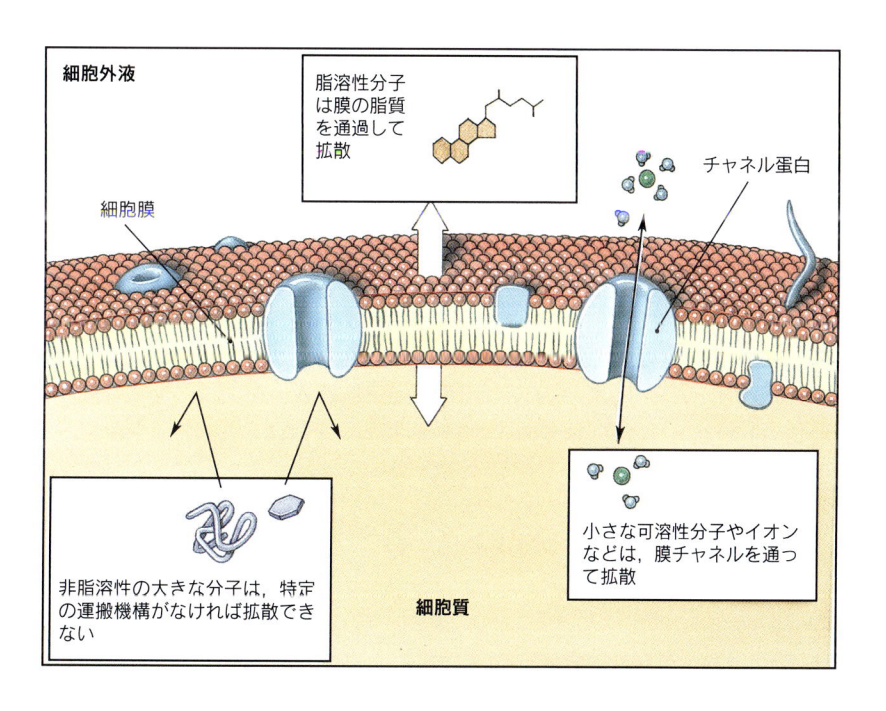

図2-5 細胞膜を通過して起こる拡散

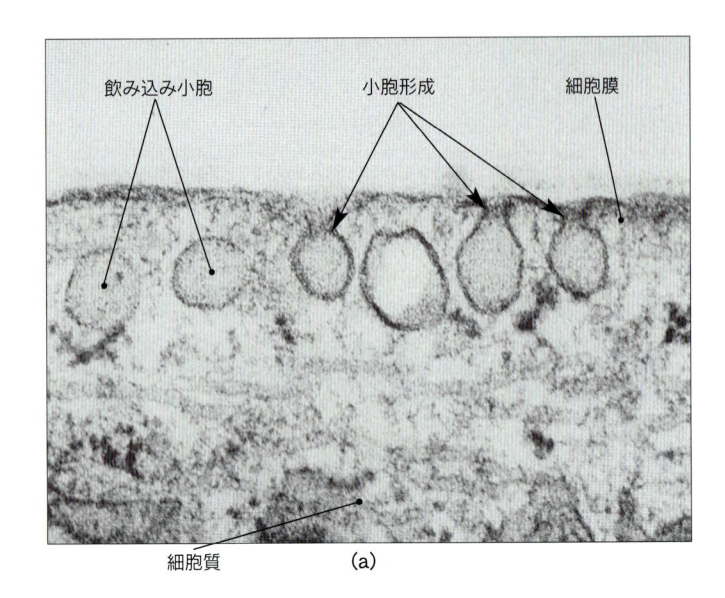

図 2-6 飲作用と食作用
(a) 腸管上皮の微絨毛の基底部で見られる飲作用の電顕像。
(b) 食作用によって細胞内に取り込まれた物質は食胞に取り込まれ，リソソームの酵素で分解される。栄養素は吸収されるが，残りの物質は開口分泌によって放出される。

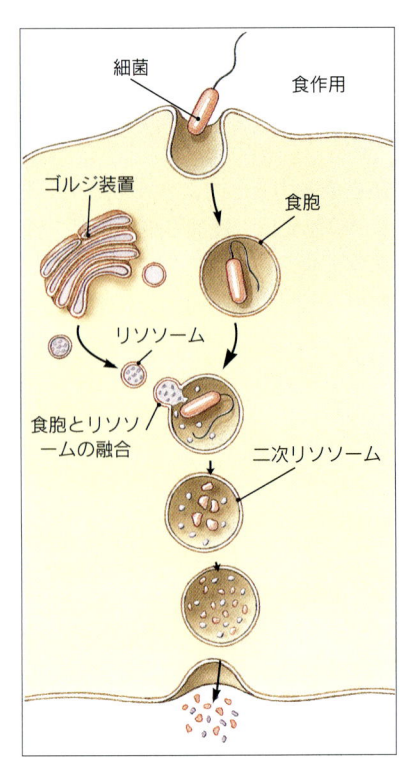

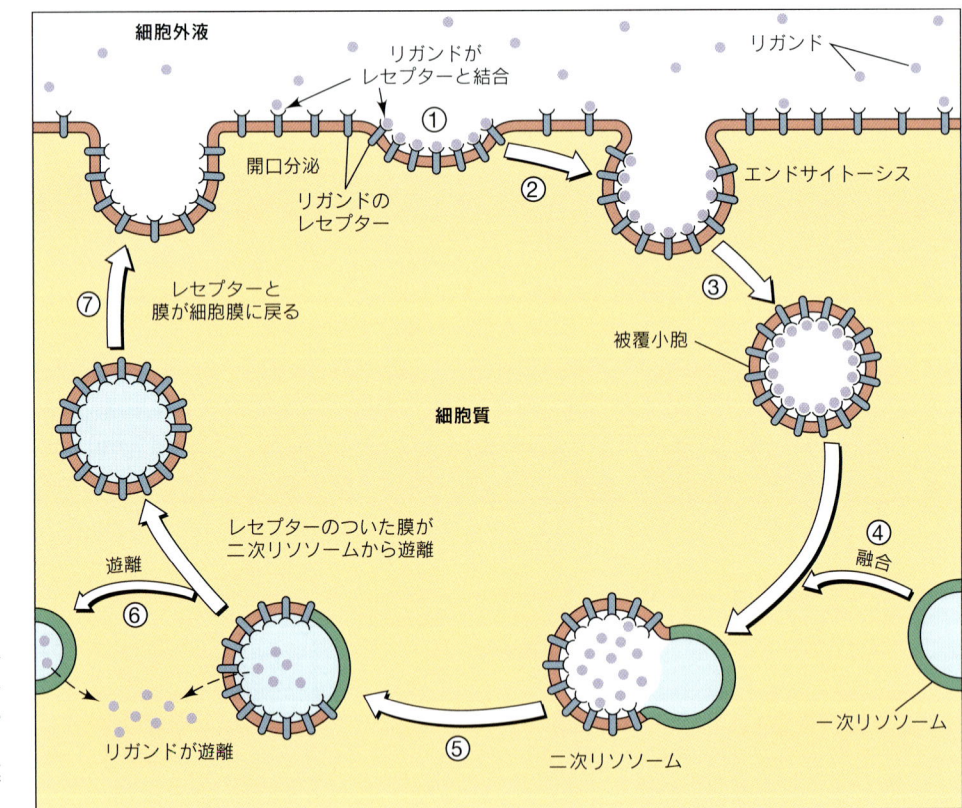

図 2-7 レセプター依存性エンドサイトーシス
①まず，特定の標的分子であるリガンドが，膜表面にあるレセプターと結合する。②次に，リガンドと結合した部位は細胞質側に落ち込み，③小胞となり，④一次リソソームと融合する。⑤リガンドはレセプターから離れ，⑥細胞質中に拡散したり酵素によって分解される。⑦レセプター分子を含む膜は，リソソームの膜から離れ，細胞表面に戻り，次のリガンドと結合する。

り分解される。

免疫系のある種の細胞では，生細胞や死細胞を食べ込むものがある（☞第20章，第23章）。

3) **レセプター依存性エンドサイトーシス** receptor-mediated endocytosis

飲作用と似ているが，飲作用が細胞外液を小胞内に取り込むのに対し，レセプター依存性エンドサイトーシスは目的の物質を小胞内に高濃度に取り込むことができる。

低密度リポ蛋白 low-density lipoprotein（LDL），ビタミンB_{12}，鉄などの重要な物質がこの例で，特定の輸送蛋白と結合して人体の各所に輸送され，レセプターを介して細胞内に取り込まれる。これらの物質（リガンド ligand）は，まず膜表面上のレセプターと特異的に結合し，細胞質内に落ち込んで小胞となり，細胞質中に取り込まれる。レセプター分子を含む膜は，細胞膜に組み込まれ，次のリガンドと結合する（図2-7）。

D. 開口分泌

飲食作用と逆の過程で，細胞質の小胞が細胞膜に運ばれ，膜と融合して内容物が細胞外に分泌される。このような過程を**開口分泌**

（エキソサイトーシス）exocytosis という。

- √ 細胞膜の透過性を表わす用語にはどのようなものがありますか。
- √ 浸透と単純拡散の過程を述べ，両者の違いを述べなさい。
- √ 飲食作用の3つの主な型を述べ，それらの違いを説明しなさい。

E. 細胞質

細胞質 cytoplasm は，細胞膜に囲まれた内部に存在するすべてのものをいう。細胞外よりもはるかに多くの蛋白を含んでおり，細胞内の蛋白含有量は，15〜30％にも達する。細胞質には以下の4つの構造が含まれている。
- サイトゾル（細胞内の水溶性成分）：栄養物，イオン，可溶性および不溶性の蛋白，老廃物などが含まれる。
- 封入体
- 細胞骨格
- 細胞小器官：特定の働きを持つ細胞内の構造物をいう。

a. サイトゾル

サイトゾル（細胞質基質）cytosol は細胞質にある液状の基質で，次のような特徴がある。
1) 細胞外液は高濃度のナトリウムイオンを含むが，サイトゾルは高濃度のカリウムイオンを含む。陽イオンと陰イオンの数も細胞の内外ではかなり異なり，細胞外ではプラスに，細胞内ではマイナスに荷電している。細胞膜の内外で電位差が生じることにより，**膜電位** transmembrane potential が発生する（☞第13章）。
2) サイトゾルには高濃度の蛋白が含まれている。これには可溶性と不溶性のものがある。これらの多くは酵素で細胞の代謝に役立っている。それ以外に，蛋白合成にかかわる遊離リボソームが含まれている。これらの蛋白によって，細胞質ゾルの粘稠性が生じる。
3) サイトゾルには，少量の炭水化物と多量のアミノ酸や脂質が含まれている。炭水化物は分解されてエネルギーを産生し，アミノ酸は蛋白の構成成分となる。脂質は，炭水化物がエネルギー源として利用できない場合に代替物となる。

b. 封入体

細胞質ゾルのなかには，**封入体** inclusion と呼ばれる不溶性の構造物が見られる。これにはグリコーゲン果粒，脂肪滴，種々の色素などがあり，細胞の代謝産物が一時的あるいは恒久的に細胞質内に蓄積したものであると考えられる。

c. 細胞骨格

細胞骨格 cytoskeleton は，細胞の外形を保持するとともに，細胞の動きに必要なもので，細胞質内を縦横に走っている（図2-8）。細胞骨格には，マイクロフィラメント，中間径フィラメント，太いフィラメント，微小管などがある。これらの構造物は，通常の光学顕微鏡法では識別するのが難しい。また，細胞骨格は非常に繊細なので，そのままの状態で研究することが難しく，その形成機序は不明な点が多い。

1) **マイクロフィラメント** microfilament

マイクロフィラメントは細い線維状の構造物で，主に**アクチン** actin という蛋白からなる。マイクロフィラメントは細胞質中の至るところに存在するが，細胞膜の直下では密なネットワークを形成する。図2-8a は，腸管の吸収上皮の自由面の近くにあるマイクロフィラメントの分布や走行を示している。

マイクロフィラメントの主な働きには2つある。
- 細胞骨格と細胞膜の裏打ち蛋白との結合：これによって，細胞膜の蛋白が安定化し，細胞に張力を持たせ，細胞膜と細胞質との結合がより強固なものになる。
- 細胞の移動・変形：ミオシンフィラメントというやや太い線維性蛋白と結合して，細胞が移動したり，形を変えたりすることを可能にする。

2) **中間径フィラメント** intermediate filament

中間径フィラメントは直径が約10 nm あるので，10 nm フィラメントとも呼ばれる。細胞の種類によって構成蛋白の種類に差がある。その働きとして，次のものが知られている。
- 構造の保持：神経細胞の**神経細糸（ニューロフィラメント）** neurofilament は，軸索という細胞質の長い突起構造を保持するのに役立っている。
- 細胞小器官の位置の安定化
- 細胞質内の物質輸送など

3) **太いフィラメント** thick filament

太いフィラメントは比較的太い線維で，ミオシン蛋白のサブユニットから構成されている。このフィラメントは筋細胞に豊富に存在し，アクチンフィラメントと結合することによって筋が収縮する。

4) **微小管（微細管）** microtubule

微小管は，**チューブリン** tubulin という球状蛋白が重合してできたもので，ほとんどすべての真核細胞にある。チューブリンが重合と脱重合を繰り返すことにより，微小管が伸長したり短縮したりする。

核周囲部には，中心子を含む中心体と呼ばれる領域があり，そこから微小管が細胞質の辺縁部に向かって伸びている（図2-9）。

微小管には次のような機能がある。
- 細胞に強度や剛性を持たせ，小器官をつなぎ止める。
- 微小管の重合，脱重合によって細胞の形が変化し，細胞が移動する際に補助的な役割をする。
- 細胞小器官や細胞内の構造物に付着し，細胞内輸送に関与する。
- 細胞分裂の際，微小管でできた紡錘体が染色体を細胞の両端に移動させる。
- 線毛，鞭毛などの動きに関わる。

d. 中心小体

中心小体（中心子） centriole は，短い微小管の束で構成され，全体として円筒形をしている（図2-10）。中心小体は3本の微小管の束が9組合わさってできたもので，中心部は微小管を欠くため，9＋0構造と呼ばれている。

大部分の細胞では，2個の中心小体が直角方向に並んでいる。分裂に際し，中心小体は染色体の移動に関与する。分裂をしない成熟赤血球や骨格筋細胞などには，中心子は存在しない。2個の中心子を含む領域を**中心体** centrosome という（表2-3）。

e. 細胞骨格と膜の特殊化

1) **微絨毛** microvilli

微絨毛は，光学顕微鏡では1本1本が識別できないほど細い構造物で，細胞膜から筒状に突出している。細胞外液から物質を積極的に吸収する小腸や腎臓の上皮細胞によく見られ（図2-8a），細胞の表面積を増大させて，吸収機能を高める働きがある。

微絨毛のなかにはマイクロフィラメントの束があり，その一端は

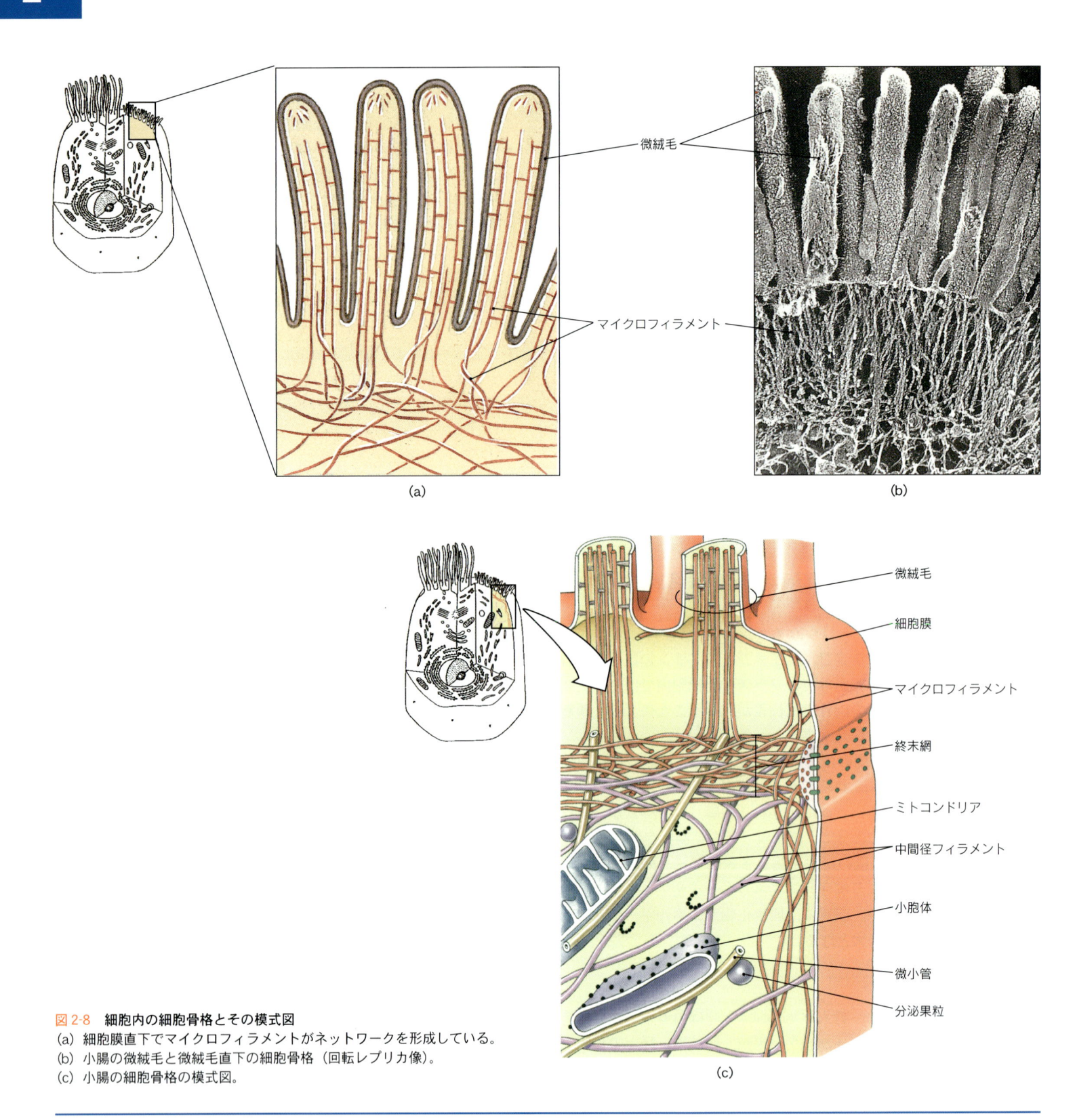

図 2-8　細胞内の細胞骨格とその模式図
(a) 細胞膜直下でマイクロフィラメントがネットワークを形成している。
(b) 小腸の微絨毛と微絨毛直下の細胞骨格（回転レプリカ像）。
(c) 小腸の細胞骨格の模式図。

表 2-3　中心小体，線毛，鞭毛の比較

構造	微小管の構成	分布領域	機能
中心小体	9本の短い三連微小管がリング状に並ぶ	核近くの中心体	紡錘糸の微小管を作り，細胞分裂時の染色体を移動させる
線毛	9本の長い二連微小管が1対の中心微小管の周りに並ぶ	細胞表面	細胞表面の液体や固形物を動かす
鞭毛	線毛と同じ	細胞表面	精子を動かす

終末網 terminal web に付着して細胞骨格の一部をなしている。マイクロフィラメントと細胞骨格との作用によって，微絨毛の動きが可能となる。このような微絨毛の動きによって周囲の外液が動き，そのなかの物質が膜表面のレセプターと結合しやすくなる。

2）線毛 cilium

　線毛は，9本の辺縁双微小管（二連微小管）が2本の中心微小管を取り囲み，9＋2構造をなす（図2-10b, c，表2-3）。線毛の基部には，中心小体と同じ構造をした基底小体 basal body がある。

　線毛はリズミカルに波打ち，細胞表面の溶液や分泌物を移動させる（図2-10c）。大気中の塵などが気道の粘液に付着すると，上皮細胞の線毛が規則的に動き，痰として排出する。この線毛の機能が損なわれると，気道に刺激物が残存することになり，慢性的な呼吸器

疾患の原因にもなる。

3）鞭毛 flagellum

　鞭毛の構造は線毛と似ているが，線毛よりはるかに長い。鞭毛は細胞の動きを生み出す（表2-3）。精子は，人体で唯一の鞭毛を備えた細胞で，卵管のなかを精子が移動するのに役立つ。この鞭毛に奇形が生じると，うまく受精が行われず，男性不妊の原因にもなる。

> ✓ 小腸の粘膜上皮では細胞の表面に多数の突起が突出している。この構造物の名称と機能を述べなさい。
> ✓ 精子細胞に鞭毛がないと，どのような影響がありますか。
> ✓ 細胞骨格の種類と働きについて述べなさい。

f. 細胞小器官

　細胞小器官は，細胞膜と同じ脂質二重層の膜で囲まれている。この膜によって，細胞小器官は周囲の細胞質と隔離される。細胞小器官は，分泌物や酵素などを産生したり貯蔵したりすることができる。細胞小器官には，小胞体，ミトコンドリア，ゴルジ装置，リソソーム，ペルオキシソームなどがある（☞表2-1）。

1）小胞体 endoplasmic reticulum（ER）

　小胞体は，管状，板状，小胞状をなす。中空の内部を槽 cisterna と呼ぶ（図2-11）。小胞体には次のような機能がある。

- 合成：小胞体の膜には，炭水化物や脂質を産生するための酵素が含まれている。蛋白を合成する小胞体にはリボソームが付着しており，合成された蛋白は小胞体の槽内に蓄えられる。
- 貯蔵：小胞体には，細胞が合成した分子や細胞質から吸収した物質を貯蔵する機能がある。
- 輸送：小胞体で産生された物質は，小胞体を通して細胞質の様々な場所に輸送される。小胞体は，新たに合成された物質が化学的な修飾を受け，ゴルジ装置に運ばれていくために仕分けされて荷造りされる場である。

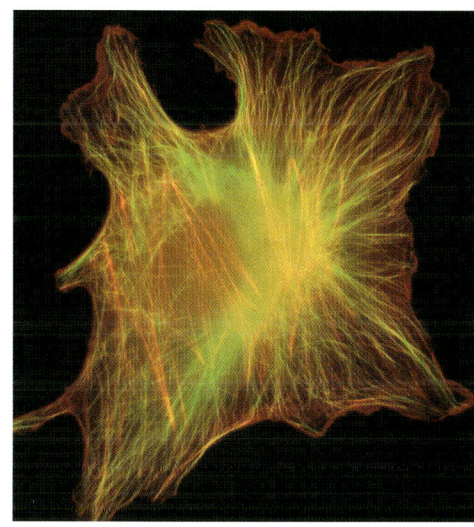

図2-9　微小管
培養細胞の微小管を蛍光色素でラベルして蛍光顕微鏡で観察したもの（×2,400）。

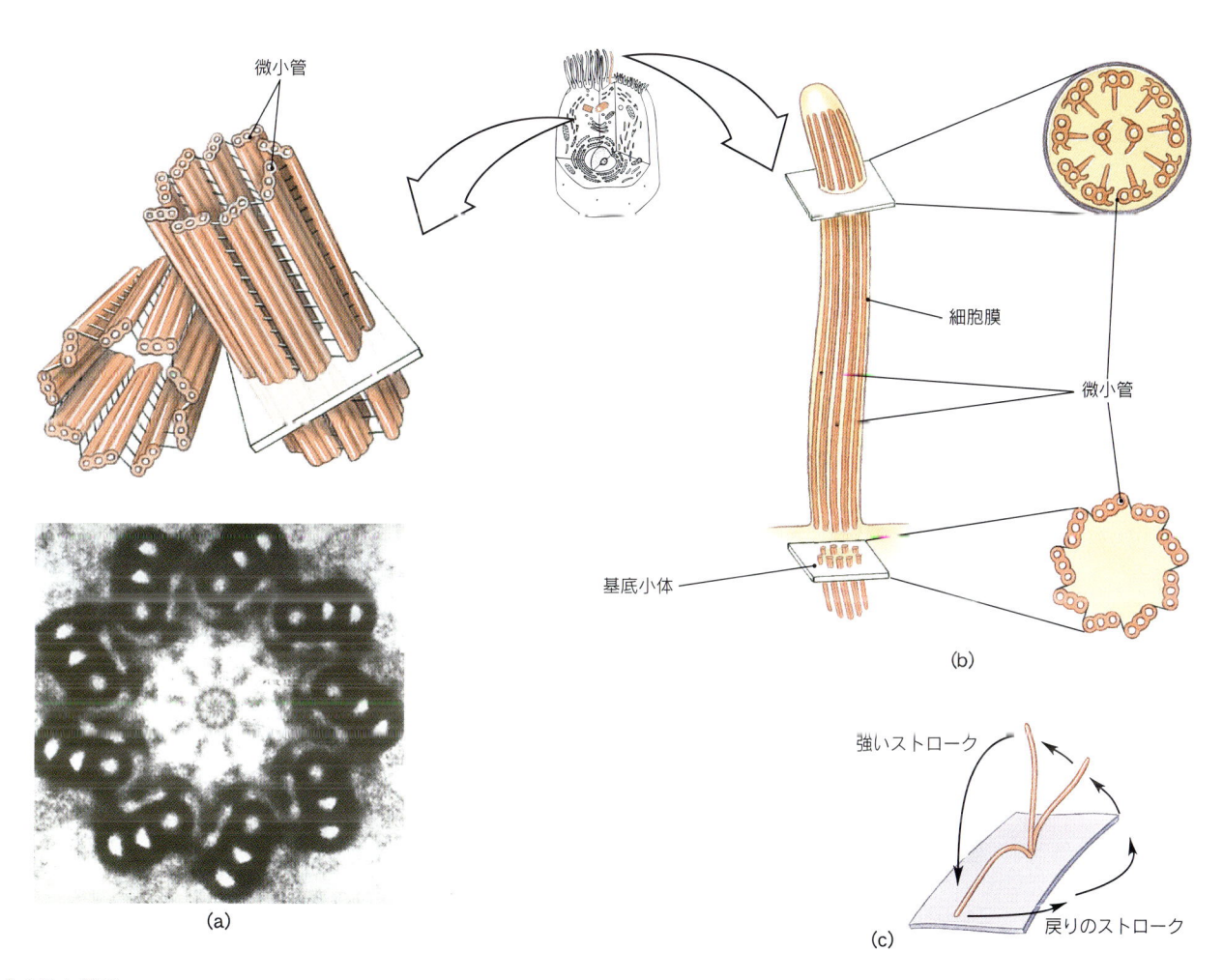

図2-10　中心小体と線毛
(a) 中心小体，(b) 線毛の模式図，(c) 線毛の波打ち運動

小胞体には，リボソーム ribosome が付着している粗面小胞体 rough endoplasmic reticulum（RER）とリボソームが付着しない滑面小胞体 smooth endoplasmic reticulum（SER）の2種類がある。

粗面小胞体に付着しているリボソームを付着リボソーム fixed ribosome という。そこで作られた蛋白のポリペプチド鎖は伸長して小胞体の内腔 lumen に入り，そこで修飾を受ける。小胞体で作られた蛋白や糖蛋白の大部分は，小さな小胞に詰められて小胞体の端から離れていく。この小胞を輸送小胞 transport vesicle といい，小胞体で産生された蛋白をゴルジ装置に運ぶ。

リボソームは大きさが直径約25nmほどの高電子密度の果粒である（図2-12a）。すべての細胞に見られるが，その数は細胞の種類やその機能によって異なる。リボソームは，その成分の60％がRNAで，残り40％が蛋白である。これまで少なくとも80種類以上の蛋白が同定されている。リボソームは，核のDNAの情報によって蛋白合成を行う。リボソームは大亜粒子と小亜粒子の2つから構成されている。2つの亜粒子は蛋白合成時に連結し，合成が終了すると離れる。小胞体に付着している付着リボソームのほかに，細胞質に存在する遊離（自由）リボソーム free ribosome があり，遊離リボソームで合成された蛋白はサイトゾルに入る。

滑面小胞体の表面にはリボソームは付着しておらず平滑である。滑面小胞体には，脂質や炭水化物の合成，カルシウムイオンの貯蔵，毒物の除去や不活性化など，様々な機能がある。

小胞体の発達具合や粗面小胞体と滑面小胞体の割合は，細胞の種類や機能によって異なる。消化酵素を産生する膵臓の外分泌細胞では，大量の粗面小胞体が存在するが滑面小胞体は非常に少ない。これに対し，ステロイドホルモンなどを産生する細胞では滑面小胞体がよく発達している。

2）ミトコンドリア mitochondria

ミトコンドリアは，外膜と内膜の2枚の膜に囲まれた小器官である（図2-13）。外膜はミトコンドリア全体を被い，内膜はクリスタ crista と呼ばれる多数のひだ状構造を形成している。クリスタはミトコンドリアの基質 matrix に面する内膜の表面積を広げるのに役立っている。基質には種々の代謝酵素が含まれており，細胞が機能するために必要なエネルギーを産生している。

クリスタに付着した酵素によって，酸化的リン酸化の過程で遊離するエネルギーを用いてATPの大部分が作られる。生体が必要なエネルギーの95％は，ミトコンドリアで産生される。

ミトコンドリアは様々な形をしており，成長したり再生したりすることができる。細胞内のミトコンドリアの数は，細胞が必要とするエネルギー量によって異なる。赤血球にはミトコンドリアがないが，肝細胞や筋細胞などには，細胞あたり300個以上ものミトコン

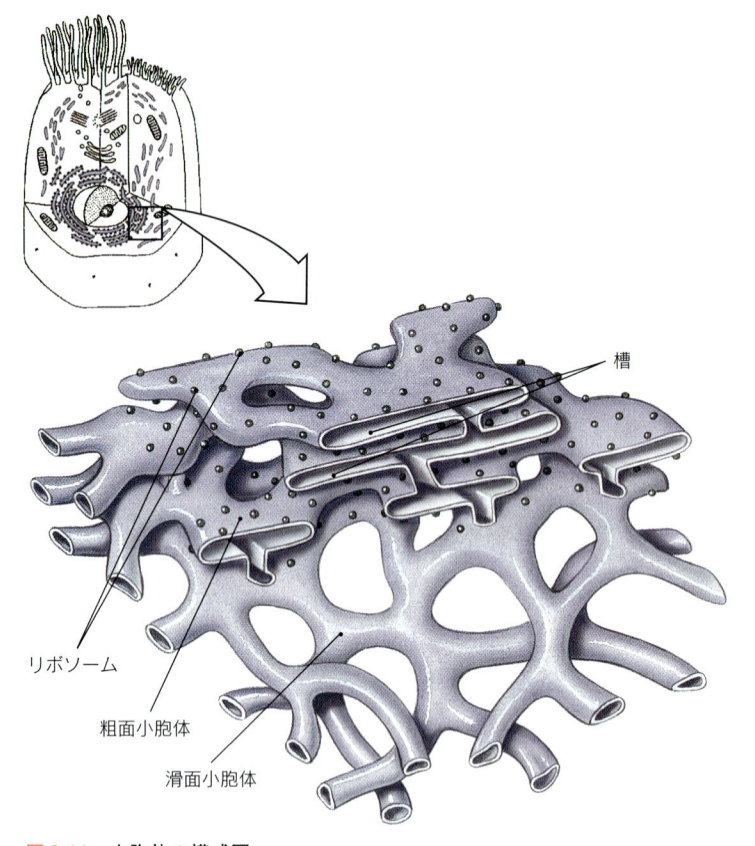

図2-11　小胞体の模式図
小胞体は細胞内でネットワークを形成しており，粗面小胞体と滑面小胞体は連続している。

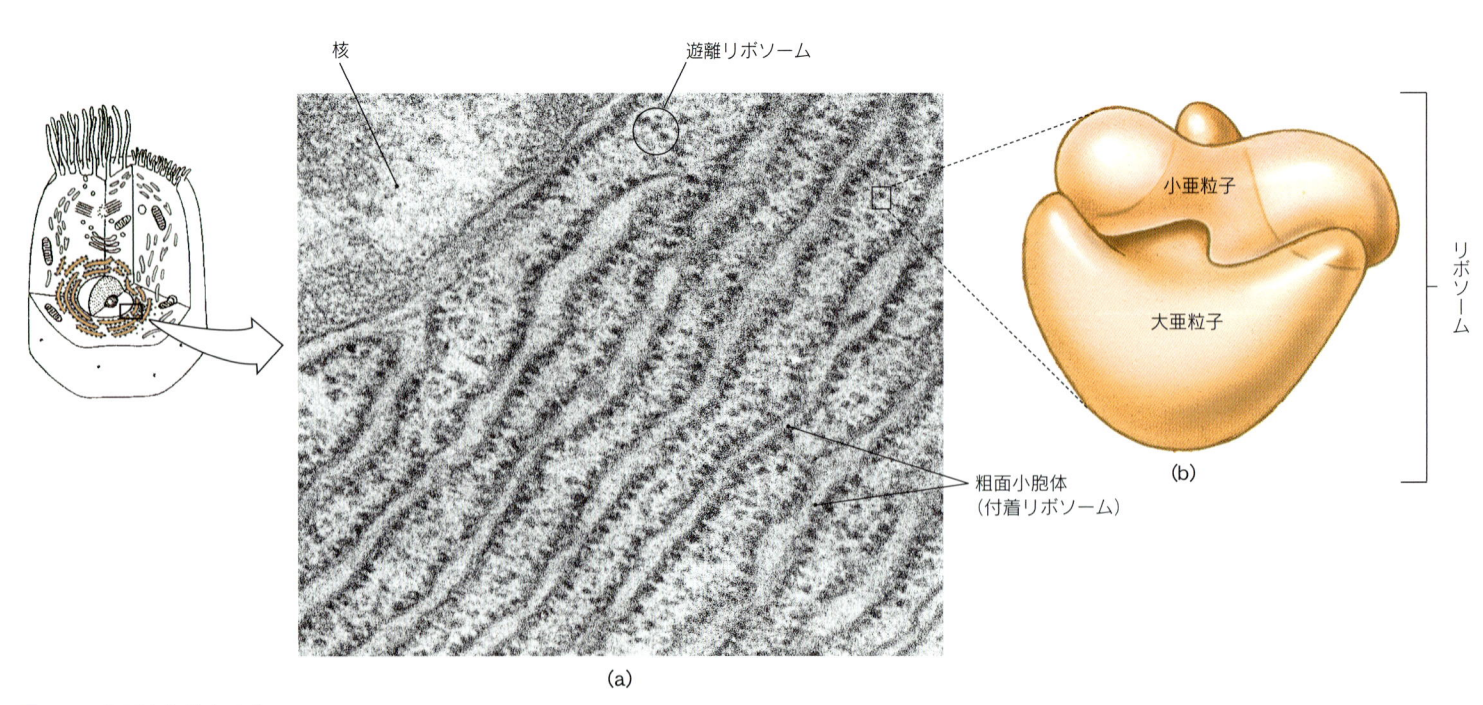

図2-12　粗面小胞体とリボソーム
(a) 粗面小胞体の透過型電顕像（×56,000），(b) リボソームの模式図

ドリアが存在する。なかでも，筋細胞はエネルギー消費率が高いので，ミトコンドリアの再生によってエネルギーを補充し，筋収縮を繰り返している。

3) ゴルジ装置 Golgi apparatus

ゴルジ装置は，5～6つの扁平な**小嚢** saccule が重なってできている（図2-14）。分泌が活発な細胞では，ゴルジ装置の発達が良く，皿を何枚も重ねたような多数の層板状の小嚢が見られる。ほとんどの小嚢は，核の周囲に分布する。

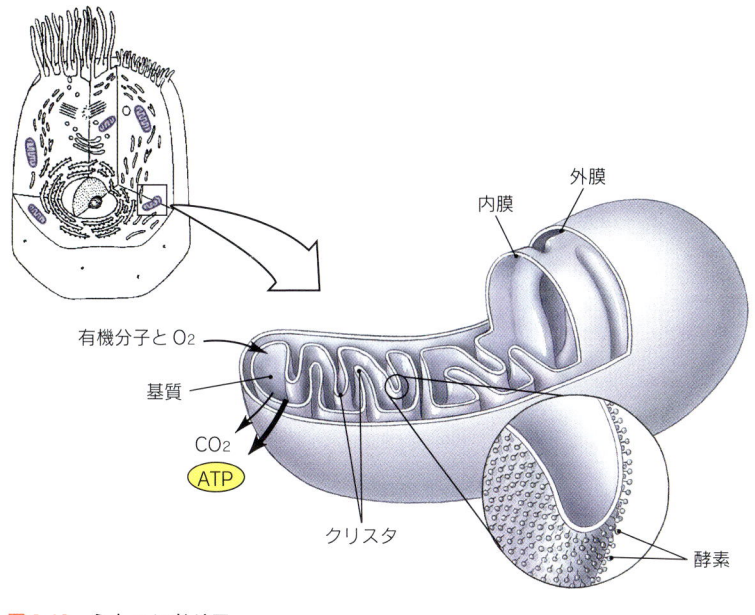

図2-13　ミトコンドリア
ミトコンドリアの模式図と疑似カラー透過電顕像（× 47,000）

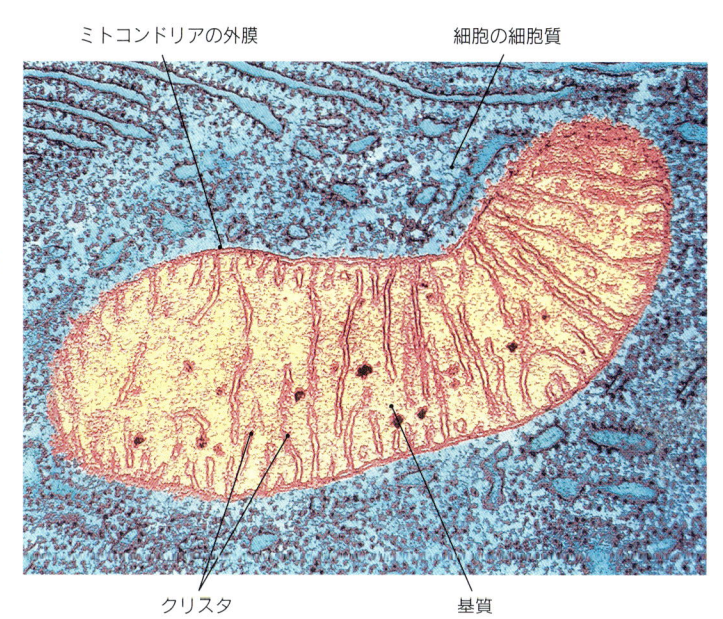

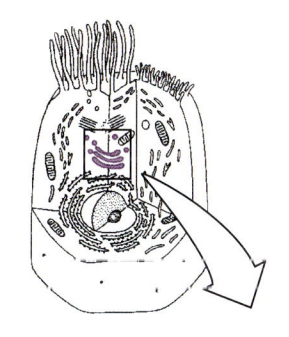

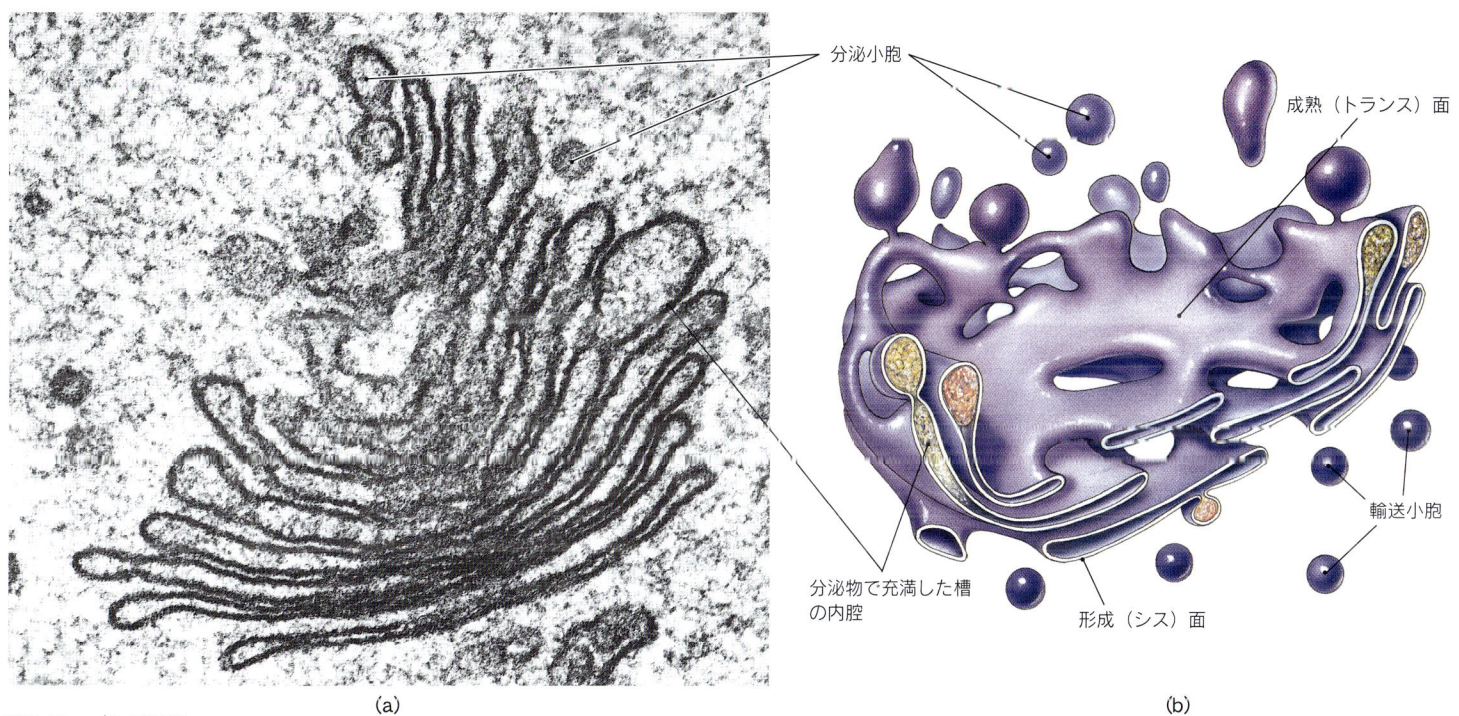

図2-14　ゴルジ装置
(a) ゴルジ装置の透過電顕像（× 60,000），(b) ゴルジ装置の模式図

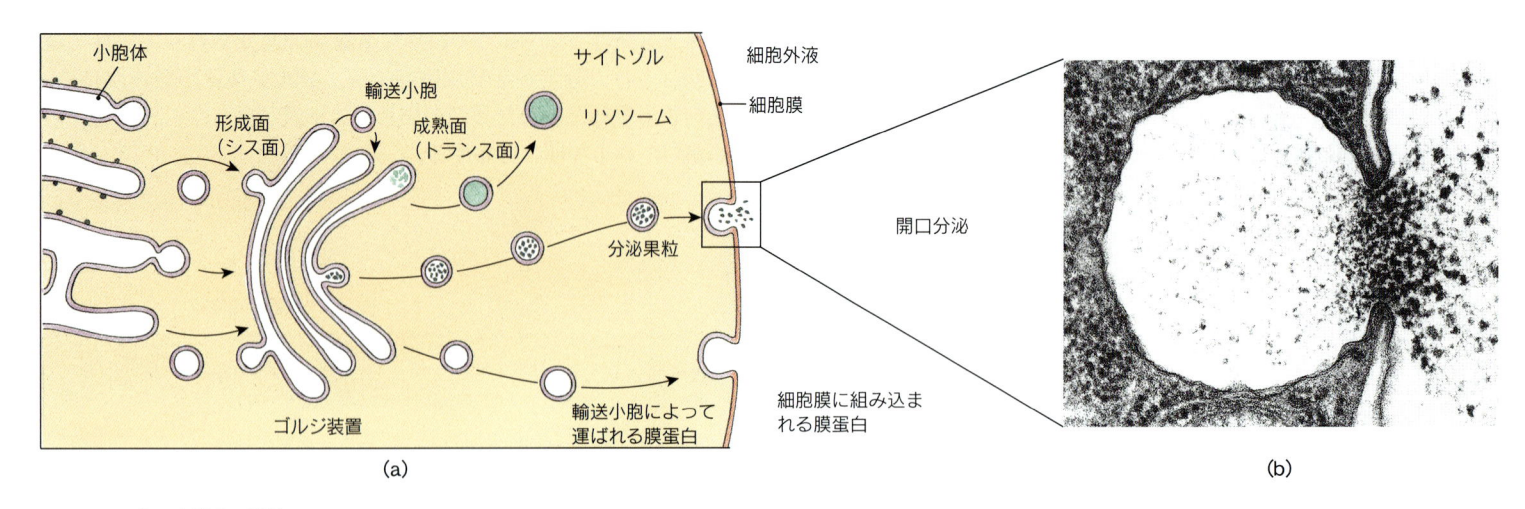

図2-15　ゴルジ装置の機能
(a) ERとゴルジ装置との機能的な関係．輸送小胞は，分泌物を小胞体からゴルジ装置に運び，さらにこの小胞はゴルジ槽の間を行き来する．成熟面で形成される小胞は機能的に次の3種類に分類される．ある分泌小胞は分泌物をゴルジ装置から細胞膜表面へ輸送し，開口分泌によって内容物を細胞外に放出する．ほかの小胞は細胞膜表面近くに移動し，小胞の膜蛋白は細胞膜に組み込まれる．また，細胞質に残ってリソソームになる小胞もある．
(b) 開口分泌の透過電顕写真．

ゴルジ装置の主な働きは以下のようである．
- ムチンや酵素などの分泌物の合成と荷造り
- サイトゾルで使われる酵素類の荷造り
- 細胞膜の新生あるいは修飾

ゴルジ小嚢からは小胞が形成され，これが輸送されて，小胞体や細胞表面に結合する．

ゴルジ装置で行われる分泌様式を図2-15aに示した．蛋白や糖蛋白は粗面小胞体で合成され，輸送小胞によってゴルジ装置に運ばれる．この輸送小胞は，通常ゴルジ装置の凸面である，**シス側小嚢** cis saccule（**形成面** forming face）に運ばれる．そしてこの輸送小胞は，ゴルジ装置の膜と融合し，内容物をゴルジ槽内に放出する．蛋白や糖蛋白は，ゴルジ装置のなかで修飾を受ける．

小嚢と小嚢の間の物質輸送は，小型の**輸送小胞** transfer vesicleによって行われる．最終産物は，**トランス側小嚢** trans saccule（**成熟面** maturing face）に運ばれ，ここからさらに小胞となってゴルジ装置から離れていく．細胞外に分泌される場合には，**分泌果粒** secretory granuleと呼ばれる．この場合，分泌果粒は細胞膜と融合して分泌が起こる．このような分泌様式を，開口分泌という（図2-15b）．

ゴルジ装置由来の新生された膜成分は，常に細胞膜に付加されているので，細胞膜の組成は時間とともに変わる．このような変化は，細胞の感受性や機能に影響を及ぼす可能性がある．活発に活動している細胞では，ゴルジ装置の膜は40分くらいで完全に置換されるといわれている．ゴルジ装置由来の膜は，小胞として細胞膜の近くに移動し，やがて細胞膜に組み込まれる．このようにして，細胞膜そのものも1時間くらいですべて置換されるといわれている．

4) リソソーム lysosome

ゴルジ装置で作られた多数の小胞のうち最も重要なものは，リソソームである．リソソームは，加水分解酵素をなかに含んでいる（図2-16）．**一次リソソーム** primary lysosomeに含まれる酵素は不活性である．この一次リソソームが，損傷したミトコンドリアや小胞体などの膜と融合することにより，酵素が活性化する．つまり，両者が融合すると，**二次リソソーム** secondary lysosomeになって酵素が活性化し，リソソーム内の含有物は消化される．細胞にとって必要な物質は再利用されるが，不要なものは開口分泌によって細胞外に放出される．

リソソームは，病原菌に対しても生体を守るために働く．細胞は，細菌などの異物を細胞外から取り込み，小胞に封じ込めて除去する．リソソームは，この取り込んだ小胞と融合し，中味を消化するが，その際生じた糖やアミノ酸などは細胞質中に放出されて利用される．このようにして，細胞は有害なものから身を守ると同時に，必要な成分は利用している．

リソソームは，さらに細胞内を掃除する働きがある．例えば，筋細胞があまり活動していない場合は，リソソームは収縮蛋白を消化する．しかし，筋細胞が活性化すれば，この消化作用は抑制される．このような調節機能は，障害を受けた細胞や死んだ細胞では働かない．リソソームが破壊されると，分解酵素が細胞質内に放出されて**自己融解** autolysisを引き起こす．

リソソームの活動はどのように制御されるのか，また，細胞が障害を受けない限りなぜリソソームの酵素が自分の膜を消化しないのか，などについては分かっていない．

リソソームの酵素産生の障害によって引き起こされる病気はリソソーム病といわれ，30種類もの重篤な小児疾患が知られている．リソソーム病では，ある特定の酵素が欠損しているために，老廃物や不要な代謝産物が細胞内に蓄積され，細胞の正常な機能が損なわれて死に至る．

5) ペルオキシソーム peroxisome

ペルオキシソームは，リソソームより小型で，リソソームとは異なる酵素を有する．リソソームはゴルジ装置に由来するのに対し，ペルオキシソームは粗面小胞体に由来する．ペルオキシソームは，アルコールのような毒素を無毒化したり，脂肪酸の分解にも関与している．ペルオキシソーム内で酵素が活性化すると，過酸化水素が発生し，過酸化水素は水に還元される．ペルオキシソームは肝臓に最も多く，消化管から吸収した毒素の中和・除去に役立っている．

g. 膜流

ミトコンドリアを除くすべての膜小器官は，小胞を介して互いに連絡し合っている．粗面小胞体と滑面小胞体はともに連続しており，ときには核膜ともつながっている．

輸送小胞は，小胞体とゴルジ装置との間を行き来し，分泌小胞はゴルジ装置から細胞膜に至る．このように，膜は絶えず再利用されている．これを**膜流** membrane flowといい，細胞の動的な姿の一端である．

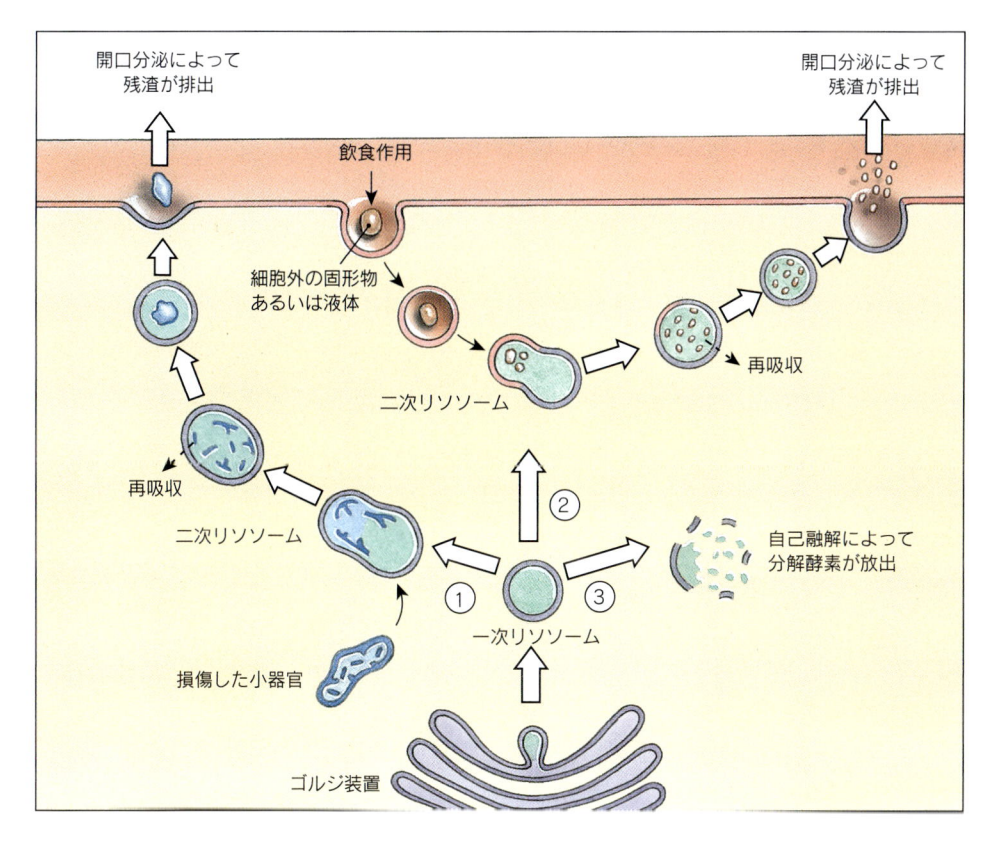

図2-16　リソームの機能
ゴルジ装置で作られた一次リソームに含まれる酵素は不活性である。次の3つの場合に酵素が活性化される。
①一次リソームがほかの膜小器官，例えばミトコンドリアなどと融合したような場合
②一次リソームが液体や固形物を細胞外から取り込んだ小胞と融合した場合
③細胞が障害を受けたり死んだ場合

✓ 細胞を電子顕微鏡で観察したときに，ミトコンドリアが多数認められた。この細胞の活動はどのような状態ですか。
✓ 精巣や卵巣の細胞に多数の滑面小胞体が含まれているのはなぜですか。
✓ 細胞内にあるリソームが壊れると，どのようなことになりますか。

h. 核

核 nucleus には人体を構成する10万種以上の蛋白の合成に必要な情報が貯えられている。

ほとんどの細胞は1個の核を有するが，例外もある。例えば，骨格筋細胞は多数の核が存在する多核細胞であり，成熟赤血球細胞は，核が細胞から脱落して脱核細胞となっており，核を持たない。

核は**核膜** nuclear envelope で囲まれている。核膜は2枚の膜（外核膜と内核膜）からなり，その膜の隙間を**核膜腔**（核膜槽）perinuclear space といい，細胞質と核質との境界をなす（図2-17）。核膜は粗面小胞体と連続している（☞図2-3）。

核と細胞質との化学的な情報交換は，大きな分子が**核膜孔** nuclear pore を出入りすることによる。核膜孔は，核表面のおよそ10％を占め，水分子，イオン，小さな分子などが自由に通過できる。しかし，RNAやDNAなどは自由に通過できない。

核内部にある**核質** nucleoplasm は，細胞質と対比される。ここには，酵素，RNA，DNA，ヌクレオチド，蛋白，イオンなどが含まれている。

核質には細いフィラメントが網目状に存在しており，これを**核マトリックス** nuclear matrix という。DNAはこの核マトリックスに付着している。DNAの糸状構造が**ヒストン** histone と呼ばれる蛋白と結合して凝縮すると**染色体** chromosome を作る。体細胞の核には23対の染色体が含まれ，対の一方は父方から，他方は母方に由来する。図2-18に染色体の構造の模式図を示した。DNAの糸はヒストンを取り巻いており，約2周分巻いたものを**ヌクレオソーム** nucleosome という。このヌクレオソームがつながってビーズ状になり，これがさらに折り畳まれて線維構造になる。分裂中の染色体は，線維状構造が密になっているために，光学および電子顕微鏡で観察できる。

分裂していない細胞では，染色体はゆるやかなコイル状をしており，**クロマチン（染色質）** chromatin という細い糸状の構造物をなしている。クロマチンには，コイル状になっている箇所があり，その部分だけがよく見える。そのため，核は多数の粒子からできているように見える。

核には，濃く染まる**核小体** nucleolus が1〜4個ある。核小体には，ヒストン，酵素，RNAなどが含まれており，リボソーム蛋白やリボソームRNAを作る機能を持っている。核小体は，多量の蛋白合成をする肝細胞や筋細胞で発達していることが多い。

3. 細胞間結合

多くの細胞は，隣接する細胞や細胞外基質と，永久的あるいは一時的に結合している（図2-19）。細胞間の結合には，**細胞接着分子** cell adhesion molecule（CAM）が介在するものと，**細胞間連結** intercellular junction によるものとがある。

細胞接着分子は，隣接する細胞どうしや，細胞を周囲の基質と接着させる。上皮細胞の基底部にある細胞接着分子は，細胞と基底膜とを結合する。隣り合う細胞間には，**プロテオグリカン** proteoglycan からなる**細胞間セメント** intercellular cement が存在し，細胞どうしを接着させている。プロテオグリカンは，**ヒアルロン酸** hyaluronic acid などのように，**グルコサミノグリカン** glycosaminoglycan として知られている多糖類の一種である。

細胞間連結には，タイト結合，ギャップ結合，デスモソームの3種類がある。

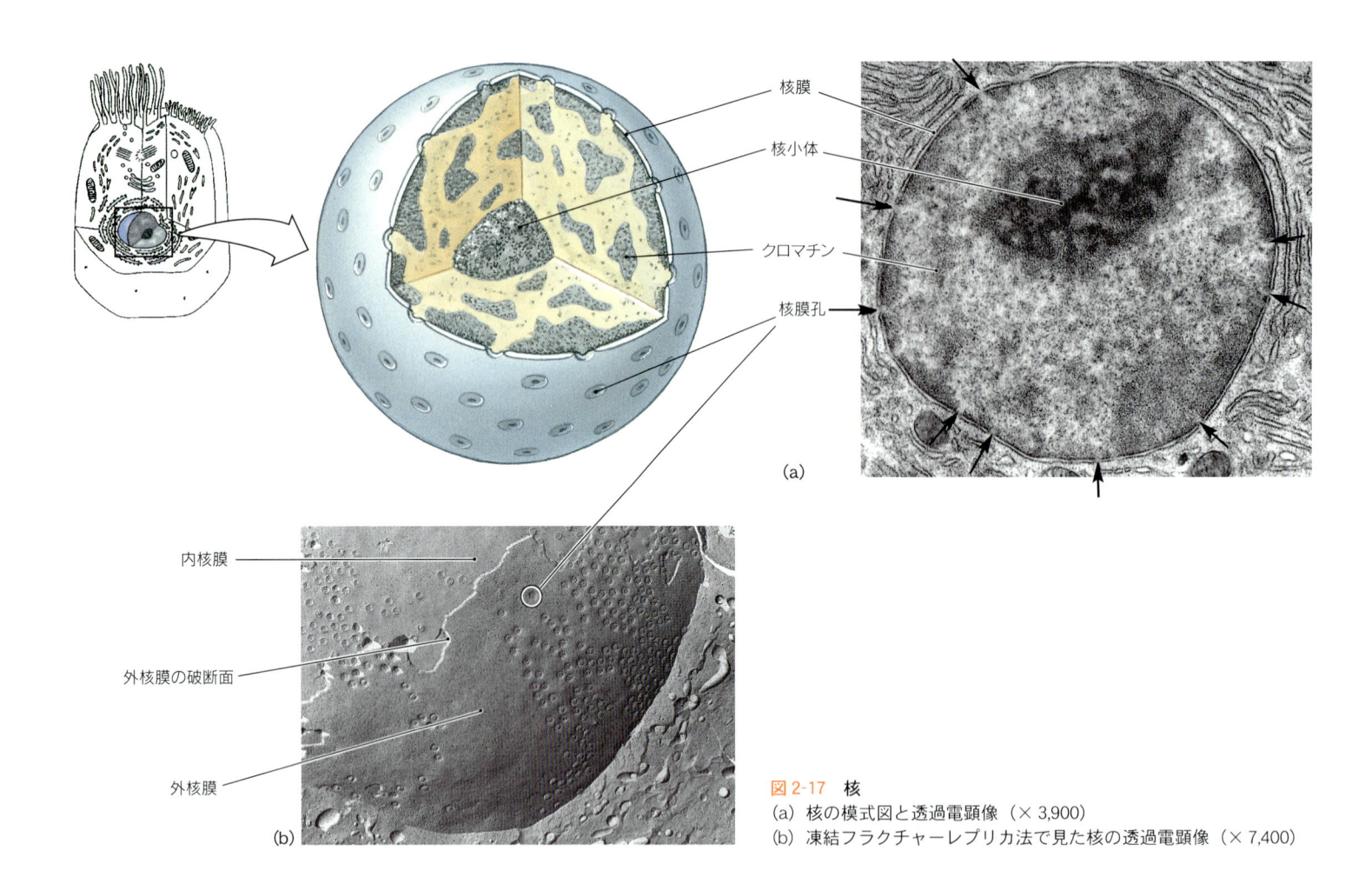

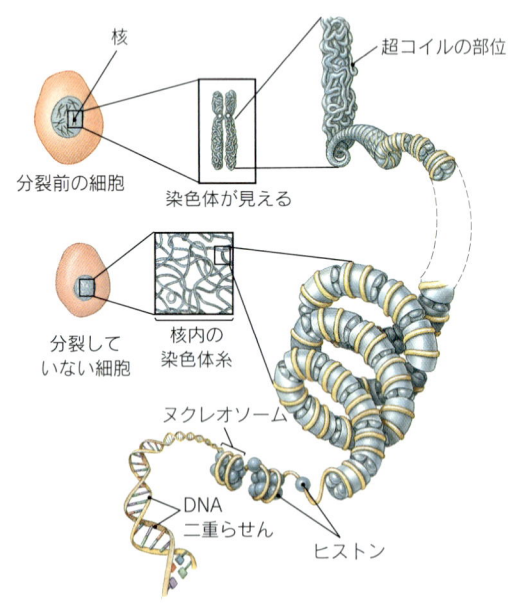

図 2-17 核
(a) 核の模式図と透過電顕像（× 3,900）
(b) 凍結フラクチャーレプリカ法で見た核の透過電顕像（× 7,400）

図 2-18 染色体の構造
DNA はヒストンの周囲をコイル状に巻いてヌクレオソームを形成する。ヌクレオソームはさらに巻いてコイル状を呈する。分裂していない細胞では，DNA はゆるいコイル状をなしており，染色糸と呼ばれる糸玉を作る。細胞分裂が近くなるとこのコイルが明瞭になり，やがて染色分体と呼ばれる構造をとる。

A. タイト結合

タイト結合 tight junction は密着帯（閉鎖帯）zonula occludens ともいい，細胞膜どうしが完全に密着し，隣接する2枚の細胞膜の外板が完全に重なっている（図2-19b）。この結合によって，細胞間隙の物質移動が阻止される。タイト結合は，立方上皮や腸管上皮のような円柱上皮細胞の頂端部を帯状に囲み，酵素，酸，老廃物などが上皮間を通り抜けないようにするためのバリアーをなしている。

B. 接着帯

接着帯 zonula adherens は，細胞の頂部にある密着帯のすぐ下にある帯状の接着装置である。ここにはカドヘリン cadherin という蛋白があり，細胞どうしをつないでいる。細胞質側では終末網のアクチンフィラメントが付着する。

C. ギャップ結合

ギャップ結合 gap junction は細胞間がコネクソン connexon という膜蛋白でできたトンネル構造で結ばれている構造である。この蛋白はチャネル蛋白の一種で，狭い隙間を小分子やイオンが通過する。ギャップ結合は上皮細胞間でよく発達しており，線毛運動のように隣り合う細胞が協調運動をするときに役立っている。また，心筋や骨格筋細胞でもよく発達しており，筋収縮を同調させるのに重要である。

D. デスモソーム

デスモソーム desmosome は接着斑 macula adherens ともいい，隣接する細胞膜はやや広い間隙で接する。細胞質の内側には平行して走る円板状の構造があり，ここに中間径フィラメントが付着する。デスモソームは非常に強固な細胞間結合装置で，引っ張りやねじれに強い。この結合は皮膚の表皮の細胞間でよく発達しているほか，心筋組織の筋細胞間でも認められる。

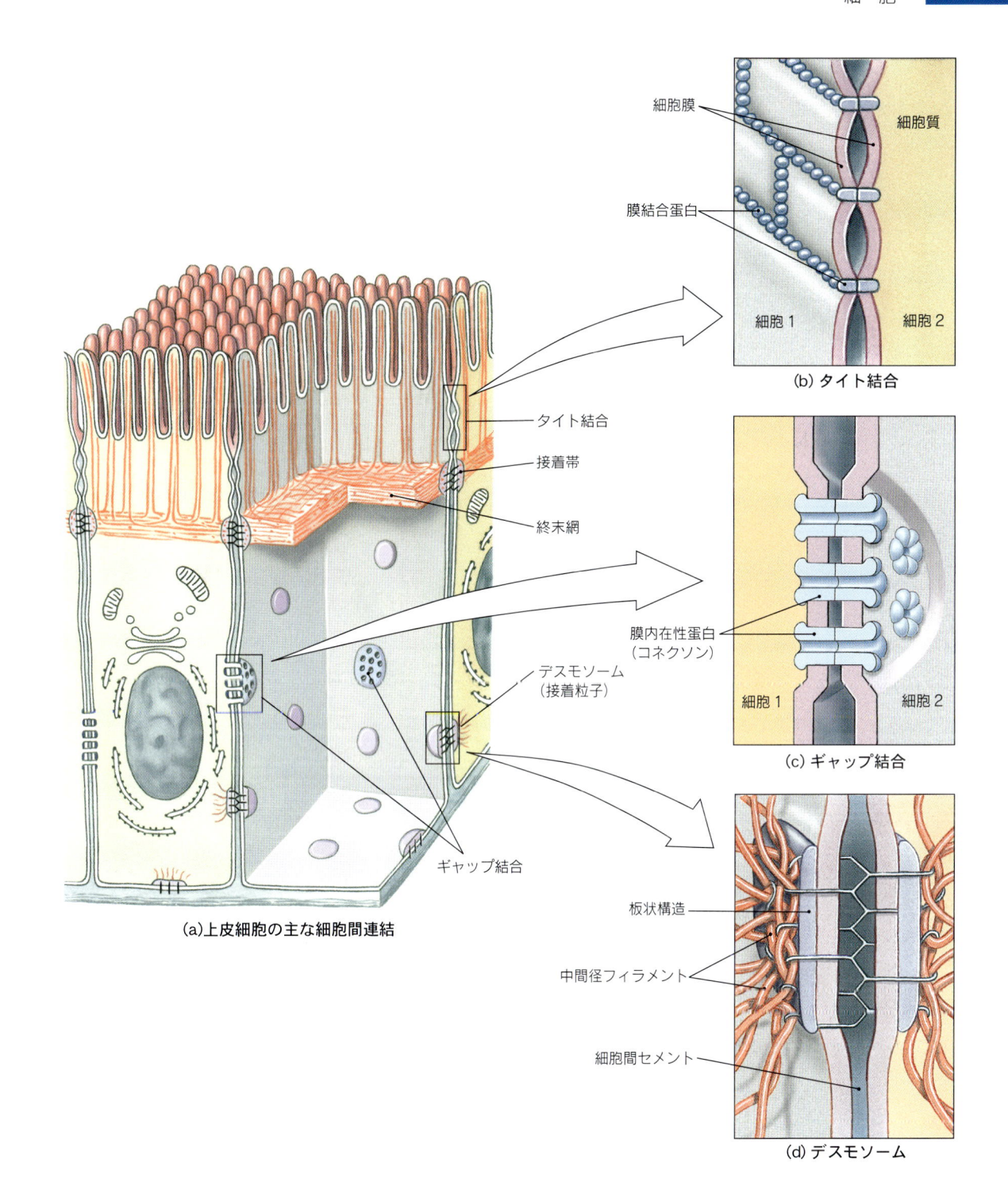

図2-10　細胞間連結

(a) 上皮細胞の主な細胞間連結
(b) タイト結合
(c) ギャップ結合
(d) デスモソーム

4. 細胞周期

受精してから成人になるまでに，細胞数は1個から75兆個くらいまでに増加するといわれている。この細胞数の驚異的な増加は，**細胞分裂** cell division によってもたらされる。

個体発生が完了しても，ヒトが生存するために細胞分裂は継続して起こる。細胞がどんなに環境に適応できるとしても，物理的な磨耗によって壊れたり，毒素や温度変化などによって障害される。細胞の生存期間は，数時間から数十年とまちまちで，細胞の種類や環境などによって異なる。細胞の寿命はヒトの寿命に比べてかなり短いので，細胞分裂が必要である。

細胞分裂で最も大切なことは，遺伝子すなわちDNAが正確に複製され，遺伝情報が正確に伝わることである。

体細胞 somatic cell は，**生殖細胞** reproductive cell 以外の体に存在するすべての細胞を指すが，この細胞は**有糸分裂** mitosis を行う。これに対し，精子や卵子の形成過程では，**減数分裂** meiosis が起こる（☞第28章）。

体細胞の細胞周期

細胞周期は，間期（G_1期，S期，G_2期），および分裂期（M期）に区分される（図2-20）。M期はさらに前期，中期，後期，終期に分けられる。正常な細胞の機能を営んでいる時期は休止期（G_0期）と呼ばれ，細胞周期からはずれているが，必要になれば細胞分裂の準備状態に入る。

骨格筋細胞や神経細胞などの成熟した細胞では，G_0期のままで，細胞分裂を行わないものもある。それに対し，**幹細胞** stem cell のように，絶えず分裂を繰り返している細胞では，間期が非常に短く，G_0期には入らない。

2

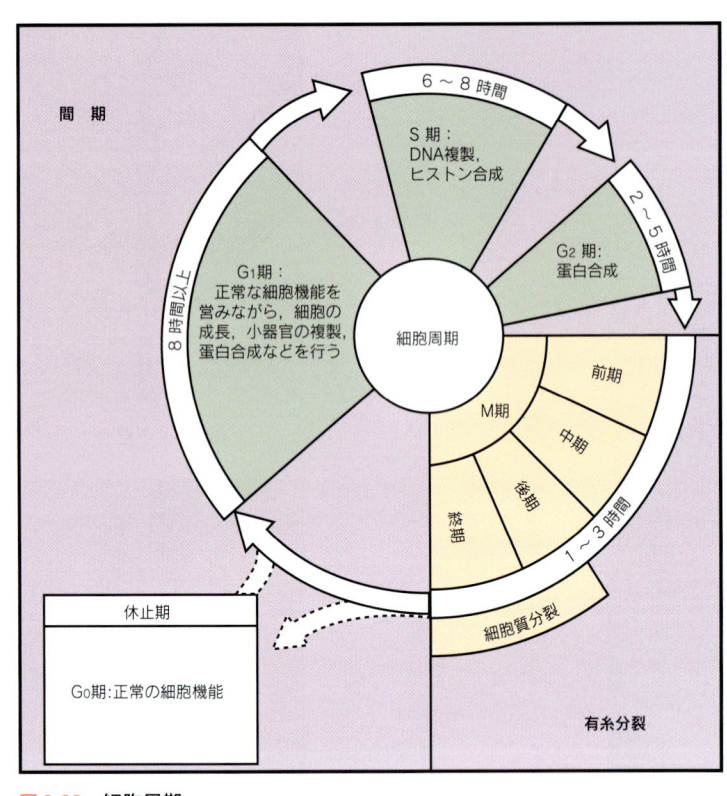

図2-20 細胞周期

a. 間期

通常，体細胞の分裂周期は**間期** interphase が大部分を占め，分裂期の時間は極めて短い。

間期は，DNA 合成前期（G_1 期：G は gap），DNA 合成期（S 期：S は synthesis），DNA 合成後期（G_2 期）の 3 つの時期に分けられる（図 2-20）。

G_1 期 G_1 phase では細胞分裂に備えて，十分な量のミトコンドリア，中心子，細胞骨格，小胞体，リボソーム，ゴルジ装置，細胞質などが合成される。分裂速度が速い細胞では，G_1 期は 8 ～ 12 時間以内に終わる。このような細胞では，すべてのエネルギーを有糸分裂に費やし，ほかの細胞活動はすべて停止する。G_1 期が数日，数週間，数カ月間続く場合は，正常な細胞の機能を行いつつ分裂の準備が行われている。このような準備が完了すると，細胞は S 期 S phase に入り，6 ～ 8 時間かけて DNA とヒストンの合成が行われ，染色体の複製が起こる。

b. DNA の複製 replication of DNA

細胞が通常の活動を行っている間，つまり G_0 期では，核内の DNA 糸はそのままの形で保持される。しかし，分裂の準備期間に入ると，DNA の合成や DNA の複製が起こる。このようにして生じた 1 対の染色体が分裂し，2 つの細胞に染色体が均等に分配される。この過程には数種類の酵素が必要である。

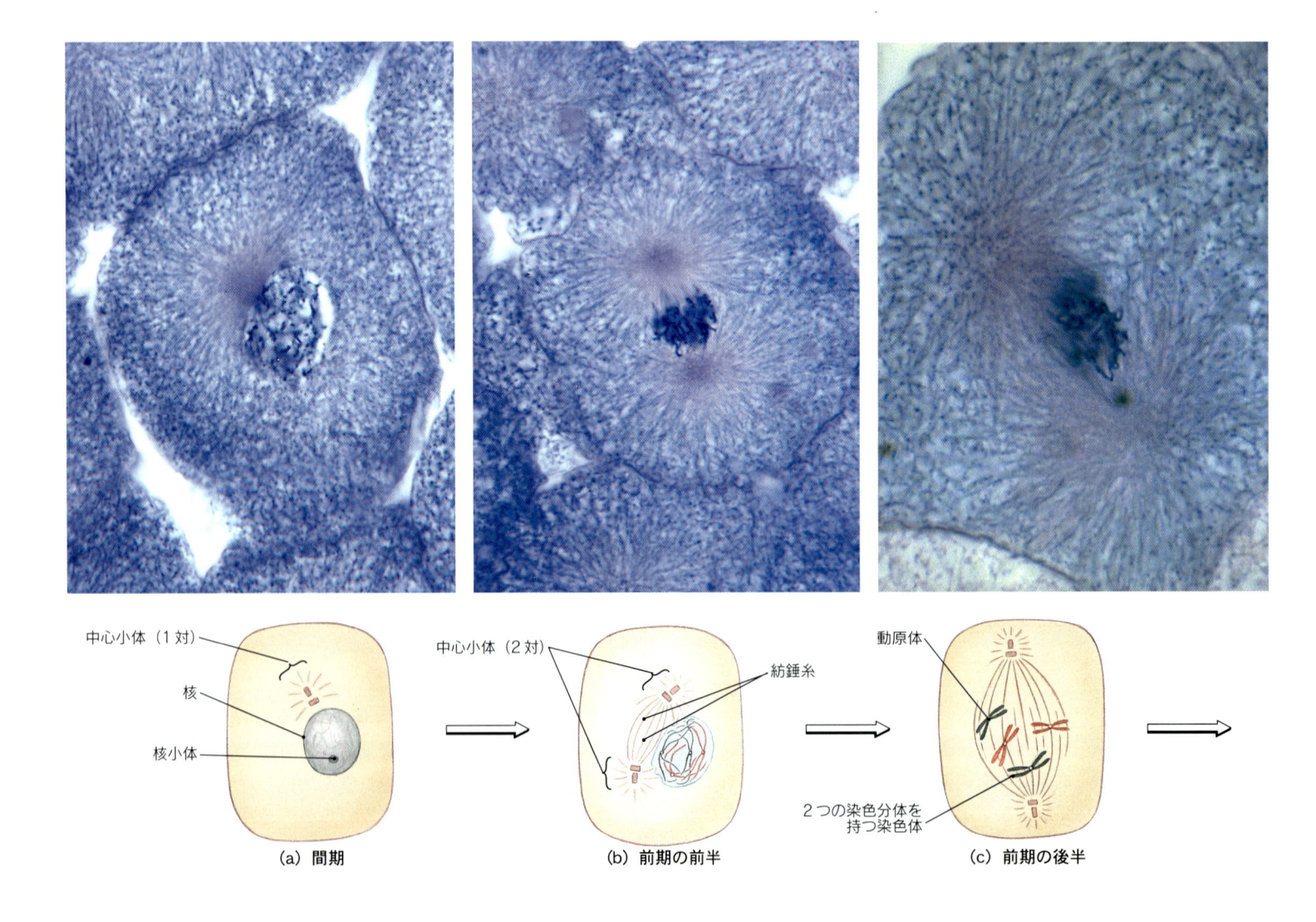

図2-22 間期と有糸分裂
細胞の間期と有糸分裂の種々のステージを示す。

(a) 間期　(b) 前期の前半　(c) 前期の後半

36

DNAは，1対のヌクレオチド鎖からなり，相補的な塩基対間は水素結合によって結ばれている。この水素結合が解離して複製が始まる（図2-21）。この過程では，DNAポリメラーゼ DNA polymerase という酵素が，露出した塩基と結合する。この酵素によって，DNAの塩基と相補的なDNAヌクレオチドの結合が促進される。

多数のDNAポリメラーゼは，それぞれのDNA糸に沿って同時に働いている。この過程で，短い相補的なヌクレオチド鎖がリガーゼ ligase という酵素によって結合する。その結果，相同性のあるDNAの分子対ができる。

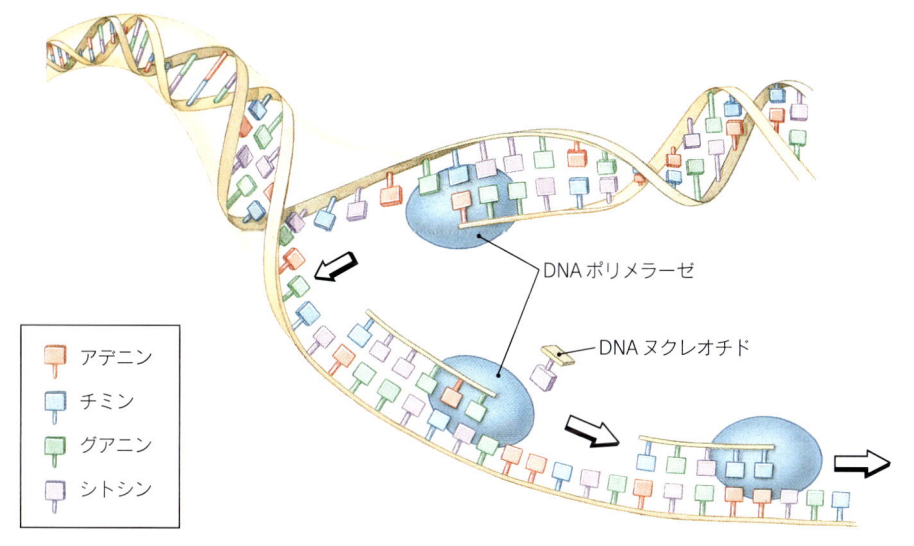

図 2-21　DNAの複製
DNAポリメラーゼが相補的なDNAヌクレオチドを結合していき，DNAの複製が行われ，元のDNA分子と全く同じコピーができる。

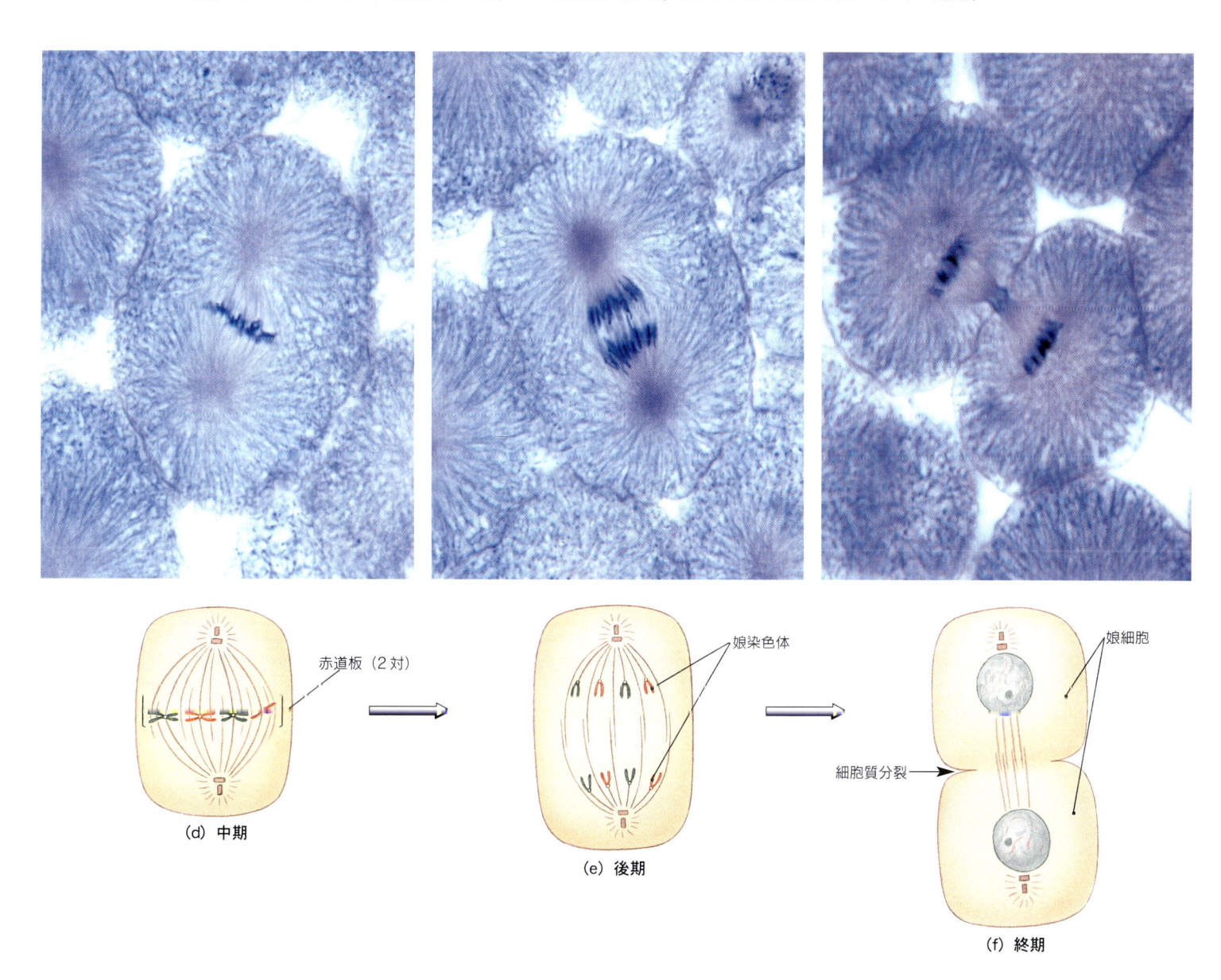

(d) 中期

(e) 後期

(f) 終期

c. 有糸分裂

有糸分裂は以下の4つの連続したステージからなる。

1) 前期 prophase（図2-22b）

前期では，染色体は密になって個々の染色体が明瞭に見えるようになり，核膜と核小体は消失する。1対の染色体は**染色分体** chromatid と呼ばれ，**動原体** centromere でつながっている。やがて，中心小体が反対方向に移動し，**紡錘糸** spindle fiber も反対側に移動して中心小体をつなぐ。

2) 中期 metaphase（図2-22d）

染色体は，赤道板と呼ばれる赤道部に移動する。紡錘糸の微小管は動原体に付着する。

3) 後期 anaphase（図2-22e）

1対の染色分体は分離し，反対側に移動し，**娘染色体** daughter chromosome となる。娘染色体は分裂した細胞の中心子の付近まで移動して後期は終わる。

4) 終期 telophase（図2-22f）

核膜が形成されて核が出現し，染色体のラセンがほどける。染色体と紡錘糸が消失すると核小体が再び出現し，核は間期と同じ状態に戻る。

終期は，細胞分裂の終了を意味するが，娘細胞はまだ完全に分離したわけではない。後期の終わりになって初めて細胞が分離するが，これを**細胞質分裂** cytokinesis という。娘染色体が紡錘装置の端に近づくと，細胞質は間期の赤道面に沿ってくびれ始める。このくびれの形成は，終期全体を通じて起こり，間期を迎えるまでに細胞質分裂は終了する。

有糸分裂の細胞数の割合を**有糸分裂率** mitotic rate という。一般的に，細胞の寿命が長ければ長いほど有糸分裂率は低い。長期間生存する筋細胞や神経細胞などの場合は，通常，ほとんど分裂しない。しかし，腸管上皮細胞のように，常に病原体や擦過などにさらされているものでは，数時間〜数日しか細胞は生存できない。**幹細胞** stem cell と呼ばれる特別な細胞は，細胞分裂を繰り返しながら細胞集団を維持している。

√ 細胞分裂とはどのようなものか説明しなさい。
√ 細胞体分裂の前に有糸分裂が起こるが，これはどのようなものか説明しなさい。
√ 細胞分裂はどのような順序で起こり，さらに間期はどのようなステージからなるのか述べなさい。

臨床ノート　細胞分裂と癌

正常組織では，細胞分裂と細胞の消失・破壊とのバランスがとれている。このバランスがくずれると，細胞が異常に分裂して組織が大きくなり，**腫瘍** tumor（**新生物** neoplasm）ができる。**良性腫瘍** benign tumor では，腫瘍細胞は結合組織の被膜内に留まり，生命にとって脅威とはならない。腫瘍が大きくなって正常な組織の機能を障害する場合には，外科的に切除すればよい。

悪性腫瘍 malignant tumor は，腫瘍細胞が急速に分裂し周囲の組織に浸潤して，さらにほかの組織や臓器に**転移** metastasis する。転移は，生体にとって危険であり制御不能である。転移した腫瘍細胞はそこでさらに二次的な腫瘍を形成する。

癌 cancer という言葉は，悪性腫瘍に罹患した病態に用いられる。癌細胞は，次第に正常細胞と異なる形態をとるようになる。この細胞は大きさや形の変化に富む。癌細胞が増えるにつれ，器官の機能も低下してくる。癌細胞は次第に元の機能を失い，癌細胞としての機能を発揮するようになって正常細胞と場所や栄養を争うようになる。また，癌細胞は正常細胞を犠牲にしながら成長し増殖を繰り返す。この結果癌の末期患者の多くは体重が顕著に減少する。

第3章 組織

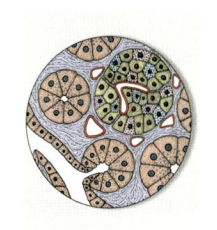

人体で営まれる機能は非常に多彩である。1つの細胞ですべての機能を果たすことはできず、分化を経て、特徴的な構造や機能を持った細胞ができる。隣りの細胞と異なる構造や機能を持つ場合もあるが、多くの細胞は協同して働いている。

人体を詳細に観察すると、細胞レベルで多くの様式があることがわかる。人体は何兆もの細胞からなるが、細胞の種類はわずか200ほどしかない。細胞が組み合わさって細胞や細胞の産生物の集まりである組織 tissue を形成する。組織には4つの基本型（上皮組織、結合［支持］組織、筋組織、神経組織）がある（図3-1）。

本章では主な組織の特徴、特に細胞構築と組織機能の関係について述べ、後章で述べる器官や器官系における組織の相互作用を理解するために必要な基本的概念を紹介する。

1. 上皮組織

A. 上皮とは

上皮組織には上皮と腺がある。上皮 epithelium とは露出した表面を被ったり体内の腔や管を内張りする細胞の層をいう。腺とは分泌を行う構造物で上皮に由来する。上皮は人体の露出したすべての表面を被っている。皮膚の表面がその例であるが、上皮はまた消化器、呼吸器、泌尿器などの外界と通じる管を内張りしている。さらに、上皮は胸腔、脳室、眼球、内耳などにある液体で満たされた空洞や、血管や心臓などの内部表面も被っている。

B. 上皮の特徴

上皮には次のような特徴がある。

- **細胞充実性** cellularity：上皮は細胞間結合によって互いに緊密に結びついている。これはほかの組織と非常に異なる点で、ほかの組織では個々の細胞が細胞外物質で隔てられていることが多い。
- **極性** polarity：上皮は体外や腔などに面した頂部面 apical surface と、下の組織に接する基底面 basal surface が区別できる。このことを上皮に極性があるという。極性を持つ細胞は、細胞小器官が不均等に分布し、頂部面、側面、基底面の細胞膜の蛋白構成や機能が異なっている。
- **接着** attachment：上皮の基底面は基底膜 basement membrane と接着している。基底膜は上皮の基底面とその下にある結合組織で作られる複雑な構造物である。
- **無血管性** avascularity：上皮には血管がない。このため、上皮細胞は、頂上面や基底面から拡散や吸収によって栄養物を得る必要がある。
- **再生** regeneration：上皮が傷ついたり、欠落したりすると、上皮内にある幹細胞が分裂して上皮細胞が補充される。

C. 上皮組織の機能

上皮の基本的機能には次のようなものがある。

- **物理的保護作用**：体表面や体腔表面を、擦過、脱水、化学物質および病原体から保護する。
- **浸透性の調節**：体内に出入りするいかなる物質も、まず上皮を通過しなければならない。浸透性の低い上皮もあれば、蛋白のような大きい分子を通す上皮もある。多くの上皮には選択的な吸収・分泌に必要な"装置"が備わっている。上皮によって作られる障壁は、様々な物質によって制御を受けたり変化することがある。例えば、ホルモンは上皮細胞を通したイオンや栄養物の輸送に影響を及ぼすことがある。また、手にできる"たこ"のように、物理的ストレスによっても上皮の構造や性質が変わることがある。
- **感覚受容**：ほとんどの上皮には感覚神経が分布している。また、環境の変化を感受して、その情報を神経系に伝える特殊な上皮細胞もある。皮膚の上皮（表皮）の下層にある触覚受容器は、圧力に反応し感覚神経を刺激する。

感覚上皮 neuroepithelium は特殊化した感覚性の上皮で、嗅覚、味覚、視覚、平衡覚、聴覚などの特殊感覚器官に存在する。

- **分泌作用**：分泌物を産生する上皮細胞は腺細胞 gland cell と呼ばれる。杯細胞のように上皮細胞間に散在している腺細胞もあれば、

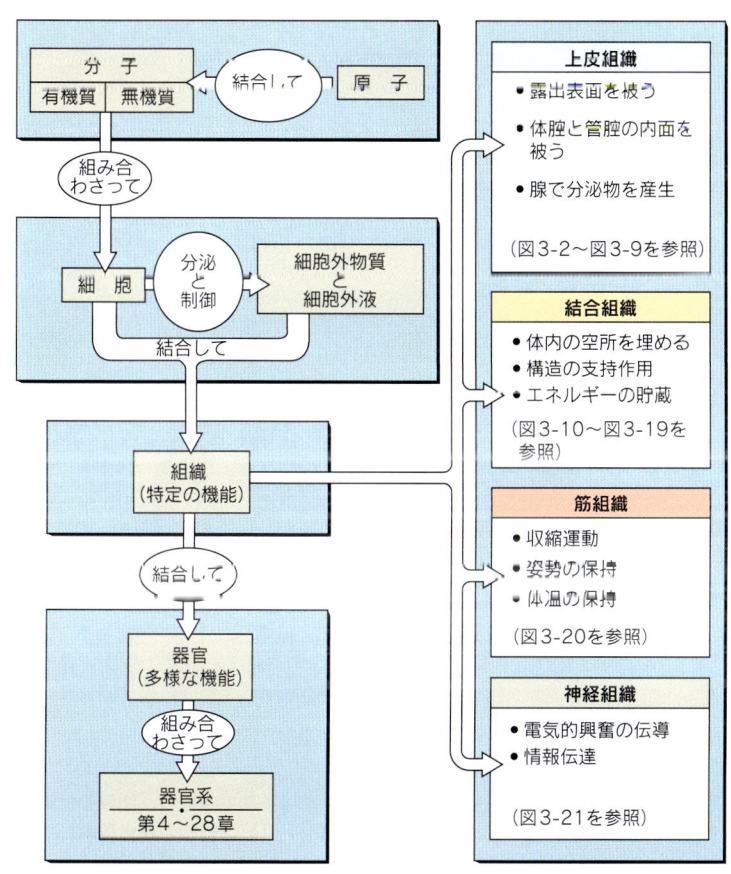

図3-1　人体の構成と4大組織

ほとんどすべての上皮細胞が分泌物を産生する**腺上皮** gland epithelium もある。

D. 上皮細胞の特殊化

多くの上皮細胞は，分泌物の産生，上皮表面の液体の輸送，上皮を経由する液体の吸収などの特殊な機能を有する。これらの特殊化した上皮細胞には極性がある（図3-2）。

ほとんどの上皮細胞の頂部には微絨毛がある（図3-2）。ほんの少数の場合もあれば，表面全体にぎっしりと敷きつめられている場合もある。微絨毛は消化管や尿細管などの吸収や分泌が行われる上皮で豊富である（☞第2章）。微絨毛を持つ細胞は持たない細胞と比べて，少なくとも20倍の表面積がある。表面積が広いと細胞膜を通した細胞の吸収や分泌の能力が格段に大きくなる。

不動毛 stereocilia は非常に長くて（250 μmにもなる）可動性のない微絨毛である。不動毛は男性の精路の一部と内耳の受容体細胞の頂部に見られる。

線毛上皮 ciliated epithelium の表面には多数の線毛が密生している（図3-2）。典型的な線毛細胞では1個当たり約250本の線毛を持つ。線毛が一斉に鞭打つことによって，上皮の表面にある物質がエスカレーターのように運ばれていく。気道の表面を被う線毛上皮は粘液を肺から喉まで送り出す。この粘液は粒子や病原体をからめて，気道から除去する働きをする。

E. 上皮の構造保持

上皮の構造保持には，細胞間結合，基底膜との接着，上皮の補修・更新の3つの要素が働いている。

a. 細胞間結合

上皮細胞は通常，細胞間結合装置によって互いに結合している（第2章，図2-19）。細胞の側面はしばしば著しく陥入して，細胞どうしが咬み合うとともに細胞間結合のための面積を広げている（図3-3a, c）。細胞間結合は細胞の接着をなすとともに，化学物質や病原体が上皮下に侵入するのを防ぐ働きがある。

細胞間連結，細胞接着因子，細胞間セメント，物理的噛み合いなどによって上皮は強度を増し，安定した構造をとることができる。

b. 基底膜との接着

上皮細胞は，隣接する細胞どうしが互いに結合しているばかりではなく，基底膜と固く接着している。

基底膜は2層構造からなる（図3-3b）。上皮に近い層は**基底板** basal lamina と呼ばれ，糖蛋白と網状の細線維からなる。基底板の構成物質は上皮細胞から分泌される。基底板は，下層の結合組織から上皮に向かっての，蛋白などの巨大分子の移動を制限する障壁となる。基底板の下層は**線維細網板** fibroreticular lamina と呼ばれ，下層の結合組織の細胞で作られた太い蛋白線維の束からなる。細網板は基底膜に強度を与えている。基底板の蛋白線維と細網板の蛋白線維が互いに結合して2つの層を結び付けている。

特殊な上皮では線維細網板を欠くが，基底板はすべての上皮に存在する。

c. 上皮の補修と更新

上皮は絶えず，細胞分裂によって更新・補修を受けている。細胞

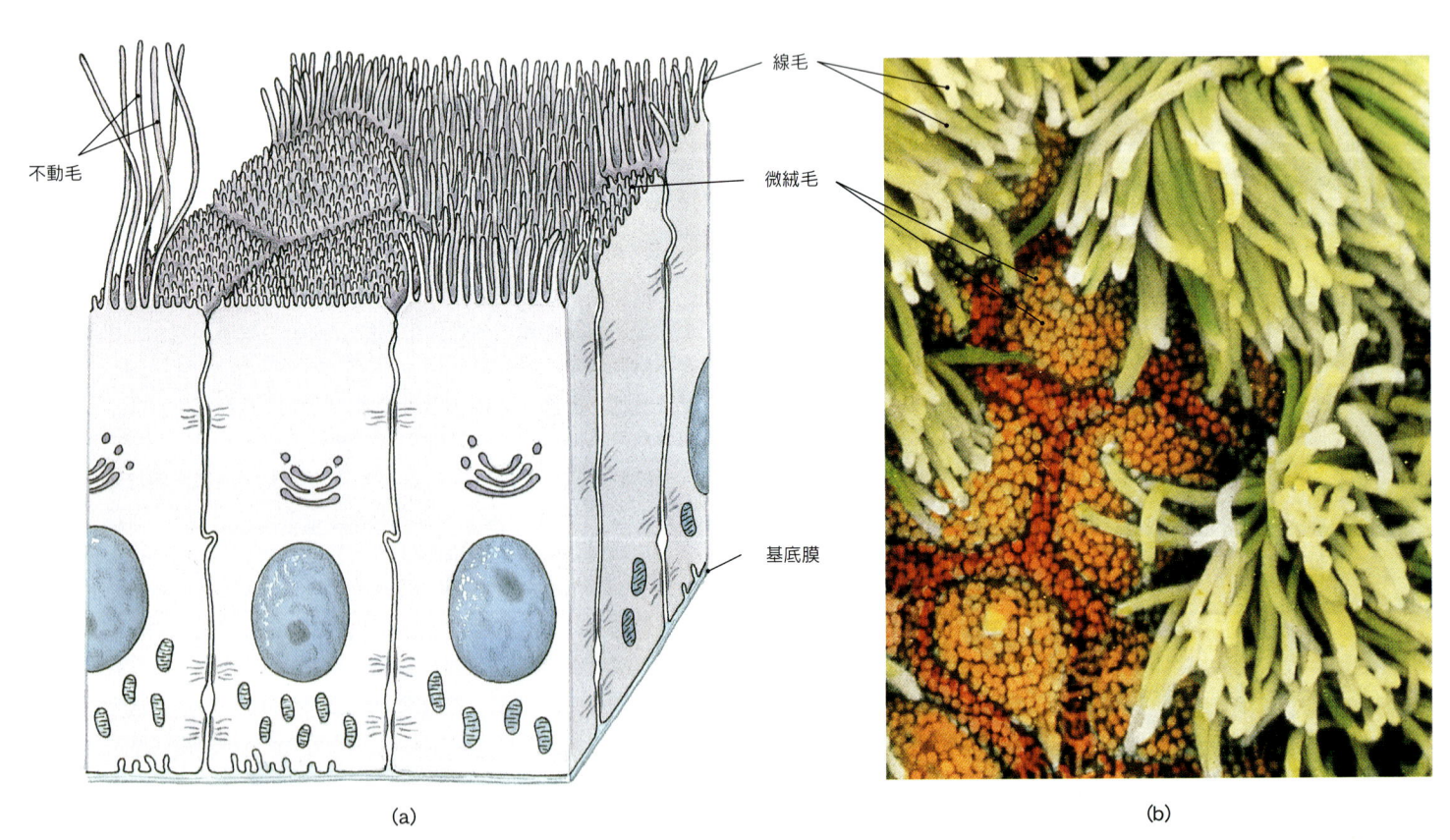

(a)　　　　　　　　　　　　　　　　　(b)

図3-2　上皮細胞の極性
(a) 上皮細胞の多くは極性を持ち，頂部面から基底面にかけて異なった内部構造が存在している。頂部には微絨毛や線毛，まれには不動毛がある。閉鎖帯は細胞間を病原体が通過したり，水溶性の物質が拡散するのを防ぐ。基底面や側面の細胞膜の折れ込みは表面積を広げている。ミトコンドリアは細胞の輸送機能にエネルギーを供給するため，通常基底部に集中している。
(b) 気道の上皮表面の走査電顕像。小さな突起は微絨毛で，長い突起は線毛である（×15,846）。

分裂の頻度は，上皮表面における上皮細胞の損失の度合いによって異なる。上皮細胞は分解酵素，有毒物質，病原性細菌にさらされ，機械的擦過などを受けることが多い。特に，小腸内部のような厳しい環境下では，上皮細胞の寿命はわずか1日か2日である。それにもかかわらず小腸の上皮がその構造を保持できるのは，基底膜近くにある幹細胞が継続的に分裂しているからである。幹細胞は**胚芽細胞** germinative cell とも呼ばれる。

単層上皮でも重層上皮でも上皮は再生し，細胞は更新されている。単層上皮では胚芽細胞が上皮の露出面の一部をなすが，重層上皮では胚芽細胞は上皮の下層にあって，細胞によって被われている。

✓ 組織の4つの基本型について述べなさい。
✓ 上皮の4つの特徴を挙げなさい。
✓ 上皮細胞の特殊化の例を2つ挙げなさい。

F. 上皮の分類

上皮は，細胞の層の数と細胞の形に基づいて分類される。この分類法では2種の細胞層（単層と重層）および3種の細胞形（扁平，立方，円柱）を区別する。これらを組み合わせることによって，人体のほとんどの上皮を形態学的に分類することができる。

a. 単層上皮

基底膜上に1層の細胞が載っている場合，この上皮は**単層上皮** simple epithelium である。単層上皮は薄く，すべての細胞が同じ極性を持つため，核は基底膜からほぼ等しい距離のところで列をなす。単層上皮は非常に薄く脆弱である。1層の細胞では物理的な保護が困難なので，単層上皮は体内にのみ見出される。

単層上皮は体腔，心臓の内部，すべての血管など，体内の腔や管の内面を被っている。

b. 重層上皮

重層上皮 stratified epithelium は基底膜上に複数の細胞層を持つものである。細胞が積み重なっているので，重層上皮は単層上皮より厚くて丈夫である。

重層上皮は，皮膚の表面や口腔の内面などの機械的あるいは化学的な刺激にさらされる場所に見られる。

c. 扁平上皮

扁平上皮 squamous epithelium の細胞は薄くて扁平で，形は不正形で，細胞はジグソーパズルのように組み合わさっている（図3-4）。核は細胞の厚い部分にあり，扁平な形をしている。上から見ると扁平上皮は目玉焼きの形をした細胞をすき間なく並べたようである。

1) **単層扁平上皮** simple squamous epithelium

単層扁平上皮は人体で最も脆弱な上皮である。この種の上皮は，体内で吸収を行ったり，表面が滑らかで摩擦の少ない部位に見出される。例えば，肺の呼吸面（肺胞）や，体腔の内面を被う漿膜，循環器系の内面などにある。

外部世界と通じていない腔や管の内面を被う単層扁平上皮には特別の名称が与えられている。体腔を被う単層扁平上皮は**中皮** mesothelium と呼ばれ，胸膜，腹膜および心膜の表層にある。心臓や血管の内面を被う単層扁平上皮は**内皮** endothelium と呼ばれる。

2) **重層扁平上皮** stratified squamous epithelium

重層扁平上皮の細胞はベニヤ板のように積み重なっている（図3-4b）。

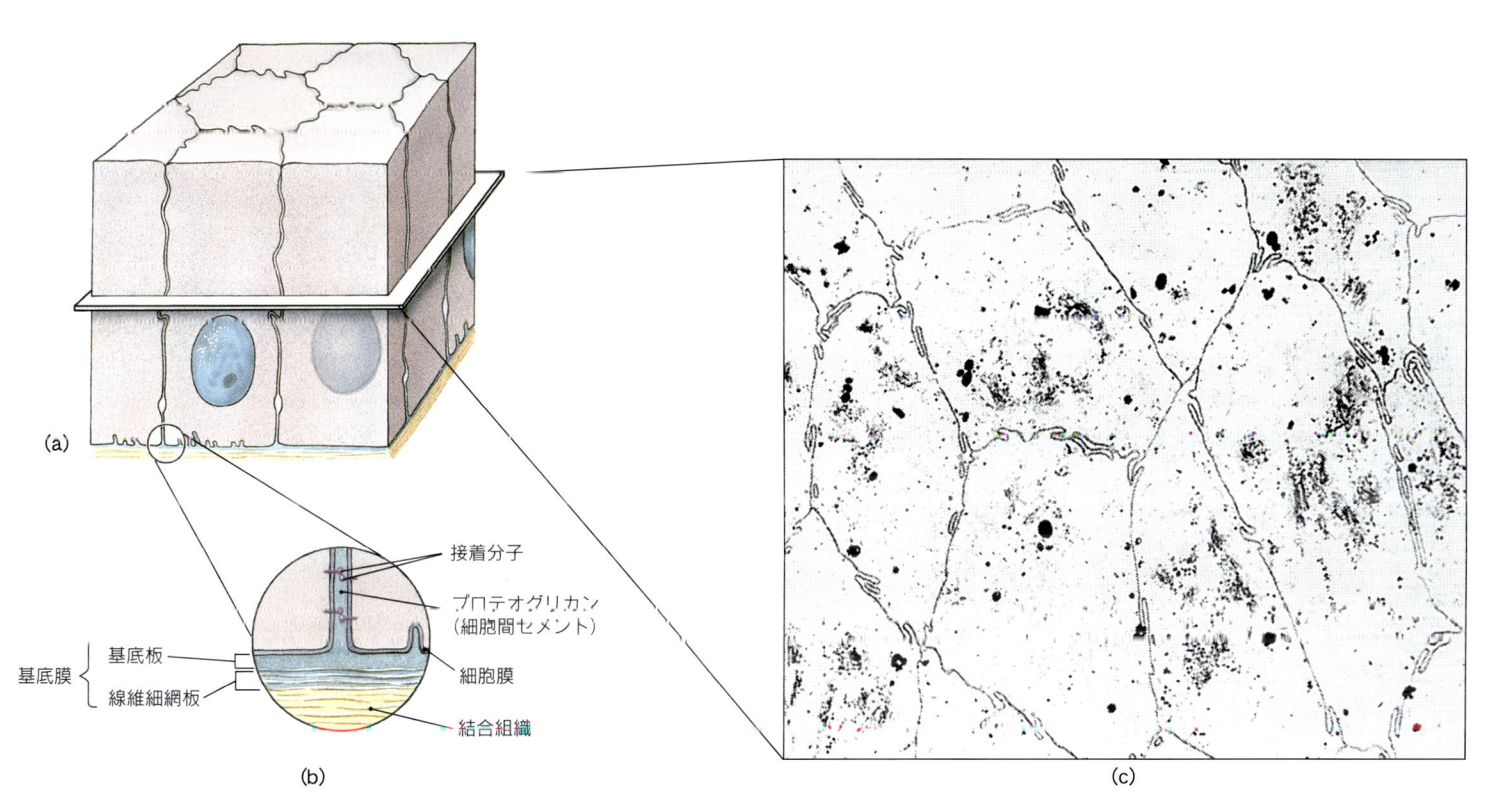

図3-3　上皮と基底膜
上皮の構造は細胞間の結合と基底膜との接着によって保持されている。
(a) 上皮細胞は細胞間接着により結合している（☞図2-19，第2章）。
(b) 基底面で，上皮は基底膜に接している。
(c) 隣接する細胞どうしはしばしば噛み合っている。円柱上皮細胞間の噛み合いを示す透過電顕像（×2,600）。

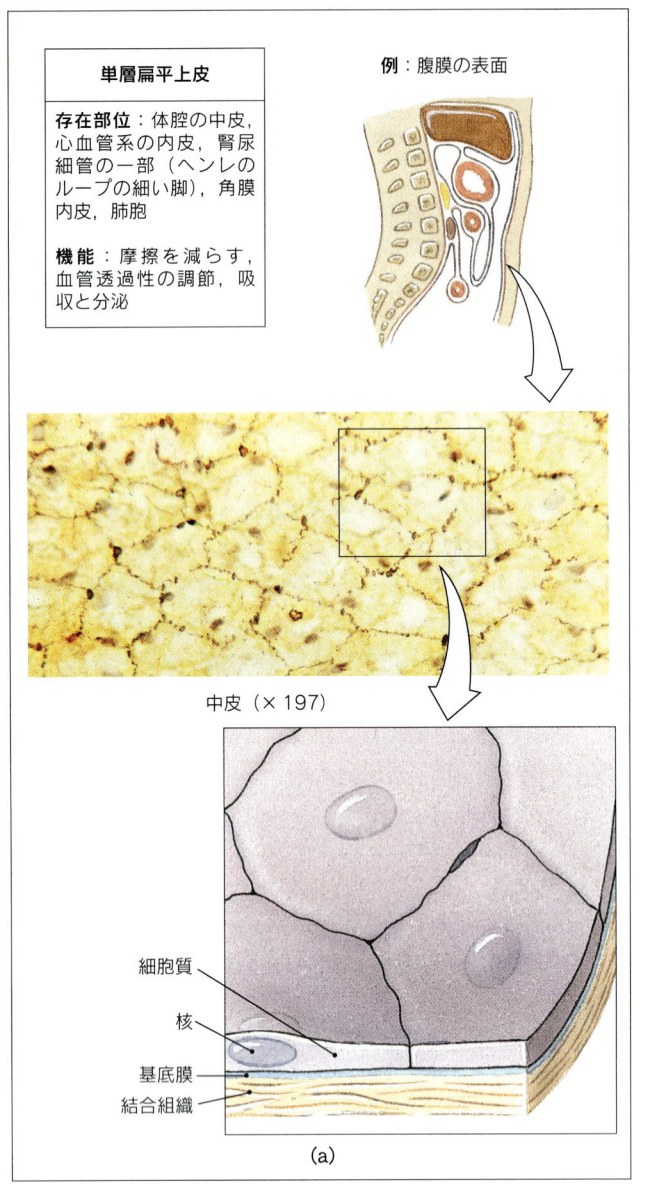

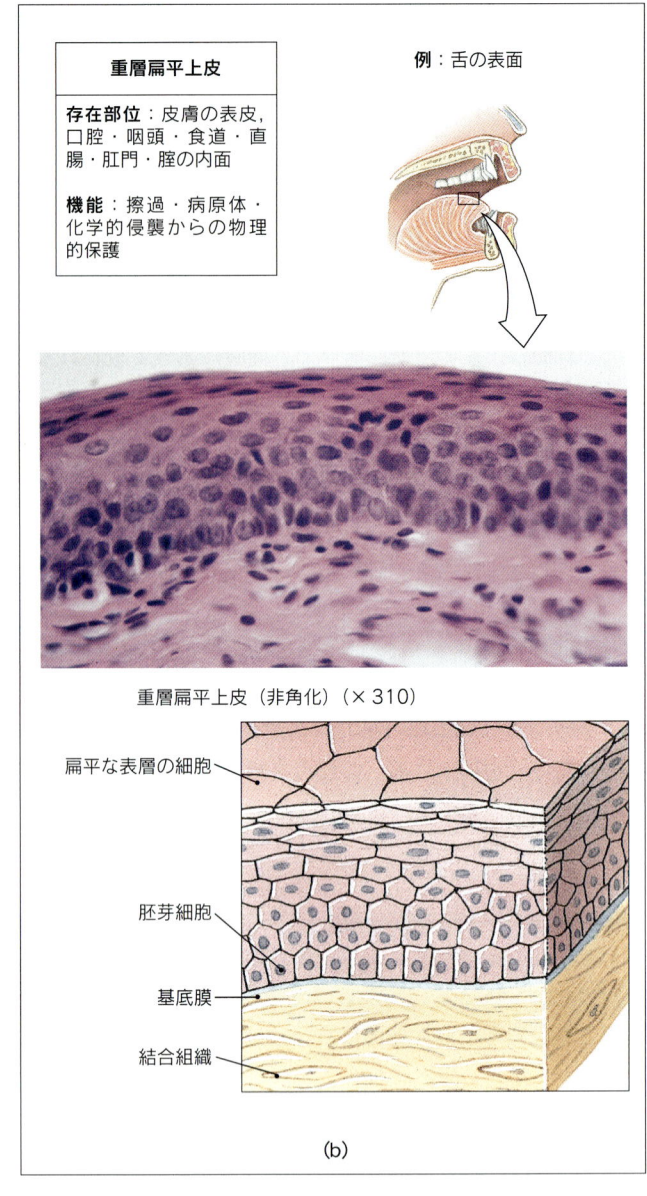

図3-4 扁平上皮
(a) 単層扁平上皮。腹腔の内面を被う単層扁平上皮（中皮）。立体模式図はこの上皮の表面と断面を示す。
(b) 重層扁平上皮。舌の重層扁平上皮の断面像。

　重層扁平上皮は機械的刺激を受ける場所にある。皮膚の表面，口腔，咽頭，食道，直腸，腟および肛門の内面などに認められ，物理・化学的侵襲から保護している。

　体の露出した表面では，機械的な擦過や脱水の恐れがあるので，表層にある上皮細胞にはケラチンという蛋白が充満している。その結果，表層は丈夫で耐水性を持つ。このような上皮は**角化** keratinization しているという。

　非角化重層扁平上皮 nonkeratinized stratified squamous epithelium は擦過には抵抗性があるが，湿り気を与えられていない限り乾燥して変性する。このような上皮は口腔，咽頭，食道，直腸，肛門および腟に見られる。

d. 立方上皮

　立方上皮 cuboidal epithelium の細胞は短い六角柱の形状をしている（図3-5）。縦切りの断面を観察すると正方形に見える。核は細胞のほぼ中央にある。

1）単層立方上皮 simple cuboidal epithelium

　単層立方上皮は分泌または吸収の起こる部位に存在する。

　膵臓や唾液腺では，単層立方上皮は酵素や電解質液を分泌する。腎臓の尿細管（図3-5a）や，分泌物を排出する導管の内面も被っている。甲状腺には濾胞と呼ばれる多数の小胞があり，分泌性の立方上皮が並んでいる。甲状腺ホルモン，特にチロキシンは，立方上皮で合成・分泌され，濾胞に蓄えられた後，血中に放出される。

2）重層立方上皮 stratified cuboidal epithelium

　重層立方上皮は比較的まれである。この型の上皮は，汗腺の導管（図3-5b）や乳腺の比較的太い導管などに見られる。

e. 移行上皮

　移行上皮 transitional epithelium は腎盂，尿管や膀胱の内面を被っている（図3-5c）。移行上皮は伸展性があり，上皮で囲まれた空間の容積変化に対応できる。尿の入っていない膀胱では，この上皮は多数の層からなるように見え，最上層の細胞は一般に巨大な立方形を呈する（図3-5c）。しかし，これは細胞が密集して多層に見えているだけであり，移行上皮の実際の姿は尿が充満して上皮が引き伸ばされたときに見ることができる（図3-5d）。

f. 円柱上皮

　円柱上皮 columnar epithelium の細胞は水平断では六角形を呈する

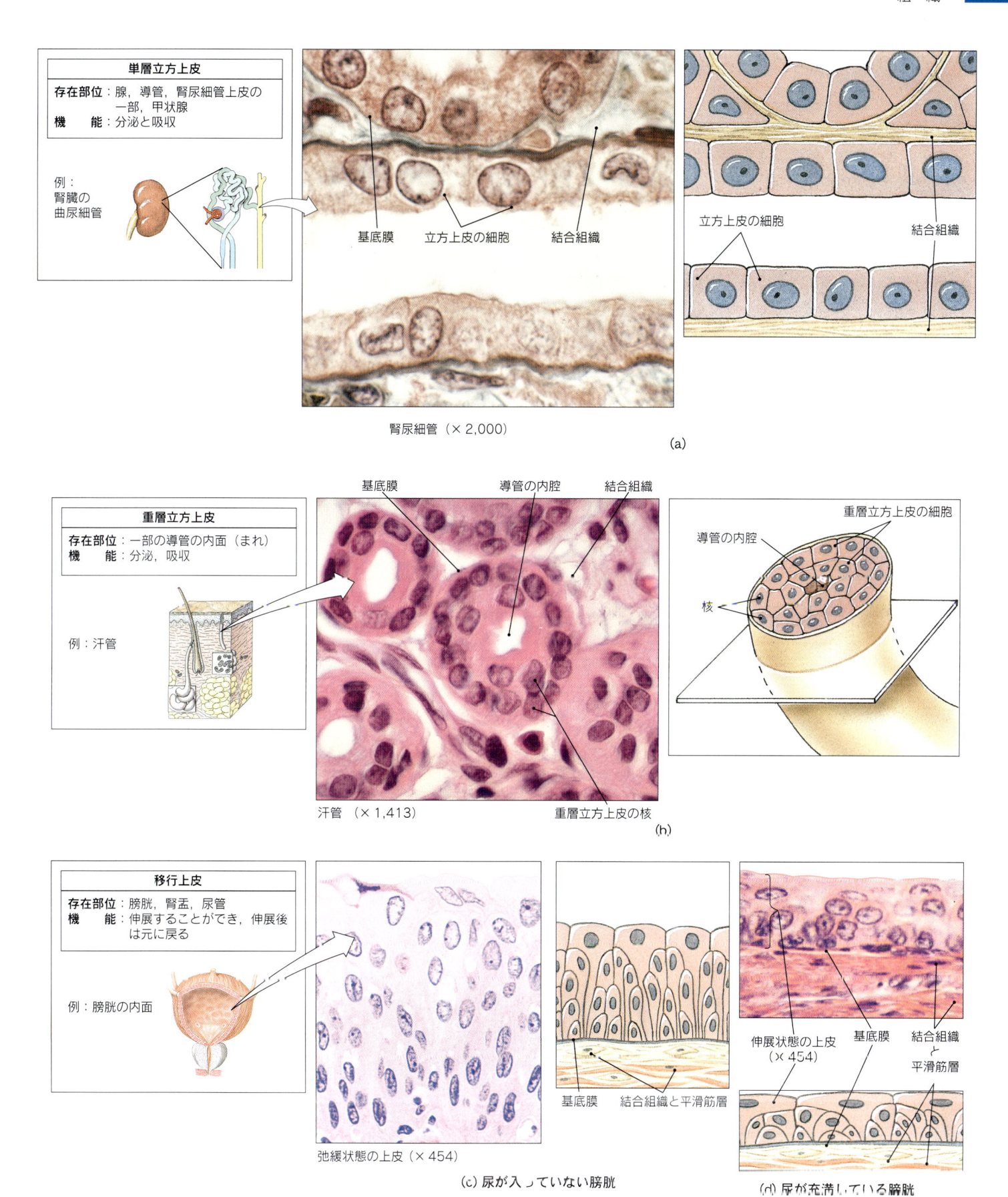

図3-5 立方上皮と移行上皮

(a) 単層立方上皮の光顕像と模式図。腎尿細管を作る単層立方上皮の光顕像。模式図は立方上皮の構造を強調してある。
(b) 重層立方上皮の光顕像と模式図。皮膚の汗腺の導管を作る重層立方上皮の光顕像。
(c) 弛緩状態の移行上皮の光顕像と模式図。尿が溜まっていないときの膀胱の移行上皮を示す。
(d) 伸展状態の移行上皮の光顕像と模式図。尿が充満しているときの膀胱の移行上皮を示す。

が，立方上皮と違って細胞の高さがはるかに高い。核は細胞の基底側に偏在する（図3-6a）。

1) **単層円柱上皮** simple columnar epithelium

単層円柱上皮は保護作用があり，吸収や分泌の起こる部位によく認められる。胃，腸管，卵管，分泌導管の内腔を被っている。

2) **多列上皮** pseudostratified epithelium

気道の一部には気道上皮と呼ばれる特殊な円柱上皮がある。核は様々な高さにあるので，重層上皮のように見える。しかし，すべての細胞が基底膜に接しているので本当の重層上皮ではない。従って，この上皮は多列（偽重層）上皮と呼ばれている。この上皮は一般に線毛を持つので，多列線毛上皮とも呼ばれる（図3-6b）。鼻腔の大部分，気管，気管支と精路の一部の内面を被っている。

3) **重層円柱上皮** stratified columnar epithelium

重層円柱上皮はまれにしかなく，咽頭，尿道，肛門の一部と，いくつかの大きな導管にある。主な働きは保護作用である。この上皮の細胞は2層の場合も（図3-6c），多層の場合もある。多層の場合，最表層の細胞のみが文字通り円柱形をしている。

G. 腺

分泌物を産生する上皮細胞を腺細胞と呼び，腺細胞が集まったものを腺 gland という。腺には導管によって上皮の表面に分泌物を分泌する外分泌腺と，分泌物（ホルモン）が腺組織の周囲の体液中に排出され血管に吸収されて体内を循環する内分泌腺がある。

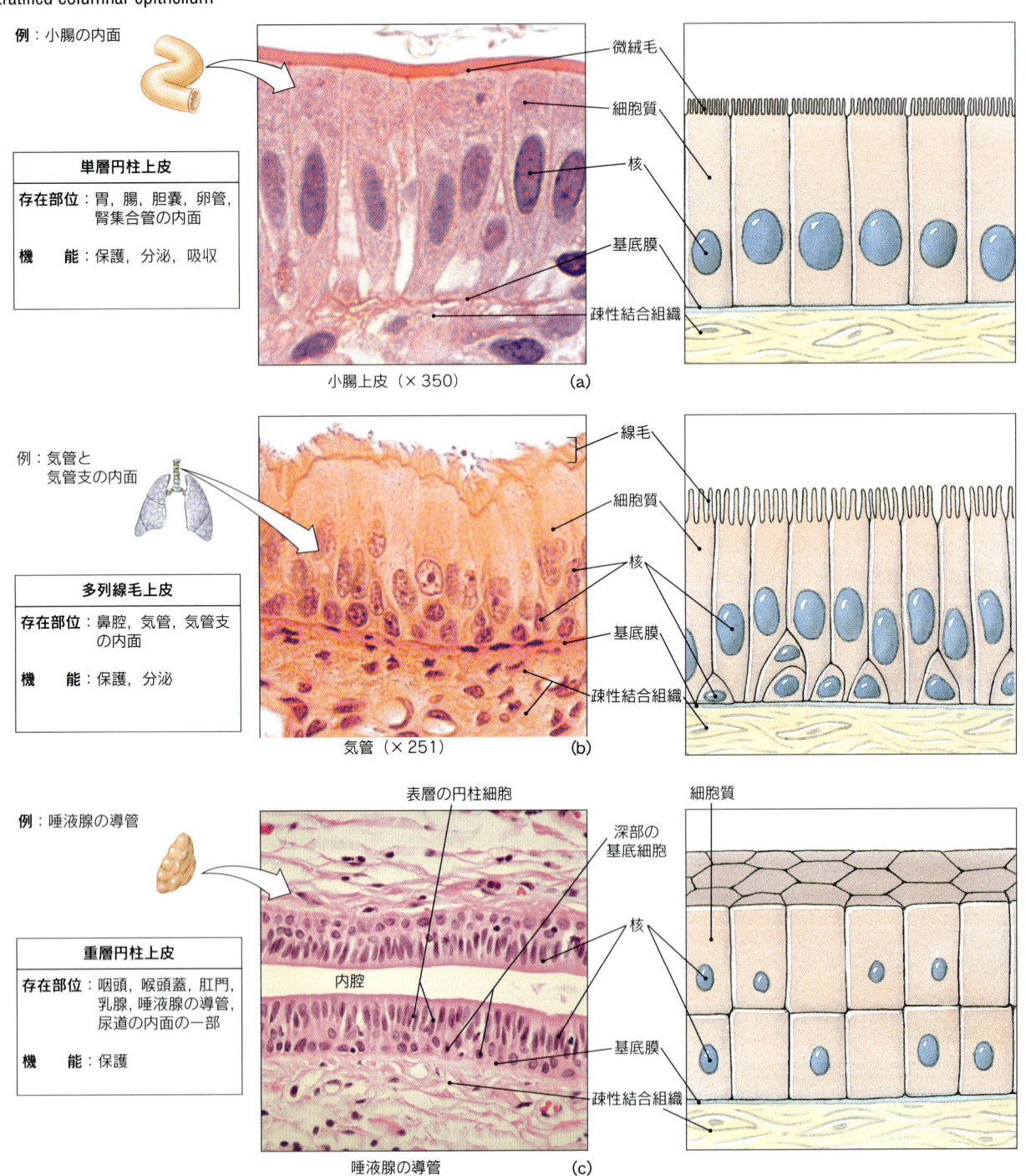

図3-6 円柱上皮
(a) 単層円柱上皮の光顕像と模式図。細胞の高さと幅の割合，核の相対的な大きさと形と存在部位，隣接する核の間の距離に注意。これらの所見を単層立方上皮と比較せよ。
(b) 多列線毛上皮の光顕像と模式図。細胞の配列，線毛の存在，不揃いな核の位置に注意。
(c) 重層円柱上皮の光顕像と模式図。重層円柱上皮は唾液腺の導管などの大きな導管に時々見られる。上皮全体の高さと核の位置に注意。

a. 外分泌腺

外分泌腺 exocrine gland は単細胞または多細胞からなり，細胞の頂上面から粘液，酵素，水，老廃物を分泌する。外分泌細胞は集まって袋状の構造を形成し，導管によって上皮の表面と結ばれている。多くの外分泌腺は導管を経て，皮膚や管腔を内張りする上皮の表面に排出される。

外分泌腺は分泌物の性状，腺の構造，および分泌形式によって分類される。分泌物には消化酵素，汗，乳汁など多くの種類がある。分泌物の性状により次のように分類される。

- **漿液腺** serous gland：さらりとした液（漿液）を分泌し，通常酵素を含む。例として膵液を分泌する膵臓の外分泌腺が挙げられる。
- **粘液腺** mucous gland：ムチン mucin と呼ばれる糖蛋白を含む粘液を分泌する。例として杯細胞が挙げられる。
- **混合腺** mixed gland：漿液および粘液を分泌する2種類の腺細胞を持つ。例として顎下腺が挙げられる（図3-7c）。

b. 内分泌腺

内分泌腺 endocrine gland の分泌物は，開口分泌によって腺細胞から直接に周囲の細胞外液に放出される。そのため，内分泌腺は導管を持たない。内分泌の分泌物は**ホルモン** hormone と呼ばれ，血流によって体のあちこちに運ばれ，様々な組織，器官，器官系の機能を調節する。

内分泌細胞は消化管の内面を被う上皮の一部であったり，膵臓，甲状腺，胸腺，下垂体のように器官として体内に独立して存在することもある。いずれの場合も，産生物質であるホルモンは血液中に直接放出され，導管は存在しない。内分泌の細胞，組織，器官およびホルモンについては第19章でさらに述べる。

腺のなかには外分泌物と内分泌物の両方を産生するものがある。膵臓にはホルモンを分泌する内分泌細胞と，消化酵素の産生にあずかる外分泌細胞とその導管がある。

c. 腺の構造と分類

上皮中に散在している腺細胞は**単細胞腺** unicellular gland と呼ばれる。これに対し，腺細胞が集まって集団をなしているものを**多細胞腺** multicellular gland と呼ぶ。

杯細胞 goblet cell は人体における外分泌を営む単細胞腺の唯一の例である。杯細胞は上皮細胞の間に散在しており，ムチンを産生し粘液を分泌する。気管の内面を被う多列線毛円柱上皮や小腸・大腸の円柱上皮には数多くの杯細胞が見られる。

最も単純な外分泌を営む多細胞腺は**分泌板** secretory sheet である。これは上皮の大部分が腺細胞からなり，その分泌物を内腔に放出する（図3-7a）。胃の内面を被う胃表面上皮細胞は分泌板の例である。この細胞から絶え間なく排出される分泌物によって，胃は自ら出す酸や酵素から自分自身を保護している。

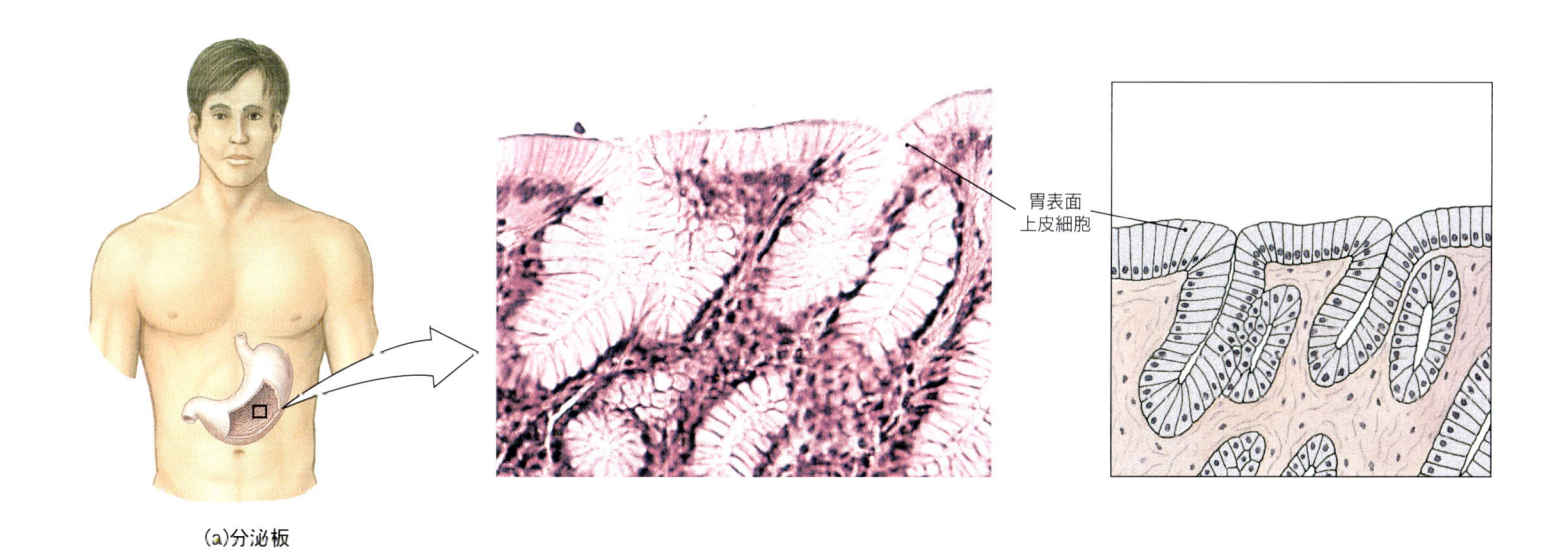

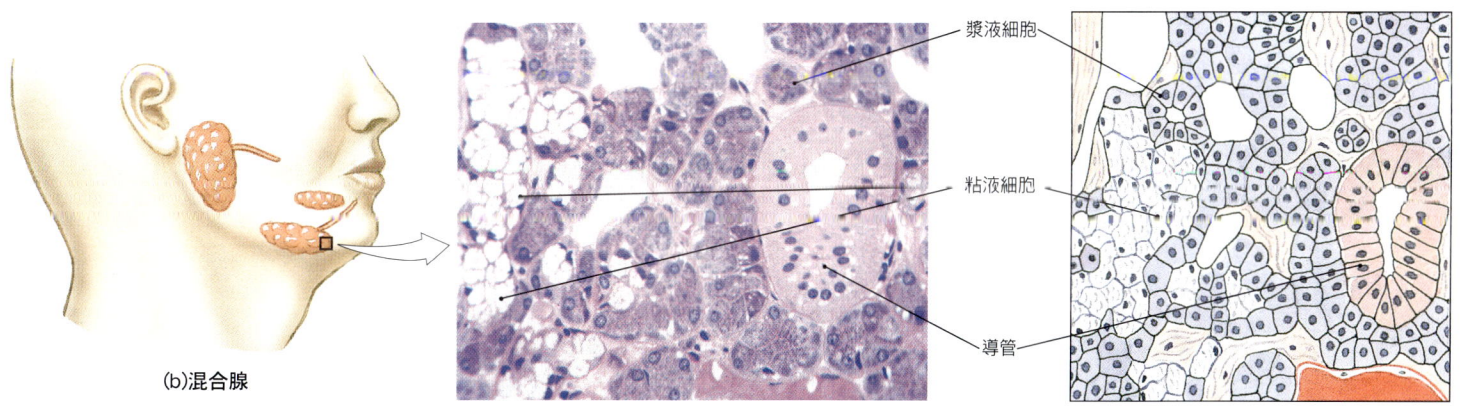

(a) 分泌板

(b) 混合腺

図3-7　粘液腺と混合腺の上皮
(a) 胃の分泌板（粘液腺）。胃表面上皮細胞から分泌される粘液によって胃壁を酸や酵素から保護している。核が基底側に偏在していることに注意。
(b) 顎下腺（混合腺）。粘液細胞はムチンを含む大きな果粒を持ち，細胞体が明るくて泡沫状を呈する。漿液細胞は酵素を分泌し，分泌蛋白は赤く染まる（LM, ×252）。

大部分の外分泌を営む多細胞腺は上皮表面から離れた場所にある。粘液や消化酵素を産生する唾液腺がその例である（図3-7b）。この腺は分泌物を作る**終末部** terminal portion と分泌物を上皮表面に運ぶ**導管** duct からなる。

多細胞腺は終末部の形態と導管の分枝形式によって分類される。
- 管状に配列した細胞からなる腺を**管状腺** tubular gland，袋状に配列した細胞からなる腺を**胞状腺** alveolar gland（**房状** acinar）という。両方の細胞配列が組み合わさった腺は**管状胞状腺** tubuloalveolar gland（**管状房状腺** tubuloacinar gland）と呼ばれる。
- 導管が分枝していなければ**単純腺** simple glnad，分枝していれば**複合腺** compound gland という（図3-8）。

d. 分泌形式

腺細胞における分泌様式には以下の3種類がある。

1) 部分分泌 merocrine secretion

分泌物は開口分泌によって放出される（図3-9a）。これは最も一般的な分泌形式である。杯細胞は部分分泌により**粘液** mucus を分泌する。

2) 離出分泌 apocrine secretion

分泌物とともに細胞質の一部も失われる分泌様式（図3-9b）。細胞質の頂部が分泌果粒とともに細胞膜に包まれたまま脱落する。乳腺における乳汁の分泌は部分分泌と離出分泌の組み合わせによる。

部分分泌と離出分泌では，核とゴルジ装置が無傷で残るので，細胞は修復して分泌を続けることができる。

3) 全分泌 holocrine secretion

腺細胞全体が崩壊して分泌される。つまり，細胞全体が分泌物で充満した後，細胞が壊れてバラバラになり，分泌物が放出されて細胞は死ぬ（図3-9c）。分泌が継続するには，幹細胞の分裂によって腺細胞が更新される必要がある。毛包に付随する脂腺は全分泌を行い，毛の表面に脂肪分を付与している。

✓ 顕微鏡で観察したところ単層扁平上皮が見えた。これは皮膚の試料だろうか。

✓ 全分泌によって分泌物を放出する腺では，どうして上皮の再生が必要なのですか。

✓ 乳腺の分泌細胞は離出分泌によって分泌物を放出する。この分泌様式ではどんなことが起こりますか。

✓ 単層円柱上皮にはどのような機能がありますか。

---

2. 結合組織

結合組織は人体の至るところに見出されるが，体外に露出することはない。結合組織には骨，脂肪組織，血液など，外見的にも機能的にも非常に異なる組織が含まれている。それでも，すべての結合組織には3つの基本要素がある。すなわち特殊化した細胞，細胞外線維，基質（無定型基質）である。細胞外線維と基質は細胞周囲の細胞間質（マトリックス，基質）を形成する。上皮組織はほとんど細胞のみからなるが，結合組織の大部分は細胞外マトリックスで占められる。

結合組織は単に体の部品を結合させるばかりでなく，以下のよう

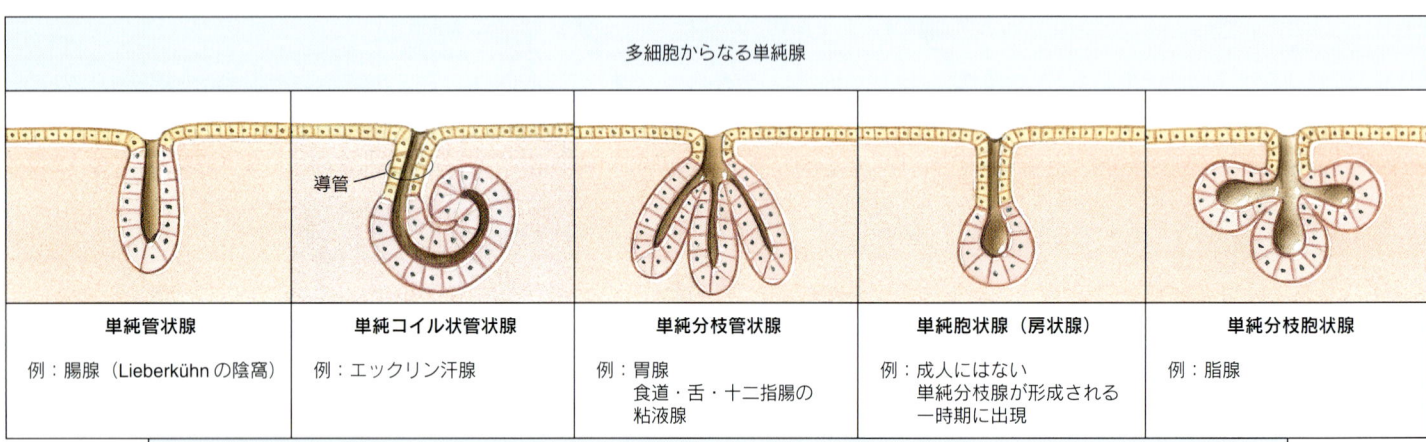

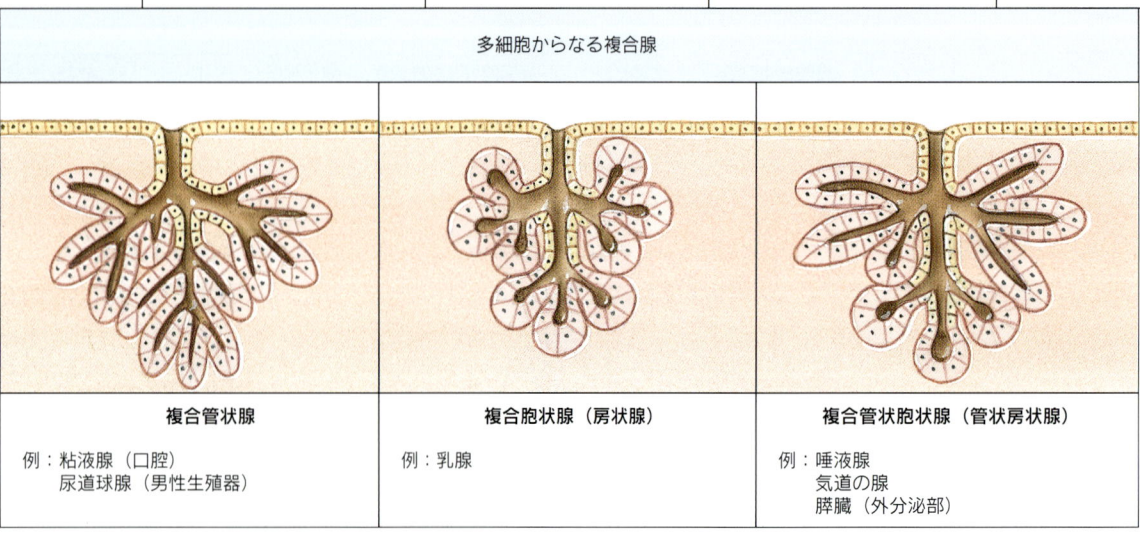

多細胞からなる単純腺

単純管状腺	単純コイル状管状腺	単純分枝管状腺	単純胞状腺（房状腺）	単純分枝胞状腺
例：腸腺（Lieberkühnの陰窩）	例：エックリン汗腺	例：胃腺 食道・舌・十二指腸の粘液腺	例：成人にはない 単純分枝腺が形成される一時期に出現	例：脂腺

多細胞からなる複合腺

複合管状腺	複合胞状腺（房状腺）	複合管状胞状腺（管状房状腺）
例：粘液腺（口腔） 尿道球腺（男性生殖器）	例：乳腺	例：唾液腺 気道の腺 膵臓（外分泌部）

図3-8　単純腺および複合腺の分類

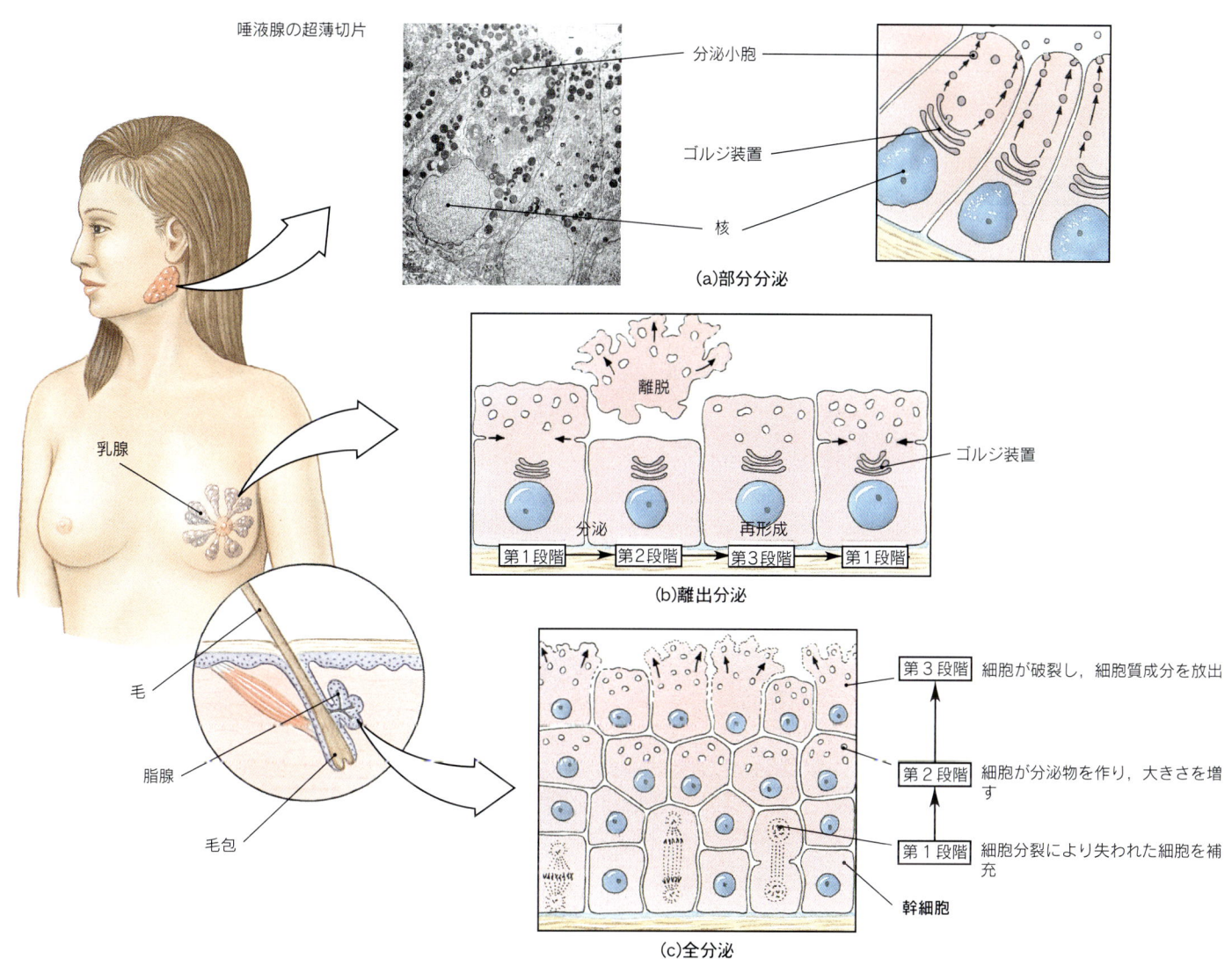

図 3-9 外分泌腺の分泌機序を示す模式図
(a) 部分分泌では，腺細胞の表面から分泌果粒の内容が開口分泌により放出される。
(b) 離出分泌は細胞質の喪失を伴う。封入体や分泌果粒などの細胞質成分が細胞の頂部から脱落する。腺はその後，成長と修復を経て次の分泌を行う。
(c) 全分泌は表層細胞が崩壊することにより起こる。分泌の持続には下にある幹細胞が分裂して表層にある細胞が置換される必要がある。

な多様な機能がある。
- 人体の構造の枠組の構築
- 体液および体液中に溶けた物質の体内運搬
- 脆弱な器官の保護
- ほかの種類の組織の支持・取り巻き・結合
- 予備のエネルギーを，特に脂肪の形で貯蔵
- 微生物による侵襲から人体を防御

A. 結合組織の分類

結合組織は大きく以下の3種類に分類される（図3-10）。
1) 狭義の結合組織
多糖類を多く含む基質のなかに多くの種類の細胞と細胞外線維を持つ結合組織をいう。この結合組織は，含まれる細胞の種類や，線維と基質の相対量および性質の点から疎性結合組織と密性結合組織に分類される。
脂肪組織と腱とは非常に異なるが，ともに狭義の結合組織の例である。
2) 液性結合組織
蛋白を含む水溶性の細胞間質のなかに細胞が浮遊している結合組織をいう。これには血液とリンパという2種類の液性結合組織がある。
3) 支持性結合組織
細胞の種類が狭義の結合組織ほど多様ではなく，細胞間質が線維で密に詰まっている結合組織をいう。これには軟骨と骨の2種類がある。
軟骨の細胞間質（軟骨基質）はゲル状であり，その性質は基質に含まれる線維の種類により異なる。
骨の基質は無機質，主にカルシウム塩の沈着物を含んでいるので，石灰化 calcification しているといわれる。これらの無機質が骨に硬さと強さを与えている。

B. 狭義の結合組織

狭義の結合組織 connective tissue proper は，細胞外線維，粘稠な基質，2種類の細胞成分で構成される。（図3-11，表3-1）。
細胞成分の1つは定住性の固定細胞 fixed cell で，局所における組織の保持，補修，エネルギー貯蔵を担っている。もう1つの細胞成分は遊走細胞 wandering cell で，遊走作用があり，主に生体防御と損傷組織の修復にあずかっている。遊走細胞の数は，局所の状態によ

47

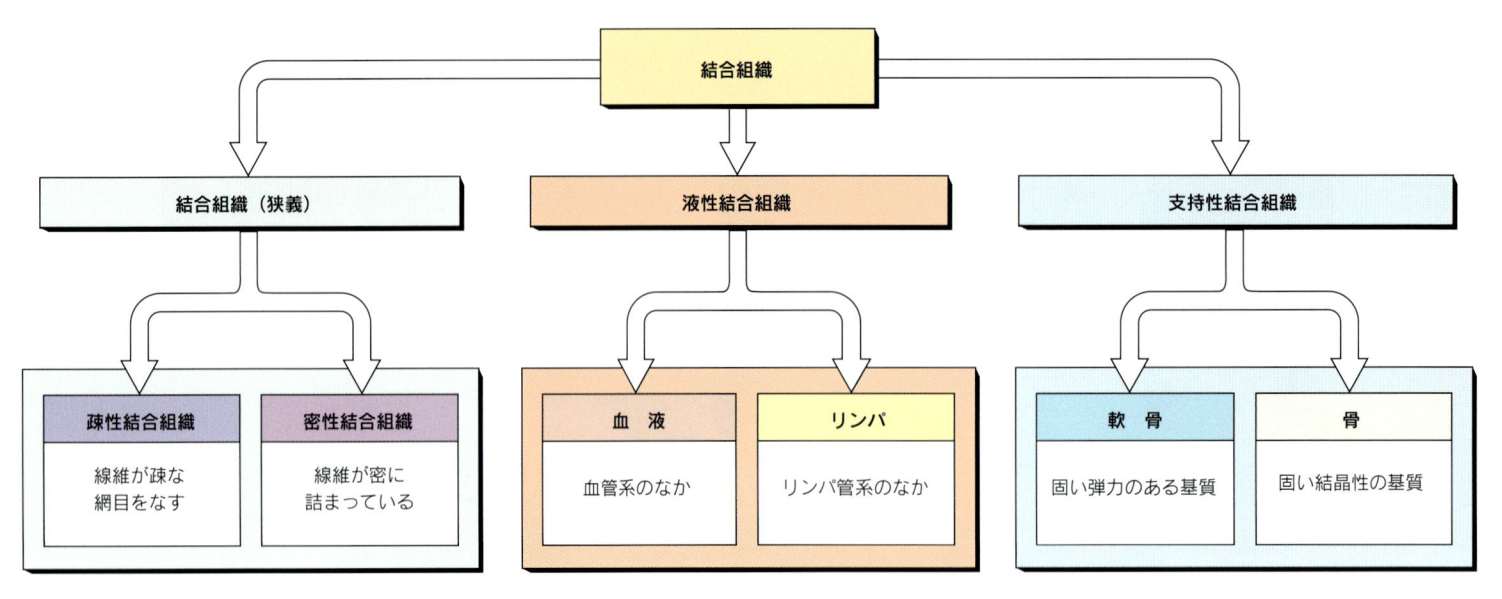

図 3-10 結合組織の分類

```
結合組織
├─ 結合組織（狭義）
│   ├─ 疎性結合組織：線維が疎な網目をなす
│   └─ 密性結合組織：線維が密に詰まっている
├─ 液性結合組織
│   ├─ 血液：血管系のなか
│   └─ リンパ：リンパ管系のなか
└─ 支持性結合組織
    ├─ 軟骨：固い弾力のある基質
    └─ 骨：固い結晶性の基質
```

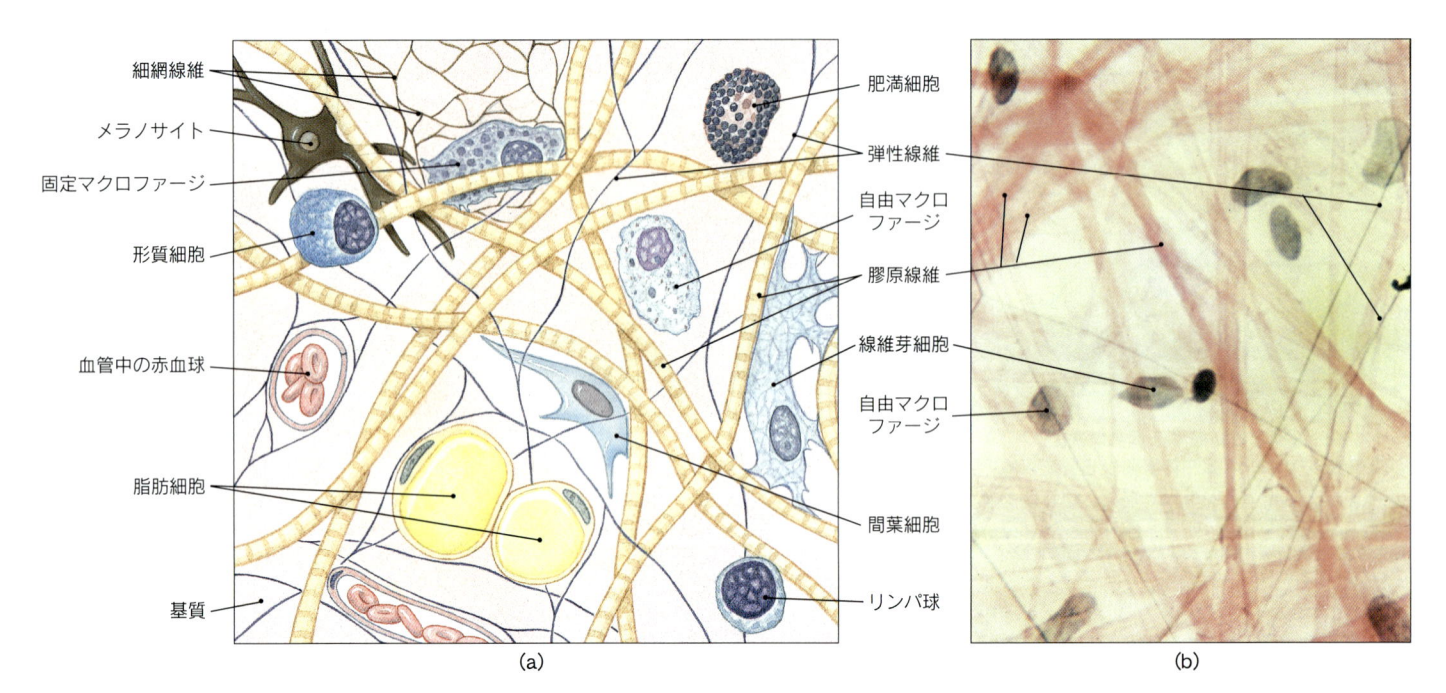

図 3-11 狭義の結合組織の細胞成分と線維成分

最も一般的な疎性結合組織の細胞成分と線維成分の模式図と組織像。
(a) 模式図，(b) 腹腔の中皮の下にある疎性結合組織の光顕像（×413）

(a) の標識：細網線維，メラノサイト，固定マクロファージ，形質細胞，血管中の赤血球，脂肪細胞，基質，肥満細胞，弾性線維，自由マクロファージ，膠原線維，線維芽細胞，自由マクロファージ，間葉細胞，リンパ球

表 3-1 固定細胞と遊走細胞の機能の比較

細胞の種類	機能
固定細胞	
線維芽細胞	結合組織の線維を産生し，基質を保持
固定マクロファージ	病原体や損傷細胞を貪食
脂肪細胞	予備の脂肪を貯蔵
間葉細胞	他の細胞に分化できる結合組織性の幹細胞
メラノサイト	メラニンの合成
遊走細胞	
自由マクロファージ	可動・遊走性のある食細胞（血液の単球に由来）
肥満細胞	局所の炎症を促進
リンパ球	免疫反応にあずかる
ミクロファージ	感染や組織損傷時に動員される小食細胞（好中球と好酸球）

り異なる。

a. 細胞成分

1）固定細胞 fixed cell

①線維芽細胞 fibroblast

　狭義の結合組織で最も数が多い細胞。細胞は細長いか，星形を呈し，結合組織の線維の産生・維持を担っている。つまり，この細胞は細胞外線維の構成蛋白のサブユニットを合成・分泌することができ，細胞外線維の形成にあずかる。さらに，線維芽細胞はヒアルロン酸を分泌し，基質に粘稠性を与える。

②固定マクロファージ fixed macrophage

　アメーバ様の大きな細胞で，線維間に散在しており，組織に侵入し，損傷を受けた細胞や病原体を貪食する。この細胞はそう多くはないが，生体防御に重要な役割を果たしている。また，刺激を受け

ると化学物質を放出して免疫系を賦活化し，生体防御にあずかる数多くの遊走細胞を引き寄せる。

③**脂肪細胞** adipocyte

典型的な脂肪細胞は単一の巨大な脂肪滴を持つ。核をはじめとする細胞小器官は脂肪滴によって一側に押しやられているので，この細胞は切片像では指輪のように見える。脂肪細胞の数は，結合組織の種類，部位，個体などによって異なる。

④**間葉細胞** mesenchymal cell

結合組織にある幹細胞。局所の傷害や感染に反応して細胞分裂を起こし，線維芽細胞，マクロファージなどの結合組織細胞に分化する細胞になる。

⑤**メラノサイト（メラニン細胞）** melanocyte

褐色の色素であるメラニン melanin を合成・貯蔵し，組織の色を黒くする。この細胞は皮膚の表皮に多く，皮膚の色を決める。表皮下の結合組織（真皮）にもあるが，その分布は皮膚の部位，個体，人種により異なる。メラノサイトは眼の結合組織にもある。

2）**遊走細胞** wandering cell

①**自由マクロファージ** free macrophage

比較的大きな食細胞で，全身の結合組織を遊走している。血液中を循環しているときは，単球と呼ばれる。実際には組織の固定マクロファージが生体防御の「前線部隊」となり，自由マクロファージやほかの特殊な細胞の「援軍」により防御が増強される。

②**肥満細胞** mast cell

小さく活発な細胞で，血管の近くに見られることが多い。細胞質にはヒスタミン histamine やヘパリン heparin を含む分泌果粒が充満しており，傷害や感染の後に放出されて局所の炎症を促進する。

③**リンパ球** lymphocyte

自由マクロファージと同様に，全身を遊走する。組織の傷害が起こった場所ではリンパ球が増え，一部は**形質細胞** plasma cell に転化して抗体の産生を担う。

④**ミクロファージ（小食細胞）** microphage

単球より小さな血液中の食細胞で，結合組織内を遊走している好中球や好酸球をいう。感染や傷害が起こると，マクロファージや肥満細胞から放出された化学物質によって好中球や好酸球が血液から結合組織へと引き寄せられる。

b. 線維成分

結合組織の線維成分には以下の3種類が認められる。これらの線維は，線維芽細胞が細胞間質中に分泌した蛋白サブユニットが結合して形成される。

1）**膠原線維** collagen fiber

一般的に認められる最も強い線維である。長くてまっすぐで，分枝しない（図3-11）。3本の線維状のコラーゲン蛋白のサブユニットがロープの糸のように撚り合わさってできたもので，ロープのように自由に曲がることができるとともに，張力に対して非常に強靭である。**腱** tendon（図3-14a）はほとんどが膠原線維からなり，骨格筋を骨に付着させている。**靭帯** ligament は腱と似ているが，骨と骨とを結合するものである。腱や靭帯は，膠原線維が平行に配列しているので，大きな張力に耐えることができる。

2）**細網線維** reticular fiber

膠原線維と同じ蛋白からなるが，サブユニットの組み合わせが異なる。細網線維は膠原線維よりも細く，枝分かれして，強靭であるが可塑性のある網目構造をなす。脾臓や肝臓のような器官で特に豊富で，支質と呼ばれる複雑な三次元の網目構造を形成し，機能細胞の集団である実質の骨格をなしている。細網線維は同方向に並ぶことなく網目を形成するので，様々な方向からの力に抵抗することができる。従って，身体や重力の向きが変わっても，細網線維のおかげで器官のなかにある細胞，血管，神経の位置を安定に保つことができる。

3）**弾性線維** elastic fiber

エラスチンという蛋白からなる。弾力があり静止時の長さの150％まで引き伸ばされても，元の長さに戻る。弾性線維は枝分か

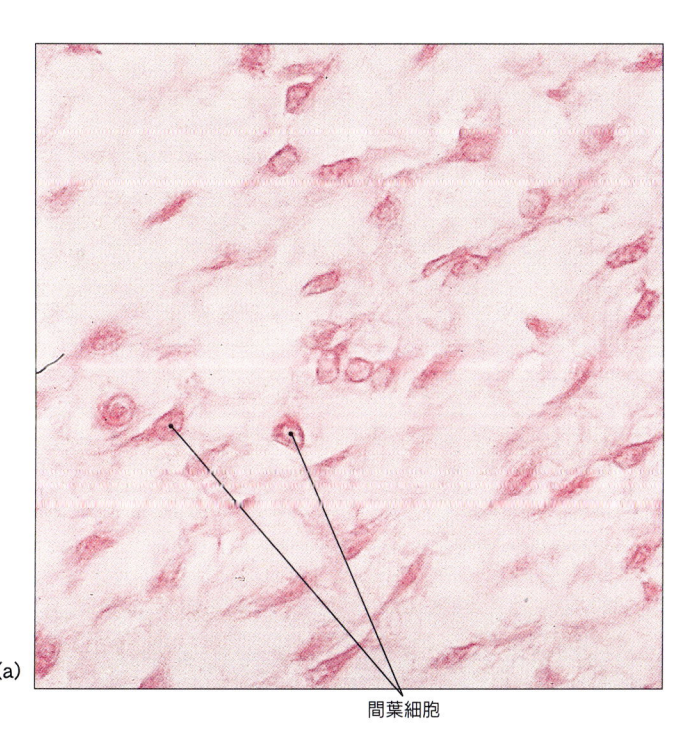

図3-12　胎児性結合組織
この結合組織からあらゆる型の結合組織が生じる。
(a) 間葉の光顕像。胚子で最初に現れる結合組織である（×1,036）。　　(b) 膠様組織（Wharton のゼリー）。胎児の臍帯の光顕像（×650）。

れして，曲がりくねっている。**弾性靱帯** elastic ligament は大部分が弾性線維でできている。この靱帯は脊椎を結合する黄色靱帯に見られる（図3-14b）。

c. 基質

基質は結合組織の細胞成分や線維成分の周囲にある液体である（図3-11a）。正常な基質は無色透明で，シロップ状の粘度がある。基質にはヒアルロン酸のほか，様々なプロテオグリカンや糖蛋白が含まれていて，基質の粘度を決定している。

d. 胎児性組織

間葉 mesenchyme は胚子で最初に現れる結合組織で，星形をした間葉細胞と，非常に細い蛋白線維を含む細胞間質からなる（図3-12a）。この結合組織は膠様組織をはじめ，軟骨，骨などのすべての結合組織に分化する。**膠様組織** mucous connective tissue（Whartonのゼリー）は臍帯などの多くの胚子の組織に見出される疎性結合組織である。成人ではこの組織は見られないが，まばらに間葉細胞が存在し，結合組織が外傷などで損傷を受けた場合の修復を助ける。

C. 疎性結合組織

疎性結合組織 loose connective tissue は器官のなかの空間を埋め，クッションとして働くとともに，上皮を支持する。また，血管や神経を包んで支持したり，脂肪を貯蔵し，物質の拡散の通路となる。以下の3種類の疎性結合組織がある。

a. 疎性結合組織（狭義）

最も一般的な結合組織で，狭義の結合組織に存在するすべての細胞と線維を含んでいる（図3-13a）。疎性結合組織は網目構造をなし，基質が大部分を占める。基質に存在する粘稠な液が衝撃を和らげ，線維がまばらに配置しているので変形性に富む。また，弾性線維によって適度の弾力があるので，外力が加わらなくなると元の形に戻る。

皮膚では疎性結合組織は皮下組織にあり，真皮と深層の筋などの構造物とを隔離している。弾力性があるので，皮膚はかなり自由に変形することができる。つまり，皮膚をつまみ上げてもその下にある筋肉には影響が及ばず，逆に，筋肉が収縮しても皮膚が引きつることはない。この組織は血管が豊富なので，皮下に注射された薬物はすみやかに血中に移行する。

疎性結合組織中の毛細血管は酸素と栄養を組織に供給したり，組織から二酸化炭素と老廃物を除去するほか，遊走細胞が組織に出入りする際の通路となる。疎性結合組織はたいてい上皮に被われており，線維芽細胞が基底膜の線維細網板を維持している。上皮は，基底膜を通して，下層の疎性結合組織にある毛細血管から必要な酸素と栄養を拡散によって得ている。

b. 脂肪組織

疎性結合組織と**脂肪組織** adipose tissue とを厳密に区別することは難しい。脂肪細胞は脂肪組織の大部分を占めるが（図3-13b），疎性結合組織にもその一部が含まれているからである。脂肪組織は構造物周囲の充填材として働いて衝撃を和らげたり，皮膚からの熱損失を減少する断熱剤として働く。脂肪組織は腹部，殿部，乳房などの皮下でよく発達している。また，眼球後部の眼窩内を満たしたり，腎臓を包んでいるほか，心膜腔や腹腔の疎性結合組織のかなりの部

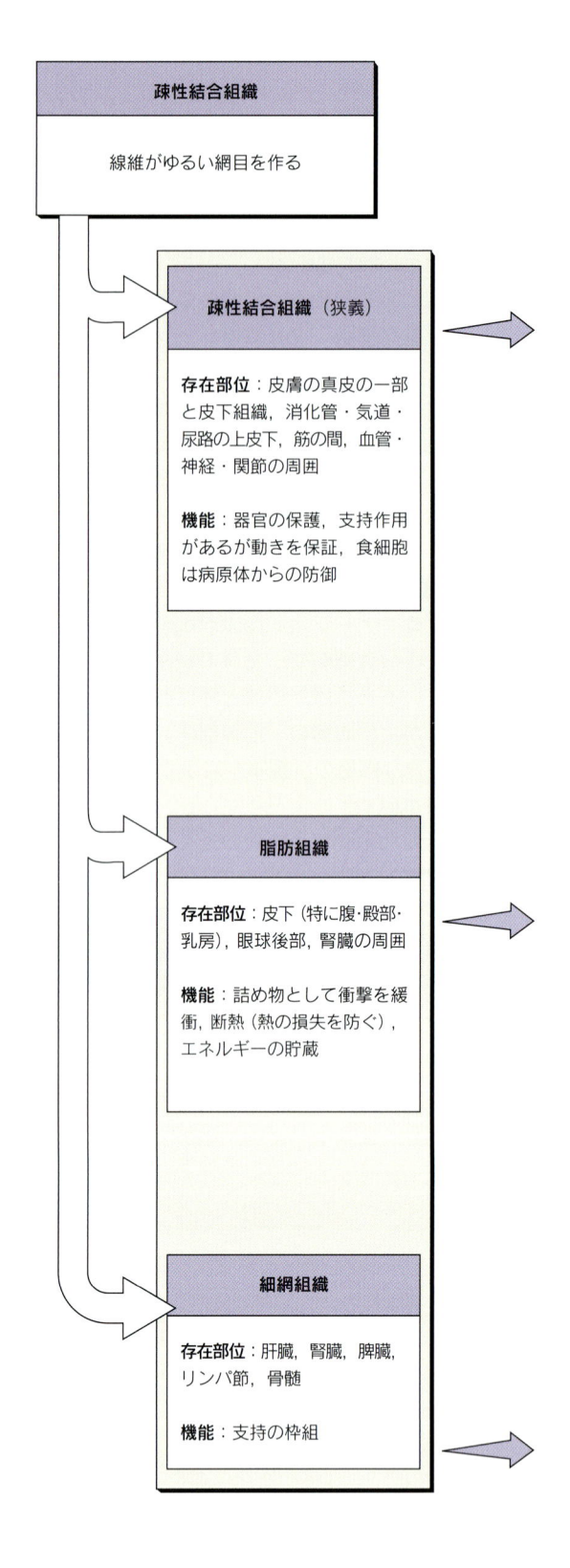

疎性結合組織
線維がゆるい網目を作る

疎性結合組織（狭義）
存在部位：皮膚の真皮の一部と皮下組織，消化管・気道・尿路の上皮下，筋の間，血管・神経・関節の周囲
機能：器官の保護，支持作用があるが動きを保証，食細胞は病原体からの防御

脂肪組織
存在部位：皮下（特に腹・殿部・乳房），眼球後部，腎臓の周囲
機能：詰め物として衝撃を緩衝，断熱（熱の損失を防ぐ），エネルギーの貯蔵

細網組織
存在部位：肝臓，腎臓，脾臓，リンパ節，骨髄
機能：支持の枠組

図3-13　**疎性結合組織**
(a) 疎性結合組織（狭義）。網目構造に注目。狭義の結合組織に存在するすべての細胞成分が見出される。
(b) 脂肪組織。脂肪細胞が大部分を占める疎性結合組織である。通常の光顕像では標本の処理中に細胞内の脂肪が溶け出してしまい，細胞は空っぽに見える。
(c) 細網組織。細網線維の網目構造からなる。細網線維は周囲に多数の細胞があるため通常は極めて観察しにくい。

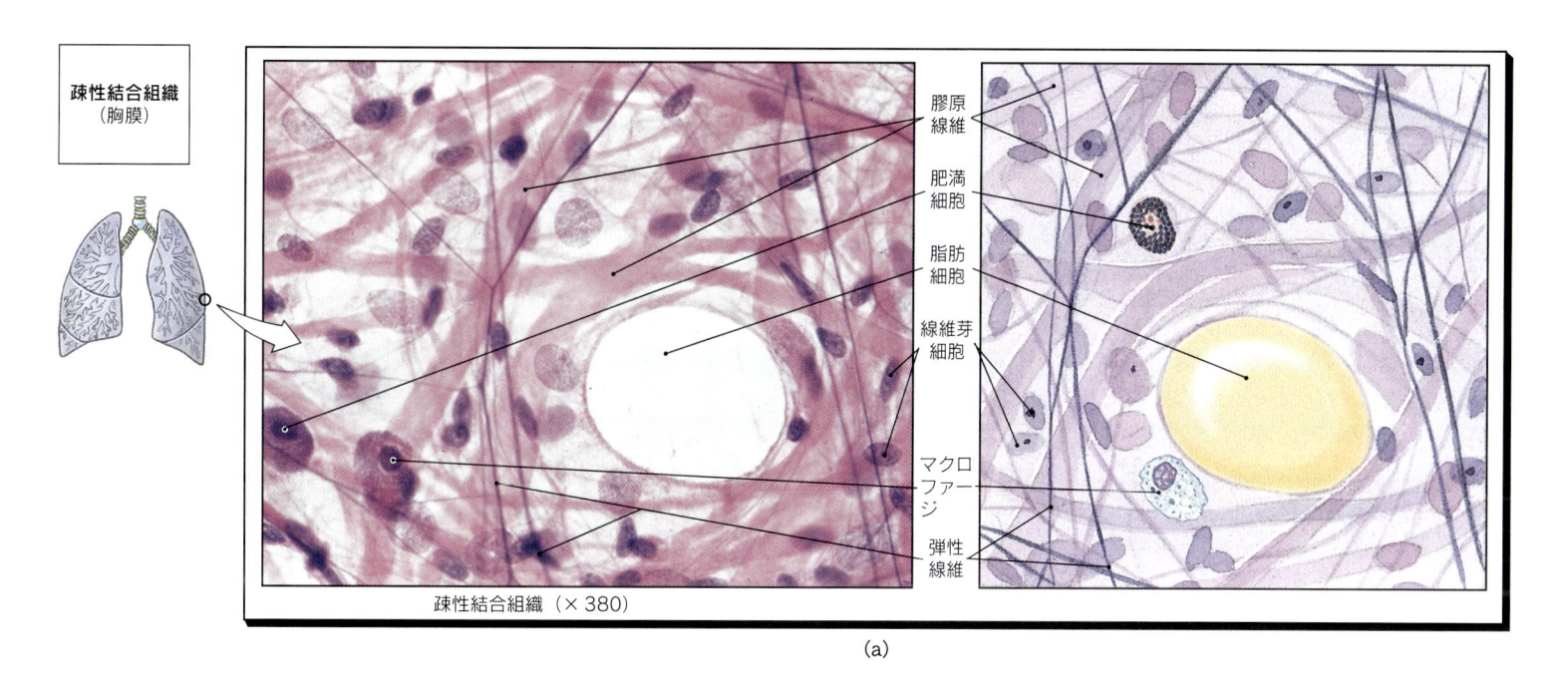

3　組　織

疎性結合組織
（胸膜）

膠原線維
肥満細胞
脂肪細胞
線維芽細胞
マクロファージ
弾性線維

疎性結合組織（×380）

(a)

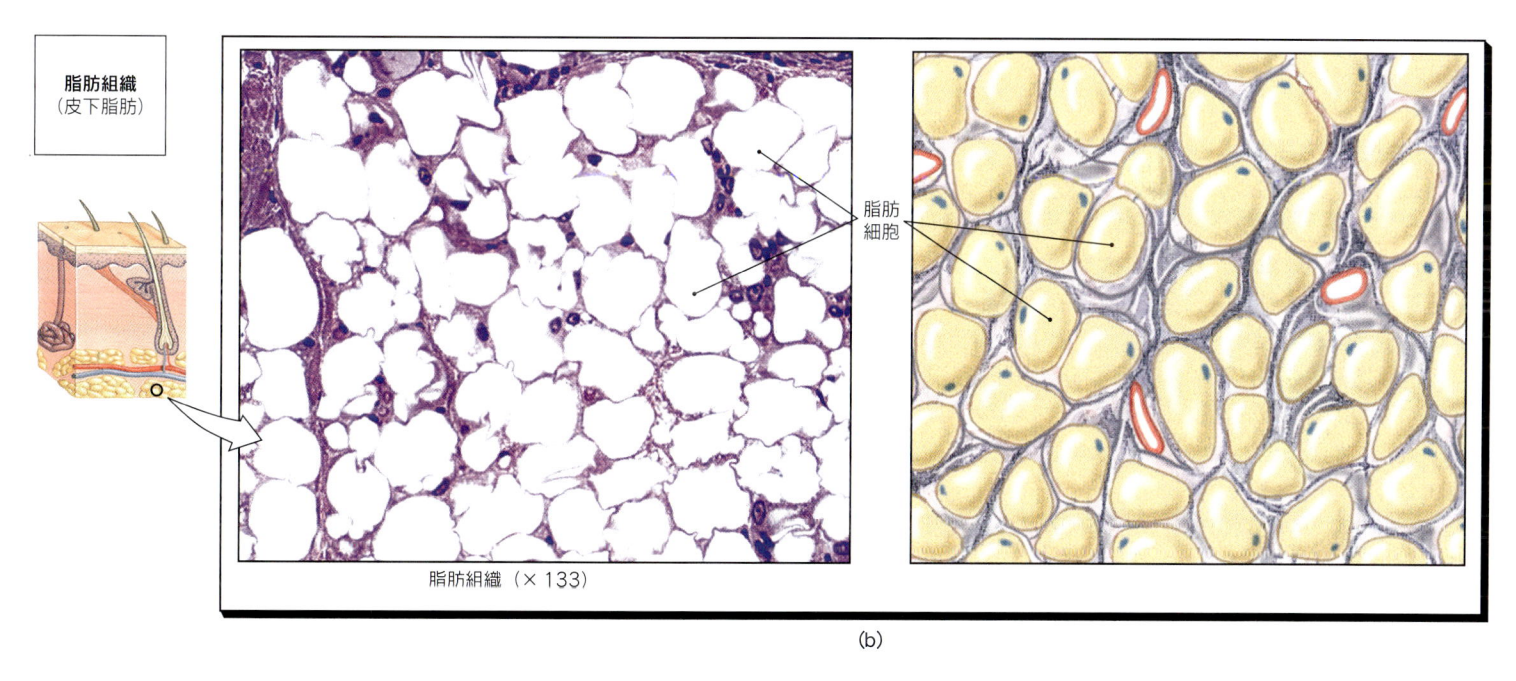

脂肪組織
（皮下脂肪）

脂肪細胞

脂肪組織（×133）

(b)

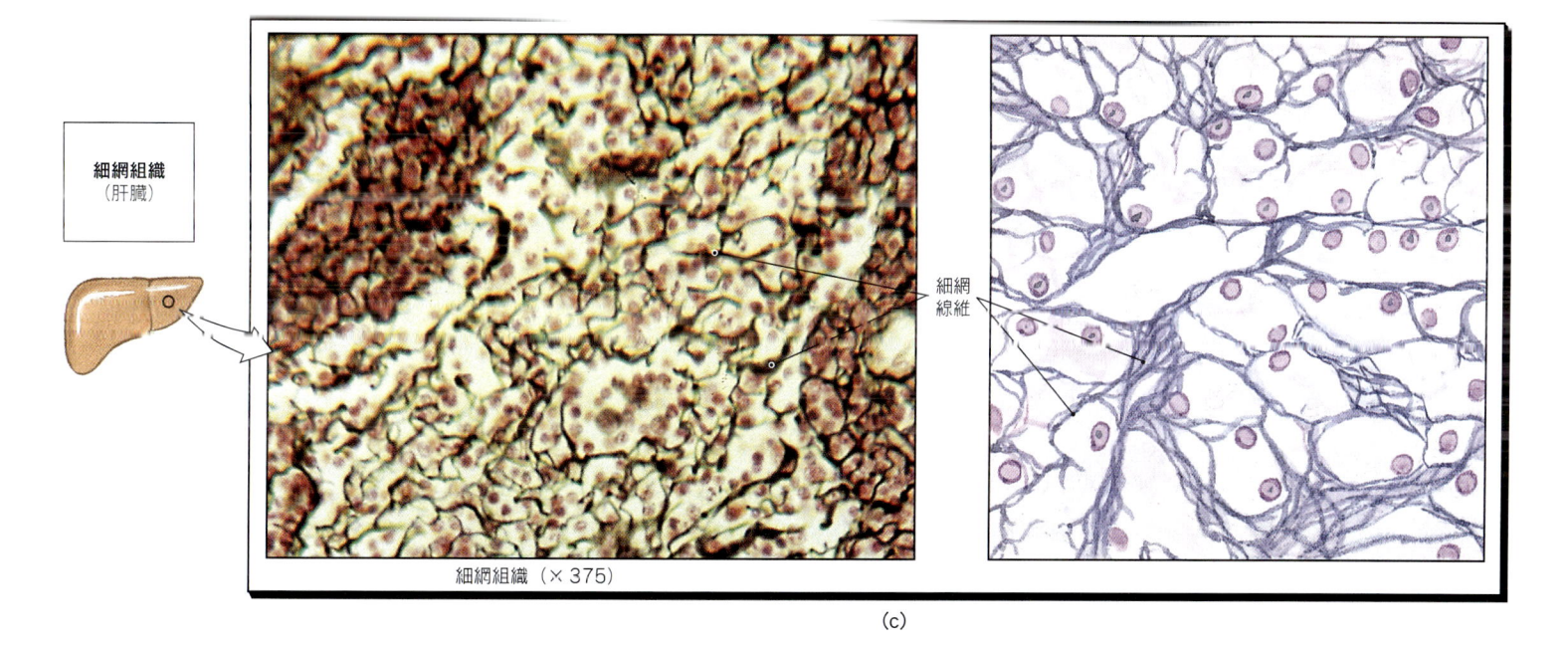

細網組織
（肝臓）

細網線維

細網組織（×375）

(c)

51

分に含まれている。

脂肪細胞は代謝が活発で，脂肪は絶えず分解されて入れ替わっている。脂肪細胞は分裂できないが，栄養の過多が間葉細胞の脂肪細胞への分化を引き起こすことがある。その結果，過食によって疎性結合組織に脂肪が沈着する。ダイエットなどで栄養が少なくなると，脂肪細胞は空気の抜けた風船のようにしぼむ。しかし，細胞が死んだわけではないので，脂肪は同じ部位で容易に増える。

c. 細網組織

細網組織 reticular tissue は細網線維，マクロファージ，線維芽細胞からなる。細網組織の線維は肝臓，脾臓，リンパ節，骨髄の支質を構成する（図3-13c）。これらの器官では，固定マクロファージと線維芽細胞は実質細胞よりもはるかに数が少ない。

D. 密性結合組織

密性結合組織 dense connective tissue は大部分が線維成分によって占められている。密性結合組織は膠原線維が線維の主体をなすので，しばしば膠原組織 collagenous tissue とも呼ばれる。人体には以下の3種類の密性結合組織がある。

a. 密性規則性結合組織

密性規則性結合組織 dense regular connective tissue は膠原線維が密に詰まっており，膠原線維は外力が加わる方向と平行に配列している。腱，腱膜，弾性組織，靱帯が主な例である。
- 腱：腱は骨格筋を骨に付着させる密性規則性結合組織である（図3-14a）。膠原線維が腱の長軸方向に走り，筋収縮による張力を骨に伝える。膠原線維の間には多数の線維芽細胞が認められる。
- 腱膜：膠原線維でできた膜で，平らで広い腱のようなものである。筋肉の表面を被うとともに，筋どうしを連結したり，筋と他の構造物をつないでいる。
- 靱帯：腱と似ているが，骨と骨とを付着させるものである。靱帯は主に膠原線維からなるが，かなりの弾性線維を含むことがあり，ある程度の張力に耐えることができる。

b. 弾性組織

弾性組織 elastic tissue は多数の弾性線維を含んでいる。弾性線維の数が膠原線維の数より多いため，この組織には弾力性がある。弾性組織は血管壁や気道壁にあるほか，しばしば移行上皮の下（図3-5c, d）に存在する。

靱帯のなかでも弾性線維の含有量が特に多いものを弾性靱帯と呼び，丈夫なゴムバンドに似ている。弾性靱帯は脊柱の縦方向に沿って存在する黄色靱帯に認められるのみであるが，これは椎骨の位置を安定させるのに重要である（図3-14b）。

c. 密性不規則性結合組織

密性不規則性結合組織 dense irregular connective tissue の線維は織物のように交叉しており，線維の走行に規則性がない（図3-14c）。この組織は様々な方向からの力にさらされる部分に発達している。皮膚の真皮は密性不規則性結合組織でできている。皮革製品の切れ端を見ると，この組織の織物のような構造が認められる。密性不規則性結合組織は軟骨膜，骨膜にも認められる。また，肝臓，腎臓，脾臓などの表層部や，関節包などの分厚い線維性の被膜 capsule にも存在する。

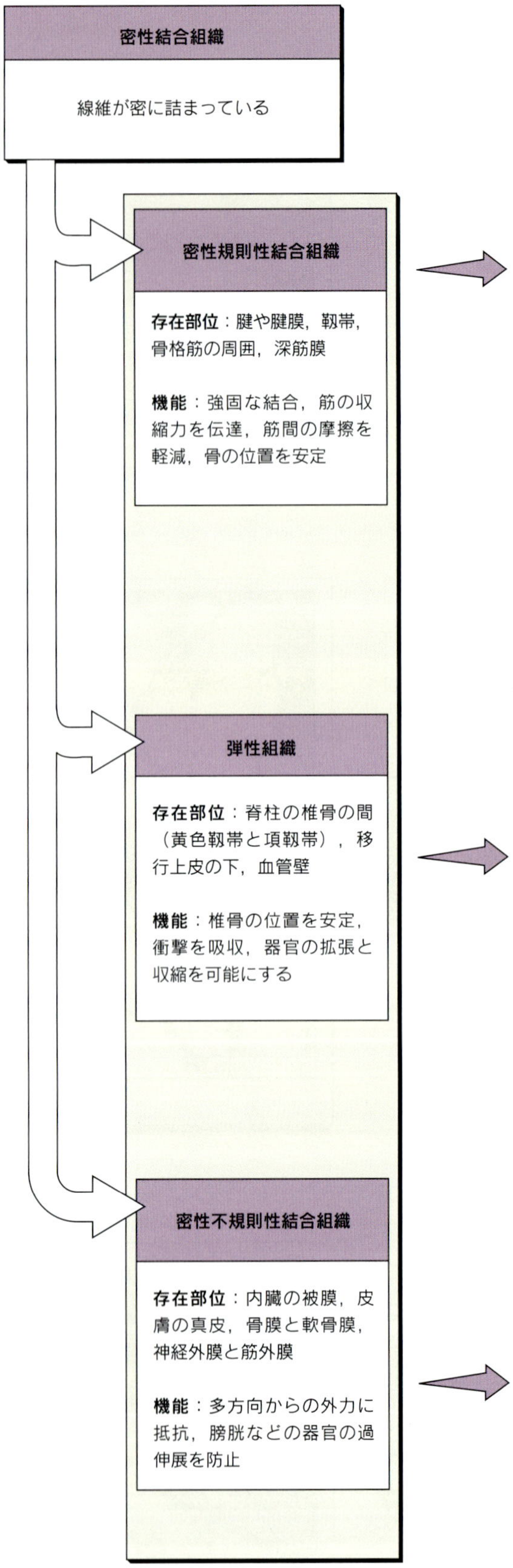

密性結合組織
線維が密に詰まっている

密性規則性結合組織
存在部位：腱や腱膜，靱帯，骨格筋の周囲，深筋膜
機能：強固な結合，筋の収縮力を伝達，筋間の摩擦を軽減，骨の位置を安定

弾性組織
存在部位：脊柱の椎骨の間（黄色靱帯と項靱帯），移行上皮の下，血管壁
機能：椎骨の位置を安定，衝撃を吸収，器官の拡張と収縮を可能にする

密性不規則性結合組織
存在部位：内臓の被膜，皮膚の真皮，骨膜と軟骨膜，神経外膜と筋外膜
機能：多方向からの外力に抵抗，膀胱などの器官の過伸展を防止

図3-14　密性結合組織
(a) 密性規則性結合組織：腱。腱の密性規則性結合組織は密に詰まった並行な膠原線維の束からなる。線維芽細胞の核が線維束の間に圧平されて認められる。靱帯も腱と組織構築が似ている。
(b) 弾性組織：弾性靱帯。弾性靱帯は脊柱の椎骨の間に張っている黄色靱帯に認められる。弾性線維の束は腱や普通の靱帯における膠原線維の束よりも太い。
(c) 密性不規則性結合組織：真皮。皮膚の真皮などに認められ，様々な方向に走る交叉した膠原線維の太い束からなる。

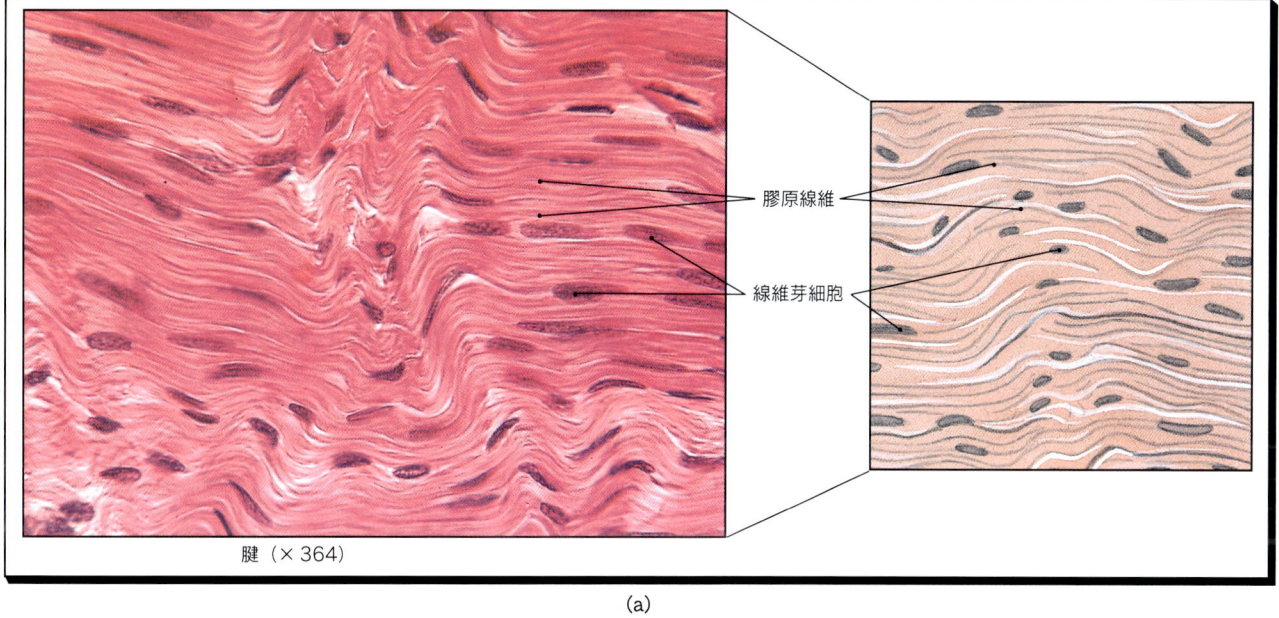

3 組織

| 腱の密性規則性結合組織（上腕二頭筋の腱） | 膠原線維
線維芽細胞 |

腱（×364）

(a)

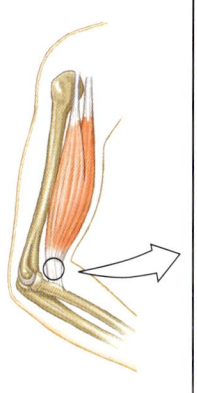

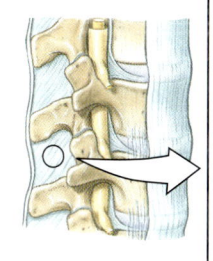

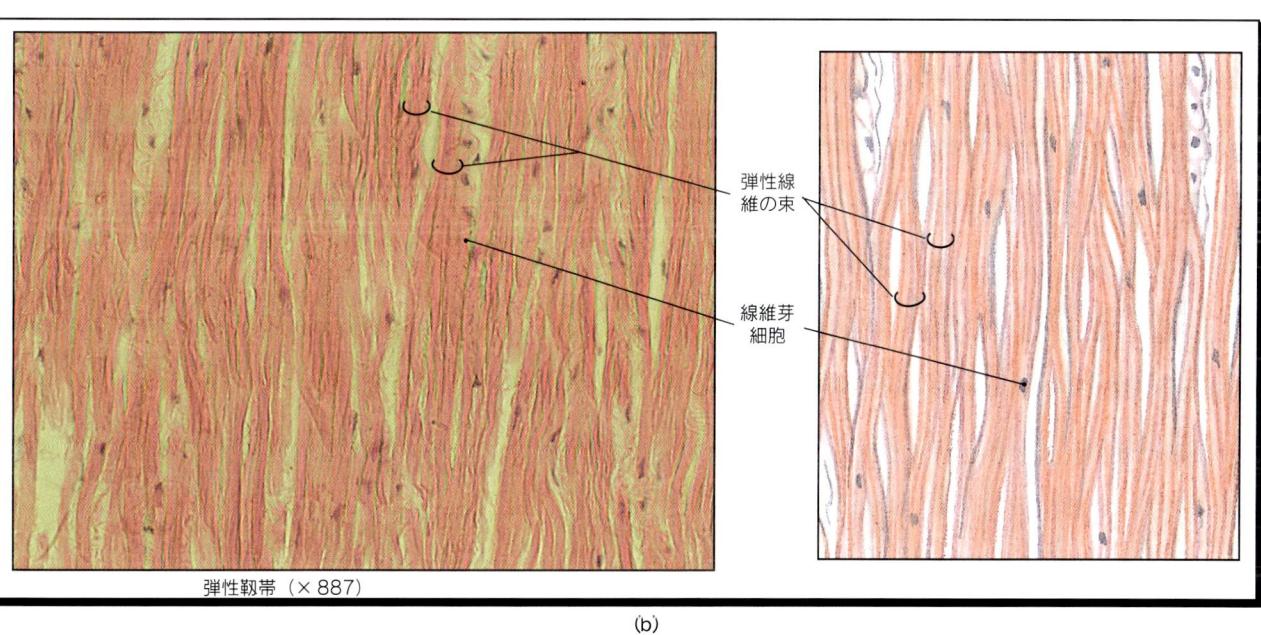

| 弾性組織（黄色靱帯） | 弾性線維の束
線維芽細胞 |

弾性靱帯（×887）

(b)

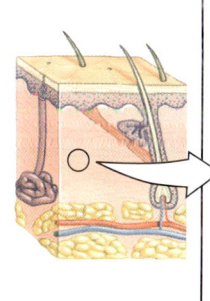

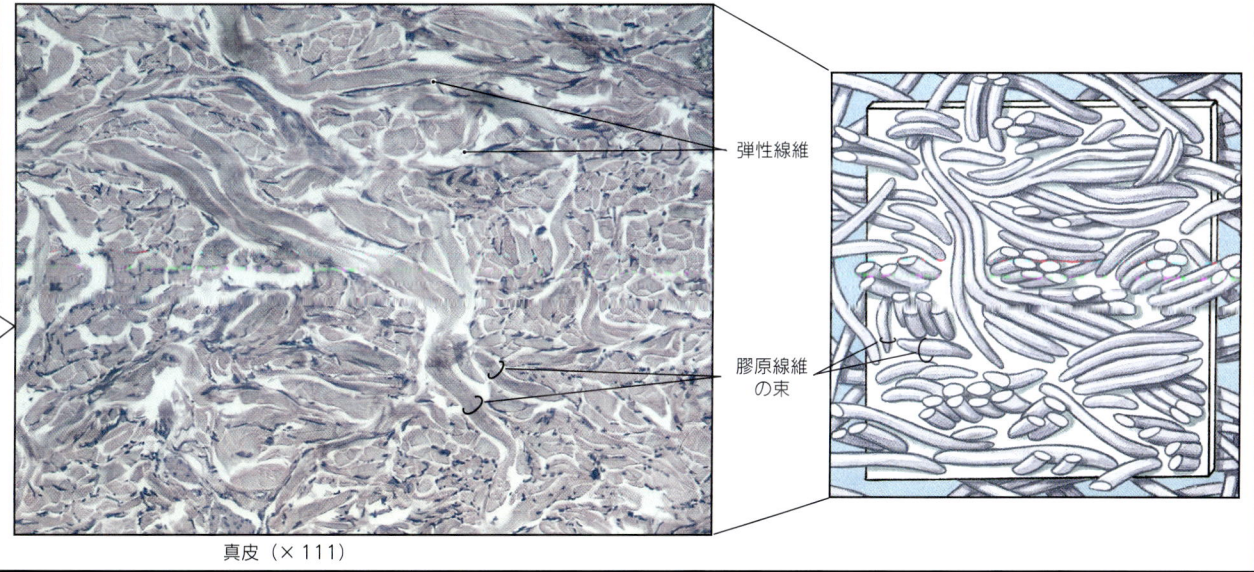

| 密性不規則性結合組織（真皮） | 弾性線維
膠原線維の束 |

真皮（×111）

(c)

53

E. 液性結合組織

血液 blood とリンパ lymph は細胞集団と液性の細胞間質からなる液性結合組織である．細胞間質には多くの種類の可溶蛋白を含むが，ほかの結合組織と異なり正常状態では線維成分は存在しない．血液は血管に，リンパはリンパ管の中に存在する．

人体の細胞外液は血漿と間質液（組織液）に区分される．**血漿** plasma は血液の液性細胞間質である．血漿以外の細胞外液は**間質液** interstitial fluid と呼ばれる．血漿と間質液の間では絶えず物質交換が行われている．毛細血管では，血漿の水分と溶質が血管周囲の間質液に移行する．また，リンパ管は間質液を集めて血中に戻している．リンパはこの間質液と特別な免疫担当細胞とからなる．

F. 支持性結合組織

軟骨と骨は体を支える丈夫な枠組みをなしているので，**支持性結合組織** supporting connective tissue と呼ばれる．この細胞間質には多数の線維成分や不溶性のカルシウム塩の沈着物がある．

a. 軟骨

軟骨 cartilage の細胞間質は軟骨基質と呼ばれ，**コンドロイチン硫酸** condroitin sulfate という複合多糖類を含む固いゲルである．コンドロイチン硫酸は蛋白と複合体を作ってプロテオグリカンを形成している．

軟骨細胞 chondrocyte は軟骨基質にある唯一の細胞で（図 3-15），**軟骨小腔** lacuna of cartilage という小腔のなかにある．

軟骨の物理的な特質は軟骨基質の性質による．膠原線維が軟骨に引っ張りに対する強さを与え，細胞外線維と無定形基質が柔軟性と弾力性を与えている．

軟骨細胞が血管形成を阻害する化学物質を産生するために軟骨には血管がない．栄養や老廃物の交換はすべて基質中での拡散によって行われる．

軟骨は通常，線維性の**軟骨膜** perichondrium で取り囲まれている．軟骨膜は外側の密性不規則性結合組織からなる線維層と，内側の細胞層からなる．線維層は機械的な支持と保護にあずかり，軟骨をほかの構造物に結合する．細胞層は軟骨の増殖と維持に重要である．

1）軟骨の種類
- **硝子軟骨** hyaline cartilage：最も一般的な軟骨の型で，軟骨基質は密に詰まった膠原線維でできている．固くて若干の柔軟性があるが，軟骨としては最も弱い．基質中の膠原線維はあまり染色されないので，光顕観察では必ずしも明瞭に見えない（図 3-15a）．肋骨と胸骨の連結部（肋軟骨），気道の壁を支える軟骨，滑膜性関節の骨端軟骨などに認められる．
- **弾性軟骨** elastic cartilage：多数の弾性線維を含んでいるので柔軟性と弾力性に富む．耳介（図 3-15b）や喉頭蓋などにある．鼻の軟骨も柔軟性があるが，耳介や喉頭蓋ほど弾性線維が多くなく，弾性軟骨であるか否かについては，意見が分かれている．
- **線維軟骨** fibrous cartilage：ほとんど無定型基質を持たず，基質の大部分を膠原線維が占める（図 3-15c）．膠原線維は密に交叉しており，この組織を非常に丈夫で固いものにしている．椎間円板，恥骨結合，関節円板や腱の周囲などに存在する．線維軟骨は圧力に抵抗し，衝撃を吸収し，骨どうしの接触による損傷を防いでいる．

2）軟骨の成長

軟骨は次の2つの方法により成長する（図 3-16）．成人の軟骨で

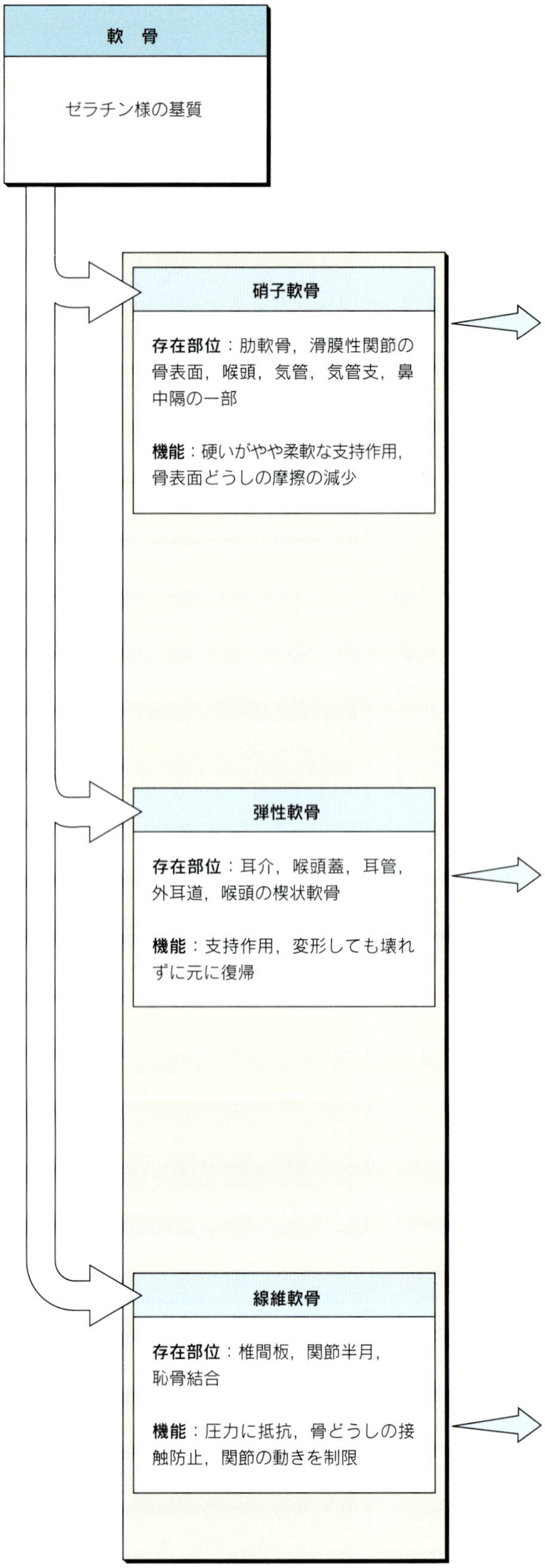

軟骨

ゼラチン様の基質

硝子軟骨

存在部位：肋軟骨，滑膜性関節の骨表面，喉頭，気管，気管支，鼻中隔の一部

機能：硬いがやや柔軟な支持作用，骨表面どうしの摩擦の減少

弾性軟骨

存在部位：耳介，喉頭蓋，耳管，外耳道，喉頭の楔状軟骨

機能：支持作用，変形しても壊れずに元に復帰

線維軟骨

存在部位：椎間板，関節半月，恥骨結合

機能：圧力に抵抗，骨どうしの接触防止，関節の動きを制限

図 3-15　軟骨の分類
(a) 硝子軟骨．半透明な基質と，線維が明瞭でないことに注意．
(b) 弾性軟骨．軟骨細胞の間に密な弾性線維が見える．
(c) 線維軟骨．膠原線維が非常に密で，軟骨細胞は比較的離れて存在する．

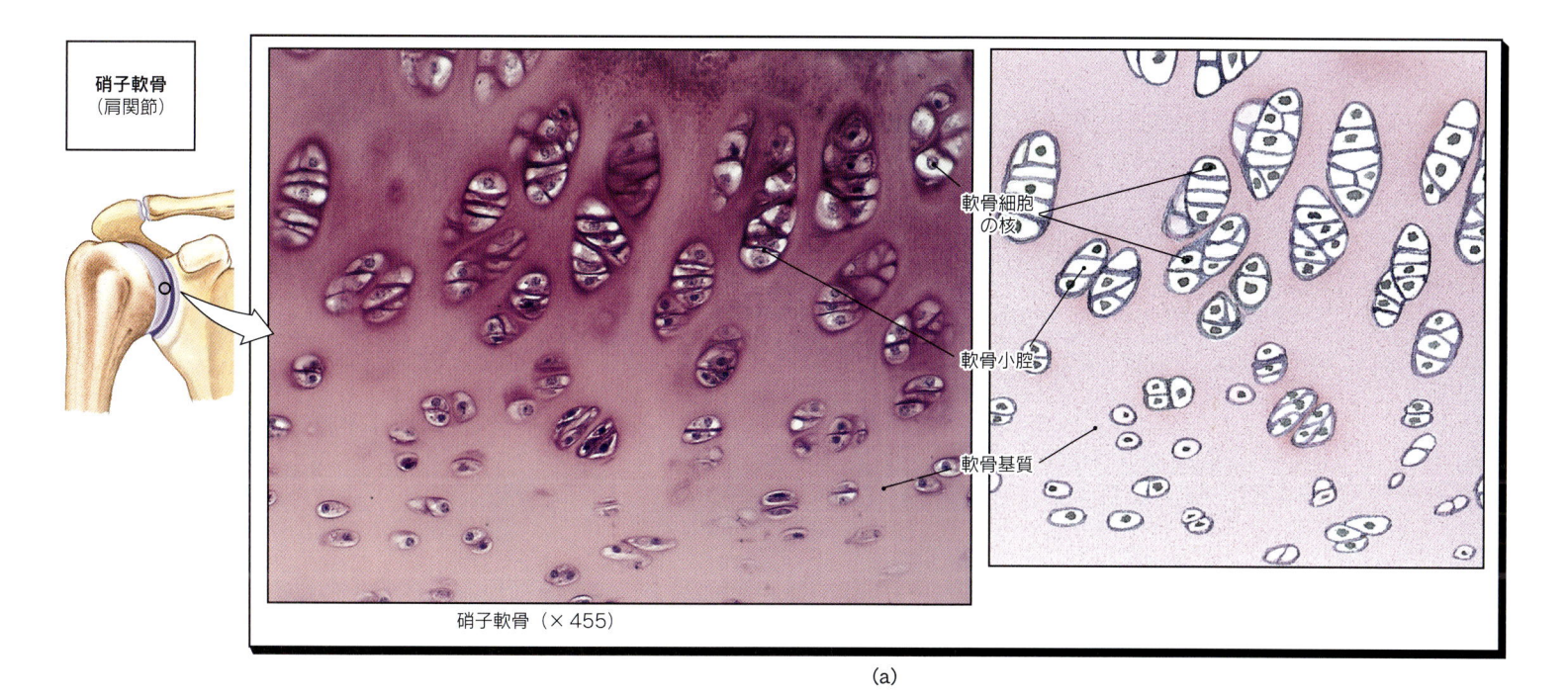

組　織

硝子軟骨
（肩関節）

軟骨細胞の核
軟骨小腔
軟骨基質

硝子軟骨（×455）

(a)

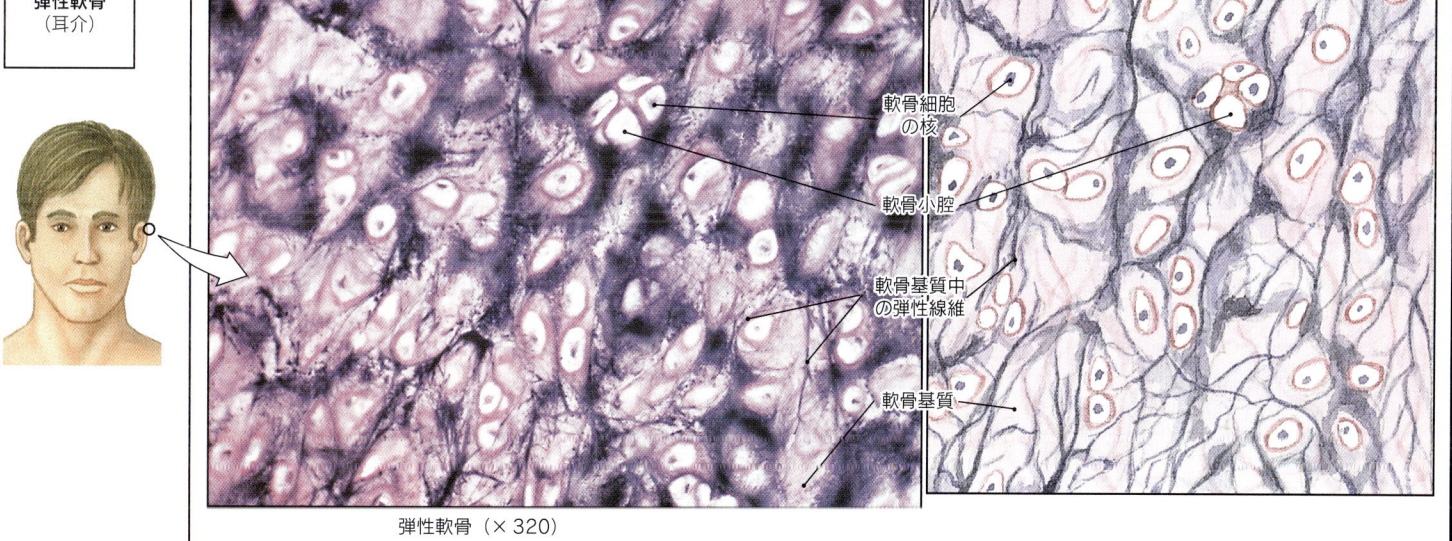

弾性軟骨
（耳介）

軟骨細胞の核
軟骨小腔
軟骨基質中の弾性線維
軟骨基質

弾性軟骨（×320）

(b)

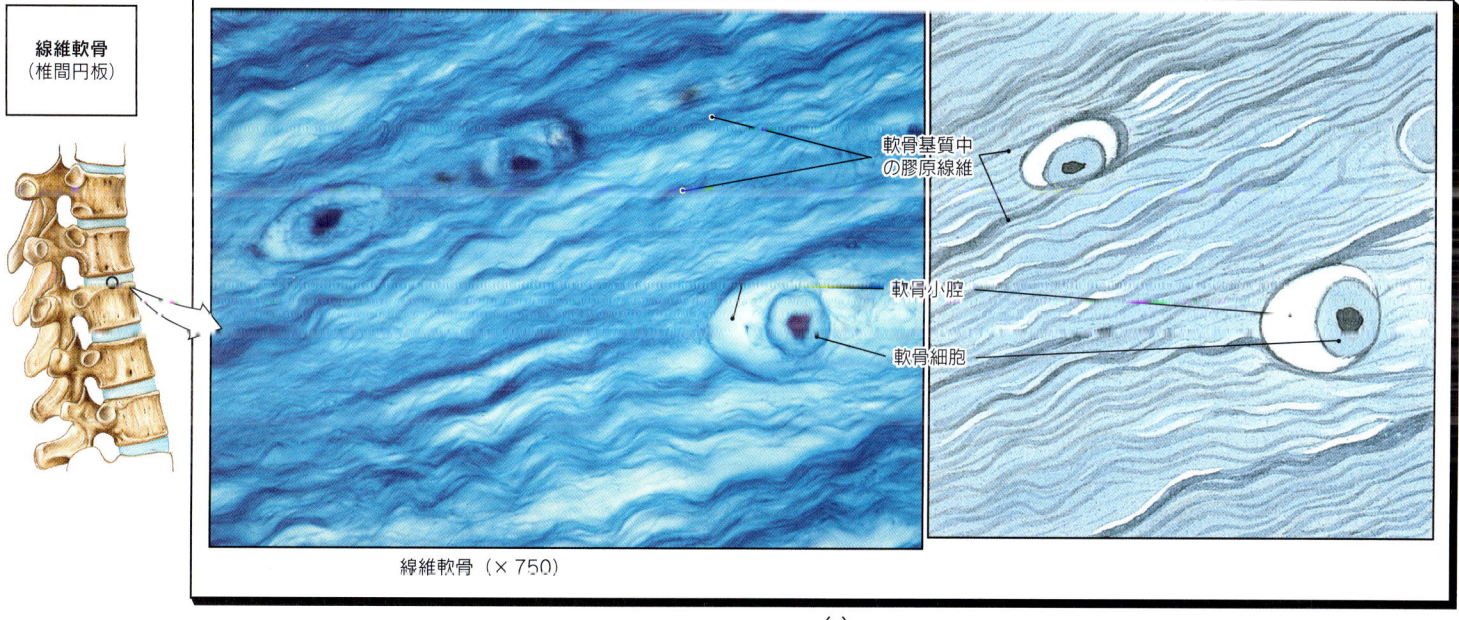

線維軟骨
（椎間円板）

軟骨基質中の膠原線維
軟骨小腔
軟骨細胞

線維軟骨（×750）

(c)

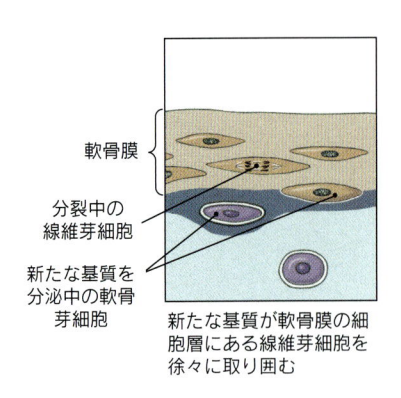

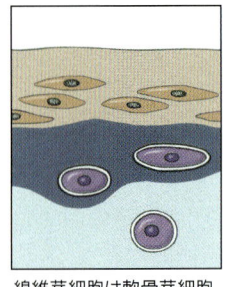

(a) 付加成長

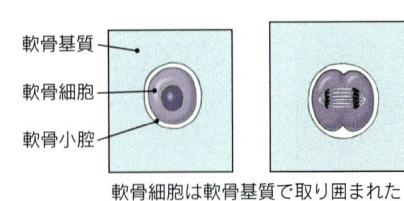

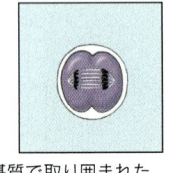

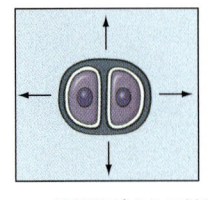

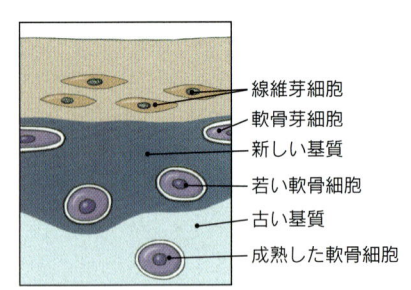

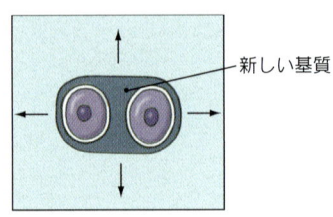

(b) 間質成長

図 3-16 軟骨の形成と成長
(a) 付加成長。軟骨膜の細胞層中の線維芽細胞が軟骨細胞へ分化することにより軟骨が成長する。
(b) 間質成長。基質中の軟骨細胞が分裂して成長し，新たな基質を作ることにより，内部から軟骨が成長する。

表 3-2 軟骨と骨の比較

項目	軟骨	骨
構造的特徴		
細胞	軟骨小腔に軟骨細胞	骨小腔に骨細胞
基質	コンドロイチン硫酸と蛋白が水を含むプロテオグリカンを形成	リン酸カルシウムと炭酸カルシウムでできた不溶性の結晶
線維	膠原線維，弾性線維，細網線維（割合はさまざま）	膠原線維が主成分
血管	なし	発達
被膜	2層からなる軟骨膜	2層からなる骨膜
強度	ある程度強い：たやすく曲がるが，壊れにくい	強い：破壊点に至るまで曲げの力に抵抗する
成長	間質成長と付加成長	付加成長のみ
修復能力	限られる	高い

はいずれの成長も起こらないので，損傷を受けると，ほとんどの軟骨は自らを修復することができない。

● **付加成長 appositiotional growth**：軟骨膜の内側の細胞が分裂して，軟骨芽細胞に分化し，基質を産生し始める。軟骨芽細胞が完全に基質に取り囲まれると，軟骨細胞に分化する。この成長は，表面に軟骨を付加することにより徐々に軟骨の体積を増やしていくものである。

● **間質成長 interstitial growth**：基質の内部の軟骨細胞は分裂することができ，その娘細胞がさらに基質を産生する。この繰り返しにより，軟骨は内部から大きくなる。このような成長を間質成長という。

□ 臨床ノート　サメと癌との戦い（「ジョーズ」が命を救う）

軟骨に血管がない理由の1つは，軟骨細胞が血管形成を抑制する物質（**抗血管新生因子 antiangiogenesis factor**）を分泌していることによる。癌が急速に大きくなるのは，血管が癌組織に伸びていき，栄養と酸素を供給するからであるが，このような血管増生は，理論的には抗血管形成因子により阻止される。しかし，ヒトの軟骨が作る抗血管形成因子の量は非常に少ない。

サメの骨格は軟骨でできている。研究者は，サメなどの軟骨魚類に癌が極めてまれであることを知っていたが，抗血管新生因子の発見によってこの謎が説明できた。ほぼ10年間にわたり，軟骨から抗血管新生因子を得るためにサメが集められた。サメは非常に多くの軟骨を持っているので，1頭当たりからかなりの量の因子が抽出できた。サメたちにとって幸いなことには，現在では抗血管新生因子の遺伝子が同定され，遺伝子組み換え技術によって大量生産が可能となった。

b. 骨

骨 bone の細胞間質は骨基質と呼ばれ，その約3分の1は膠原線維，残りはカルシウム塩の化合物からできている。リン酸カルシウムが最も多く，炭酸カルシウムは少ない。カルシウム塩は単独では強いがその集合体はもろい。膠原線維は弱いが柔軟性がある。これらが合わさった結果，骨は強くてやや柔軟性を有し，外界からの破壊に対して抵抗性を持つ。

骨基質中の**骨小腔 lacuna of bone**には**骨細胞 osteocyte**が入っている（図3-17）。骨小腔は骨基質のなかの血管周囲に同心円状に配列することが多い。骨細胞は細い細胞質突起を伸ばして血管（または骨髄）と連絡するとともに，骨細胞どうしを連絡している。この突起は基質中の細長い**骨細管 bone canaliculi**と呼ばれる通路を走っている。こ

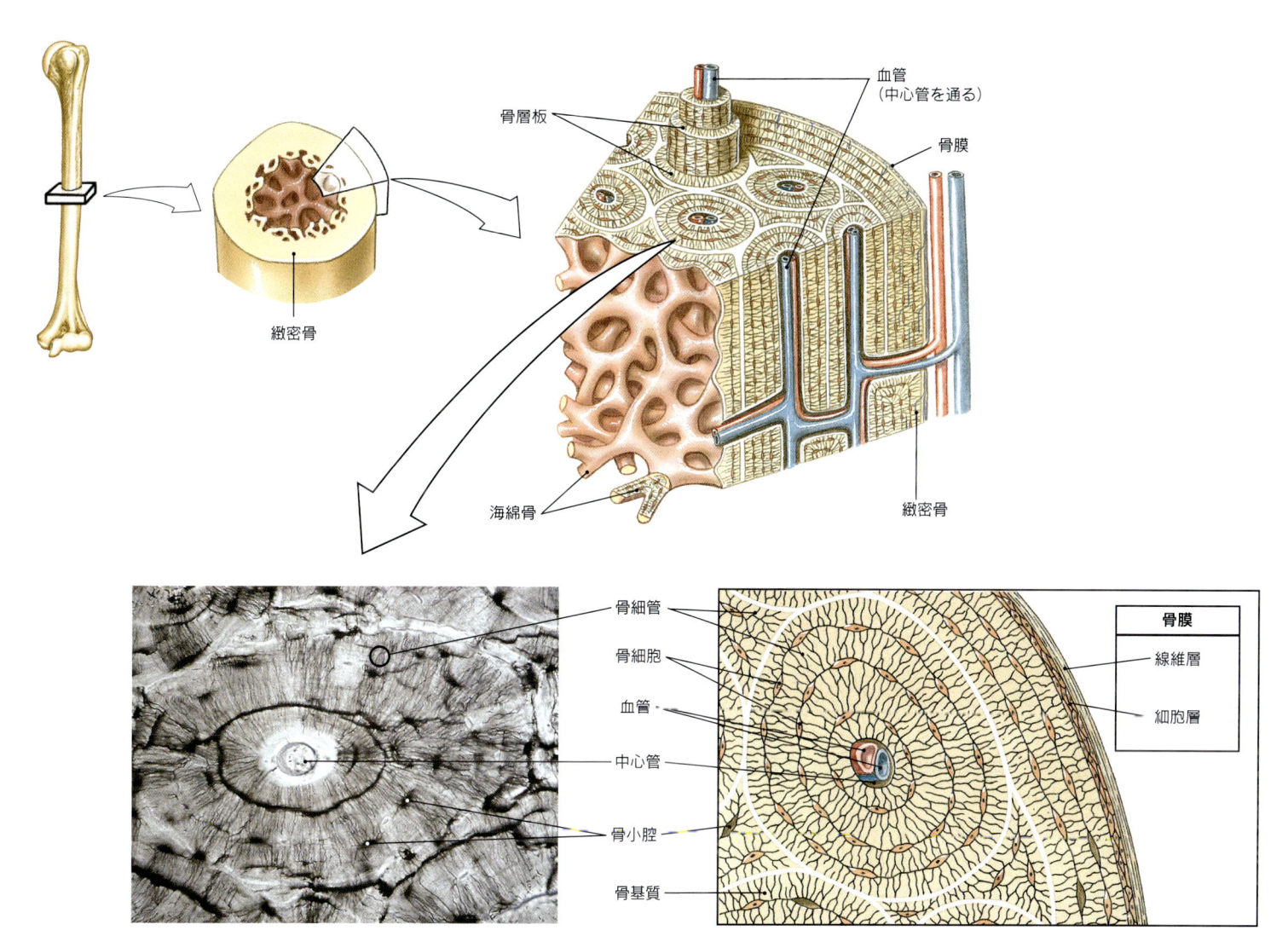

図 3-17　骨組織の模式図と研磨標本の光顕像
緻密骨の骨細胞は，通常血管を含む１つの中心管（ハバース管）の周囲に骨小腔が同心円状に配列している。研磨標本では研磨の際に出た骨の屑が骨小腔と中心管に詰まり，黒く見える。

の通路は枝分かれして網目状に走っており，血管と骨細胞との物質交換が行われる場でもある。

骨には２種類ある。**緻密骨** compact bone と**海綿骨** spongy bone で，前者は血管を含む。

骨は線維性の外層と細胞性の内層からなる**骨膜** periosteum で包まれている。骨膜は関節において，関節包と連続している。骨膜は，骨と周囲の組織，骨と腱や靱帯との結合を助ける。細胞層は骨の増殖を担い，骨折後の修復にあずかる。骨では絶えず大規模な再構築が行われており，損傷が起こっても修復が可能である。骨は外力に反応し，運動すれば太く強くなるが，動かさなければ細くもろくなる。

- 結合組織に共通な３つの要素を挙げなさい。
- 結合組織（狭義）と支持性結合組織の主な違いは何ですか。
- 結合組織（狭義）にはどのような細胞成分が含まれていますか。
- 食物中のビタミンＣ不足は線維芽細胞のコラーゲン合成能力を低下させる。コラーゲンの合成が低下すると結合組織にどんな影響がありますか。

3. 膜

上皮とその下にある結合組織が組み合わさって**膜** membrane を形成し，器官や体表などを被っている。以下の４種類の膜がある。

A. 粘膜

粘膜 mucous membrane, mucosa は消化管，気道，生殖器，尿路などの外界へ通じる管腔の内表面を被っており（図3-18a），病原体の侵入に対する障壁をなしている。

粘膜は上皮と**粘膜固有層** lamina propria からなる。上皮は常に湿った状態に保たれる。粘膜固有層は疎性結合組織からなり，上皮と下部組織とを結び付けるとともに，上皮に分布する血管や神経の通路でもある。

消化管の粘膜は単層円柱上皮で被われている。一方，口腔の粘膜は重層扁平上皮，尿路の粘膜は移行上皮で被われている。

B. 漿膜

漿膜 serous membrane は体腔を内張りするとともに，なかに含まれる臓器の外面を被っている。漿膜は中皮とそれを支える疎性結合

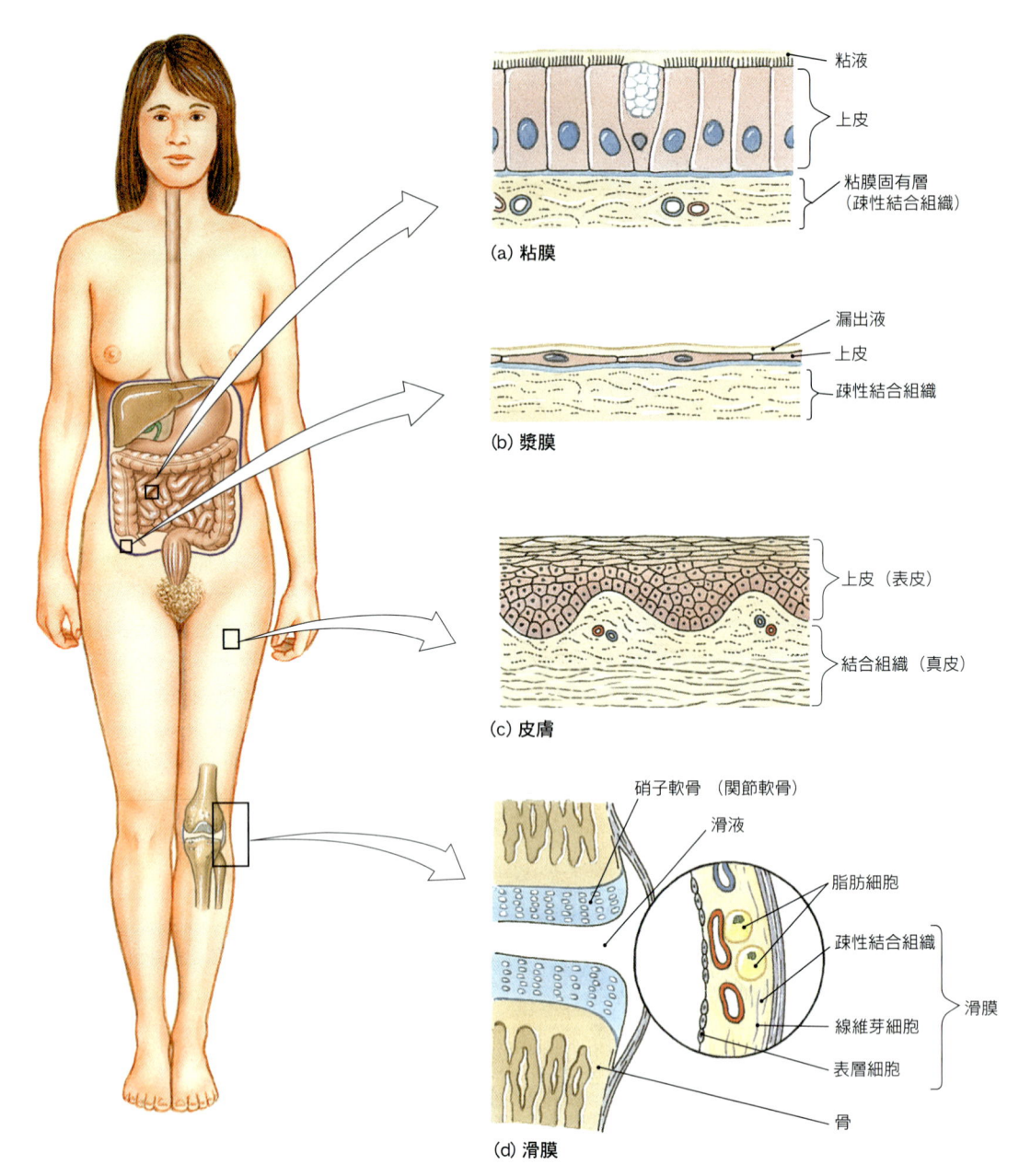

図3-18 膜の種類

(a) 粘膜 — 粘液／上皮／粘膜固有層（疎性結合組織）
(b) 漿膜 — 漏出液／上皮／疎性結合組織
(c) 皮膚 — 上皮（表皮）／結合組織（真皮）
(d) 滑膜 — 硝子軟骨（関節軟骨）／滑液／脂肪細胞／疎性結合組織／線維芽細胞／表層細胞／骨／滑膜

組織からなる（図3-18b）。
漿膜には以下の3種類がある（☞第1章）。
- 胸膜：胸膜腔の内面および肺の表面を被う。
- 腹膜：腹膜腔の内面および腹腔臓器の表面を被う。
- 心膜：心膜腔の内面と心臓の表面を被う。

漿膜は非常に薄く、体壁や器官に密着している。
漿膜は壁側板と臓側板の2枚の膜が近接して向かい合っており、この間の摩擦を極力少なくすることが漿膜の主な役目である。中皮は非常に薄いので、絶えず組織液がしみ出して漿膜の表面を濡らし、潤滑な状態に保っている。この組織液を**漏出液** transudate というが、場所に応じて、胸膜液、腹膜液、心膜液と呼ばれる。通常、漏出液の量は非常に少なく、体腔壁と器官表面の摩擦を防ぐのに必要な程度しかない。しかし、炎症などが起こると、漏出液が著しく増加することがある。

C. 皮膚

皮膚 cutaneous membrane, skin は人体の表面を被っている。皮膚は角化した重層扁平上皮とその下にある疎性結合組織との間が密性結合組織で補強されたものである（図3-18c）。皮膚は厚くて水を通しにくく、通常は乾いている。

D. 滑膜

滑膜 synovial membrane は疎性結合組織の層とこれを被う扁平〜立方形の表層細胞からなる（図3-18d）。表層細胞は上皮と呼ばれているが結合組織に由来し、上皮とは次の点で異なる。
- 基底板も細網板も存在しない。
- 細胞が不連続で、細胞間に隙間がある。
- 表層細胞は下層の結合組織のマクロファージや線維芽細胞に由来する。

表層細胞には貪食性の細胞と分泌性の細胞がある。
分泌性の細胞は**滑液** synovial fluid を関節腔内に分泌する。滑液は関節中で軟骨の表面を潤し、酸素と栄養を供給するとともに、関節にかかる衝撃を和らげる。

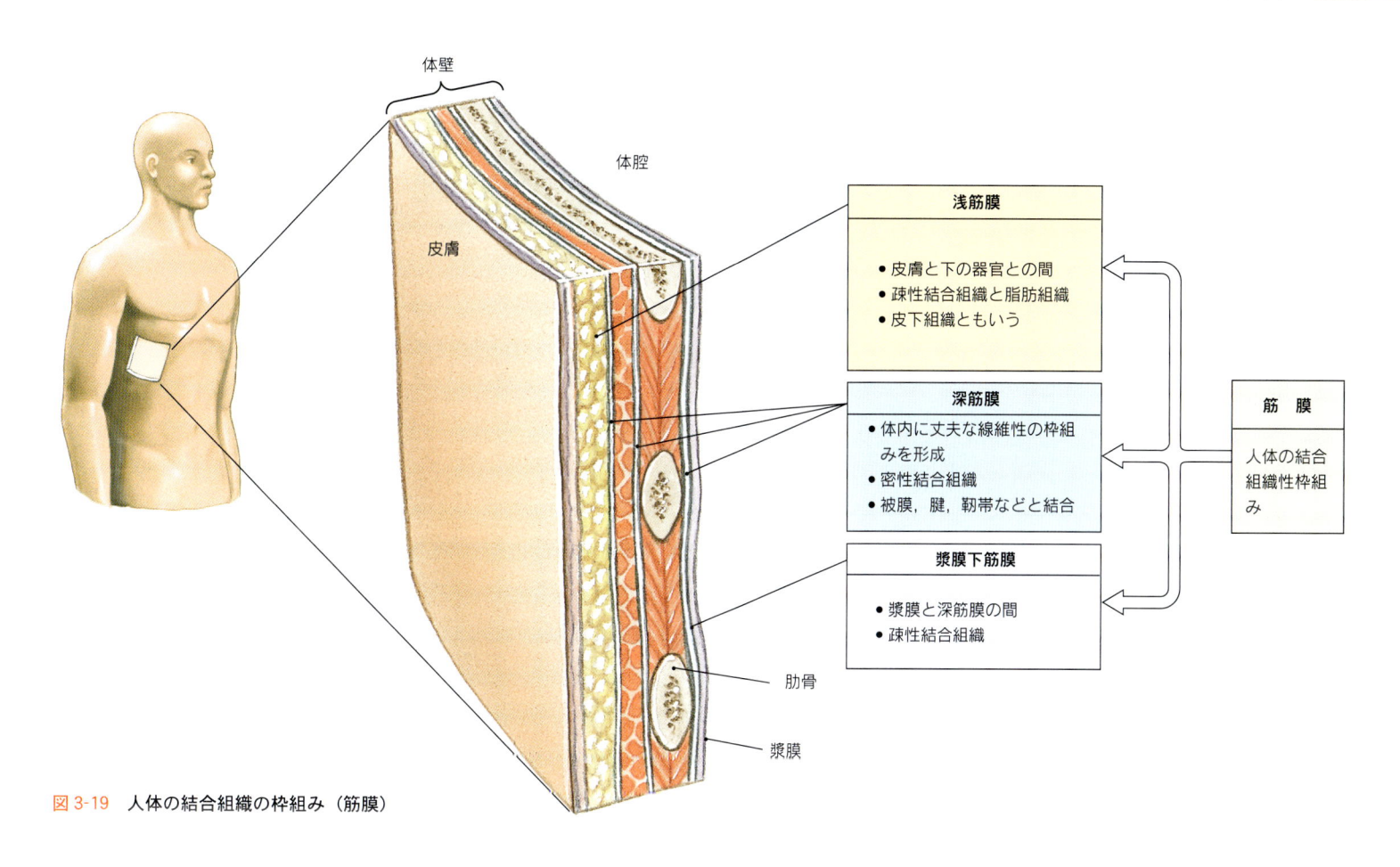

図 3-19　人体の結合組織の枠組み（筋膜）

4. 人体の結合組織の枠組み

　結合組織は人体の内部の枠組みをなし，体腔にある器官を結び付けて安定させて，内臓の相対的な位置を保っている。また，結合組織の層は血管，リンパ管，神経などの通路になっている。結合組織の枠組みは以下の3種類に分類できる（図3-19）。

1) **浅筋膜** superficial fascia

　皮下組織 subcutaneous layer，hypodermis ともいう。浅筋膜は脂肪を含んだ疎性結合組織からなり，皮膚とその下の組織や器官との間にある。断熱材として働くほか，詰め物としての役割を果たしている。また，皮膚と下の筋組織が独立して動くように隔たりをなす。

2) **深筋膜** deep fascia

　密性結合組織からなる。線維はベニヤ板のように，層ごとに線維の方向が異なる。この特徴は，異なる方向から加わる力に抗するのに役立つ。

　胸腔や腹腔の内臓の表面を被う丈夫な被膜は，深筋膜と結び付いている。軟骨膜，骨膜，および筋の結合組織性の鞘もまた深筋膜とつながっている。筋を包む深筋膜は腱に移行し，腱の線維は骨膜の線維と混じる。このようにして，線維性のネットワークが体内に形成され，個々の構造物を互いに結び付けている。

3) **漿膜下筋膜** subserous fascia

　深筋膜と体腔内の漿膜との間にある疎性結合組織である。この層があるため，筋が収縮しても，脆弱な体腔表面を引っ張って損ねることはない。

✓ 気道および消化管の内面はどのような種類の膜で被われていますか。なぜこの部位にこの種の膜が適しているのですか。
✓ 浅筋膜の別名は何ですか。それはどのような役割をしていますか。
✓ 心膜はどんな種類の膜で，どこにありますか。

5. 筋組織

　筋組織 muscle tissue は収縮する（図3-20）。筋細胞の収縮によって筋組織は長軸方向に縮むことができる。筋細胞は一般の細胞とは異なる小器官や性質を持っているため，筋細胞の細胞質は**筋形質** sarcoplasm，細胞膜は**筋細胞膜（筋鞘）** sarcolemma という名称が用いられる。

　人体には骨格筋，心筋，平滑筋の3種類の筋組織がある。収縮機構は似ているが，内部構造は異なる（☞ 第9章：骨格筋，第21章：心筋，第25章：平滑筋）。ここではそれぞれの一般的な性質について述べる。

A. 骨格筋組織

　骨格筋組織 skeletal muscle tissue の筋細胞は非常に大きく，細長いため，**筋線維** muscle fiber と呼ばれる。骨格筋線維の長さは30 cm にもなるものがある。細胞は多核で数百個の核を含むことがあり，細胞としては極めて特殊である。核は筋形質膜の直下にある（図3-20a）。骨格筋線維は分裂できないが，骨格筋組織に残存する間葉細胞である**衛星細胞** satellite cell の分裂によって，新たな筋線維が作られる。その結果，骨格筋組織は損傷を受けても部分的には修復することができる。

骨格筋組織

細胞は長く，円筒状で，横紋があり，多核

存在部位：下肢や上肢などの骨格筋中に結合組織や神経組織とともに存在

機能：骨格を動かしたり固定する，消化管・気道の出入り口および尿路の出口を開閉，熱を産生，内臓を保護

骨格筋（×181）

核／横紋／筋線維

(a)

心筋組織

細胞は短く，分岐し，横紋があり，通常は単核
細胞どうしが介在板で結合

存在部位：心臓

機能：血液を循環，血圧を保持

心筋（×450）

心筋細胞／介在板／横紋／核

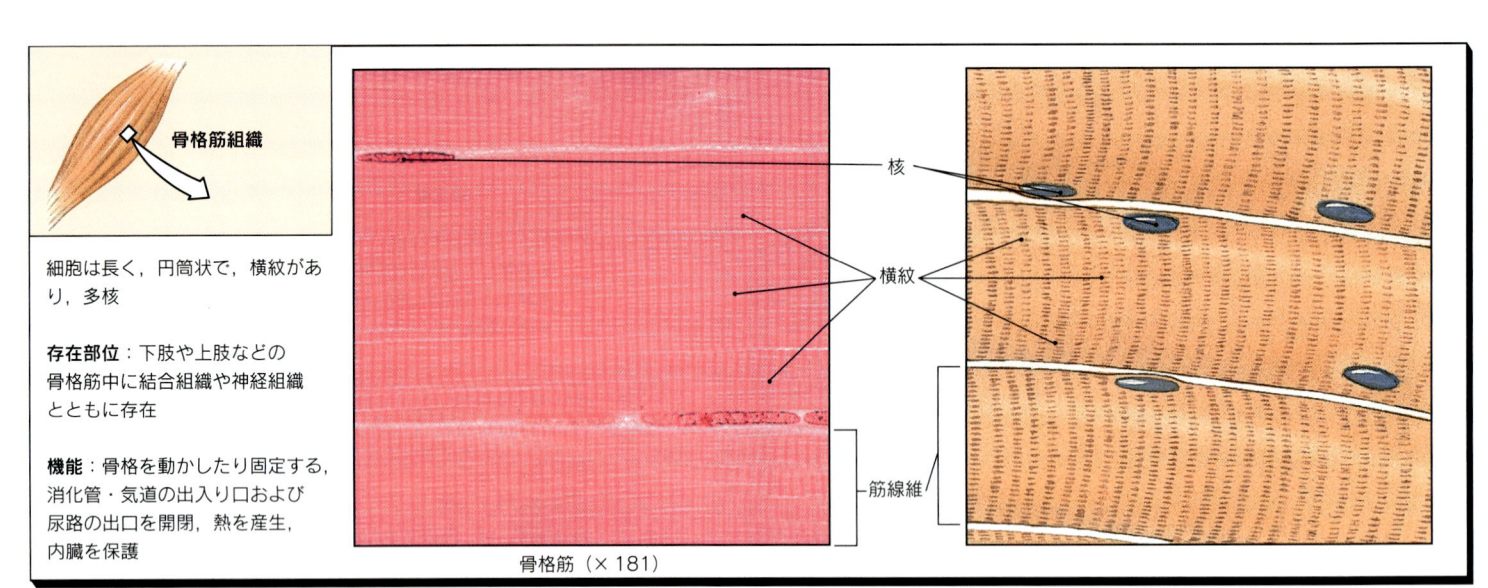

(b)

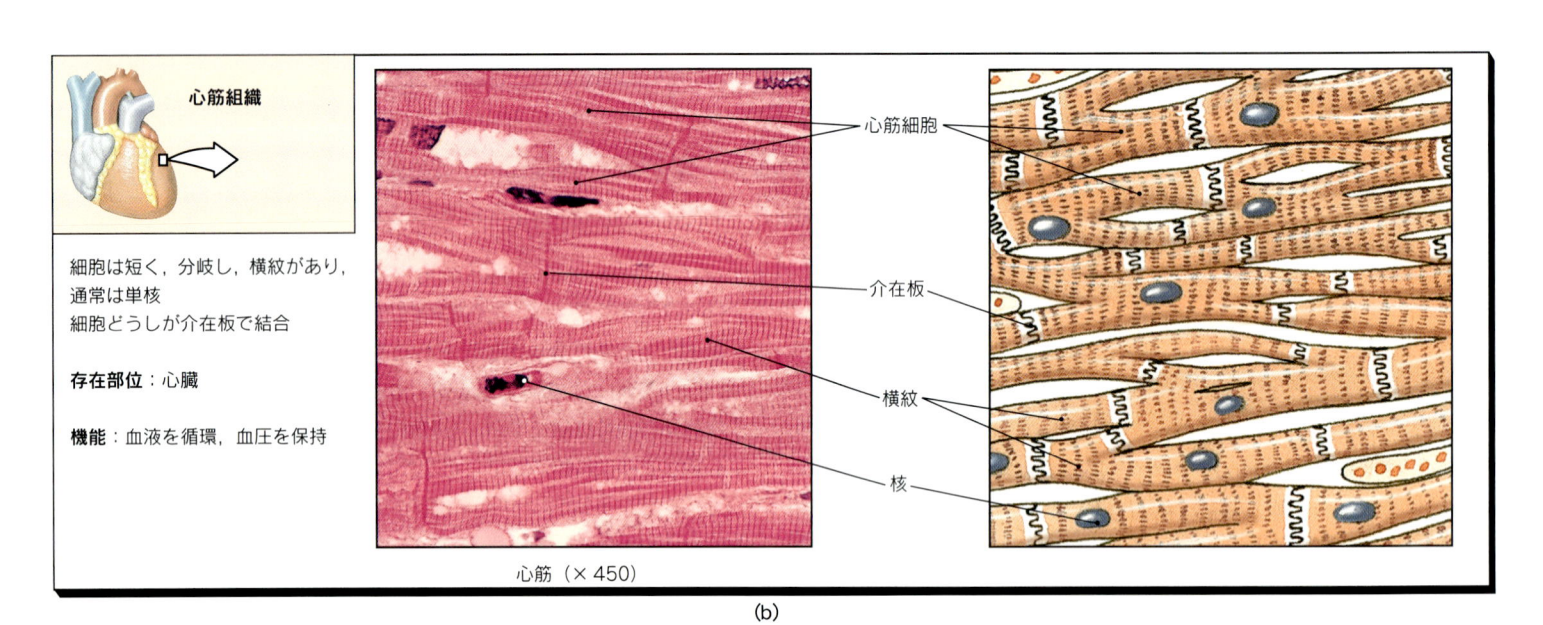

平滑筋組織

細胞は細長く，紡錘形，横紋はなく，中央に単核

存在部位：血管の壁，消化器・呼吸器・泌尿器・生殖器の壁

機能：食物・尿・生殖管の分泌物の運搬，気道内径を調節，血管内径を調節，組織の血流量を調節

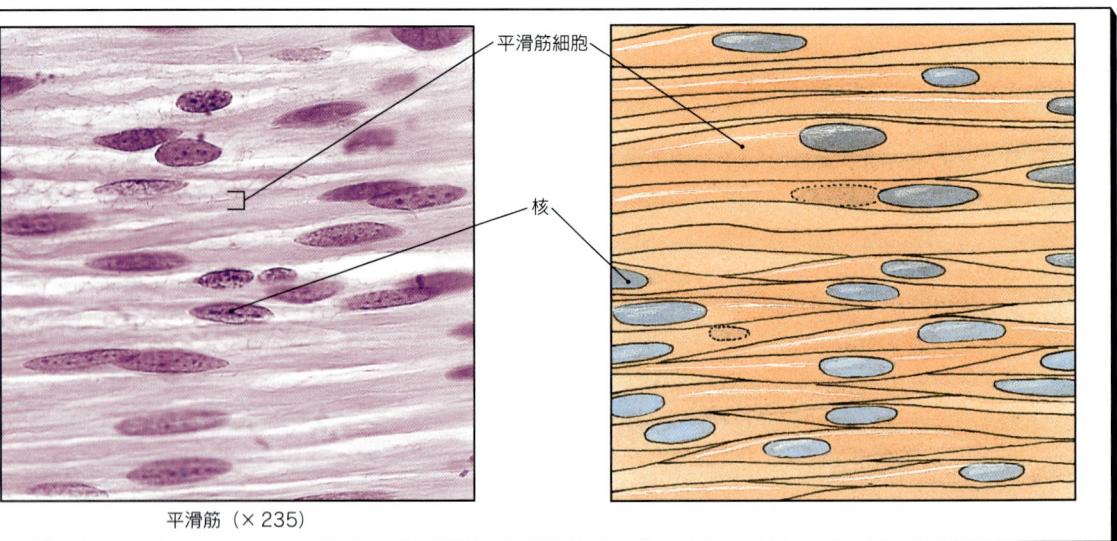

平滑筋（×235）

平滑筋細胞／核

(c)

図 3-20　筋組織の分類

骨格筋線維のなかにはアクチンとミオシンのフィラメントが平行に配列しており，縞模様（横紋）を持つように見えるものがある（図3-20a）。

骨格筋線維は神経からの刺激がなければ収縮できない。つまり，神経系は骨格筋の活動に随意的な支配を及ぼしているので，骨格筋は**随意筋** voluntary muscle と呼ばれる。

骨格筋組織は疎性結合組織によって束ねられている。個々の細胞や細胞集団を包む膠原線維や弾性線維が腱や腱膜の線維と混じり合い，筋収縮の力を骨に伝える。筋組織の収縮によって骨が動く。

B. 心筋組織

心筋組織 cardiac muscle tissue は心臓のみに見られる。典型的な**心筋細胞** cardiac muscle cell は，骨格筋線維よりも小さく，通常中心部に1個の核を持つ（図3-20b）。横紋を有する点では骨格筋と似ている。心筋細胞は**介在板** intercalated disc と呼ばれる特殊な構造で広範囲にわたり互いに結合している。その結果，心筋細胞は枝分かれしながら，お互いに連続したネットワークをなしている。このような結合によって収縮力が伝達され，また介在板にあるギャップ結合が個々の心筋細胞が同調して収縮するのを助けている。

骨格筋線維と同じく心筋細胞は分裂できない。また，この組織には衛星細胞がないため，傷害や疾患で損傷を受けると，心筋組織は再生できない。

心筋細胞は収縮するのに神経の刺激を要しない。その代わり，**ペースメーカー細胞** pacemaker cell（刺激伝導系）と呼ばれる特殊な心筋細胞があって，規則正しい心拍を保証している。神経系はペースメーカー活動の頻度を変えることはできるが，心筋細胞に随意的な支配を及ぼすことはできない。従って，心筋は**不随意筋** involuntary muscle と呼ばれる。

C. 平滑筋組織

平滑筋組織 smooth muscle tissue は血管の壁，膀胱などの中空器官の壁，気道，消化管，卵管などの壁にある。平滑筋細胞は両端が細くなった細長い細胞で，1個の卵形の核を持つ（図3-20c）。平滑筋細胞は分裂できるので，平滑筋組織は損傷を受けても再生することができる。平滑筋細胞のアクチンとミオシンのフィラメントの配列は骨格筋や心筋と異なっており，横紋は存在しない。

平滑筋の収縮は自律神経系の支配を受け，収縮に随意的な支配を及ぼすことはできない。従って，平滑筋は**不随意筋** involuntary muscle と呼ばれる。

√ 小さくて両端が細く，単核で横紋が認められない細胞を持つのは何という筋組織ですか。
√ 骨格筋が随意筋とも呼ばれるのはなぜですか。

6. 神経組織

神経組織 neural tissue, nervous tissue, nerve tissue は体のある部位からほかの部位へ電気的興奮（インパルス）を伝える役目を担う。人体の神経組織の98％は神経系の指令部である脳と脊髄に集中している。神経組織には2つの基本的な細胞成分がある。**神経細胞** nerve cell と，**神経膠（グリア）** neuroglia と総称される何種類かの支持細胞である。

神経細胞は人体で最も長い細胞で，長さが1mに達するものもある。ほとんどの神経細胞は通常分裂することができず，損傷が起こると自己を修復する能力は極めて限られている。典型的な神経細胞には大きい核を含む**細胞体** cell body がある（図3-21）。細胞体から**樹状突起** dendrite と呼ばれる何本かの枝分かれした突起と，1本の**軸索** axon が出ている。樹状突起は入力情報を受け取り，軸索は出力情報を伝える。

神経膠の機能は多様で，神経組織を支持する枠組みをなしたり，脳脊髄液の組成を調節したり，神経細胞に栄養を与えたりする。

1つの神経細胞体とその突起（樹状突起と軸索）を合わせて**ニューロン** neuron と呼ぶ。つまり，ニューロンは1個の神経細胞にほかならない。ニューロンの長さは軸索の長さによって決まる。軸索は細いので**神経線維** nerve fiber とも呼ばれ，ニューロンはその細胞膜に沿って電気的インパルスを伝える。（☞第13章）。

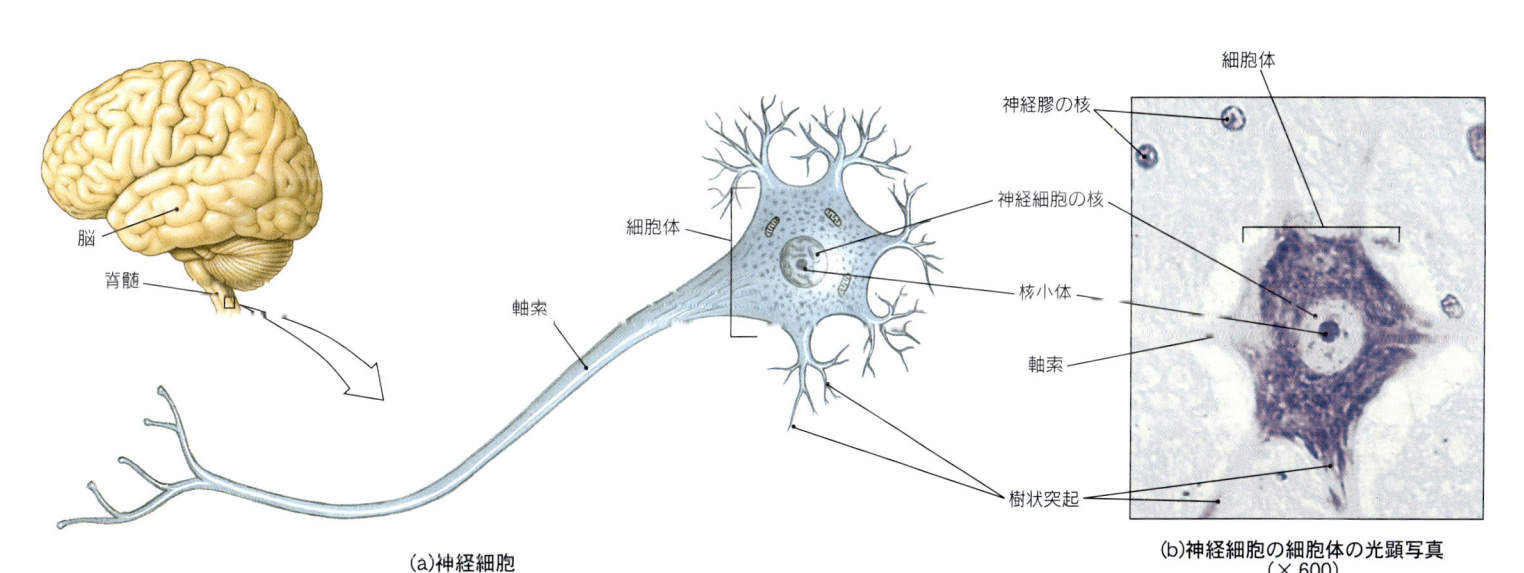

(a) 神経細胞

(b) 神経細胞の細胞体の光顕写真
（×600）

図3-21 神経組織
(a) 典型的な神経細胞の模式図，(b) 光顕像

7. 組織，栄養，および老化

組織は加齢とともに変化する。一般的に，修復・保持能力は徐々に低下し，ホルモンの変化が組織の構造や組成に影響する。上皮は薄く，結合組織は弱くなって，骨はもろくなる。心筋細胞やニューロンは更新されないので，小さな傷害でも長年にわたると蓄積して，心臓血管系疾患や精神機能の低下などの重大な問題につながる。

これらの変化のあるものは遺伝的にプログラムされている。例えば，老人の軟骨細胞は若者とはわずかに異なった型のプロテオグリカンを産生する。この違いが，老人で観察される軟骨の厚さや弾力性の変化の原因となると考えられている。ただし，組織の変性を一時的に遅くしたり，回復させることができる場合がある。加齢による女性の骨粗鬆症 osteoporosis は，運動不足，カルシウム不足，エストロゲンの減少によって起こるので，運動，カルシウム補給，ホルモン補充療法によって，正常な骨の構造を長年にわたり保持することができる。

臨床ノート　腫瘍の発生と増殖

病理医や腫瘍研究者は，癌を細胞の外見やその起源によって分類する。現在では数百種類以上の癌が知られている。表3-3は組織に関連して，良性腫瘍と悪性腫瘍（癌）の情報をまとめたものである。癌は一連の過程を経て成長する（図3-22）。初期には癌細胞は限局しており，**原発性腫瘍** primary tumor または**原発性新生物** primary neoplasm と呼ばれる。腫瘍細胞は通常は腫瘍細胞に由来する娘細胞である。最初，原発性腫瘍の成長は単に組織を押しやるだけで，組織の基本構築は正常に保たれている。腫瘍細胞が周囲の組織に浸潤すると転移が始まる。血管に浸潤すると，腫瘍細胞は全身にばらまかれる（播種）。その後，腫瘍細胞は血流から離れ，ほかの部位に**続発性腫瘍** secondary tumor を形成する。腫瘍の代謝は非常に活発で，腫瘍の存在部位に血管が伸長してくる。血液が供給されると，腫瘍細胞の増殖と転移がさらに加速する。生命にかかわる器官が癌の塊によって圧迫されたり，癌細胞が重要な器官の細胞に取って代わることにより，やがて個体は死を迎える。

表3-3　良性腫瘍および悪性腫瘍における組織型

組織	説明
上皮	
癌腫	上皮由来の癌
腺癌	腺上皮由来の癌
血管肉腫	内皮細胞由来の悪性腫瘍
中皮腫	中皮細胞由来の癌
支持組織	
線維腫	線維芽細胞由来の良性腫瘍
脂肪腫	脂肪組織由来の良性腫瘍
脂肪肉腫	脂肪組織由来の悪性腫瘍
白血病，リンパ腫	造血組織由来の悪性腫瘍
軟骨腫	軟骨由来の良性腫瘍
軟骨肉腫	軟骨由来の悪性腫瘍
骨腫	骨由来の良性腫瘍
骨肉腫	骨由来の悪性腫瘍
筋組織	
筋腫	筋由来の良性腫瘍
筋肉腫	骨格筋由来の悪性腫瘍
心筋肉腫	心筋由来の悪性腫瘍
平滑筋腫	平滑筋組織の良性腫瘍
平滑筋肉腫	平滑筋由来の悪性腫瘍
神経組織	
神経膠腫，神経腫	神経組織由来の悪性腫瘍

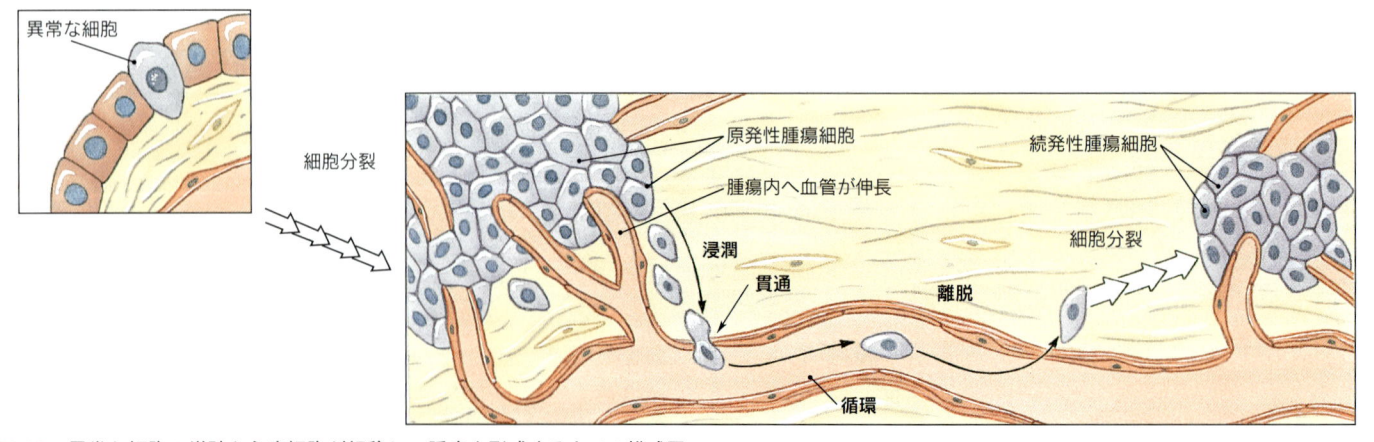

図3-22　異常な細胞の増殖から癌細胞が転移し，腫瘍を形成するまでの模式図

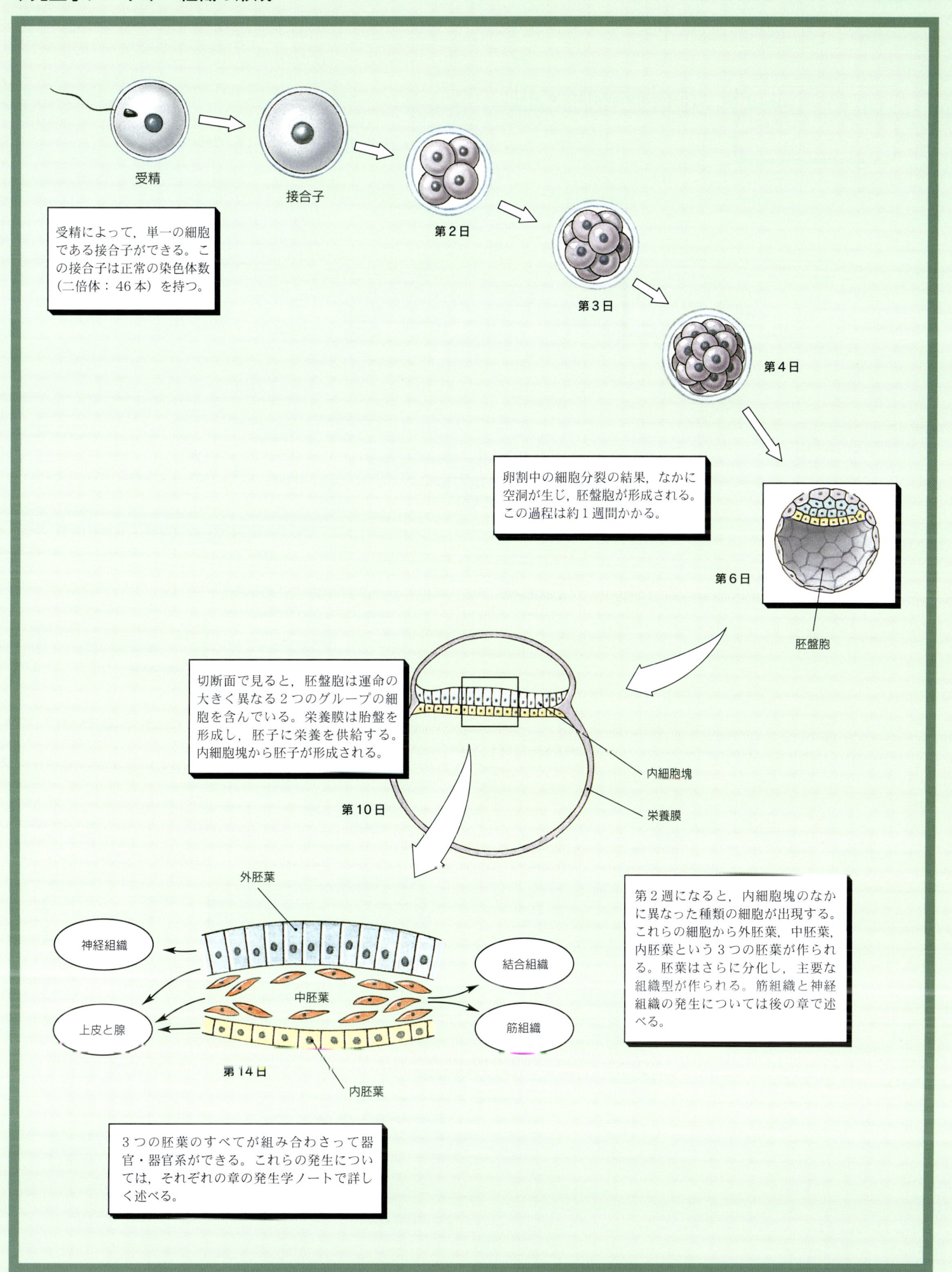

◆発生学ノート◆　組織の形成

受精 → 接合子 → 第2日 → 第3日 → 第4日 → 第6日　胚盤胞

受精によって，単一の細胞である接合子ができる。この接合子は正常の染色体数（二倍体：46本）を持つ。

卵割中の細胞分裂の結果，なかに空洞が生じ，胚盤胞が形成される。この過程は約1週間かかる。

切断面で見ると，胚盤胞は運命の大きく異なる2つのグループの細胞を含んでいる。栄養膜は胎盤を形成し，胚子に栄養を供給する。内細胞塊から胚子が形成される。

第10日 — 内細胞塊，栄養膜

第14日　外胚葉 → 神経組織，上皮と腺；中胚葉 → 結合組織，筋組織；内胚葉 → 上皮と腺

第2週になると，内細胞塊のなかに異なった種類の細胞が出現する。これらの細胞から外胚葉，中胚葉，内胚葉という3つの胚葉が作られる。胚葉はさらに分化し，主要な組織型が作られる。筋組織と神経組織の発生については後の章で述べる。

3つの胚葉のすべてが組み合わさって器官・器官系ができる。これらの発生については，それぞれの章の発生学ノートで詳しく述べる。

◆発生学ノート◆　上皮の発生

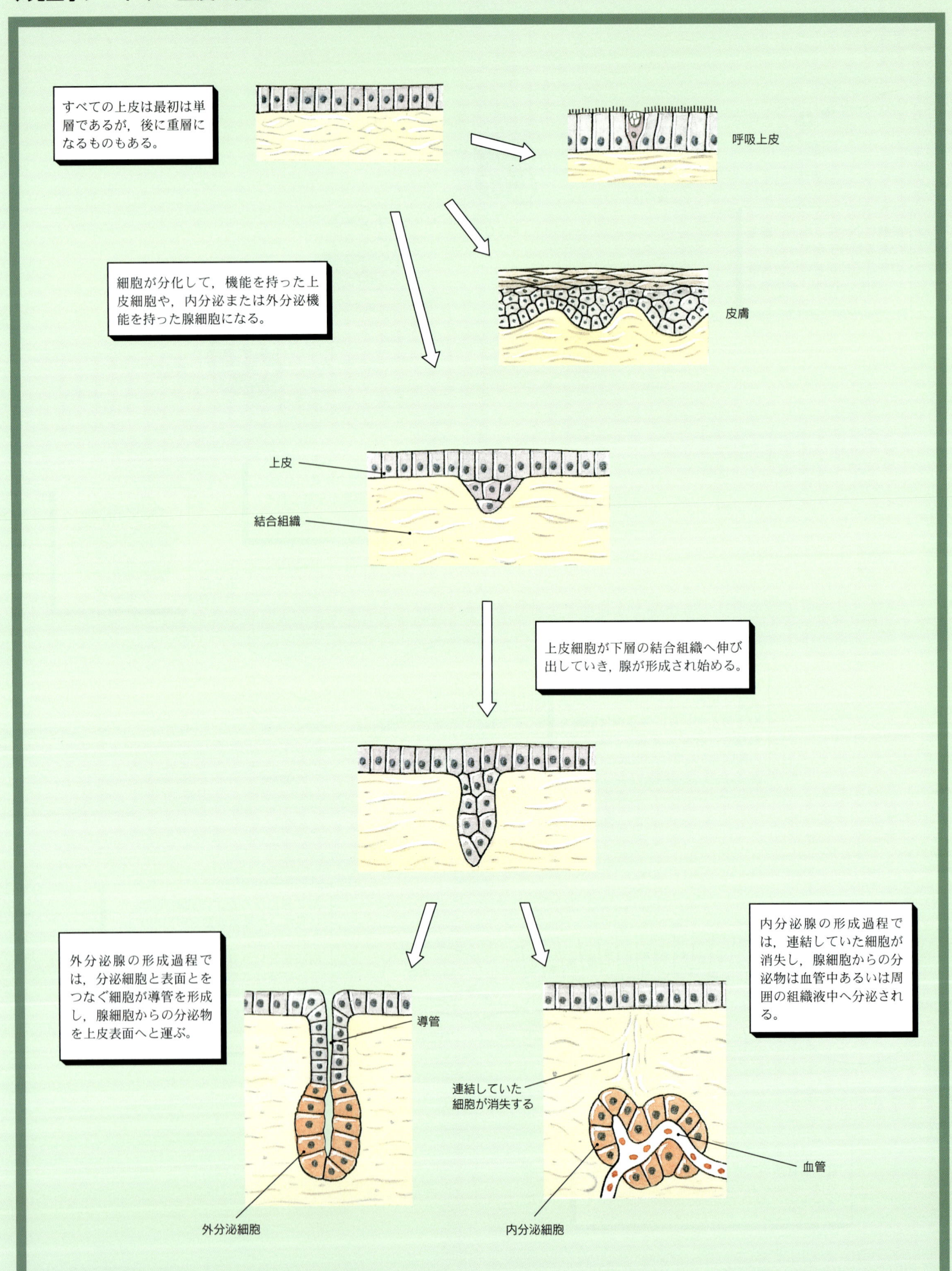

すべての上皮は最初は単層であるが，後に重層になるものもある。

呼吸上皮

細胞が分化して，機能を持った上皮細胞や，内分泌または外分泌機能を持った腺細胞になる。

皮膚

上皮

結合組織

上皮細胞が下層の結合組織へ伸び出していき，腺が形成され始める。

外分泌腺の形成過程では，分泌細胞と表面とをつなぐ細胞が導管を形成し，腺細胞からの分泌物を上皮表面へと運ぶ。

内分泌腺の形成過程では，連結していた細胞が消失し，腺細胞からの分泌物は血管中あるいは周囲の組織液中へ分泌される。

導管

連結していた細胞が消失する

血管

外分泌細胞

内分泌細胞

◆発生学ノート◆　結合組織の起源

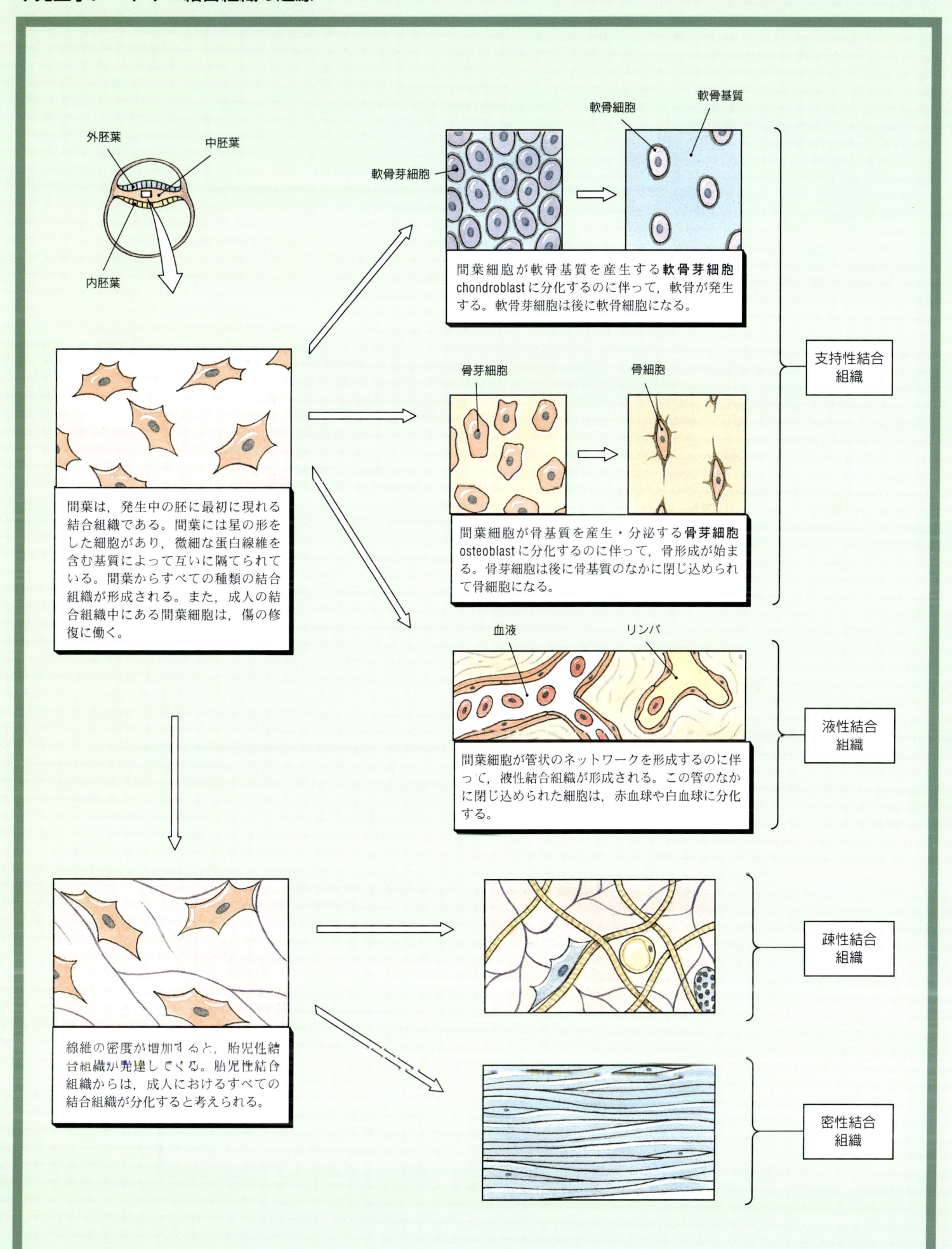

外胚葉　中胚葉
内胚葉

間葉は，発生中の胚に最初に現れる結合組織である。間葉には星の形をした細胞があり，微細な蛋白線維を含む基質によって互いに隔てられている。間葉からすべての種類の結合組織が形成される。また，成人の結合組織中にある間葉細胞は，傷の修復に働く。

軟骨芽細胞　軟骨細胞　軟骨基質

間葉細胞が軟骨基質を産生する**軟骨芽細胞** chondroblast に分化するのに伴って，軟骨が発生する。軟骨芽細胞は後に軟骨細胞になる。

骨芽細胞　骨細胞

間葉細胞が骨基質を産生・分泌する**骨芽細胞** osteoblast に分化するのに伴って，骨形成が始まる。骨芽細胞は後に骨基質のなかに閉じ込められて骨細胞になる。

血液　リンパ

間葉細胞が管状のネットワークを形成するのに伴って，液性結合組織が形成される。この管のなかに閉じ込められた細胞は，赤血球や白血球に分化する。

線維の密度が増加すると，胎児性結合組織が発達してくる。胎児性結合組織からは，成人におけるすべての結合組織が分化すると考えられる。

支持性結合組織

液性結合組織

疎性結合組織

密性結合組織

65

◆発生学ノート◆　器官系の発生

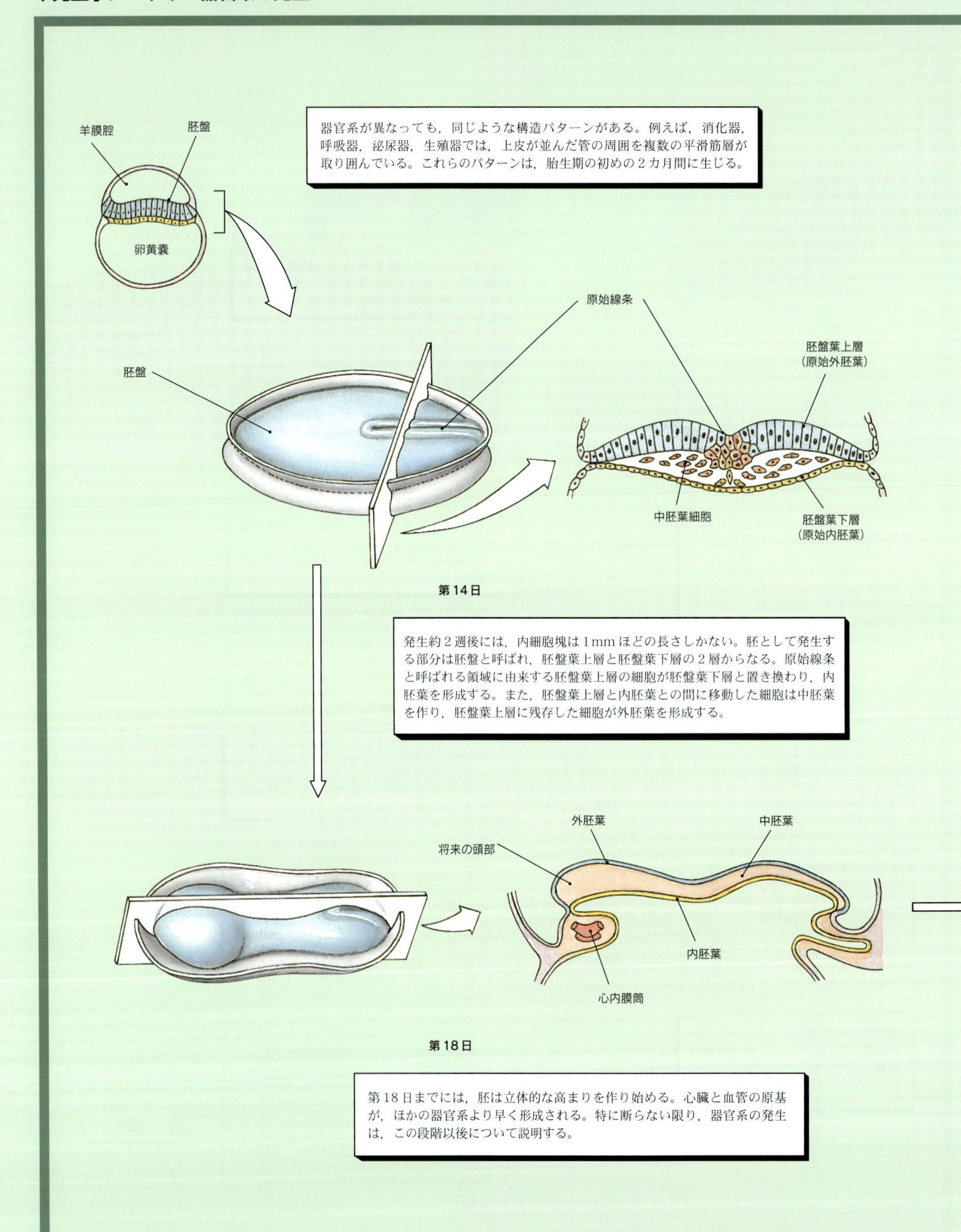

羊膜腔　胚盤
卵黄嚢

器官系が異なっても，同じような構造パターンがある。例えば，消化器，呼吸器，泌尿器，生殖器では，上皮が並んだ管の周囲を複数の平滑筋層が取り囲んでいる。これらのパターンは，胎生期の初めの2カ月間に生じる。

胚盤
原始線条
胚盤葉上層（原始外胚葉）
中胚葉細胞
胚盤葉下層（原始内胚葉）

第14日

発生約2週後には，内細胞塊は1mmほどの長さしかない。胚として発生する部分は胚盤と呼ばれ，胚盤葉上層と胚盤葉下層の2層からなる。原始線条と呼ばれる領域に由来する胚盤葉上層の細胞が胚盤葉下層と置き換わり，内胚葉を形成する。また，胚盤葉上層と内胚葉との間に移動した細胞は中胚葉を作り，胚盤葉上層に残存した細胞が外胚葉を形成する。

将来の頭部
外胚葉　中胚葉
内胚葉
心内膜筒

第18日

第18日までには，胚は立体的な高まりを作り始める。心臓と血管の原基が，ほかの器官系より早く形成される。特に断らない限り，器官系の発生は，この段階以後について説明する。

組織や器官の由来	
外胚葉に由来	外皮系の表皮と表皮由来の構造物：毛囊，爪，腺（汗腺，乳腺，脂腺），口腔・唾液腺・鼻道・肛門の上皮 神経系：脳と脊髄 内分泌系の一部：下垂体と副腎髄質 頭蓋・鰓弓・歯の一部
中胚葉に由来	体腔を被う上皮：胸膜，心膜，腹膜 筋系，骨格系，心臓血管系 腎臓と尿路の一部 性腺と生殖器導管の大部分 器官系を支持する結合組織 内分泌系の一部：副腎皮質，性腺・腎臓中の内分泌組織
内胚葉に由来	消化器系の大部分：上皮（口腔と肛門を除く），外分泌腺（唾液腺を除く），肝臓，膵臓 呼吸系の大部分：上皮（鼻道を除く）と粘液腺 泌尿生殖系の一部：管系と生殖子の幹細胞 内分泌系の一部：胸腺，甲状腺，上皮小体，膵臓

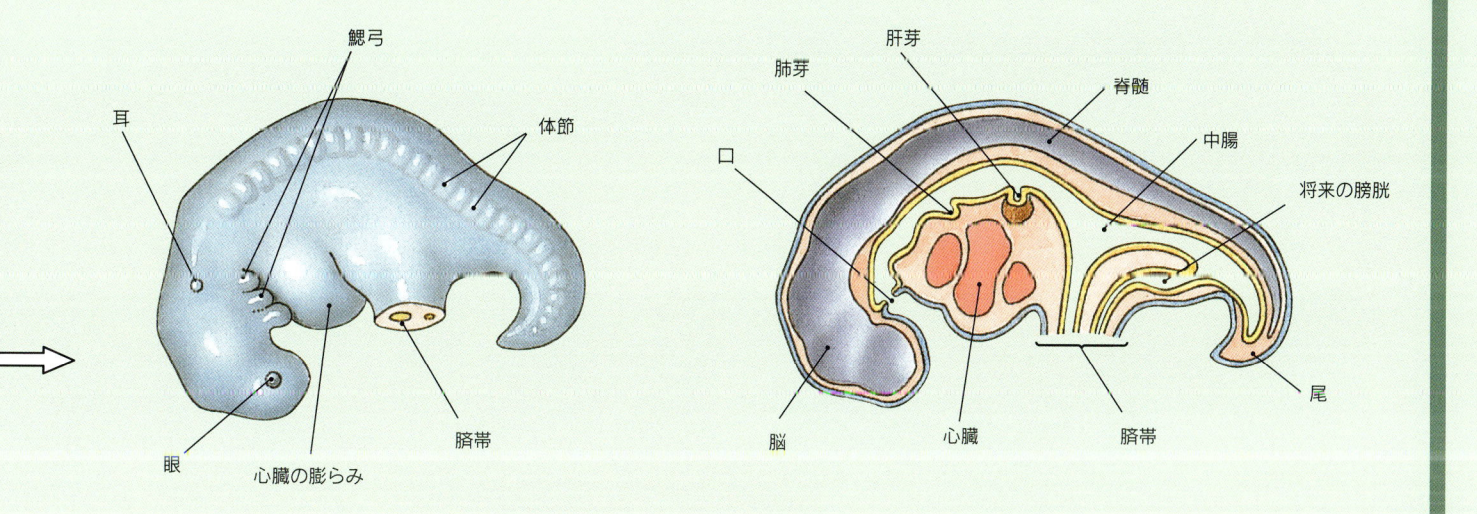

第28日

1カ月たつと，すべての主要な器官系ができ始める。各胚葉がどのように各器官の形成に関わるかを上の表にまとめてある。詳細は後の章で述べる。

第4章 外皮系

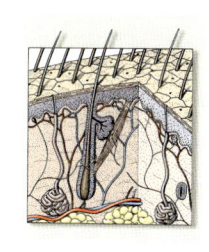

われわれはほとんど毎日，大部分の外皮系（皮膚）を眺めているが，この器官系の理解は不十分ではないだろうか。われわれは他人の目を気にして，皮膚やその付属構造物である毛髪や爪の外観をより美しく見せようとする。また，顔を洗ったり，髪をといたり，散髪したり，シャワーを浴びたり，化粧品をつけたり，といった日常活動は，外皮系の外観をよりよく見せるための努力である。

皮膚を見ると，健康状態，年齢，感情などを判断することができる。健康なヒトの皮膚には輝きがあり，若者の皮膚にはほとんどシワがない。また，恥ずかしい思いをしたり激怒すると皮膚が紅潮するので，皮膚は感情の状態を知る手だてともなる。

体調が悪くなると，皮膚にその影響が現れることがある。皮膚では小さな変化にもすぐ気が付くが，ほかの器官系では重大な問題が起こっていても見過ごされることが多い。皮膚はほかの器官系の健康状態を映し出すので，医師は背後に潜む疾患のサインを皮膚から判断することがある。例えば，肝疾患が起こると，黄疸が生じて皮膚の色が黄変する。

皮膚は人体を周囲の環境から保護している。また，気温などの周囲の環境情報を皮膚から得ることができる。さらに，皮膚には体温を制御する働きがある。外皮系の機能解剖学を学ぶにつれて，その重要な機能が分かるだろう。

1. 外皮系の構造と機能

外皮はすべての体表を被っている。これには眼球の前面にある角膜や外耳道の奥にある鼓膜も含まれる。鼻孔，口唇，肛門，尿道口，腟口では，外皮は内方に折れ曲がり，呼吸器，消化器，泌尿器，生殖器の粘膜とつながる。この移行部では，外皮はなめらかに粘膜に移行している。

外皮系には四大組織のすべてが含まれている。その表面は上皮で被われており，その下層にある結合組織は外皮に強度と弾性を与えている。結合組織を走る血管は上皮細胞に栄養を与え，平滑筋は血管を収縮させたり，毛を動かしたりする。神経組織は平滑筋を支配したり，触覚，圧覚，温度覚，痛覚の情報を伝達したりする。

外皮系には物理的な保護，体温の調節，分泌，栄養，感覚，免疫などの多数の働きがある。

外皮系は，主に皮膚と皮膚付属器から構成されている（図4-1）。
- 皮膚：表皮と真皮からなる。真皮の下層には皮下組織あるいは浅筋膜と呼ばれる疎性結合組織の層があり，筋や骨の周囲にある深筋膜と外皮系とを分けている（☞第3章）。皮下組織は外皮系には属さないが，真皮と密接な関係があるので，本章で扱うことにする。
- 皮膚付属器：毛，爪，汗腺などがある。これらの構造物は真皮にあり，表皮を貫いて体表に現れている。

2. 表皮

表皮 epidermis は角化重層扁平上皮からなる（図4-2）。

表皮には，ケラチノサイト，メラノサイト（メラニン細胞），メルケル細胞，ランゲルハンス細胞の4種類の細胞がある。ケラチノサイトが最も多く，いくつかの層を構成するが，光顕ではその層の区別が判然としないこともある。手掌や足底にある厚い皮膚では5層が区別でき，その他の部位にある薄い皮膚では4層しか区別できない。

メラノサイトはメラニン色素を産生する細胞である。メルケル細胞は感覚受容に関与し，ランゲルハンス細胞には食作用がある。これらの細胞はケラチノサイトの間に散在している。

A. 表皮の層構成

表皮は，下から順に胚芽層，有棘層，果粒層，淡明層，角質層からなる。（表4-1，図4-3）

表4-1 表皮の層構成

層	特徴
角質層	多層の扁平な死んだ細胞からなる層で，細胞は互いに連結している 耐水性であるが，防水性ではない 不感蒸散により水分が失われる
淡明層	厚い皮膚のみに見られる透明な層
果粒層	ケラチノサイトがケラトヒアリンやケラチンを産生 細胞が扁平になるにつれ，ケラチンフィラメントが発達 次第に細胞膜が肥厚し，小器官が崩壊して細胞は死に至る
有棘層	ケラチノサイトのデスモソーム間には細胞骨格をなす張細線維が張っている 細胞のいくつかは，さらに分裂する しばしばメラノサイトやランゲルハンス細胞が見られる
基底層	最下層で，胚芽層とも呼ばれる 基底板と強固に結合している 胚芽細胞（基底細胞），メラノサイト，メルケル細胞がある

a. 基底層

表皮の最下層は**基底層** stratum basale または**胚芽層** stratum germinativum と呼ばれる。この層は基底膜の基底板と強固に結合していて，真皮と隔てられている。この層には大きな基底細胞があり，細胞が分裂すると上方の層に移動する。

皮膚が茶褐色に見えるのはメラノサイトが合成するメラニン果粒による（☞第3章）。メラノサイトは基底細胞の間にある。この細胞は細胞質突起を有し，それによって黒黄色～褐色の色素果粒を，果粒層やそれより表層側のケラチノサイトに受け渡す。メラノサイトと基底細胞の割合は1:4～1:20で部位によって異なり，メラノサイトは頬部，前頭部，乳頭，陰部に多い。個人や人種によって皮膚の色調が異なるのは，メラノサイトの数によるのではなく，メ

4

```
外皮系
• 外界の有害物質に対して物理的に保護
• 体温調節
• 分泌
• 脂肪の合成と貯蔵
• ビタミンD₃の合成
• 感覚情報の受容
• 皮膚の病原体や癌に対する免疫応答
```

皮膚

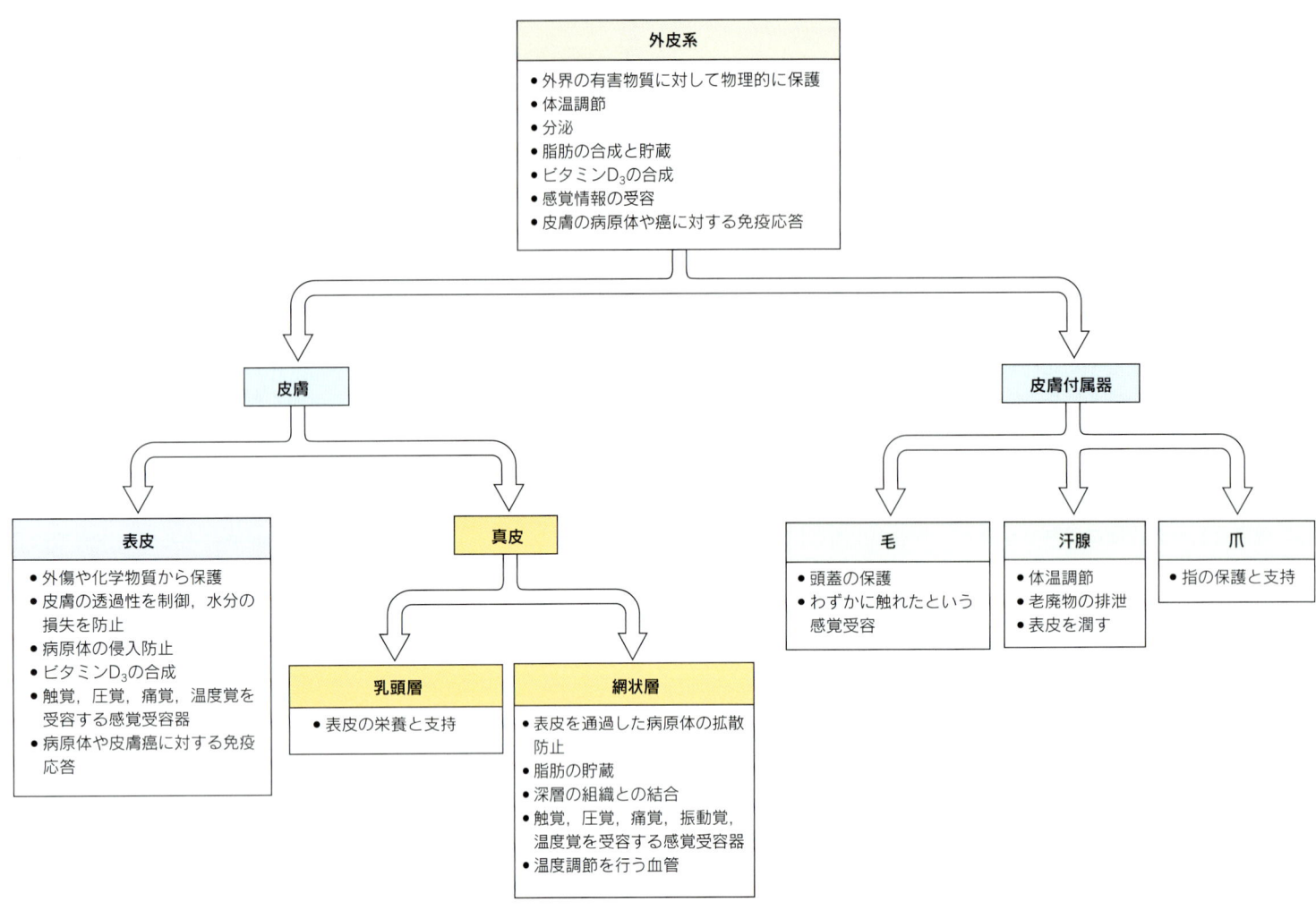

表皮
- 外傷や化学物質から保護
- 皮膚の透過性を制御，水分の損失を防止
- 病原体の侵入防止
- ビタミンD₃の合成
- 触覚，圧覚，痛覚，温度覚を受容する感覚受容器
- 病原体や皮膚癌に対する免疫応答

真皮

乳頭層
- 表皮の栄養と支持

網状層
- 表皮を通過した病原体の拡散防止
- 脂肪の貯蔵
- 深層の組織との結合
- 触覚，圧覚，痛覚，振動覚，温度覚を受容する感覚受容器
- 温度調節を行う血管

皮膚付属器

毛
- 頭蓋の保護
- わずかに触れたという感覚受容

汗腺
- 体温調節
- 老廃物の排泄
- 表皮を潤す

爪
- 指の保護と支持

図 4-1　**外皮系の構成と機能**

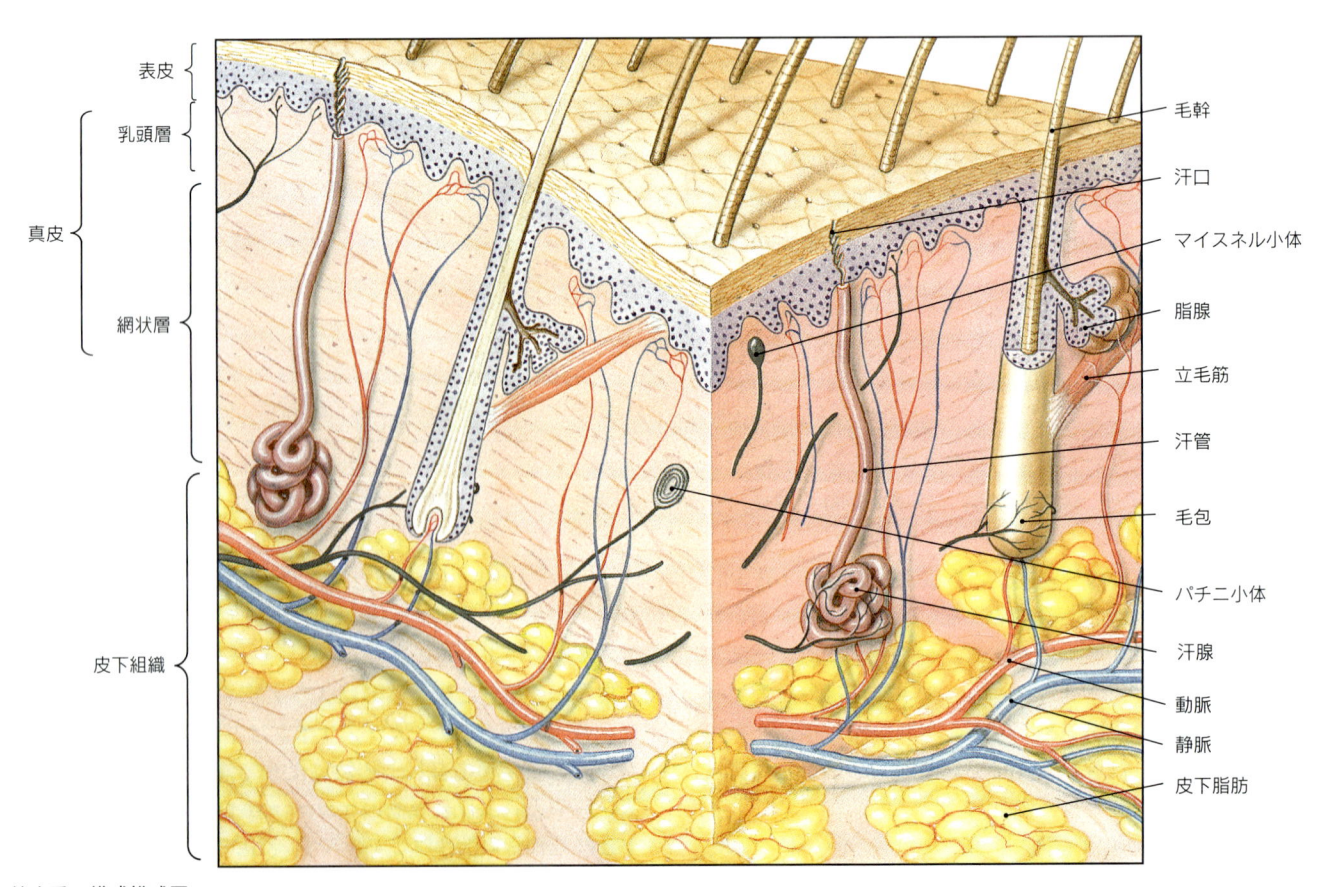

図 4-2　**外皮系の構成模式図**
毛のある皮膚の模式図。

ラノサイトの活性状況による。白子（先天性白皮症）でもメラノサイトの数は変わらない。白子は生まれつきメラノサイトがメラニンを産生できない状態であり，1万人に1人の割合で発生する。

毛のない皮膚には，**メルケル細胞** Merkel cell という特殊な上皮性の細胞がある。この細胞は基底層の細胞間にあり，触覚を感じる。圧を受けると，メルケル細胞は化学物質を放出して神経終末を刺激し，皮膚に触れた物体が何であるのかという情報を伝達する。ほかにも多くの触覚受容器があるが，それらは真皮に存在する（☞第18章）。

b. 有棘層

基底細胞が分裂するたびに，分裂した細胞は基底層の上方にある**有棘層** stratum spinosum に押しやられる。この層は数個の細胞からなり，ケラチノサイトへと分化を始める。この層のケラチノサイトは蛋白からなる**張細線維** tonofibril の束を含んでいる。この束は細胞膜にある一端のデスモソームと他端のデスモソームとの間に張っており，張細線維はケラチノサイトの骨組みをなしているとともに，隣り合うケラチノサイトとの細胞結合を補強している。有棘層のすべてのケラチノサイトは，このようなデスモソームと張細線維の網目構造によって互いに連結している。常法で皮膚の光学顕微鏡切片を作製すると細胞質は収縮してしまうが，張細線維とデスモソームはそれほど縮まない。この縮まない部分は細胞から出ている棘のように見えることから，この細胞を含む層は有棘層と呼ばれるようになった。この層の細胞のいくつかは，さらに分裂を続ける。

メラノサイトはこの層でもよく見られる。**ランゲルハンス細胞** Langerhans cell も存在するが，通常の組織切片では確認することは難しい。ランゲルハンス細胞は表皮の細胞全体の3～8％を占め，有棘層の上層に最もよく認められる。この細胞は，表皮の表面から通過してきた病原体や癌細胞に対して，免疫応答をなすのに重要な役割を果たす。

c. 果粒層

有棘層の上には**果粒層** stratum granulosum がある。この層は有棘層に由来するケラチノサイトで構成される。ケラチノサイトはこの層に到達するまでに，**ケラトヒアリン** keratohyalin や**ケラチン** keratin という蛋白を大量に産生し始めている。ケラトヒアリンは集積してケラトヒアリン果粒と呼ばれる電子密度の高い果粒になり，細胞内に蓄積する。ケラチンフィラメントが発達するにつれ，ケラチノサイトは次第に厚みを減じ扁平になる。細胞膜は厚くなり，膜透過性は減少する。やがて核や小器官が崩壊し，細胞は死ぬ。すると，細胞は水分を失い，ケラトヒアリンに囲まれたケラチンフィラメントがリン脂質の膜で挟まれた，何枚もの密な層を形成する。

ヒトではケラチンは毛や爪のもとになる素材である。ほかの動物では，イヌやネコの鉤爪，ウシやサイの角，トリの羽，ヘビのうろこ，クジラのヒゲなど上皮に由来する多様な構造物を作り出す。

d. 淡明層

手掌や足底などの厚い皮膚には，透明な**淡明層** stratum lucidum が果粒層の上にある。この層の細胞は密に圧迫されて扁平で，なかにはケラチンが充満している。この層は通常の組織切片では染まらない。

e. 角質層

角質層 stratum corneum は扁平な死んだ細胞からなる層で，15～30層からなり，厚い皮膚にも薄い皮膚にもある。有棘層で生じた細胞間結合は失われていないので，細胞は1個1個剥がれるのではなく，ある程度まとまってシート状に剥がれる。

多量のケラチンを含む上皮を**角化上皮** keratinized epithelium, cornified epithelium という。**角化** keratinization は体表のすべての皮膚で起こるが，眼の角膜は角化しない。

角質層は乾燥しているので，微生物の増殖には適さない。角質層

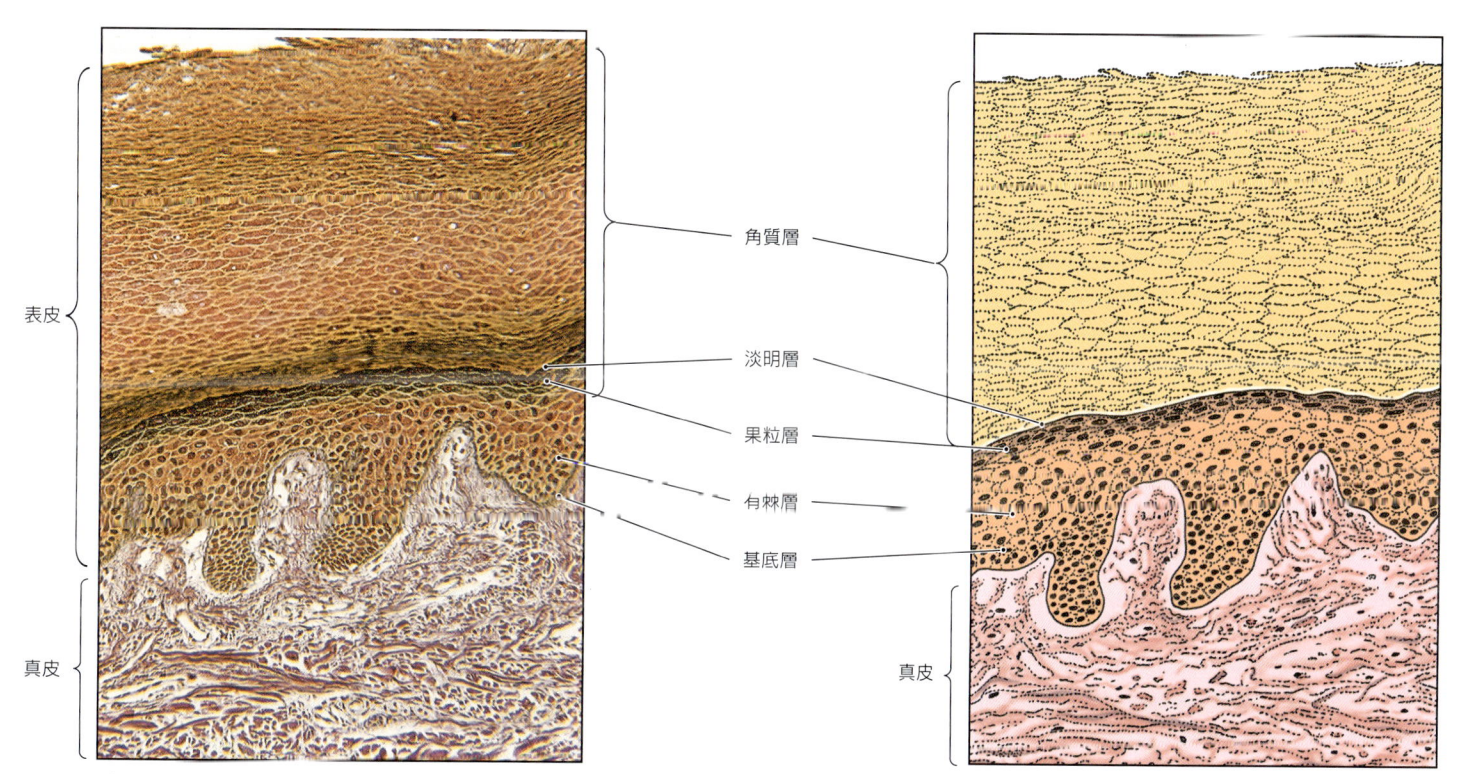

図 4-3　皮膚の断面の光顕像と対応する模式図
厚い皮膚の光顕像（×200）。

の表面は，皮膚付属腺（脂腺や汗腺）の分泌物によって被われ，バリアーをなす。

角質層は耐水性であるが，防水性ではないので，間質の体液はゆっくりと皮膚の表面にしみ出していき，大気中に蒸発して放散される。この過程は**不感蒸散** insensible perspiration と呼ばれ，1日に約500 mℓの水分が失われる。

ケラチノサイトが基底層から角質層に達するのに約14日かかる。死んだ細胞は通常さらに2週間ほど角質層に留まり，やがて剥離する。この丈夫な角質層によって，表皮の深層は保護されている。

✓ 頭の皮膚の外層から細胞が過度に脱落するとフケとなる。この層は何と呼ばれますか。
✓ 材木をつかもうとして，トゲが手掌に刺さり，表皮の3番目の層まで達した。この層の名称は何ですか。

□ 臨床ノート　経皮薬物投与

油性あるいは水溶性の薬剤は皮膚を透過できる。薬剤の移動速度は遅く，特に角質層を移動するのに時間がかかる。しかし，薬剤がいったん表皮を通過すると，血液循環に入って全身を循環する。薬剤を含んだ粘着シートを皮膚に貼る投薬方法がある。薬剤の拡散速度は遅いので，粘着シートには高濃度の薬剤が含まれている必要がある。このような薬剤の投与方法は経皮薬物投与と呼ばれ，いったんシートを貼ると数日間有効で，毎日錠剤を投与しなくていいという利点がある。中枢神経に作用するスコポラミンは，車酔いなどの吐気を抑えるのに経皮投与される（日本ではまだ市販されていない）。ニトログリセリンの経皮投与は心筋の血流を改善し，狭心症を予防するのに用いられる。エストロゲンの経皮投与は閉経期の女性の骨量減少を防ぐのに用いられることがある。また，ニコチンの経皮投与が，タバコ依存症の人の禁煙治療に用いられる。

B. 厚い皮膚と薄い皮膚

体表の大部分は薄い皮膚によって被われている（図4-4a,b）。表皮の厚さは0.08 mmぐらいしかなく，角質層は数層の細胞があるにすぎない。

手掌の厚い皮膚の角質層は，30層程度あるいはそれ以上の角化細胞で構成されている。その結果，手掌の厚い皮膚は，身体を被う薄い皮膚の6倍もの厚みがある（図4-4c）。

a. 表皮網稜（レーテ　リッジ）

表皮の深層には，**表皮網稜（表皮稜，レーテ　リッジ）** rete ridge, epidermal ridge と呼ばれる構造物が真皮に向かって突出しており，表皮と真皮の接合面積を広くしている。真皮から表皮への突出構造は真皮乳頭と呼ばれており，表皮網稜の間に伸び出している（図4-4a,c）。

皮膚表面に見られるパターンは表皮網稜と深い関係があり，手や足に見られる指紋や紋理のような複雑なパターンを作り出す。これらのパターンは皮膚の表面積を増大し，摩擦を増やして物をつかむのに役立っている。指紋や紋理のパターンは個人に特有なもので，生涯変わることがない。それ故，指紋（図4-5）は個人識別に用いることができ，1世紀も前から犯罪捜査に用いられてきた。

b. 皮膚の色

皮膚の色は真皮を流れる血流と2種類の色素（メラニンとカロチン）の量によって決まる。血液にはヘモグロビンを含む赤血球がある。酸素と結合すれば，ヘモグロビンは鮮赤色を呈するので，真皮の血管は赤く見える。炎症が起こると血管は拡張するので，皮膚はさらに赤みを増す。

1) 真皮の血液供給

血液の供給が一時的に減少すると，皮膚はやや青白く見える。恐怖にさらされると顔面が蒼白になることがあるが，これは皮膚への血液供給が急に減少するためである。血液供給の減少が続くと，血管に含まれる酸素は減少し，ヘモグロビンは暗赤色を呈するようになる。表面から見ると皮膚は青みを帯び，このような状態を**チアノーゼ** cyanosis と呼ぶ。チアノーゼは口唇などの薄い皮膚や爪でよく観察され，極端な寒さに対する反応であったり，心不全や重症の喘息などの循環・呼吸不全の結果として出現することがある。

2) 色素の量

カロチン carotene は黄色の色素で，ニンジン，トウモロコシなどの黄色野菜に含まれている。皮膚ではケラチノサイトに含まれており，水分を失った角質層の細胞や皮下脂肪によく認められる。

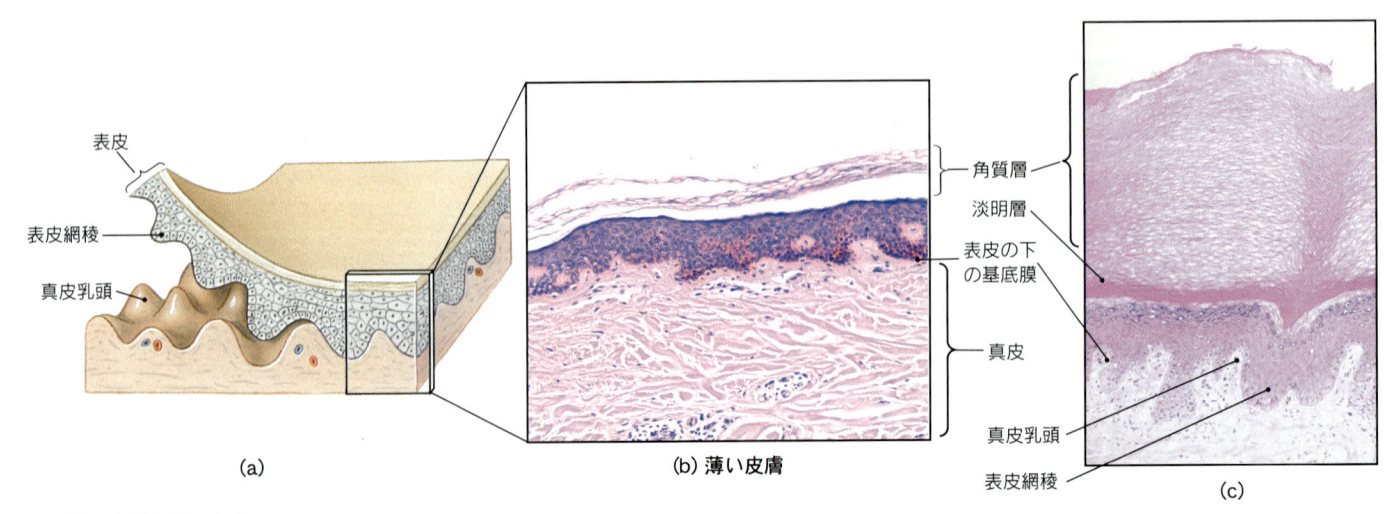

図4-4　薄い皮膚と厚い皮膚
表皮は重層扁平上皮からなるが，部位によってその厚さ，特に角質層の厚さが異なる。
(a) 表皮の基本構成，(b) 薄い皮膚の光顕像（×154，標本作製時に角質層が離れている），(c) 厚い皮膚の光顕像（×154）

メラニン melanin はメラノサイトで作られ，貯蔵される（図4-6）。黒色〜褐色のメラニンはメラニン小体 melanosome と呼ばれる小胞で作られる。このメラニン小体はそのままの形でケラチノサイトに運搬されて，ケラチノサイトの色調のもとになるが，最後にはリソソームによって破壊されてしまう。表層にあるケラチノサイトほど薄い色調をしている。それは，表層にいくほどメラニン小体が減少するからである。白色人種ではメラニン小体の授受は基底層と有棘層で起こっており，それより上の層ではメラニン色素を欠く。これに対し，黒色人種ではメラニン小体は大きく，果粒層にまでメラニン小体が運ばれるので，黒色を呈する。

メラニン色素は太陽光の紫外線から皮膚障害を防ぐ働きがある。紫外線はコレステロール関連ステロイド前駆物質をビタミンDに変換するのに欠かせない。ビタミンDは小腸でのカルシウムやリンの吸収に必要で，十分量のビタミンDがあると損傷した骨を修復したり骨の成長を促す。しかし，過剰の紫外線を受けると染色体を傷害し，中〜軽度の火傷と同じような組織損傷を引き起こすことがある。表皮のなかにあるメラニンは下層の真皮を保護している。ケラチノサイトではメラニン小体は核周辺に多量に分布しており，核のDNA損傷を防いでいるように思われる。

メラノサイトが紫外線を浴びると，メラニンの合成と運搬活動が活発になる。しかし，その反応はそれほど速くは起こらず，約10日ほどかかる。海辺で過ごすと日焼けは避けられない。皮膚の色が黒い人ほど紫外線から身を守ることができる。しかし，繰り返し日焼けするほど大量の紫外線を浴びると，皮膚の表皮や真皮に障害をきたすことがある。真皮では，線維芽細胞が障害を受けて異常な結合組織構築が起こり，早ジワのもとになる。表皮では基底細胞やメラノサイトに染色体障害が生じ，皮膚癌が生じることがある。

✓ 厚い皮膚と薄い皮膚の本質的な相違は何ですか。
✓ 犯罪者が自分の指紋が分からないように指先の指紋を擦り消したとする。果たして，この行為によって指紋を永久に消すことができるのだろうか。

3. 真皮

A. 真皮の構成

真皮は表皮の下にあり（図4-2），表層にある乳頭層と下層の網状層からなる。
● 乳頭層 papillary layer：疎性結合組織（図4-7a）からなり，表皮を栄養する毛細血管や，乳頭層や表皮にある受容器につながる感覚神経が走っている。乳頭層という名称は真皮乳頭に由来する（図4-4）。
● 網状層 reticular layer：乳頭層の下にあり，密性交織結合組織からなり，血管，毛包，神経，汗腺，脂腺を取り囲んでいる（図4-7b）。網状層という名称は膠原線維束が網目状をなすことに由来する。この層の膠原線維のあるものは，乳頭層に伸び出し，2層をつないで

図 4-5 指腹の指紋
皮膚の表面をフィルムに型取りして観察したもの（× 25）(RC. Kessel, R.H. Kardon : *Tissues and Organs; A Text-Atlas of Scanning Electron Microscopy.* W.H.Freeman & Co.,1979. より引用)．

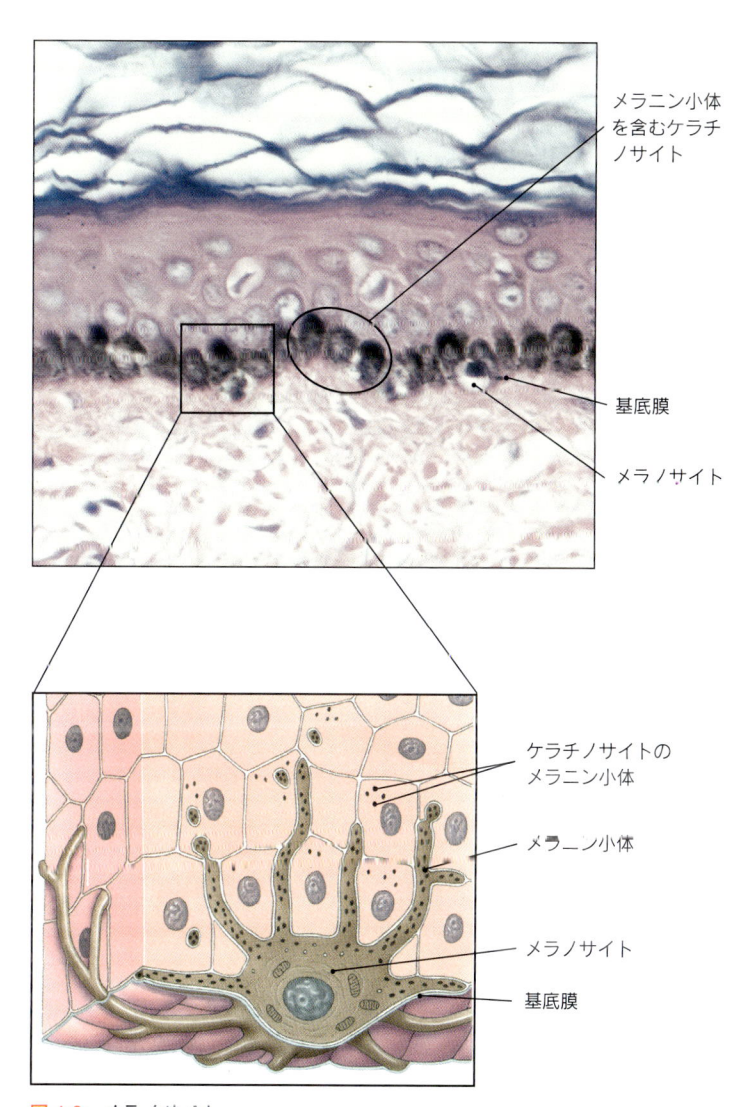

図 4-6 メラノサイト
メラノサイトの位置に注意。メラノサイトの突起からメラニン小体がケラチノサイトに受け渡される。

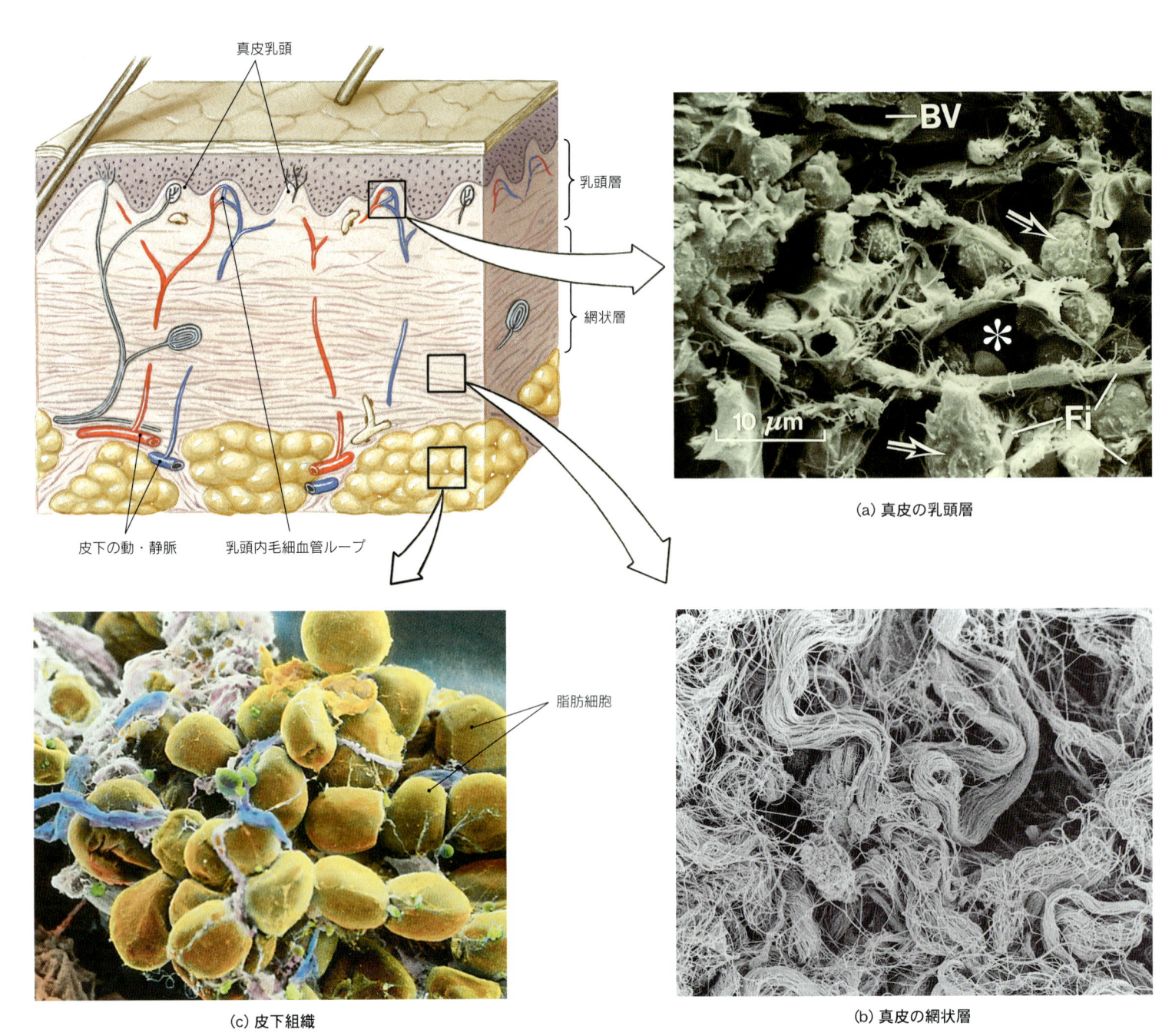

図4-7 真皮と皮下組織の構造
(a) 真皮の乳頭層は疎性結合組織でできており，多数の血管（BV），膠原線維束（Fi），マクロファージ（矢印）を含んでいる．＊印で示す空所は液性の基質で満たされていた場所である（走査電顕像，×649）．
(b) 真皮の網状層．多数の交織密性結合組織を含む（走査電顕像，×1,340）．
(c) 皮下組織．疎性結合組織の網目の中に多数の脂肪細胞（黄色）がある．（疑似カラー走査電顕像，×268）(R.G. Kessel, R.H. Kardon: *Tissues and Organs; A Text-Atlas of Scanning Electron Microscopy.* W.H.Freeman & Co.,1979. より引用)．

いる．従って，これらの2層の境界は不明瞭である．また，網状層の膠原線維の一部は下層の皮下組織にも広がっている（図4-7c）．

シワ，伸展痕，皮膚割線

真皮の網状層にある交織性の膠原線維のおかげで，皮膚は張力に耐えることができ，密な弾性線維の配列によって伸びたり縮んだりすることができる．加齢とともに，またホルモンや紫外線の影響によって，真皮は薄くなってしなやかさがなくなり，皮膚にシワやたるみが生じる．妊娠時や急激な体重増加によって，腹壁の真皮に過度のひずみが生じ，皮膚の許容弾性を超えてしまう．皮膚は伸展するが，出産後や急激な減量後には元には戻らない．皮膚には溝が生じ，**伸展痕** stretch mark（妊娠に伴う場合は妊娠線と呼ばれる）ができる．

トレチノイン tretinoin（Retin-A）はビタミンAの誘導体で，クリームや軟膏として皮膚に投与されることがある．この薬剤はもともとニキビの治療のために開発されたが，真皮の血流を高め，皮膚の修復を促進する作用がある．この薬剤を用いると，シワの形成を抑え，すでにあるシワを目立たなくする作用がある．しかし，改善の程度は個人によって異なる．

どんな部位でも，膠原線維や弾性線維の多くは平行に配列している．この配列は通常の動きによって皮膚にかかる張力に抗するように配列している．その結果，生じる線維配列は**皮膚割線** line of cleavage と呼ばれている（図4-8）．この割線は臨床的に重要である．割線と平行に切開を行うと切開線はうまく閉鎖するが，直角方向に切開すると切断された弾性線維がコイル状に巻いてしまうので，切開線は引っ張られてしまう．皮膚の切開に当たっては，割線に従って

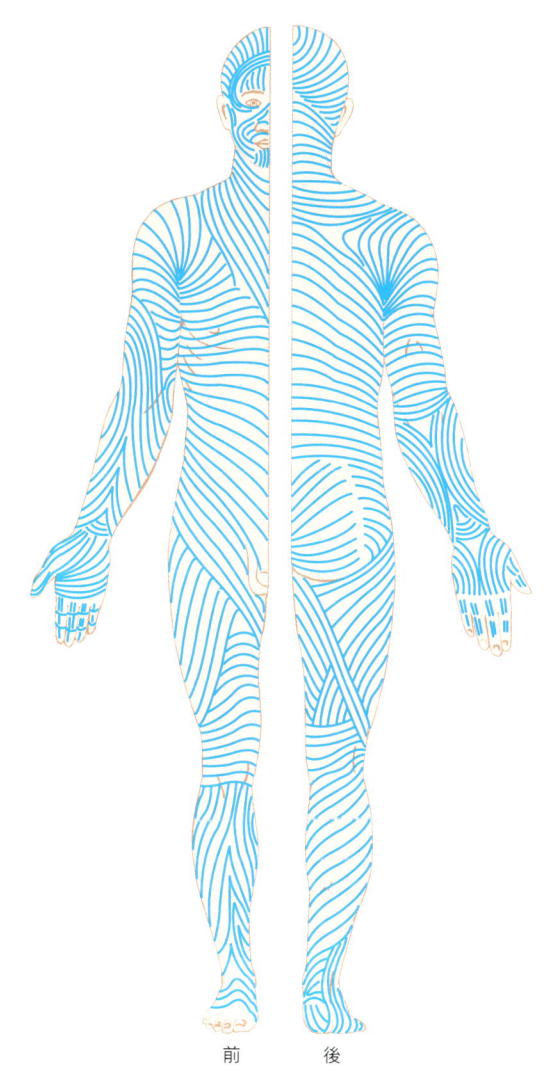

図 4-8　皮膚割線
皮膚割線は皮膚の張力のかかる線に沿っており，真皮の膠原線維束の方向を反映している。

切開すると傷も早く治癒し，瘢痕も残らないことが多い。

B. その他の皮膚の構成要素

真皮は狭義の結合組織のすべての細胞を含んでいる。後述する皮膚付属器である毛包や汗腺が真皮内に突出している（図4-9）。また，真皮の乳頭層や網状層には血管，リンパ管，神経線維が網目状に分布している（図4-2）。

a. 皮膚の血液供給

皮膚を栄養する動脈は真皮の網状層と皮下組織の境界部に沿って網目をなしている（図4-2）。この動脈からの分枝は皮膚の組織のほかに皮下組織の脂肪組織を栄養する。表皮に向かう小動脈の分枝は，毛包，汗腺，真皮などを栄養する。この小動脈の枝が乳頭層に達すると，**乳頭叢** papillary plexus を作り，表皮・真皮境界部にある毛細血管網に動脈血を提供する（図4-7a）。この毛細血管は静脈の網目に流入し，それが集まってより大きな静脈になり，真皮から皮下組織に注ぐ。

皮膚の血液循環はきっちりと制御されなければならない。それは，皮膚が温度制御の主要な役割を果たしているからである。体温が上昇すると，皮膚の循環血液量が増加し，熱を放出する。これとは逆に体温が低下すると，皮膚の循環血液量は減少して熱を保持しようとする。また，全血液量は一定であるので，皮膚の循環血液量が増えるとほかの器官の循環血液量は減少する。神経系，心臓血管系，内分泌系が互いに作用して，器官系の血流を保ちながら，皮膚に至る血流を調整する。

b. 皮膚の神経支配

皮膚の神経線維は，皮膚の血流や腺の分泌量を制御したり，知覚を受容する。表皮の深層にあるメルケル細胞は前述したとおりであるが，この細胞はメルケルの触覚盤として知られる知覚受容器によって情報を受け取る。そのほか，表皮には痛覚や温度覚に関係すると考えられる感覚神経がある。真皮にはこれらの神経線維のほか，特殊化した受容器がある。触覚を感じるマイスネル小体，毛根の周囲にあって毛の触覚に関与する柵状神経叢，伸展受容器で網状層にあるルフィニ小体，網状層にあって，圧覚や振動覚に関与するパチニ小体が知られている。

4. 皮下組織

真皮の下層には皮下組織がある。真皮の網状層にある結合組織線維は皮下組織と交織しており，両者の境界は判然としないことが多い。皮下組織は浅筋膜と呼ばれることもあり（☞第3章），皮下組織は外皮系の一部に入れないことが多い。

皮下組織は脂肪組織を多量に含んだ疎性結合組織でできている（図4-7c）。幼児の皮下組織には多量の脂肪があり，熱の損失を抑える。皮下組織の脂肪はエネルギー貯蔵庫として働くほか，外界からの衝撃を和らげる働きがある。

成長するにつれ，皮下脂肪の分布が変化する。男性では，皮下脂肪が頸部，上腕，背部下方，殿部に沈着する。女性では，主に胸部，殿部，大腿部に沈着する。成人では男女を問わず，手背や足背には脂肪細胞がほとんど存在しないが，腹部には多量に存在し，しばしば"太鼓腹"を呈することになる。

皮下組織は極めて弾性に富む。皮下組織の上層には大きな動脈や静脈があり，残りの部位には限られた数の毛細血管があるのみで重要な器官はない。このため，皮下組織は皮下注射によって薬剤を投与するのに有効な部位である。

5. 皮膚付属器

外皮系の付属器には，毛包，脂腺，汗腺，爪がある（図4-2）。これらの付属器は，発生途上で上皮の落ち込みによって形成される（☞発生学ノート「外皮系の発生」）。

A. 毛包と毛

毛は全身のほとんどの部位に生えているが，足底，手掌，指腹，口唇，外陰部の一部（亀頭，包皮，陰核，小陰唇，大陰唇の内側）などには見られない。人体には約500万本の毛が生えているが，その98％は体表にある。毛は**毛包** hair follicle と呼ばれる構造物から生じる。

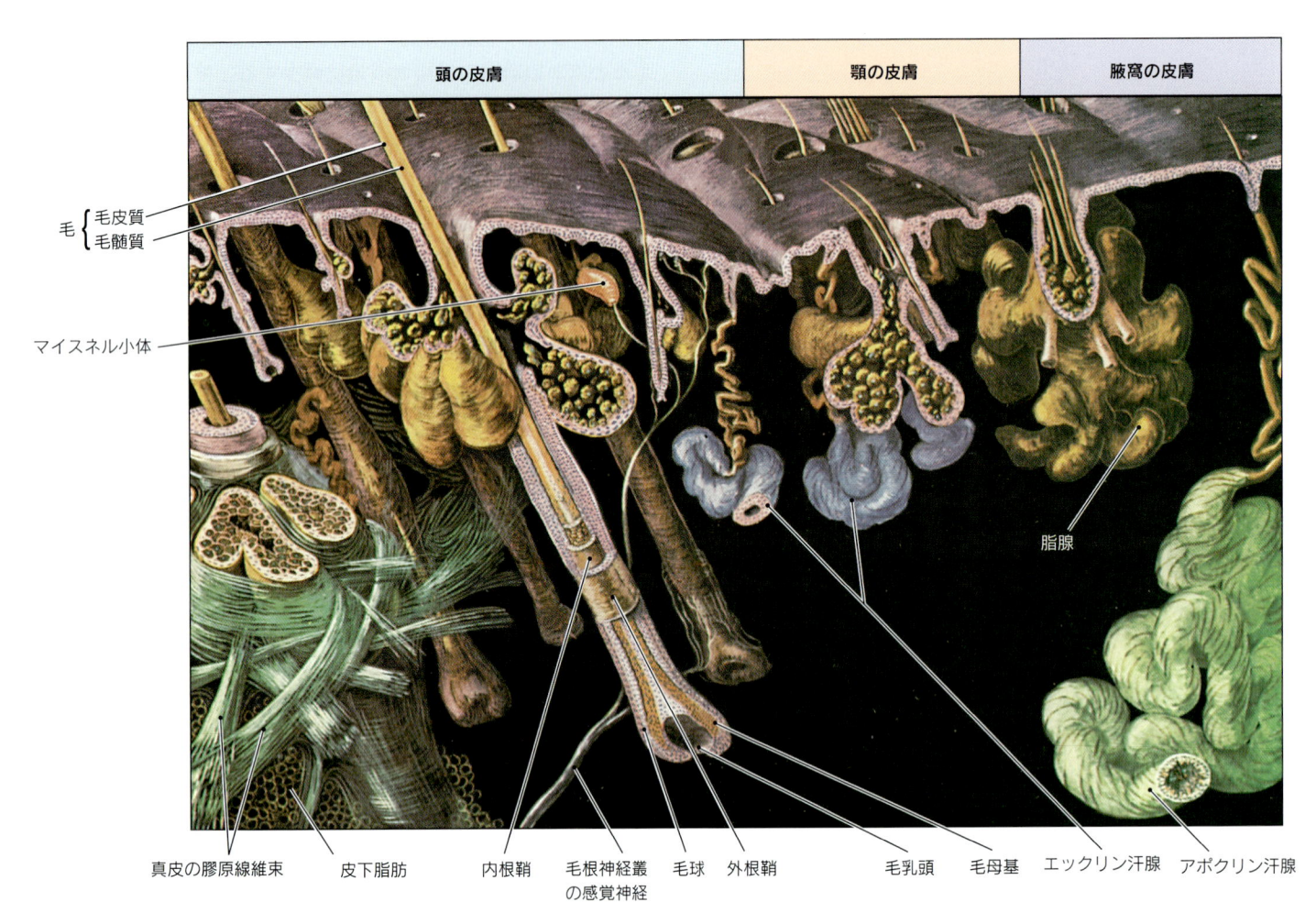

(a) 皮膚の断面

(b) 頭皮の縦断像

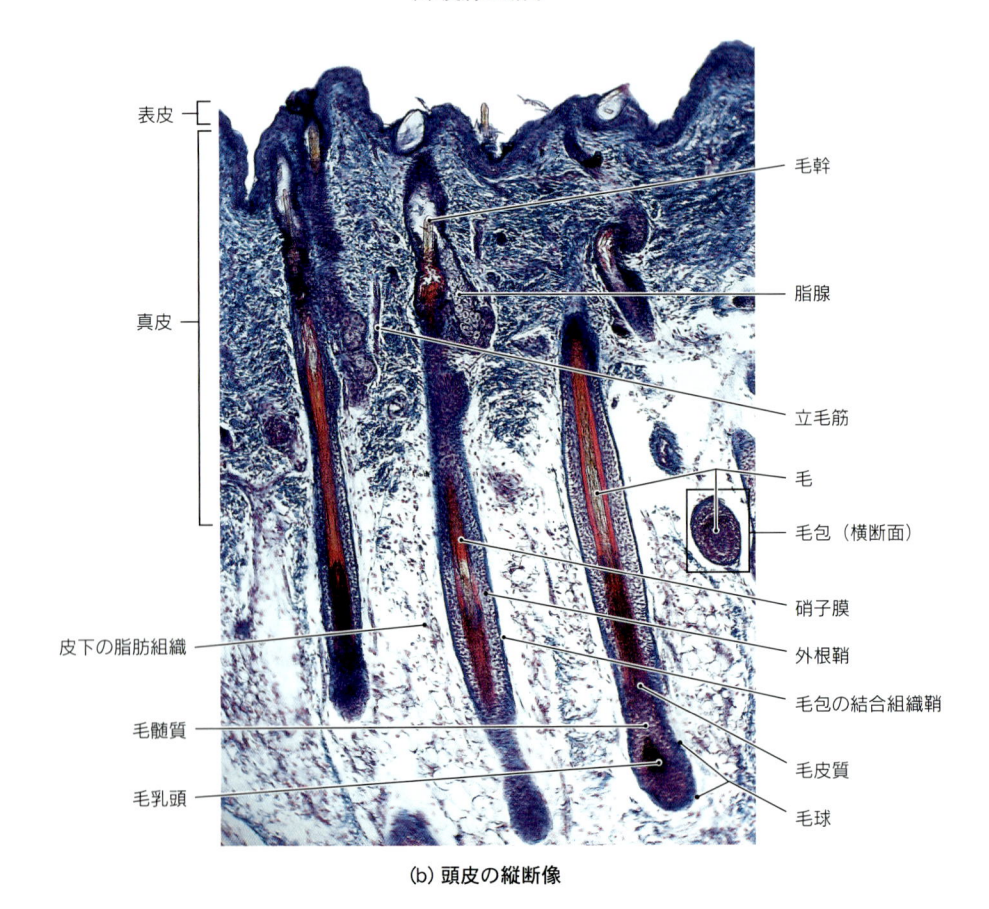

図 4-9 皮膚の付属器
(a) 異なる部分の皮膚の三次元模式図。毛包と付属器の位置に注意。
(b) 頭皮の縦断光顕像（× 66）。

4 外皮系

a. 毛の産生

毛包の下端は真皮まで伸びているが，皮下組織まで達する場合もある（図 4-2, 図 4-10）。毛包の基底部の上皮は，毛細血管や神経を含む結合組織からなる**毛乳頭** hair papilla を取り巻いている。毛球は毛包の下端の膨らんだ部分で，毛乳頭を取り囲む上皮からなる。

毛の産生は特殊な角化過程と見ることができる。**毛母基** hair

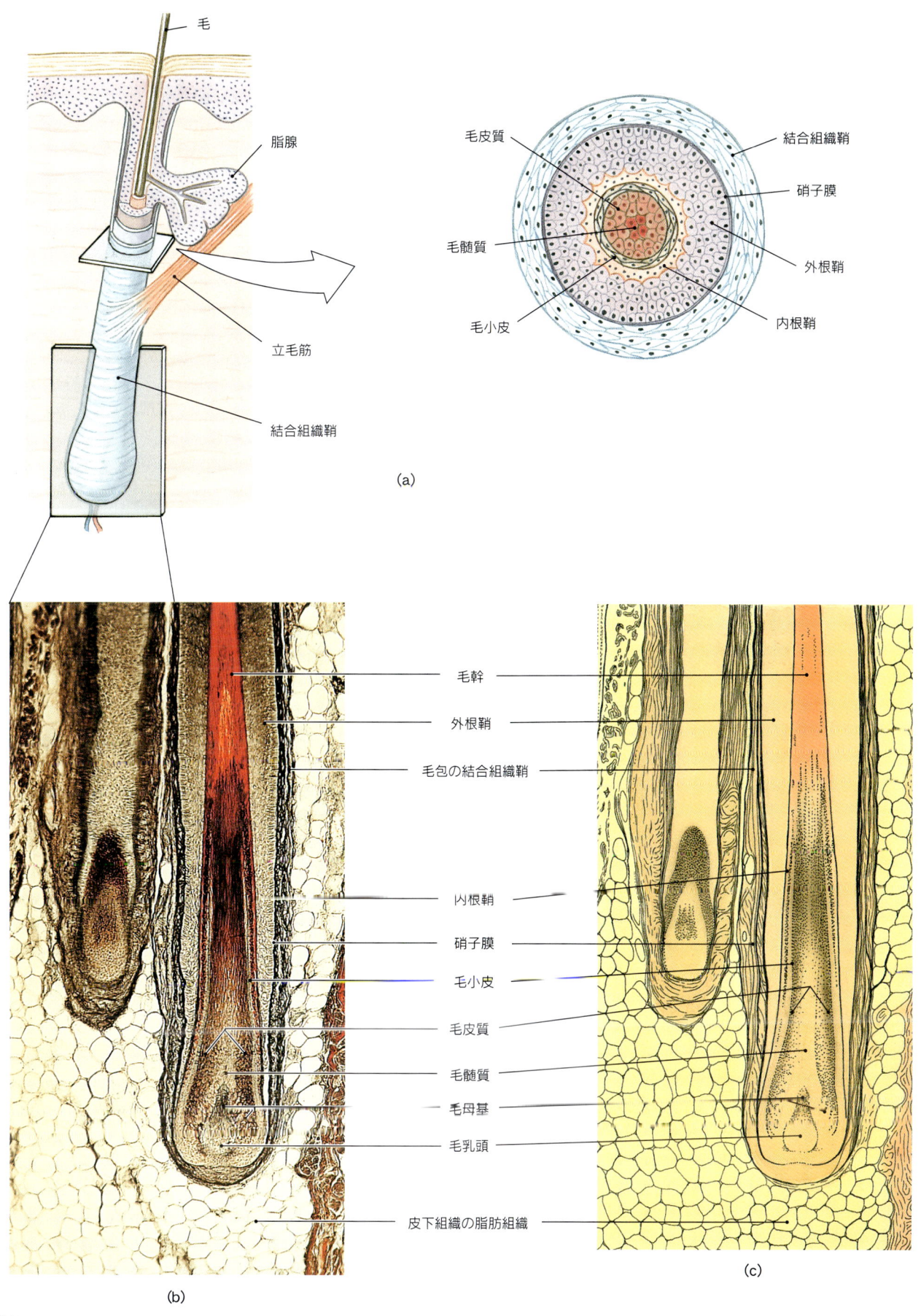

図 4-10 毛包
(a) 毛包の縦断および横断模式図，(b) 毛包の縦断の光顕像（×60），(c) 縦断像の模式図

matrix は毛の産生に関わる上皮層からなる。基底細胞が分裂して生じた細胞は，発達中の毛の一部として表層に向かって押し出される。

毛の外側には**皮質** cortex，内側には**髄質** medulla がある。髄質には柔らかくて弾力のある軟ケラチンがある。発達中の毛にある母基細胞は硬い皮質を作る（図 4-10）。皮質は硬ケラチンを含み，毛を硬くする。毛の表層にある1層の細胞が重なり合って，毛の表面を被う**毛小皮** cuticle を構成する。

毛が皮膚のなかに入っている部分を**毛根** hair root といい，毛が皮膚から出ている部分を**毛幹** hair shaft という。毛の先端は**毛尖** hair tip と呼ばれる。毛幹の大きさ，形，色は変化に富む。

b. 毛包の構造

毛包の細胞は同心円状に並んでおり，内層から順に次のような構成になっている（図 4-10a）。
- **内根鞘** internal root sheath：毛根の周囲を取り囲む。毛母基の周辺部にある細胞によって形成される。内毛根鞘の細胞は比較的早く消失するので，この層は毛包の全長にわたっては存在しない。
- **外根鞘** external root sheath：皮膚の表面から毛母基に向かって伸びる。その全長にわたって，表皮で観察できるすべての細胞層が見られる。しかし，外根鞘が毛母基とつながるところでは，細胞は皮膚の胚芽層の細胞と似ている。
- **硝子膜** glassy membrane：基底膜が肥厚したもので，密性結合組織でできている。

c. 毛の機能

人体の毛は重要な機能を持っている。頭部にはおよそ 10 万本の毛があり，紫外線から頭皮を保護し，頭部を打ったときの緩衝となる。鼻孔や外耳道に生えている毛は，外来物質や昆虫などの侵入を防ぐ。睫毛も同様の働きがある。感覚性の**毛根神経叢** hair root plexus が毛包の基底部を取り巻いているので，毛幹の動きを感受することができる（図 4-9a）。この感覚器は人体の損傷を防ぐために役立つ警報システムである。例えば，蚊が血を吸おうとして皮膚の毛に触れると，その感覚を感受して蚊を叩きつぶすことができる。

毛包周囲の結合組織と真皮乳頭との間には**立毛筋** arrector pili m. と呼ばれる平滑筋束がある（図 4-9b，図 4-10a）。筋が収縮すると，立毛筋は毛包を引っ張り，毛が立つ。この筋の収縮は恐怖などの感情や，寒冷に反応して起こる。毛皮を有する動物でこのような反応が起こると，毛の断熱層の厚みが増すことになる。われわれには毛がないためこのような恩恵を受けないが，立毛筋の反射は残っている。

d. 毛の種類

毛には以下の3種類のタイプがある。
1) **生毛** vellus hair
2) **中間毛** intermediate hair
3) **終毛** terminal hair

本章で先に述べた毛の構造は終毛のものである。生毛や中間毛はよく似ているが，どちらも明瞭な毛髄質を持たない。

ホルモンの作用によって，毛包が作り出す毛の構造が変化する。生毛を作る毛包は，次には中間毛を作り出す。思春期に毛の生え方が変化するのも，このホルモンの影響である。

e. 毛の色

毛の色の違いは，毛の構造や，毛乳頭にあるメラノサイトが産生する色素の状態を反映したものである。毛の色は遺伝的に決まっているが，ホルモンや環境因子によっても影響を受ける。毛が黒髪か金髪かは，毛皮質のメラニンの密度によって決まる。赤髪は化学的に異なるメラニンが存在することによる。メラニン色素の産生は加齢とともに減少するので，毛の色は白くなる。白髪はメラニン色素がなくなったり，毛幹の毛髄質に空胞が増えることによる。毛そのものは死んでいて不活性であるので，色調の変化は緩徐に起こり，一夜にして髪が白化することはあり得ない。

f. 毛の成長と交換

頭髪は1日当たり 0.33 mm の割合で2～5年間にわたって伸び続ける。毛の成長サイクルを図 4-11 に示した。

毛の成長が続いている間は，毛根は毛包の毛母基に強固に付着している。成長サイクルの終わりになると，毛包は不活性になり，毛は**棍状毛** club hair と呼ばれるようになる（図 4-11）。毛包は縮小し，やがて毛母基と棍毛の毛根との結合が失われる。新たな毛の成長サイクルが始まると，毛包は新たな毛を産生し，古い棍毛は表層に向かって押し出される。

健康な成人では，毎日約 50 本の毛が失われていく。抜け毛にはいくつかの因子が関与する。100 本以上の毛が抜けるときには何らかの原因がある。一時的な脱毛は，薬剤，食物，放射線，高熱，ストレス，妊娠などに関係のあるホルモン因子によって起こる。男性では，体内を循環している性ホルモンの濃度変化が頭髪に影響し，終毛から生毛への変化を引き起こす。このような変化は**男性型脱毛** male pattern baldness と呼ばれている。

✓ 妊娠や肥満のように，皮膚が過度に伸展したときには，どのようなことが起こりますか。
✓ どのような状況になると，立毛筋が収縮しますか。
✓ 毛の大まかな特徴を述べなさい。

B. 皮膚の腺

皮膚には脂腺と汗腺の2種類の腺がある。脂腺は毛幹や表皮を被う脂質を産生する。汗腺は水性の液体を産生するほか特殊な機能がある。図 4-12 にこれらの腺の機能を示した。

a. 脂腺

脂腺 sebaceous gland の腺細胞は，成熟すると全分泌（☞第3章）によって大量の脂質を毛包のなかに分泌する（図 4-13）。脂腺の導管は短く，数個の脂腺が1つの毛包に開口する。腺が共通の導管を持っているかどうかによって，単純胞状腺か単純管状胞状腺に分類される。

脂腺の細胞から分泌された脂質は腺腔に入り，立毛筋が収縮することによって脂腺を締め付け，油性の分泌物を毛包内や皮膚の表面に押し出す。**皮脂** sebum と呼ばれるこの分泌物は，毛や皮膚に潤滑性を与え，細菌の繁殖を防止する。ケラチンは硬い蛋白であるが，死んだ角質細胞は外界にさらされると乾燥してもろくなる。皮脂は毛幹のケラチンに潤いを与えて保護し，周囲の皮膚を調整する。洗髪はこの自然の油性皮膜を除去してしまうので，洗髪しすぎると毛が硬くもろくなってしまう。

脂腺のなかには，毛包に開口せずに直接に表皮とつながっているものもある。このような腺は顔面，背部，胸部，乳頭，男性性器の皮膚に認められる。皮脂には殺菌性があるが，細菌が脂腺に侵入す

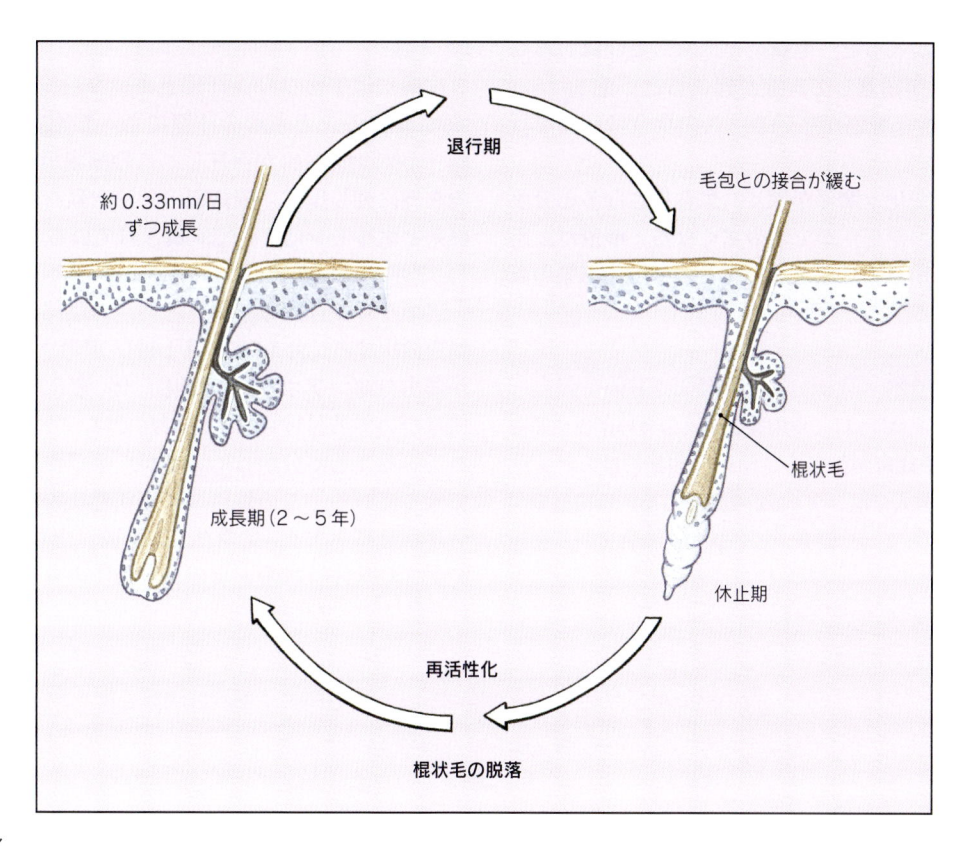

図 4-11　毛の成長サイクル

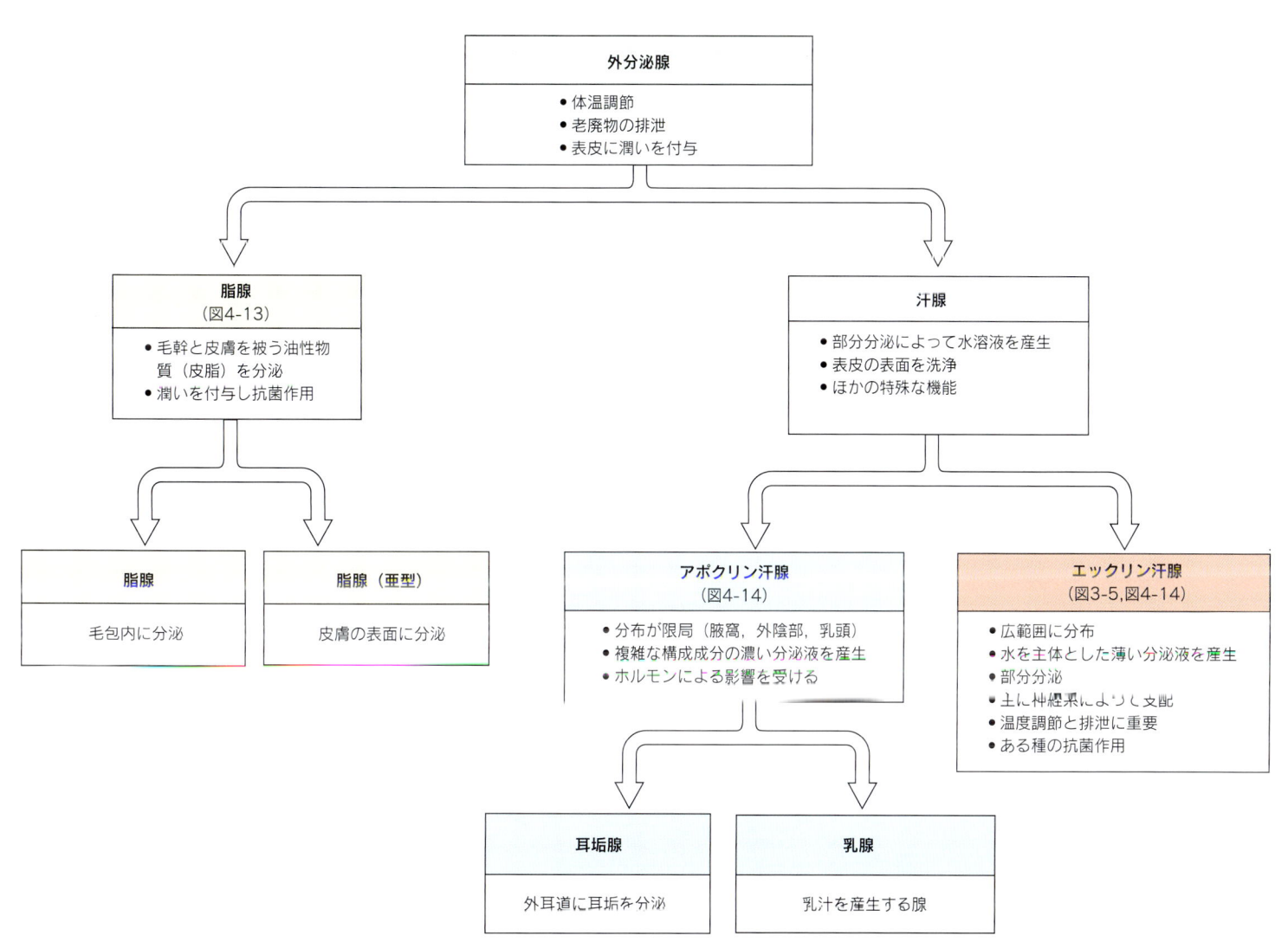

図 4-12　皮膚の外分泌腺の分類と機能

ることがある．脂腺に細菌が入ると，**毛嚢炎** folliculitis と呼ばれる局所感染が起こる．腺の導管が閉塞して炎症が起こると，**癤** furuncle（できもの）と呼ばれる大きな膿瘍が生じる．この場合は切開を行う必要がある．

脂腺は性ホルモンの濃度変化と関係が深く，思春期になると分泌活動が盛んになり，痤瘡（ニキビ）ができやすくなる．痤瘡は，脂腺の導管が閉塞して分泌物が蓄積し，炎症を起こして細菌感染の温床となったものである．

臨床ノート　脂漏性皮膚炎

脂漏性皮膚炎 seborrheic dermatitis は，皮脂腺の分泌の多い頭皮や顔面に発症する病気で，フケや紅斑が生じる．幼児の頭部には**カサブタ**（痂皮）cradle cap が生じ，成人では**フケ** dandruff が生じる．真菌感染が原因ではないかという説もあり，心配事，ストレス，食物アレルギーなどによって増悪する．

b．汗腺

皮膚にはアポクリン汗腺とエックリン汗腺の2種類の**汗腺** sweat gland がある．どちらの汗腺にも，腺細胞の基底膜下には**筋上皮細胞** myoepithelial cell が存在し，この細胞が収縮することによって分泌物を外に押し出す．腺細胞の分泌活動や筋上皮細胞の収縮は自律神経系とホルモンによって制御されている．

1) アポクリン汗腺 apocrine sweat gland

アポクリン汗腺は腋窩，乳頭，外陰部に認められ，毛包内に分泌物を放出する（図4-9a, 図4-14a）．アポクリンという名称は，この腺が離出分泌（アポクリン分泌）（☞第3章）をしているという考えに基づいて名付けられた．現在では，分泌は部分分泌によって行われていることが分かっているが，アポクリンという名前は依然として残っている．この腺はコイル状管状腺で，粘性の濁った有臭性の分泌物を産生する．アポクリン汗腺は思春期を過ぎると分泌を始め，産生された汗は細菌と反応して独特の臭いがする．アポクリン汗腺

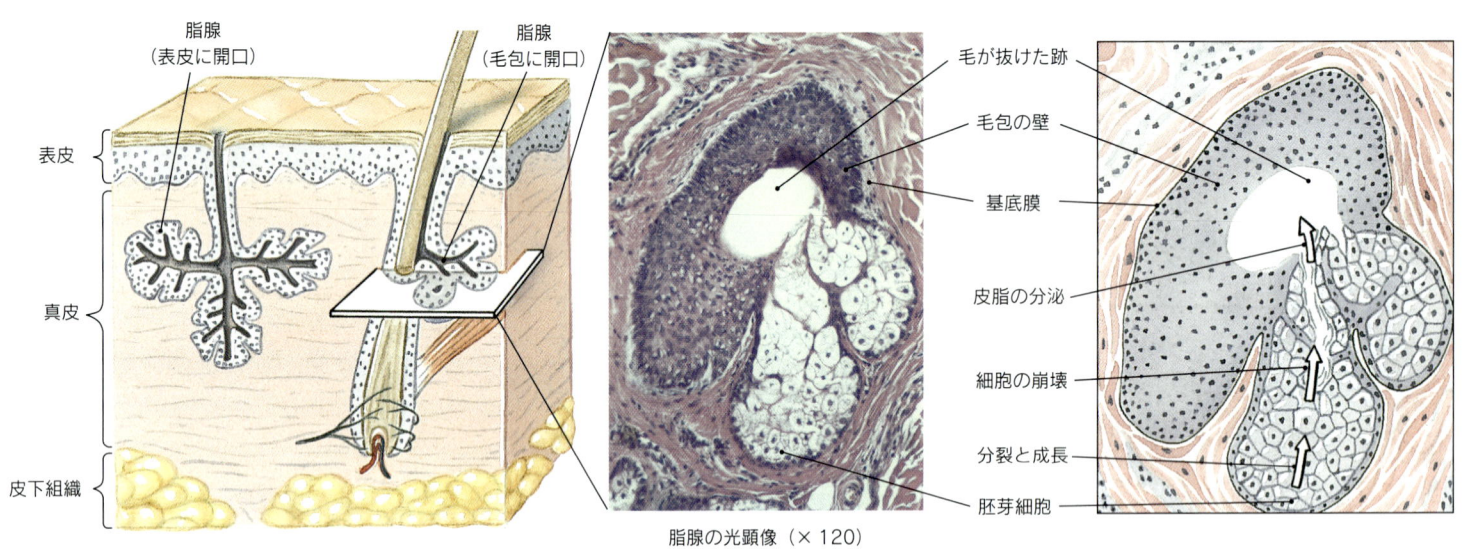

図4-13　脂腺と毛包

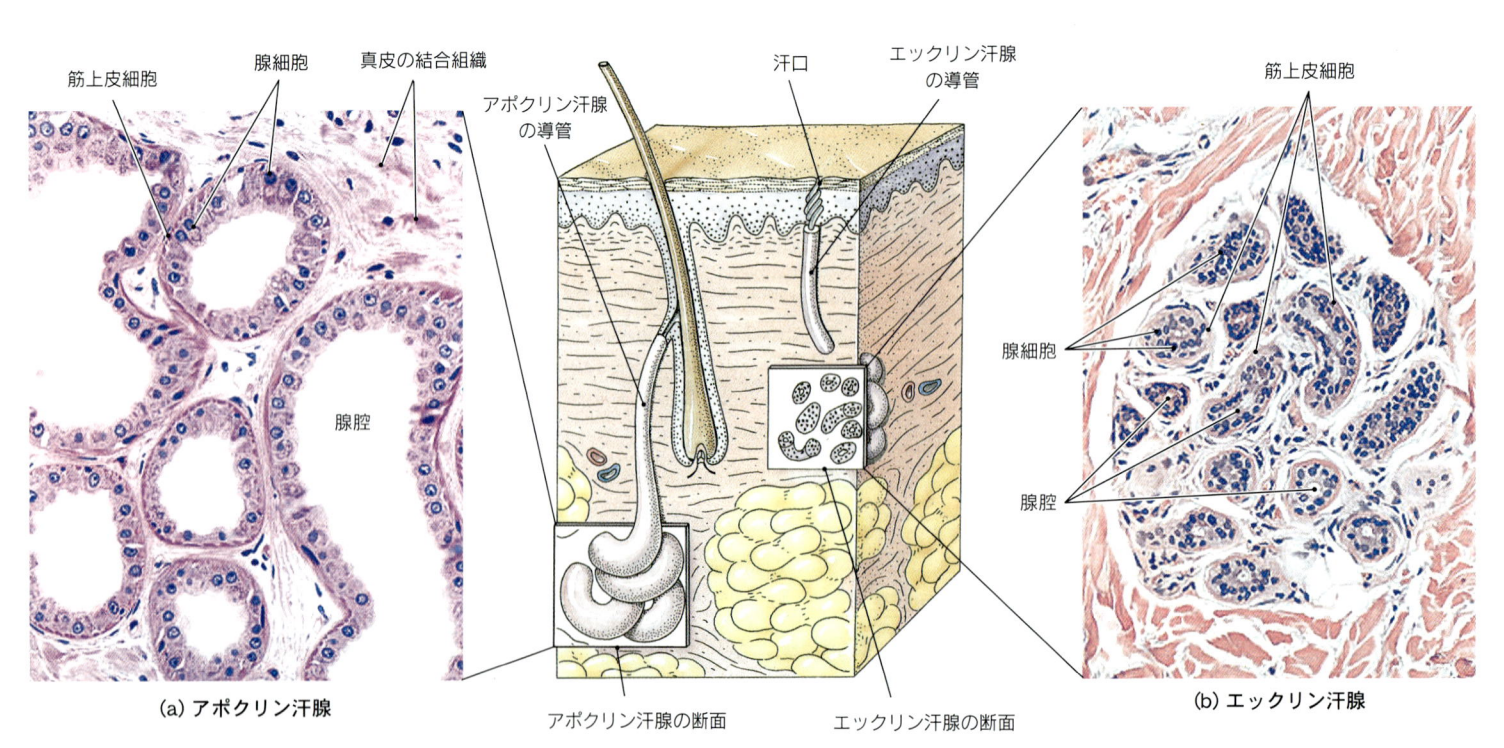

図4-14　汗腺の種類と構造
(a) アポクリン汗腺の光顕像（×459），(b) エックリン汗腺の光顕像（×243）．

の分泌物にはフェロモンも含まれている。フェロモンの意義やアポクリン汗腺の役割についてはまだよく分かっていない。

2）エックリン汗腺 eccrine sweat gland

　エックリン汗腺はアポクリン汗腺よりも数が多く，広範囲に分布している（図4-9a, 図4-14b）。成人の皮膚には300万個のエックリン汗腺がある。この汗腺はアポクリン汗腺よりも小さく，真皮内にとどまる。手掌や足底では特に分布密度が高く，手掌では500個/cm^{2}と推定されている。エックリン汗腺はコイル状管状腺で，分泌物を皮膚の表面に直接排泄する。

　エックリン汗腺は汗と呼ばれる透明な液体を分泌する。汗の大部分は水（99％）であるが，ある程度の電解質（主にはナトリウムと塩素），代謝産物，老廃物を含んでいる。汗が塩の味がするのは塩化ナトリウムによる。エックリン汗腺の機能は次の通りである。

● 体温調節：発汗作用によって皮膚の表面が冷却され，体温が下がる。この発汗作用は神経系やホルモンによって調節されている。すべてのエックリン汗腺が最大限に作用すれば，発汗量は1時間あたり4ℓを超え，体液や電解質が失われて危険な状態になることがある。そのため，マラソンのようなスポーツを行う場合には，水分の供給が絶えず必要である。

● 排泄：エックリン汗腺は水分や電解質の排泄の経路であり，投与された薬剤の排泄路となる。

● 保護：エックリン汗腺の分泌物は体表に付着した有害な化学物質を希釈したり，体表での微生物の繁殖を阻止する。

c. 腺の分泌制御

　脂腺やアポクリン汗腺は自律神経系によって制御されているが，局所的な制御は不可能である。つまり，1個の脂腺が活性化するには，全身の脂腺が活性化する必要がある。これに対し，エックリン汗腺は局所的な制御が可能であり，分泌量や発汗部位は様々である。

d. その他の腺

　皮膚には特定の部位に限局する特殊な腺がある。ここでは2つの重要な腺を取り上げる。

1）乳腺 mammary gland：乳房にある腺で，解剖学的にはアポクリン汗腺と関連がある。性ホルモンと下垂体ホルモンの複雑な作用によって，乳腺の発達や分泌が制御されている。詳細は第27章で述べる。

2）耳道腺 ceruminous gland：外耳道にある腺で，汗腺と似ているが異なる点がある。耳道腺は大きな腺腔を有し，腺細胞が色素果粒や脂肪滴を持っている点でエックリン汗腺とは異なる。分泌物は近くの脂腺の分泌物と結合して耳垢 cerumen を形成する。

✓ アポクリン汗腺とエックリン汗腺の分泌物の違いを述べなさい。また防臭剤を使うのはどちらの腺ですか。
✓ 発汗作用について説明しなさい。
✓ エックリン汗腺と，脂腺やアポクリン汗腺の分泌の制御はどのように異なりますか。

C. 爪

　爪 nail は指先の背側にあり，指先を保護するとともに，物をつかんだり走ったりして，機械的な圧がかかっても指の変形を防ぐ働きがある。爪の構造を図4-15に示す。爪体 nail body は爪床 nail bed を被っている。爪の成長は，上皮の折れ曲がりである爪根 nail root で起こる。爪根の最も深い部分は，指の末節骨の骨膜と近接している。

　爪体の一部は表皮の下にもぐり込んでいる。その境界部にある皮膚の盛り上がりを爪郭 nail fold，爪が皮下にもぐり込むために生じる下部のくい込んだ構造を爪洞 nail groove と呼ぶ。指背の皮膚の角質層は，露出した爪の基部を被っており，上爪皮 eponychium と呼ばれる。爪の下には血管があり，爪がピンク色に見える。爪の基部では，この血管が見えなくなるので，白く半月状に見える。この部分は半月 lunula と呼ばれる。爪の自由縁は指腹の先の上端にある角質層を被っているが，この部分を下爪皮 hyponychium と呼ぶ。

　爪の形，構造，外観の変化は臨床医学的にも重要である。この変化は人体の代謝に関する病気の存在を示していることもある。例えば，慢性呼吸器疾患，甲状腺疾患，AIDSでは爪は黄変する。爪白癬では班点が生じて変形し，ある種の血液疾患ではスプーン状にくぼむ。

6. 外皮系機能の局所制御

　外皮系はある意味では機能的に独立している。外皮系は局所の刺激に対して，神経系や内分泌系の関与を受けずに，直接的かつ自動的に反応する。例えば，皮膚が機械的な圧迫を受けると，胚芽層の

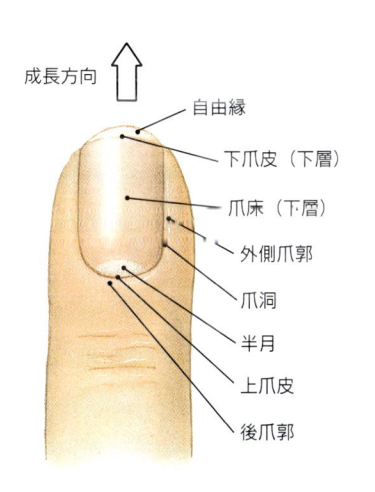

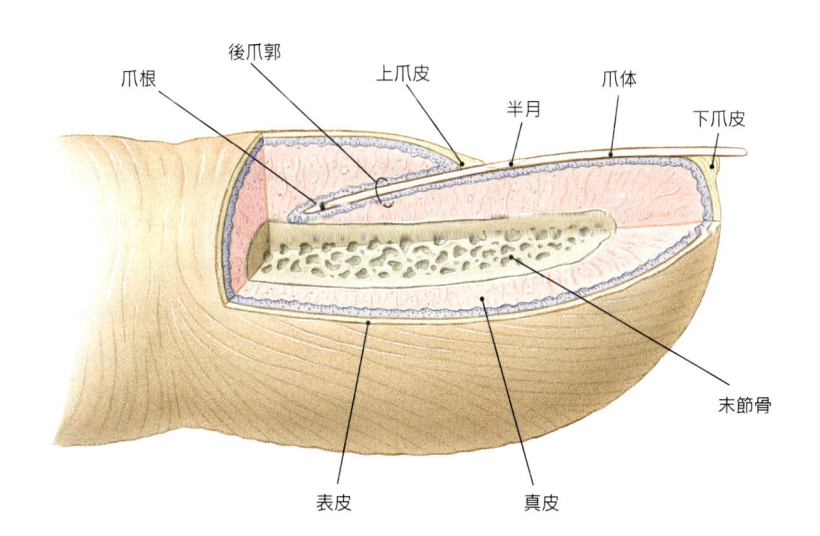

図4-15　爪の構造

◆発生学ノート◆　外皮系の発生

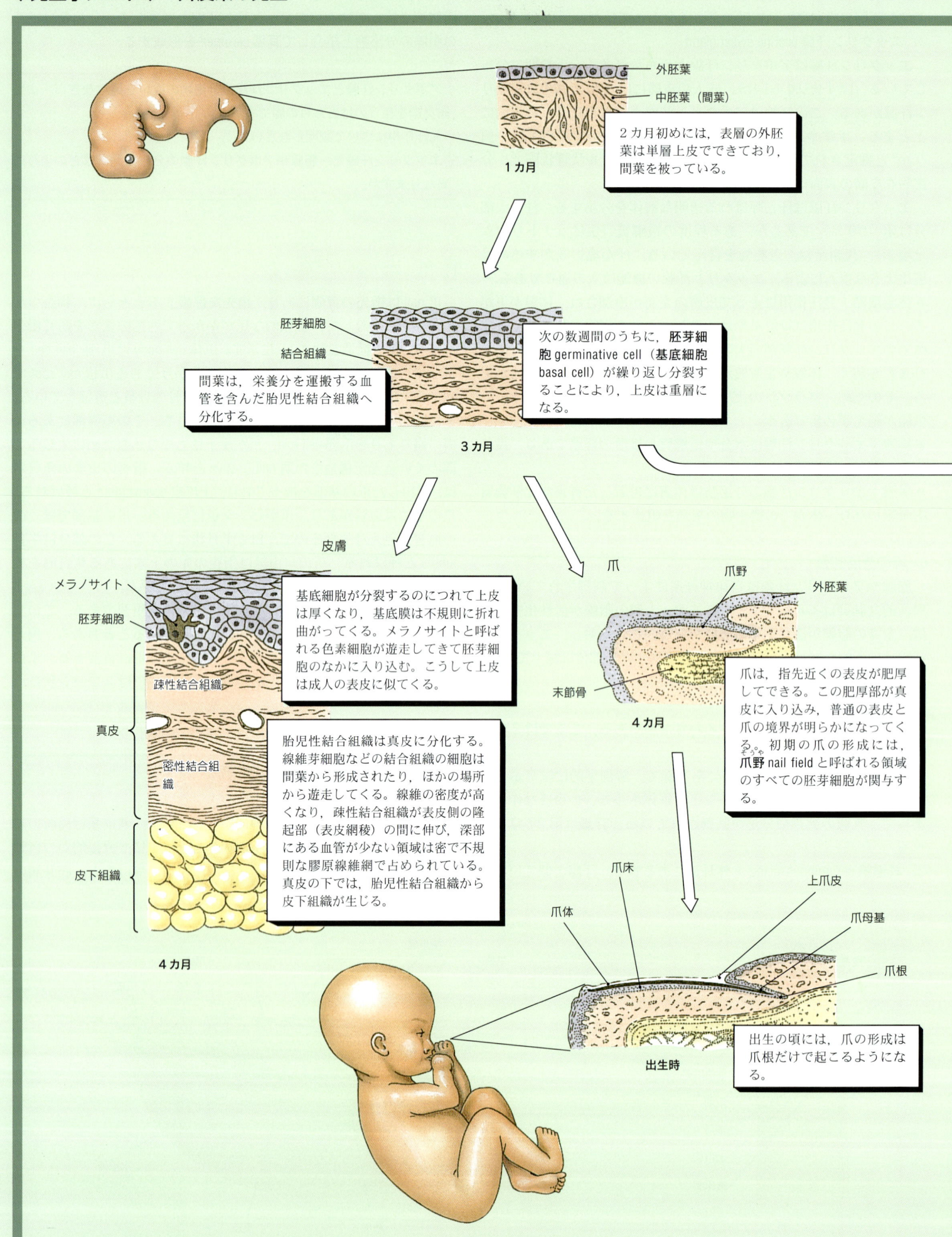

外胚葉
中胚葉（間葉）

2カ月初めには，表層の外胚葉は単層上皮でできており，間葉を被っている。

1カ月

胚芽細胞
結合組織

間葉は，栄養分を運搬する血管を含んだ胎児性結合組織へ分化する。

次の数週間のうちに，**胚芽細胞** germinative cell（基底細胞 basal cell）が繰り返し分裂することにより，上皮は重層になる。

3カ月

皮膚

メラノサイト
胚芽細胞

疎性結合組織　真皮
密性結合組織

皮下組織

基底細胞が分裂するのにつれて上皮は厚くなり，基底膜は不規則に折れ曲がってくる。メラノサイトと呼ばれる色素細胞が遊走してきて胚芽細胞のなかに入り込む。こうして上皮は成人の表皮に似てくる。

胎児性結合組織は真皮に分化する。線維芽細胞などの結合組織の細胞は間葉から形成されたり，ほかの場所から遊走してくる。線維の密度が高くなり，疎性結合組織が表皮側の隆起部（表皮網稜）の間に伸び，深部にある血管が少ない領域は密で不規則な膠原線維網で占められている。真皮の下では，胎児性結合組織から皮下組織が生じる。

4カ月

爪

爪野
外胚葉

末節骨

4カ月

爪は，指先近くの表皮が肥厚してできる。この肥厚部が真皮に入り込み，普通の表皮と爪の境界が明らかになってくる。初期の爪の形成には，**爪野** nail field と呼ばれる領域のすべての胚芽細胞が関与する。

爪体
爪床

上爪皮
爪母基
爪根

出生時

出生の頃には，爪の形成は爪根だけで起こるようになる。

毛包と外分泌腺

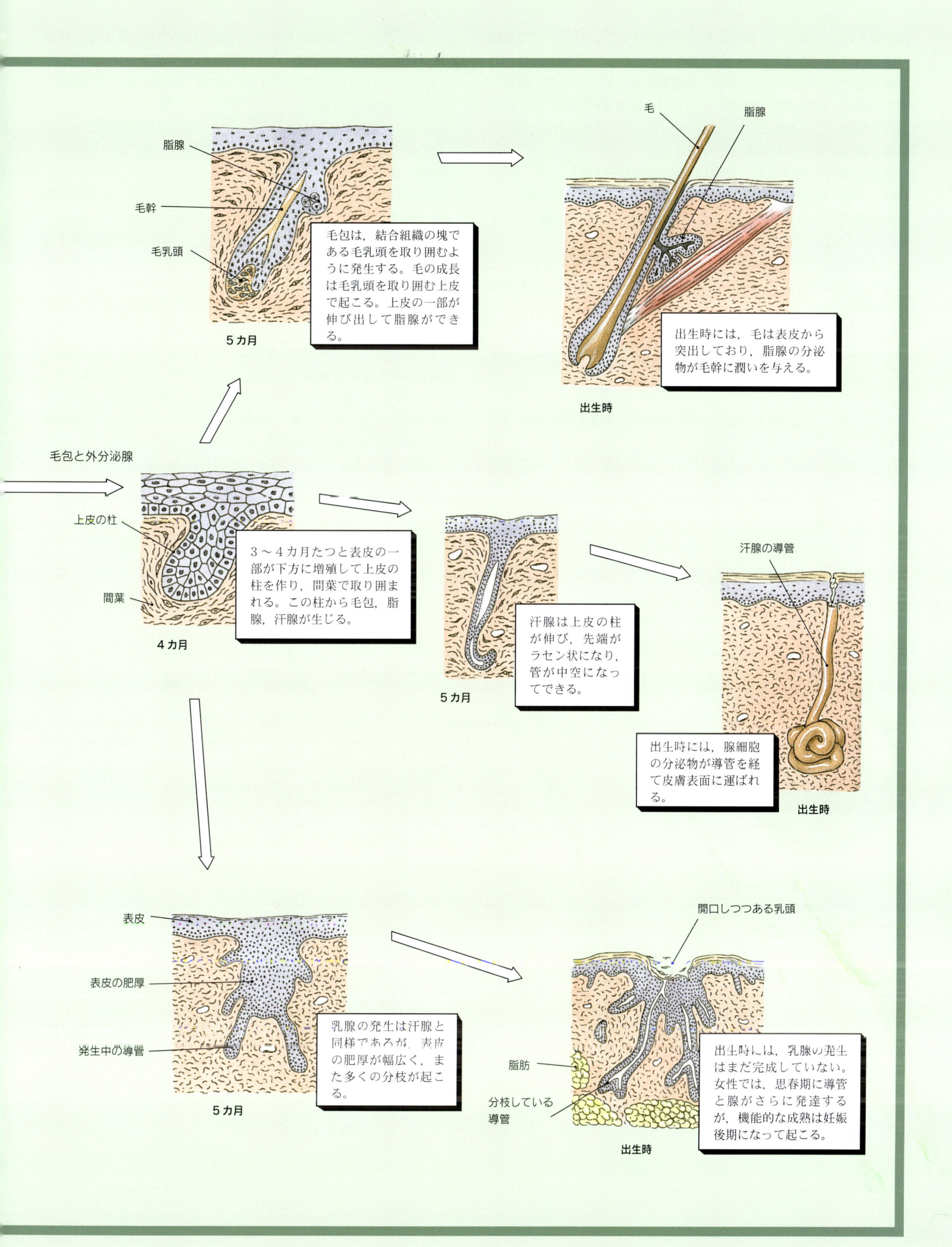

4カ月
3〜4カ月たつと表皮の一部が下方に増殖して上皮の柱を作り，間葉で取り囲まれる。この柱から毛包，脂腺，汗腺が生じる。

（上皮の柱，間葉）

5カ月（毛包・脂腺）
毛包は，結合組織の塊である毛乳頭を取り囲むように発生する。毛の成長は毛乳頭を取り囲む上皮で起こる。上皮の一部が伸び出して脂腺ができる。

（脂腺，毛幹，毛乳頭）

出生時
出生時には，毛は表皮から突出しており，脂腺の分泌物が毛幹に潤いを与える。

（毛，脂腺）

5カ月（汗腺）
汗腺は上皮の柱が伸び，先端がラセン状になり，管が中空になってできる。

出生時
出生時には，腺細胞の分泌物が導管を経て皮膚表面に運ばれる。

（汗腺の導管）

5カ月（乳腺）
乳腺の発生は汗腺と同様であるが，表皮の肥厚が幅広く，また多くの分枝が起こる。

（表皮，表皮の肥厚，発生中の導管）

出生時
出生時には，乳腺の発生はまだ完成していない。女性では，思春期に導管と腺がさらに発達するが，機能的な成熟は妊娠後期になって起こる。

（開口しつつある乳頭，脂肪，分枝している導管）

細胞はすばやく分裂し，表皮の厚さが増加する。これが手作業を繰り返し行うと"たこ callus"ができる理由である。また，かなりの損傷を受けても皮膚は再生する。基底細胞が分裂して表皮の細胞を産生したり，間葉細胞が分裂して失われた線維芽細胞やそのほかの真皮の細胞と置き換わる。受傷面積が大きいと，この過程は緩徐で，感染や体液の損失が加わると厄介である。

重度の傷害を受けると，皮膚は元の状態に修復できない。毛包，脂腺，汗腺，筋細胞，神経は修復されずに，結合組織と置き換わる。この組織は細胞を含まない線維性の硬い組織で，**瘢痕組織** scar tissueと呼ばれる。

皮膚の創傷治癒は若い健康な人では速い。火傷で水疱ができたとしても，若者では3～4週間で完全に治癒する。しかし，老人では6～8週間かかる。

7. 外皮系の加齢変化

加齢に伴い，以下のように外皮系のすべての要素が変化する（図4-16）。

- 胚芽細胞の活性が低下するにつれて表皮は薄くなり，外傷や感染を受けやすくなる。
- ランゲルハンス細胞の数が50％近く減少する。このことは免疫系の感受性を弱め，ひいては皮膚の損傷や感染を助長する。
- ビタミンDの産生能力が約75％にまで減少する。その結果，筋力や骨が弱くなる。
- メラニン細胞の活性が減少し，白色人種では皮膚の色がさらに白くなる。皮膚のメラニンの減少に伴って，老人は日焼けをしやすくなる。
- 腺の活動が減少する。脂腺の分泌が減少するので，皮膚は乾燥し，鱗状になる。汗腺の働きもおとろえる。
- 汗腺の活動が不活発になるにつれ，真皮への血液供給が減少する。そのため，老人では体温を下げることができなくなり，暑い環境下に置かれると，危険なほど体温が上昇する。
- 毛包の機能が衰え，毛が細くなる。メラニン細胞の活性も低下し，毛は白くなる。
- 真皮は薄くなり，弾性線維網の大きさも減少する。その結果，皮膚は弱くなり弾力がなくなって，シワやたるみが生じる。
- 性ホルモンの低下にともなって，第二次性徴で生じた毛や体脂肪が減少する。その結果，90歳以上の老人は，性別や人種の特徴が薄れて同じような外観を呈するようになる。
- 皮膚の修復速度は緩徐になり，感染を繰り返す。

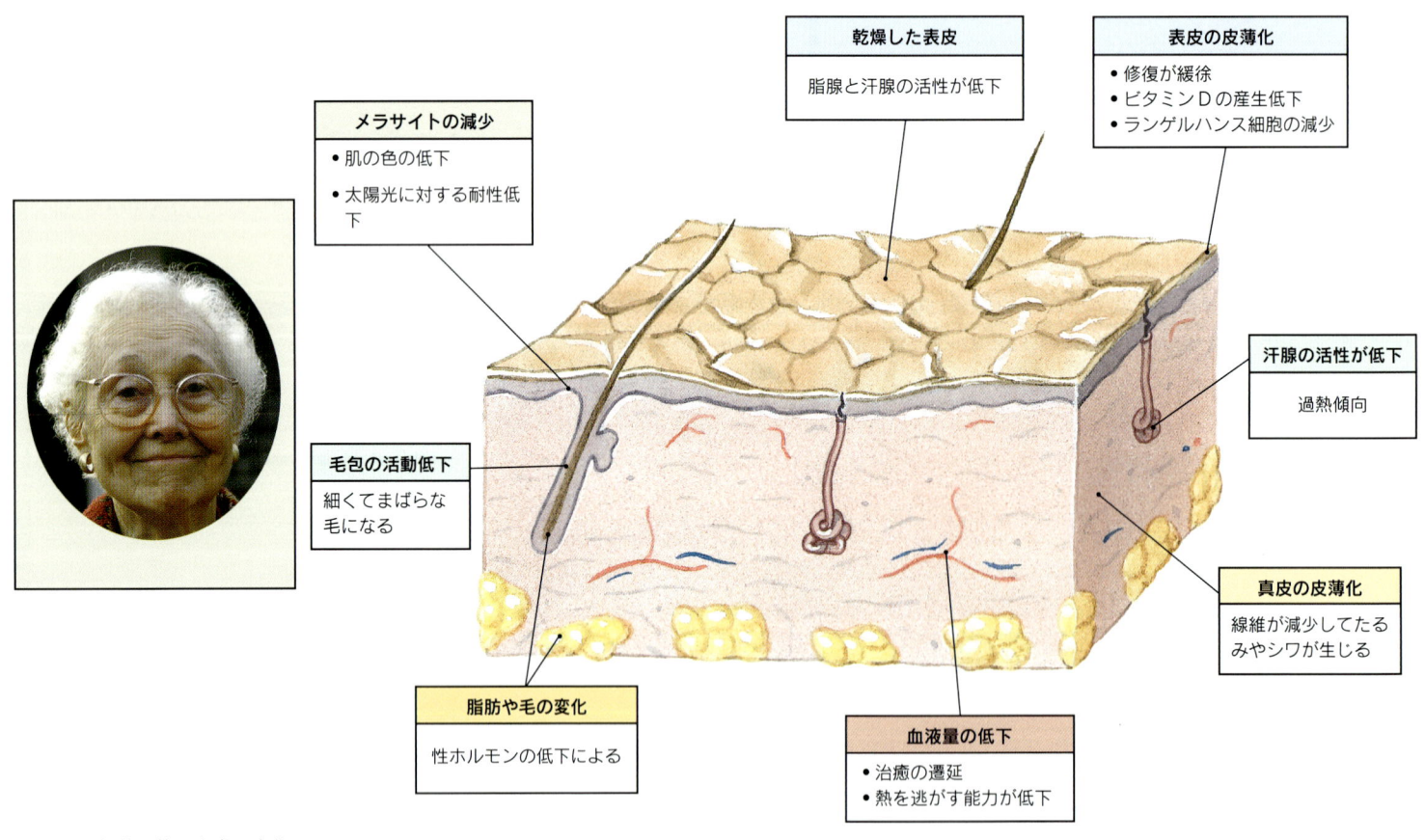

図4-16 加齢に伴う皮膚の変化

第 5 章　骨格系：骨組織と骨格の構造

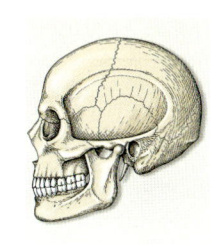

骨格系 skeletal system には，骨格を構成する種々の骨，軟骨，靱帯，さらにはこれらをつないだり固定する結合組織が含まれる。骨は筋を付けるための支柱であるばかりでなく，体重を支え，筋とともに作用して精密な動きを可能にする。骨に付いていなければ，筋が収縮しても単に短く太くなるだけであろう。座り，立ち，歩き，走るためには，筋は骨格を牽引する必要がある。骨格はほかにもいろいろ重要な機能を持つ。あまり知られていない機能もいくつかあるので，以下に骨格系の主要な働きを要約しておく。

- **支持機能**：骨格系は体全体に対して構造的な支持をなす。骨は軟部組織や器官を付着させる枠組みを作る。
- **電解質や脂質の貯蔵**：骨のカルシウム塩は，体液中のカルシウムイオンやリン酸イオンを正常な濃度に保つために貯えられている。ヒトの体内で最も豊富なミネラルはカルシウムである。通常，ヒトの体内には1〜2 kgのカルシウムが存在し，その98％以上が骨に沈着している。また，黄色骨髄の中には脂肪という形で，エネルギー源が骨の内部に貯蔵されている。
- **血液細胞の産生**：赤血球，白血球，血小板は，多くの骨の内腔にある赤色骨髄の幹細胞の分裂により産生される。血液細胞の産生における骨髄の役割については心臓血管系やリンパ系の章（第20章，第23章）で述べる。
- **保護**：デリケートな組織，器官は骨格で囲まれていることが多い。肋骨は心臓や肺を保護しているし，頭蓋は脳を囲んでいる。また，脊椎は脊髄を保護しているし，骨盤には消化器の一部や生殖器が入っている。
- **てこの作用**：骨はてことして働き，筋によって生じる力の大きさや方向を変えることができる。これによって，指の繊細な動きから，体全体を移動させるような大きな動きまで，様々な動きが生じる。

本章では骨の構造，発生，成長について述べる。第6章，第7章では骨を2つの群に分ける。軸骨格 axial skeleton（頭蓋骨，脊椎骨，肋骨）と付属肢骨格 appendicular skeleton（四肢の骨，および肩や骨盤で体幹に四肢を付けている骨）である。また，第8章では骨と骨とが互いに関係しながら動く構造である関節について検討する。

筋・骨格系は，骨組織，結合組織，骨格筋組織，神経組織を含む複雑でダイナミックな器官である。ここでは典型的な骨の内部構造を考えることにする。

1. 骨の構造

骨組織 bone tissue は，支持性結合組織の1つである（☞第3章）。ほかの結合組織のように，骨組織は特殊な細胞のほかに，蛋白質の線維や基質からなる細胞外基質を含んでいる。この基質は硬くて丈夫ななもので，その硬さは蛋白性の線維の周囲にカルシウムが沈着していることによる。

A. 組織学的構成

骨組織の基本的なつくりは第3章で紹介した。ここでは，骨の基質や細胞の構造についてより詳しく述べることにする。

a. 骨の基質

リン酸カルシウム $Ca_3(PO_4)_2$ は骨の重量の2/3を占める。リン酸カルシウムは水酸化カルシウム $Ca(OH)_2$ との相互作用によりヒドロキシアパタイト hydroxyapatite の結晶を形成する。その形成過程で，この結晶は炭酸カルシウムのようなほかのカルシウム塩と結合し，さらにナトリウムやマグネシウム，フッ素などのイオンとも結合する。これらの無機物は圧迫に対する強さを骨に与える。一方，骨重量の約1/3は膠原線維であり，引っ張りに対する強度を骨に与えている。骨細胞やほかの細胞成分は，典型的な骨の総量の2％程度である。

リン酸カルシウム結晶は非常に強固であるが柔軟性に乏しい。この結晶は圧迫には強いが，曲げ，ねじれ，突然の衝撃に対してくだけやすい。これに対し，膠原線維は強靱で柔軟である。引き伸ばしやねじれ，曲げなどの力には耐えるが，圧迫に関しては，簡単に変形してしまう。骨では，膠原線維はミネラルの結晶形成が起こる際の，有機質の枠組みとして働いている。ヒドロキシアパタイト結晶は膠原線維に沿って小さい板状構造を形成する。その結果，膠原線維と純粋なミネラル結晶の中間的な性格を持った蛋白質-結晶複合体が生じる。

b. 骨の細胞

骨組織は特有の細胞集団でできており，そのなかには骨細胞，骨芽細胞，破骨細胞，骨原細胞が含まれる（図5-1a）。

- **骨細胞 osteocyte**：骨細胞は成熟した骨の細胞である。この細胞は周囲の蛋白質やミネラルを保持している。後述するように，基質のミネラルは持続的に再利用されている。骨細胞は骨から血液中にカルシウムを動員したり，カルシウム塩を周囲の骨基質に沈着させる。骨細胞は骨小腔 bone lacuna と呼ばれる小さな穴のなかに入っている。この小腔は石灰化基質の層板 lamella（図5-1b）の間に存在する。骨細管 bone canaliculus と呼ばれる水路様の構造が骨基質を貫き，骨小腔と骨小腔の間を結び，さらに隣接する血管に向かって放射状に伸びている。骨細管には骨細胞の細胞突起と基質が含まれている。この細管は骨小腔間を連絡しており，細胞突起のギャップ結合を介して細胞から細胞へ，あるいは基質のなかを栄養や老廃物が拡散するための通路をなしている。
- **骨芽細胞 osteoblast**：骨芽細胞は立方形の細胞で，骨髄腔の内面や骨皮質の外面に見られる。これらの細胞は骨基質の有機成分を分泌する。この有機成分は類骨 osteoid と呼ばれ，後に石灰化するが，その過程については明らかではない。骨芽細胞は新しい骨の産生を担う細胞で，その過程は骨新生 osteogenesis と呼ばれる。骨芽細胞は基質に囲まれるにつれて，骨細胞へと分化していく。

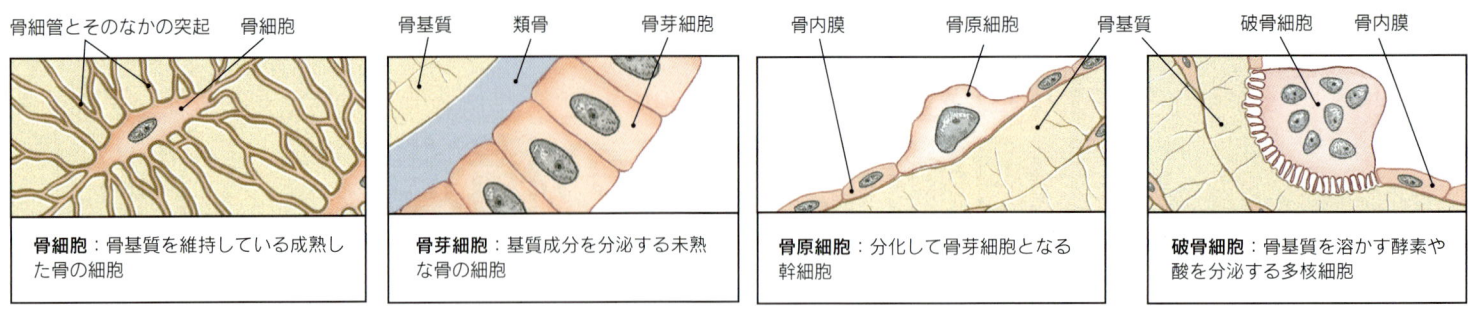

5

骨細管とそのなかの突起　骨細胞

骨細胞：骨基質を維持している成熟した骨の細胞

骨基質　類骨　骨芽細胞

骨芽細胞：基質成分を分泌する未熟な骨の細胞

骨内膜　骨原細胞　骨基質

骨原細胞：分化して骨芽細胞となる幹細胞

破骨細胞　骨内膜

破骨細胞：骨基質を溶かす酵素や酸を分泌する多核細胞

(a) 骨の細胞

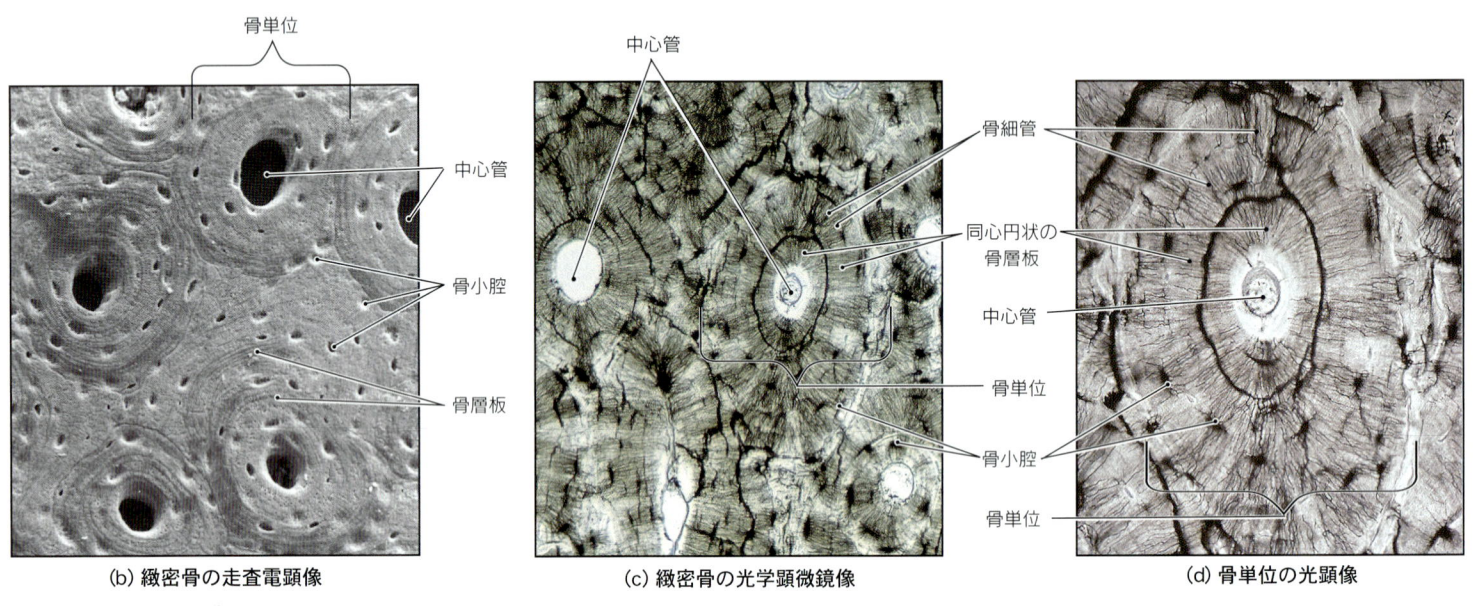

(b) 緻密骨の走査電顕像 — 骨単位／中心管／骨小腔／骨層板

(c) 緻密骨の光学顕微鏡像 — 中心管／骨細管／骨単位／骨小腔

(d) 骨単位の光顕像 — 骨細管／同心円状の骨層板／中心管／骨単位

図 5-1　典型的な骨の構造
骨組織は，骨細胞とカルシウム塩を含む密な細胞外基質からなる。
(a) 骨の細胞。
(b) 緻密骨の骨単位の走査型電顕像（×182）(R.G. Kessel, R.H. Kardon："Tissues and Organs; A Text-Atlas of Scanning Electron Microscopy." W. H. Freeman & Co., 1979. より引用)。
(c) 緻密骨の切片像。この方法では基質と中心管は白く見え，骨小腔や骨細管は黒く見える（光顕像，×220）。
(d) 骨単位の光顕像（×343）。

● **骨原細胞** osteoprogenitor cell：骨組織は骨原細胞と呼ばれる間葉細胞をわずかに含んでいる。骨原細胞が分裂して生ずる娘細胞が骨芽細胞に分化する。このような分化は，骨折後には非常に重要である。骨修復の過程については後述する。

● **破骨細胞** osteoclast：破骨細胞は50個以上の核を持った巨大な細胞である。この細胞はリソソームを開口分泌することによって酸を分泌する。これらの酸が骨基質を溶かし，そこに貯蔵されているミネラル，すなわちカルシウムやリン酸を遊離させる。**骨融解** osteolysis と呼ばれるこの過程によって，体液中のカルシウムやリン酸の濃度が増加する。

　破骨細胞は基質を溶解してミネラルを遊離させ，骨芽細胞は基質を産生して迅速にミネラルを貯蔵する。骨芽細胞と破骨細胞の活性バランスは極めて重要である。破骨細胞によるカルシウム塩の除去が骨芽細胞によるカルシウム動員を上回った場合は，骨は弱くもろくなる。一方，骨芽細胞の活性が優位になれば，骨はより強くなり骨量も多くなる。

B. 緻密骨と海綿骨

　骨組織には緻密骨と海綿骨の2種類がある。緻密骨は密度が高くて硬いが，海綿骨は梁や板でできた網状構造をとる。緻密骨の基質の組成は海綿骨と同様であるが，骨細胞や骨細管，骨層板の立体構築は異なっている。上腕骨や大腿骨のような太くて長い骨では，緻密と海綿骨の両者が存在する。緻密骨の組織が骨の厚い壁を形成し，その内側にある**髄腔** marrow cavity には海綿骨が張っている。骨髄腔には**骨髄** bone marrow が入っている。骨髄は疎性結合組織でできている。骨髄には，脂肪細胞が多数を占める**黄色骨髄** yellow bone marrow と，成熟度の異なる白血球や赤血球およびそれらの幹細胞からなる**赤色骨髄** red bone marrow がある。

a. 緻密骨

　緻密骨 compact bone の基本的な機能単位は，円筒状の**骨単位** osteon である。この中央には**中心管** central canal があり，骨細胞はその周囲に同心円状に並ぶ層板のなかに存在する。中心管は**ハバース管** Haversian canal とも呼ばれ，骨単位を栄養する血管が通り，普通は骨の表面に平行に走っている（図5-2a）。

　もう1つの通路は**貫通管** perforating canal（フォルクマン管 Volkmann's canal）と呼ばれるもので，骨表面に対してほぼ垂直に伸びている。貫通管の血管は血液を骨の深部にある骨単位に運んだり，骨内部の骨髄を栄養する。

　骨単位の層板は円筒状で骨の長軸に平行に並んでいる。これらは同心性層板という名でも知られている。同心性層板は中心管の周囲

骨格系：骨組織と骨格の構造

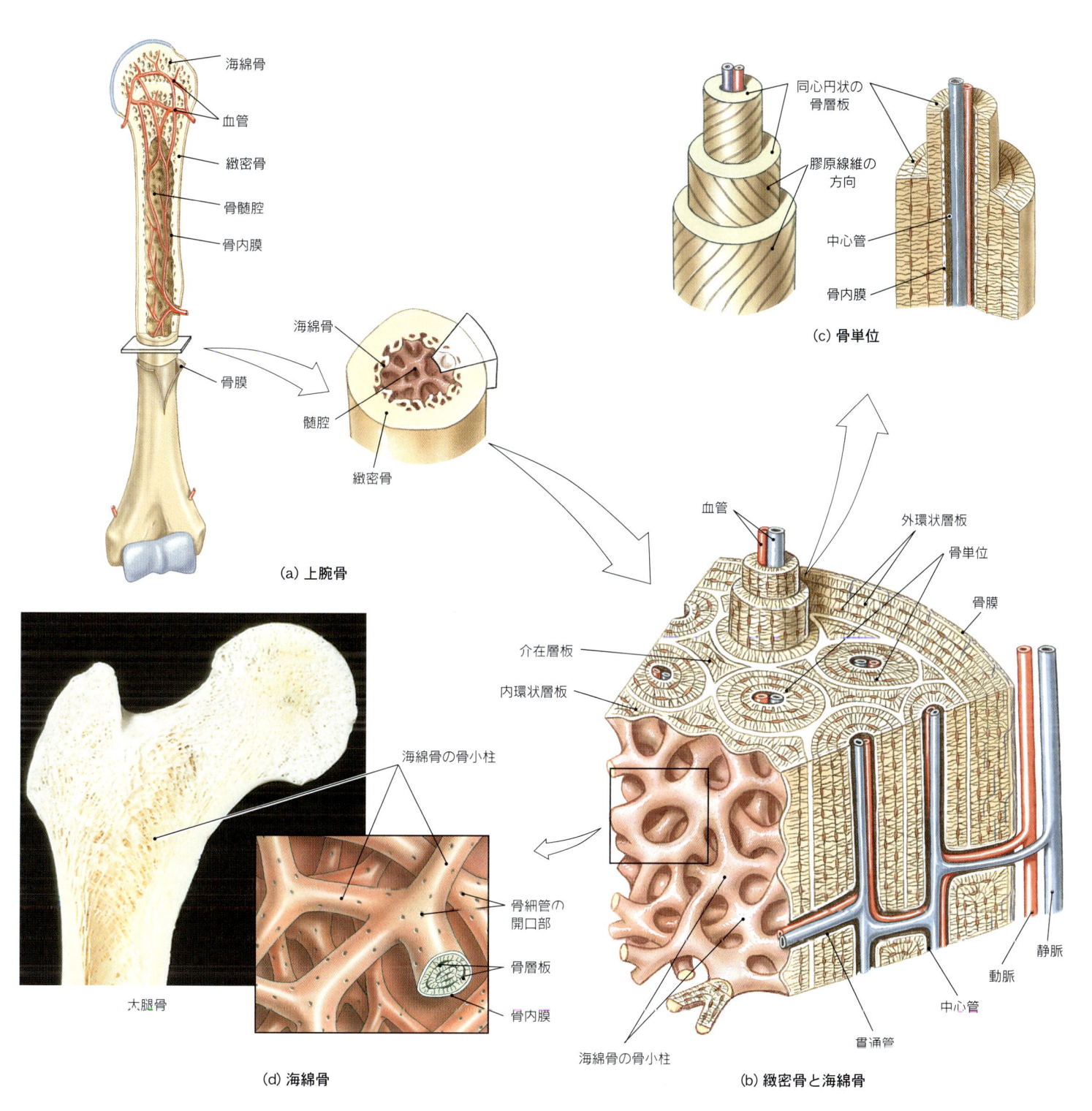

図5-2 代表的な骨の内部構造
緻密骨と海綿骨の構造上の関係を示す。
(a) 上腕骨の肉眼解剖模式図, (b) 緻密骨と海綿骨の組織学的構造の模式図, (c) 同心性層板のなかでの膠原線維の構成, (d) 海綿骨の部位と構造（大腿骨頭の断面）

で同心円状に何枚もの輪が重なり，断面によっては"弓矢の的"のように見える（図5-2b, c）。膠原線維は層板の長軸に対して斜めに走る。この斜走する線維の方向は隣りの層板の膠原線維の走行と異なるために，骨単位の全体の強度は高まる。骨細管は骨単位のなかの骨小腔どうしと連絡しながら網目構造を作り，中心管に達する。

緻密骨では**介在層板** interstitial lamella が円筒状の骨単位の間を埋めている。これらの介在層板は骨が成長する間に作られたものであったり，あるいは破骨細胞が吸収した骨単位の一部であったりする。

もう1つの層板は，**環状層板** circumferential lamella（**基礎層板** basic lamella）と呼ばれ，骨皮質の内・外の表面にあり，上腕骨や大腿骨のような太い骨では，環状層板は骨幹部の外表面（外環状層板）と内表面（内環状層板）を構成する（図5-2）。

b. 海綿骨

海綿骨 spongy bone では，骨層板が突出して**骨小柱** trabeculae と呼ばれる骨梁〜薄板を形成する。骨小柱は骨単位を欠き，骨小柱の表面に開口した骨細管を通して，拡散によって栄養物が骨細胞に運ばれる。海綿骨の骨細胞や層板の構造と組成は，緻密骨と同じである。

海綿骨は骨小柱というスポンジ状の構造からできているため（図5-2d），緻密骨よりはるかに軽い。しかし，骨小柱が分岐している

87

(a) 大腿骨

後面観　　　　　断面

(b) 骨端における骨小柱の配列

(c) 骨端の縦断面

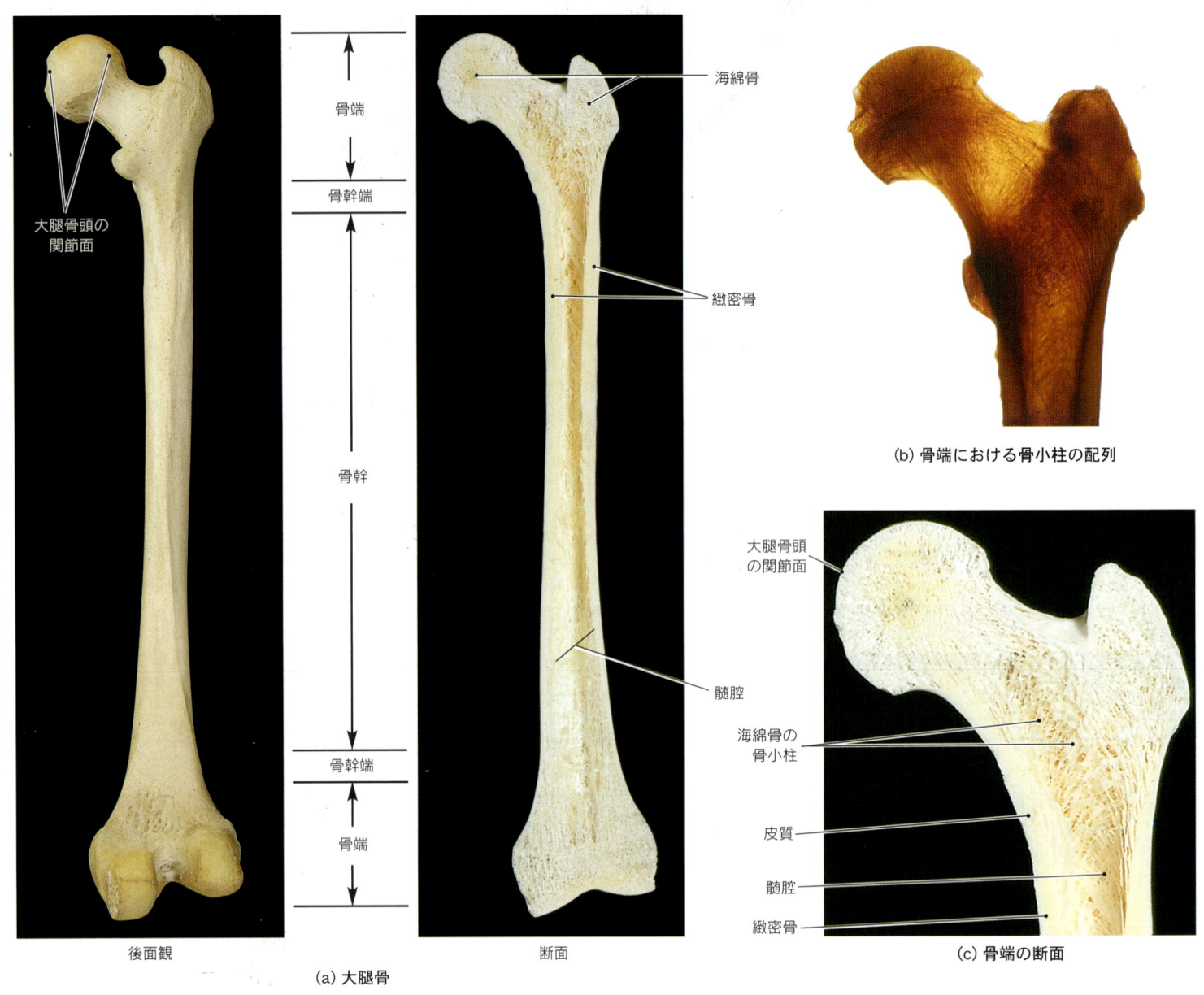

図5-3　代表的な骨の解剖
(a) 大腿骨の表面と断面。骨幹部（中央部）は緻密骨の壁を持ち，骨端部（頭部）は海綿骨で満たされている。骨幹端は骨幹と骨端の間にある。
(b) 骨端における骨小柱の配列（化学的に透徹してある）。
(c) 骨端の縦断面。

ので，重さは軽くても丈夫である。このような骨構造があるため，骨の重量を減らすことができ，筋収縮によって骨を動かしやすくなっている。海綿骨は強い外力を受けないところや，多方向からの力のかかるところに存在する。

c. 緻密骨と海綿骨の機能的な相違

骨の表面は緻密骨で被われている。その厚さは骨の部位や種類によって異なり，外表面は，深部筋膜に連続する結合組織の膜，すなわち骨膜で被われている。骨膜は，骨端や関節の内部を除く骨表面を被う。

緻密骨は力が加わる部位で最も厚い。図5-3aは大腿骨の一般形態を示す。**骨皮質** cortex of bone の緻密骨が髄腔を被っている。骨の両端を**骨端** epiphysis，中央の管状の部分を**骨幹** diaphysis（またはshaft）という。骨端は**骨幹端** metaphysis という狭い領域で骨幹と結合している。

図5-3は大腿骨のなかの緻密骨，海綿骨の構築を示す。緻密骨からなる骨幹は，荷重を一方の骨端からもう一方の骨端へと伝える。

立位では，大腿骨の骨幹は体重を股関節から膝関節に伝えている。骨幹の骨単位は長軸方向に平行に並んでいるので，大腿骨に長軸方向の力が加わったときは，非常に強固である。1つの骨単位をストローのように考えてもよい。ストローの先端部を押すと，硬くて強いように思えるが，両端を持って側方から力を加えると簡単に壊れてしまうだろう。これに似て，長管骨は両端から力が加わった場合は折れにくいが，骨幹に横から力が加わると容易に骨折が起こる。

海綿骨は緻密骨のような密な構造はとっていないが，緻密骨よりも多方向からの外力に耐えることができる。大腿骨の骨端部は海綿骨で満たされている。近位の骨端部の骨小柱の配列方向を図5-3b，cに示す。骨小柱は加重のかかる方向に並んでいるが，全体では柱を交叉させたような構造をなしている。大腿骨の近位骨端では，骨小柱が股関節からの力を骨幹端に伝え，その遠位骨端では膝関節を介して力を下腿に伝えている。

骨小柱の枠組みは，骨の重量を減らし，多方向からの力を分散させることに役立つとともに，骨髄の細胞を支持し保護している。黄色骨髄は骨幹によく見られ，エネルギーの貯蔵庫でもある。赤色骨

髄は，大腿骨の骨端の海綿骨に見られるように，血液細胞を作り出す重要な場である。

□ **臨床ノート　くる病**

　股関節は大腿骨頭と，それを入れるソケット（寛骨臼）から構成される。大腿骨頭は内側に伸び出しているので，体重は骨幹の内側にかかり，反対の外側では引き伸ばしの力（張力）が働く。骨格のカルシウム塩が減少すると，骨にかかる力に応じて骨が変形する。ビタミンDはカルシウムの骨への吸収や沈着を正常に行う上で必須であるが，ビタミンD欠乏症の結果，子供にくる病 rickets が起こることがある。くる病では，骨の石灰化が乏しく，骨は非常に軟らかくなり，体重の負荷によって大腿骨や下腿骨が曲がってしまい，O脚になる。

C. 骨膜と骨内膜

　骨の外表面を被う**骨膜** periosteum は，**線維層（外層）**fibrous outer layer と**骨形成層（内層）**cellular inner layer とからなる（図5-4a）。骨膜には次の働きがある。

- 骨を周りの組織から隔離して保護する。
- 血管や神経の付着部として働く。
- 骨の成長や改修に関わる。
- 深筋膜の結合組織と骨を接合する。

　関節の近くでは，骨膜は関節を囲んでいる。関節液で満たされた滑膜性関節では，骨膜は関節包と連続している。また，骨膜の線維は骨と接合する腱線維ともからみ合っている。骨の成長とともに，腱線維は，骨膜の骨形成層にある骨芽細胞により，表面の骨層板のなかに埋め込まれてしまう。骨膜から骨のなかに埋め込まれたこの

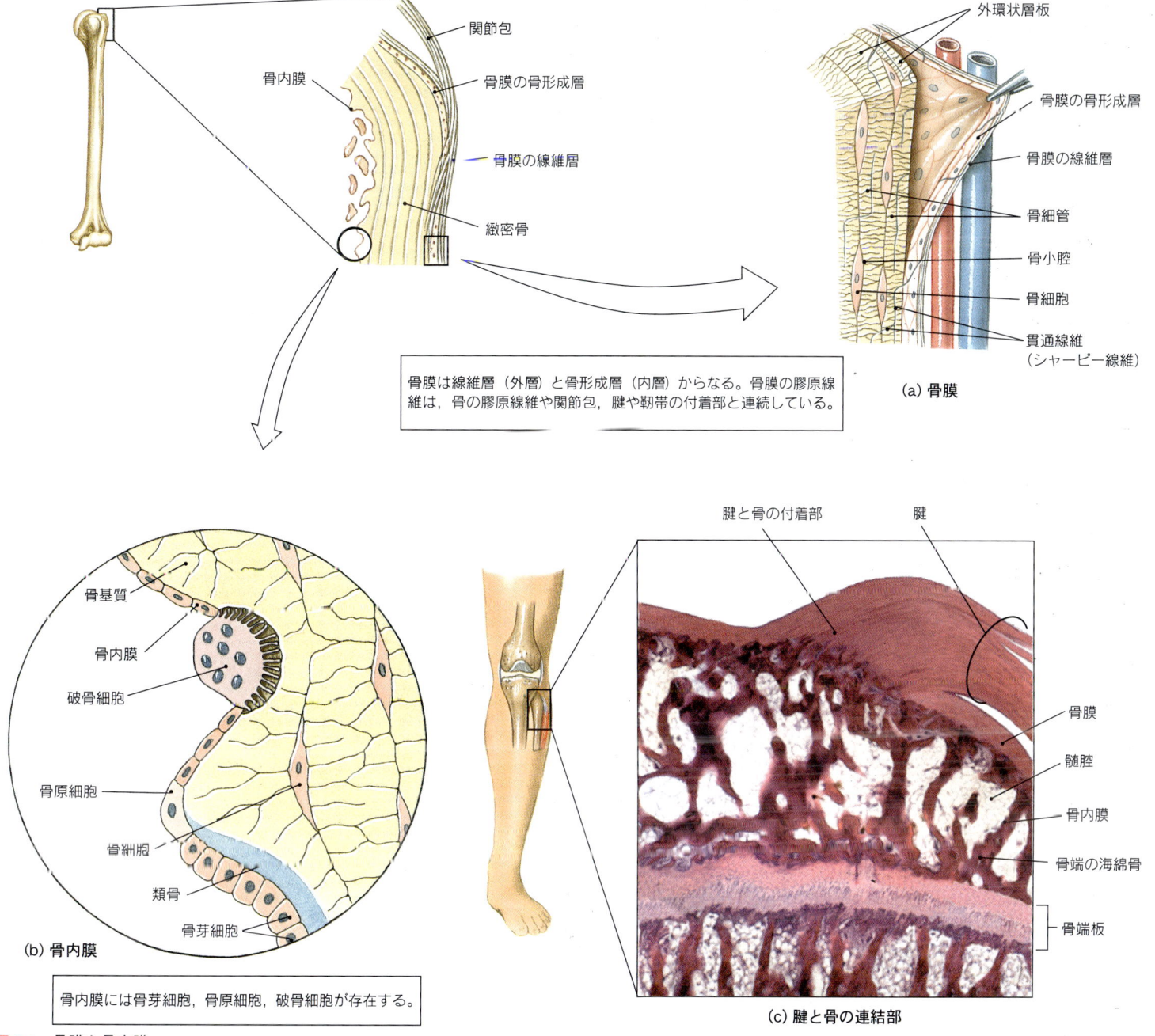

図5-4　骨膜と骨内膜
骨膜と骨内膜の部位と，骨のほかの構造物との関係を示す。
(a) 骨膜，(b) 骨内膜，(c) 腱と骨の連結部（光顕像，×100）

ような膠原線維は**貫通線維** perforating fiber（シャーピー線維 Sharpey's fiber）と呼ばれる（図5-4a）。このような過程を経て，腱線維は骨の構造の一部となり，強力な接合をなす。従って，腱や靱帯が強く引っ張られると，骨そのものが破壊されることがある。

骨の内側では，一層の細胞からなる**骨内膜** endosteum が髄腔を裏打ちしている。この層は海綿骨の骨小柱を被っており，中心管の内面に続く。骨内膜の細胞は，骨が成長する間や，骨の修復や改変が進行している間は常に活性化している。骨内膜は不連続な膜で，骨基質が露出しているところがある。このような露出部では，破骨細胞や骨芽細胞が骨基質と接している。

✓ カルシウム塩（ヒドロキシアパタイト）よりもコラーゲンの割合が増加したら，骨の強度にどのような影響がありますか。
✓ 長骨の標本に中心管を囲む同心性層板が見えた。これは皮質のものですか。それとも海綿質のものですか。
✓ 破骨細胞の活性が骨芽細胞の活性より高い場合，骨の体積はどのような影響を受けますか。
✓ 骨の前駆細胞が毒物によって選択的に破壊された場合，どの骨化の過程が障害されますか。

---

2. 骨の発生と成長

骨格の成長によって，身体の大きさや各部の比率（プロポーション）が決まる。骨性の骨格の形成は，受精の約6週間後，胎芽が約12 mmになった頃に始まる（この時期より前は，軟骨性の骨格である）。出生後，骨は著しく大きさを増す。骨の成長は思春期を通して続き，一部の骨格では25歳まで成長が止まることはない。この成長過程は入念に制御されているが，うまく制御されないと個体のすべてのシステムに影響を与える可能性がある。本章では，**骨発生** osteogenesis や骨成長の生理的過程を考える。

胎生期や生後発育の間に，間葉組織や軟骨が骨に置き換えられる。このように，ある組織が骨と置き換わる過程を**骨化** ossification と呼ぶ。これはカルシウム塩が組織に沈着する石灰化と関係がある。どんな組織でも石灰化は起こりうるが，骨化が起こるわけではない。

骨化には2種類の様式がある。**膜内骨化** intramembranous ossification では，骨は間葉組織あるいは線維性結合組織から生じる。**軟骨内骨化** endochondral ossification では，すでに存在する軟骨の雛型を骨が置換する。

A. 膜内骨化

膜内骨化 intramembranous ossification は皮膚骨化とも呼ばれ，胎性ないし線維性結合組織のなかで間葉細胞が骨芽細胞に分化することによって始まる。この骨化は通常，真皮の深層で起こり，その結果生じた骨は**膜性骨** membrane bone または**皮膚骨** dermal bone と呼ばれ

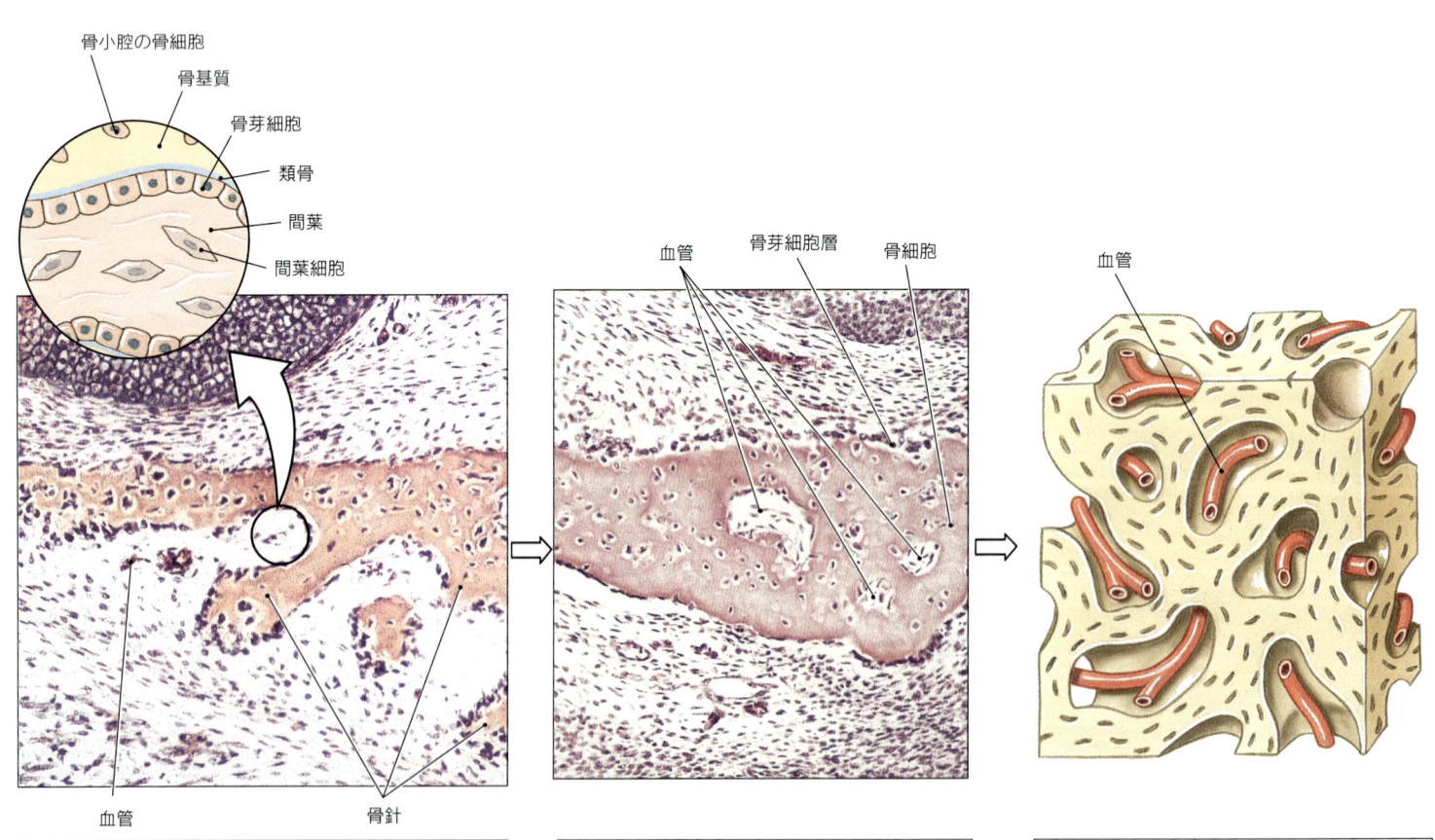

第1段階：間葉細胞が集合し，骨芽細胞に分化して骨化が始まる。いくつもの骨針が生じ，周囲に広がっていく。

第2段階：骨針が癒合して海綿骨が形成され，血管が骨のなかに取り込まれていく。

第3段階：海綿骨が形成された後に，骨の改変によって髄腔ができる。さらに進むと海綿骨が緻密骨に変化する。

図5-5　膜内骨化
間葉細胞が集合して，海綿骨が形成される各段階を示す。この海綿骨のなかには，後に改変されて，緻密骨になるものもある。

ることがある。皮膚骨の例としては、頭蓋冠の骨、下顎骨、鎖骨がある。腱のなかに形成される骨は**種子骨** sesamoid bone と呼ばれ、膝蓋骨がその例である。

膜性骨は、慢性的な圧力を受ける結合組織のなかで生じることがある。例えば、19世紀のカウボーイには、馬の鞍からの摩擦や衝撃を受ける大腿部内側の真皮に、時々小さな骨板が発達していた。また、カルシウムイオンの代謝異常では、膜性骨が真皮や深部筋膜の様々な部位で生じることがある。このような異常な部位にできる骨は**異所性骨** heterotopic bone と呼ばれる。

膜内骨化は以下の段階を経る（図5-5）。

第1段階：間葉細胞が骨芽細胞に分化する。その後、骨芽細胞が集まって、基質の有機成分の分泌を開始する。その結果生じた膠原線維と類骨の混合物は、カルシウム塩の結晶化によって石灰化する。骨化の開始部位は**骨化中心** ossification center と呼ばれる。骨化の進行につれて、骨芽細胞は骨のくぼみに取り込まれ、骨細胞に分化する。

第2段階：骨は、**スピクル（針状突起）** spicule と呼ばれる小さな支柱の中の骨化中心から、外側に向かって成長する。骨芽細胞は骨に取り込まれていくが、一方で間葉細胞が分裂し、新たな骨芽細胞が産生される。骨の成長は動的な現象で、骨芽細胞は酸素や栄養の供給を必要とする。血管が局所で分枝したり、発達するにつれ、骨の成長は加速する。

第3段階：時がたつと、骨は海綿骨の構造をとる。しかし、その後、骨の改変（リモデリング remodeling）が起こると緻密骨に変化する。

B. 軟骨内骨化

軟骨内骨化 endochondral ossification は硝子軟骨でできた "雛型" の形成から始まる。四肢骨の発生がこの例である。胎生6週までに、四肢の近位の骨である上腕骨や大腿骨が形成されるが、初めは軟骨のみで構成されている。この雛型は軟骨基質の拡大（間質成長）や、外表面での軟骨の産生（付加成長）によって成長を続ける（☞図3-15）。図5-6は胎児の骨化の様子を示したものである。

軟骨内骨化は以下の段階をとる（図5-7a）。

第1段階：軟骨が成長するにつれて、骨幹の中心付近にある軟骨細胞は大きさを増し、周囲の基質が石灰化を開始する。やがて栄養が失われると、これらの軟骨細胞は死んで分解される。

第2段階：骨幹の中央部を取り囲む軟骨膜の細胞が骨芽細胞に分化する。つまり、軟骨膜が骨膜に転換し、骨膜内面にできた**骨形成層** osteogenic layer が軟骨の周囲に薄い骨層を形成する。

第3段階：骨膜への血液供給が増加し、毛細血管や骨芽細胞は軟骨の芯のなかに移動していき、分解した軟骨細胞が残したスペースに進入する。次いで、石灰化した軟骨基質は破壊され、骨芽細胞がそれを海綿骨へと置き換える。骨の発生は、骨幹にあるこの一次骨化中心から軟骨の雛型の両端に向かって進行する。

第4段階：骨の横径が小さい間は、骨幹は海綿骨で満たされているが、径が大きくなるにつれて破骨細胞が中央部を侵食し、髄腔が形成される。さらなる成長には長さの増加と横径の増大が必要である。

a. 発生中の骨の長さの増大

骨発生の初期段階では、骨芽細胞は一次骨化中心から骨端へ移動していく。しかし、骨端部の軟骨は成長し続けるので、骨芽細胞による軟骨の雛型の骨化はすぐに完了するわけではない。次の段階を説明しよう（図5-7a）。

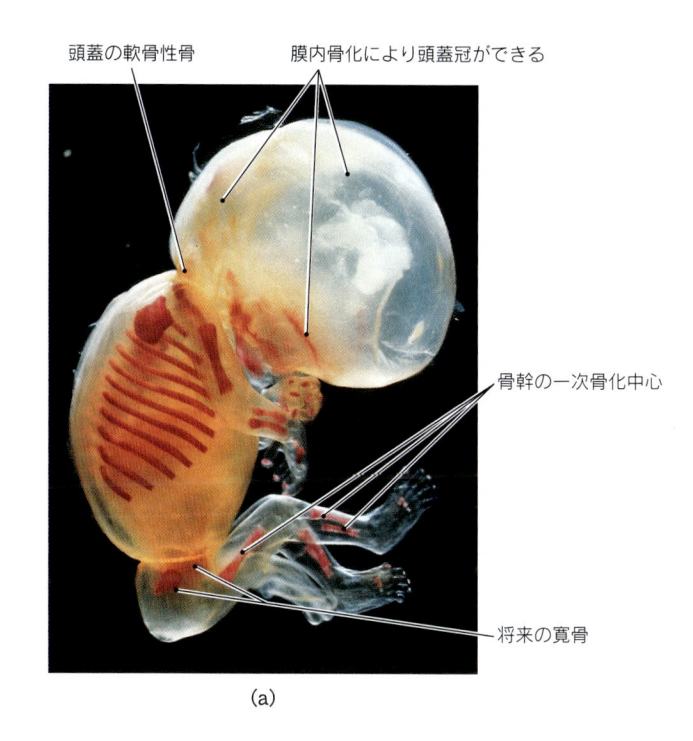

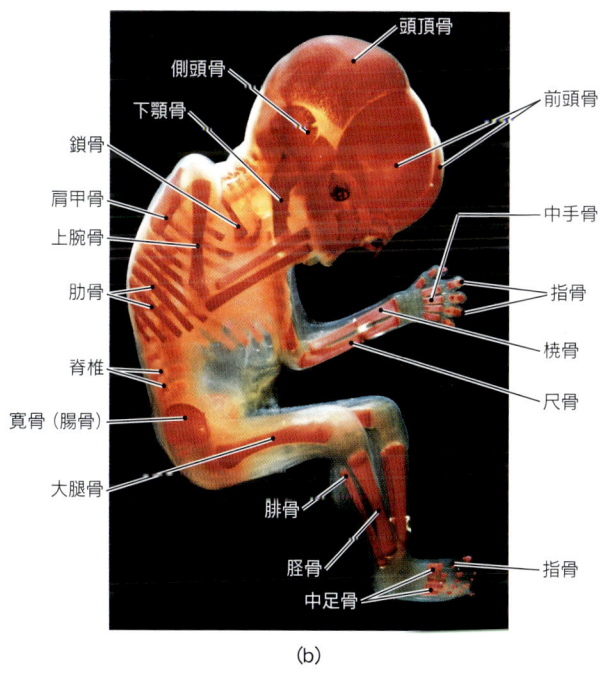

図5-6　胎児における膜内骨化と軟骨内骨化
発達中の骨格要素を示すために、アリザリンレッドを用いて染色し透徹してある。
(a) 10週齢。頭蓋に膜性骨と軟骨性骨の両方が見られるが、頭蓋骨の境界はまだ確定していない。
(b) 16週齢。頭蓋には頭蓋骨の不規則な辺縁が見える。四肢の骨格のほとんどは軟骨内骨化によって作られる。10週齢に比べ16週齢では、手首や足首の骨がはっきりしていることに注意。

第5段階：骨幹と骨端の境界部にあたる骨幹端で軟骨が骨に置換される。骨幹端の骨幹側では、骨芽細胞が絶えず軟骨を侵食し、骨に置き換えている。一方、骨端側では、同じ速度で軟骨が産生されている。

この状態は前後を走る2人のランナーと似ている。彼らが同じスピードで走っている限り、衝突することはない。この場合は、骨芽細胞と骨端が同じスピードで一次骨化中心から "逃げて" いる。その結果、骨が長くなり続けているにもかかわらず、骨芽細胞は骨端に到達することはない。

第6段階：出生前後になると、骨端軟骨の中心部が石灰化を開始す

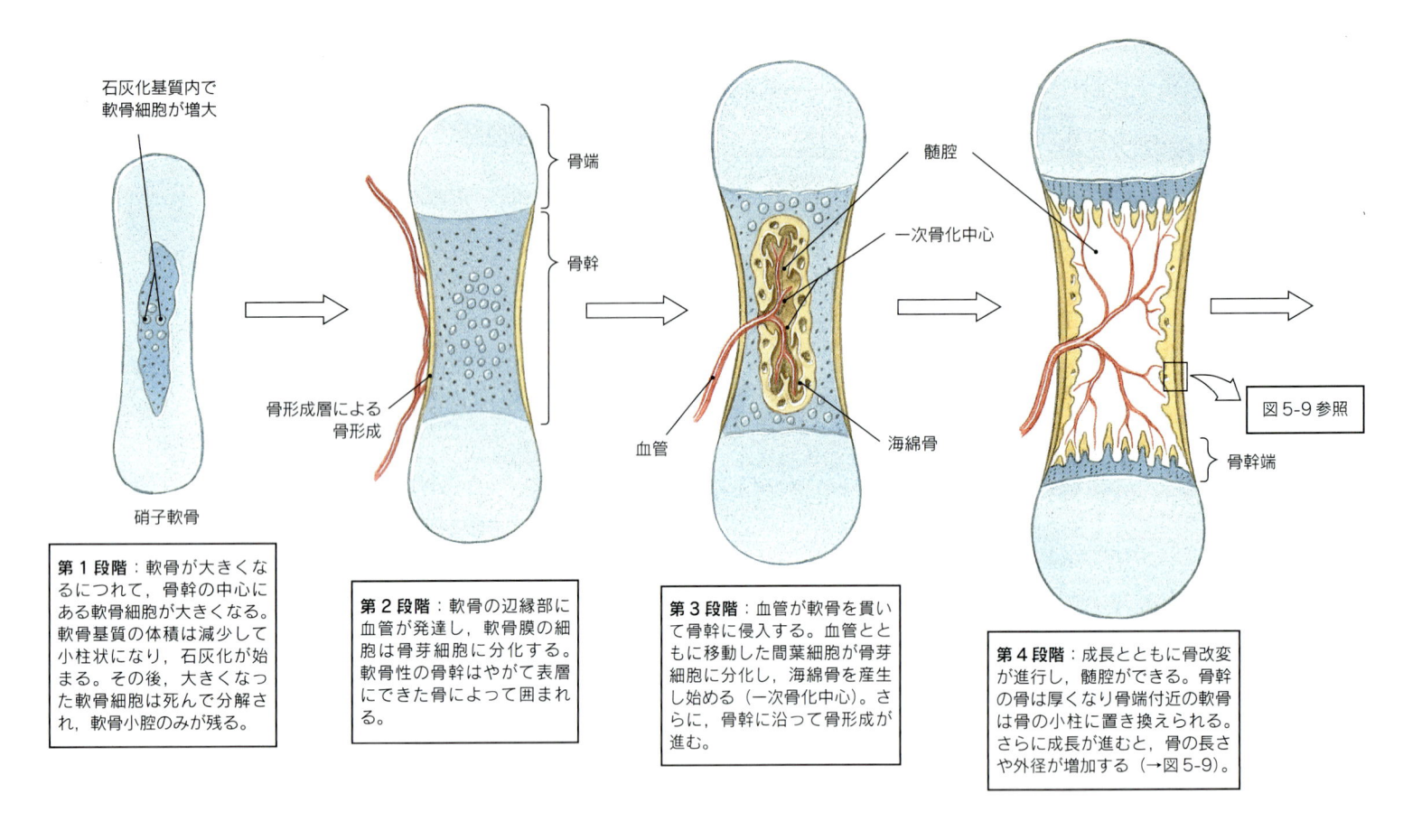

図中ラベル:
- 石灰化基質内で軟骨細胞が増大
- 硝子軟骨
- 骨端
- 骨幹
- 骨形成層による骨形成
- 髄腔
- 一次骨化中心
- 血管
- 海綿骨
- 図5-9参照
- 骨幹端

第1段階：軟骨が大きくなるにつれて，骨幹の中心にある軟骨細胞が大きくなる。軟骨基質の体積は減少して小柱状になり，石灰化が始まる。その後，大きくなった軟骨細胞は死んで分解され，軟骨小腔のみが残る。

第2段階：軟骨の辺縁部に血管が発達し，軟骨膜の細胞は骨芽細胞に分化する。軟骨性の骨雛型はやがて表層にできた骨によって囲まれる。

第3段階：血管が軟骨を貫いて骨幹に侵入する。血管とともに移動した間葉細胞が骨芽細胞に分化し，海綿骨を産生し始める（一次骨化中心）。さらに，骨幹に沿って骨形成が進む。

第4段階：成長とともに骨改変が進行し，髄腔ができる。骨幹の骨は厚くなり骨端付近の軟骨は骨の小柱に置き換えられる。さらに成長が進むと，骨の長さや外径が増加する（→図5-9）。

(a) 軟骨内骨化

図 5-7　軟骨内骨化
(a) 硝子軟骨の雛型から長骨が形成される各段階。(b) 骨端板における軟骨の各区域とそこに進入する骨芽細胞を示す光顕像。

る。毛細血管や骨芽細胞が骨端に侵入し，**二次骨化中心** secondary ossification center を作る。やがて骨端は海綿骨で満たされる。関節腔に面した軟骨の雛型の部分は，帽子状に残って**関節軟骨** articular cartilage となる。この軟骨は，関節内で骨と骨との接触による損傷を防ぐ。骨幹端には，板状の**骨端板** epiphyseal plate（**骨端軟骨** epiphyseal cartilage）ができ，骨端と骨幹端を境する。

骨端板では，軟骨細胞がいくつかのゾーン（帯）に分かれている（図5-7b）。骨端側で軟骨細胞が分裂し大きくなり続ける部位を**増殖帯** zone of proliferation，骨幹側で骨端板が徐々に骨に置き換わる部位を**肥大帯** zone of hypertrophy という（図5-7b）。軟骨細胞が分裂してできた娘細胞は成熟するにつれて大きくなり，周りの基質は石灰化を始める。骨端板の骨幹側では，骨芽細胞や毛細血管がこれらの娘細胞の小腔を侵食し続け，死んだ軟骨を骨に置き換えて骨単位を作る。軟骨の成長速度が骨芽細胞の侵食速度と同じ歩調を保っている限り，骨幹は長軸方向に成長するが骨端板は残る。

図5-8aは幼児の手における骨端板のX線写真である。成長期では，この部位の軟骨産生は低下し，骨芽細胞の活性は上昇する。その結果，骨端板はどんどん薄くなり，やがて消失する（骨端閉鎖）。骨端板があった場所は，骨端の成長が終了しても明瞭な**骨端線** epiphyseal line として残り，X線写真でも認めることができる（図5-8b）。

b. 発達中の骨の径の増大

骨の横径は外表面における付加成長によって増大する。外表面に骨が付加されていくと，内表面では破骨細胞が骨基質を融解している。その結果，骨の横径が増すにつれて髄腔が徐々に拡大する（図5-9a）。

付加成長のメカニズムを，図5-9bに示す。骨膜の内側の骨形成層の細胞が骨芽細胞に分化し，骨表面に骨を付加する。やがて骨芽細胞は基質に囲まれ，骨細胞に分化し，骨の表面で層状に重なって外環状層板を形成する。時間がたつと，より深部の層板が再利用されて，骨単位に置き換えられる。骨膜の血管や膠原線維は基質のなかに取り込まれ，細い血管周囲に骨単位が形成される。

C. 血液やリンパ供給の形成

骨組織は血管が豊富で，大量の血液供給を受けている。上腕骨のような典型的な骨では，次のような3種類の主要血管がある（図5-10）。

● **栄養血管**：軟骨内骨化の開始時に，軟骨性の雛型に侵入してくる血管で，栄養孔から骨幹に入る。通常は1本であるが，大腿骨などの骨では2本あるいはそれ以上の栄養血管がある。この血管は骨幹を貫通して髄腔に至る。この間，分枝した細い血管が中心管を走り，骨単位に血液を供給する（図5-2b）。
● **骨幹端の血管**：骨幹端の血管は，骨端板の骨幹側，すなわち骨が軟骨を置換する場所に血液を供給する。
● **骨膜の血管**：発生中の骨表面に骨膜から血管が侵入する（図5-9b）。この血管は，骨幹の最表層の骨単位に血液を供給する。軟骨内骨化による骨形成では，骨膜の血管は骨端部にも入り，二次骨化中心に血液を供給する。骨膜にはリンパ管網もあり，この多くは貫通管を通って骨に入り骨単位に至る。

骨格系：骨組織と骨格の構造

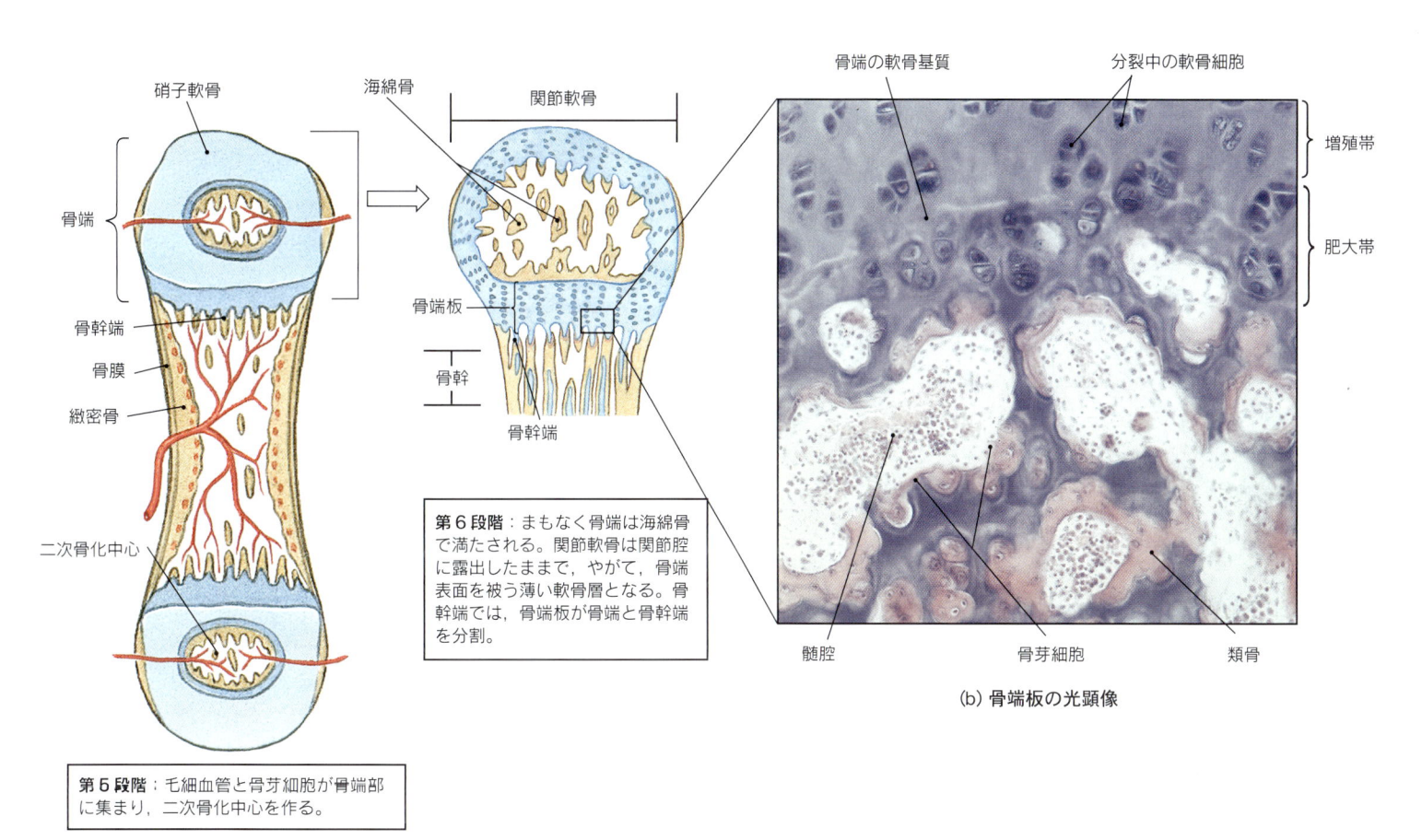

図 5-7 （つづき）

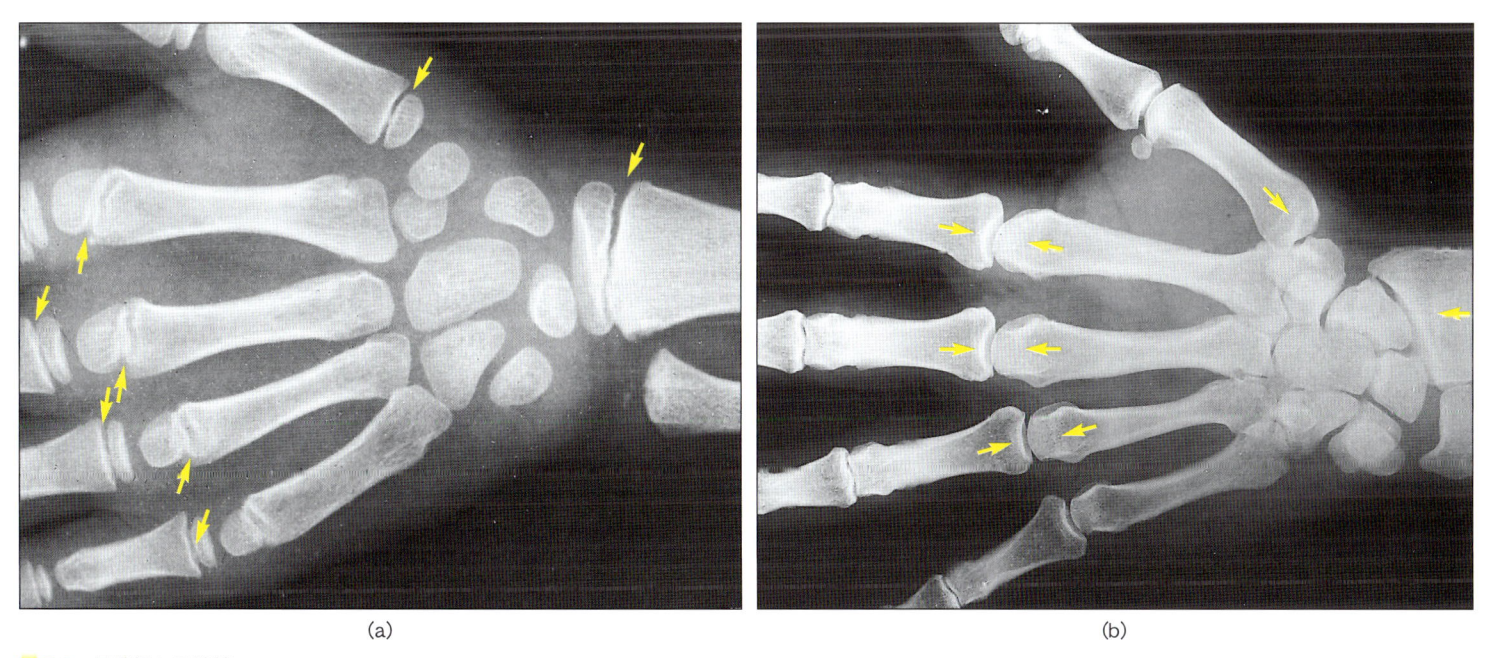

第 5 段階：毛細血管と骨芽細胞が骨端部に集まり，二次骨化中心を作る。

第 6 段階：まもなく骨端は海綿骨で満たされる。関節軟骨は関節腔に露出したままで，やがて，骨端表面を被う薄い軟骨層となる。骨幹端では，骨端板が骨端と骨幹端を分割。

(b) 骨端板の光顕像

図 5-8　骨端板と骨端線
骨端板は，骨の成熟に先だって長さの成長が起こる部位であり，骨端線は成長終了後の骨端板の痕跡である。
(a) 幼児の手のX線写真。矢印は骨端板を指す。(b) 大人の手のX線写真。矢印は骨端線を示す。

D. 骨の神経分布

骨には感覚神経が分布しているので，骨が傷つくと強い痛みを感じる。感覚神経終末は骨膜全体に広がっており，感覚神経は栄養動脈とともに皮質を貫いて，骨内膜，髄腔や骨端に分布している。

E. 骨の成長を制御する因子

骨の成長は，以下のような栄養性因子とホルモン性因子によって起こる。

a. 栄養性因子

● マグネシウム，ナトリウム，クエン酸塩，炭酸塩，カルシウム塩，リン酸塩：これらのイオンや塩を食事から規則正しく摂取しなけれ

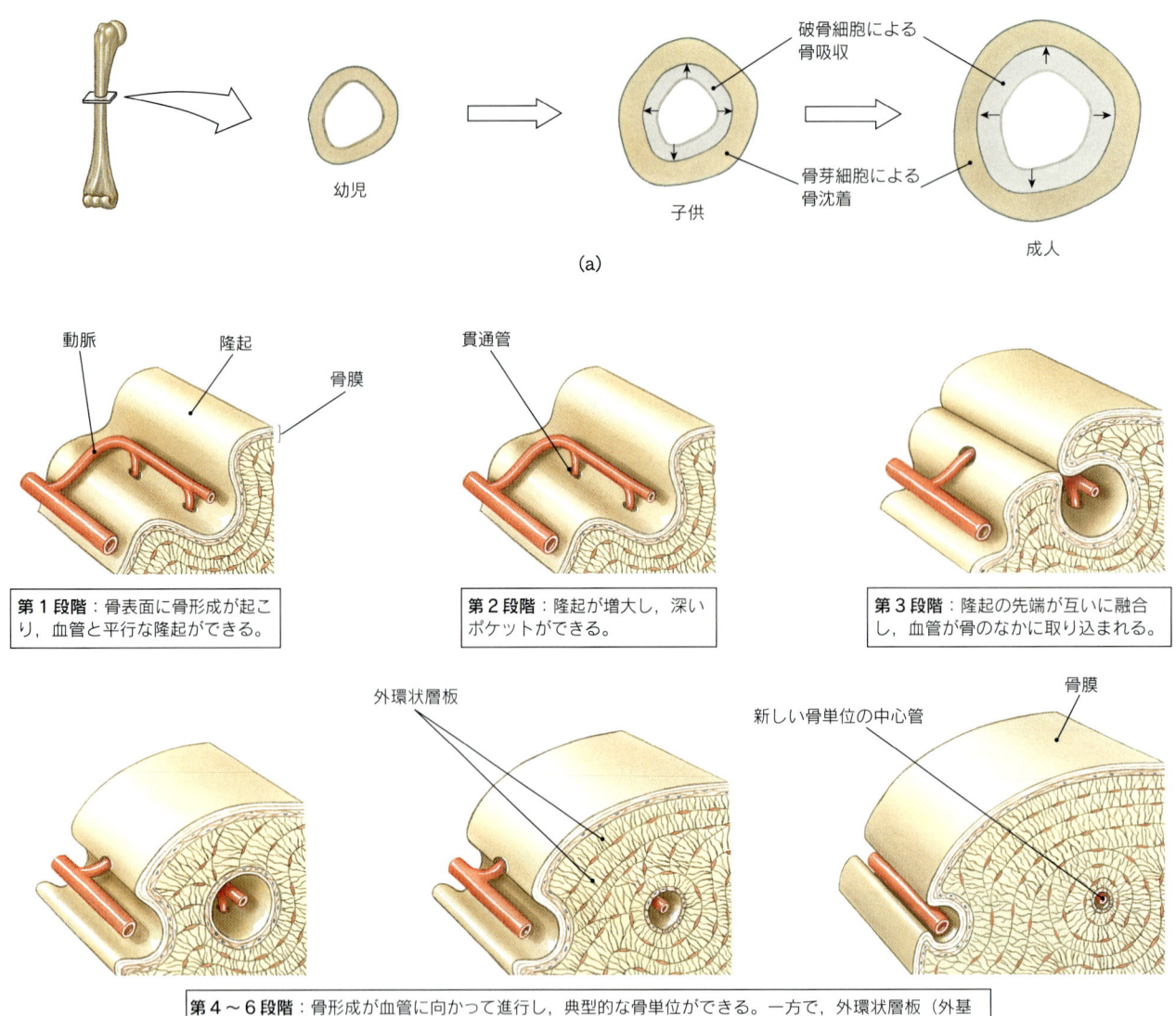

図 5-9 骨の付加成長
(a) 層表面に新しい骨が付加されて骨の径が増す。同時に，破骨細胞が内側から骨を溶解していき，骨髄腔が広がる。
(b) 骨の付加成長の段階。

ば正常な骨成長は起こらない。
- **ビタミンA，C**：正常な骨の成長や改変に不可欠なもので，これらのビタミンを食事から摂取しなければならない。
- **ビタミンD**：カルシウムやリン酸イオンの吸収や血中への移送を刺激して，カルシウム代謝に重要な役割を演じる。活性型ビタミンDであるカルシトリオールは腎臓で合成される。この合成過程には関連ステロイドであるコレカルシフェノールが必要である。このステロイドは食事で摂取されるか，紫外線照射によって皮膚で合成される。

b. ホルモン性因子

ホルモンは骨芽細胞や破骨細胞の活性の割合を変えることによって骨の成長のパターンを調節する。
- **パラトルモン** parathormone（PTH）：破骨細胞を刺激し，小腸からのカルシウムの吸収速度を増加させ，尿からのカルシウムの排泄を減少させる。腸におけるこのホルモンの作用には，腎臓で産生されるカルシトリオールというホルモンが必要である。
- **カルシトニン** calcitonin：子供や妊婦の甲状腺から分泌される。破骨細胞を抑制して，尿中へのカルシウムの排泄速度を速める。健康な妊娠していない成人におけるカルシトニンの意義は明らかではない。
- **成長ホルモン** growth hormone と**サイロキシン** thyroxine：前者は下垂体，後者は甲状腺で産生され，骨の成長を刺激する。これらのホルモンは，バランスを保ちながら思春期の頃まで骨端板に作用し続けるので，骨は劇的に成長する。
- **性ホルモン** sex hormone（エストロゲンやテストステロン）：骨芽細胞を刺激し，骨端板の軟骨の拡張速度より速く骨を作っていく。その結果，骨端板は薄くなり最後には骨化して"閉鎖"する。

骨端板の閉鎖の時期は，骨の部位によっても個体によっても異なる。一般的に足の指は11歳までに骨化が完了するが，骨盤の一部や手首の骨は25歳まで成長し続けることがある。男性ホルモンと女性ホルモンは性差のほかに，性差に関連する体格や体型を作り出す。

骨格系：骨組織と骨格の構造

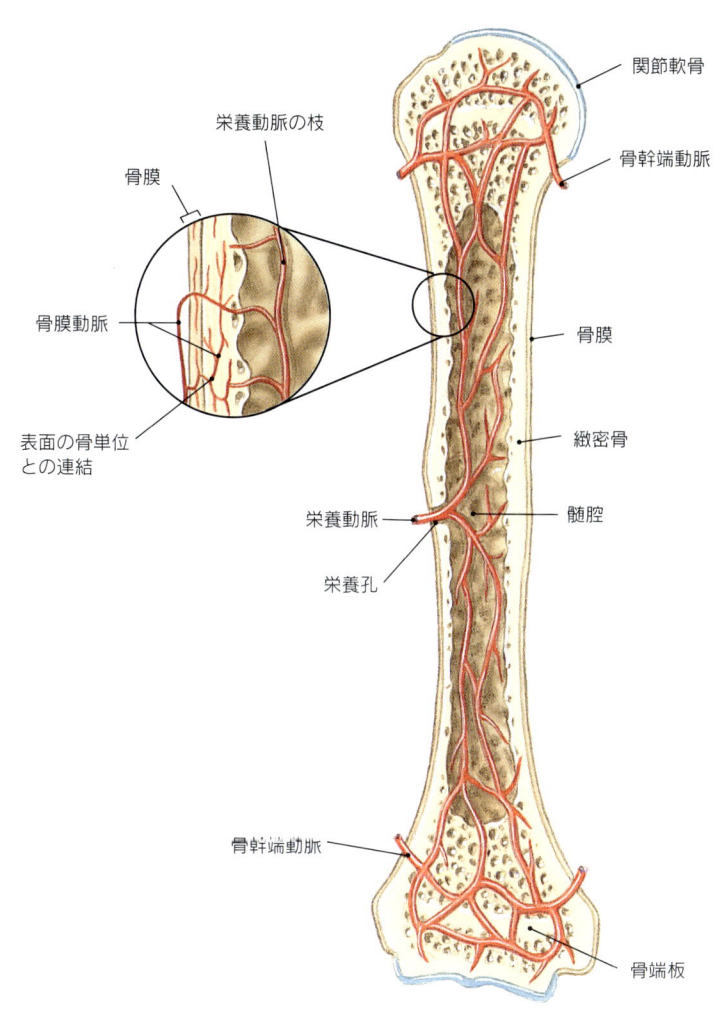

図5-10 成熟した骨における栄養血管の分布（上腕骨を例にして，動脈のみを示す）

ラベル：関節軟骨，骨幹端動脈，栄養動脈の枝，骨膜，骨膜動脈，表面の骨単位との連結，骨膜，緻密骨，栄養動脈，髄腔，栄養孔，骨幹端動脈，骨端板

✓ 大腿骨のX線写真を見て，その個体が最大身長に達しているかどうかを判定するにはどうすればよいですか。
✓ 膜内骨化における主要な段階を簡潔に述べなさい。
✓ 骨の径の増加はどのようにして起こりますか。
✓ 骨端板とは何ですか。どこにありますか。また，なぜ重要なのですか。

3. 骨の維持と修復

　破骨細胞が溶解するよりも多くの骨基質を骨芽細胞が作り出すと，骨の成長が起こる。骨の改変や修復が起こると，骨の形態や内部構造が変化するとともに，骨に沈着したミネラルの総量も変化する。成人では，骨細胞は周囲のカルシウム塩を絶えず置換している。一方で，骨芽細胞や破骨細胞は成長期ばかりでなく，生涯を通じて活動している。若い成人では，骨芽細胞と破骨細胞の活性は平衡を保っており，骨の形成速度と再吸収速度は等しい。骨芽細胞によって骨単位が新生される一方で，別の骨単位が破骨細胞によって破壊されている。

　ミネラルの回転率（ターンオーバー）は極めて高く，成人では1年間に約1/5の骨格が破壊され，再構築あるいは置換されている。しかし，すべての骨が均一に影響を受けているわけではなく，ターンオーバーの程度は骨や部位によって異なる。例えば，大腿骨頭の海綿骨は1年間で2～3回置換されるが，骨幹の緻密骨はあまり置換されない。骨のターンオーバーは高齢まで続くが，高齢者では，骨芽細胞の活性は破骨細胞より早期に低下する。その結果，骨吸収は骨沈着を上回り，骨は徐々にもろくなっていく。

A. 骨の変化

　骨の改変によって，どんな骨でも新たな外力に適応できる能力を持つ。骨芽細胞は電気に対して感受性があり，骨の内部構築や構造を調節する機構がある。骨に力が加わると，ミネラルの結晶は微細な電界を作り出す。骨芽細胞はこの電界に引き寄せられ，骨を作り始める（このような電気刺激は，重症の骨折を修復するために用いられることもある）。

　骨の形態や表面形状は骨にかかる外力を反映している。骨表面の隆起や稜は腱が付着する部位である。筋が強力な場合は，隆起や稜がより著明になる。強力な外力にさらされた骨は太くて強いが，通常の外力が加わらない骨は，逆に細くてもろい。従って，成長期の子どもや閉経後の女性，老人では，正常な骨の構造を保つために規則正しい運動が必要である。

　骨の退行性変化は，運動しなくなると比較的短期間に生じる。例えば，ギプスを巻いて松葉杖を使用していると，障害肢には体重がかからない。このように負荷がかからなくなると，数週間もすると骨量が約1/3まで失われる。しかし，正常な負荷が再びかかるようになると骨は元に戻る。

B. 傷害と修復

　極端な荷重や，突然の衝撃や，異常な力が加わると，骨にひびが入ったり，折れたりすることがある。このような損傷を**骨折** fractureという。血液の供給があり，骨内膜や骨膜の細胞成分が残っている場合は，骨折の修復が起こる（図5-11）。修復された部分は若干太くなり，強度も増すことが多い。従って，骨が完全に修復された後，再び同様の外力が加わると，別の部位で骨折するのが一般的である。

C. 老化と骨格系

　骨は，加齢とともに細く弱くなる。骨化が十分に起こらないと**骨減少症** osteopenia になり，年をとると骨減少症気味になる。骨量の減少は30～40歳に始まる。この時期を過ぎると，破骨細胞の活性は保たれるが，骨芽細胞の活性が低下し始める。女性では10年ごとに骨格の約8％，男性では3％の容量が減少するという。骨格のすべての部位が等しく加齢の影響を受けるわけではない。骨端部，脊椎，顎では，骨量減少が著しく，下肢は骨折しやすくなる。老化に伴って，身長が低くなり，歯が失われる。高齢女性ではかなりの割合で**骨粗鬆症** osteoporosis に苦しむ。これは，正常機能を損なうほど骨量が減少した状態である。

✓ 筋の量を増加させるような激しい練習を持続すると，骨にどのような変化が起こりますか。
✓ 骨の成長を制御しているビタミンやホルモンについて述べなさい。
✓ 15歳と30歳の骨ではどのような違いがありますか。

臨床ノート　骨折の分類

骨折は，その位置や折れ方などによって分類される。重要な骨折型を代表的なX線写真とともに示す。骨折の多くは複数の分類にまたがる。例えば，コールズ骨折は横骨折だが，損傷の程度によっては，開放性骨折になったり，閉鎖性の粉砕骨折にもなる。

- 閉鎖性骨折（単純骨折）：内部の骨折で，皮膚は破れない。
- 開放性骨折（複雑骨折）：皮膚を貫く骨折である。開放性骨折は，感染が起こったり，制御できない出血が起こる可能性があるので危険な骨折である。

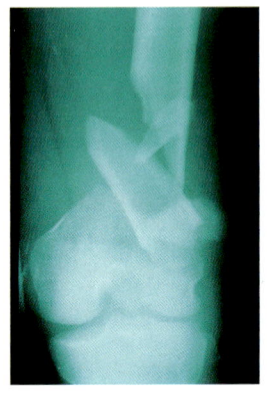

粉砕骨折 comminuted fracture：傷害部位が多数の骨片に粉砕されるもの。老人によく見られる。

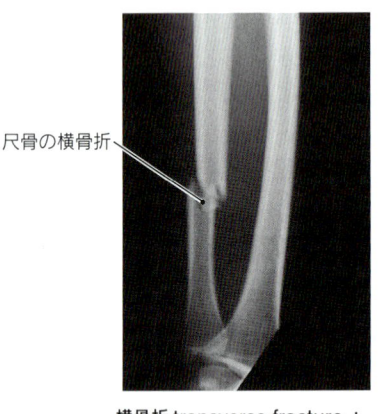

横骨折 transverse fracture：長軸を横切るように骨幹が折れたもの。（尺骨の横骨折）

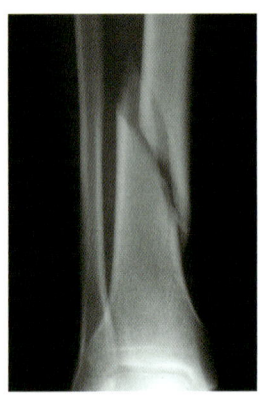

ラセン骨折 spiral fracture：ねじれの力によって生じ，骨の長軸に沿ってラセン状に骨折線が生じる。スポーツ骨折ではこの形式をとることが多い。

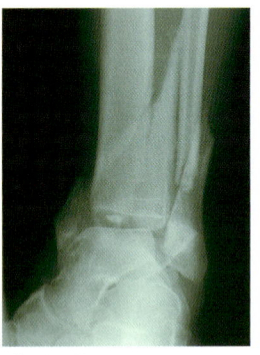

ポット骨折 Pott's fracture：足関節に起こり，下腿の2本の骨が傷害される。

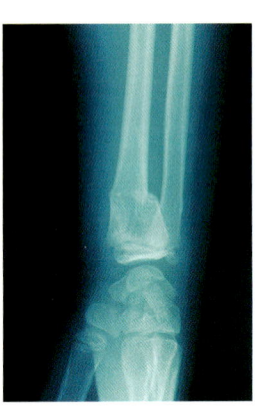

コールズ骨折 Colles' fracture：前腕の橈骨の遠位部における骨折。転んだ際に手をついてしばしば起こる。

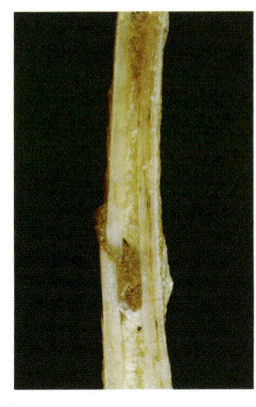

若木骨折 greenstick fracture：骨幹の片方だけが骨折していて，もう片方は折れ曲がる骨折である。長骨が完全に骨化していない子供に起こる。

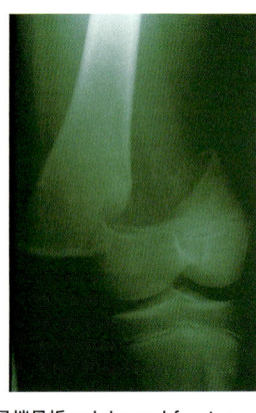

骨端骨折 epiphyseal fracture：骨端線で起こる骨折。骨端線に沿った横骨折は一般的に予後が良い。しかし，注意深く整復しないと，長軸方向への成長が永久的に停止することがあり，手術が必要になることもある。

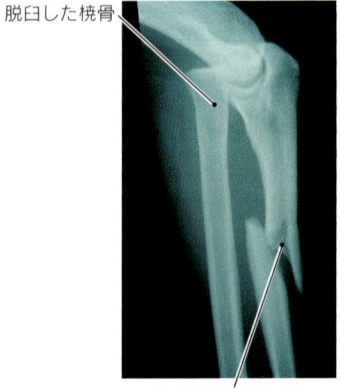

（脱臼した橈骨／転位した尺骨骨折）

転位骨折 displaced fracture：骨が骨折によって異常な配置をとってしまうもの。
非転位骨折 nondisplaced fracture：骨や骨片が正常な位置に保たれたもの。

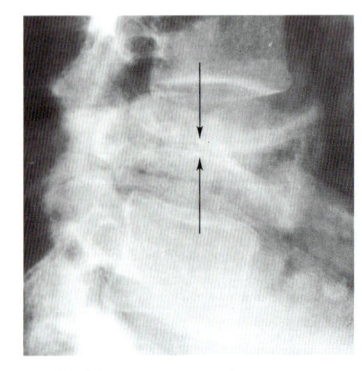

圧迫骨折 compression fracture：転落して殿部から着地したときのように，脊椎に極端に強い外力が働いて起こる。

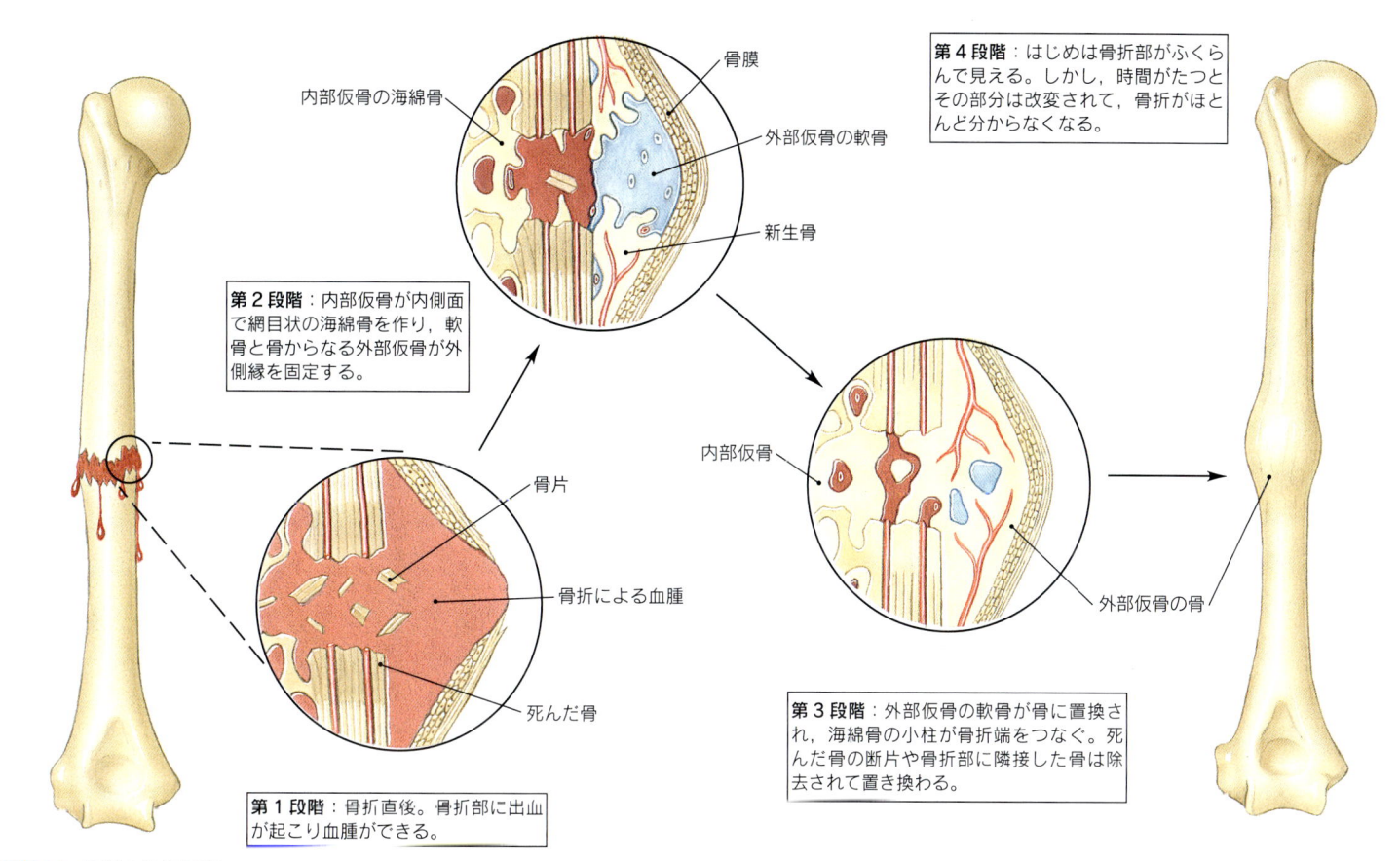

図5-11 骨折の修復過程

第1段階：骨折直後。骨折部に出血が起こり血腫ができる。

第2段階：内部仮骨が内側面で網目状の海綿骨を作り，軟骨と骨からなる外部仮骨が外側縁を固定する。

第3段階：外部仮骨の軟骨が骨に置換され，海綿骨の小柱が骨折端をつなぐ。死んだ骨の断片や骨折部に隣接した骨は除去されて置き換わる。

第4段階：はじめは骨折部がふくらんで見える。しかし，時間がたつとその部分は改変されて，骨折がほとんど分からなくなる。

4. 骨格の形態分類と骨髄

A. 骨の分類

ヒトの骨格は約200個の骨で構成されている。これらの骨はその形態から次のように分類することができる。

- **長骨**：比較的長くて細い骨（図5-12a）。骨幹，2つの骨幹端，2つの骨端があり（図5-3），髄腔を持つ。上肢や下肢で見られる。
- **短骨**：箱のような形をした短い骨（図5-12b）。外側面は緻密骨で被われているが，内部には海綿骨がある。手根骨や足根骨が例として挙げられる。
- **扁平骨**：骨表面には薄くて平行な緻密骨があり，海綿骨を挟んだサンドイッチ構造をしている。強度があるわりには軽い（図5-12c）。頭蓋冠の骨，胸骨，肋骨，肩甲骨が例として挙げられる。扁平骨はその下にある軟組織を保護したり，骨格筋の広い付着部となる。頭頂骨のような頭蓋の扁平骨では，緻密骨の厚い層を内・外板 internal and external table と呼び，間にある海綿骨は板間層 diploë と呼ばれる。
- **不規則骨**：表面に切れ込みや隆起を持つ複雑な形態をした骨（図5-12d）。その内部構造も複雑である。椎骨や頭蓋の上顎骨などが例として挙げられる。
- **種子骨**：小さくて円形で扁平な骨（図5-12e）。腱の内部に生じ，膝，手，下腿の関節付近の腱のなかに見られる。種子骨の有無には個体差があるが，膝蓋骨は誰もが持っている種子骨である。
- **縫合骨**：頭蓋の縫合にある，小さく扁平な骨（図5-12f）。縫合骨の数，大きさ，形態，場所には個体差がある。

B. 骨表面の特徴

それぞれの骨は特有の形態があり，表面にも内部にもきわだった特徴がある。腱や靭帯の付着部や関節を作るところでは特有の隆起や突起が見られる。骨に見られる溝や孔は，血管や神経が骨に沿って走ったり，骨を貫く部位である。このような骨表面の特徴を詳細に調べることで，様々な情報を得ることができる。例えば，人類学者や法医学者は残された骨格の一部から個人の身長，体重，性別，容姿などを推定する。（☞第6章）。

ここでは骨を同定するのに役立つ特徴に焦点を絞る。この特徴は，ほかの軟部組織の構造物の位置を決める際に手助けとなる。そのため，隆起やへこみなどを記述するのに特殊な解剖学用語が用いられる。骨表面の特徴を示す用語を表5-1に示し，図5-13にも図示した。

✓ 骨の表面構造の知識はなぜ臨床上重要なのですか。
✓ 種子骨と不規則骨の主な違いは何ですか。
✓ 縫合骨はどこに見られますか。

5. ほかの系とのつながり

骨は不活発な組織に見えるかもしれないが，実は極めて動的な構造物である。骨格系は，ほかの系と緊密な関係がある。骨そのものに筋系が結合しているし，心臓血管系やリンパ系と結び付いており，内分泌系の制御を受けている。

消化器系は，骨の成長に必要なカルシウム塩やリン酸塩を摂取するのに重要な役割を果たしている。また，骨格系は，カルシウムやリン酸塩などのミネラルの貯蔵庫として働く。

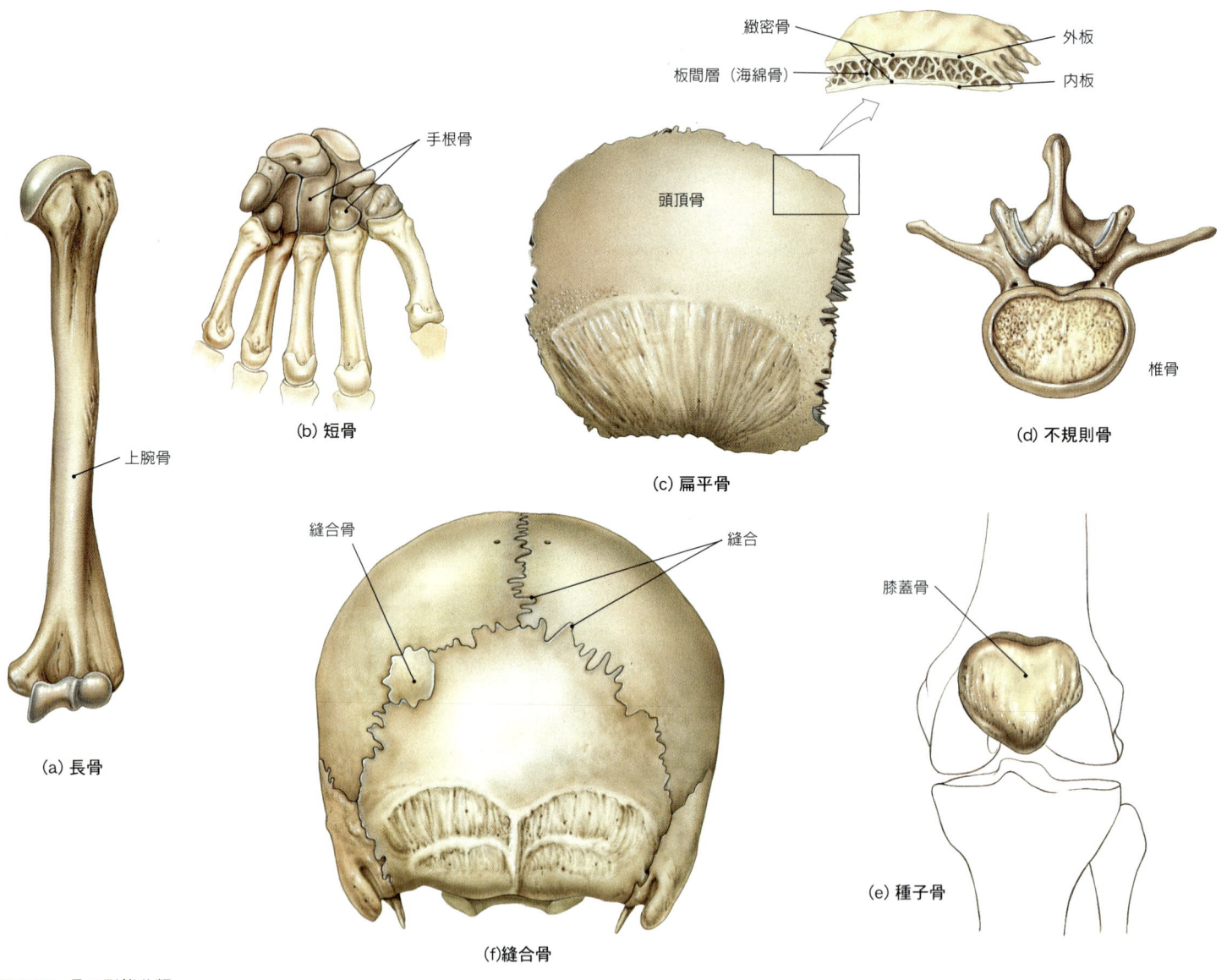

図5-12 骨の形態分類

表5-1 骨表面の特徴を示す基本用語

全体的な表現	解剖学用語	例（図5-13）	定義
隆起や突起（一般的）	突起 process	(b)	突起あるいは隆起
	枝 ramus	(b), (e)	骨からある角度を持って伸び出したもの
腱や靱帯が付着する突起	転子 trochanter	(a)	表面が粗で比較的広い突出部
	粗面 tuberosity	(d)	比較的小さく表面が粗な突起
	結節 tubercle	(d)	小さくて丸い突出部
	稜 crest	(e)	明瞭な隆起
	線 line	(e)	低い隆起
	棘 spine	(e)	先のとがった突起
関節を形成している突起	骨頭 head	(a), (d)	関節に面する広い骨端で，細い頸部で骨幹と隔てられる
	頸 neck	(a), (d)	骨端と骨幹の間の細い連結部
	顆 condyle	(a), (d)	平滑で円形の関節突起
	滑車 trochlea	(d)	滑車に似た形態で，平滑でへこんだ関節突起
	小関節面 facet	(a)	小さく平坦な関節面
陥凹など	窩 fossa	(d), (e)	浅いへこみ
	溝 sulcus	(d)	狭い溝
穴，間隙など	孔 foramen	(b), (e)	血管や神経などが通る丸い穴
	裂 fissure	(b)	細長い裂け目
	管 canal	(c)	骨基質を貫く通路
	洞 sinus, antrum	(c)	骨の中の空洞で通常は空気で満たされている

骨格系：骨組織と骨格の構造

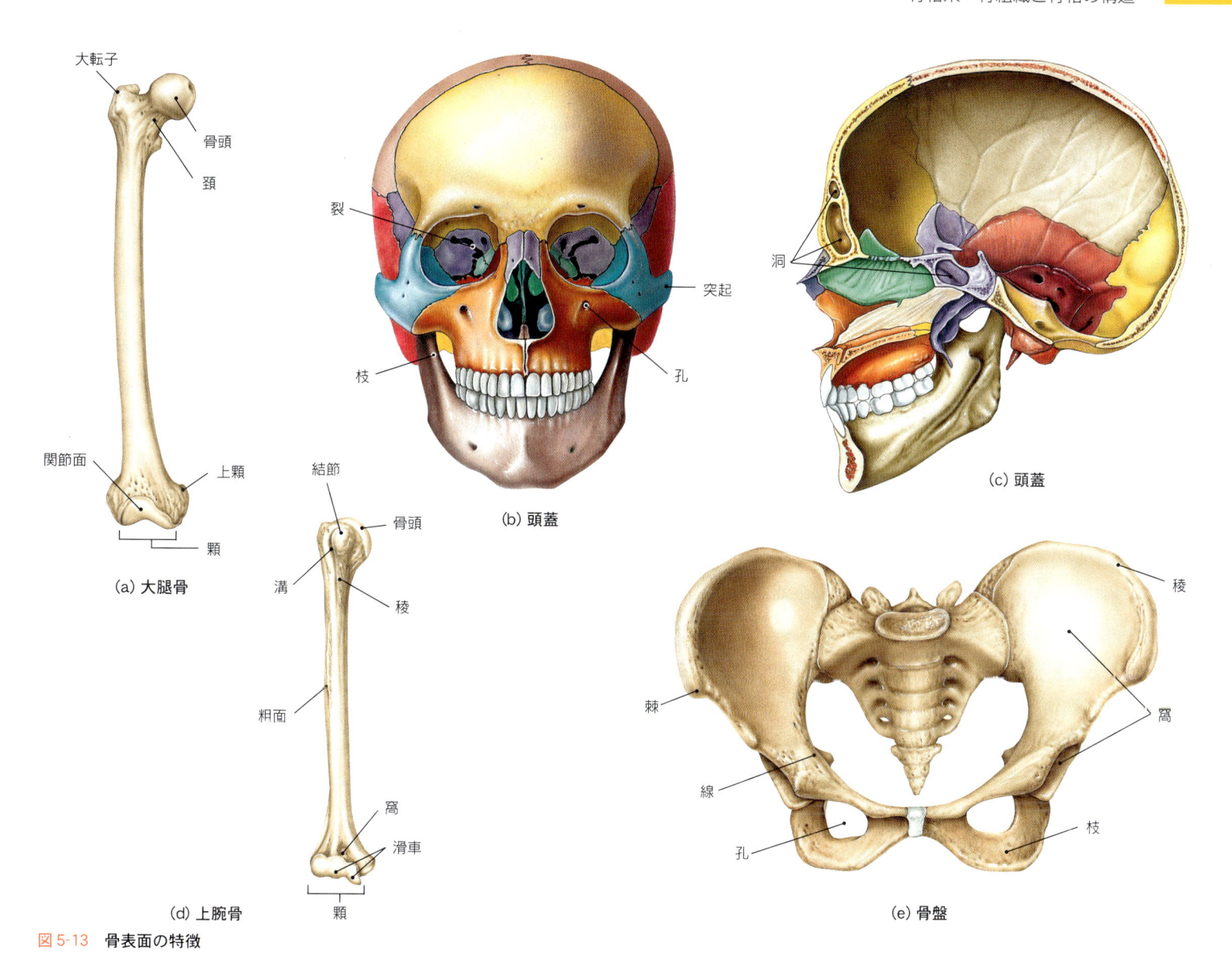

(a) 大腿骨
大転子／骨頭／頸／関節面／上顆／顆

(b) 頭蓋
裂／突起／枝／孔

(c) 頭蓋
洞

(d) 上腕骨
結節／骨頭／溝／稜／粗面／窩／滑車／顆

(e) 骨盤
稜／窩／枝／孔／線／棘

図 5-13　骨表面の特徴

第6章　骨格系：軸骨格

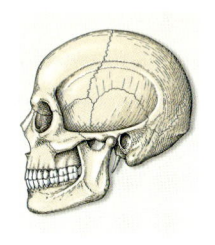

ヒトの骨格の基本型は進化によって形成されたものである。しかし，同じ人が2人と存在しないように，われわれの骨格も年齢，食事，日常活動の状況，ホルモン作用によって異なっている。骨は絶えず改変され，改築されており，われわれの骨格は一生を通じて変化している。思春期の体型の変化や，加齢に伴う骨量の減少がその例である。

骨格系は約200個の骨とそれに伴う軟骨からできている。骨格系は発生学的に**軸骨格** axial skeleton と**付属肢骨格** appendicular skeleton に分けられる（図6-1）。

軸骨格は頭蓋，胸郭，脊柱で構成されており，これらの構造物はまさに体の中軸をなしている。

軸骨格は人体の骨の約40％を占める。軸骨格は次の要素からなる。

- 頭蓋（22個の骨）
- 頭蓋の付属骨（6個の耳小骨と1個の舌骨）
- 脊柱（24個の椎骨，1個の仙骨，1個の尾骨）
- 胸郭（24本の肋骨と1個の胸骨）

軸骨格は，背側体腔や腹側体腔にある臓器を保護するとともに，これらを支持するための外枠をなしている。頭蓋のなかには，味覚，嗅覚，聴覚，平衡感覚および視覚に関する感覚器官が入っている。また，軸骨格には次のような筋が付着している。

- 頭部，頸部，体幹を動かす筋
- 呼吸運動にあずかる筋
- 付属肢骨格を支持し，これを動かす筋

軸骨格の関節は運動が制限されているものが多く，関節は靱帯でしっかりと補強されている。軸骨格のうち，椎骨，胸骨，肋骨などには造血機能を持つ赤色骨髄が含まれている。（☞第5章）

1. 頭蓋の骨

A. 頭蓋の構成

頭蓋は22個の骨からなり，その外側には，目，顎，頭部を動かす筋肉が付着する部分がある。頭蓋は以下の脳頭蓋と顔面頭蓋に分けられる。

- **脳頭蓋** cranial bones：後頭骨，左右の頭頂骨，前頭骨，左右の側頭骨，蝶形骨，篩骨の8個の骨からなる（図6-2）。脳頭蓋は脳を保護する。そのなかには頭蓋腔があり，脳の周囲にはクッションの役目を果たす脊髄液が入っている。頭蓋の内面には脳を安定化させる髄膜が付着している。
- **顔面頭蓋** facial bones：左右の上顎骨，左右の口蓋骨，左右の鼻骨，左右の下鼻甲介，左右の頬骨，左右の涙骨，鋤骨，下顎骨の14個の骨で構成される（図6-2）。

顔面頭蓋は消化器系や呼吸器系の入口をなすとともに，顔面頭蓋の表面は表情筋の付着部であり，内面は食物の摂取を助ける筋肉の付着部でもある。

B. 縫合

頭蓋骨の骨の境界は**縫合** suture と呼ばれる不動関節でできている。縫合では，骨は密性線維性結合組織によって互いに強く結合している。主な縫合は以下の通りである。

1) **ラムダ縫合** lambdoid suture：頭蓋の後面にあり（図6-3a, b），後頭骨と頭頂骨の境をなす。この縫合には1個あるいは数個の**縫合骨** sutural bone（**ウォーム骨** Wormian bone）（☞図5-12f）が認められることがある。その大きさは様々である。
2) **矢状縫合** sagittal suture：左右の頭頂骨の間にあり，ラムダ縫合と冠状縫合とを結ぶ。（図6-3b）。
3) **冠状縫合** coronal suture：前頭骨と左右の頭頂骨の境をなす（図6-3b）。
4) **鱗状縫合** squamous suture：左右にあり，側頭骨と頭頂骨の境をなし（図6-3c），後方で人字縫合に終わる（図6-3a）。

頭蓋骨の上のドーム状をなす部分を**頭蓋冠** calvaria といい，後頭骨，頭頂骨，前頭骨からなる。

2. 脳頭蓋を構成する骨

脳頭蓋の骨は，後頭骨，頭頂骨，前頭骨，側頭骨，蝶形骨，篩骨から構成されている（図6-3〜図6-11）。

A. 後頭骨

後頭骨 occipital bone は脳頭蓋の後面，外側面，下面を構成する（図6-3〜図6-5）。後頭骨の下面には**大後頭孔** foramen magnum という大きな孔がある（図6-3e）。この孔は脳頭蓋と脊柱のなかにある脊柱管との連結部にあたる。大後頭孔の両側には**後頭顆** occipital condyle という突出があり，ここで第1頸椎（環椎）と関節する（環椎後頭関節）。

後頭骨の後外側にはいくつかの明瞭な稜がある（図6-6a）。**外後頭稜** external occipital crest は大後頭孔から後ろに伸び，**外後頭隆起** external occipital protuberance と呼ばれる小さな隆起に終わる。この稜と直交するように2本の稜（**下項線** inferior nuchal line と**上項線** superior nuchal line）が水平に走る。これらの稜や線には，筋や靱帯が付着し，環椎後頭関節を安定させるとともに，頸部の脊柱にかかる頭部からの荷重のバランスをとっている。

後頭顆の前外方には**頸静脈切痕** jugular notch がある。この切痕と側頭骨の錐体との間にできる間隙が**頸静脈孔** jugular foramen である（図6-3e）。この孔には，脳からの静脈血を頭蓋から出す内頸静脈が

通る。

後頭顆の外側基部には**舌下神経管** hypoglossal canal がある。この管は後頭顆の上方にあり，このなかには舌筋を支配する舌下神経が通る。頭蓋の内部から見ると，舌下神経管は大後頭孔の近くの後頭骨の内面から始まっている（図6-6b）。

後頭骨の内面には十字をなす溝状のくぼみがあり，十字の中心は内面に向かって隆起している（**内後頭隆起** internal occipital protuberance）（図6-6b）。横方向に水平に走る溝は**横洞溝** groove for transverse sinus，内後頭隆起から上方に走る溝は**上矢状洞溝** groove for superior sagittal sinus という。このような溝は硬膜洞溝と呼ばれ，なかには硬膜静脈が通る。また，内後頭隆起から大後頭孔に向かって走る稜を**内後頭稜** internal occipital crest という。

横洞溝は小脳テント，内後頭隆起は小脳鎌という硬膜の付着部でもある。横洞溝より上方のくぼみには大脳が，下方のくぼみには小脳が入る（図6-6b）。

B. 頭頂骨

左右の**頭頂骨** parietal bone は脳頭蓋の上外側面を構成し，頭蓋冠の大部分を占める（図6-3b, c）。頭頂骨の外側面には，**上・下側頭線** superior and inferior temporal lines と呼ばれる低い稜がある（図6-6c）。これらの線は，咀嚼運動に関わる強大な側頭筋が起こる部位

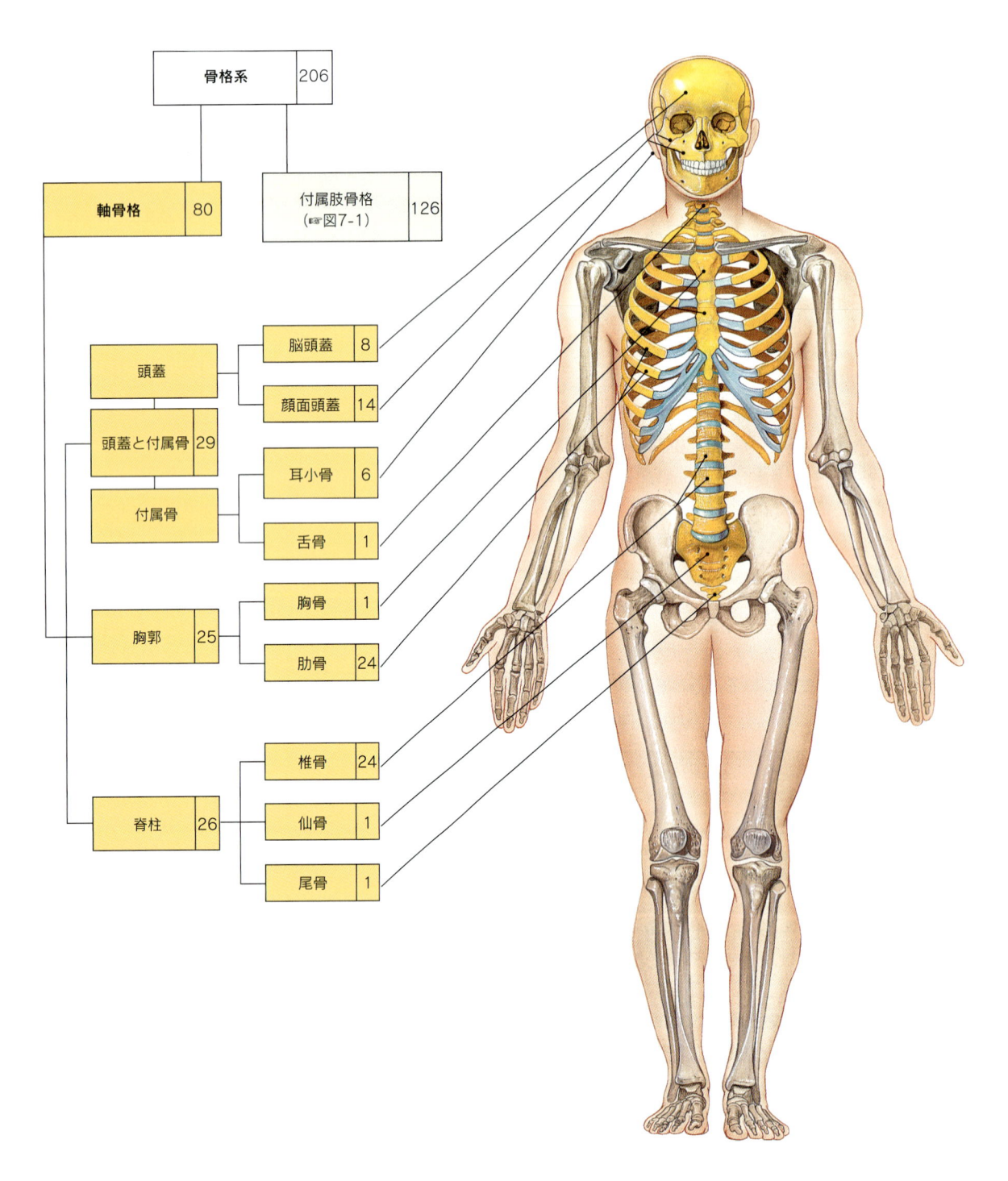

(a) 骨格系

図6-1 軸骨格
(a) 骨格の前面観。黄色で示した部分は軸骨格。フローチャートは軸骨格の相互関連を示す。数字は骨の数を示す。
(b) 軸骨格の前面観（左）と後面観（右）。

102

骨格系：軸骨格

である。これらの線より上にある頭頂部の膨らみは，**頭頂結節** parietal eminence と呼ばれている。頭頂骨の内面には，硬膜動脈を入れる溝が認められる（図6-5）。

C. 前頭骨

前頭骨 frontal bone は脳頭蓋の前方を構成するとともに，眼窩の天井をなす（図6-3b～d）。発達段階では2つの骨化中心があるので，出生時には左右2個の前頭骨が存在し，**前頭縫合** metopic suture, frontal suture で閉じている。この縫合は次第に癒合していき，通常8歳頃までには消失して1個の前頭骨になる。前頭縫合やその痕跡が成人の**前頭鱗** frontal squama の正中に見られることがある（図6-7a, c）。前頭鱗の両側には，頭頂骨の下側頭線から連続した部分がある。

前頭鱗の下端には**眼窩上縁** supraorbital margin がある。眼窩上縁には**眼窩上孔** supraorbital foramen あるいは**眼窩上切痕** supraorbital notch がある。眼窩上縁の上方には**眉弓** superciliary arch の高まりがあり，その上の皮膚には眉毛が生えている。**眼窩面** orbital surface は平滑であるが，眼窩に出入りする血管や神経の小さな孔が認められる。その外側には浅い**涙腺窩** lacrimal fossa があり，ここに涙腺が納まる（図6-7b）。前頭鱗の内面には**前頭稜** frontal crest があり，ここには大脳鎌が付着する（図6-7c）。

前頭洞 frontal sinus（図6-5）は大きさや形が個人によって異なり，

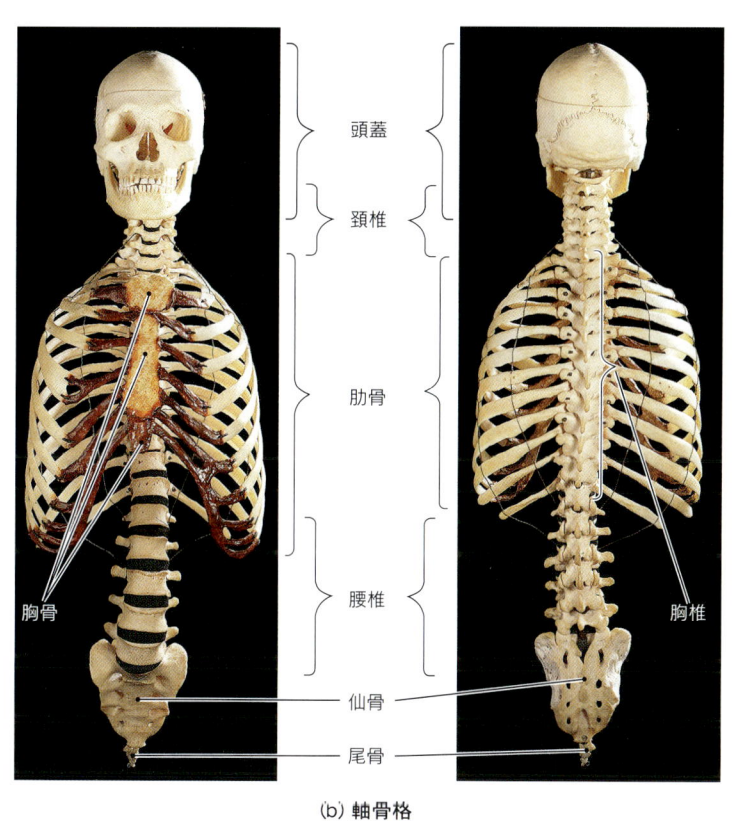

図6-1 （つづき）

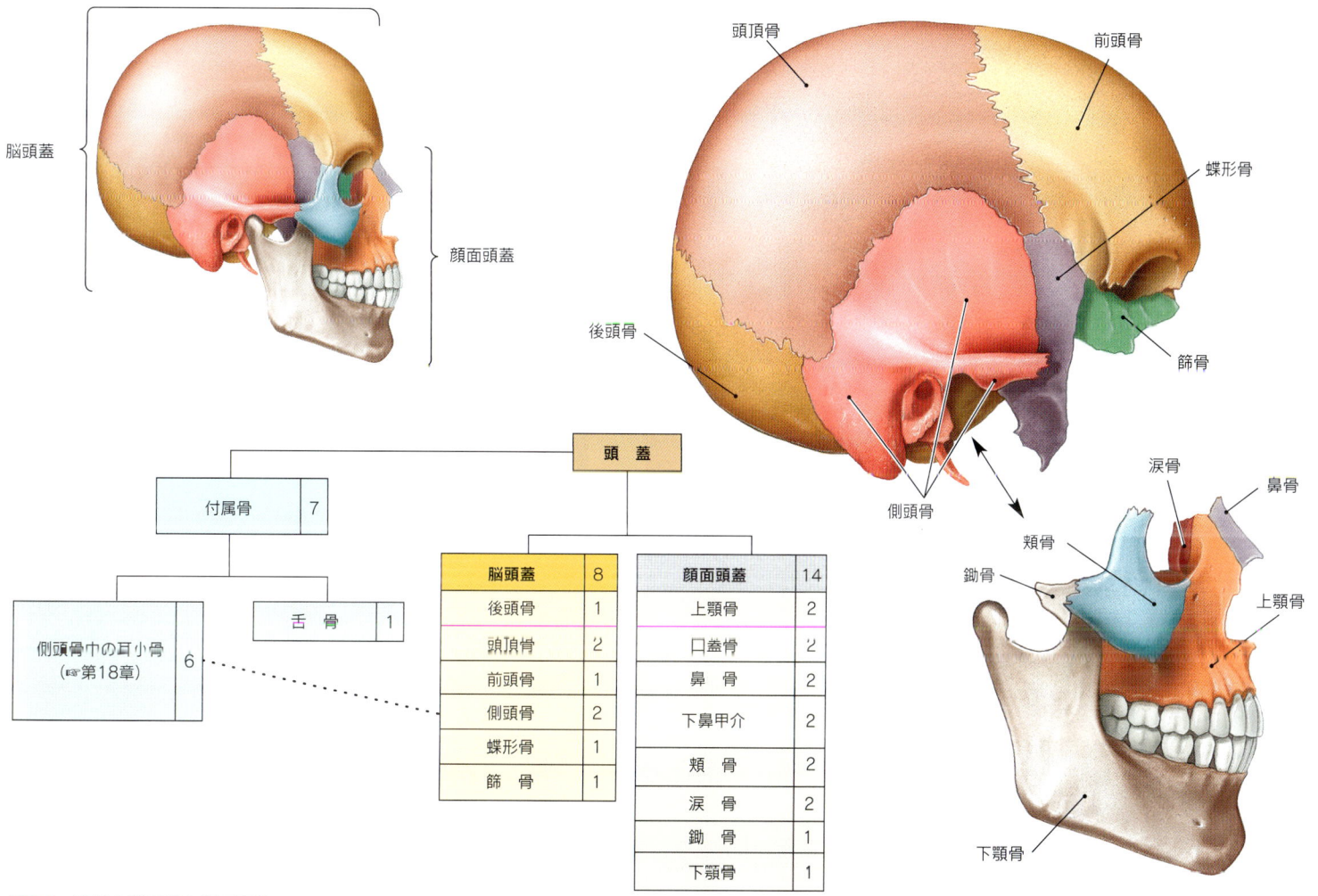

(b) 軸骨格

図6-2 頭蓋の脳頭蓋と顔面頭蓋
頭蓋は脳頭蓋と顔面頭蓋とに分けられる。顔面頭蓋の口蓋骨と下鼻甲介はこの方向からは見えない。数字は骨の数を示す。

頭蓋	
付属骨	7
側頭骨中の耳小骨（第18章）	6
舌骨	1

脳頭蓋	8
後頭骨	1
頭頂骨	2
前頭骨	1
側頭骨	2
蝶形骨	1
篩骨	1

顔面頭蓋	14
上顎骨	2
口蓋骨	2
鼻骨	2
下鼻甲介	2
頬骨	2
涙骨	2
鋤骨	1
下顎骨	1

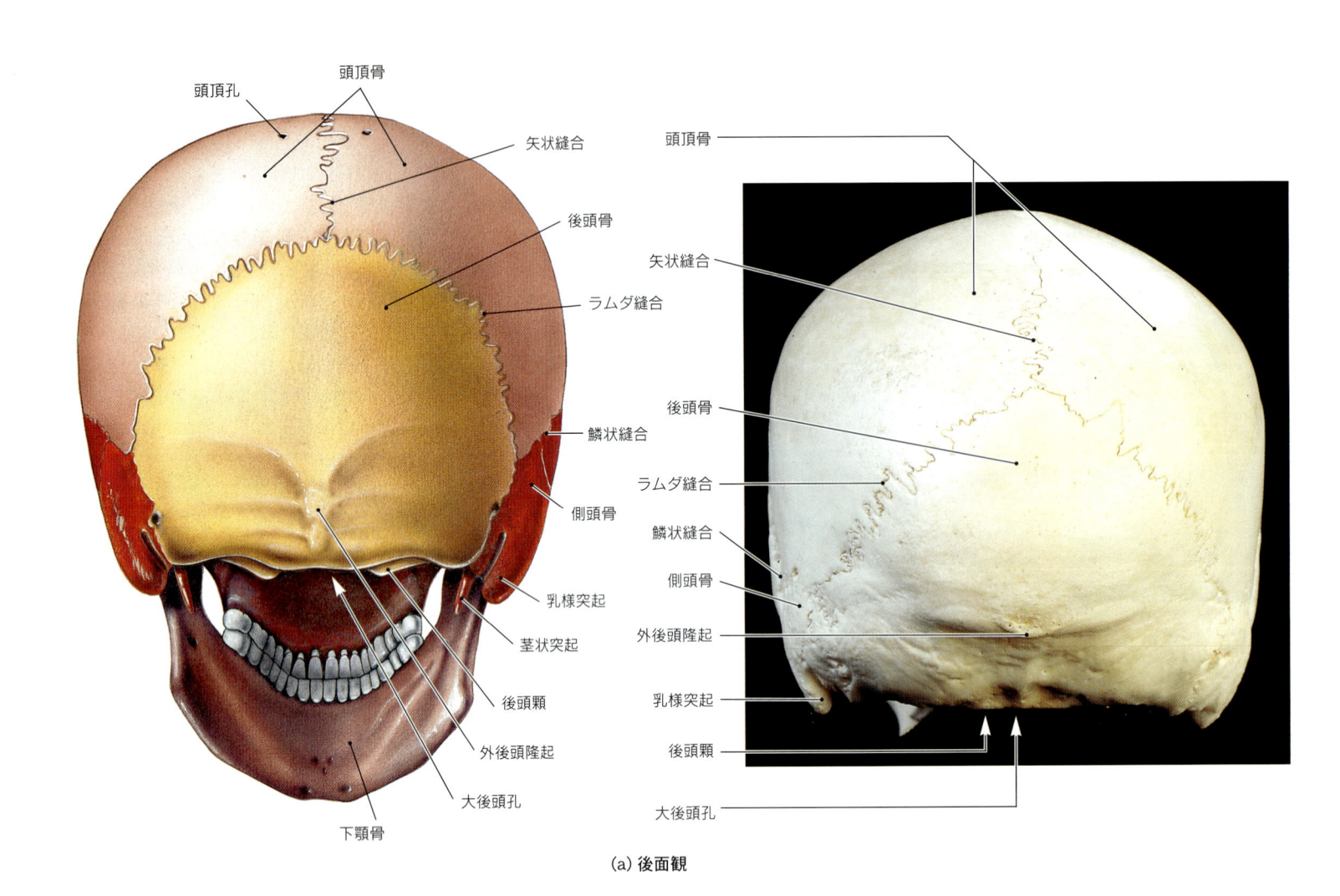

図6-3 成人の頭蓋

骨格系：軸骨格

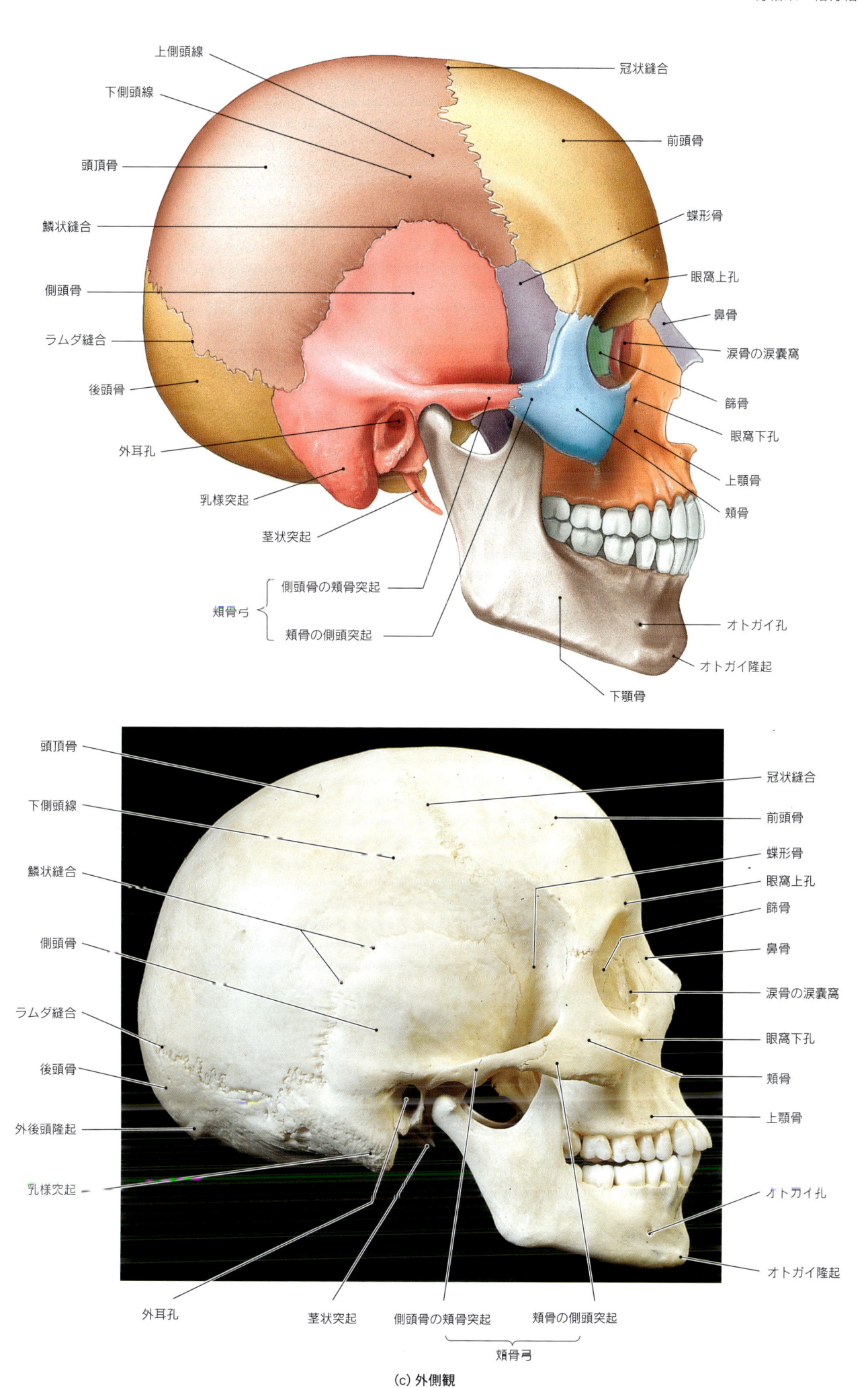

(c) 外側観

図 6-3　（つづき 1）

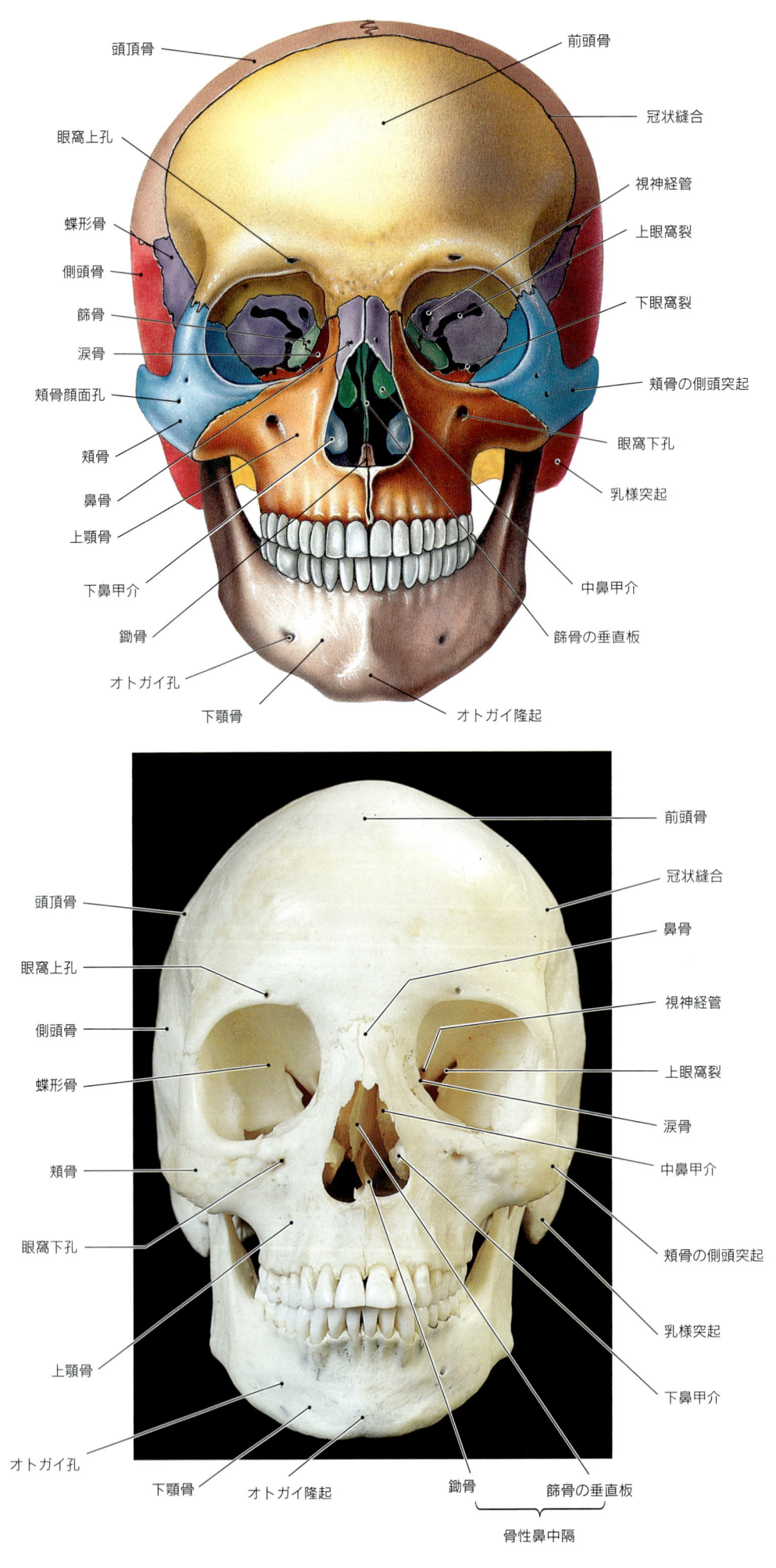

(d) 前面観

図 6-3 （つづき 2）

骨格系：軸骨格

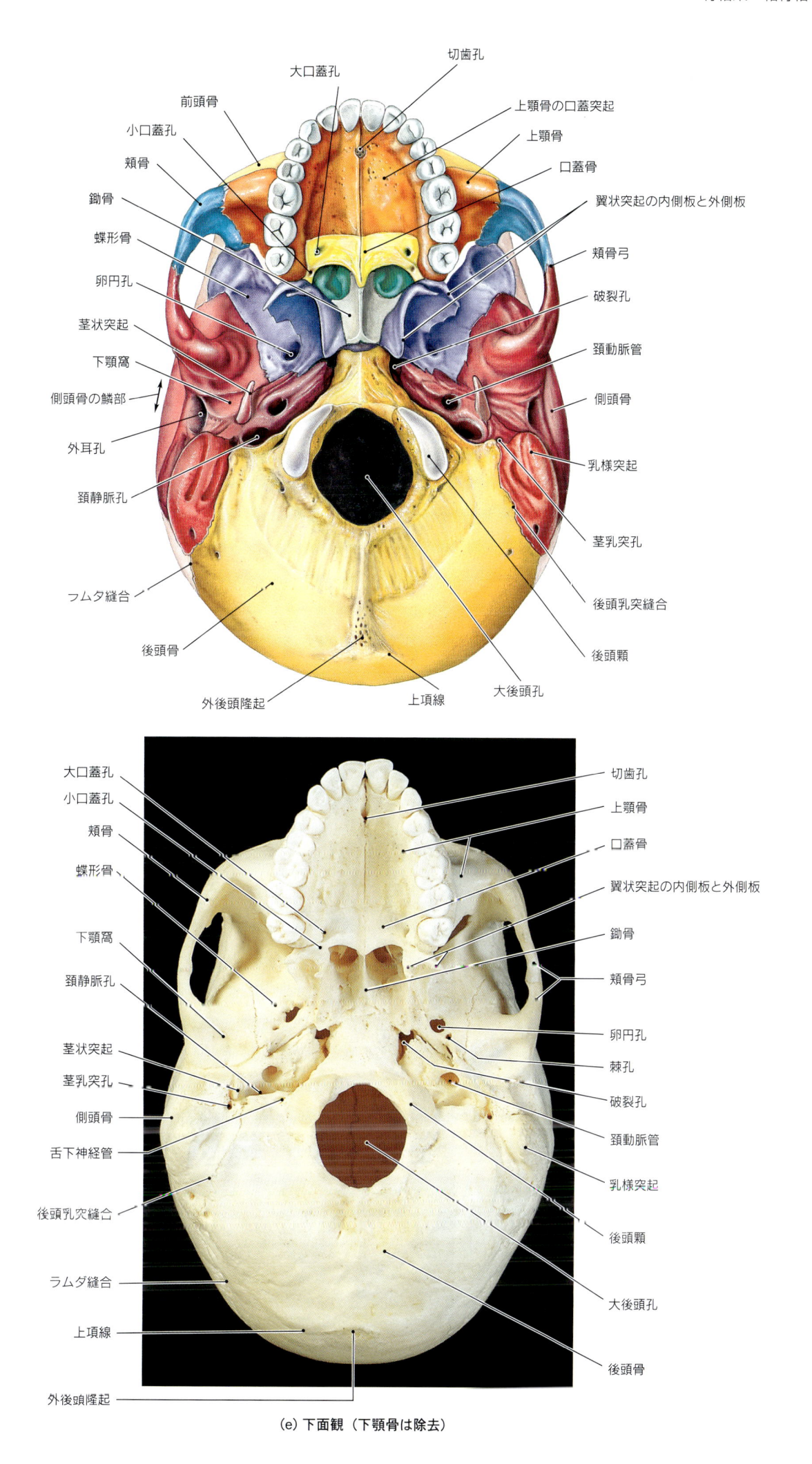

図6-3 （つづき3）

(e) 下面観（下顎骨は除去）

labels (上図・イラスト):
大口蓋孔／切歯孔／前頭骨／小口蓋孔／上顎骨の口蓋突起／頬骨／上顎骨／鋤骨／口蓋骨／蝶形骨／翼状突起の内側板と外側板／卵円孔／頬骨弓／茎状突起／破裂孔／下顎窩／頚動脈管／側頭骨の鱗部／側頭骨／外耳孔／乳様突起／頚静脈孔／茎乳突孔／ラムダ縫合／後頭乳突縫合／後頭骨／後頭顆／外後頭隆起／上項線／大後頭孔

labels (下図・写真):
大口蓋孔／切歯孔／小口蓋孔／上顎骨／頬骨／口蓋骨／蝶形骨／翼状突起の内側板と外側板／下顎窩／鋤骨／頚静脈孔／頬骨弓／茎状突起／卵円孔／茎乳突孔／棘孔／側頭骨／破裂孔／舌下神経管／頚動脈管／後頭乳突縫合／乳様突起／ラムダ縫合／後頭顆／上項線／大後頭孔／外後頭隆起／後頭骨

107

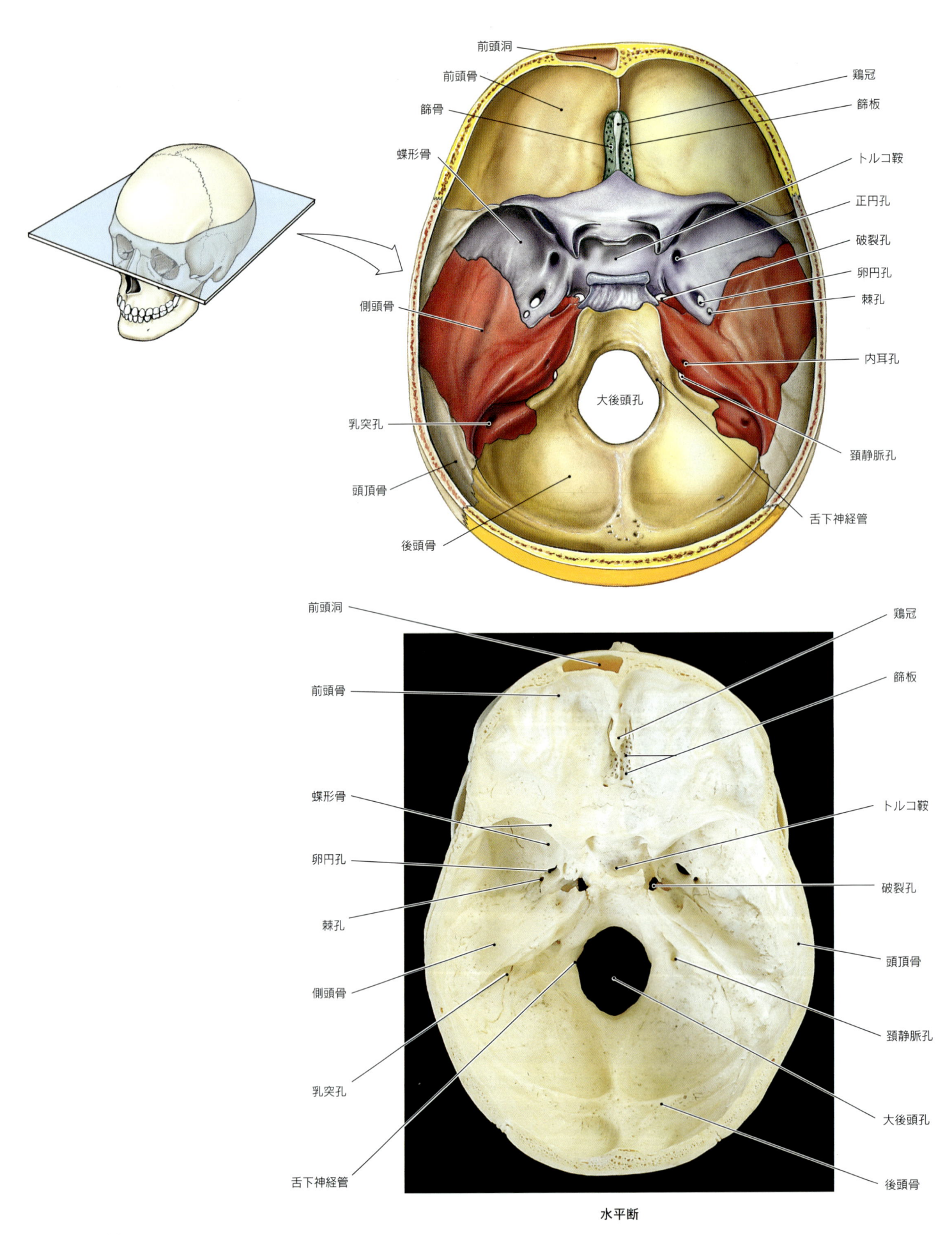

図6-4 内頭蓋底
頭蓋を水平断して内頭蓋底を上から見たところ。

骨格系：軸骨格

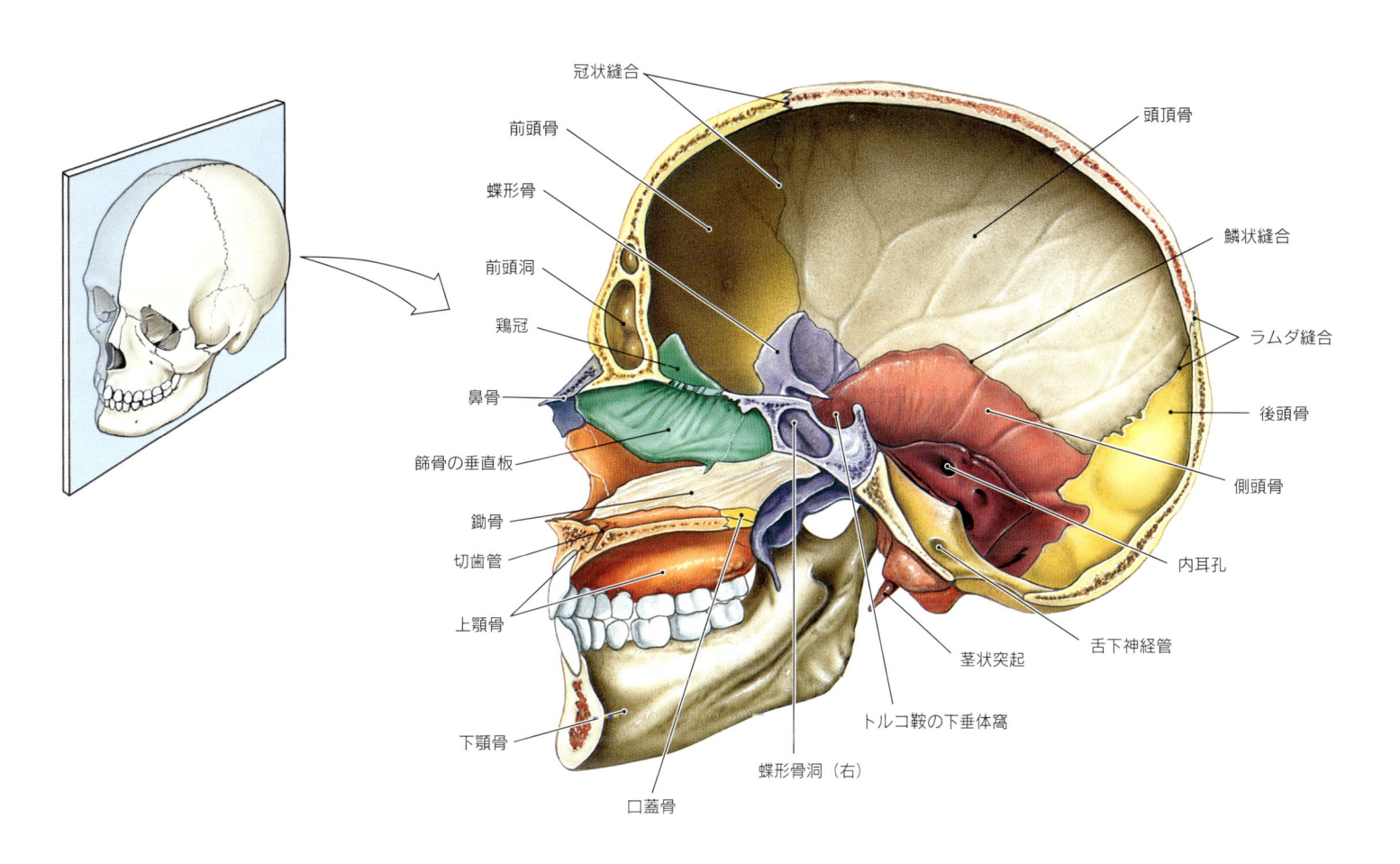

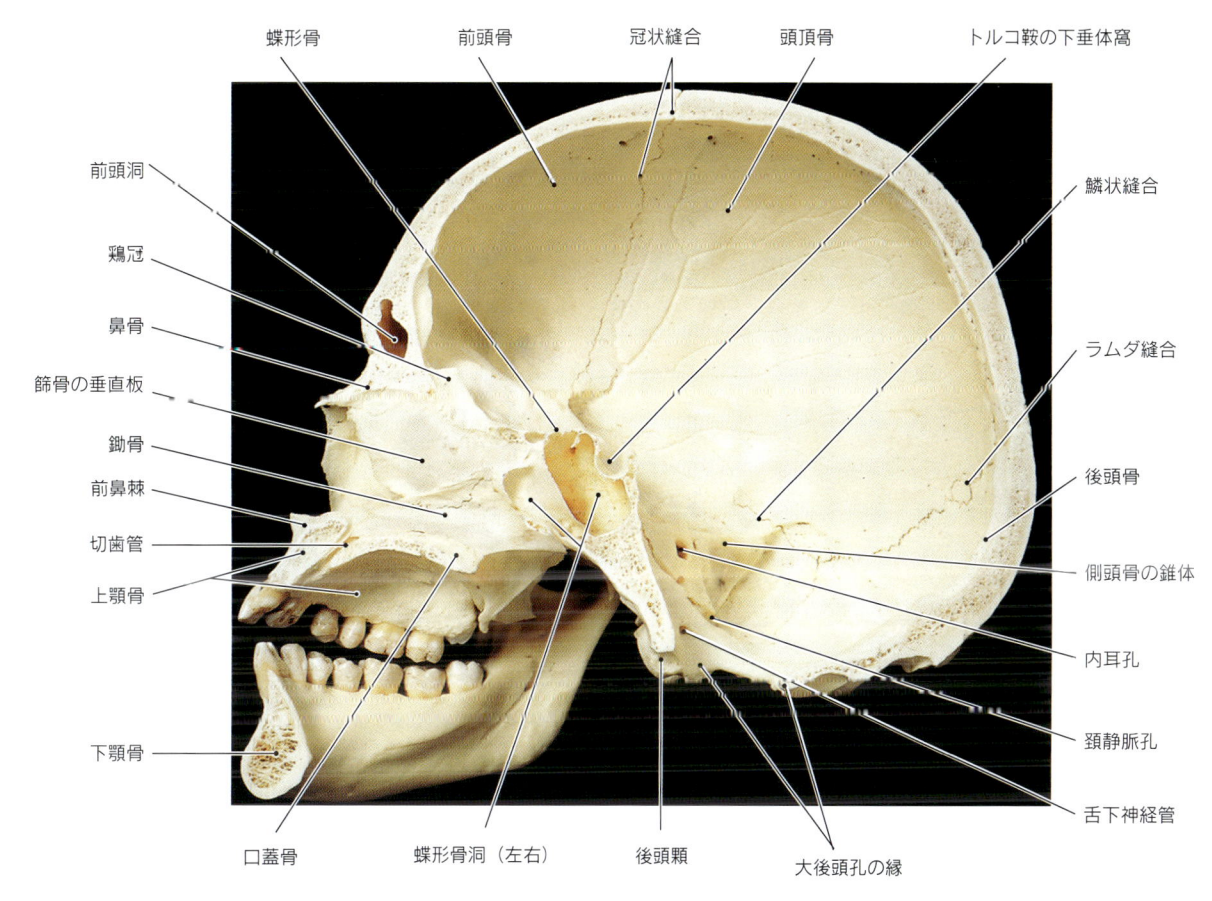

矢状断

図 6-5　頭蓋の正中断
頭蓋の右半分の内側面。骨性鼻中隔が残っているので，右側の鼻腔は見ることができない。巻末の「MRI・CT アトラス」（1d-e）参照。

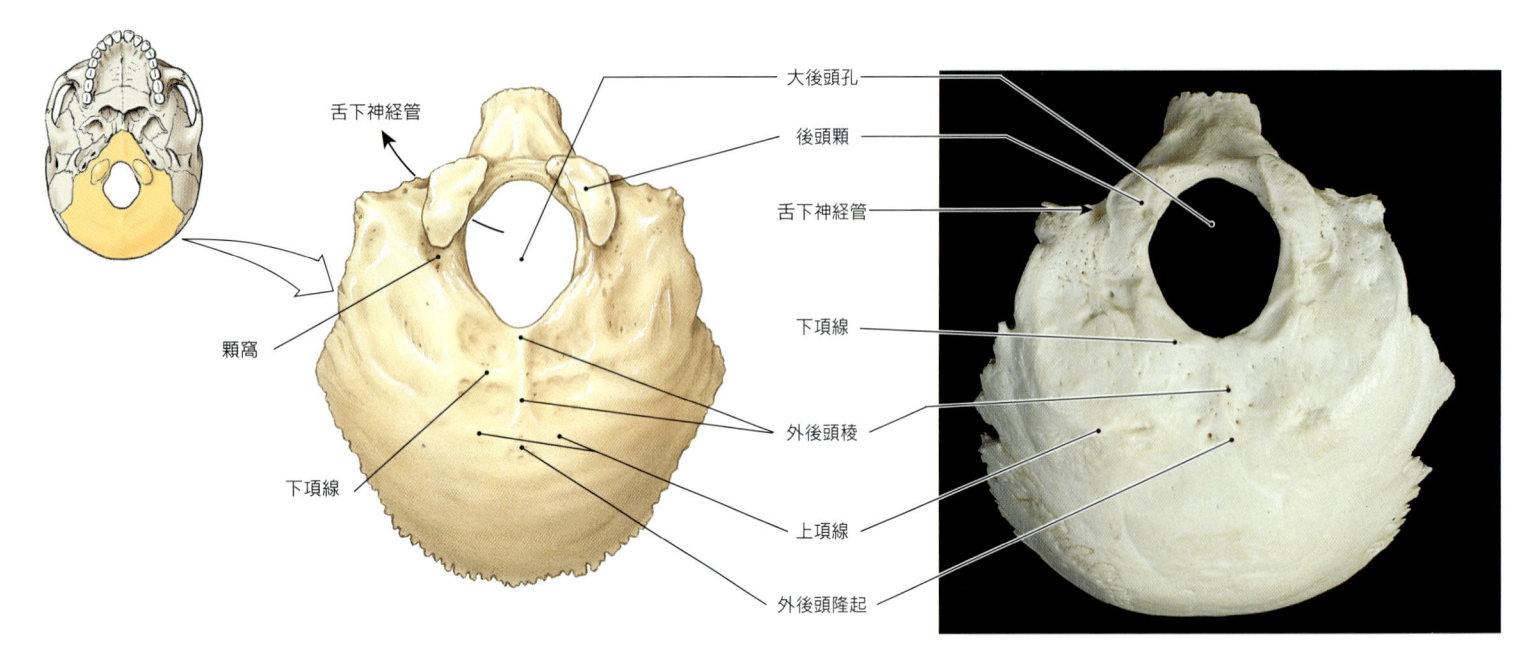

(a) 後頭骨の下面観

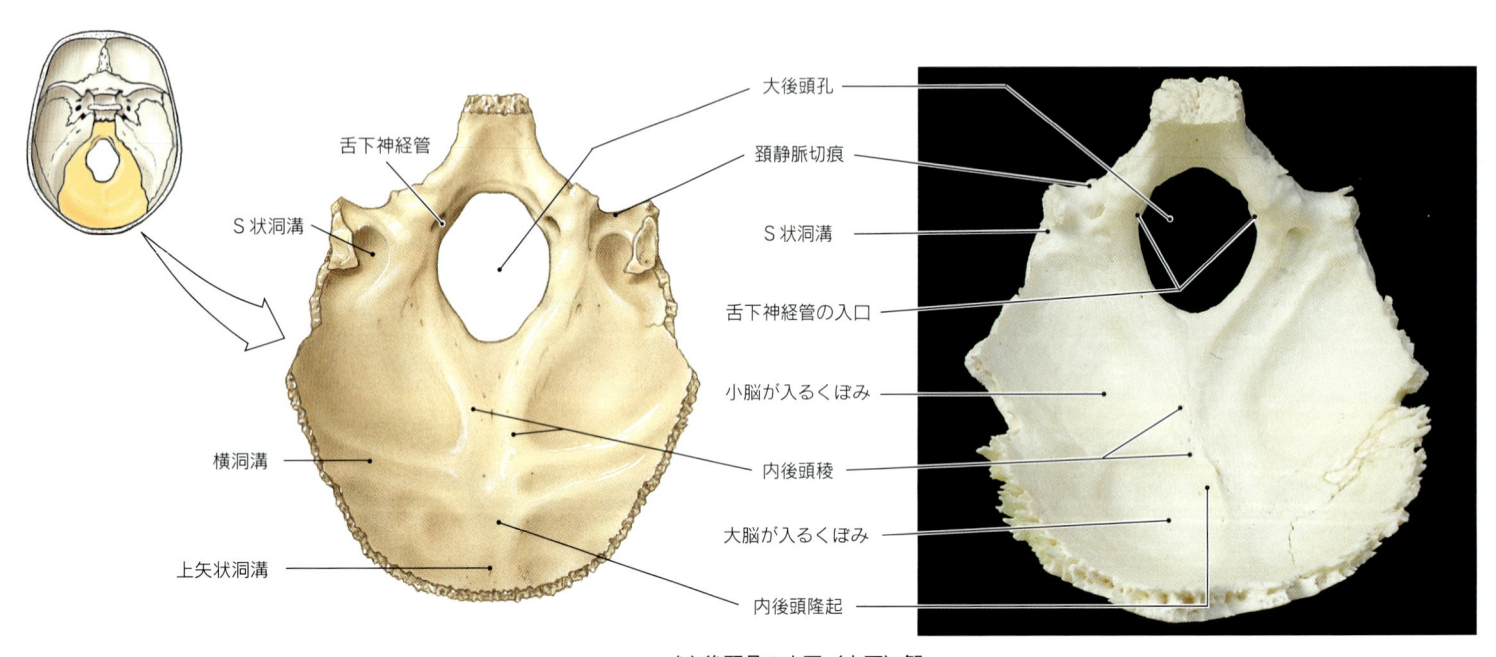

- 大後頭孔
- 舌下神経管
- 後頭顆
- 舌下神経管
- 顆窩
- 下項線
- 外後頭稜
- 下項線
- 上項線
- 外後頭隆起

(b) 後頭骨の上面（内面）観

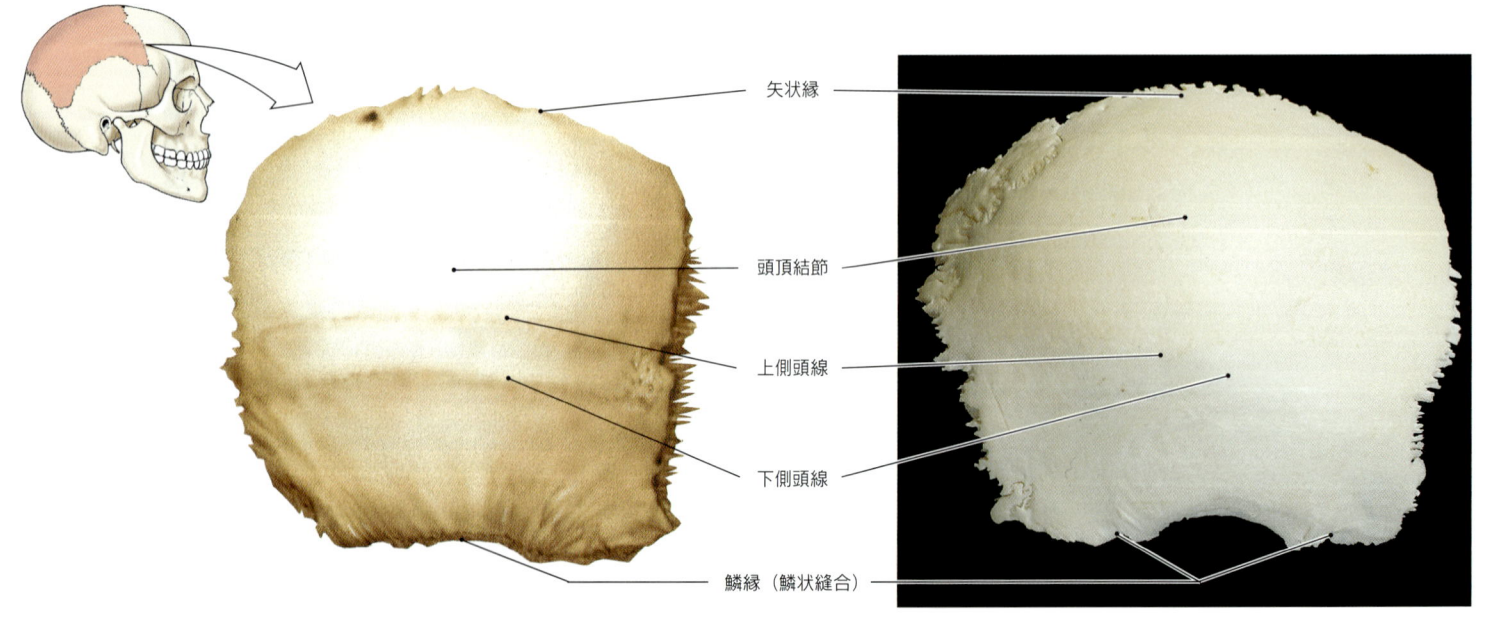

- 舌下神経管
- S状洞溝
- 大後頭孔
- 頸静脈切痕
- S状洞溝
- 舌下神経管の入口
- 小脳が入るくぼみ
- 横洞溝
- 内後頭稜
- 上矢状洞溝
- 大脳が入るくぼみ
- 内後頭隆起

(c) 頭頂骨（右）の外側観

- 矢状縁
- 頭頂結節
- 上側頭線
- 下側頭線
- 鱗縁（鱗状縫合）

図6-6　後頭骨

骨格系：軸骨格

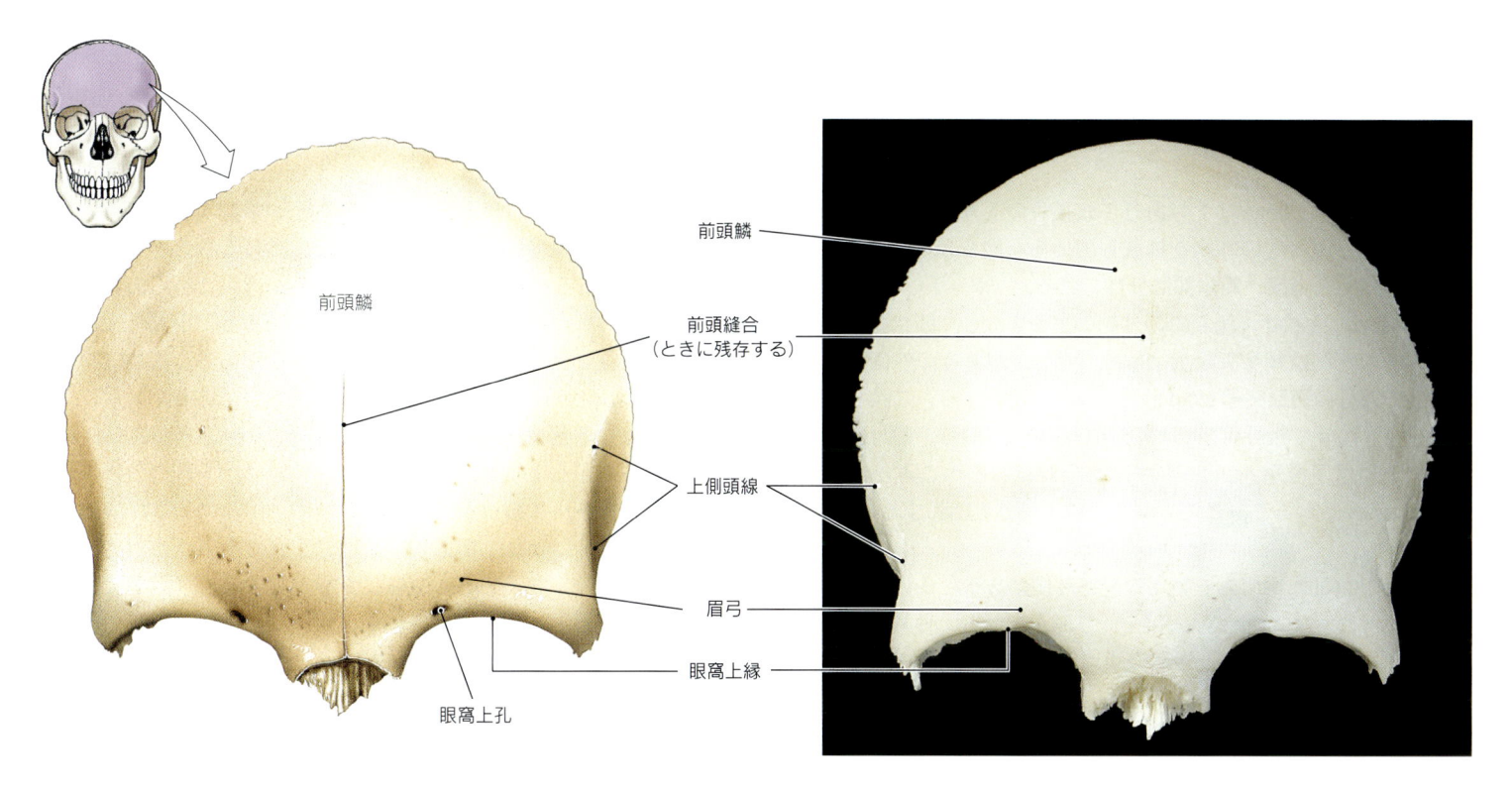

(a) 前面観

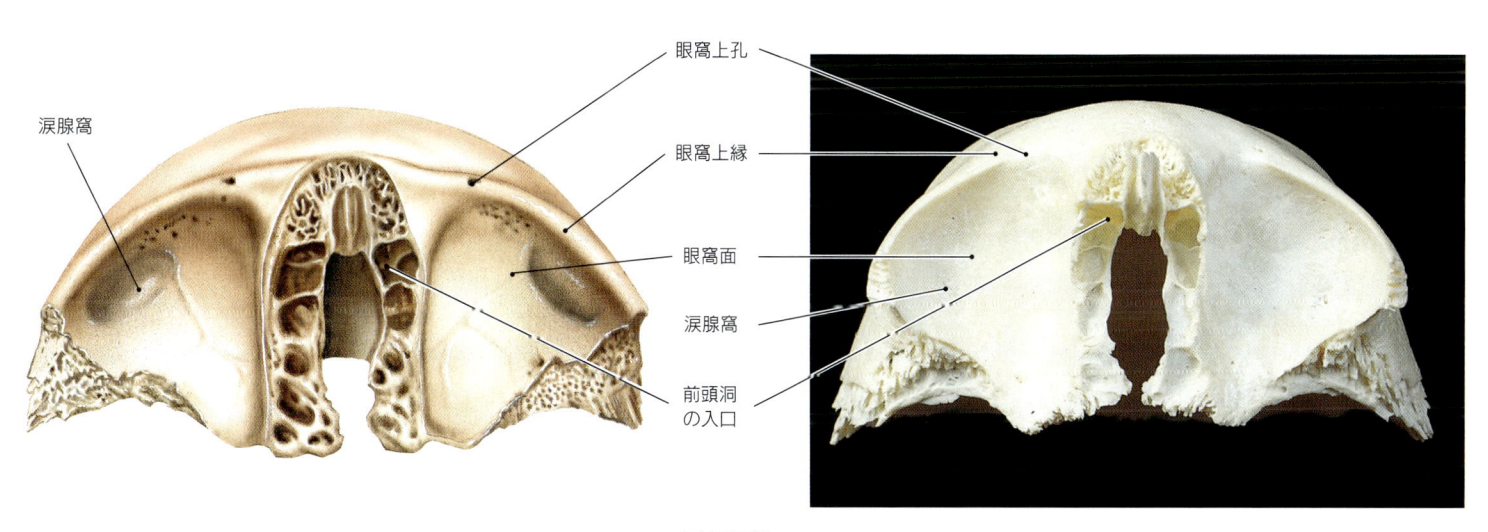

- 前頭鱗
- 前頭縫合（ときに残存する）
- 上側頭線
- 眉弓
- 眼窩上縁
- 眼窩上孔

(b) 下面観

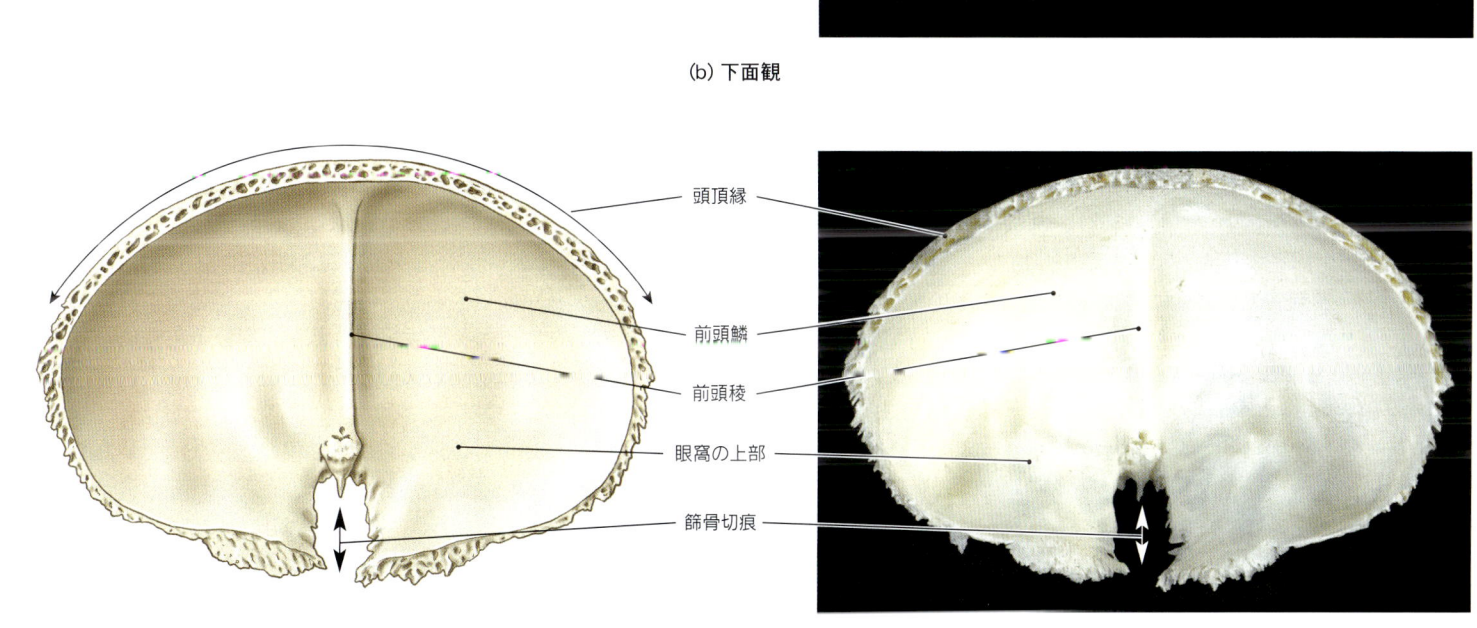

- 涙腺窩
- 眼窩上孔
- 眼窩上縁
- 眼窩面
- 涙腺窩
- 前頭洞の入口

(c) 後面（内面）観

- 頭頂縁
- 前頭鱗
- 前頭稜
- 眼窩の上部
- 篩骨切痕

図 6-7　前頭骨

出現の時期も異なる．前頭洞は，通常 6 歳以降に出現するが，全く発達しない人もある．

D. 側頭骨

側頭骨 temporal bone は 1 対あり，頭頂骨の下方で凸面をなし，脳頭蓋の外側と頭蓋底の外側を構成している（図 6-3c）．側頭骨は鱗部，鼓室部，乳突部，錐体部に分けられる．

- **鱗部** squamous part：側頭骨の外側の表面をなし，鱗状縫合と接する．鱗部の下には**頬骨突起** zygomatic process があり，外側前方に伸び出して頬骨の側頭突起 temporal process と連続する．これらの 2 つの突起を合わせて**頬骨弓** zygomatic arch が構成される．頬骨突起の基底部の下には**下顎窩** mandibular fossa と呼ばれるへこみと**関節結節** articular tubercle があり，ここで側頭骨は下顎骨と関節する（図 6-8a, c）．
- **鼓室部** tympanic part：下顎窩の後方外側にある．この部位は**外耳道** external acoustic meatus の入口を取り囲んでいる．外耳道は鼓膜に終わるが，骨標本を作るときに鼓膜は消失してしまう．
- **乳突部** mastoid part：外耳道の下後方にある大きな膨らみで，先端には**乳様突起** mastoid process がある（図 6-8a, d）．この突起は胸鎖乳突筋の停止部である．乳突部には**乳突蜂巣** mastoid air cell と呼ばれる多数の連続した小さな洞が含まれている（図 6-8b）．気道で感染が起こると，ときに中耳を通ってこの蜂巣に炎症が及ぶことがある（後述）．この炎症は乳突蜂巣炎と呼ばれている．
- **錐体部** petrous part：側頭骨の内側面にある部分で，聴覚や平衡感覚の情報を伝達する内耳が入っている（図 6-8d）．錐体の内側には**内耳道** internal acoustic meatus につながる**内耳孔** internal acoustic pore が開口している．内耳孔からは内耳に至る内耳神経や血管，および内耳道を経て茎乳突孔に至る顔面神経が通る．

側頭骨の多くの重要な特徴はその下面に見ることができる（図 6-8c）．乳様突起の近くには，**乳突孔** mastoid foramen が側頭骨を貫いている．この孔は脳髄膜に至る血管の通路である．細長い**茎状突起** styloid process には舌骨を支える茎突舌骨靱帯やいくつかの舌筋が付着する．茎状突起の基部の後方に**茎乳突孔** stylomastoid foramen がある．この孔には顔面の表情筋を支配する顔面神経が通る．茎状突起の内側には**頸静脈孔** jugular foramen がある．この孔は側頭骨と後頭骨で囲まれてできており，内頸静脈と第 9〜11 脳神経が通る（図 6-3e, 図 6-4）．頸静脈孔の前方やや内側には**頸動脈管** carotid canal の入口がある．脳への血液を供給する内頸動脈がこの経路を通って頭蓋腔に入る．頸動脈管は前内方へ進んで開口するが，この開口部の前方内側には，破裂孔という細長い裂け目が蝶形骨と側頭骨の間に広がっている．生体ではここは軟骨で塞がっており，内頸動脈とともに頭蓋の内面を栄養する小さな動脈が通る．

頸動脈管の外側前方で，側頭骨は蝶形骨と関節する．その関節の付近から小さな管が始まり，側頭骨の内部で終わる．この管は**耳管** auditory tube（ユースタキー管 Eustachian tube）と呼ばれ，生体では咽頭から始まり，側頭骨のなかにある鼓室に終わる（図 6-8c）．**鼓室** tympanic cavity は中耳にあり，3 つの耳小骨が入っている．この小さい骨は，鼓膜の振動を内耳に伝える．

E. 蝶形骨

蝶形骨 sphenoid bone は，文字通り蝶が羽を広げた形をした骨で，ほかの脳頭蓋のあらゆる骨と関節し，その上面は内頭蓋底の床をなす．蝶形骨は比較的大きい骨であるが，その大部分はほかの骨で隠されている．この骨は脳頭蓋と顔面頭蓋を結合する橋渡しをしている骨でもある．つまり，蝶形骨は脳頭蓋の前頭骨，後頭骨，頭頂骨，篩骨，側頭骨，および顔面頭蓋の口蓋骨，頬骨，上顎骨，鋤骨と関節している（図 6-3c〜e）．また，頭蓋の両側を支えて補強する役割を果たしているが，薄いため骨折をきたしやすい．

蝶形骨の"蝶の羽"は翼と呼び，前方にあるものを**小翼** lesser wing，後方にあるものを**大翼** greater wing という．これらの翼は蝶形骨の上面で最もよく観察できる（図 6-4, 図 6-9a）．小翼と大翼の間には**上眼窩裂** superior orbital fissure という裂隙がある．これは動眼神経（III），滑車神経（IV），眼神経（V$_1$）の通路である．

翼の間には**下垂体窩** hypophysial fossa というへこみがあり，脳の下面にぶら下がる下垂体を入れる．この部分は，トルコの馬の鞍に似ているので**トルコ鞍** sella turcica と呼ばれる．この前方には**前床突起** anterior clinoid process があり，これは小翼の後方への突出部に当たる．騎手が前を向いてトルコ鞍に乗ったとすると，両手で前床突起をつかむことになる．**鞍結節** tuberculum sellae はトルコ鞍の前縁をなし，後方には**鞍背** dorsum sellae がある．鞍背の両側からは後床突起が外側に向かって突出している．

鞍結節の前方には左右に横切る溝があり，**視神経交叉溝** chiasmatic sulcus といい，この両側には**視神経管** optic canal が開いている．眼から脳へと視覚情報を伝える視神経（II）はこの管を通り，視神経交叉溝で左右の視神経が交叉する．

トルコ鞍の両側にある大翼には，前から順に，**正円孔** foramen rotundum，**卵円孔** foramen ovale，**棘孔** foramen spinosum が貫通している．正円孔は上顎神経（V$_2$），卵円孔は下顎神経（V$_3$），棘孔は中硬膜動脈の通路に当たる．棘孔の後方では，大翼は鋭い**蝶形骨棘** sphenoidal spine となって終わる．前方から見ると，上眼窩裂と正円孔がはっきり見える（図 6-9b）．

大翼と小翼の間の境界から**翼状突起** pterygoid process が下方に伸びている（図 6-9b）．翼状突起は**外側板** lateral pterygoid plate と**内側板** medial pterygoid plate からなり，ここには下顎や軟口蓋を動かす筋肉が付着する．この突起の基部には，**翼突管** pterygoid canal があり，軟口蓋や周囲の構造物に栄養を与える動脈と翼突管神経の通り道となっている．

F. 篩骨

篩骨 ethmoid bone は不規則な形をした骨であり，眼窩の内側の一部（図 6-3d），頭蓋の前頭蓋窩の一部（図 6-4），鼻腔の天井と鼻中隔（図 6-5）の部分を構成する．篩骨は篩板，1 対の外側塊，垂直板の 3 つの部分からなる（図 6-10）．

- **篩板** cribriform plate：篩骨の上面には篩板がある（図 6-10a）．篩板には多数の小孔が開いており，嗅神経（I）が通る．篩板の中央には**鶏冠** crista galli という稜が前後に走り，篩板を左右に分けている．鶏冠は，大脳半球を左右に分けて大脳を保持する大脳鎌が付着する部位である．
- **外側塊** lateral mass：外側塊からは**上鼻甲介** superior nasal concha と**中鼻甲介** middle nasal concha が突出している．これらの構造は前方と後方からよく見える（図 6-10b, c）．外側塊の内部には**篩骨洞** ethmoidal sinus がある．篩骨洞は前部，中部，後部の 3 つに細分され，前部と中部は鼻腔の中鼻道，後部は上鼻道につながっている．
- **垂直板** perpendicular plate：鼻中隔の一部をなし，鼻腔を左右に仕切る．鼻中隔は篩骨の垂直板のほかに，鋤骨や鼻中隔軟骨によって

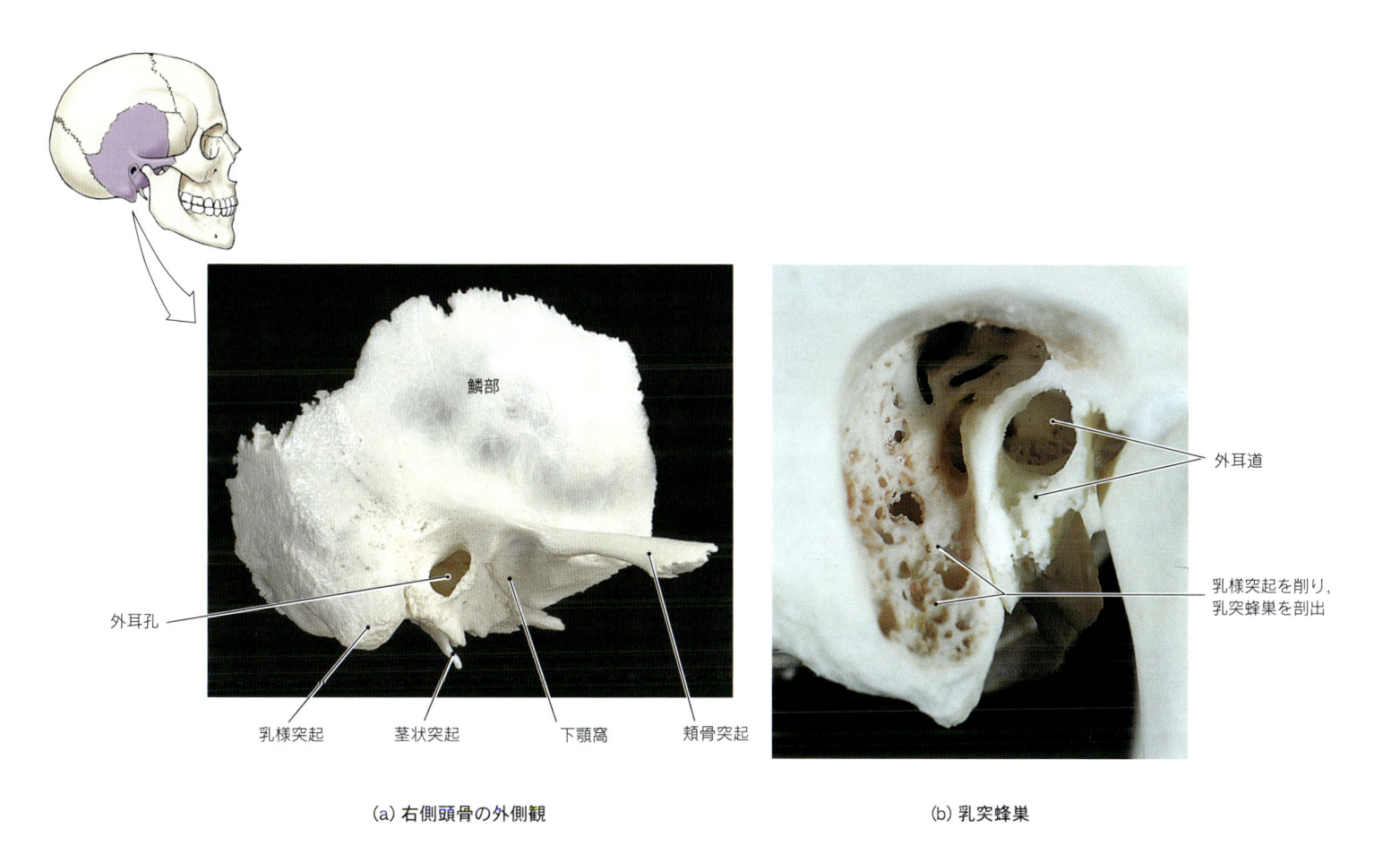

骨格系：軸骨格

(a) 右側頭骨の外側観

鱗部／外耳孔／乳様突起／茎状突起／下顎窩／頰骨突起

(b) 乳突蜂巣

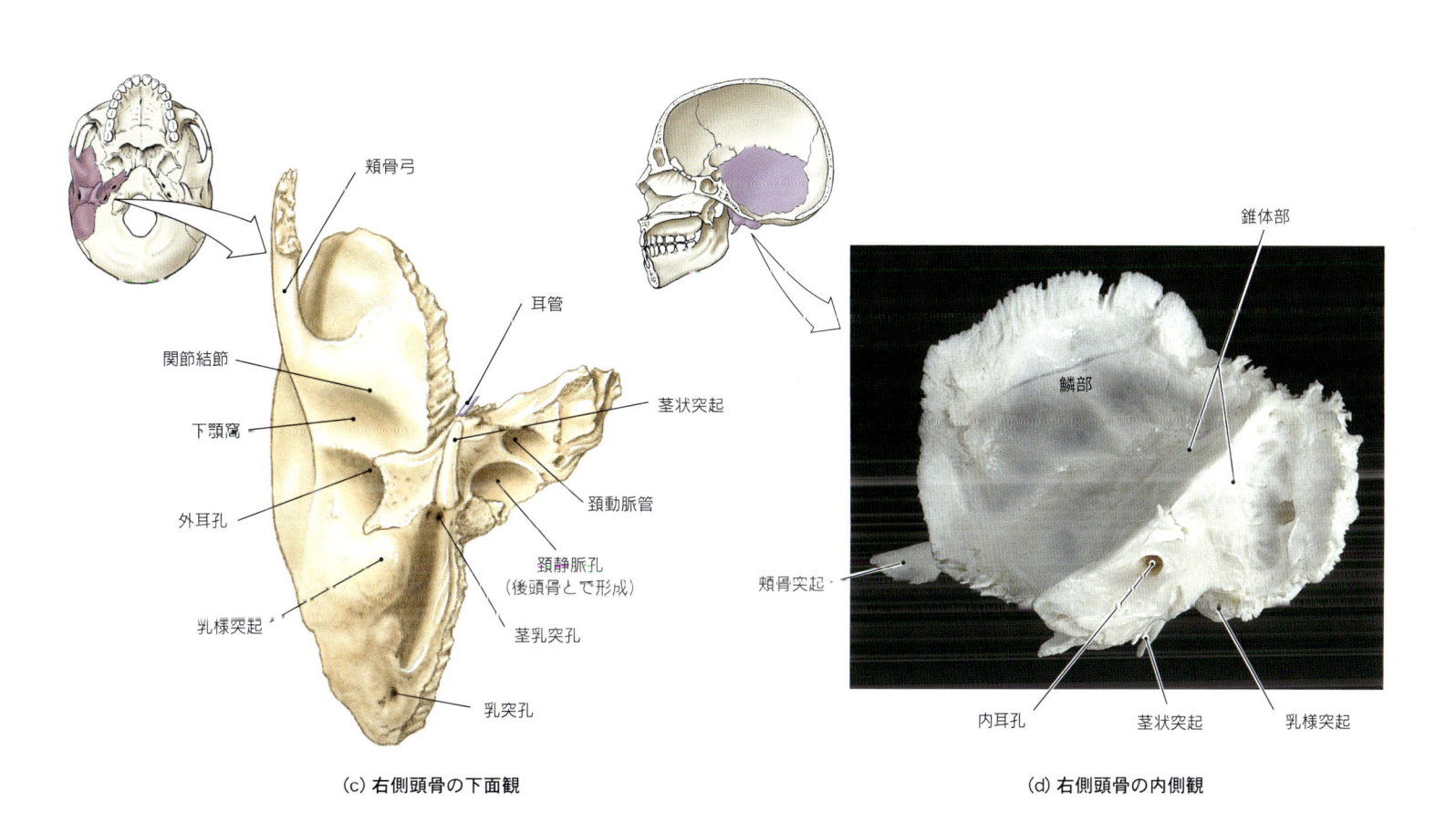

外耳道／乳様突起を削り，乳突蜂巣を剖出

(c) 右側頭骨の下面観

頰骨弓／関節結節／下顎窩／外耳孔／乳様突起／耳管／茎状突起／頸動脈管／頸静脈孔（後頭骨とで形成）／茎乳突孔／乳突孔

(d) 右側頭骨の内側観

錐体部／鱗部／頰骨突起／内耳孔／茎状突起／乳様突起

図 6-8　側頭骨

113

構成されている。

3. 顔面頭蓋を構成する骨

顔面頭蓋の骨は，上顎骨，口蓋骨，鼻骨，下鼻甲介，頬骨，涙骨，鋤骨，下顎骨から構成されている（図6-12〜図6-16）。

A. 上顎骨

上顎骨 maxillary bone は最も大きい顔面頭蓋の骨で，左右の上顎骨が合わさって上顎をなす。この骨は下顎骨（図6-3d）以外のすべての顔面頭蓋の骨と接合している。上方では**前頭突起** frontal process が伸び，前頭骨や鼻骨と縫合する。下方では，**歯槽突起** alveolar process が発達し，歯槽のなかには上顎歯が入る。外側方では**頬骨突起** zygomatic process があり，頬骨と関節する。

上顎骨は眼窩の内側縁と下縁の一部をなす。眼窩部では，蝶形骨との間に細長い**下眼窩裂** inferior orbital fissure が生じる（図6-15）。眼窩の下縁には**眼窩下孔** infraorbital foramen があり，上顎神経（V_2）の枝で，顔面の感覚神経の1つである眼窩下神経が通る。眼窩下孔は眼窩内にある**眼窩下溝** infraorbital groove につながっている（図6-15）。眼窩下神経は，眼窩下孔から眼窩下溝を経て下眼窩裂に入り，正円孔を経て三叉神経節に至り，感覚情報を中枢神経に伝達する。

上顎骨には最大の副鼻腔である**上顎洞** maxillary sinus がある。上顎

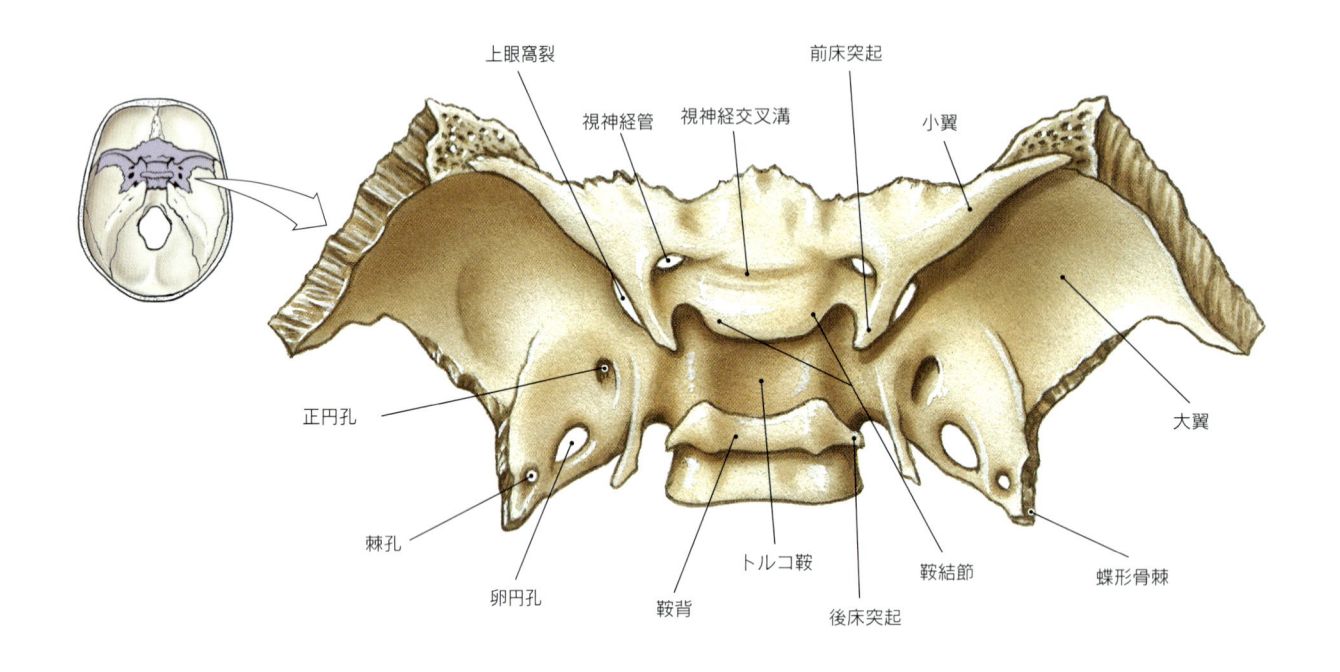

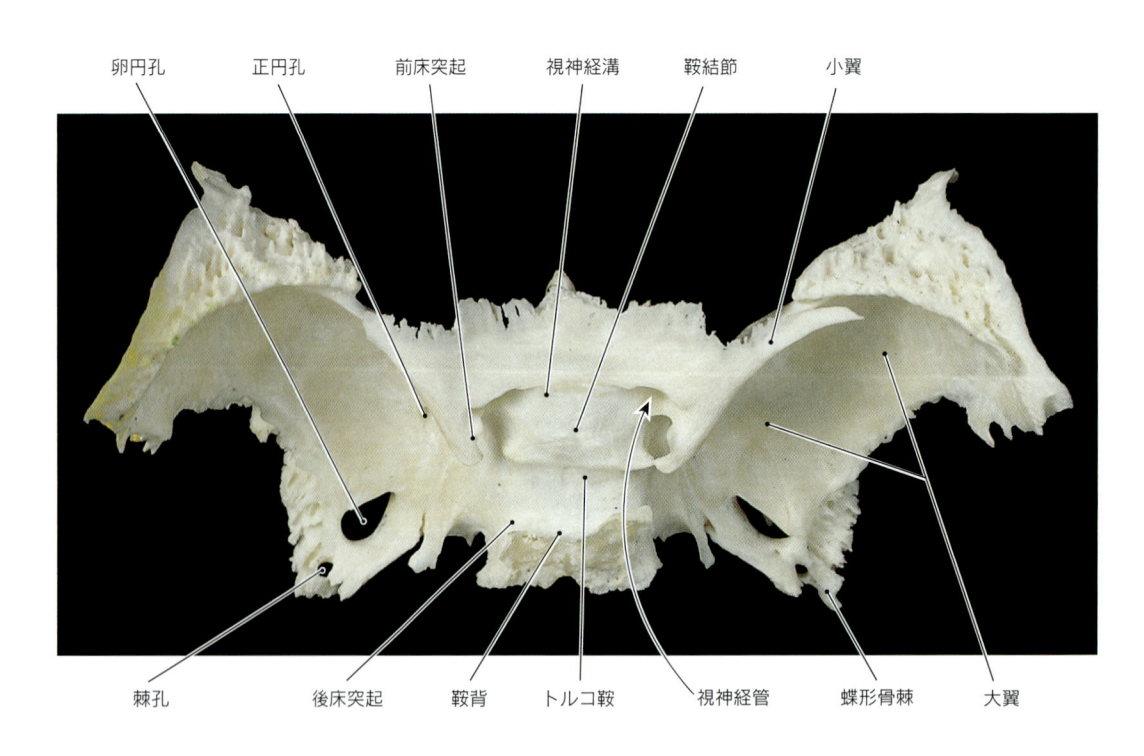

図6-9　蝶形骨

(a) 上面観

洞の大きさは上顎骨の中央部を水平断するとよく理解できる（図6-12b, c）。

上顎骨の**口蓋突起** palatine process は，口蓋骨の水平板とともに**硬口蓋** hard palate を構成する。硬口蓋の上方は鼻腔の一部，下方は口腔の口蓋の一部をなす。口蓋突起の下側中央には**切歯孔** incisive foramen がある（図6-3e）。切歯孔は**切歯管** incisive canal（図6-12）の口腔への開口部で，細い動脈（蝶口蓋動脈の枝）や神経（鼻口蓋神経）が通る。

B. 口蓋骨

口蓋骨 palatine bone は小さな骨で，前方から見るとL字形をしている（図6-13）。"L"の水平な部分は**水平板** horizontal plate と呼ばれ，上顎骨の口蓋突起とつながって硬口蓋の後部をなす（図6-12c）。硬口蓋の外側後部には，**大口蓋孔** greater palatine foramen と**小口蓋孔** lesser palatine foramen という孔があり（図6-3e），それぞれ大口蓋動・静脈と大口蓋神経，小口蓋動・静脈と小口蓋神経が通る。

左右の口蓋骨が互いに連結する部位には**鼻稜** nasal crest と呼ばれる隆起があり，この上に鋤骨が連結して鼻中隔の後部をなす。

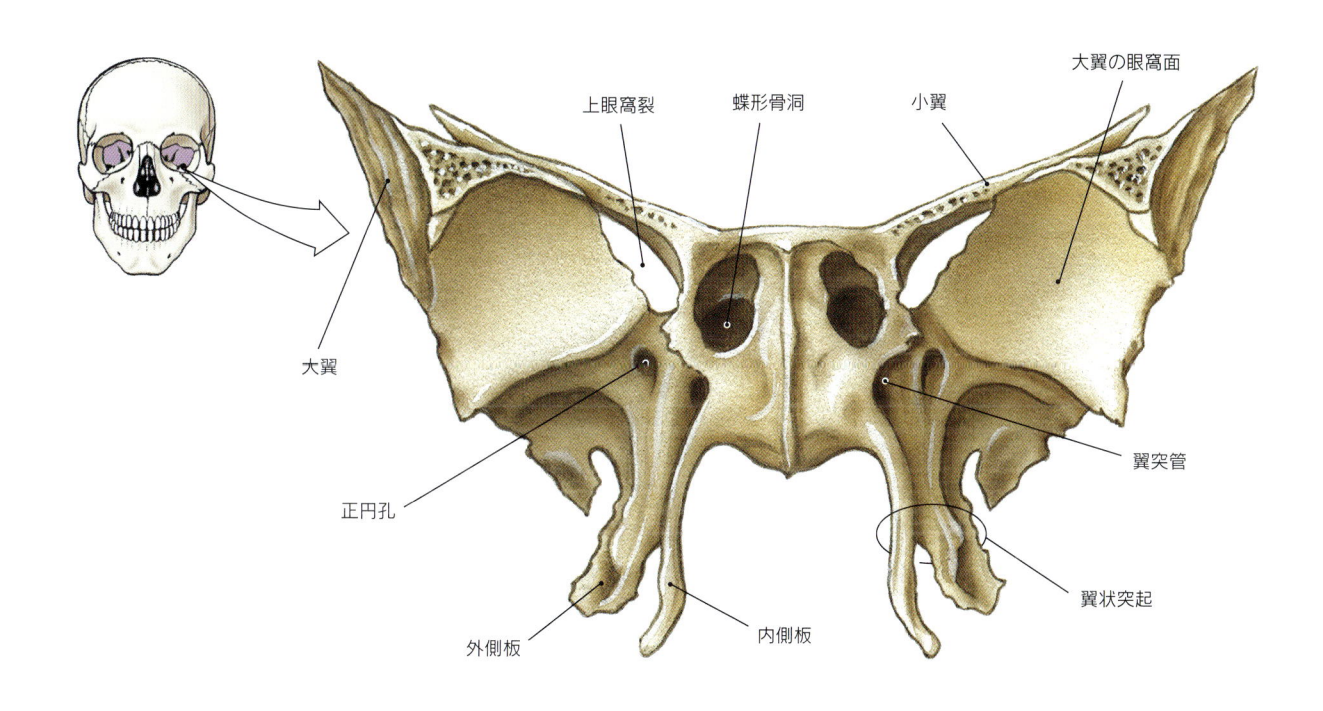

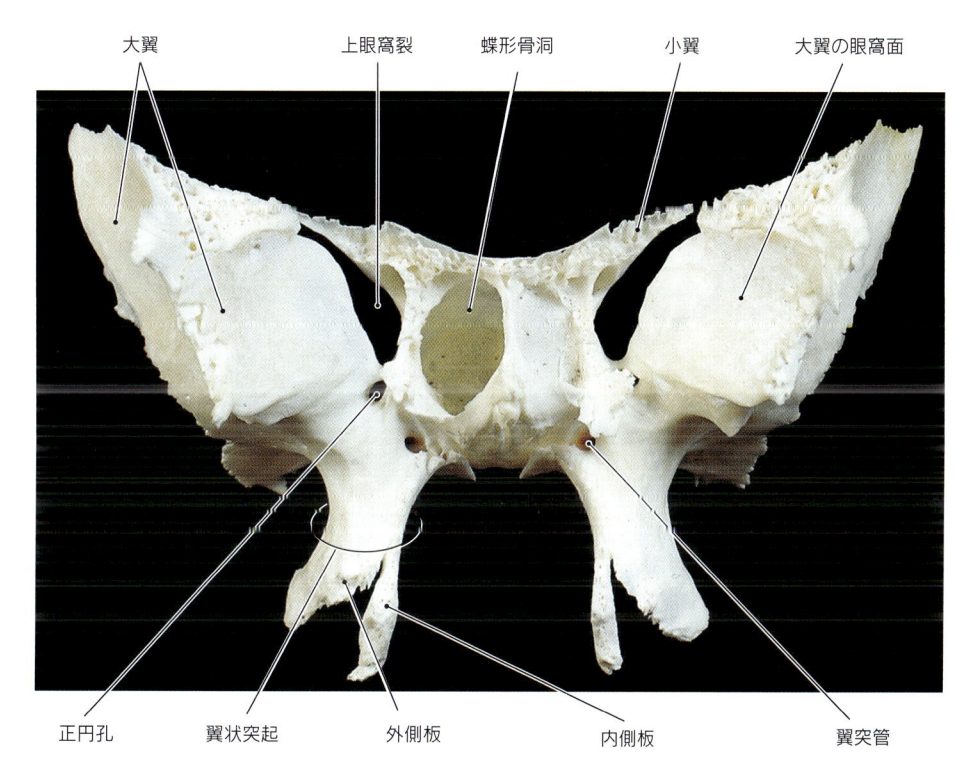

(b) 前面観

図6-9 （つづき）

"L"の垂直部分は，**垂直板** perpendicular plate と呼ばれ，上顎骨，蝶形骨，篩骨，下鼻甲介と連結する。垂直板の鼻腔側には2つの隆起が見られる。1つは**鼻甲介稜** conchal crest といい，下鼻甲介と関節する。もう1つの隆起は**篩骨稜** ethmoidal crest といい，篩骨の中鼻甲介と関節する。垂直板の上端には眼窩突起があり，眼窩の後下壁の小さな部分を構成する（図6-15）。

C. 鼻骨

鼻骨 nasal bone は有対性の小さな骨で，上方では前頭骨と，外側では上顎骨の前頭突起と連結している（図6-3c,dと図6-15）。

鼻骨の下端は，鼻の前方にある骨性開口部（梨状口）の上縁をなす。鼻骨につながる鼻軟骨は鼻の柔軟な部分を形成している。

D. 下鼻甲介

下鼻甲介 inferior nasal concha は，篩骨の上鼻甲介や中鼻甲介と似た構造の骨で，左右にそれぞれ1個あり，口蓋骨の鼻甲介稜と結合し，鼻腔の外壁の出っ張りをなす（図6-3d,図6-16）。下鼻甲介は"骨"という字は付かないが，れっきとした独立した骨である。

E. 頬骨

頬骨 zygomatic bone の**側頭突起** temporal process は側頭骨の頬骨突起と結合して頬骨弓をなす（図6-3c, d）。頬骨の前方表面にある**頬骨顔面孔** zygomaticofacial foramen は，頬に分布する感覚神経が通る。頬骨はまた，眼窩の外側縁と下縁の一部をなし（図6-15），眼窩の構成に関わっている。

F. 涙骨

涙骨 lacrimal bone は左右に1個ずつあり，頭蓋で最も小さい骨である。涙骨は眼窩の内側にあり，前頭骨，上顎骨，篩骨と連結している（図6-3c, d,図6-15）。

眼窩側には浅くへこんだ**涙嚢窩** fossa for lacrimal sac（涙嚢溝 lacrimal groove）がある。これは**鼻涙管** nasolacrimal canal の始まりの部分に対応して溝状をなしたものである。鼻涙管は涙嚢に始まり，上顎骨を貫いて下鼻甲介の下の下鼻道につながっており，涙が鼻腔に向かって流れるときの通路である。

G. 鋤骨

鋤骨 vomer は鼻中隔の後下部を構成する薄い骨である（図6-5）。鋤骨は，下方では鼻腔の下面をなす口蓋骨の水平板や上顎骨の口蓋突起に固定され，上方では蝶形骨や篩骨の垂直板と連結して，鼻中隔の一部をなしている（図6-3d, e）。前方では，左右の外鼻孔を隔てる鼻中隔の軟骨につながっている。

H. 下顎骨

下顎骨 mandible は下顎にある大きな骨である（図6-3c, d,図6-14）。この骨は水平な部分の**下顎体** body と，上方に向かう**下顎枝** ramus に分けられる。下顎歯は下顎体の上部に生えている。下顎枝と下顎体の移行部の下方の角を**下顎角** angle という。

下顎枝の上方には**関節突起** condylar process と**筋突起** coronoid process が突出している。これら2つの突起の間にある切れ込みを**下顎切痕** mandibular notch という。関節突起は側頭骨の下顎窩と関節して，**顎関節** temporomandibular joint をなす。この関節は，咀嚼や会話

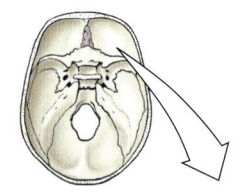

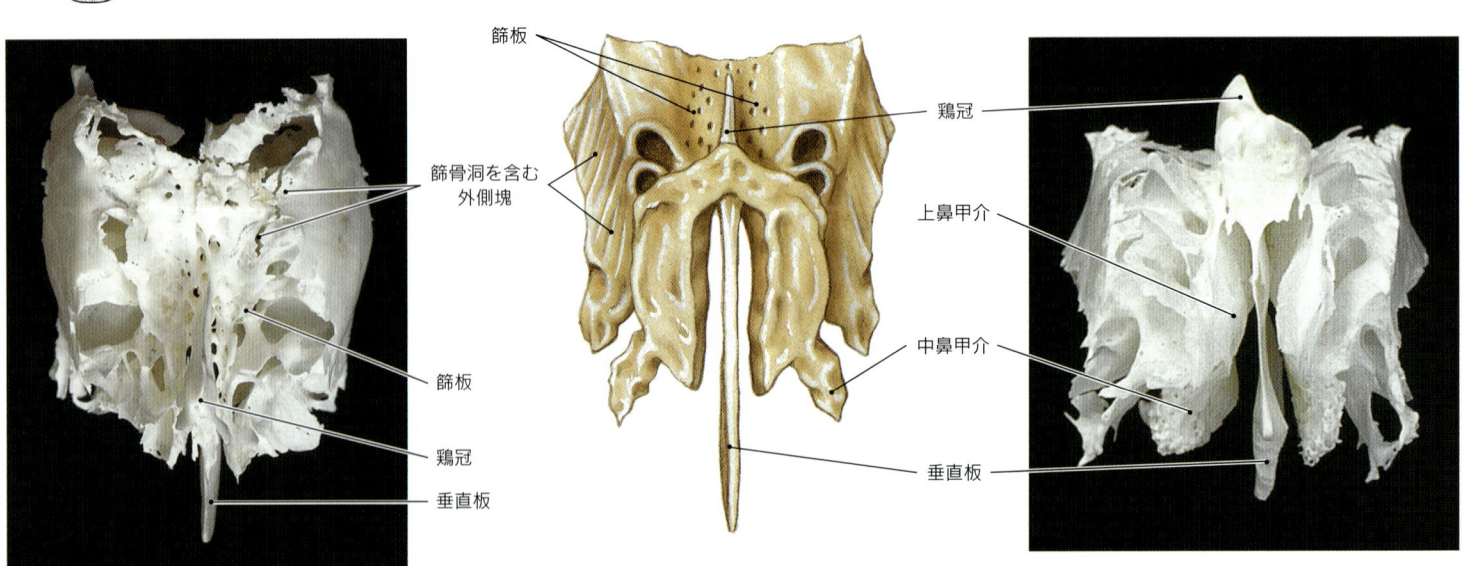

(a) 上面観　　(b) 前面観　　(c) 後面観

図6-10　篩骨

骨格系：軸骨格

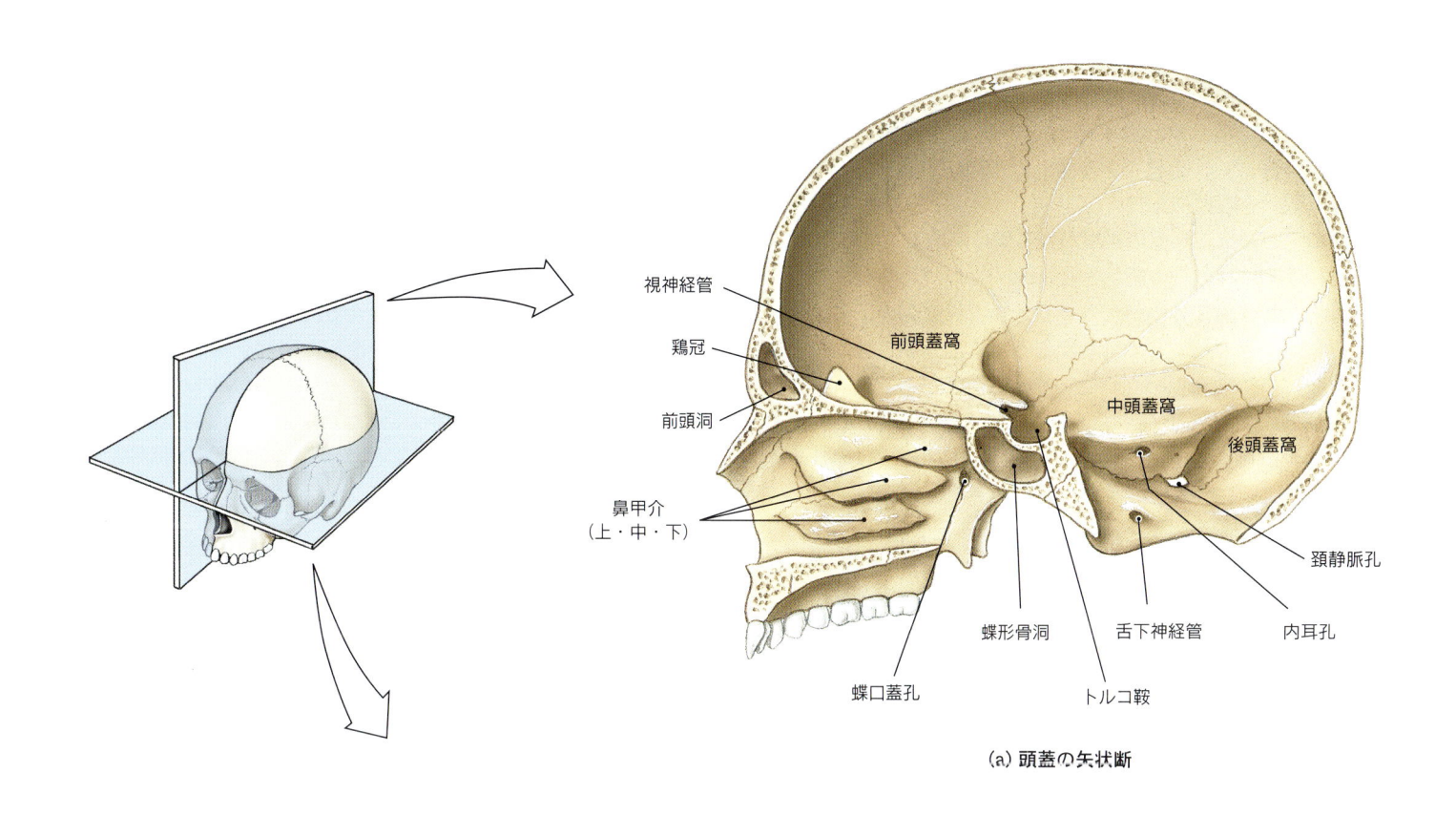

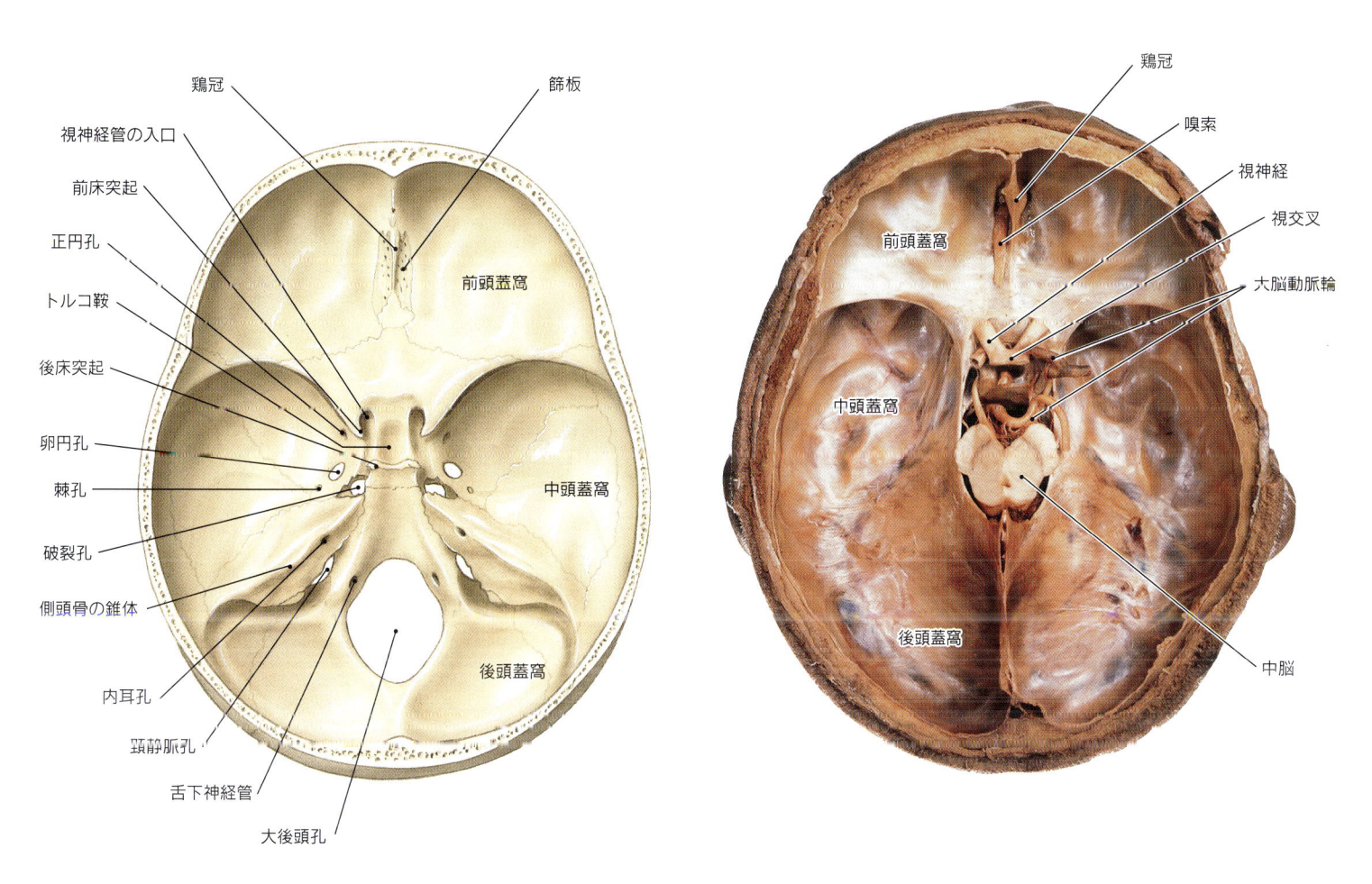

(a) 頭蓋の矢状断

(b) 頭蓋の水平断（上面観）

図 6-11　頭蓋窩
頭蓋窩は内頭蓋底にあるくぼみで，前頭蓋窩，中頭蓋窩，後頭蓋窩に区分される。

のときに絶えず動いている。顎関節は，無理な力が加わると，前方あるいは横方に簡単に脱臼する。筋突起は，側頭筋が付着している。これは閉口・咀嚼運動の際に働く最も強力な筋の1つである。

下顎体の前方には，**オトガイ孔** mental foramen が開いている。この孔に下顎神経（V₃）の枝であるオトガイ神経が通り，下唇やオトガイの感覚情報を脳に伝える。

下顎体の上方には下顎歯の歯根が入る歯槽がある（図6-14b）。

下顎枝の内側には**顎舌骨筋線** mylohyoid line が認められ，ここには口底や舌を動かす顎舌骨筋が付着する。顎舌骨筋線の下方には顎下腺を入れる顎下腺窩というくぼみがある。また，顎舌骨筋線の後上方には**下顎孔** mandibular foramen という大きな孔がある。この孔は**下顎管** mandibular canal を経て，オトガイ孔につながっている。下顎管は下顎歯に至る血管（下歯槽動脈）や神経（下歯槽神経の枝）の通り道となっており，下歯槽神経は歯や歯肉からの感覚情報を脳に伝える。歯科では，下顎歯の治療にあたってこの神経のブロック（麻酔）が行われることがある。

I. 眼窩の構成

眼窩はいくつかの骨から構成される骨性のへこみで，眼球を取り囲んで保護する。眼窩には眼球ばかりでなく，涙腺，脂肪体，眼球を動かす筋肉，血管，神経などが入る。

7個の骨が接合して四角錐の形をした眼窩を構成している（図6-15）。前頭骨は眼窩の天井をなし，上顎骨が眼窩の大部分の床面を作る。内側から外側に向かって進むと，眼窩の内側の縁と壁は，上顎骨，涙骨，篩骨で構成されており，これらの骨は蝶形骨と口蓋骨

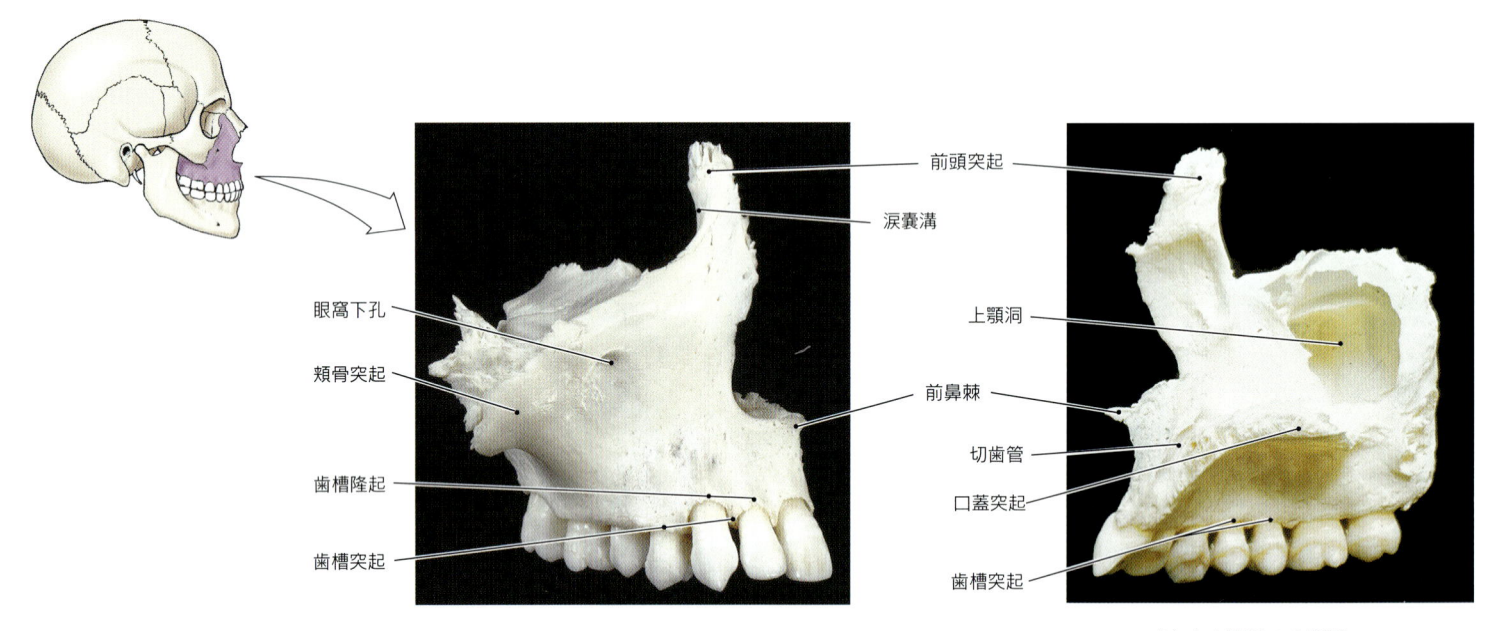

(a) 右上顎骨の外側観

(b) 右上顎骨の内側観

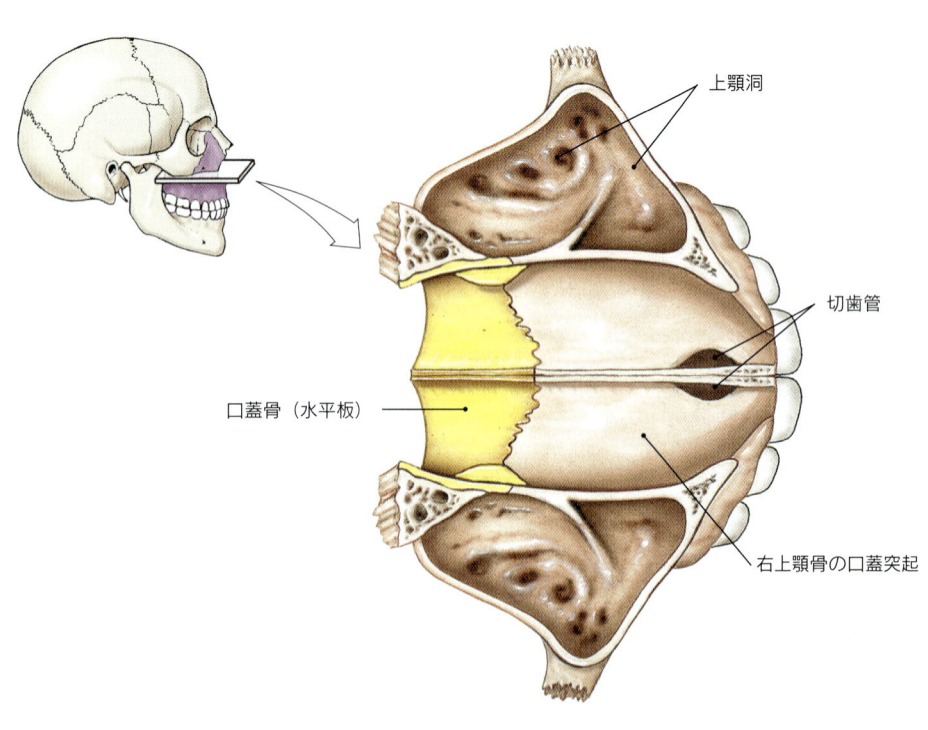

(c) 上顎骨と口蓋骨（水平断）

図6-12　上顎骨

の小さな突起と関節している。蝶形骨は眼窩の後壁の大部分をなす。上眼窩裂や視神経管が蝶形骨を貫き，蝶形骨と上顎骨の間には下眼窩裂が走っている。外側では蝶形骨と上顎骨が頬骨と関節し，眼窩の外側縁と外側壁を構成している。

J. 鼻腔の構成

　鼻腔や副鼻腔は骨や軟骨で取り囲まれて構成されており，副鼻腔は鼻腔と空気の通路でつながっている。鼻腔の上壁は前頭骨，蝶形骨，篩骨の篩板によって構成される。鼻中隔は篩骨の垂直板，鋤骨，鼻中隔軟骨によって構成される（図6-5, 図6-16a）。鼻腔の外側壁は上顎骨，口蓋骨，篩骨，下鼻甲介からなる（図6-16b～d）。

　外側壁には上鼻甲介，中鼻甲介，下鼻甲介という3つの突出物が上下に並んでいる。上鼻甲介と中鼻甲介の間は上鼻道，中鼻甲介と下鼻甲介の間は中鼻道，下鼻甲介の下は下鼻道といい，外鼻孔から吸入した空気の通り道となる。

　鼻根部には上顎骨と鼻骨がある。鼻骨の下端から鼻軟骨が前方に伸びて，鼻が高くなっている。

K. 副鼻腔

　前頭骨，蝶形骨，篩骨，上顎骨にはそれぞれ1対の副鼻腔があり，前頭洞，蝶形骨洞，篩骨洞，上顎洞と呼ばれる。篩骨洞はさらに前・中・後部に分けられる。図6-16a, bは前頭洞，蝶形骨洞の場所を，図6-16c, dは篩骨洞と上顎洞を示している。

　これらの副鼻腔は空気で満たされた部屋で，鼻腔の延長部に当たるとともに，鼻腔への開口部ともなっている。

　副鼻腔は頭蓋骨を軽くし，粘液を産生し，発声時に声を共鳴する。副鼻腔の粘膜上皮からは粘液が産生され，産生物は鼻腔に排出される。鼻腔の線毛上皮が粘液を咽頭に運び，粘液は飲み込まれる。

　吸入された空気はこの粘液の上を通るので，空気は加湿・加温される。塵埃や微生物などがこの粘液に捕獲され，やがて飲み込まれたり，痰として排泄される。このような機序は，物質交代が起こるデリケートな肺組織を保護するのに役立っている。

> **臨床ノート　鼻中隔弯曲症と副鼻腔障害**
>
> 　環境によるストレス（気温や湿度の急激な変化，刺激性物質，細菌やウイルス感染など）を受けると，副鼻腔の粘膜から多量の粘液が分泌され，鼻腔壁から刺激物が洗い流される。ある程度の刺激物は除去されるが，細菌やウイルスが感染すると，鼻腔の粘膜に炎症を引き起こす。粘膜が腫脹し，空気の通路が狭められると，粘液の排泄速度は遅くなり，粘膜が充血して，患者は頭痛や頭重感を訴える。このような副鼻腔の炎症は副鼻腔炎と呼ばれている。上顎洞の粘液は排泄されにくいので，上顎洞に炎症が起こることが多い。
>
> 　急性副鼻腔炎はアレルギーや化学刺激物，病原体が粘膜上皮に付着して起こる。鼻中隔弯曲症があると，慢性副鼻腔炎にかかりやすい。鼻中隔弯曲症は，鼻中隔で骨と軟骨が接するところで曲がることが多い。鼻中隔が弯曲していると，副鼻腔からの排泄が妨げられ，炎症を繰り返して慢性副鼻腔炎となる。鼻中隔弯曲症は発生学的な異常や鼻の外傷によって起こるが，手術によって治療が可能である。

4. 耳小骨と舌骨

　耳小骨と舌骨は頭蓋に付属する骨である。しかし，どちらの骨も脳頭蓋や顔面頭蓋を構成する骨とは関節していない。

A. 耳小骨

　側頭骨の鼓室には3個の耳小骨が入っている。これらの骨は鼓膜の音の振動を内耳に伝える"てこ"として作用する。聴覚における耳小骨の役割については第18章で論じる。

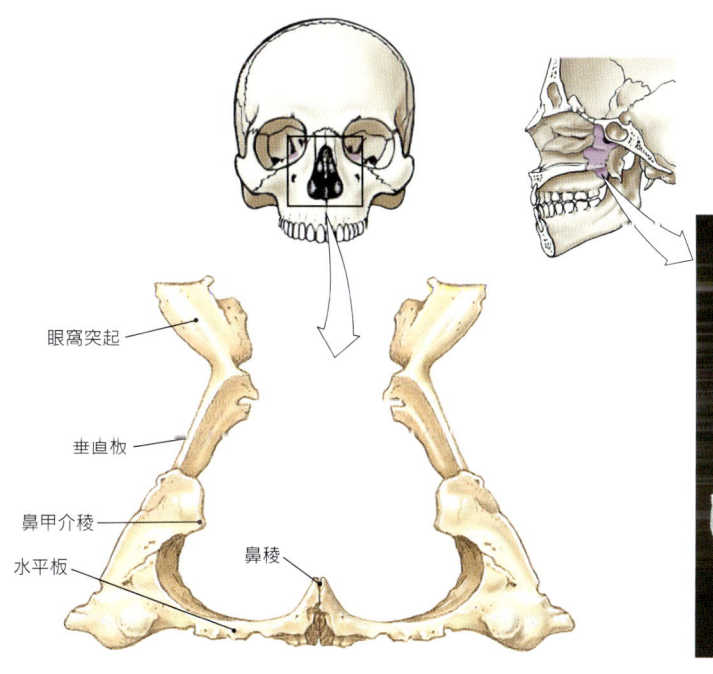

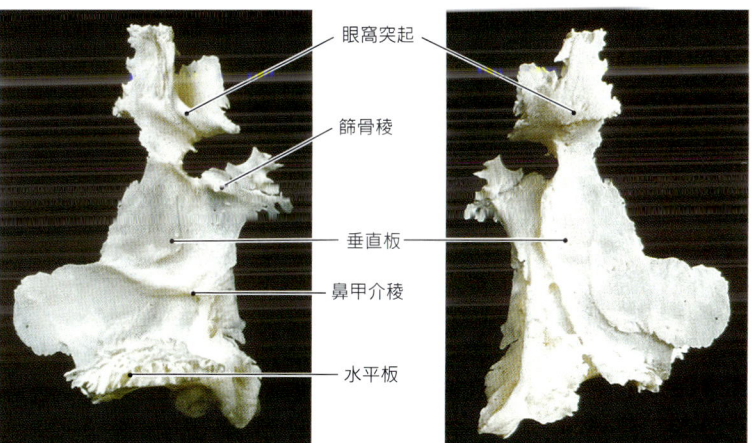

(a) 口蓋骨の前面観　　(b) 右口蓋骨の内側観　　(c) 右口蓋骨の外側観

図6-13　口蓋骨

6

(a) 外側右斜め上方観

ラベル: 顎舌骨筋線、歯、筋突起、関節突起、下顎切痕、下顎枝、下顎角、下顎体、オトガイ孔、歯槽隆起、オトガイ隆起

(b) 下顎骨（右半部分）の内側観

ラベル: 筋突起、関節突起、顎舌骨筋線、顎下腺窩、下顎孔

図 6-14　下顎骨

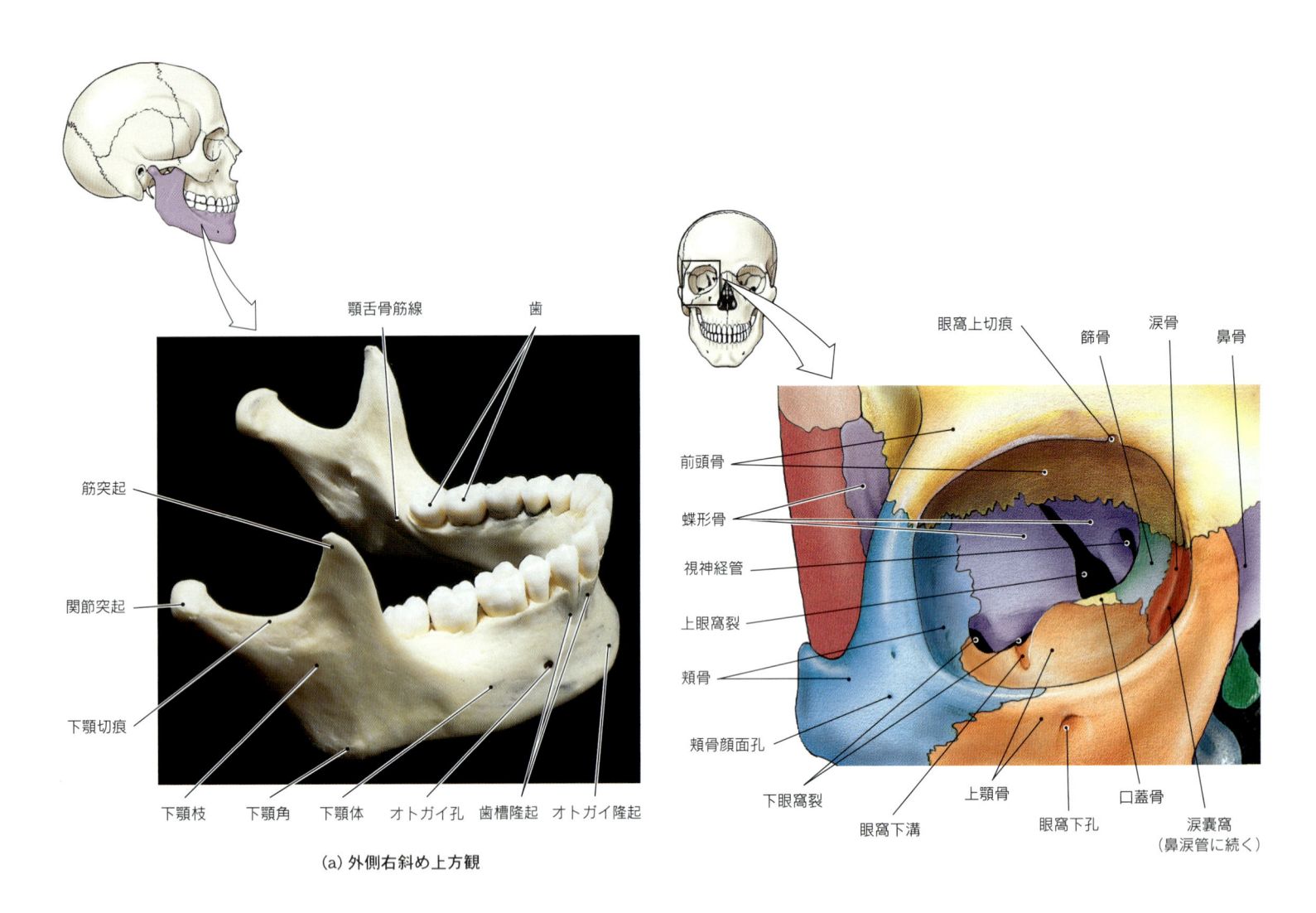

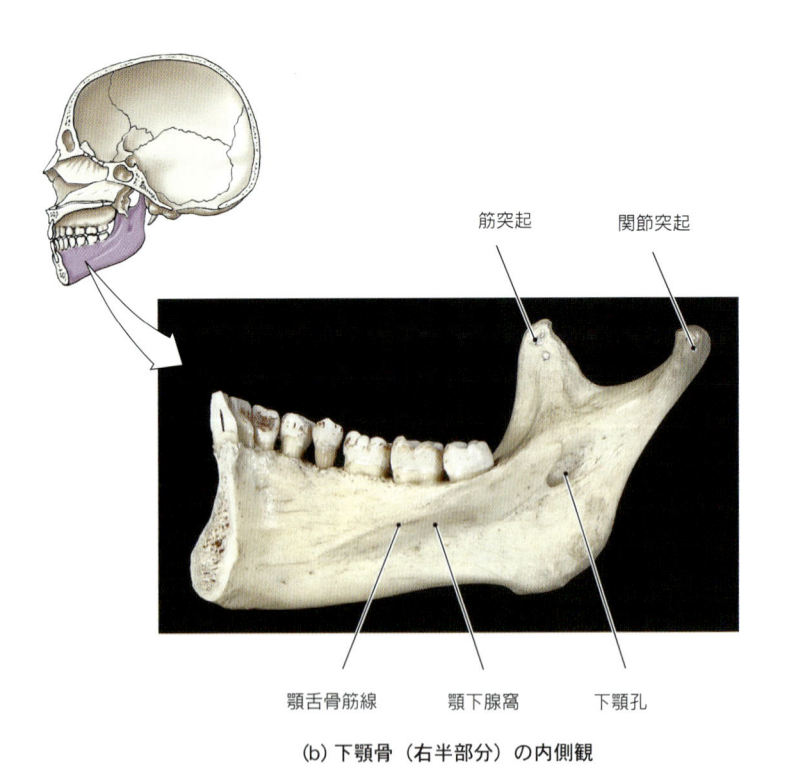

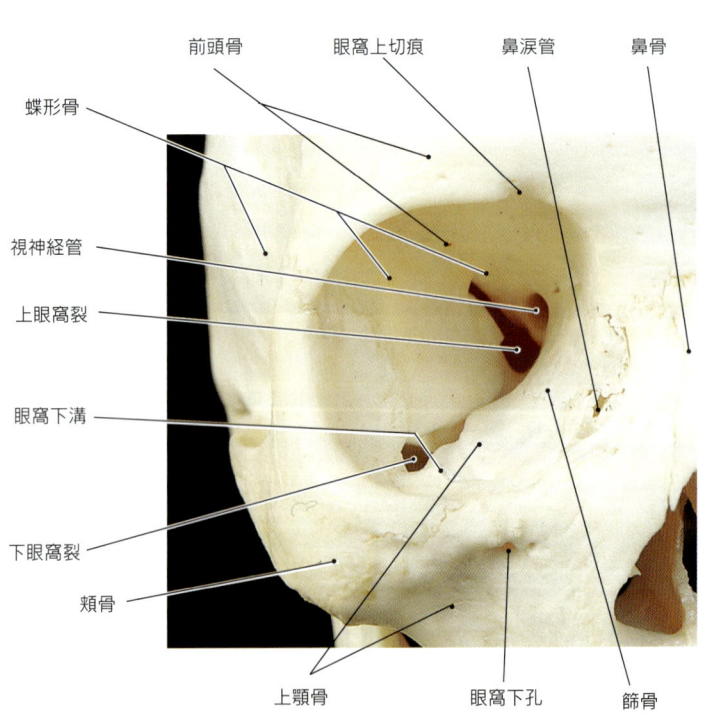

図 6-15　眼窩を構成する骨
右側の眼窩を構成する7個の骨を示す。

ラベル: 眼窩上切痕、篩骨、涙骨、鼻骨、前頭骨、蝶形骨、視神経管、上眼窩裂、頬骨、頬骨顔面孔、下眼窩裂、眼窩下溝、上顎骨、眼窩下孔、口蓋骨、涙嚢窩（鼻涙管に続く）、鼻涙管

120

骨格系：軸骨格

(a) 矢状断

(b) 矢状断

(c) 鼻腔と副鼻腔の MRI 像

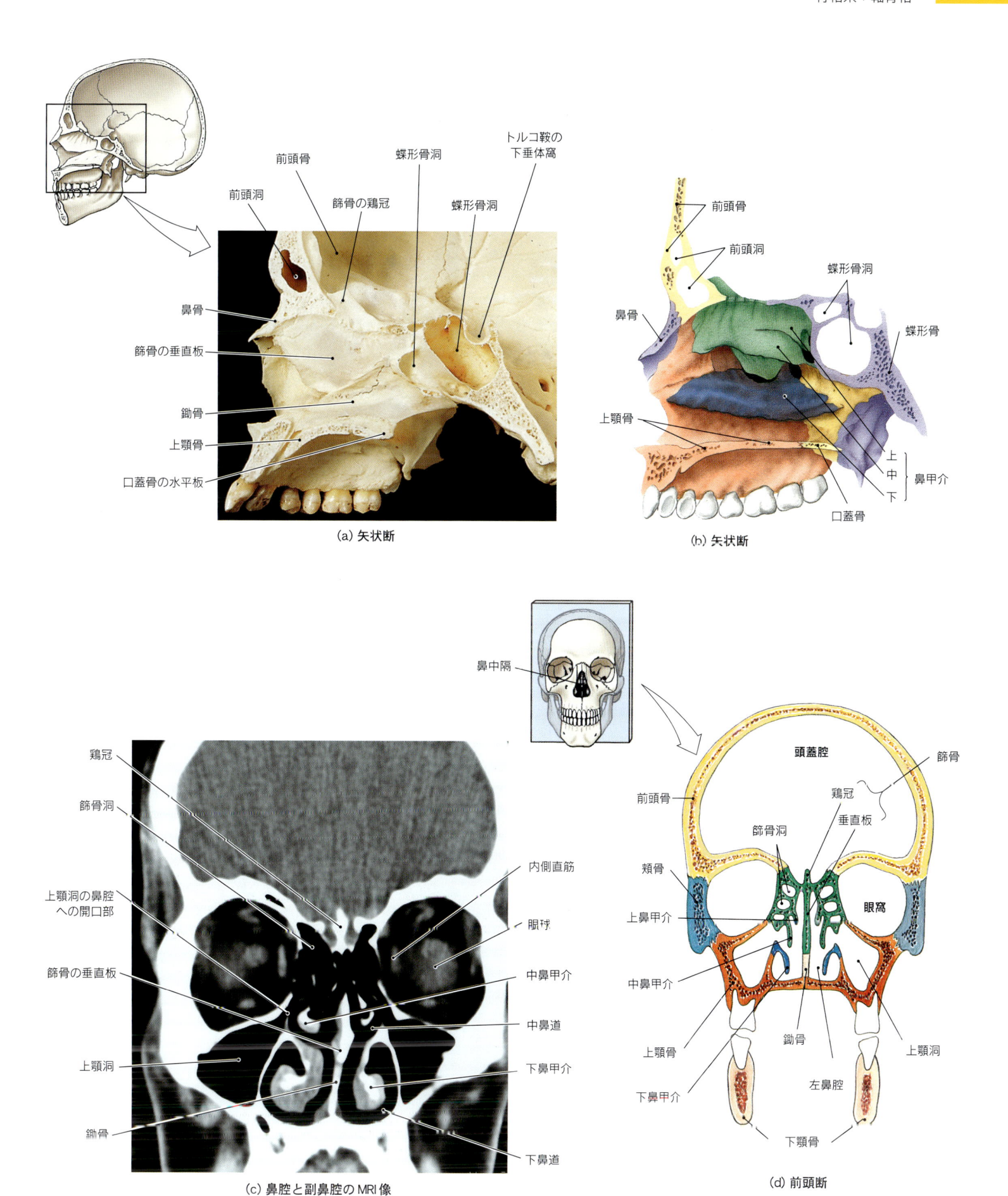

(d) 前頭断

図6-16 鼻腔を構成する骨
鼻腔を構成する骨の関係を示すための頭蓋断面。
(a) 鼻中隔を除去しない矢状断，(b) 鼻中隔を除去して鼻腔の右壁を示す模式図，(c) 鼻腔と副鼻腔を示す巻末の「MRI・CT アトラス」，(d) 副鼻腔の位置を示す前頭断の模式図（巻末の「MRI・CT アトラス」2a 参照）

121

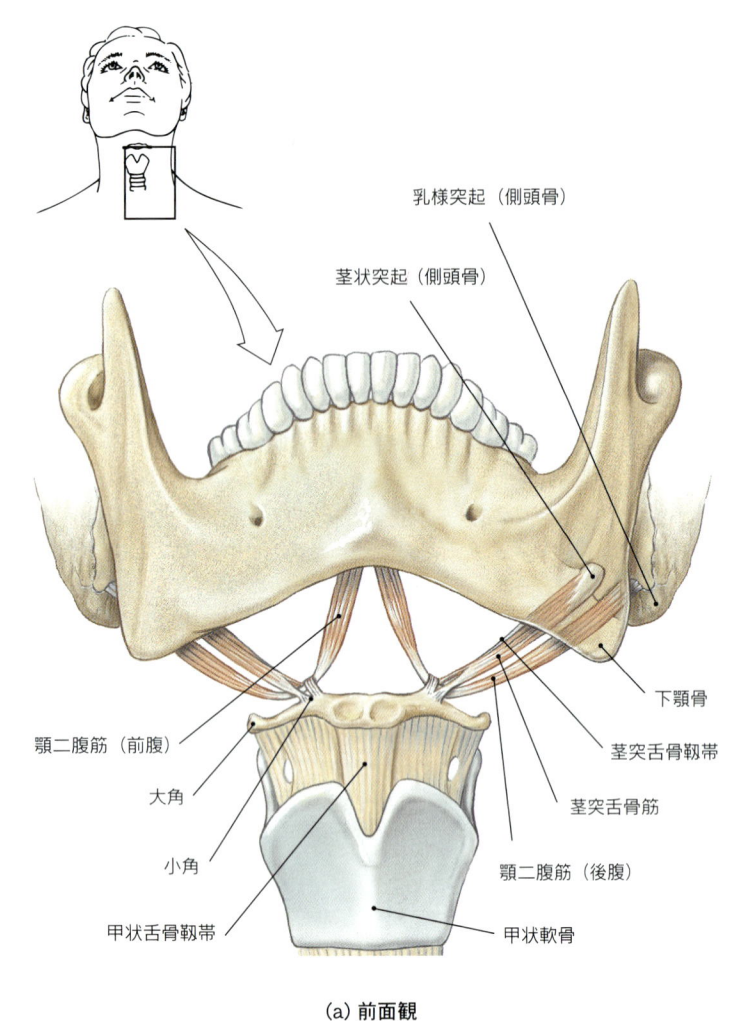

図 6-17　舌骨
(a) 舌骨と頭蓋骨，喉頭，骨格筋との関係を示す，(b) 分離した舌骨

B. 舌骨

舌骨 hyoid bone は頭蓋の下方にあり，茎突舌骨靱帯で支えられていて，頭蓋骨のいかなる骨とも直接には連結していない（図 6-17）。**舌骨体** body は，舌や喉頭の動きに関わるいくつかの筋の付着部をなす。筋や靱帯によって骨格とつながっているので，舌骨は可動性に富む。舌骨の大きな突起である**大角** greater horn は喉頭の支持に関与しており，舌を動かす筋の付着部でもある。**小角** lesser horn には茎突舌骨靱帯が結合しており，この靱帯によって舌骨と喉頭を頭蓋骨の下に吊り下げている。

軸骨格の骨の表面にある突起や稜は，第 10 章で扱う筋と関連した構造物である。筋の理解を深めるためにも，その名称をしっかり学んでおいてほしい。

表 6-1 と表 6-2 に，本章で取り扱った孔，裂，表面形態に関する項目をまとめた。これらの構造物は，後に扱う神経や血管系を理解するのに欠かせない。

5. 小児の頭蓋骨

A. 頭蓋骨の発達

多くの骨化中心が頭蓋の形成に関わっているが，発生が進むにつれて，癒合が進むと骨化中心の数も減少する。例えば，蝶形骨は 14 個の骨化中心が癒合してできる。出生に至っても，まだ癒合が完成していない骨がある。それは前頭骨や後頭骨で，側頭骨や蝶形骨もまだ十分に完成していない（図 6-18）。

頭蓋は発達中の脳の周囲で出来上がっていく。出生が近づくと，脳は急速に大きくなるので頭蓋の骨も大きくなるが，脳の成長にはついていけず，頭蓋骨は線維性結合組織でつながったままである。この組織には伸展性があり，出産時には頭蓋骨が重なり合って変形するので，児頭が産道を容易に通過できるようになる。頭蓋骨の間で，このような結合組織が膜性に広がっている部位を**泉門** fontanelle という。

B. 泉門

主な泉門には次のものがある。
- **大泉門** anterior fontanelle（図 6-18b, c）：左右の前頭骨と左右の頭頂骨の間にできる菱形の部分。生後 2 歳頃に閉鎖する。
- **小泉門** posterior fontanelle（図 6-18b, d）：左右の頭頂骨と後頭骨の間にできる三角形の部分。生後約 2 カ月で閉鎖する。
- **前側頭泉門** anterolateral fontanelle（図 6-18a）：前頭骨，頭頂骨，側頭骨，蝶形骨の間にある部分。
- **後側頭泉門** posterolateral fontanelle（図 6-18a）：頭頂骨，後頭骨，側頭骨の間にある部分。

小児と成人の頭蓋の違いは，大きさばかりではなく，構成する骨の構造や頭形にある。頭蓋骨の最も著しい発達は5歳までに起こるので子供の頭は大人よりも相対的に大きく見える。この頃を過ぎると，脳の発育速度が遅くなり，頭蓋縫合が出現する。

□ 臨床ノート　頭蓋の成長障害

　頭蓋の発達は，通常脳の発達に比例する。縫合が早期に癒合すると，頭蓋の変形が起こる。このような状態を**頭蓋縫合早期癒合症** craniostenosis という。脳は大きくなり続けるので，未癒合の伸展性のある頭蓋の部分を押し出すようにして脳が発達する。矢状縫合が早期に癒合すると頭蓋が長くなり，冠状縫合が早期に癒合すると頭蓋の幅が広くなる。すべての縫合が早期に癒合すると脳の発達が阻害されるので，外科手術が必要になる。遺伝や発達障害によって脳の発達が止まると，頭蓋の発達も止まって小頭症になる。

✓ 顔面頭蓋の名称を挙げ，その機能を述べなさい。
✓ 副鼻腔の機能を挙げなさい。
✓ 眼窩はどのような骨から構成されていますか。
✓ 泉門とは何ですか。どこにありますか。

6. 脊柱

A. 脊柱を構成する骨

　大人の脊柱は椎骨，仙骨，尾骨からできている。脊柱は頭・頚部，体幹を支え，その重みを最終的には下肢に伝える。また，脊柱は脊髄を保護し，脊髄から出入りする脊髄神経の通り道でもあり，坐位や立位で体をまっすぐに保つのに役立っている。

　脊柱はいくつかの部分に分けられる。上から，頚椎，胸椎，腰椎，仙骨，尾骨である（図6-19）。

　頚椎（C）は7個の椎骨からなり，下方は体幹につながっている。第1頚椎は後頭骨の後頭顆と関節する。第7頚椎は第1胸椎と関節する。

　胸椎（T）は12個の椎骨からなり，背部にある。それぞれの椎骨から肋骨が関節している。第12関節は第1腰椎と関節する。

　腰椎（L）は5個の椎骨からなり，腰部にある。第5腰椎は仙骨（S）と関節し，仙骨は尾骨（Co）と関節する。

　発育の途上では，仙骨は5個の仙椎から，尾骨は3〜5個の尾椎からなる。仙椎は25歳までには完全に癒合して仙骨となる。尾椎は思春期になってもまだ骨化が完全に進んではおらず，その後に様々な部位で癒合が起こる。

　椎骨の略称は英語の大文字と下付きの数字が用いられる。数字は

表6-1　頭蓋にある様々な通路とそこを通る構造

骨	通路の名称	通過する主要な構造物 神経	血管など
後頭骨	大後頭孔	脊髄	椎骨動脈
	舌下神経管	舌下神経（XII）：舌を動かす	
側頭骨との間	頚静脈孔	舌咽神経（IX）：咽頭の筋を支配，味覚	内頚静脈；脳からの血液を心臓に返す
		迷走神経（X）：内臓の機能を制御	
		副神経（XI）：僧帽筋，胸鎖乳突筋を支配	
前頭骨	眼窩上孔	眼窩上神経：眼神経（V₁）の枝で，眉・眼瞼・前頭洞の感覚	眼窩上動脈：眉・眼瞼・前頭洞に至る
側頭骨	乳突孔		髄膜に至る血管
	茎乳突孔	顔面神経：表情筋を支配	
	外耳道		鼓膜に至る音の通路
	内耳孔	内耳神経（VIII）：聴覚・平衡覚	内耳に至る動脈
		顔面神経（VII）：ここから入り，茎乳突孔から出る	
	頚動脈管		内頚動脈：脳を栄養する主要な動脈
蝶形骨・後頭骨との間	破裂孔		内頚動脈が頚動脈管から出て破裂孔を経て頭蓋腔に入る
蝶形骨	視神経管	視神経（II）：眼球からの視覚情報を脳に伝える。	眼動脈：眼窩に血液を供給
	上眼窩裂	動眼神経（III）：眼球を動かす筋を制御	上・下眼静脈：眼窩からの血液を戻す
		滑車神経（IV）：眼球を動かす筋を制御	
		眼神経（V₁）：眼球と眼窩の感覚	
		外転神経（VI）：眼球を動かす筋を制御	
	正円孔	上顎神経（V₂）：顔面の感覚	
	卵円孔	下顎神経（V₃）：咀嚼筋を支配，下顎の感覚	
	棘孔		中硬膜動脈
上顎骨との間	下眼窩裂	上顎神経（V₂）：正円孔の項を参照	
篩骨	篩板	嗅神経（I）：嗅覚	
上顎骨	眼窩下孔	眼窩下神経：上顎神経（V₂）の枝で下眼窩裂から顔面に至る	眼窩動脈
	切歯孔	鼻口蓋神経	蝶口蓋動脈の枝：口蓋に至る
頬骨	頬骨顔面孔	頬骨顔面神経：上顎神経（V₂）の枝で頬部を支配	
涙骨	涙嚢溝		鼻涙管の始まりの部分
下顎骨	オトガイ孔	オトガイ神経：下顎神経（V₃）の枝で，オトガイや下唇の感覚	オトガイ動脈：オトガイや下唇に至る
	下顎孔	下歯槽神経：下顎神経（V₃）の枝で，歯肉や下顎歯の感覚	下歯槽動脈：歯肉に至る

頭蓋に近い頚椎から順番に番号をつける。例えば，C₃は第3頚椎のことであり，C₁は頭蓋骨と関節している。また，L₄は第4腰椎で，L₁は最後の胸椎であるT₁₂に接している（図6-19a, b）。

B. 脊柱の弯曲

脊柱は柱のように直立したまっすぐな構造物ではなく，ところどころで弯曲している。大人の脊柱には，頚部，胸部，腰部，仙骨部に4つの生理的な弯曲がある。そのうち頚部と腰部は前方に弯曲（前弯）し，胸部と仙骨部は後方に弯曲（後弯）している。

表6-2 頭蓋骨の表面形態

部位	骨	関節する骨など	表面形態 構造	表面形態 機能
脳頭蓋	後頭骨	頭頂骨・側頭骨・蝶形骨	外面：後頭顆	第1頚椎と関節
			後頭稜，外後頭隆起，上・下項線	頭を動かしたり，後頭環椎関節を安定化させる靱帯の付着部
			内面：内後頭隆起	脳を安定化させる脳硬膜の付着部
	頭頂骨	後頭骨・前頭骨・側頭骨・蝶形骨	外面：上・下側頭線	側頭筋の付着部
			頭頂結節	頭皮の頭蓋への付着部
	前頭骨	頭頂骨・蝶形骨・篩骨・鼻骨・上顎骨・頬骨	前頭縫合	前頭骨の癒合のなごり
			前頭鱗	頭皮の筋の付着部
			眼窩上縁	眼窩を構成し，眼球を保護
			涙腺窩	涙腺が接するくぼみ
			前頭洞	骨の重量を軽減，粘液産生
			前頭稜	大脳鎌が付着し，脳を安定化
	側頭骨	後頭骨・頭頂骨・前頭骨・蝶形骨・頬骨・下顎骨 耳小骨を含む 茎突舌骨靱帯で舌骨を保持	乳様突起	頭を回旋させる胸鎖乳突筋が付着
			茎状突起	茎突舌骨靱帯と舌骨とをつなぐ筋が付着
			下顎窩と関節結節	下顎骨と顎関節を構成
			頬骨突起	頬骨と関節
			鱗部	側頭筋が付着
			内面：乳突蜂巣	乳様突起を軽くする
			錐体部	中耳，内耳の保護
	蝶形骨	後頭骨・前頭骨・側頭骨・篩骨・頬骨・上顎骨・口蓋骨・鋤骨	内面：下垂体窩	下垂体を入れる
			前・後床突起	下垂体を保護
			視神経交叉溝	視交叉がはまる
			外面：翼状突起	下顎を動かす翼突筋の付着部
	篩骨	前頭骨・蝶形骨・鼻骨・上顎骨・口蓋骨・涙骨・鋤骨	鶏冠	大脳鎌の付着部
			篩骨洞	骨重量を軽減，粘液産生
			上・中鼻甲介	吸入した気流を攪乱
			垂直板	鼻腔を左右に分ける
顔面頭蓋	上顎骨	前頭骨・蝶形骨・篩骨・頬骨・口蓋骨・涙骨・下鼻甲介	口蓋突起	骨口蓋の大部分を構成
			上顎洞	骨重量を軽減，粘液産生
			歯槽突起	上顎歯の釘植部を取り巻く
	口蓋骨	蝶形骨・上顎骨・鋤骨		骨口蓋と眼窩の構成
	鼻骨	前頭骨・篩骨・上顎骨		鼻稜の支持
	鋤骨	篩骨・上顎骨・口蓋骨		鼻中隔の後上部を構成
	下鼻甲介	上顎骨・口蓋骨		吸入した気流を攪乱
	頬骨	前頭骨・側頭骨・蝶形骨・上顎骨	側頭突起	側頭骨の頬骨突起とで，咬筋の付着部である頬骨弓をなす
	涙骨			
	下顎骨	側頭骨	関節突起	側頭骨と関節
			筋突起	側頭筋が付着
			歯槽突起	下顎歯の釘植部を取り巻く
			顎舌骨筋線	顎舌骨筋が付着し口腔底をなす
			顎下腺窩	顎下腺が接する
付属骨	舌骨	側頭骨の茎状突起から靱帯でぶら下がる	大角	舌筋群や喉頭に至る靱帯が付着
			小角	茎突舌骨靱帯が付着
	耳小骨	3個あり，側頭骨の鼓室に入っている		鼓膜の振動を内耳に伝える

骨格系：軸骨格

(a) 外側観

(b) 上面観

(c) 前面観

(d) 後面観

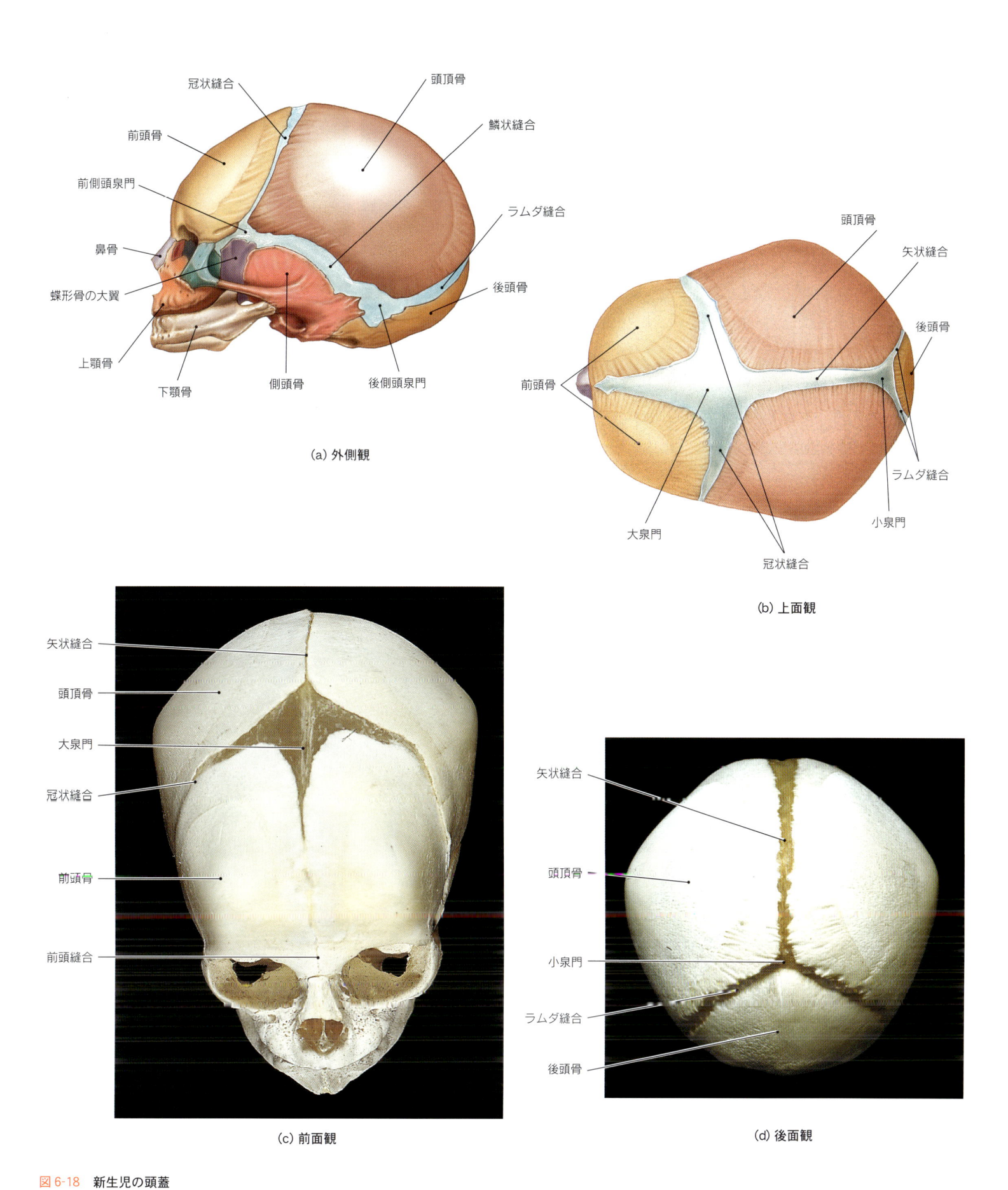

図6-18 新生児の頭蓋
新生児の頭蓋には泉門がある。泉門によって頭蓋は拡張することができ，出生時に頭蓋が変形する。2〜4歳頃までに泉門は消失し，頭蓋の発達は完成する。

6

脊椎の弯曲

- 頚部（前弯）
- 胸部（後弯）
- 腰部（前弯）
- 仙骨部（後弯）

脊椎の部位

- 頚椎（C）
- 胸椎（T）
- 腰椎（L）
- 仙骨（S）
- 尾骨（Co）

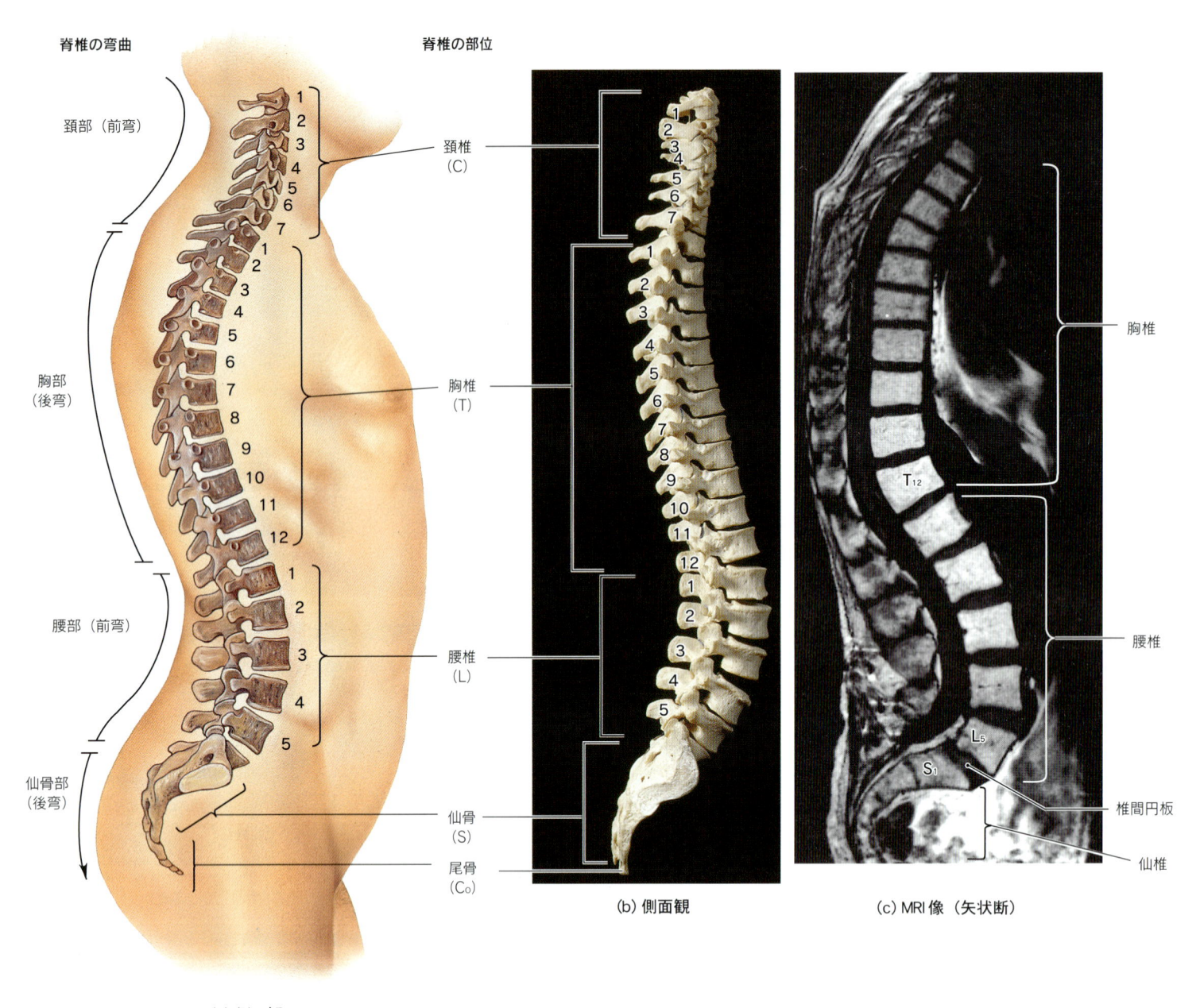

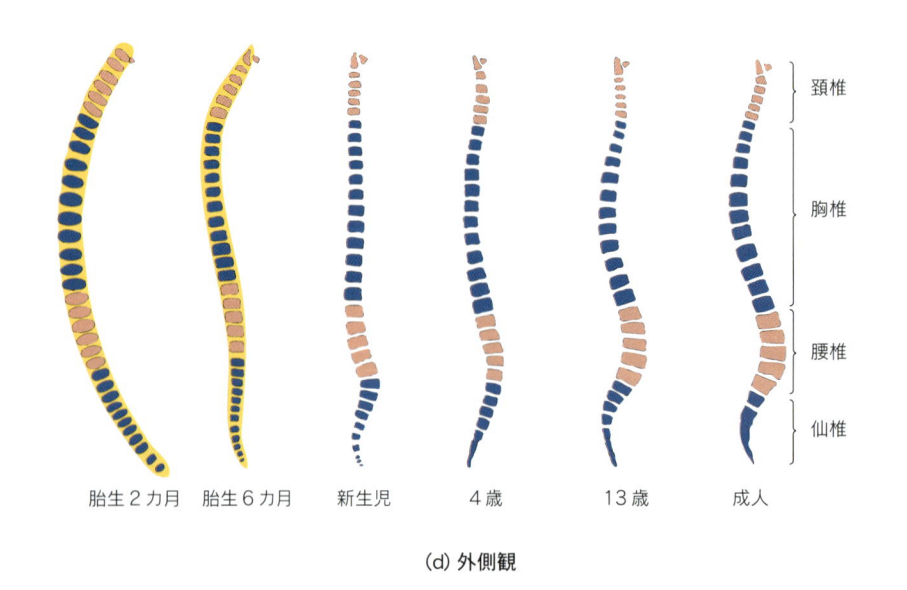

(a) 側面観

(b) 側面観

(c) MRI像（矢状断）

胸椎 / 腰椎 / 椎間円板 / 仙椎

頚椎 / 胸椎 / 腰椎 / 仙椎

胎生2カ月　胎生6カ月　新生児　4歳　13歳　成人

(d) 外側観

図6-19　脊柱
(a) 脊柱の構成と4つの生理的弯曲，(b) 正常の脊柱の側面像，(c) 成人の脊柱のMRI像（側面像），(d) 脊柱の生理的弯曲の発達（巻末の「MRI・CTアトラス」3b参照）

胎児から成人までの発達に伴う脊柱弯曲の変化を図6-19dに示した。胸部と仙骨部の弯曲は胎児期に出現するので1次弯曲と呼ばれている。成人の脊柱は逆S字形であるのに対し，新生児の脊柱は1次弯曲しかないのでC字形をなす。頚部と腰部の弯曲は，2次弯曲と呼ばれ，生後数カ月に出現し，歩行や走行をするようになるにつれて著明になる。これらの4つの弯曲は10歳頃までに完成する。

立位では，体重は脊柱から骨盤や下肢に伝わるが，人体の重みの中心は脊柱よりも前にある。そのため，重い荷物を持つと前方につんのめるようになり，これを防ぐために，腰部弯曲を増加させてその重みを体軸に近づけようとする。このような姿勢は決して快適なものではなく，脊柱の下部に負担がかかる。これと同じ理由で，妊娠末期の妊婦の脊柱には負担がかかり，しばしば腰痛を訴える。アフリカや南アメリカの人々は重い荷物を頭の上に載せて運搬することがあるが，この場合は重みが脊柱の軸と一致しているので，脊柱の弯曲部にはそれほど負担がかからない。

□臨床ノート　後弯症，前弯症，側弯症

脊柱の弯曲には異常な変形が起こることがある。

後弯症では，正常の後方への胸部弯曲が増大し，"丸背"を生じる。この原因には次のようなものがある。①胸椎の骨粗鬆症に伴う圧迫骨折，②脊柱を前屈する筋肉の慢性拘縮，③椎骨の成長異常。

前弯症では，腰部弯曲が前方に増大して腹部が突出する。

側弯症は，側方への異常な弯曲をいう。側弯症はしばしば見られる脊柱の変形で，1つあるいはそれ以上の椎骨が関与する。成長が早い思春期の女性によく認められるが，椎骨形成不全などの発育障害や背部の一側の筋性麻痺によって起こることもある。

C. 椎骨の基本構造

椎骨には共通の基本形がある（図6-20）。椎骨の前方には低い円柱状の**椎体** vertebral bodyがあり，そこから後方に向かって**椎弓** vertebral archが伸びている。椎体と椎弓との間の孔は**椎孔** vertebral foramenといい，それぞれの椎骨の椎孔が上下に連なって**脊柱管** vertebral canalをなし，そのなかには脊髄が通る。椎弓からは**棘突起** spinous processと**横突起** transverse processが伸び出し，上下には1対の**関節突起** articular processが伸びている（図6-20）。

椎体は椎骨の一部で，それぞれの椎骨の椎体が積み木のように上下に重なって脊柱を構成する（図6-20b, c）。椎体と椎体の間には**椎間円板** intervertebral diskという線維軟骨の板がある。椎体は靱帯によって互いに結合している。

椎弓は椎体の後方にあり，椎孔を取り囲んでいる。椎弓は**椎弓板** laminaと**椎弓根** pedicleの部分に分けられる（図6-20）。椎弓からは横突起や関節突起が伸び出しているが，椎体の後外側からこれらの突起までの部分を椎弓根，左右の椎弓根の間の部分を椎弓板という。椎弓板の中央から後方に棘突起が伸び出しており，この突起は背中で体表から触れることができる。椎弓板と椎弓根の境界から外側～後外側に横突起が伸び出している。これらの突起は固有背筋の付着部である。胸椎の横突起は肋骨と関節する。

椎骨は隣接する椎骨と関節突起で関節している。頭方に伸び出した突起を**上関節突起** superior articular process，尾方に伸び出した突起を**下関節突起** inferior articular processという（図6-20）。上関節突起は頭方にある椎骨の下関節突起と，下関節突起は尾方にある椎骨の上関節突起と関節する。それぞれの関節突起には関節面と呼ばれる平滑な面がある。上関節突起にはその背側に，下関節突起は腹側に関節面がある。

椎弓根の上下には1対の切痕があり，それぞれ**上椎切痕** superior vertebral notch，**下椎切痕** inferior vertebral notchという。これらの切痕が組み合わさって，隣接する椎骨の間には**椎間孔** intervertebral foramenが構成される（図6-20c）。この孔は脊髄神経の通路である。

椎骨は部位によって一般的な特徴がある。表6-3はそれぞれの椎骨の典型的な特徴を比較したものである。

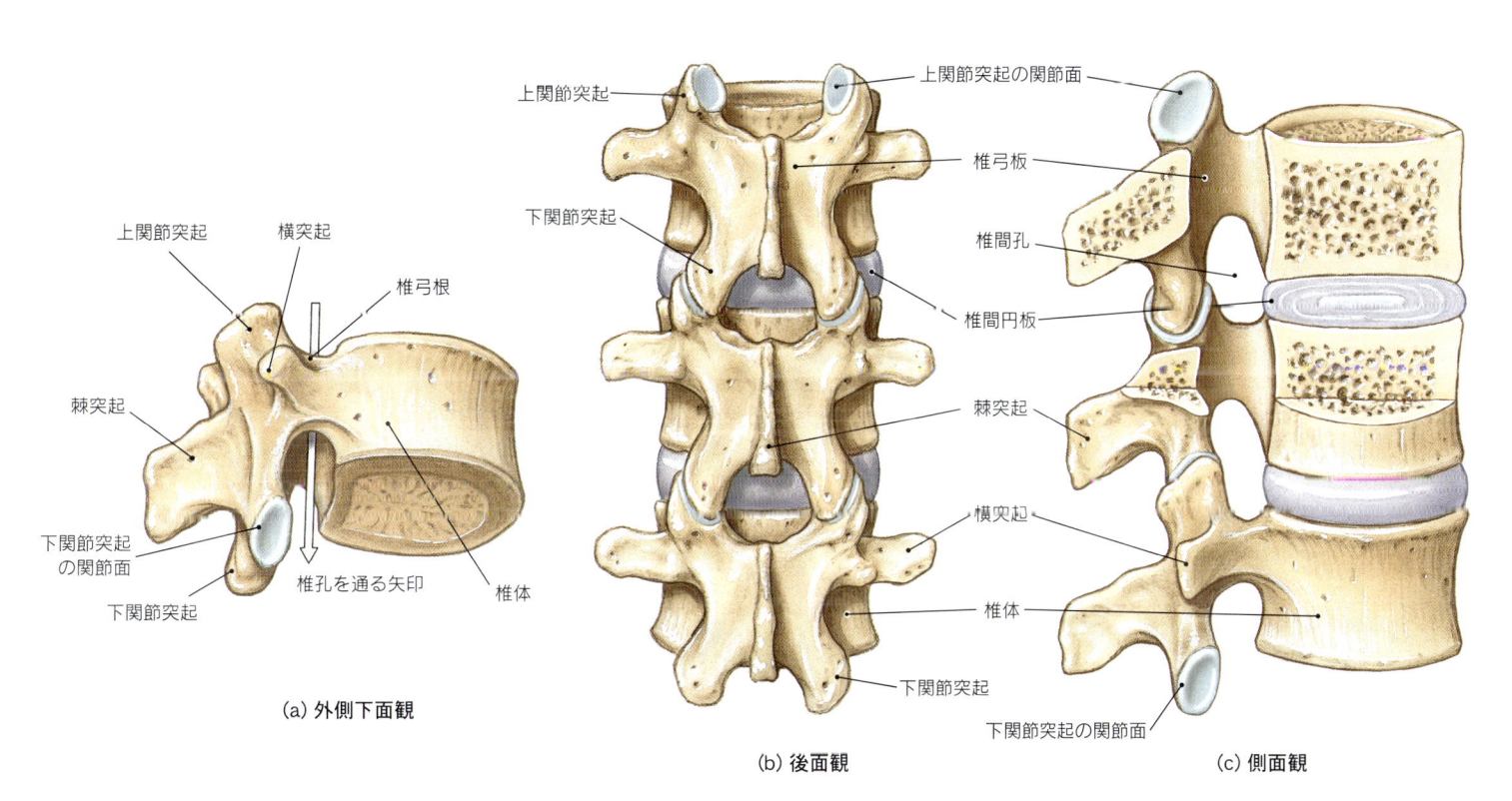

図6-20　椎骨の並びと椎間円板

(a) 外側下面観
(b) 後面観
(c) 側面観

D. 頚椎

頚椎 cervical vertebra は7個の骨からなり，椎骨のなかでも最も小さい（図6-21）。頚椎には次のような一般的な特徴がある。

- 頚椎の椎体は，三角形の椎孔の大きさに比べると比較的小さい。
- 頚椎は頭だけを支えているので，ほかの椎骨に比べると椎体は比較的小さい。
- 椎体の上面は真ん中でへこんでおり，両側で立ち上がっている。

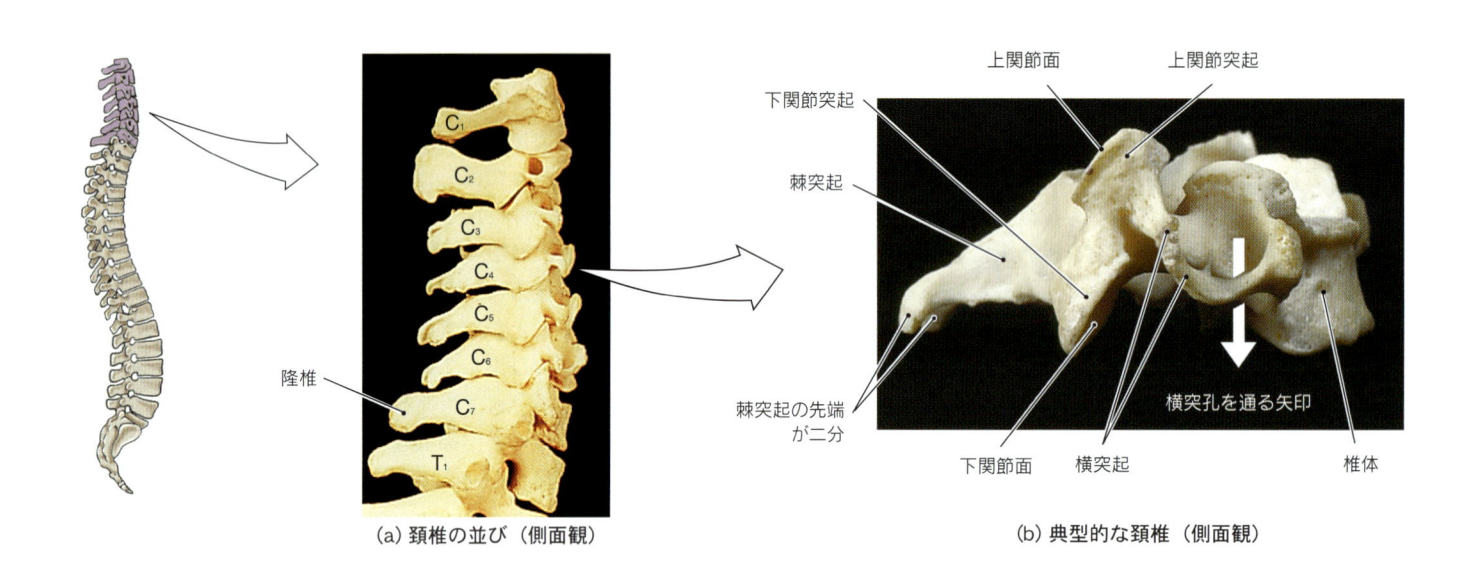

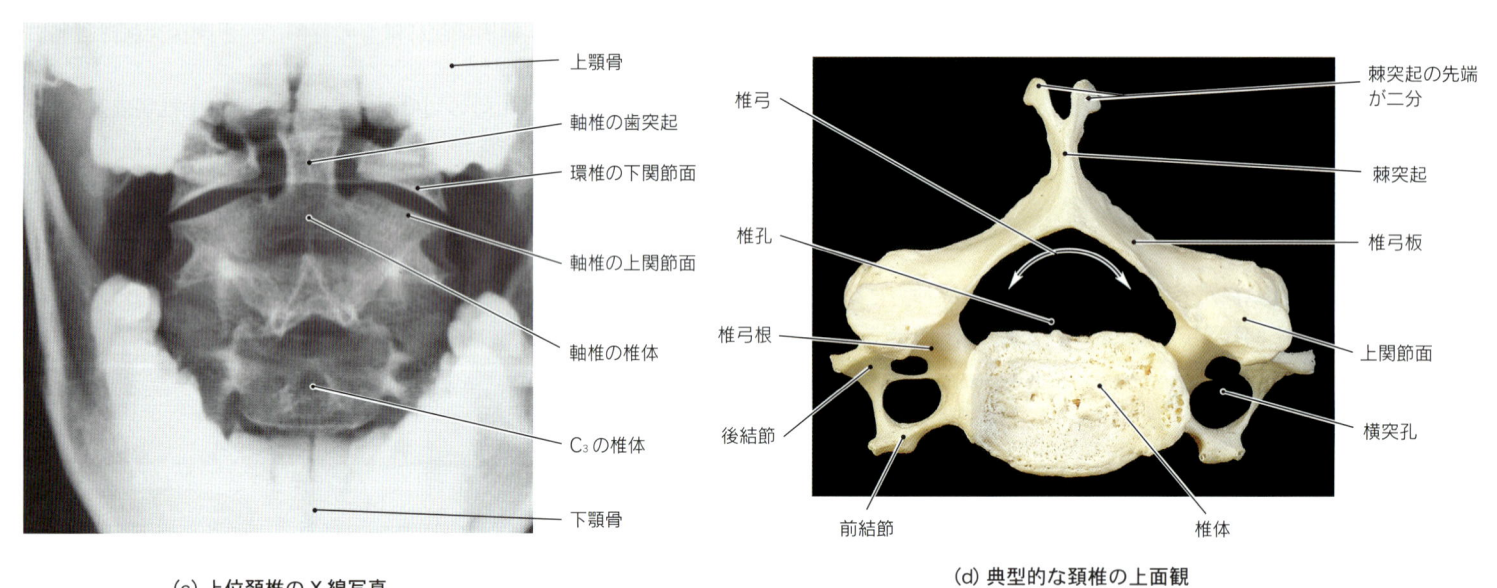

(a) 頚椎の並び（側面観）

(b) 典型的な頚椎（側面観）

(c) 上位頚椎のX線写真

(d) 典型的な頚椎の上面観

図 6-21 頚椎
最上位にある小さな椎骨。
(a) 頚椎の外側観，(b) 典型的な頚椎の外側観，(c) 上位頚椎のX線写真（開口して前後方向撮影，巻末の「MRI・CTアトラス」3a参照），(d) 典型的な頚椎の上面観（表6-3に挙げた特徴に注意）

表6-3 部位による椎骨の構造と機能の相違

種類（数）	椎体	椎孔	棘突起	横突起	機能
頚椎（7）	小さい 卵形 関節面はへこむ	大きい	長い 先が二分 先端は後方を向く	横突孔がある	頭蓋を支持 頭を動かす筋が付着
胸椎（12）	中等大 ハート形 関節面は平坦 肋骨窩がある	中等大	長い 細い 先端は二分しない 先端は尾方を向く	T_{11}とT_{12}を除くすべての横突起に横突肋骨窩がある	頭頚部，上肢，胸腔臓器の重みを支える 肋骨と関節していて，胸郭容量を変化させる
腰椎（5）	大きい 卵形 関節面は平坦	小さい	幅が広い 先端は後方を向く	肋骨突起があるが短い	頭頚部，上肢，胸腔・腹腔の臓器の重みを支える。

また，椎体の前縁は後縁よりも低い。
- 棘突起は比較的太くて短く，その先端はC₇を除いては著明な切れ込みがある（二分棘突起）。

外側では，横突起が前結節と癒合しており，椎体の腹側外側部の近くから起こる。前結節は頚椎の肋骨のなごりであり，肋骨突起 costal process とも呼ばれることがある。前結節と横突起の間には丸い大きな横突孔 transverse foramen がある。ここには脳を養う重要な血管である椎骨動・静脈が通る。

以上の記述は第1，第2頚椎を除くすべての頚椎に当てはまる。C₃〜C₇の椎体間の関節は，ほかの部位より屈曲性に富む。C₁とC₂は独特の形をしており，C₇はやや形が異なる。

a. 環椎（C₁）

環椎 atlas の上関節窩は，頭蓋骨の後頭顆と関節して環椎後頭関節 atlanto-occipital joint を構成し，頭蓋を支える（図6-22）。環椎は，ギリシャ神話で世界を支えているとされるアトラスにちなみアトラスとも呼ばれる。環椎後頭関節は，頭蓋の頷き運動を行うだけで，回転運動にはあずからない。環椎は次のような特徴がある。
- 椎体を欠く。
- 半月状の前弓 anterior arch と後弓 posterior arch があり，それぞれに前結節 anterior tubercle と後結節 posterior tubercle がある。
- 卵円形の上関節窩 superior articular fovea と円形の下関節窩 inferior articular fovea がある。

前弓の後面には軸椎の歯突起と関節するための関節面（歯突起窩）がある。この関節面と歯突起との関節を正中環軸関節 median atlanto-axial joint という。前弓の内面には，生体では環椎横靱帯 transverse ligament of atlas が横切るように張って歯突起を支持しており，頭蓋の回転を可能にしている。

b. 軸椎（C₂）

軸椎 axis の椎体の上方には歯突起 dens が伸び出している。これは，発生時に軸椎の椎体が環椎の椎体と癒合した結果，形成されたものである（図6-23）。従って，環椎と軸椎の間には椎間円板がない。棘突起は特に頑丈で，頭頚部を支える重要な筋肉が付着する。

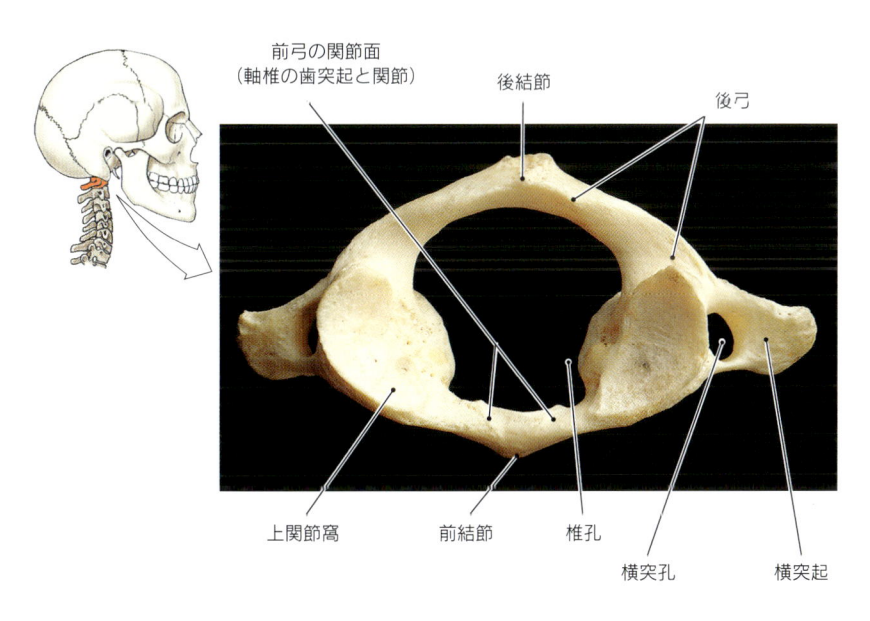

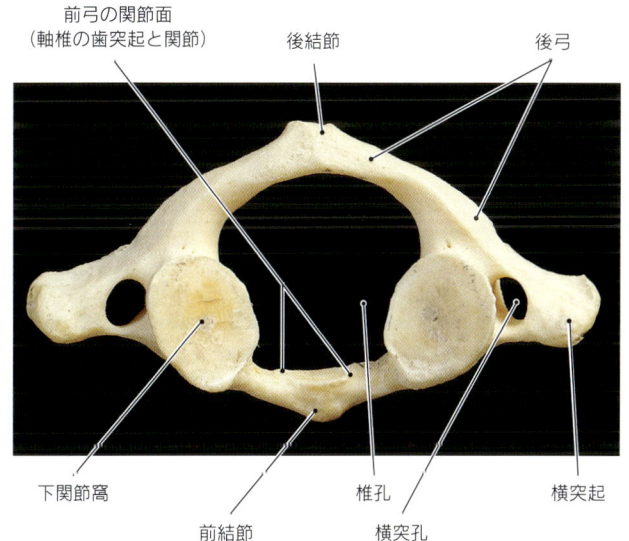

(a) 上面観　　(b) 下面観

図6-22　環椎

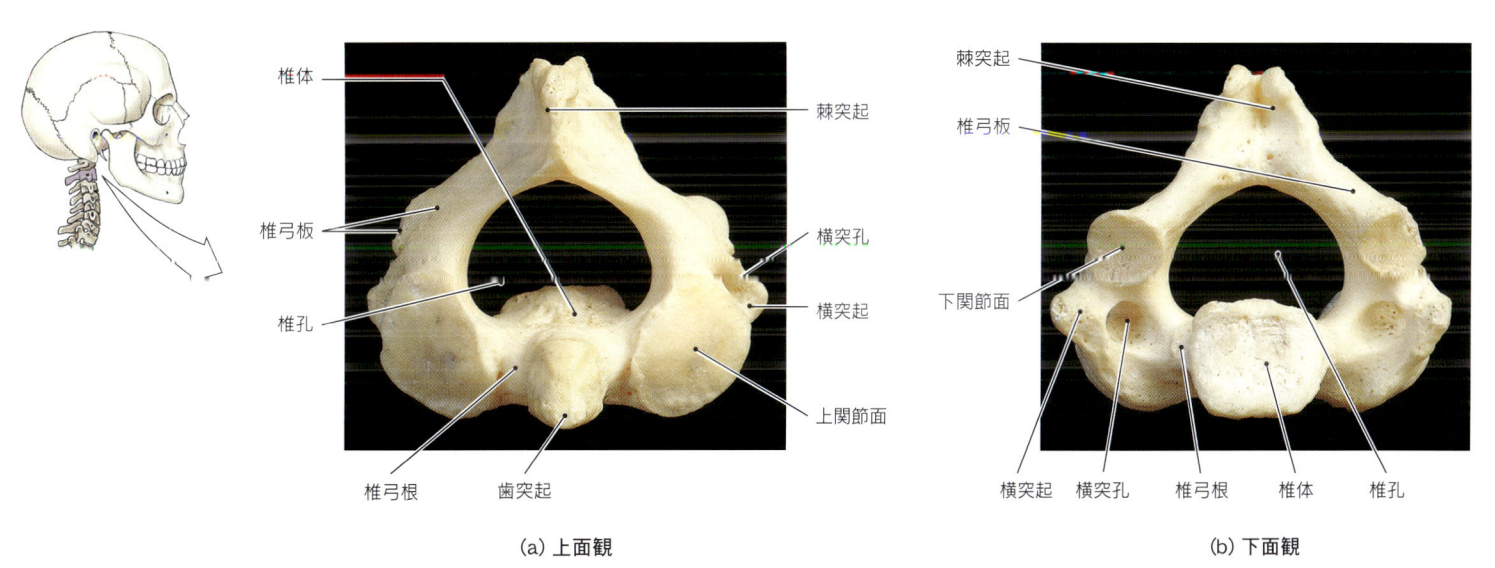

(a) 上面観　　(b) 下面観

図6-23　軸椎

子どもでは歯突起と軸椎の癒合は不完全なので，頭頸部に強い衝撃を受けると，歯突起が脱臼して強い脊髄障害をきたすことがある。成人では，頭蓋底に対する衝撃が危険で，環軸関節の脱臼は歯突起が脳底を突き抜けることがあり，致命的な結果を招く。

c. 隆椎（C7）

隆椎 vertebra prominens の棘突起は，ほかの頸椎の棘突起よりも長く，その先は大きな結節に終わるので，頸部の基部で体表から触れることができる。隆椎は，図6-21aに示すように頸部弯曲（前弯）と胸部弯曲（後弯）の境界にある。横突起は大きく，筋の付着部となり，横突孔は小さいかあるいは欠く。

弾力に富む項靱帯は隆椎から起こり頭方に伸びて，外後頭隆起に終わる。その間，この靱帯はその他の頸椎の棘突起にも付着するので，頸椎の棘突起は先が二分している。頭部が直立しているとき，この靱帯は弓の弦のように働いて頸部弯曲を保持している。頸部が前方に曲がると，この靱帯の弾性が頭部をまっすぐな位置に復元するのを補助する。

頸椎に載っている頭蓋は大きくて重い。頭蓋と頸椎をつなぐ靱帯や小さな筋肉によって頭蓋の位置が保持されている。車の衝突などのように急激な力が加わると，これらの筋や靱帯が損傷を受けることがある。頭がムチの強打を受けたのに似ているので，このような傷害を表すのに「ムチウチ」という言葉が使われる。

E. 胸椎

胸椎 thoracic vertebra は12個の骨からなる（図6-25）。典型的な胸椎の椎体は，上方から見るとハート形をしており，頸椎よりもより厚みがある（図6-26）。椎孔は丸くて比較的狭く，長くて細い棘突起が尾方に突出している。T_{10}〜T_{12}の棘突起は腰椎のものと極めて似ており，胸部弯曲と腰部弯曲の移行部に当たる。この移行部には上半身の重さがかかるので，圧迫骨折が起こりやすい。

胸椎は椎体や横突起の部分で肋骨と関節している。この関節する

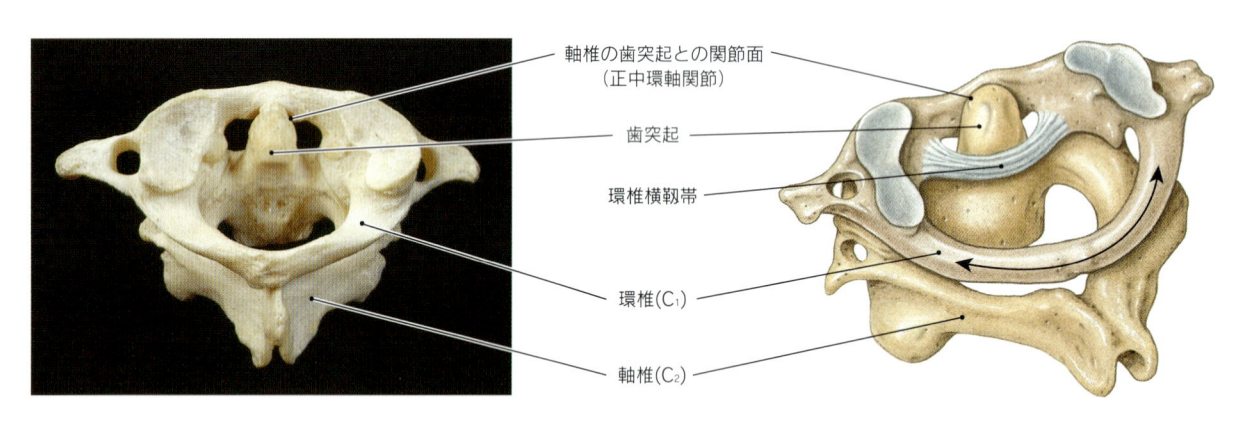

(a) 上後面観 　　　　　(b) 環椎横靱帯と環椎の動き（矢印）

図6-24　環椎と軸椎

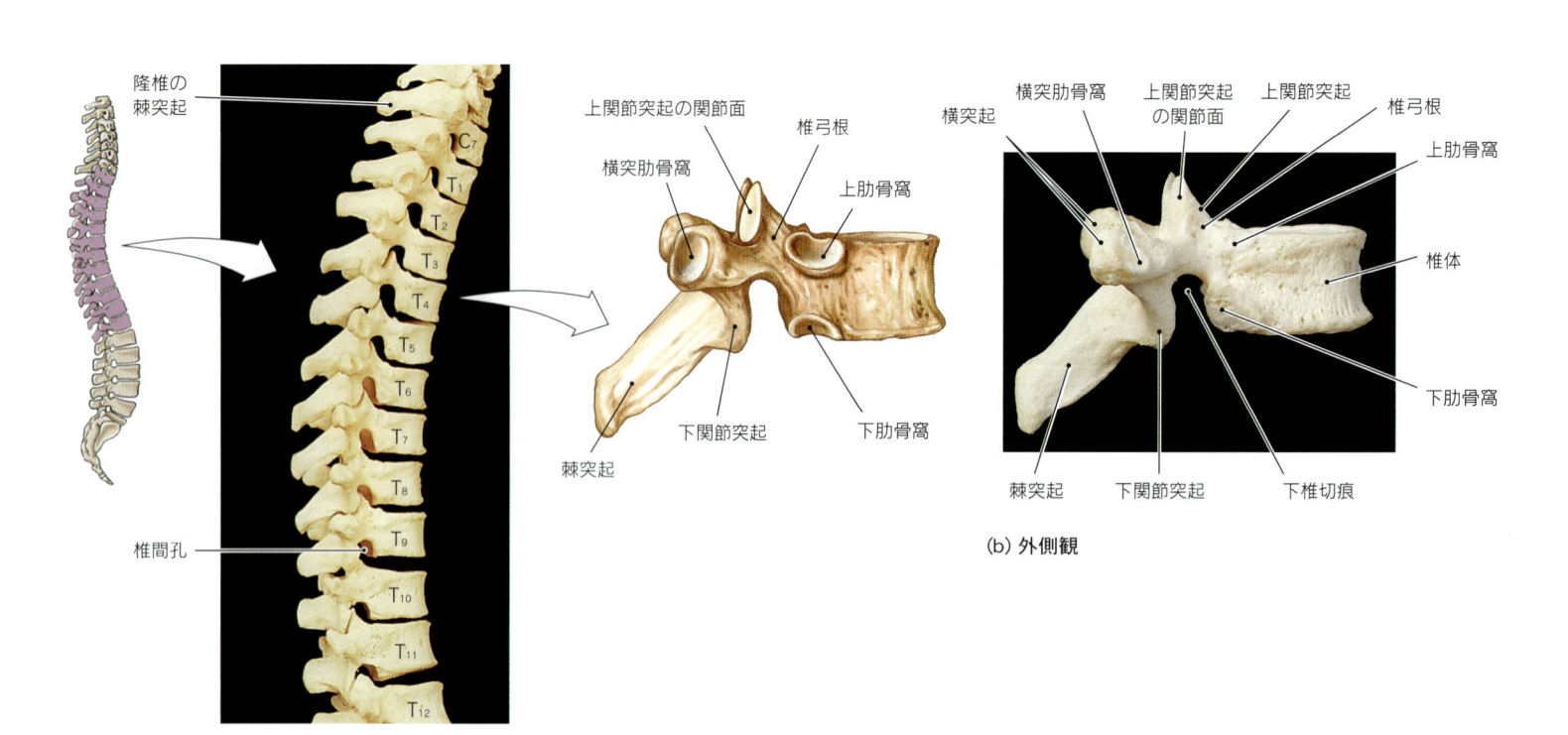

(a) 交連状態の胸椎（側面観）　　(b) 外側観

図6-25　胸椎の並びと側面観

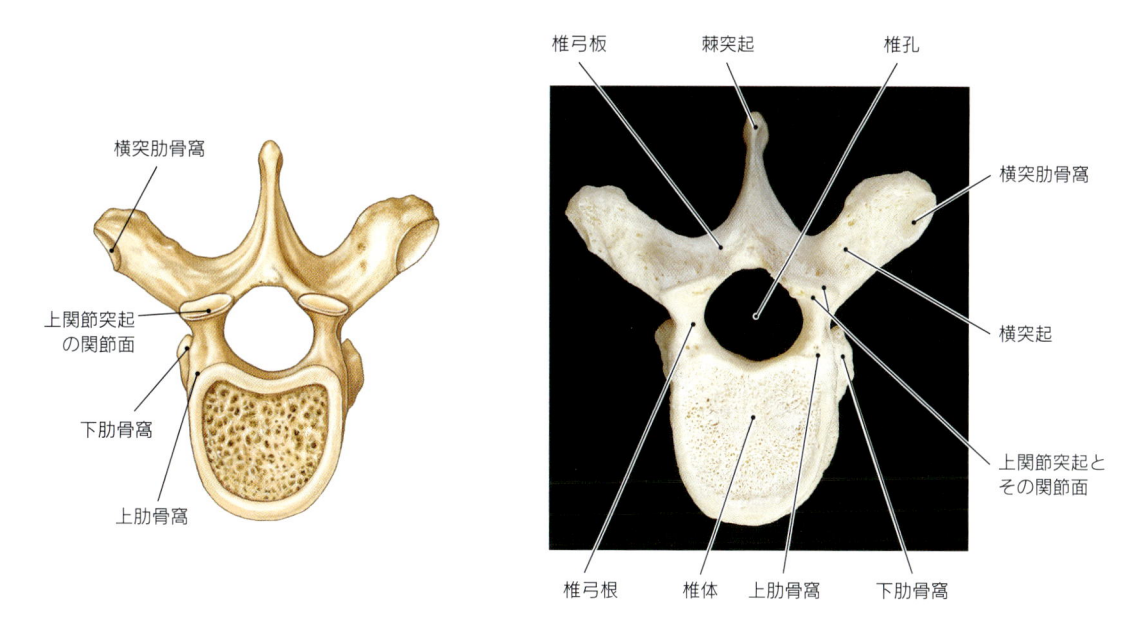

(a) 上面観

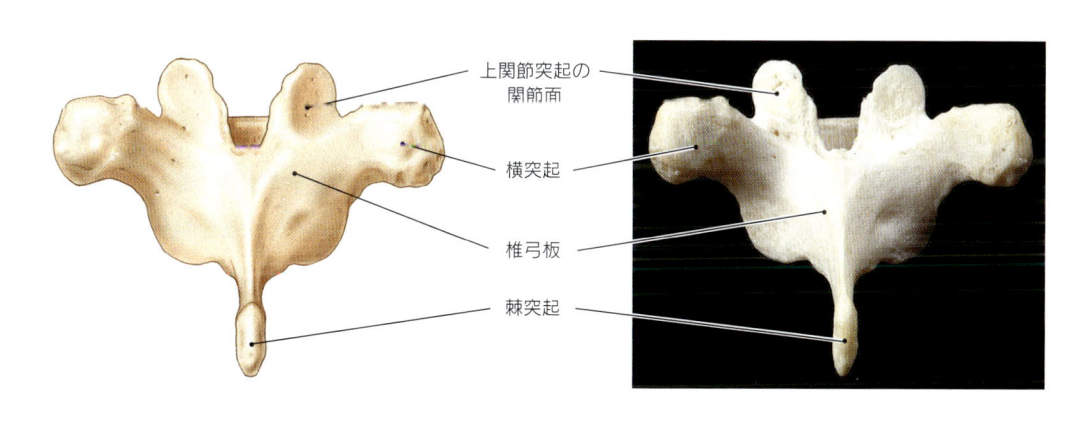

(b) 後面観

図6-26　胸椎の上面観と後面観

位置や構造は，胸椎の部位によって多少異なる。

第2〜第8肋骨までの肋骨は，隣接する椎骨間から起こるので，第2〜第8胸椎の椎体の両側には上・下肋骨窩がある。第1〜2肋骨は第1胸椎の椎体の外側から起こるので，第1胸椎には第1肋骨の肋骨窩と第2肋骨の下肋骨窩があるが，上肋骨窩はない。T10には上肋骨窩があるが，下肋骨窩はない。また，第11肋骨と第12肋骨は，それぞれT11とT12の肋骨窩から起こり，肋骨の起始部は椎体間にはまたがらない。

T1〜T10の横突起は比較的厚く，その前外側面には肋骨結節と関節するための横突肋骨窩がある。従って，第1〜第10肋骨は，椎体にある上・下肋骨窩（肋骨窩）と横突肋骨窩の2点で椎骨と関節している。この2つの関節によって肋骨の先端は上下に動く。このような動きは肋骨などから構成される胸郭の容積を変化させることになり，呼吸運動を引き起こす。

F. 腰椎

腰椎 lumbar vertebra は最も大きな椎骨である。腰椎の椎体は胸椎の椎体より大きく，上下にある椎体どうしの関節面は卵形をしている（図6-27）。椎体や横突起には，胸椎に見られるような肋骨との関節面はなく，椎孔は三角形である。椎体から外側に伸びる細い横突起のような構造物は肋骨に由来するもので，**肋骨突起** costal process と呼ばれる。肋骨突起の基部には本来の横突起に相当する副突起がある。椎弓板の後方からは太くて短い棘突起が張り出している。この大きな棘突起は広背筋や胸最長筋などの腰背部の筋肉の付着部であり，これらの筋肉は腰部弯曲を補強したりその弯曲の程度を調節するのに役立っている。

腰椎は体重のかなりの部分を受けるので，椎骨や椎間円板の圧迫による障害が生じることがある。最もよく起こる障害は椎間円板を構成する結合組織の断裂や破壊で，椎間板のなかの髄核が飛び出して脊髄神経を圧迫することがある。このような障害は椎間円板ヘルニアと呼ばれる。

G. 仙骨

仙骨 sacrum は5個の仙椎が癒合したものである（図6-28）。仙椎は思春期を過ぎると癒合を開始し，通常25〜30歳の間で癒合を完了する。全体として三角形をしており，背側に弯曲している。尾方にある尖った部分を**仙骨尖** apex of sacrum，広い上面を**仙骨底** base of sacrum という。仙骨底の前縁は正中部分で前方に突出しており，こ

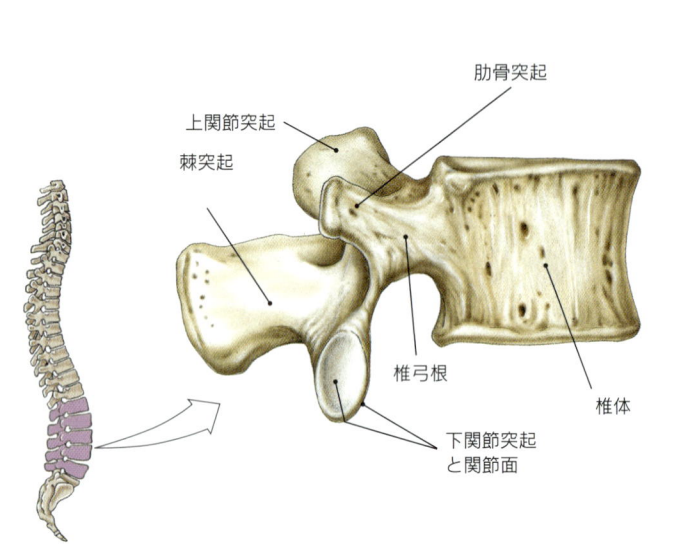

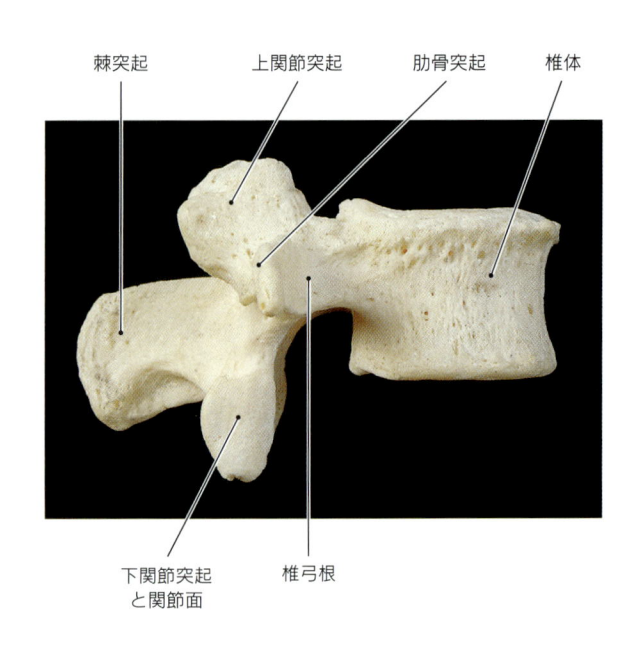

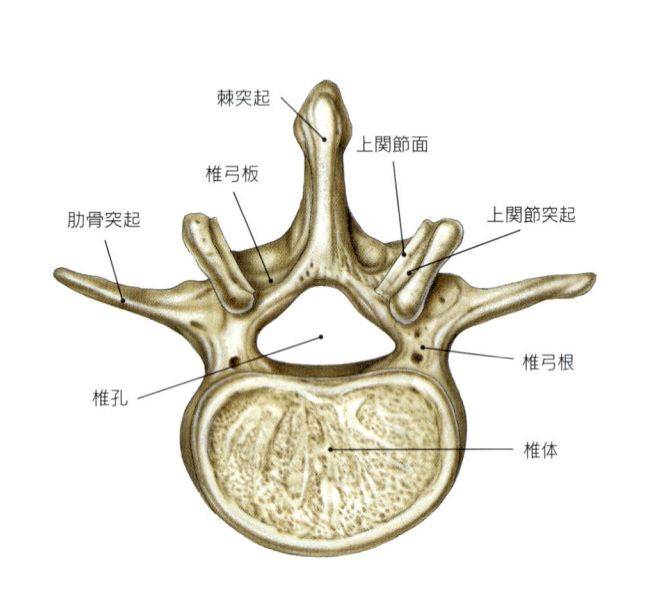

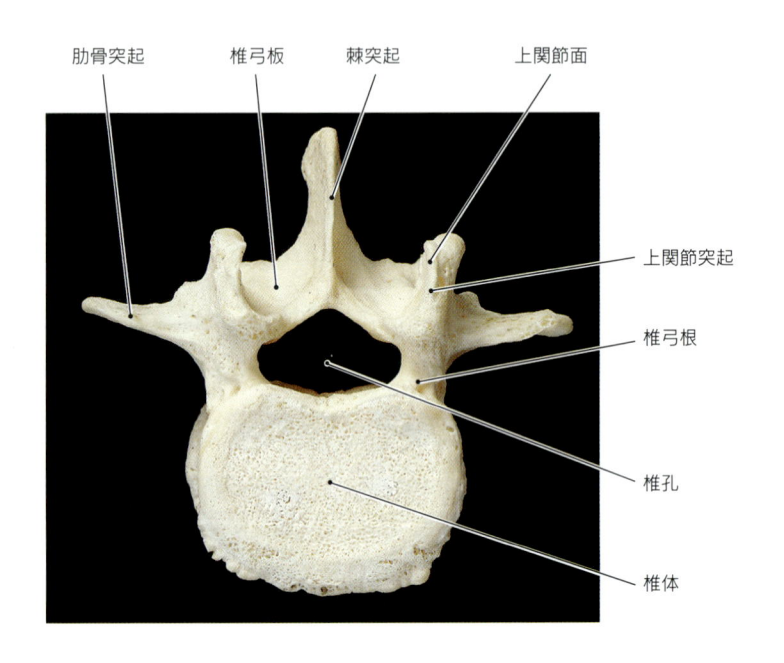

図のラベル(a) 側面観: 上関節突起、肋骨突起、棘突起、椎弓根、椎体、下関節突起と関節面

(b) 上面観: 棘突起、上関節面、椎弓板、肋骨突起、上関節突起、椎弓根、椎孔、椎体

図 6-27 腰椎の並びと側面、上面観

の部分を**岬角** promontory という。仙骨底の後方には**上関節突起** superior articular process があり、第5腰椎と関節する。

仙骨の両側には**耳状面** auricular surface があり、寛骨の腸骨の部分と**仙腸関節** sacroiliac joint をなして骨盤を構成する。この関節面は軸骨格が付属肢骨格の下肢帯と結合する場である。仙骨は三角形をしているが、この形状は体重を軸性骨格から左右の下肢帯に伝える基礎をなしている。骨盤には、生殖器、消化器、泌尿器などが入っており、これらの臓器が骨性の骨盤によって保護されている。

仙骨の前面はへこんでおり（図6-28）、仙椎の癒合が完成すると、仙椎の境界の痕跡として横線が認められる。横線の両側には4対の前仙骨孔が縦に並んでいる。前仙骨孔は椎間孔に相当するもので、仙骨神経の前枝が通る。

仙骨の後面は、特に股関節の動きに関与する大殿筋の付着部となっている。耳状面の背側はごつごつしており、**仙骨粗面** sacral tuberosity と呼ばれ、仙腸関節を安定化させる靱帯が付着する。

仙骨の後方には長軸方向に伸びる仙骨管がある。仙骨管は脊柱管の下端に当たる。

癒合した仙椎の棘突起は**正中仙骨稜** median sacral crest を形成する。第5仙椎の椎弓板は正中で癒合しておらず、**仙骨裂孔** sacral hiatus となっている。生体では、この裂孔は結合組織で被われていて、仙骨管の末端をなす。仙骨裂孔の両端には下方に向いた**仙骨角** sacral cornu がある。

正中仙骨稜の両側には4対の後仙骨孔が縦に並んでいる。後仙骨孔は前仙骨孔と同様に椎間孔に相当するもので、仙骨神経の後枝が通る。後仙骨孔の並びの内側には中間仙骨稜が、外側には**外側仙骨稜** lateral sacral crest がある。前者は関節突起、後者は横突起の遺残物である。正中・中間・外側仙骨稜は下の腰部や殿部の筋肉の付着部である。

(a) 後面観　　(b) 外側観　　(c) 前面観

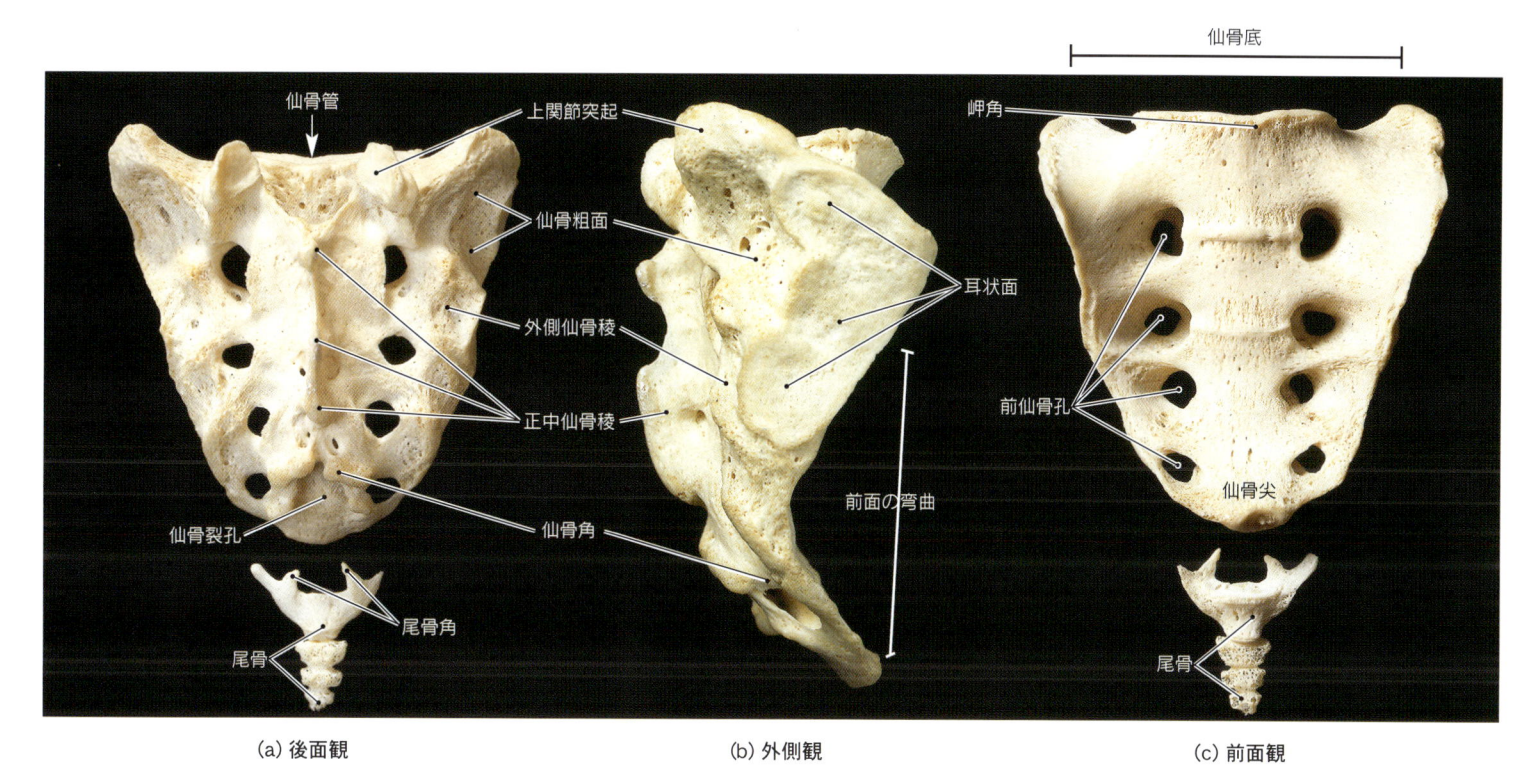

図 6-28　仙骨

外側から見ると（図6-28b），仙骨の弯曲がよく分かる。弯曲の程度は女性よりも男性で強い（表7-1）。仙骨尖には，尾骨と関節する平坦な部分がある。

H. 尾骨

尾骨 coccyx は3～5個（たいていは4個）の小さい尾椎が癒合したものである。尾椎は通常26歳までに癒合を始める（図6-28）。尾骨は多数の靱帯や，肛門を構成する筋肉の付着部である。第1・第2尾椎には，横突起と未癒合の椎弓がある。第1尾椎の著明な椎弓板は**尾骨角** coccygeal cornu と呼ばれ，仙骨角と関節する。

尾椎は20代後半になっても癒合しないことがある。男性では成人の尾骨は前方を向き，女性では下方を向く。年をとると，尾骨と仙骨が癒合することがある。

臨床ノート　二分脊椎

二分脊椎 spina bifida は発生途上に椎弓板が結合しないことによって起こる。椎弓は不完全で，背側体腔の内面を被う膜が外方に突出する。軽症例は，仙骨部や腰椎部に最も多く見られ，気付かないこともある。重症例では，脊柱全体や頭蓋骨に病変が及び，しばしば脳や脊髄の発生異常を伴うことがある（☞発生学ノート「脊髄と神経の発生」）。

7. 胸郭

A. 胸郭

胸郭 thorax, thoracic cage は胸椎，肋骨，胸骨から構成されている（図6-29）。肋骨と胸骨は胸郭のかごを構成し，胸腔壁の支持構造をなしている。胸腔は上方では狭いが下方では広くなり，前後方向に幾分扁平な形をしている。胸腔は上下で開いており，その開口部をそれぞれ**胸郭上口** inlet of thorax，**胸郭下口** outlet of thorax という。胸郭には次の2つの機能がある。
1) 心臓，肺，胸腺，その他の胸腔内構造の保護。
2) 呼吸，脊柱の位置，上肢帯や上肢の動きに関わる筋の付着部。

B. 肋骨

肋骨 rib は細長くて，弯曲した扁平な骨である。胸椎あるいは胸椎間から起こり，その先端は肋軟骨に続いて，胸腔の壁をなす。肋骨は12対ある（図6-29）。

上位7対の肋骨は**真肋** true rib, vertebrosternal rib と呼ばれ，前方の胸壁で肋軟骨を介して胸骨に付着する。真肋は第1肋骨から始まって，次第に長さと弯曲度を増す。

第8～第12肋骨は，それぞれの肋軟骨が胸骨に直接付着しないので，**仮肋** false rib と呼ばれる。このうち，第8～10肋骨の肋軟骨は互いに癒合して胸骨に達している（図6-29）。下位の第11・12肋骨は胸骨と接合していないので**遊離肋** floating rib と呼ばれる。

肋骨頭 head of rib は胸椎の椎体の肋骨窩あるいは椎体間の上・下肋骨窩と関節する（図6-29a）。肋骨頭には短い**肋骨頚** neck of rib が続き，その後には**肋骨結節** tubercle of rib が背側に張り出し，肋骨結節の関節面が胸椎の横突起の横突肋骨窩と関節する。肋骨が隣接する椎骨間で関節する場合，肋骨頭関節面は**肋骨頭稜** interarticular crest によって**上・下の関節面** superior and inferior articular facets に分けられる（図6-29）。第1肋骨と第10肋骨の頭はそれぞれT_1とT_{10}の椎体の肋骨窩から起こり，それらの肋骨結節はそれぞれの椎体にある横突起肋骨窩と関節する。第2～10肋骨は椎体間にある上・下肋骨窩から起こり，これらの肋骨結節は1つ下の椎骨の横突起と関節する。第11，12肋骨は第11胸椎と第12胸椎の肋骨窩から起こる。これらの肋骨には肋骨結節を欠く。肋骨の走行の相違については図6-29を参照。

肋骨体が胸骨に向かって弯曲し始めるところを肋骨角という。肋

6

(a) 前面観

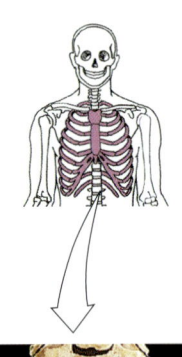

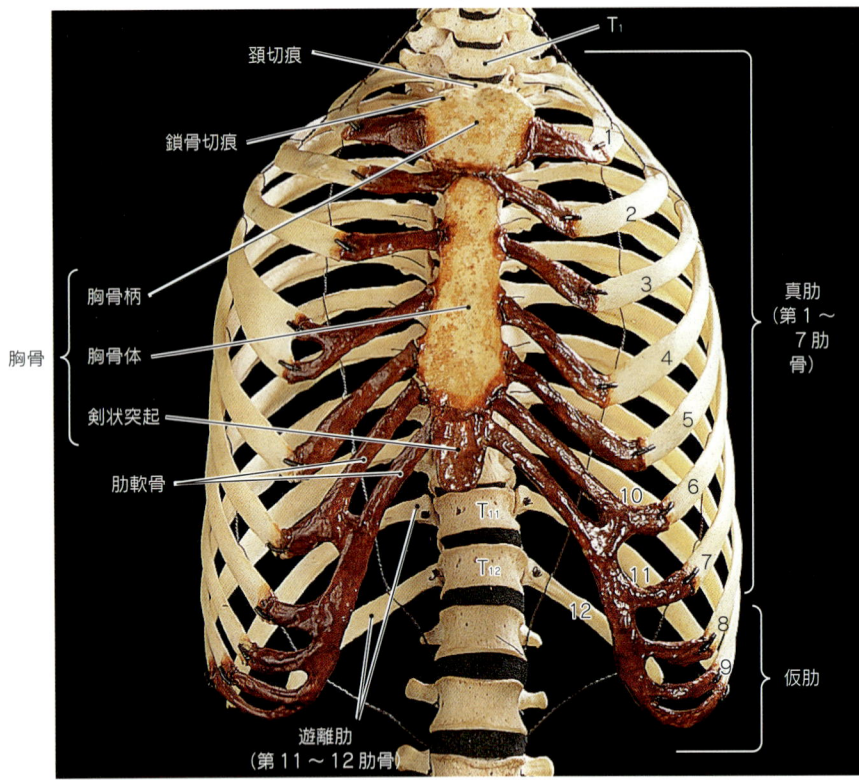

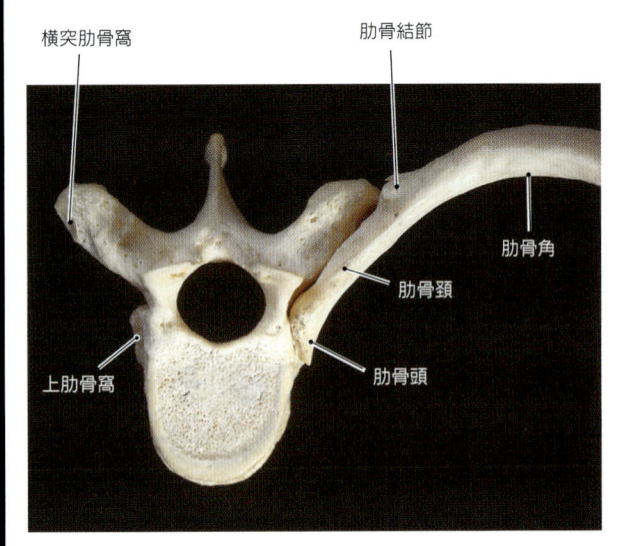

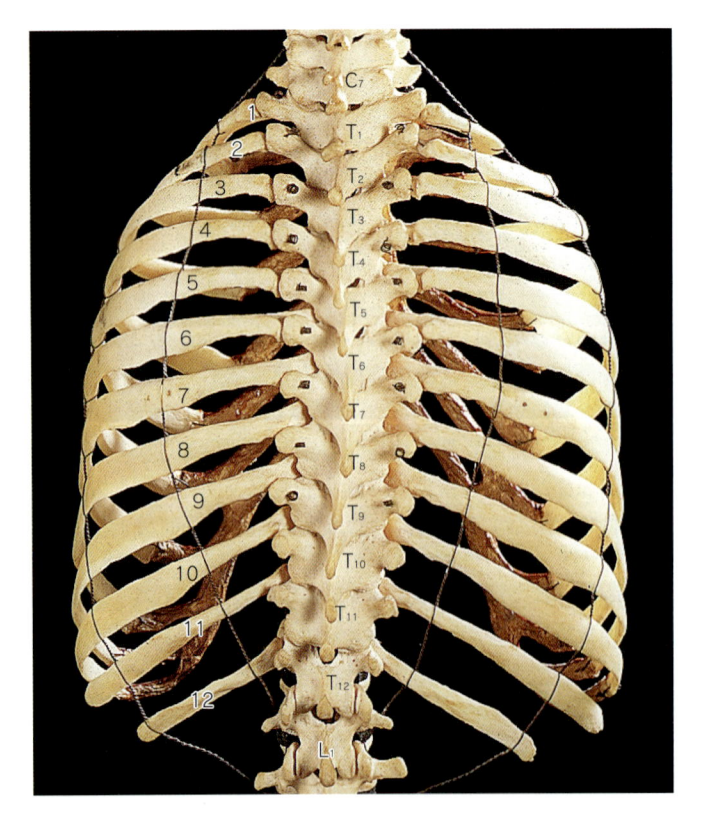

図 6-29　胸郭と肋骨

(b) 上面観

(c) 後面観

(d) 後内側観

骨の内面はへこんでおり，下縁に沿って**肋骨溝** costal groove が走っている。これは肋間神経や肋間動・静脈が通る溝である。肋骨の外面は膨らんでいて，上肢帯や体幹の筋の付着部となる。肋骨を動かす肋間筋は上・下縁に付着する。

　肋骨には多種類の筋が付着しており，椎骨とは2カ所で関節し，さらに胸骨とはやや弾性のある軟骨でつながっている。このため，肋骨はかなり可動性に富む。肋骨がどのようにして脊柱の前で上下に動くかを考えてみよう。肋骨を引き下げると胸骨は後方（内方）に，挙上すると前方（外方）に動く。その結果，肋骨の動きは胸郭の容積を増加したり減少させたりする。

C. 胸骨

　成人の**胸骨** sternum は胸壁の前正中線上にある扁平な骨である（図6-29a）。胸骨は以下の3つの要素からなる。
- **胸骨柄** manubrium：胸骨の上にあり，最も幅広な部分である。扁平で多角形をしており，鎖骨や第1肋骨の肋軟骨と関節する。胸骨柄の上縁には頸切痕があり，その両側には鎖骨と関節するための切痕（鎖骨切痕）がある。
- **胸骨体** body：胸骨柄の下に接合している。接合部はやや前方に突出しており，胸骨角と呼ばれる。胸骨角には第2肋骨の肋軟骨が付着するので，肋骨を数えるときの目安になる。胸骨体の外側には第2肋軟骨以外に，第3～7肋軟骨が付着するための切痕（肋骨切痕）がある。
- **剣状突起** xiphoid process：胸骨体の下にある小さな剣状の突起の部分をいう。横隔膜や腹直筋の一部が付着する。

　胸骨は6～10個の骨化中心で骨化が起こり，25歳を過ぎると骨化が完了する。25歳までは胸骨体は4個の骨に分かれているが，それらの骨が癒合した痕が胸骨を横切る3本の線として認められる。

　剣状突起は胸骨で骨化・癒合が最後に起こる部位である。強い力を受けると剣状突起と胸骨体の接合（胸骨剣結合）部が折れて，剣状突起の部分が肝臓に刺さることがある。心肺蘇生術のときにそのようなことがないように注意しなければならない。

√ 心肺蘇生術のときに不適切な処置をするとどの骨が折れますか。
√ 5種類の椎骨の名称を挙げ，それぞれの特徴を述べなさい。
√ 脊柱の生理的な弯曲を上から順に述べなさい。

🔲 臨床ノート　肋骨の損傷

　肋骨は薄い骨皮質に被われた海綿骨からできている。肋骨は結合組織でしっかりと取り囲まれており，筋肉の層で互いにつながっているので，骨折が起こったとしても骨折片が分離することはあまりなく，通常短期間のうちに良好に治癒する。しかし，時には，骨折した肋骨の先端が胸郭に入り込んで，内臓を損傷することがある。空気が胸膜腔に入ると気胸が起こり，肺が萎縮する場合がある。血管や心臓に刺さると，胸腔内に出血して血胸が起こり，出血した血液が肺を圧迫するために肺の機能が損なわれることがある。

◆発生学ノート◆　頭蓋の発生

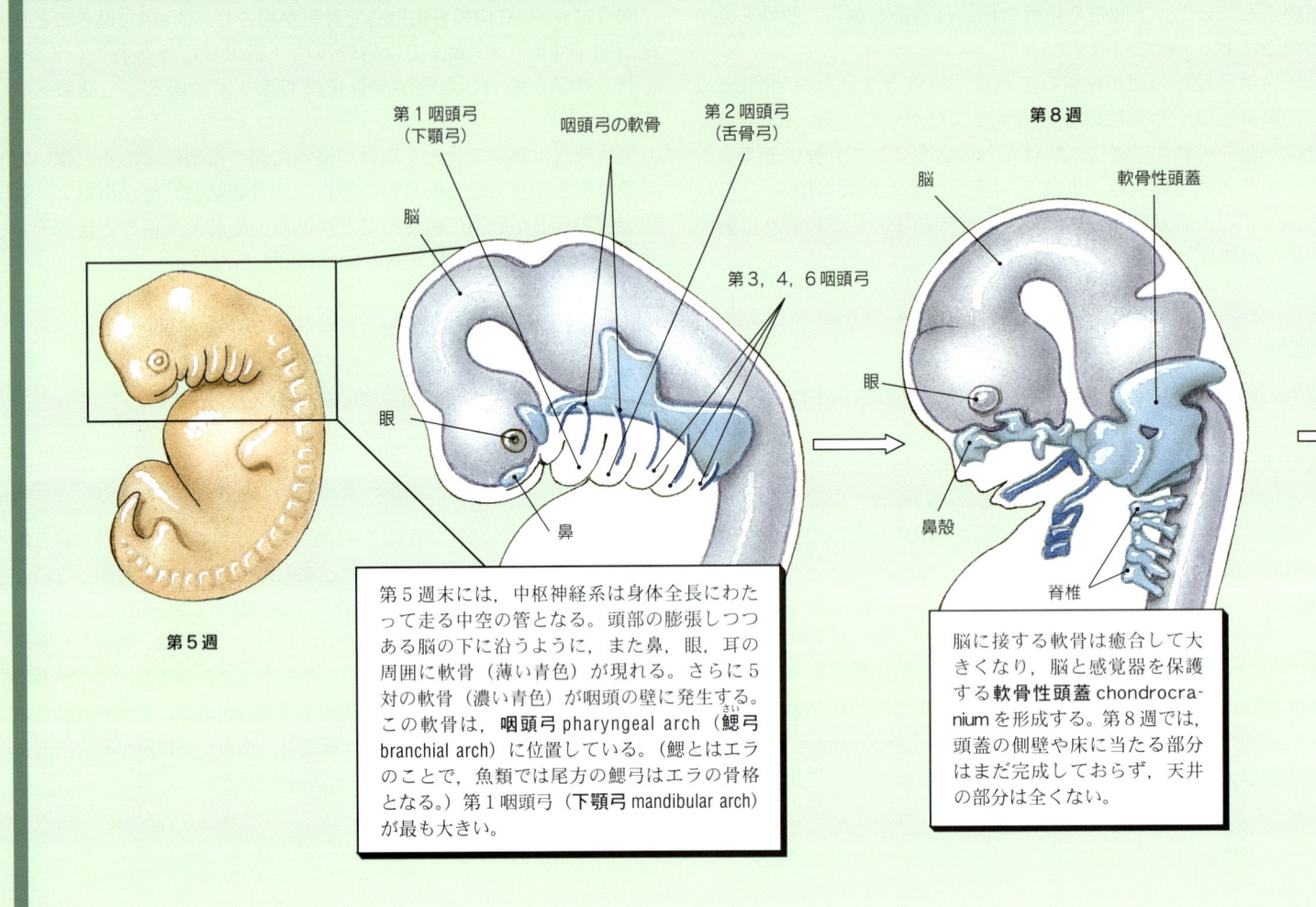

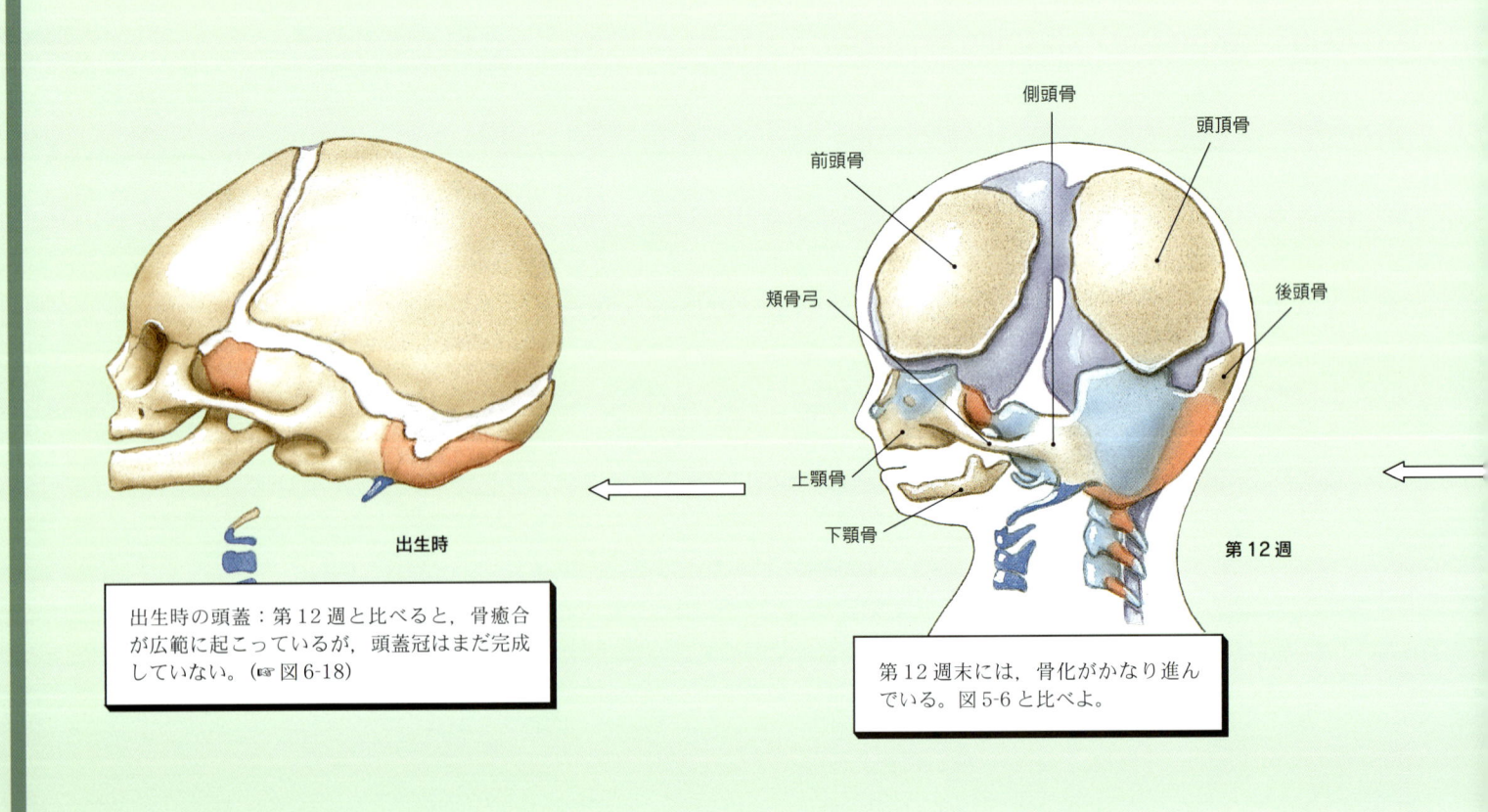

第1咽頭弓（下顎弓）　咽頭弓の軟骨　第2咽頭弓（舌骨弓）　第8週

脳　第3, 4, 6咽頭弓　脳　軟骨性頭蓋

眼　眼

鼻　鼻殻

脊椎

第5週

第5週末には，中枢神経系は身体全長にわたって走る中空の管となる。頭部の膨張しつつある脳の下に沿うように，また鼻，眼，耳の周囲に軟骨（薄い青色）が現れる。さらに5対の軟骨（濃い青色）が咽頭の壁に発生する。この軟骨は，**咽頭弓** pharyngeal arch（鰓弓 branchial arch）に位置している。（鰓とはエラのことで，魚類では尾方の鰓弓はエラの骨格となる。）第1咽頭弓（**下顎弓** mandibular arch）が最も大きい。

脳に接する軟骨は癒合して大きくなり，脳と感覚器を保護する**軟骨性頭蓋** chondrocranium を形成する。第8週では，頭蓋の側壁や床に当たる部分はまだ完成しておらず，天井の部分は全くない。

側頭骨　頭頂骨

前頭骨

頬骨弓　後頭骨

上顎骨

下顎骨　第12週

出生時

出生時の頭蓋：第12週と比べると，骨癒合が広範に起こっているが，頭蓋冠はまだ完成していない。（☞図6-18）

第12週末には，骨化がかなり進んでいる。図5-6と比べよ。

136

第9週

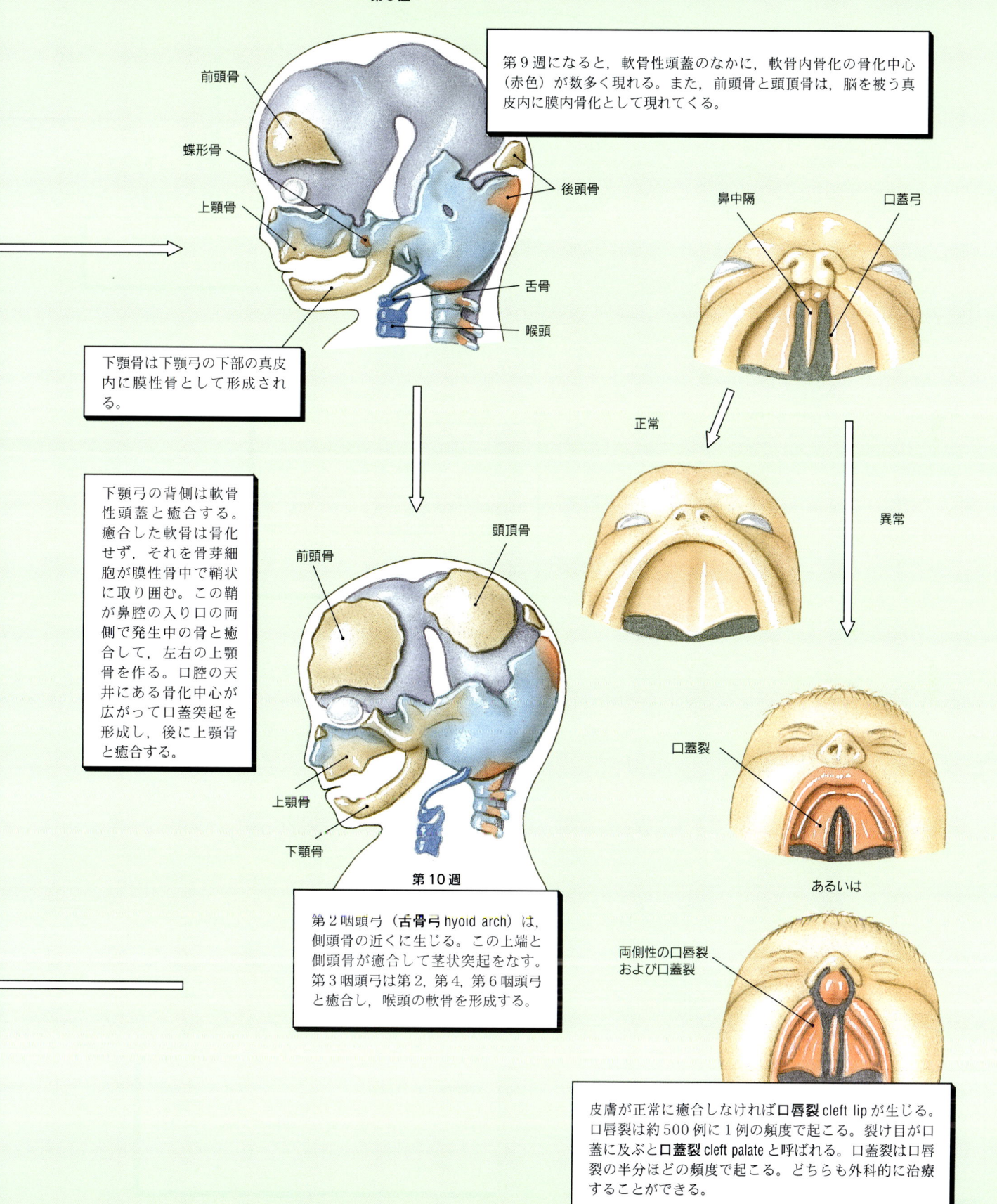

- 前頭骨
- 蝶形骨
- 上顎骨
- 後頭骨
- 舌骨
- 喉頭

第9週になると，軟骨性頭蓋のなかに，軟骨内骨化の骨化中心（赤色）が数多く現れる。また，前頭骨と頭頂骨は，脳を被う真皮内に膜内骨化として現れてくる。

- 鼻中隔
- 口蓋弓

正常

下顎骨は下顎弓の下部の真皮内に膜性骨として形成される。

下顎弓の背側は軟骨性頭蓋と癒合する。癒合した軟骨は骨化せず，それを骨芽細胞が膜性骨中で鞘状に取り囲む。この鞘が鼻腔の入り口の両側で発生中の骨と癒合して，左右の上顎骨を作る。口腔の天井にある骨化中心が広がって口蓋突起を形成し，後に上顎骨と癒合する。

- 前頭骨
- 頭頂骨
- 上顎骨
- 下顎骨

第10週

第2咽頭弓（舌骨弓 hyoid arch）は，側頭骨の近くに生じる。この上端と側頭骨が癒合して茎状突起をなす。第3咽頭弓は第2，第4，第6咽頭弓と癒合し，喉頭の軟骨を形成する。

異常

- 口蓋裂

あるいは

- 両側性の口唇裂および口蓋裂

皮膚が正常に癒合しなければ**口唇裂** cleft lip が生じる。口唇裂は約500例に1例の頻度で起こる。裂け目が口蓋に及ぶと**口蓋裂** cleft palate と呼ばれる。口蓋裂は口唇裂の半分ほどの頻度で起こる。どちらも外科的に治療することができる。

137

◆発生学ノート◆　脊柱の発生

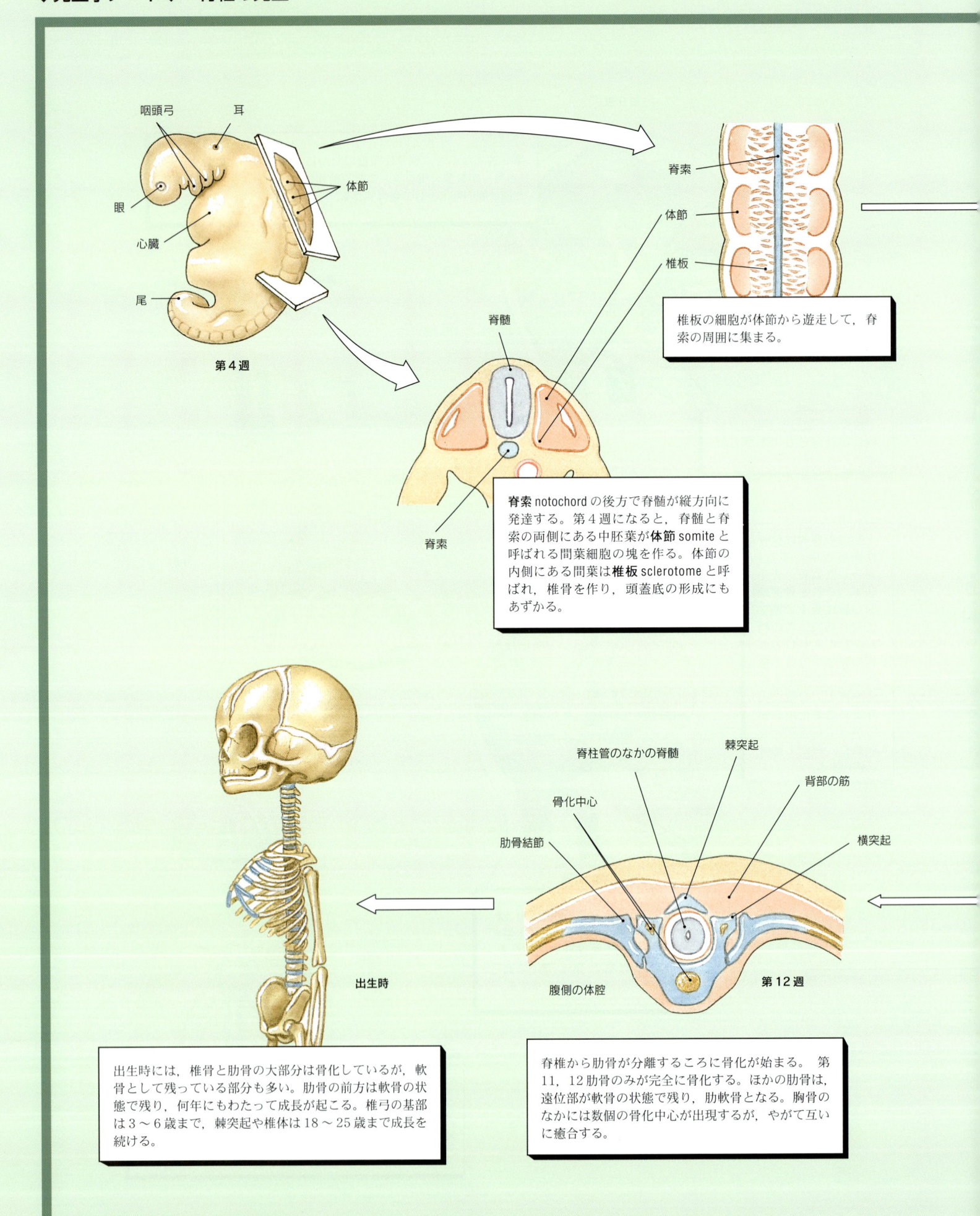

椎板の細胞が体節から遊走して，脊索の周囲に集まる。

脊索 notochord の後方で脊髄が縦方向に発達する。第4週になると，脊髄と脊索の両側にある中胚葉が体節 somite と呼ばれる間葉細胞の塊を作る。体節の内側にある間葉は椎板 sclerotome と呼ばれ，椎骨を作り，頭蓋底の形成にもあずかる。

出生時には，椎骨と肋骨の大部分は骨化しているが，軟骨として残っている部分も多い。肋骨の前方は軟骨の状態で残り，何年にもわたって成長が起こる。椎弓の基部は3〜6歳まで，棘突起や椎体は18〜25歳まで成長を続ける。

脊椎から肋骨が分離するころに骨化が始まる。第11，12肋骨のみが完全に骨化する。ほかの肋骨は，遠位部が軟骨の状態で残り，肋軟骨となる。胸骨のなかには数個の骨化中心が出現するが，やがて互いに癒合する。

第6週

椎体の軟骨
（椎心）

脊索

体節の間葉

分節間の間葉

遊走してきた細胞が分化し，脊索を取り囲む軟骨塊となる。この軟骨は椎心になっていくが，少量の間葉で互いに隔てられる。

第8週

体節の間葉

髄核

椎間円板

成人

椎骨

椎心が大きくなり，やがて脊索を押しのけてしまうが，脊索の一部が椎体間に残り，椎間円板の**髄核** nucleus pulposus になる。その後，周囲の間葉細胞が軟骨細胞に分化し，線維軟骨からなる**線維輪** annulus fibrosus を形成する。

椎弓

肋骨結節

脊髄

体節の間葉

椎心

肋骨頭

軟骨性の肋骨

第8週

椎心の軟骨は脊髄の周囲で大きくなり，椎骨となる。頚部，胸部，腰部では隣接する椎心の軟骨塊が接して関節ができる。仙・尾部では軟骨が癒合する。

第8週

第9週

軟骨性肋骨が椎骨の横突起から伸びてくる。はじめは両者はつながっているが，第8週には肋骨が椎骨から分離する。肋骨は椎骨ごとに1対形成されるが，頚部，腰部，仙・尾部では小さいままで，やがて椎骨と癒合してしまう。胸椎の肋骨は体壁に沿うように成長を続け，腹側の正中に達すると胸骨の軟骨と癒合する。

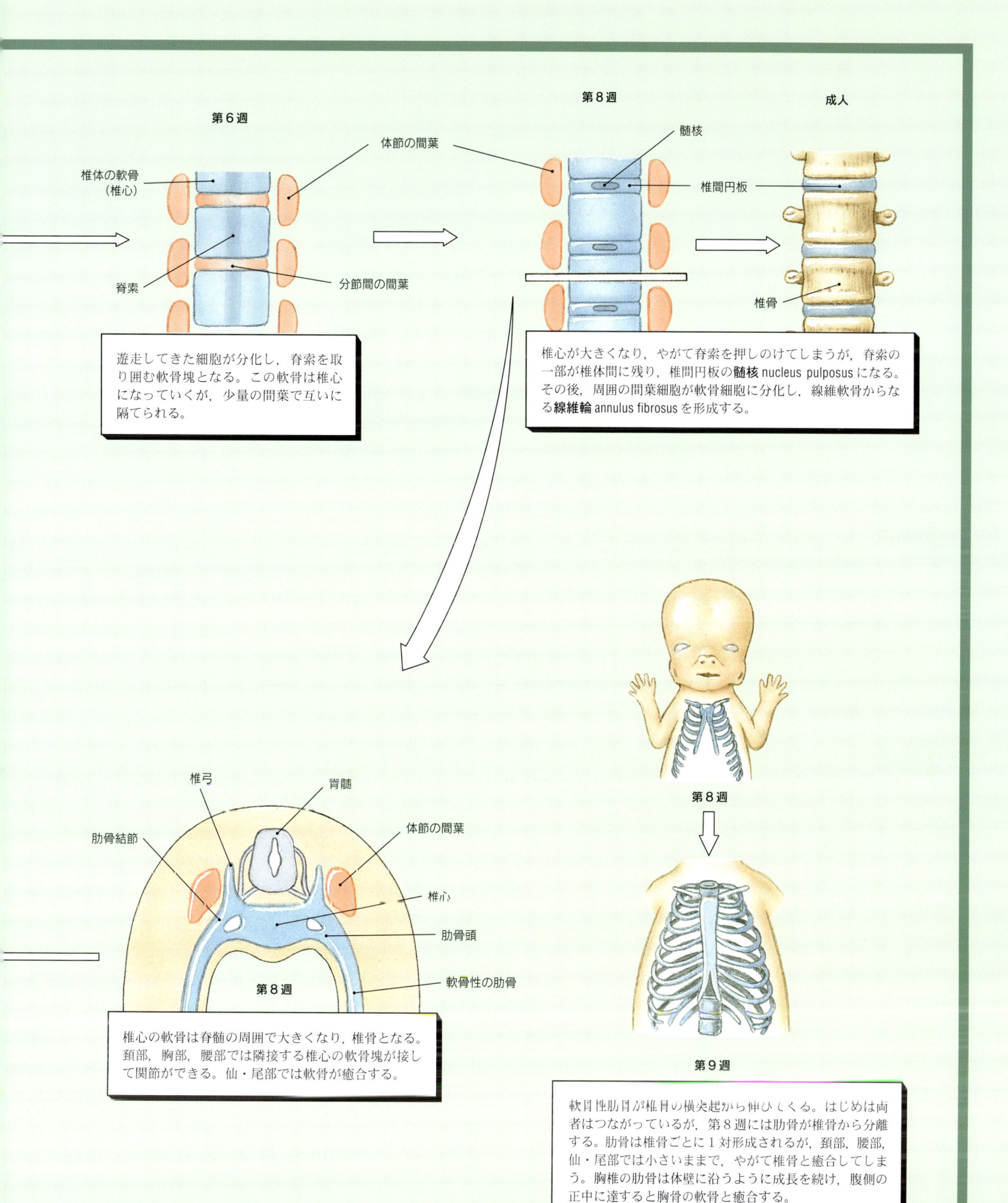

139

第 7 章 骨格系：付属肢骨格

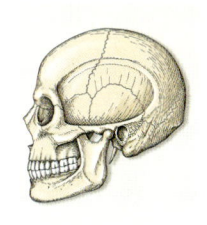

軸骨格は体内の臓器を保護し，呼吸などの生体機能とも深く関わっている。これに対し，**付属肢骨格** appendicular skeleton は，立つ，歩く，書く，食べる，服を着る，手を振る，本をめくるなどといった日常動作に重要な役割を果たしている。

付属肢骨格系は126個の骨からなる。付属肢骨格には，四肢（上肢・下肢）の骨，四肢と体幹とをつなぐ上肢帯・下肢帯の骨がある（図7-1）。

本章では付属肢骨格の機能的に重要な特徴を述べ，骨格系と他系

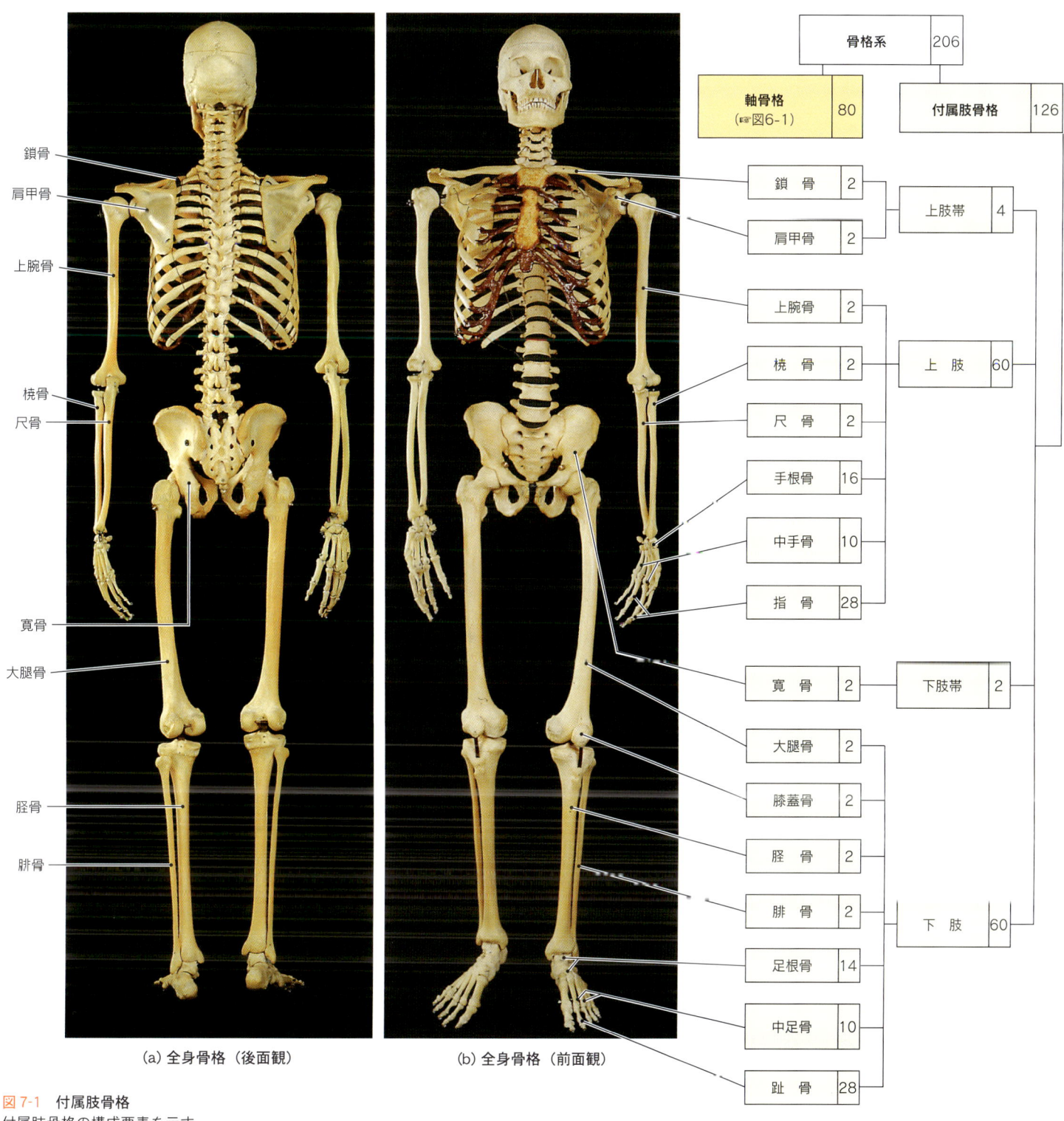

(a) 全身骨格（後面観）　　(b) 全身骨格（前面観）

図 7-1　付属肢骨格
付属肢骨格の構成要素を示す。

141

との相互作用に焦点を当てる。例えば，本章で述べる骨の解剖学的特徴の多くは骨格筋の付着部位であったり，神経や血管の通路である。特に，骨格系と筋肉系は解剖学的に密接な関係がある。第5章で述べたように，骨格筋を取り囲む筋膜は腱とつながっているし，腱はさらに骨膜に続き，その付着部では骨基質の一部となっている。

1. 上肢帯の骨

上腕は，**上肢帯** pectoral girdle で体幹とつながっている。上肢帯の骨は，鎖骨と肩甲骨からなる（図7-2）。鎖骨は胸骨と関節しているが，この骨は上肢帯と軸骨格を直接つなぐ唯一の関節である。肩甲骨は胸郭を構成する骨と直接の結合を持っておらず，骨格筋や靱帯によって支持されている。

肩関節の位置は鎖骨や肩甲骨に付着する筋によって決まる。肩関節が固定されていると，上肢帯の筋肉は上肢を動かす役目をする。このように，肩甲骨や鎖骨は上肢帯や上肢の筋の付着部位として重要である。

A. 鎖骨

鎖骨 clavicle はS字形をしており，内側には角柱状の**胸骨端** sternal end，外側には扁平な**肩峰端** acromial end がある。鎖骨の胸骨端は胸骨の鎖骨切痕と**胸鎖関節** sternoclavicular joint を構成し（図7-4），軸骨格である胸骨と関節している（図7-3）。鎖骨の肩峰端は肩甲骨の肩峰と**肩鎖関節** acromioclavicular joint をなす。

鎖骨の中央から胸骨端の部分は前方に突出し，中央から肩峰端にかけての部分は後退しており，全体としてはS字状にカーブしている。

鎖骨の上面はなめらかで，体表から触れることができる。これに対し，鎖骨の下面は凸凹していて靱帯や筋の付着部がある。**円錐靱**

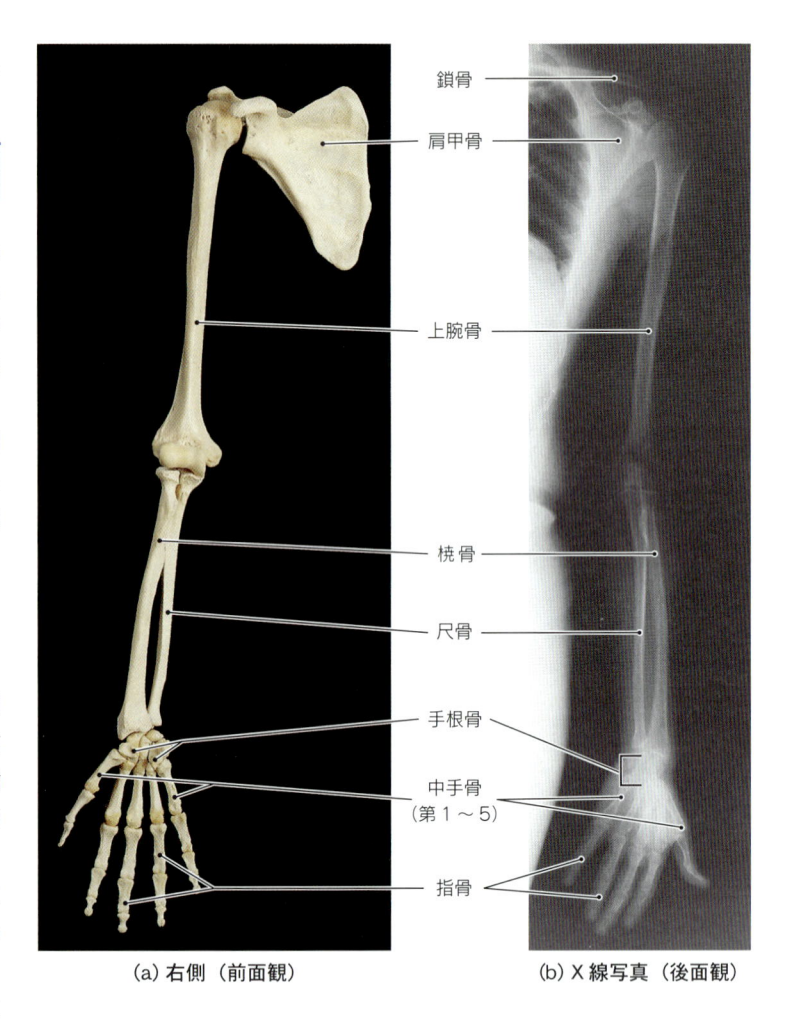

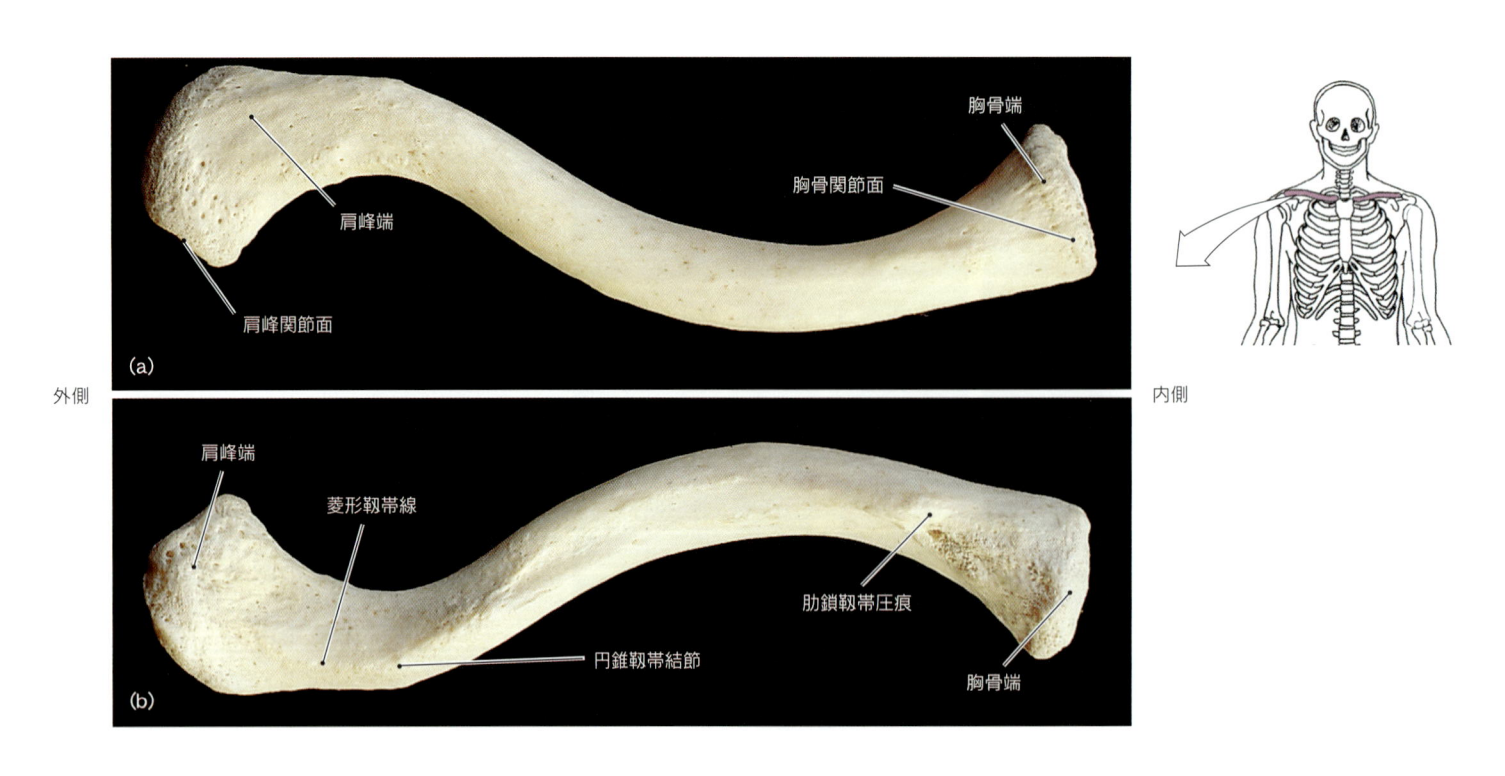

図 7-2 上肢帯と上肢の骨
(a) 右側（前面観）　(b) X線写真（後面観）

図 7-3 鎖骨
(a) 上面観，(b) 下面観。

142

帯結節 conoid tubercle と菱形靱帯線 trapezoid line は肩峰端の下面に，肋鎖靱帯圧痕 costal tuberosity は胸骨端寄りにある。これらはそれぞれ同名の靱帯が付着する部位である。

　肩甲骨と鎖骨の相互作用を調べてみよう。指を胸骨の頚切痕に当てると，その両側に鎖骨が触れる。肩を動かすと，鎖骨の位置が変わることに気付くであろう。鎖骨は皮下にあるので，鎖骨を横方向にたどって，その肩峰端まで触れることができる。肩の動きは胸鎖関節によって制限されている（図7-4）。この関節の構造は第8章で述べる。

　鎖骨の中央部で，骨折がしばしば起こる。肩を強く打つと，鎖骨は圧縮力を受けて中央付近で折れることが多い。外科的治療もあるが，保存的に治療することが多い。

B. 肩甲骨

　肩甲骨 scapula は大きくて三角形をしており，様々な筋，腱，靱帯が付着する（図7-5a, d）。三角形の三辺は**上縁** superior border，**内側縁** medial border，**外側縁** lateral border と呼ばれており，肩甲骨の位置を決める筋肉がここに付着する。三角形の3つの角を**上角** superior angle，**下角** inferior angle，**外側角** lateral angle と呼ぶ。外側角の基部を**肩甲頚** neck という。肩甲骨が肋骨と向き合い浅いへこみをなす面を**肩甲下窩** subscapular fossa という。

　外側角には皿状の**関節窩** glenoid cavity があり，上腕骨頭と関節して肩甲上腕関節あるいは**肩関節** shoulder joint をなす。関節窩の上方には**関節上結節** supraglenoid tubercle，下方には**関節下結節** infraglenoid tubercle がある。関節上結節は上腕二頭筋の長頭，関節下結節は上腕三頭筋の長頭の起始部である。

　外側角には2つの大きな突起がある。これらの突起は関節窩の上方に伸び出し，肩関節の上腕骨頭の上に被さる。前方にある小さな突起は**烏口突起** coracoid process と呼ばれ，上腕二頭筋の短頭が起こる。後方にある大きな突起は**肩峰** acromion といい，背中にある僧帽筋の一部が付着する。肩関節の上面を触れると，この突起が分かる。肩峰は鎖骨と関節して**肩鎖関節** acromioclavicular joint をなす（図7-4a）。肩関節に関する靱帯については第8章で述べる。

　肩甲骨の背面には**肩甲棘** scapular spine がある。肩甲棘の一端は肩峰となって終わっており，他端は肩甲骨の背面を横切って内側縁に終わる。肩甲棘は肩甲骨の背側面を**棘上窩** supraspinous fossa と**棘下窩** infraspinous fossa に二分する。これらのへこんだ部分には，それぞれ棘上筋と棘下筋が付着する。

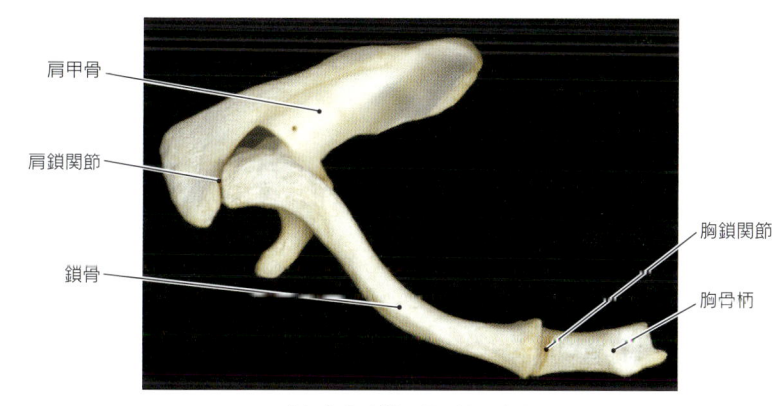

(a) 右上肢帯の骨（上面観）

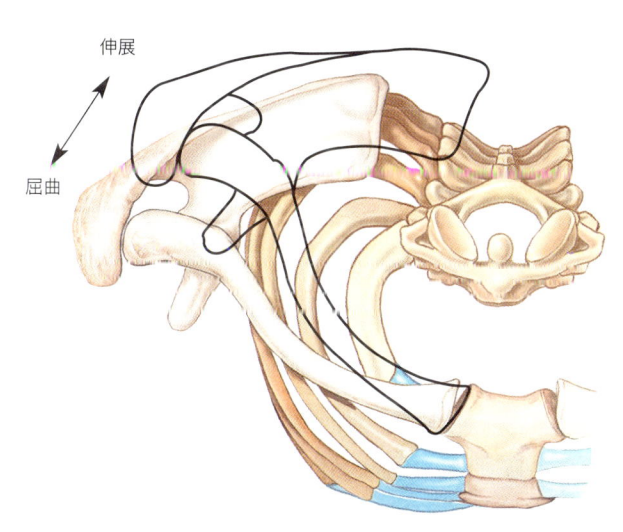

(b) 上肢帯の屈曲と伸展（上面観）

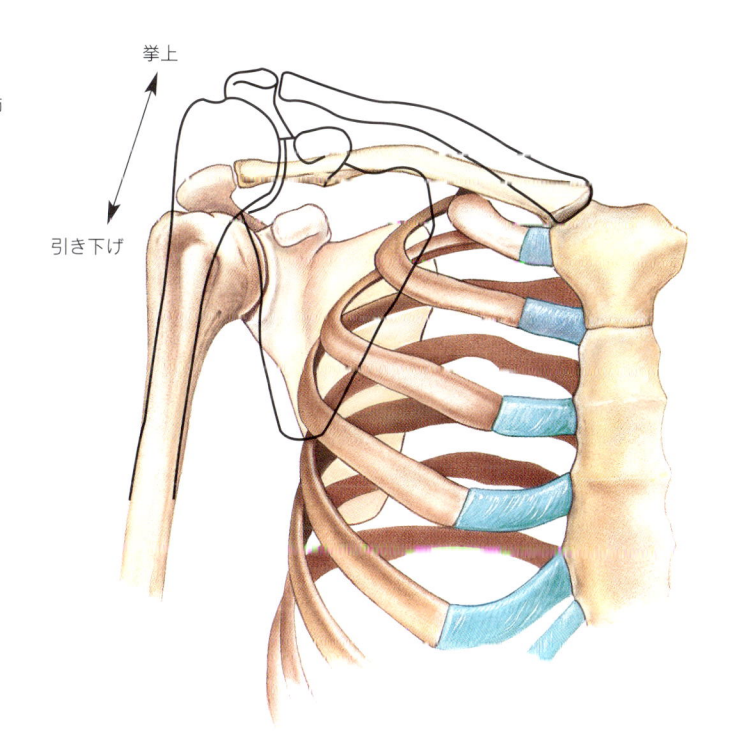

(c) 右肩の挙上と引き下げ（前面観）

図7-4　上肢帯の骨と運動

(a) 前面観 (b) 外側観 (c) 後面観

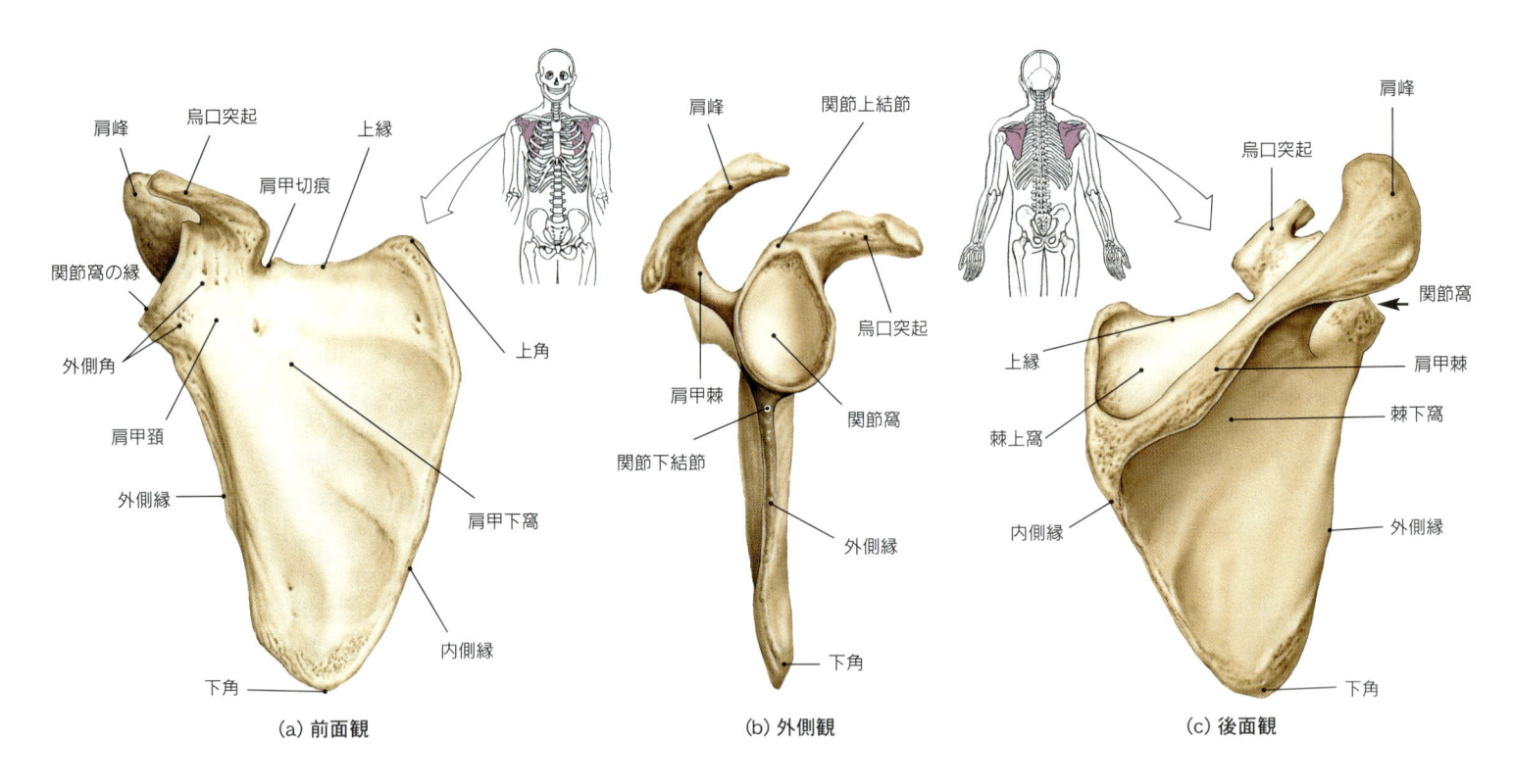

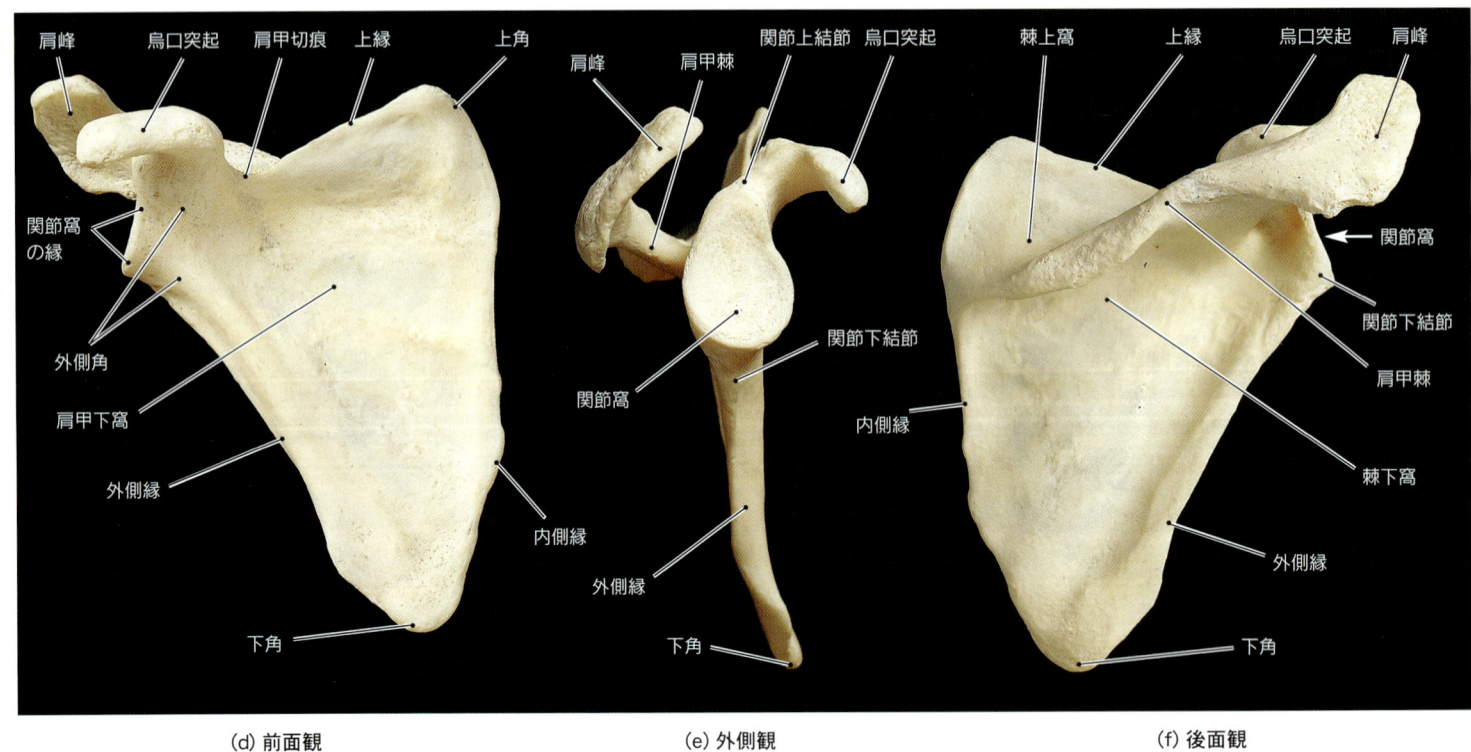

(d) 前面観 (e) 外側観 (f) 後面観

図7-5　肩甲骨

2. 上肢の骨

上肢の骨格は，上腕にある上腕骨，前腕にある尺骨と橈骨，手首にある手根骨，手にある中手骨と指骨からなる（図7-2）。

A. 上腕骨

上腕骨 humerus の近位端にある膨らみを上腕骨頭 head of humerus といい，上腕骨頭の下方の狭くなったところを解剖頸 anatomical neck という。解剖頸は肩関節の関節包の付着部となる。

上腕骨頭の外側には**大結節** greater tubercle がある（図7-6a, b）。この大結節は肩の外側縁をなし，肩峰の数 cm 前下方で触れることができる。ここには肩甲骨から起こる棘上筋，棘下筋，小円筋が停止する。大結節の下方は大結節稜という低い隆起をなしており，ここには大胸筋が付着する。**小結節** lessor tubercle は上腕骨頭の前下方にあり，ここには肩甲下筋が停止する。小結節の下方は小結節稜という低い隆起をなしており，大円筋と広背筋が停止する。大結節と小結節の間には**結節間溝** intertubercular groove があり，そこには関節上結節から起こった上腕二頭筋の長頭が通る。これらの結節の遠位部は上腕骨が細くなっており，骨折がよく起こるので外科頸 surgical neck と呼ばれる。

144

骨格系：付属肢骨格

上腕骨体の外側には，三角筋が付着する**三角筋粗面** deltiod tuberosity がある。

上腕骨体の遠位端は，左右に広がって**内側上顆** medial epicondyle と**外側上顆** lateral epicondyle になる。前者は前腕屈筋群が，後者は前腕伸筋群が起こる部位である。前面の外側には**橈骨窩** radial fossa, 内側には**鈎突窩** coronoid fossa と呼ばれるくぼみがある。また，後面には**肘頭窩** olecranon fossa がある。遠位端には**上腕骨小頭** capitulum と**上腕骨滑車** trochlea と呼ばれる関節面があり，それぞれ橈骨頭と尺骨の滑車切痕が関節して肘関節を構成する。

B. 尺骨

尺骨 ulna は解剖学的位置では前腕の内側にある骨で，手の小指側にある（図 7-7a）。

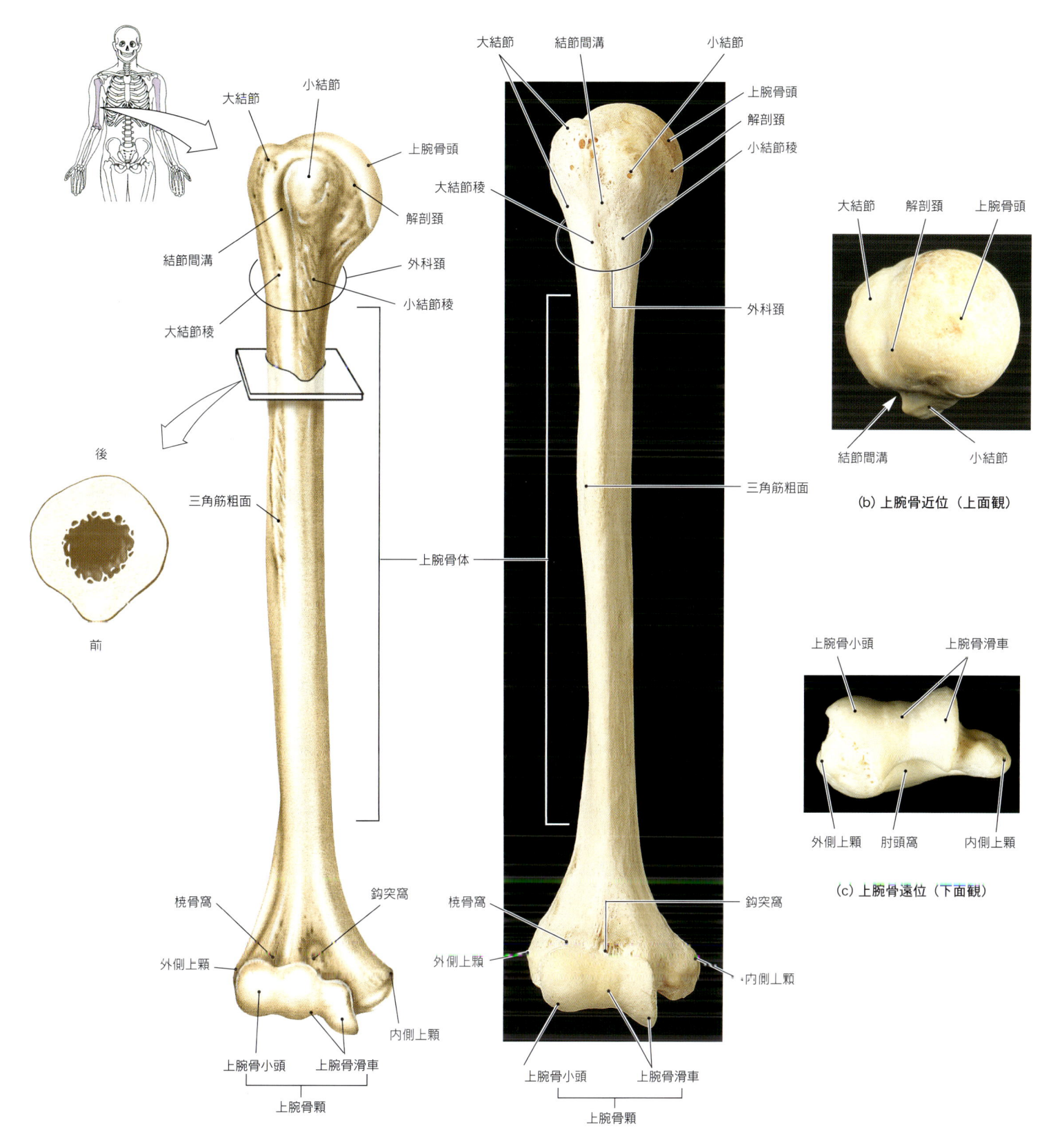

図 7-6　上腕骨

(a) 前面観

(b) 上腕骨近位（上面観）

(c) 上腕骨遠位（下面観）

尺骨の近位端は上腕骨と関節する。近位端は大きく開いた口のようで，上腕骨の遠位骨端にかみついたような形をしている。この口に当たる構造物が**滑車切痕** trochlear notch，上唇に当たるのが**肘頭** olecranon，下唇に当たるのが**鉤状突起** coronoid process である。肘頭は後方に大きく突出し，肘の出っ張りを形成する（図7-7b）。

滑車切痕は上腕骨滑車と関節し（図7-7c, e），腕尺関節をなす。腕尺関節は蝶番のように動き，肘が伸展しているときには，肘頭は上腕骨の後側にある肘頭窩にはまり込む。これに対し，肘が屈曲している場合は，鉤状突起は上腕骨の前面にある鉤突窩にはまり込む。

鉤状突起の外側には，**橈骨切痕** radial notch（図7-7d, e）がある。ここには橈骨頭の外側がはまり込んで関節し，上橈尺関節をなす。また，鉤状突起の下方には**尺骨粗面** ulnar tuberosity がある。

尺骨の中央を尺骨体という。その断面はほぼ三角形を呈しており，三角形の頂部に当たる骨間縁は尖っている。前腕骨間靭帯と呼ばれる線維性の膜が尺骨の骨間縁と橈骨の骨間縁に張っており，筋の付着部となる（図7-7a, d）。遠位に向かうにつれて尺骨体は細くなり，**尺骨頭** head となって終わる。

尺骨頭の後側には短い**茎状突起** styloid process がある。茎状突起には三角形の関節円板が付着しており，この円板は手根骨と尺骨頭との間にある。下橈尺関節は尺骨頭の外側にあり，橈骨と関節している。

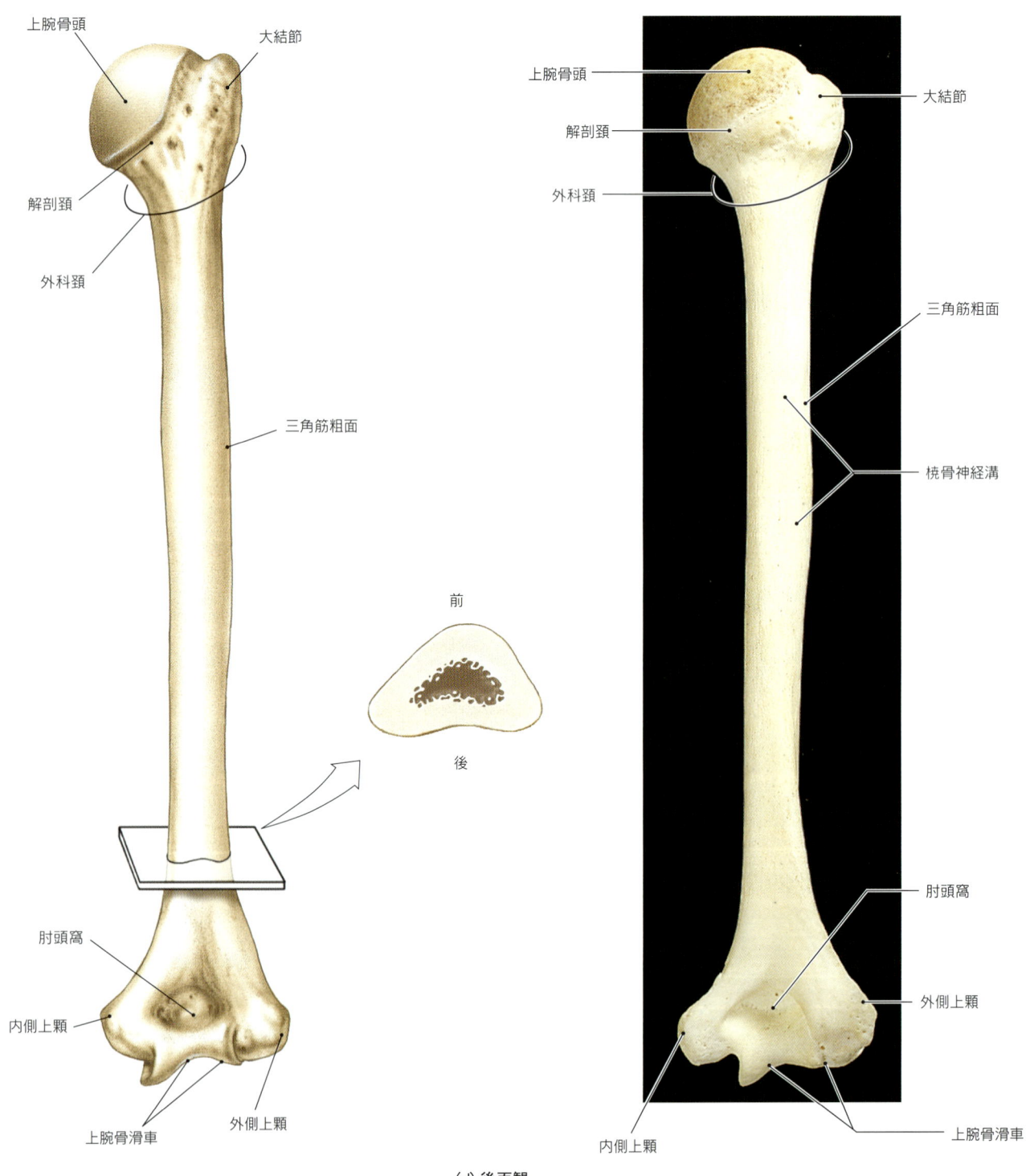

(d) 後面観

図 7-6 （つづき）

骨格系：付属肢骨格

C. 橈骨

橈骨 radius は解剖学的位置では前腕の外側にある骨で，手の母指側にある（図7-7）。

橈骨頭 head は円盤状をしており，上腕骨小頭と関節して腕橈関節をなす。橈骨頭の下には橈骨頸 neck があり，さらにその下には橈骨粗面 radial tuberosity がある。橈骨粗面は上腕二頭筋の停止部である。

橈骨体は全長にわたって緩やかに後方にカーブしており，橈骨の遠位端は尺骨のものよりもかなり大きく，手根骨との関節面（**手根関節面** articular facet）。尺骨と手根骨とは関節軟骨と関節円板によって境されているので，実際には橈骨の遠位端のみが手関節の動きに関わっている。遠位端の外側にある**茎状突起** styloid process はこの関節の安定化に役立っている。

遠位端の内側面には**尺骨切痕** ulnar notch があり，尺骨頭と関節して下橈尺関節を構成する。上橈尺関節では，橈骨頭の回転が起こる。

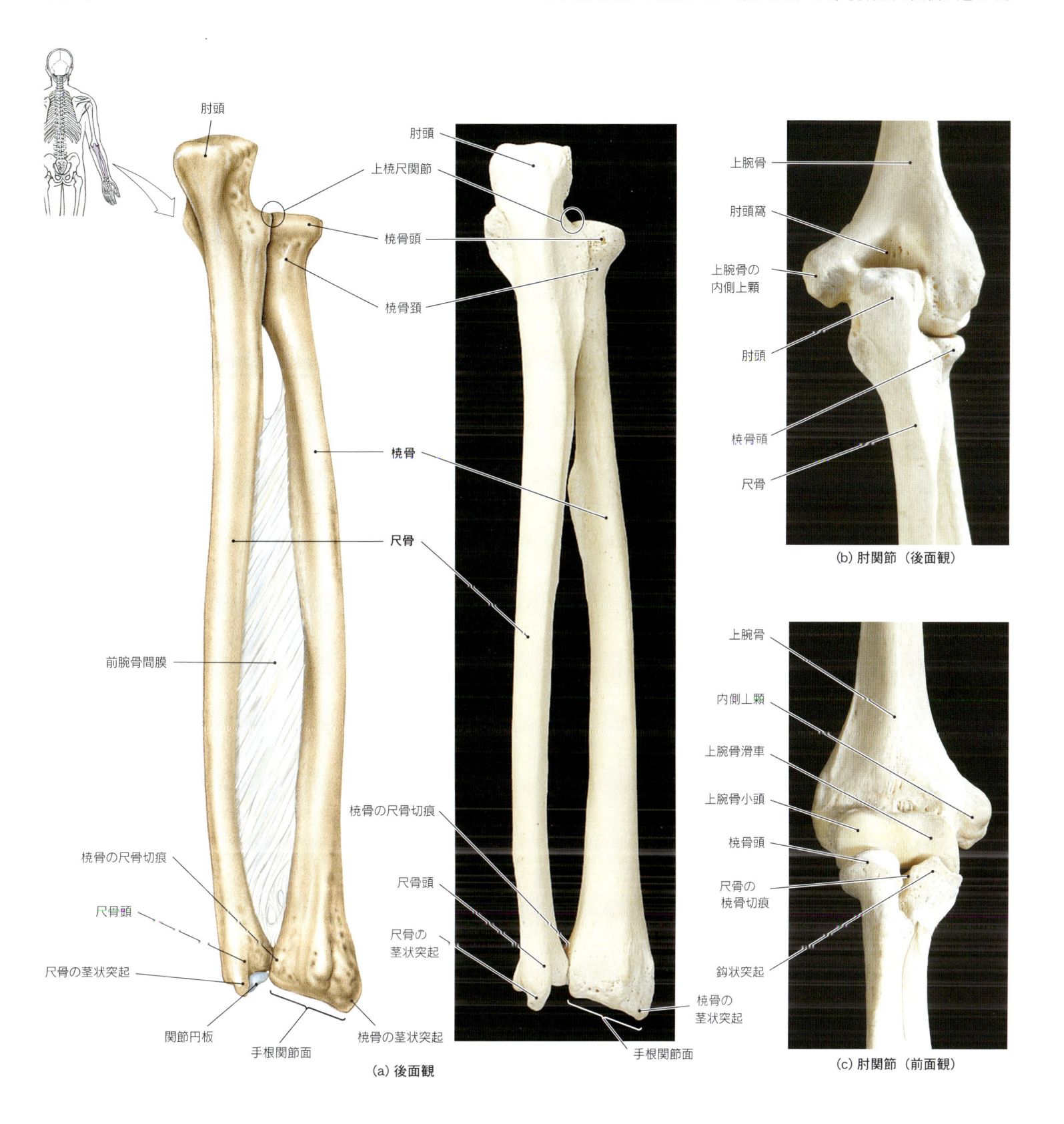

図7-7　橈骨と尺骨

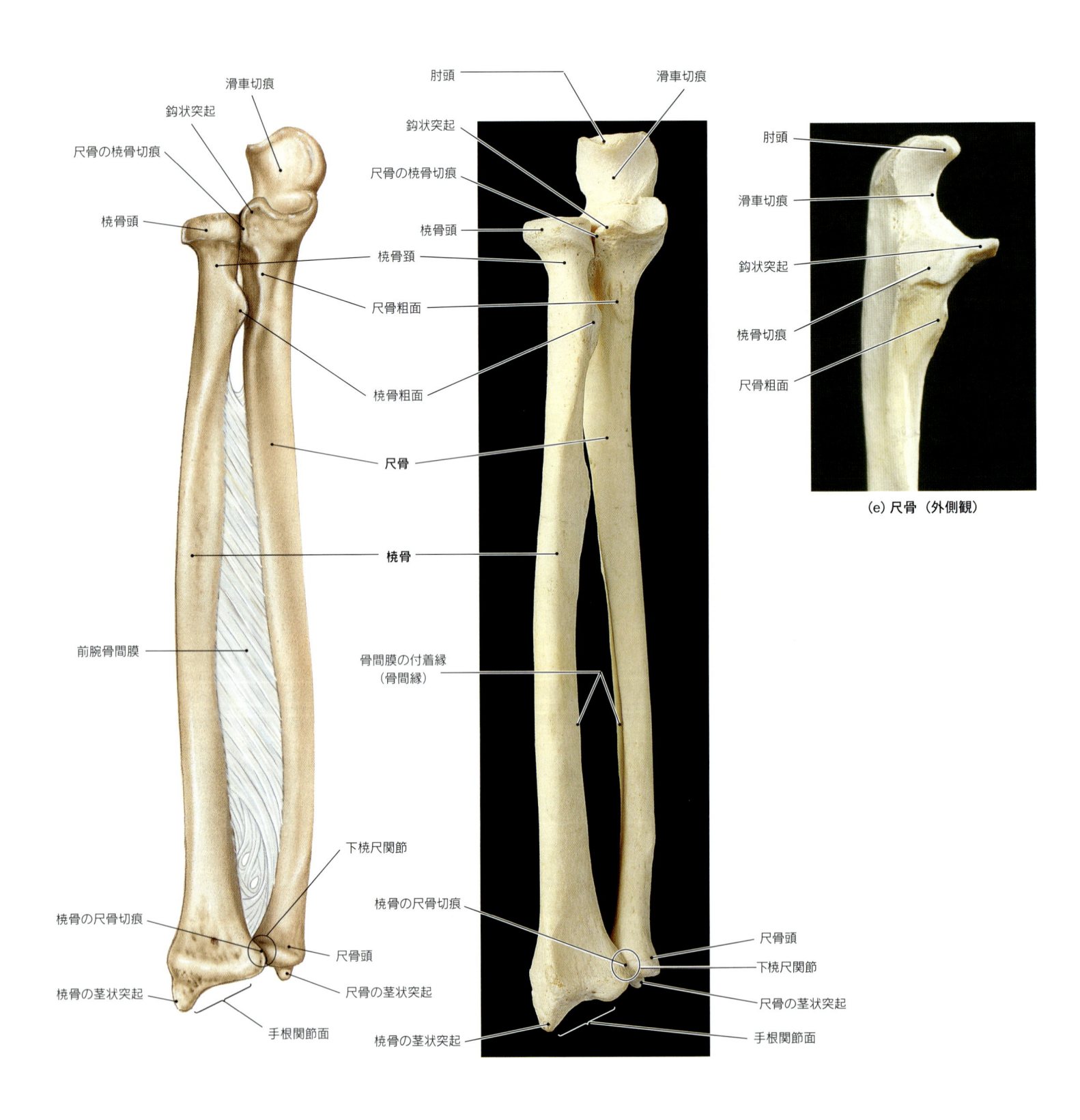

(d) 前面観

(e) 尺骨（外側観）

図7-7 （つづき）

この運動が起こった場合には，尺骨切痕は尺骨頭の丸い表面の周りで回転する。このような運動は回内・回外と呼ばれる。

D. 手根骨

手根には8個の手根骨がある。近位列，遠位列にそれぞれ4個ずつあり，2列に並んでいる。近位列の骨は外側から順に舟状骨，月状骨，三角骨，豆状骨が並んでいる。一方，遠位列の骨は外側から順に大菱形骨，小菱形骨，有頭骨，有鈎骨が並んでいる（図7-8）。

a. 近位列の手根骨

- **舟状骨** scaphoid bone：近位列の外側にある手根骨で，橈骨と関節する。
- **月状骨** lunate bone：半月のような形をしており，舟状骨の内側にある。舟状骨と同様，橈骨と関節する。
- **三角骨** triquetral bone：月状骨の内側にあり，全体として小さなピラミッド形をしている。尺骨頭と手根との間にある関節円板と関節する。
- **豆状骨** pisiform bone：小さな豆状の骨で三角骨の前にある。手根骨のなかでは最も内側にあり，手掌側に突出している。

b. 遠位列の手根骨

- **大菱形骨** trapezium bone：遠位列の外側にある骨である。その近位側は舟状骨と関節する。
- **小菱形骨** trapeziod bone：大菱形骨の内側にあり，遠位列では最も小さい骨である。大菱形骨と同様，近位側は舟状骨と関節する。
- **有頭骨** capitate bone：最も大きな手根骨であり，小菱形骨と有鈎骨の間にある。
- **有鈎骨** hamate bone：鈎形をした骨で，遠位列の手根骨の内側にある。

〔訳注：手根骨の覚え方：「舟（舟状骨）に乗って月（月状骨）を見れば3つ（三角骨）の豆（豆状骨）。大（大菱形骨）小（小菱形骨）頭（有頭骨）を鈎（有鈎骨）に引っかけた」。近位列外側から順番に並べるとこのようになる。〕

E. 手の骨

a. 中手骨

5本の**中手骨** metacarpal boneが遠位列の手根骨と関節し，手掌のなかにある（図7-8b, c）。中手骨を指すのにⅠ～Ⅴのローマ数字が使われ，外側（母指側）の中手骨から順に番号を付ける。中手骨は幅が広くてへこんだ底，体，頭からなる。遠位側では中手骨は指骨の基節骨と関節する。

b. 指骨

片方の手には14本の**指骨** phalanxがある。母指には2本の指骨（**基節骨** proximal phalanxと**末節骨** distal phalanx）があり，そのほかの指にはそれぞれ3本の指骨（基節骨，**中節骨** middle phalanx，末節骨）がある。

✓ 鎖骨が折れると肩甲骨の運動性に影響が及ぶのはなぜですか。
✓ 解剖学的位置で，外側にある前腕の骨は何ですか。
✓ 肘頭の機能は何ですか。

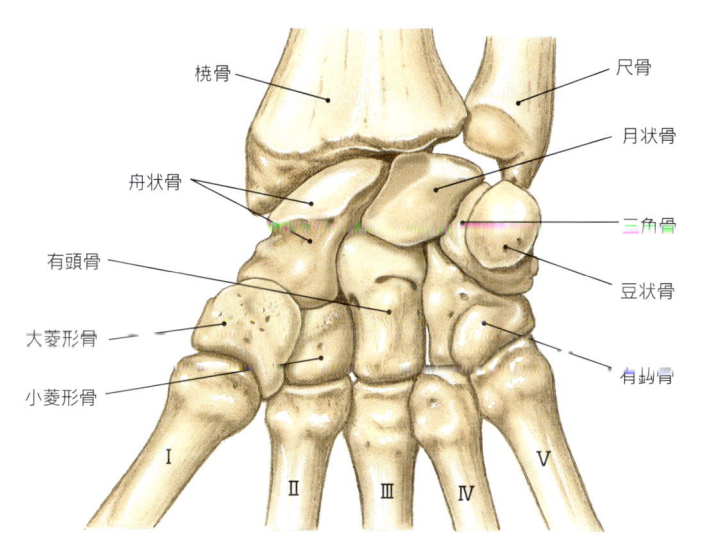

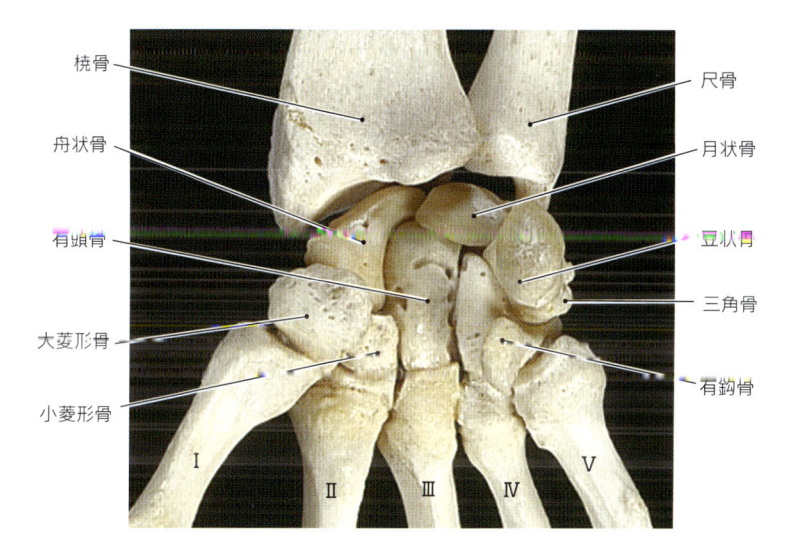

(a) 右手根骨（前面観，掌側面）

図7-8　手根骨

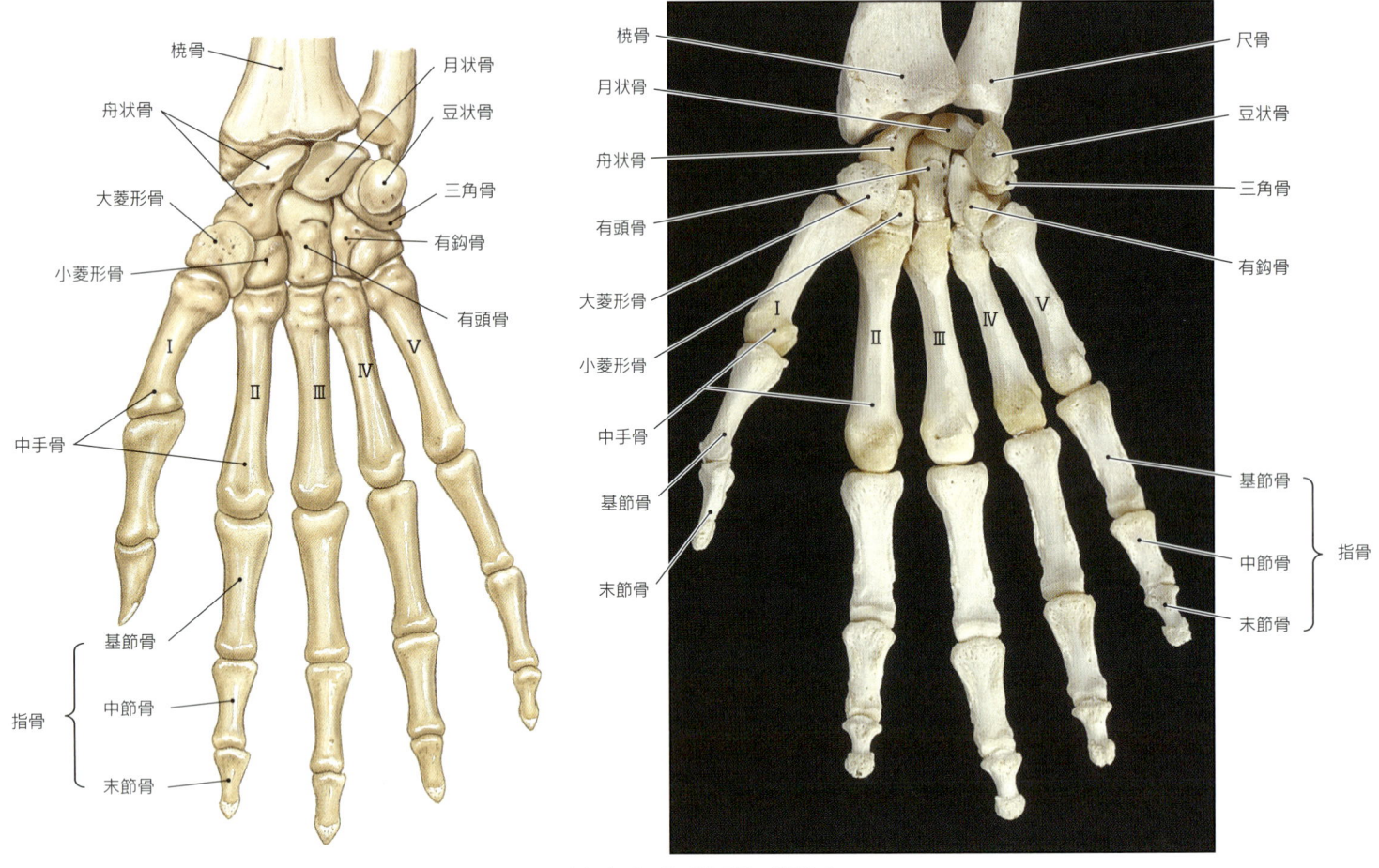

(b) 右手の骨（前面観，掌側面）

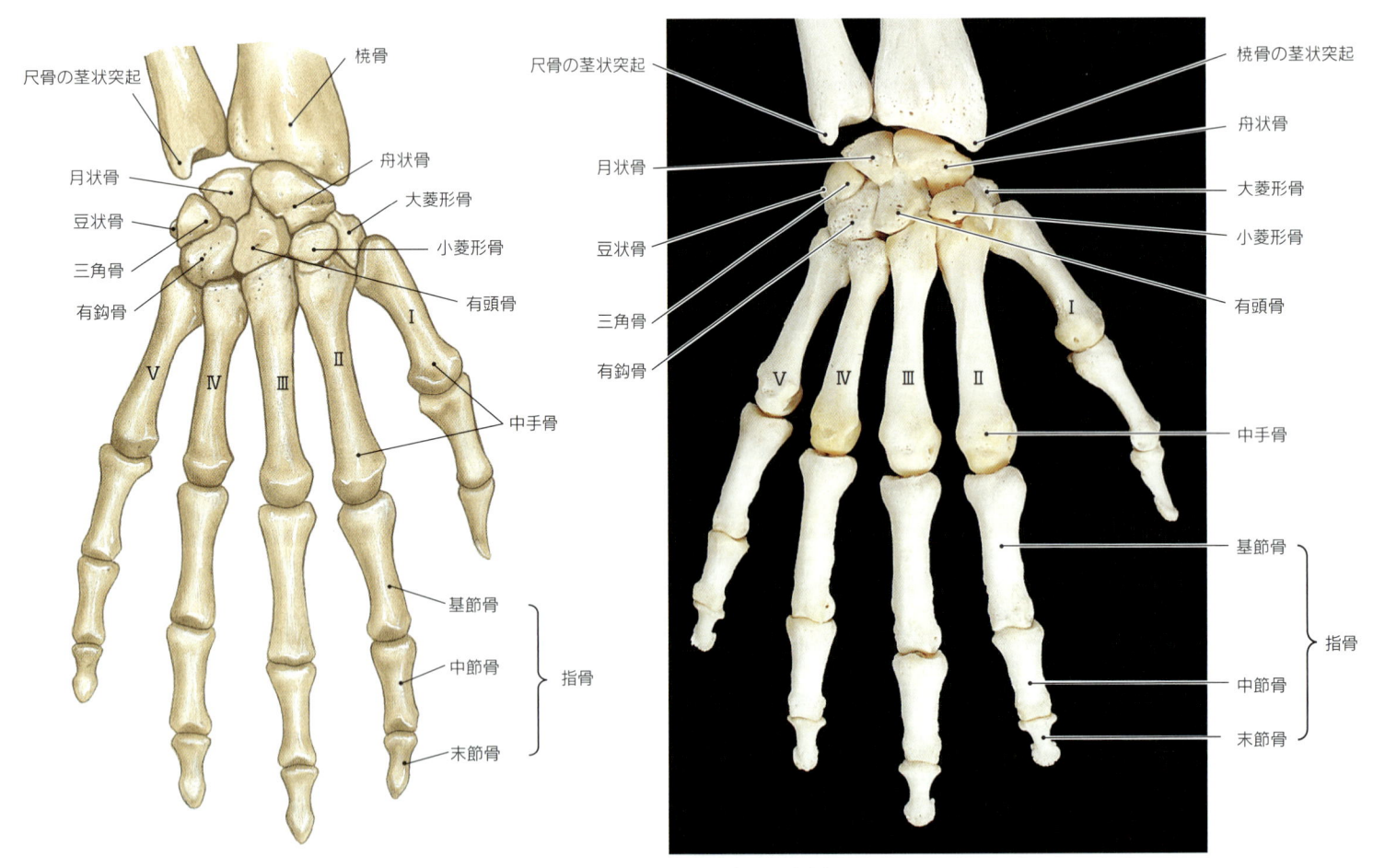

(c) 右手の骨（後面観，手背側）

図7-8　（つづき）

3. 下肢帯の骨

下肢帯 pelvic girdle の骨は1対の寛骨からなる。寛骨は仙骨や尾骨とともに，骨盤を構成する（図7-9）。骨盤は生殖器などの下腹部の臓器を入れて保護しており，妊娠女性では胎児を育てるための子宮を保護する。

寛骨と仙骨との間の関節は，腸骨の後内側面にあり，仙腸関節と呼ばれる。寛骨の前側は恥骨結合という線維軟骨で結合している。

A. 寛骨

成人の**寛骨** hip bone, coxa は**腸骨** ilium，**坐骨** ischium，**恥骨** pubis の3つの骨が癒合してできたものである。癒合前の腸骨，坐骨，恥骨は軟骨で結合している。この軟骨は，寛骨臼を中心にしてY字形をなすのでY字軟骨と呼ばれる。

癒合の完了した成人の寛骨はプロペラのような形をしており，プロペラの軸受けに当たる部分が寛骨臼である。寛骨の上部のプロペラに相当する部分は腸骨で，寛骨のなかで最も大きな骨である。寛骨臼より下部のプロペラには**閉鎖孔** obturator foramen と呼ばれる大きな孔が開いており，前方は恥骨，後下方は坐骨からなる。生体ではこの閉鎖孔は結合組織の膜で閉鎖しており，その内・外面は筋肉の付着部となる。

寛骨の外側面には**寛骨臼** acetabulum があり，大腿骨頭と関節して股関節を構成する。寛骨臼のなかには，さらにへこんだ**寛骨臼窩** acetabular fossa がある（図7-10a）。寛骨臼にあるC字形をした平滑面は**月状面** lunate surface と呼ばれ，大腿骨の大腿骨頭が関節する面である。

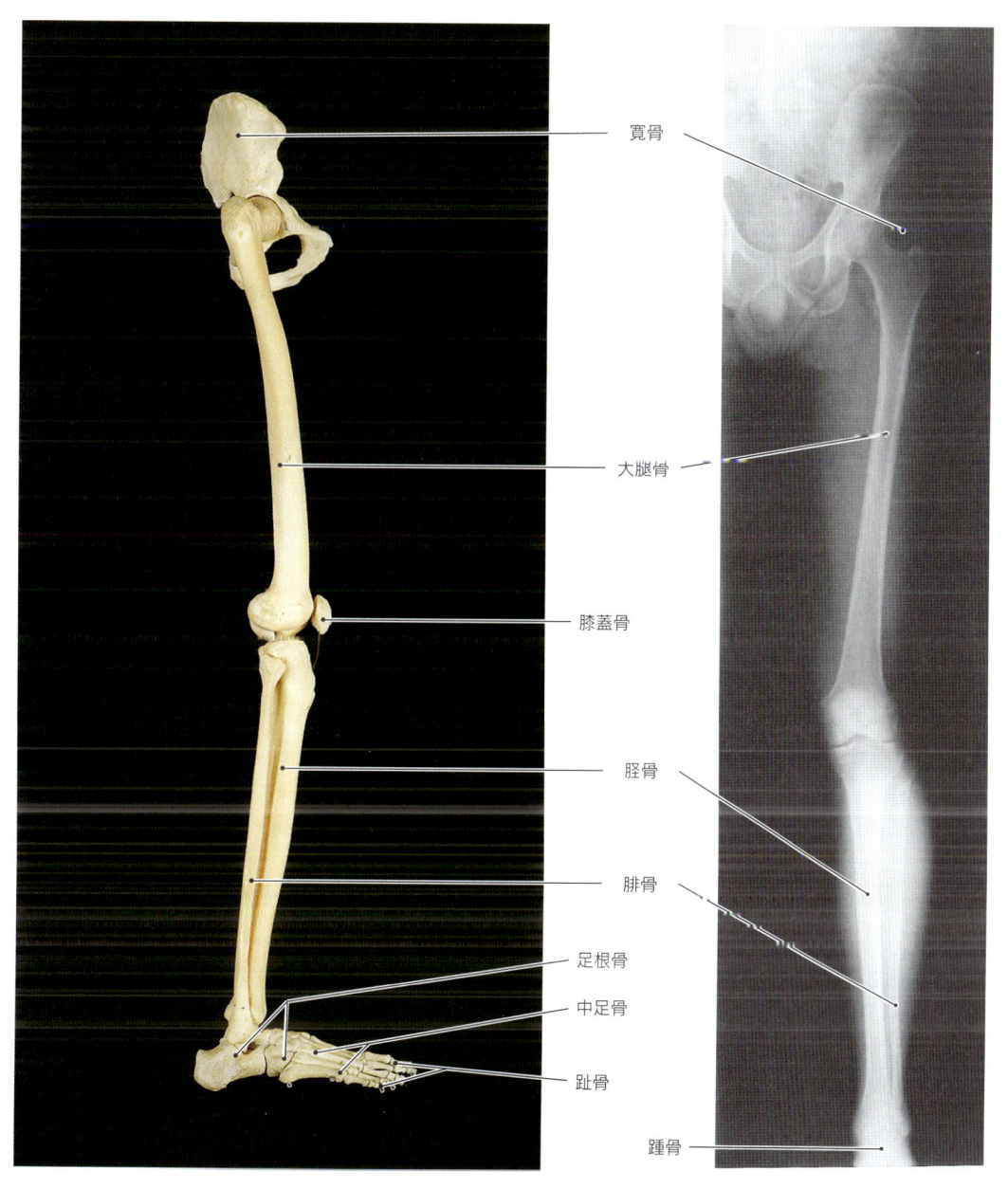

(a) 外側観（右）　　(b) X線写真（前後像）

図7-9　下肢帯と下肢の骨

図 7-10　寛骨（右）

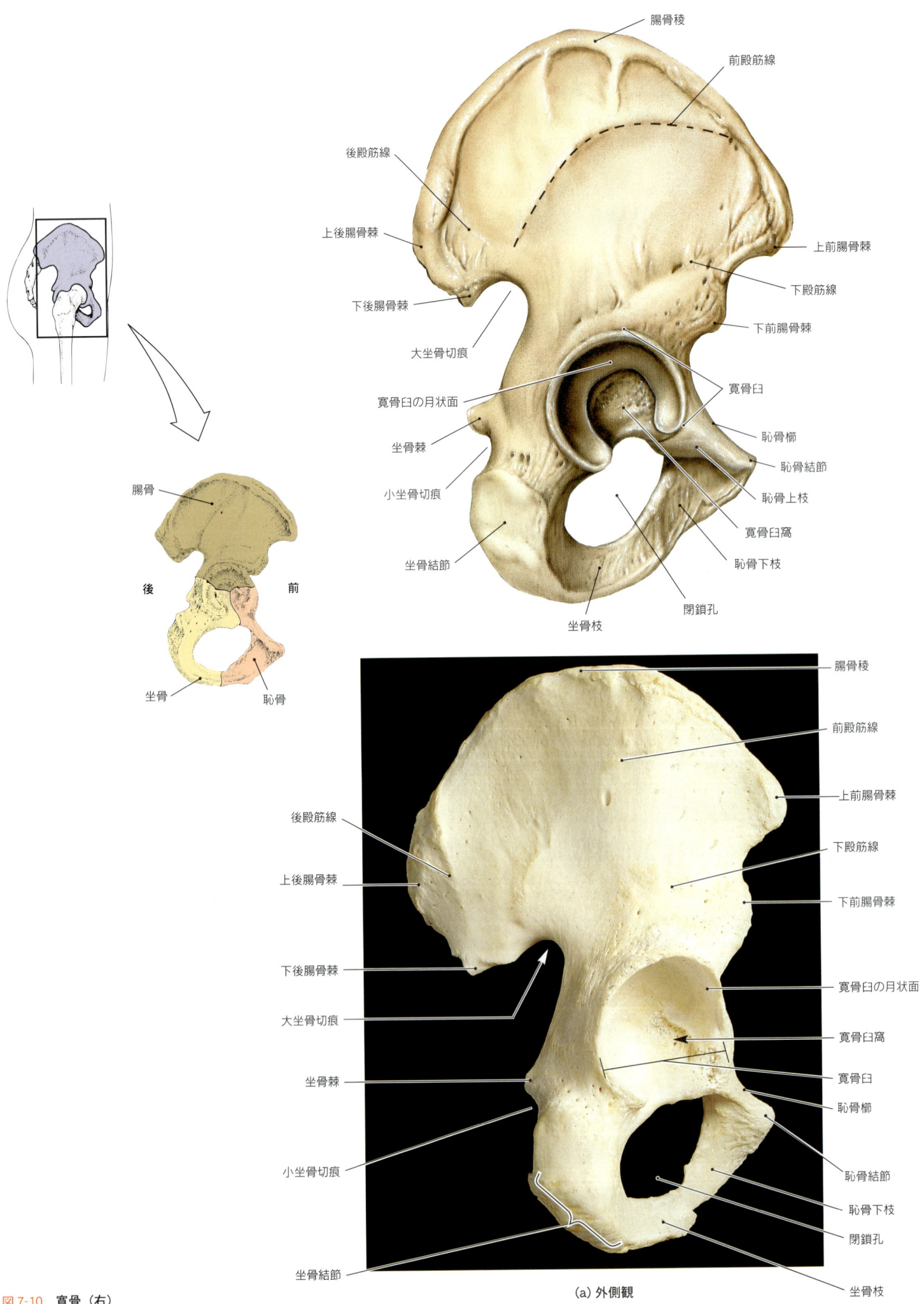

(a) 外側観

骨格系：付属肢骨格

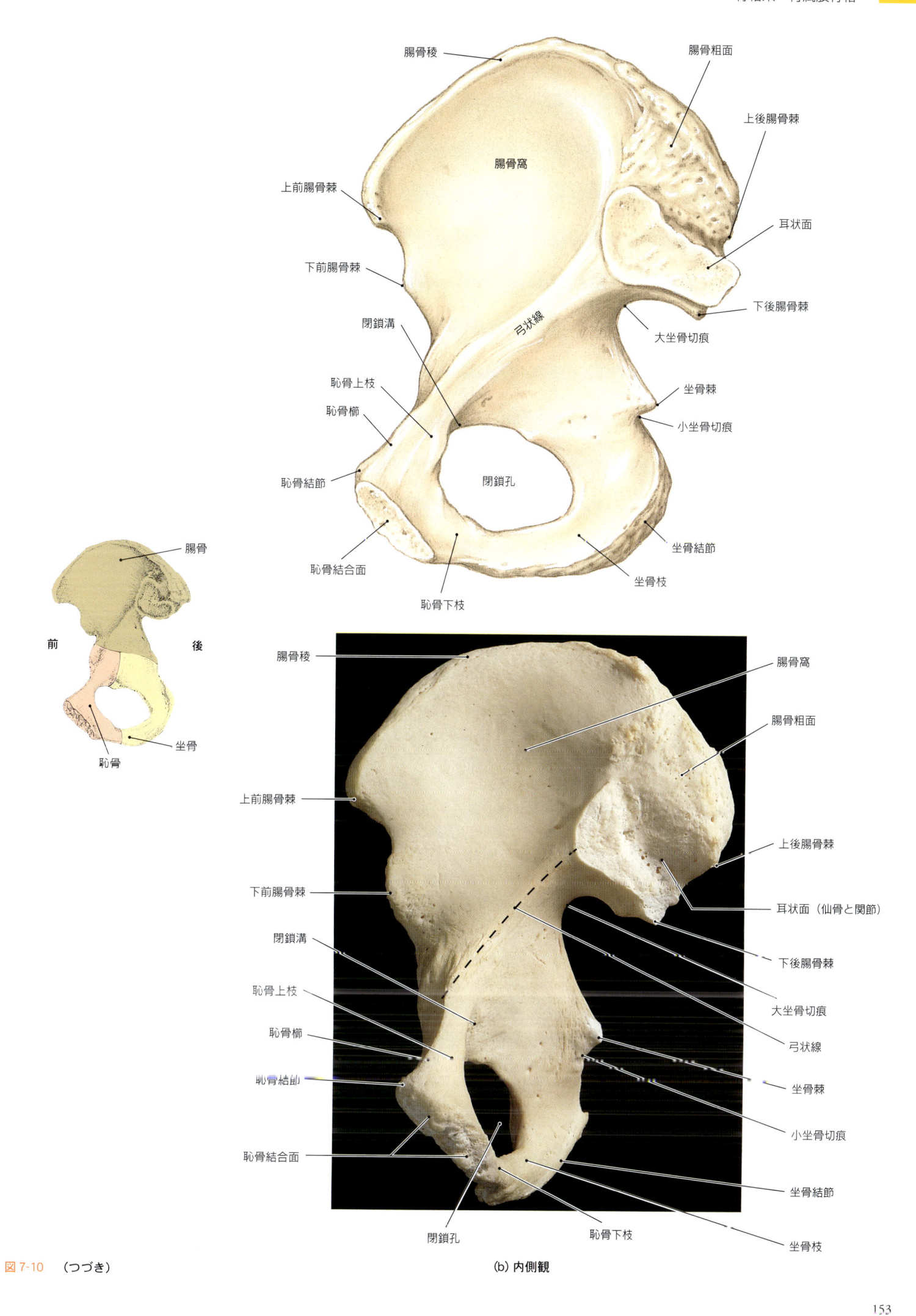

図 7-10　（つづき）　　　　　　　　　　　　　　　(b) 内側観

a. 腸骨

腸骨 ilium のプロペラ様に広がった大きな部分は腸骨翼と呼ばれる。腸骨翼の辺縁は**腸骨稜** iliac crest と呼ばれ，筋や靱帯が付着する。

腸骨稜の前方は**上前腸骨棘** anterior superior iliac spine，後方は**上後腸骨棘** posterior superior iliac spine に終わる。これらの棘の下方には，それぞれ**下前腸骨棘** anterior inferior iliac spine，**下後腸骨棘** posterior inferior iliac spine がある。下後腸骨棘の下方には**大坐骨切痕** greater sciatic notch という切れ込みがある。ここは坐骨神経が下肢に向かって通るところである。

腸骨翼のくぼんだ内面は**腸骨窩** iliac fossa，出っ張った外面は**殿筋面** gluteal surface という。腸骨窩は腹部臓器が載るとともに，股関節を曲げる腸骨筋が付着する。腸骨窩の下縁には**弓状線** arcuate line が走っている。その後方には**耳状面** auricular surface があり，仙骨の耳状面と関節して仙腸関節を作る。殿筋面には筋肉，腱，靱帯が付着する。

殿筋面にある**前・後・下殿筋線** anterior, posterior and inferior gluteal lines は殿筋群の起始部である（図7-10a）。

b. 坐骨

坐骨 ischium は寛骨臼の上後縁近くで腸骨と，前方で恥骨と癒合する。寛骨臼の後方には**坐骨棘** ischial spine が突出しており，坐骨棘の上方は大坐骨切痕，下方は**小坐骨切痕** lesser sciatic notch を形成する。坐骨の後外側には**坐骨結節** ischial tuberosity という突出物がある。坐位では坐骨結節が骨盤の最下面に位置し，上半身の体重はこの坐骨結節にかかる。

閉鎖孔の下方にある部分を**坐骨枝** ischial ramus といい，前方で恥骨下枝につながる。

c. 恥骨

恥骨 pubis は**恥骨体** body of pubis，**恥骨上枝** superior ramus of pubis，**恥骨下枝** inferior ramus of pubis からなる。

恥骨体の前方には**恥骨結合面** symphysial surface があり，左右の恥骨が線維軟骨からできた恥骨結合で連結する。恥骨結合の上外方には**恥骨結節** pubic tubercle がある。この結節は鼡径靱帯の付着部である。

恥骨上枝は寛骨臼の前縁から始まる。その上面には**恥骨櫛** pectineal line という稜があり，恥骨結節から腸骨の弓状線の方に伸びている。恥骨上枝の内側面の下方には**閉鎖溝** obturator groove があり，閉鎖動・静脈および閉鎖神経が通る。

B. 骨盤

骨盤 pelvis は寛骨，仙骨，尾骨から構成される（図7-11）。前方では，恥骨結合によって左右の恥骨が結合し，後方では仙腸関節によって仙骨と腸骨が連結している。さらに，仙骨の外側面には密な靱帯があり，仙骨を腸骨稜，坐骨結節，坐骨棘などと結合している。そのほか，腸骨と腰椎の後部を結合する靱帯もある。このような連結によって骨盤の安定性が維持されている。

骨盤を前から見たとき，左右の恥骨下枝の下縁が作る弓状の部分を**恥骨弓** public arch，左右の恥骨下枝の下縁がなす角を**恥骨下角** subpublic angle という。

a. 大骨盤と小骨盤

骨盤は**大骨盤** greater pelvis, false pelvis と**小骨盤** lesser pelvis, true pelvis に分けることができる（図7-12）。仙骨の岬角から弓状線，恥骨櫛を経て恥骨結合に至る線を**分界線** linea terminalis という。この分界線より上方にある腸骨翼の広がった部分を大骨盤という。大骨盤は腹腔の下部にある臓器を入れる。

分界線の下にある部分を小骨盤という。小骨盤は左右の腸骨の下部，左右の恥骨，坐骨，仙骨，尾骨から構成される。小骨盤は骨盤臓器を入れる。

左右の分界線によって構成される骨性の縁は，骨盤輪と呼ばれることがある。この左右の分界線（骨盤輪）で取り囲まれた空間を**骨盤入口部** pelvic inlet という。

骨盤出口部 pelvic outlet は骨盤の下縁によって囲まれた開口部であり（図7-12b, c），尾骨，坐骨結節，恥骨結合の下縁から構成される。生体では骨盤出口部は尿生殖隔膜で閉じられている。尿生殖隔膜は筋と筋膜からなり，骨盤腔と会陰とを隔て，骨盤腔の底部を構成し，なかに含まれる器官を支持している。

b. 骨盤の性差

男性と女性では骨盤の形が異なる（図7-13）。この相違は体の大きさや筋の発達具合によるほか，出産に起因するものである。

女性の骨盤には以下のような特徴がある。

- 左右の坐骨棘が離れているため，骨盤出口部が大きい。
- 仙骨と尾骨の弯曲度が少ない。
- 骨盤入口部が広くて丸い。
- 骨盤の幅が広くて高さが低い。
- 腸骨翼は外側に大きく広がる。
- 左右の恥骨弓は幅広く，恥骨下角は100°より大きい。

このような女性骨盤の特徴は，胎児と子宮の発達に伴う荷重を支えることと，骨盤出口部からの胎児の娩出と深く関係している。出産時には，ホルモンによって恥骨結合が緩むとともに，娩出時には仙腸関節が緩んで，骨盤入口部や骨盤出口部が大きくなり，出産が行われる。

c. 骨盤計測

正常分娩ができるかどうかは，女性骨盤の大きさや形状と関係がある。正確に骨盤の大きさを測るために，X線撮影による骨盤計測が行われることがある。骨盤の計測値では以下の項目が重要である（図7-12）。

- **産科学的真結合線**：前後径のことで，岬角と恥骨結合後面との最短距離。
- **解剖学的真結合線**：岬角と恥骨結合上縁との距離（約11 cm）。
- **対角結合線**：岬角と恥骨結合下縁との距離（約12 cm）。
- **横径**：左右の分界線間の最大距離（約12.5 cm）。
- **外結合線**：第5腰椎の棘突起の先端と恥骨結合上縁との距離（19〜20 cm）。
- **棘間径**：左右の上前腸骨棘間の距離（約23 cm）。
- **稜間径**：左右の腸骨翼の最大距離（約26 cm）。

骨格系：付属肢骨格

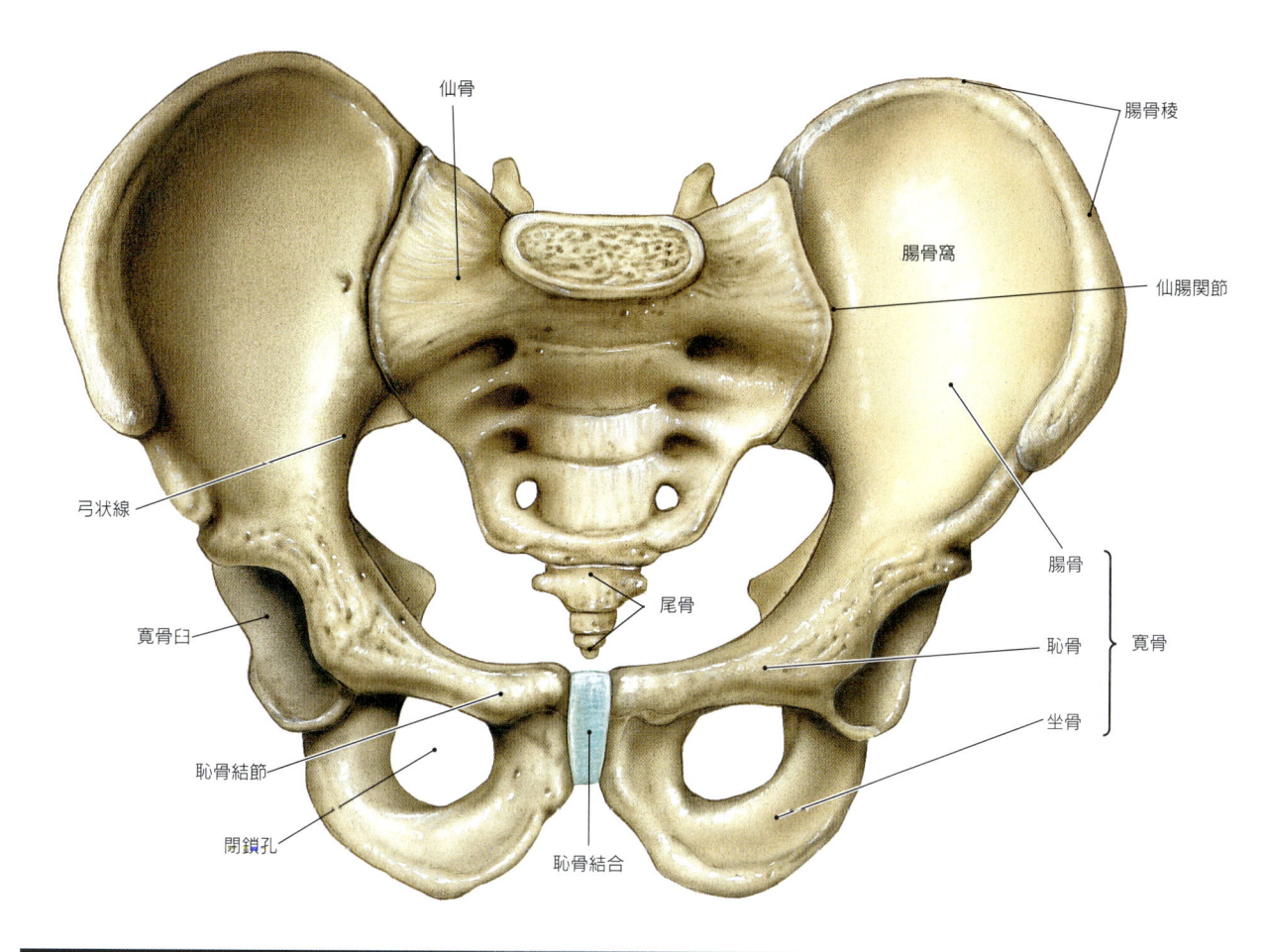

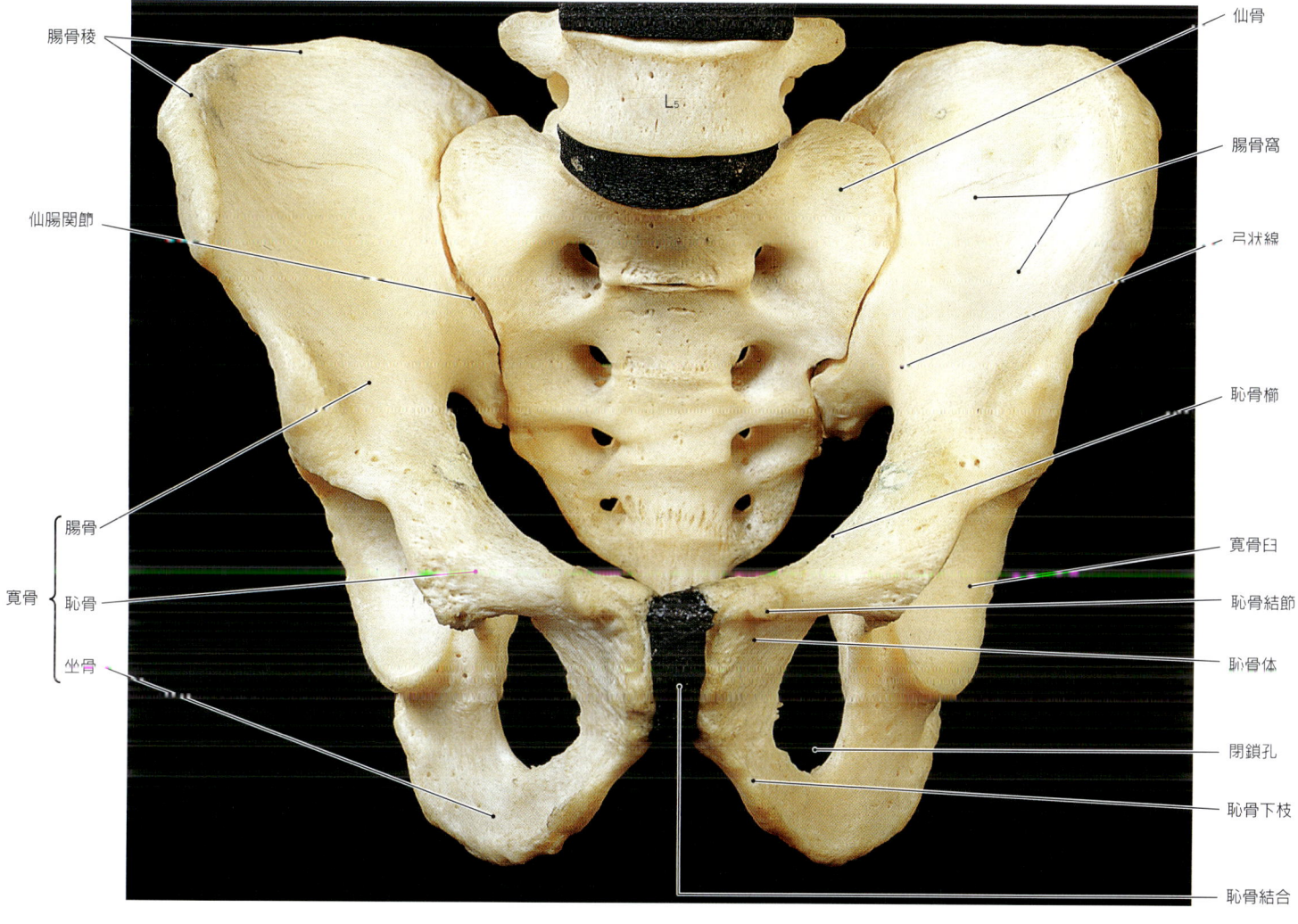

(a) 前面観

図 7-11　骨盤（男性）

155

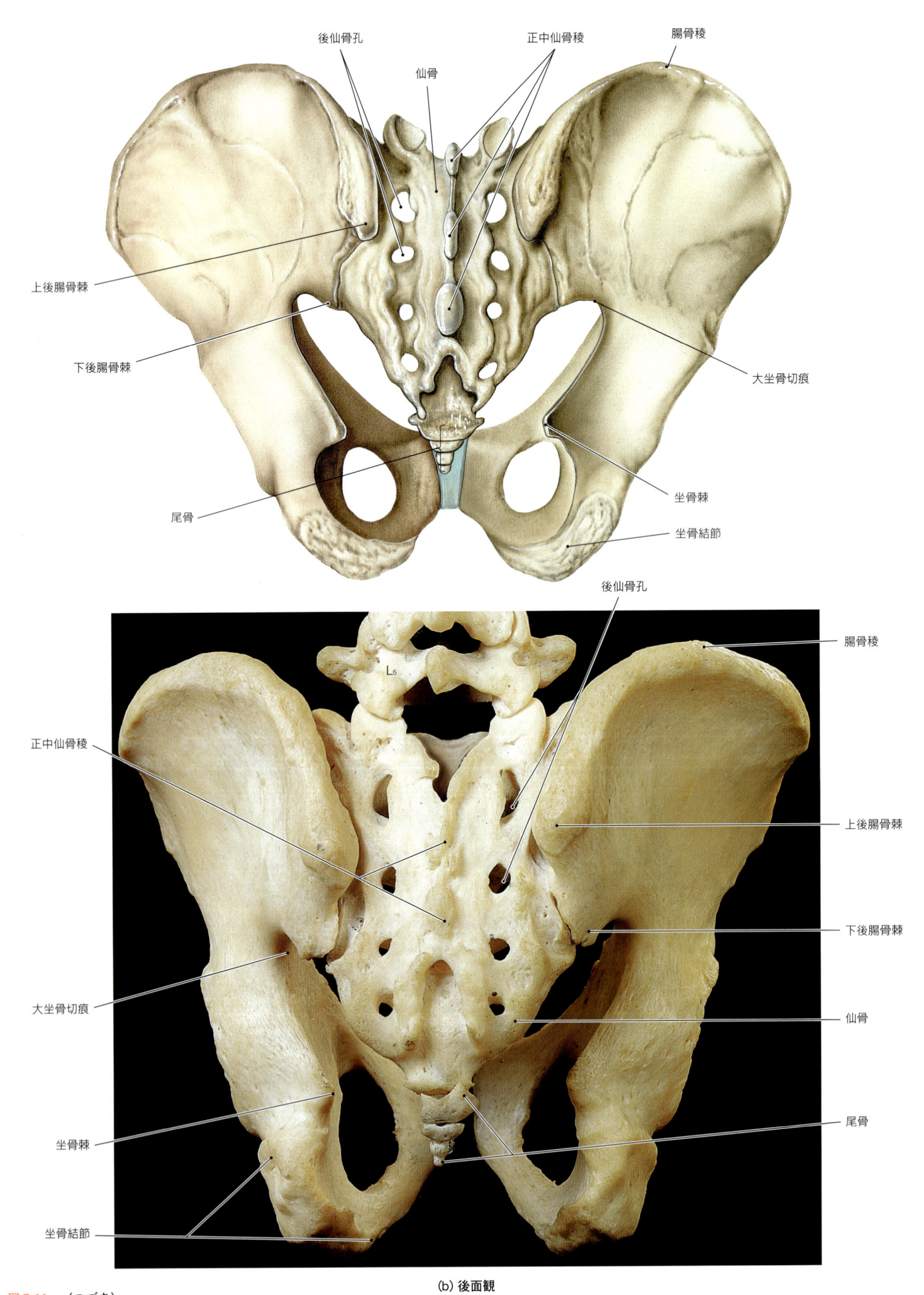

図7-11 （つづき）

(b) 後面観

骨格系：付属肢骨格

(a) 上面観

(b) 正中断

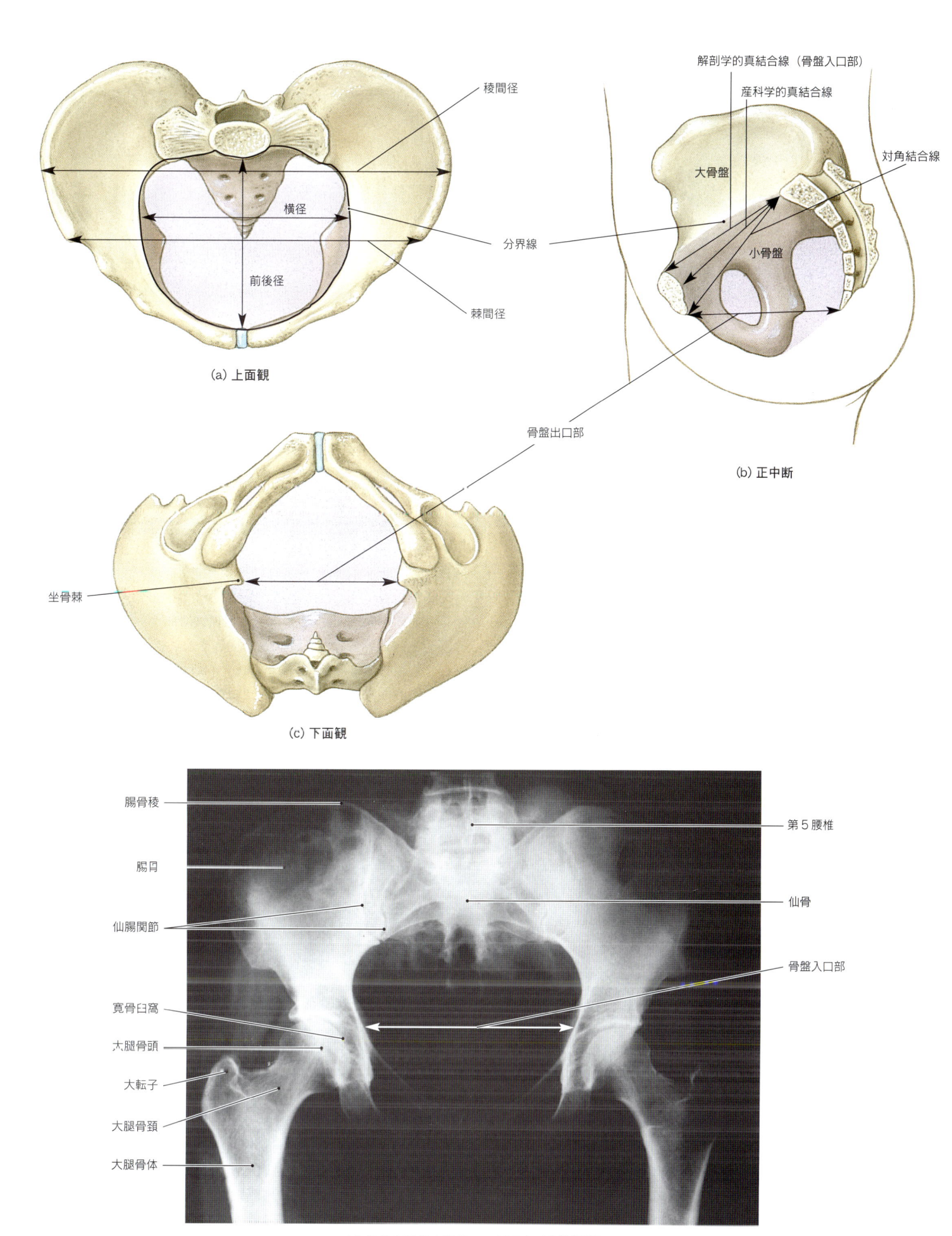

(c) 下面観

(d) 骨盤と近位大腿骨のX線写真（前後撮影）

図 7-12　大骨盤と小骨盤

157

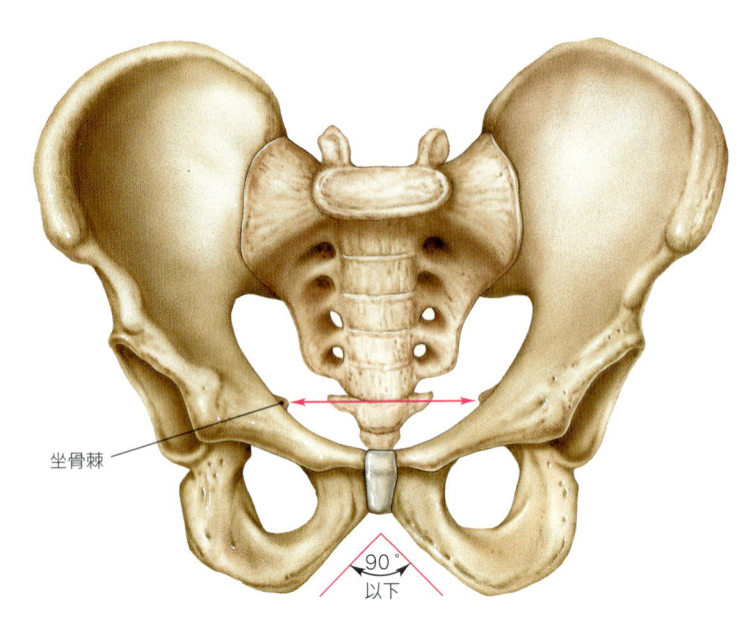

(a) 男性

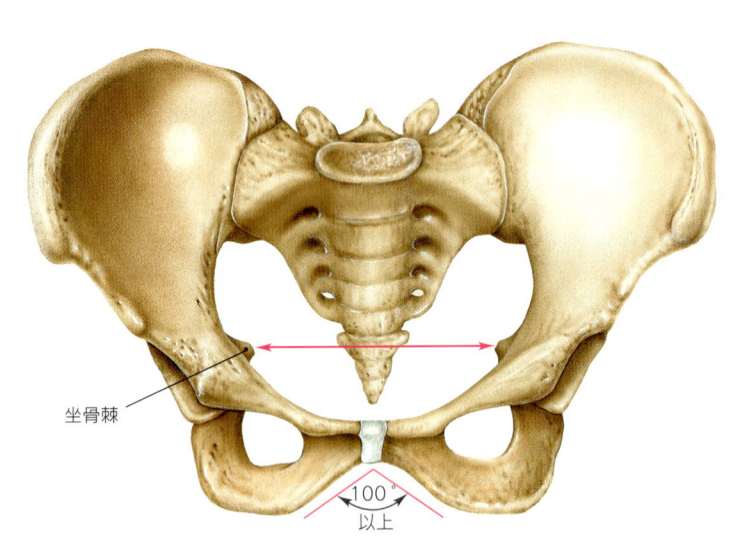

(b) 女性

図7-13 男性骨盤と女性骨盤の相違
男性の恥骨下角は女性よりも狭く、女性は坐骨棘間の距離が広いことに注意。

4. 下肢の骨

下肢の骨格は大腿骨、膝蓋骨、脛骨、腓骨、足根骨、中足骨、趾骨からなる（図7-9）。下肢の骨格の構成や配列は上肢と似ているが、下肢は上肢より体重の負荷がかかるので機能的にはかなり異なっている。

A. 大腿骨

大腿骨 femur は人体のなかで最も長くて最も重い骨である（図7-14）。近位側には丸い**大腿骨頭** head of femur があり、寛骨臼と股関節をなす（図7-9、図7-12d）。大腿骨頭には**大腿骨頭窩** fovea capitis というへこみがあり、生体では大腿骨頭靱帯が付着している（図7-14a, b）。大腿骨頭の遠位には**大腿骨頸** neck of femur があり、約125°の角度をなして大腿骨体に続く。

大転子 greater trochanter は、大腿骨頸と大腿骨体の結合部から外側に張り出した突出物である。**小転子** lesser trochanter は、大腿骨の後内側面から内側に向かって突出している。大転子には中・小殿筋などが、小転子には腸腰筋が付着する。これらの筋はいずれも股関節を動かす筋である。大腿骨の前面には、大転子と小転子をつなぐ**転子間線** intertrochanteric line がある（図7-14a, c）。これは股関節の関節包の付着部である。大腿骨の後面には、大転子と小転子をつなぐ**転子間稜** intertrochanteric crest があり（図7-14b, d）、ここには大腿方形筋が付着する。

転子間稜の下方には**恥骨筋線** pectineal line（内側）と**殿筋粗面** gluteal tuberosity（外側）があり、それぞれ恥骨筋と大殿筋が付着する。

大腿骨体は非常に頑丈で、全長にわたってやや前方に弯曲している（図7-14a, d）。骨格が弱ると、弯曲が強調される。くる病のときの特徴的なO脚や代謝性疾患についてはすでに第5章の臨床ノートで述べた。

大腿骨体の後面には、**粗線** linea aspera という隆起が縦に走っている。粗線には内転筋群や大腿四頭筋の一部などが付着する。粗線の隆起のうち、外側の高まりを**外側唇** lateral lip、内側の高まりを**内側唇** medial lip という。これらの高まりを遠位方向にたどると、粗線は内・外側に広がり、内側唇は**内側顆上線** medial supracondylar line に、外側唇は**外側顆上線** lateral supracondylar line に移行する。これらの線はそれぞれ**内側上顆** medial epicondyle と**外側上顆** lateral epicondyle に至る。内側顆上線は内側上顆で**内転筋結節** adductor tubercle という突起物に終わる。外側顆上線と内側顆上線で囲まれた平坦な三角形の部分は、**膝窩面** popliteal surface と呼ばれる。

大腿骨の遠位端には、平滑で丸い大きな膨らみが2つある。この膨らみを**内側顆** medial condyle と**外側顆** lateral condyle と呼び、下腿の脛骨と膝蓋骨との間で膝関節を構成する。後側から見ると、内側顆と外側顆の間には**顆間窩** intercondylar fossa というへこみがあって、両者の関節面は連続していない。しかし、これらの関節面は前面に至ると、一緒になって大腿骨の下端前面に平坦な関節面 patellar surface ができる。これは膝蓋骨が関節する膝蓋面である（図7-14a, f）。

B. 膝蓋骨

膝蓋骨 patella は、膝を伸展させる筋である大腿四頭筋の腱のなかにできた大きな種子骨である。膝蓋骨は三角形をしており、前面はざらざらしていて前方にやや弯曲している（図7-15a）。膝蓋骨の上縁を**膝蓋骨底** base of patella、下端の尖った部分を**膝蓋骨尖** apex of patella という。大腿四頭筋の腱が膝蓋骨底と膝蓋骨の前面に停止し、膝蓋骨の前面や膝蓋骨尖から脛骨の脛骨粗面に**膝蓋靱帯** patellar ligament が張っている。膝蓋骨の後面（図7-15b）は、2つの弯曲した関節面（内側面と外側面）があり、大腿骨の内側顆および外側顆と関節する（図7-14f）。

C. 脛骨

脛骨 tibia は下腿の内側にある大きな骨である（図7-16）。脛骨の近位端には、**内側顆** medial condyle と**外側顆** lateral condyle という、上面が平坦な膨らみがあり、それぞれ大腿骨の内側顆および外側顆と関節する。脛骨の内側顆と外側顆は、**顆間隆起** intercondylar eminence という高まりによって隔てられている（図7-16d）。顆間隆起は**内側顆間結節** medial intercondylar tubercle と**外側顆間結節** lateral intercondylar tubercle の2つの結節から構成される。

脛骨の近位端の前面にはざらざらした**脛骨粗面** tibial tuberosity がある。これは膝蓋靱帯が付着する部分で，皮下で容易に触れることができる。

脛骨の中央の部分を脛骨体という。脛骨体の上方の後面にはヒラメ**筋線** soleal line があり（図7-16d），ヒラメ筋という下腿の筋が起こる部位である。

脛骨体の断面は三角形をしており，**前縁** anterior border，**骨間縁** interosseous border，**内側縁** medial border が区別できる。前縁は脛骨

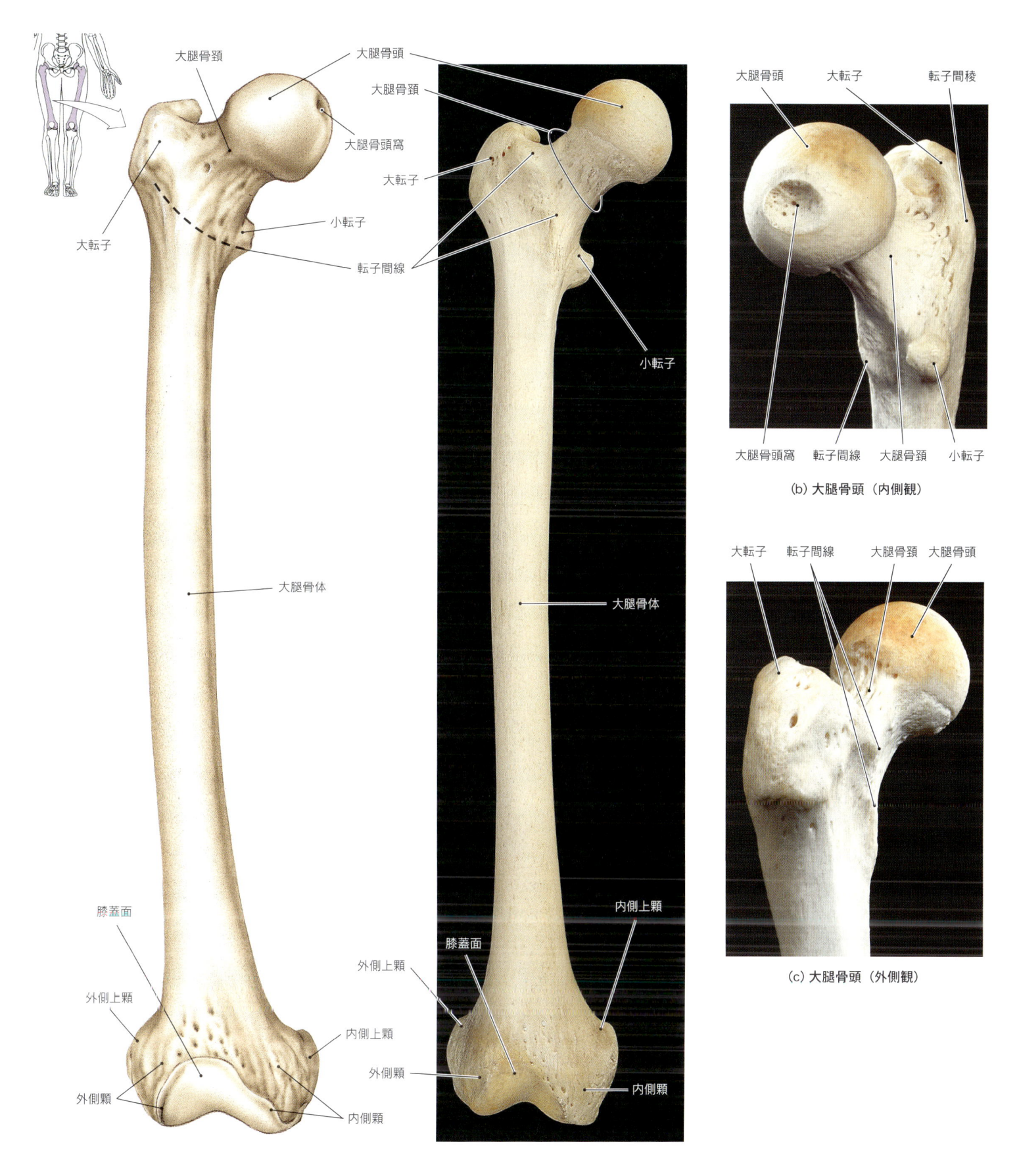

(a) 前面観

(b) 大腿骨頭（内側観）

(c) 大腿骨頭（外側観）

図7-14　大腿骨

粗面の下方から始まり脛骨の前面を下がる。この前縁は皮下で触れることができる。骨間縁は腓骨と向かい合う縁で下腿骨間膜が張る。脛骨体は下方では細くなり，内側縁は**内果** medial malleolus という大きな突起に終わる。

脛骨の下面にある関節面は足根骨である距骨と関節する（図7-16c）。内果はこの関節を内側から支えており，脛骨が距骨から外側にずれるのを防いでいる。この関節には体重の大部分の荷重がかかる。

D. 腓骨

腓骨 fibula は脛骨の外側を平行に走る細い骨である（図7-16）。腓

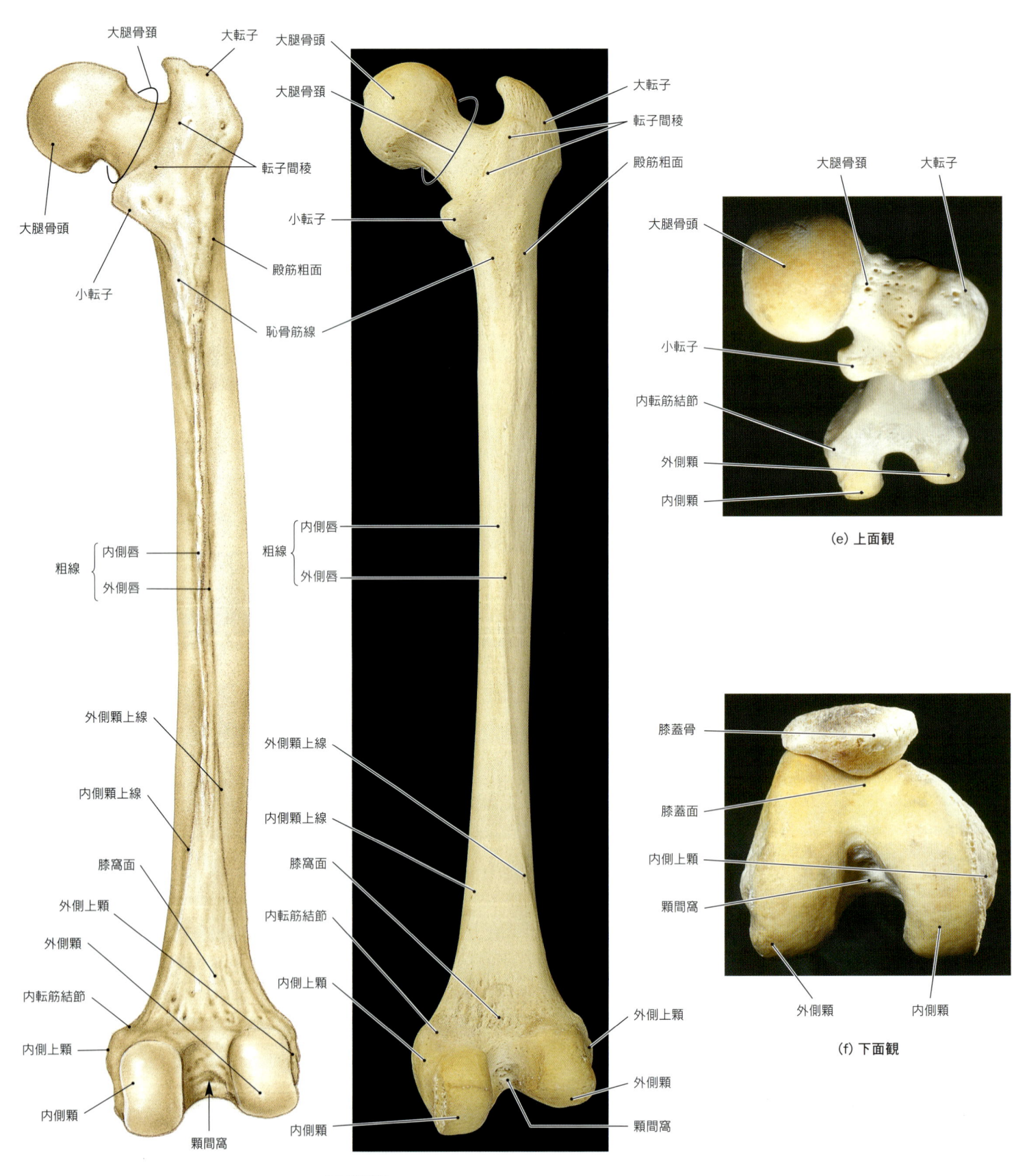

(d) 後面観

(e) 上面観

(f) 下面観

図7-14 （つづき）

骨格系：付属肢骨格

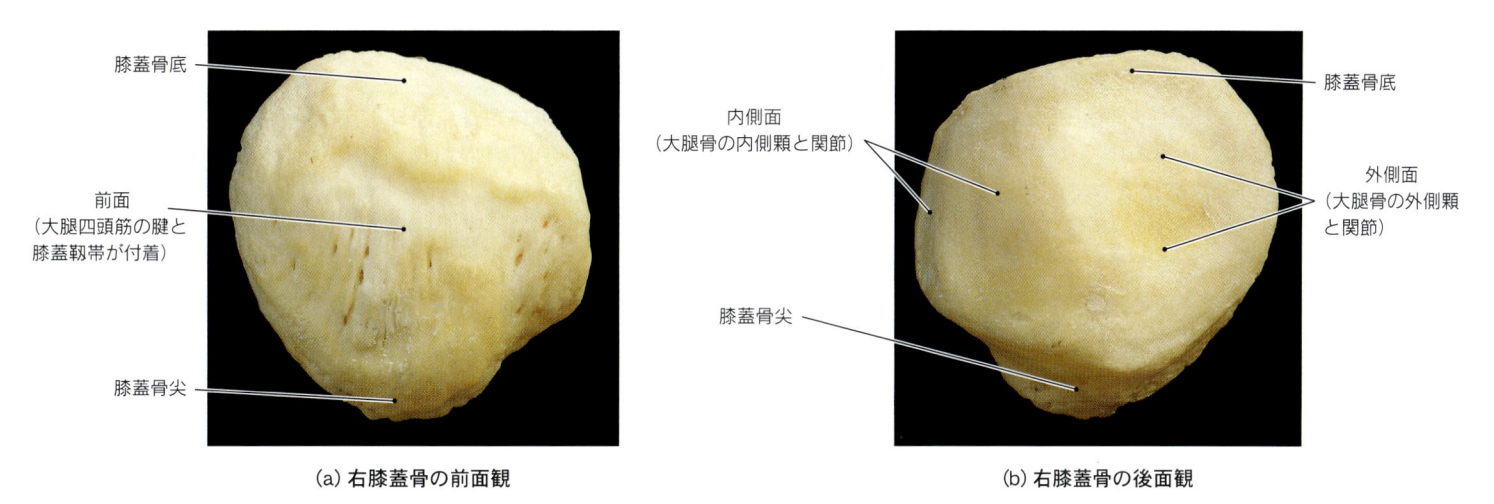

(a) 右膝蓋骨の前面観

(b) 右膝蓋骨の後面観

図 7-15　膝蓋骨

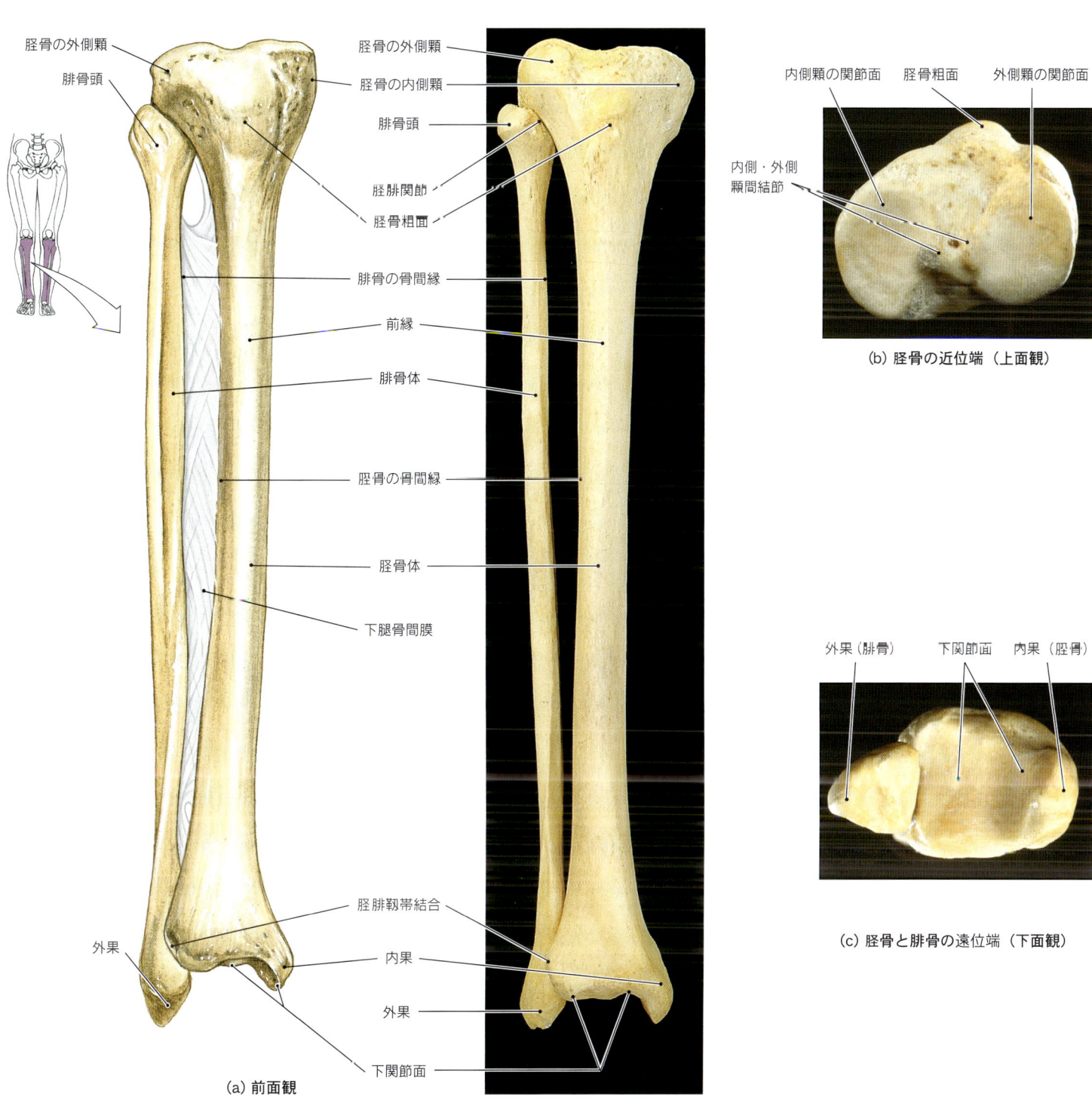

(a) 前面観

(b) 脛骨の近位端（上面観）

(c) 脛骨と腓骨の遠位端（下面観）

図 7-16　脛骨と腓骨

161

骨の近位端を**腓骨頭** head of fibula といい，脛骨の外側顆の外側下方のやや後方で脛骨と関節する。腓骨の**骨間縁** interosseous border と脛骨の骨間縁の間には下腿骨間膜が張っている（図7-16e）。この膜は脛骨と腓骨を安定させるのに役立っており，筋肉の付着面ともなっている。腓骨の遠位端は大きく膨らんでおり，**外果** lateral melleolus と呼ばれる。

腓骨の近位にある腓骨頭は膝関節には関与していない。腓骨は筋の付着部として重要な場所である。さらに，腓骨の外果は足根関節を外側から支持している。外果は，脛骨が距骨から内側にずれることを防いで足根関節に安定性を与えている。

E. 足根骨

足根骨 tarsal bone は距骨，踵骨，立方骨，舟状骨，3個の楔状骨（内側楔状骨，中間楔状骨，外側楔状骨）の7個の骨からなる（図7-17）。

a. 距骨

距骨 talus は脛骨からの体重を受ける。距骨は足根骨のなかでは2番目に大きい骨である。

距骨の上面は平滑で丸く突出しており，**距骨滑車** trochlea of talus と呼ばれる。距骨滑車の内側には脛骨の内果と関節するための**内果面** medial malleolar facet が，外側には腓骨の外果と関節するための**外果面** lateral malleolar facet がある。

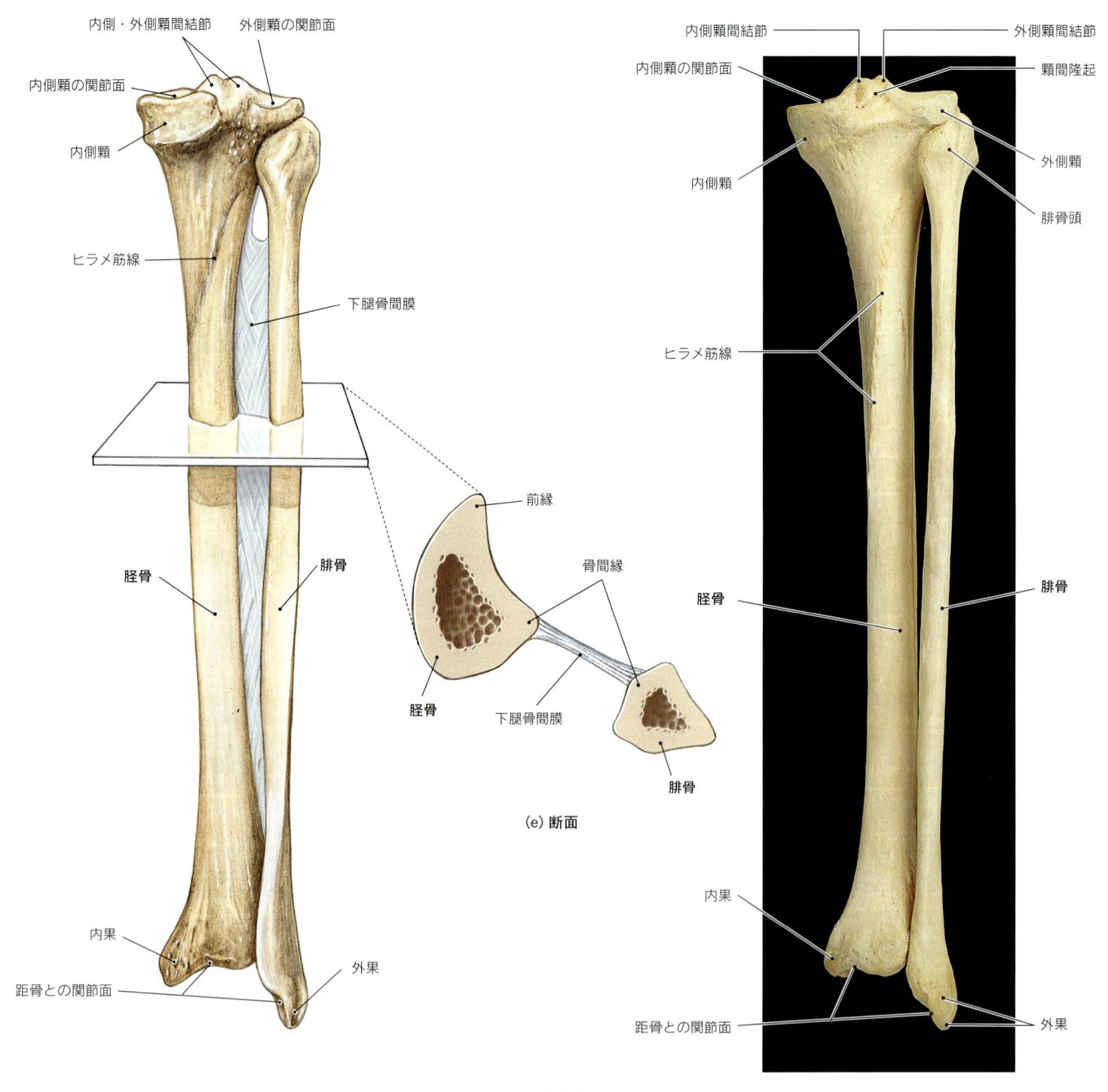

図7-16 （つづき）

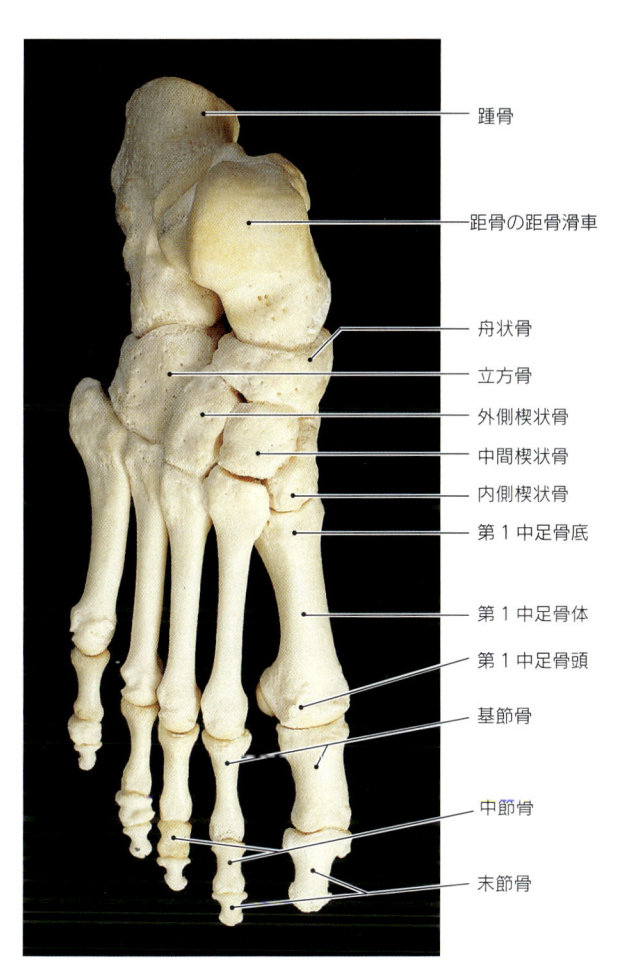

骨格系：付属肢骨格

図7-17 足の骨

(a) 上面観（足背面）
踵骨、距骨の距骨滑車、舟状骨、立方骨、外側楔状骨、中間楔状骨、内側楔状骨、第1中足骨底、第1中足骨体、第1中足骨頭、基節骨、中節骨、末節骨

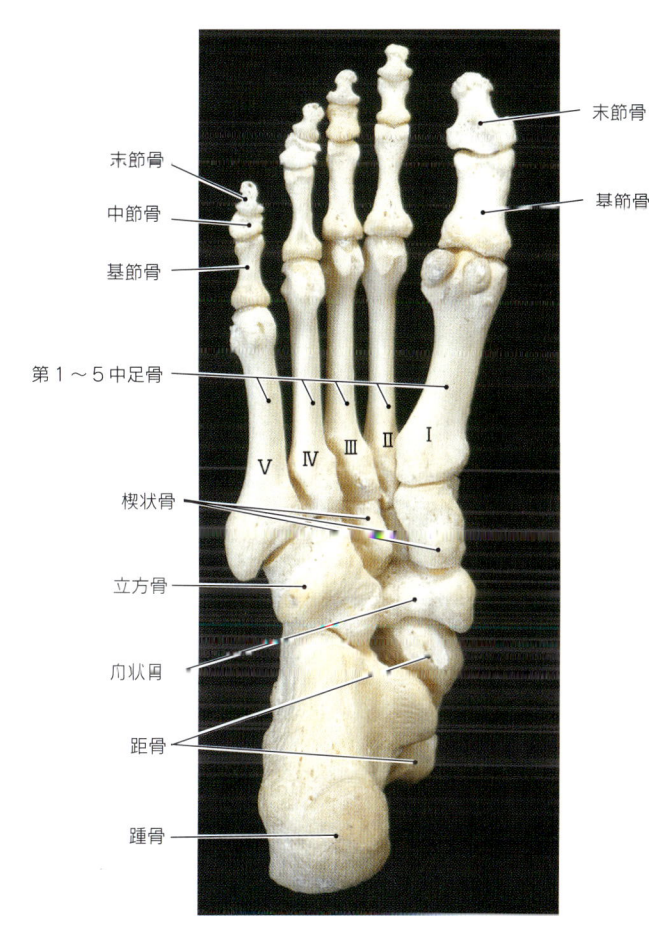

(b) 下面観（足底面）
末節骨、中節骨、基節骨、第1〜5中足骨、楔状骨、立方骨、舟状骨、距骨、踵骨、末節骨、基節骨

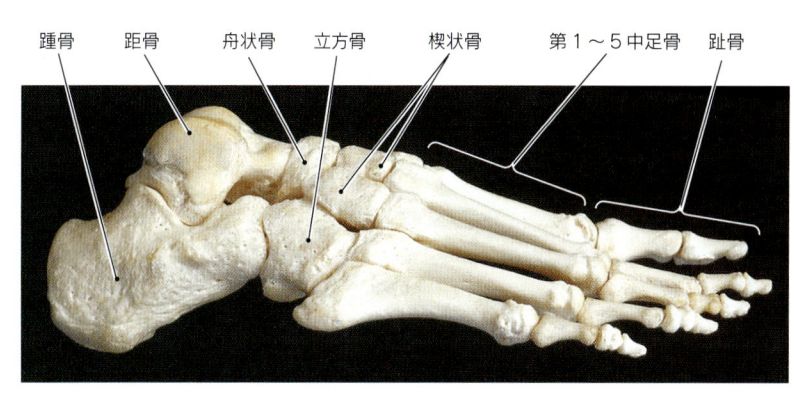

(c) 外側観
踵骨、距骨、舟状骨、立方骨、楔状骨、第1〜5中足骨、趾骨

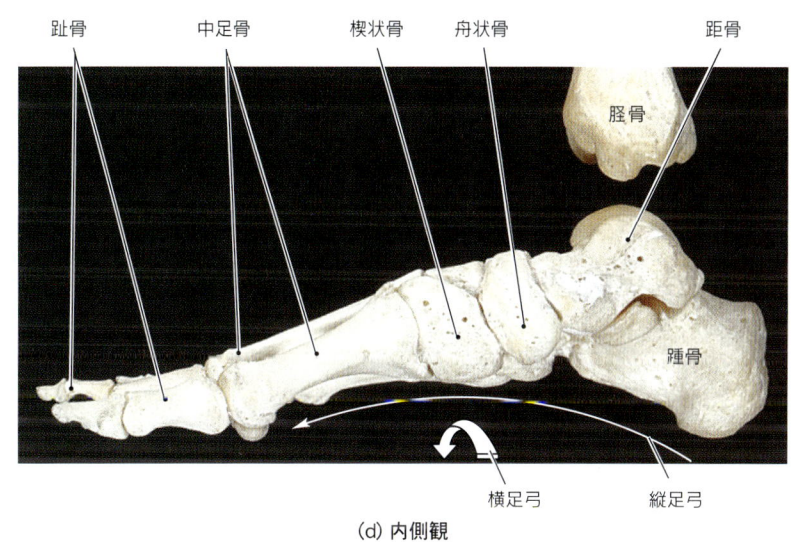

(d) 内側観
趾骨、中足骨、楔状骨、舟状骨、距骨、脛骨、踵骨、横足弓、縦足弓

距骨の関節面以外の内・外側面はごつごつしているが，これは距骨から起こる靱帯が付着する面で，脛骨や腓骨と結合して足根関節を安定化させている。

距骨の前方は丸く突出した**距骨頭** head of talus があり，舟状骨と関節する。

b. 踵骨

踵骨 calcaneus は足根骨のなかで最も大きな骨で，皮下で容易に触れることができる。立位では，体重の多くは脛骨から距骨を経て踵骨に伝えられて地面に至る。踵骨の後面はごつごつしていて，コブのような**踵骨隆起** calcaneal tuberosity を形成している。ここには踵骨腱（アキレス腱）が付着する。踵骨の上面と前面は平滑な関節面になっており，上面は距骨と，前面は立方骨と関節する。

c. その他の足根骨

- **立方骨** cuboid bone：踵骨と第4，5中足骨の間にある。
- **舟状骨** navicular bone：足の内側にあり，後方では距骨と，前方では3個の楔状骨と関節する。
- **内側楔状骨** medial cuneiform bone，**中間楔状骨** intermediate cuneiform bone，**外側楔状骨** lateral cuneiform bone：いずれもクサビ形をした骨で，舟状骨の前方に一直線上に並んでいる。外側楔状骨は立方骨の内側面とも関節する。内側楔状骨，中間楔状骨，外側楔状骨の前方は，それぞれ主に，第1，第2，第3中足骨と関節する。

F. 中足骨と趾骨

中足骨 metatarsal bone は，足底にある5本の長い骨である（図7-

163

◆発生学ノート◆ 付属肢骨格の発生

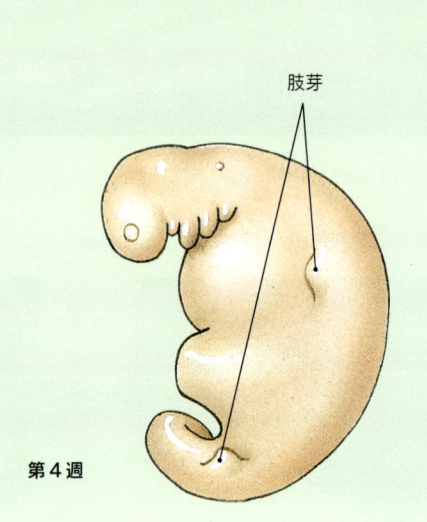

肢芽

第4週

第4週になると，胚の側面に咽頭から肛門にかけて伸びる堤が両側に現れる。この堤は胚の側面をなす外胚葉の下に中胚葉由来の細胞が集まって形成されるものである。この細胞は次第に堤の頭方と尾方に集まって，上下2対の**肢芽 limb bud**を形成する。

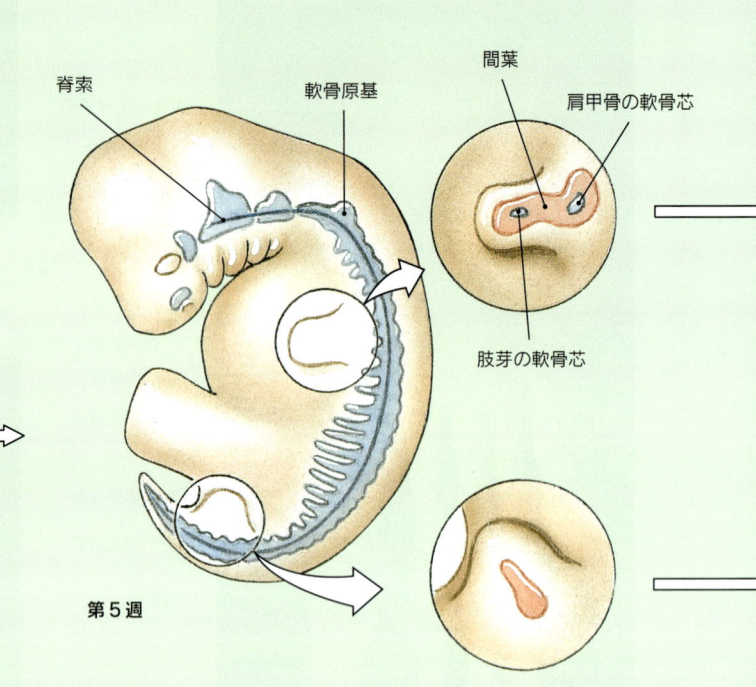

脊索　軟骨原基　間葉　肩甲骨の軟骨芯

肢芽の軟骨芯

第5週

第5週末になると，胸部から伸びる肢芽のなかに軟骨芯ができ，体幹の間葉のなかに肩甲骨の軟骨芯も発生してくる。

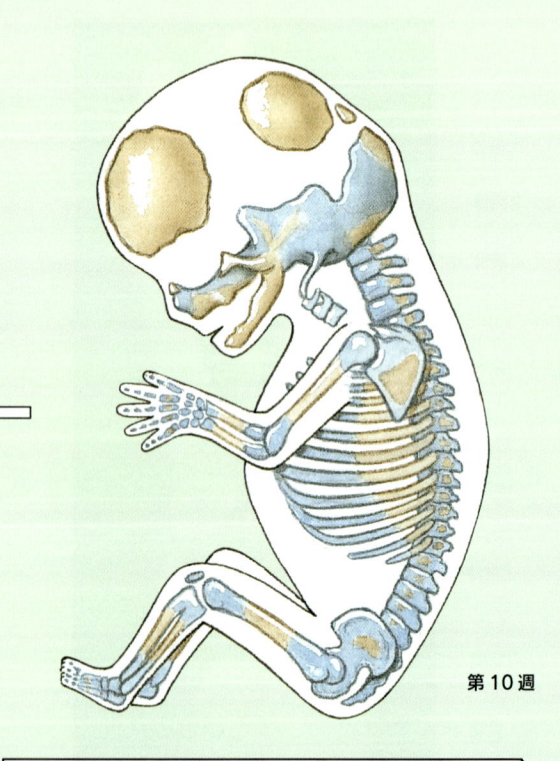

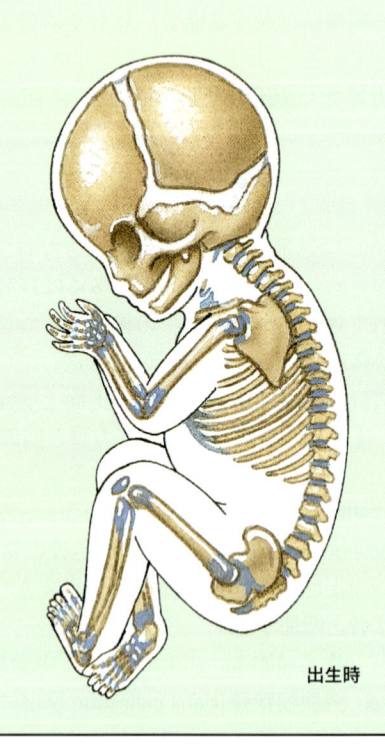

出生時

新生児の骨格。上腕骨などの骨端，手根，足根，指骨，寛骨に軟骨部（青色）が多く残っていることに注意。第6章の発生学ノートを参考にして，軸骨格の様子にも注意すること。

第10週

約10週末における胎児骨格。四肢骨の骨幹は急速に骨化しつつあるが，手根骨や足根骨など遠位の骨はまだ軟骨である。

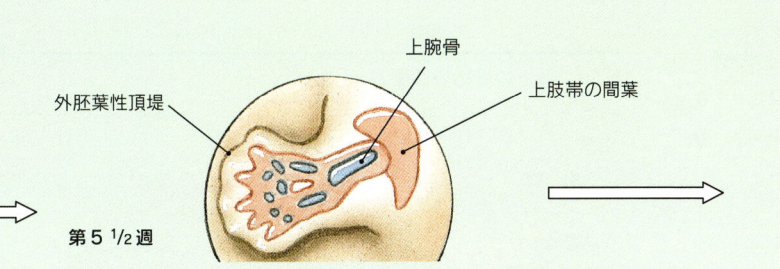

外胚葉性頂堤 　　上腕骨　　上肢帯の間葉

第5 1/2 週

肢芽が増大するにつれ，将来の肩と肘の位置に屈曲が生じる。前腕には2つの軟骨が形成され，**外胚葉性頂堤** apical ectodermal ridge が外側に回旋することによって，肘が正しい位置に置かれる。

第7週

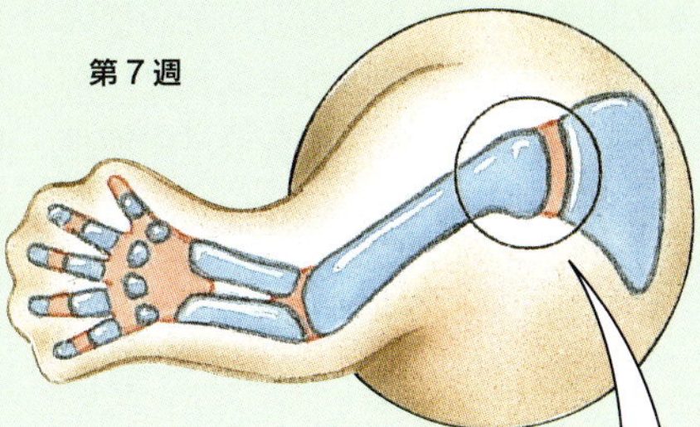

手は初めはヘラのような形をしているが，指骨になる軟骨間の細胞が死ぬことによって，個々の指ができてくる。

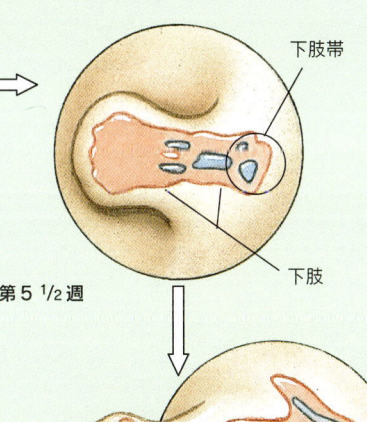

下肢帯
下肢
第5 1/2 週

下肢帯と大腿の形成は，上肢帯と上腕骨の形成とよく似ている。しかし，下肢芽が増大するにつれて，外胚葉性頂堤は外側ではなく内側に回旋する。その結果，肘関節が前方を向くのに対して，膝関節は後方を向くようになる。

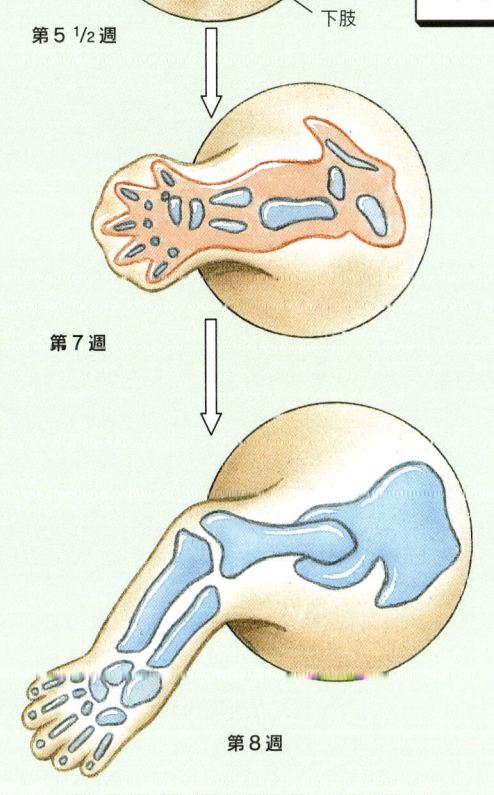

第7週

第8週

第8週までには，主要な骨格の軟骨モデルは完成し，軟骨内骨化が始まる。寛骨の骨化は3つの離れた中心から起こり，これらの中心が次第に大きくなってくる。

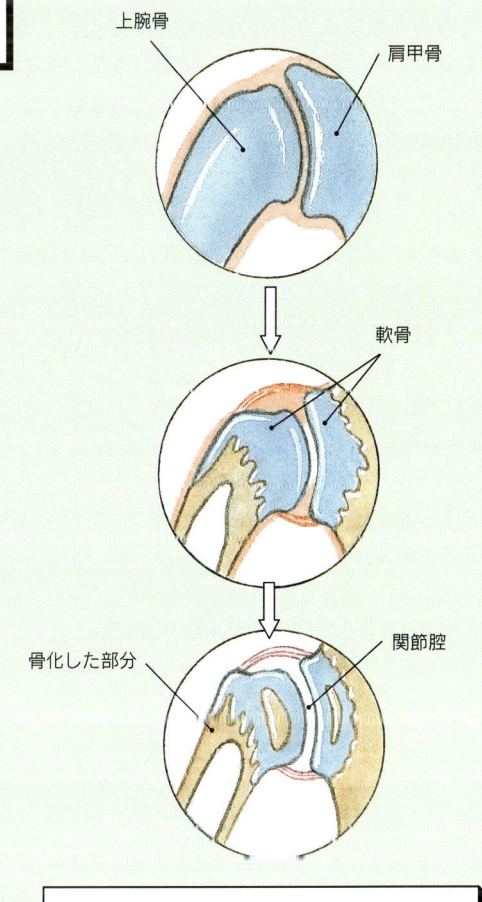

上腕骨　　肩甲骨

軟骨

骨化した部分　　関節腔

2つの軟骨が接するところで関節が形成される。関節腔内の表面は軟骨のまま残り，ほかの部分は骨化する。

165

17)．中足骨は内側（母指側）から外側に向かってローマ数字のI〜Vで呼ばれることもある．近位側では，第1～3中足骨底は主に外側，中間，内側楔状骨と関節しており，第4，5中足骨は立方骨と関節する．遠位側では，中足骨頭は指骨の基節骨と関節する．第1，5中足骨頭は体重を地面に伝達する．

足の指は14本の趾骨 phalanx からなり，その構成は手の指骨と同じである．母指は2本の趾骨（基節骨と末節骨）からなり，その他の4本の指はそれぞれ3本の趾骨（基節骨，中節骨，末節骨）からなる．

G. 足弓

足の骨には体重の維持，跳躍，歩行に適応するようにアーチ状に配列している部分がある（図7-17d）．このような配列を足弓 arch of foot といい，縦足弓と横足弓からなる．足弓は靱帯や腱が足の骨に結合することによって維持されている．

縦足弓 longitudinal arch of foot は**内側縦足弓** medial longitudinal arch と**外側縦足弓** lateral longitudinal arch に分けられ，前者は踵骨，距骨，舟状骨，3個の楔状骨，第1～3中足骨から，後者は踵骨，立方骨，第4，5中足骨から構成される．

外側縦足弓は内側縦足弓よりも平坦で，弾力性に富む．その結果，内側縦足弓は地面からかなり浮き上がっており，そこにある筋肉，神経，血管は中足骨と地面との間で圧迫を受けない．

内側縦足弓の弾力性はまた，荷重の突然の変化による衝撃を和らげるのに役立っている．例えば，走行時やつま先立ちなどによって生じる衝撃は，この部分の弾力性によって吸収される．

横足弓 transverse arch of foot は第1～5中足骨頭からなるアーチで構成される．

足の前方に伝えられる負荷量は，足の位置と重心の位置による．踵で立って足が背屈している場合は，体重のすべては踵骨にかかる．これとは逆に，足底を上げてつま先立ちしている場合は，体重による負荷は距骨を経て中足骨や趾骨に伝えられる．

✓ 寛骨を作っている3つの骨を述べなさい．
✓ 腓骨は膝関節の運動とは関係はないが，骨折が起こると歩行が困難になるのはなぜですか．
✓ 10歳の子どもが階段を踏み外して右の踵をついて足を負傷しました．どこの骨が最も折れやすいでしょうか．
✓ 男女の骨盤の違いを少なくとも3つ挙げなさい．
✓ 立位で足を背屈すると体重はどこにかかりますか．底屈するとどうですか．

---

5. 骨格系の個体差

ヒトの骨格の研究によって，個体に関する重要な情報が解明されてきた．頭蓋や骨盤などには人種差がある．また，骨の大きさや筋の付着部を調べることによって，筋の発達状況や身長・体重を推定することができる．さらに，歯の状況や骨折治癒痕などを調べることによって，個人の既往歴に関する情報が分かる．

性と年齢は，表7-1と表7-2に示した骨の特徴から推測することができる．表7-1は男女の骨格の典型的な相違点を示しているが，すべての骨格に当てはまるとは限らない．

年齢とともに起こる骨格系の変化を表7-2に示した．これらの変化は生涯を通して続く．骨端閉鎖は3歳に始まり，成人になると骨格が完成する．老化とともに骨量は減少するが，正常の骨格ではこのような変化は40歳頃までは起こらない．

表7-1　ヒトの骨格の性差

部位	男性	女性
頭蓋		
一般形態	重厚：女性よりもごつごつしいる	華奢：男性よりも平滑
前頭部	なだらかに立ち上がる	垂直に立ち上がる
洞	大きい	小さい
頭蓋骨	大きい	小さい
下顎骨	大きい，強靱	小さい，華奢
歯	大	小
骨盤		
一般形態	狭い，強靱，重厚，ごつごつしている	広い，華奢，表面が平滑
骨盤入口	ハート型	卵円形～円形
腸骨窩	比較的深い	比較的浅い
腸骨	より上方に伸びる	より側方に伸びる
恥骨下角	90°以下	100°以上
寛骨臼	外側を向く	外側を向くと同時にやや前方を向く
閉鎖孔	卵円形	三角形
坐骨棘	内方に尖る	後方に尖る
仙骨	長くて幅狭の三角形，弯曲が強い	短くて幅広の三角形，弯曲は少ない
尾骨	前方に傾く	下方に伸びる
その他の骨格の特徴		
骨重量	女性よりも重い	男性より軽い
筋付着部	発達が良好	発達が悪い

表7-2　年齢に伴う骨格の変化

部位	出来事	年齢
骨格一般		
骨基質	骨量の減少	45～65歳では男女によって骨量が異なる．両者ともに65歳を過ぎると減少する
筋付着部	大きさ，粗さともに減少	加齢とともに筋力が低下することにより，筋付着部は次第に減少する
頭蓋，頭蓋骨		
前頭骨	左右が癒合	1～24カ月
前頭縫合	閉鎖	2～8カ月
後頭骨	骨化中心が癒合	1～4カ月
茎状突起	側頭骨と癒合	12～16カ月
舌骨	完全な骨化と癒合	25～30カ月
歯	乳歯の脱離，永久歯の萌出	☞第25章（消化器系）
下顎骨	歯の脱落，骨量の減少，下顎角の変化	60歳を過ぎると左の変化が加速
椎骨		
弯曲	主な弯曲の出現	☞図6-19
椎間円板	厚さが減少する	60歳を過ぎると加速
腸骨		
骨端	癒合閉鎖	およその年齢は判定が可能（3～7，15～22歳など）
上肢帯および下肢帯		
骨端	癒合閉鎖	14～16，16～18，22～25歳などと上記よりも狭い範囲での判定が可能

第8章　骨格系：連結

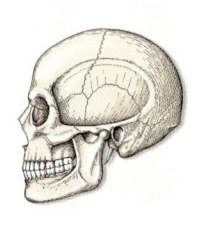

骨のおかげで体を支えることができる。骨には筋が付着しており，関節を曲げたり，伸ばしたりすることができる。しかし，その可動範囲は関節の構造や関節周囲の軟骨，靱帯，腱，筋などによって制限されている。

関節は骨どうしが直接接している場合もあるし，骨と骨の間に線維性組織，軟骨，液体などが介在することもある。

それぞれの関節の機能と動きは，関節の解剖学的な特徴による。骨が互いに組み合わさっていて全く動かない関節もあれば，わずかに動くもの，よく動くものなど様々である。軸骨格には全く動かなかったり，わずかしか動かない関節が多い。これに対し，付属肢骨格にはよく動く関節が多い。

1. 骨の連結

関節は可動具合に基づいて3種類に分類される（表8-1）。動かない関節は不動関節，わずかに動く関節は半関節，自由に動く関節は可動関節と呼ばれている。これらの関節は，構造的な相違によってさらに細かく分類される。

不動関節や半関節は線維性連結と軟骨性連結に，可動関節は滑膜性連結に分類される。この分類の模式図を表8-2に示した。

A. 不動関節

不動関節 synarthrosis は骨どうしが密に合わさっていて動かない関節をいう。

縫合 suture は頭蓋骨にある線維性の連結である。骨の端は咬み合っており，密性結合組織によって互いの骨が結合している。もう1つの線維性の連結は歯槽と歯の連結であり，**歯根膜** periodontal ligament でつながっている。このような結合を**釘植** gomphosis という。

成長しつつある骨では，骨端と骨幹端は骨端軟骨によってつながっている。この強固な結合は**軟骨結合** synchondrosis と呼ばれる。成長とともに2つの骨は互いに癒合し，その境界は消滅して**骨結合** synostosis をなす。これは非常に硬い不動関節の例である。

B. 半関節

半関節 amphiarthrosis はほとんど動かない関節で，骨は膠原線維あるいは軟骨で結合されている。隣接する骨は不動関節よりも離れている。2本の骨が靱帯によって結合されている場合を**靱帯結合** syndesmosis といい，脛骨と腓骨の間の遠位にある脛腓靱帯結合がその例である。また，線維性軟骨によって隔てられている**線維軟骨結合** symphysis もある。隣接する椎体間の関節や左右の恥骨間の結合がこの例である。

C. 可動関節

可動関節 diarthrosis は**滑膜性連結** synovial joint（狭義の関節）で，広範囲に動くことができる。この関節は上肢や下肢の骨の骨端などに広く認められる（図8-1）。通常，骨の関節面は**関節軟骨** articular cartilage で被われていて，骨表面は互いに接していない。この関節軟骨はショックアブソーバーとして働くとともに，摩擦を減じる働きがある。関節軟骨は硝子軟骨であるが，軟骨膜はなく，基質には

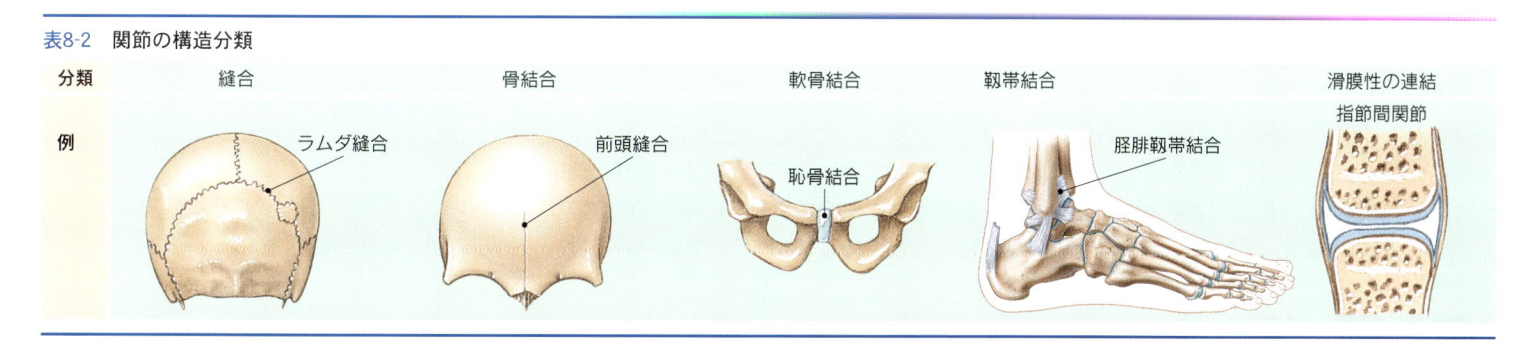

表8-1　関節の機能分類

機能分類	構造分類	解説	例
不動関節	線維性連結		
	縫合	線維性結合＋骨の咬み合い	矢状縫合
	釘植	線維性結合＋歯の歯槽へのさし込み	歯と歯槽間の歯根膜
	軟骨性連結		
	軟骨結合	軟骨板が介在	骨端軟骨
	骨性連結		
	骨結合	結合が癒合して硬い骨に変化	前頭縫合（前頭骨）
半関節	線維性連結		
	靱帯結合	靱帯による結合	脛腓靱帯結合
	軟骨性連結		
	線維軟骨結合	線維軟骨で結合	恥骨結合，椎間関節
可動関節	滑膜性連結	滑液を含む関節包で包まれる	
1軸性	蝶番関節，車軸関節	1平面上を動く	肘関節（腕尺関節）
2軸性	楕円関節（顆状関節），鞍関節	2平面上を動く	橈骨手根関節，母指の手根中手関節
3軸性	球関節	3平面上を動く	肩関節，股関節

表8-2　関節の構造分類

分類	縫合	骨結合	軟骨結合	靱帯結合	滑膜性の連結
例	ラムダ縫合	前頭縫合	恥骨結合	脛腓靱帯結合	指節間関節

(a) 関節の断面

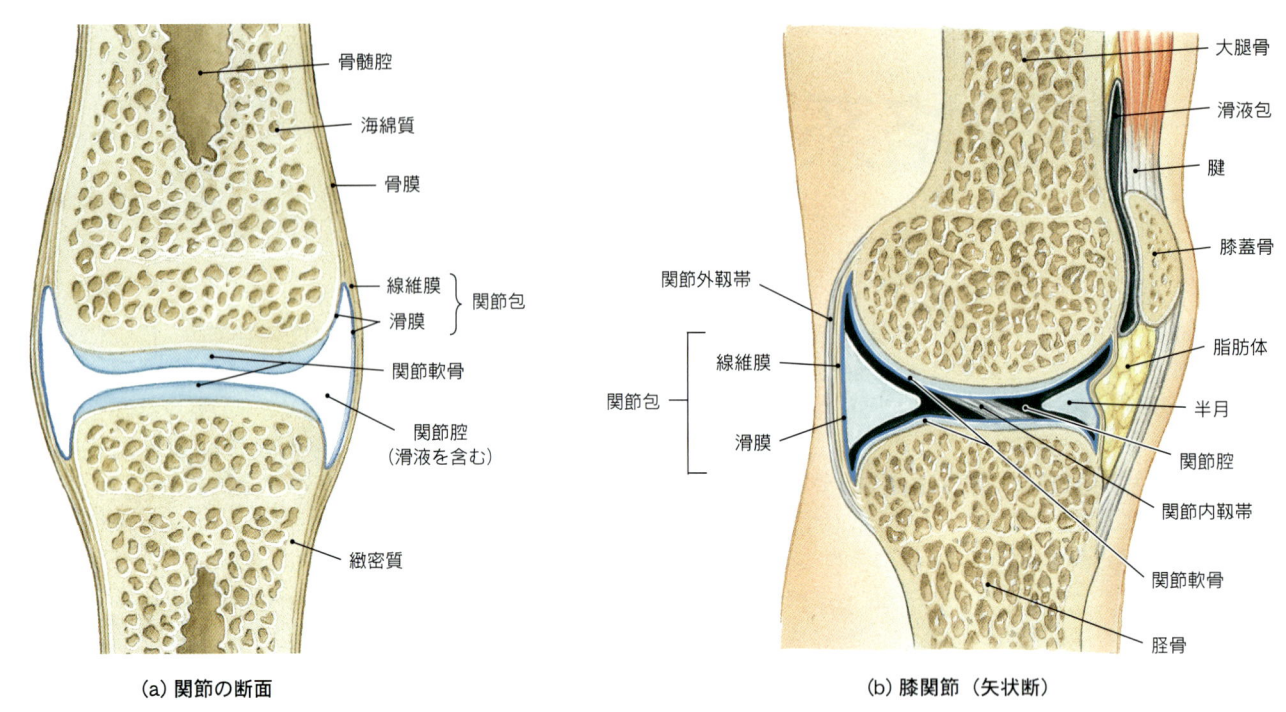

(b) 膝関節（矢状断）

図8-1 関節の模式図

多量の液体が含まれている。

a. 滑液

関節は，密性結合組織の厚い層からなる**関節包** joint capsule, articular capsule で囲まれている。滑膜が関節腔の内側を被っているが，関節軟骨の端で途絶える。滑膜は関節腔を満たす**滑液** synovial fluid を産生する。滑液には以下の働きがある。
- **潤滑**：軟骨の一部が圧迫されるとわずかな量の液体が軟骨基質から関節腔に絞り出される。この液体の薄い層は関節表面の摩擦を減じる。軟骨はスポンジのように働き，圧迫がなくなると液体は再び軟骨のなかに吸収される。
- **軟骨細胞の栄養**：関節内の滑液量は膝関節のような大きな関節でも通常せいぜい3 mℓである。このわずかな量の液体は，絶えず循環していて栄養を供給し，関節軟骨の軟骨細胞の排泄物を除去するルートでもある。滑液は関節が動くたびに循環し，関節軟骨が圧迫されたり減圧されたりすると滑液が関節基質に入ったり出たりする。
- **ショックアブソーバー**：滑液は圧力のかかる関節のショックを和らげる働きがある。例えば，股関節，膝関節，足関節では歩行時には圧迫され，走ったりするとさらに強く圧迫される。急に圧力が増加すると滑液はショックを吸収し，関節の表面に均等に分布していく。

b. 付属構造

滑膜関節には様々な種類の付属装置がある。それには脂肪体，靱帯，滑液包などがある（図8-1）。
- **半月** meniscus：線維軟骨からできた板で，関節腔を分け，滑液が流れる空間を作る。関節面の適合性を増したり関節の動きを制限したりする。膝関節に認められる（図8-1b）。
- **脂肪体** fat pad：しばしば関節腔の周辺に認められ，滑膜の層によって被われている。脂肪体は関節軟骨を保護するとともに，関節の充填物質として働き，骨が動いて関節腔の形が変化したときに生じる空所を埋める。
- **関節包，靱帯，腱**：

関節包は関節全体を被い，関節する骨の骨膜と連続している。
関節の内・外には**関節外靱帯** extracapsular ligament と**関節内靱帯** intracapsular ligament があり，関節を補強している（図8-1b）。側副靱帯は関節包が部分的に肥厚したもので，関節包を補強するのに役立っている。
腱 tendon は関節そのものの一部ではないが，関節をまたいだり，関節の周囲に存在することがある。（図8-1b）。関節周囲の腱によって，関節が補強される反面，関節の動きが制限される。
- **滑液包** bursa：
滑液包は関節周囲の結合組織中にある小さな袋である（図8-1b）。なかには滑液が入っており，袋の内面は滑膜で被われている。滑液包のなかには関節腔とつながっているものもあるし，完全に独立しているものもある。
滑液包は腱や靱帯がほかの組織と擦れ合うような場所にあり，摩擦を減らしたり，ショックを和らげる働きがある。肩関節や膝関節のような滑膜関節の周囲に見られ，骨を被う皮膚の下や摩擦・圧迫にさらされる結合組織のなかにも存在する。異常な圧がかかることによって生じる滑液包は**偶発嚢** adventitious bursa と呼ばれる。
腱鞘 synovial tendon sheath は管状の滑液包で，腱を取り囲んでおり，そのなかを腱が行き来する。

c. 強さと可動性

広範な可動性と強固さの両方を備えた関節はありえない。可動範囲が大きくなるほど関節の構造は弱くなり，最も強固な不動関節ではまったく動かない。わずかに動く半関節は正常の運動範囲を超えると壊れてしまう。次のような要素が組み合わさって，関節の可動性が制限される一方で，損傷が容易に起こらないような仕組みになっている。
- 補強靱帯と関節包の存在
- 関節表面の形状
- 関節周囲の骨，骨格筋の腱，脂肪体の存在

🔲 臨床ノート　滑膜関節の脱臼

関節面が正常の位置からずれることを**脱臼** dislocation, luxation という。脱臼によって関節軟骨，靱帯，関節包などを損傷することがある。関節の内部には痛覚受容器はないが，関節包，靱帯，腱には感覚神経が分布しているので，脱臼は痛みを伴う。程度の軽い脱臼を亜脱臼という。関節を自由自在に曲げることのできる人は関節の安定性が弱い。このような関節は，通常の人よりも可動範囲が広いけれども，亜脱臼や脱臼をきたしやすい。

✓ 不動関節と半関節の違いは何ですか。
✓ 滑膜性連結の主な利点は何ですか。
✓ 滑液の主な機能を2つ挙げなさい。
✓ 滑液包とはどういうものですか。その機能は何ですか。

---

2. 関節の形と機能

人体の動きを理解するためには，それぞれの関節における構造と機能の関係を知る必要がある。人体の動きを正確かつ詳細に述べるためには，誰もが理解できる共通の表現方法が必要である。

滑膜性の連結（関節）は，構造的あるいは機能的に分類される。その分類を理解するのに必要な関節での動きについて，簡単なモデルを使って説明しよう。

A. 運動用語を理解するために

関節運動のモデルとして，1本の鉛筆を持って机の上にまっすぐ立ててみよう（図8-2a）。鉛筆は骨を表し，机は関節面を表している。鉛筆をねじったり押しつけたり引っ張ったりしてみると，このモデルを動かすには3つの方向しかないことが分かるだろう。

●運動1：点の移動

鉛筆の端を持ち，まっすぐに机の上に立ててその先端にかかる力を緩めると，鉛筆の先を机の上で前後左右，あるいは斜めに動かすことができる。このような運動は**滑動** gliding と呼ばれており（図8-2b），**線形運動** linear motion の例である。鉛筆を動かすときにその動きは2本の軸（前後の軸と左右の軸）を用いて示すことができる。例えば，1軸に沿う簡単な動きであれば，「前に1 cm」あるいは「左に2 cm」と表すことができる。斜めの動きは2軸を使って表すことができ，例えば，「後ろに1 cmと右に2.5 cm」と表すことができる。

●運動2：表面に対する軸の角度変化

鉛筆の先を一定に保ちながら，片方の端を前後左右に自由に動かすことができる。このような運動は軸と関節面との間の角度を変化させるので，**角運動** angular motion と呼ばれる（図8-2c）。どんな角運動でも，線運動で用いたのと同じ2軸（前後，左右）と角度の変化（度）を用いて記載することができる。

鉛筆の端を手で持って軸を机の上まで倒して，鉛筆の先を1点に固定し，手に持った端を円を描くように動かしてみよう（図8-2d）。このような運動は表現するのが非常に難しいので，**描円** circumduction という用語を用いて表される。

●運動3：軸の回転

鉛筆の先を机につけ，端を持ってまっすぐに立てると，手で鉛筆を回転させることができる。このような運動を**回転** rotation と呼ぶ（図8-2e）。いくつかの関節ではこのような回転運動ができるが，どこまでも回転できるわけではない。もし，どこまでも回転したならば，関節周囲にある血管，神経，筋がねじれてしまうであろう。

関節の動きが1軸のみに限定されている場合は**1軸性** monoaxial という。鉛筆のモデルで，運動が同一平面上でのみ起こる角運動で，回転などの運動を伴わなければ1軸性の運動である。2つの平面で起こる角運動で回転などの運動を伴わなければ，**2軸性** biaxial の運動である。様々な平面の角運動と回転運動が起こる運動は**3軸性** triaxial（**多軸性** multiaxial）の運動であるという。

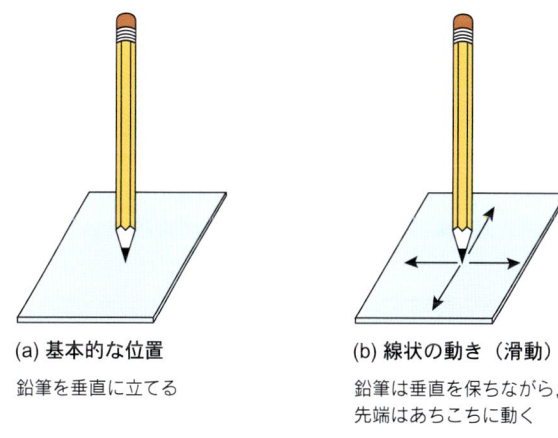

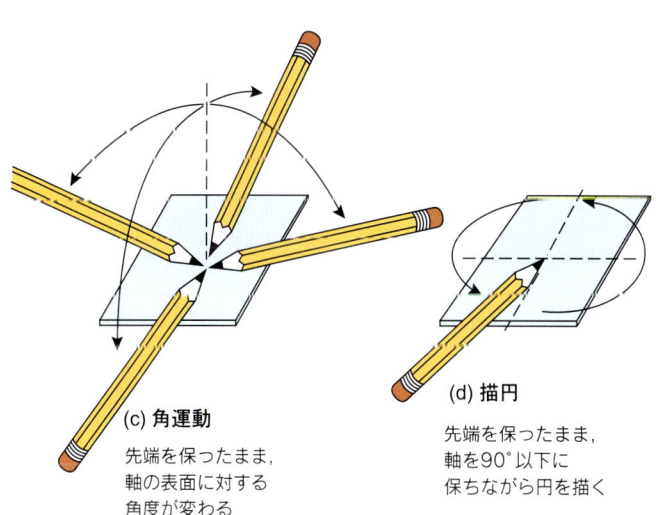

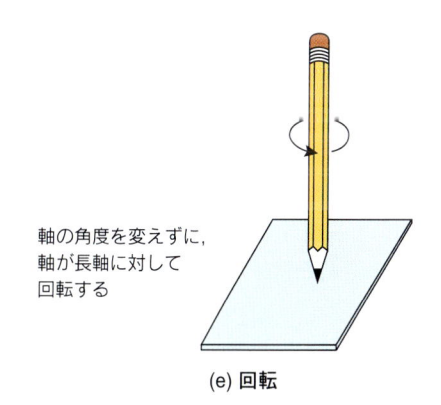

(a) 基本的な位置
鉛筆を垂直に立てる

(b) 線状の動き（滑動）
鉛筆は垂直を保ちながら，先端はあちこちに動く

(c) 角運動
先端を保ったまま，軸の表面に対する角度が変わる

(d) 描円
先端を保ったまま，軸を90°以下に保ちながら円を描く

(e) 回転
軸の角度を変えずに，軸が長軸に対して回転する

図8-2　関節の動きのモデル

B. 運動の種類

特に断らない限り，すべての運動は解剖学的位置に基づいて述べることになっている。先に述べた鉛筆モデルを参考にして，運動の種類を概説する。

a. 滑動

滑動 gliding は向かい合った面が互いにずれる運動で，手根骨や足根骨の関節面，あるいは鎖骨と胸骨の関節面などで起こる（図8-6a）。どのような方向にも動くが，その動きはわずかである。

b. 角運動

角運動 angular motion には外転，内転，屈曲，伸展がある。このような運動は解剖学的位置に基づいて考えなければならない（図8-3）。

- **外転 abduction と内転 adduction**：

外転は前頭面で体軸から離れるような運動をいう。例えば，上肢を横方向に上げる運動は肩関節の外転であり，上肢を体軸に引き寄せるような運動は肩関節の内転である。

手首の関節で手を外側に動かす運動は手関節の外転であり，内側に動かす運動は手関節の内転である。

中指を中心にして指を広げる運動は，中指の中軸から離れるので，外転といい，逆に，指を閉じる運動を内転という。

このような内転・外転という用語は四肢骨の動きに用いられる（図8-3a,c）。

- **屈曲 flexion と伸展 extension**：

屈曲は関節の角度を減じるような前後平面上の運動をいう。逆に，関節の角度を広げるような運動を伸展という（図8-3b）。頭を前に傾けるときは頸の椎間関節が，体軸を前に曲げるときは脊柱の椎間関節が屈曲していることになる。この逆の運動を伸展という。

肩関節や股関節で上肢や下肢を前方に上げる運動は屈曲，これとは逆に後方に引く運動を伸展という。

手首の関節で手掌を前方に上げる運動は屈曲，逆の運動は伸展である。

伸展運動には解剖学的位置を越えて後方まで及ぶものがあり，このような場合，**過伸展** hyperextension という用語が用いられることがある（図8-3b）。

- **描円 circumduction**：

特殊な角運動である描円については，鉛筆モデルで紹介した（図8-2d）。描円は，肩関節で上肢を大きく円を描くように回す運動を表すときに用いられる（図8-3d）。

c. 回転

「いいえ」と言うときに頭を左右に振る運動は，頭の**右回旋** right rotation と**左回旋** left rotation の運動が組み合わさったものである。

四肢の運動で，四肢の前面を体幹の方に内側に回転させるような運動を**内旋** internal rotation，逆の運動を**外旋** external rotation という（図8-4）。

橈骨と尺骨との遠位にある関節で手首を回転することができる。解剖学的位置で前方に向いている手掌を体幹に向けるように回転させる運動を**回内** pronation，これとは逆の運動を**回外** supination という。

d. 特殊な運動

特殊な関節運動を表現するのに以下のような用語が用いられる（図8-5）。

- **外反 eversion と内反 inversion**：

足底を外側に向ける足の運動を外反といい，足底を内側に向ける運動を内反という（図8-5a）。

- **背屈 dorsiflexion と底屈 plantar flexion**：

足背を引き上げる運動を背屈といい，逆に足底を引き下げるような運動を底屈という（図8-5b）。

- **側屈 lateral flexion**：

脊柱を側方に傾ける運動を側屈という（図8-5c）。側屈は頸椎と胸椎の部位でよく曲がる。

- **突出 protraction と後退 retraction**：

身体の一部を水平面状で前方に出すような運動を突出といい，逆の運動を後退という（図8-5d）。

- **対立 opposition**：

母指を小指の方に動かして，物をつかむような運動を対立という（図8-5e）。

- **挙上 elevation と引き下げ（下制）depression**：

身体のある構造物が上下に動くとき，挙上と引き下げという用語が用いられる。開口時には下顎骨は引き下げられ，閉口時には挙上する（図8-5f）。肩の上下運動にも挙上と引き下げ（下制）という用語が用いられる。

C. 関節の構造分類

滑膜性の連結（狭義の関節）はよく動く可動関節で，運動の様態によって以下のように分類される。

a. 滑動関節（平面関節）

滑動関節 gliding joint（**平面関節** plane joint）は平坦か，わずかに弯曲した関節面を持つ（図8-6a）。互いの関節面が滑動するが，動きは極めて少ない。関節周囲の靭帯があるため，回転運動はできないか，できたとしてもごくわずかである。

胸鎖関節，手根骨間や足根骨間の関節，椎間関節などが挙げられる。

滑動関節はごくわずかしか動かないので**無軸性** nonaxial と呼ばれたり，これとは逆にどんな方向にでも動き得るので**多軸性** multiaxial として分類される。

b. 蝶番関節

蝶番関節 hinge joint は同一平面上で角運動をなす関節で，蝶番のような開閉運動をすることから蝶番関節と呼ばれる（図8-6b）。肘関節の腕尺関節や膝関節がこの例である。この関節は1軸性である。

c. 車軸関節

車軸関節 pivot joint は回転運動だけができる1軸性の関節である（図8-6c）。環椎と軸椎との正中環軸関節や橈骨と尺骨との上橈尺関節がこの例である。

d. 楕円関節（顆状関節）

楕円関節 ellipsoid joint は**顆状関節** condyloid joint とも呼ばれ，関節面が楕円形の凸面と凹面をなすものをいう（図8-6d）。楕円の長軸と短軸を通る2つの面で角運動が起こる2軸性の関節である。橈骨手根関節がこの例である。

骨格系：連結

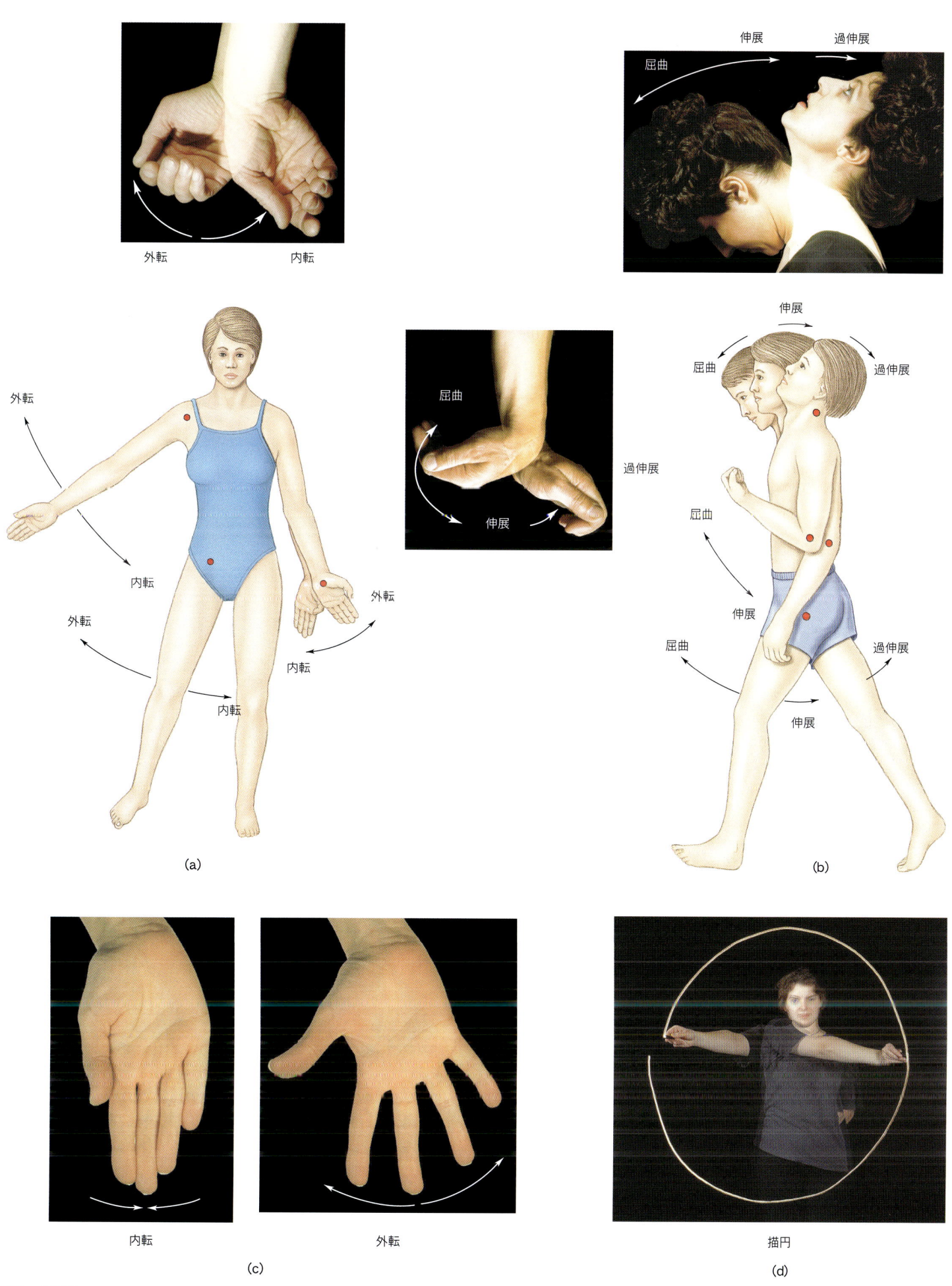

図 8-3　角運動

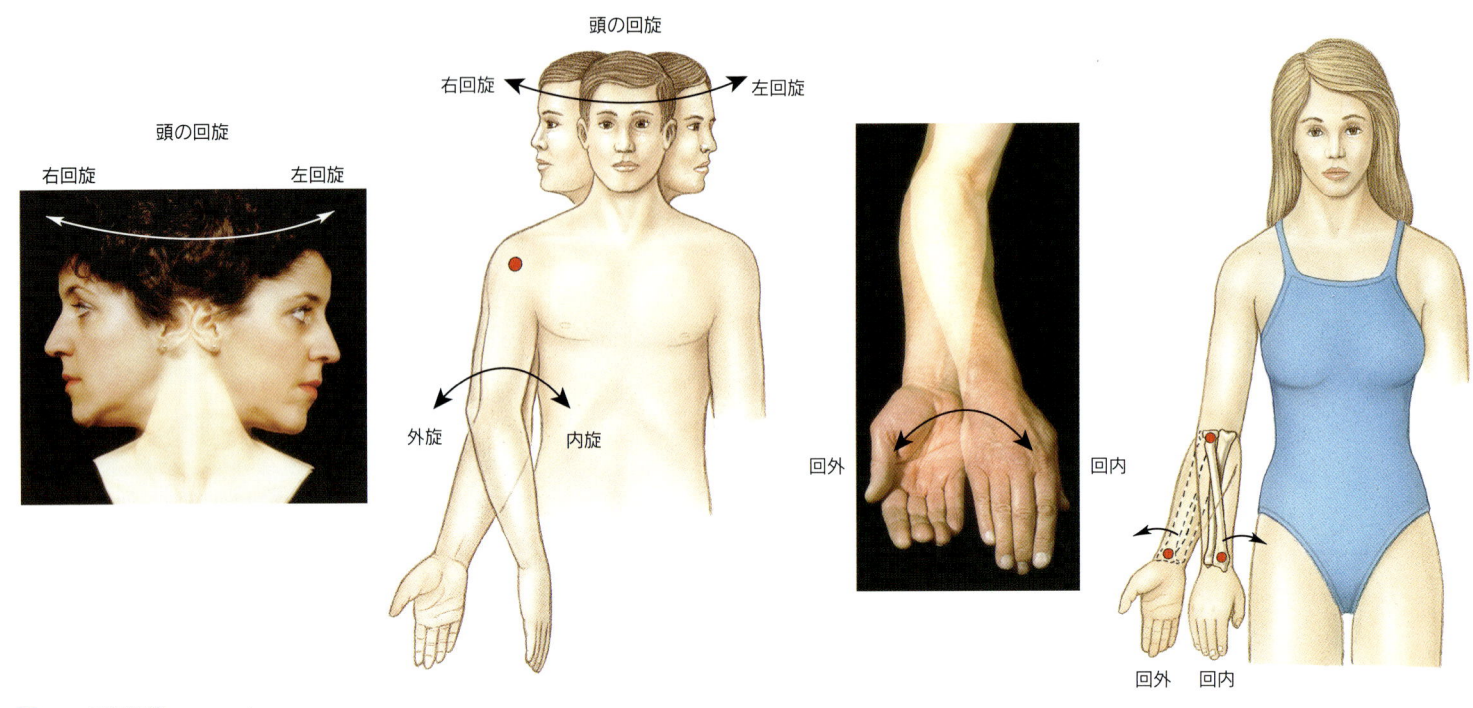

図8-4 回転運動

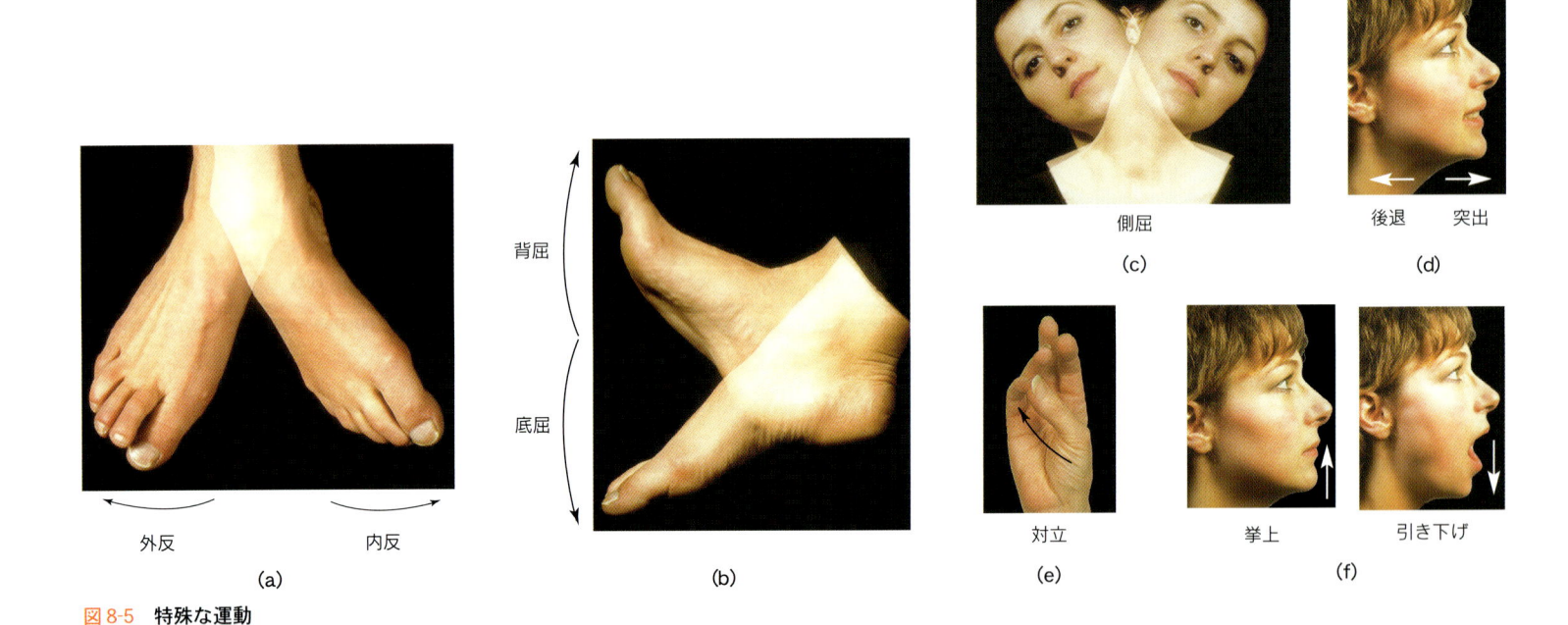

図8-5 特殊な運動

e. 鞍関節

　鞍関節 saddle joint の関節面は，1軸が凸面でもう1つの軸が凹面をなし，馬の鞍のような形状をしている（図8-6e）。鞍関節は可動性に富み，回転はしないが広範囲な角運動が可能で2軸性である。母指の中手手根関節がこの例である。

f. 球関節

　球関節 ball-and-socket joint は，半球状の骨頭と椀状にくぼんだ関節窩が組み合わさった関節である（図8-6f）。可動範囲が広く3軸性で，肩関節がこの例である。
　股関節は関節窩のくぼみが深いので運動範囲が制限され，特に臼状関節と呼ぶことがある。

> ✓ 幼児では頭蓋骨の大きな骨は線維性結合組織でつながっているが，成長すると骨は互いに咬み合うように連結する。このような結合は何と呼ばれますか。
> ✓ 次のような運動は何と呼ばれますか。
> ・上腕骨を正中線から離すような運動
> ・手掌を前に向けるような運動
> ・肘を曲げる運動

(a) 滑動関節（平面関節）：手根間関節

(b) 蝶番関節：腕尺関節

(c) 車軸関節：正中環軸関節

(d) 楕円関節：橈骨手根関節

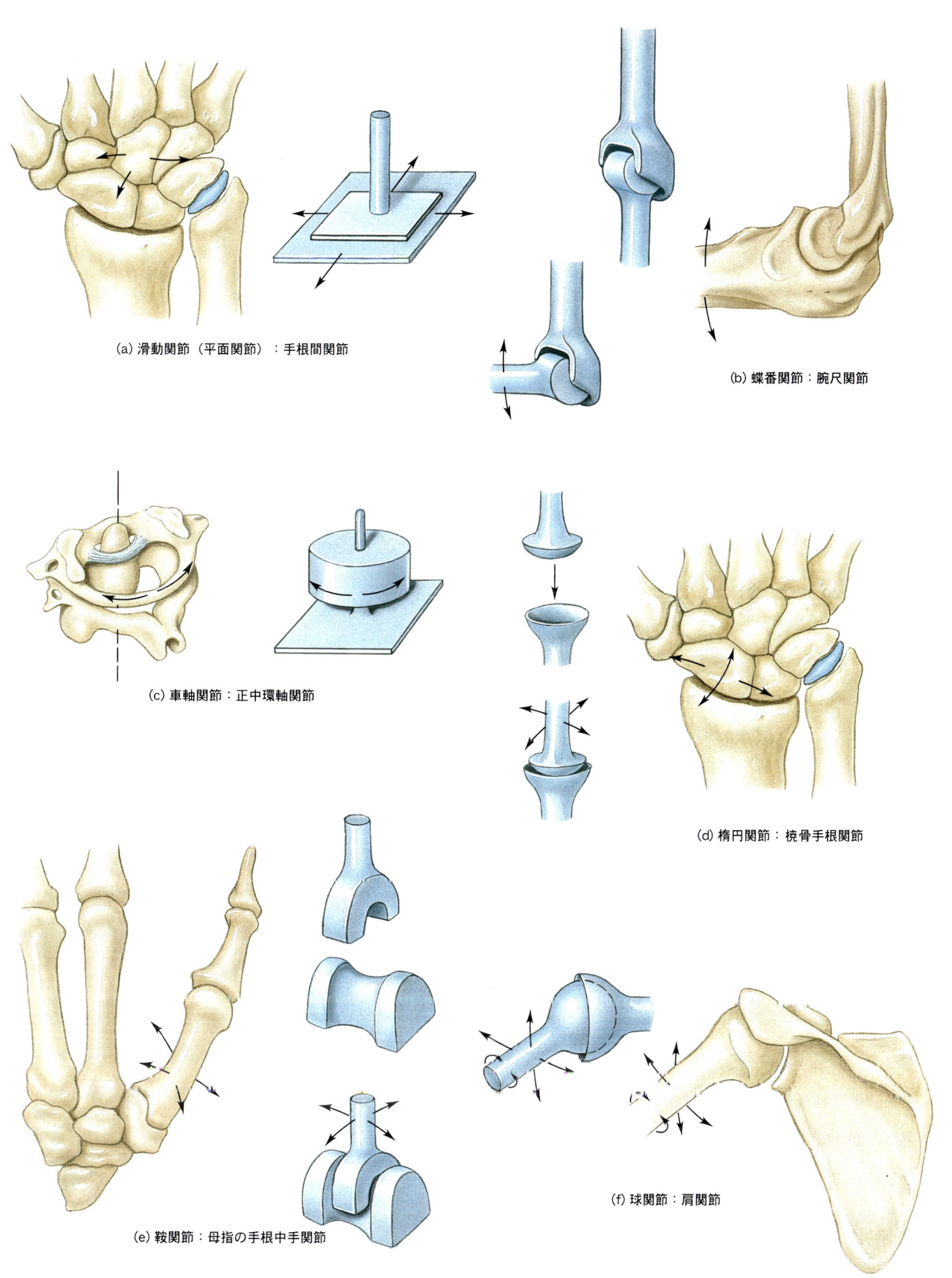

(e) 鞍関節：母指の手根中手関節

(f) 球関節：肩関節

図8-6 滑膜性の連結の構造分類

3. 代表的な関節

重要な機能を持つ関節を取り上げてみよう。人体の関節の大部分に関する情報は表8-3，図8-4，図8-5にまとめてある。

表8-3 軸骨格の関節

関節名	構成する骨	関節の機能分類	関節の形態分類	作用
頭蓋の縫合	頭蓋の骨	不動関節	縫合	不動
歯	上顎骨・下顎骨／歯	不動関節	釘植	不動
顎関節	側頭骨／下顎骨	可動関節	蝶番関節	挙上／引き下げ，滑動，突出／後退
環椎後頭関節	環椎／後頭骨	可動関節	楕円関節	屈曲／伸展
正中環軸関節	環椎／軸椎の歯突起	可動関節	車軸関節	回旋
椎間関節（椎体間）	椎体／椎体	半関節	靱帯結合	わずかに動く
椎間関節（関節突起間）	下関節突起／上関節突起	可動関節	滑動関節	わずかに回旋，屈曲／伸展
肋椎関節	胸椎／肋骨	可動関節	滑動関節	挙上／引き下げ
胸肋関節	胸骨／肋骨	不動関節	軟骨結合	不動
腰仙連結	第5腰椎の椎体／仙骨底	半関節	靱帯結合	わずかに動く
第5腰椎の下関節突起と仙骨の関節突起との関節	第5腰椎／仙骨	可動関節	滑動関節	わずかに屈曲／伸展
仙腸関節	仙骨／腸骨（寛骨）	可動関節	滑動関節	わずかに動く
仙尾連結	仙骨／尾骨	可動関節	滑動関節（癒合していることもある）	わずかに動く
尾椎間の連結	尾骨	不動関節	骨結合	不動

A. 顎関節

顎関節 temporomandibular joint は，側頭骨の下顎窩と下顎骨の関節突起との間にある関節である（図8-7）。関節内には線維軟骨でできた関節円板があり，関節腔を上下に分けている。

関節包は比較的緩いので，顎関節は広範囲に動くことができる。その一方で，関節の安定性は悪く，外側あるいは前方に強い力が働くと，亜脱臼や完全脱臼をきたすことがある。

顎関節の周囲は**外側靱帯** lateral ligament によって補強されているほか，次の2つの靱帯によっても補強されている。
- **茎突下顎靱帯** stylomandibular ligament：茎状突起から下顎角の後縁に張っている。
- **蝶下顎靱帯** sphenomandibular ligament：蝶形骨棘から下顎枝の内側面に伸びる。その一部は顎舌骨線の後方を被っている。

顎関節は基本的には蝶番関節であるが，関節包が緩くて関節の表面が比較的平坦であるため，わずかながらも滑動や回転運動が可能である。このような運動は，食物を歯の咬合面上ですり合わせるときに重要である。

B. 椎間関節

隣接する椎骨の上・下関節突起間の関節は脊柱を屈曲したり回旋したりするとわずかに動く。隣接する椎骨の椎体間では滑動はほとんど起こらない。図8-8はこの関節の構造を示している。

軸椎から仙骨に至る椎体間には，**椎間円板** intervertebral disc と呼ばれる線維軟骨でできたクッションがあり，衝撃を吸収している。椎間円板は仙骨，尾骨などの椎骨が融合している場所や，環椎と軸椎との間には存在しない。

a. 椎間円板

椎間円板の外側には線維軟骨でできた**線維輪** anulus fibrosus がある（図8-8，図8-9a）。この線維輪の膠原線維が椎体と椎間円板をつ

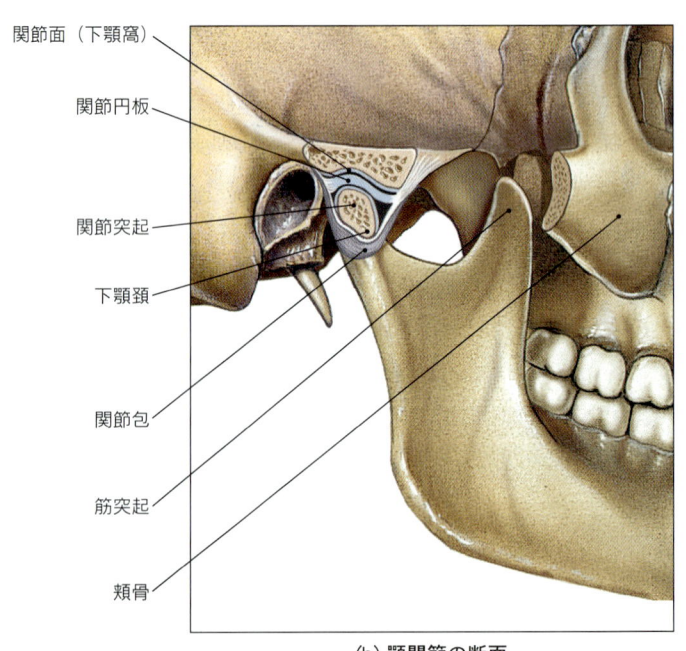

(a) 外側観 — 頬骨弓，頬骨，筋突起，外耳道，関節包，乳様突起，外側靱帯，茎状突起，蝶下顎靱帯，茎突下顎靱帯，下顎枝

(b) 顎関節の断面 — 関節面（下顎窩），関節円板，関節突起，下顎頸，関節包，筋突起，頬骨

図8-7 顎関節

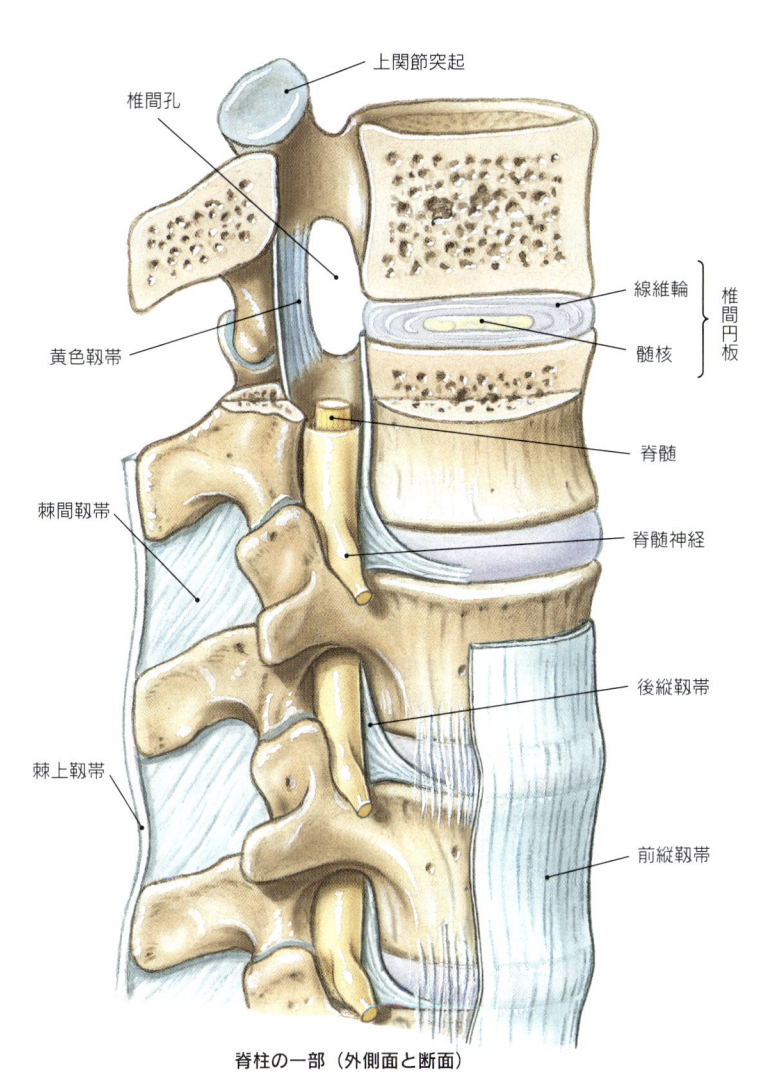

骨格系：連結

ないでいる。線維輪は弾性に富み，ゼラチン質の**髄核** nucleus pulposus を取り囲んでいる。髄核の約75％は水分で，そのなかには細網線維や弾性線維が散らばっている。髄核は椎間円板に弾力を与えるとともに，衝撃を吸収する。脊柱が曲がると，髄核は圧迫されてゆがみ，反対方向に押しやられる。

椎間円板の厚みは，身長の高さの構成要因でもある。椎間円板の厚みを総計すると，仙骨より上部の脊柱の約1/4の長さを占める。加齢とともに髄核の水分が減少し，クッションとしての機能が衰える。また，この水分減少は脊柱の短縮を引き起こし，身長が低くなる。

b. 椎骨をつなぐ靱帯

以下のような多数の靱帯が椎骨をつなぐとともに，脊柱に安定性をもたらしている（図8-8）。

- **前縦靱帯** anterior longitudinal ligament：椎体の前面を縦につなぐ。
- **後縦靱帯** posterior longitudinal ligament：椎体の後面を縦につなぎ，前縦靱帯と平行に走る。
- **黄色靱帯** ligamentum flavum：隣接する椎骨の椎弓板の内面を縦につなぐ。
- **棘間靱帯** interspinous ligament：隣接する棘突起間に張る。
- **棘上靱帯** supraspinous ligament：第7頸椎から仙骨にかけて棘突起の先端をつなぐ。項靱帯は棘上靱帯の一種で，頸椎の棘突起と頭蓋底をつなぐ（☞第6章）。

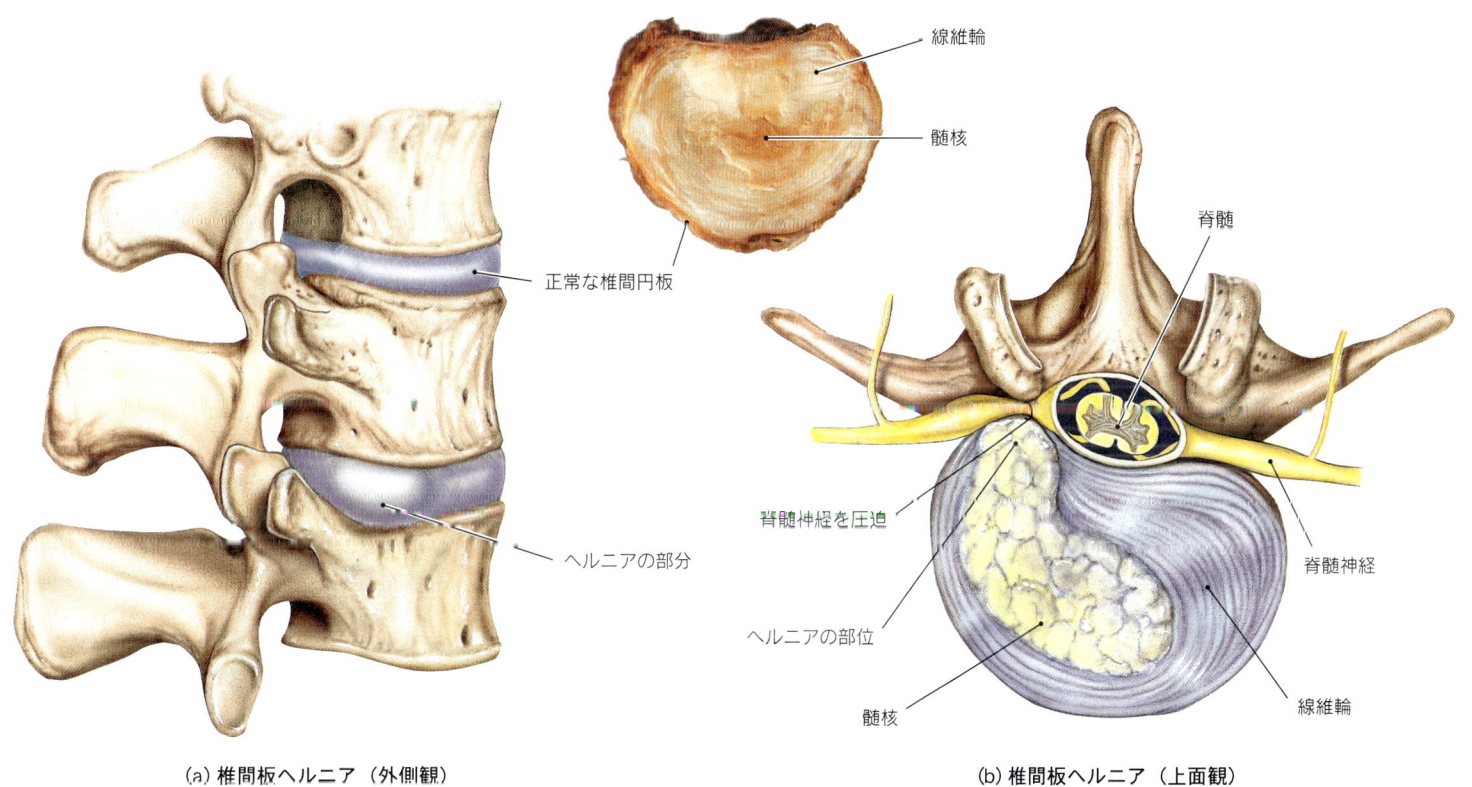

図 8-8　椎骨間の関節

図 8-9　椎間円板の障害
（a）椎間板ヘルニア（外側観）
（b）椎間板ヘルニア（上面観）

臨床ノート　椎間円板の障害

椎間円板は，限界以上の圧迫を受けると，一時的あるいは恒久的な損傷を受ける。高齢者ではしばしば後縦靱帯が弱くなり，圧縮された髄核が線維輪を圧迫して，その一部が突出する（図8-9a）。好発部位は$C_5 \sim C_6$，$L_4 \sim L_5$，$L_5 \sim S_1$である。

このような状態は**椎間板ヘルニア** herniated disc と呼ばれる（図8-9a）。椎間円板が突出すると，脊髄神経が圧迫され，疼痛を生じる。**坐骨神経痛** sciatica は坐骨神経の根部が圧迫されて生じ，**腰痛** lumbago を起こすことがある。

腰部の椎間板ヘルニアの多くは，安静，装具，鎮痛薬，理学療法を組み合わせることによって治癒することが多い。外科的治療が行われることがあるが，これは椎間円板を除去して，椎体を動かないように固定するものである。

c. 脊柱の動き
脊柱の動きには次のようなものがある。
- **屈曲** flexion：前方に曲げる。
- **伸展** extension：後方に曲げる。
- **側屈** lateral flexion：側方に曲げる。
- **回旋** rotation：ねじる。

表8-3に軸骨格の関節と動きについてまとめた。

C. 胸鎖関節

胸鎖関節 sternoclavicular joint は，鎖骨の胸骨端と胸骨柄をつなぐ滑膜性連結である（図8-10）。関節内には顎関節と同様，関節円板があり，関節腔を分けている。関節包は厚くて丈夫で，関節の安定性に寄与しているが，その一方で運動が制限される。関節包は**前胸鎖靱帯** anterior sternoclavicular ligament と以下の靱帯によって補強されている。

- **鎖骨間靱帯** interclavicular ligament：鎖骨間にあり，関節包の上部を補強する。この靱帯は胸骨柄の上部とも固く結合していて，肩が引っ張られても胸鎖関節が脱臼しないように補強している。
- **肋鎖靱帯** costoclavicular ligament：鎖骨の胸骨端近くの下部にある肋鎖靱帯圧痕と第1肋骨および肋軟骨の上縁をつなぐ。この靱帯は肩を挙上しても，胸鎖関節が脱臼しないように補強している。

胸鎖関節は基本的には滑動関節であるが，わずかに回転運動や描円運動ができる。

D. 肩鎖関節

肩鎖関節 acromioclavicular joint は鎖骨の肩峰端と肩甲骨の肩峰との間にできる半関節である（図8-11）。以下の靱帯によって補強されている。これらの靱帯は上肢帯の安定にも関与している。
- **肩鎖靱帯** acromioclavicular ligament：鎖骨の肩峰端と肩甲骨の肩峰との間に張る。
- **烏口鎖骨靱帯** coracoclavicular ligament：鎖骨の肩峰寄りの下面と肩甲骨の烏口突起の間に張る。この靱帯は前外側に張る**菱形靱帯** trapezoid ligament と後内側の**円錐靱帯** conoid ligament からなる。

E. 肩関節

肩関節 shoulder joint は肩甲骨の関節窩と上腕骨頭で構成され，球関節に分類される（図8-11）。可動性に富むが，関節窩が浅いためしばしば脱臼を起こす。

生体では，関節窩の周辺に線維性軟骨でできた**関節唇** glenoid labrum という突出した構造物があり，わずかではあるが関節窩を深くしている（図8-11c,d）。

肩関節の関節包はややたるみがあるので，肩関節の可動性は広い。関節包の下部は構造的に弱いが，上部は肩峰と烏口突起が肩関節の外側上方に張り出しているので強い。

この関節は，周囲の靱帯や筋・腱によっても安定性がもたらされている。

a. 靱帯
肩関節を補強する靱帯には次のものがある（図8-11a～c）。

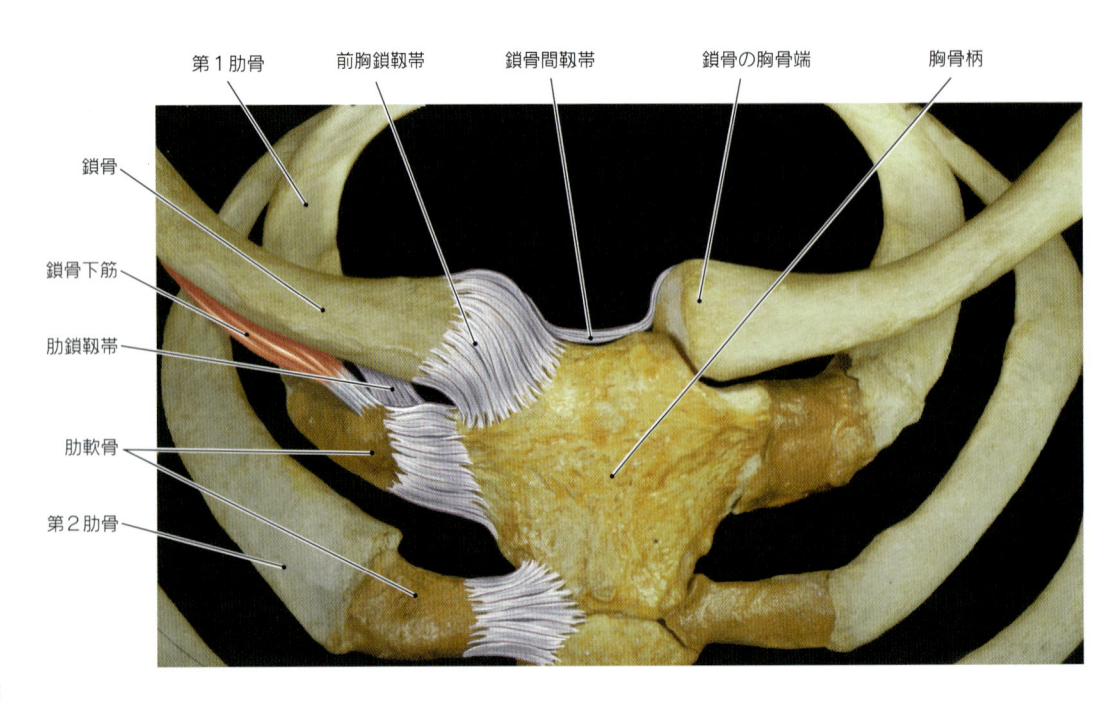

図8-10　胸鎖関節

骨格系：連結

- **関節上腕靱帯** glenohumeral ligament：関節包の前部で肥厚している部位を関節上腕靱帯という。
- **烏口上腕靱帯** coracohumeral ligament：烏口突起の基部から上腕骨の大結節の上部に張る靱帯で，関節包の上部を補強している。
- **烏口肩峰靱帯** coracoacromial ligament：烏口突起と肩峰の間に張る強靱な靱帯で，肩関節の関節包の上部にある。肩関節と直接の関係はないが，肩関節の安定に関与している。

b. 関節周囲の筋と腱

　肩関節周囲にある筋は，上腕を動かすばかりでなく肩関節を安定させるのに役立っている。体幹，上肢帯から起こる筋は関節包の前・上・後面を被い，関節を通る腱は関節包の前部と上部を補強している。

　また，肩関節の周囲は，肩甲骨から起こり上腕骨に至る筋の腱によって取り囲まれており，肩関節の安定化と肩の可動範囲の制限に

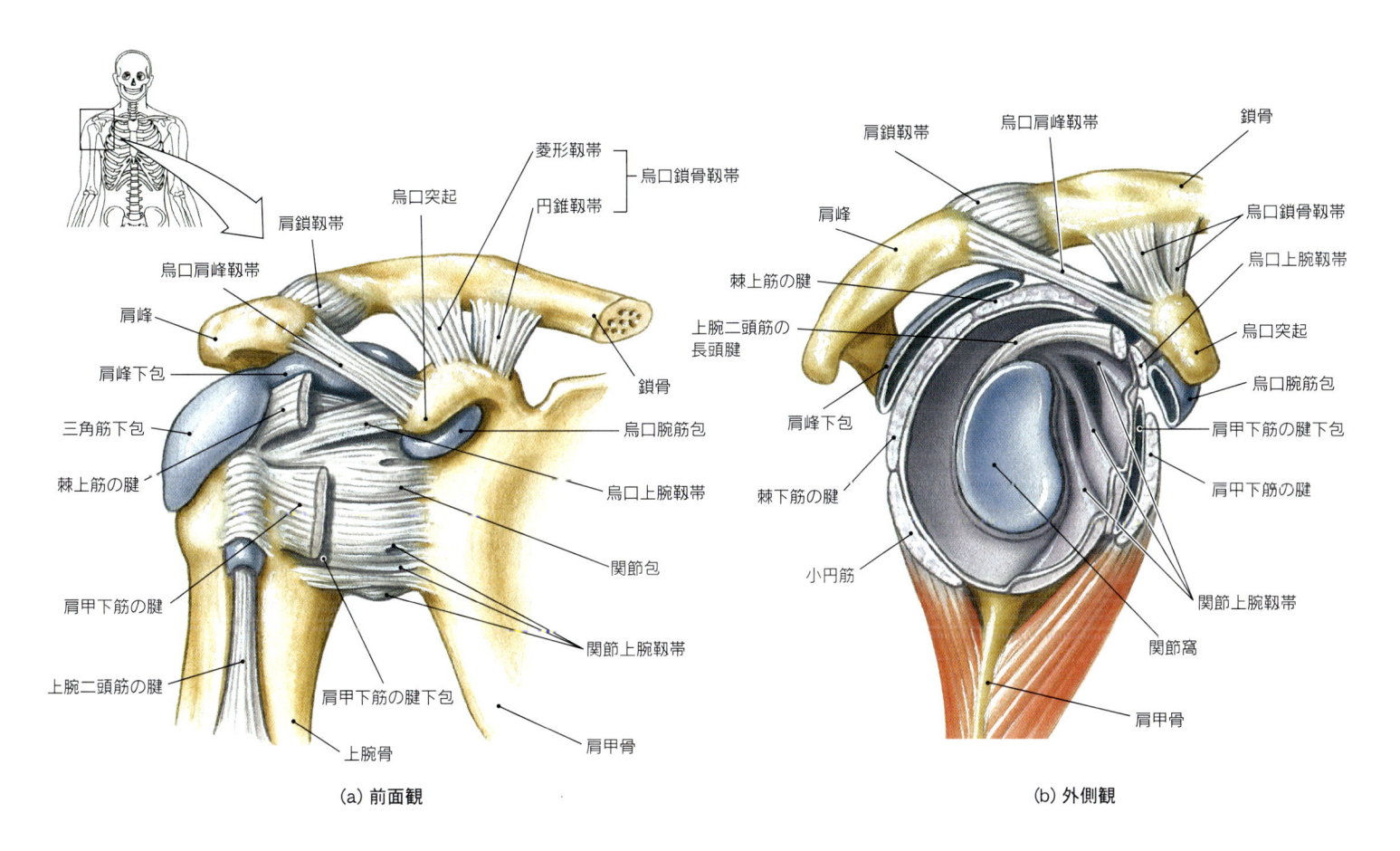

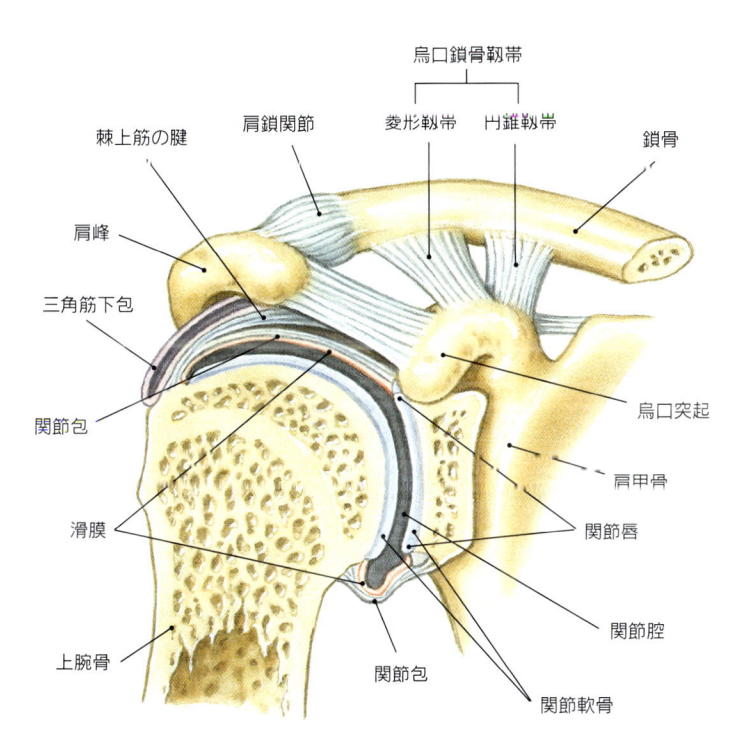

(a) 前面観

(b) 外側観

(c) 前頭断（前面観）

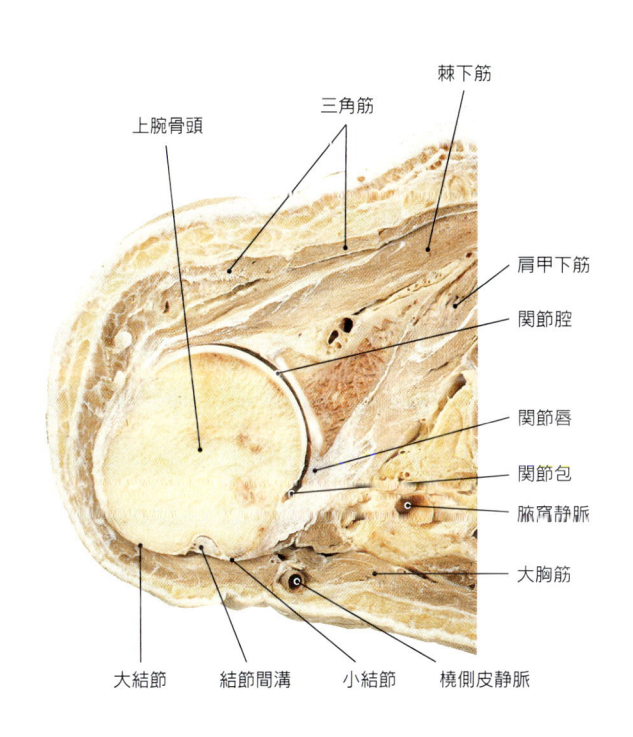

(d) 水平断（上面観）

図 8-11　肩関節

関与している。この筋には肩甲下筋，棘上筋，棘下筋，小円筋があり，総称して回旋筋腱板 rotator cuff と呼ばれる。ここはスポーツ外傷の起こりやすい部位でもある。

c. 滑液包

肩関節の周囲にはいくつかの滑液包があり，関節包との筋や腱との間に生じる摩擦を減じている。

肩峰下包 subacromial bursa と**烏口腕筋包** subcoracoid bursa は，肩峰や烏口突起と関節包が接触しないようにしている（図8-11a）。

三角筋下包 subdeltoid bursa（ときに肩峰下包と交通）や**肩甲下筋腱下包** subscapular bursa は，それぞれ三角筋や肩甲下筋と関節包の間にある滑液包である。

これらの滑液包に炎症が起こると，肩関節の動きが制限され，痛みが生じる。

> **臨床ノート　肩の損傷**
>
> アメリカンフットボールやホッケーなどのスポーツでは，肩は衝撃を受けやすい。鎖骨は上肢帯を体幹とつなぐ唯一の骨なので，強い衝撃には耐えられない。特に肩関節の関節包の下部は抵抗に弱いので，脱臼が起こりやすい。脱臼すると関節包や関節唇が断裂する。治癒しても関節の安定性が乏しくなるため，習慣性脱臼を起こしやすくなることがある。
>
> 肩鎖関節の脱臼は，肩鎖靱帯が部分的あるいは完全に断裂し，鎖骨の肩峰端が浮き上がる。肩の上面を強打することによって起こることが多い。

F. 肘関節

肘関節 elbow joint は上腕骨，橈骨，尺骨からなる複関節で，以下の3種類の関節から構成されている（図8-12）。

- **腕尺関節** humeroulnar joint：肘関節のなかで最も大きな関節で，上腕骨滑車と尺骨の滑車切痕で構成される蝶番関節である。
- **腕橈関節** humeroradial joint：腕尺関節の外側にある関節で，上腕骨小頭と橈骨頭で構成される球関節である。
- **上橈尺関節** proximal radioulnar joint：橈骨頭と尺骨の橈骨切痕で構成される車軸関節である。

肘関節の屈曲は上腕の前部にある上腕二頭筋によって，伸展は上腕の後面にある上腕三頭筋によって行われる。

肘関節は，上腕骨と尺骨が咬み合って横ズレや回転ができないようになっている。関節包は厚く，さらに以下の補強靱帯で補強されているので，非常に安定な関節である。

- **内側側副靱帯** ulnar collateral ligament：肘関節の内側を補強する靱帯で，上腕骨の内側上顆から起こり，前方は尺骨の鉤状突起に，後方は肘頭につながる（図8-12a,b）。
- **外側側副靱帯** radial collateral ligament：肘関節の外側を補強する靱帯で，上腕骨の外側上顆と橈骨輪状靱帯とをつなぐ。
- **橈骨輪状靱帯** annular ligament of radius：橈骨頭の周囲を輪状に取り巻き，尺骨に付着する帯状の靱帯である（図8-12e）。

G. 手の関節

a. 手根の関節

手首には**手関節** wrist joint がある（図8-13a, b）。手関節は**下橈尺関節** distal radioulnar joint，**橈骨手根関節** radiocarpal joint，**手根間関節** intercarpal joint から構成される。

下橈尺関節は回内・回外運動に関わる。

橈骨手根関節は橈骨の遠位端と近位列の3個の手根骨（舟状骨，月状骨，三角骨）で構成される。この関節は楕円関節で，手根を屈曲・伸展，内転・外転させることができる。

手根間関節は手根骨どうしで構成される滑動関節で，手根骨のわずかな動きに関与する。

b. 手根の靱帯

手根骨の関節面は平滑であるが，それ以外の面は靱帯が付着したり腱が通過するので凸凹している。関節包は強靱で，さらに広範囲にわたって靱帯で補強されているので，手根骨の位置は安定している（図8-13b,c）。主な靱帯には次のものがある。

- **掌側橈骨手根靱帯** palmar radiocarpal ligament：橈骨の遠位部と月状骨，有頭骨，三角骨の前面をつなぐ。
- **背側橈骨手根靱帯** dorsal radiocarpal ligament：橈骨の遠位部と三角骨の後面をつなぐ。
- **内側手根側副靱帯** ulnar carpal collateral ligament：尺骨の茎状突起から三角骨と豆状骨に張る。
- **外側手根側副靱帯** radial carpal collateral ligament：橈骨の茎状突起から舟状骨に張る。

上記の靱帯のほか，多数の**手根間靱帯** intercarpal ligament が手根骨をつないでおり，背側・掌側手根中手靱帯が遠位列の手根骨と中手骨をつないでいる（図8-13c）。

手関節や指を屈曲する筋肉の腱は，手関節の前面を通る。これとは逆に，手関節や指を伸展する筋肉の腱は手関節の後面を通る。

c. その他の手の関節

- **手根中手関節** carpometacarpal joint：遠位列の手根骨と手掌にある中手骨との関節をいう。母指の手根中手関節は鞍関節に属するが，その他の指の手根中手関節は滑動関節である。
- **中手指節関節（MP関節）** metacarpophalangeal joint：中手骨と基節骨との間の関節を中手指節関節（MP関節）という。この関節は機能上は楕円関節に分類され，基節骨を屈曲・伸展，内転・外転させることができる。
- **指節間関節** interphalangeal joint：指骨間にある手の指節間関節は，指骨を屈曲・伸展させることができる蝶番関節である。基節骨と中節骨との間の関節は**近位指節間関節（PIP関節）** proximal interphalangeal joint，中節骨と末節骨との間の関節は**遠位指節間関節（DIP関節）** distal interphalangeal joint という。

表8-4に上肢帯と上肢の関節の特徴をまとめた。

✓ テニスの選手に肩甲下筋の腱下包の炎症が起こりやすいのはなぜですか。

✓ 肘関節を少し曲げた状態で倒れて手のひらを地面についたところ，肘が動かなくなった。骨折があるとすると，どの骨が折れている可能性がありますか。

骨格系：連結

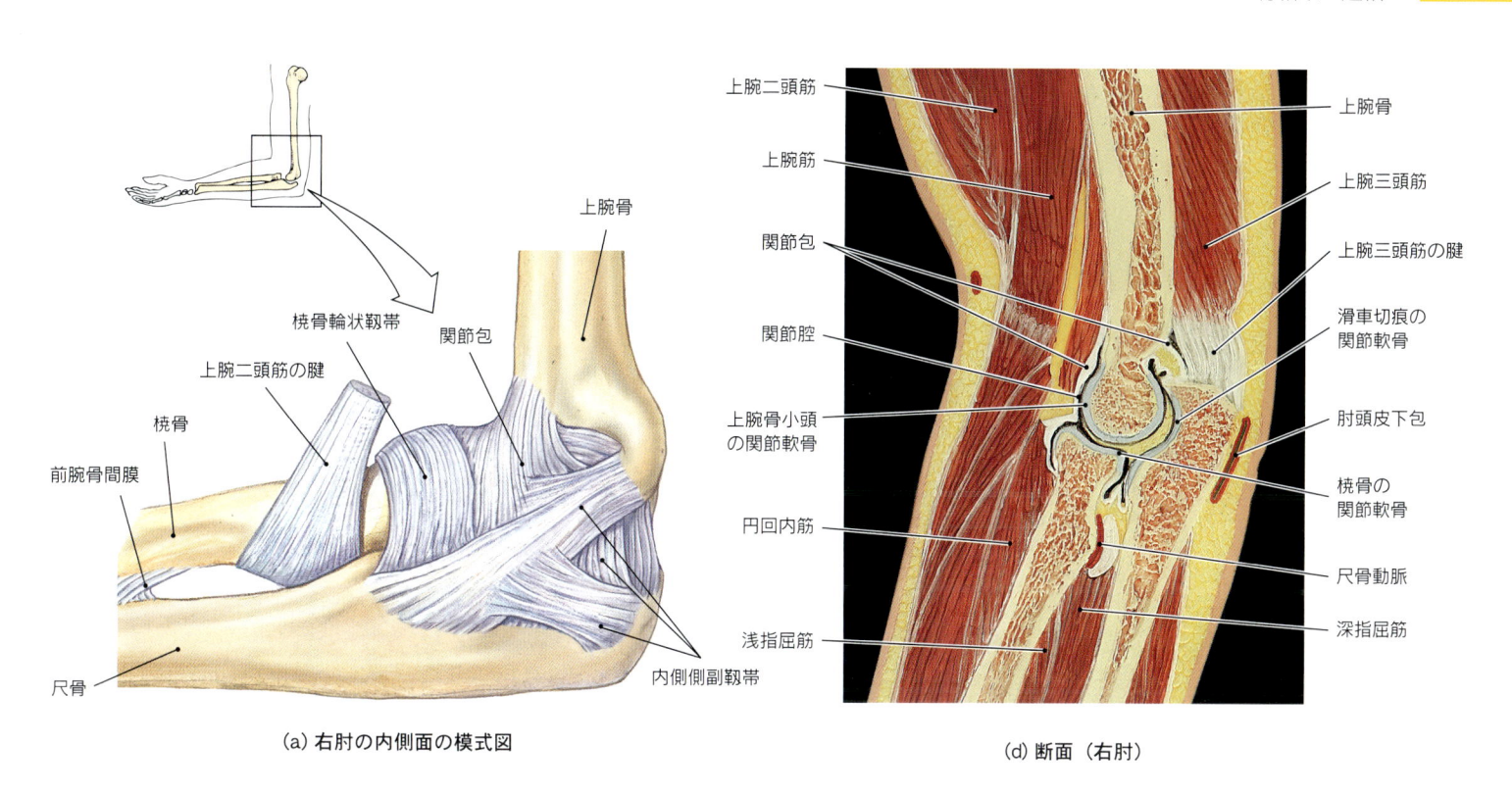

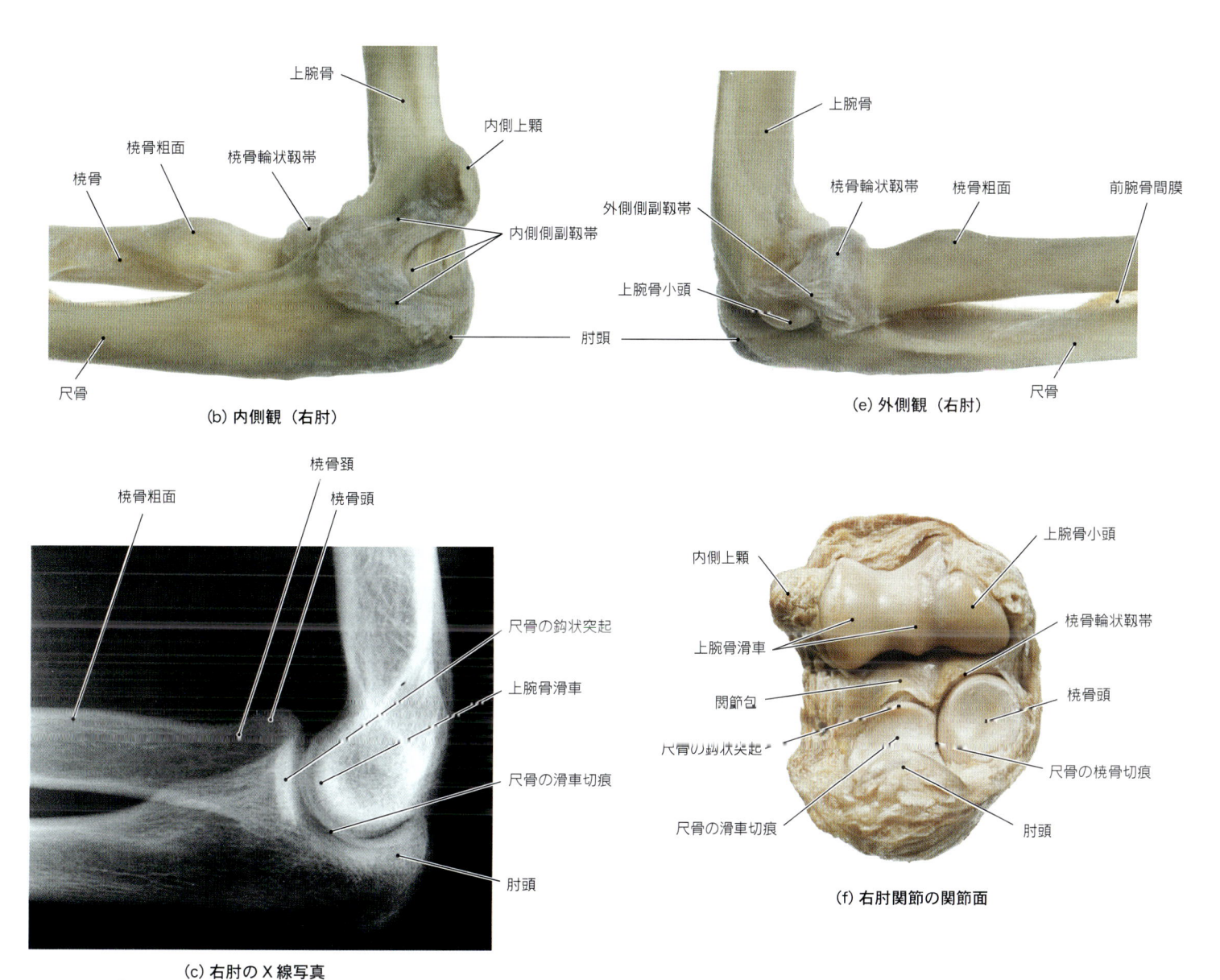

(a) 右肘の内側面の模式図

(d) 断面（右肘）

(b) 内側観（右肘）

(e) 外側観（右肘）

(c) 右肘のX線写真

(f) 右肘関節の関節面

図 8-12　肘関節

179

(a) 右手根の関節（前面観）

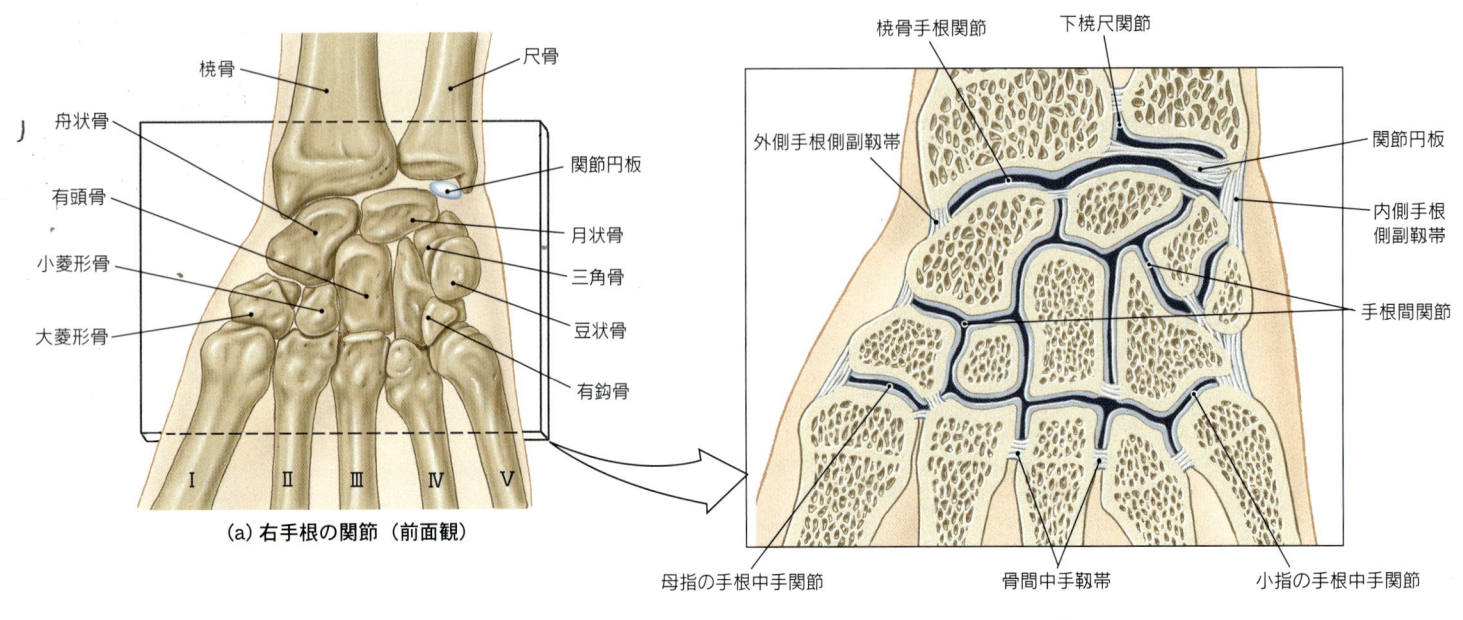

(b) 右手根の関節（前頭断）

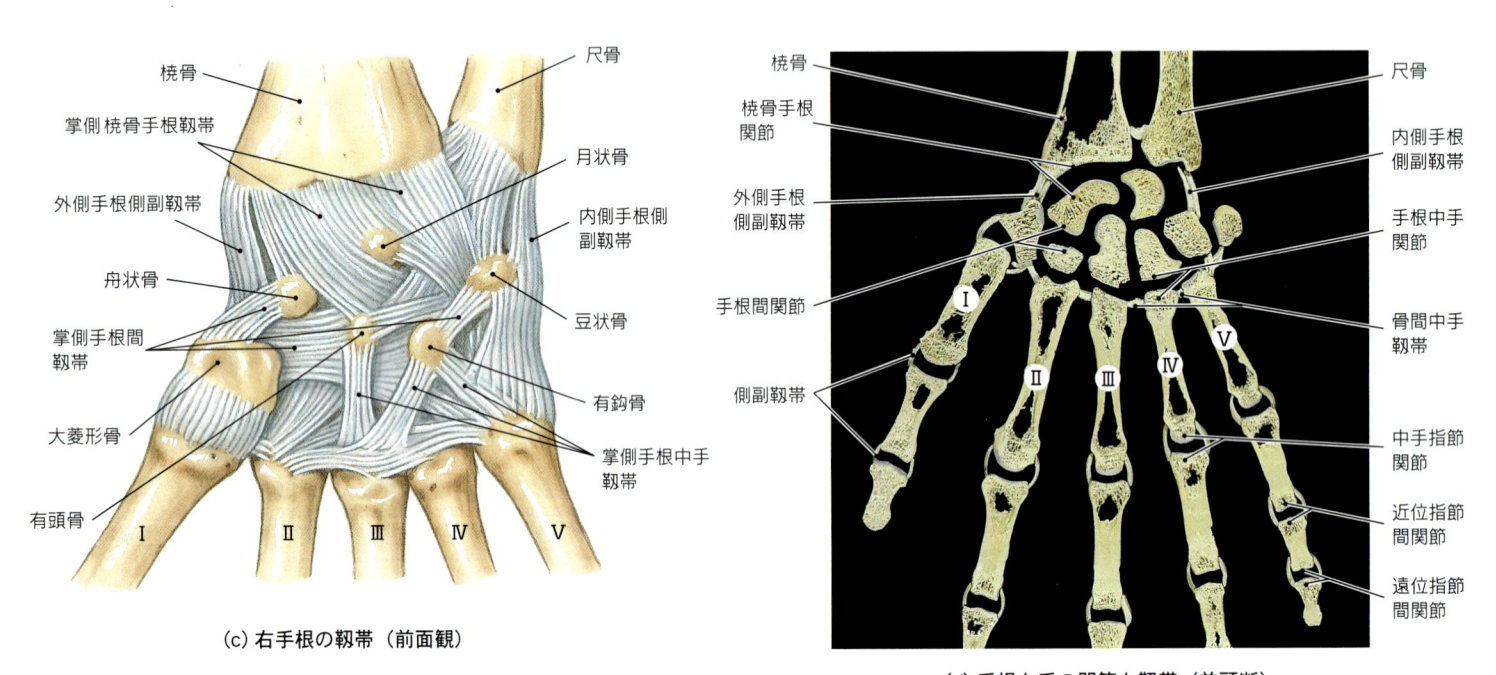

(c) 右手根の靱帯（前面観）

(d) 手根と手の関節と靱帯（前頭断）

図8-13　手根と手の関節

表8-4　上肢帯と上肢の関節

関節名		構成する骨	関節の機能分類	関節の形態分類	作用
胸鎖関節		胸骨／鎖骨	可動関節	滑動関節	突出,後退,挙上／引き下げ,わずかな回転
肩鎖関節		肩甲骨／鎖骨	可動関節	滑動関節	滑動
肩関節		肩甲骨／上腕骨	可動関節	球関節	屈曲／伸展,内転／外転,描円,回転
肘関節	腕尺関節	上腕骨／尺骨	可動関節	蝶番関節	屈曲／伸展
	腕橈関節	上腕骨／橈骨	可動関節	球関節	屈曲／伸展
	上橈尺関節	橈骨／尺骨	可動関節	車軸関節	回内／回外
下橈尺関節		橈骨／尺骨	可動関節	車軸関節	回内／回外
橈骨手根関節		橈骨／手根骨	可動関節	楕円関節	屈曲／伸展,内転／外転,描円
手根間関節		手根骨／手根骨	可動関節	滑動関節	滑動
母指の手根中手関節		手根骨／第1中手骨	可動関節	鞍関節	屈曲／伸展,内転／外転,描円,対立
手根中手関節		手根骨／第2〜5中手骨	可動関節	滑動関節	わずかに屈曲／伸展,内転／外転
中手指節関節		中手骨／基節骨	可動関節	楕円関節	屈曲／伸展,内転／外転,描円
手の指節間関節		指骨／指骨	可動関節	蝶番関節	屈曲／伸展

H. 股関節

股関節 hip joint は球関節であるが，大腿骨頭が入り込む寛骨臼は非常に深いので，臼状関節と呼ばれることがある。関節軟骨が寛骨臼切痕の両側に馬蹄形に伸びて寛骨臼の月状面を被っている（図8-14a）。寛骨臼窩には滑膜で被われた脂肪体がある。この脂肪体は伸びたり変形したりすることができ，衝撃を吸収するのに役立っている。

a. 関節包

股関節の関節包は非常に厚くて，強靱である（図8-14b）。関節包が寛骨の外側および下面から大腿骨の転子間稜や転子間線に張っており，大腿骨頭と大腿骨頸を取り囲んでいて，大腿骨頭が寛骨臼から抜けないように保持している。また，関節唇と呼ばれる線維軟骨

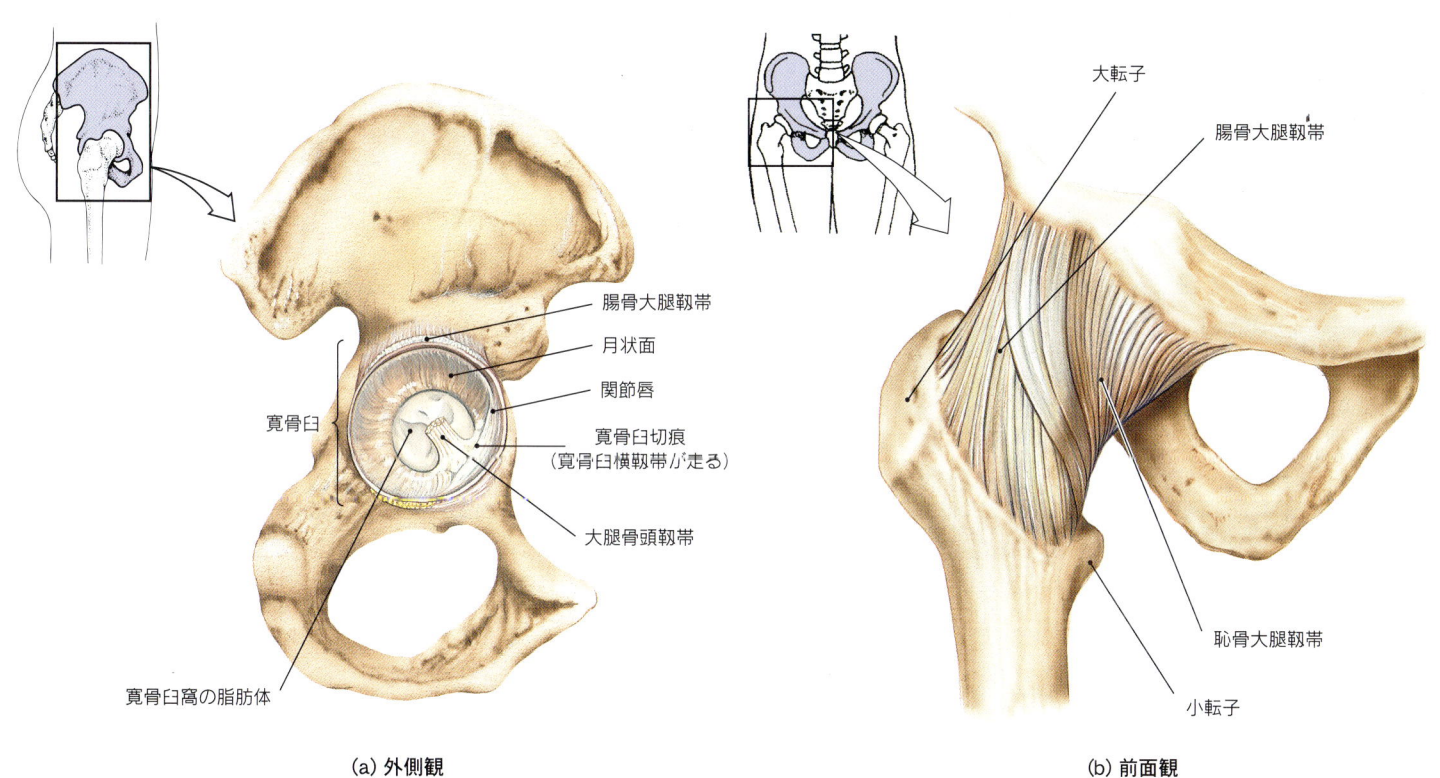

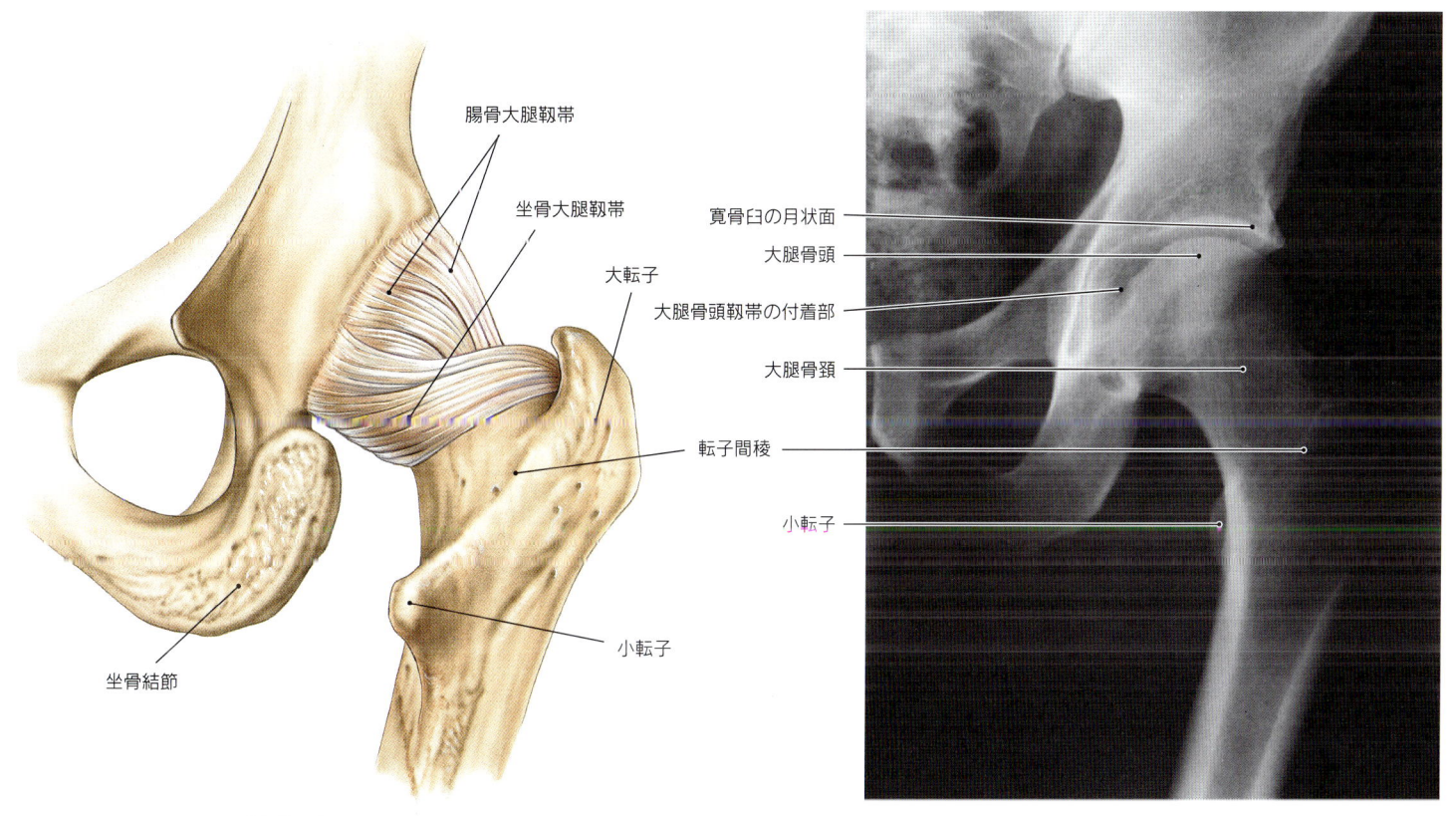

(a) 外側観

(b) 前面観

(c) 後面観

(d) X線写真

図8-14　股関節（その1）

性の構造物が寛骨臼の縁を取り囲んでおり，寛骨臼をさらに深くしている（図8-14a）。

b. 股関節の安定化

以下の4つの靱帯が関節包を補強している（図8-14b,c）。これらのうち，前者の3つは関節包が肥厚したものである。

- **腸骨大腿靱帯** iliofemoral ligament：腸骨から大腿骨の転子間線に張る。
- **恥骨大腿靱帯** pubofemoral ligament：恥骨と大腿骨との間に張る。
- **坐骨大腿靱帯** ischiofemoral ligament：坐骨と大腿骨との間に張る。
- **寛骨臼横靱帯** transverse acetabular ligament：寛骨臼切痕の上に張り，寛骨臼の下縁を閉鎖する。

関節内には**大腿骨頭靱帯** ligament of the femoral headがある。この靱帯は寛骨臼切痕から起こり，大腿骨頭に付着している（図8-15a）。この靱帯のなかには血管が通っており，大腿が股関節で屈曲・外旋したときに緊張するが，機械的な支持作用はない。

股関節の周囲の筋肉も関節の補強に重要な働きをしている（図8-15b）。

股関節は，屈曲・伸展，内転・外転，内旋・外旋などの運動が可能であるが，なかでも屈曲が日常の動作で最も重要な運動である。

大腿骨頭を入れる深い寛骨臼，強靱な関節包，補強靱帯，周囲の筋群によって，股関節は安定な構造をとっている。しかし，その一方で股関節の運動はこれらの構造物によって制限されている。股関節は，脱臼よりも大腿骨頚部や転子間で骨折が起こることが多い。

I. 膝関節

膝関節 knee jointは機能的には蝶番関節として作用するが，同じ蝶番関節に属する肘関節や足関節よりもはるかに複雑な構造をしている。大腿骨下端の丸く膨らんだ内側顆と外側顆が脛骨上面と関節しているが，接触面は関節が動くたびに移動する。

膝関節はその他の蝶番関節と比べると構造的に弱い。膝関節は屈曲・伸展のほか，わずかに回旋することができる。

膝関節には3つの関節面がある。そのうちの2つは，大腿骨と脛骨（大腿骨の内側顆と脛骨の内側顆，大腿骨の外側顆と脛骨の外側顆）で，もう1つは膝蓋骨と大腿骨の膝蓋面との関節である（☞第7章）。腓骨は膝関節の構成には関与しない。

a. 関節包

膝関節の関節腔は滑液包とつながっているので，関節包は複雑な形状をしている。（図8-16）。

大腿骨と脛骨の間には内側半月と外側半月がある（図8-17）。この半月はクッションとして働くほか，膝関節の屈曲・伸展時に大腿骨と脛骨の関節面が半月を挟んで適合するようにしたり，関節の外側方向の安定性をある程度生み出している。

関節の周辺には多くの**脂肪体** fat padがあり，滑液包とともに膝蓋骨と周囲の組織との摩擦を減じるのに役立っている。膝蓋骨の下方では，特に脂肪体が発達しており，**膝蓋下脂肪体** infrapatellar fat padと呼ばれる（図8-16a,b）。

(a) 前頭断模式図

(b) 前頭断

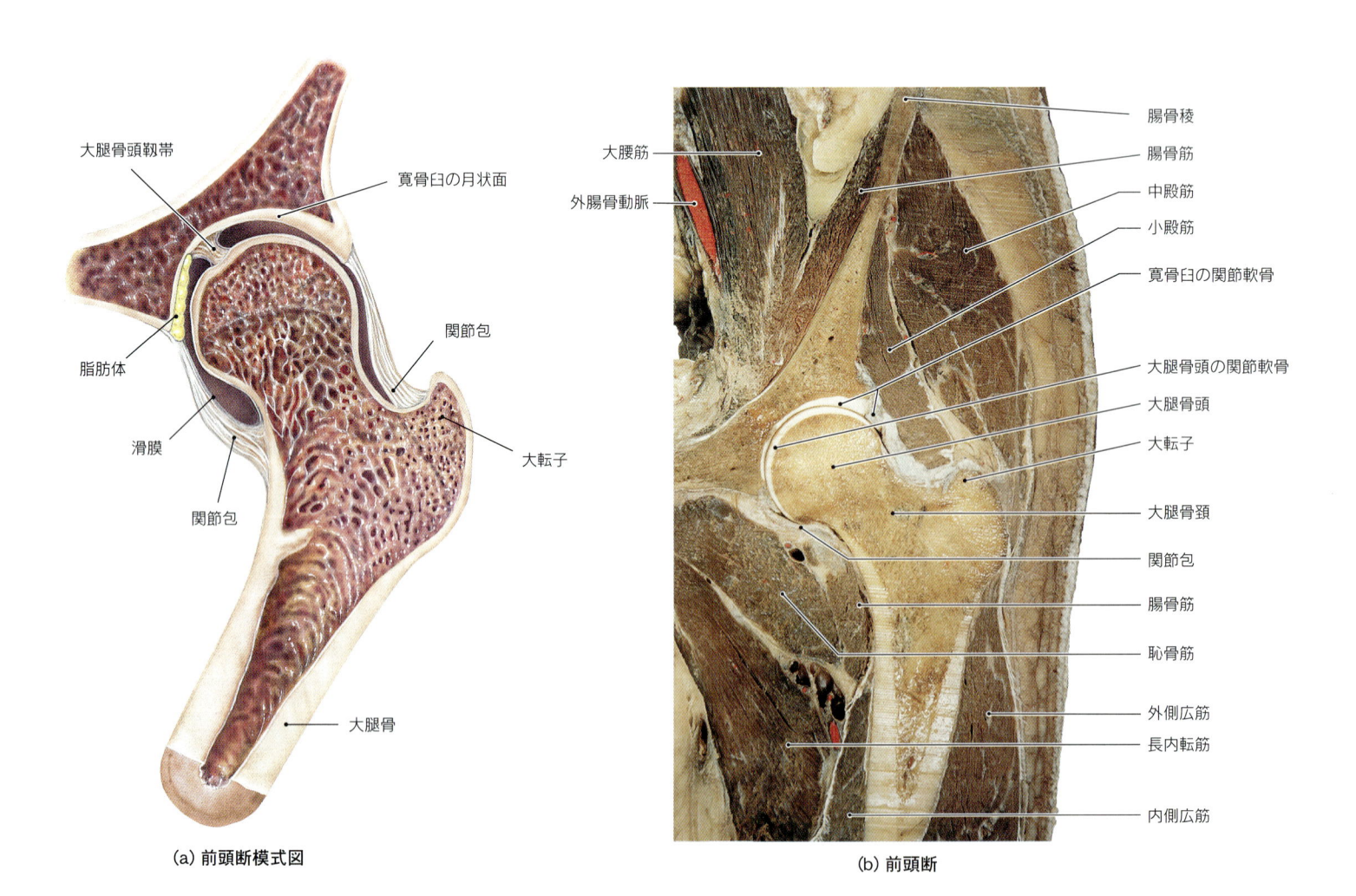

図 8-15　股関節（その2）

骨格系：連結

(a) 矢状断

(b) 矢状断

(c) X線写真（正面像）

(d) X線写真（側面像，やや膝を屈曲）

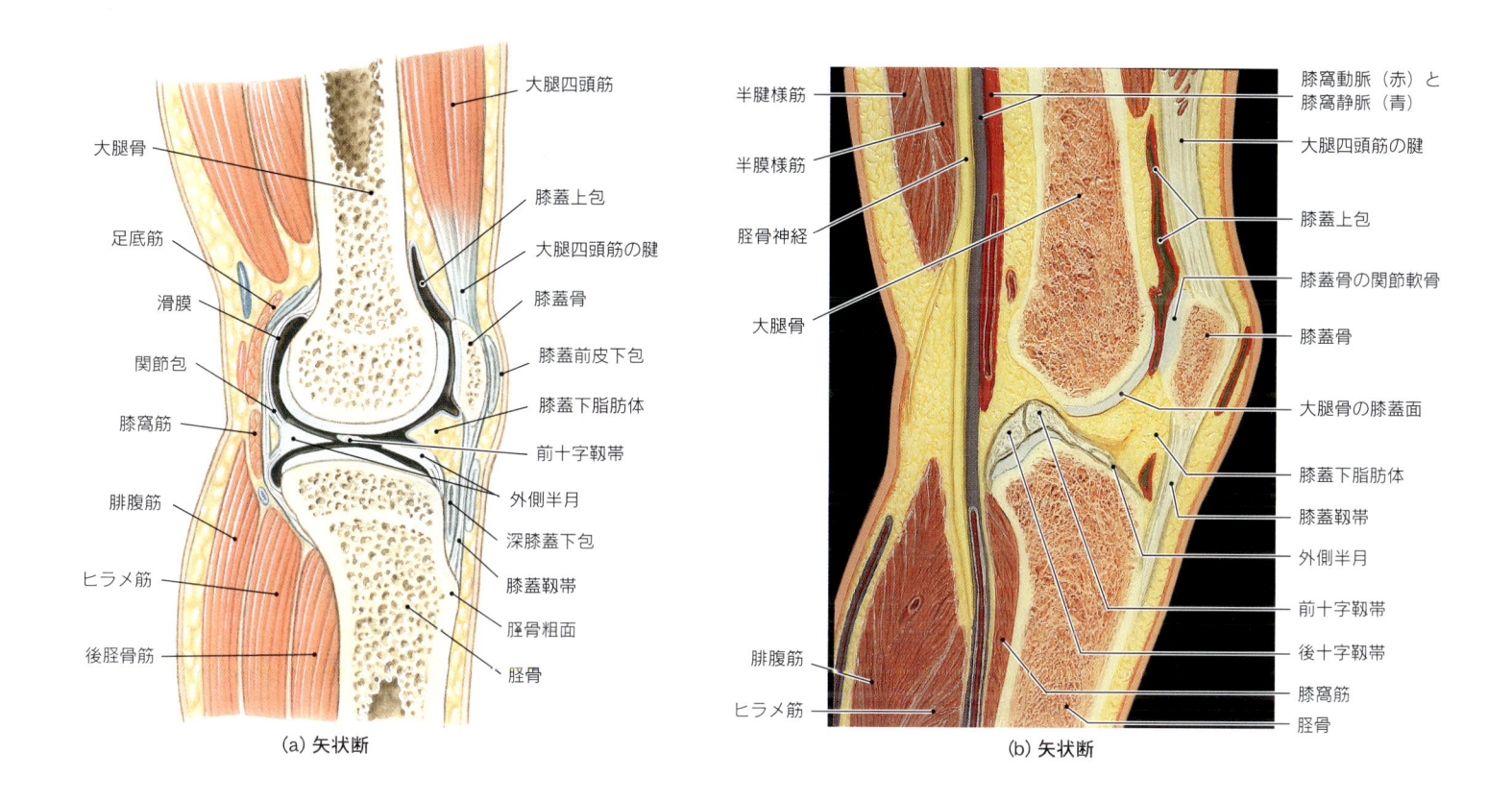

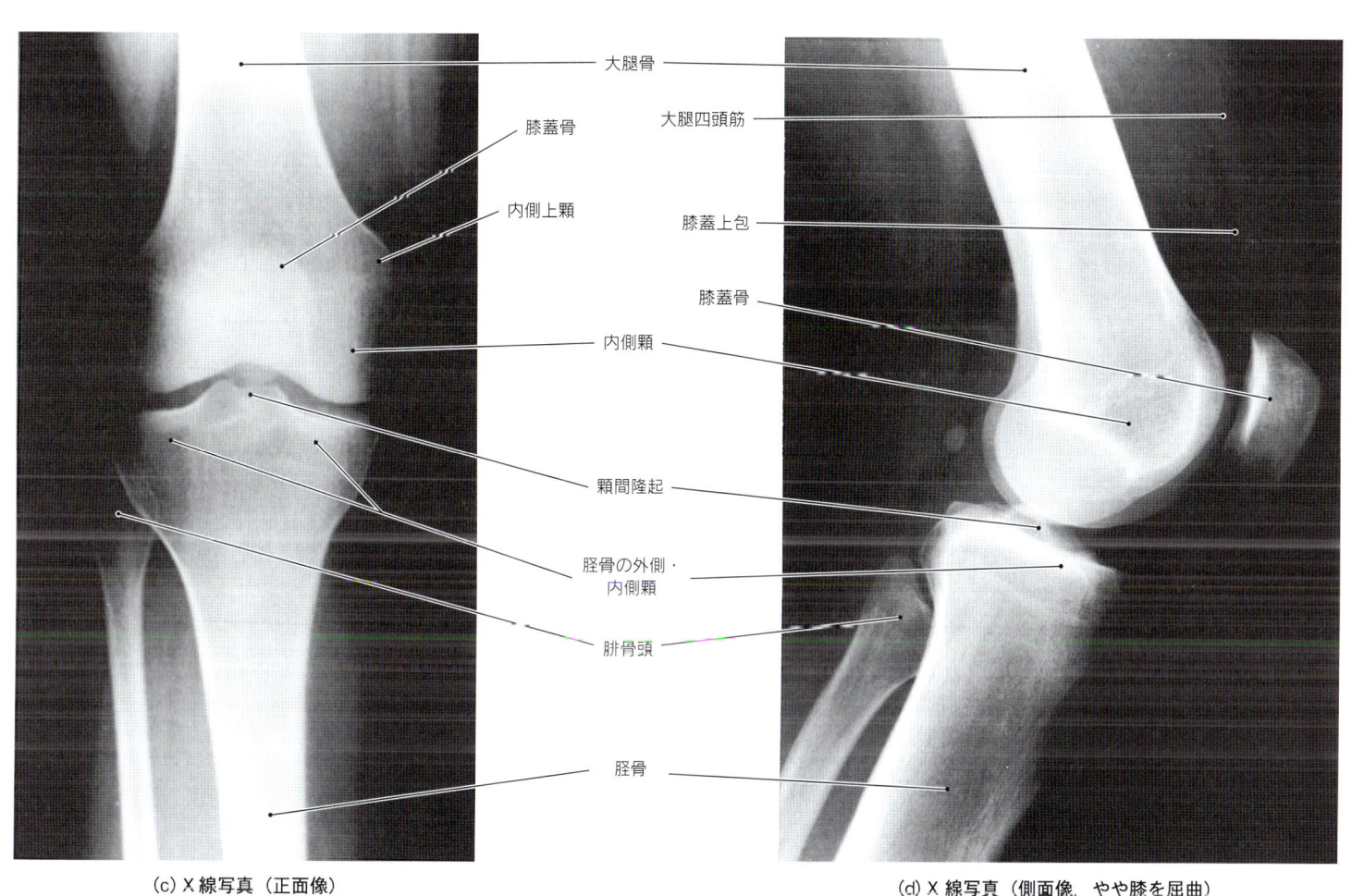

図 8-16　膝関節（その1）

183

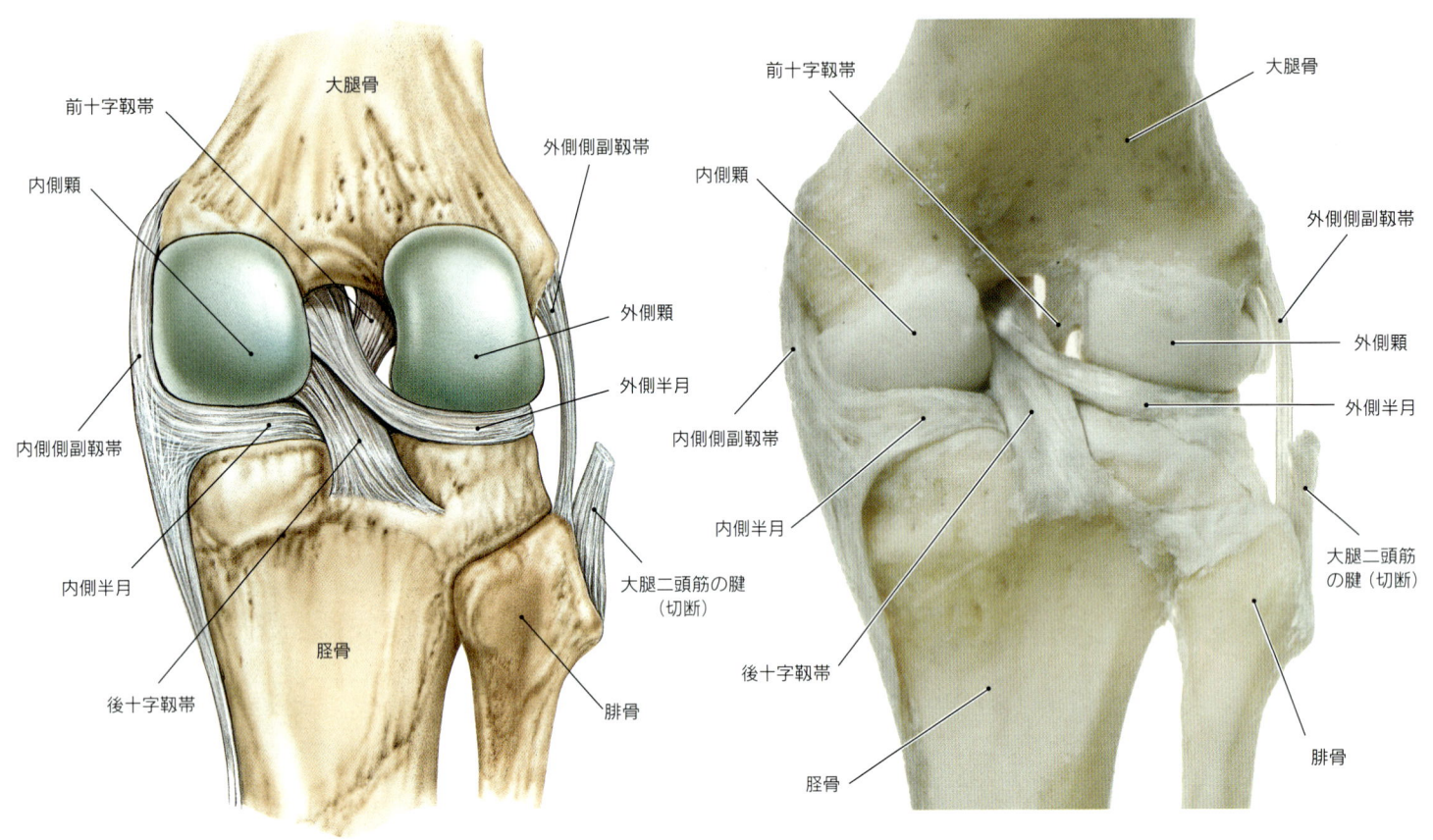

(a) 後面観（膝を伸展）

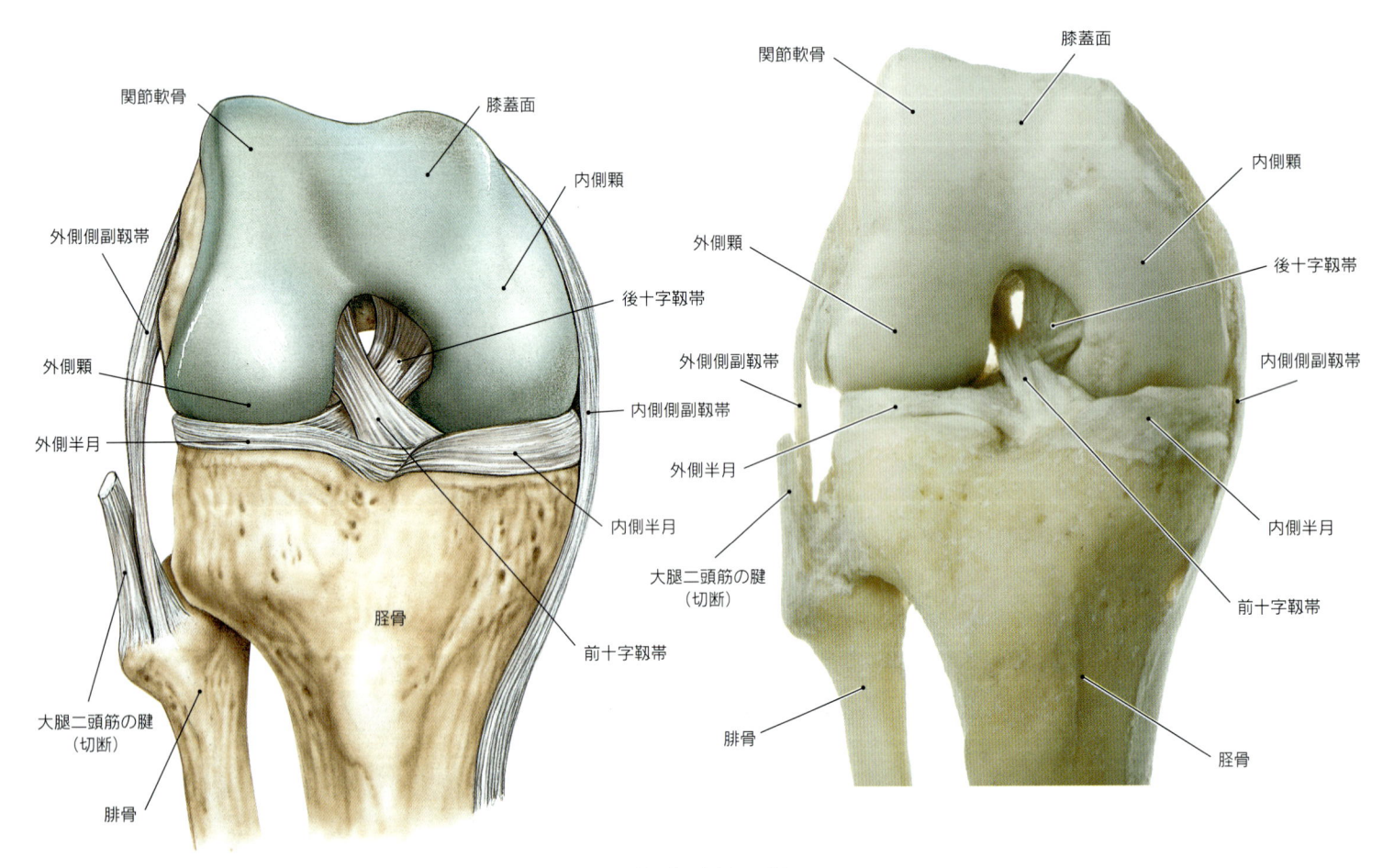

(b) 前面観（膝を屈曲）

図 8-17　膝関節（その 2）

b. 補強靱帯

　膝関節は以下のような多くの靱帯や腱で補強されているので，膝関節の完全脱臼は極めてまれにしか起こらない。
- 大腿四頭筋の腱：大腿四頭筋は膝関節を伸展させる筋で，その腱は膝蓋骨の前面を被い，**膝蓋靱帯** patellar ligament に続いている。膝蓋靱帯は下方に下がり，脛骨粗面に停止する。膝蓋靱帯は膝関節の前面を支持する靱帯であるといえる（図8-16a,b）。
- 関節外靱帯：**内側側副靱帯** tibial collateral ligament は膝関節の内側を，**外側側副靱帯** fibular collateral ligament は膝関節の外側を補強する（図8-17）。これらの靱帯は膝関節を伸展させたときにぴんと張り，この肢位での関節の安定に役立つ。
　膝関節の後面の膝窩部には，2種類の**膝窩靱帯** popliteal ligament（斜膝窩靱帯と弓状膝窩靱帯）が大腿骨と脛骨および腓骨の間に張っている。これらの靱帯は膝関節の後部を補強するのに役立っている。
- 関節内靱帯：**前十字靱帯** anterior cruciate ligament が脛骨の顆間隆起の前方（前顆間区）と大腿骨の外側顆の内側との間に，**後十字靱帯** posterior cruciate ligament が顆間隆起の後方（後顆間区）と大腿骨の内側顆の内側との間に張っている。これらの靱帯は膝関節内で交叉するように十字をなして大腿骨と脛骨をつないでおり（図8-17），大腿骨の前後の動きを制限するとともに，大腿骨と脛骨の位置関係を保持している。

✓ 腸骨大腿靱帯，恥骨大腿靱帯，坐骨大腿靱帯はどこにありますか。
✓ 膝関節の半月板が損傷した場合，どのような症候が見られますか。
✓ 膝蓋靱帯が損傷した場合，膝関節はどうなりますか。
✓ 外側・内側側副靱帯は膝関節の安定化にどのように関わっていますか。

J. 足の関節

a. 距腿関節

　距腿関節 talocrural joint は**足首の関節** ankle joint で，脛骨，腓骨，距骨によって構成される蝶番関節である（図8-18，図8-19）。主に荷重がかかるのは脛骨の下関節面と距骨滑車の間である。距腿関節の外側は，腓骨の外果関節面と距骨の外側にある外果面との間で関節し，内側は脛骨の内果関節面と距骨の内側にある内果面との間で関節する。
　距腿関節は足の背屈・底屈を行うが，その可動範囲は制限されている。

表8-5　下肢帯と下肢の関節

関節名	構成する骨	関節の機能分類	関節の形態分類	作用
仙腸関節	仙骨／腸骨	可動関節	滑動関節	滑動
恥骨結合	恥骨／恥骨	半関節	軟骨結合	わずかしか動かない
股関節	寛骨／大腿骨	可動関節	球関節（臼状関節）	屈曲／伸展，内転／外転，内旋／外旋
膝関節	大腿骨／脛骨	可動関節	複雑（蝶番関節）	屈曲／伸展
脛腓関節（近位）	脛骨／腓骨	可動関節	滑動関節	滑動
脛腓関節（遠位）	脛骨／腓骨	半関節	滑動関節	わずかしか動かない
距腿関節	距骨／脛骨と腓骨	可動関節	蝶番関節	背屈／底屈
足根骨間関節	足根骨／足根骨	可動関節	滑動関節	滑動
足根中足関節	足根骨／中足骨	可動関節	滑動関節	滑動
中足趾節関節	中足骨／趾骨	可動関節	楕円関節	屈曲／伸展，内転／外転
趾節間関節	趾骨／趾骨	可動関節	蝶番関節	屈曲／伸展

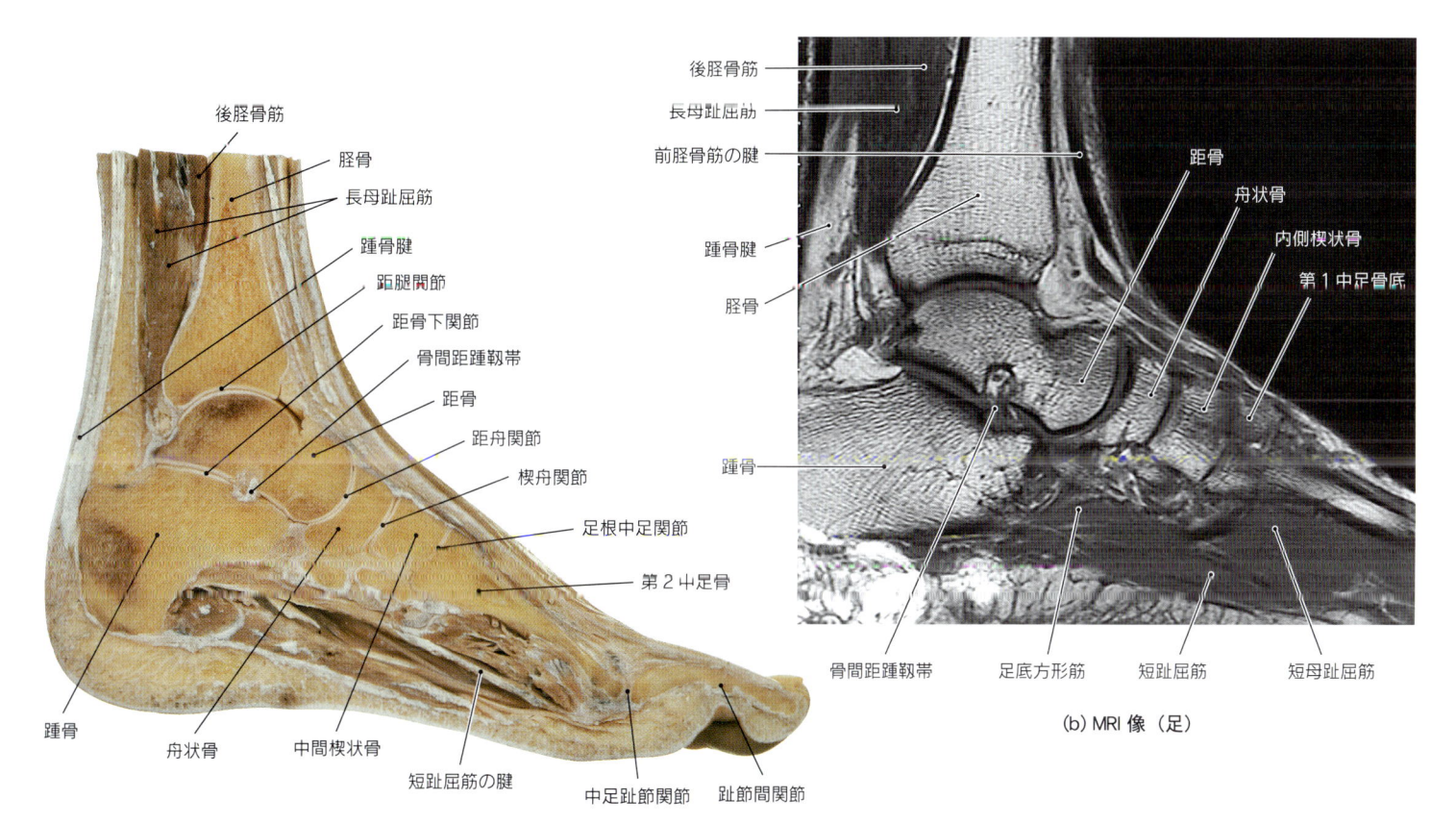

(a) 足の矢状断

(b) MRI像（足）

図8-18　足の関節

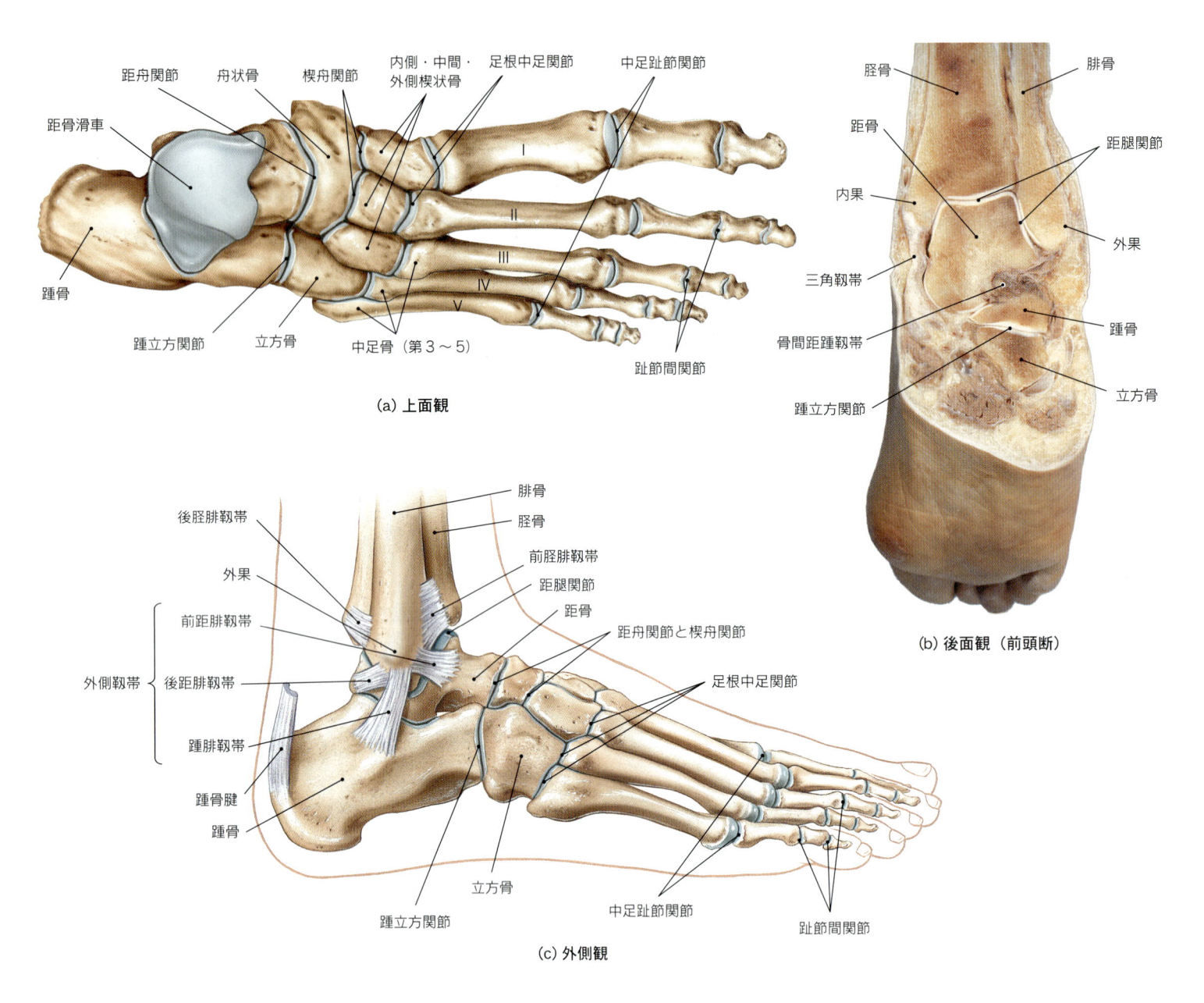

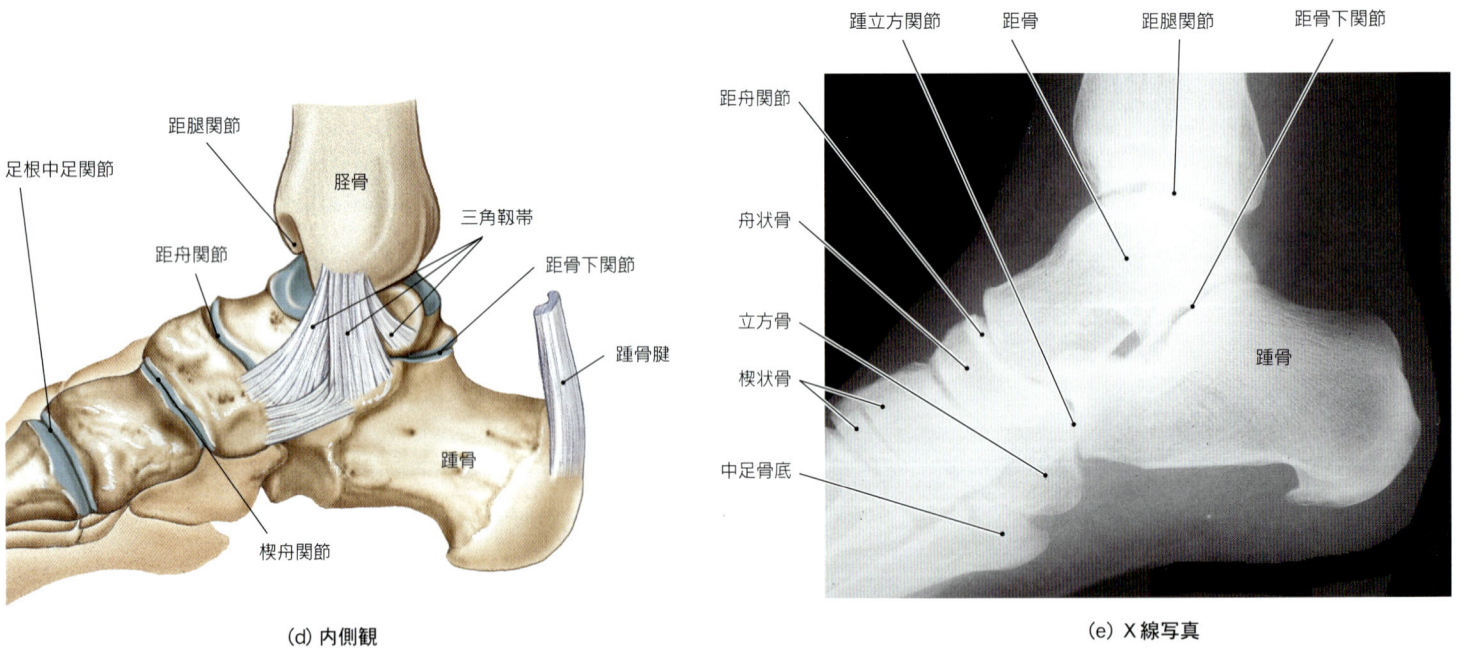

(a) 上面観

(b) 後面観（前頭断）

(c) 外側観

(d) 内側観

(e) X線写真

図 8-19　足の関節（その 2，右）

距腿関節の関節包は前・後は薄いが，外側と内側は厚くて強靱な靱帯によって補強されている（図8-19b～d）。内側には**三角靱帯** deltoid ligamentがあり，外側には3種類の**外側靱帯** lateral ligamentがある。

足の関節ではないが，脛骨と腓骨の遠位部の関節は**脛腓靱帯結合** tibiofibular syndesmosisと呼ばれ，線維性結合で結ばれている。

足首の関節はこのような靱帯や脛腓靱帯結合によって補強されていて，足根骨が横にずれるのを防いでいる。

b. その他の足の関節

● **足根骨間関節** intertarsal joint：足根骨と足根骨の関節で，滑動関節に属し，ごくわずかしか動かない（図8-19a, c）。足根骨の間の関節は手根骨間の関節とよく似ている。距骨と舟状骨，踵骨と立方骨の関節は，ほとんど一直線状にあり，**ショパール関節** Chopart's jointと呼ばれる。

● **足根中足関節** tarsometatarsal joint：足根骨と中足骨との関節で，ごくわずかしか動かない関節である。第1～3中足骨は，それぞれ内側・中間・外側楔状骨と関節する（図8-18a，図8-19a, c, d）。また，第4～5中足骨は，立方骨と関節する。この関節は**リスフラン関節** Lisfranc's jointとも呼ばれ，外科的に足を切断するときの離断面として用いられる。

● **中足趾節関節** metatarsophalangeal joint：中足骨と趾骨の関節で，楕円関節に属し，手の中手指節関節とよく似ている（図8-18a，図8-19a, c）。趾を屈曲・伸展，外転・内転させる。手の母指の中手指節関節は鞍関節であるためよく動くが，足の母趾の中足趾節関節は楕円関節であり，手ほど可動性はない。この関節の下面には，腱に種子骨ができることがあり，その場合は運動がさらに制限される。

● **趾節間関節** interphalangeal joint：趾骨と趾骨の関節で，手の関節と同様に蝶番関節で構成され，伸展・屈曲が可能である（図8-18a，図8-19a, c）。

第9章 筋系：骨格筋の構造

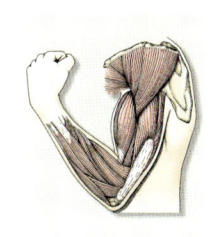

筋組織は運動や会話をするのに重要なばかりでなく，血液を心臓から送り出すためにも大切である。肺を膨らませる呼吸運動や，消化管のなかでの食物運搬にも筋組織が重要な役割を演じている。

植物は筋組織がなくても生きていけるが，われわれ動物は筋組織なしに生きることは不可能である。筋組織は4大組織型の1つで，主に筋線維で構成されている。この筋線維は細長い細胞で，長軸に沿って収縮する。筋組織は筋線維の収縮を周囲に伝える結合組織線維を含んでいる。

筋組織には骨格筋，心筋，平滑筋の3種類がある（☞第3章）。骨格筋は骨格に付着しており，筋の収縮によって身体の関節を動かすことができる。心筋は心臓にあり，血液を全身に送り出す。平滑筋は様々な器官にあり，消化管の内容物を送り出すなど，その機能は多様である。これらの筋組織には次のような基本的特性がある。

- **興奮性**：刺激に対して反応する性質。骨格筋は神経系の刺激によって収縮し，一部の平滑筋は血中のホルモンの刺激で収縮する。
- **収縮性**：細胞の長さを短縮し，生じた張力を結合組織を介して伝達する。
- **伸展性**：静止時の長さより引き伸ばされても収縮する能力。例えば，平滑筋は本来の長さの数倍に引き伸ばされても，刺激を受けると収縮できる。
- **弾力性**：収縮後に筋が元の長さに戻る性質。

本章では骨格筋に主眼を置き，心筋は第20章（心臓）で，平滑筋は第25章（消化器系）で取り扱う。

骨格筋は4つの基本組織をすべて含んでいるが，主には骨格筋組織からなる。本章では骨格筋の機能，肉眼解剖，微小解剖，筋線維の構成，筋に関する用語について解説する。また，第10章では軸骨格に結合する体幹筋，第11章では付属肢骨格に結合する体肢筋について学ぶことにする。

1. 骨格筋の機能

骨格筋 skeletal muscle は収縮能があり，骨に直接的または間接的に付着している。骨格筋には以下の役割がある。
- **骨格の運動**：筋が収縮することによって，腱を引っ張り骨格を動かす。腕を伸ばすような単純な動きもあれば，タイプを打つような複雑な運動もある。
- **姿勢の保持**：筋の収縮によって姿勢が保持されている。例えば，読書時には頭が動いていないように見えるが，一部の筋は常に収縮していて頭を保持している。
- **軟部組織の支持**：腹壁や骨盤底は板状の骨格筋で構成されている。これらの筋は内臓を支え，保護している。
- **器官系の出入口の開閉**：骨格筋は消化管の出入口や膀胱の出口を輪状に取り巻いており，嚥下・排便・排尿の随意調節を行っている。
- **体温の維持**：筋の収縮にはエネルギーが必要であるが，エネルギーが使われるとその一部は熱に変化する。筋収縮で発生した熱は，体温を保持するのに役立っている。

2. 骨格筋の構造

A. 骨格筋の構成

a. 骨格筋の膜

骨格筋は筋上膜，筋周膜，筋内膜という3種類の膜で包まれている（図9-1）。

- **筋上膜** epimysium：交織性の線維性結合組織の層からなり，骨格筋全体を包んでいる。筋上膜は周囲の組織や器官から筋を隔て，筋周膜とつながっている（☞第3章）。
- **筋周膜** perimysium：筋をいくつかの**筋束** fascicle, muscle bundle の区画に分ける。筋周膜には膠原線維や弾性線維のほかに，多くの血管や神経が走っている。
- **筋内膜** endomysium：骨格筋線維を包んでおり，隣接する筋線維どうしを結び付けるとともに，筋線維を栄養する毛細血管網を支持している。筋内膜は細網線維の繊細な網目からなる。筋内膜と筋線維の間には**衛星細胞** satellite cell が散在している。この細胞は損傷した筋組織を修復する機能がある。

b. 腱と腱膜

筋内膜と筋周膜の結合組織線維は互いにつながっており，筋周膜の線維はさらに筋上膜とつながっている。筋の両端では，これらの膜の膠原線維が集まって線維性の**腱** tendon を形成し，筋を骨や皮膚と，あるいはほかの筋と結び付けている。腱は**腱膜** aponeurosis と呼ばれる厚い膜様構造物を作ることがある。腱と腱膜の特徴は第3章で述べた（☞第3章）。

腱の線維は骨膜や骨基質に入り込んで骨と強く結合しており，筋が収縮すると骨が引っ張られる。

c. 神経と血管

骨格筋は収縮を意識的に調節できるので随意筋と呼ばれ，その動きは神経系によって調節される。筋上膜と筋周膜の結合組織には筋線維に分布する神経や血管が走っている。神経は筋上膜を貫いて，筋周膜で枝分かれしながら筋内膜に入り，最終的に1本1本の筋線維を支配する。

神経のシナプス終末と骨格筋線維の結合部は**神経筋接合部** neuromuscular junction と呼ばれ，化学物質によって情報が伝達される（図9-2）。通常，1本の筋線維の中央付近に1個の神経筋接合部があり，神経のシナプス終末が骨格筋線維の**運動終板** motor end plate と結合している。

筋の収縮には大量のエネルギーが必要である。筋組織には血管網が発達しており，骨格筋のATP産生に必要な酸素や栄養を供給す

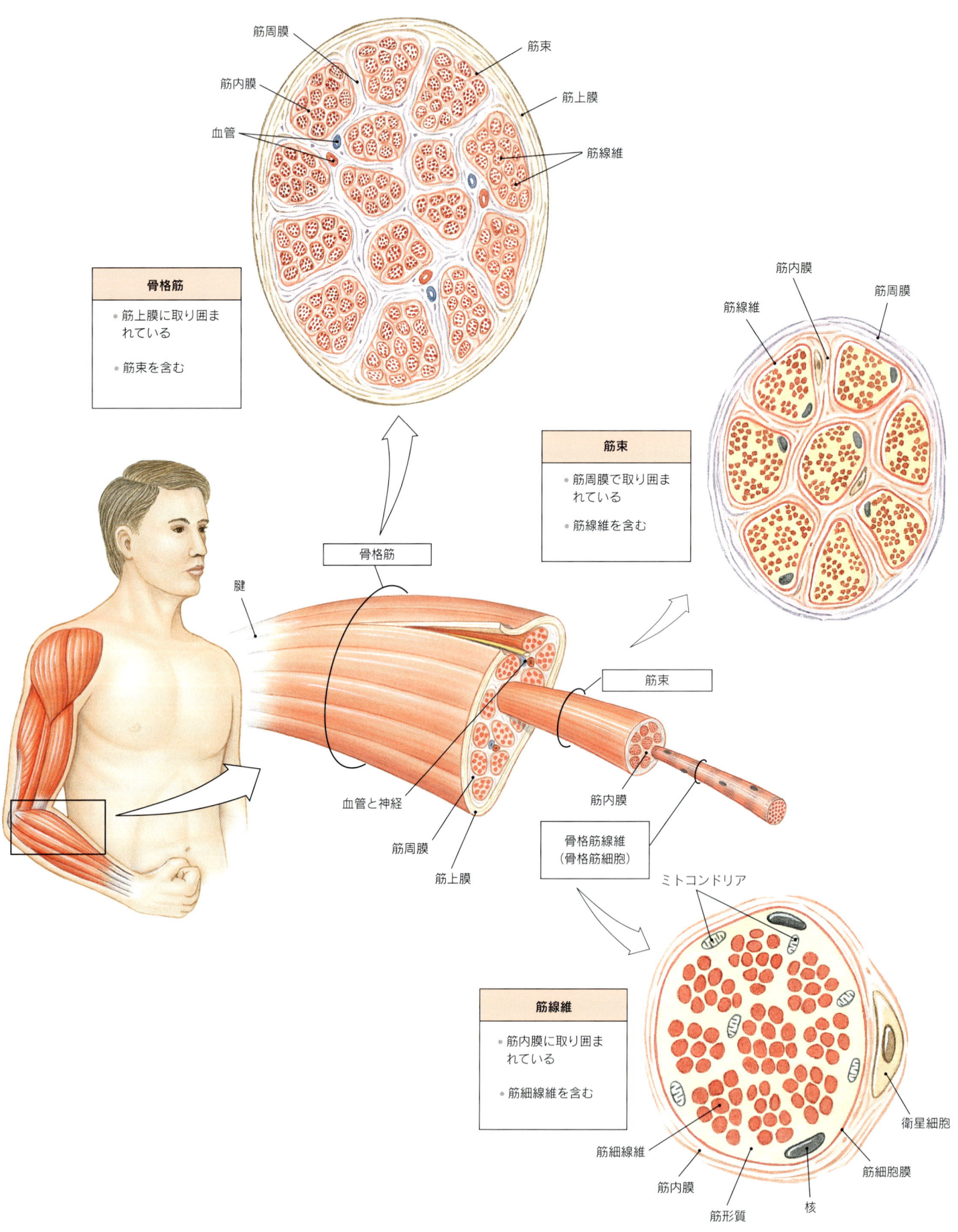

図 9-1 骨格筋の構造

筋系：骨格筋の構造　**9**

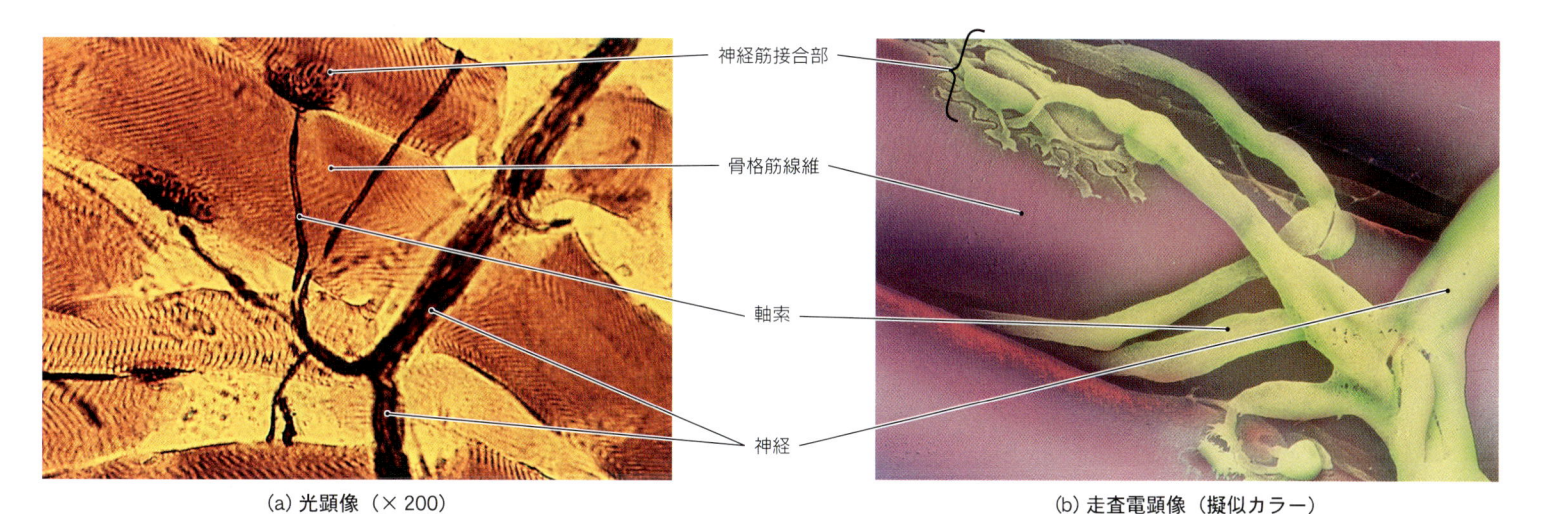

(a) 光顕像（×200）　　　　　　　　　　　　　　　(b) 走査電顕像（擬似カラー）

図9-2　骨格筋の神経支配

図9-3　骨格筋の毛細血管支配
毛細血管は伸び縮みできるように蛇行していることに注意（血管鋳型走査電顕像，×188）(R.G.Kessel, R.H. Kardon: Tissues and Organs; A textbook of scanning electron microscopy, W.H.Freeman & Co.,1979 より引用）。

る。血管は神経とともに筋に入り，筋周膜において枝分かれし，筋内膜で毛細血管網になり，筋線維を包む（図9-3）。毛細血管は筋線維の長さの変化に対応するため，まっすぐではなく蛇行している。

✓ 筋組織の3つのタイプとそれぞれの機能について述べなさい。
✓ 筋周膜とは何ですか。また，どのような構造がありますか。
✓ 腱と腱膜の違いを述べなさい。
✓ 神経筋接合部と運動終板の違いは何ですか。

B. 筋線維の構造

骨格筋線維の細胞膜（筋細胞膜 sarcolemma）は細胞質（筋形質 sarcoplasm）を包んでいる。骨格筋細胞は"一般的"な細胞とは以下の点で異なっている。

- 骨格筋細胞は非常に大きい。下肢の筋線維は太さが100 μm で，長さは筋の全長（30～40 cm）に達するものがある。
- 骨格筋細胞は多核である。発生過程で**筋芽細胞** myoblast が融合し，骨格筋細胞を作る（図9-4a）。骨格筋細胞にある複数の核は，複数の筋芽細胞が融合したことを物語っている。1個の骨格筋細胞には数百個の核があり，核は細胞膜に隣接している。このような特徴によって，骨格筋線維は心筋線維や平滑筋線維と容易に区別できる。筋芽細胞の一部は筋線維に融合せずに衛星細胞（図9-1）として残る。骨格筋が損傷を受けると，衛星細胞は分化して筋の修復と再生を助ける。
- 筋細胞膜の表面から細い管が落ち込んでいる。この細管は**横細管** transverse tubule（**T細管** T-tubule）と呼ばれ，筋形質内で網目を作る。電気刺激は筋細胞膜とこの細管によって伝えられて筋収縮を引き起こすとともに，筋全体の協調的収縮に役立つ。

a. 筋細線維と筋細糸

1本の骨格筋細胞には数百～数千本の**筋細線維** myofibril が含まれている。筋細線維の直径は1～2 μm で，長さは細胞の全長に及ぶ（図9-4b）。筋細線維が短縮することによって，骨格筋細胞は収縮する。筋細線維は細胞の両端で細胞膜に付着しているので，筋細線維が短縮すると細胞全体が短縮する。

筋細線維は**筋小胞体** sarcoplasmic reticulum（SR）で取り囲まれている。筋小胞体は網目状をなし，筋以外の細胞にある滑面小胞体と似ている（図9-4c）。筋小胞体の終末槽 terminal cisterna は横細管と接して**三つ組** triad を形成しており，筋細線維の収縮調節に重要な役割を果たしている。

191

筋細線維間にはミトコンドリアやグリコーゲン果粒が散在している。グリコーゲンの分解やミトコンドリアの働きによって筋収縮のエネルギー源となる ATP が供給される。骨格筋細胞には，数百個ものミトコンドリアがあり，これはほかの細胞よりも多い。

筋細線維は**筋細糸** myofilament の束からできている。筋細糸は主にアクチン蛋白とミオシン蛋白からなる線維性蛋白である。アクチン細糸は細い筋細糸，ミオシン細糸は太い筋細糸をなす。これらの筋細糸は規則的に並んで，**筋節** sarcomere という単位を形成している。

(a) 骨格筋線維の発生

筋芽細胞

筋芽細胞という中胚葉由来の細胞が融合して筋線維を形成

衛星細胞

未分化筋線維

筋細胞膜

筋細線維

核

(b) 筋線維の構造

筋形質

筋線維

(c) 筋線維の内部構造

終末槽
筋細線維
筋形質
ミトコンドリア
筋細胞膜
筋細線維
細い筋細糸
太い筋細糸
三つ組
筋小胞体
横細管

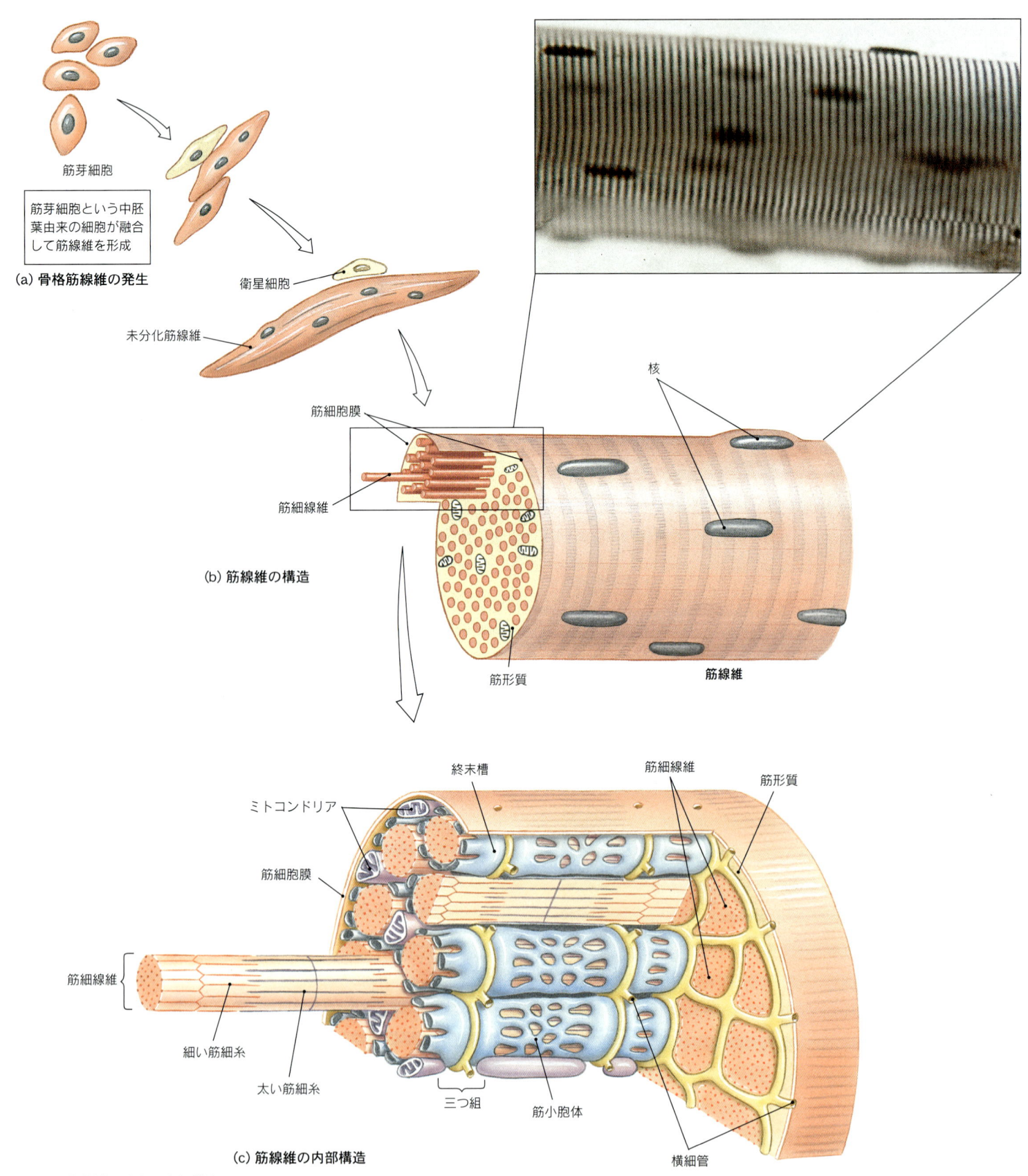

図 9-4　筋線維の発生と内部構造
(a) 骨格筋線維の発生，(b) 外観と組織像（光顕像，×612），(c) 内部構造：筋細線維，筋小胞体，ミトコンドリア，三つ組，太い筋細糸と細い筋細糸の関係に注目。

b. 筋節の構成

　筋節は，太い筋細糸と細い筋細糸の配列によってできる。筋細線維は細胞の長軸と平行に配列しており，また，隣りどうしの筋節は同じレベルで並んでいるので，筋線維全体としては筋節の並びに相当する帯状の縞模様を持つことになる（☞図9-2a，図9-4）。

　1本の筋細線維は，約1万の筋節が直線状に並んだものである（図9-5）。筋節は筋線維の最小機能単位で，太い筋細糸と細い筋細糸が相互に作用して骨格筋の収縮が起こる。太い筋細糸は筋節の中央にあり，M線 M-line にある蛋白でつながっている。筋節の両端にはZ線 Z-line があり，細い筋細糸が付着してM線の方向に伸びている。従って，筋節には太い筋細糸と細い筋細糸の重複領域があることになる。この重複領域では，1本の細い筋細糸は3本の太い筋細糸で構成される三角形のなかにあり，太い筋細糸は6本の細い筋細糸で囲まれている（図9-5b）。

　太い筋細糸と細い筋細糸の太さと密度の違いから筋節の縞模様が説明できる（図9-5c）。太い筋細糸を含む領域をA帯 A-band と呼び，M線，H帯 H-band を含む。A帯とZ線の間には，細い筋細糸だけを含むI帯 I-band がある。細い筋細糸は筋節の両端にあるZ線からM線の方へ伸びている。A帯とI帯という名称は，偏光顕微鏡でこれらの帯を観察したときのanisotropic（複屈折性）とisotropic（単屈折性）の頭文字に由来する。A帯のAはdark（暗）のA，I帯のIはlight（明）のIと覚えるとよいかもしれない。

● **細い筋細糸** thin filament

　細い筋細糸は2本の線維状蛋白（**Fアクチン** F actin）がより合

(a) 細い筋細糸と太い筋細糸の配列

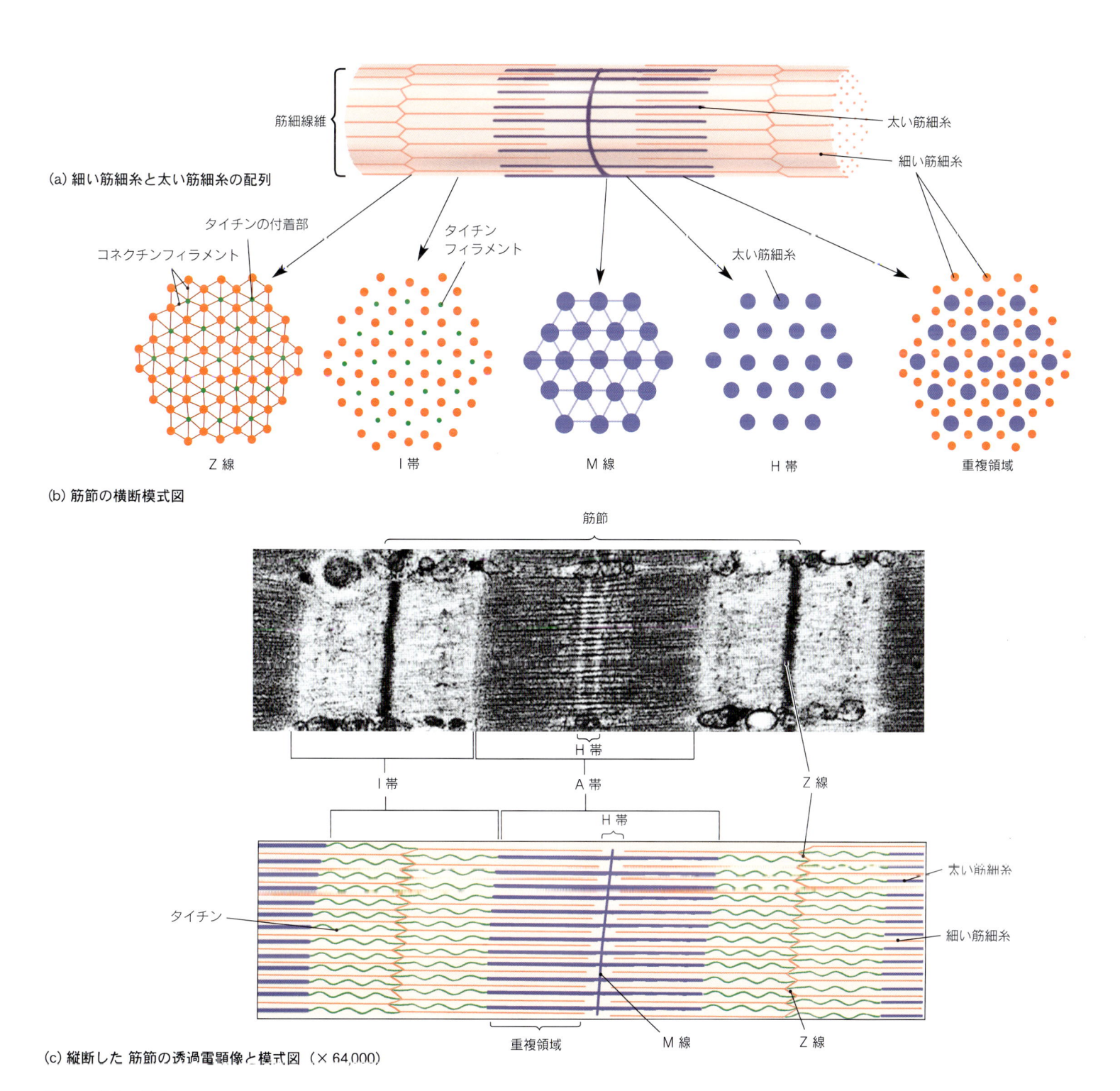

(b) 筋節の横断模式図

(c) 縦断した筋節の透過電顕像と模式図（×64,000）

図9-5　筋節の構造

さってラセン構造をとっており，直径は5〜6 nm，長さは1 μmである（図9-6a）。Fアクチンは300〜400個の球状アクチン（GアクチンG actin）分子と結合蛋白であるトロポミオシンtropomyosinやトロポニンtroponinからなる。Gアクチン分子には太い筋細糸が結合する活性部位active siteがある。この活性部位を被うようにしてトロポミオシン分子が長い鎖を作り，アクチンとミオシンの結合を妨げている。

トロポニンはトロポミオシンの位置を保持している。収縮が始まる前にトロポニン分子の位置が変化し，トロポミオシン分子が移動してGアクチン分子の活性部位が露出する。このメカニズムについては後に詳述する。

筋節の両端で細い筋細糸はZ線に付着している。暗い線として見えるので線と呼ばれるが，Z線はコネクチンという蛋白で作られた網目構造である。そのため，Z線はしばしばZ板Z discと呼ばれる。

● **太い筋細糸** thick filament

1本の太い筋細糸は直径が10〜12 nm，長さは1.6 μmで（図9-6c），約500個のミオシン分子からできている。ミオシン分子は2量体で，2分子がラセン状に結合し，球状の**頭部** headと細長い**尾部** tailからなる（図9-6d）。

隣接する太い筋細糸は筋節の中央でM線とつながっている。ミオシン分子の頭部はM線の反対側にあり，周囲の細い筋細糸に向かって外側に突出している。ミオシン頭部は収縮時に太い筋細糸と細い筋細糸を連結するので，**架橋部** cross-bridgeとして知られている。

太い筋細糸には**タイチン** titinという芯がある（図9-5c）。タイチンは線維状で，M線の両側から太い筋細糸のなかを伸びてZ線に付着している。タイチンの線維の一部はI帯の部分で露出している。この部分は弾力があり，伸展した後はバネのように縮む。静止状態の筋節では，タイチン線維は完全に弛緩している。タイチンは筋節が外力によって引き伸ばされたときにのみ緊張し，太い筋細糸と細い筋細糸の配列の維持を助ける。張力がかからなくなると，タイチン線維は縮み，筋節が静止状態の長さに戻るのを助ける。

✓ 顕微鏡で見ると骨格筋に縞模様があるのはなぜですか。
✓ 筋細線維とは何ですか。また，どこにありますか。
✓ 筋細糸を構成する主要な蛋白は何ですか。
✓ 骨格筋の機能的単位について述べなさい。
✓ アクチンとミオシンの関係を調節する2つの蛋白について述べなさい。

3. 筋の収縮

筋線維が収縮して長さが短くなると，**張力** tensionが生じる。この筋線維の収縮は筋節の太い筋細糸と細い筋細糸の間の相互作用によって起こり，**滑り説** sliding filament theoryで説明されている。収縮の引き金にはカルシウムイオンが，収縮自体にはATPが必要である。

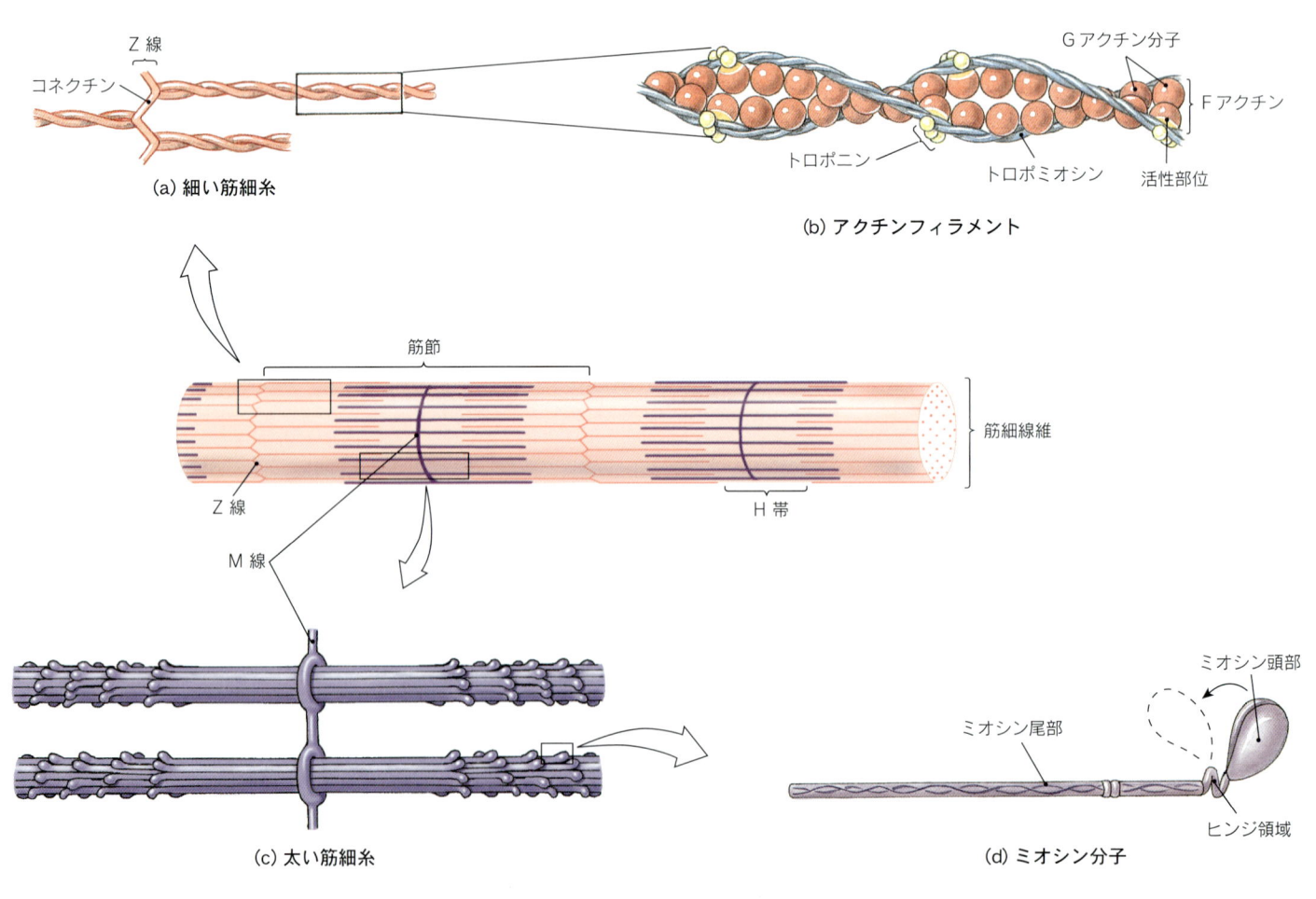

図9-6 太い筋細糸と細い筋細糸

A. 滑り説

収縮状態の筋線維を観察すると，弛緩状態に比べてH帯とI帯が狭くなり，太い筋細糸と細い筋細糸の重複領域が広くなっている。また，Z線どうしの間隔が狭くなるが，A帯の幅は不変である（図9-7）。これらの現象を説明するのに滑り説が提唱され，収縮過程で起こる太い筋細糸と細い筋細糸の物理的変化を説明した。しかし，なぜ収縮が始まるのか，どのようにしてエネルギーを消費するのか，なぜ収縮が止まるのかは説明していない。

a. 滑りの機序

太い筋細糸のミオシン頭部が，細い筋細糸の活性部位に結合すると滑りが始まる。この結合が起こると，ミオシン頭部はM線の方に屈曲して，細い筋細糸を筋節の中央方向へ引っ張る。すると，Z線はM線の方に移動し，筋節は短縮する。結合が解離するとミオシン頭部は元の位置に戻り，次の結合の準備をする。（図9-8）

多数の人がロープを引っ張る場合，張力の総計は引っ張る人数に比例する。筋線維では，収縮時の張力はミオシン頭部とアクチン分子の結合の数と関係している。ミオシン頭部は活性部位に結合して張力を生み出す。そのため，筋線維が生み出す張力は筋節の構造と直接関係する（図9-9）。

筋線維は最適な長さで最大の張力を生じる（図9-9c）筋節の長さの正常範囲はこの最適な長さの75〜130％である。私たちの筋線維は様々な長さで働くため，生じる張力はその時々で多様である。収縮と弛緩を繰り返す歩行のような運動では，筋線維は収縮刺激が起こる前にはほぼ最適な長さに引き伸ばされている。

b. 収縮の開始

筋収縮の直接の引き金は，筋形質にカルシウムイオンが流入することである。通常，細胞内のカルシウムイオン濃度は非常に低い。一般の細胞では，細胞内に入ったカルシウムイオンはすぐにポンプ作用によって細胞膜を通過して細胞外液へ運び出される。骨格筋線維では，これと同様にポンプ作用によって細胞外にカルシウムイオンを運び出すが，それとともに筋小胞体の終末槽のなかにカルシウムイオンを輸送する（図9-4c）。弛緩状態の骨格筋線維の筋形質はカルシウムイオン濃度が非常に低いが，終末槽内のカルシウムイオン濃度は約4万倍も高い。

筋形質膜の電位の変化は終末槽からカルシウムイオンを放出する引き金となり，筋収縮のきっかけとなる。この膜電位は，筋形質に深く伸び出している横細管によって細胞内に伝わっていく。横細管

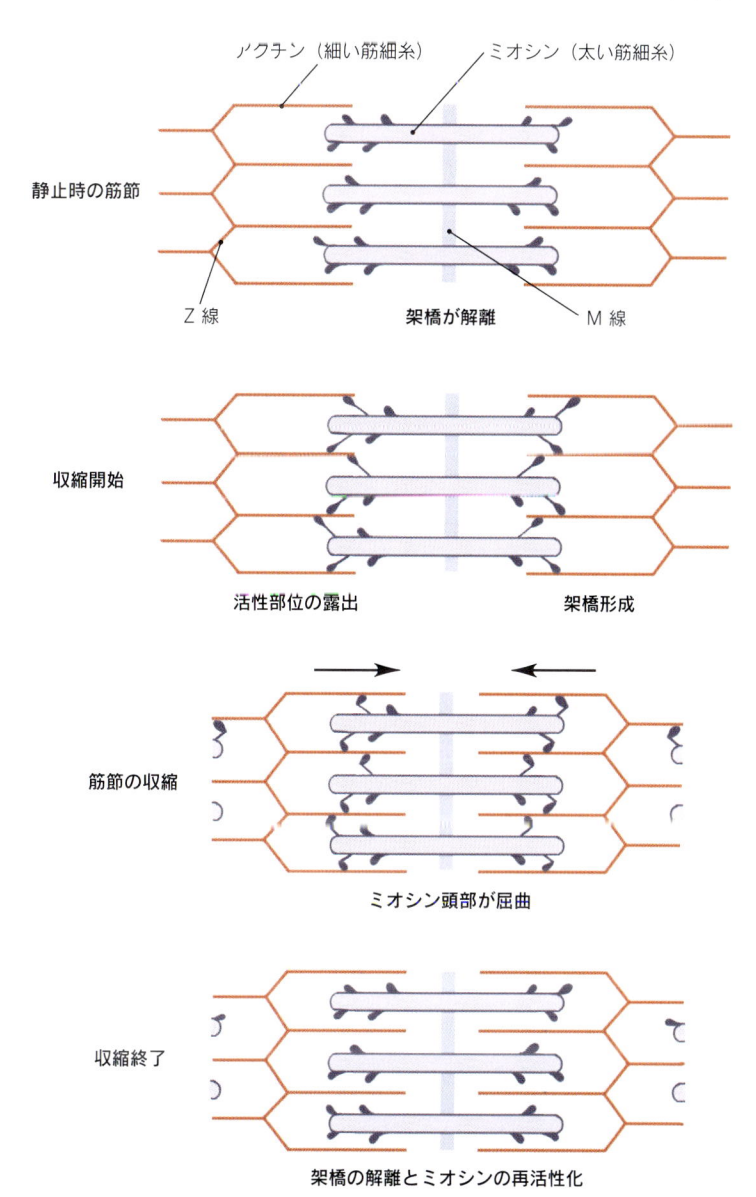

図9-7 骨格筋の収縮における筋節の変化
A帯の幅は変わらないが，Z線の間隔とI帯の幅は狭くなる。

図9-8 滑り説
ミオシン頭部とアクチン分子の活性部位が結合すると，頭部が屈曲して筋節の中央方向に細い筋細糸を引っ張り，筋が収縮する。

は筋形質膜から膜表面に対して垂直方向に筋のなかに伸びている（図9-10）。その途中で，横細管は枝分かれして，A帯とI帯の境界で個々の筋節を取り巻いている。

電気刺激が近くの横細管に伝わると，近接する終末槽から細胞質へカルシウムイオンが自由に透過するようになり，トロポニンと結合する。その結果，トロポニン分子の形態が変化すると，トロポミオシンの位置がずれてアクチン分子にある活性部位が露出する。すると，アクチンとミオシンの結合が起こり収縮が始まる（図9-8）。

c. 収縮の終了

収縮の持続時間は通常，刺激の持続時間で決まる。終末槽でのカルシウム透過性の変化は一時的なもので，収縮を持続させるにはさらに電気刺激が横細管に伝わらなければならない。電気刺激が止むと，筋小胞体はカルシウムイオンを再び取り込み，トロポニン－トロポミオシン複合体はアクチン分子の活性部位を被い，収縮が終了する（図9-8）。

持続刺激があってもATPがなくなると筋線維は収縮しなくなる。架橋が1つ解離する度に，ATP 1分子が分解される。1つのミオシン頭部は1秒間に5回，結合－屈曲－解離のサイクルを繰り返す。1本の太い筋細糸には数百個のミオシン頭部があり，筋節1つには数百本の太い筋細糸がある。さらに筋細線維1本には数千の筋節があり，筋線維1本には数百〜数千本の筋細線維がある。このため筋線維の収縮は大量のATPを消費する。

筋収縮は能動的に起こるが，元の筋の長さに戻る筋弛緩は受動的に起こる。収縮した筋が元の静止期の長さに戻るのは，筋の弾性力（筋上膜，筋周膜，筋内膜の弾性線維による），拮抗筋による牽引，重力などの働きによる。

□ 臨床ノート　死後硬直

死亡すると血液循環が止まり，骨格筋に対する栄養と酸素の供給が絶たれる。死後2〜3時間以内に骨格筋のATPがなくなるため，筋小胞体は筋形質からカルシウムイオンを除去できなくなる。カルシウムイオンは細胞外液から筋形質に流入したり筋小胞体から漏れ出て，筋は持続的な収縮を引き起こす。ATPがないと，架橋は活性部位から離れることができず，筋は収縮した状態で動かなくなり，全身の骨格筋が硬くなる。この状態は**死後硬直** rigor mortisと呼ばれる。15〜20時間たつと自己融解によってリソソームの酵素が放出されて筋細糸が分解されるので，筋は再び軟らかくなる。

B. 筋収縮の神経調節

筋の神経調節は基本的には以下のように要約できる。
1）運動ニューロンの神経筋接合部で放出される化学物質が筋細胞膜の膜電位を変化させる。膜電位の変化は筋細胞膜の表面全体に広がり，横細管に伝わる。
2）横細管の膜電位が変化すると，筋小胞体からカルシウムイオンが放出され，筋収縮を引き起こす。

個々の筋線維は運動ニューロンに支配されている。運動ニューロンの細胞体は中枢神経系にあり，軸索は末梢に伸びて神経筋接合部に達する。

一般的な神経筋接合部の外観を図9-2に，より詳細な構造を図9-11に示した。神経筋接合部にある軸索の膨らんだ先端部分は**シナプス終末** synaptic terminalと呼ばれる。シナプスには**シナプス小胞** synaptic vesicleと呼ばれる**アセチルコリン** acetylcholine（ACh）を含んだ小型の分泌果粒やミトコンドリアがある。

アセチルコリンは神経伝達物質の一種である。神経伝達物質とは，神経がほかの細胞に情報を伝えるために放出する化学物質である。この情報伝達は細胞の膜電位を変化させる方式をとる。**シナプス裂** synaptic cleftの狭い隙間は，シナプス終末と骨格筋の運動終板を隔てている。シナプス裂には**アセチルコリンエステラーゼ** acetylcholinesterase（AChE）という酵素があり，アセチルコリンを分解する。

神経刺激がシナプス終末に達すると，アセチルコリンがシナプス裂に放出される。放出されたアセチルコリンは運動終板のレセプターと結合して膜電位を局所的に変化させる。この変化によって**活動電位** action potentialが発生し，筋細胞膜の表面や横細管内に広がっていく。レセプターと結合したアセチルコリンがアセチルコリンエステラーゼによって除去されるまで，活動電位は次々と発生し続ける。

C. 筋の収縮：まとめ

神経刺激の到達から収縮までの全過程を図9-12にまとめた。

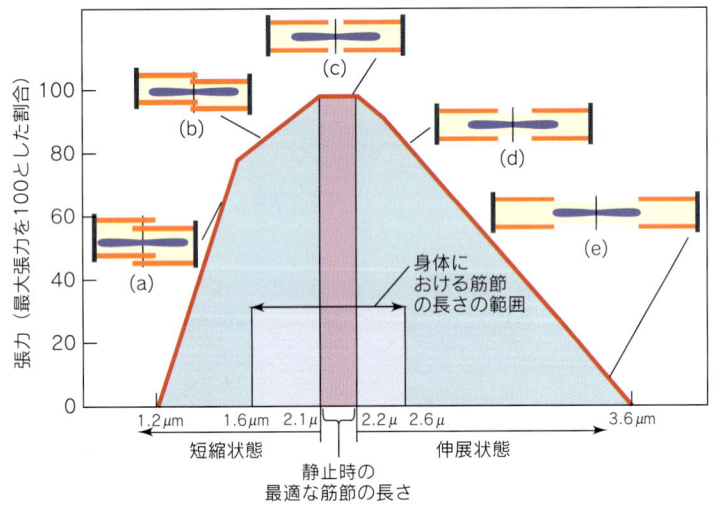

図9-9　筋節の長さと張力の関係
筋節は短かすぎても長すぎても収縮効率が低下する。筋節が短かすぎると，太い筋細糸がZ線に接触してしまったり(a)，細い筋細糸が筋節の中央で重複してしまうので(b)，収縮効率が低下する。重複領域が大きくなると収縮により発生する張力が最大になる(c)。筋節がさらに引き伸ばされると，重複領域が減少したり(d)消失するため(e)，架橋が減少したり生じなくなる。

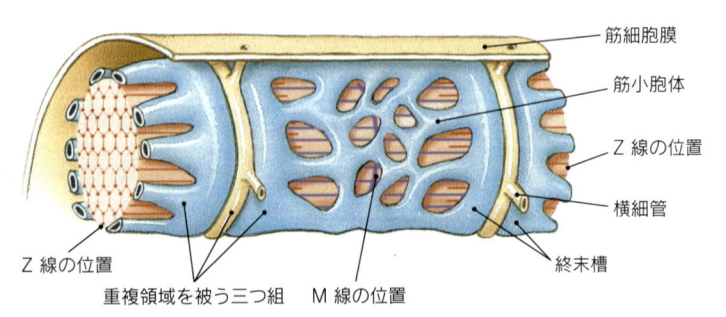

図9-10　筋小胞体，横細管，筋節の位置関係
横細管が2つの終末槽の間で筋節を取り巻くところに三つ組ができる。図9-4cと比較して，三つ組が重複領域にあることに注目。

筋系：骨格筋の構造

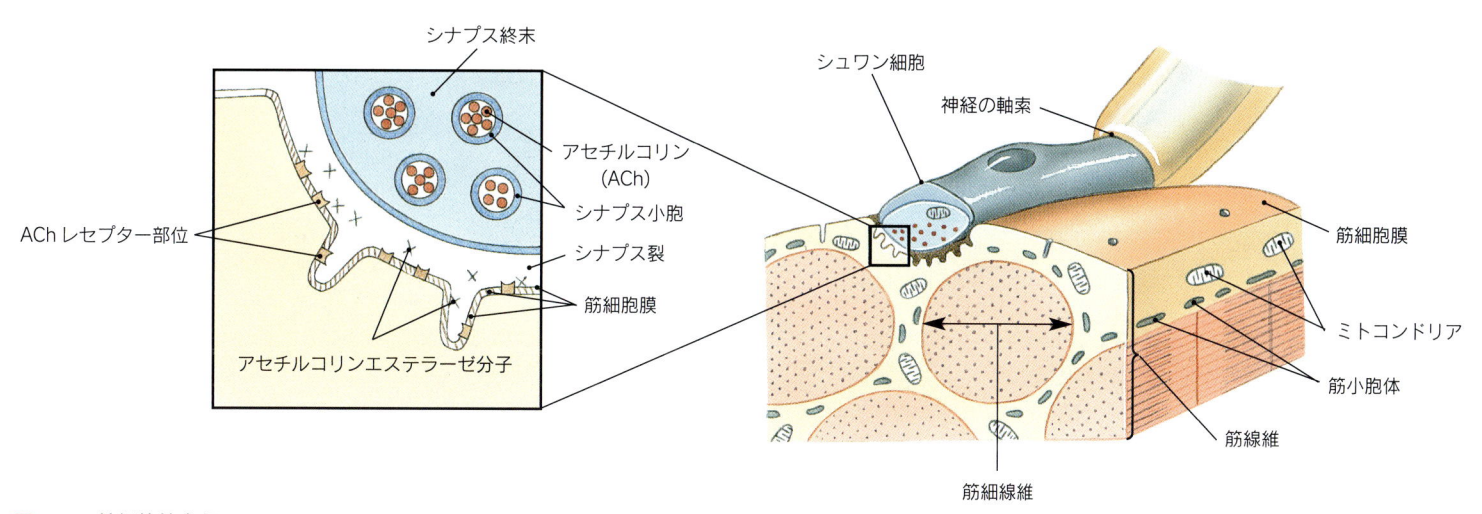

図9-11 神経筋接合部

収縮の開始
1. 神経筋接合部で，シナプス終末から放出されたアセチルコリン（ACh）が筋細胞膜のレセプターに結合する。
2. 筋線維の膜電位の変化が活動電位を誘発する。活動電位は筋線維表面からさらに横細管に沿って広がる。
3. 筋小胞体が貯蔵しているカルシウムイオンを放出することにより，筋形質のカルシウム濃度が増加する。
4. カルシウムイオンがトロポニンに結合することにより，トロポニン-トロポミオシン複合体の配置が変化し，細い筋細糸（アクチン）の活性部位が露出する。
5. ATPの加水分解によってエネルギーが供給され，架橋結合，屈曲，解離のサイクルが繰り返し起こる。その結果，筋細糸が滑り，筋線維が短縮する。

収縮の終了
6. アセチルコリン（ACh）がアセチルコリンエステラーゼ（AChE）によって分解されると，活動電位の発生が止まる。
7. 筋小胞体にカルシウムイオンが流入すると，筋形質のカルシウムイオン濃度が減少する。
8. カルシウムイオンが通常の静止期の値になると，トロポニン-トロポミオシン複合体は元の状態に戻る。すると，活性部位が被われて，これ以上架橋ができなくなる。
9. 架橋形成がなくなると滑りが起こらなくなり，収縮が終わる。
10. 筋の弛緩が起こり，筋は受動的に静止期の長さに戻る。

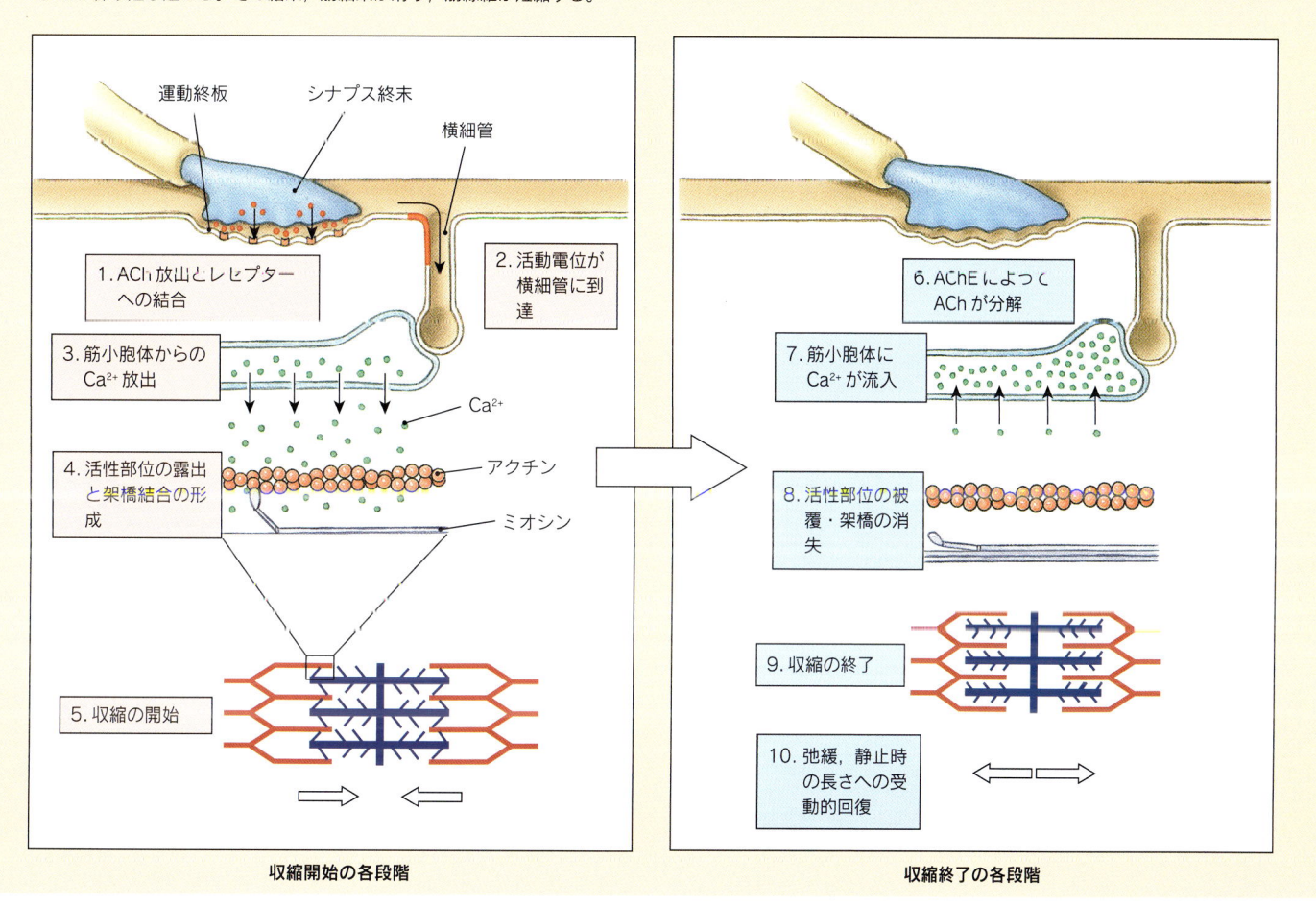

収縮開始の各段階

収縮終了の各段階

図9-12 筋の収縮過程

✓ 収縮すると筋細線維のA帯とI帯はどのように変化しますか。
✓ 収縮過程で太い筋細糸と細い筋細糸の間に起こる一連の変化について述べなさい。
✓ 終末槽と横細管は骨格筋の収縮にどのように関与していますか。
✓ 神経伝達物質とは何ですか。また，どのような働きがありますか。

4. 運動単位と筋支配

すべての筋線維は運動ニューロンによって支配されており，**運動単位** motor unit を構成している。骨格筋には数千本の筋線維があるといわれている。1本の運動ニューロンは1本の筋線維しか支配しないこともあるが，通常は数百本の筋線維を支配している。精密な制御が必要な外眼筋では，1本の運動ニューロンは2～3本の筋線維しか支配していない。しかし，下肢の筋のように，筋力を必要とするがあまり精密な制御を必要としない筋では，1本の運動ニューロンが2,000本もの筋線維を支配している。

運動単位が刺激を受けると骨格筋は収縮する。骨格筋の張力は刺激の頻度と運動単位の数によって決まる。刺激の頻度が高まると張力は次第に増加し，やがて最大張力に達する。

筋線維は完全に収縮するか，それとも収縮しないかのどちらかである。この特徴は「全か無かの法則」と呼ばれる。1つの運動単位に属するすべての筋線維は同時に収縮するので，筋全体の張力は運動単位の数によって決まる。同時に収縮する運動単位数を調節することによって，神経系は筋の張力を制御している。

ある運動を行おうとすると，特定のグループの運動ニューロンが興奮する。これらのニューロンは同時にすべてが興奮するのではなく，収縮に関わる運動単位数が徐々に増加していく。図9-13はある運動単位の筋線維がほかの運動単位の筋線維ととどのように混在しているかを示している。収縮する運動単位の数が増えると，筋の張力は増加する。収縮に関与する運動単位が徐々に増加することによって，張力はなめらかに増大していくが，これは"運動単位の加重"と呼ばれる。

筋にあるすべての運動単位が最高頻度の刺激を受けて収縮すると，最大張力が生じる。しかし，個々の筋線維は貯蔵エネルギーをすぐに使い果たしてしまうので，力強い収縮は持続しない。筋が持続的に収縮する場合は，筋の疲労を少なくするため，運動単位が交替で収縮している。

A. 筋の緊張

筋が休んでいるように見えても，いくつかの運動単位は常に収縮している。その収縮は運動を起こすほどの張力を生み出してはいないが，筋を緊張させることによって骨や関節の位置を安定させ，身体の平衡や姿勢を保っている。このような静止状態の張力を筋緊張という。

筋組織の緊張具合は筋紡錘という特殊な筋線維によって感受され，感覚神経に伝えられる。この感覚神経によって引き起こされる反射は，体位や姿勢の反射的制御に重要な役割を果たしている（☞第14章）。

B. 筋の肥大

運動することによって筋紡錘の活性が高まり，筋緊張が亢進するといわれている。刺激が繰り返されると，筋線維のミトコンドリア，解糖系酵素，貯蔵グリコーゲンが増加する。また，筋繊維を構成する筋細線維数が増え，1本の筋細線維を作る筋細糸も増加する。その結果，刺激を受けた筋は肥大し，筋収縮で生じる張力が増加する。重量挙げの選手やボディービルダーは筋肥大の好例である。

C. 筋萎縮

運動ニューロンによる刺激を受けないと，骨格筋は緊張を失って小さくなる。筋は軟化し，筋線維は細く弱くなる。このような筋の縮小，緊張や張力の低下は萎縮と呼ばれる。

脊髄損傷や神経系の障害で麻痺を起こすと，障害を受けた神経が支配する筋の緊張が低下し，筋は萎縮する。筋を一時的に使わなくても筋萎縮は起こる。このような現象は，ギプスを巻く前と後の手足を比較するとよく分かる。

筋萎縮は，短期間であれば回復する。しかし，高度な萎縮では失われた機能は回復しない。一時的に身体を動かすことができなくなった人に，理学療法が重要なのはこのためである。

5. 骨格筋線維のタイプ

身体の骨格筋には速筋，遅筋，中間筋の3つのタイプの筋線維がある（図9-14）。これらの違いは，収縮に必要なATPの獲得方法の相違を反映している。

● **速筋線維** fast fiber（**白筋線維** white fiber）：直径が大きく，高密度の筋細線維や大量の貯蔵グリコーゲンを有し，ミトコンドリアは少ない。身体の大部分の骨格筋はこのような筋線維からできている。この筋線維は刺激を受けると0.01秒以内に収縮することができるため，速筋線維と呼ばれる。この筋線維には多くの筋節があるので強く収縮できるが，収縮時に大量のATPを消費するので，ミトコンドリアはATPの需要に応じきれない。そのため，速筋線維の収縮

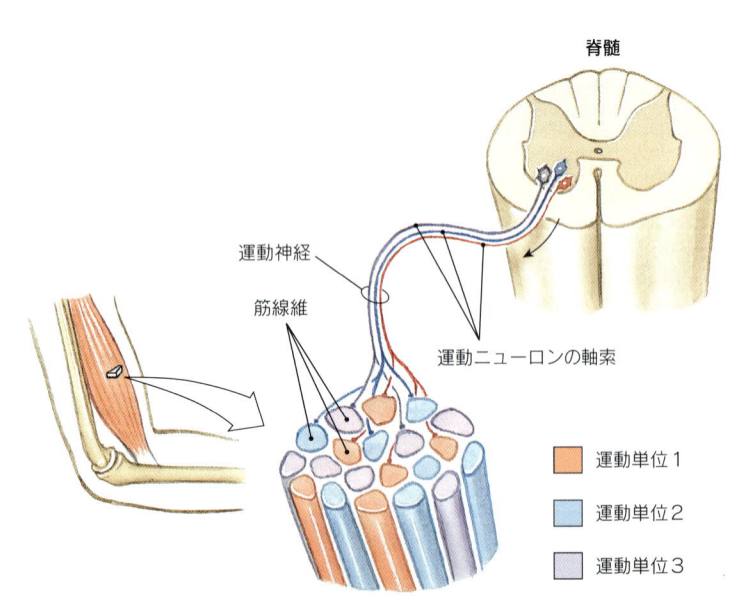

図9-13　骨格筋における運動単位の配置
異なる運動単位の筋線維が混在しており，1つの運動単位における筋線維の数は1～2,000本以上に及ぶ。

は主に嫌気性解糖により維持されている。この解糖回路では酸素が不要で，貯蔵グリコーゲンが乳酸に変わる。貯蔵グリコーゲンが限られているのと，乳酸が貯まって酸性になると収縮が妨げられるため，速筋線維は急速に疲労する。

● **遅筋線維** slow fiber（**赤筋線維** red fiber）：遅筋線維の太さは速筋線維の半分しかない。刺激を受けてから収縮するまでに速筋線維の3倍の時間を要するため遅筋線維と呼ばれる。ミトコンドリアは，収縮している間もATPを産生することができるため，速筋線維より長期間にわたって収縮を持続できる。ミトコンドリアは酸素を消費してATPを産生するので（☞第2章），この反応は好気的代謝と呼ばれている。必要な酸素は次の2つの経路から供給される。

- 遅筋線維を含む骨格筋は，速筋線維を含む筋よりも毛細血管網がよく発達している。遅筋線維が運動する際には，より多くの血流が流れ，より多くの酸素が運搬される。
- 遅筋線維は赤い色素であるミオグロビンを多く含んでいるため赤色を呈す。ミオグロビンは赤血球の酸素結合色素であるヘモグロビンと構造が似ており，酸素分子と結合している。この貯蔵酸素が遅筋線維が収縮するときに動員される。

遅筋線維は速筋線維よりも多くのミトコンドリアを含んでいる。速筋線維は激しく運動する際，ATPを貯蔵グリコーゲンに頼らなければならないが，遅筋線維のミトコンドリアは糖，脂肪，蛋白質からATPを作ることができる。そのため，遅筋線維はより長期間にわたって収縮し続けることができる。マラソン選手の下肢の筋は遅筋線維が優位である。

● **中間筋線維** intermediate fiber：速筋線維と遅筋線維の中間の性質を有している。中間筋線維は遅筋線維より速く収縮するが，速筋線維よりは遅い。組織学的には速筋線維とよく似ているが，ミトコンドリアが多く，毛細血管網も比較的よく発達しているため疲労しにくい。

速筋・遅筋・中間筋線維の分布

骨格筋に含まれている速筋・遅筋・中間筋線維の割合は骨格筋の種類によって異なる。大部分の筋ではこれらの筋線維が混在しているが，1つの運動単位の筋線維は同じタイプの筋線維である。速い収縮が求められる外眼筋や手の筋には，遅筋線維は極めて少ない。また，背部や下腿の筋にある筋では，遅筋線維が優位である。

速筋と遅筋線維の割合は遺伝的に決まっており，個人差がある。遅筋線維の多い人は，有酸素状態で繰り返し筋を収縮させる能力が高い。例えば，マラソン選手の下肢の筋には遅筋線維が多い。これに対し，短距離走や重量挙げの選手では，速筋線維が多い人の方が有利である。

繰り返し激しい運動をすると，速筋線維が太くなり筋肥大が起こる。マラソンのような持久運動の練習を重ねると，徐々に速筋線維が中間筋線維に変わり，中間筋線維の割合が増加する。持久運動は筋肥大を起こさないので，多くの選手は水泳のような有酸素運動とウエートトレーニングや短距離走のような無酸素運動を組み合わせて練習している。このような組み合せの運動はインターバルトレーニングとして知られており，筋を肥大させ筋力を高めるとともに持久力も向上させる。

√ 陸上の短距離選手が2～3分走っても筋の疲労を感じるのに，マラソン選手が何時間も走り続けられるなのはなぜですか。
√ 持久運動に優れた人の下肢の筋で，優位を占める筋線維のタイプは何ですか。
√ 運動単位によって，少数の筋を制御するものや多数の筋を制御するものがあるのはなぜですか。

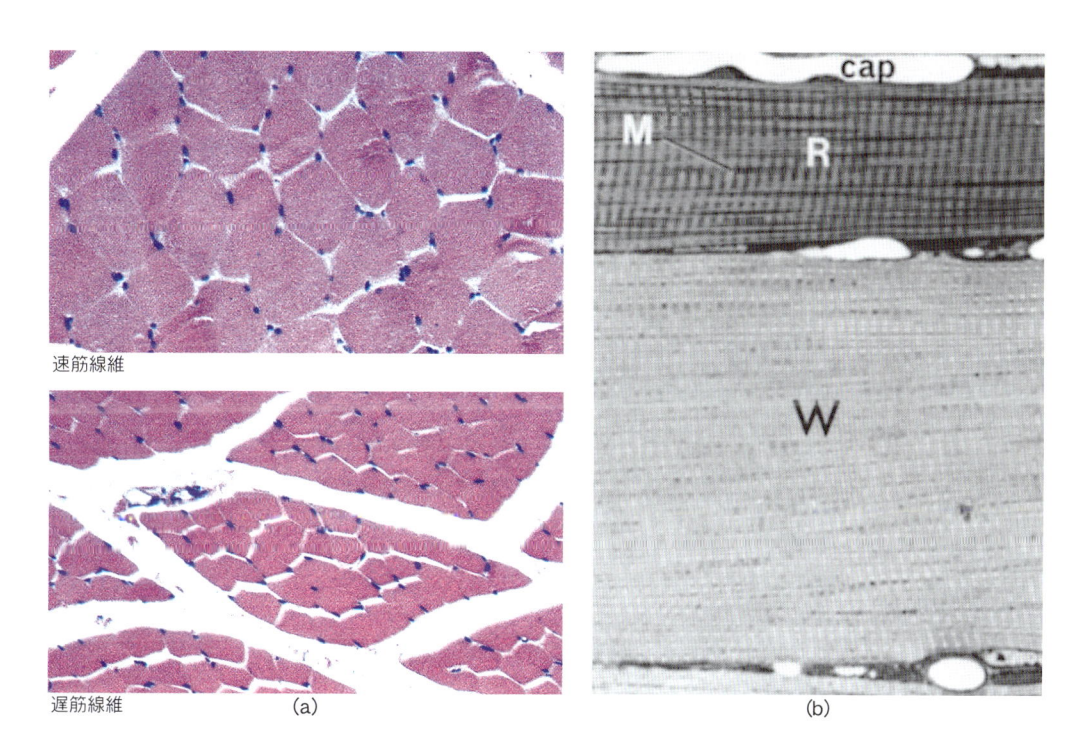

図9-14　骨格筋線維のタイプ
速筋線維は速く収縮し，遅筋線維はゆっくりだが長時間収縮する。
(a) 速筋線維（上）と遅筋線維（下）の太さの違いに注意（光顕像，×186）。
(b) 太い速筋線維（W）に比べ，細い遅筋線維（R）にはミトコンドリア（M）が多く，毛細血管（cap）も多い（光顕像，×852）。

6. 骨格筋線維の編成

筋線維は筋束と呼ばれる束を作っている（図9-1）。筋束の配列や編成の違いによって，骨格筋は平行筋，収束筋，羽状筋，輪状筋の4型に分類される（図9-15）。

A. 平行筋

筋束が筋の長軸に平行な筋を**平行筋** parallel muscle という。平行筋は，その一端から伸びる腱によって骨とつながっている。身体の大部分の骨格筋は平行筋で，両端に幅広の腱膜を持つ帯状のものや，両端に腱を持つ紡錘形のものがある（図9-15a）。このような筋の中央部は筋腹と呼ばれ，筋が収縮すると筋腹は短縮して太くなる。上腕にある上腕二頭筋は，筋腹を持つ平行筋の好例である。肘を屈曲すると，上腕二頭筋の筋腹が盛り上がり，力コブが生じる。

骨格筋細胞は約30％の長さにまで収縮することができる。筋線維は筋の長軸に対して平行なので，筋線維が一斉に収縮すると筋全体が同じだけ短縮する。筋収縮時に生じる張力は，収縮する筋細線維の数で決まる。筋細線維は筋細胞の筋形質全体に均等に分布しているので，張力は静止状態の筋の断面積から概算できる。平行筋は横断面の面積1 cm²当たり約3.5 kgの張力を出すことができる。

B. 収束筋

筋束の起始は幅広いが，すべての筋束が停止部で収束するような筋を**収束筋** convergent muscle という。筋束は停止腱の方に向かって扇状や三角形に収束する（図9-15b）。胸部にある大胸筋，小胸筋がこの例である。

筋束のどの部分が働くかによって作用が異なる。筋全体が同時に収縮するときは，同じ大きさの平行筋に比べて牽引力は小さい。

C. 羽状筋

1～数本の腱が筋腹を貫いていて，筋束が腱に対して斜めに配列している筋を**羽状筋** pennate muscle という（図9-15d）。筋束が斜めに並んでいるため，筋束が収縮しても平行筋ほど腱は動かない。しかし，羽状筋は同じ大きさの平行筋より多くの筋線維を含むので，結果的に羽状筋はより強い張力を発生する。

すべての筋線維が腱の片側にあるものを半羽状筋といい（図9-15c），指を伸ばす筋である総指伸筋がその例である。腱の両側に筋線維があるものは単に羽状筋と呼ばれ，大腿直筋が例として挙げられる。腱が筋の内部で分かれているものは複羽状筋といい，肩関節を被う三角筋がその例である（図9-15e）。

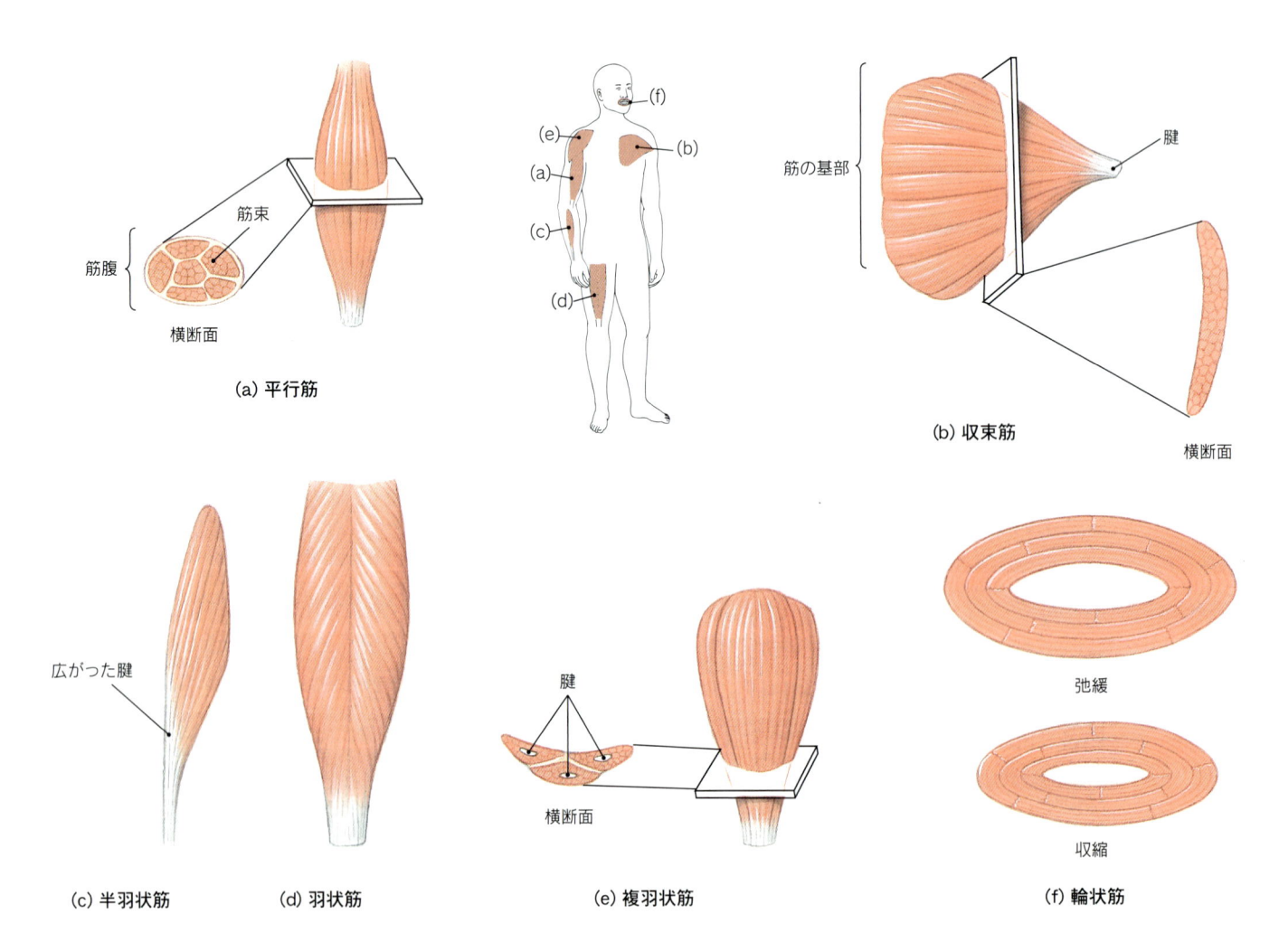

図9-15　筋線維の構成からみた骨格筋の分類

(a) 平行筋　(b) 収束筋　(c) 半羽状筋　(d) 羽状筋　(e) 複羽状筋　(f) 輪状筋

D. 輪状筋

筋束が輪状に配列している筋を**輪状筋** circular muscle という（図9-15f）。開口部や陥凹構造の周囲を筋束が同心円上に取り巻いており，筋が収縮すると開口部の径が小さくなる。輪状筋は消化器や尿路のような体内の通路の入口部や出口部を閉じるように働く。口部の口輪筋がその例である。

7. てこ：運動調節の方式

筋収縮で発生する運動の強度，速度，方向は，"てこleverの原理"によって変化する。公園のシーソーはてこの作用の身近な例である。筋が生み出す力は力点にかかり，作用点に働く力によって運動が起こる。てこは硬い骨に相当し，関節が支点に当たる。

てこの種類

人体には3種類のてこが見られる。

1) **第1のてこ** first-class lever：シーソーがこの例で，支点は力点と作用点の間にある（図9-16a）。この例は人体ではあまり多くないが，頸部の伸展に関わる筋に見られる。
2) **第2のてこ** second-class lever：作用点は力点と支点の間に位置する。身近な例は手押し車である。荷物の重量負荷が作用点，ハンドルを持ち上げる点が力点に相当する。この場合，作用点より力点のほうが支点からの距離が遠いので，小さな力で重いものを持ち上げることができる。つまり，小さな力でも作用する力が大きくなるわけである。しかし，力点を動かすとき作用点はそれよりゆっくり動き，動く距離も短い。第2のてこの例は身体にはわずかしかない。足を底屈させるときの下腿三頭筋がこの例である（図9-16b）。
3) **第3のてこ** third-class lever：力点は作用点と支点の間にある（図9-16c）。第3のてこは身体のなかでは最もよく見られる。この効果は第2のてこと反対で，作用する力が小さくなる代わりに運動の速さと距離は増大する。図に示すように，上腕二頭筋が肘関節を曲げるとき，支点からの距離は作用点が力点の6倍も遠い所にある。従って，上腕二頭筋が180 kgの力を出しても，作用点での力は30 kgに減少する。しかし，手が動く距離と速さは6倍も大きくなる。つまり，筋の付着点が7.5 cm動くと手は45 cm動くことになる。

このようなてこの存在は，筋収縮によって起こる身体の運動に多様性をもたらしている。

骨格筋細胞はどれもよく似ており，収縮して張力を発生する能力はほとんど同じである。10 kgを牽引して1 cm短縮する筋を考えてみよう。てこを使わないと，この筋は10 kgの重さの物体を1 cmしか動かすことができない。しかし，てこを使うことによって，20 kgのものを0.5 cm，あるいは1 kgのものを10 cm動かすことができる。このように，てこの存在によって最も効率的な最大限の運動が生み出されている。

8. 筋の用語

筋の始まりは**起始** origin，終わりは**停止** insertion と呼ばれ，筋の収縮によって特定の作用が起こる。筋の作用を示す用語，身体の部位を示す用語，筋の構造を示す用語を表9-1に示した。

A. 起始と停止

一般的には，筋の起始の部分は静止したままであり，停止の部分が動く。あるいは，起始は停止より近位にある。例えば，上腕三頭筋の停止は肘頭に終わり，近位にある肩にこの筋の起始がある。このような起始・停止は，解剖学的位置にある人体がどのような運動をするかによって決定される。筋系の勉強の楽しみの1つは，実際に身体を動かして筋の関わりを考えるところにある。

筋の動きや位置をもとにして起始・停止を決定できないときは，別の判断基準を用いる。筋が幅広い腱膜と細い腱の間に張っているときは，腱膜が起始，腱が停止になる。筋の片側に腱が数本あり，対側に腱が1本しかない場合は，数本ある方を起始として1本の方

(a) 第1のてこ

(b) 第2のてこ

(c) 第3のてこ

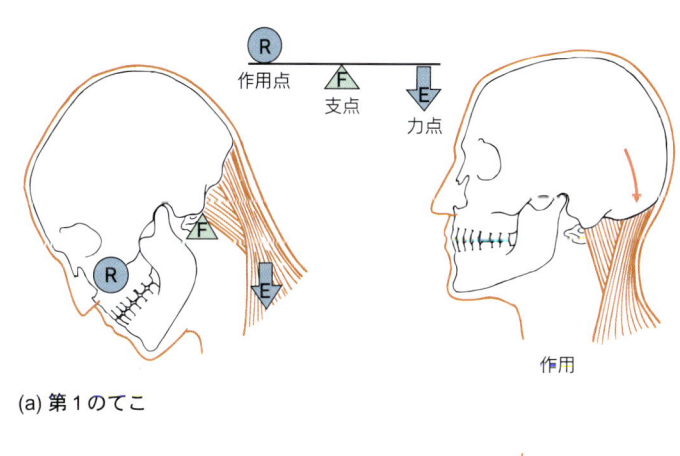

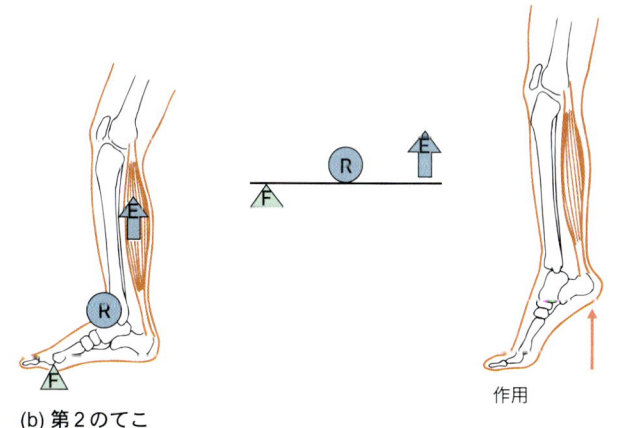

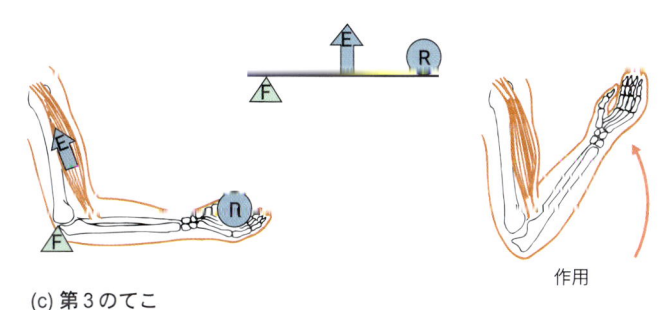

図9-16 3種類のてこ
(a) 第1のてこ。力点と作用点は支点の両側にある。この種のてこは力点に伝わる力の量や運動の方向・速度を変えることができる。
(b) 第2のてこ。作用点は力点と支点の間にある。この種のてこでは運動の距離と速度は小さくなるが作用する力は大きくなる。運動の方向は変わらない。
(c) 第3のてこ。力点は作用点と支点の間にある。この種のてこでは運動の速度と距離を増加させるが，より大きな力が必要である。

を停止とする。これらのルールはすべての筋に当てはまるわけではない。起始と停止がどちらであるか知ることは根本的にはあまり重要ではなく，筋の両端が付着する部位と，筋収縮の作用を知ることが大切である。

B. 作用

筋の作用には外転，内転，屈曲，伸展，過伸展，描円，回旋，回内，回外，外反，内反，背屈，底屈，側屈，対立，突出，後退，挙上，引き下げといったものがある（☞図8-3～図8-5）。

筋の作用を表現するには2つの方法がある。1つは作用を受ける部位の名称に基づくもので，例えば，上腕二頭筋は「前腕を屈曲させる働きがある」と表現する。もう1つは作用に関わる関節に基づくものである。例えば，上腕二頭筋の作用は「肘関節を屈曲する」と表現する。2つの方法にはそれぞれ利点があるが，本書では筋の作用を記載するときは主に2番目の方法を使用することにする。

筋は主要な作用に従って次のように分類される。

1) **主動筋 primary mover（作動筋 agonist）**：主動筋は，収縮によって「肘関節の屈曲」のようなある特定の運動を引き起こす筋をいう。例えば，上腕二頭筋は肘関節の屈曲を引き起こす主動筋である。

2) **協力筋 synergist**：協力筋は，収縮によって主動筋の作用を助ける筋をいう。協力筋は主動筋の停止部付近に停止して牽引を加えるか，あるいは主動筋の起始を安定化させる作用をする。協力筋の重要性は，運動の進行に伴い変化する。多くの場合，協力筋は作動筋の力が比較的弱い運動開始時に最も有用な働きをする。例えば，広背筋と大円筋はともに上腕を下方に牽引する。しかし，上肢を真上に挙げてしまうと広背筋の筋線維は引き伸ばされて上腕骨と平行になり，この肢位では広背筋はあまり大きな張力を発生することができない。しかし，肩甲骨から始まり上腕骨に停止する大円筋は，このような肢位をとっても有効に収縮できるため，上腕を下ろす運動の開始時に広背筋を補助する。この小さい補助筋の重要性は上肢が下がってくると減少する。この例では広背筋は主動筋で，大円筋は協力筋であるといえる。

協力筋のなかには，関節の動きを抑え作動筋の起始を安定化させることによって主動筋を助けるものがある。このような強力筋は**固定筋 fixator**とも呼ばれる。

3) **拮抗筋 antagonist**：拮抗筋は主動筋の作用と反対の作用をする筋をいう。つまり，作動筋が屈曲を引き起こす筋であれば，拮抗筋は伸展を引き起こす筋である。作動筋が収縮すると，対応する拮抗筋は引き伸ばされるが，その際，拮抗筋の張力は運動をなめらかにす

表9-1 筋の用語

方向を示す用語	身体の部位を示す用語*	筋の構造を示す用語	作用を示す用語
上 superioris	頭 capitis	**起始**	**一般用語**
下 inferioris	側頭 temporalis	二頭 biceps	屈筋 flexor
前 anterior	眼 oculo-	三頭 triceps	伸筋 extensor
後 posterior	眼瞼 palpebrae	四頭 quadriceps	内転筋 adductor
内側／中 medialis/medius	鼻 nasalis		外転筋 abductor
外側 lateralis	口 oris	**形状**	回旋筋 rotator
内 internus	舌 glosso/glossal	三角 deltoideus	回内筋 pronator
外 externus	オトガイ genio-	菱形 rhomboideus	回外筋 supinator
内部，内在 intrinsic	耳介 auricularis	菱形／台形 trapezius	挙筋 levator
外部／外来 extrinsic	頚 cervicis	輪 orbicularis	下制筋 depressor
浅 superficialis	項 nuchal	円 teres	張筋 tensor
深 profundus	胸 thoracis	梨状 piriformis	
直 rectus	鎖骨 cleido/clavius	錐体 pyramidalis	**特殊用語**
横 transversus	肋骨 costalis	鋸状 serratus	頬筋 buccinator
斜 obliquus	肩甲骨 scapularis	櫛／櫛状 pectineus	笑筋 risorius
	腹 abdominis	扁平 platys-	縫工筋 sartorius
	鼠径 inguinal	板状 splenius	
	腰 lumborum		
	腸骨 ilio-	**ほかの特徴**	
	尾骨 coccygeus	長 longus	
	腰筋 psoas	最長 longissimus	
	上腕 brachialis	短 brevis	
	肘 anconeus	大 major/magnus	
	橈骨 radialis	最大／大 maximus	
	尺骨 ulnaris	小 minor	
	手根 carpi	最小 minimus	
	母指 pollicis	広 lata/vastus	
	大腿 femoris	最も広い／広 latissimus	
	膝窩 popliteus	薄 gracilis	
	脛骨 tibialis	腱の／腱様の-tendinosus	
	足の母趾 hallucis	白 alba	
	皮 cutaneous		
	泌尿 uro-		

*ほかの部位を示す用語は図1-8を参照。

るように調整されている。例えば，上腕二頭筋が主動筋として収縮すると肘関節は屈曲する。上腕骨の反対側にある上腕三頭筋は上腕二頭筋の拮抗筋である。上腕三頭筋は肘関節の屈曲運動が円滑に行えるように調整するとともに，肘関節の伸展運動を行う筋である。

C. 骨格筋の名称

人体のすべての筋について学ぶ必要はないが，重要な筋については知っておく必要がある。幸いにも大部分の骨格筋の名称は筋の識別の手がかりとなる（表9-1）。つまり，骨格筋は，部位，筋線維の方向，形態，起始と停止，機能などのいくつかの規準に基づいて名称が付いている。

上腕筋 brachialis は部位を示し，**三角筋** deltoid や**梨状筋** piriformis は筋の形状を表している。また，**大腿二頭筋** biceps femoris のように部位と形状を示す筋もある。

筋線維の方向によって命名されることもある。例えば，**直筋** rectus は筋線維が平行な筋で，筋線維は通常身体の長軸に沿って走る。直筋の名称には，身体の部位を示す用語も含まれている。例えば，**腹直筋** rectus abdominis は腹部にある直筋で，**大腿直筋** rectus femoris は大腿にある直筋である。そのほかに，方向を示す筋としては**横筋** transversus や**斜筋** obliquus がある。これらの筋線維は身体の長軸に対して横走あるいは斜走している。

ある種の筋は特殊な形状により名付けられている。**二頭筋** biceps は起始として2本の腱を有し，**三頭筋** triceps は3本の腱を，**四頭筋** quadriceps は4本の腱を有している。筋の形状が三角形，菱形，輪状であれば，それぞれ**三角筋** deltoid，**菱形筋** rhomboideus，**輪状筋** orbicularis という。

長い筋は**長筋** longus もしくは**最長筋** longissimus と呼ばれ，長くて断面が丸い筋は**円筋** teres と呼ばれる。短い筋には**短** brevis，大きい筋には**大** major，小さい筋には**小** minor という名称が付く。

体表に近い筋は，**外** externus や**浅** superficialis という名称が，深部にある筋は**内** internus や**深** profundus という名称が付される。

ある臓器（舌など）や身体部位（手や足など）の外部に由来する筋を**外来筋** extrinsic muscle，その内部にある筋を**内在筋** intrinsic muscle という。

筋の起始や停止によって筋の名称が付けられる場合がある。この場合，名称の最初の部分が起始を，それに続く部分が停止を表す。例えば，**オトガイ舌筋** genioglossus はオトガイ genion から始まり舌 glosso に停止である。

屈曲 flexor，**伸展** extensor などの作用を含む名称は筋の主要な機能を示している。このような筋の名称には，筋の形状や位置に関わる名称も含まれているのが常である。例えば，**長橈側手根屈筋** extensor carpi radialis longus は前腕の橈側にある長い筋で，手根を屈曲させる筋である。

特定の職業や習慣にちなんだ名称が付いている筋もある。例えば，**縫工筋** sartorius は脚を交叉させてあぐらをかいたときに大腿近位部に盛り上がって見える筋であるが，昔の縫工人はあぐらをかいて作業をしており，その姿勢においてはこの筋が目立ったので縫工筋という名前が付けられた。表情筋の1つである**頬筋** buccinator は膨らました頬壁をへこませて，すぼめた口から息を吹き出す作用がある。頬筋は英語では"buccinator"というが，これはもともとトランペット吹きのことである。また，別の表情筋である**笑筋** risorius は口角を外方に引く作用がある。しかし，この表情は笑うというよりしかめ面といった方がよいだろう。

英語では**広頚筋** platysma と**横隔膜** diaphragm を除いて，すべての筋の完全な名称には**筋** muscle を付ける。本文中では muscle を付けるが，図や表ではスペースを省き，余分な字を減らすために muscle を省略する場合が多い（例えば "triceps brachii muscle" は "triceps brachii" と記載する）。

9. 老化と筋系

老化するとすべての筋組織は全般的に小さくなり，筋力も低下する。筋系の老化現象には次のようなものがある。

- 筋細線維が減少し，筋線維が細くなる。さらに，筋線維内のATP，貯蔵グリコーゲン，ミオグロビンが減少する。その結果，筋力や持久力が低下し疲労しやすくなる。心臓血管系の機能も年齢とともに低下するので，運動しても筋への血流は若い人のようには素早く増加しない。
- 骨格筋が細くなり弾性が減少する。老化すると筋の一部が線維化し，線維性結合組織の量が増加する。線維化は筋の柔軟性を減少させ，運動や血流循環が制限される。
- 運動の許容量が低下する。これは，筋が疲労しやすくなることと筋収縮時に発生した熱を排除する能力が減少することによる。
- 損傷を受けた筋の回復力が低下する。衛星細胞の数は年齢とともに減少し，線維性結合組織の量が増加する。その結果，筋に損傷が起こると修復能力が制限され，瘢痕組織が形成されるようになる。

誰しも老化に伴って筋が衰えるので，若いときに運動して筋を鍛えておくことは大切である。また，定期的な運動は筋の老化を防ぐとともに体重を調節したり骨を強くするのを助け，すべての年齢層において生活の質を向上させる。この運動には極端に大きな負荷は必要ない。それどころか，高齢者が激しい運動を行うと，腱，骨，関節の障害を引き起こす可能性がある。定期的な運動は生活の質を向上させるが，平均余命を延ばすという明確な証拠はない。

✓ 長指屈筋という筋はその名前からどのような筋であると考えられますか。

✓ 筋の起始と停止の違いについて述べなさい。

✓ 協力筋の例を挙げなさい。

第10章 筋系：軸筋群

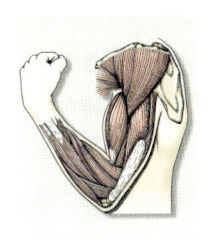

　本書では筋系を軸筋群と付属肢筋群とに分ける。軸筋群は軸骨格から起こり，軸骨格に停止する筋群で，頭部，脊柱，胸郭にある。胸郭にある軸筋群は呼吸運動に関わる。身体の骨格筋の約60％は軸筋群である。軸筋群は上・下肢帯や四肢の運動，安定化には関与しない。付属肢筋群は付属肢骨格を安定化させるとともにその運動に関わる。主要な軸筋群と付属肢筋群を図10-1と図10-2に示した。

1. 軸筋群

　軸筋群は軸骨格に付着する筋で，頭や脊柱の動きに関係している。
　軸筋群はその部位や機能に基づいて以下の4つのグループに分けるが，これらのグループには明瞭な区別があるわけではなく，教科書によって様々な分類が用いられている。

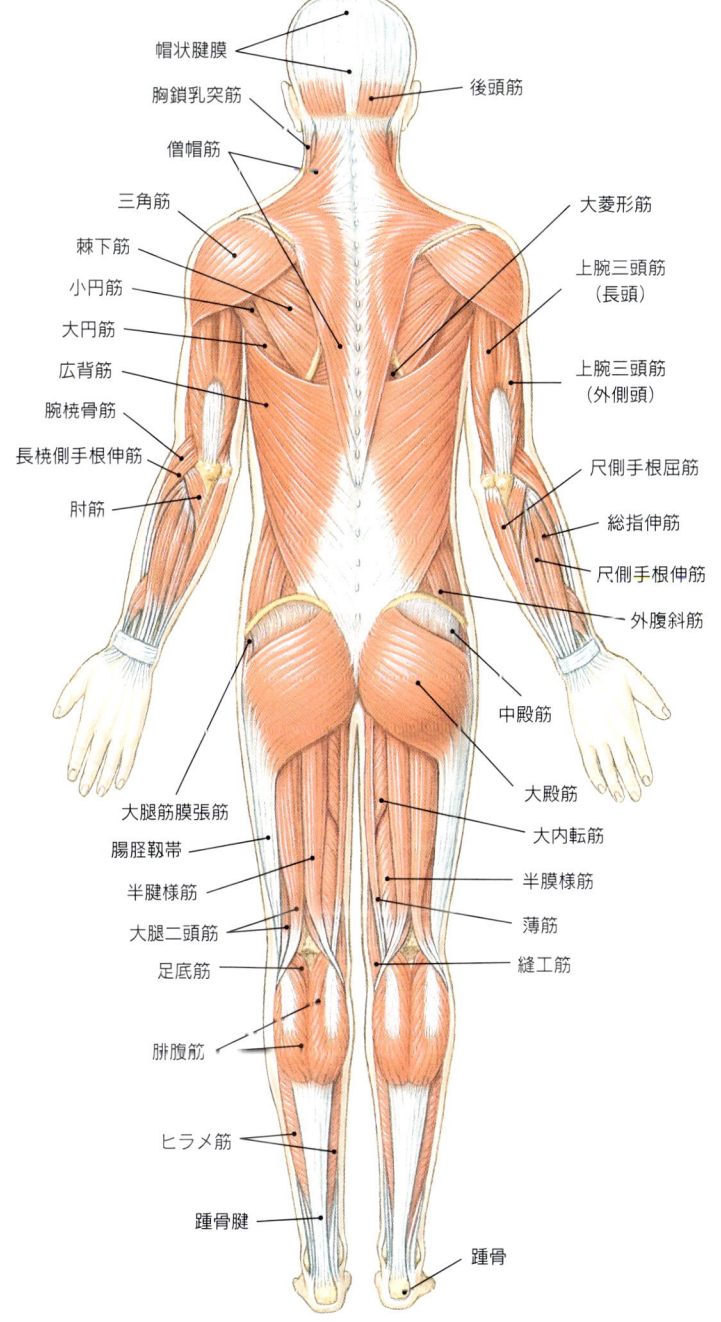

図 10-1　人体の骨格筋の模式図（前面観）

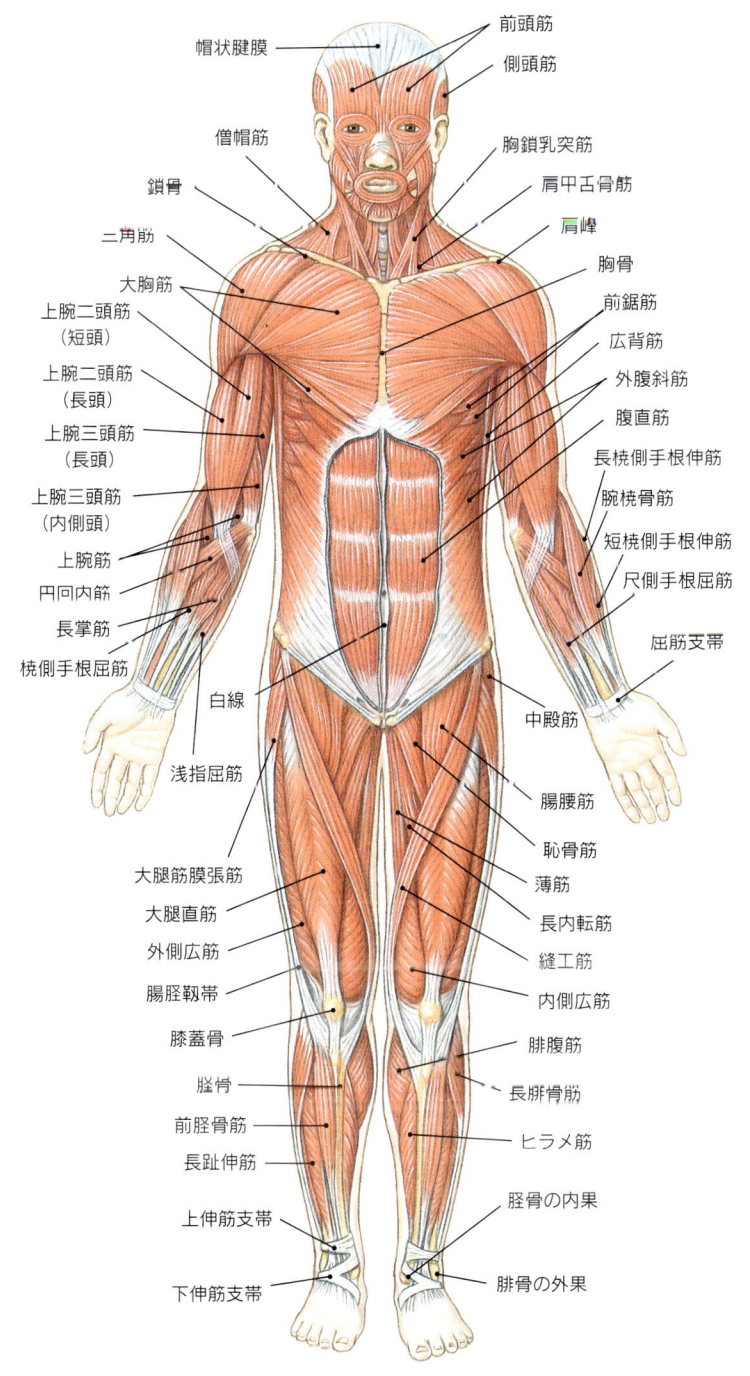

図 10-2　人体の骨格筋の模式図（後面観）

- **頭頚部の筋**：顔面，舌，喉頭を動かす筋で，脊柱の運動には関係しない。これらの筋は話したり，口笛を吹いたりするなどの発声に関係しているほか，笑ったり，眉をひそめたり，微笑んだりというような表情を作り出す筋でもある。そのほか，眼球を動かす筋や，咀嚼，嚥下などの摂食活動に関する筋も含まれる。
- **脊柱の筋**：頭部，頚部，脊柱にあり，頭や脊柱の動きに関わる筋。
- **体壁の筋**：胸腔や腹腔骨盤腔の壁を作る筋で，斜筋や直筋がある。胸部では，これらの筋は肋骨で区切られているが，腹部では広い板状の筋を形成している。頚部にも斜筋や直筋がある。これらの筋は筋性の壁を作らないけれども，同じ発生起源を持つのでこのグループに含める。また，横隔膜は胸壁の筋と発生学的に関連があるので，横隔膜もこのグループの筋として扱う。
- **骨盤底の筋**：仙骨や下肢帯の骨から起こり，会陰の筋性の部分を構成して骨盤出口部を閉鎖している筋である。

人体の表層の骨格筋を図10-1と図10-2に示す。学習の理解を助けるために，それぞれの筋肉の起始，停止，運動，支配神経に関する情報を表にまとめてある。筋と骨との付着関係の理解を助けるために，これから出てくる骨の図に筋肉の起始（赤色）と停止（青色）を示してある。

2. 頭頚部の筋

頭頚部の筋はいくつかのグループに分けることができる。表情筋群，外眼筋群，咀嚼筋群，舌筋群，咽頭筋群は頭蓋や舌骨から起こる。前頚筋群は主として喉頭，舌骨，口腔底の位置を変えるのに役立っている。

A. 表情筋群

表情筋は頭蓋骨の表面から起こる（図10-3，図10-4，表10-1）。表情筋の筋膜の線維は皮膚の真皮に停止しているものが多く，筋が収縮することによって顔面の表情が変化する。表情筋は顔面神経（Ⅶ）によって支配される。

顔面にある表情筋の多くは口と関係している（図10-3）。**口輪筋** orbicularis oris は口をすぼめ，そのほかの筋は口唇や口角を動かす。

頬筋 buccinator は食物摂取に関与し，トランペットなどを吹く音楽家にとっても重要な筋である。食物を噛む際，頬筋は咀嚼筋とともに働き，食物を頬の内側から歯の後方へと運ぶ。乳児では，頬筋は哺乳に必要な吸引力を生み出す。

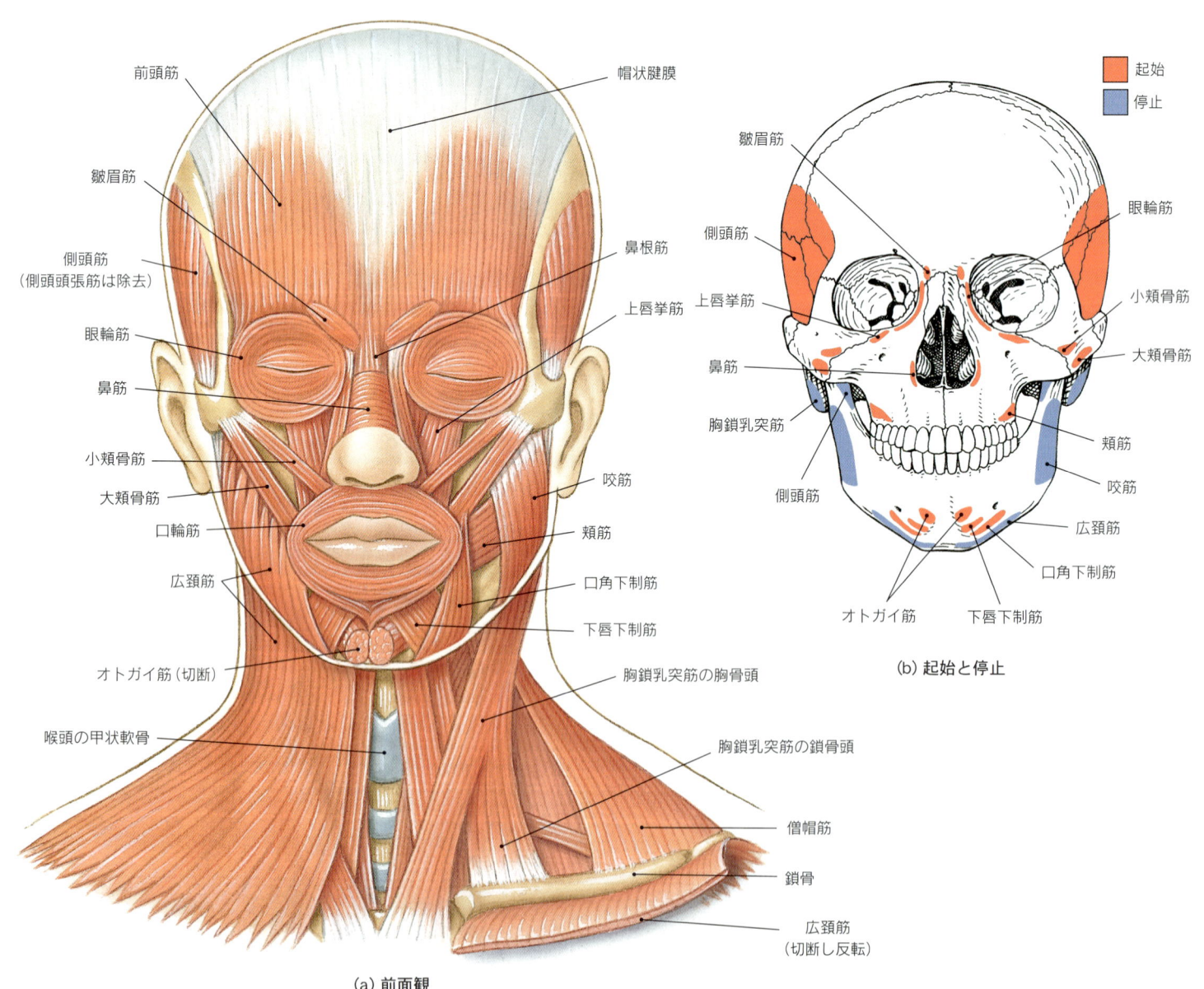

図10-3　頭頚部の筋（その1）

(a) 前面観

(b) 起始と停止

図 10-4　頭頸部の筋（その 2）

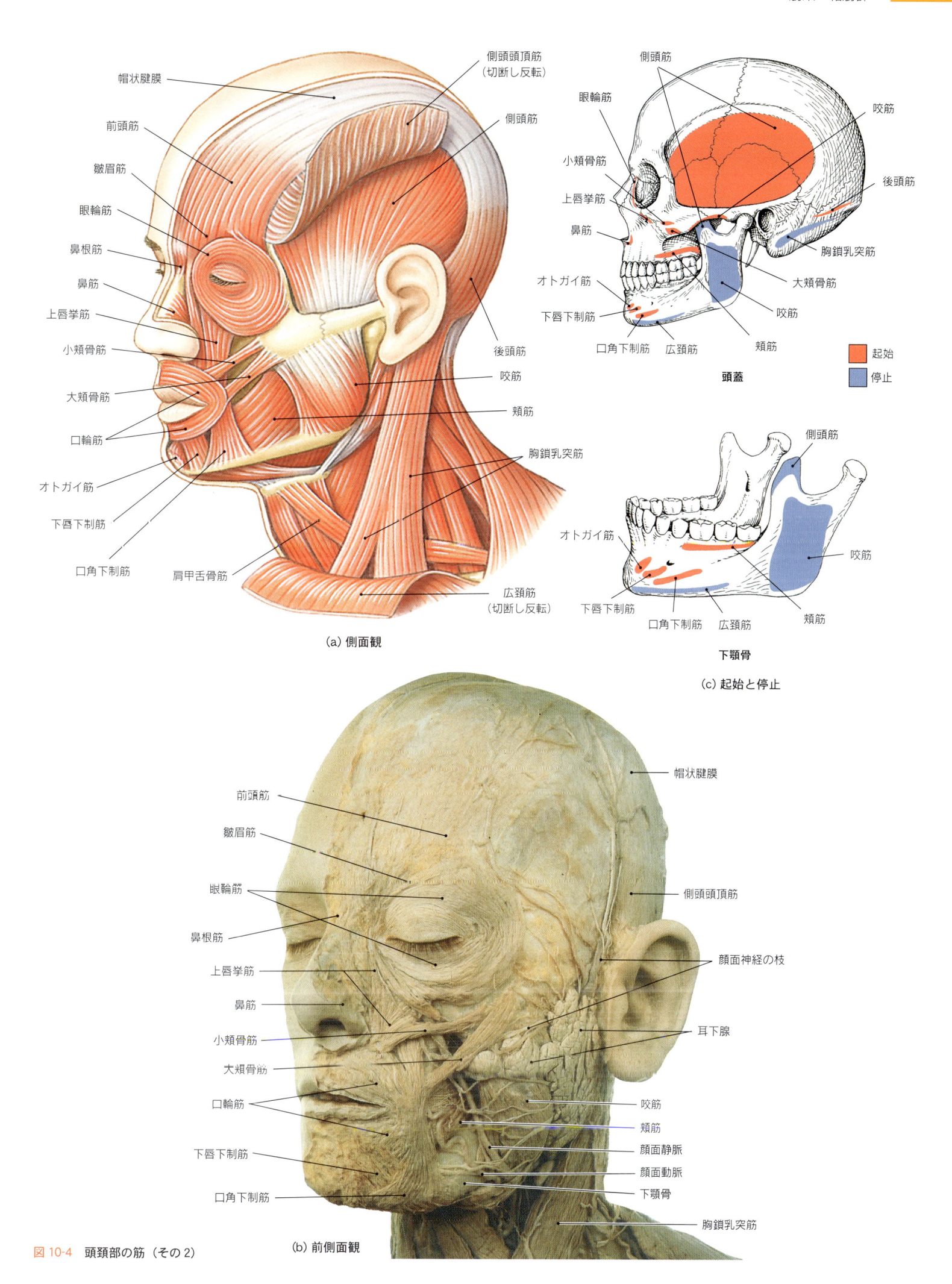

(a) 側面観
(b) 前側面観
(c) 起始と停止

表10-1 表情筋

部位	筋名	起始	停止	作用	支配神経
口	頬筋 buccinator	上顎骨と下顎骨の歯槽突起	口輪筋の線維に混じる(口角)	頬をくぼませる	顔面神経(Ⅶ)
	下唇下制筋 depressor labii inferioris	下顎骨(前正中線とオトガイ孔の間)	下唇	下唇を外下方に引く	同上
	上唇挙筋 levator labii superioris	眼窩下縁	口輪筋	上唇の挙上	同上
	オトガイ筋 mentaris	下顎骨の前面	オトガイの皮膚	オトガイの皮膚を引き上げ,突き出す	同上
	口輪筋 orbicularis oris	上顎骨と下顎骨の歯槽隆起	口唇	口を閉じ,尖らせる	同上
	笑筋 risorius	耳下腺付近の頬部の筋膜	口角	口角を外方に引く	同上
	口角下制筋 depressor anguli oris	下顎体の下縁	口角	口角を下方に引く	同上
	大頬骨筋 zygomaticus major	頬骨	口角	口角を上外方に引く	同上
	小頬骨筋 zygomaticus minor	頬骨	上唇	上唇を上外方に引く	同上
眼	皺眉筋 corrugator supercilii	前頭骨の鼻部	眉部	眉を内下方に引き,眉間に縦シワを作る	顔面神経(Ⅶ)
	上眼瞼挙筋 levator palpebrae superioris	視神経管を囲む総腱輪の上	上眼瞼	上眼瞼の挙上	動眼神経(Ⅲ)
	眼輪筋 orbicularis oculi	眼窩の内側縁	眼窩周囲の皮膚	閉眼	顔面神経(Ⅶ)
鼻	鼻根筋 procerus	鼻骨	前頭部(眉間)の皮膚	眉間の皮膚を引き下げ,眉間に横シワを作る	顔面神経(Ⅶ)
	鼻筋 nasalis	上顎骨	鼻背	鼻背を圧迫し,鼻尖を低くする 鼻孔を広げる	同上
耳	前耳介筋 auricularis anterior	側頭筋膜	耳の前方	耳を前に引く	顔面神経(Ⅶ)
	上耳介筋 auricularis superior	帽状腱膜	耳介根部	耳介を上げる	同上
	後耳介筋 auricularis posterior	乳様突起	耳介根部	耳介を後に引く	同上
	側頭頭頂筋 temporoparietalis	帽状腱膜の外縁	外耳周囲の筋膜	耳介を上げる	同上
頭蓋	前頭筋 frontalis	帽状腱膜	眉部,鼻根の皮膚	眉弓を引き上げ,前頭部にシワを作る	顔面神経(Ⅶ)
	後頭筋 occipitalis	上項線	帽状腱膜	帽状腱膜を後方に引く	同上
頸	広頸筋 platysma	第2肋軟骨と肩峰の間の胸郭上部	下顎骨と頬の皮膚	頸の皮膚を緊張させ,下顎を下制する	顔面神経(Ⅶ)

眉,眼瞼,頭皮,鼻,外耳を動かす筋もある。**前頭筋** frontalis と**後頭筋** occipitalis の間には膠原線維でできた**帽状腱膜** galea aponeuroticaがある(図10-3a)。

頸部にある**広頸筋** platysma は頸部の下部から起こって,頸部の前面を被い,下顎骨の骨膜や口角の筋膜に終わる(図10-3,図10-4a, c)。

B. 外眼筋群

外眼筋群 extrinsic eye muscles は,眼球の外表面に付着して眼球を動かすのに働く筋で,全部で6種類ある(図10-5,表10-2)。
- **内側直筋** medial rectus:眼球を内方に向ける。
- **外側直筋** lateral rectus:眼球を外方に向ける。
- **上直筋** superior rectus:眼球を上方のやや内方に向ける。
- **下直筋** inferior rectus:眼球を下方のやや内方に向ける。
- **上斜筋** superior oblique:眼球を下方の外方に向ける。
- **下斜筋** inferior oblique:眼球を上方の外方に向ける。

表10-2 外眼筋群

筋名	起始	停止	作用	支配神経
下直筋 inferior rectus	視神経管の周囲の線維性の総腱輪	眼球の下面	眼球の下制	動眼神経(Ⅲ)
内側直筋 medial rectus	同上	眼球の内側面	眼球の内転	動眼神経(Ⅲ)
上直筋 superior rectus	同上	眼球の上面	眼球の挙上,(内転,内旋)	動眼神経(Ⅲ)
外側直筋 lateral rectus	同上	眼球の外側面	眼球の外転	外転神経(Ⅵ)
下斜筋 inferior oblique	眼窩前方下部の上顎骨	眼球の下外側面	眼球の挙上,外転,外旋	動眼神経(Ⅲ)
上斜筋 superior oblique	総腱輪内側の蝶形骨	眼球の上外側面	眼球の下制,外転,内旋	滑車神経(Ⅳ)

眼球を上方に向けるときには上直筋と下斜筋が,下方に向けるときには下直筋と上斜筋が働く。これらの外眼筋は動眼神経(Ⅲ),滑車神経(Ⅳ),外転神経(Ⅵ)に支配される(表10-2)。

外眼筋群に対して,眼球内には内眼筋群がある。前者は骨格筋でできているのに対し,後者は平滑筋でできている。後者は瞳孔の大きさや水晶体の厚みを調節する(☞第18章)。

C. 咀嚼筋群

咀嚼筋群 muscles of mastication は下顎骨を動かし,咀嚼運動に関係する筋群である(図10-6,表10-3)。この筋群は下顎を様々な方向に動かして食物を噛んだりすりつぶしたりする。これらの筋はいずれも三叉神経(Ⅴ)の第3枝である下顎神経(V_3)に支配されている。咀嚼筋群には以下の4種類がある。
- **咬筋** masseter:頬骨弓から起こり,下顎角の外側に停止する大きな筋である。咀嚼筋のなかでは最も強力で重要な咀嚼筋である。
- **側頭筋** temporalis:側頭窩から起こり下顎骨の筋突起に停止する。
- **内側翼突筋** medial pterygoid:翼突窩から起こり,下顎枝の内側にある翼突筋粗面に停止する。咬筋や側頭筋と協力して顎を閉じるとともに,下顎骨を側方に動かす。
- **外側翼突筋** lateral pterygoid:大翼の下面と翼状突起外側板の外側面から起こり,水平に走って下顎頭の下方に停止する。下顎骨を前方に突き出したり,側方に動かしたりする。

筋系：軸筋群

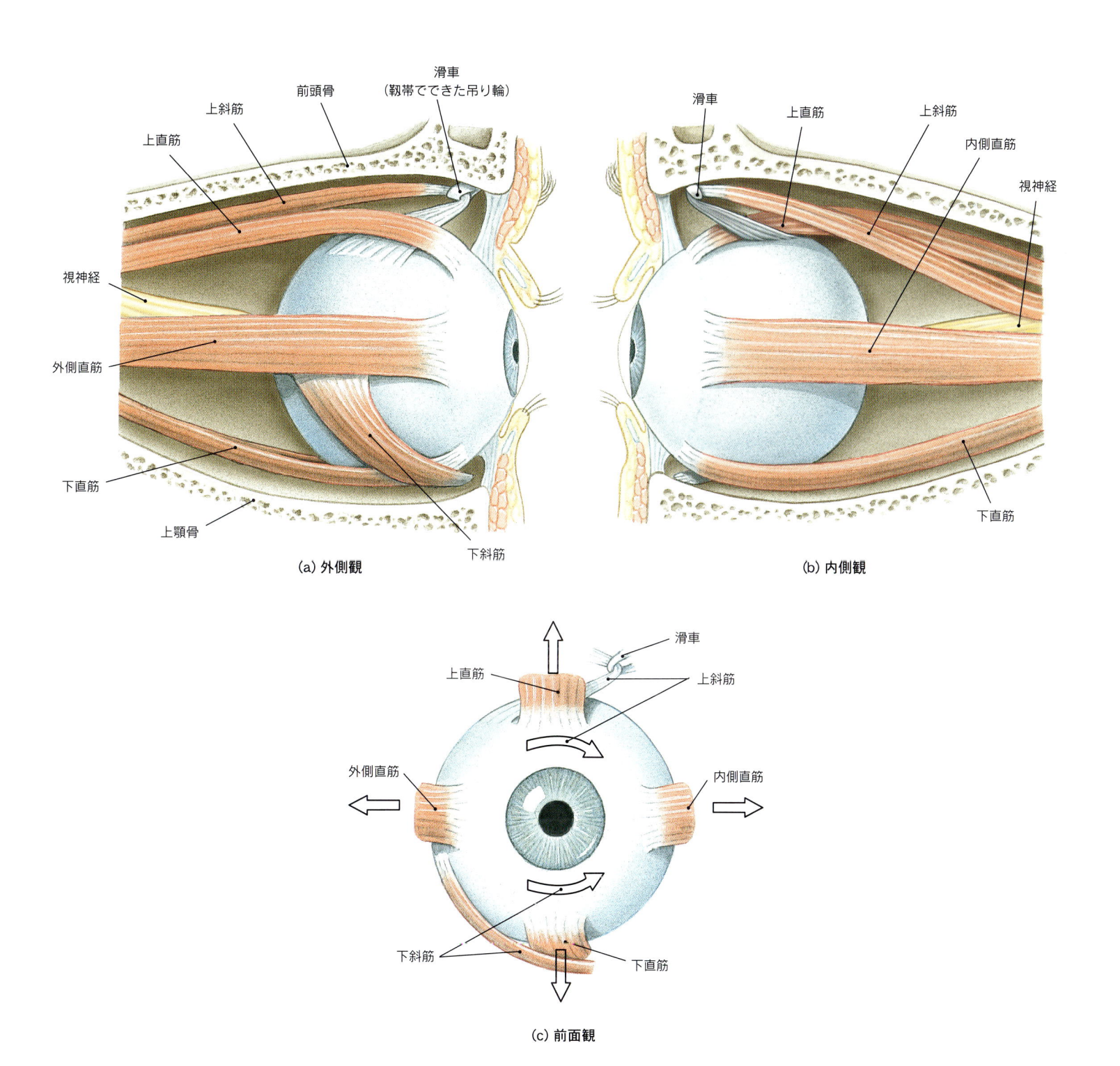

(a) 外側観

(b) 内側観

(c) 前面観

図 10-5　外眼筋群（右眼球）

表10 3　咀嚼筋群

筋名		起始	停止	作用	支配神経
咬筋	masseter	頬骨弓	下顎角の外側面	下顎骨を挙上して口を閉じる	三叉神経（V）の下顎神経（V₃）
側頭筋	temporalis	側頭線と頬骨弓の間にある側頭窩	下顎骨の筋突起	下顎骨を挙上して口を閉じる 下顎骨を後方に引く	同上
内側翼突筋	medial pterygoid	翼突窩（翼状突起外側板の内側面）	下顎枝の内側面（翼突筋粗面）	下顎骨を挙上，下顎骨を側方に動かす	同上
外側翼突筋	lateral pterygoid	大翼の下面と翼状突起外側板の外側面	下顎頸，関節包	下顎骨を前方に突き出す 下顎骨を側方に動かす	同上

209

図10-6 咀嚼筋群

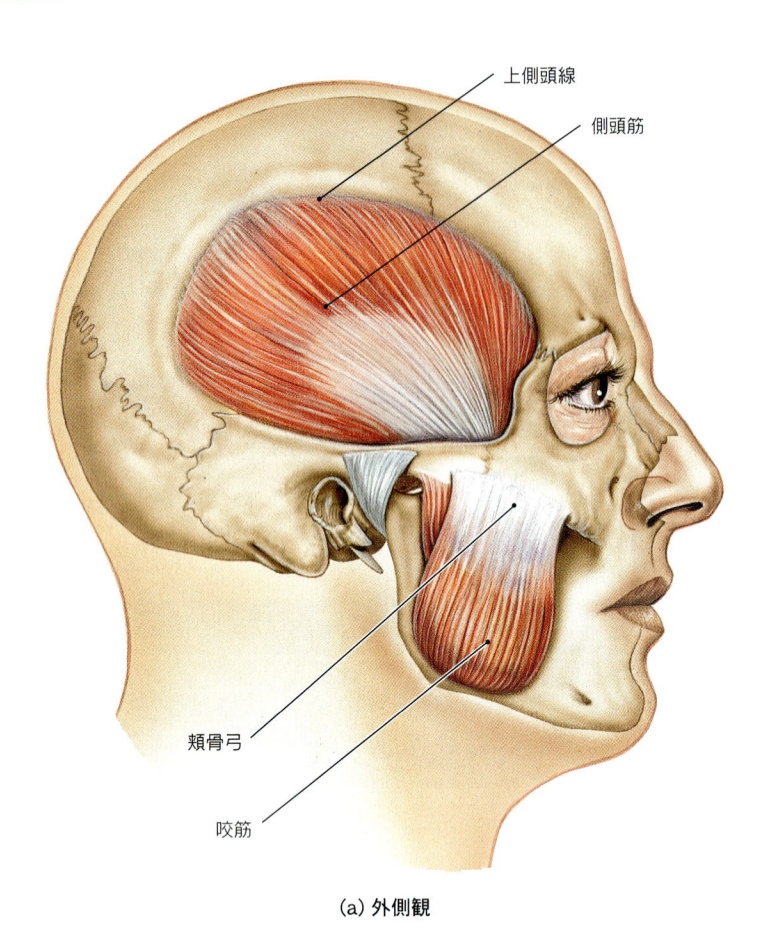

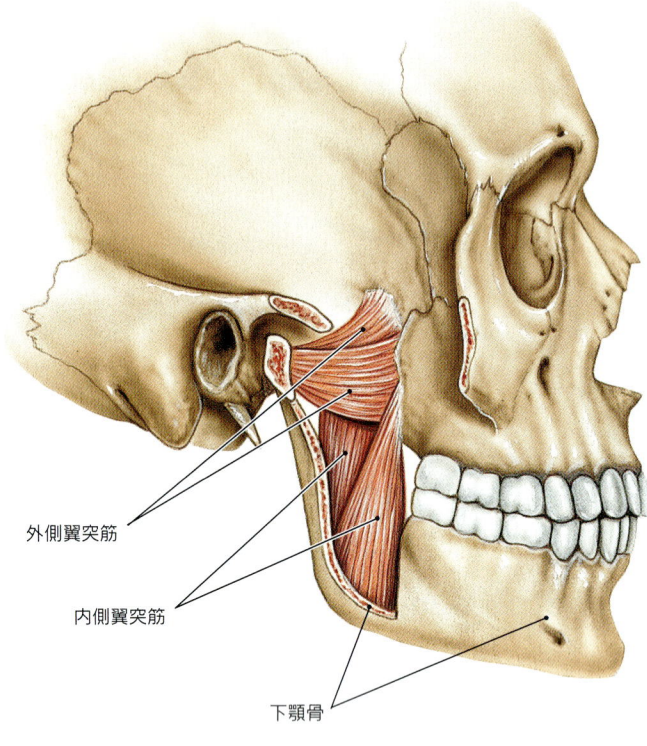

(a) 外側観
- 上側頭線
- 側頭筋
- 頬骨弓
- 咬筋

(b) 外側観（内・外側翼突筋を剖出）
- 外側翼突筋
- 内側翼突筋
- 下顎骨

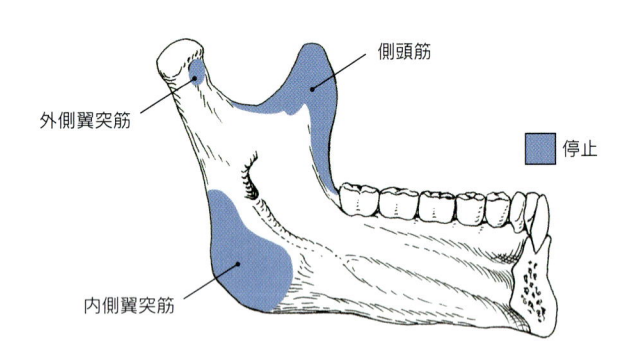

(c) 停止（左下顎枝の内側観）
- 外側翼突筋
- 側頭筋
- 内側翼突筋
- 停止

臨床ノート　新発見？

「解剖学には新しい発見は何もない」というコメントを聞いたことがあるだろう。これは人体のすべての解剖学的な構造が何世紀も前に記載されてしまったということを指している。1996年にメリーランド大学の解剖学者が新しい骨格筋の存在を発表したとき，多くの人々はたいへん驚いた。この筋肉は蝶形下顎筋と呼ばれ（図10-7），蝶形骨の外側縁から下顎骨に伸びていて，咀嚼筋を助ける働きがある。この研究は生体のデータベースのコンピューター解析，つまり人体の横断デジタル画像アトラスによって始まった。次いで，人体を注意深く解剖することが行われた。この筋肉については，依然としていくつかの論争がある。この筋肉は側頭筋の一部としてかつて記載された筋肉ではないかともいわれている。しかしながら，これは最近の技術が人体の新しい解剖所見を生み出した好例である。

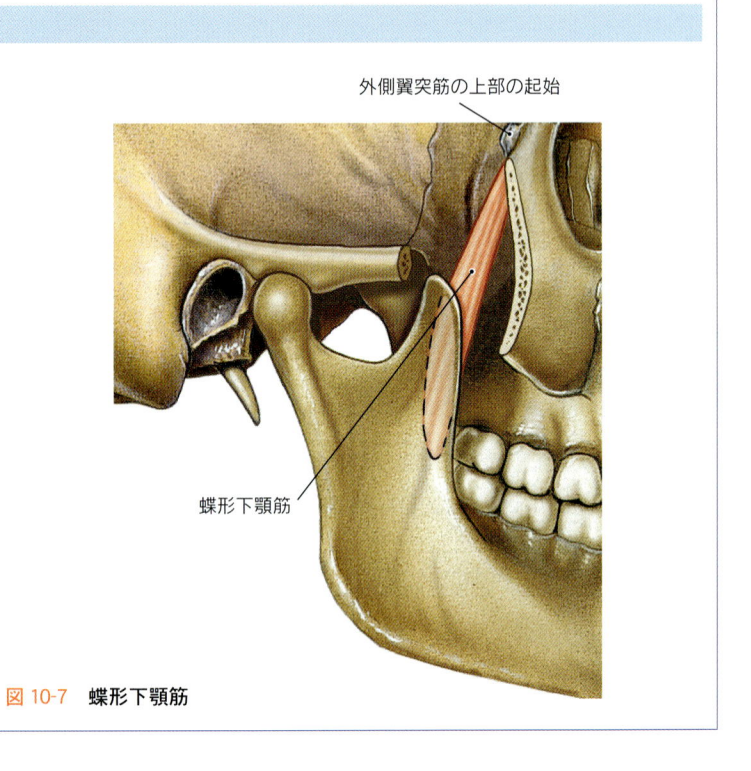

図10-7 蝶形下顎筋
- 外側翼突筋の上部の起始
- 蝶形下顎筋

筋系：軸筋群

D. 舌筋群

舌を動かす筋は**舌筋群** muscles of the tongue と呼ばれ，外舌筋群と内舌筋群に分けられる。外舌筋群は舌以外の骨や軟部組織から起こって舌に停止する筋で，内舌筋群は舌内から起こり舌内に停止する筋をいう。

外舌筋群は話をするときに必要な舌の精巧かつ複雑な動きに関わっており，食物を口腔内で移動して嚥下に備える働きもある。これらの筋の多くは，舌下神経（XII）に支配される。

外舌筋群には**オトガイ舌筋** genioglossus，**舌骨舌筋** hyoglossus，**茎突舌筋** styloglossus，**口蓋舌筋** palatoglossus があり，それぞれオトガイの内面，舌骨，茎状突起，軟口蓋から起こる（図10-8, 表10-4）。

E. 咽頭筋群 muscles of the pharynx

咽頭の筋群は，さらに咽頭収縮筋群，咽・喉頭挙上筋群，軟口蓋の筋群に分けられる。これらの筋は舌咽神経（IX）と迷走神経（X）によって支配されている。

a. 咽頭収縮筋群

咽頭収縮筋群 pharyngeal constrictors は咽頭の壁をなし，嚥下の際に咽頭壁を収縮させて食物塊を食道の方に移動させる。これには上・中・下咽頭収縮筋 superior, middle and inferior constrictors がある（図10-9, 表10-5）。

b. 咽・喉頭挙上筋群

咽・喉頭挙上筋群 pharyngolaryngeal elevators は，嚥下や発声の際に咽頭や喉頭を引き上げる筋群である。**口蓋咽頭筋** palatopharyngeus，**耳管咽頭筋** salpingopharyngeus，**茎突咽頭筋** stylopharyngeus がある（図10-9, 表10-5）。

c. 軟口蓋の筋群

軟口蓋の筋群 palatal muscles は，咀嚼の際に軟口蓋を引き上げたり張りつめたりして，軟口蓋の位置を調整する筋群である（図10-9, 表10-5）。

口蓋帆挙筋 levator veli palatini は軟口蓋を挙上させる筋である。**口蓋帆張筋** tensor veli palatini は耳管周囲組織から起こるので，軟口蓋を緊張させるほかに，耳管開口部を開く作用もある。飛行機に乗ったり海に潜ったりしたときに，つばを飲み込むような運動をすることによって気圧の変化に適応することができるのは，この筋の作用による。

F. 前頚筋群

前頚筋群 anterior muscles of the neck（**舌骨筋群** hyoid muscles）は喉頭や舌骨の位置を変えたり，下顎を引き下げたりする。一部の筋は口底を構成するとともに，舌と咽頭の筋に対して安定な基盤となる（図10-10, 図10-11, 表10-6）。

前頚部筋群は，舌骨との位置関係に基づいて舌骨上筋群と舌骨下筋群に分けられる。これらの筋群の多くは，喉頭を上げたり下げたりする働きがあるので外喉頭筋と呼ばれることがある。これに対し，喉頭内部の声帯に関する筋は内喉頭筋と呼ばれる（☞第24章）。

a. 舌骨上筋群

舌骨上筋群 suprahyoid muscles は側頭骨や下顎骨から起こり，舌骨に停止する筋で，舌骨より上位にある（表10-6）。

● **顎二腹筋** digastric：名前の通り二腹（前腹と後腹）を有する。前腹は下顎骨のオトガイ部の内面から起こって舌骨に停止し，後腹側頭骨の乳突部から舌骨に至る。前腹と後腹の間には中間腱があり，線維性結合組織によって舌骨に固定されている。この筋は下顎骨を引き下げたり，舌骨を引き上げたりする働きがある。

● **オトガイ舌骨筋** geniohyoid：顎舌骨筋の上にあり，口腔底を補強する。

● **顎舌骨筋** mylohyoid：広くて平らな筋で，一部が顎二腹筋に被われており，筋性の口腔底を構成する。

● **茎突舌骨筋** stylohyoid：舌骨と茎状突起の間で筋性の結合物をなし，舌骨を引き上げる。

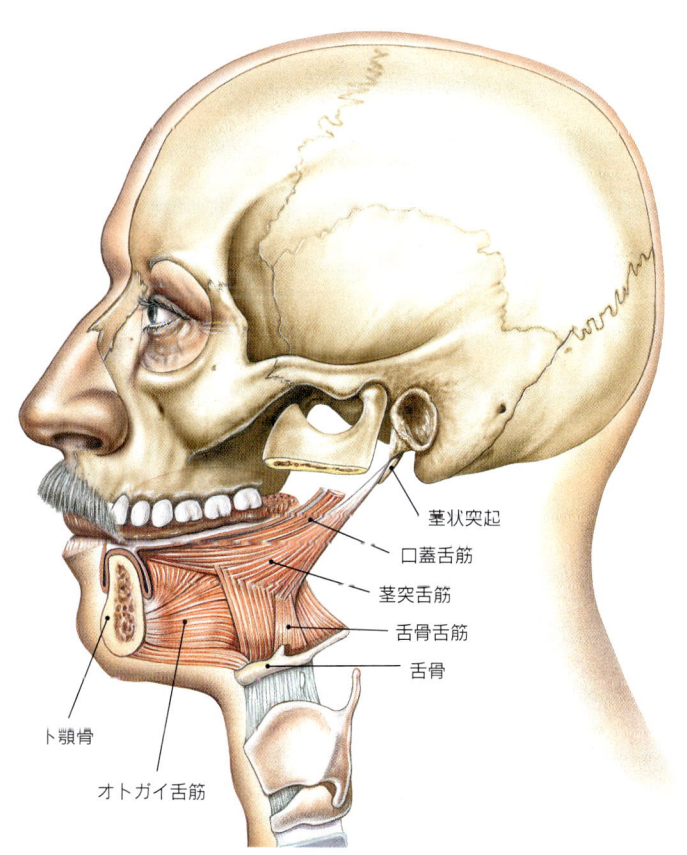

図 10-8　舌筋群

表10-4　外舌筋群

筋名	起始	停止	作用	支配神経
オトガイ舌筋 genioglossus	下顎骨のオトガイの内面（オトガイ棘）	舌尖から舌体	舌を前方，下方に引く	舌下神経（XII）
舌骨舌筋 hyoglossus	舌骨体と舌骨大角	舌の外側	舌を後方，下方に引く	同上
茎突舌筋 styloglossus	側頭骨の茎状突起	舌の外側から舌尖	舌を後方に引き，舌の外側を上げる	同上
口蓋舌筋 palatoglossus	軟口蓋	舌の外側	軟口蓋を引き下げたり，舌を上げる	咽頭神経叢：舌咽神経（IX）と迷走神経（X）

b. 舌骨下筋群

舌骨下筋群 infrahyoid muscles は舌骨より下にある筋群で，嚥下や発声の際に舌骨と喉頭を引き下げる．この筋には肩甲舌骨筋 omohyoid，胸骨舌骨筋 sternohyoid，胸骨甲状筋 sternothyroid，甲状舌骨筋 thyrohyoid がある（表10-6）．

G. 胸鎖乳突筋

胸鎖乳突筋 sternocleidomastoid は鎖骨と胸骨から起こり，側頭骨の乳様突起に停止する（図10-10，図10-11，表10-6）．この筋は副神経と頸神経からの枝によって支配されており，頭を動かしたり，頸を屈曲させたりする．

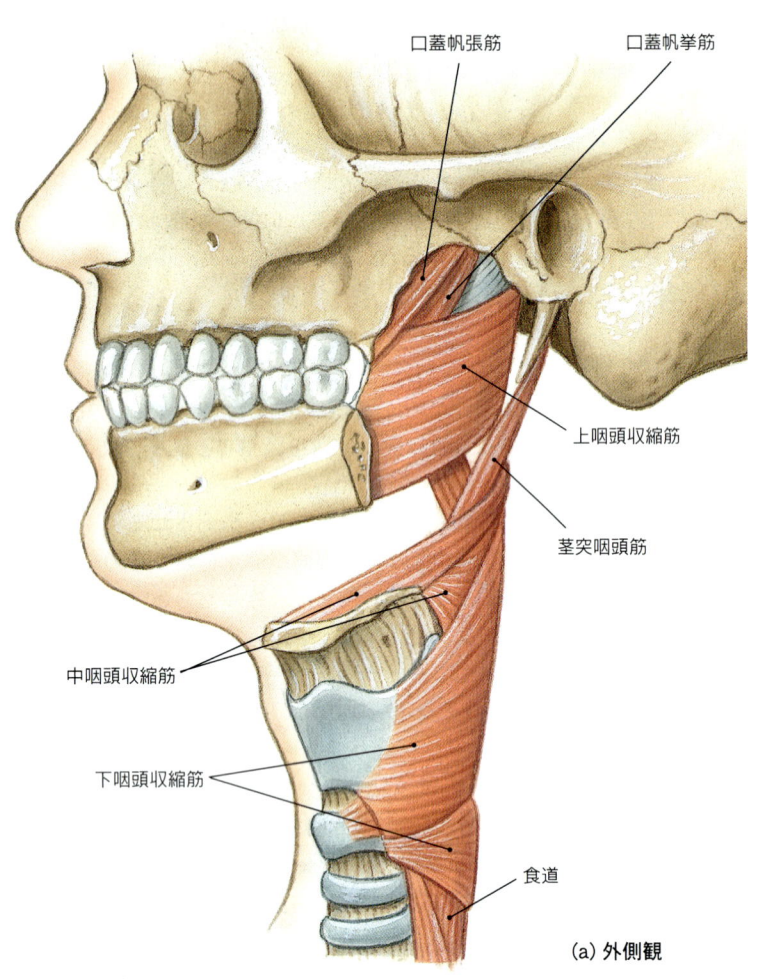

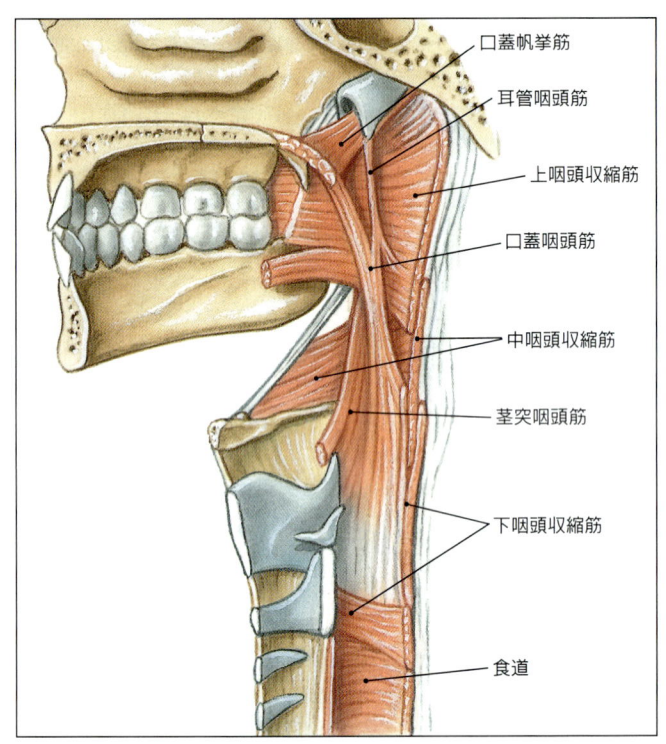

(a) 外側観

(b) 正中断

図10-9 咽頭筋群

表10-5 咽頭筋群

	筋名	起始	停止	作用	支配神経
咽頭収縮筋群	上咽頭収縮筋 superior constrictor	蝶形骨の翼状突起，下顎骨の内面	咽頭縫線	咽頭を収縮し，食物塊を食道に送る	咽頭神経叢の運動線維：迷走神経(X)に由来
	中咽頭収縮筋 middle constrictor	舌骨の大・小角	同上	同上	同上
	下咽頭収縮筋 inferior constrictor	喉頭の甲状軟骨と輪状軟骨	同上	同上	同上
咽・喉頭挙上筋群	口蓋咽頭筋 palatopharyngeus	軟口蓋	咽頭側壁と甲状軟骨	咽頭と喉頭を引き上げる	咽頭神経叢の運動線維：迷走神経(X)に由来
	耳管咽頭筋 salpingopharyngeus	耳管下部の軟骨	咽頭側壁	同上	同上
	茎突咽頭筋 stylopharyngeus	側頭骨の茎状突起	甲状軟骨と咽頭壁	同上	舌咽神経(IX)
軟口蓋の筋群	口蓋帆挙筋 levator veli palatini	側頭骨の錐体下面 耳管周囲組織	軟口蓋	軟口蓋を引き上げる	咽頭神経叢の運動線維：迷走神経(X)に由来
	口蓋帆張筋 tensor veli palatini	蝶形骨棘 耳管周囲組織	同上	軟口蓋を張りつめ，耳管の開口部を広げる	下顎神経(V_3)

筋系：軸筋群

(a) 前面観

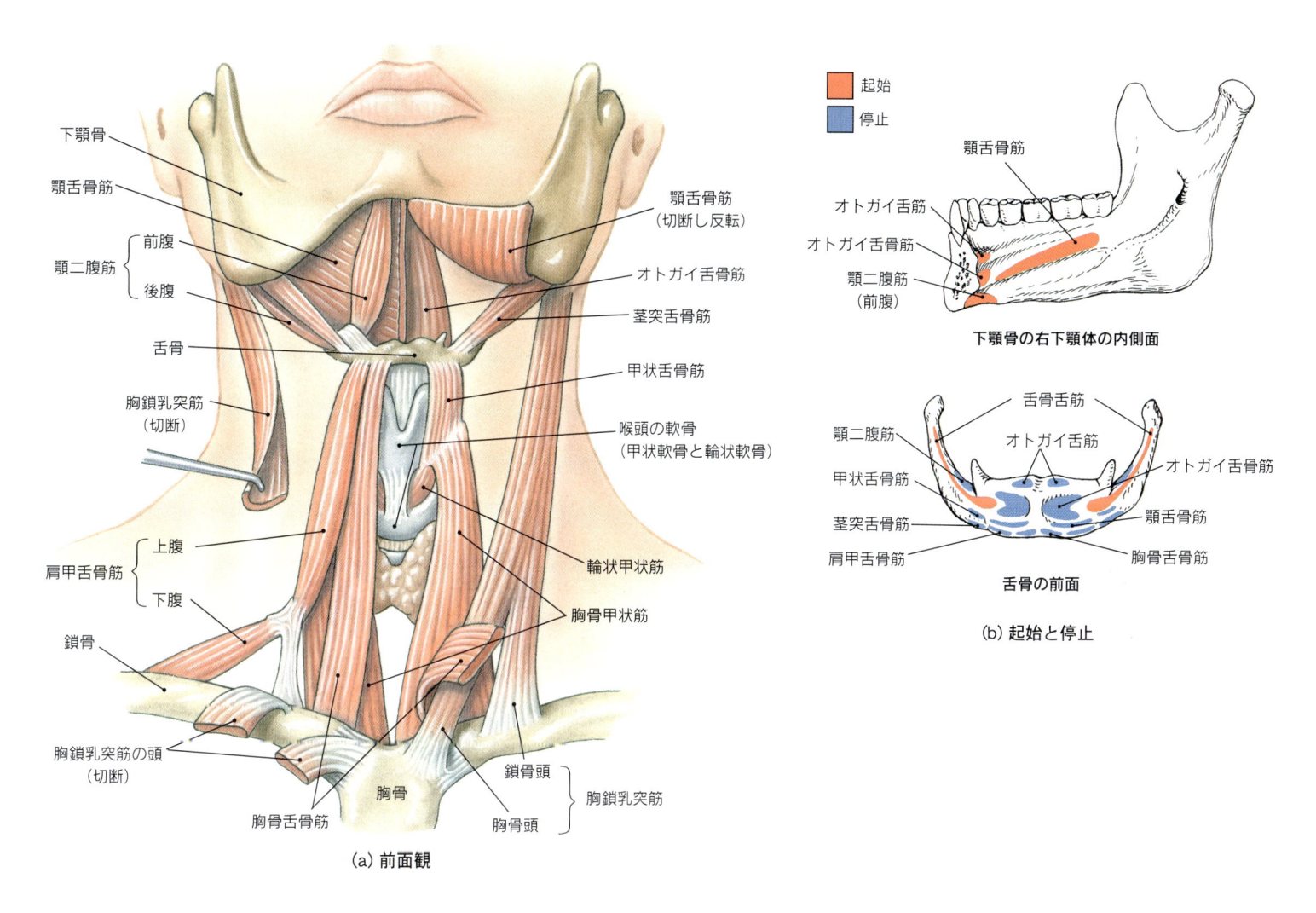

図 10-10 前頚筋群（その1）

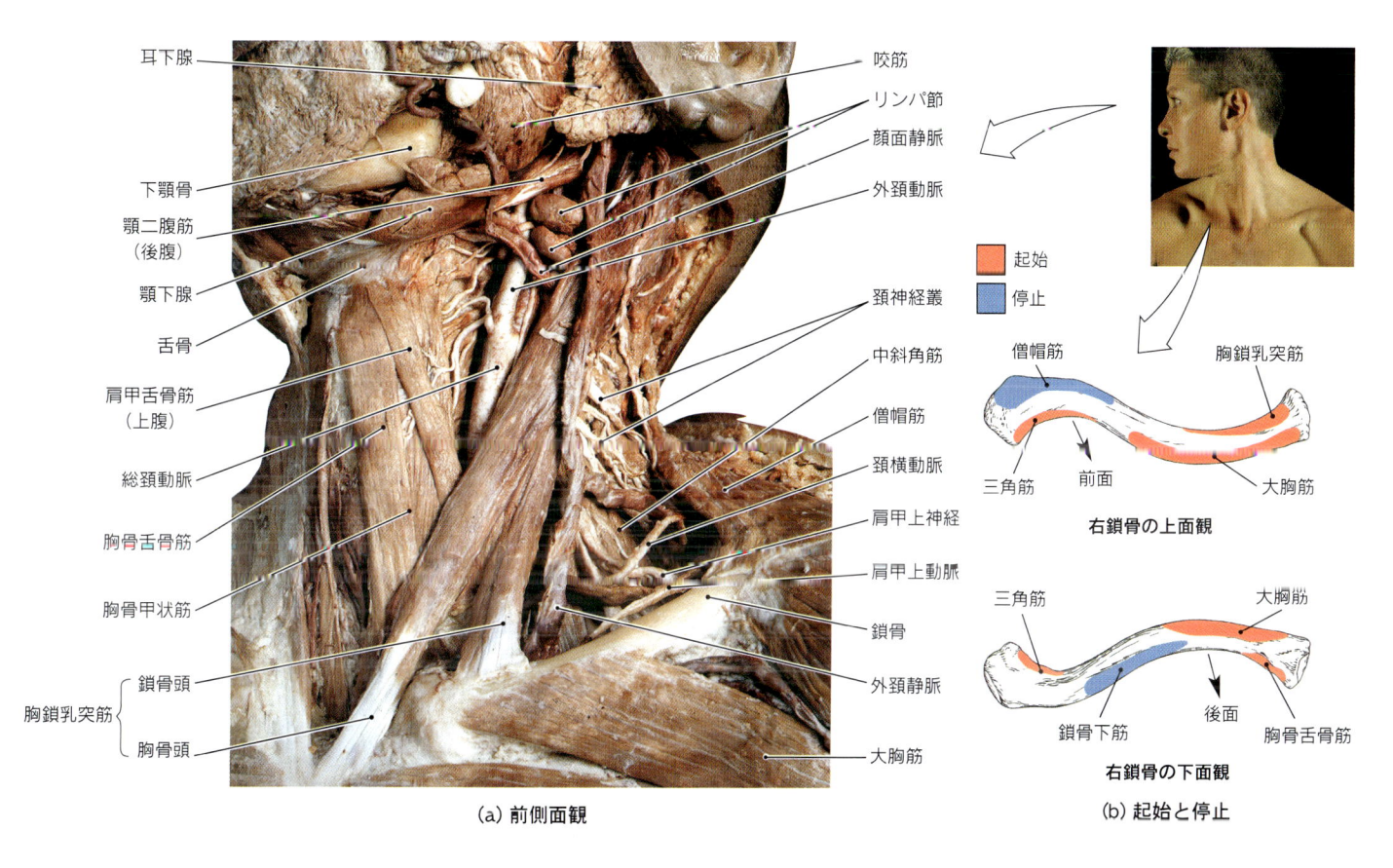

(b) 起始と停止

(a) 前側面観

(b) 起始と停止

図 10-11 前頚筋群（その2）

表10-6 頸部の筋（前頸筋群，胸鎖乳突筋，斜角筋群，椎前筋群）

筋名	起始	停止	作用	支配神経
前頸筋群 舌骨上筋群 顎二腹筋 digastric	前腹：下顎骨オトガイ部の内下面（二腹筋窩） 後腹：側頭骨の乳突部（乳突切痕）	舌骨	下顎骨を下げ，舌骨を上げる	前腹：下顎神経（V₃） 後腹：顔面神経（Ⅶ）
オトガイ舌骨筋 geniohyoid	下顎骨のオトガイ棘	舌骨	舌骨を前方に引く	舌下神経（Ⅻ）
顎舌骨筋 mylohyoid	下顎骨の顎舌骨筋線	舌骨に向かう正中の結合組織	口腔底，舌骨を上げる 下顎骨を下げる	下顎神経（V₃）
茎突舌骨筋 stylohyoid	側頭骨の茎状突起	舌骨	舌骨を上げる	顔面神経（Ⅶ）
舌骨下筋群 肩甲舌骨筋 omohyoid	肩甲骨上縁の肩甲切痕付近	舌骨	舌骨と喉頭を下げる	頸神経ワナ（C₂〜C₃）
胸骨舌骨筋 sternohyoid	鎖骨の胸骨端と胸骨柄	舌骨	同上	同上
胸骨甲状筋 sternothyroid	胸骨柄の後面	喉頭の甲状軟骨	同上	同上
甲状舌骨筋 thyrohyoid	喉頭の甲状軟骨	舌骨	舌骨を下げ，喉頭を上げる	舌下神経
胸鎖乳突筋 sternocleidomastoid	胸骨頭：胸骨柄 鎖骨頭：鎖骨の胸骨端	側頭骨の乳様突起	頭を側屈し，顔を対側に向ける 両方：頸を屈曲	副神経（Ⅺ）と頸神経叢（C₂〜C₃）
斜角筋群 前斜角筋 scalenus anterior	頸椎の横突起	第1肋骨の上縁	肋骨の挙上 両側：頸の前屈 片側：頸の側屈，回旋	頸神経の前枝
中斜角筋 scalenus medius	頸椎の横突起	第1肋骨の上縁	肋骨の挙上 両側：頸の前屈 片側：頸の側屈，回旋	頸神経の前枝
後斜角筋 scalenus posterior	頸椎の横突起	第2肋骨の上縁	肋骨の挙上 両側：頸の前屈 片側：頸の側屈，回旋	頸神経の前枝
椎前筋群 頭長筋 longus capitis	第3〜6頸椎の横突起	頭蓋底	両側：頸の前屈 片側：頸の側屈	頸神経の前枝（C₂〜C₆）
頸長筋 longus colli	下部頸椎〜上部胸椎の椎体	上部頸椎の椎体および横突起	同上	同上

　左右の胸鎖乳突筋の前縁と下顎骨の下縁で囲まれた範囲を前頸三角と呼び，体表の指標としても重要な筋である。

✓ 顔面の表情を示す筋は何ですか。
✓ 咀嚼筋の一般的な機能は何ですか。
✓ 外眼筋の一般的な働きは何ですか。
✓ 咽頭の筋の重要性について述べなさい。

H. 斜角筋群

　斜角筋群 scalenus muscles は胸郭上口にテント状に張る筋肉で，頸椎の横突起から起こり，第1または第2肋骨に停止する。肋骨を引き上げて呼吸補助筋として働くほか，両側の筋が作用すれば頸の前傾，片側の筋のみが作用すれば頸の側屈・回旋を引き起こす。以下の筋がある（図10-12b，表10-6）。
- **前斜角筋** scalenus anterior
- **中斜角筋** scalenus medius
- **後斜角筋** scalenus posterior

I. 椎前筋群

　椎前筋群 muscles on the anterior surface of the vertebrae は椎体の前面にある深層の筋で，後頭骨下面と頸椎・胸椎をつなぐ筋群。両側が働けば頸の前屈，片側のみが働けば頸の側屈を行う。以下の筋がある（図10-12c，表10-6）。
- **頭長筋** longus capitis
- **頸長筋** longus colli

3. 固有背筋群

　固有背筋（図10-12，表10-7）は僧帽筋や広背筋のような浅層の背筋によって被われており（☞図10-2），浅層の筋群と深層の筋群に分けられる。

　固有背筋群には脊椎を背屈させる筋が含まれているが，屈曲させる筋はほとんど含まれていない。脊柱は前に曲げる筋を必要としない。なぜなら，体幹にある大きな筋が収縮することによって脊柱を前方に曲げることができるからである。もう1つの理由は，身体の重心は脊柱よりも前方にあるので重力が脊柱を前に曲げるように作用するからである。

A. 浅層の筋群

　浅層の筋群には**板状筋系** splenius muscles と**脊柱起立筋系** erector spinae muscles があり，これらの筋は脊柱を背屈させる。これらの筋

筋系：軸筋群

(b) 椎間の筋の後面観

(c) 頚椎および上位胸椎の前面観

(a) 後面観

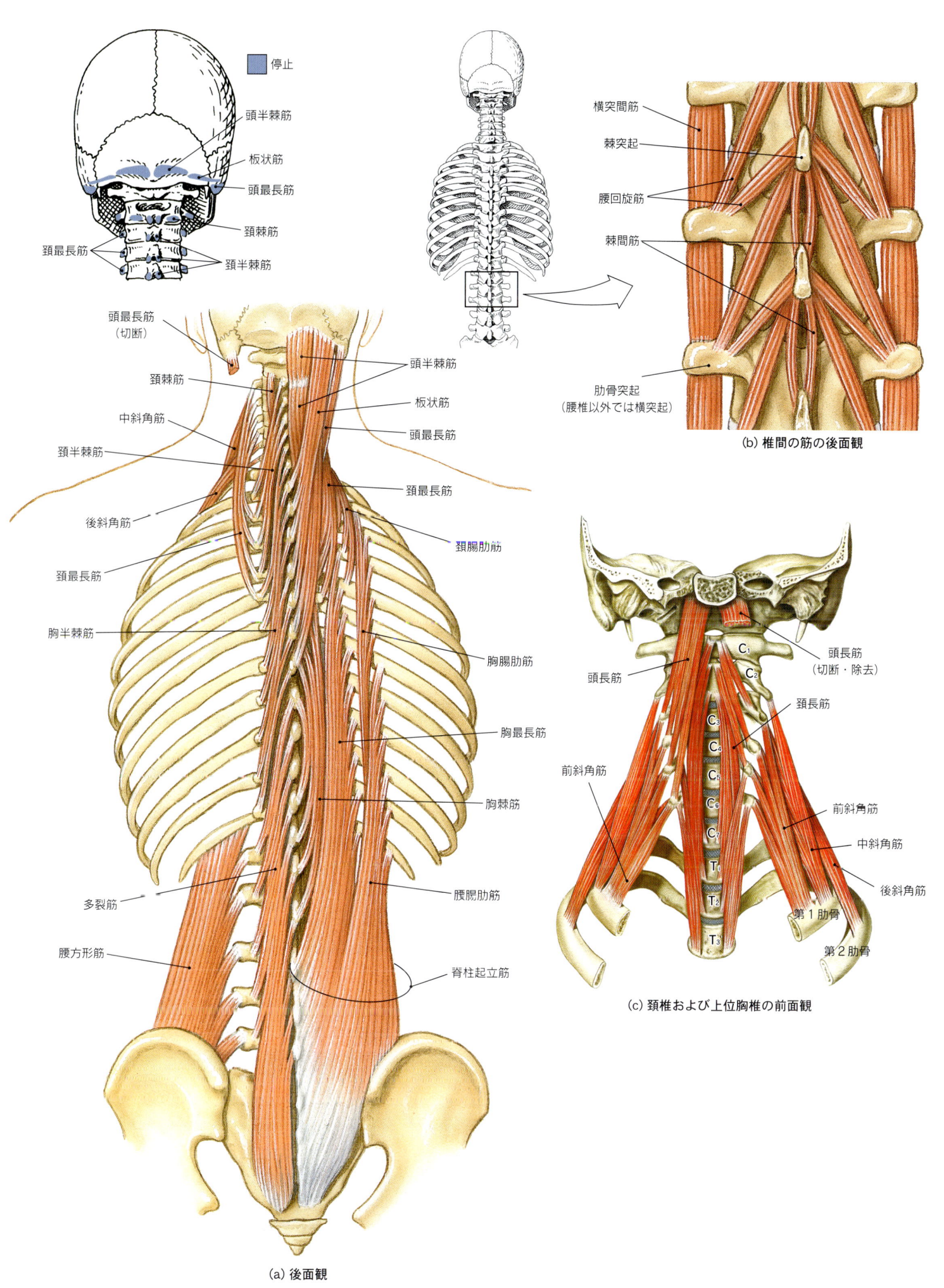

図 10-12　固有背筋群，斜角筋群，椎前筋群

表10-7 固有背筋群

		筋名		起始	停止	作用	支配神経
浅層	板状筋系	頭板状筋	splenius capitis	棘突起と項靱帯	乳様突起と後頭骨	片側:頭を傾け,回旋 両側:頸を伸展	頸神経の後枝
		頸板状筋	splenius cervicis	同上	上位頸椎の横突起	同上	同上
	脊柱起立筋系	棘筋群	頸棘筋 spinalis cervicis	項靱帯と下位頸椎の棘突起	上位頸椎の棘突起	頭を伸展	頸神経の後枝
			胸棘筋 spinalis thoracis	下位胸椎および上位腰椎の棘突起	上位胸椎の棘突起	脊柱を背屈	胸・腰神経の後枝
		最長筋群	頭最長筋 longissimus capitis	下位頸椎〜上位胸椎の横突起	側頭骨の乳様突起	片側:頸を側屈,回旋 両側:頸を背屈	頸・胸神経の後枝
			頸最長筋 longissimus cervicis	上位胸椎の横突起	頸椎の横突起	片側:頸を側屈,回旋 両側:頸を背屈	同上
			胸最長筋 longissimus thoracis	腰・仙椎の棘突起 下位胸椎の横突起	胸椎の横突起,腰椎の肋骨・副突起 下位10肋骨の肋骨角	脊柱を伸展,側屈	同上
		腸肋筋群	頸腸肋筋 iliocostalis cervicis	上位肋骨の肋骨角付近	中・下位の頸椎の横突起	頸を屈曲,側屈 肋骨を上げる	頸・上位胸神経の後枝
			胸腸肋筋 iliocostalis thoracis	下位7肋骨の肋骨角付近	上位6肋骨の肋骨角	片側:脊柱を側屈 両側:脊柱を伸展	胸神経の後枝
			腰腸肋筋 iliocostalis lumborum	腱膜と腸骨稜	下位7肋骨の肋骨角	脊柱を伸展 肋骨を下げる	下位胸・腰神経の後枝
深層	横突棘筋系	半棘筋群	頭半棘筋 semispinalis capitis	下位頸椎と上位胸椎の横突起	後頭骨の上・下項線間	片側:頭を側屈・回旋 両側:頭を背屈	頸神経の後枝
			頸半棘筋 semispinalis cervicis	上位胸椎(T_1〜T_5/T_6)の横突起	頸椎(C_2〜C_5)の棘突起	脊柱の背屈と回旋	同上
			胸半棘筋 semispinalis thoracis	下位胸椎(T_6〜T_{10})の横突起	下位頸椎・上位胸椎の棘突起	脊柱の背屈と回旋	胸神経の後枝
		回旋筋群	頸回旋筋 rotatores cervicis	横突起	隣接あるいは上位の棘突起	脊柱の背屈と回旋	頸・胸・腰神経の後枝
			胸回旋筋 rotatores thoracis	同上	同上	同上	同上
			腰回旋筋 rotatores lumborum	同上	同上	同上	同上
			多裂筋 multifidi	椎骨の横突起,仙骨	3〜4以上上位の椎骨の棘突起	脊柱の背屈と回旋	同上
	その他	棘間筋	interspinales	棘突起	上位の棘突起	脊柱の背屈	頸・胸・腰神経の後枝
		横突間筋	intertransversarii	横突起/肋骨突起	上位の横突起/肋骨突起	脊柱の側屈	同上

の名称から,その停止の部位が分かるものもある.例えば,頭○○筋という筋は頭蓋に停止し,頸○○筋は頸椎に,胸○○筋は胸椎に停止する.

脊柱起立筋系は**棘筋群** spinalis,**最長筋群** longissimus,**腸肋筋群** iliocostalis に分けられる(表10-7).これらの分類は脊柱に近いかどうかに基づいており,棘筋群は最も脊柱に近く,腸肋筋群は最も脊柱から離れた位置にある.下位の腰椎や仙骨部では,最長筋群と腸肋筋群は区別が付かなくなる.脊柱起立筋は脊柱を伸ばし背屈させる.片側の筋だけが収縮すると,脊柱は側屈する.

B. 深層の筋群

深層の筋群は互いに結合して椎骨を安定させている.横突起と棘突起をつなぐので**横突棘筋系** transversospinalis と呼ばれ,**半棘筋群** semispinalis,**回旋筋群** rotatores などがあり,そのほかに**棘間筋** interspinales,**横突間筋** intertransversarii がある(表10-7).これらの筋は比較的短い筋で,様々に組み合わさって,脊柱を背屈したり回旋させたりする.また,これらの筋は椎骨の位置を微妙に調整し,隣接する椎骨を安定させるのに重要である.

□ 臨床ノート　固有背筋群の障害

固有背筋群の筋に損傷が起こると,疼痛→筋の刺激→収縮→疼痛というサイクルが繰り返されることがある.これによって,近くの脊髄神経が圧迫され,可動性が制限されたり,感覚の脱失をきたすことがある.運動の前にウォーミングアップしたりストレッチをするのは,これらの筋を保護するためである.

4. 体幹の斜筋群と直筋群

斜筋群と直筋群の筋肉(図10-12〜図10-14,表10-8)は脊柱と前正中線の間にある.斜筋群は片側が働くか両側が働くかによって,下層の構造物を圧迫したり脊柱を回旋させたりする.直筋群は脊柱を前屈させるのに重要であり,脊柱起立筋と反対の作用をする.体幹の斜筋群と直筋群および横隔膜は,発生学的に同一の起源の筋である.

A. 斜筋群

斜筋群 oblique muscles には,胸部の肋間筋と胸横筋がある.胸郭では斜筋群は肋間に存在し,**外肋間筋** external intercostal が**内肋間筋** internal intercostal を被っている(図10-13a).これらの肋間筋は肋骨の呼吸性運動に重要である.小さな**胸横筋** transversus thoracis が胸郭の内面を横走しており,その表面は漿膜によって被われている.

腹部では基本的には胸部と同じパターンが認められ,筋線維が交叉状に並んで腹壁を強化している.これらの筋には**外腹斜筋** external abdominal oblique,**内腹斜筋** internal abdominal oblique,**腹横筋** transversus abdominis があり(図10-13a, d),その位置関係は横断面でよく分かる(図10-13b).

腰部には,大きな**腰方形筋** quadratus lumborum があり,腰椎を曲げたり肋骨を引き下げたりする.

筋系：軸筋群

(a) 前面観

(b) 水平断面

(c) 体表の前面観

(d) 前面観

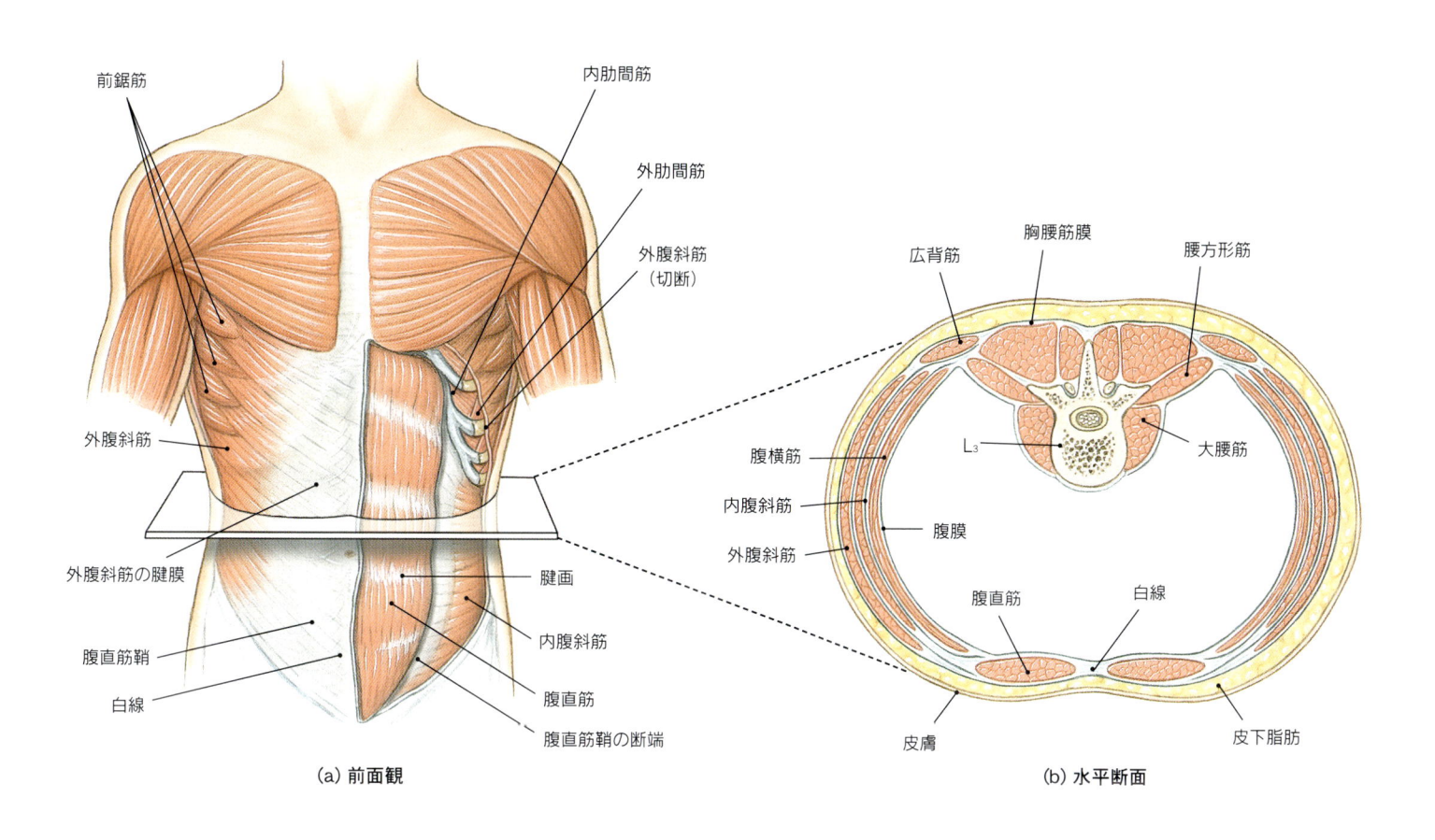

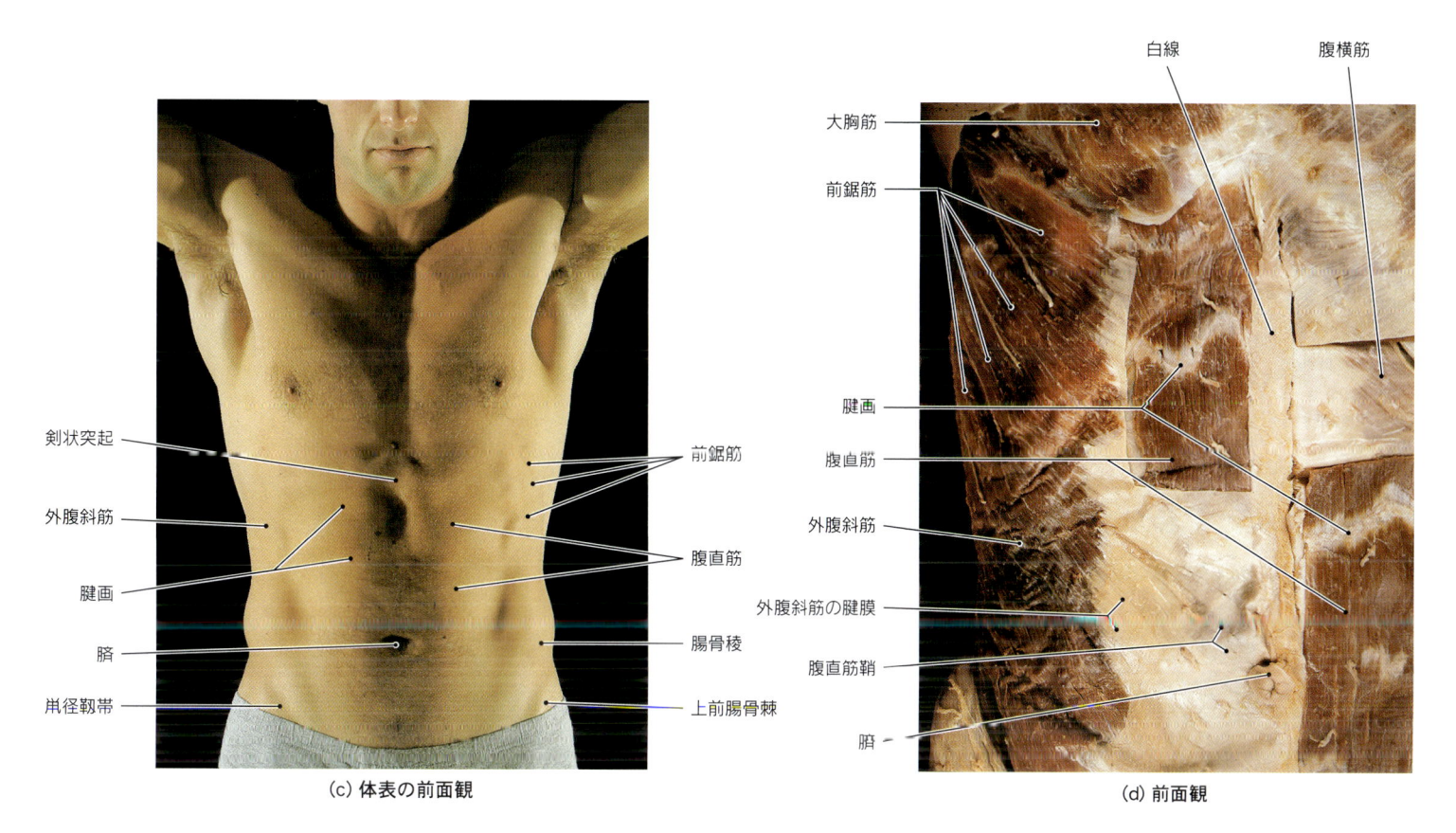

図 10-13　体幹の斜筋群と直筋群

(a) 下面

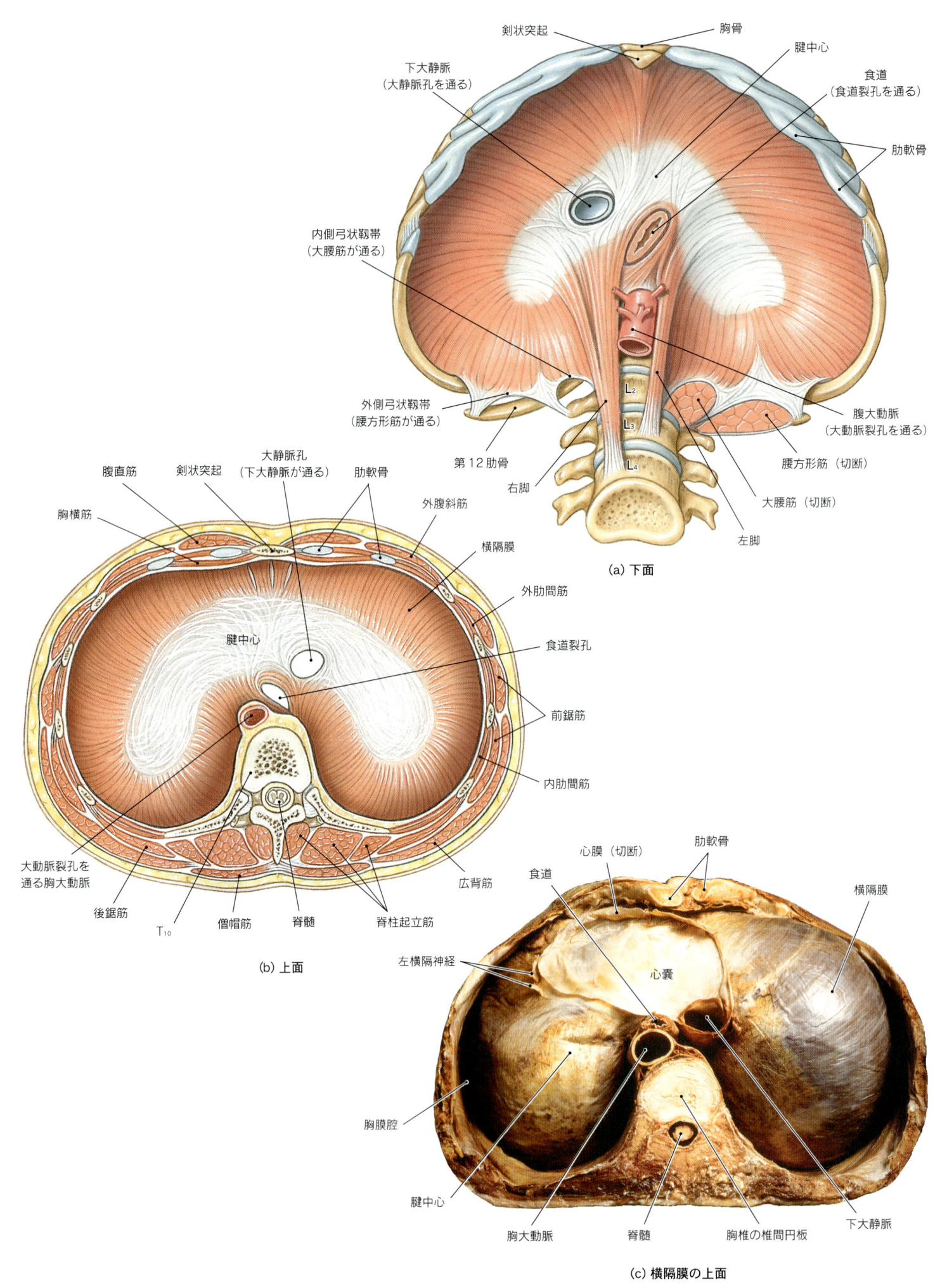

(b) 上面

(c) 横隔膜の上面

図 10-14　横隔膜

表10-8 体幹の筋群

		筋名	起始	停止	作用	支配神経
斜筋群	胸部	外肋間筋 external intercostal	肋骨の下縁	下位の肋骨の上縁	肋骨を引き上げる	肋間神経（胸神経の前枝）
		内肋間筋 internal intercostal	肋骨の上縁	上位の肋骨の上縁	肋骨を引き下げる	同上
		最内肋間筋 innermost intercostal	同上	同上	同上	同上
		胸横筋 transversus thoracis	肋骨の後面	肋軟骨	同上	同上
	腹部	外腹斜筋 external abdominal oblique	第5〜12肋骨の外表面	白線，腸骨稜	腹部を圧迫，肋骨を引き下げる 脊柱を屈曲・側屈・回旋	肋間神経（T5〜T12）
		内腹斜筋 internal abdominal oblique	胸腰筋膜，腸骨稜	第9〜12肋骨の下縁，第8〜10肋軟骨，白線，恥骨	同上	肋間神経（T8〜T12），腸骨下腹神経，腸骨鼠径神経
		腹横筋 tranversus abdominis	下位肋骨の肋軟骨，胸腰筋膜	白線，恥骨	腹部を圧迫	同上
		腰方形筋 quadratus lumborum	腸骨稜	第12肋骨と腰椎の横突起	片側：脊柱の側屈 両側：肋骨の引き下げ	胸神経と腰神経
		下後鋸筋 serratus posterior inferior	T10〜L3の棘突起	第8〜12肋骨の下縁	肋骨を引き下げ，後方に引く	肋間神経（T9〜T12）
横隔膜 diaphragm			剣状突起，第7〜12肋骨と肋軟骨，腰椎の前面	腱中心	胸腔を広げ，腹腔骨盤腔を圧迫	横隔神経（C3〜C5）
直筋群	腹部	腹直筋 rectus abdominis	恥骨，恥骨結合	第5〜7肋軟骨，剣状突起	肋骨を引き下げ，脊柱を屈曲	肋間神経（T7〜T12）

B. 横隔膜

横隔膜 diaphragm は胸腔と骨盤腹膜腔とを隔てる筋性の膜で（図10-14），呼吸に関わる重要な筋である。

横隔膜が収縮すると胸腔の体積が増加し，吸気が起こる。また，横隔膜が弛緩すると胸腔容積が減少し呼気が起こる（☞第24章）。

C. 直筋群

直筋群 rectus muscles としては腹部に腹直筋 rectus abdominis がある。この筋は胸骨の剣状突起から起こり，恥骨結合付近に停止する。

左右の腹直筋は腹直筋鞘で包まれており，左右の鞘は前正中線を縦に走る膠原線維性の白線 linea alba という構造物でつながっている。

この筋は，横に走る腱画 tendinous intersection という線維性の構造物によっていくつかの分節に分かれており，筋の形態学的分類では多腹筋と呼ばれる。

胸部と腹部の斜筋群を図10-13cに示した。

5. 骨盤底筋群

骨盤底筋群 muscles of the pelvic floor は仙骨と尾骨から起こり，坐骨と恥骨に停止する。この筋の働きは次の通りである。

- 骨盤腔の臓器を支持
- 仙骨と尾骨の関節を曲げる
- 尿道，肛門から排泄される尿や糞便を制御

会陰 perineum（骨盤底と付属構造物）の境界は骨盤の下縁である。左右の坐骨結節を結ぶ線で，会陰は2つの三角形の領域に分けられる。前方は尿生殖三角 urogenital triangle，後方は肛門三角 anal triangle である（図10-15b）。

A. 尿生殖三角を構成する筋

尿生殖三角にある浅層の筋は外生殖器に関する筋である。骨盤底をなす深層の筋を被っており，尿道を取り囲んでいる（図10-15，表10-9）。深層の筋は尿生殖隔膜 urogenital diaphragm と呼ばれ，左右の恥骨の間に張っている。

尿生殖隔膜には尿道，腟が貫通していて，その周囲を括約筋が取り巻いている。括約筋の働きによって排尿を随意的に制御できる。

B. 肛門三角を構成する筋

肛門三角にある筋は肛門挙筋と尾骨筋で，広い骨盤隔膜 pelvic diaphragm を構成する（図10-15b，表10-9）。この隔膜は前方では尿生殖隔膜の上方に広がっており，恥骨結合付近まで達する。

骨盤隔膜を通して肛門が外界に通じる。括約筋がこの開口部を取り巻いており，排便を随意的に制御している。

✓ 外肋間筋にはどのような働きがありますか。
✓ 腹直筋を強打すると，どのような姿勢をとることになりますか。
✓ 骨盤底の筋の機能は何ですか。
✓ 横隔膜の機能について述べなさい。

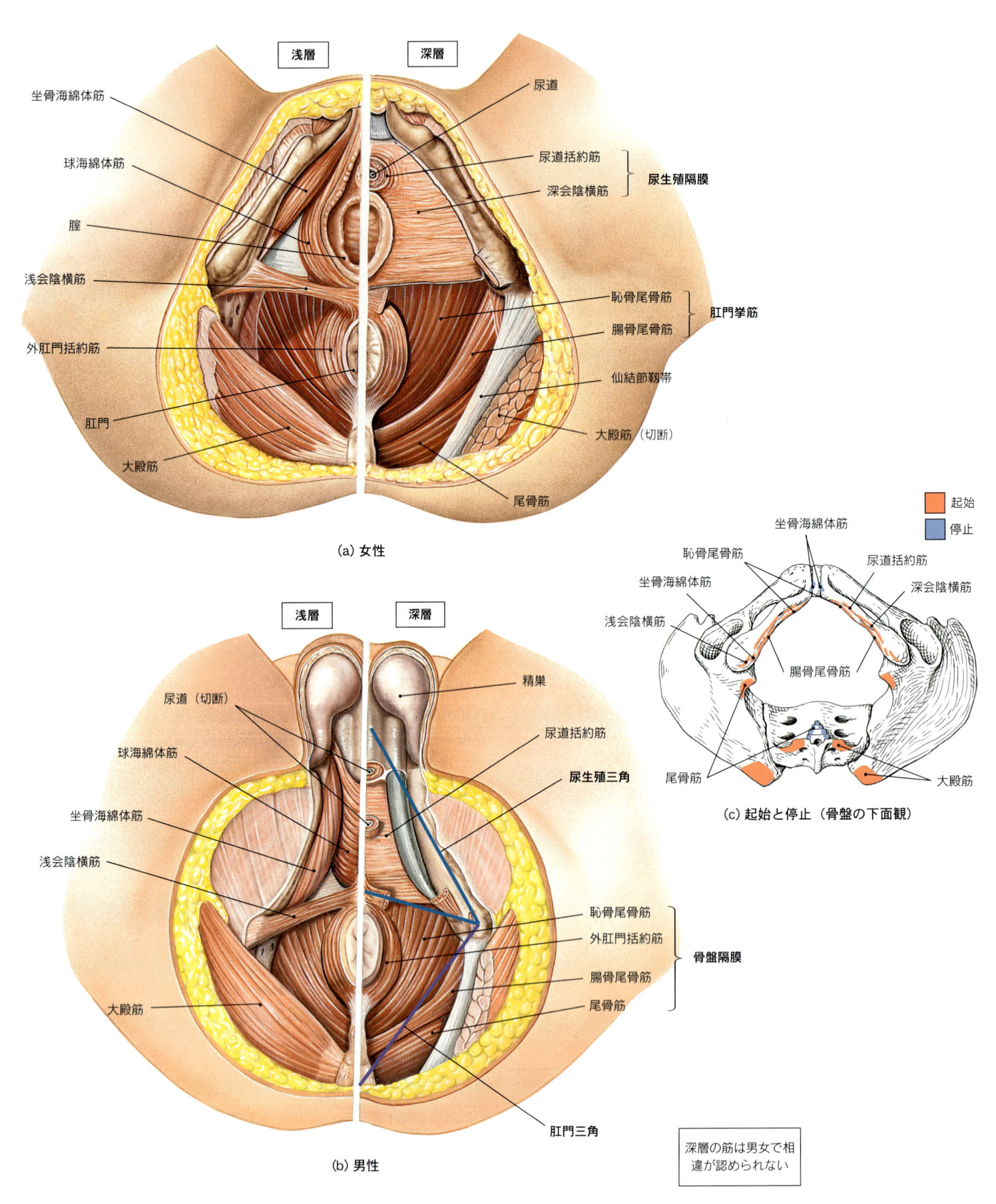

図 10-15 骨盤底の筋肉

表10-9 骨盤底の筋

	筋名	起始	停止	作用	支配神経
尿生殖三角 浅層	球海綿体筋 bulbospongiosus	男：陰茎下部の結合組織	正中縫線，会陰腱中心	陰茎の基部を圧迫し陰茎を硬くさせ，尿や精液を排泄	陰部神経（S2〜S5）
		女：陰核基部の結合組織	会陰腱中心	陰核を圧迫して硬くさせ，腟口を狭める	同上
	坐骨海綿体筋 ischiocavernosus	坐骨枝，坐骨結節	陰茎脚，陰核脚	陰茎や陰核を圧迫し，硬くさせる	同上
	浅会陰横筋 superficial transverse perineus	坐骨枝	会陰腱中心	同上	同上
尿生殖三角 深層（尿生殖隔膜）	深会陰横筋 deep transverse perineus	坐骨枝	尿生殖隔膜の正中縫線		陰部神経（S2〜S5）
	尿道括約筋 urethral sphincter	男：坐骨枝，恥骨枝	陰茎基部の正中縫線，内部線維は尿道を取り囲む	尿道を閉じ，前立腺や尿道球腺を圧迫	同上
		女：坐骨枝，恥骨枝	正中縫線，内部線維は尿道を取り囲む	尿道を閉じ，腟や大前庭腺を圧迫	同上
肛門三角（骨盤隔膜）	尾骨筋 coccygeus	坐骨棘	尾骨	尾骨や尾椎を屈曲	仙骨神経（S4〜S5）
	外肛門括約筋 external anal sphincter	尾骨の腱	肛門を取り囲む	肛門を閉じる	陰部神経（S2〜S4）
	肛門挙筋 levator ani				
	腸骨尾骨筋 iliococcygeus	坐骨棘，恥骨	尾骨	骨盤底を緊張させる，骨盤臓器を支持，尾骨を屈曲	同上
	恥骨尾骨筋 pubococcygeus	恥骨の内側縁	尾骨	同上	同上

◆発生学ノート◆ 筋系の発生

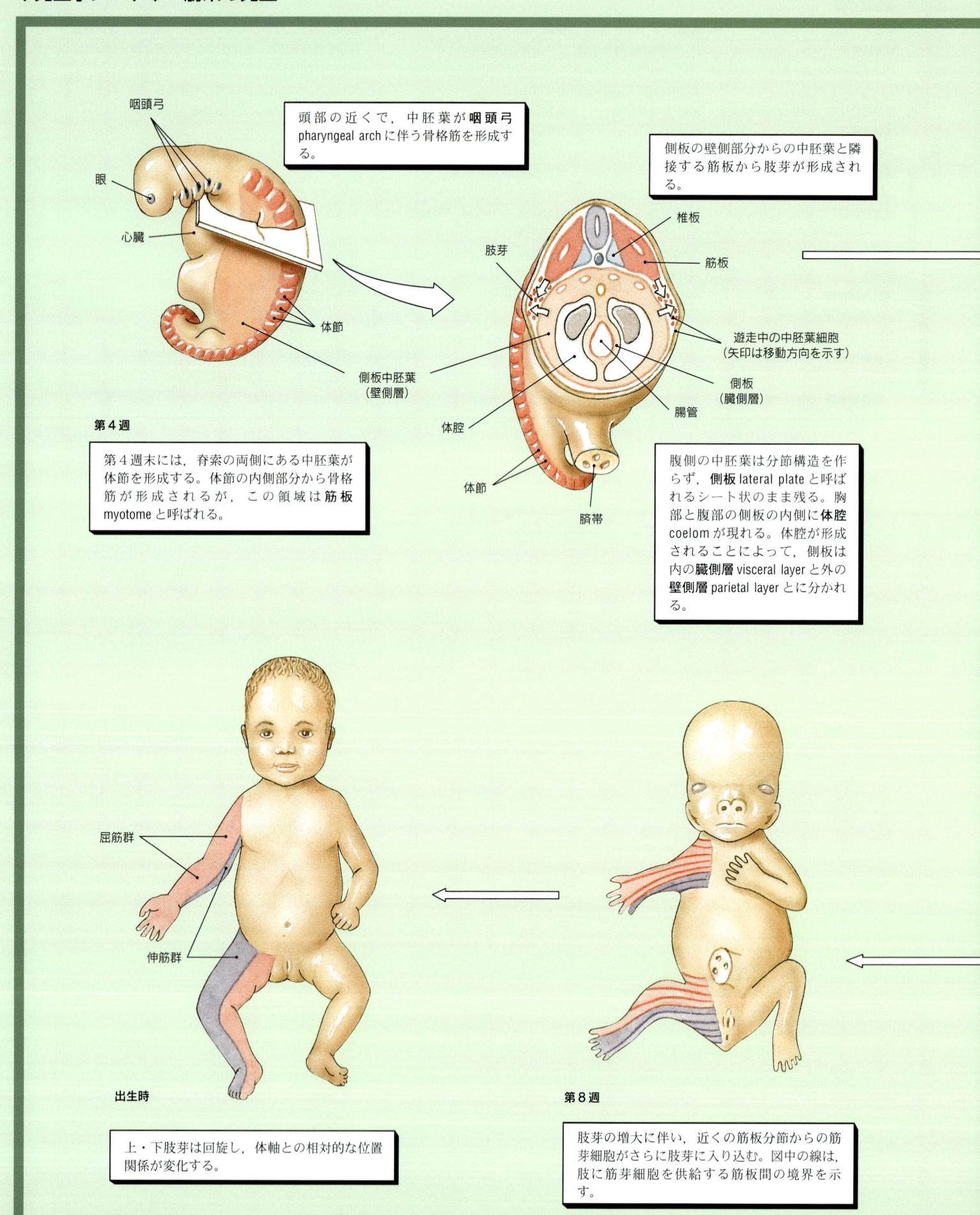

頭部の近くで，中胚葉が**咽頭弓** pharyngeal arch に伴う骨格筋を形成する。

側板の壁側部分からの中胚葉と隣接する筋板から肢芽が形成される。

咽頭弓
眼
心臓
体節
側板中胚葉（壁側層）

椎板
筋板
肢芽
遊走中の中胚葉細胞（矢印は移動方向を示す）
側板（臓側層）
体腔
腸管
体節
臍帯

第4週

第4週末には，脊索の両側にある中胚葉が体節を形成する。体節の内側部分から骨格筋が形成されるが，この領域は**筋板** myotome と呼ばれる。

腹側の中胚葉は分節構造を作らず，**側板** lateral plate と呼ばれるシート状のまま残る。胸部と腹部の側板の内側に**体腔** coelom が現れる。体腔が形成されることによって，側板は内の**臓側層** visceral layer と外の**壁側層** parietal layer とに分かれる。

屈筋群
伸筋群

出生時

上・下肢芽は回旋し，体軸との相対的な位置関係が変化する。

第8週

肢芽の増大に伴い，近くの筋板分節からの筋芽細胞がさらに肢芽に入り込む。図中の線は，肢に筋芽細胞を供給する筋板間の境界を示す。

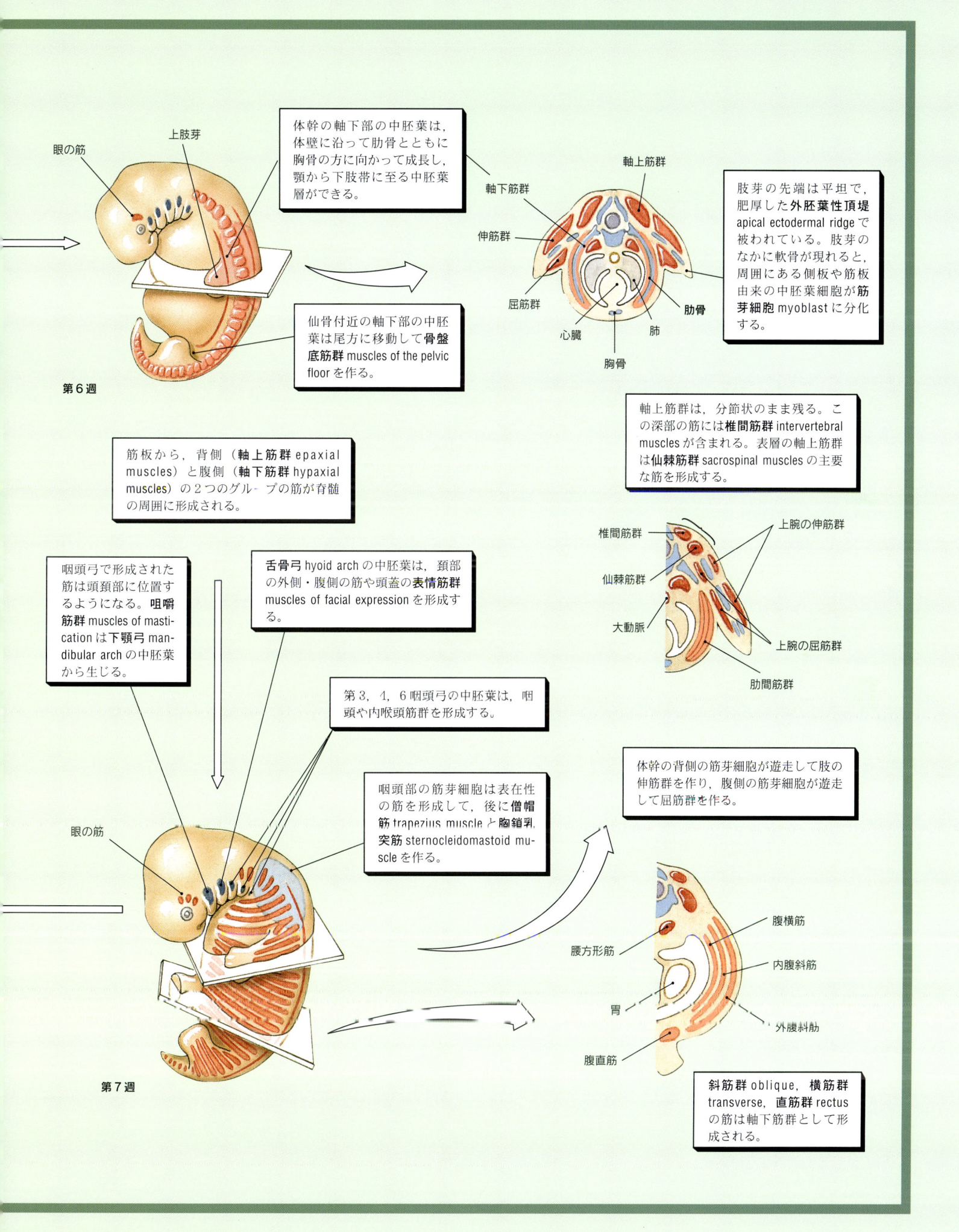

第6週

- 眼の筋
- 上肢芽

体幹の軸下部の中胚葉は，体壁に沿って肋骨とともに胸骨の方に向かって成長し，顎から下肢帯に至る中胚葉層ができる。

仙骨付近の軸下部の中胚葉は尾方に移動して**骨盤底筋群** muscles of the pelvic floor を作る。

- 軸上筋群
- 軸下筋群
- 伸筋群
- 屈筋群
- 心臓
- 胸骨
- 肺
- 肋骨

肢芽の先端は平坦で，肥厚した**外胚葉性頂堤** apical ectodermal ridge で被われている。肢芽のなかに軟骨が現れると，周囲にある側板や筋板由来の中胚葉細胞が**筋芽細胞** myoblast に分化する。

軸上筋群は，分節状のまま残る。この深部の筋には**椎間筋群** intervertebral muscles が含まれる。表層の軸上筋群は**仙棘筋群** sacrospinal muscles の主要な筋を形成する。

筋板から，背側（**軸上筋群** epaxial muscles）と腹側（**軸下筋群** hypaxial muscles）の2つのグループの筋が脊髄の周囲に形成される。

- 椎間筋群
- 仙棘筋群
- 大動脈
- 上腕の伸筋群
- 上腕の屈筋群
- 肋間筋群

咽頭弓で形成された筋は頭頸部に位置するようになる。**咀嚼筋群** muscles of mastication は**下顎弓** mandibular arch の中胚葉から生じる。

舌骨弓 hyoid arch の中胚葉は，頸部の外側・腹側の筋や頭蓋の**表情筋群** muscles of facial expression を形成する。

第3，4，6咽頭弓の中胚葉は，咽頭や内喉頭筋群を形成する。

咽頭部の筋芽細胞は表在性の筋を形成して，後に**僧帽筋** trapezius muscle と**胸鎖乳突筋** sternocleidomastoid muscle を作る。

体幹の背側の筋芽細胞が遊走して肢の伸筋群を作り，腹側の筋芽細胞が遊走して屈筋群を作る。

第7週

- 眼の筋
- 腰方形筋
- 胃
- 腹直筋
- 腹横筋
- 内腹斜筋
- 外腹斜筋

斜筋群 oblique，**横筋群** transverse，**直筋群** rectus の筋は軸下筋群として形成される。

第11章 筋系：付属肢筋群

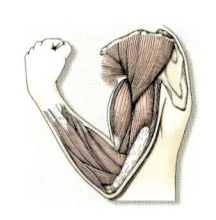

　付属肢筋群は上肢帯や下肢帯を安定化させるとともに，上肢や下肢を動かす筋肉である。この筋群は人体の骨格筋の約40％を占める。

　付属肢筋群は上肢帯や上肢に関する筋群と，下肢帯や下肢に関する筋群がある。これらの筋群は機能や構造がかなり異なっている。

　上肢帯の筋は上肢と軸骨格をつなぎ，肩の位置を決めたり肩関節の動きに関与する。上肢の筋は肘関節や手首・指を動かす。そっと手をつく動作や，繊細な手の動きを行うことができる。

　下肢帯の筋は下肢と軸骨格をつなぎ，股関節の動きに関与する。この筋は強力で関節を補強しているが，そのために股関節の可動性がかなり制限される。下肢の筋は膝関節や足首・指を動かす。上肢の筋ほど繊細な動きは行わない。

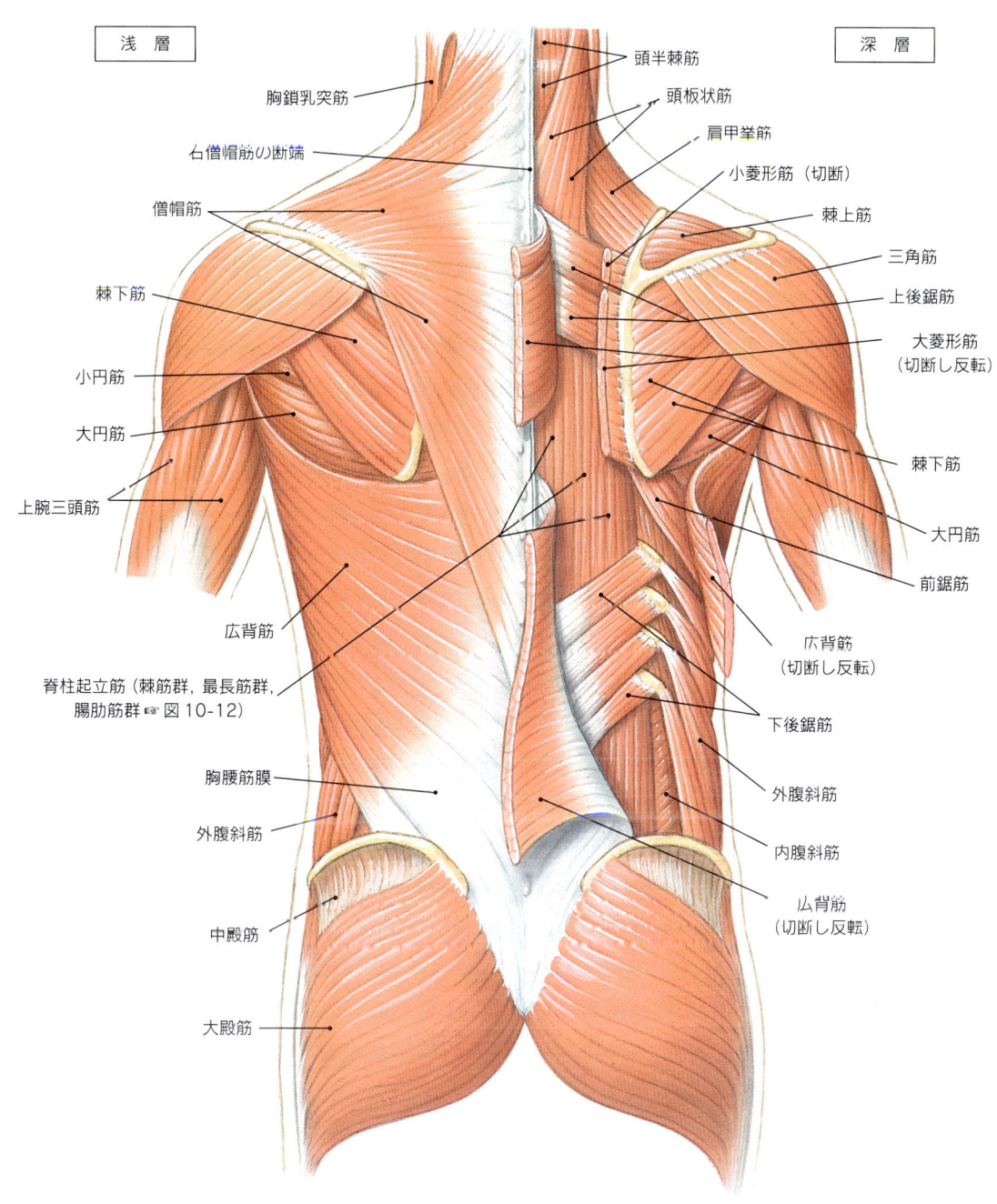

図 11-1　頚，肩，背，殿部の浅層（左）と深層（右）の筋（後面観）

1. 上肢帯および上肢の筋

上肢帯および上肢の筋は以下の5つのグループに分けることができる。
- 肩の位置を決める筋
- 肩関節を動かす筋
- 肘関節を動かす筋
- 手首や指を動かす前腕の筋
- 指を動かす手の筋

最初に図11-1を，次に図11-4を参照して筋の一般的な位置を理解してほしい。

A. 肩の位置を決める筋

肩の位置を決める筋は上肢帯を動かす筋であるといえる。

僧帽筋 trapezius は背部と後頸部を広く被っている。この筋は頭蓋底，頸・背部の棘突起から起こり，鎖骨と肩甲棘に停止する。筋は三角形をなし，左右を併せると大きな菱形をなしている（図11-1，図11-2）。僧帽筋は多数の神経によって支配されているので，特定の部位が独立して縮むことができる。そのため，この筋の作用は多様である。

僧帽筋の下層には，**大・小菱形筋** rhomboideus major and minor と**肩甲挙筋** levator scapulae がある（図11-1，図11-2）。これらの筋は頸椎と胸椎から起こり，肩甲骨の内側縁や上角に停止している。菱形筋が収縮すると，肩甲骨を背部の方に引く（上肢帯の伸展）。肩甲挙筋は肩甲骨を挙上し，肩をすぼめる（上肢帯の挙上）。

胸部では，**前鋸筋** serratus anterior が側胸部の肋骨から起こり，肩甲骨の内側縁に停止する（図11-3，図11-4）。前鋸筋が収縮すると，肩甲骨を前方に引き，肩を前方に寄せる（上肢帯の屈曲）。

さらに，胸部の肋骨からは，**鎖骨下筋** subclavius と**小胸筋** pectoralis minor が起こる。鎖骨下筋は鎖骨の下面に停止し（図11-3，図11-4），収縮すると鎖骨を引き下げる。鎖骨は肩峰端で肩甲骨とつながっているため，肩甲骨も同様に引き下げられる（上肢帯の引き下げ）。小胸筋は肩甲骨の烏口突起に停止し（図11-3，図11-4），鎖骨下筋と同様に上肢帯を引き下げる。

表11-1には肩（上肢帯）を動かす筋とその支配神経を示してある。

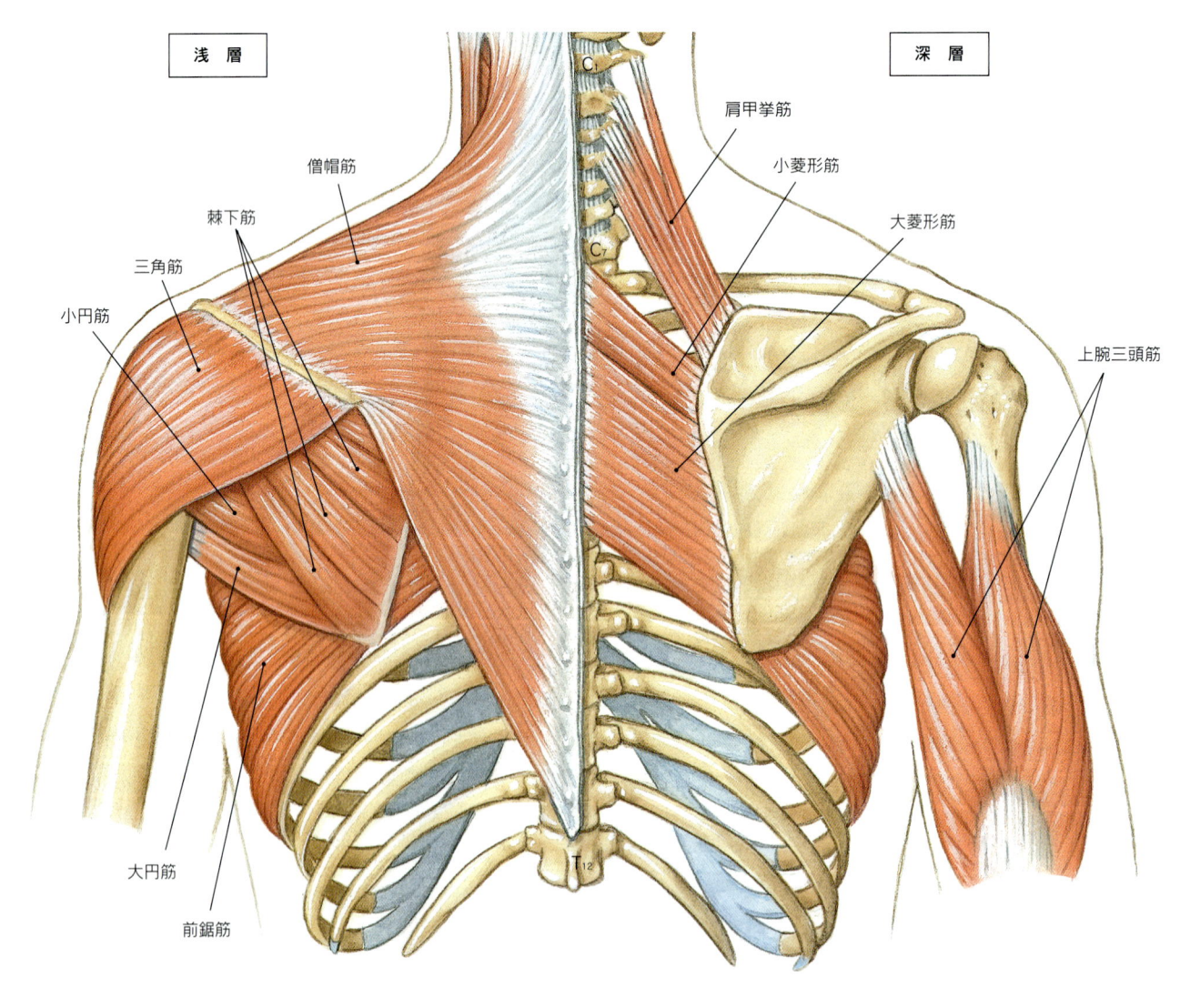

図 11-2　肩の位置を決め肩関節を動かす筋（その1）（後面観）

B. 肩関節を動かす筋

　肩関節を動かす筋は，上腕骨に停止するので上腕を動かす筋といってもよい。これらの筋は，その作用を考えながら理解するとよい。肩関節を動かす筋は表 11-2 にまとめてある。

　三角筋 deltoideus は肩関節を被う大きな筋で，肩甲棘，肩峰，鎖骨の外側部から起こり，上腕骨の三角筋粗面に停止する。三角筋は前・中・後部に分けられ，各部によってその働きが異なるが，全体として働くと，肩関節を強力に外転させる筋である。**棘上筋** supraspinatus は棘上窩から起こり，上腕骨の大結節に停止する。この筋は三角筋とともに，上腕の外転に関与する。

　大胸筋 pectralis major は前胸部から起こり上腕骨の大結節稜に停止

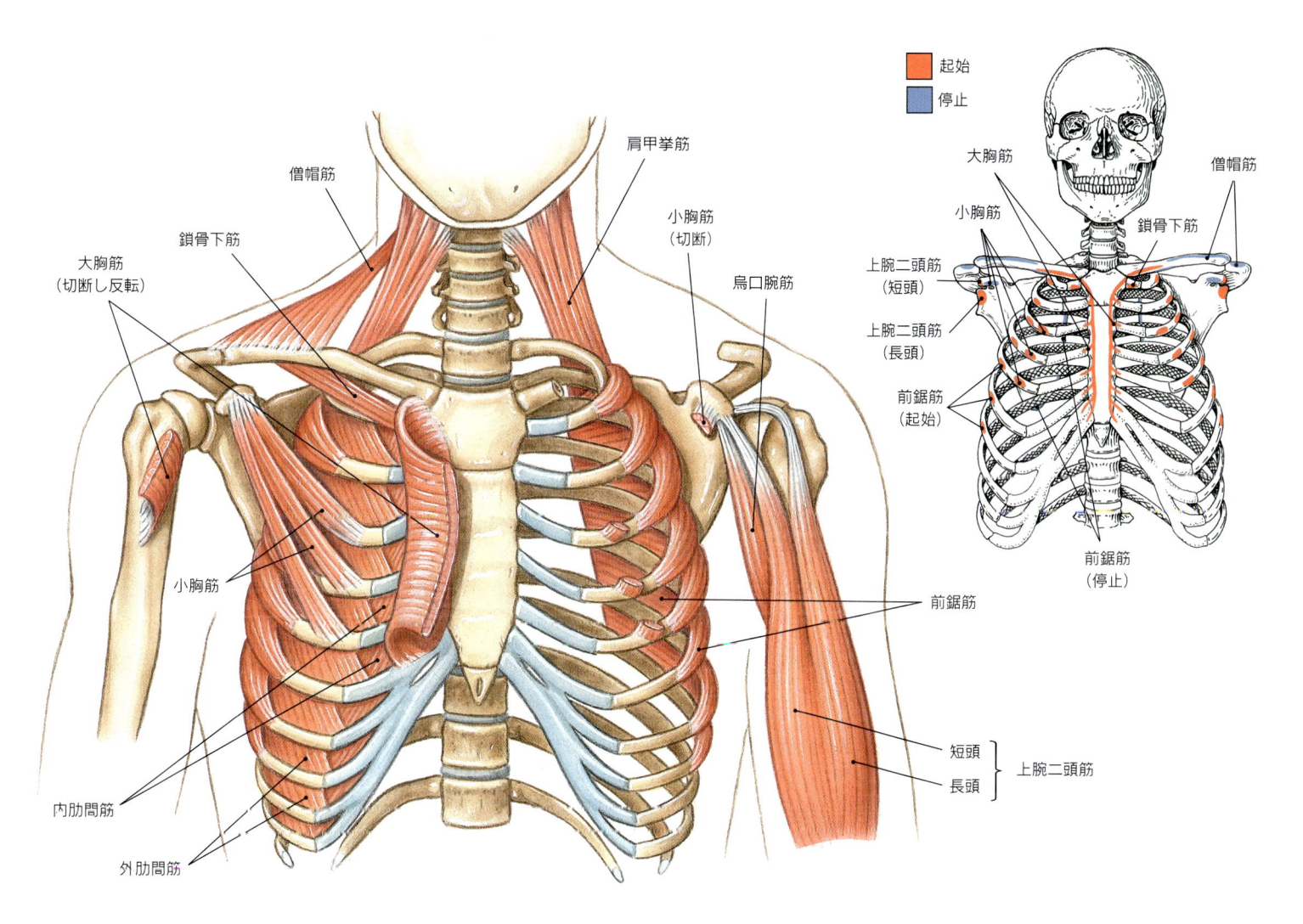

図 11-3　肩関節の位置を決め肩関節を動かす筋（その 2）（前面観）

表 11-1　肩の位置を決める筋

筋名		起始	停止	作用	神経支配
僧帽筋	trapezius	外後頭隆起，最上項線（後頭骨），項靱帯，C₇～Th₁₂の棘突起	鎖骨外側1/2，肩峰，肩甲棘	機能的に上部，中部，下部の三部に区別される 上部：上肢帯を挙上。上肢帯を固定したときは，片側が働けば頭を同側に傾け，両側が働けば頚部を伸展する（頚部後屈） 中部：上肢帯の伸展（肩甲骨を後ろに引く） 下部：上肢帯の引き下げ 全体：上方回旋させながら肩甲骨を後ろに引く [その他] 肩こり，肩たたきの筋	副神経（XI）と頚神経叢筋枝 C₂～C₄
大菱形筋	rhomboideus major	Th₂～Th₄の棘突起	肩甲骨内側縁	上肢帯の挙上，伸展	肩甲背神経C₄～C₆
小菱形筋	rhomboideus minor	C₆～Th₁の棘突起	同上	同上	同上
肩甲挙筋	levator scapulae	C₁～C₄の横突起	肩甲骨上角	上肢帯（肩甲骨）の挙上	肩甲背神経C₃～C₅
前鋸筋	serratus anterior	第1～9肋骨	肩甲骨内側縁	上肢帯の屈曲 肋骨を引き上げる（呼吸補助筋）	長胸神経C₅～C₈
鎖骨下筋	subclavius	第1肋軟骨	鎖骨下面	上肢帯の引き下げ	鎖骨下筋神経C₅～C₆
小胸筋	pectoralis minor	第3～5肋骨	烏口突起	上肢帯の引き下げ，屈曲 肋骨を引き上げる（呼吸補助筋）	内側・外側胸筋神経C₆～Th₁

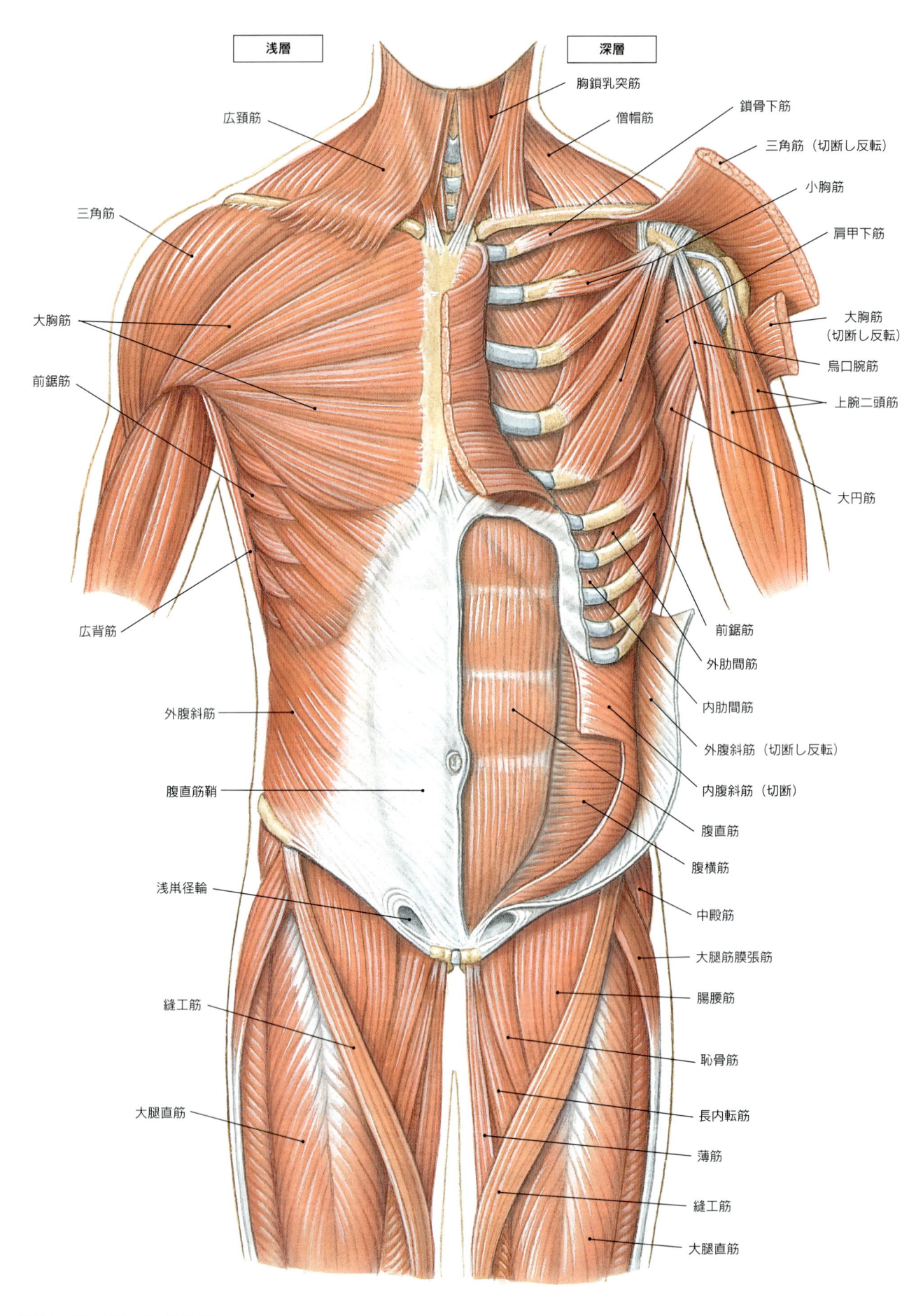

図 11-4　体幹と四肢の近位の筋（前面観）

する筋で，肩関節を内転させたり，内旋させたりする。また，広背筋 latissimus dorsi は背部から起こり上腕骨の小結節稜に停止する筋で，大胸筋と同様に肩関節を内転・内旋させる（図11-1，図11-4，図11-5b）。この意味ではこれらの筋は協同筋である。

大胸筋は肩関節において上腕を屈曲するが，広背筋は肩関節を伸展させる。この意味ではこれらの筋は対立筋である。

肩甲下筋 subscapularis と大円筋 teres major は上腕を内旋する。これに対し，棘下筋 infraspinatus と小円筋 teres minor は上腕を外旋する筋である。これらの筋はすべて肩甲骨から起こり，上腕骨に停止する。

烏口腕筋 coracobrachialis は上腕にある筋で，肩甲骨の烏口突起から起こり上腕骨に停止する。この筋は肩関節の屈曲に関わる。

本来，肩関節は構造的に弱い関節であるが，棘上筋，棘下筋，肩甲下筋，小円筋の腱が肩関節の関節包を取り囲み，肩関節を補強している（☞ 図8-11）。しかし，その一方では肩関節の可動域が制限される。肩関節周囲にあるこれらの腱は**回旋筋腱板** rotator cuff と呼ばれ，スポーツ外傷がよく起こる部位である。何イニングにもわたって速球を投げるような腕の運動を繰り返すと，回旋腱板に過度の張力が加わり，筋の変形，滑膜炎，肩関節痛を引き起こすことがある。

C. 肘関節を動かす筋

肘を動かす大部分の筋は上腕骨から起こり，前腕に停止する（表11-3）。

表11-2 肩関節を動かす筋

筋名	起始	停止	作用	神経支配
三角筋 deltoideus	前部：鎖骨外側1/3 中部：肩峰 後部：肩甲棘	上腕骨の三角筋粗面	機能を考えるうえで，前，中，後部に分ける 前部：肩関節の屈曲 中部：肩関節の外転 後部：肩関節の伸展 全体：肩関節の外転	腋窩神経C5〜C6
棘上筋 supraspinatus	棘上窩	上腕骨大結節	肩関節の外転	肩甲上神経C4〜C6
棘下筋 infraspinatus	棘下窩	同上	肩関節の外旋	同上
大胸筋 pectoralis major	鎖骨部：鎖骨内側1/3 胸肋部：胸骨，第4〜6肋軟骨 腹部：腹直筋鞘	上腕骨大結節稜	鎖骨部：肩関節の屈曲 胸肋部と腹部：肩関節の内転，内旋 肋骨を引き上げる（呼吸補助筋）	内側・外側胸筋神経C5〜Th1
広背筋 latissimus dorsi	Th7〜L5の棘突起，肋骨，腸骨稜，仙骨	上腕骨小結節稜	肩関節の伸展と内転	胸背神経C6〜C8
肩甲下筋 subscapularis	肩甲下窩（肩甲骨肋骨面）	上腕骨小結節	肩関節の内旋	肩甲下神経C5〜C7
大円筋 teres major	肩甲骨下角の後面	上腕骨小結節稜	肩関節の内転，内旋，伸展	同上
小円筋 teres minor	肩甲骨外側縁上部	上腕骨大結節	肩関節の外旋	腋窩神経C5〜C6
烏口腕筋 coracobrachialis	烏口突起	上腕骨の中央部で小結節稜の下方	肩関節の屈曲，内転	筋皮神経C6〜C7

表11-3 肘関節や手首を動かす上肢の筋

部位	筋名	起始	停止	作用	神経支配
肘を屈曲させる筋	上腕二頭筋 biceps brachii	長頭：肩甲関節上結節（長頭は結節間溝を通る） 短頭：烏口突起	橈骨粗面，一部は上腕二頭筋腱膜となり内側方に向かう	肘関節の屈曲，前腕の回外	筋皮神経C5〜C6
	上腕筋 brachialis	上腕骨前面の下2/3	尺骨粗面，鈎状突起	肘関節の屈曲	同上
	腕橈骨筋 brachioradialis	上腕骨外側下部と外側上腕筋間中隔	橈骨茎状突起の上方	同上	橈骨神経C5〜C6
肘を伸展させる筋	上腕三頭筋 triceps brachii	長頭：肩甲骨の関節下結節 内側頭：上腕骨の後面で橈骨神経溝の下方 外側頭：上腕骨の後面で橈骨神経溝の上方	肘頭	肘関節の伸展	橈骨神経C7〜Th1
	肘筋 anconeus	上腕骨外側上顆の後面	同上	同上	橈骨神経C7〜C8
回内・回外筋	方形回内筋 pronator quadratus	尺骨の下方前面	橈骨の下方前面	前腕の回内	正中神経C7〜Th1
	円回内筋 pronator teres	上腕頭：上腕骨の内側上顆 尺骨頭：尺骨鈎状突起	橈骨中央外側	前腕の回内 肘関節の屈曲	正中神経C6〜C7
	回外筋 supinator	上腕骨の外側上顆 尺骨の回外筋稜	橈骨の外側上方1/3	前腕の回外	橈骨神経C5〜C7
手首を屈曲させる筋	橈側手根屈筋 flexor carpi radialis	上腕骨の内側上顆	第2, 第3中手骨底	手関節の掌屈・橈屈	正中神経C6〜C8
	長掌筋 palmaris longus	同上	手掌腱膜	手関節の掌屈	正中神経C6〜Th1
	尺側手根屈筋 flexor carpi ulnaris	上腕骨の内側上顆，肘頭〜尺骨中部までの後縁	豆状骨，有鈎骨，第5中手骨底	手関節の掌屈・尺屈	尺骨神経C7〜Th1
手首を伸展させる筋	長橈側手根伸筋 extensor carpi radialis longus	上腕骨の外側上顆と外側縁	第2中手骨底	手関節の背屈と橈屈	橈骨神経C5〜C8
	短橈側手根伸筋 extensor carpi radialis brevis	上腕骨外側上顆	第3中手骨底	同上	橈骨神経C6〜C8
	尺側手根伸筋 extensor carpi ulnaris	上腕骨外側上顆，尺骨後面	第5中手骨底	手関節の背屈，尺屈	同上

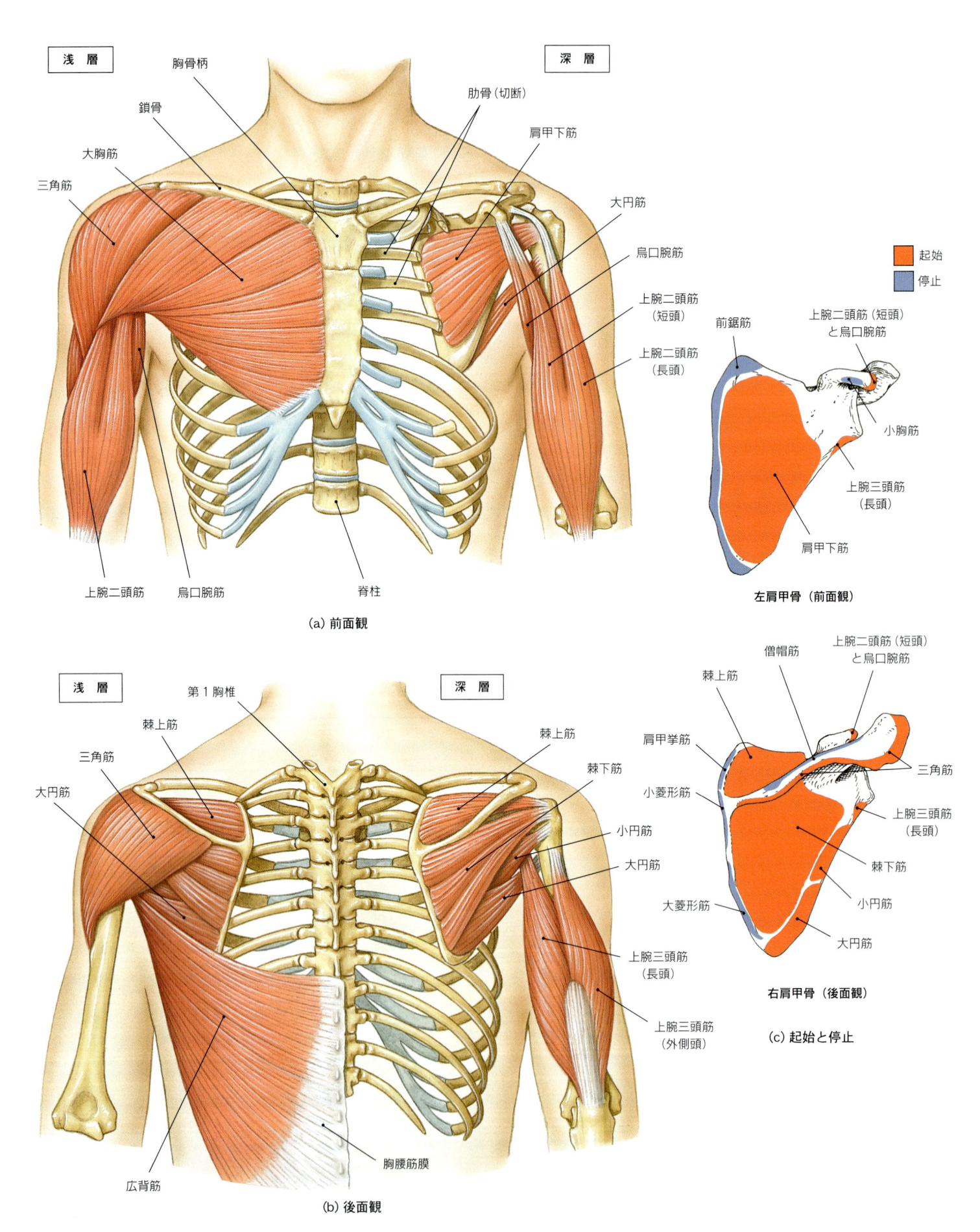

図 11-5　肩関節を動かす筋

筋系：付属肢筋群

a. 肘関節を屈曲させる筋

上腕二頭筋 biceps brachii は，上腕の前面にあって，長頭と短頭の2つの筋頭がある。前者は肩甲骨の関節上結節から，後者は肩甲骨の烏口突起から起こり，橈骨粗面に停止する（図11-4，図11-6，図11-7）。また，停止腱の一部は上腕二頭筋腱膜となって内側方に向かう。この筋は肘関節を屈曲するとともに，前腕を回外する働きがある。上腕二頭筋は，前腕を回内した状態だとその筋の停止の位置の関係で有効に機能できない。しかし，前腕を回外して肘関節を曲げると最も強い収縮力が生じ，大きな力コブを作る。

上腕筋 brachialis も肘関節の屈曲に関与する。**腕橈骨筋** brachioradialis は肘関節の外側にあるが，この筋も肘関節を屈曲させる。

b. 肘関節を伸展させる筋

上腕三頭筋 triceps brachii は，上腕の後面にあって，尺骨の肘頭に停止し，肘を伸展させる筋である。長頭は肩甲骨から起こり，内側頭と外側頭は上腕骨から起こる。

肘筋 anconeus も肘関節を伸展させる小さな筋である。

上腕三頭筋や肘筋は，肘関節を曲げる上腕二頭筋，上腕筋，腕橈骨筋と対立関係にある。

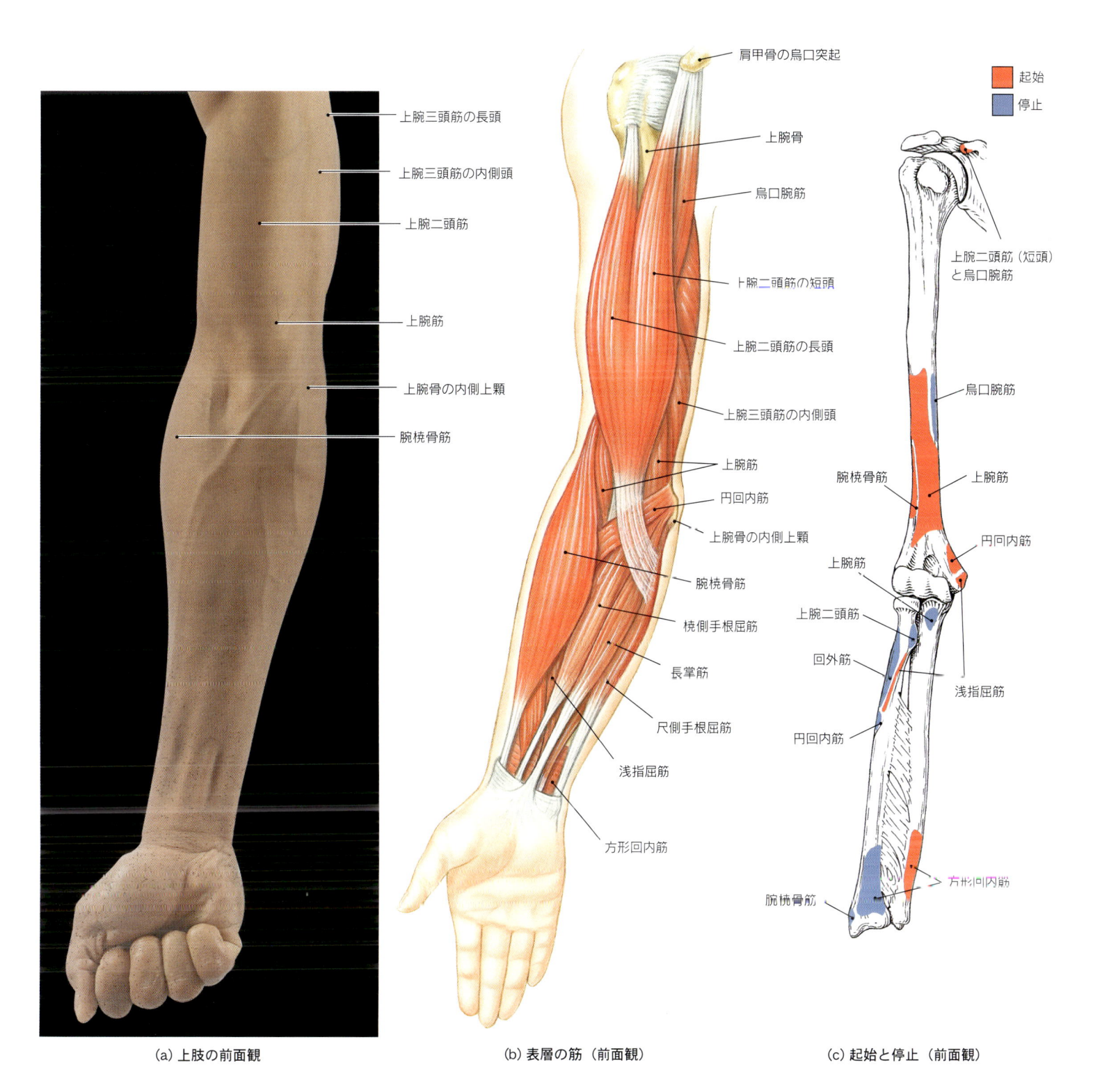

（a）上肢の前面観　　（b）表層の筋（前面観）　　（c）起始と停止（前面観）

図11-6　肘関節と手首などを動かす筋（その1）

D. 手首や指を動かす前腕の筋

a. 前腕を回す筋

前腕を回す運動（回内・回外）に関する筋には**円回内筋** pronator teres，**方形回内筋** pronator quadratus，**回外筋** supinator がある（図11-6f，図11-7f）。

円回内筋と回外筋はいずれも上腕骨と尺骨から起こり，対立関係にある。

方形回内筋は前腕の遠位側にあり，円回内筋の運動を助ける。

円回内筋や方形回内筋は，回外筋や上腕二頭筋の腱膜が引き起こす回外運動とは対立する関係にある。

円回内筋や方形回内筋が収縮して回内運動が起こると，橈骨と尺骨が交叉する（図11-7f）。この回内時には上腕二頭筋の腱は橈骨の下に回り込むが，滑液包があるために腱は骨と擦れ合うことがない。

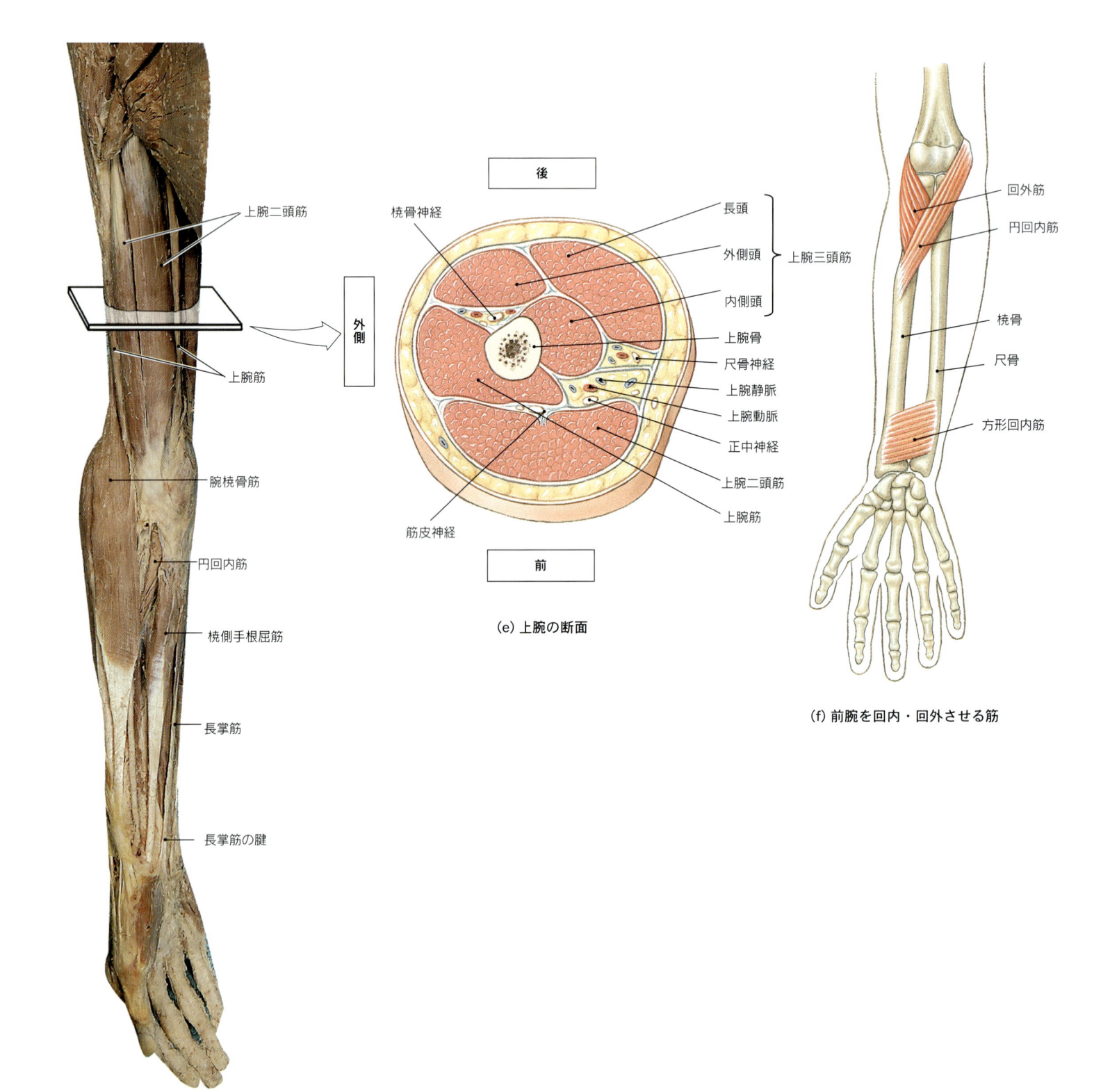

(d) 前面観（前腕はやや回内）

(e) 上腕の断面

(f) 前腕を回内・回外させる筋

図 11-6　（つづき）

筋系：付属肢筋群

b. 手首を動かす筋

前腕には手首を動かす筋の筋腹があり、その腱は手首を経て手根骨や中手骨に停止する（図11-6、図11-7）。

手首を屈曲（掌屈）する筋は前腕の前面にあり、内側上顆から起こる。**橈側手根屈筋** flexor carpi radialis, **長掌筋** palmaris longus, **尺側手根屈筋** flexor carpi ulnaris は浅層にある筋で、ともに手根の関節を屈曲（掌屈）する（図11-6b, c, 図11-7d, e）。また、橈側手根屈筋は手関節を橈側に外転（橈屈）、尺側手根屈筋は手関節を尺側に内転（尺屈）させる作用もある。尺側手根屈筋は尺骨神経に支配されるが、そのほかの筋は正中神経に支配される。

手首を伸展（背屈）する筋は前腕の後面にあり、外側上顆から起こる。**長・短橈側手根伸筋** extensor carpi radialis longus and brevis と**尺側手根伸筋** extensor carpi ulnaris は、ともに手根の関節を伸展（背屈）させ、前者は手関節を橈側に外転（橈屈）、後者は手関節を尺側に内転（尺屈）させる作用もある。これらの筋は橈骨神経に支配される。

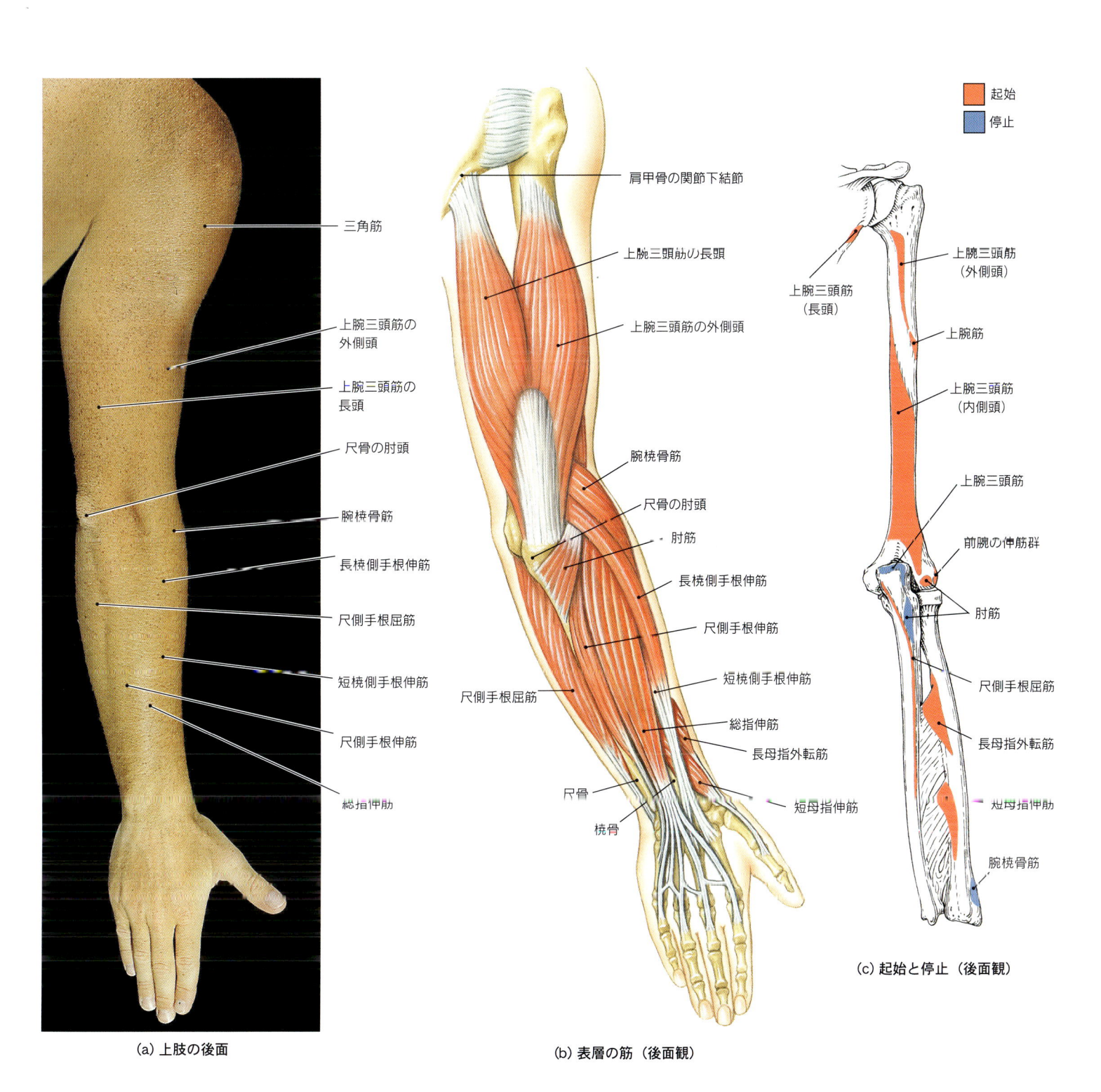

(a) 上肢の後面

(b) 表層の筋（後面観）

(c) 起始と停止（後面観）

図 11-7　肘関節と手首などを動かす筋（その2）

c. 指を動かす筋

前腕にある筋には，指の関節を伸展・屈曲させるものがある（表11-4）。これらの筋は筋腹が前腕にあり，腱のみが手首の関節を越えて伸びて指骨に停止している（図11-6〜図11-8）。

● 指を屈曲させる筋

前腕の前側には指を屈曲させる筋があり，上腕骨の内側上顆や橈骨・尺骨の前面から起こる（図11-6，図11-9）。これには**浅指屈筋** flexor digitorum superficialis, **深指屈筋** flexor digitorum profundus, **長母指屈筋** flexor pollicis longus がある。

浅指屈筋の腱は第2〜5指の中節骨に停止する。その先端は2つに分かれており，そのなかを深指屈筋の腱が通り末節骨に停止する。このような停止位置の違いによって，浅指屈筋はMP関節やPIP関節を屈曲し，深指屈筋はDIP関節を屈曲する。

長母指屈筋は母指のみを屈曲する。

● 指を伸展させる筋

前腕の後側には指を伸展させる筋があり，上腕骨の外側上顆や橈骨・尺骨の後面から起こる（図11-7〜図11-9）。これには**総指伸筋** extensor digitorum をはじめ，**長母指外転筋** abductor pollicis longus,

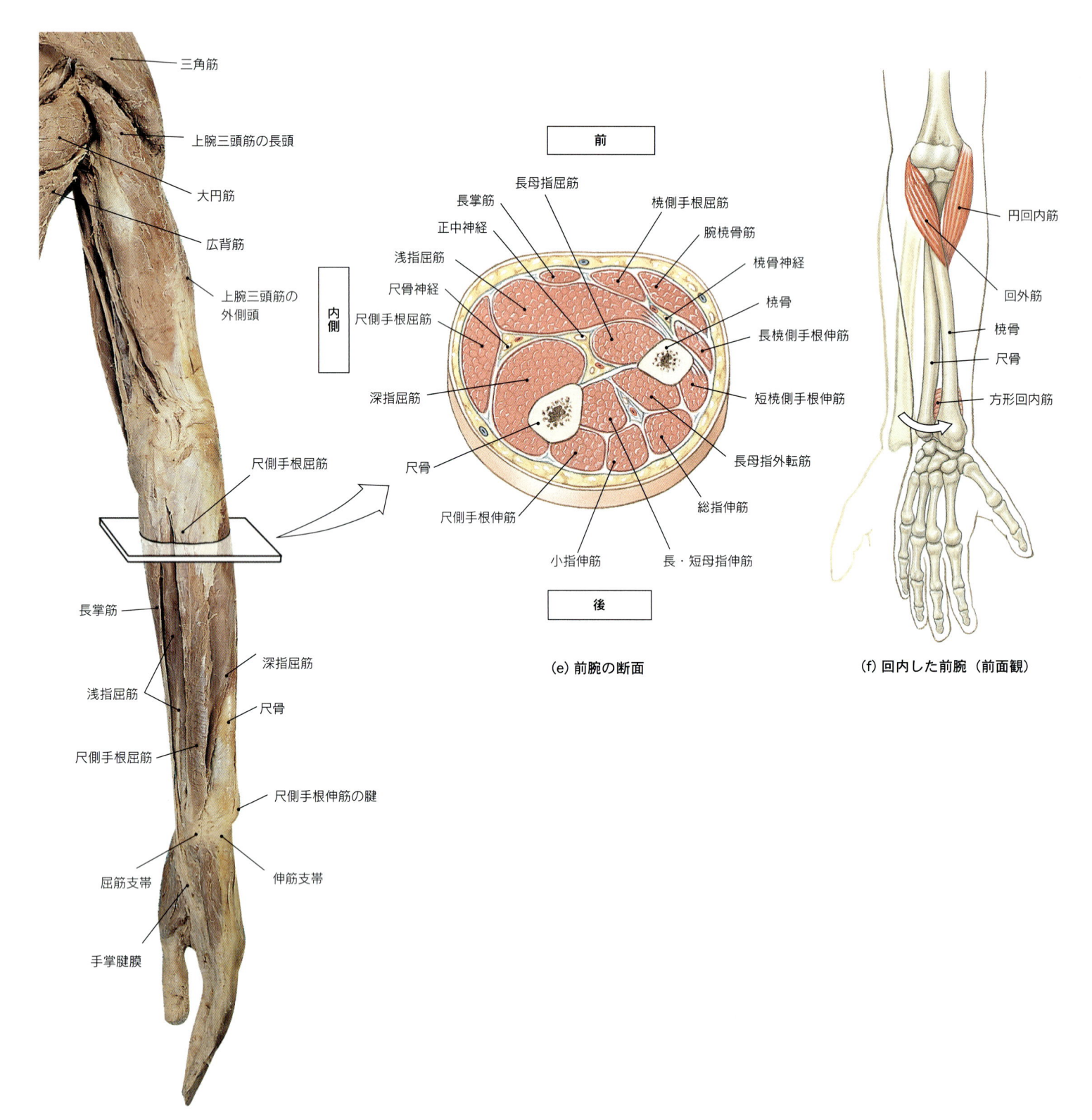

(d) 表層の筋（後面観，前腕は回内）

(e) 前腕の断面

(f) 回内した前腕（前面観）

図11-7 （つづき）

筋系：付属肢筋群

長・短母指伸筋 extensor pollicis longus and brevis, **示指伸筋** extensor indicus, **小指伸筋** extensor digiti minimi がある。

総指伸筋の腱は指背腱膜となって，第2〜5指の中節骨と末節骨に停止する。この筋はMP関節，PIP関節とDIP関節を伸展する。

母指，示指，小指にはそれぞれ独立した伸筋がある（表11-4）。

E. 支帯と腱鞘

手首の後面には**伸筋支帯** extensor retinaculum と呼ばれる結合組織性の帯があり（☞図11-10a, e），指を伸展する筋の腱を保持している。また，手首の前面には，**屈筋支帯** flexor retinaculum と呼ばれる結合組織性の帯があり，指を屈曲する筋の腱を保持している（図

表11-4 指を動かす前腕の筋

部位	筋名	起始	停止	作用	神経支配
指を屈曲させる屈筋	浅指屈筋 flexor digitorum superficialis	上腕骨内側上顆，尺骨鈎状突起，橈骨前面	第2〜5指中節骨底	第2〜5指のMPとPIPを屈曲	正中神経 C_7〜Th_1
	深指屈筋 flexor digitorum profundus	尺骨の上半部前面	第2〜5指末節骨底	第2〜5指のDIPを屈曲	正中神経 C_7〜Th_1，尺側の一部は尺骨神経 C_7〜Th_1
	長母指屈筋 flexor pollicis longus	橈骨中央前面	母指末節骨底	母指のMPとIPを屈曲	正中神経 C_6〜Th_1
指を伸展させる筋	（総）指伸筋 extensor digitorum	上腕骨の外側上顆	第2〜5指の中節骨と末節骨	第2〜5指のMP, PIPとDIPを伸展 手関節を背屈	橈骨神経 C_6〜C_8
	長母指外転筋 abductor pollicis longus	橈骨と尺骨の近位背側面/後面	第1中手骨底	母指を橈側外転 手関節を橈屈	同上
	短母指伸筋 extensor pollicis brevis	前腕骨間膜，橈骨後面	母指基節骨底	母指のMPを伸展 手関節を橈屈	同上
	長母指伸筋 extensor pollicis longus	前腕骨間膜，尺骨後面	母指末節骨底	母指のMPとIPを伸展	同上
	示指伸筋 extensor indicis	前腕骨間膜および尺骨下部背側面	示指の指背腱膜	示指を伸展	同上
	小指伸筋 extensor digiti minimi	（総）指伸筋から分枝	第5指指背腱膜	第5指を伸展	同上

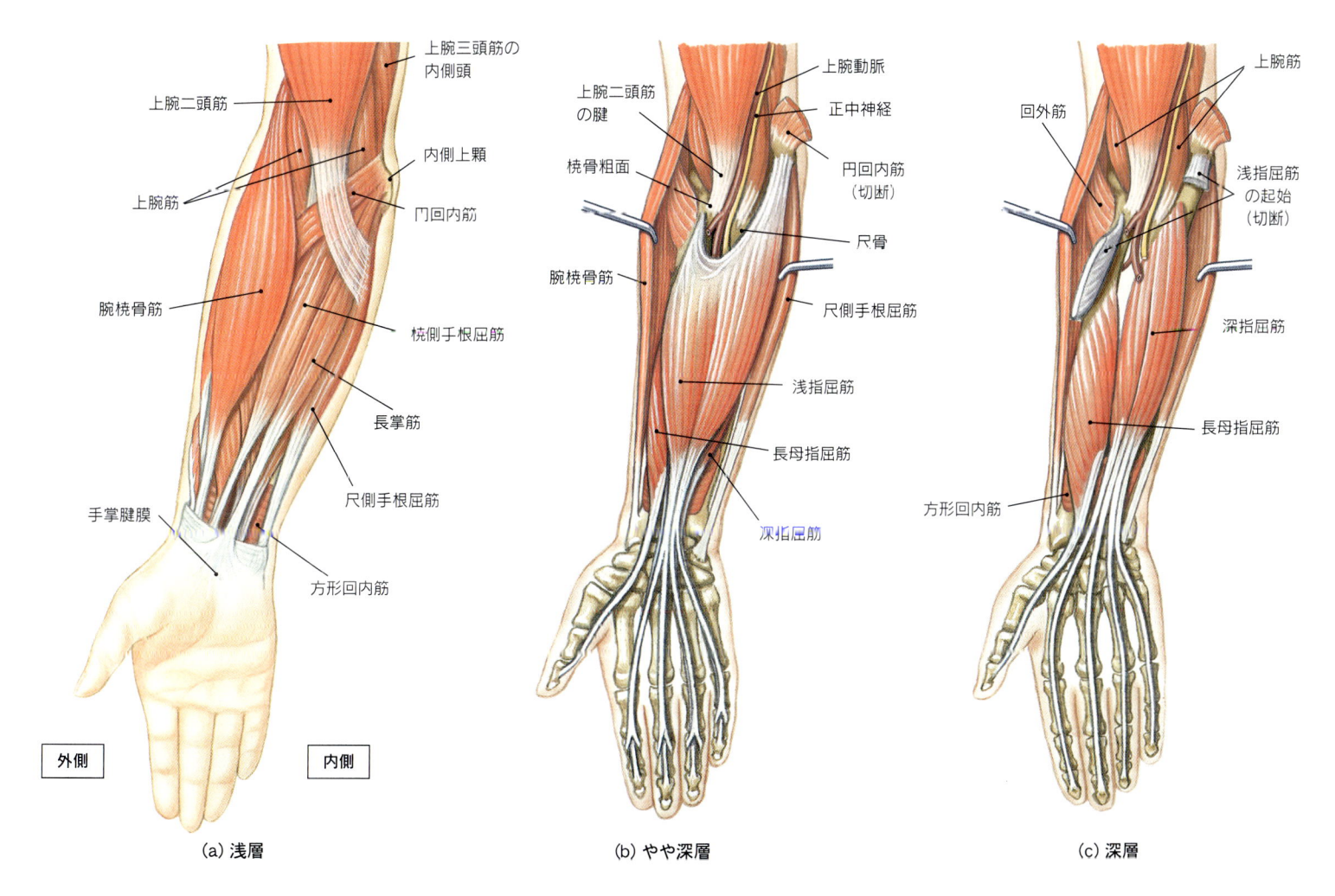

(a) 浅層　　(b) やや深層　　(c) 深層

図11-8　手首や指を動かす前腕の筋（右の前面観）

11-9d, f)。これらの腱は手首や手では腱鞘のなかを通る。腱鞘は一種の滑液包で，腱の動きによる摩擦を減じる働きがある。

支帯や腱鞘に炎症が起こると，腱の動きが制限されるとともに，正中神経が刺激されて痛みをきたす。このような状態は手根管症候群と呼ばれる。

> **臨床ノート　手根管症候群**
>
> 手根管症候群は，手掌の屈筋腱を取り巻く腱鞘のなかでの炎症によって，手掌を支配する混合性神経（感覚性と運動性）である正中神経の圧迫を生じる疾患である。症状としては，手首の屈曲時の疼痛，手掌のうずき感やしびれ感，短母指外転筋の萎縮が挙げられる。このような症状はかなり一般的に見られるが，これは手首を横切る腱にかかる繰り返されるストレスに関係している。
>
> この疾患は，コンピューターのキーボードを打つ人，ピアノ演奏者，大工のように繰り返し金槌を使うような人などによく起こる。治療としては，アスピリンのような消炎薬の服薬，手首の屈曲を妨げその場所を安定化させるスプリントの装着が挙げられる。特別に工夫されたコンピューターのキーボードはタイプに伴う衝撃を減少するのに有用である。

F. 指を動かす手の筋

前腕にある筋は，手や指の大まかな動きを制御するが，手の細やかな運動は，手にある小さな筋群が関与している。これらの筋肉は手根骨や中手骨から起こる（図 11-9b, c，表 11-5）。

母指を動かす筋には，**母指内転筋** adductor pollicis, **短母指外転筋** abductor pollicis brevis, **短母指屈筋** flexor pollicis brevis, **母指対立筋** opponens pollicis があり，母指球のふくらみを構成する。

小指を動かす筋には，**小指外転筋** abductor digiti minimi, **短小指屈筋** flexor digiti minimi brevis, **小指対立筋** opponens digiti minimi があり，小指球のふくらみを構成する。

短掌筋 palmaris brevis は手掌の小指球の皮下にある。

中手骨の間には，**虫様筋** lumbricales, **掌側骨間筋** interossei palmares **背側骨間筋** interossei dorsales, がある。掌側骨間筋は開いた指を閉じ，背側骨間筋は閉じた指を開く。

✓ 尺側手根屈筋の障害によって損なわれる運動を2つ挙げなさい。
✓ 肘関節を屈曲・伸展させることなく，橈骨を回旋させる筋肉を挙げなさい。
✓ 手首の背側と腹側にある支帯は，どのような役割を果たしていますか。

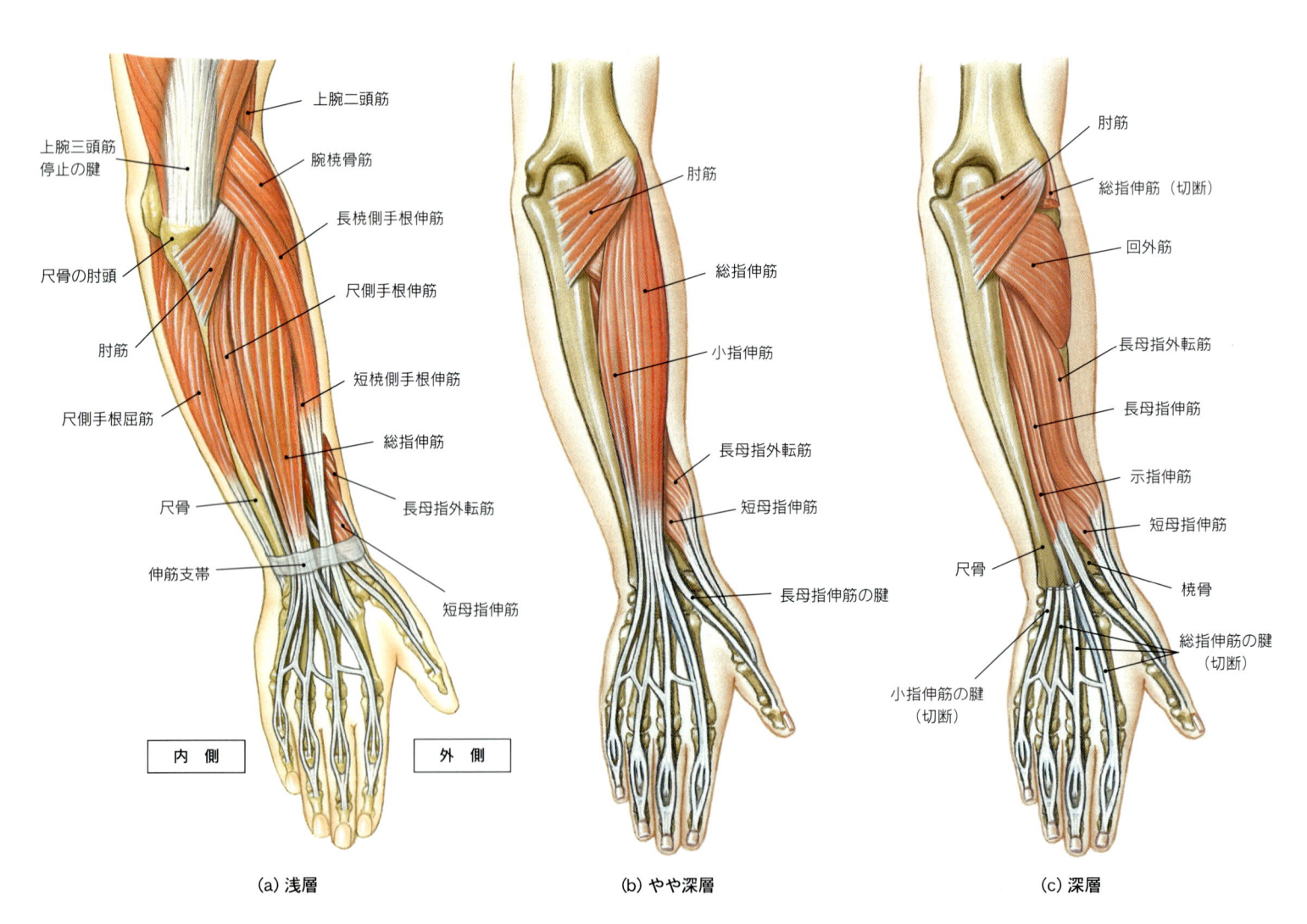

図 11-9　手首や指を動かす前腕の筋（右後面観）

(a) 浅層　(b) やや深層　(c) 深層

筋系：付属肢筋群

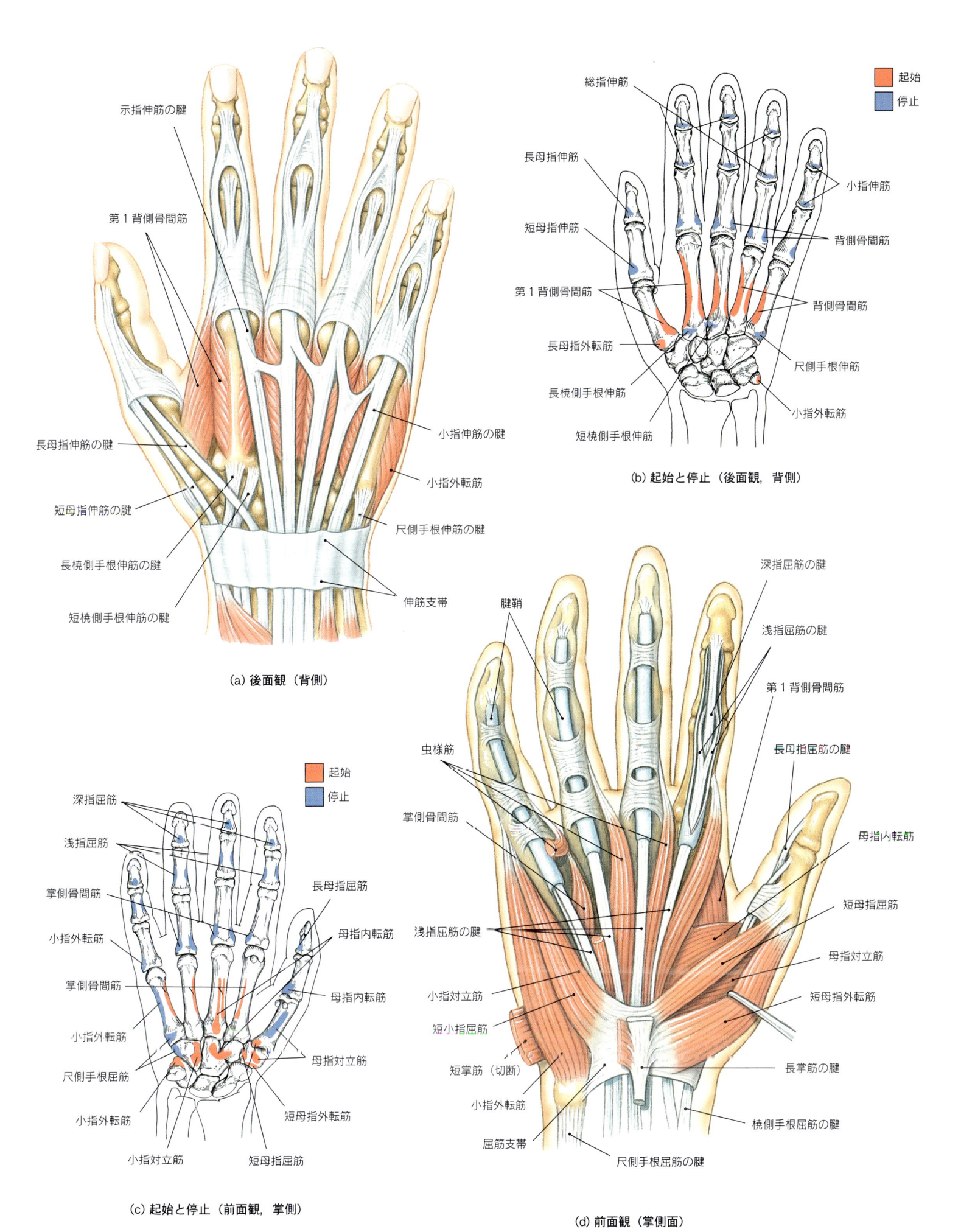

(a) 後面観（背側）

示指伸筋の腱
第1背側骨間筋
長母指伸筋の腱
短母指伸筋の腱
長橈側手根伸筋の腱
短橈側手根伸筋の腱
小指伸筋の腱
小指外転筋
尺側手根伸筋の腱
伸筋支帯

(b) 起始と停止（後面観，背側）

起始
停止

総指伸筋
長母指伸筋
短母指伸筋
第1背側骨間筋
長母指外転筋
長橈側手根伸筋
短橈側手根伸筋
小指伸筋
背側骨間筋
背側骨間筋
尺側手根伸筋
小指外転筋

(c) 起始と停止（前面観，掌側）

起始
停止

深指屈筋
浅指屈筋
掌側骨間筋
小指外転筋
掌側骨間筋
小指外転筋
尺側手根屈筋
小指外転筋
小指対立筋
長母指屈筋
母指内転筋
母指内転筋
母指対立筋
短母指外転筋
短母指屈筋

(d) 前面観（掌側面）

深指屈筋の腱
浅指屈筋の腱
腱鞘
第1背側骨間筋
虫様筋
長母指屈筋の腱
掌側骨間筋
母指内転筋
浅指屈筋の腱
短母指屈筋
小指対立筋
母指対立筋
短小指屈筋
短母指外転筋
短掌筋（切断）
小指外転筋
長掌筋の腱
屈筋支帯
橈側手根屈筋の腱
尺側手根屈筋の腱

図 11-10　手の筋（右）

(e) 右手（後面観，背側）

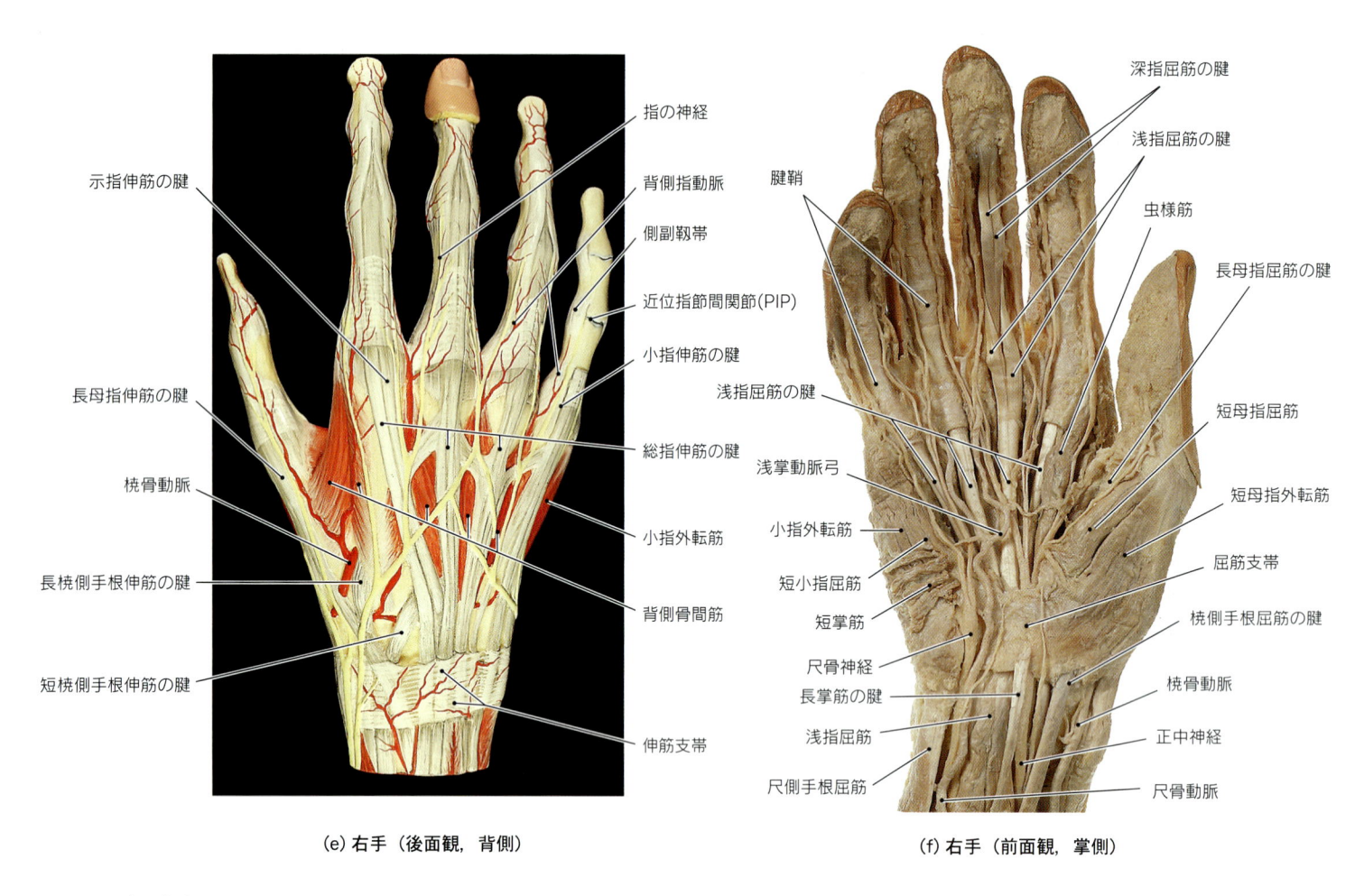

図中ラベル（e）：
- 示指伸筋の腱
- 長母指伸筋の腱
- 橈骨動脈
- 長橈側手根伸筋の腱
- 短橈側手根伸筋の腱
- 指の神経
- 背側指動脈
- 側副靱帯
- 近位指節間関節(PIP)
- 小指伸筋の腱
- 総指伸筋の腱
- 小指外転筋
- 背側骨間筋
- 伸筋支帯

(f) 右手（前面観，掌側）

図中ラベル（f）：
- 腱鞘
- 浅指屈筋の腱
- 浅掌動脈弓
- 小指外転筋
- 短小指屈筋
- 短掌筋
- 尺骨神経
- 長掌筋の腱
- 浅指屈筋
- 尺側手根屈筋
- 深指屈筋の腱
- 浅指屈筋の腱
- 虫様筋
- 長母指屈筋の腱
- 短母指屈筋
- 短母指外転筋
- 屈筋支帯
- 橈側手根屈筋の腱
- 橈骨動脈
- 正中神経
- 尺骨動脈

図 11-10 （つづき）

表11-5 指を動かす手の筋

部位	筋名	起始	停止	作用	神経支配
母指を動かす筋	母指内転筋 adductor pollicis	横頭：第3中手骨 斜頭：有頭骨，第2, 3中手骨底	第1中手骨の内側種子骨，母指基節骨底	母指を尺側内転	尺骨神経 C_8〜Th_1
	母指対立筋 opponens pollicis	大菱形骨，屈筋支帯	第1中手骨橈側	母指を対向	正中神経 C_6〜Th_1
	短母指外転筋 abductor pollicis brevis	舟状骨，屈筋支帯	第1中手骨の外側種子骨，母指基節骨底	母指の掌側外転	正中神経 C_6〜Th_1
	短母指屈筋 flexor pollicis brevis	浅頭：屈筋支帯 深頭：手根骨（大・小菱形骨，有頭骨）	浅頭：第1中手骨の外側種子骨，母指基節骨底 深頭：第1中手骨の内側種子骨，母指基節骨底	母指の尺側内転，母指のMPを屈曲	浅頭：正中神経 C_6〜C_7 深頭：尺骨神経 C_6〜Th_1
小指などを動かす筋	短掌筋 palmaris brevis	手掌腱膜の尺側部	手の尺側縁の皮膚	手掌腱膜を緊張させ，小指球の皮膚にシワを作る	尺骨神経 C_7〜Th_1
	小指外転筋 abductor digiti minimi	豆状骨，屈筋支帯	小指基節骨底の尺側	小指を外転	同上
	短小指屈筋 flexor digiti minimi brevis	有鈎骨，屈筋支帯	小指基節骨底の尺側	小指のMPを屈曲	尺骨神経 C_7〜Th_1
	小指対立筋 opponens digiti minimi	同上	第5中手骨尺側	小指を母指方向へ引き寄せる	同上
骨間にあり指を動かす筋	虫様筋 lumbricales	深指屈筋の4本の腱	第2〜5指の基節骨橈側縁を経て総指伸筋の腱と結合し，指背腱膜に移行	第2〜5指のMPを屈曲，PIPとDIPを伸展	橈側の第1, 2筋：正中神経 尺側の第3, 4筋：尺骨神経
	背側骨間筋 interossei dorsales	第1〜5中手骨の相対する面（二頭）	橈側の第1筋：第2指基節骨底の橈側面 中央の第2, 3筋：第3指基節骨底の両側面 尺側の第4筋：第4指基節骨底の尺側面	第2, 4指のMPを外転，屈曲 第3指のMPを橈・尺屈，屈曲 第2〜4指のPIPとDIPを伸展	尺骨神経 C_8〜Th_1
	掌側骨間筋 interossei palmares	第2中手骨尺側，第4, 5中手骨橈側	第2, 4, 5基節骨底	第2, 4, 5指のMP内転，屈曲 PIP, DIP伸展	同上

2. 下肢帯と下肢の筋

下肢帯の筋は軸骨格から起こり，股関節を動かす。骨盤の位置に影響を及ぼす筋については，すでに第10章で記述した。

下肢の筋は上肢の筋より大きくて強力である。これらの筋は以下の4群に分けられる。

- 股関節を動かす筋
- 膝関節を動かす筋
- 足首と趾を動かす下腿の筋
- 趾を動かす足の筋

A. 股関節を動かす筋

骨盤表面から起こり大腿骨に停止する筋は，その位置と寛骨臼との位置関係によって独特の運動を生み出す（表11-6）。

a. 股関節を伸展させる筋

殿筋群は腸骨の外側面から起こる筋である（図11-1，図11-4，図11-11）。

大殿筋 gluteus maximus は殿部の皮下にある最も大きな筋で，殿部のふくらみを作っている。この筋は後殿筋線と腸骨稜の後方近く，仙結節靱帯から起こり，大腿骨の殿筋粗面と腸脛靱帯に停止する。この筋は股関節を伸展させ，大腿を外側に回旋（外旋）させる。

大腿筋膜張筋 tensor fasciae latae は上前腸骨棘付近から起こる。収縮すると，大腿の外側から脛骨にかけて走る腸脛靱帯を引っ張る。腸脛靱帯は膝の外側の支えをなしており，片足でバランスを取るときに特に重要である。

中殿筋 gluteus medius と**小殿筋** gluteus minimus（図11-11）は大殿筋の前方から起こり，ともに大腿骨の大転子に停止する。これらの筋は，股関節を外転させたり，内旋させたりする。腸骨の外側にある前殿筋線はこれらの筋の起始の境界である。

b. 股関節を屈曲させる筋

寛骨の内面には股関節を屈曲させる筋がある。

腸骨筋 iliacus は腸骨窩から起こり，小転子に停止する。**大腰筋** psoas major は下位胸椎と腰椎から起こり，大腿骨の小転子に停止する。これらの筋は小転子に停止する前に筋線維が交じり合うので，2つを併せて**腸腰筋** iliopsoas と呼ぶことがある。これらの筋は，股関節を屈曲させる強大な筋である（図11-12）。

表11-6 股関節を動かす筋

部位	筋名		起始	停止	作用	神経支配
股関節を屈曲させる筋	腸骨筋	iliacus	腸骨窩	小転子	股関節を屈曲	大腿神経 L1～L4
	大腰筋	psoas major	浅頭：Th12～L5の椎体および肋骨突起 深頭：上記椎骨の肋骨突起	筋裂孔を経て小転子	同上	同上
股を伸展・外転させる筋	大殿筋	gluteus maximus	腸骨外面の後殿筋線，仙骨，尾骨の後面，仙結節靱帯	腸脛靱帯，大腿骨の殿筋粗面	股関節伸展，外旋	下殿神経 L5～S2
	中殿筋	gluteus medius	腸骨外面	大転子	股関節の外転	上殿神経 L4～S1 補助作用：股関節の内旋，外旋，屈曲 伸展
	小殿筋	gluteus minimus	腸骨外面	大転子	股関節の内旋，外転	上殿神経 L4～S1
	大腿筋膜張筋	tensor fasciae latae	上前腸骨棘付近	腸脛靱帯を経て脛骨粗面の外側部～外側顆	股関節の屈曲，外転 膝関節の伸展，屈曲	同上
内転筋群	恥骨筋	pectineus	恥骨櫛	大腿骨の恥骨筋線	股関節を屈曲，内旋，内転	閉鎖神経，大腿神経 L2～L4
	薄筋	glacilis	恥骨下肢下縁	脛骨粗面の内側部	股関節を内転 膝関節を屈曲，内旋	閉鎖神経 L2～L4
	短内転筋	adductor brevis	恥骨下枝	大腿骨の粗線内側唇上部	股関節を内転，屈曲，内旋	同上
	長内転筋	adductor longus	恥骨結節の下方前面	大腿骨の粗線内側唇	同上	同上
	大内転筋	adductor magnus	坐骨結節，坐骨枝	大腿骨の粗線内側唇 大腿骨の内側上顆	股関節を内転 上部：屈曲と内旋 下部：伸展と外旋	閉鎖神経，脛骨神経 L2～S1
外旋筋群	梨状筋	piriformis	仙骨前面	大坐骨孔から骨盤外に出て大転子	股関節を外旋，外転	仙骨神経叢 S1～S2
	上双子筋	gemellus superior	坐骨棘	大腿骨の転子窩	股関節を外旋	仙骨神経叢 L4～S1
	外閉鎖筋	obturatorius externus	寛骨外面の閉鎖孔縁，閉鎖膜の外面	転子窩	同上	閉鎖神経 L2～L4
	内閉鎖筋	obturatorius internus	閉鎖膜の内面	小坐骨孔の辺縁で方向を直角に転じ，骨盤を出て大腿骨の転子窩	同上	仙骨神経叢 L5～S3
	下双子筋	gemellus inferior	坐骨結節	大腿骨の転子窩	同上	仙骨神経叢 L4～S1
	大腿方形筋	quadratus femoris	坐骨結節	大腿骨の転子間稜	同上	仙骨神経叢 L4～S1

c. 内転筋群

大腿（股関節）を内転させる筋には，**恥骨筋** pectineus, **薄筋** gracilis, **長内転筋** adductor longus, **短内転筋** adductor brevis, **大内転筋** adductor magnus がある（図11-12）。これらの筋は恥骨や坐骨から起こり，薄筋以外の内転筋群は大腿骨の後面にある粗線に停止する。薄筋は脛骨に停止する。

これらの筋の作用は変化に富む。大内転筋以外の内転筋群は股関節の前下方にある恥骨から起こるので，股関節を内転させるとともに，股関節を屈曲させることができる。これらの筋はまた，股関節を内旋させる。

大内転筋は最も大きな内転筋で，主に股関節を内転させるが，位置によって屈曲・内旋，あるいは伸展・外旋のいずれかの作用をすることができる。

d. 外旋筋群

大腿（股関節）を外旋させる筋には，**梨状筋** piriformis, **上・下双子筋** gemellus superior and inferior, **内・外閉鎖筋** obturatorius internus and externus, **大腿方形筋** quadratus femoris の6種類の筋がある（図11-11a, c, 図11-12）。これらの筋は坐骨，閉鎖孔に張る閉鎖膜や仙骨から起こり，大腿骨の大転子などに停止する。

B. 膝関節を動かす筋

下腿（膝）を動かす筋肉を図11-13〜図11-16と表11-7に示した。膝を伸ばす筋の大部分は大腿の前側にあり，大腿骨から起こって脛骨に停止する（図11-13，図11-14）。屈筋群は大腿の後側にあり，下肢帯から起こって大腿の後側と内側面を下方に向かい，脛骨に停止する（図11-15）。

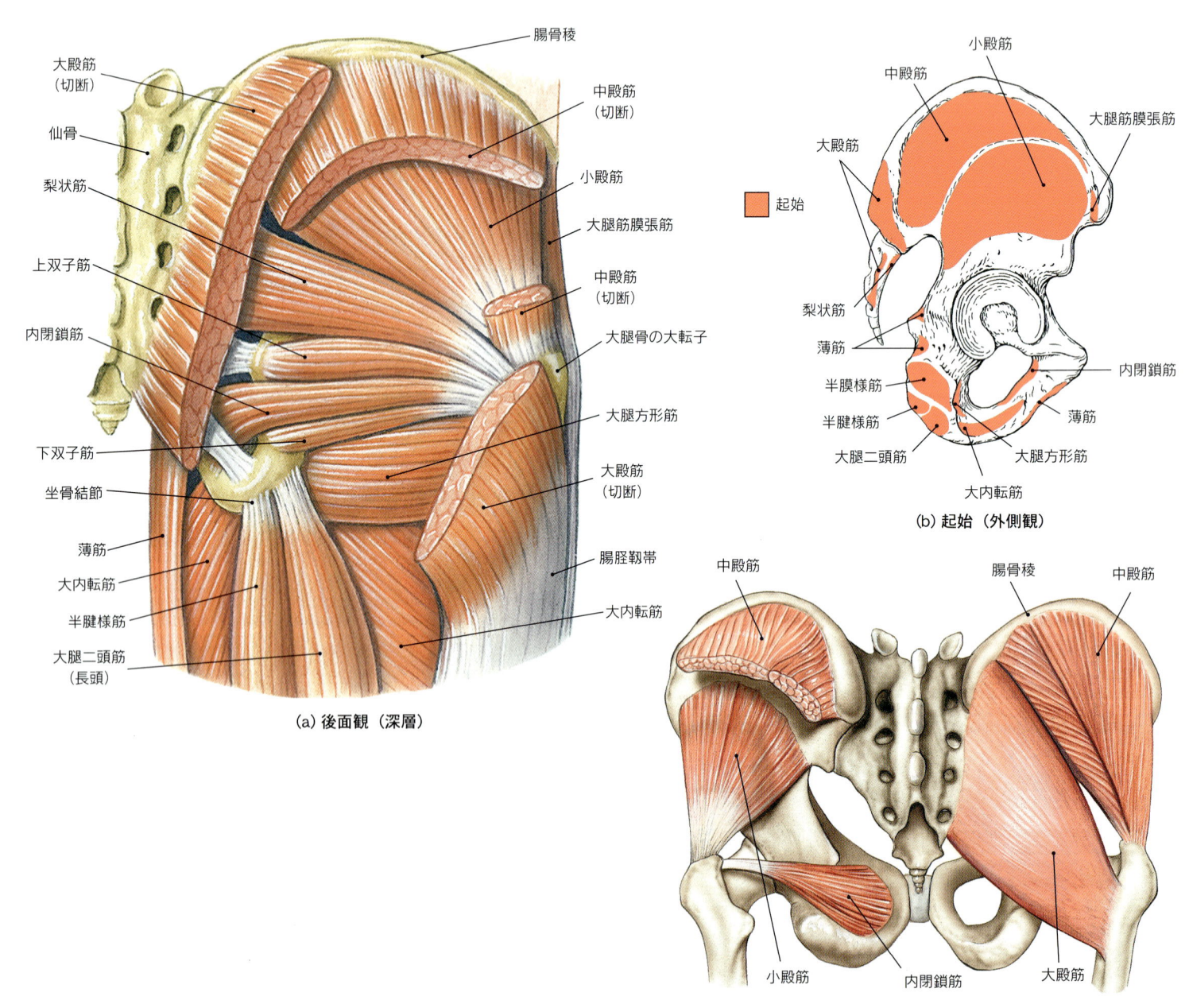

図 11-11　股関節を動かす筋（その1）

(a) 後面観（深層）

(b) 起始（外側観）

(c) 殿部の筋と外旋筋群（後面観）

筋系：付属肢筋群　11

(a) 前面観

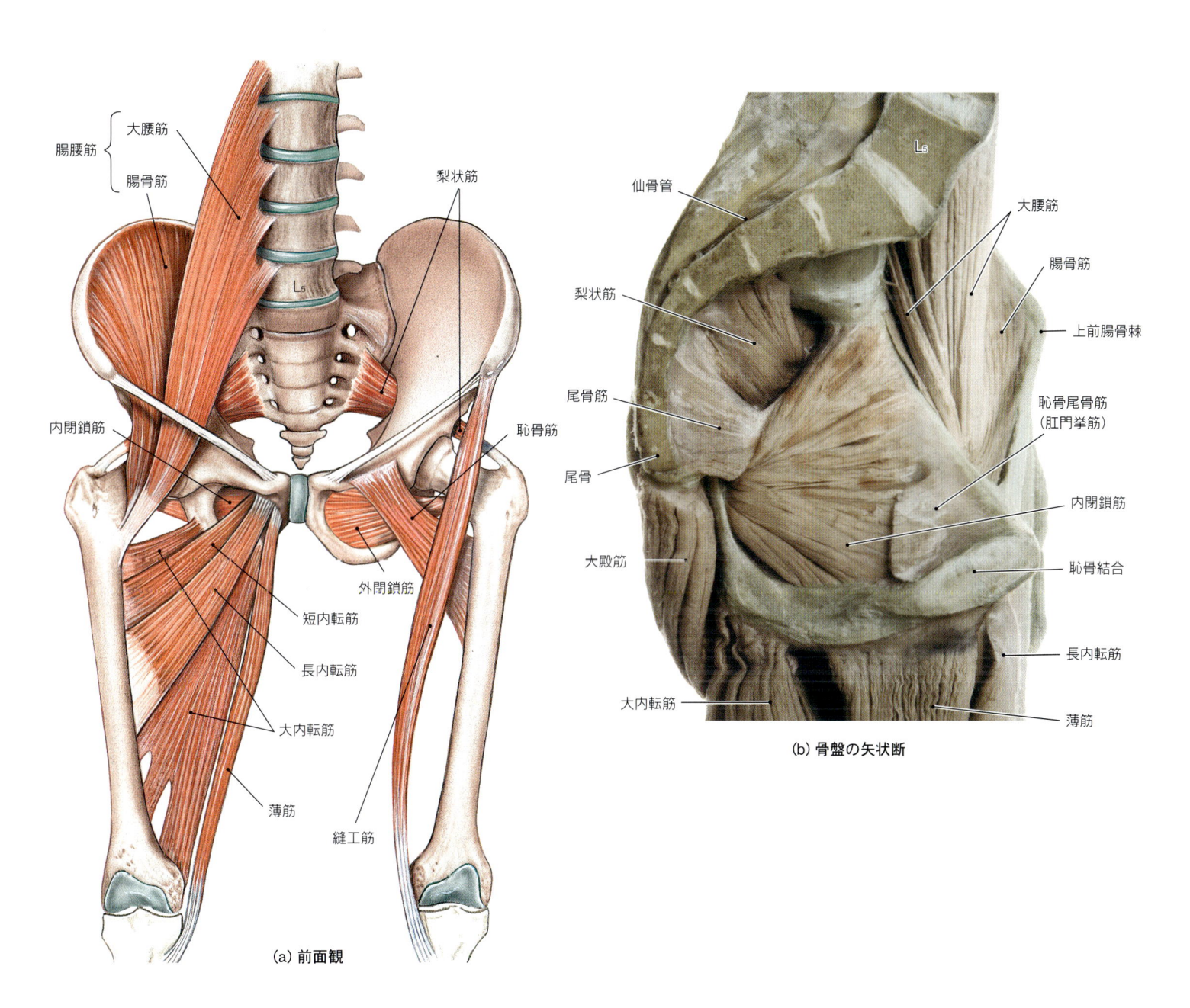

(b) 骨盤の矢状断

図 11-12　股関節を動かす筋（その2）

表11-7　膝関節を動かす筋

	筋名		起始	停止	作用	神経支配
膝を屈曲させる筋	大腿二頭筋	biceps femoris	長頭：坐骨結節 短頭：粗線外側唇下1/2	腓骨頭	股関節を伸展，外旋 膝関節を屈曲，外旋	坐骨神経（長頭；脛骨神経 $L_5 \sim S_2$, 短頭；総腓骨神経 $L_4 \sim S_1$）
	半膜様筋	semimembranosus	坐骨結節	脛骨内側顆，斜膝窩靱帯	股関節を伸展 膝関節を屈曲，内旋	脛骨神経 $L_4 \sim S_2$
	半腱様筋	semitendinosus	坐骨結節	脛骨粗面の内側	同上	同上
	縫工筋	sartorius	上前腸骨棘	脛骨粗面の内側	膝関節を屈曲	大腿神経 $L_2 \sim L_4$
	膝窩筋	popliteus	大腿骨外側上顆	脛骨上部後面	膝関節を屈曲，内旋	脛骨神経 $L_4 \sim S_1$
膝を伸展させる筋	大腿直筋	rectus femoris	下前腸骨棘と寛骨臼上縁	膝蓋靱帯を経て脛骨粗面	股関節を屈曲 膝関節を伸展	大腿神経 $L_2 \sim L_4$
	中間広筋	vastus intermedius	大腿骨体前面	大腿四頭筋腱	膝関節を伸展	同上
	外側広筋	vastus lateralis	大転子，粗線外側唇	同上	同上	大腿神経 $L_2 \sim L_4$
	内側広筋	vastus medialis	転子間線の下部，粗線内側唇	同上	同上	大腿神経 $L_2 \sim L_3$

241

a. 膝関節を伸展させる筋

膝の伸筋群は3つの広筋群（**外側広筋** vastus lateralis，**内側広筋** vastus medialis，**中間広筋** vastus intermedius）と**大腿直筋** rectus femoris からなる。これらの筋はまとめて**大腿四頭筋** quadriceps femoris と呼ばれている（図11-13，図11-14）。広筋群は大腿骨体から起こり，その上に下前腸骨棘から起こる大腿直筋が走る。これらの筋の腱は，まとまって大腿四頭筋の腱となって膝蓋骨に停止し，膝蓋靱帯を経て脛骨粗面に付着する。大腿直筋は股関節と膝関節とにまたがる二関節性の筋で，膝関節を伸展させるとともに，股関節の屈曲を助ける。

b. 膝関節を屈曲させる筋

膝関節を屈曲させる筋には，**大腿二頭筋** biceps femoris，**半膜様筋** semimembranosus，**半腱様筋** semitendinosus，**縫工筋** sartorius，膝窩

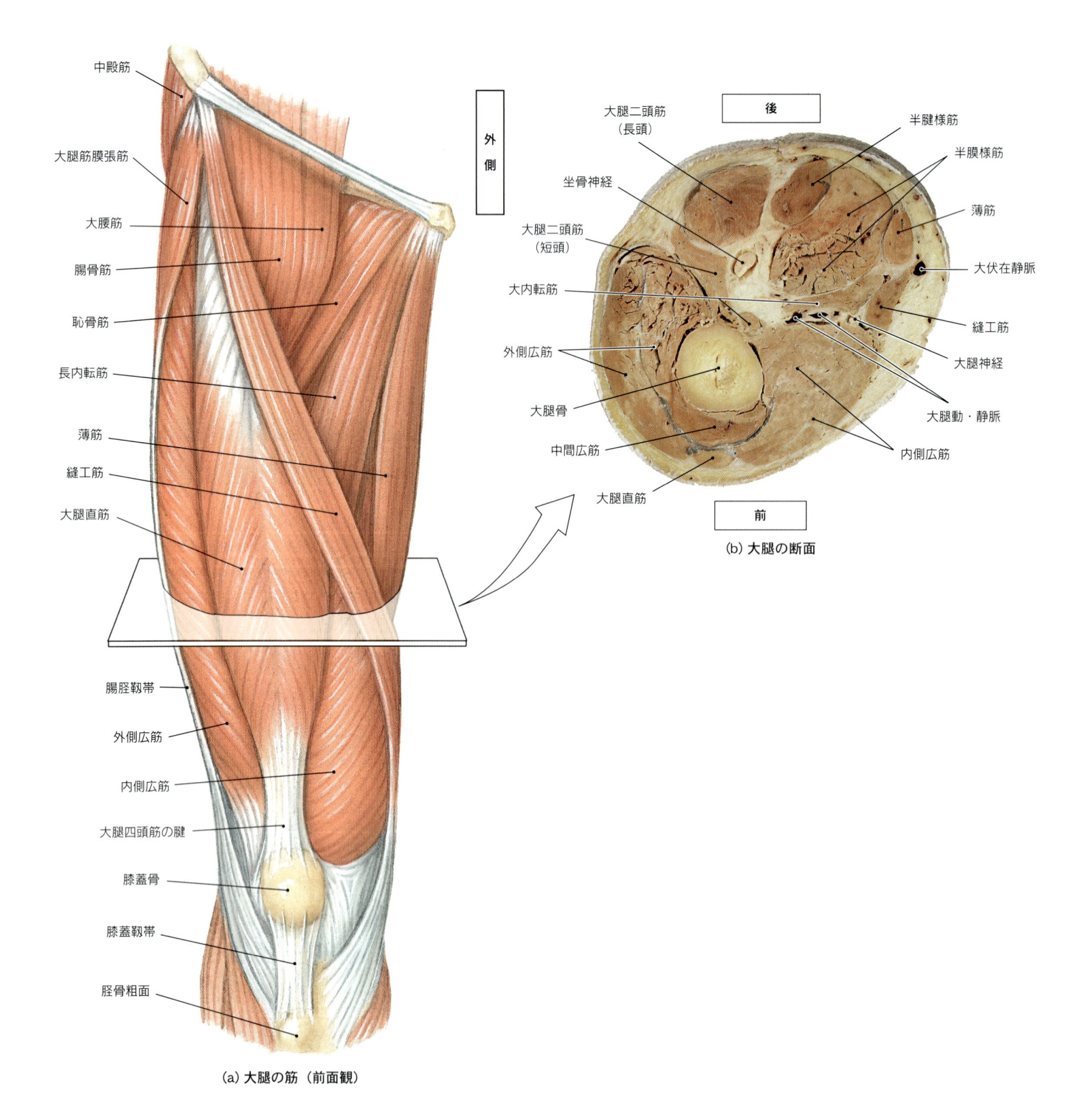

図 11-13　股関節や膝関節を動かす大腿の筋（その1）

筋 popliteus がある（図11-14，図11-15，図11-16a）。これらの筋は寛骨から起こり，脛骨や腓骨に停止し，膝関節を屈曲させる。

大腿二頭筋の長頭，半膜様筋，半腱様筋は寛骨臼の下後面から起こるので，これらの筋には股関節を伸展させる作用もある。これらの筋は，まとめてハムストリング hamstring と呼ばれることがある。

縫工筋は上前腸骨棘から起こり，大腿を斜めに横切って脛骨の内側面に停止する。この筋は膝を屈曲させるばかりでなく，股関節を屈曲させたり外旋させたりする作用がある。

膝窩筋は小さな筋で，大腿骨の外側上顆付近から起こり，脛骨の後面に停止する。膝の屈曲が始まると，この筋が収縮し，脛骨をやや内旋させて膝関節を緩める。

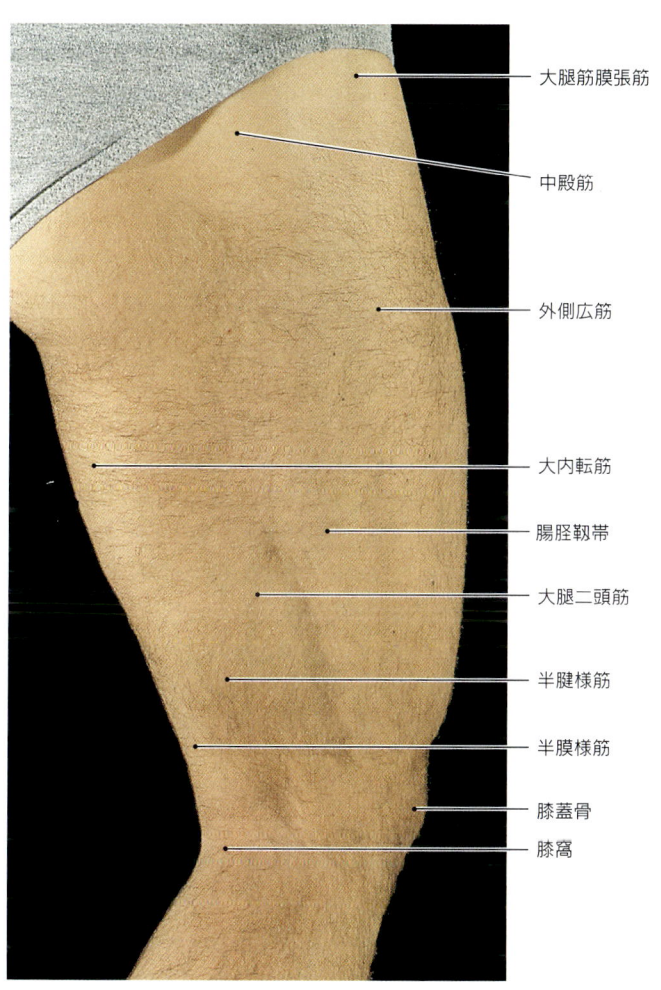

(a) 大腿の外側

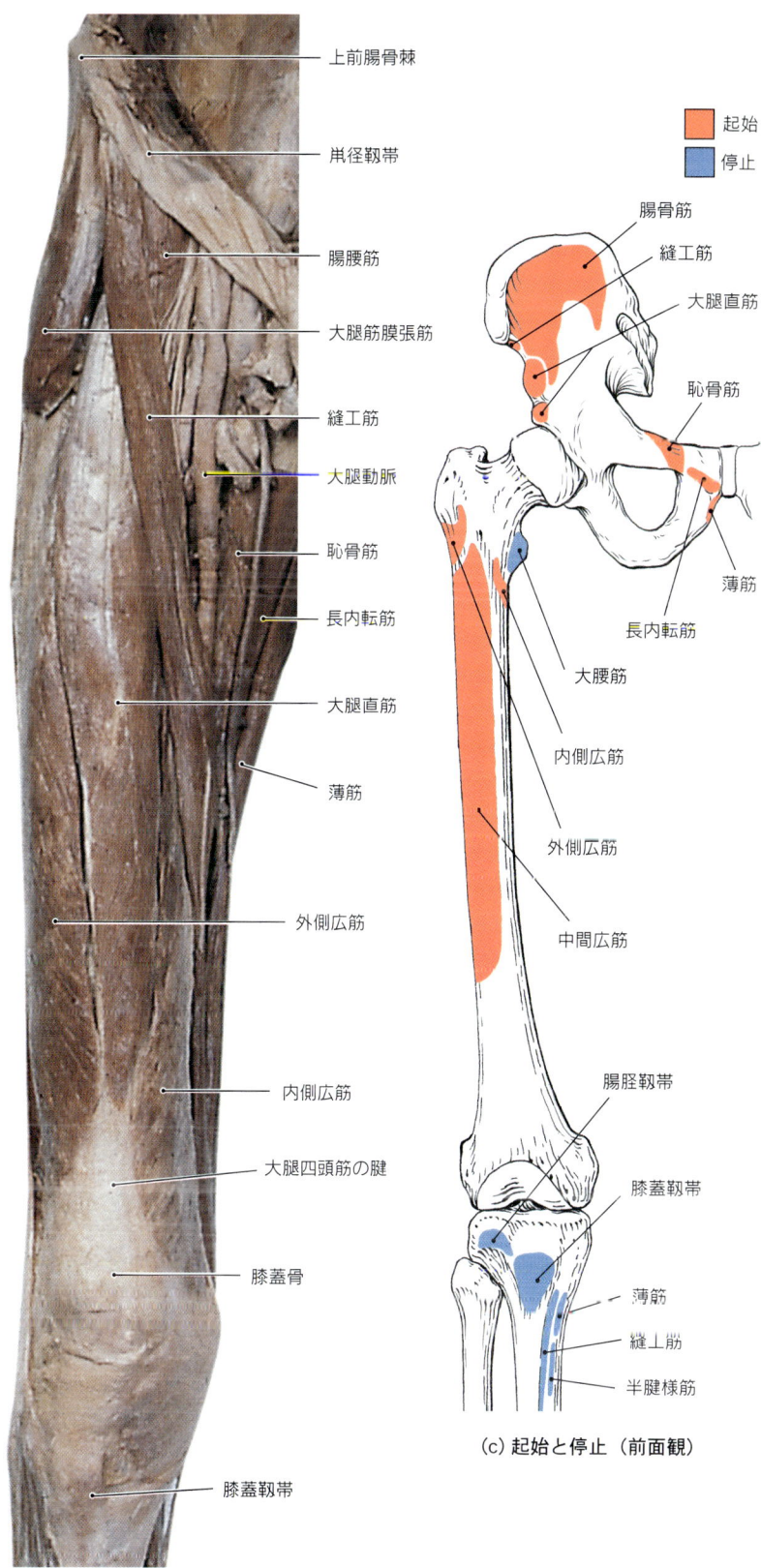

(b) 前面観

(c) 起始と停止（前面観）

図 11-14　股関節や膝関節を動かす大腿の筋（その2）

243

11

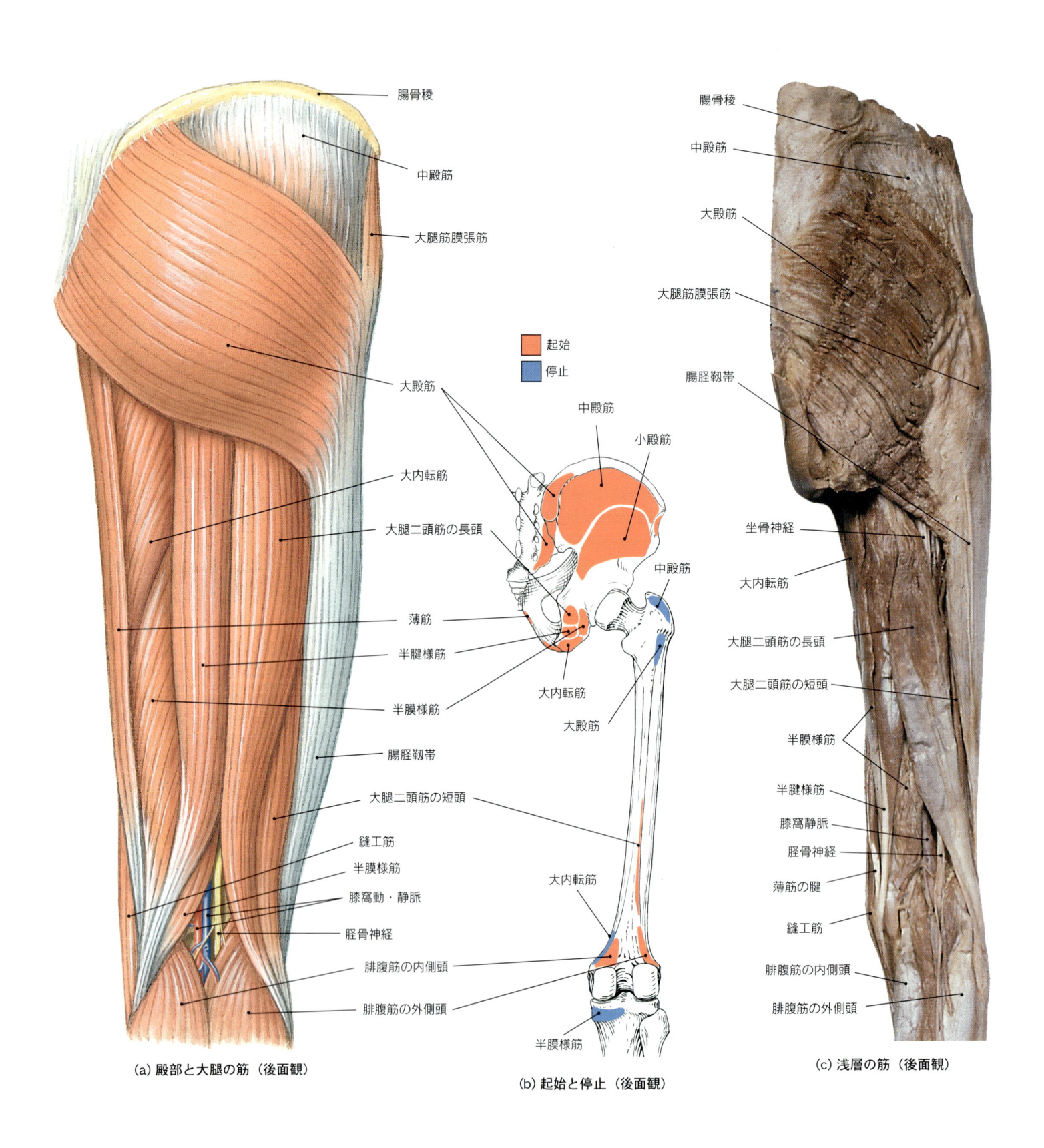

(a) 殿部と大腿の筋（後面観）

- 腸骨稜
- 中殿筋
- 大腿筋膜張筋
- 大殿筋
- 大内転筋
- 大腿二頭筋の長頭
- 薄筋
- 半腱様筋
- 半膜様筋
- 腸脛靱帯
- 大腿二頭筋の短頭
- 縫工筋
- 半膜様筋
- 膝窩動・静脈
- 脛骨神経
- 腓腹筋の内側頭
- 腓腹筋の外側頭

(b) 起始と停止（後面観）

■ 起始
■ 停止

- 中殿筋
- 小殿筋
- 大殿筋
- 中殿筋
- 大内転筋
- 大殿筋
- 大内転筋
- 半膜様筋

(c) 浅層の筋（後面観）

- 腸骨稜
- 中殿筋
- 大殿筋
- 大腿筋膜張筋
- 腸脛靱帯
- 坐骨神経
- 大内転筋
- 大腿二頭筋の長頭
- 大腿二頭筋の短頭
- 半膜様筋
- 半腱様筋
- 膝窩静脈
- 脛骨神経
- 薄筋の腱
- 縫工筋
- 腓腹筋の内側頭
- 腓腹筋の外側頭

図 11-15　股関節や膝関節を動かす大腿の筋（その3）

C. 足首と趾を動かす下腿の筋

　下腿の筋（図11-16～図11-19，表11-8）は結合組織性の中隔によって区切られた**筋区画（コンパートメント** compartment**）**のなかにある（図11-20）。これらの筋の多くは足に向かって下方に伸びており，足首や足の指を動かす。

　筋区画は4つの部屋からなり，次の筋が入る。
- 前部筋区画：足を背屈したり，趾を伸展させる筋
- 外側筋区画：足を外がえしさせる腓骨筋群
- 深後部筋区画：足を底屈したり，趾を屈曲させる筋
- 浅後部筋区画：足を底屈させる下腿三頭筋

　足首を動かす筋の多くは，走行運動と深い関係がある。下腿の後面にあるふくらはぎを構成する大きな**腓腹筋** gastrocnemius は，足を底屈するのに重要な筋である。その下にある**ヒラメ筋** soleus と併せて**下腿三頭筋** triceps surae と呼ぶ（図11-16a, b，図11-17b, c）。腓腹筋には内側頭と外側頭の二頭があり，それぞれ大腿骨の内側上顆と外側上顆から起こる。腓腹筋とヒラメ筋の停止は踵骨腱（アキレス腱）という共通の腱になって踵骨に停止する。

　下腿の外側には，腓骨筋群がある（図11-16b～d）。この筋には**長腓骨筋** fibularis longus と**短腓骨筋** fibularis brevis があり，足を底屈するとともに，足の外がえしを行う。

　下腿の前面には**前脛骨筋** tibialis anterior があり，足の内がえしを行う。この筋はまた，腓腹筋と拮抗関係にあり，足関節を背屈させる（図11-17，図11-18）。

　指を動かす重要な筋には，**長趾屈筋** flexor digitorum longus，**長趾伸筋** extensor digitorum longus があり，母趾を動かす筋には**長母趾屈筋** flexor hallucis longus と**長母趾伸筋** extensor hallucis longus がある。これらは脛骨や腓骨から起こる（図11-16～図11-18）。

　下腿にあって足に至る前脛骨筋，長趾伸筋，長母趾伸筋の腱は，足首のところで**上・下伸筋支帯** superior and inferior extensor retinaculum によって被われており，腱が保持されている（図11-17，図11-18a，図11-19a）。

(d) 後面観

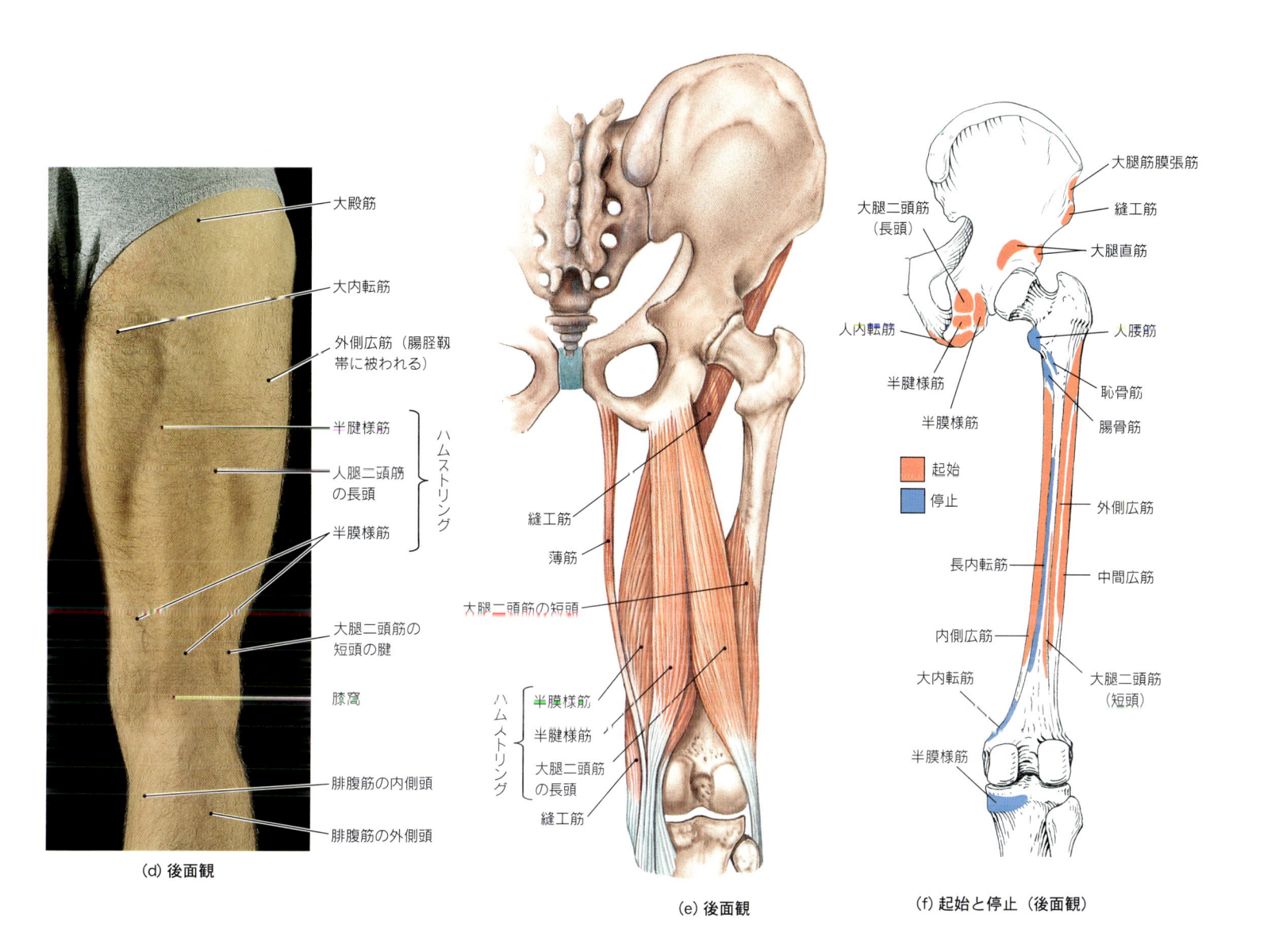

(e) 後面観

(f) 起始と停止（後面観）

図11-15　（つづき）

表11-8　足首と趾を動かす下腿の筋

部位		筋名		起始	停止	作用	神経支配
足首を動かす筋	背屈	前脛骨筋	tibialis anterior	脛骨上外側1/2，骨間膜	内側楔状骨，第1中足骨底	足を背屈，内がえし	深腓骨神経 L4〜S1
	底屈	腓腹筋	gastrocnemius	内側頭：大腿骨内側上顆 外側頭：大腿骨外側上顆	アキレス腱を経て踵骨隆起	膝関節を屈曲	脛骨神経 L5〜S2
		ヒラメ筋	soleus	ヒラメ筋線（脛骨），腓骨頭	同上	足を底屈	同上
		足底筋	plantaris	大腿骨外側上顆	同上	足を底屈（下腿三頭筋の作用を助ける）	脛骨神経 L4〜S2
		短腓骨筋	fibularis brevis	腓骨体外側	第5中足骨	足を底屈，外がえし	浅腓骨神経 L4〜S1
		長腓骨筋	fibularis longus	脛骨の外側顆，腓骨頭，腓骨上外側2/3	内側楔状骨，第1（〜第2）中足骨底	同上	同上
		後脛骨筋	tibialis posterior	脛骨・腓骨の上後面	舟状骨，内側・中間・外側楔状骨，立方骨，第2〜4中足骨	足を底屈，内がえし	脛骨神経 L5〜S2
趾を動かす筋	屈曲	長趾屈筋	flexor digitorum longus	脛骨後面	第2〜5趾末節骨底	第2〜5趾を屈曲 足を底屈，内がえし	同上
		長母趾屈筋	flexor hallucis longus	腓骨下2/3	母趾末節骨底	母趾を屈曲 足を底屈，内がえし	同上
	伸展	長趾伸筋	extensor digitorum longus	脛骨外側顆，骨間膜，腓骨1/2	第2〜5趾の趾背腱膜	足を背屈 第2〜5趾を伸展，外がえし	深腓骨神経 L4〜S1
		長母趾伸筋	extensor hallucis longus	骨間膜，腓骨中央内側	母趾末節骨底（一部は基節骨底）	足を背屈 母趾を伸展	同上

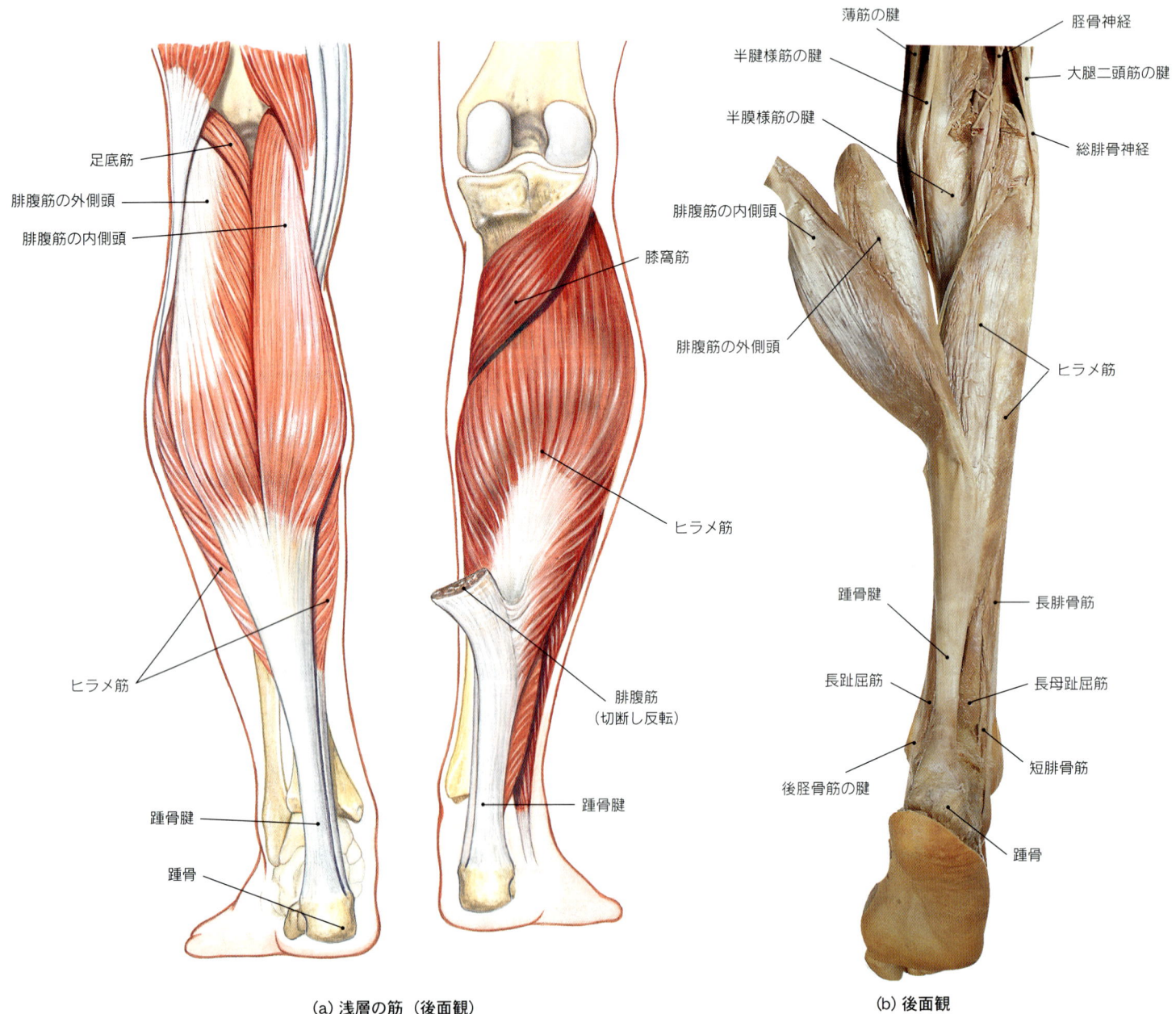

(a) 浅層の筋（後面観）

(b) 後面観

図 11-16　足首や趾を動かす下腿の筋（その1）

筋系：付属肢筋群

D. 指を動かす足の筋

踵骨などの足の骨から足の指を動かす小さな筋が起こる（図11-19，表11-9）。指を屈曲する筋は踵骨の前縁から起こり，この筋の緊張によって縦足弓が維持されている。

手と同様，中足骨の外側・内側面から小さな**背側・底側骨間筋** interossei dorsales and plantares が起こる。

- √ 閉鎖筋の傷害によってどのような下肢の動きが制限されますか。
- √ スポーツマンの足が時々ひきつることがある。どの筋が関与しているのかを答えなさい。
- √ 恥骨筋と薄筋はどのような筋群に属しますか。
- √ 膝の伸筋を総称して何と呼びますか。

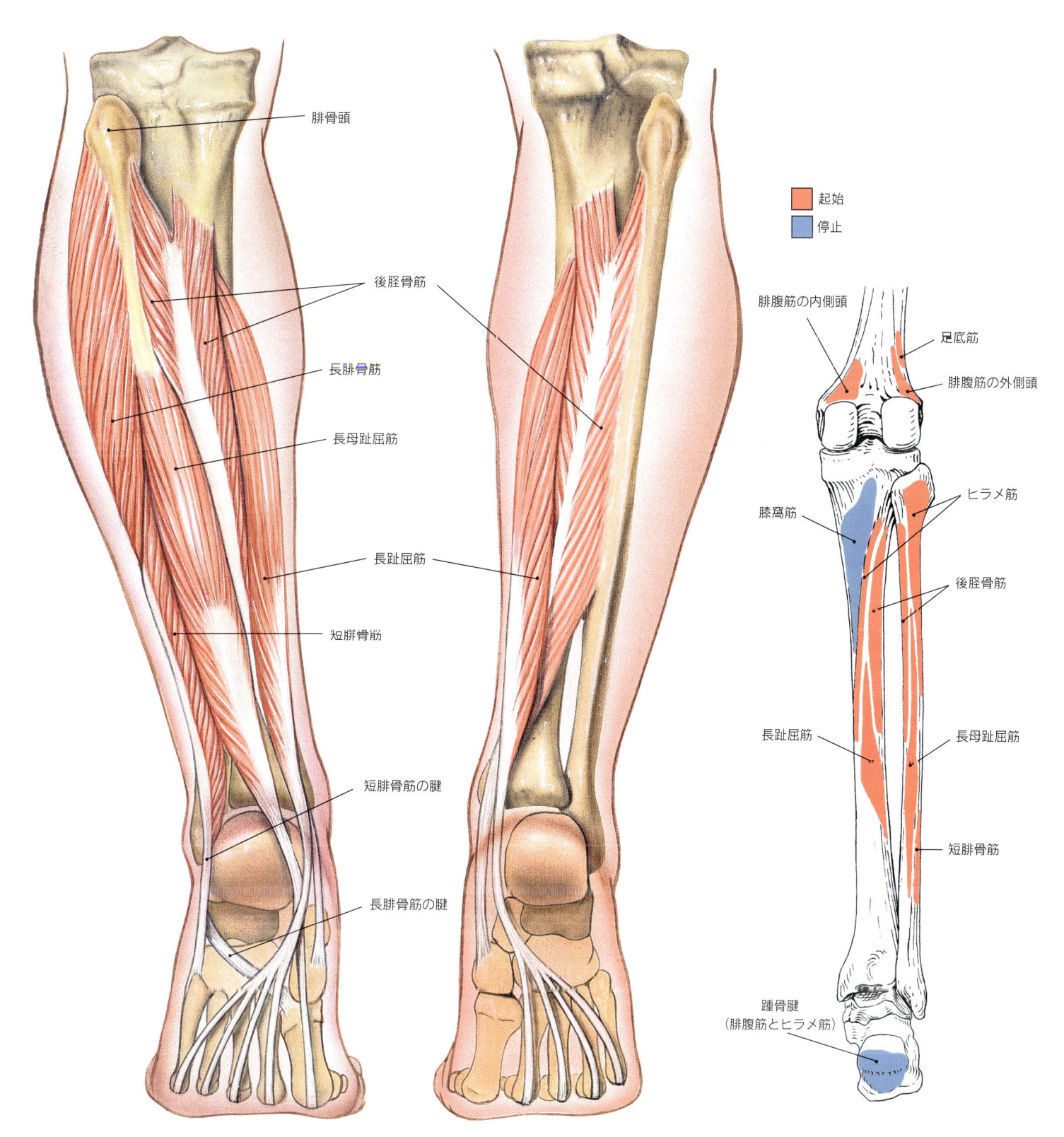

(c) 深層の筋（後面観）　　　(d) 起始と停止（後面観）

図 11-16 （つづき）

11

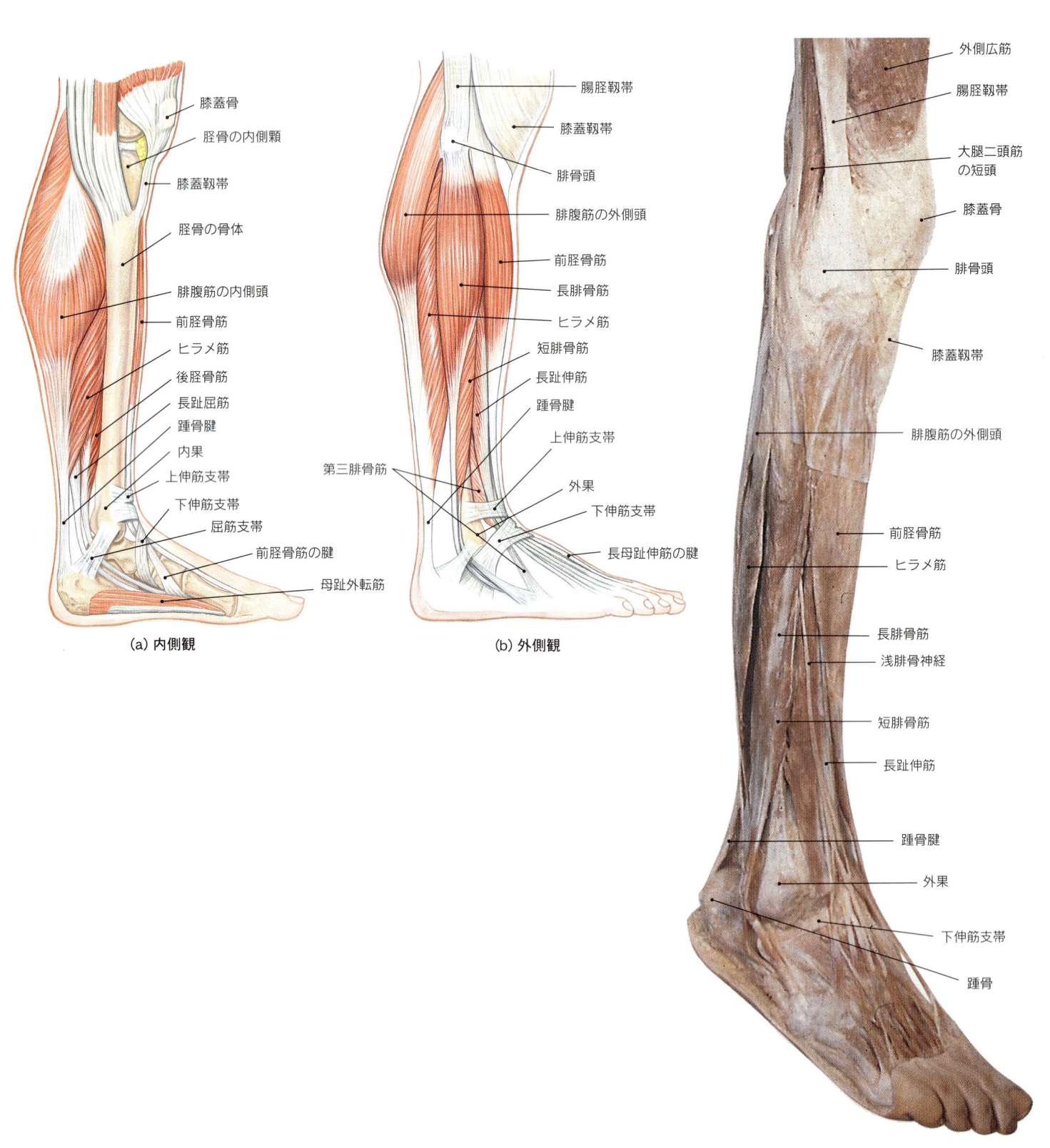

(a) 内側観

- 膝蓋骨
- 脛骨の内側顆
- 膝蓋靱帯
- 脛骨の骨体
- 腓腹筋の内側頭
- 前脛骨筋
- ヒラメ筋
- 後脛骨筋
- 長趾屈筋
- 踵骨腱
- 内果
- 上伸筋支帯
- 下伸筋支帯
- 屈筋支帯
- 前脛骨筋の腱
- 母趾外転筋

(b) 外側観

- 腸脛靱帯
- 膝蓋靱帯
- 腓骨頭
- 腓腹筋の外側頭
- 前脛骨筋
- 長腓骨筋
- ヒラメ筋
- 短腓骨筋
- 長趾伸筋
- 踵骨腱
- 上伸筋支帯
- 第三腓骨筋
- 外果
- 下伸筋支帯
- 長母趾伸筋の腱

(c) 浅層の筋（右外側観）

- 外側広筋
- 腸脛靱帯
- 大腿二頭筋の短頭
- 膝蓋骨
- 腓骨頭
- 膝蓋靱帯
- 腓腹筋の外側頭
- 前脛骨筋
- ヒラメ筋
- 長腓骨筋
- 浅腓骨神経
- 短腓骨筋
- 長趾伸筋
- 踵骨腱
- 外果
- 下伸筋支帯
- 踵骨

図 11-17 足首と指を動かす下腿の筋（その2）

筋系：付属肢筋群

臨床ノート　筋肉内注射

薬剤を血管に直接注入するのではなく，組織内に注入することがある。この方法によって大量の薬剤を同時に投与することができ，薬剤は徐々に血液循環に入る。

筋肉内注射 intramuscular injection では，薬剤は大きな骨格筋の筋塊のなかに注入される。**皮内注射** intradermal injection や**皮下注射** subcutaneous injection と比べると，筋肉内注射は薬剤の取り込みが速く，組織の刺激が少ない。筋肉内注射では5 mℓ までの注射薬を同時に注入することができ，頻回に及ぶ投与が可能である。

筋肉内注射でよく起こる事故は，偶然に血管内に注入してしまったり，神経を損傷することである。急速に大量の薬剤が循環血液に入ると，気分が悪くなったり，ときには致命的な結果を招くことがある。また，神経を損傷すると，運動麻痺が生じたり，感覚の脱失を起こすことがある。

筋肉内注射を行う際は，その部位を注意深く選ぶ必要がある。大きな血管や神経が少なくて筋自身が大きい部位が理想的である。従って，大殿筋の後・外側上方や中殿筋の部位がよく用いられる。上腕の三角筋で，肩峰から約2.5 cm下方の部位もよく用いられる。

解剖学的な立場から見ると，最も適した筋肉内注射の部位は，大腿にある外側広筋である。この太い筋に注射しても，さしたる脈管や神経に当たることはない。この部位は殿筋や三角筋がまだ発達していない幼児や小児に筋肉内注射をする場合に用いられる。しかし，頻回の注射によって大腿四頭筋拘縮症をきたすことがあり，幼児への筋肉内注射は慎重に行うべきである。

(a) 前面観

(b) 起始と停止（前面観）

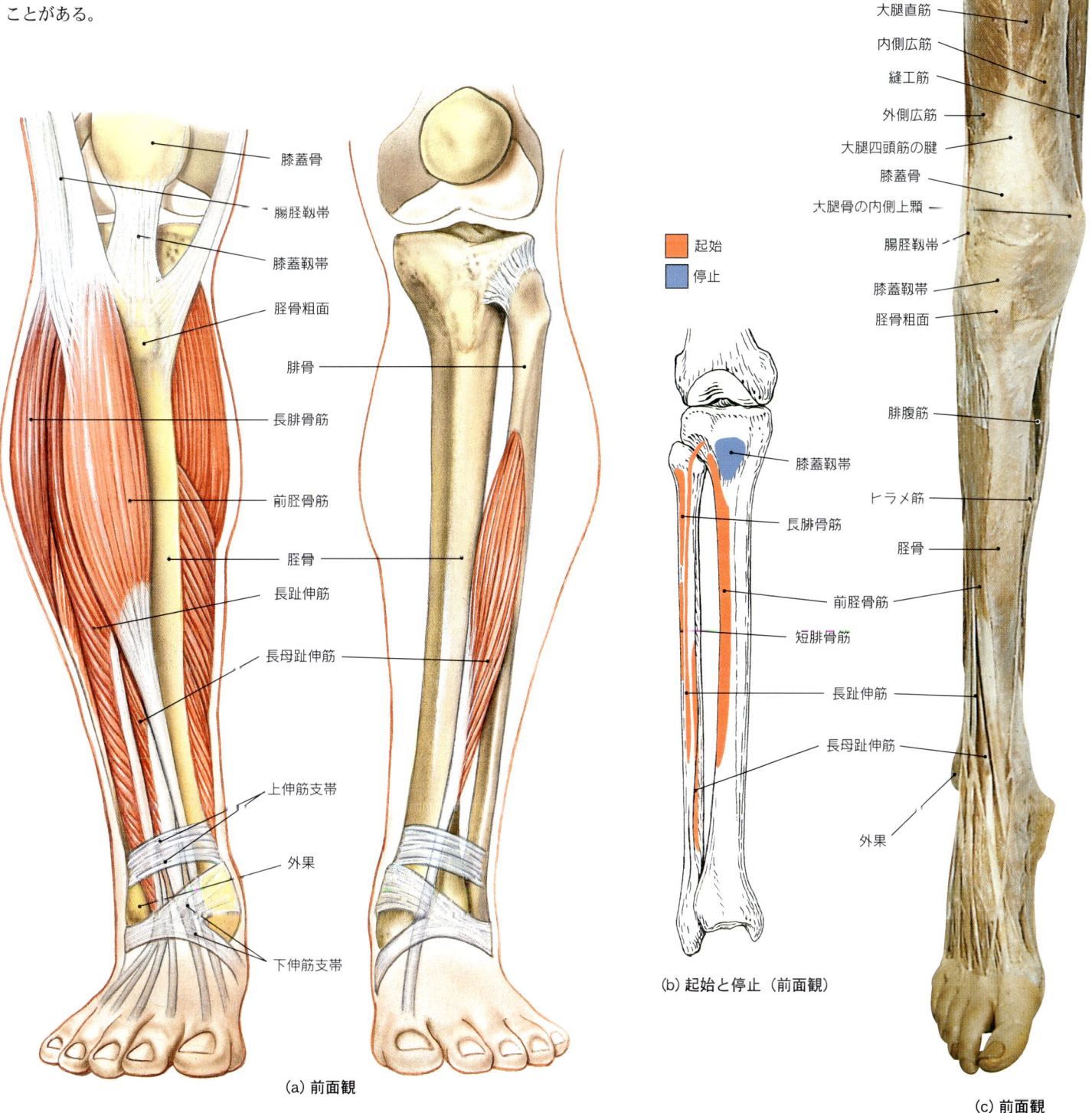

(c) 前面観

図 11-18　足首と指を動かす下腿の筋（その3）

(a) 背側面

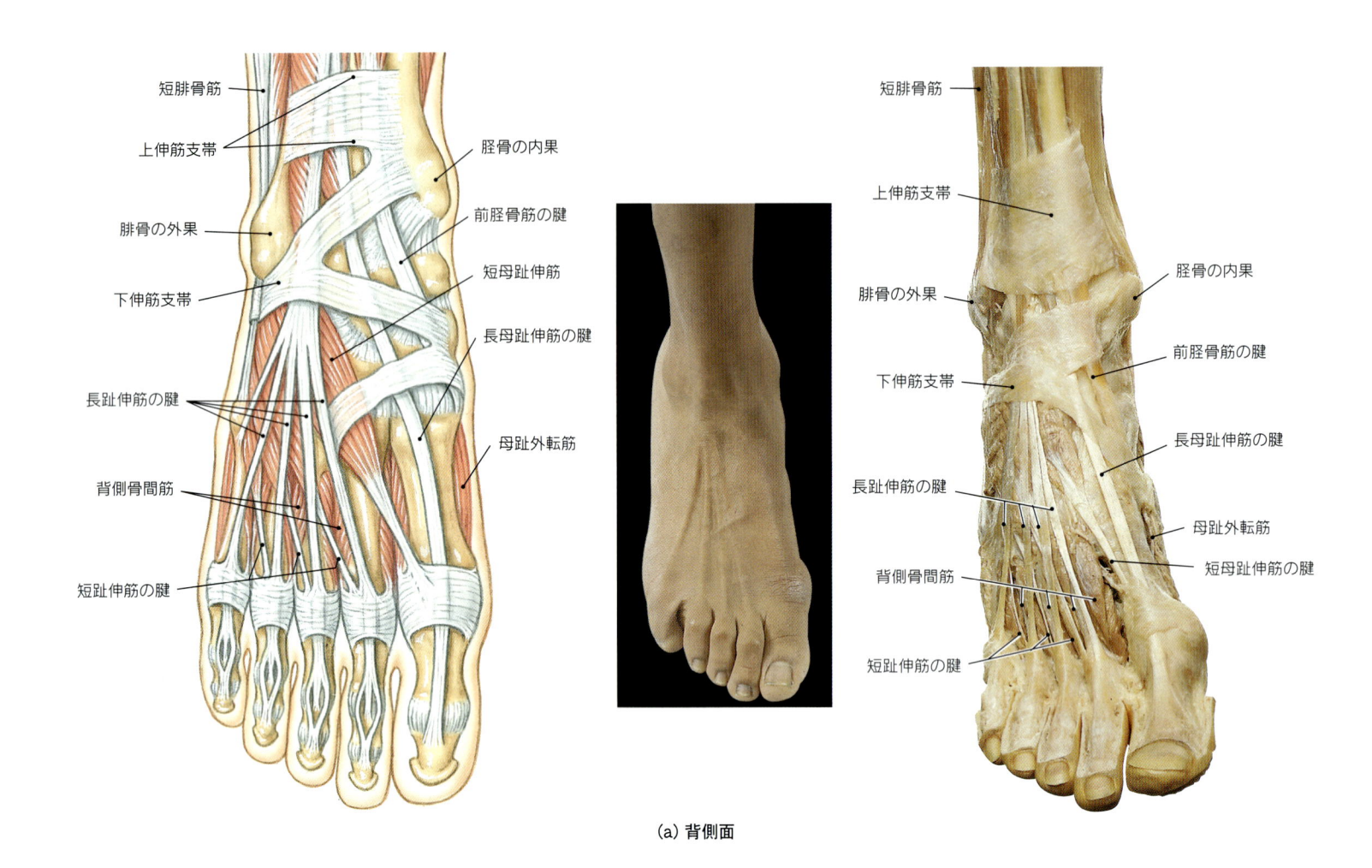

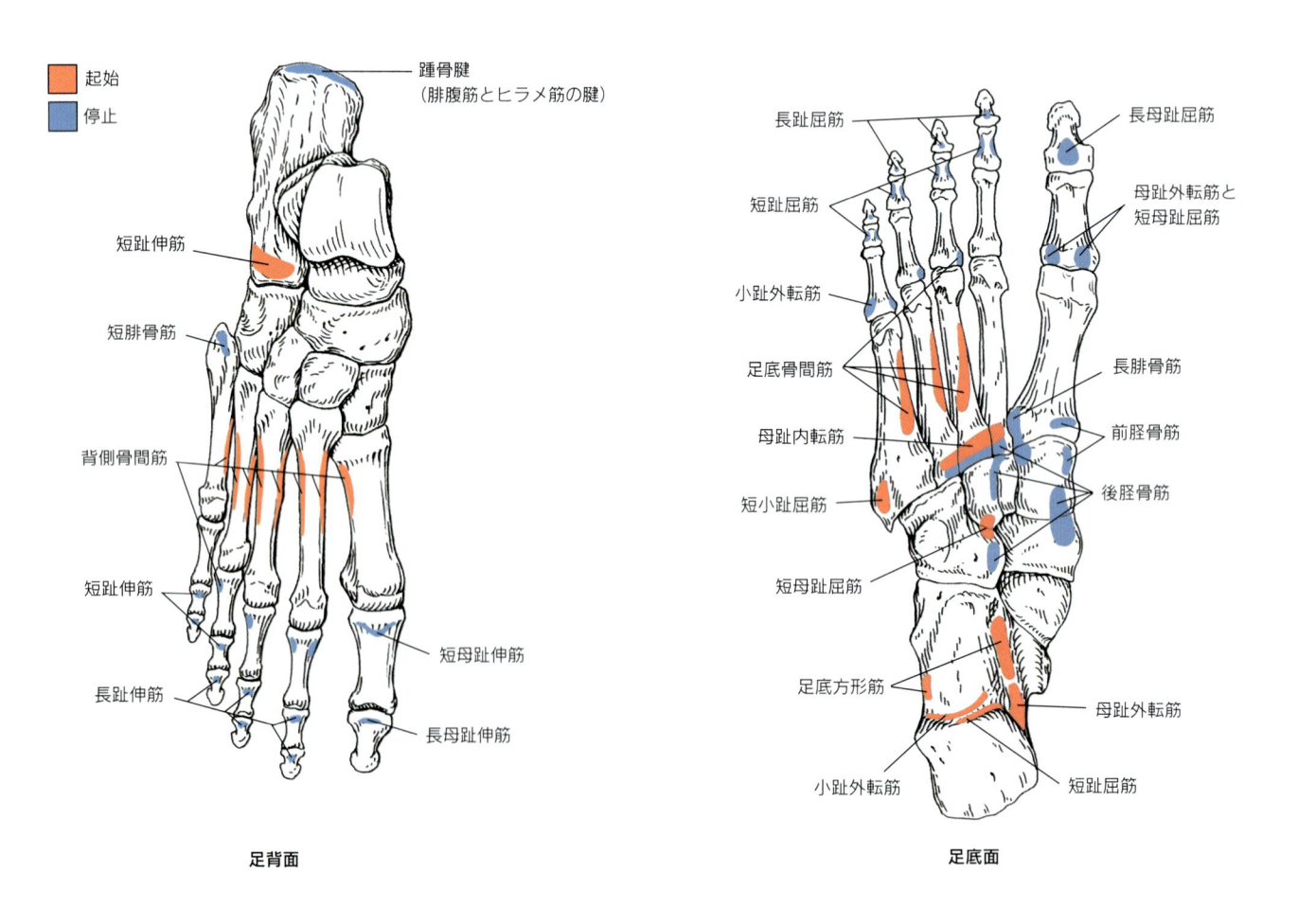

(b) 起始と停止

図 11-19　足の筋

筋系：付属肢筋群

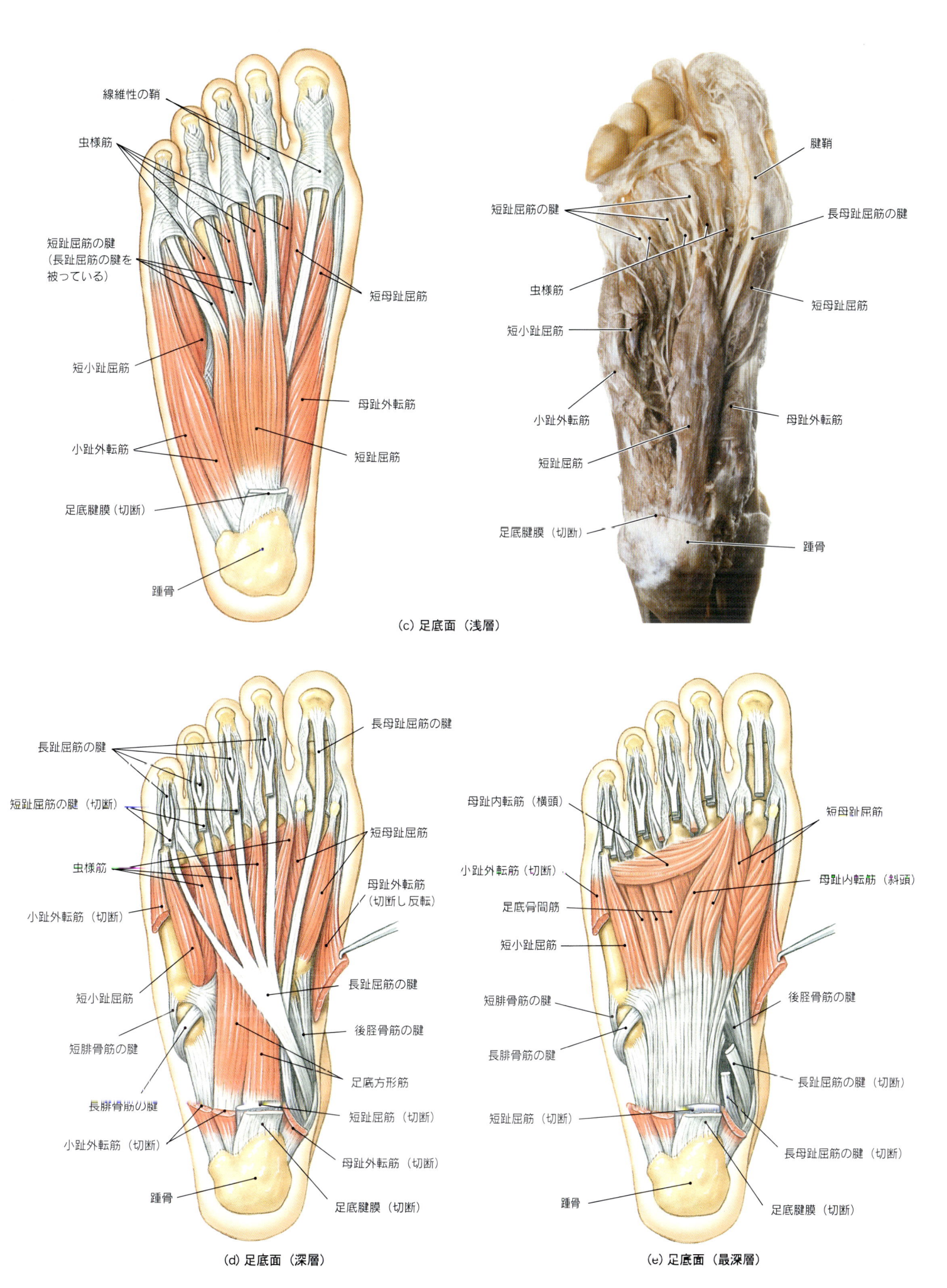

(c) 足底面（浅層）

(d) 足底面（深層）

(e) 足底面（最深層）

図 11-19 （つづき）

251

表11-9 趾を動かす足の筋

筋名		起始	停止	作用	神経支配
母趾内転筋	adductor hallucis	斜頭：第2〜5中足骨底, 外側楔状骨, 立方骨 横頭：第3〜5中足骨底	第1中足骨頭の外側種子骨, 母趾基節骨底	母趾を屈曲, 内転	外側足底神経 S_1〜S_2
母趾外転筋	abductor hallucis	踵骨隆起の内側	母趾基節骨底, 第1中足骨頭の内側種子骨	母趾を外転	内側足底神経 L_4〜S_1
短母趾伸筋	extensor hallucis brevis	踵骨の外側上面	長母趾伸筋とともに母趾末節骨底	母趾を伸展	深腓骨神経 L_4〜S_1
短母趾屈筋	flexor hallucis brevis	内側・中間楔状骨	二腹に分かれ, 内側腹は母趾外転筋とともに第1中足骨頭の内側種子骨に, 外側腹は母趾内転筋とともに第1中足骨頭の外側種子骨に付く	母趾を屈曲	内・外側足底神経 L_4〜S_2
短趾伸筋	extensor digitorum brevis	踵骨の背側前部	第2〜4趾指背腱膜	第2〜4趾を伸展	深腓骨神経 L_4〜S_1
短趾屈筋	flexor digitorum brevis	踵骨隆起	第2〜5中節骨底	第2〜5趾を屈曲	内側足底神経 L_4〜S_1
足底方形筋	quadratus plantae	踵骨の内側面および下面	長趾屈筋腱の外側縁	長趾屈筋の働きを助け, 趾を曲げる	外側足底神経 S_1〜S_2
小趾外転筋	abductor digiti minimi	踵骨隆起の外側	小趾基節骨外側面, (第5中足骨底)	小趾を屈曲, 外転	同上
短小趾屈筋	flexor digiti minimi brevis	第5中足骨底, 長足底靱帯	小趾基節骨底	小趾を屈曲	同上
虫様筋	lumbricales	長趾屈筋腱	第2〜5基節骨底の内側	第2〜5趾：中足趾節関節を屈曲 DIP, PIPを伸展	第1〜2：内側足底神経 L_4〜S_1 第3〜4：外側足底神経 S_1〜S_2
背側骨間筋	interossei dorsales	中足骨の側面	第2〜4趾の側面	趾を開く	外側足底神経 S_1〜S_2
底側骨間筋	interossei plantares	中足骨底と内側面	第4〜5趾の側面	趾を閉じる	同上

臨床ノート　コンパートメント症候群

　四肢の筋にある浅層筋膜は**筋間中隔** interconnection で, 深層の筋膜や骨膜とつながっている。四肢の筋は, 密な膠原線維のシートからできた**筋区画**（コンパートメント compartment）のなかに入っている（図11-20）。四肢の特定の筋に至る血管や神経は, この筋区画のなかで分岐しながら通過する。挫滅が起こると, 筋区画内の血管は損傷を受ける。すると, 組織, 体液, 損傷した血管からの血液によって, 筋区画は膨張する。結合組織性の筋区画は非常に強靱で, 漏れた液性成分は逃げることができず, 筋区画内の圧力が上昇するからである。やがて, その圧力は非常に強くなり, 血管を圧迫して筋への血液供給を遮断したり, 神経を圧迫する。このような圧迫によって虚血が生じ, コンパートメント症候群として知られる"血液のうっ滞"が生じる。筋区画の長軸方向の切開やドレインの設置が, 圧力を下げるために緊急に必要である。もし, このような処置が取られないと, 筋区画の内容物は重大な損傷をきたすことになる。筋区画のなかの神経は, 血流が再開するとある程度は再生するが, 通常2〜4時間の虚血で損傷を受ける。6時間以上虚血状態が続くと, 筋組織が損傷を受け, もはや回復は不可能になる。筋は結合組織からなる瘢痕組織で置換されて短縮し, 筋の拘縮をきたす。

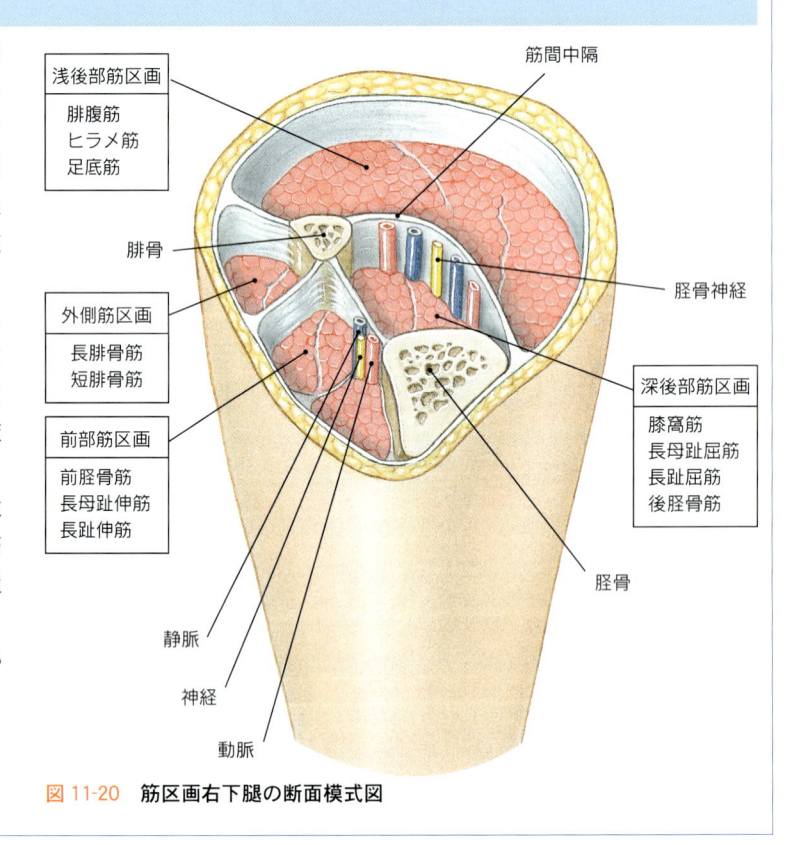

図11-20　筋区画右下腿の断面模式図

第12章 体表局所解剖学

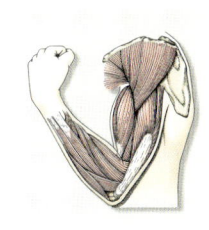

体表解剖学では，体表から同定できる解剖学的な構造物について取り扱う（☞第1章）。

本章には，人体の体表の写真を載せてある。これまで学んだ骨格や筋の構造や位置を思い出しながら，体表からどのような内部構造が分かるのかを考えてみよう。

体表解剖学を学ぶことによって，骨格と筋の構造と機能の有機的な関係を知ることができる。また，体表解剖学には多くの応用的側面があり，臨床の現場での医療行為には体表解剖学の知識は不可欠である。

体表解剖学への局所的なアプローチ

体表解剖学は頭頸部，胸部，腹部，上肢，下肢などの局所的な部位ごとに勉強するとよく理解できる。

本章に登場するモデルは筋肉がよく発達していて，体脂肪がほとんどない。解剖学的指標の多くは，皮下脂肪によって隠されているので，体表を見ただけでは分かりにくいことが多い。

実際は，まず体表を見てそれから触るという手順がとられる。人体の局所における体表解剖学を，写真を参考にしながら実際に観察してみよう。

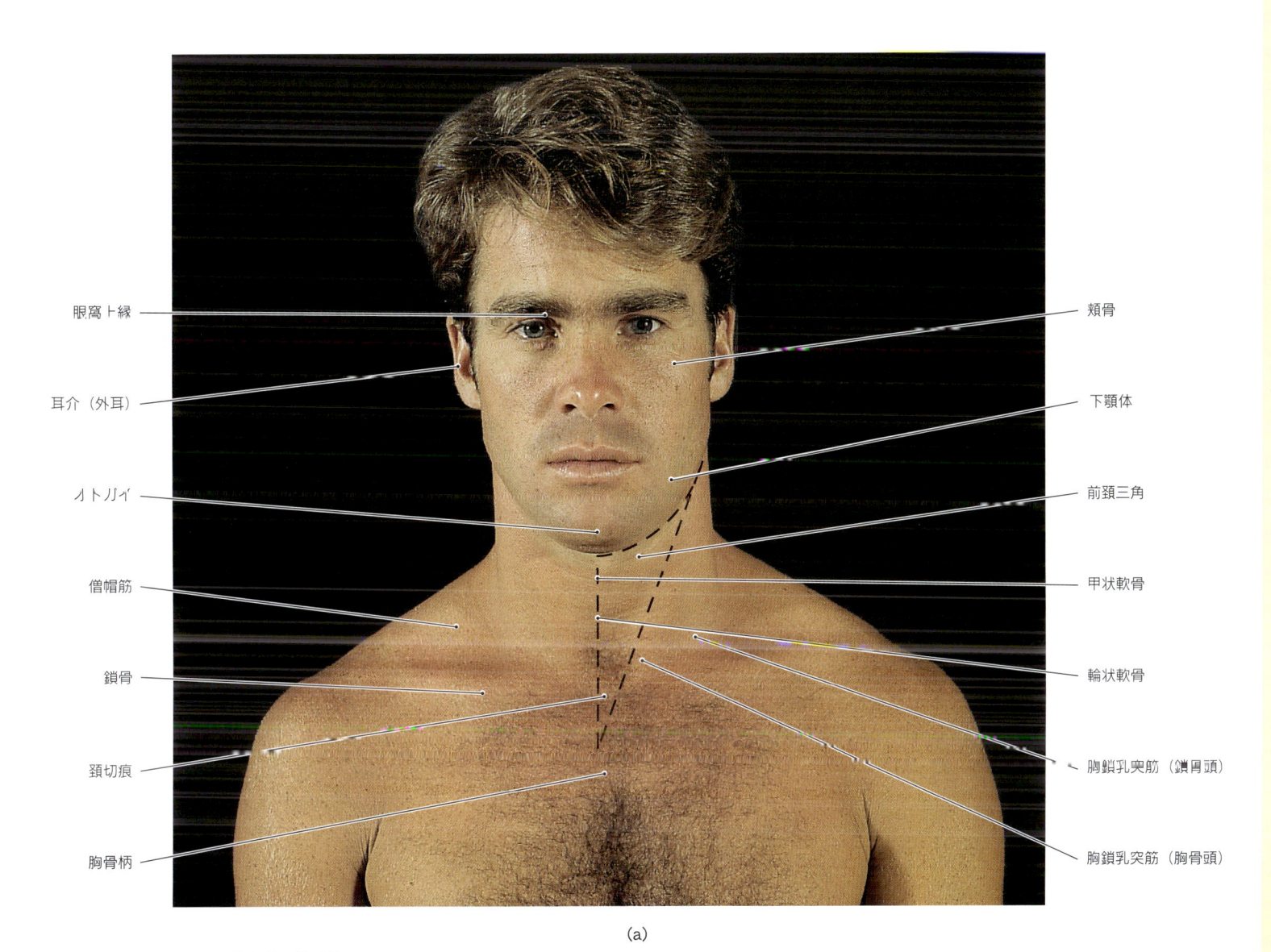

図 12-1 頭頸部の皮下に存在する構造物
(a) 前面観（筋の詳細については図 10-3 と図 10-4 を参照），(b) 後頸三角，(c) 前頸三角と後頸三角。前頸三角は前正中線から胸鎖乳突筋の前縁までの部分，後頸三角は胸鎖乳突筋の後縁と僧帽筋の上縁との間を指す。

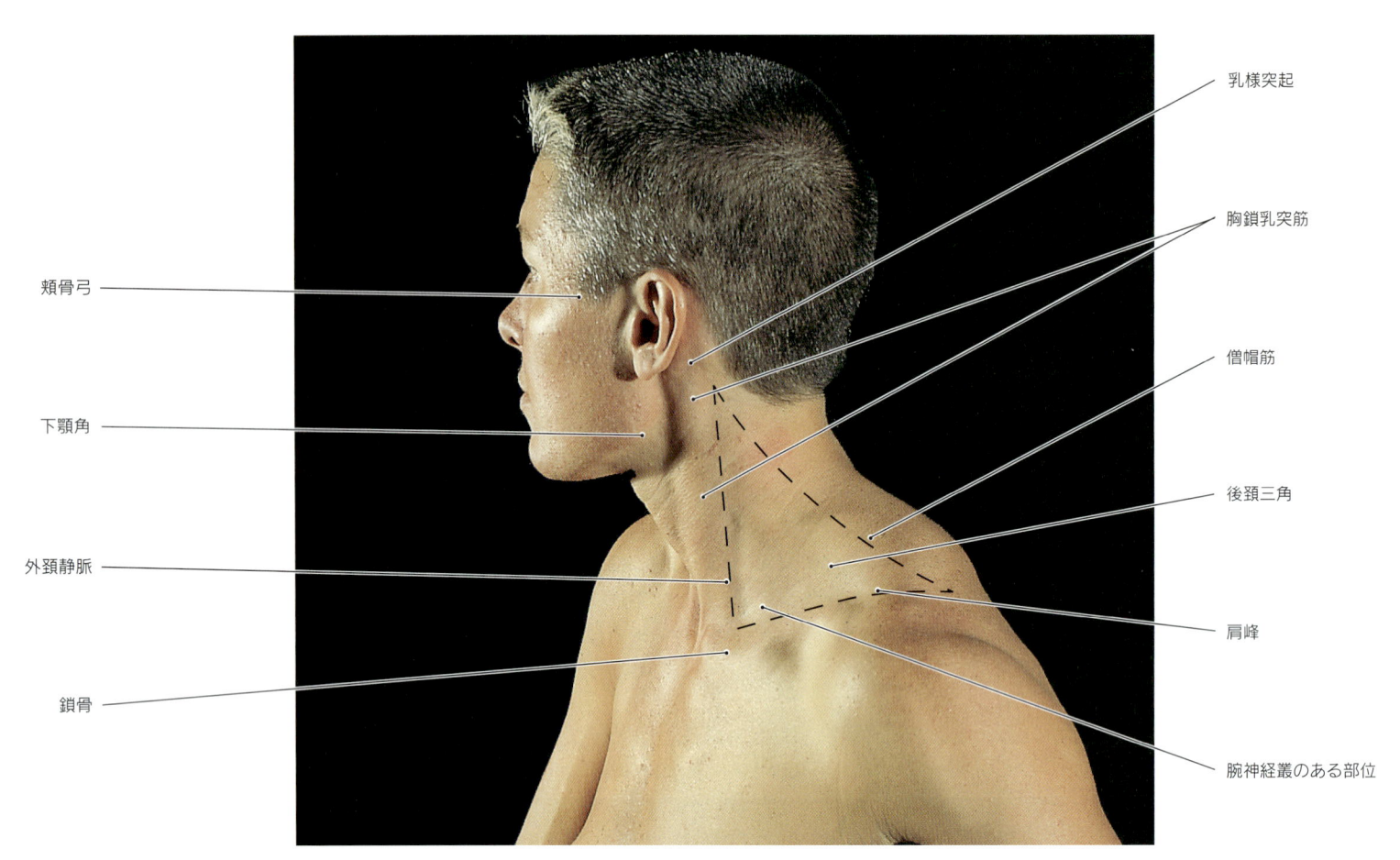

(b) 後頸三角

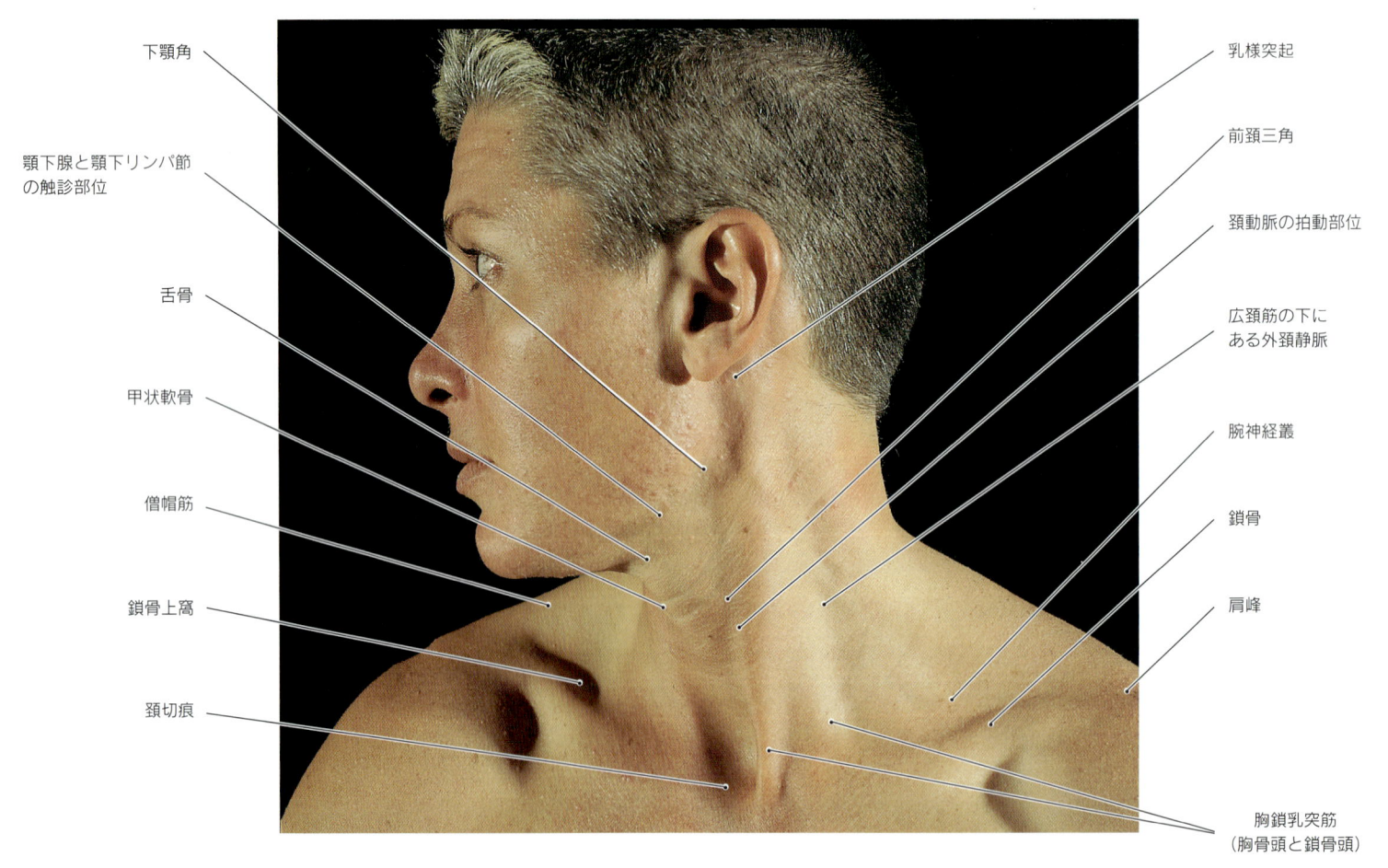

左側ラベル: 頬骨弓 / 下顎角 / 外頚静脈 / 鎖骨

右側ラベル: 乳様突起 / 胸鎖乳突筋 / 僧帽筋 / 後頸三角 / 肩峰 / 腕神経叢のある部位

(c) 頸三角

左側ラベル: 下顎角 / 顎下腺と顎下リンパ節の触診部位 / 舌骨 / 甲状軟骨 / 僧帽筋 / 鎖骨上窩 / 頸切痕

右側ラベル: 乳様突起 / 前頸三角 / 頸動脈の拍動部位 / 広頸筋の下にある外頚静脈 / 腕神経叢 / 鎖骨 / 肩峰 / 胸鎖乳突筋（胸骨頭と鎖骨頭）

図 12-1 （つづき）

12 体表局所解剖学

(a) 前面観

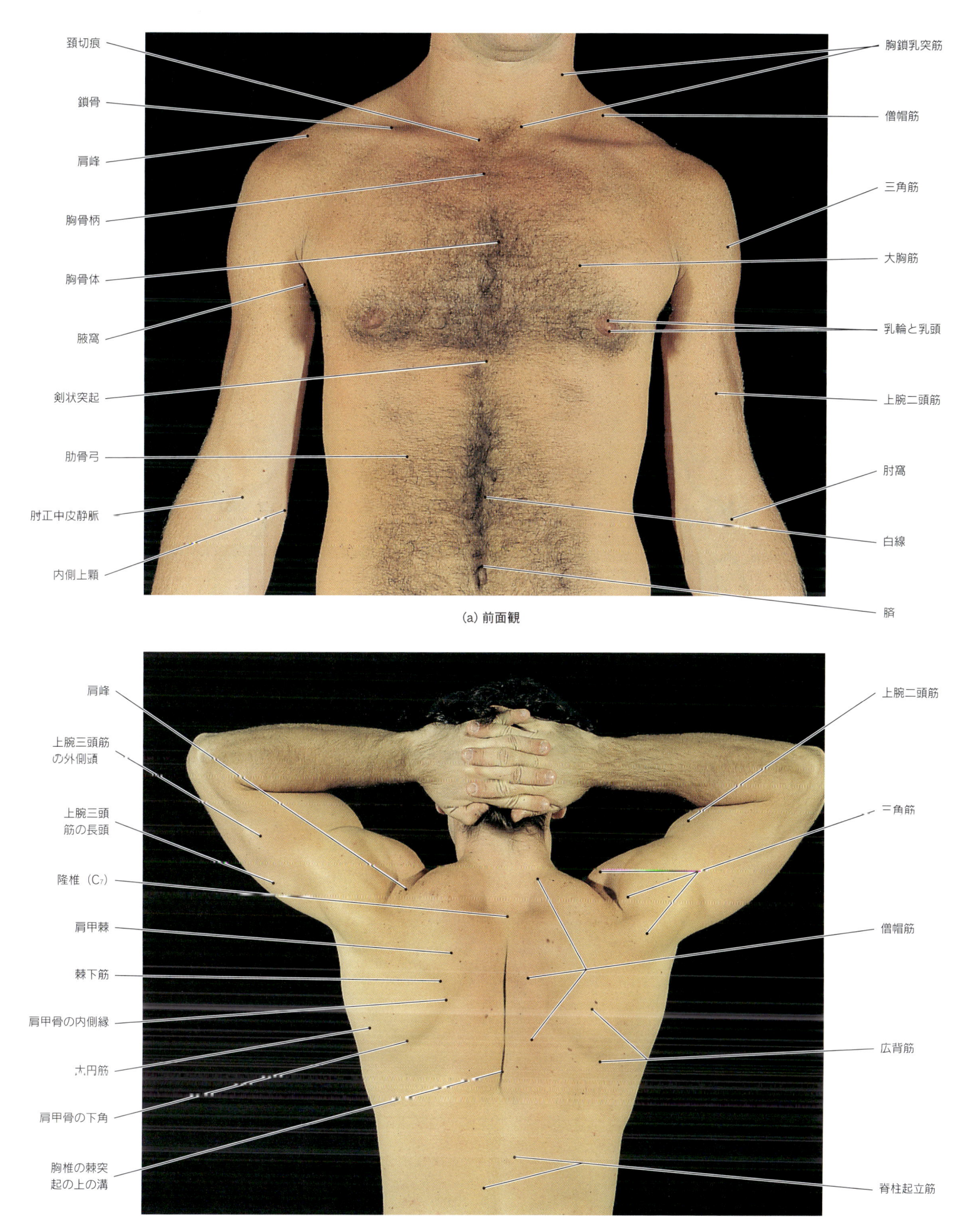

頚切痕／鎖骨／肩峰／胸骨柄／胸骨体／腋窩／剣状突起／肋骨弓／肘正中皮静脈／内側上顆

胸鎖乳突筋／僧帽筋／三角筋／大胸筋／乳輪と乳頭／上腕二頭筋／肘窩／白線／臍

(b) 後面観

肩峰／上腕三頭筋の外側頭／上腕三頭筋の長頭／隆椎（C₇）／肩甲棘／棘下筋／肩甲骨の内側縁／大円筋／肩甲骨の下角／胸椎の棘突起の上の溝

上腕二頭筋／三角筋／僧帽筋／広背筋／脊柱起立筋

図 12-2　胸部の皮下に存在する構造物

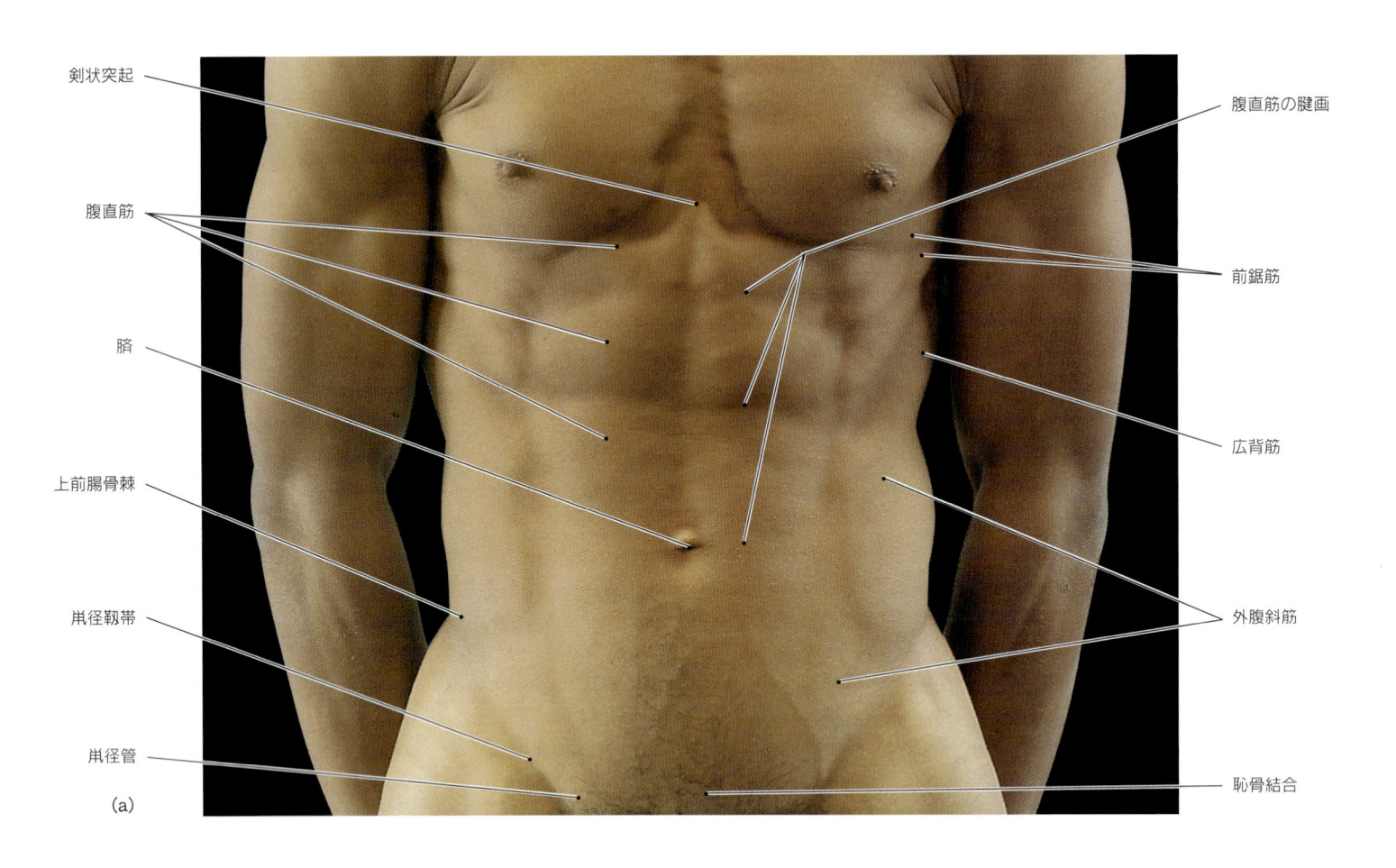

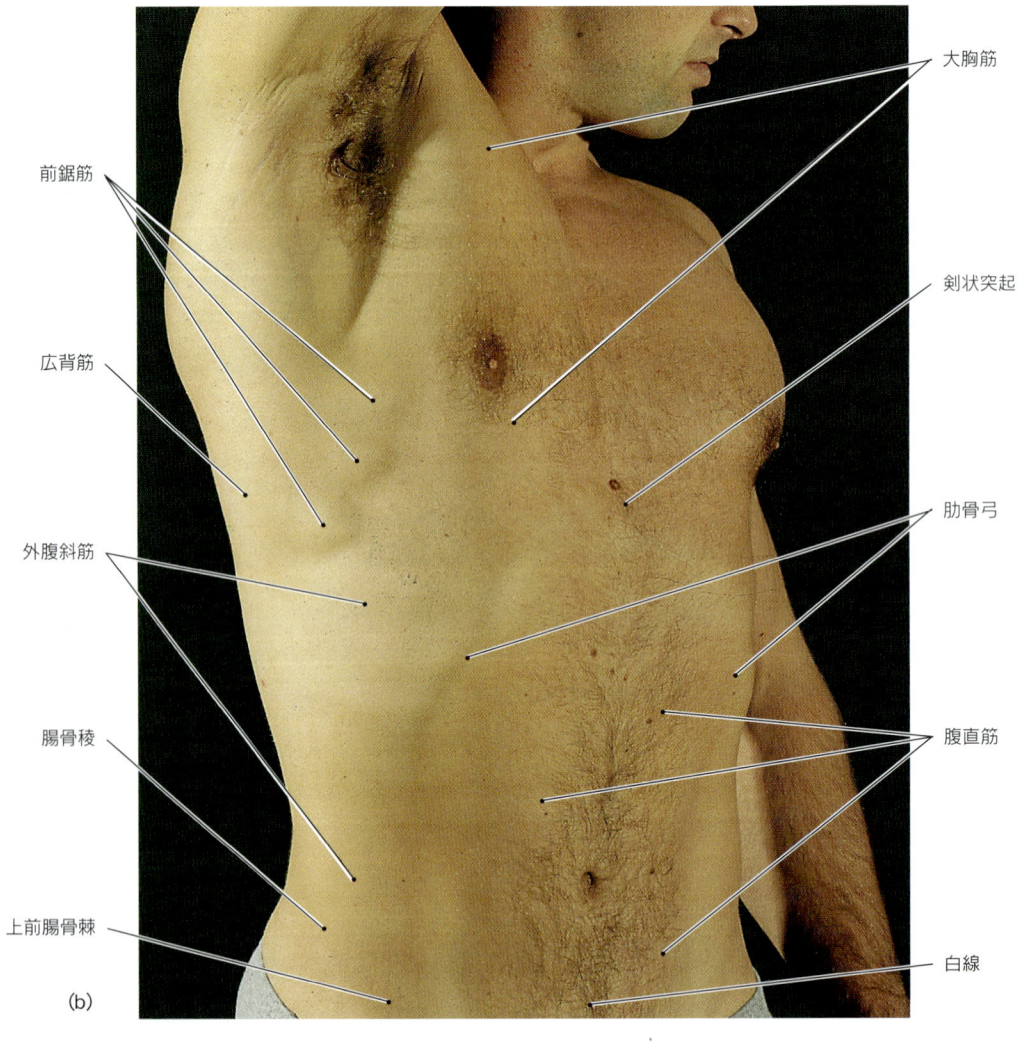

図 12-3　腹部の皮下に存在する構造物
(a) 前面観，(b) 側面観（腹壁の筋は図 10-13 を参照）

12 体表局所解剖学

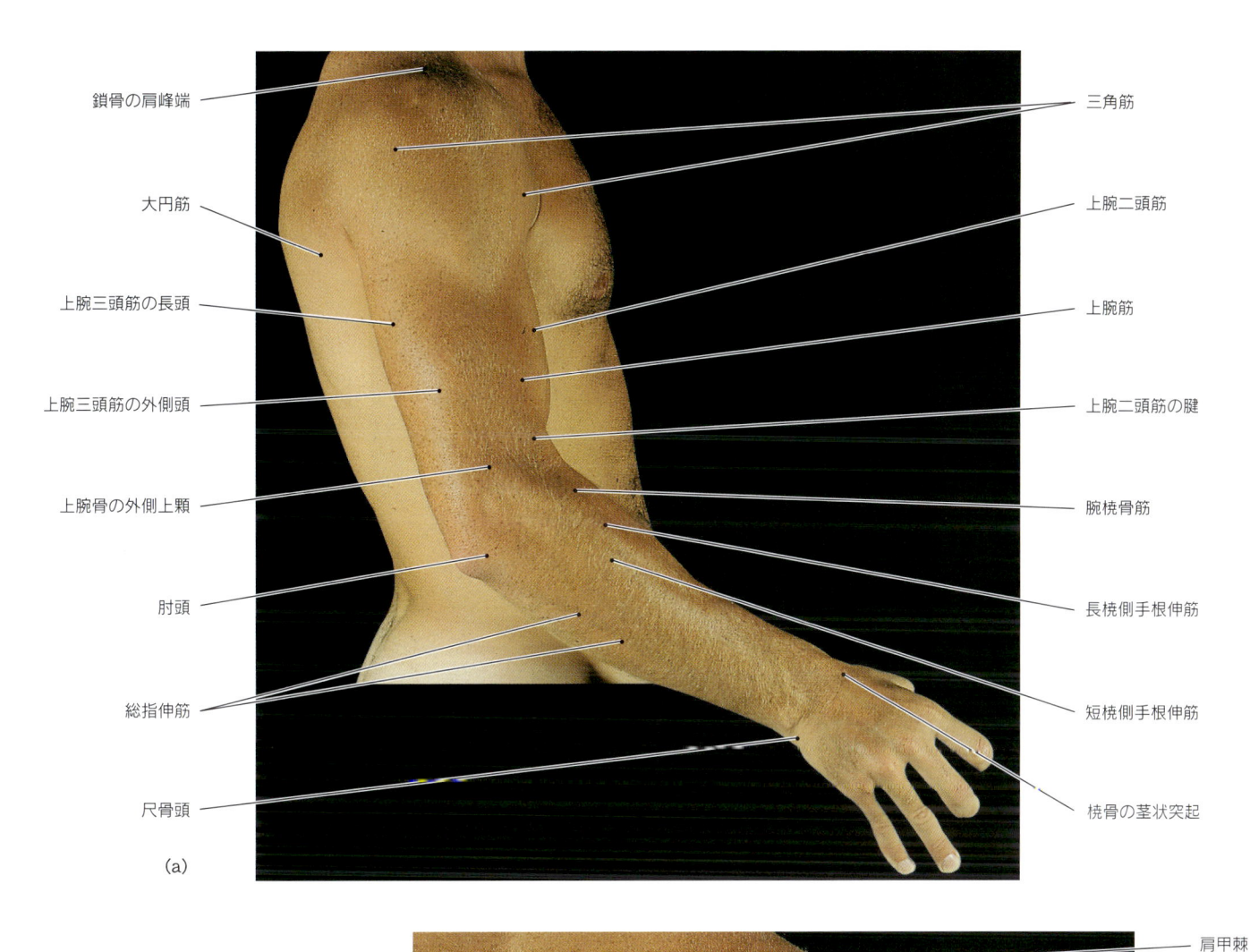

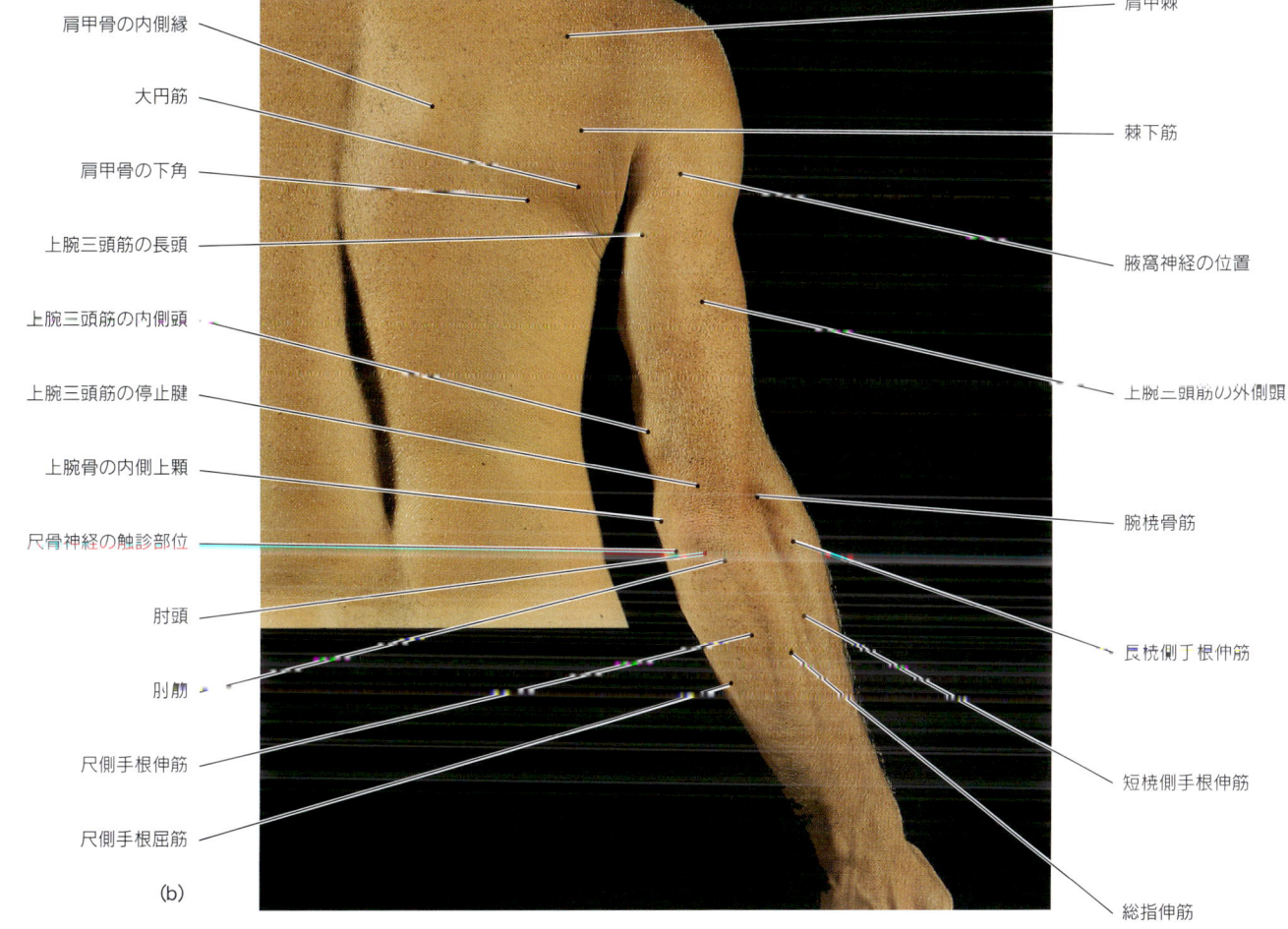

図 12-4 上肢
(a) 外側観，(b) 背部と上肢（上腕と前腕の筋は図 11-7 と図 11-8 を参照）

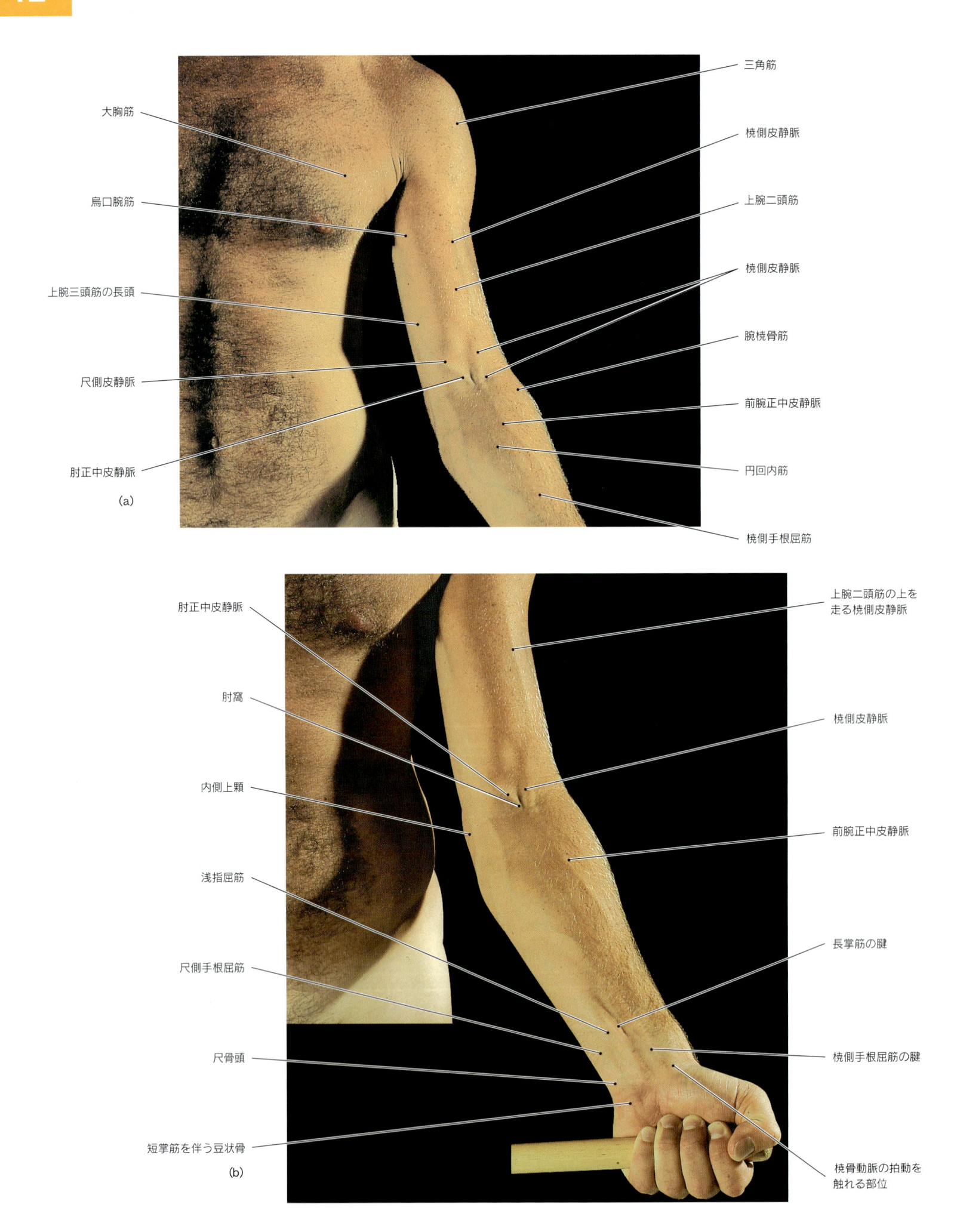

図 12-5　上肢
(a) 左上肢の前面観，(b) 手を含む左上肢の前面観（上腕と前腕の筋は図 11-5, 図 11-6, 図 11-8 を参照）

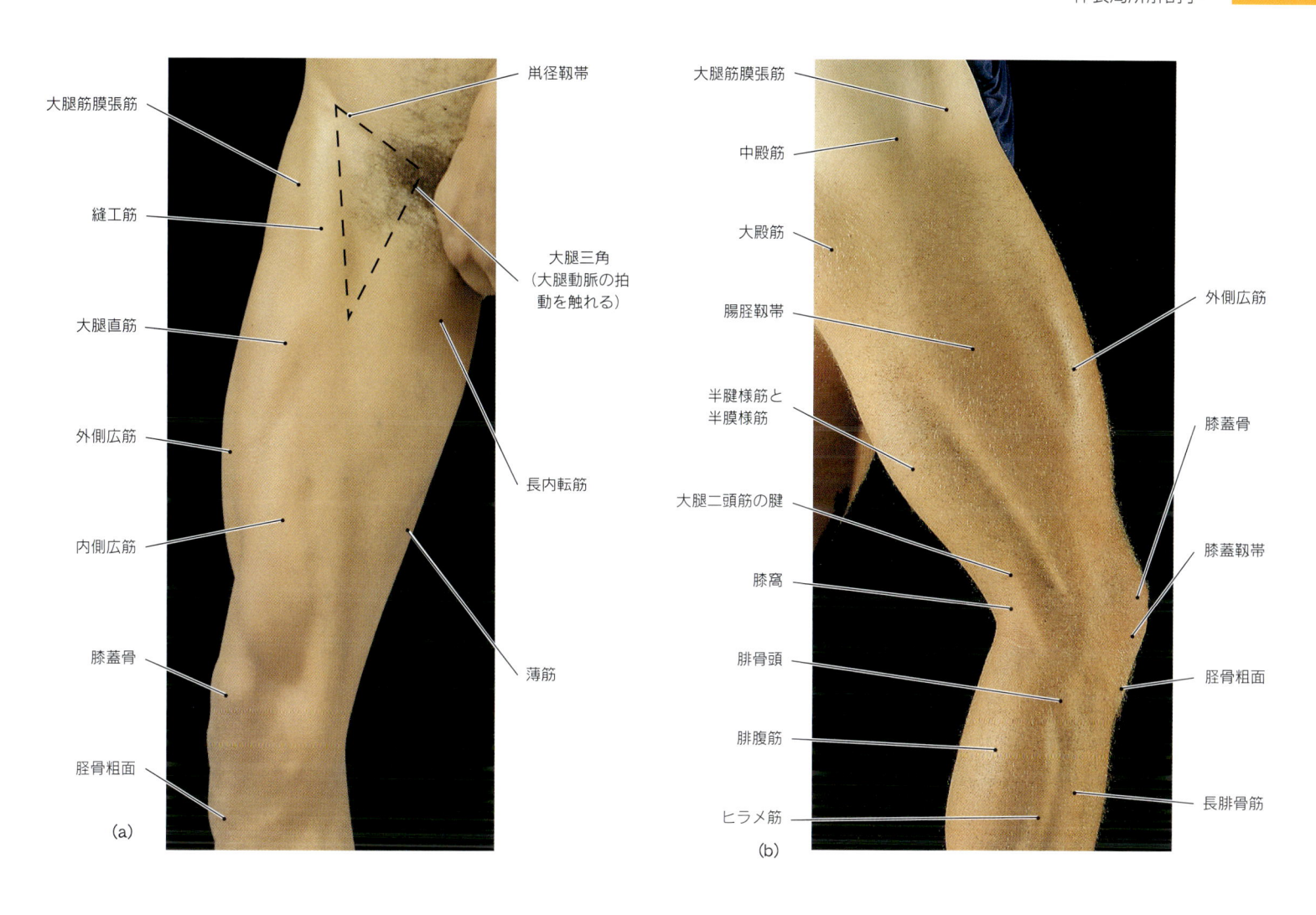

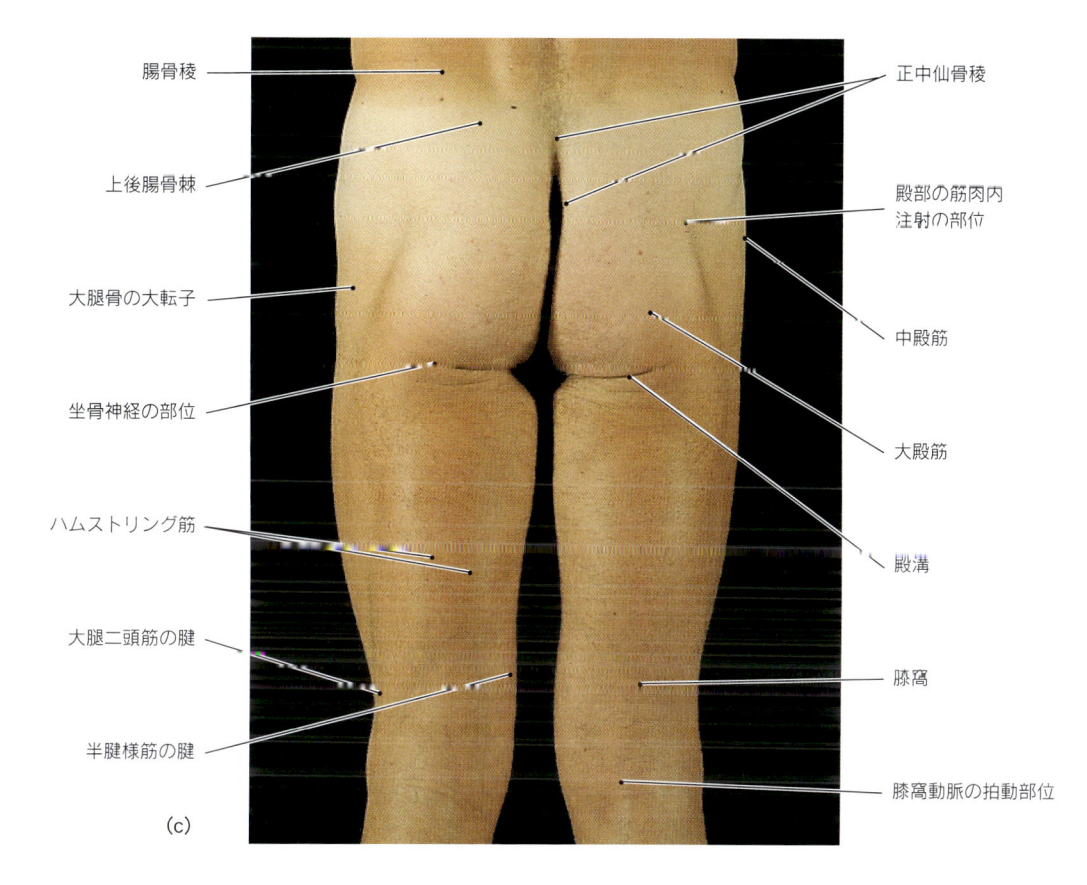

図 12-6　殿部と下肢

(a) 右大腿の前面観。鼡径靱帯，縫工筋の内側縁，長内転筋の外側縁でできる三角形を大腿三角という。
(b) 右殿部と右大腿の外側観。
(c) 殿部と下肢の後面観（大腿の筋は図 11-11 ～図 11-15 を参照）。

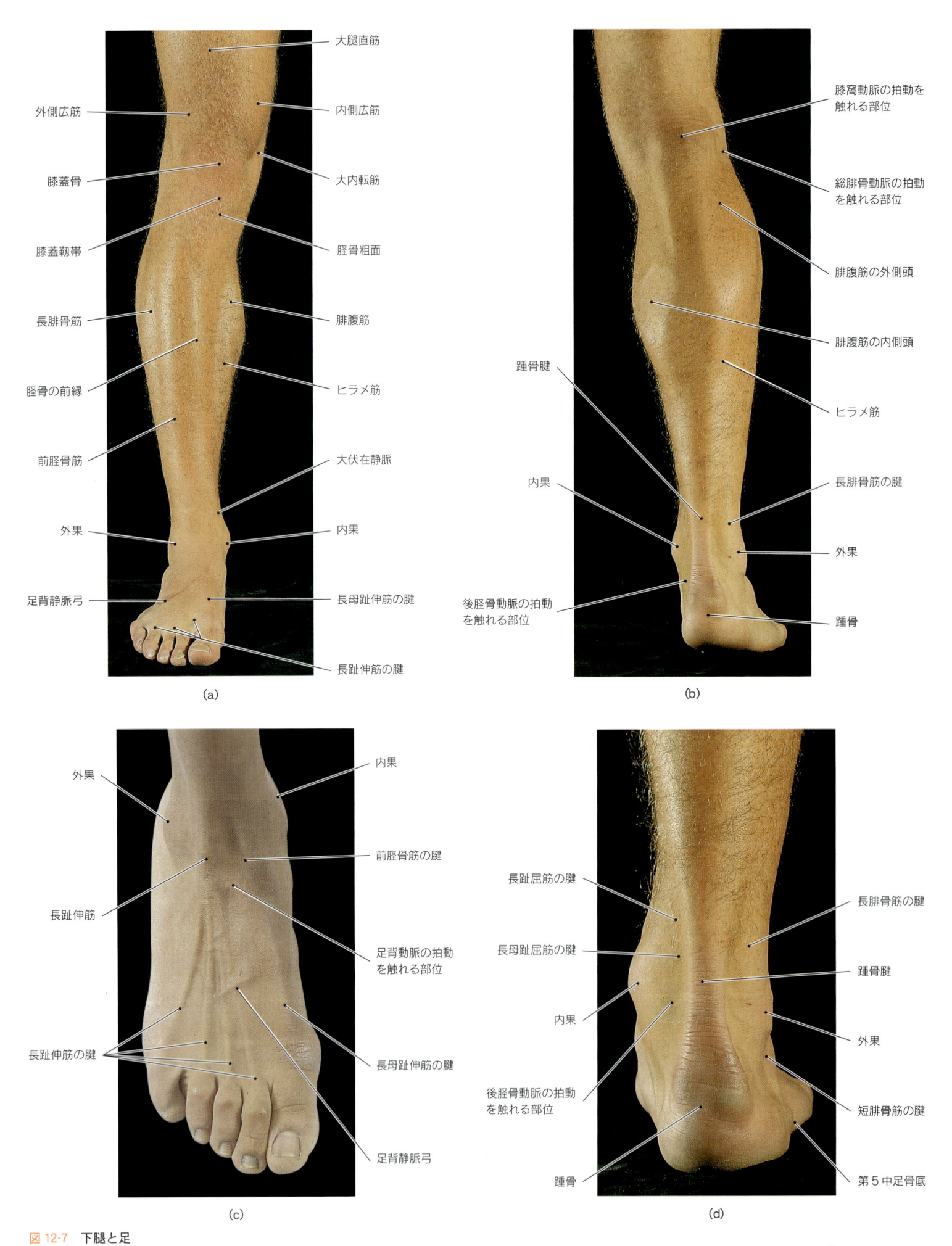

図 12-7　下腿と足
(a) 膝と下腿・足の前面観，(b) 膝と下腿・足の後面観，(c) 足首と足の背側面，(d) 足首と足の後面観（足首と足の骨は図 7-17 と図 7-8 を，筋は図 11-17 〜図 11-19 を参照）

第13章 神経系：神経組織

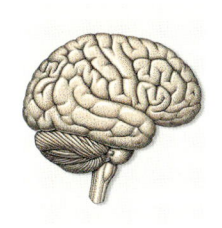

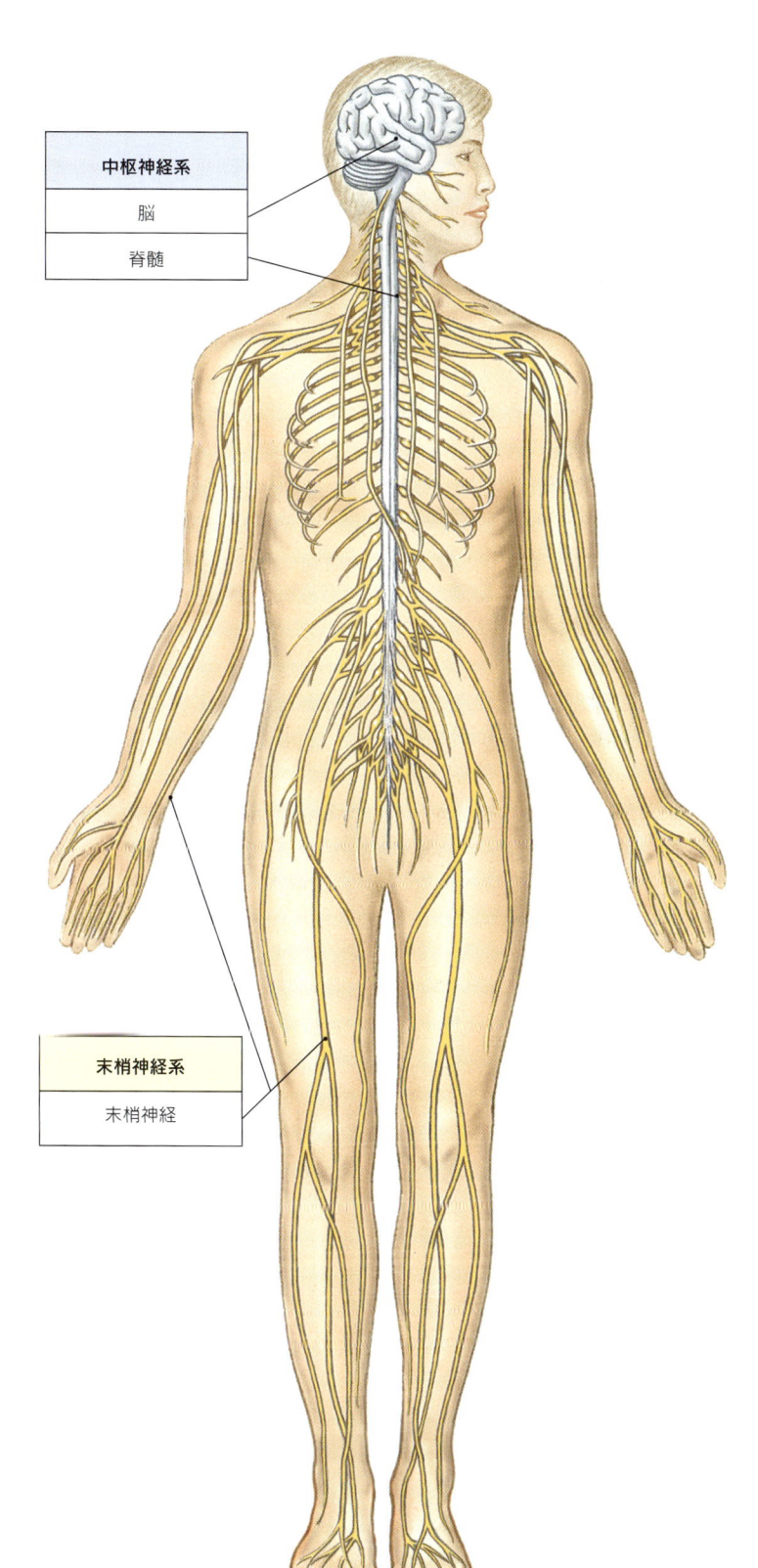

神経系は極めて複雑である。よくコンピューターに例えられるが，コンピューターよりはるかに複雑で，新しい情報に応じて新しい回路を作り出すことができる。これが学習能力である。

内分泌系（第19章）とともに，神経系はほかの器官系を制御している。この2つの系は，ともに何らかの化学的物質を介して，標的細胞や器官に情報を伝達する。神経系の反応は瞬時（2～3 mm秒以内）に出現するが，効果は即座に消滅する。本章では，神経組織の構造と機能，および神経機能の基本法則について述べる。

1. 神経系の概観

神経系 nervous system は神経組織 neural tissue からなり（☞ 第3章），中枢神経系と末梢神経系に分類される（図13-1）。

表13-1に，本章で用いられる重要な概念と用語を示した。

中枢神経系 central nervous system は脳と脊髄からなり，感覚情報と運動性指令情報の統合，処理，調整などにあずかっている。また，知性，記憶，学習，情緒などの高次機能の場でもある。

発生の初期には，中枢神経系は中空の管状構造物として出現する。発生が進むにつれ，管の一部が大きく膨れて脳となり，なかにある空隙は形が大きく変化して脳室 ventricle を形成する。脳に続く部分は脊髄で，そのなかの中心管 central canal は脳室と連続している。中心管と脳室は，脳脊髄液 cerebrospinal fluid で満たされているが，その一部は脳・脊髄の表面に出て，背側体腔（☞ 図1-12a）内のクモ膜下腔に存在する。

末梢神経系 peripheral nervous system は末梢の感覚情報を中枢神経系に伝え，中枢神経系から運動性の命令を末梢の組織・器官系に伝える。末梢神経系は生理学的に，求心性線維 afferent fiber と遠心性線維 efferent fiber の2種類に分けられる（図13-2）。前者は感覚情報などを中枢神経系に伝え，後者は運動性指令などを筋や腺に伝える。

求心性線維は，まず受容器 receptor からの情報を受け取る。受容器は，樹状突起，特殊な細胞や細胞集団，あるいは眼のような複雑な感覚器からなる。受容器が刺激されると，その情報は中枢神経系に運ばれる。

遠心性線維は中枢神経系に始まり，筋細胞，腺細胞，特殊化した細胞などの効果器 effector に終わる。

どちらの線維も体性と内臓性の要素を持っている。求心性線維は，骨格筋と関節の状況を感知する体性感覚受容器や，平滑筋，心筋，腺などの体内組織の状態を感知する内臓性受容器からの情報を伝える。求心性線維はまた，眼や耳のような特殊感覚器からの情報も伝える。遠心性線維には，骨格筋の収縮を制御する体性神経系 somatic nervous system と平滑筋，心筋，腺の活動性を調整する内臓性神経系 visceral nervous system（自律神経系 autonomic nervous system）が含まれる。

体性神経系の働きには，随意的なものと不随意的なものがある。骨格筋の随意的な収縮は意識下に制御されている。例えば，コップ

図13-1 神経系の概要

表13-1 神経系のための入門用語集

解剖・機能学的区分	
中枢神経系	脳と脊髄からなる。感覚情報を処理・統合し、刺激に対する反応を行う。また、ほかの系の活動を短時間で調節するための中枢もある。
末梢神経系（PNS）	中枢神経系以外の神経組織。中枢神経系と受容・効果器やほかの系と結ぶ。
自律神経系（ANS）	中枢神経系と末梢神経系の一部にあり、内臓機能に関与する。
肉眼解剖的用語	
核	肉眼解剖学的に識別できる中枢神経系のセンター。
中枢	共通の機能を持った中枢神経系の神経細胞体の集まり。
投射線維	共通の起始核と投射核および機能を持つ中枢神経系の軸索の束。
柱	脊髄に見られる投射路（線維）の集合。
伝導路	脳と体の器官やほかの系統をつなぐ中枢と投射線維。
神経節	末梢神経系にある感覚および運動ニューロンの細胞体の集塊。
神経線維	末梢神経系の軸索の束。
組織学的用語	
灰白質	神経細胞体に富む神経組織。
白質	有髄神経線維に富む神経組織。
皮質	脳表層にある灰白質層。
ニューロン	神経系における基本的な機能単位（＝神経細胞）。
感覚ニューロン	感覚情報を受容器から中枢神経系に運ぶニューロン。
運動ニューロン	運動の指令を中枢神経系から効果器に伝えるニューロン。
細胞体	ニューロンの細胞体。
樹状突起	細胞外からの刺激を受ける神経細胞の突起。
軸索	神経細胞の細長い細胞突起で、興奮（神経インパルス）を伝える。
活動電位	軸索や筋鞘の表面に沿って広がる一過性の膜電位。
髄鞘	グリア細胞の膜性の被膜が軸索を包み、活動電位の伝搬を速める髄鞘を持つ軸索を有髄線維という。
グリア細胞（神経膠細胞）	ニューロンの支持細胞で、ニューロンと相互作用し、細胞外環境を調節したり、病因に対して防御したり、神経組織を修復したりする。
機能的用語	
受容器	細胞外環境の特定の刺激に反応する特殊な細胞、樹状突起、あるいは器官で、感覚ニューロンの活性を変化させる。
効果器	筋、腺などの特殊な細胞・器官で、神経の刺激に対して反応し、特定の効果を生み出す。
反射	特定の刺激に対して生じる定型的で迅速な反応。
体性	骨格筋の制御、あるいは骨格筋、腱、関節からの感覚情報に関すること。
内臓性	消化器、循環器などの機能の制御、あるいは内臓器官からの感覚情報に関すること。
随意的	意識下での制御。
不随意的	無意識下での制御。
求心性線維	末梢から中枢神経系や神経核に感覚情報などを伝える神経線維。
遠心性線維	運動中枢や神経核から運動指令などを末梢に伝える神経線維。

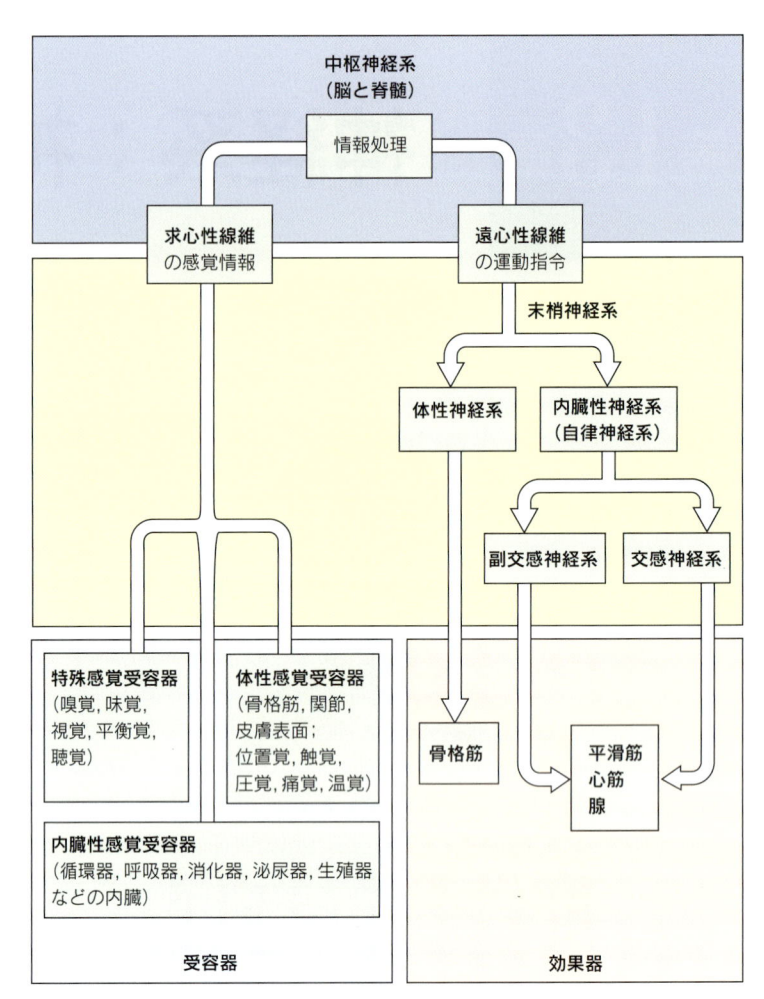

図13-2 神経系機能の概略

2. 神経組織の細胞構築

神経組織は，ニューロン neuron（神経細胞 nerve cell）と支持細胞であるグリア細胞 glial cell（神経膠細胞 neuroglia）の2種類の細胞からなる。

ニューロンは細胞体 cell body とそこから伸びる2種類の突起からなる（図13-3）。1つは短くて枝分かれした樹状突起 dendrite、もう1つは長い軸索 axon（神経突起 neurite）である。前者は興奮を細胞体に伝え、後者は細胞体から末梢に伝える。ニューロンは、情報伝達を担う機能的・構造的な単位である（☞第3章）。

軸索の終末はシナプス synapse（神経終末 nerve ending）を作り、次のニューロンに興奮を伝える。細胞体にはエネルギーを産生し、酵素などを作る細胞小器官がある。

支持細胞であるグリア細胞はニューロンの間にあり、神経組織を支持する枠組みを作っている。また、ある場合は食細胞として機能している。全身の神経組織には約1,000億個のグリア細胞がある。この細胞はニューロンの細胞体より小型で分裂能があり、その数はニューロンの約5倍で、神経組織の約半分の容積を占めている。中枢神経系と末梢神経系ではグリア細胞の数が異なるため、微細構造が大きく異なる。

A. グリア細胞

中枢神経に見られるグリア細胞 glial cell（神経膠細胞 neuroglia）は極めて多様である。図13-4に中枢神経系と末梢神経系の主なグリア

の水を口まで運ぶときに、腕は随意的に動く。不随意的な収縮は無意識下で起こる。熱いストーブに手が触れたとき、即座に手を引っ込める動きがこの例である。内臓性神経系の活動は無意識のうちに行われる。

神経系は、多数の血管と物理的な保護・支持構造としての結合組織を伴った複雑な器官である。神経系の構築について、まず神経組織の組織・細胞レベルの話から始めよう。

細胞の機能を示した。

a. 中枢神経系のグリア細胞

中枢神経系にはアストロサイト（星状膠細胞），オリゴデンドロサイト（希突起膠細胞），ミクログリア（小膠細胞），上衣細胞の4種類のグリア細胞がある。これらの細胞は大きさ，形態，細胞突起などの特徴によって区別される（図13-4，図13-5）。

● **アストロサイト（星状膠細胞）astrocyte**：アストロサイトは最も大きくて数が多いグリア細胞である。この細胞の突起はニューロンの細胞体や軸索，および毛細血管表面を被う（図13-5）。アストロサイトはニューロンどうしが直接接触するのを防ぐとともに，ニューロンが周囲の組織間液に露出しないように保護している。アストロサイトは多様な機能を持っていると思われるが，まだその一部しか判明していない。主な機能は以下のようである

①血液脳関門の維持：血中には，神経機能を障害する可能性があるホルモンや化学物質が存在するため，ニューロンは血液と隔絶されている必要がある。中枢神経系にある毛細血管の内皮細胞は，物質透過性が極めて低く，血液と組織液間の物質交換は制限される。この構造が循環血液と中枢神経系を隔離する**血液脳関門 blood-brain barrier**である。この関門の維持には，アストロサイトが分泌する化学物質が重要な働きをしている。アストロサイトの突起の先端は広がって"終足"となり，毛細血管の周囲を隙間なく取り囲んでいる。（血液脳関門☞第15章）

②三次元的枠組みの構成：アストロサイトのなかにはグリアフィラメント（グリア細線維）が密集している。このフィラメントは細胞に機械的な強さを与えており，全体的にはアストロサイトが脳脊髄のニューロンの支持構造をなしているといえる。

③障害された神経組織の修復：中枢神経が損傷を受けると，アストロサイトは壊れた組織構造を修復して瘢痕を形成する。

④ニューロンの発生誘導：胎生期の脳ではアストロサイトは神経

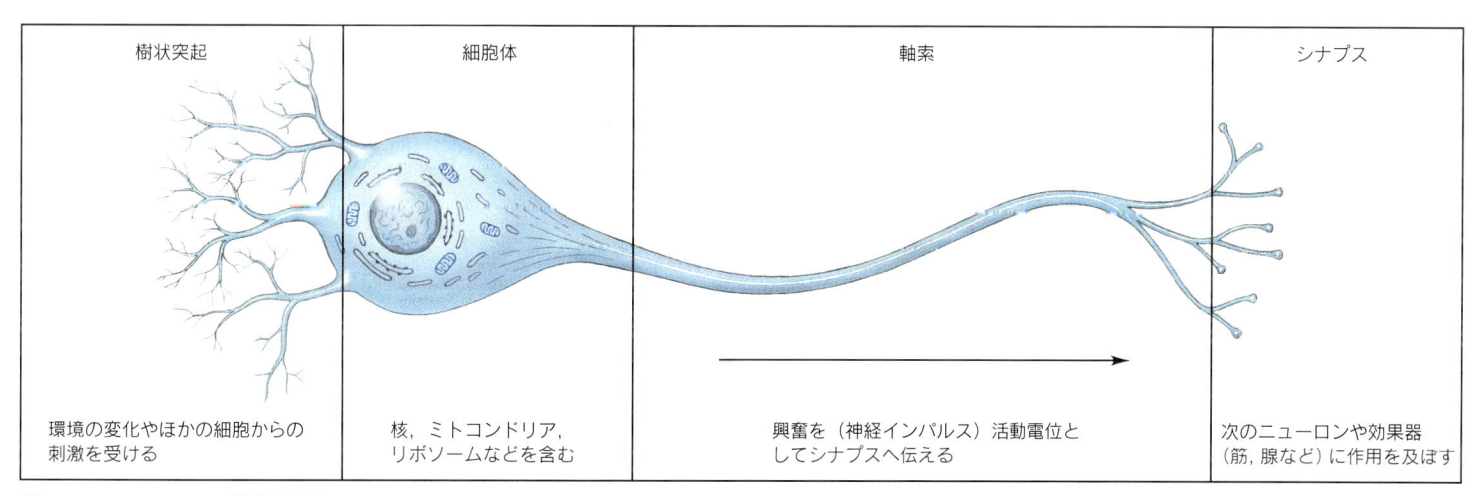

図 13-3　ニューロンの構造模式図
ニューロンの4つの部分（樹状突起，細胞体，軸索，シナプス）の関係，各部の機能および活動電位の伝導方向を示す。

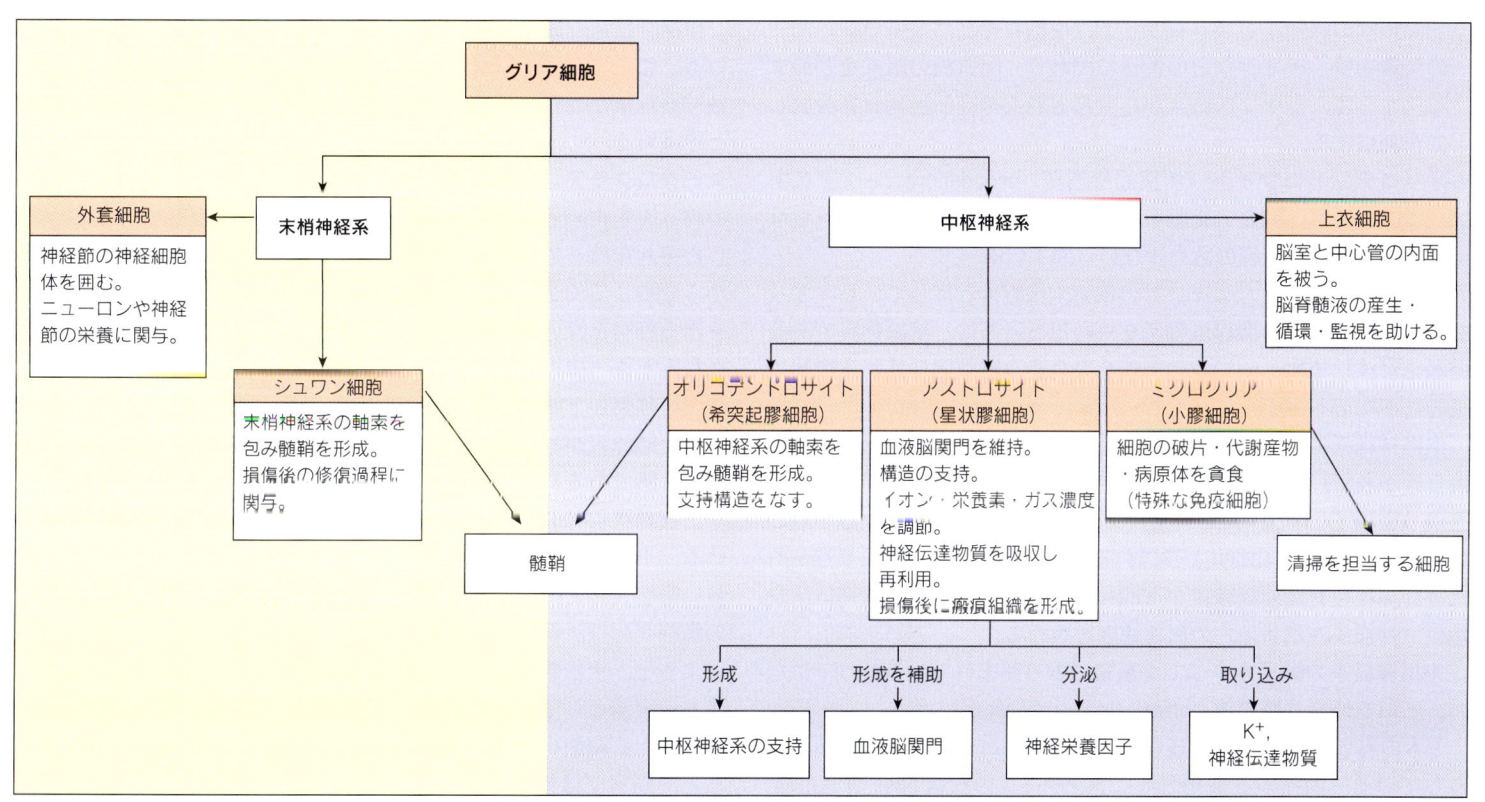

図 13-4　グリア細胞の分類

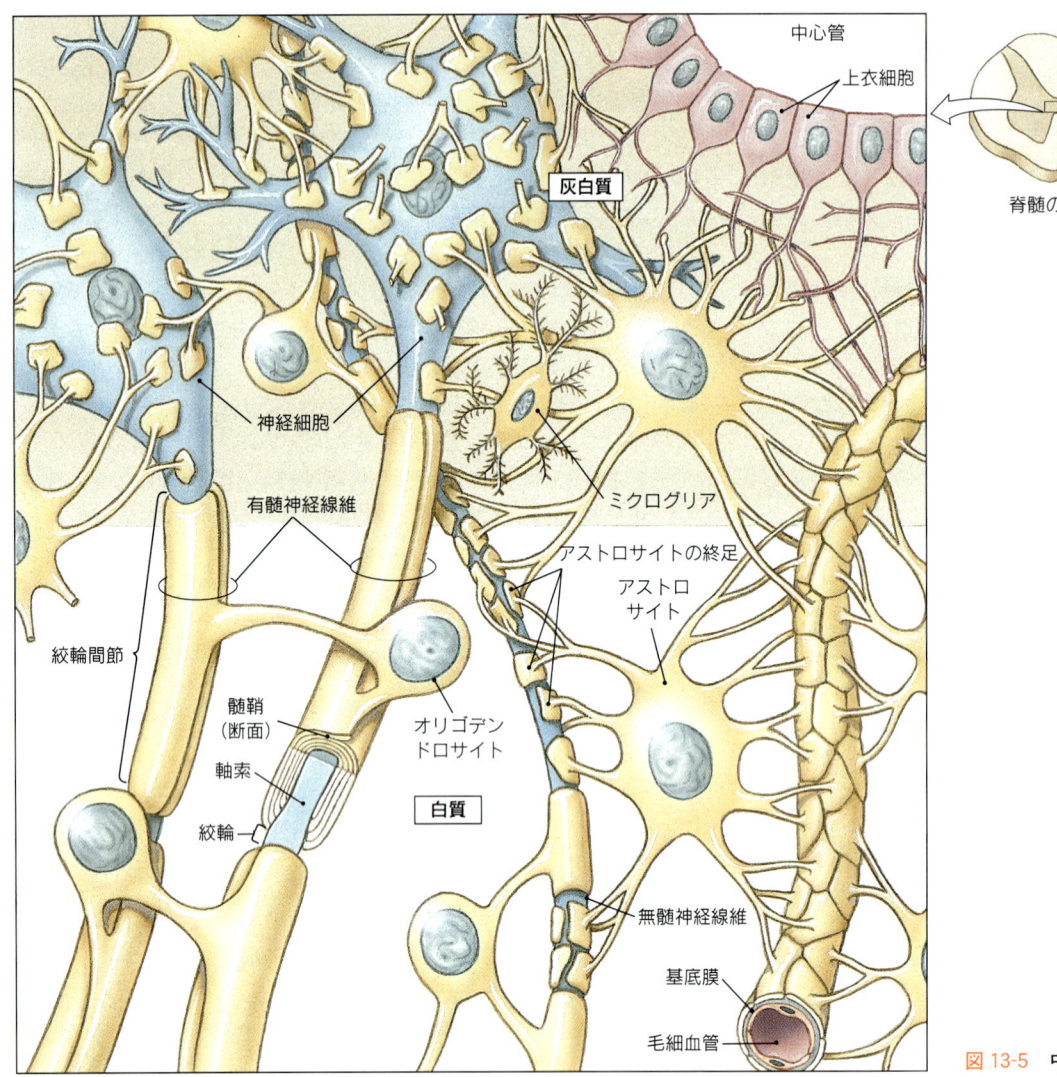

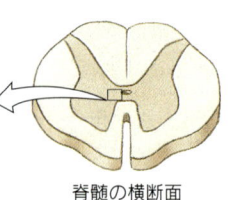

図 13-5 中枢神経系の神経組織の構造模式図

栄養因子 neurotrophic factor を出し，発生中のニューロンの成長や線維連絡の形成を誘導する。

⑤間質液の調節：アストロサイトは毛細血管とニューロンの間での栄養物質，イオンなどの輸送に関わり，間質液の組成を調節する。さらに，シナプス終末から分泌された神経伝達物質を吸収して再利用する。

● オリゴデンドロサイト（希突起膠細胞）oligodendrocyte：アストロサイトと同様，細長い細胞突起を有するが，細胞体はアストロサイトより小さく，突起の数も少ない（図 13-5）。

細胞突起は通常，ニューロンの軸索や細胞体と接している。オリゴデンドロサイトの突起は軸索を束ねるとともに，絶縁物質である髄鞘を形成してニューロンの機能を高める。細胞体に終わる突起の機能は不明である。

中枢神経系にある軸索は，オリゴデンドロサイトの突起で完全に取り巻かれている。突起の先端部では細胞膜が扁平に広がり，軸索を取り巻いている（図 13-5）。これは主にリン脂質からなる多層の被膜で髄鞘 myelin sheath と呼ばれる。このように髄鞘で取り巻かれた神経線維を有髄神経線維 myelinated nerve fiber という。髄鞘は活動電位（神経インパルス）の伝導速度を速める。

中枢神経系の軸索のすべてが髄鞘で取り囲まれているわけではない。これを無髄神経線維 unmyelinated nerve fiber という。

1本の有髄神経の髄鞘形成には多数のオリゴデンドロサイトが関与している。隣接する髄鞘間にはランヴィエの絞輪 node of Ranvier と呼ばれる間隙があり，髄鞘によって包まれている部分は絞輪間節 internode と呼ばれる。有髄神経線維は光沢があり白く見えるが，これは主に脂質の存在による。

中枢神経系の白質 white matter は多くの有髄神経線維で構成されている。これに対し，ニューロンの細胞体とその樹状突起あるいは無髄神経線維が存在する部分は灰白色を呈するため灰白質 gray matter と呼ばれる。

● ミクログリア（小膠細胞）microglia：ミクログリアはグリア細胞の約5％を占める。ほかのグリア細胞より小さく，細長い枝分かれした突起を持っている。ミクログリアは胎生期の中胚葉性の幹細胞から分裂してできるが，この幹細胞はマクロファージや血中の単球を作る細胞と深い関係がある。ミクログリアは，中枢神経系が形成されるときに中枢神経に入り込んだもので，病的な状態では神経組織内を移動して細胞の破片，不要産物，病原体などを取り込む。感染や組織障害が起こると，ミクログリアの数は劇的に増加する。正常な状態でのミクログリアの生理的機能はよく分かっていない。

● 上衣細胞 ependymal cell：上衣細胞は脳室や中心管の内面を被っている。上衣細胞は立方上皮あるいは円柱上皮のように見えるが，細長い細胞突起を持っている点で上皮細胞とは異なる（図13-6a）。この細胞突起は広範囲にわたってグリア細胞と接している。ある研究によると，上衣細胞は脳脊髄液 cerebrospinal fluid の組成をモニターする受容器として働いている可能性があるという。発生期や幼児期には，上衣細胞の自由面は線毛で被われている。しかし，成人になると，脳室では線毛は残っているが，ほかの部位では微絨毛がわずかに見られるに過ぎない。線毛は脳脊髄液の循環を助けているの

神経系：神経組織　**13**

かもしれない．脳の一部には特殊な上衣細胞が存在しており，脳脊髄液の分泌にも関与している可能性がある．

b. 末梢神経の神経膠細胞

　末梢神経系ではニューロンの細胞体は**神経節** ganglion にある．軸索は束をなして結合組織で包まれており，**末梢神経線維** peripheral nerve をなす．末梢神経系でも，中枢神経系と同様，ニューロンの細胞体と軸索はグリア細胞の突起で包まれ，周囲から隔離されている．末梢神経系のグリア細胞には，外套細胞とシュワン細胞の2種類がある．

　● **外套細胞（衛星細胞）** satellite cell：外套細胞は末梢の神経節にあるニューロンの細胞体を取り囲むグリア細胞である（図13-7）．外套細胞は細胞体と間質液の間で栄養素や代謝産物の出入りを調節している．外套細胞にはまた，シナプス以外の刺激からニューロンを

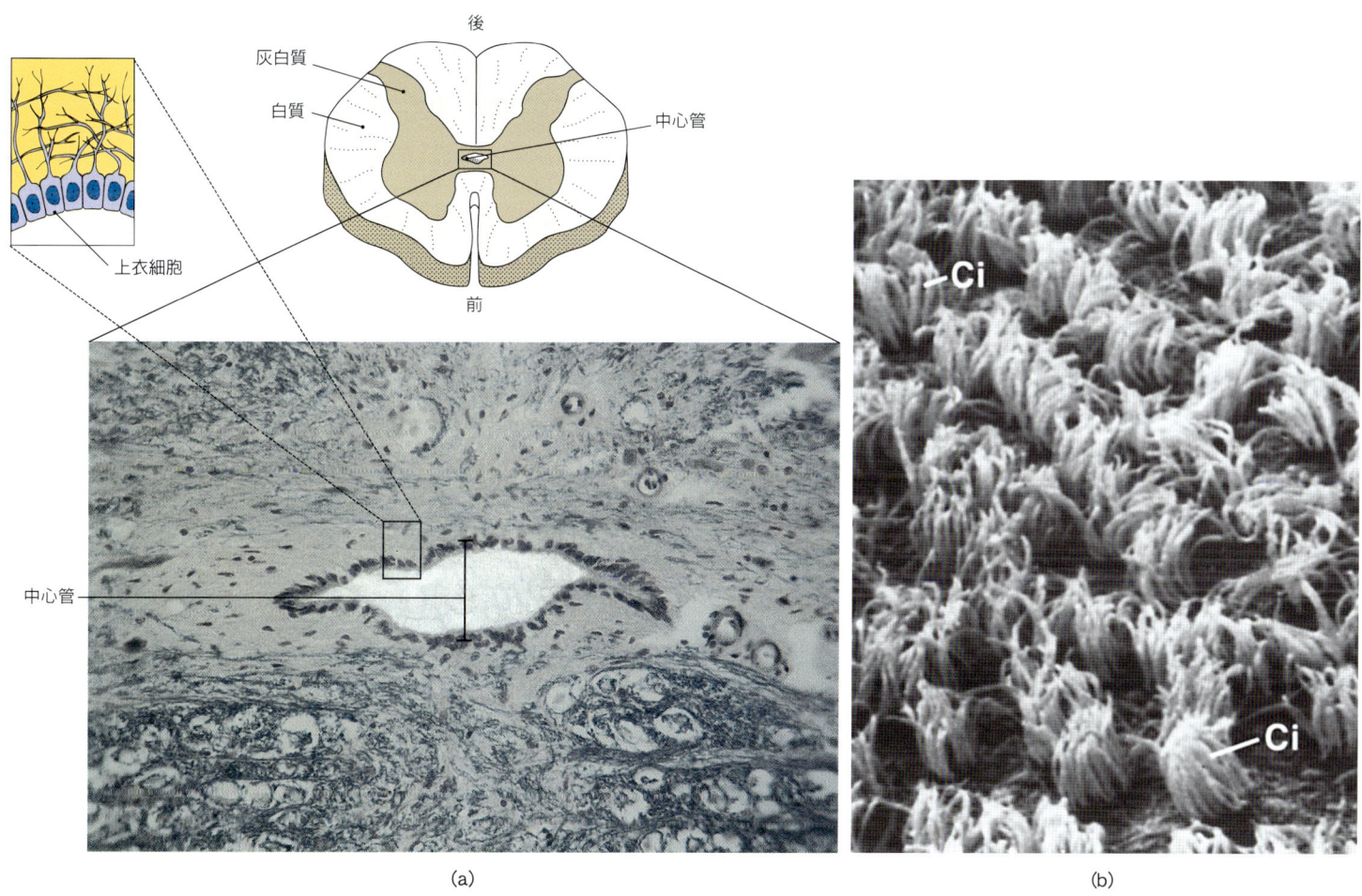

図 13-6　上衣細胞
(a) 中心管の上衣細胞の光顕像（×257）．上衣細胞の模式図は電顕所見を基にしたもの．
(b) 脳室表面にある線毛を有する上衣細胞の走査電顕像（Ci＝線毛：×1,825）(R.G.Kessel and R.H.Kardon：*Tissues and Organs：A Text-Atlas of Scanning Electron Microscopy*. W.H.Freeman & Co.,1979. による)

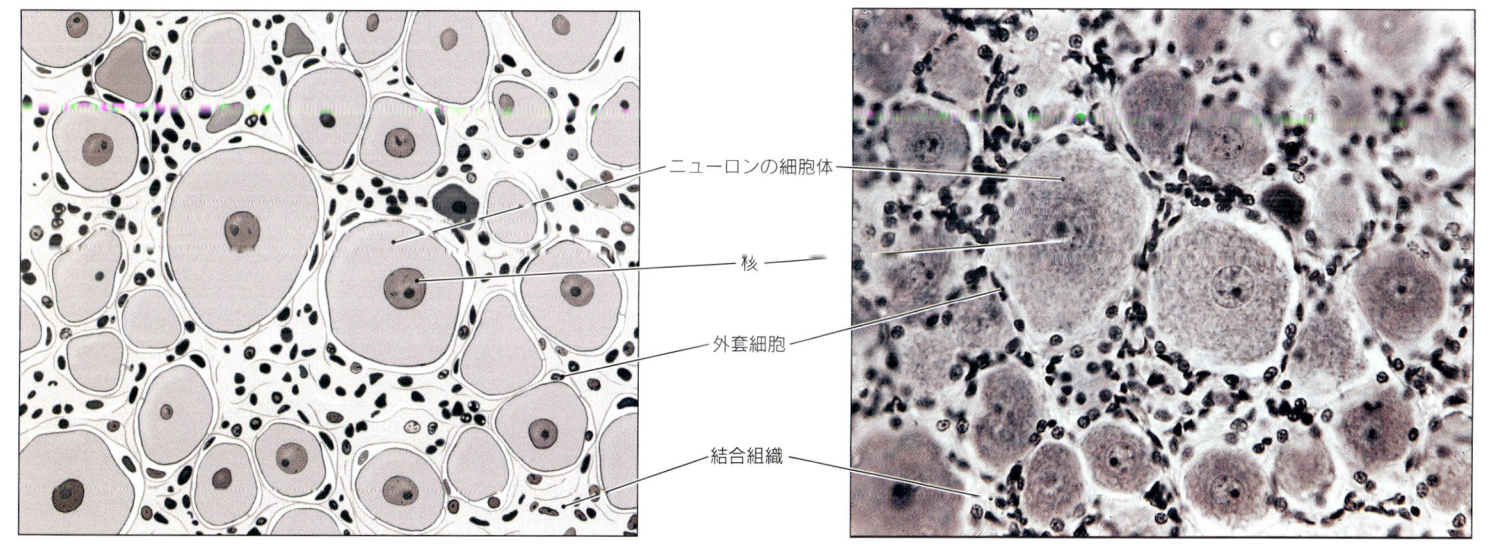

図 13-7　神経節の模式図と光顕像（×120）

265

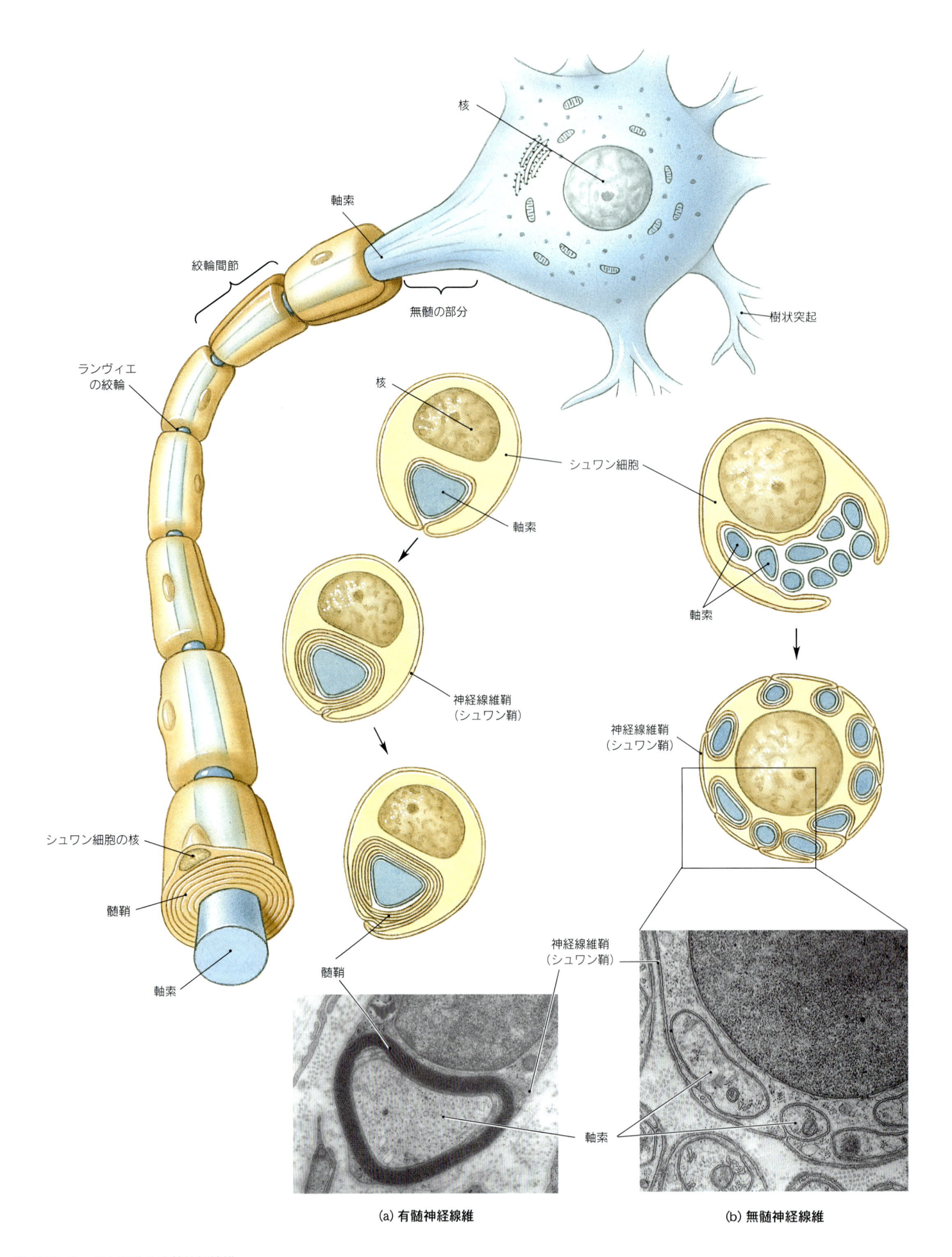

図 13-8 シュワン細胞と末梢神経線維

中枢神経系とは異なり，末梢神経系の軸索は完全にシュワン細胞で被われている。
(a) 有髄神経線維の透過電顕像。1個のシュワン細胞は1本の軸索を取り囲む。(× 20,603)
(b) 無髄神経線維の透過電顕像。1個のシュワン細胞は複数の軸索を取り囲む。(× 27,627)

神経系：神経組織

隔離する働きがある。
●シュワン細胞 Schwann cell：シュワン細胞はニューロンの軸索を被う（図13-8）。軸索の細胞膜は**軸索膜** axolemma と呼ばれている。シュワン細胞の細胞質によって作られる表層の被膜は**神経線維鞘**（シュワン鞘）neurilemma という。

末梢神経におけるシュワン細胞と軸索との関係は，中枢神経におけるオリゴデンドロサイトと軸索との関係と構造的に異なる。1個のシュワン細胞は約1mmの長さで1本の軸索に巻き付いて髄鞘を作る。これに対し，オリゴデンドロサイトは数本の軸索に巻き付いて髄鞘を形成する（図13-8と図13-5を比較せよ）。中枢神経と末梢神経の有髄神経線維には，どちらも絞輪と絞輪間節がある。これらの構造は神経伝達速度を増加させるのに役立つ。

無髄神経線維では，1個のシュワン細胞が数本の軸索を取り囲んでいる（図13-8b）。

B. ニューロンの構成

ニューロンは神経細胞体，多数の樹状突起，1本の軸索からなる。細胞体には大きな丸い核があり，そのなかには明瞭な核小体がある。核周囲部には**神経細糸**（ニューロフィラメント）neurofilament と**神経微小管** neurotubule という細胞骨格が存在する。神経細糸の束は**神経原線維** neurofibril と呼ばれ，鍍銀染色を行うと光学顕微鏡で見ることができる。

細胞体には，ミトコンドリア，遊離・付着リボソーム，粗面小胞体膜などの細胞小器官が含まれている。このため，核周囲部を光学顕微鏡で観察するとざらついて見える。ミトコンドリアはニューロンの高いエネルギー需要を満たすためにATPを生産する。リボソームと粗面小胞体は大きな塊をなして存在し，ペプチドや蛋白を産生する。この塊はドイツの顕微鏡学者であるフランツ・ニッスルによって初めて記載されたので，**ニッスル小体** Nissl body と呼ばれている。ニッスル小体は灰白質にあるニューロンの細胞体によく認められる。

ほとんどのニューロンには中心体（☞第2章）がない。これは神経細胞が分化する過程で中心小体を失ったためで，その結果，ニューロンは細胞分裂ができない。従って，ニューロンが傷害や病気などによって損なわれると再生することはない。

軸索は活動電位を伝える細長い細胞質の突起で，神経線維ともいう。多極ニューロンでは，**起始円錐** axon hillock と呼ばれる特殊な部分が細胞体と軸索をつないでいる。軸索の細胞質には神経細線維，神経細管，多数の小胞，リソソーム，ミトコンドリア，多様な酵素が含まれている。軸索は**側副枝** collateral と呼ばれる分枝を出す。軸索の主幹と側副枝は効果器の近くでは**終末分枝** telodendria となって終わる（図13-9b）。それぞれの終末分枝は神経終末を形成し，次のニューロンや効果器と接合する。

軸索輸送 axoplasmic transport, axonal transport によって細胞内小器官，栄養物，合成された分子，老廃物などが細胞体と神経終末の間で輸送される。この輸送にはエネルギーが必要で，軸索やその側副枝にある神経細糸に沿って移動する。

ニューロンがほかの細胞と接して情報を授受する部分を**シナプス** synapse という（図13-9b）。神経終末はシナプスの一部で，その構造はシナプスに接する細胞の種類によって異なる。比較的単純な円形の**シナプスボタン** synaptic knob（終末ボタンともいう）は，ニューロンが次のニューロンとシナプスを作るときに見られる。ニューロンと骨格筋細胞との神経筋接合部にある神経終末は複雑な形状を

している（☞第9章）。

シナプスでの情報伝達は，**神経伝達物質** neurotransmitter が放出されて起こり，その放出は神経インパルスによって引き起こされる。詳細は後の章で述べる。

C. ニューロンの分類

神経系には何十億というニューロンがある。その形態や機能は極めて多様で，次のように分類される。

a. 形態的分類

ニューロンの形態的分類は，細胞体の位置や突起の数に基づいている（図13-10）。

●**無軸索ニューロン** anaxonic neuron：小型で，軸索と樹状突起が判別できない（図13-10a）。無軸索ニューロンは中枢神経系と特殊感覚器にのみ認められるが，その機能はほとんど分かっていない。
●**双極ニューロン** bipolar neuron：細胞体の片側に1本の樹状突起を，対側に1本の軸索を持つ（図13-10b）。双極細胞はまれであるが，視覚，嗅覚，聴覚の情報を中継する部位にあり，重要な役割を演じている。この軸索は髄鞘を欠く無髄神経線維である。
●**単極ニューロン** unipolar neuron（偽単極ニューロン pseudounipolar neuron）：1本の樹状突起と1本の軸索を持つが，細胞体はこれらの突起から離れて脇に存在する（図13-10c）。通常，末梢神経の感覚ニューロンは単極ニューロンで，この軸索は有髄神経線維である。
●**多極ニューロン** multipolar neuron：多数の樹状突起と1本の軸索を持つ最も一般的なニューロンである（図13-10d）。骨格筋を支配する運動ニューロンは，すべて有髄神経線維を持った多極ニューロンである。

b. 機能的分類

ニューロンは機能から次の3種類に分けられる（図13-11）。
●**感覚ニューロン** sensory neuron：感覚ニューロンの軸索は**求心性線維** afferent fiber と呼ばれ，受容器と脊髄・脳を結ぶ。

感覚ニューロンは身体内外の環境情報を収集する。外界の情報と体の位置感覚に関わるニューロンを**体性感覚ニューロン** somatic sensory neuron，体内の環境や様々な臓器の状況を感知しているニューロンを**内臓性感覚ニューロン** visceral sensory neuron という。感覚ニューロンは約1,000万個あり，そのほとんどは単極ニューロンである。その細胞体は中枢神経系の外にある神経節にある。これらのニューロンは中枢神経系の求心性伝導路をなし，中枢神経系に情報を伝える。

受容器は大まかに次のように分類される。
①**外受容器** exteroceptor：触覚，温度覚，圧覚，視覚，嗅覚，聴覚などの外界の環境情報を感受する。
②**固有受容器** proprioceptor：骨格筋や関節の位置と動きを感受する。
③**内受容器** interoceptor：消化器系，呼吸器系，循環器系，泌尿器系，生殖器系などの内臓にあり，体内の変化や圧力や痛みなどの内部環境情報を感受する。味覚なども内受容器である。

外受容器と固有受容器からの情報は体性感覚ニューロンによって，内受容器の情報は内臓性感覚ニューロンによって運ばれる。
●**運動ニューロン** motor neuron：運動ニューロンは多極性ニューロンで，中枢神経系の**遠心性線維** efferent fiber をなす。運動ニューロンは末梢の組織あるいは器官の活動を刺激し，調節している。身体

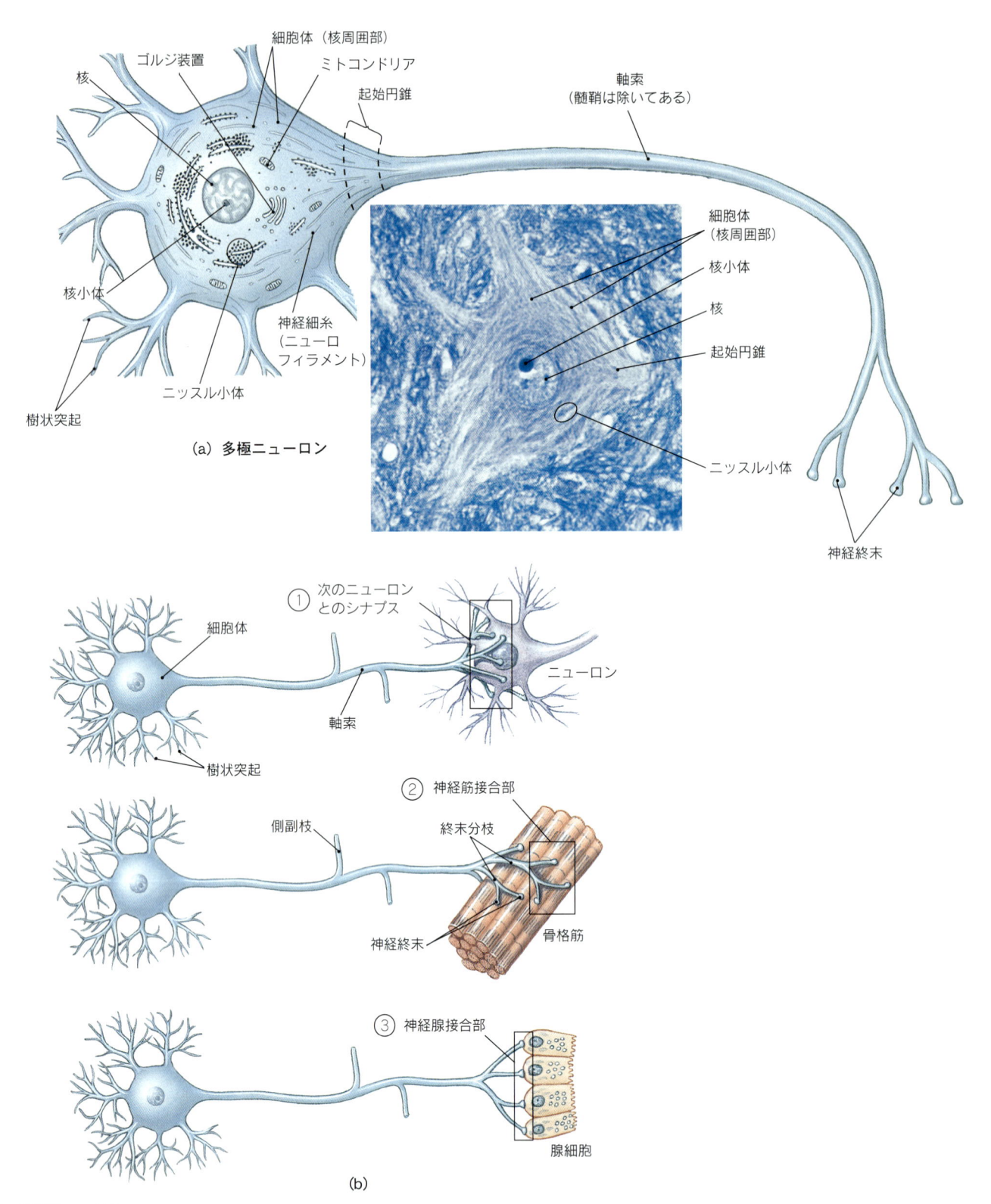

図13-9 **多極ニューロン**
(a) 多極ニューロンの模式図と光顕像（×1,600）。(b) 軸索は，次のニューロン，骨格筋，腺細胞にシナプスを作って終わる。四角形で囲んだ部分がシナプス。

全体では約50万個の運動ニューロンがある。運動ニューロンには，**体性運動ニューロン** somatic motor neuron と**内臓性運動ニューロン** visceral motor neuron の2種類があり，これらは異なった様式で末梢の効果器に達している。中枢神経系には骨格筋を支配する体性運動ニューロンの細胞体があり，その軸索は神経筋接合部まで伸びている。ほとんどの体性運動は意識的に制御されている。

自律神経系には2種類の内臓性運動ニューロンがあり，すべての内臓の運動を無意識的に支配する。1つは中枢神経系に細胞体があるもの，もう1つは自律神経節にあるものである。中枢神経のニューロンは自律神経節のニューロンを制御し，自律神経節のニューロンは末梢の効果器を制御する。中枢神経系から自律神経節に伸びる軸索は**節前線維** preganglionic fiber，自律神経節から効果器に伸びる軸索は**節後線維** postganglionic fiber と呼ぶ。また，それぞれの線維が所属するニューロンをそれぞれ**節前ニューロン** preganglionic neuron，**節後ニューロン** postganglionic neuron と呼ぶこともある。

● **介在ニューロン** interneuron

介在ニューロンが感覚ニューロンと運動ニューロンとの間に存在することがある。このニューロンはすべて，脳と脊髄内に存在し，

神経系：神経組織　13

(a) 無軸索ニューロン
　　（中枢神経にのみ見られる）

(b) 双極ニューロン

(c) 単極ニューロン（偽単極ニューロン）

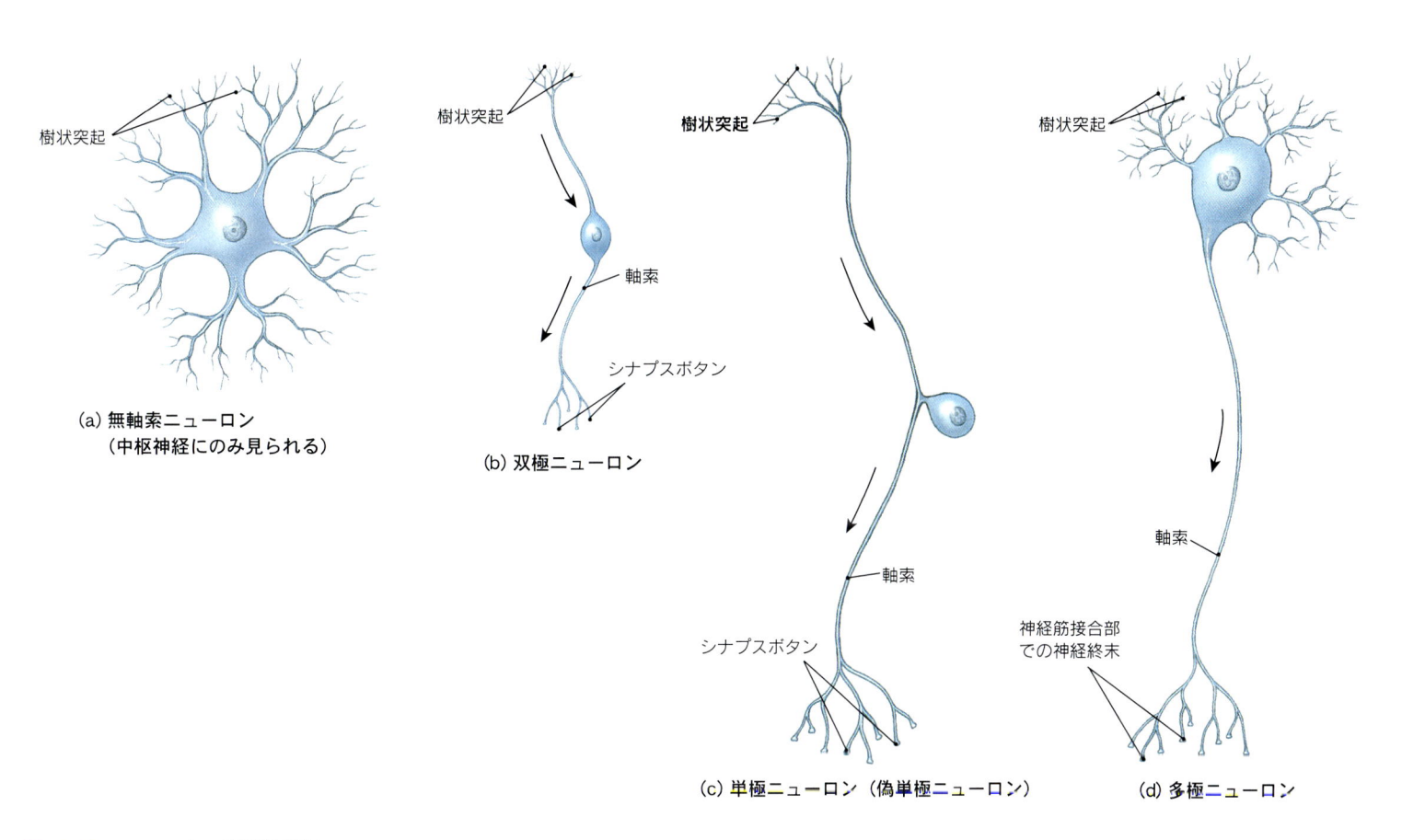

(d) 多極ニューロン

図 13-10　ニューロンの形態的分類
矢印は情報の伝達方向を示す。

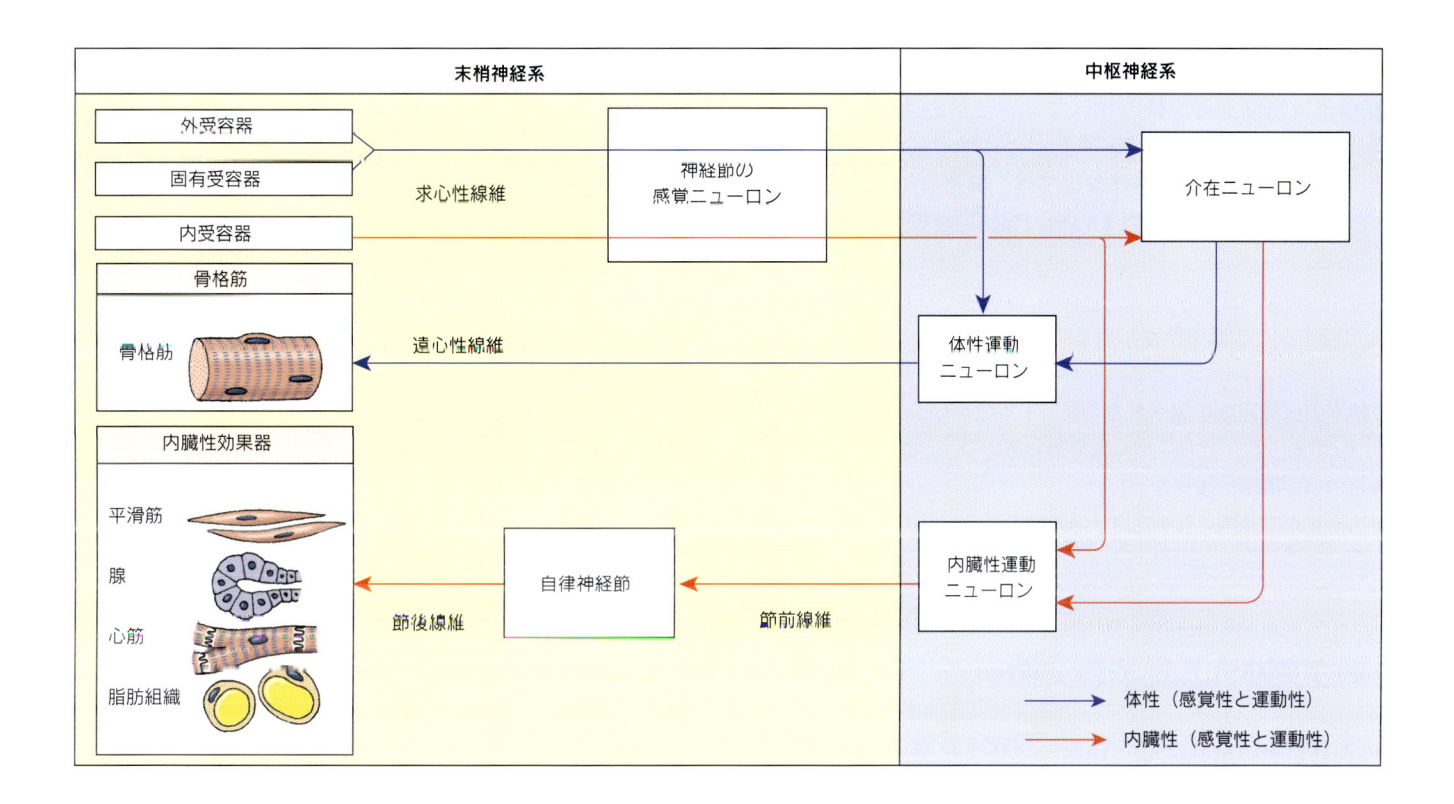

図 13-11　ニューロンの機能的分類
ニューロンは機能的に次の3つに分類される。
①末梢神経系の刺激を感知し，その情報を中枢神経系に伝える感覚ニューロン
②中枢神経系からの命令を末梢の効果器に伝える運動ニューロン
③感覚情報を処理し運動の調整を行う中枢神経系にある介在ニューロン

数が多く，また多くの種類がある。介在ニューロンは感覚性入力の解析と運動性出力の調整を担っている。刺激に対する反応が複雑になるほど，より多くの介在ニューロンが関与する。介在ニューロンは，情報伝達先のニューロンのシナプス後膜に対する作用によって，**興奮性ニューロン** excitatory neuron と**抑制性ニューロン** inhibitory neuron に分けられる。

- ✓ 組織標本で単極ニューロンが見えました。これは，感覚性，運動性のどちらでしょうか。
- ✓ 感染症を起こした脳組織では，どんな種類のグリア細胞が多く見られますか。

3. 神経インパルス

電気的刺激に対して細胞膜が反応する場合，膜は**興奮性** excitability を持つという。

骨格筋，心筋，一部の腺細胞，大部分の軸索などの細胞膜は興奮性の膜の代表例である。膜に**閾値** threshold value を超える刺激が与えられると**活動電位** action potential が発生する。刺激が閾値を超えると膜のカルシウムイオンとカリウムイオンに対する透過性が変化し，イオンが移動する。すると，膜電位が突然変化して活動電位が発生する。この膜透過性の変化は一時的なもので，刺激された局所に限られる。しかし，このイオン分布の変化は隣接部位の膜透過性を変化させる引き金となり，活動電位は細胞膜の表面を伝播していく。例えば，骨格筋線維では，活動電位は神経筋接合部で起こり，それから筋鞘全体に広がる（☞第9章）。

神経系では軸索に沿って伝わる活動電位を**神経インパルス** nerve impulse と呼ぶ。その伝導速度は軸索の形状により決まる。つまり，有髄神経線維は無髄神経線維と比べて5～7倍の速さで興奮を伝え，軸索の直径が大きくなるほど興奮はより早く伝わる。例えば，直径4～20 μmの太い有髄神経線維では，興奮の伝導速度は毎秒140 mであるが，直径2 μm以下の細い無髄神経線維では，毎秒1 m以下である。

- ✓ 軸索を切断すると活動電位が伝わるのにどのような影響がありますか。
- ✓ 2本の軸索の伝導速度を調べたところ，1本は毎秒50 m，もう1本は毎秒1 mであった。どちらが有髄神経線維でしょうか。
- ✓ 興奮性について簡潔に述べなさい。
- ✓ 膜電位の変化が継続的に伝わることを何といいますか。

4. シナプスを介した情報交換

軸索の神経終末は樹状突起（軸索・樹状突起型），神経細胞体（軸索・細胞体型），軸索（軸索・軸索型）などと結合してシナプスを形成する。また，異なった種類の細胞とシナプスを形成することがある（**神経効果器結合** neuroeffector junction）。神経筋接合部は神経効果器結合の良い例である（☞第9章）。そのほかの様式の神経効果器結合は図13-9bに示した。

シナプスでは，神経インパルスが引き金となり，別のニューロンや効果器に情報を伝える。シナプスには，細胞間で神経伝達物質が移動する化学的なものもあれば，細胞間のギャップ結合でイオンが移動する電気的なものもある。

A. 化学的シナプス

化学的シナプス chemical synapse は数種類ある。ニューロン間の結合や神経効果器結合は化学的シナプスである。ニューロン間に存在する化学的シナプス（図13-12）では，シナプスボタンのシナプス前膜から放出された神経伝達物質がシナプス後膜にある受容体と結合し，受容細胞の膜電位を変化させる。その結果，シナプス前ニューロンからシナプス後ニューロンへ情報が伝達される（図13-12）。

神経筋接合部は，神経伝達物質であるアセチルコリン（ACh）を放出する化学的シナプスである（☞第9章）。これまで50種類以上の神経伝達物質が同定されているが，そのなかでアセチルコリンが最も研究が進んでいる。すべての神経筋接合部での神経伝達にはアセチルコリンが用いられ，中枢神経系や末梢神経系の多くの化学的シナプスでもアセチルコリンが神経伝達物質である。

化学的シナプスでは次のようにして情報が伝達される。

① 活動電位がシナプスボタンに達すると，シナプス前膜で開口分泌が起こり，シナプス小胞から神経伝達物質が放出される。
② 神経伝達物質はシナプス間隙に拡散し，シナプス後膜の受容体と結合する。
③ 神経伝達物質が受容体と結合するとシナプス後膜の膜透過性が変化する。その結果，シナプス後膜の受容体蛋白の種類と量によって，興奮性になったり抑制性になったりする。一般的には，興奮性効果は活動電位を作り出すように促進するのに対して，抑制性効果は活動電位を生じにくくする。
④ 興奮の度合いが十分であれば，軸索や筋鞘に活動電位が生じる。
⑤ シナプス後膜に対する効果は短時間しか続かない。これは神経伝達物質が酵素で分解されたり，再吸収されたりするからである。効果を持続させたり増強するためには，活動電位が継続的に神経終末に到来し，次々とアセチルコリンがシナプス間隙に放出される必要がある。

アセチルコリン以外の神経伝達物質については後の章で述べる。1個のニューロンの細胞体には何千個ものシナプスがある（図13-12b）。これらは多様な神経伝達物質を放出し，あるものは興奮性，あるものは抑制性に働く。

B. 電気的シナプス

電気的シナプス electrical synapse は中枢神経系と末梢神経系のニューロン間に見られるが，まれである。電気的シナプスでは，シナプス前膜とシナプス後膜が互いに固く結合してギャップ結合を形成しており，そこを通して細胞間でイオンが通過する（☞第2章）。このような結合によって，まるで共通の細胞膜を持っているかのように機能し，神経インパルスは瞬時に細胞から細胞へと伝えられる。

5. 神経の再生

ニューロンは一度傷害されると，修復能力は極めて限られる。軽度の傷害では，神経細胞体のニッスル小体が消失し，核は中心から偏在するようになるが，ニューロンが正常の機能を取り戻すと次第

神経系：神経組織

(b) ニューロン表面のシナプス

(a) 化学的シナプス

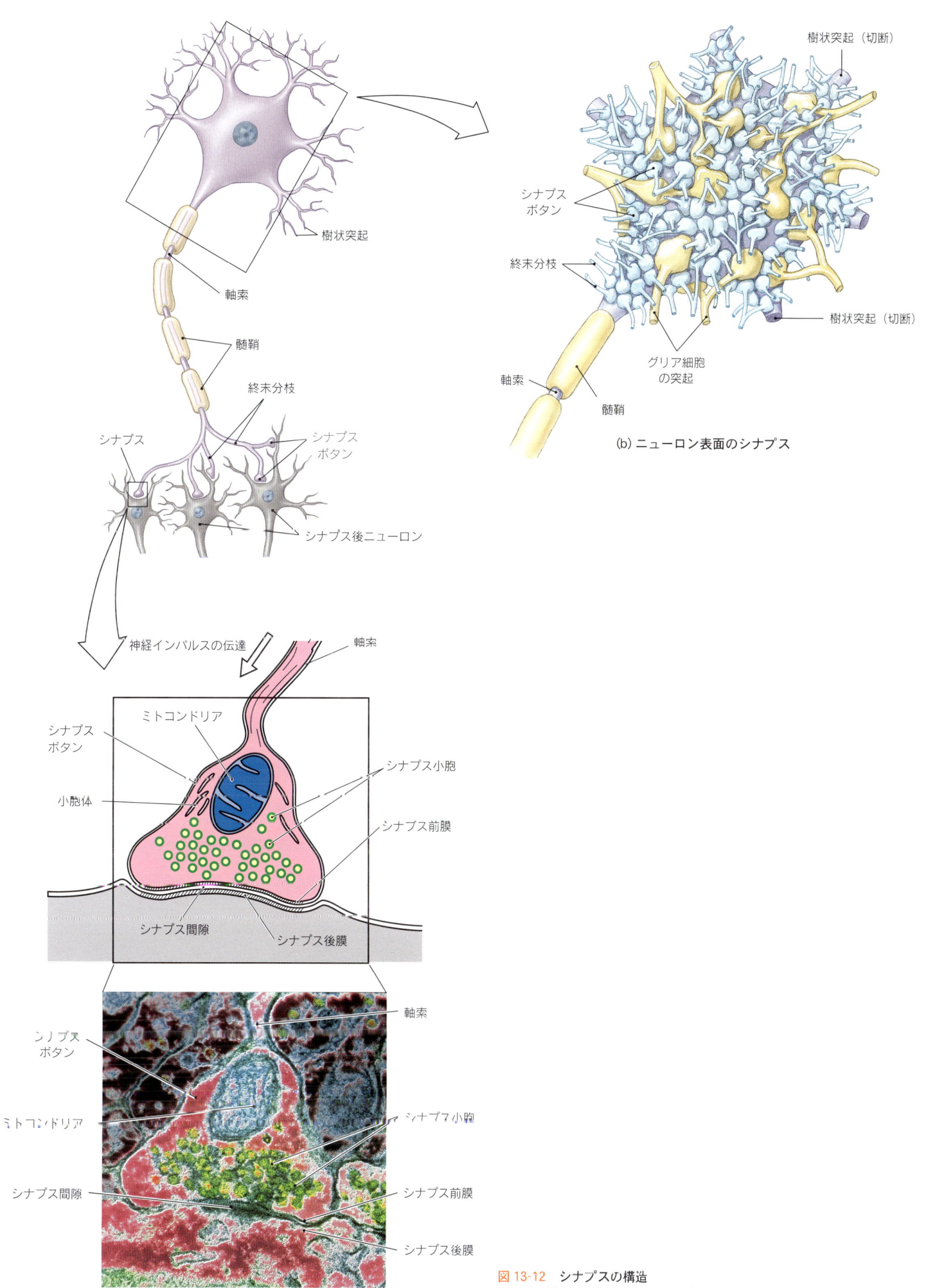

図 13-12 シナプスの構造
(a) 化学的シナプスの模式図と偽似カラー透過型電顕像（× 186,480）
(b) 神経細胞表面の化学的シナプス

271

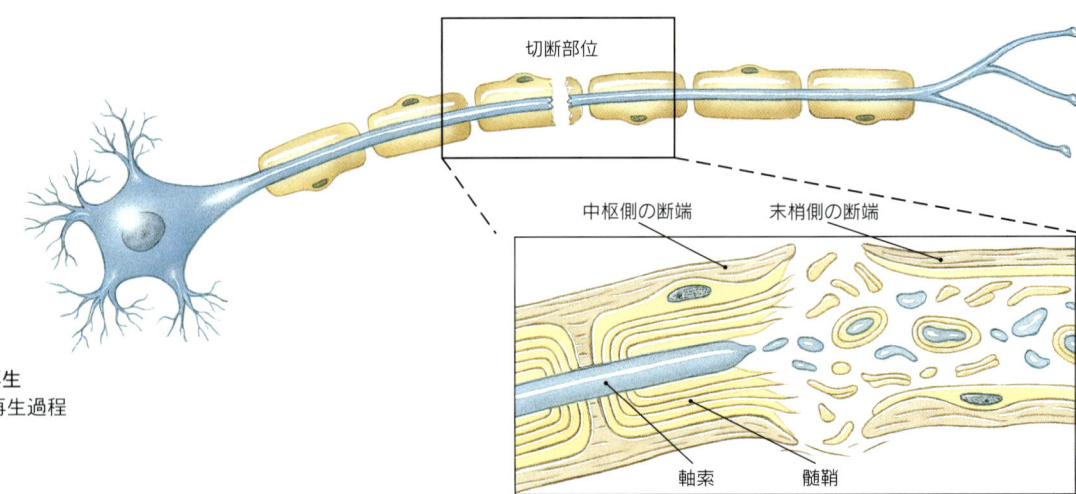

図13-13　損傷後の神経再生
ワーラー変性と末梢神経再生過程

第1段階：
切断部の末梢側で軸索と髄鞘の断片化が起こる。

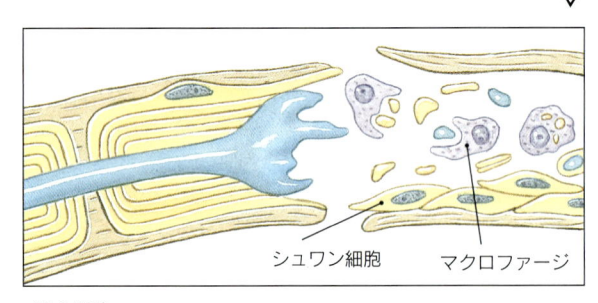

第2段階：
シュワン細胞が切断端に移動し，断端を接合する。マクロファージは変性した軸索と髄鞘を貪食する。

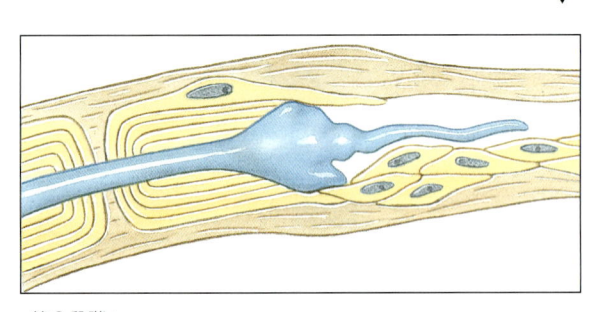

第3段階：
軸索は再生芽を出し，シュワン細胞索に沿って伸びる。

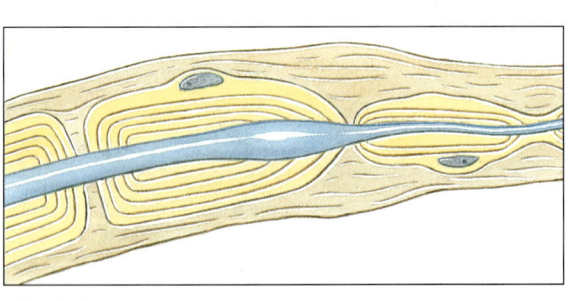

第4段階：
軸索は末梢側切断端に伸び出し，シュワン細胞で包まれる。

に正常な形態に戻る。しかし，脳卒中のように酸素や栄養物の供給が断たれたり，脊髄や末梢神経の損傷などでニューロンが機械的圧迫を受けると，短時間のうちに血液循環が回復するか，圧迫が除去されない限り，ニューロンの機能回復は望めない。

神経線維が切断されると，その末梢側は興奮しなくなり，断端より末梢側に向かって神経の再生が起こる。このような変化をワーラー変性 Wallerian degeneration という（図13-13）。

末梢神経系では，シュワン細胞が傷害を受けた神経の修復にあずかる。ワーラー変性では，傷害部位より末梢の軸索が変性し，崩壊した細胞片を貪食するためマクロファージが浸潤する。すると，シュワン細胞が分裂し，軸索の経路に沿って細胞索を形成する。さらに，シュワン細胞は軸索の再生を促す成長因子を出す。軸索は傷害部位に伸び出し，シュワン細胞はこれを包み込む。

軸索がシュワン細胞の索状組織に沿って末梢へ伸び出し，やがてシナプスは再建される。もし，軸索の伸長が止まったり誤った方向に伸びたりすると，正常な機能は回復しない。切断部位の末梢端と中枢端がうまく接合できると，軸索は適切な方向に伸びていく。末梢神経が広範囲にわたって傷害されると，正常のシナプス連絡を再形成する軸索もあるが，神経機能は損なわれることが多い。

中枢神経系でもわずかに再生が起こりうるが，その状況は複雑である。例えばアストロサイトが瘢痕組織を作って，再生軸索が傷害部位を横切るのを阻止したり，オリゴデンドロサイトが再生軸索の伸長を抑制する化学物質を出すなど，再生が起こりにくい要因がある。

6. ニューロンの構築と情報処理

ニューロンは神経系の基本である。中枢神経系には数十億個の介在ニューロンがあるが，特定の機能を持った介在ニューロンの集まりであるニューロンプールにまとめられている。このニューロンプールは，解剖学的というよりはむしろ機能的な概念によって定義される。ニューロンプールは脳の異なる領域に散らばっていることもあるし，特定の領域に限局していることもある。その数は数百〜数千くらいと考えられている。それぞれのプールの入力や出力は限られた領域で起こり，興奮性あるいは抑制性のニューロンを含んでいる。

ニューロンプールに見られる基本的な様式を神経回路という。神経回路は次の機能のいずれかを持っている。

● **発散** divergence：1個のニューロンから数個のニューロンへ，あるいは1つのプールから多数のプールへ情報が伝播することをいう

（図13-14a）。この発散機構によって特定の情報が広範に拡散することが可能になる。感覚ニューロンが中枢神経系に情報を伝える場合，非常に多くの発散が起こり，脊髄と脳全体のニューロンプールに情報が広がる。
- 収 斂 convergence：数個のニューロンが同一の1個のニューロンにシナプスを作る場合をいい（図13-14b），いくつかの異なった活動様式を持つシナプス前ニューロンが1つのニューロンに同様の効果を与えることができる。収斂によって，随意，不随意の制御機構による運動ニューロンに対して多様な制御が可能となる。呼吸運動を考えてみると，横隔膜や肋骨の動きは意識に上らず，脳の呼吸中枢によって制御されている。しかし，深呼吸をしたり呼吸を一時的に止めたりできることから分かるように，同じ運動ニューロンは随意的にも制御することができる。つまり，同一のニューロンにシナプスする異なった2通りのニューロンプールが関わっている。
- 直列処理 serial processing：情報が1個のニューロンから次のニューロンに，あるいは，1個のニューロンプールから次のニューロンプールへ段階的に引き継がれることがある。この様式は直列処理と呼ばれ（図13-14c），脳で感覚情報が1つの処理センターから次のセンターに伝わる場合に見られる。
- 並列処理 parallel processing：並列処理は同一の情報が同時にいくつかのニューロンまたはニューロンプールに伝えられる場合である（図13-14d）。このおかげで，多くの異なる反応が同時に起こる。例えば，鋭利な物を踏みつけると，多数のニューロンプールに情報を送る感覚ニューロンが刺激される。この時，並列処理によって，足を上げ，体重を移動し，手を動かし，痛みを感じ，「痛い！」という叫びを同時に行うことができる。
- 反響 reverberation：ある神経回路では，正のフィードバックを利用し，反響回路を作っている。この回路では，軸索の側副枝がインパルスを発したニューロンに伸びてシナプス前ニューロンを刺激する（図13-14e）。いったん反響回路が活性化されると，シナプスが疲労するか抑制性の刺激によってこの回路が壊されるまで機能し続ける。反響は発散や収斂とともに単一のニューロンプール内で起こる場合も，あるいは一連の関連するプールでも起こる場合もある。この例としては，意識の維持，筋運動の調和，正常な呼吸パターンなどが挙げられる。

7. 神経系の解剖学的機構

神経系の機能は，中枢神経系で起こる複雑な処理過程を有するニューロンプール内のニューロン間での相互作用によることが多い。入ってくる感覚情報と出力される運動指令は末梢神経系によって運ばれる。中枢神経系と末梢神経系の軸索と神経細胞体は無秩序に散在しているわけではない。実際，明瞭な解剖学的な枠組みをなして一塊になったり束になったりしている。神経系の解剖学的機構を図13-15に示す。

A. 末梢神経系

- 感覚ニューロンと内臓運動ニューロンの細胞体は神経節にある。
- 軸索は束を作り神経線維となる。脊髄からは脊髄神経が，脳からは脳神経が出入りする。

B. 中枢神経系

- 共通の機能を持った神経細胞体の集まりを**中枢** center と呼ぶ。解剖学的に識別できる中枢を**核** nucleus と呼ぶ。脳の表層には**皮質** cortex と呼ばれる厚い灰白質の層がある。**高次中枢** higher center という用語は脳の最も複雑な統合中枢，核，皮質を指すのに用いられる。
- 中枢神経系の白質には，共通の起源，行き先，機能を持った多く

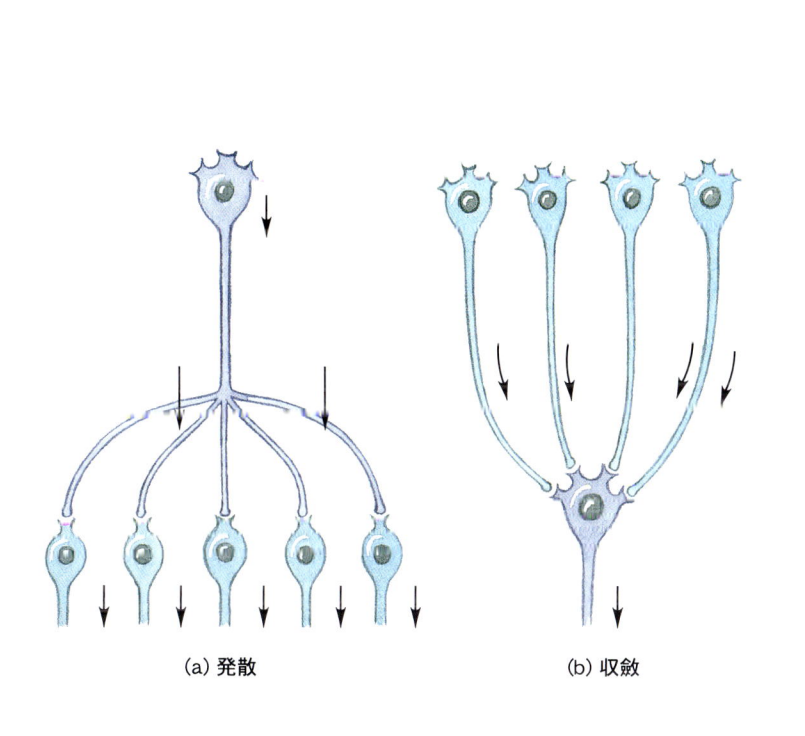

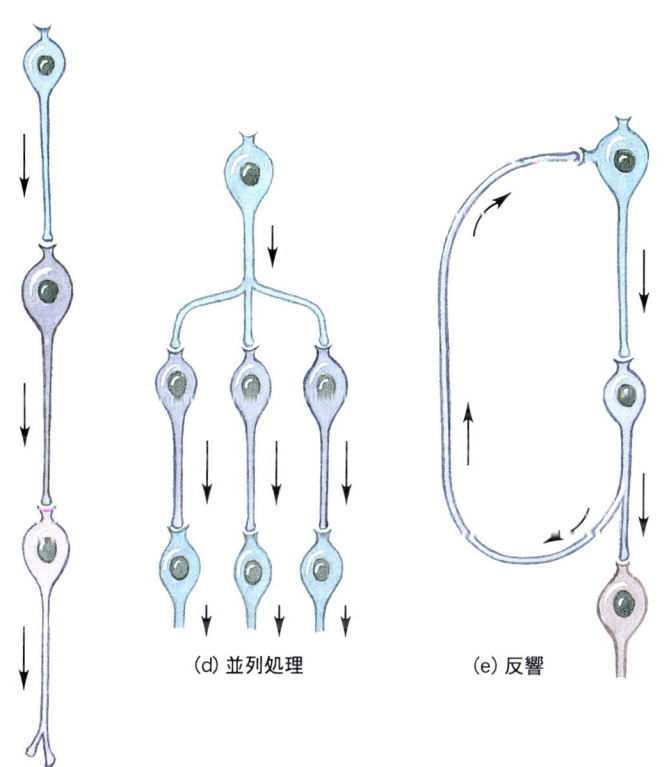

(a) 発散　　(b) 収斂　　(c) 直列処理　　(d) 並列処理　　(e) 反響

図13-14　神経回路の構成

13

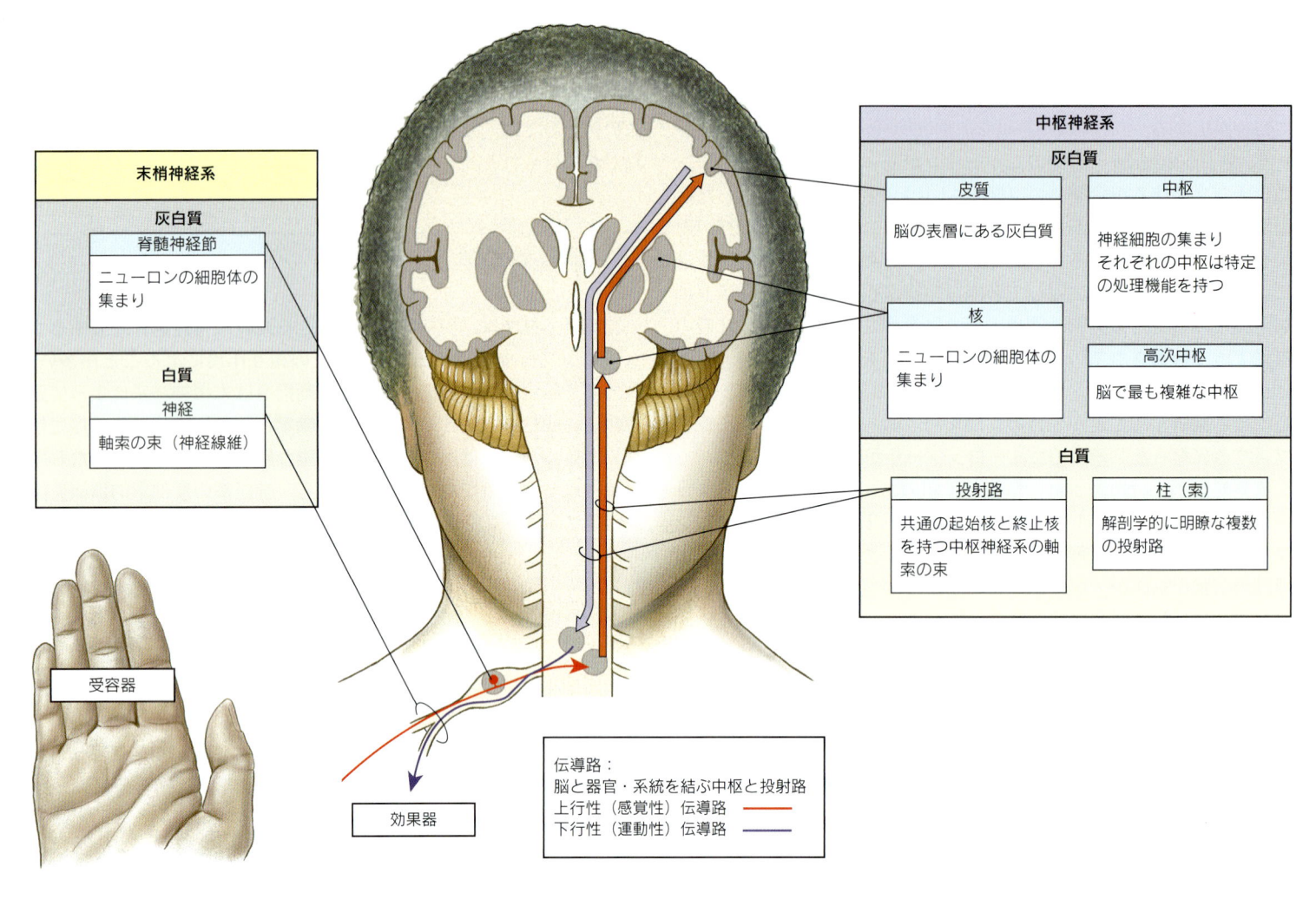

図 13-15　神経系の解剖学的機構

の軸索がある。これらの束は**神経路** tract と呼ばれる。脊髄の神経路はさらに太い集団を形成し，**柱** column と呼ばれている。

● 中枢と身体の各部を結ぶ神経路は**伝導路** pathway と呼ばれる。例えば，**感覚性伝導路（上行性伝導路）** sensory pathway は感覚情報を末梢の受容器から脳の処理センターに伝え，**運動性伝導路（下行性伝導路）** motor pathway は運動制御に関する中枢からの命令を，それらが支配する効果器に伝える。

✓ 2種類のシナプスについて述べなさい。

✓ 一般的に，興奮性シナプスと抑制性シナプスはどのように異なりますか。

✓ 発散の機能を持ったニューロンプールと収斂の機能を持ったニューロンプールの違いを述べなさい。

✓ 中枢神経系における，中枢，神経路，伝導路の解剖学的構造について述べなさい。

◆発生学ノート◆　神経系の発生のあらまし

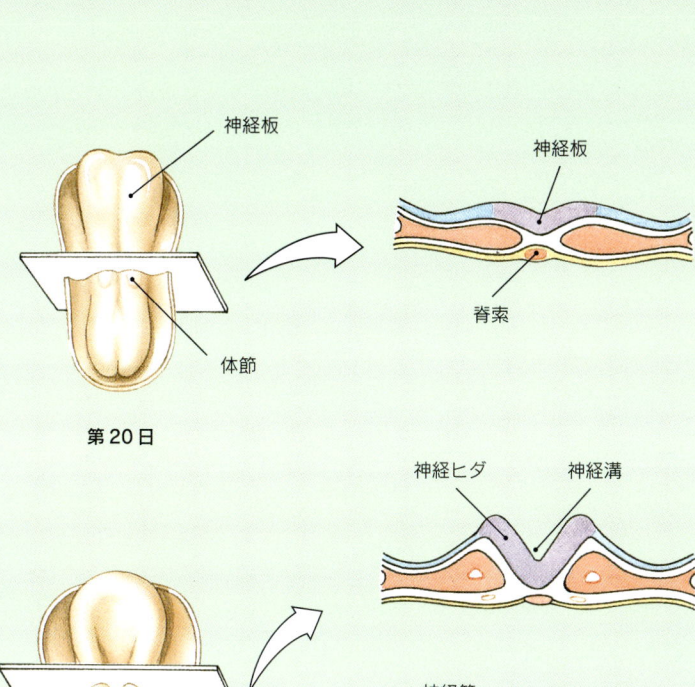

第20日

第2週末には、**体節** somite が**脊索** notochord（☞発生学ノート「筋系の発生」）の両側に現れる。正中線近くの外胚葉が肥厚し、盛り上がった**神経板** neural plate を形成する。神経板は将来の頭部付近で最も大きい。

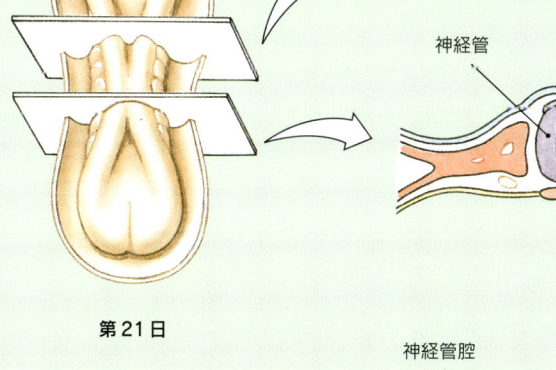

第21日

神経板の長軸に沿って**神経溝** neural groove が生じる。その上縁は**神経ヒダ** neural fold といい、左右のヒダが次第に接近する。第3週の終わり頃、神経ヒダは神経板の中央付近で癒合する。

神経ヒダは癒合して**神経管** neural tube を形成し、やがて神経管は表層の外胚葉から離れる。この過程を**神経管形成** neurulation と呼び、1週間もたたないうちに完成する。軸骨格と神経管周囲の筋の形成は発生学ノート「筋系の発生」で説明する。

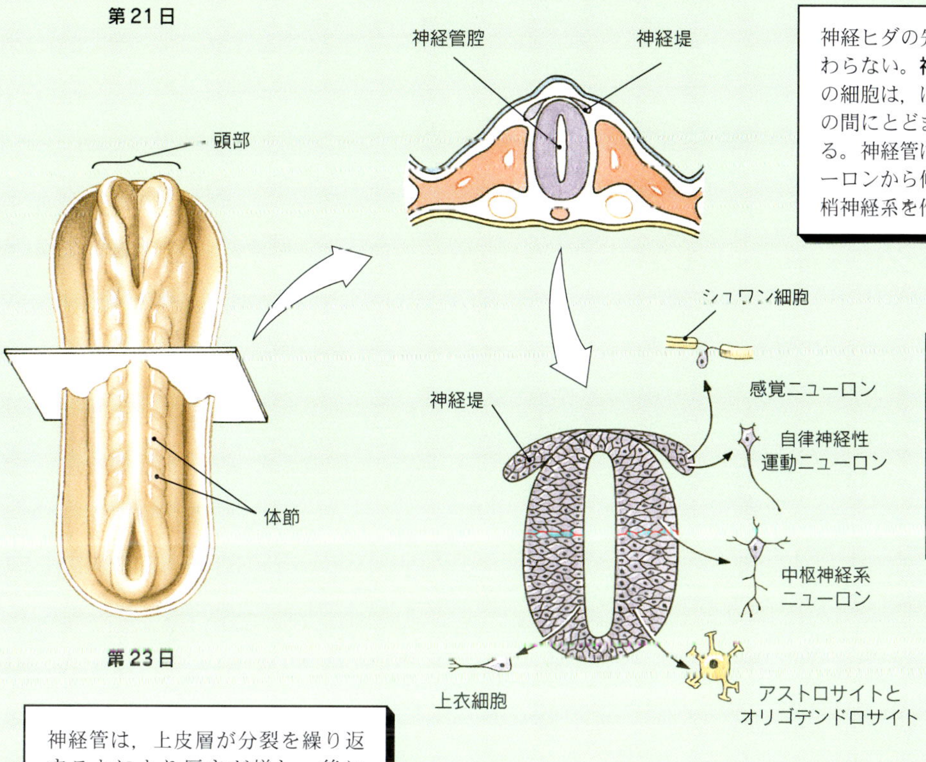

神経ヒダの先端にある細胞は神経管の形成に加わらない。**神経堤** neural crest と呼ばれるこれらの細胞は、はじめ神経管の背側表面と外胚葉との間にとどまるが、その後ほかの場所へ移動する。神経管は中枢神経系になる。神経管のニューロンから伸びる軸索や神経堤細胞の軸索が末梢神経系を作る。

第23日

神経管は、上皮層が分裂を繰り返すことにより厚さが増し、後に様々な細胞が分化する。

神経管の細胞群はニューロンに分化したり、アストロサイトやオリゴデンドロサイトになる。中枢および末梢神経系のその後の発生は、発生学ノート「脊髄と脊髄神経の発生」「脳と脳神経の発生」に記載してある。

第14章 神経系：脊髄と脊髄神経

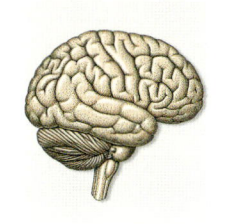

中枢神経系は，脊髄と脳から成り立っている。脳と脊髄はつながっているが，両者は機能的に独立している。脊髄は，脳に出入りする情報の通路であるばかりでなく，情報を統合して処理する独自の機能を持っている。本章では，脊髄の解剖を述べるとともに，脊髄で起こる統合活動をみてみよう。

1. 脊髄の肉眼解剖

成人の脊髄（図14-1a）の長さは，約40〜45 cmである。脊髄の背側面には，**後正中溝** posterior median sulcus という浅い溝があり，腹側面には，**前正中裂** anterior median fissure という深い切れ込みがある。

脊髄は頚髄，胸髄，腰髄，仙髄の部分からなり，それぞれの部分はその部とそれより下位の部分に関連した神経路を含んでいる。例えば，胸髄は，胸髄，腰髄，仙髄に関連したすべての神経路を含んでいる。それに対して仙髄は，この部に出入りする神経路のみから構成されている。頚髄〜仙髄はさらにいくつかの髄節に分けられ，灰白質と白質の相対量（図14-1d）は各分節によって異なる。

四肢に感覚性・運動性神経を送る脊髄の分節では，灰白質の量がかなり多い。これは，四肢の複雑な筋肉をコントロールする体性運動ニューロンの活動を調整するための介在ニューロンが含まれているからである。このような部分は，脊髄が膨らんで**膨大部** enlargement を形成している（図14-1a）。**頚膨大** cervical enlargement は上肢帯と上肢に，**腰膨大** lumbar enlargement は下肢帯と下肢に神経線維を送っている。腰膨大から下の脊髄は先細り，第1腰椎あるいはその下縁の高さで円錐状の**脊髄円錐** conus medullaris となって終わる。脊髄円錐の下端から，**終糸** filum terminale という細い索状物が第2あるいは第3仙椎の高さまで伸びている（図14-1a, c）。終糸は尾骨靱帯の構成要素で，脊髄を長軸方向に支えている。

脊髄は31個の髄節に分けられる。それぞれの髄節は文字と番号で呼ばれる。例えば，第3頚髄 3rd cervical segment はC₃と表わされる（図14-1a）。

それぞれの髄節から1対の**前根** ventral root と**後根** dorsal root が出る。後根には**脊髄神経節** dorsal root ganglion がある。この神経節のなかには感覚ニューロンの細胞体が含まれており（☞第6章），神経節の感覚ニューロンの軸索は後根をなす（図14-1b, d）。前根は，末梢の効果器を制御する体性・内臓性運動ニューロンの軸索を含んでいる。それぞれの分節の後根と前根は，椎間孔を通って脊柱管を出る（☞第6章）。

前根と後根は合流して**脊髄神経** spinal nerve を形成するが，すぐに前枝と後枝に分かれ，前枝は四肢と大部分の体幹へ，後枝は背部に至る（図14-1d，図14-2d，図14-3）。すべての脊髄神経は求心性（感覚性）と遠心性（運動性）の神経線維を含んでいるので，**混合性神経** mixed nerve に分類される。

脊髄は，脊柱の成長とともに4歳頃までその幅径と長さを増していく。この頃の前根と後根は短い。4歳を過ぎても脊柱は成長を続けるが，脊髄の成長は遅くなる。この成長速度の違いによって後根と前根は次第に引き伸ばされていき，脊髄神経節や脊髄神経の始まり部分は脊髄分節からかなり離れてしまう。成人では，脊髄下端は第1〜2腰椎の高さまでしか達しない。

脊髄円錐からは，終糸，前根，後根が長く尾方に伸び出しており，馬の尾に似ているので，**馬尾** cauda equina と呼ばれる。

> **□ 臨床ノート　帯状疱疹**
>
> **帯状疱疹** herpes zoster は，帯状疱疹ウイルスが脊髄神経節や脳神経の神経節のなかの神経細胞を攻撃する。子どもの頃にこのウイルスに感染すると，大人になって帯状疱疹が発症することがある。最初の感染では水痘症状が起こり，その後，このウイルスは神経細胞内に休眠状態でとどまる。何がこのウイルスを眠りから呼び起こすのか，いまだに分かっていない。幸いなことに，通常は帯状疱疹は完治し，不愉快な記憶が残るだけである。
>
> 成人になって帯状疱疹にかかるのは，たいていは1度きりである。しかし，AIDSや癌などで免疫機能が弱った人では，再発することがある。治療としては，抗ウイルス薬のアシクロビル（ゾビラックス®）の大量投与が行われる。

2. 脊髄髄膜

脊髄は**脊髄髄膜** spinal meninx によって囲まれており，周囲から保護されている。脊髄髄膜は脊髄を安定させるとともに，外部からの衝撃を吸収する役目を果たしている（図14-1b, c）。脊髄髄膜は脊髄全体と脊髄神経の根部を被っており（図14-2），頭蓋の大後頭孔で**脳髄膜** cranial meninx（☞第15章）に移行する。脊髄髄膜のなかには血管が通っており，酸素と栄養素を脊髄に供給している。髄膜は硬膜，クモ膜，軟膜の3層からなる。脊髄髄膜は椎間孔で前根と後根を取り巻き，脊髄神経とその枝を被う結合組織に続いている（図14-2c, d）。

A. 硬膜

硬膜 dura mater は強靱な線維性の膜で，脊髄髄膜の最外側をなす（図14-1b, c）。脊髄硬膜は密性不規則性結合組織からできており，その外表面と内表面は単層扁平上皮で被われている。外側の上皮は脊柱管の骨性壁と癒着しておらず，その間には疎性結合組織や血管，脂肪組織を含む**硬膜上腔** epidural space という間隙がある（図14-2d）。

硬膜は頭蓋底，仙骨，椎骨と局所的に癒着しているので，脊髄は脊柱管内で安定した位置をとることができる。硬膜は，頭側では大後頭孔の縁で頭蓋腔の骨膜と癒合しており，尾側では，膠原線維性の密な索状物となり，最終的には終糸と一緒になって**尾骨靱帯** coccygeal ligament を形成する。尾骨靱帯は仙骨管に伸び出し，仙骨と尾

骨の骨膜と癒合している。この頭部と仙骨部における骨膜との癒合は，脊髄の長軸方向の安定性をもたらしている。また，硬膜上腔の結合組織と硬膜が脊髄神経根に付着しているので，側方の支持がなされている。脊髄硬膜の結合組織は，脊髄神経を取り巻く結合組織とつながっている（図14-2a, c, d）。

B. クモ膜

硬膜とその下層にあるクモ膜 arachnoid とは狭い硬膜下腔 subdural space で隔てられているといわれるが，生体ではそのような腔は存在しないようである。硬膜の内側面はクモ膜の外表面と接している

(b) 頚胸部の脊髄の後面観

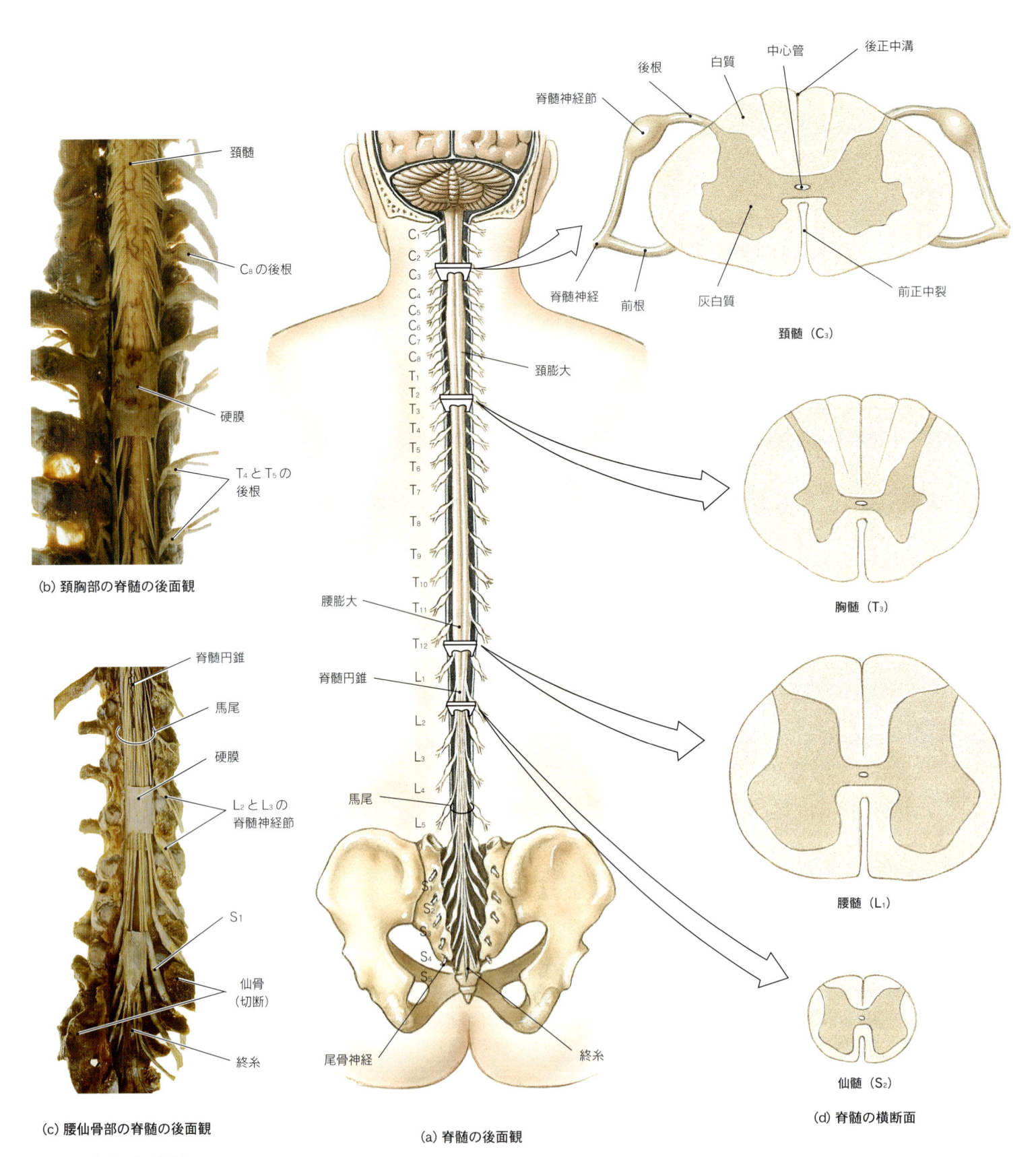

(c) 腰仙骨部の脊髄の後面観

(a) 脊髄の後面観

頚髄（C₃）

胸髄（T₃）

腰髄（L₁）

仙髄（S₂）

(d) 脊髄の横断面

図 14-1　脊髄の肉眼解剖
(a) 成人脊髄の表面解剖と位置関係，(b) 頚胸部の脊髄を剖出して後ろから見たところ，(c) 脊髄円錐，終糸と付随する脊髄神経根を剖出して後ろから見たところ，(d) 脊髄の様々な横断面における灰白質と白質の配置（断面図の下が前）

14 神経系：脊髄と脊髄神経

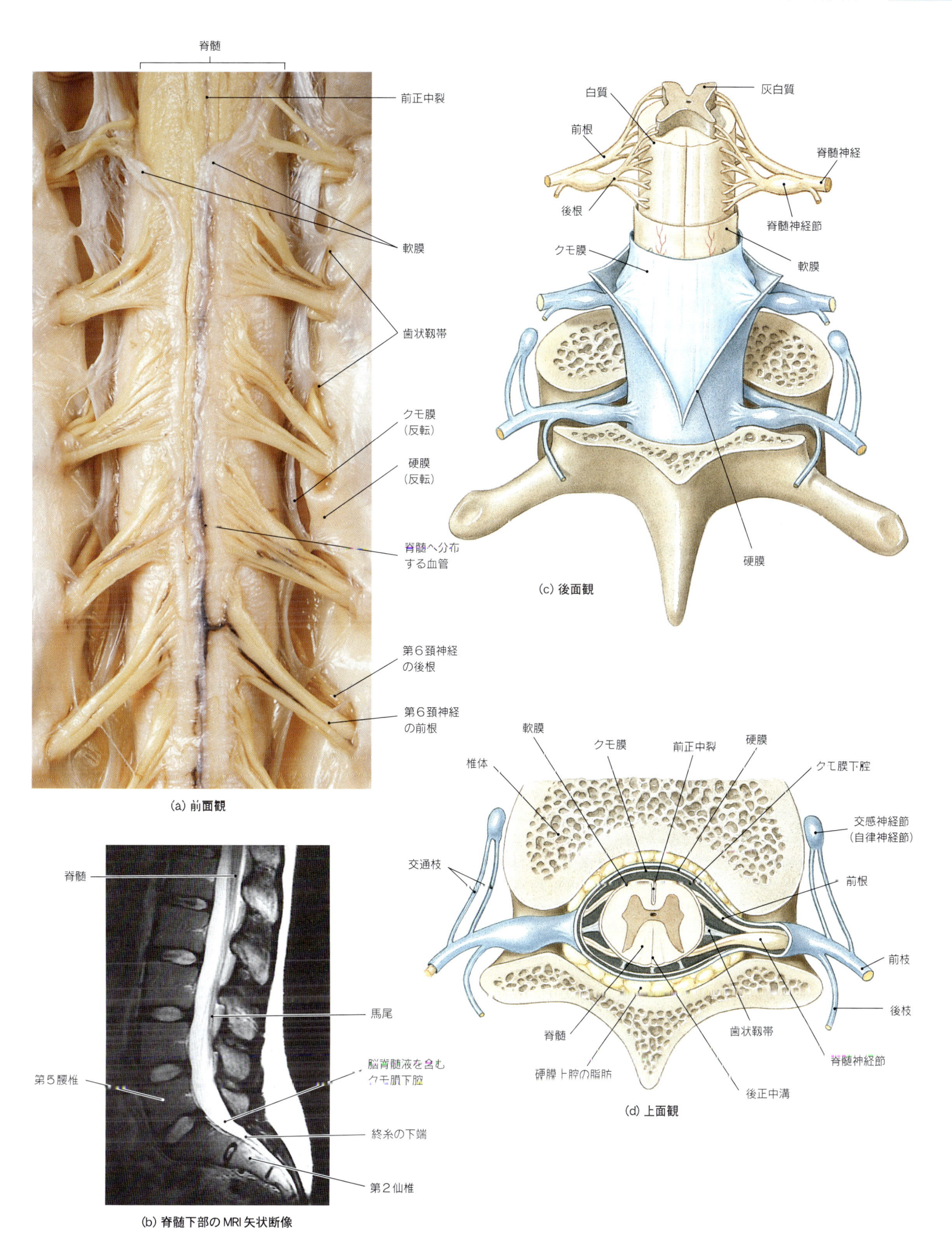

図 14-2　脊髄と脊髄髄膜

(a) 前面観

(b) 脊髄下部の MRI 矢状断像

(c) 後面観

(d) 上面観

（図14-2a, c, d）。クモ膜は単層扁平上皮で被われている。

最内層の軟膜との間は**クモ膜下腔** subarachnoid space と呼ばれ，**脳脊髄液** cerebrospinal fluid で満たされている。脳脊髄液は外界の衝撃を吸収し，そこにはガス，栄養素，化学物質，老廃物が溶け込んでいる。クモ膜下腔には，線維芽細胞が変化した細胞が作り出した膠原線維と弾性線維の網目構造があり，クモ膜小柱という線維束がクモ膜内面から軟膜に伸びている。その間隙を脳脊髄液が流れる。脳脊髄液を採取したり麻酔剤を注入する際には，第3・4腰椎間から穿刺を行ってクモ膜下腔に針を到達させる（図14-4）。

C. 軟膜

軟膜 pia mater は脊髄髄膜の最内層の膜で，膠原線維と弾性線維からなり，その一部はクモ膜小柱と交じっている（図14-2a, c, d）。

脊髄に分布する血管は軟膜で被われている。軟膜はその下の神経組織と密に結合している。脊髄の表面にはアストロサイトの薄い層があるが，この細胞から細胞質突起が伸びて，脊髄軟膜の膠原線維とつながっている。

脊髄の両側から軟膜が側方に伸びて，軟膜とクモ膜が硬膜に結合する（図14-2a, d）。この結合を**歯状靱帯** denticulate ligament といい，脊髄の全長にわたって存在する。この靱帯は，脊髄が側方や下方に移動するのを防いでいる。

脊髄軟膜の結合組織は脊髄円錐下端で終糸と連続している。前述したように，終糸は尾骨靱帯と癒合しており，これが脊髄の上方移動を防いでいる。

- ✓ 脊髄神経のどの根が障害されると，運動機能が侵されますか。
- ✓ 脊髄周囲で脳脊髄液がある場所は何と呼ばれますか。
- ✓ 2つの脊髄膨大部について述べなさい。なぜそこで大きくなっているのですか。

臨床ノート　腰椎穿刺と脊髄造影

脳脊髄液を採取し，検査することがある。脳脊髄液は中枢神経組織と密接しているので，病原体や細胞片，あるいは代謝産物の検出が可能である。

脳脊髄液は通常，**脊椎穿刺** spinal tap によって採取されるが，この際，脊髄を傷つけてはならない。成人の脊髄は第1～2腰椎の高さで終わっている。第2腰椎から仙骨の間は馬尾になっており，周囲にかなりの量の脳脊髄液がある。**腰椎穿刺** lumbar puncture では，側臥位で膝をかかえるようにして脊柱を屈曲させた体位をとらせるが，このようにすると，下位腰椎の間（例えば第3，第4腰椎間）からクモ膜下腔に容易に針を入れることができる（図14-4a）。脊椎穿刺は中枢神経の感染が疑われるときや，ひどい頭痛，脳卒中などを診断する際に行われる。

脊髄造影 myelography では，X線不透過性の造影剤をクモ膜下腔に入れる。X線写真を撮ると，脳脊髄液はこの色素のため白く写る（図14-4b）。腫瘍，炎症あるいは癒着で脳脊髄液の循環が妨げられると，それがシルエットとなって見える。

重篤な感染や炎症，あるいは白血病の際は，抗生物質，ステロイド，抗癌剤をクモ膜下腔に注入することがある。

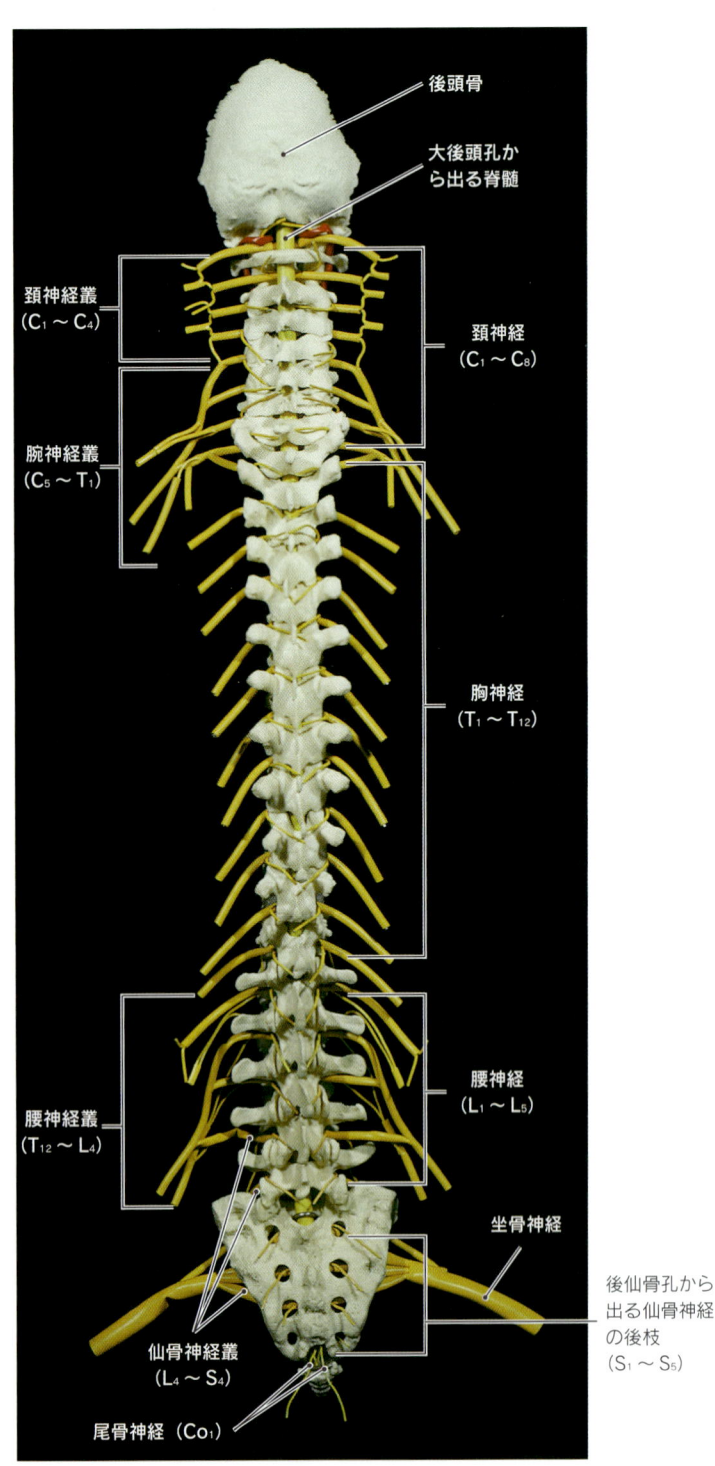

図14-3　脊柱と脊髄神経（後面観）

頚神経叢（C_1～C_4）／頚神経（C_1～C_8）／腕神経叢（C_5～T_1）／胸神経（T_1～T_{12}）／腰神経叢（T_{12}～L_4）／腰神経（L_1～L_5）／仙骨神経叢（L_4～S_4）／尾骨神経（Co_1）／後仙骨孔から出る仙骨神経の後枝（S_1～S_5）／坐骨神経／後頭骨／大後頭孔から出る脊髄

3. 脊髄の断面

脊髄は前正中裂と後正中溝で左右に分けられる（図14-5）。脊髄の断面を見ると，中央にはH型をした**灰白質** gray matter があり，ニューロンと神経膠細胞が主体をなしている。灰白質の中央には**中心管** central canal が縦に走っている。灰白質が脊髄の表層に向かって突出している部分を**角** horn という（図14-5a, b）。脊髄の辺縁部にある**白質** white matter には多数の神経線維が走っており，神経路や索を構成している。

A. 脊髄灰白質の構成

脊髄灰白質にある神経細胞は，神経核と呼ばれる集団を構成しており，特定の機能に関与している。

後角 posterior horn には体性および内臓性の**感覚性神経核** sensory

14 神経系：脊髄と脊髄神経

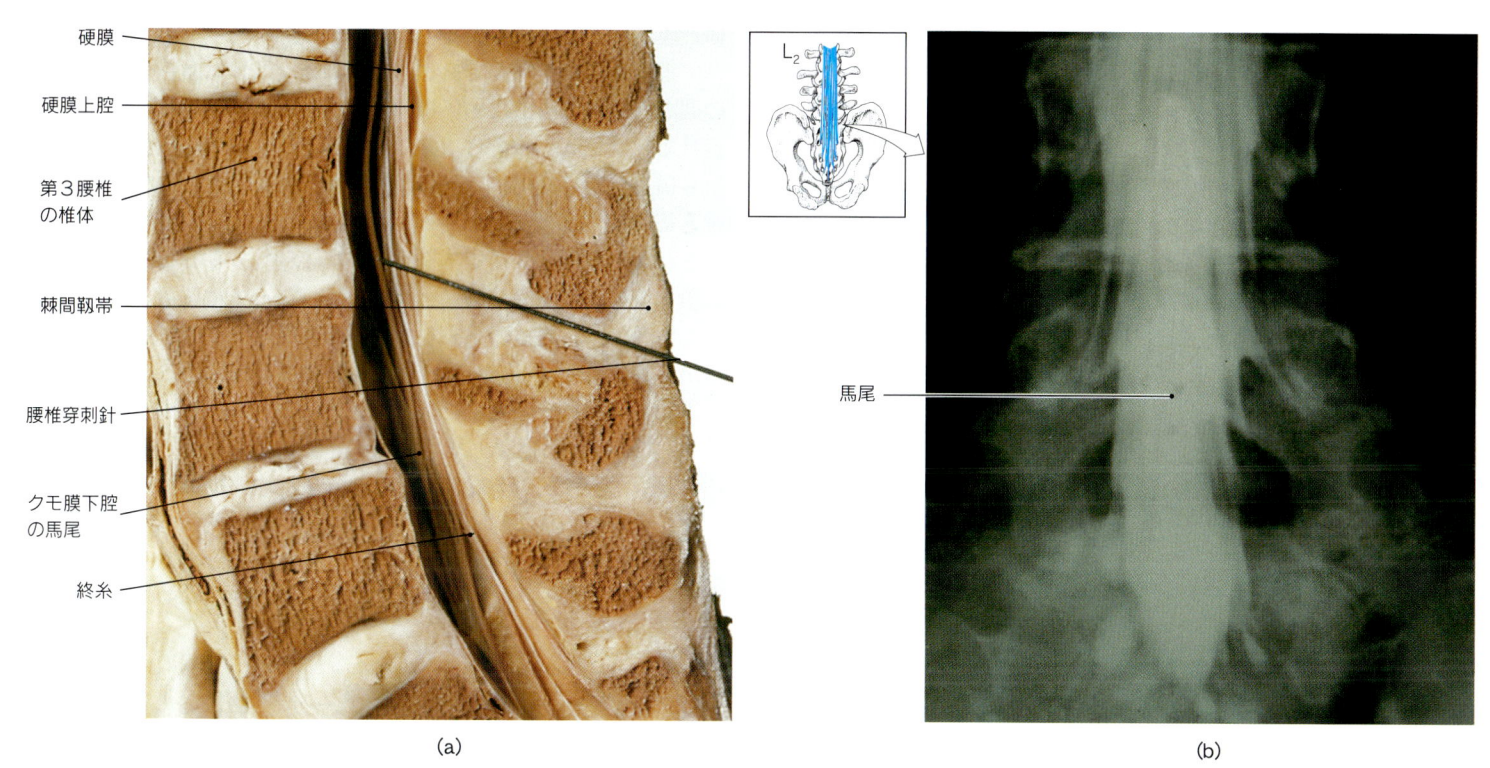

(a) 硬膜／硬膜上腔／第3腰椎の椎体／棘間靱帯／腰椎穿刺針／クモ膜下腔の馬尾／終糸

(b) 馬尾

図 14-4　脊髄穿刺と脊髄造影法
(a) 腰椎穿刺の針先はクモ膜下腔に達し，馬尾の神経間にある．穿刺針は，第3と第4腰椎の棘突起間の正中線上で斜め上方に穿刺する．針が硬膜を貫いてクモ膜下腔に入れば，脳脊髄液が出てくる．
(b) 脊髄造影像．クモ膜下腔へ造影剤を入れてX線撮影したもので，下位腰部に位置する馬尾が示されている．

nucleus がある．感覚性神経核は，末梢受容器から感覚情報を受け取り，視床などの上位中枢に中継したり反射弓の形成にあずかる．**前角** anterior horn には体性運動を制御する**運動性神経核** motor nucleus がある．運動性神経核は，末梢の効果器へ命令を出す（図14-5b）．**側角** lateral horn は胸髄と上位腰髄に見られるが，ここには交感神経の内臓性の運動性神経核がある．中心管の前後を横走する**前・後灰白交連** anterior and posterior gray commissures には，交叉して対側に至る神経線維が含まれている（図14-5b）．

図14-5b, c は頚膨大の前角にある体性運動核の分布を示している．前角の大きさは，その髄節が支配している骨格筋の数に比例する．すなわち，上・下肢の筋肉を制御する頚・腰髄では前角が大きくなる．

B. 脊髄白質の構成

脊髄白質は前索，側索，後索の3つの部位に分けられる（図14-5c）．**前索** anterior funiculus は前角と前正中裂の間，**後索** posterior funiculus は後角と後正中溝の間，**側索** lateral funiculus は前索と後索の間に当たる．後索はさらに内側にある薄束と外側にある楔状束に分けられ，前者は下肢や殿部からの，後者は体幹や上肢からの感覚ニューロンが通る（図14-5c）．左右の前索は**白交連** white commissure で結ばれている．

索には**神経路** tract が含まれている（☞第10章）．感覚情報や運動命令を伝える神経路の軸索では，直径や髄鞘形成および伝達速度が比較的均一である．感覚あるいは運動情報は，脊髄の前索などの索を通って脳に伝えられる．**上行路** ascending tract は感覚情報を脳に伝え，**下行路** descending tract は運動指令を脊髄に伝える．

臨床ノート　脊髄損傷

脊髄が損傷されると，感覚脱失や運動麻痺が起こるが，これは特定の神経核や伝導路が傷害を受けたことによる．重篤な脊髄傷害では，はじめに感覚性および運動性の麻痺が生じる時期があり，**脊髄ショック** spinal shock と呼ばれる．骨格筋は弛緩し，体性および内臓性の反射も消失し，脳は触覚や温痛覚を受け取ることができなくなる．これらの症状がどれだけ回復するかは，傷害の部位と程度による．

強打や銃撃を受けると，脊髄損傷がなくても**脊髄振盪** spinal concussion が起こることがある．脊髄振盪でも脊髄ショックの時期があるが，症状は一過性で，数時間以内に完全に回復することもある．ひどいむちうちや墜落によって脊髄に物理的な損傷が生じて**脊髄挫傷** spinal contusion が起こると，髄膜や脊髄内に出血して脳脊髄圧が高くなり，損傷部が変性することもある．数週以上かけて徐々に回復するが，機能喪失を残す場合もある．椎骨片などの異物によって**脊髄裂傷** spinal laceration が起こると，回復は極めて遅く不完全であることが多い．**脊髄圧迫** spinal compression は，脊柱管内で脊髄が物理的に圧迫された場合をいい，脊髄が完全に切断された場合を**脊髄切離** spinal transection という．現在の外科手術では横断された脊髄を修復することはできないが，実験的には部分的な機能回復が認められている．

脊髄損傷では，脊髄圧迫，裂傷，挫傷と部分的横断が複合している場合がある．外科的に患部を圧迫から解放することは，これ以上に損傷が進行するのを防ぐとともに，回復につながる場合もある．

第4, 5頚椎より上位の頚髄が損傷すると，上肢と下肢の感覚と運動制御が失われることがある．このような麻痺を**四肢麻痺** quadriplegia と呼ぶ．C_3〜C_5 が損傷すると主要な呼吸筋が麻痺し，人工呼吸器による呼吸補助を余儀なくされる．胸髄の損傷では，下肢の運動制御ができなくなる**対麻痺** paraplegia を起こすことがある．また，下位腰髄に損傷をきたすと馬尾などを圧迫し，末梢神経機能に問題が生じることがある．

14

- ✓ ポリオのために下肢の筋肉が動かなくなってしまった人がいる。この場合，感染した運動ニューロンは脊髄のどの部位にあると考えられますか。
- ✓ 脊髄の白質の構成について説明しなさい。
- ✓ 脊髄の表面に向かって突出する灰白質の部分を何といいますか。
- ✓ 脊髄白質の上行路と下行路はどのように違いますか。

4. 脊髄神経

脊髄からは31対の**脊髄神経** spinal nerve が出ており，隣接する椎体と連動して名付けられる（図14-1）。

一番上位の脊髄神経である第1頚神経（C_1）は頭蓋骨と第1頚椎の間から出る。そのため，頚神経だけはその神経より下位の椎骨の番号で呼ばれる。つまり，第2頚神経（C_2）は第2頚椎（C_2）の上から出る脊髄神経で，残りの頚神経も同様に名付けられる。第7頚椎と第1胸椎の間にある神経は第8頚神経（C_8）と名付けられる。すなわち，頚椎は7個であるが頚神経は8対あることになる。

第1胸椎より下方の脊髄神経は，神経の直上に位置する椎骨にちなんで名付けられる。つまり，第1胸神経（T_1）は第1胸椎の下から出るし，第4腰神経（L_4）は第4腰椎の下から出る。

末梢神経の結合組織は神経上膜，神経周膜，神経内膜の3層からなる（図14-6）。これらの名称は骨格筋の膜の名称と似ている（☞第9章）。しかし，筋肉の筋周膜は結合組織線維からなるが，神経

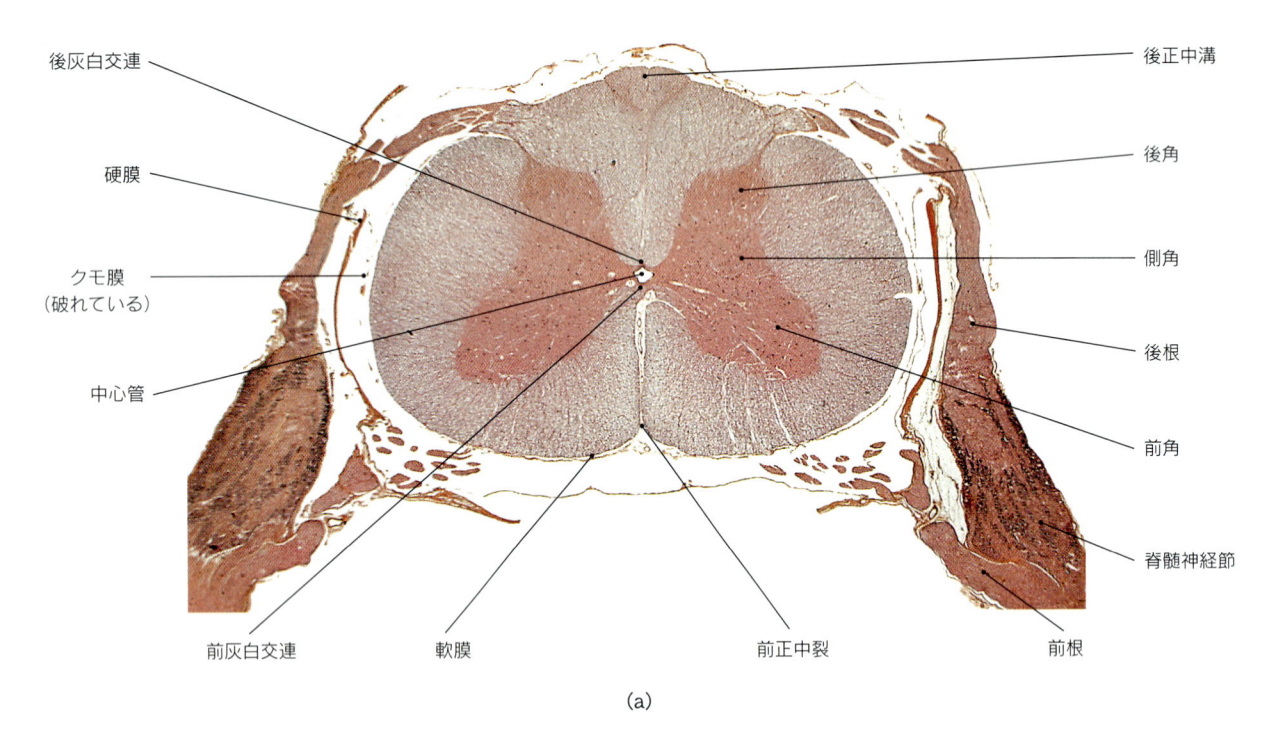

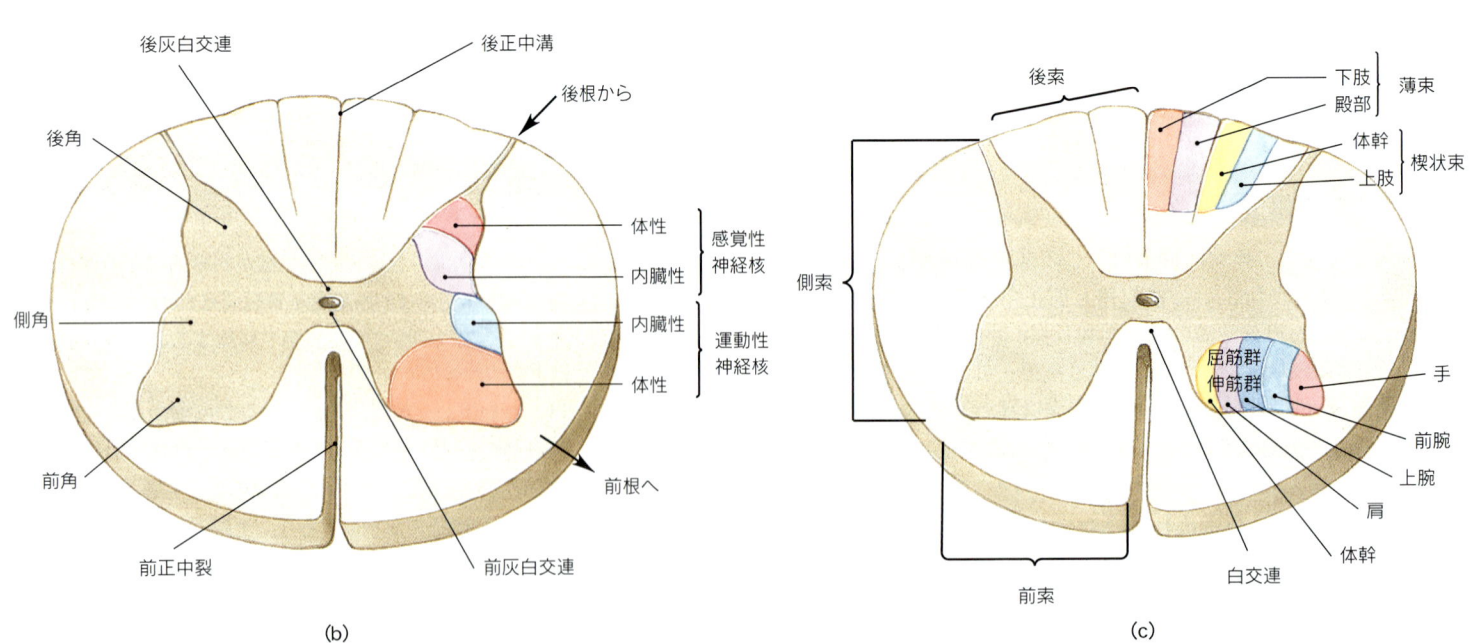

図14-5 頚髄の横断面
(a) 頚髄横断面の光顕像。
(b) 横断図の左半分は解剖学的構造を，右半分は前角，側角，後角の機能的構成を示す。
(c) 横断図の左半分は白質の主な索を示し，右半分は，後索の感覚路と前角の運動ニューロンの機能的構成を示す。

周膜は数層の扁平な細胞が神経線維束を取り囲み，末梢神経における血液神経関門として重要なバリアー作用を担っており，機能的・構造的に全く異なるものである。

　神経上膜 epineurium は線維性の鞘で，膠原線維の密な網工からなっている。椎間孔のところで，脊髄神経の神経上膜は脊髄硬膜に移行している。**神経周膜** perineurium によって，神経はいくつかの区画に分けられ，そこには**神経束** fascicle と呼ばれる軸索の束が入っている。**神経内膜** endoneurium は，各々の神経線維を取り巻いている繊細な結合組織である。神経上膜からは動・静脈が出入りし，神経周膜内で枝分かれして神経内膜に至り，毛細血管となる。この毛細血管は軸索とシュワン細胞に酸素と栄養素を供給する。

A. 脊髄神経の末梢分布

　脊髄神経の前根と後根は，椎間孔を通り抜ける際に合流して，脊髄神経となる。

　胸部と上位腰部では，脊髄神経から自律神経の枝が出て，**自律神経節** autonomic ganglion へ内臓運動性線維を運ぶ（図14-7a）。節前神経線維は有髄神経線維であるため白色を呈し，**白交通枝** white ramus communicans と呼ばれる。自律神経節からは無髄神経線維である節後神経が出て，脊髄神経の**灰白交通枝** gray ramus communicans を形成し，体幹，四肢の腺組織や平滑筋に分布する。灰白交通枝と白交通枝を総称して，**交通枝** rami communicantes と呼ぶ（図14-7a）。内臓に分布する節前あるいは節後神経線維は，脊髄神経と再び合流することはなく，内臓神経のように一連の独立した自律神経を形成している。

　脊髄神経は椎間孔を出てから，**前枝** ventral ramus と**後枝** dorsal ramus に分かれる。前枝は後枝より太く，背部を除く体幹や四肢の皮膚と筋肉に分布する。後枝は背部の皮膚と筋肉に分布し，その分布域は脊髄神経が始まるレベルに相当している。

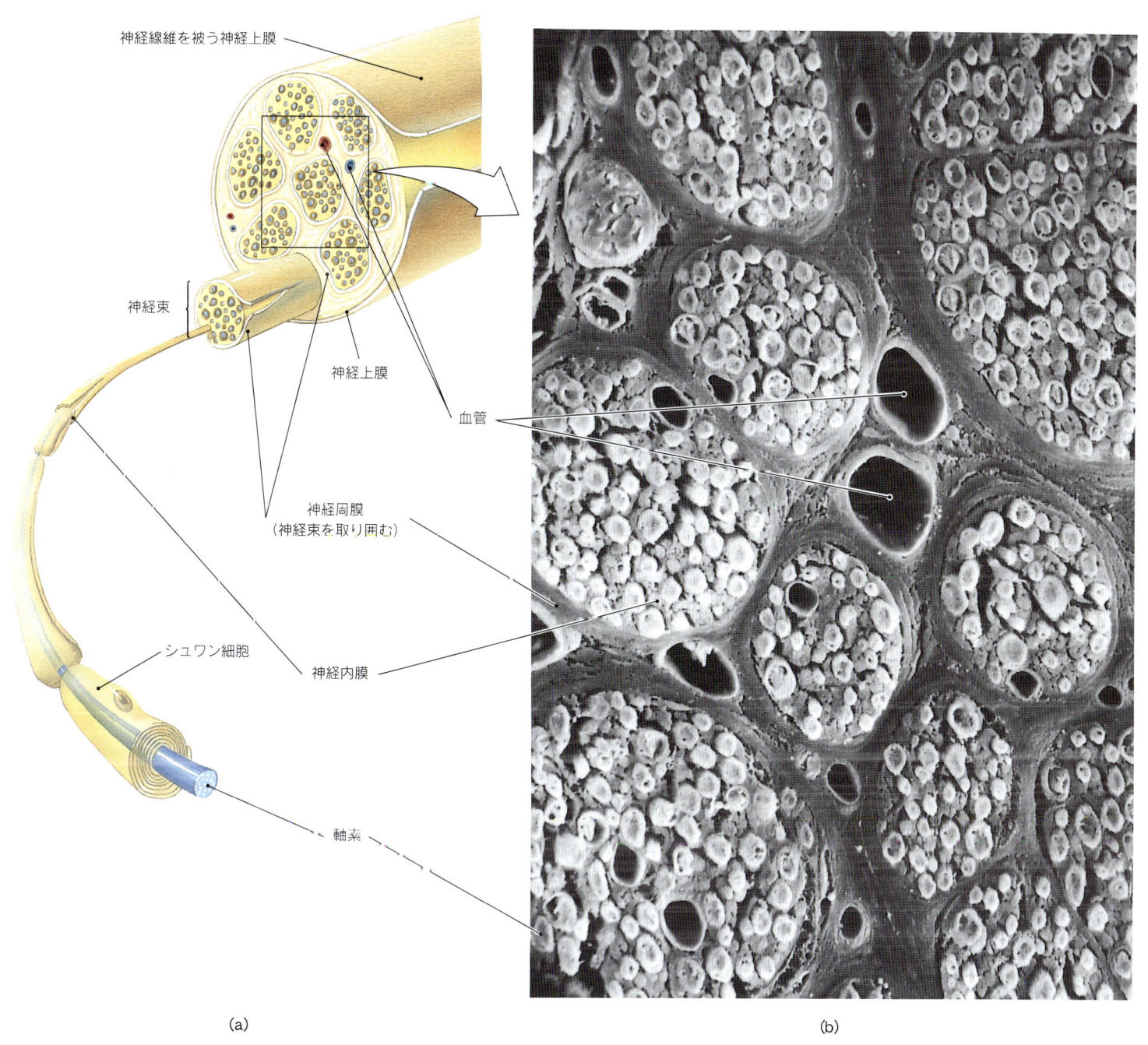

図14-6　末梢神経線維
（a）末梢神経線維の模式図，（b）断面の走査電顕写真（×425）(R.G. Kessel and R.H. Kardon：*Tissue and Organs; A Text-Atlas of Scanning Electron Microscopy*. W. H. Freeman & Co., 1979. より）

脊髄神経に含まれる感覚神経は，皮節と呼ばれる体表の特定領域を支配している（図14-8）。脊髄神経や脊髄神経節が侵されると，皮膚の特定領域に感覚障害が起こるので，皮節は臨床的に重要である。

皮節は脊髄の傷害部位を推察する手がかりになるとはいえ，皮節の境界は線で引かれるような明解で厳密なものではない。傷害部位を特定するには，運動機能の喪失や運動反射を見るのが適している。

B. 脊髄神経前枝と神経叢

頸部や上・下肢の骨格筋を支配する脊髄神経前枝の始まりの部分は複雑な形態をなす。発生の過程で，隣接する小さな骨格筋は癒合して大きな筋肉を形成する。しかし，それぞれの骨格筋を支配する神経はそのまま保持されるので，近くの脊髄神経前枝は吻合したり分枝したりする。このような複雑な神経の交雑を**神経叢** nerve plexusと呼ぶ。神経叢には，頸神経叢，腕神経叢，腰神経叢，仙骨神経叢がある（図14-3，図14-9）。

a. 頸神経叢

頸神経叢 cervical plexus は，第1頸神経（C_1）から第4頸神経（C_4）と，第5頸神経（C_5）の一部の前枝の筋枝と皮枝で構成される（図14-9，図14-10）。

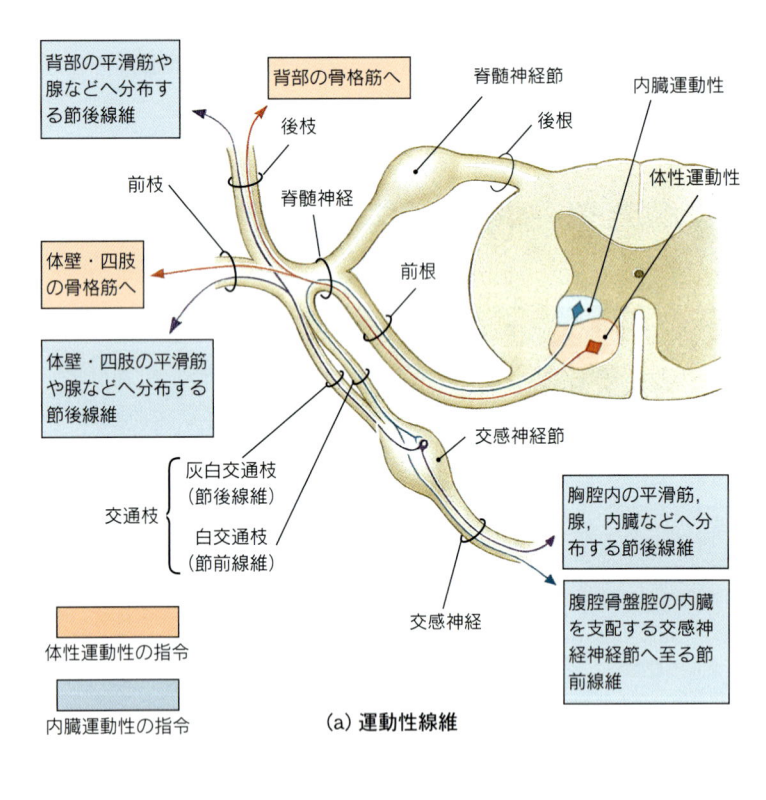

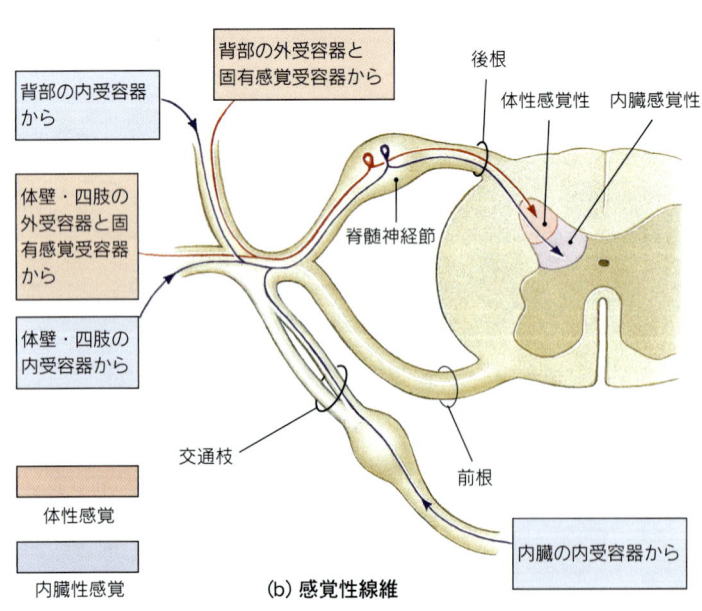

図14-7　脊髄神経の末梢分布の概念図
(a) 脊髄の運動ニューロンと脊髄神経の運動性線維の分布を示す。灰白交通枝は白交通枝より近位にあるが，この模式図では節前線維と節後線維の関連を分かりやすくしてある。
(b) 同様に，感覚ニューロンと感覚性線維の分布を示す。

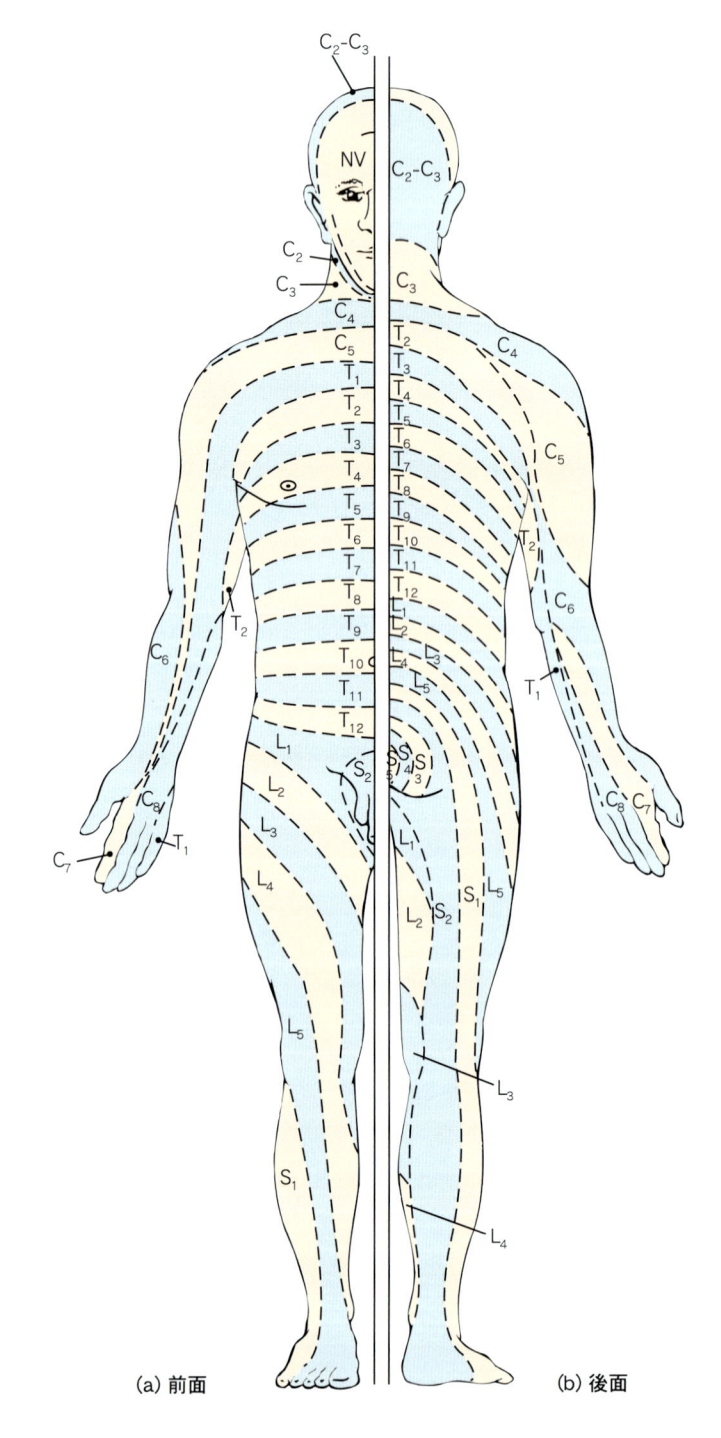

図14-8　皮節
皮節に対応する脊髄神経を示す。

神経系：脊髄と脊髄神経 14

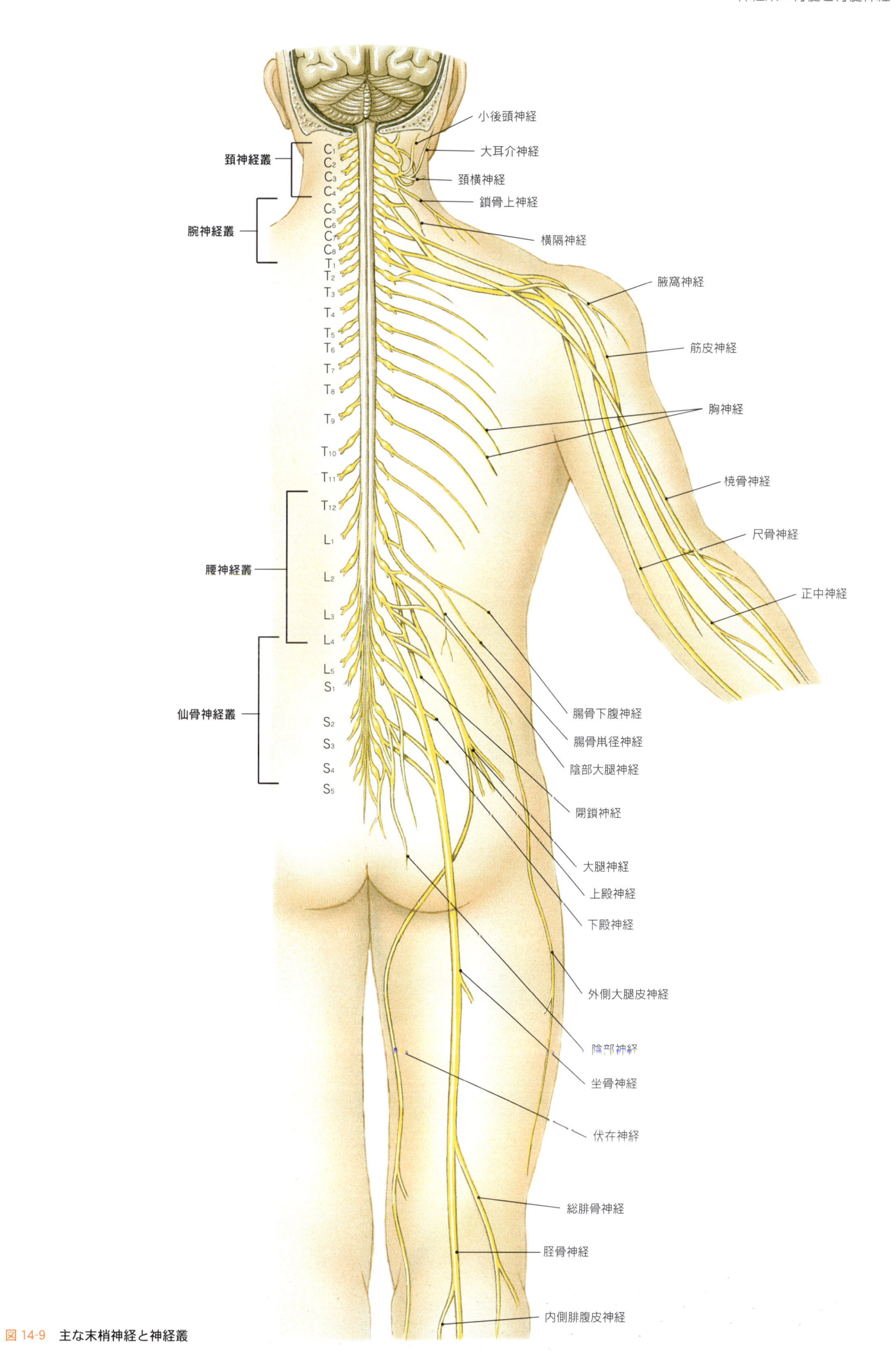

図 14-9　主な末梢神経と神経叢

【運動性の神経】

　筋枝は頸部の骨格筋に分布し，一部は**横隔神経** phrenic nerve となって胸腔内に入り横隔膜を支配する（表14-1）。そのほかの筋枝には**頸神経ワナ** ansa cervicalis から出る神経がある。頸神経ワナは上根と下根がループを作ったもので，ここから舌骨下筋群を支配する枝が出る。

【感覚性の神経】

　皮枝は頸部，肩および胸部上部に分布する。皮枝に属する神経には次のものがある。
- 小後頭神経 lesser occipital nerve：後頭部の皮膚に分布する。
- 頸横神経 transverse cervical nerve：側頸部から前頸部の皮膚に分布する。

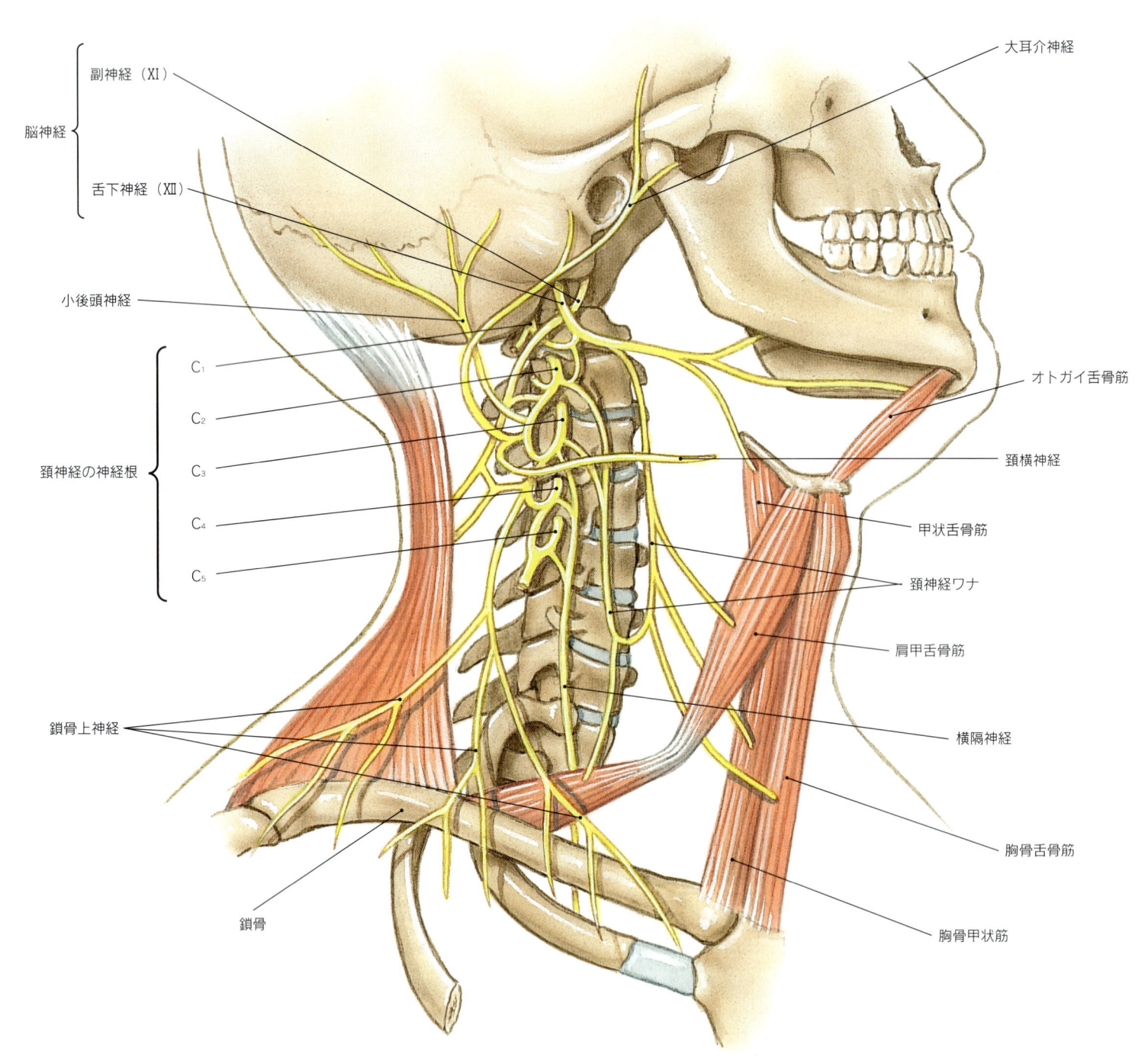

図 14-10　頸神経叢

表14-1　頸神経叢

神経叢	脊髄髄節	神経	分布
頸神経叢	C₁〜C₃	頸神経ワナ（上根と下根）	舌骨下筋群（胸骨甲状筋，胸骨舌骨筋，肩甲舌骨筋，オトガイ舌骨筋および甲状舌骨筋）
	C₂〜C₃	小後頭神経，頸横神経，鎖骨上神経，大耳介神経	上胸部，肩，頸部，耳介の皮膚
	C₃〜C₅	横隔神経	横隔膜
	C₁〜C₅	頸神経	斜角筋群，胸鎖乳突筋および僧帽筋（副神経とともに）

- **鎖骨上神経** supraclavicular nerve：鎖骨をまたぎ，上胸部の皮膚に分布する。
- **大耳介神経** greater auricular nerve：耳介と耳下腺付近の皮膚に分布する。

b. 腕神経叢

腕神経叢 brachial plexus（表14-2）は，第5頸神経（C_5）から第1胸神経（T_1）の前枝で構成され，上肢帯と上肢の皮膚と筋に分布する（図14-9，図14-11〜図14-13）。前斜角筋と中斜角筋の間を通り抜けて，鎖骨の後方を通って腋窩に至る。腕神経叢は脊髄神経が収束して太い**上神経幹** superior trunk，**中神経幹** middle trunk，**下神経幹** inferior trunk を作り，この神経幹からの分枝が再び相互に吻合して，**外側神経束** lateral cord，**内側神経束** medial cord，**後神経束** posterior cord を作る（外側，内側，後というのは，腋窩動脈に対する相対的位置関係による）。

外側神経束の主な神経は**筋皮神経** musculocutaneous nerve となり，一部は内側神経束とともに**正中神経** median nerve をなす。

表14-2 腕神経叢

神経叢	脊髄髄節	神経	分布
腕神経叢	C_5, C_6	腋窩神経	三角筋，小円筋，肩の皮膚
	$C_5〜T_1$	橈骨神経	上腕の伸筋群（上腕三頭筋）
			前腕の伸筋群（腕橈骨筋，橈側手根伸筋，尺側手根伸筋，総指伸筋など）
			母指外転筋
			上肢の後外側面などの皮膚
	$C_5〜C_7$	筋皮神経	上腕の屈筋群（上腕二頭筋，上腕筋，烏口腕筋）
			前腕外側面の皮膚
	$C_6〜T_1$	正中神経	前腕の屈筋群（橈側手根屈筋，浅・深指屈筋，長掌筋など）
			回内筋（円回内筋，方形回内筋）
			手の掌側面外側の皮膚
	C_8, T_1	尺骨神経	前腕の屈筋群の一部（尺側手根屈筋，深指屈筋の一部）
			母指内転筋，指の小さな筋
			手の内側面の皮膚

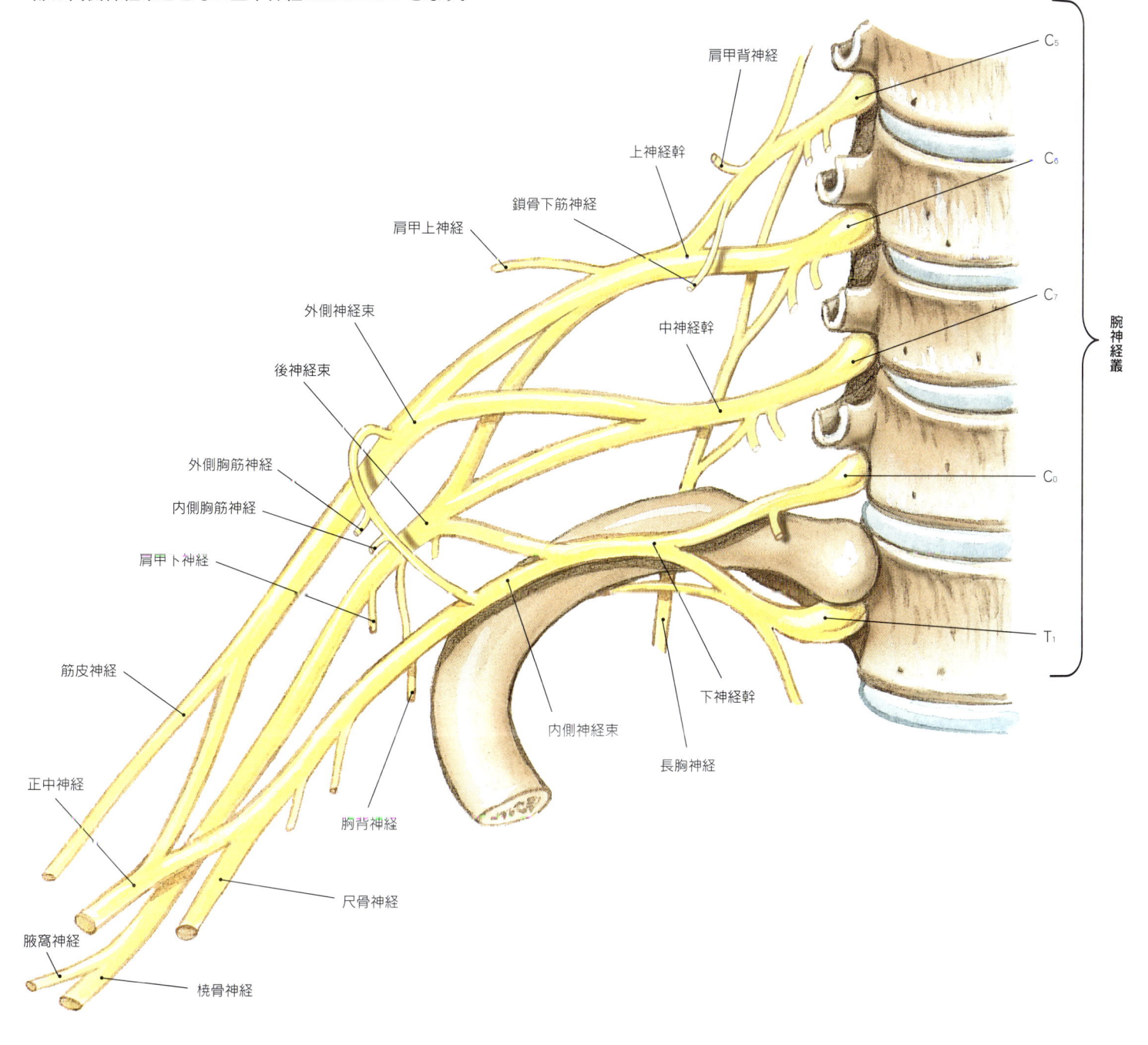

図 14-11　腕神経叢（前面観）

図 14-12　上肢の神経

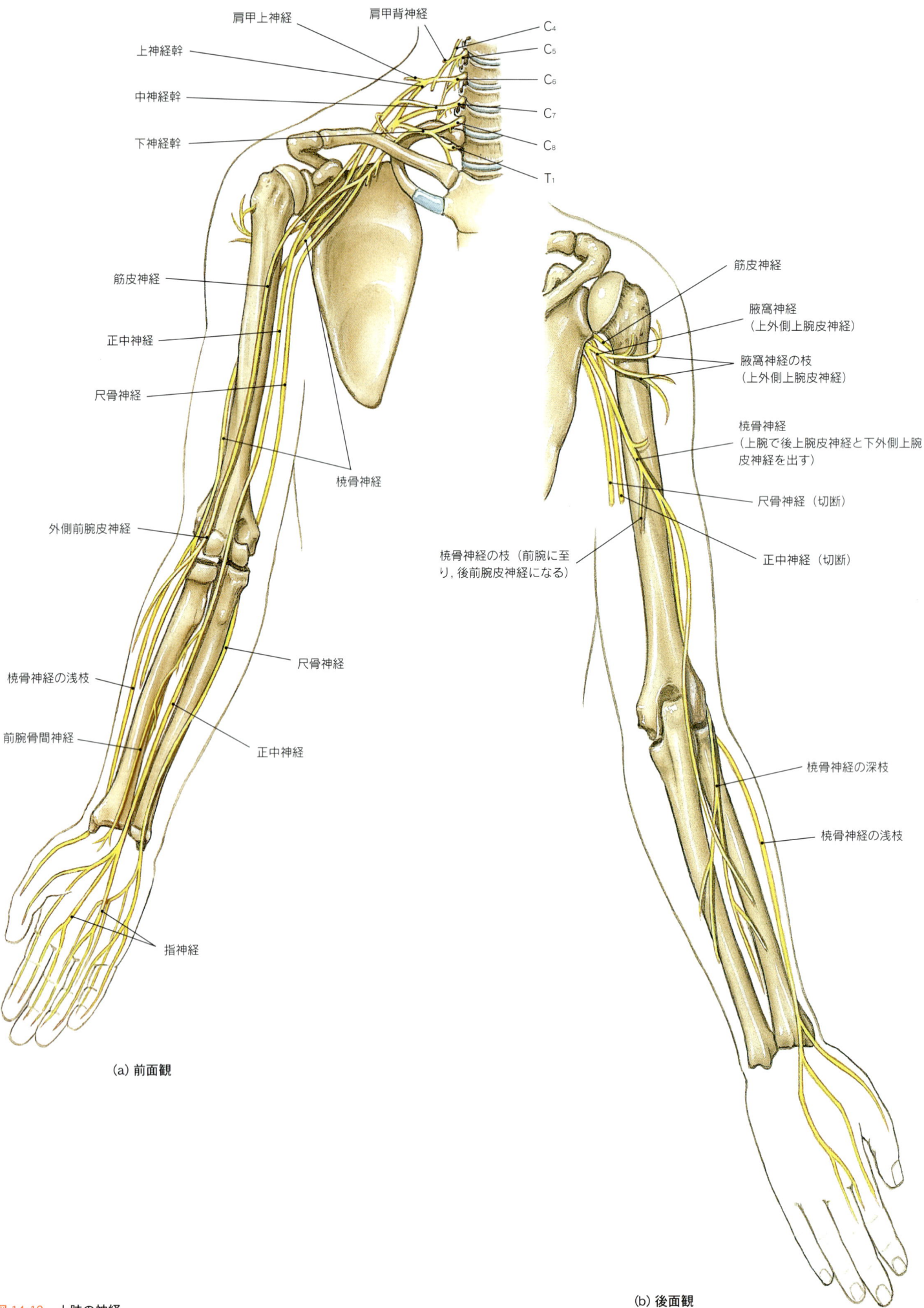

(a) 前面観
(b) 後面観

神経系：脊髄と脊髄神経

内側神経束の主な神経は**尺骨神経** ulnar nerve となり，一部は外側神経束とともに正中神経をなす。

後神経束の主な神経は**腋窩神経** axillary nerve と**橈骨神経** radial nerve となる。

腕神経叢から起こる神経とその特徴は次の通りである。

【運動性の神経】
神経幹や神経束の途中から分かれる枝で，以下の神経はすべて運動性の神経（筋枝）であり，骨格筋を支配する。

- **長胸神経** long thoracic nerve：前鋸筋を支配する。
- **肩甲背神経** dorsal scapular nerve：肩甲挙筋と大・小菱形筋を支配する。
- **鎖骨下筋神経** subclavian nerve：鎖骨下筋を支配する。
- **肩甲上神経** suprascapular nerve：棘上筋と棘下筋を支配する。
- **内側・外側胸筋神経** medial and lateral pectoral nerves：大胸筋と小胸筋を支配する。
- **胸背神経** thoracodorsal nerve：広背筋を支配する。
- **肩甲下神経** subscapular nerve：肩甲下筋と大円筋を支配する。

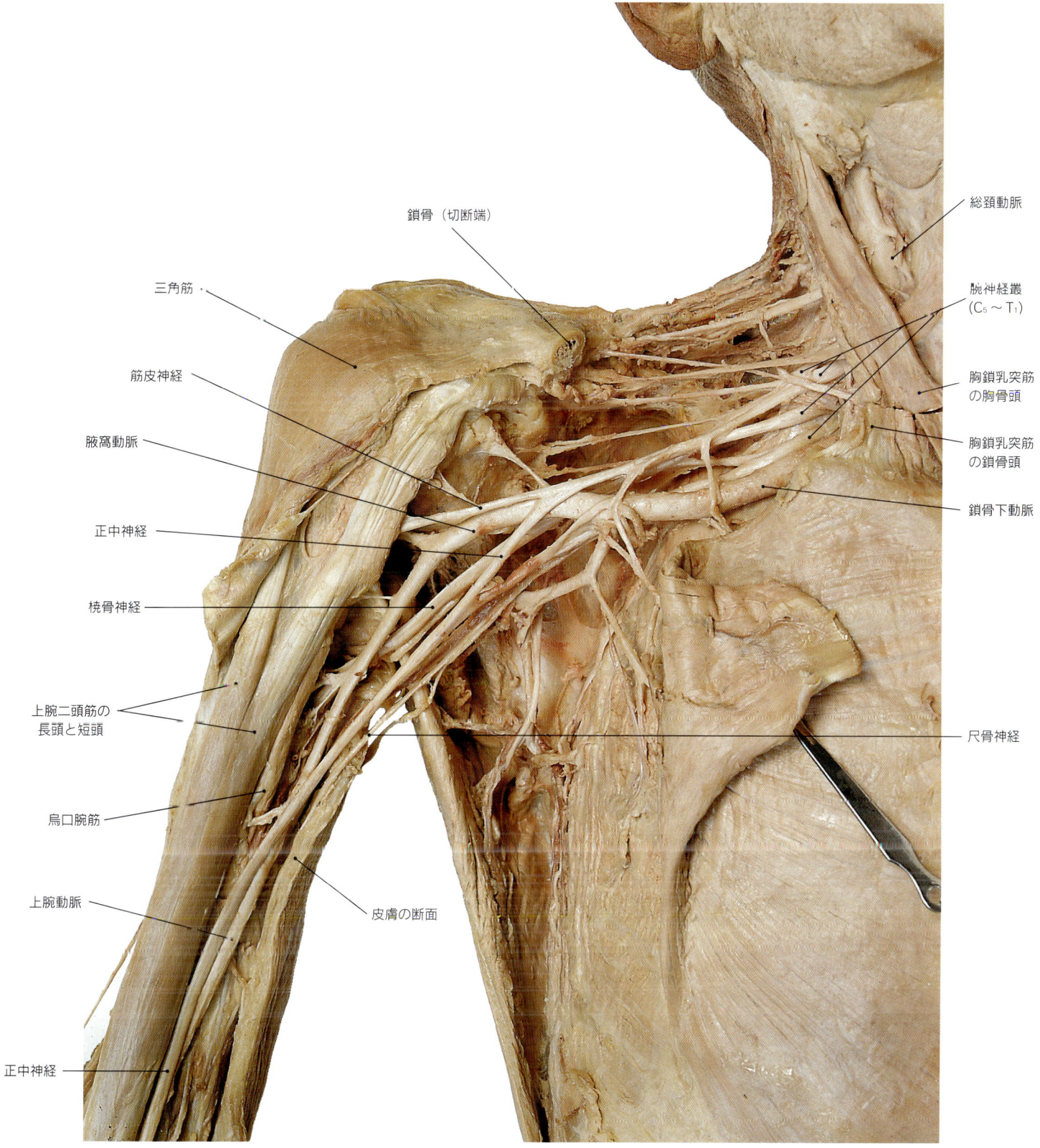

図 14-13　頚神経叢と腕神経叢

【感覚性の神経】
- **内側上腕皮神経** medial brachial cutaneous nerve：内側神経束から起こり，上腕内側の皮膚に至る。
- **内側前腕皮神経** medial antebrachial cutaneous nerve：内側神経束から起こり，前腕内側の皮膚に至る。

【混合性の神経】
神経束の延長として伸び出す神経は混合性の神経で，上肢帯と上肢の皮膚（皮枝）と骨格筋（筋枝）に分布し，長いものは指先に至る。

- **腋窩神経** axillary nerve
筋枝は三角筋，小円筋を支配する。
皮枝は上外側上腕皮神経となって肩や上腕上部の皮膚に分布する。

- **橈骨神経** radial nerve
後神経束の延長で，上腕骨の後側にある橈骨神経溝を斜め下方に横切って前腕の橈側を下って手に至る。
筋枝は上腕の伸筋群を，深枝は前腕の伸筋群を支配する。
皮枝は**後上腕皮神経** posterior brachial cutaneous nerve，**下外側上腕皮神経** inferior lateral brachial cutaneous nerve，**後前腕皮神経** posterior antebrachial cutaneous nerve となって，上腕と前腕の後側の皮膚に分布する。また，浅枝は手背や指まで伸びて，掌側では橈側の 2 1/2 指の基部に至る。
橈骨神経は前腕の伸筋を支配しているので，麻痺すると手首が垂れて，手関節の伸展ができなくなる（**垂手**(すいしゅ) drop hand）。

- **筋皮神経** musculocutaneous nerve
筋枝は上腕の屈筋群を支配する。
皮枝は**外側前腕皮神経** lateral antebrachial cutaneous nerve として前腕外側に至り，同部の皮膚に分布する。

- **正中神経** median nerve
外側神経束と内側神経束が合流してできる。上腕動脈とともに上腕の深層を通って前腕を経て手根管に入り，手に至る。
筋枝は前腕の屈筋群の大部分，回内筋，母指球筋群を支配する。また，途中で**前骨間神経** anterior interosseous nerve という筋枝を出す。
皮枝は掌側では橈側の 3 1/2 指，背側では橈側の 2 1/2 指の皮膚に分布する。
正中神経が麻痺すると，母指球筋が萎縮して母指が内転位をとる（**猿手**(さるて) ape hand）。

- **尺骨神経** ulnar nerve
内側神経束からの枝で，上腕の内側を下行し，上腕骨遠位の尺骨神経溝を通って前腕に至り，前腕の尺側をさらに下行して手に至る。
筋枝は前腕屈筋群の一部（尺側手根屈筋と深指屈筋の一部），小指球筋群を支配する。
皮枝は掌側では尺側の 1 1/2 指，背側では尺側の 2 1/2 指の皮膚に分布する。
尺骨神経が麻痺すると，骨間筋が萎縮するとともに指節関節が屈曲して"わしづかみ"のような形をとる（**鷲手**(わして) claw hand）。

c. 胸神経

胸神経 thoracic nerve の前枝は神経叢を作らず，分節構造を残している。胸神経の前枝は**肋間神経** intercostal nerve と呼ばれ，上から順に第 1〜11 肋間神経がある。最下位にある第 12 胸神経の前枝は，**肋下神経** subcostal nerve と呼ばれる。下位の神経は肋間から離れて，腹部を斜めに走る。
筋枝は肋間筋群のほか，内・外腹斜筋，腹横筋，腹直筋などの腹壁の筋を支配する。
皮枝は胸部や腹部の皮膚に分布する。臍部は第 10 肋間神経の支配領域である。

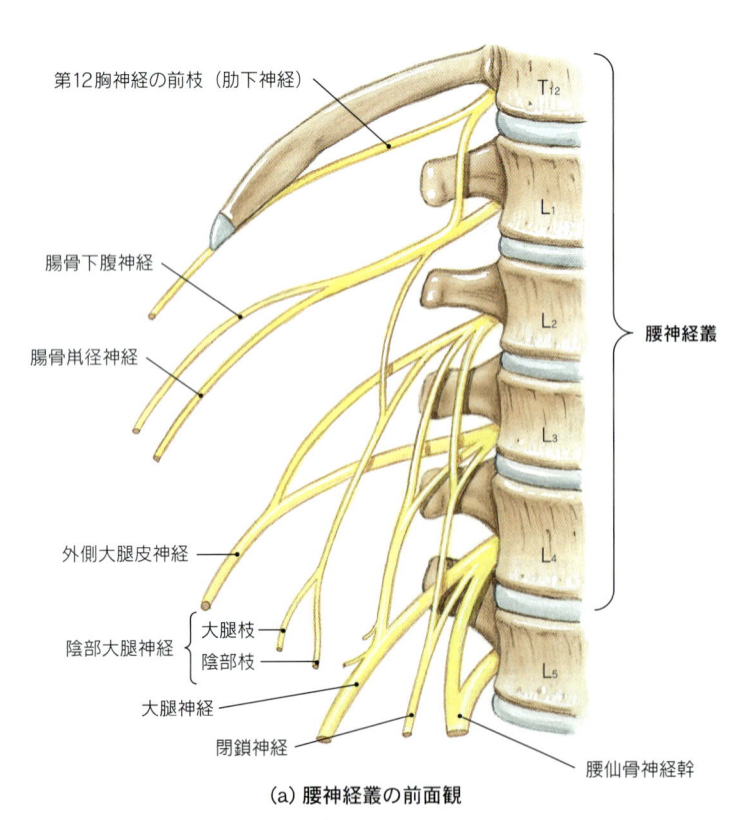

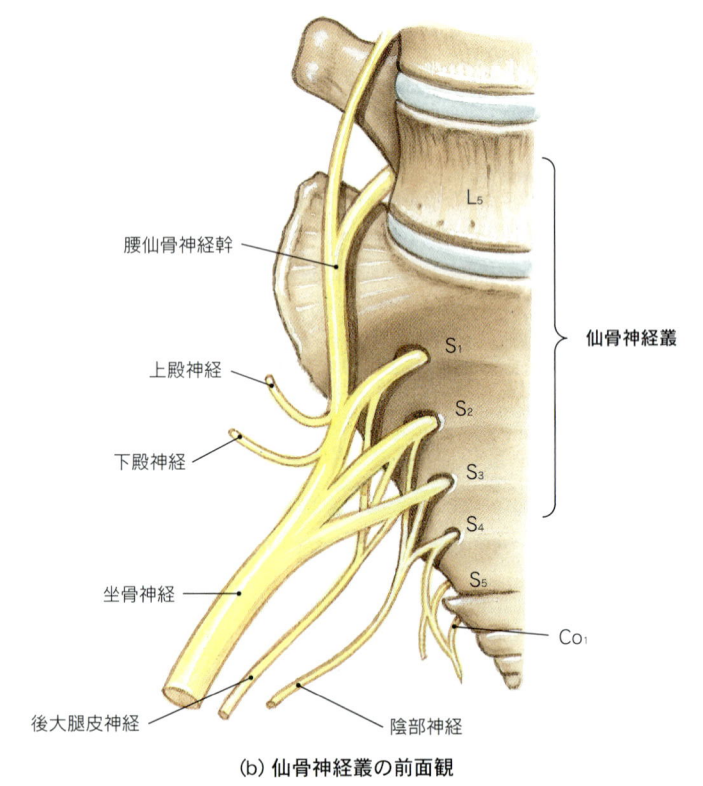

(a) 腰神経叢の前面観

(b) 仙骨神経叢の前面観

図 14-14　腰仙骨神経叢と仙骨神経叢

神経系：脊髄と脊髄神経

d. 腰神経叢

　腰神経叢 lumbar plexus と次に述べる仙骨神経叢は，脊髄の腰髄と仙髄に由来する。これらの神経の前枝は下肢帯と下肢を支配している（図14-9，図14-14，図14-15）。どちらの神経叢も下肢に分布することから，併せて**腰仙骨神経叢** lumbosacral plexus と呼ばれることがある。この神経叢を構成する神経の詳細を表14-3に示した。

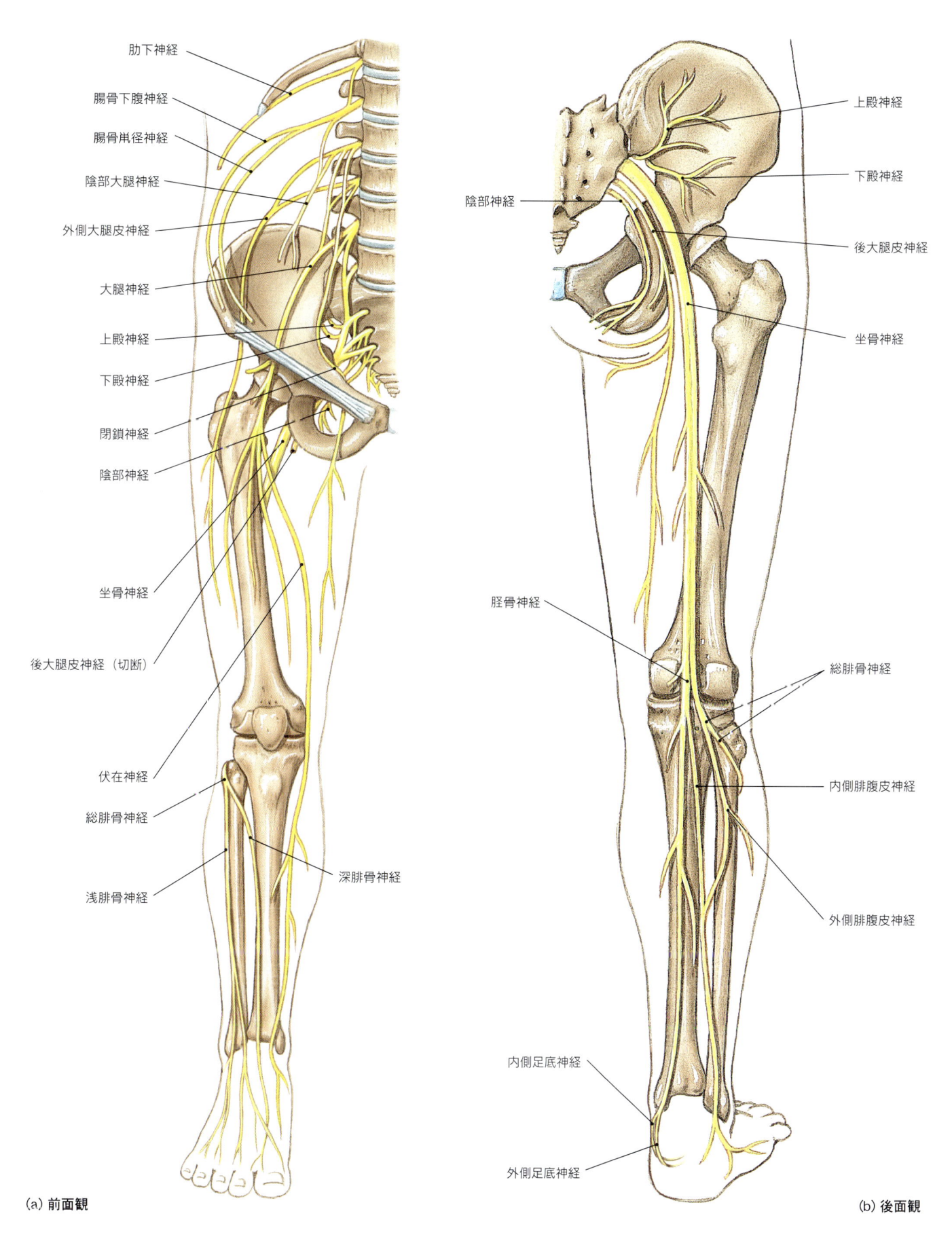

図 14-15　下肢の神経

(a) 前面観
(b) 後面観

腰神経叢は，第12胸神経（T_{12}）から第4腰神経（L_4）の前枝で構成される。主な神経は，陰部大腿神経，外側大腿皮神経と大腿神経である。

- **腸骨下腹神経** iliohypogastric nerve：主に第1腰神経から起こり，腸骨稜に沿って走る。

  筋枝は腹横筋の一部を支配する。

  皮枝は殿部や下腹部の皮膚に分布する。

- **腸骨鼡径神経** ilioinguinal nerve：主に第1腰神経から起こり，鼡径を通り，浅鼡径輪から皮下に現れる。

  筋枝は腹横筋，内腹斜筋の一部を支配する。

  皮枝は陰嚢や大陰唇の皮膚に分布する。

- **陰部大腿神経** genitofemoral nerve：大腰筋を貫いて下行し，大腿枝と陰部枝とに分かれる。

  大腿枝は鼡径靱帯の下を通って大腿前面に至り，皮膚に分布する。

  陰部枝は鼡径管を通って陰嚢や大陰唇に至り，皮膚に分布するとともに，精巣挙筋を支配し，精巣挙筋反射にあずかる。

- **外側大腿皮神経** lateral femoral cutaneous nerve

  骨盤腔壁を下行し，鼡径靱帯の下を通って大腿外側に至り，皮膚に分布する。筋枝は含まれない。

- **大腿神経** femoral nerve

  骨盤腔の後壁を下行し，鼡径靱帯の下（筋裂孔）を通って大腿動脈とともに大腿を下行する。

  筋枝は腸腰筋と大腿伸筋群を支配する。

  皮枝は前皮枝が大腿の前面の皮膚に分布し，伏在静脈に沿って足背まで伸びる伏在神経となる。

- **閉鎖神経** obturator nerve：骨盤腔の側壁を閉鎖動脈とともに下行し，閉鎖孔を経て大腿上内側に至る。

  筋枝は内転筋群を支配し，皮枝は大腿上内側の皮膚に分布する。

e. 仙骨神経叢

仙骨神経叢 sacral plexus は，第4腰神経（L_4）から第4仙骨神経（S_4）の前枝で構成される。L_4〜L_5 の前枝は**腰仙骨神経幹** lumbosacral trunk を形成し，S_1〜S_4 の前枝に加わる（図14-14，図14-15）。

仙骨神経叢から出る神経には次のような神経がある（図14-9，図14-15，図14-16）。

- **上殿神経** superior gluteal nerve：

  上殿動・静脈とともに，梨状筋上口から骨盤腔を出て，中・小殿筋と大腿筋膜張筋を支配する。

- **下殿神経** inferior gluteal nerve：

  上殿動・静脈とともに，梨状筋下口から骨盤腔を出て，大殿筋を支配する。

- **坐骨神経** sciatic nerve：

  人体で最大の神経で，梨状筋下口から骨盤腔を出て，大殿筋に被われて大腿の後面を下行する。途中で大腿の後面で大腿二頭筋長頭に被われて屈筋群に筋枝を出しながら下行し，膝窩の上方で総腓骨神経と脛骨神経に分かれる。

- **脛骨神経** tibial nerve：

  坐骨神経と連続した神経で，下腿の後側を下行し，筋枝は大腿と下腿の屈筋群を支配する。脛骨神経はさらに下行して内果の後側を回り，**内側足底神経** medial plantar nerve と**外側足底神経** lateral plantar nerve となって足底の筋を支配するとともに，足底の皮膚に分布する。また，これらの神経の分岐部からは**内側踵骨枝** medial calcaneal branch が出る。

  膝窩から**内側腓腹皮神経** medial sural cutaneous nerve が皮枝として

表14-3　腰仙骨神経叢

神経叢	脊髄髄節	神経	分布
腰神経叢	T_{12}, L_1	腸骨下腹神経	腹部の筋（外腹斜筋，内腹斜筋，腹横筋）
			下腹部と殿部の皮膚
	L_1	腸骨鼡径神経	腹部の筋（腸骨下腹神経とともに）
			大腿上部内側面と外陰部の皮膚
	L_1, L_2	陰部大腿神経	大腿前内側面と外陰部の皮膚
	L_2, L_3	外側大腿皮神経	大腿前面，外側面と後面の皮膚
	L_2〜L_4	大腿神経	股関節の屈筋（腸腰筋）
			大腿の伸筋群（縫工筋，大腿四頭筋）
			大腿の内転筋群の一部（恥骨筋）
			大腿前内側面，下腿内側面と足の皮膚
	L_2〜L_4	閉鎖神経	大腿の内転筋群（大内転筋，短内転筋，長内転筋，薄筋）
			大腿内側面の皮膚
	L_2〜L_4	伏在神経	下腿内側前面の皮膚
仙骨神経叢	L_4〜S_2	上殿神経	股関節の外転筋（小殿筋，中殿筋，大腿筋膜張筋）
		下殿神経	股関節の伸筋（大殿筋）
	L_4〜S_3	坐骨神経	大腿の屈筋群（半腱様筋，半膜様筋）
			大内転筋の一部（閉鎖神経とともに）
		脛骨神経	大腿の屈筋群の一部（大腿二頭筋の長頭）
			下腿の屈筋群（膝窩筋，腓腹筋，ヒラメ筋，後脛骨筋，足指関節の屈筋）
			下腿後面，足底面の皮膚
		総腓骨神経	大腿の屈筋群の一部（大腿二頭筋の短頭）
		浅腓骨神経	下腿の外側筋群（短腓骨筋，長腓骨筋）
			下腿前面，足背面の皮膚
		深腓骨神経	下腿の伸筋群（前脛骨筋，足指関節の伸筋群）
	S_2〜S_4	陰部神経	尿生殖隔膜，外肛門括約筋と尿道括約筋を含む会陰部の筋肉と皮膚
			外陰部の皮膚と筋（球海綿体筋と坐骨海綿体筋）

図 14-16　下肢後面の神経

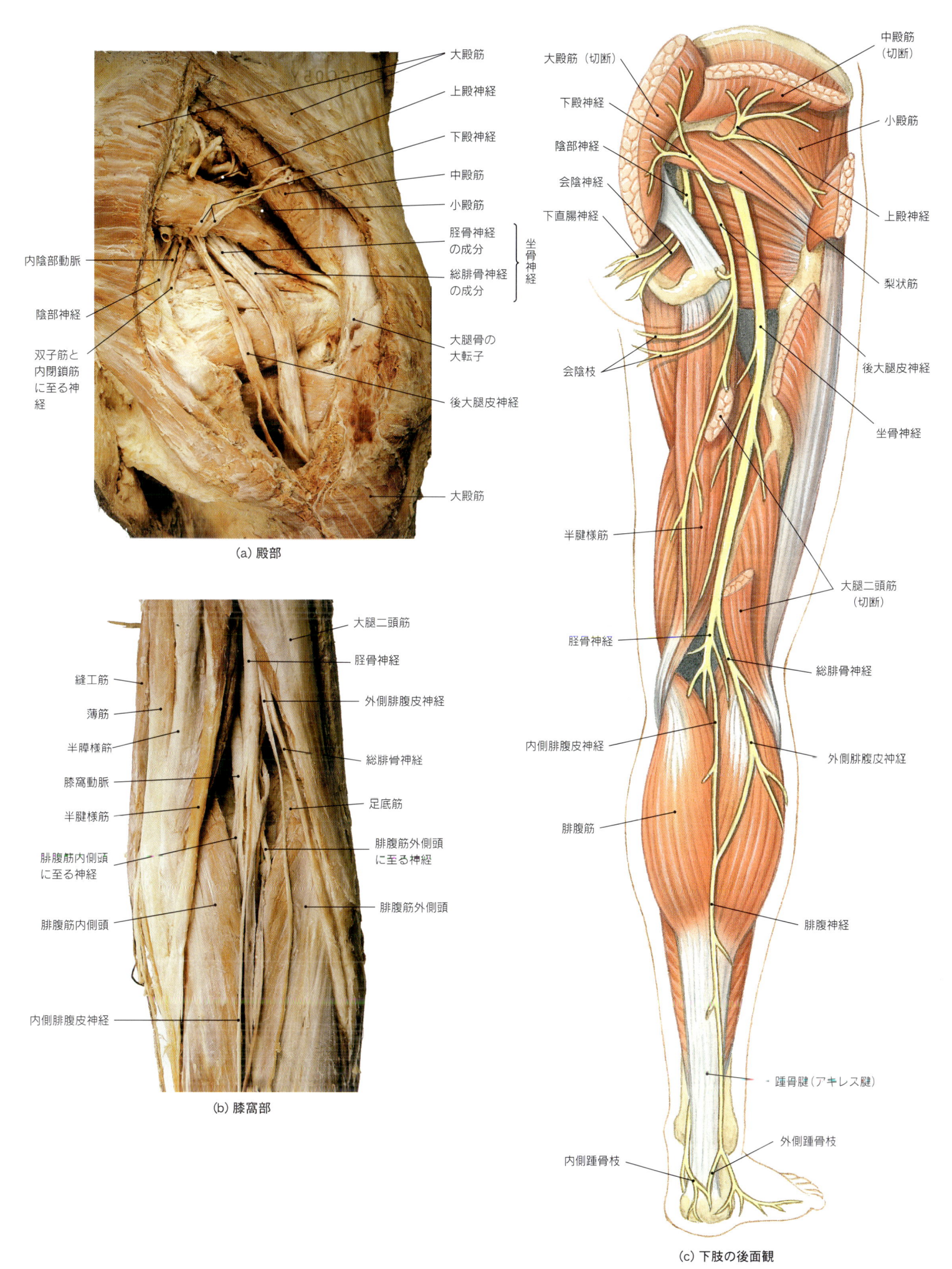

(a) 殿部
(b) 膝窩部
(c) 下肢の後面観

独立して下行し，下腿後部の皮膚に分布する。この神経は総腓骨神経から分かれた外側腓腹皮神経と合流して，**腓腹神経** sural nerve となり，外果を回って外側足背皮神経となる。また，この神経の外果付近からは**外側踵骨枝** lateral calcaneal branch が出る。

- **総腓骨神経** common peroneal nerve：

下腿の上外側部で外側腓腹皮神経を分枝した後，**浅腓骨神経** superficial peroneal nerve と**深腓骨神経** deep peroneal nerve に分かれる。浅腓骨神経は長・短腓骨筋に筋枝を出し，下腿外側を下って足背に至り，下腿前面と足背の皮膚に分布する。深腓骨神経は下腿の深部を下行し，下腿や足背の伸筋群を支配する。

- **陰部神経** pudendal nerve：

梨状筋下口から骨盤腔を出て下行し，会陰神経と下直腸神経に分かれる。会陰神経は骨盤底の筋やその付近の皮膚に分布する。

C. 脊髄神経後枝

脊髄神経の後枝は，一般的に前枝より細く発達が悪い。後枝は脊柱起立筋を支配し，脊柱部の皮膚に分布する。一部の後枝はよく発達しており，特別な名称で呼ばれる。代表的な後枝は次の通りである。

- **後頭下神経** suboccipital nerve：第1頸神経の後枝で，頸部の深層筋を支配する。
- **大後頭神経** greater occipital nerve：第2頸神経の後枝で，頸部の深層筋のほか後頭部の皮膚に分布する。
- **上殿皮神経** superior cluneal nerve：第1～3腰神経の後枝からなり，上殿部の皮膚に分布する。
- **中殿皮神経** middle cluneal nerve：第1～3仙骨神経の後枝からなり，殿部の皮膚に分布する。

✓ 呼吸運動に支障をきたすのは，どの神経叢が障害されたときですか。
✓ 末梢神経を包む3種類の結合組織の層を外から内に順に述べなさい。
✓ 灰白交通枝と白交通枝の違いを述べなさい。
✓ 外傷によって上腕と前腕の運動機能が損なわれた場合は，どの神経叢の損傷が考えられますか。

5. 反射

反射 reflex とは，特定の刺激に対して無意識に起こる素早い反応である。速やかに反応することによって，器官や器官系の機能を一定に保つのに役立っている。反射に関与する神経回路を**反射弓** reflex arc という。反射弓は受容器から発し，筋や腺などの効果器に終わる。反射は以下の5段階を経て起こる（図14-17）。

第1段階：刺激と受容器の活性化

感覚受容器には多くのタイプがある（☞第13章）。それぞれの受容器には特有の感受性があるが，一部の受容器（例えば痛覚受容器）はほとんどすべての刺激に反応する。これらの受容器は感覚ニューロンの樹状突起に続いており，圧力，極端な温度，物理的損傷，異常な化学物質によって刺激され活性化される。特殊感覚受容器（視覚，聴覚，味覚の受容器など）は限られた刺激にのみ反応する特殊な細胞からできている。

第2段階：中枢神経への情報伝達

情報は活動電位という形で求心性線維を経て伝達される。受容器で受けた感覚情報は後根から脊髄に入る。

第3段階：情報の処理

感覚ニューロンの神経末端から神経伝達物質が放出され，運動ニューロンあるいは介在ニューロンに興奮が伝わる。最も単純な反射では，この情報は介在ニューロンを経ずに末梢効果器を制御している運動ニューロンに直接伝わる。複雑な反射では，多数の介在ニュ

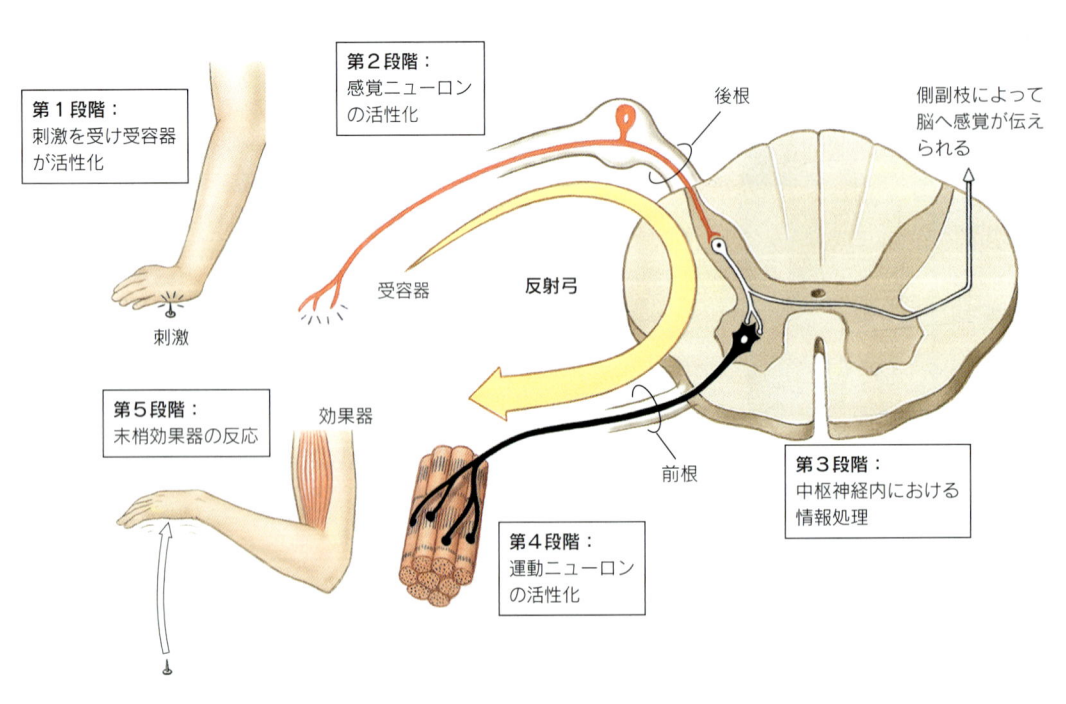

図14-17 反射弓
神経反射の5段階。

ーロンが感覚ニューロンと運動ニューロンの間に介在しており，情報処理が直列的および並列的に行われる（☞第13章）。この情報処理は，特定の運動ニューロンを活性化することによって適切な運動の反応を引き起こすことにある。

第4段階：運動ニューロンの活性化

閾値を超えて運動ニューロンが刺激を受けると興奮が生じ，末梢に活動電位が送られる。運動ニューロンは脊髄前根を通って脊髄を出る。

第5段階：末梢効果器の反応

運動ニューロンが活性化すると，骨格筋や腺組織のような末梢効果器が反応する。この反応は一般的に受けた刺激を打ち消すように働く。従って，反射は害が及ぶような変化に対抗するうえで，重要な役目を演じているといえる。

A. 反射の分類

反射は次のように分類される（図14-18）。
- 発生時期による分類：**先天的反射** innate reflex と**後天的反射** acquired reflex
- 場所による分類：**脊髄反射** spinal reflex と**脳幹反射** cranial reflex
- 反応の性質による分類：**体性反射** somatic reflex，**内臓性反射** visceral reflex，**自律性反射** autonomic reflex
- 神経回路の複雑性による分類：**単シナプス性反射** monosynaptic reflex，**多シナプス性反射** polysynaptic reflex

最も単純な反射弓では，感覚ニューロンが運動ニューロンと直接シナプスを形成しており，このような反射を単シナプス性反射（図14-19a）という。化学的シナプスを介する伝達ではシナプス遅延が生じるが，シナプスは1ヵ所だけなので刺激と反応の時間差は最も短い。

多シナプス性反射（図14-19b）では，刺激から反応までの時間差が長くなり，反射に関与するシナプス数が多くなるほど反応時間が遅くなる。この反射は，介在ニューロンがいくつかの異なる筋群を制御するので，複雑な反応を引き起こすことができる。例えば，とがったものを踏んだとき，単に足を引っ込めるだけではなく，同時に転倒しないように身体の筋肉を調節することができる。このよう

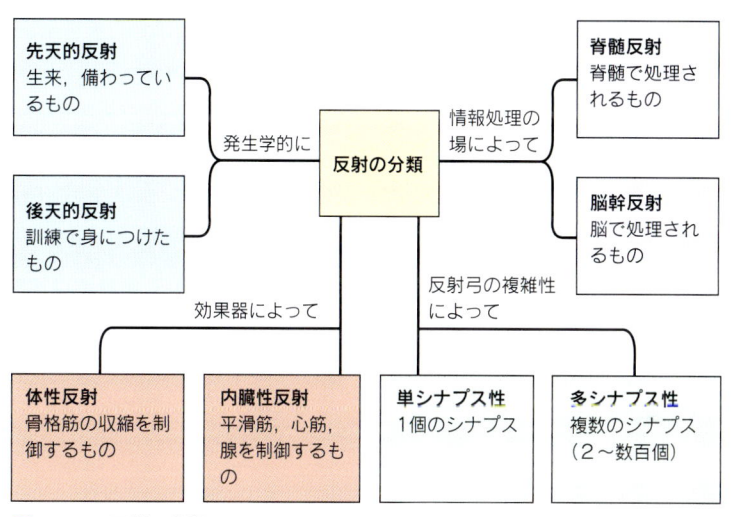

図 14-18 反射の分類

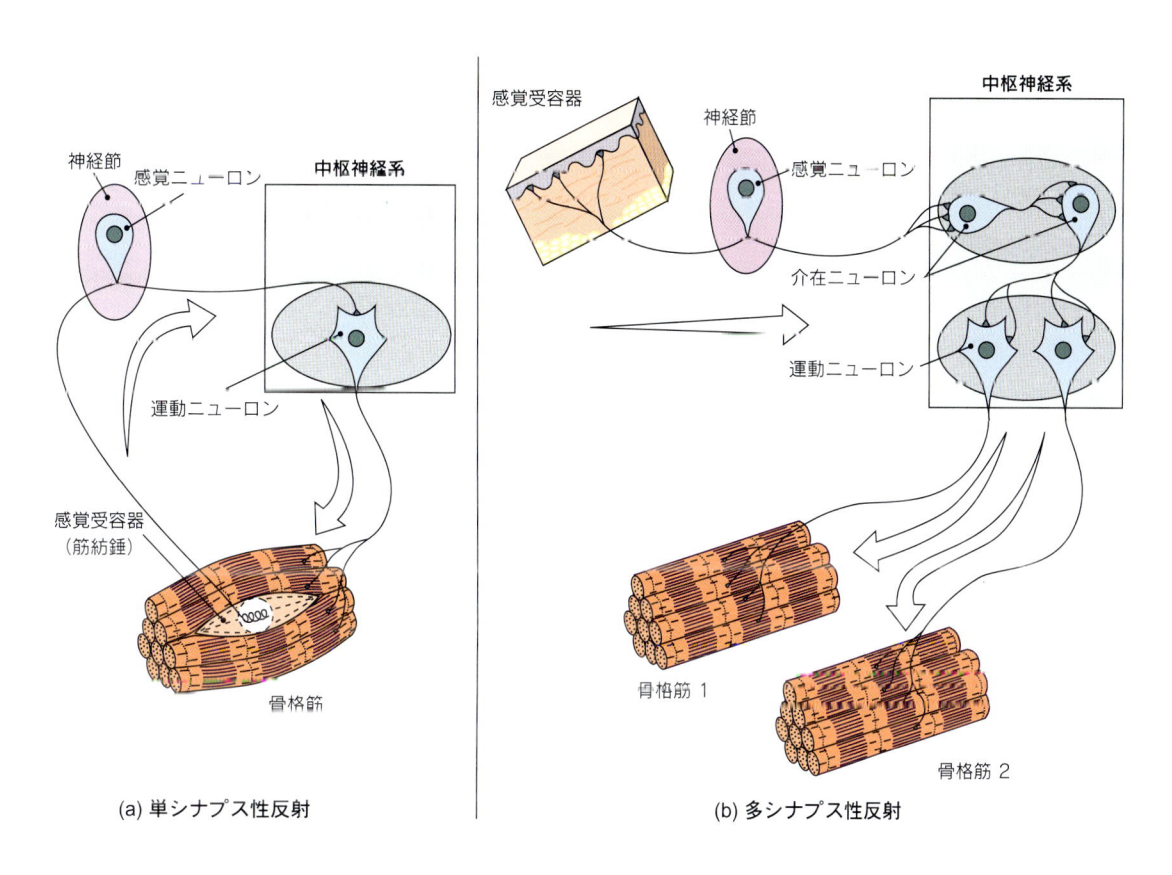

図 14-19 単シナプス性反射と多シナプス性反射の比較
(a) 単シナプス性反射には，末梢の感覚ニューロンと中枢の運動ニューロンが関与している。この例では受容器が刺激されると，反射的に骨格筋の収縮が引き起こされる。
(b) 多シナプス性反射には，感覚ニューロン，介在ニューロン，運動ニューロンが関与している。この例では，受容器が刺激されると，異なった骨格筋で協調した収縮が引き起こされる。

◆発生学ノート◆　脊髄と脊髄神経の発生

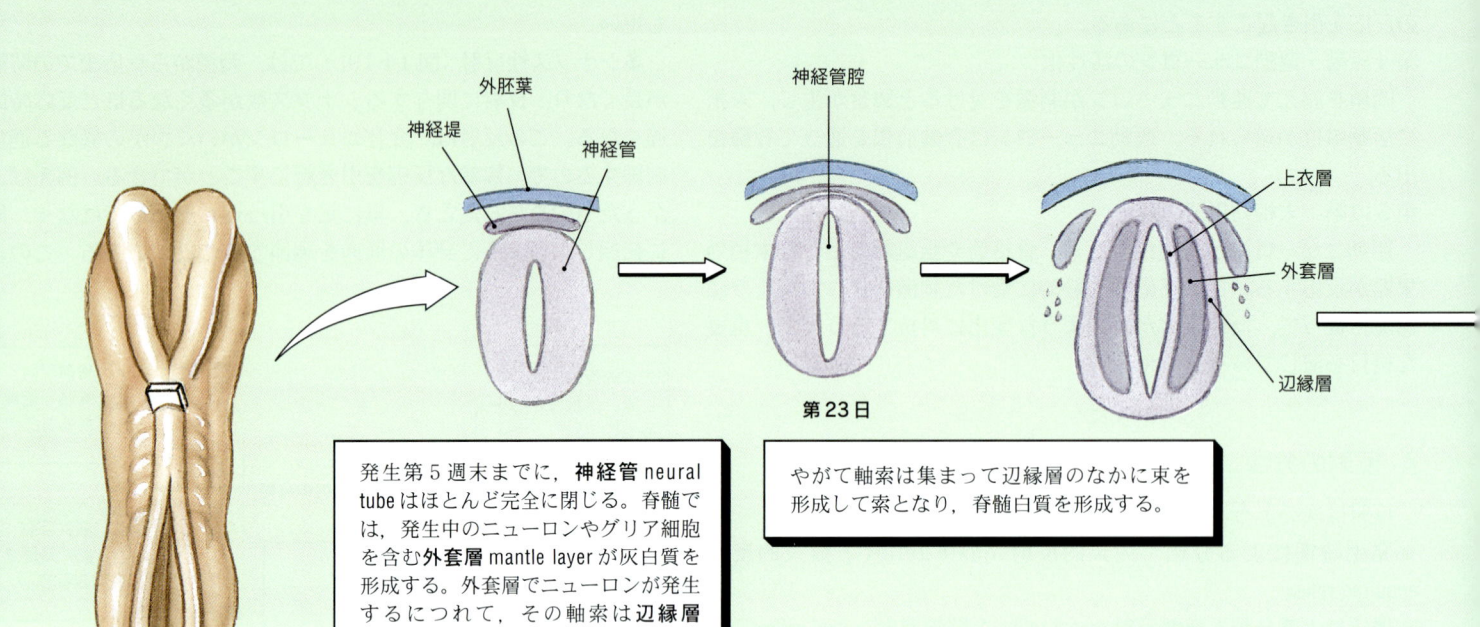

外胚葉／神経堤／神経管／神経管腔／上衣層／外套層／辺縁層

第22日

発生第5週末までに，**神経管** neural tube はほとんど完全に閉じる。脊髄では，発生中のニューロンやグリア細胞を含む**外套層** mantle layer が灰白質を形成する。外套層でニューロンが発生するにつれて，その軸索は**辺縁層** marginal layer を通って標的へ伸びていく。

第23日

やがて軸索は集まって辺縁層のなかに束を形成して索となり，脊髄白質を形成する。

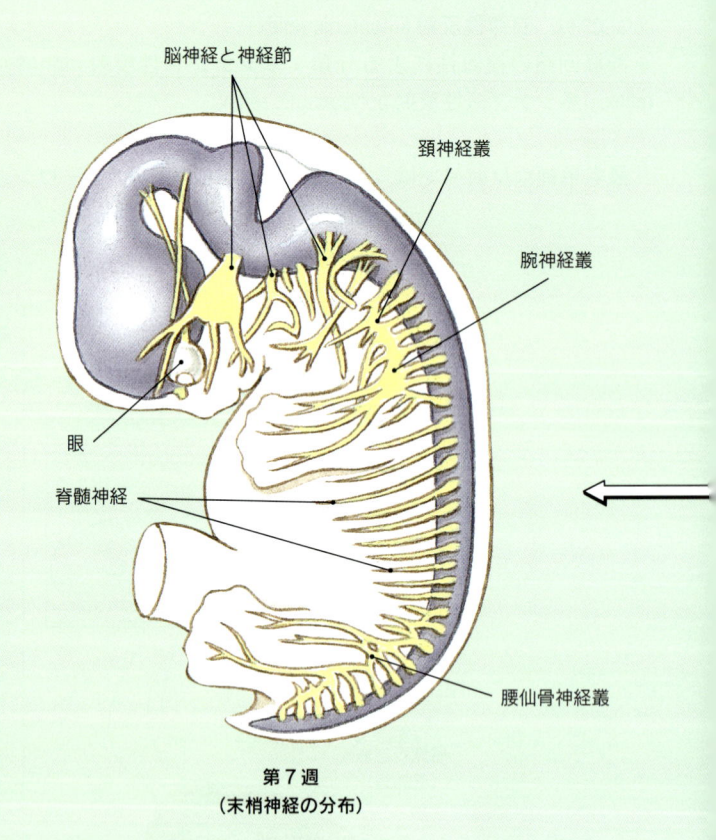

発生異常

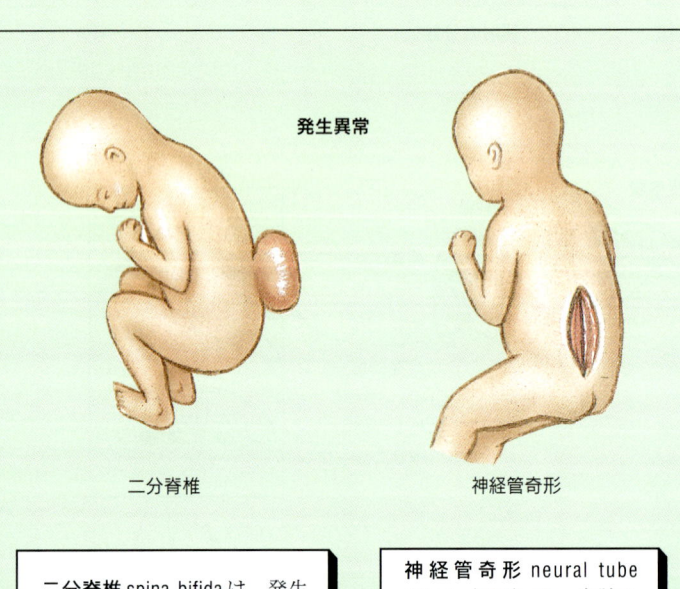

二分脊椎　　神経管奇形

二分脊椎 spina bifida は，発生中の椎弓が癒合しない場合に起こる。椎弓が不完全なため，髄膜が背部の皮下まで膨隆する。軽度の場合には気付かれないこともあるが，重症な例では脊柱のほぼ全長に及び，神経機能の異常を伴う。

神経管奇形 neural tube defect（NTD）は，脊髄の形成異常に伴って二次的に起こる状態である。中空の管ができず，脊髄の一部が開いたままで，しばしば二分脊椎を合併する。神経管奇形はおよそ1,000人に1人の頻度で起こり，出生前検査により，異常の存在を80〜85％の確率で診断できる。

脳神経と神経節／頚神経叢／腕神経叢／眼／脊髄神経／腰仙骨神経叢

第7週（末梢神経の分布）

数本の脊髄神経が肢芽に支配を及ぼす。筋細胞が筋板から離れて移動するとき，それとともに神経が伸びていく。筋が数個の筋板に由来する場合は，支配神経は必ず複数の脊髄神経を含んでいる。

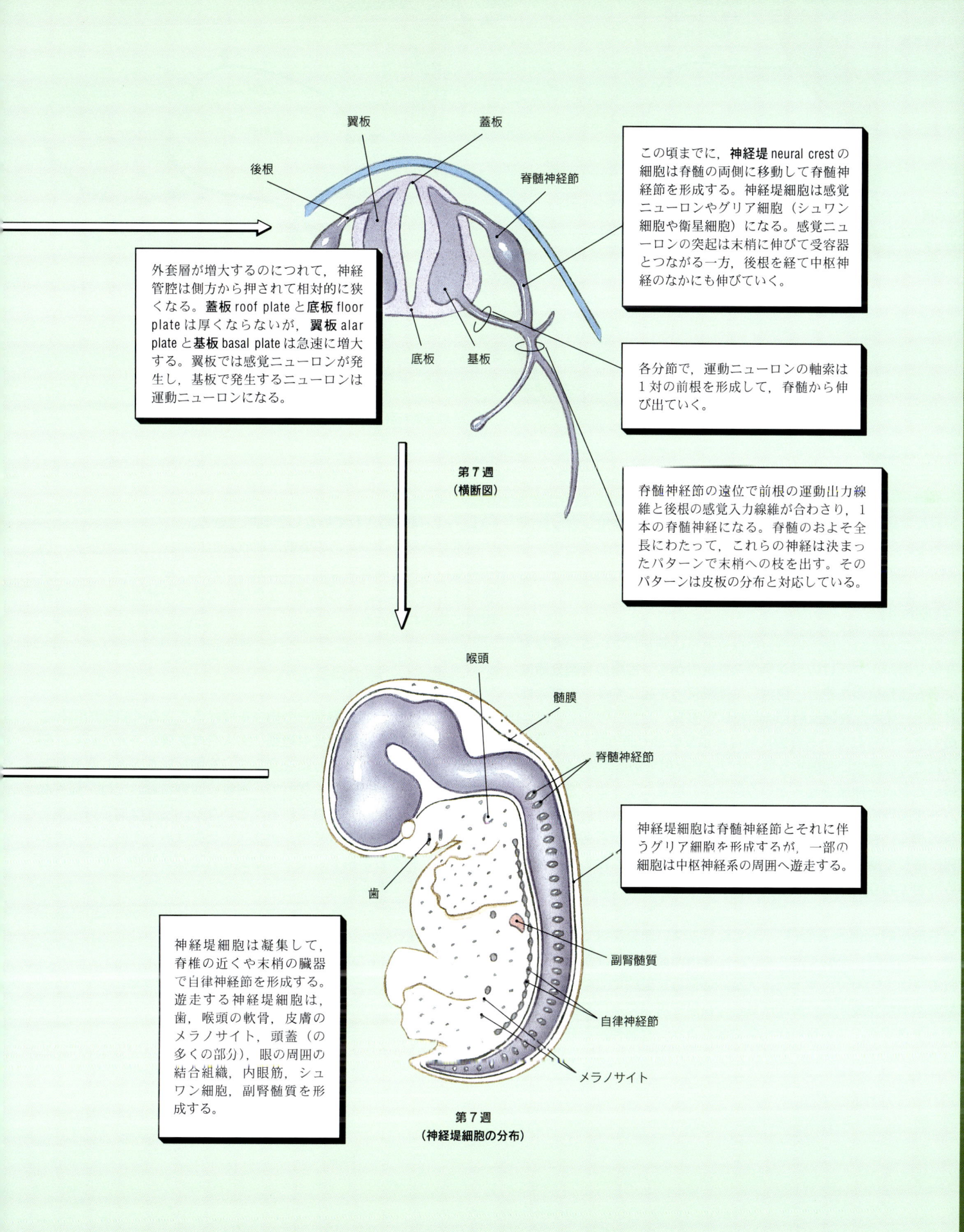

外套層が増大するのにつれて，神経管腔は側方から押されて相対的に狭くなる。**蓋板** roof plate と**底板** floor plate は厚くならないが，**翼板** alar plate と**基板** basal plate は急速に増大する。翼板では感覚ニューロンが発生し，基板で発生するニューロンは運動ニューロンになる。

翼板　蓋板
後根
脊髄神経節
底板　基板

この頃までに，**神経堤** neural crest の細胞は脊髄の両側に移動して脊髄神経節を形成する。神経堤細胞は感覚ニューロンやグリア細胞（シュワン細胞や衛星細胞）になる。感覚ニューロンの突起は末梢に伸びて受容器とつながる一方，後根を経て中枢神経のなかにも伸びていく。

各分節で，運動ニューロンの軸索は1対の前根を形成して，脊髄から伸び出ていく。

第7週
（横断図）

脊髄神経節の遠位で前根の運動出力線維と後根の感覚入力線維が合わさり，1本の脊髄神経になる。脊髄のおよそ全長にわたって，これらの神経は決まったパターンで末梢への枝を出す。そのパターンは皮板の分布と対応している。

喉頭
髄膜
脊髄神経節
歯
副腎髄質
自律神経節
メラノサイト

神経堤細胞は脊髄神経節とそれに伴うグリア細胞を形成するが，一部の細胞は中枢神経系の周囲へ遊走する。

神経堤細胞は凝集して，脊椎の近くや末梢の臓器で自律神経節を形成する。遊走する神経堤細胞は，歯，喉頭の軟骨，皮膚のメラノサイト，頭蓋（の多くの部分），眼の周囲の結合組織，内眼筋，シュワン細胞，副腎髄質を形成する。

第7週
（神経堤細胞の分布）

第1段階： 刺激を受けて筋肉が伸展し，筋紡錘を興奮させる。

第2段階： 感覚ニューロンが賦活される。

第3段階： 情報が運動ニューロンへ伝わる。

第4段階： 運動ニューロンが賦活される。

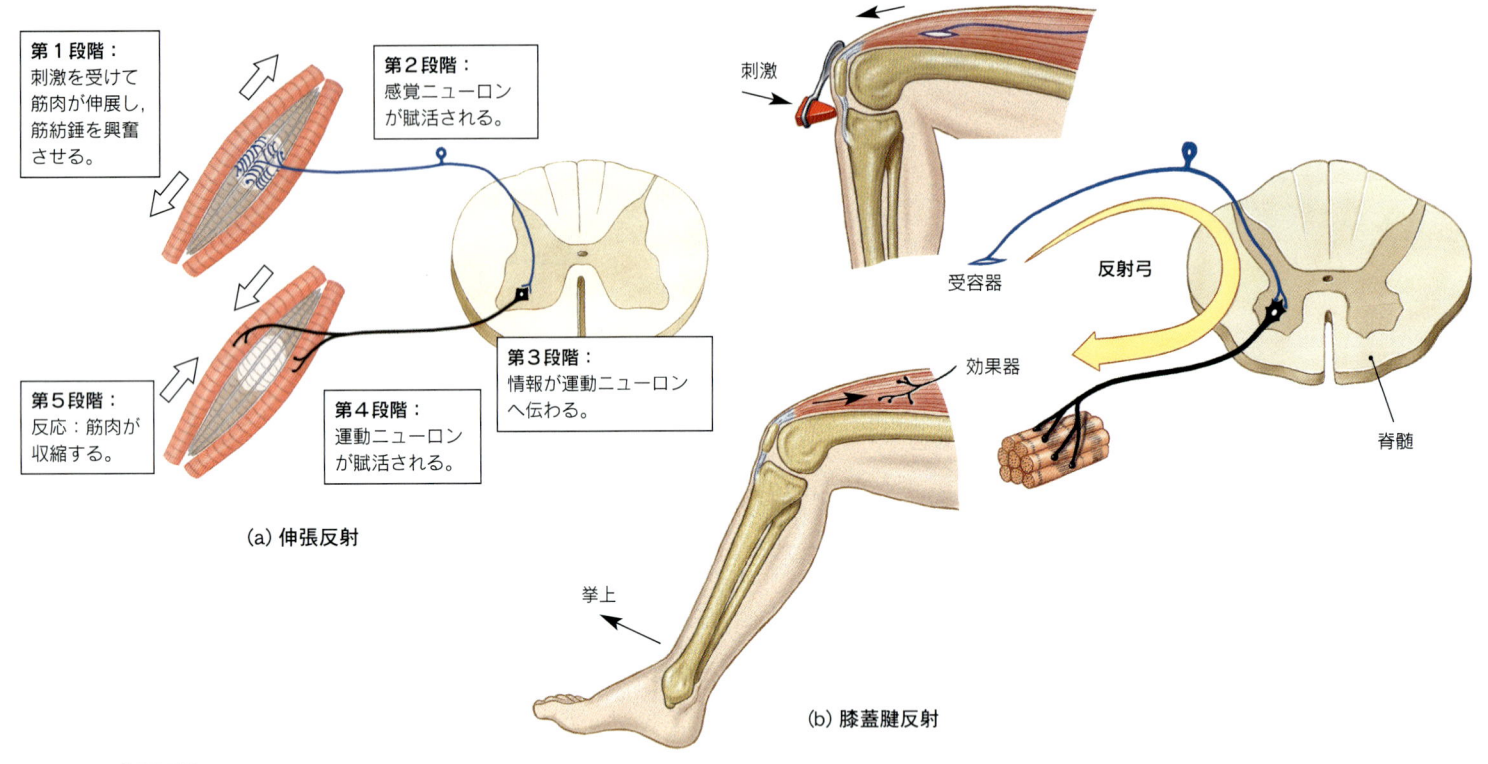

第5段階： 反応：筋肉が収縮する。

(a) 伸張反射

受容器　反射弓　効果器　脊髄　刺激　挙上

(b) 膝蓋腱反射

図 14-20　伸張反射

な複雑な反応は，複数の介在ニューロン群が相互に作用し合った成果である。

B. 脊髄反射

脊髄のニューロンは，いろいろな反射弓に関与している。関与する脊髄分節が1つだけの単シナプス性反射から，複数の脊髄分節に由来する運動情報を統合・協調して運動反応を起こす多シナプス性反射まで，様々な**脊髄反射** spinal reflex がある。

最もよく知られている脊髄反射は**伸張反射** stretch reflex で，骨格筋の長さを自動的に制御する単シナプス性反射である（図14-20a）。弛緩した筋肉を伸展させるという刺激が，感覚ニューロンを興奮させ，その筋肉を収縮させるきっかけとなる。伸張反射は自動的な筋緊張の調節にも役立っており，筋紡錘の伸展受容器からもたらされる情報に応じて筋緊張を調節している。筋紡錘は，特殊化した筋組織からできており，その長さは感覚ニューロンによって制御されている。

膝蓋腱反射 patellar reflex は，最もなじみ深い伸張反射である。膝蓋腱（膝蓋靱帯）を軽くたたくと，大腿四頭筋の筋紡錘が引き伸ばされる（図14-20b）。すると，大腿四頭筋は反射的に収縮し，その結果膝関節が伸展する。臨床医はこの反射を用いて下位脊髄の状態をチェックする。この反射が正常に起こると，脊髄神経と脊髄分節のL_2～L_4は傷害されていないと判断できる。

正常な姿勢を保つための**姿勢反射** postural reflex も伸張反射の一例である。姿勢を制御する筋肉は筋張力が強く，感受性の高い伸展受容器を有している。その結果，きめ細かな調節が無意識のうちに持続的になされている。

C. 上位中枢と反射の統合

反射による運動は，脳からの指令を受けることなく自動的に起こる。しかし，上位中枢は反射運動にも大きな影響を与えている。脳の情報処理センターは下行路を介して，脊髄反射を亢進したり抑制したりすることができる。従って，運動の制御においては，様々なレベルで相互作用が営まれていることになる。反応は素早いが型にはまっていて柔軟性を欠く単シナプス性反射は最も下位レベルの反射であり，脳からの指令によって制御される反射運動パターンは最上位のレベルである。

✓ 反射とは何ですか。
✓ 神経反射の5段階を順に列挙しなさい。
✓ 単シナプス性反射と多シナプス性反射の違いは何ですか。
✓ 反射の分類法を4種類述べなさい。

第15章 神経系：脳と脳神経

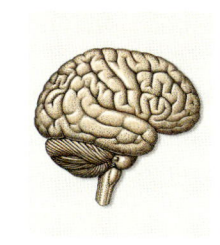

脳は複雑な三次元構造をなし，驚くほど多様な機能を営んでいる。脳はしばしばコンピューターに例えられるが，最も精巧なコンピューターでさえ，1個のニューロンの持つ柔軟性・順応性には及ばない。1個のニューロンは，数多くの異なる情報源からの入力を同時に処理するが，中枢神経系にはこのようなニューロンが何百億個も存在する。

脳は脊髄よりもはるかに複雑で，刺激に対してより柔軟に応答することができる。この柔軟性は，膨大な数のニューロンやニューロン間の複雑な相互作用によって生み出される。脳には約200億個のニューロンがあり，個々のニューロンは数千個のシナプスから同時に入力を受ける。膨大な数のニューロン間に興奮・抑制性の連絡があるため，状況の変化に応じて様々な応答が可能である。しかし，順応性に関してはそう簡単ではなく，いつも迅速・正確に状況に適応しているとはいえない。順応には多くの過程が必要で，あらゆるシナプスにおいて刺激と応答の間に遅延が生じる。脊髄反射は即時に反応が起こるが，その反応はさらに柔軟かつ精密に，脳で調整される。

本章では，脳の主要な構造と脳神経との関連を述べる。

1. 脳の構築のあらまし

成人の脳は身体の神経組織の約98％を占める。その平均重量は1.4 kg，平均容積は1,200 mℓであるが，個体差や性差があり，男性の脳は女性の脳より約10％重い。脳の大きさと知能には相関性はなく，750～2,100 mℓの間であれば機能的に問題がない。新鮮な脳の外観は灰白色で，内部は褐色～ピンク色を呈し，豆腐様の硬さがある。

発生初期には，脳の中心に脳脊髄液で満たされた狭い通路がある。発生に伴い，この通路はいくつかの部分で拡大し，脳室と呼ばれる大きな空間を形成する。

A. 脳の発生

脳の構造を理解するためには，発生学の知識は欠かせない（☞発生学ノート「脳と脳神経の発生」）。中枢神経系は中空の神経管として発達を始める。中空の部分は神経管腔と呼ばれ，脳脊髄液で満たされている。発生第4週になると，神経管の頭部が3つの部分で神経管腔の拡大を伴いながら急速に膨らむ。これによって3個の大きな**一次脳胞** primary brain vesicle が形成される。この膨らみは頭側から順に，**前脳** prosencephalon，**中脳** mesencephalon，**菱脳** rhombencephalon と呼ばれる。

一次脳胞のその後の発達を表15-1に示した。前脳と菱脳はさらに**二次脳胞** secondary brain vesicle を形成し，前脳は最終的に**終脳** telencephalon と**間脳** diencephalon を形成する。終脳はさらに発達して，大脳，すなわち左右の大脳半球を形成し，脳の外表面を被う。間脳は屋根に当たる視床上部，壁に当たる左右の視床，床に当たる視床下部からなる。神経管の後部が閉鎖する頃までには，眼の原基である眼胞が間脳の両側から外側に膨隆する。さらに，脳は発達しながら屈曲する。中脳の壁は肥厚し，その神経管腔は細い通路になる。菱脳の中脳に近い部分は**後脳** metencephalon となり，さらに発生が進むと腹側は橋，背側は小脳を形成する。また，菱脳の脊髄に近い部分は，**髄脳** myelencephalon となり延髄へと発達する。

B. 脳の主な領域

成人の脳は大脳，間脳，中脳，橋，小脳，延髄に分けられる（図15-1）。

中脳，橋，延髄を併せて**脳幹** brain stem と呼ぶ（間脳を脳幹に含める場合もあるが，本書では狭義の定義を用いる）。脳幹には重要な情報処理中枢があり，また大脳と小脳との情報を中継する役割も果たしている。

a. 大脳

大脳 cerebrum は，**大脳縦裂** longitudinal fissure によって左右の**大脳半球** cerebral hemisphere に分けられる。意識的な思考過程，知能，記憶の保持と想起，複雑な運動など大脳には様々な働きがある。

b. 間脳

間脳 diencephalon は大脳に続く部分で，以下の3つの領域に分けられる。

- **視床上部** epithalamus：間脳の屋根の部分に当たり，ホルモンを分泌する松果体がある。
- **視床** thalamus：間脳の壁に当たる部分で，卵形をなす。左右の視

表15-1 ヒトの脳の発達

一次脳胞 （胎生3週）	二次脳胞 （胎生6週）	出生時の脳
前脳	終脳	大脳
	間脳	間脳
中脳	中脳	中脳
菱脳	後脳	小脳
		橋
	髄脳	延髄

床は第三脳室の両側にある。視床は感覚情報の中継と処理を行う場である。

● **視床下部** hypothalamus：間脳の床の部分に当たり，内臓機能の調節中枢である。視床下部には，情動，自律神経機能，ホルモン産生の中枢がある。視床下部の下方は細い茎で**下垂体** pituitary gland とつながっており，神経系と内分泌系を結び付けている。

c. 中脳

中脳 mesencephalon には視覚や聴覚の情報を処理する神経核があり，これらの刺激に対する体性不随意運動をつかさどる。また，意識に関する中枢も含んでいる。

d. 橋と小脳

橋 pons は中脳の直下にあり，体性および内臓性の運動調節に関する神経核を含んでいる。"pons"という用語は，"橋"を意味し，小脳と橋以外の脳幹の部分を文字通り橋渡しする役割を果たす。

小脳 cerebellum は橋の背側にあり，大脳の下面に接している。小脳は感覚情報と学習した運動パターンの記憶に基づいて，自動的に運動を調節する。

e. 延髄

延髄 medulla oblongata は橋の下に続く部分である。延髄上の後部には薄い膜状の部分があり，延髄の下は脊髄に続く。延髄は感覚情報を視床や脳幹の中枢に中継する場である。延髄には，心拍数，血圧，消化活動などの自律神経機能の調節中枢もある。

C. 灰白質と白質の構築

大脳と小脳の表層には灰白質の皮質がある。大脳，小脳，間脳，中脳の神経核と皮質を高次中枢という。これらの高次中枢からの出力は，脳幹下部と脊髄の神経核の活動を調節している。脳の神経核と皮質は感覚情報を受け取り，脊髄と脊髄神経，あるいは脳神経を介して，末梢の効果器に運動性の指令を与える。脳幹や脊髄の灰白質は内部にあり，脳室や中心管を取り囲んでいる。灰白質や神経核には神経細胞が集積している。灰白質や神経核の外側には神経伝導路が通る白質がある。

神経核の周囲の白質の伝導路は脊髄ほど明らかになっていない。これは，伝導路が神経核を迂回したり横切るようにして走行しているからである。

D. 脳室

脳室 ventricle は脳脊髄液に満たされた空間で，その表面は上衣細胞（☞第13章）で被われている。

成人の脳では，脳室は4つの部位に分けられる。すなわち，左右の大脳半球にある一対の側脳室，間脳にある第三脳室，橋と小脳の間で延髄上部にある第四脳室である（図15-2）。

側脳室 lateral ventricle は複雑な形を示しており，前方，後方，下方にはそれぞれ**前角** anterior horn，**後角** posterior horn，**下角** inferior horn という突出構造がある。内側には**透明中隔** septum pellucidum と呼ばれる薄い隔壁があり，左右の側脳室を隔てている。左右の側脳室の間には直接の連絡はなく，**室間孔** interventricular foramen（モンロー孔 foramen of Monro）を介して第三脳室とつながっている。側脳室は左右に2つあるので（第一および第二脳室），間脳にある脳室は**第三脳室** third ventricle と呼ばれる。

中脳には**中脳水道** mesencephalic aqueduct という細長い管がある。中脳水道は第三脳室と第四脳室とをつないでいる。**第四脳室** fourth ventricle は橋と小脳の間にあり，延髄下部になると狭くなって脊髄の中心管とつながる。脳脊髄液は脳室と中心管から，第四脳室の底部に位置する孔を通ってクモ膜下腔に流出する。

√ 成人の脳を6つの主要な部分に分けなさい。
√ 脳幹にある3つの主要な構造物は何ですか。
√ 脳室とは何ですか。どのような種類の細胞が脳室の内壁を被っていますか。
√ 二次脳胞と出生時に各脳胞に相当する脳の名称を挙げなさい。

2. 脳の保護機構

脳は極めて繊細な器官なので，外部の衝撃から守られなければならない。また，栄養素と酸素を多量に必要とするため，脳に有害な成分を排除しながら十分な血液供給がなされなければならない。

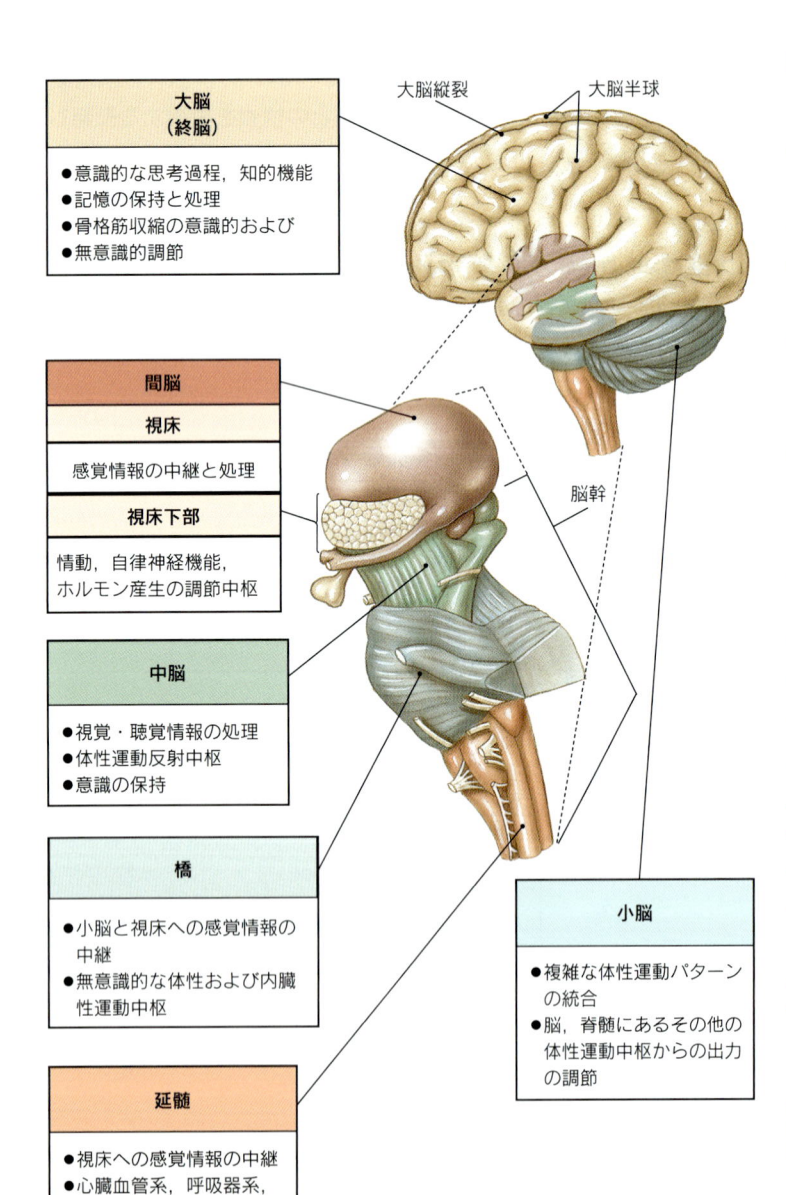

図15-1 脳の構成と機能

神経系：脳と脳神経

A. 脳髄膜

脳は頭蓋骨によって保護されているので，脳と頭蓋内腔の形は明らかに関連性がある（図15-3）。

脳を包む**脳髄膜** cranial meninx は外部からの衝撃を吸収し脳を保護する。脳髄膜は脊髄髄膜と連続しており，脊髄髄膜と同様，硬膜，クモ膜，軟膜からなる（☞第14章）。脳髄膜には特殊な構造と機能がある。

a. 硬膜

硬膜 dura mater は2枚の線維層からなる。外板は頭蓋骨内面を被う骨膜である（図15-3a）。外板と内板は間質液が満ちた間隙で隔てられており，そのなかを**硬膜静脈洞** dural sinus が走る。脳の静脈は硬膜静脈洞に注ぎ込み，最終的には内頸静脈を通って頭蓋から出る。

硬膜は部分的に頭蓋内腔に深く陥入して次のような構造を作り，大脳と小脳を左右に分けるとともに脳を支持している（図15-3a, b, 図15-4）。

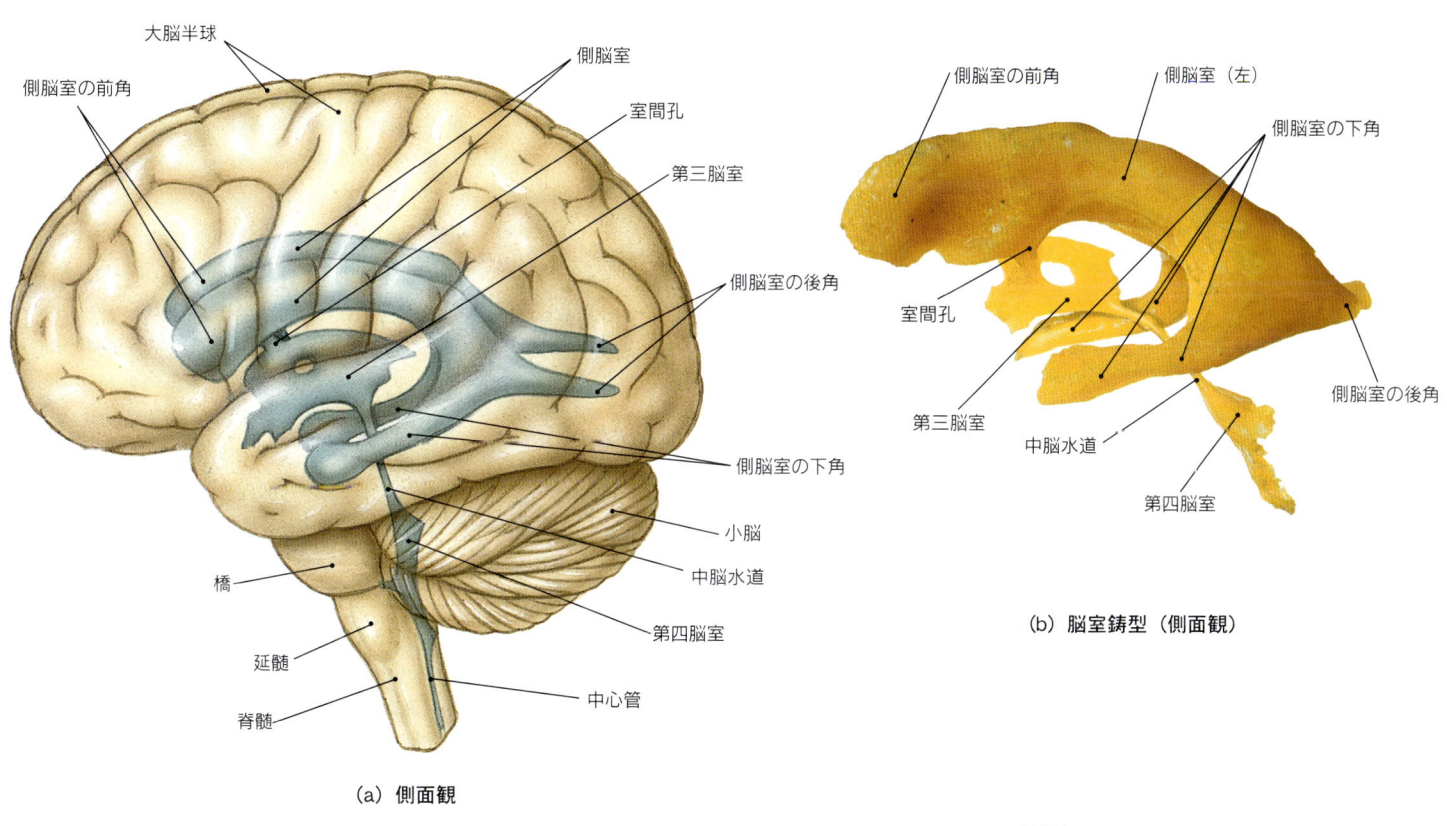

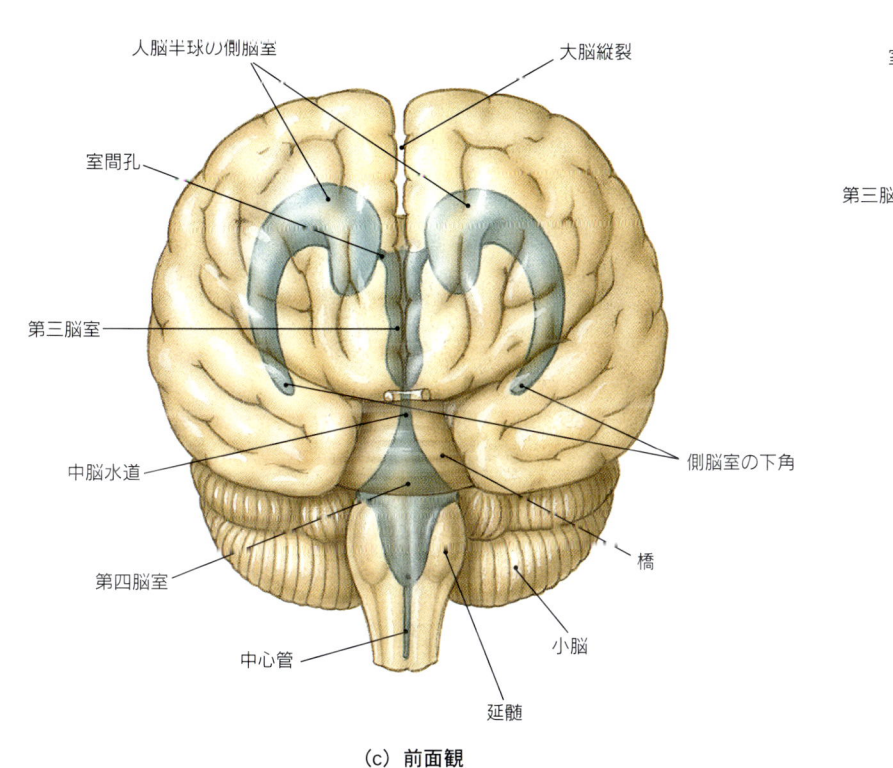

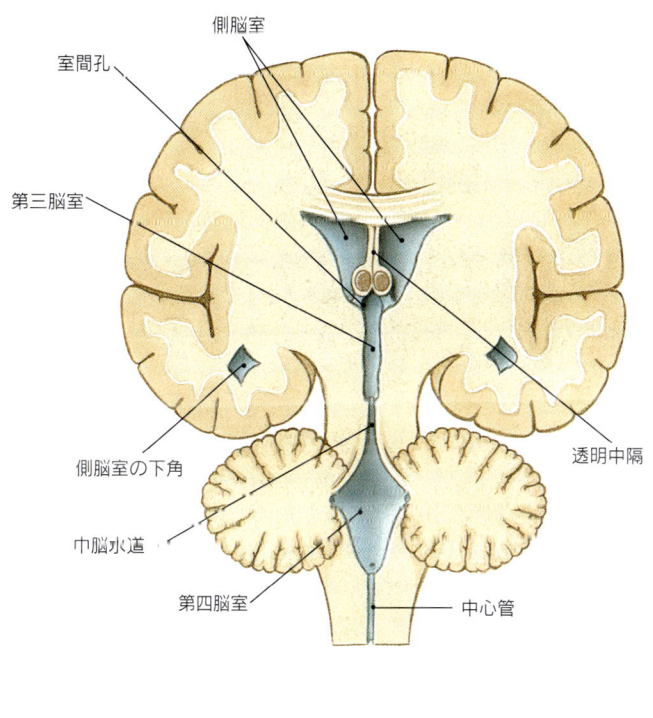

(a) 側面観

(b) 脳室鋳型（側面観）

(c) 前面観

(d) 前頭断の前面観

図 15-2　脳室系
巻末の「MRI・CTアトラス」1, 2 参照。

301

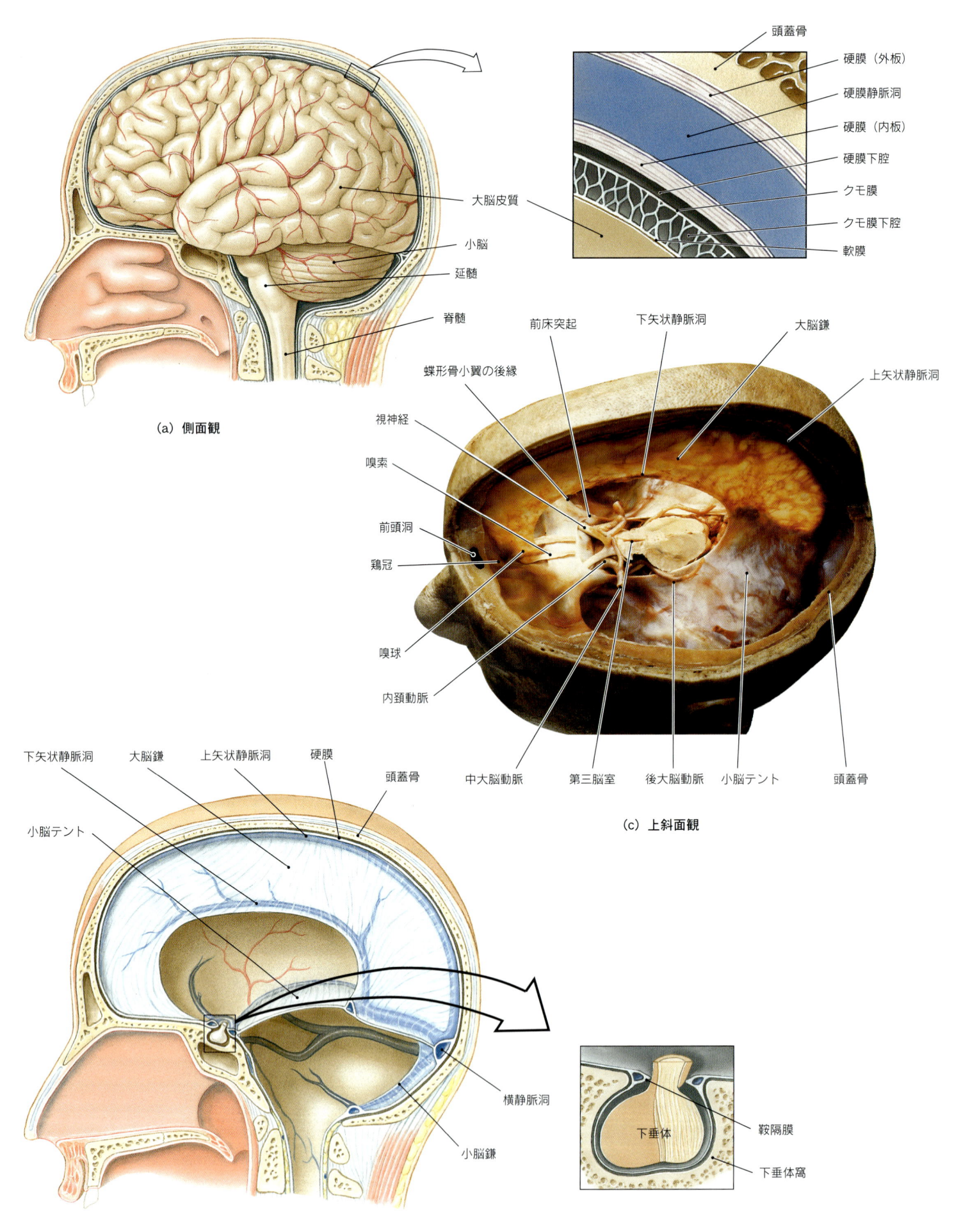

15

(a) 側面観

(b) 大脳鎌と小脳テント

(c) 上斜面観

図 15-3 脳，頭蓋，髄膜の位置関係
巻末の「MRI・CTアトラス」2を参照。
(a) 脳の側面観と脳髄膜（枠内），(b) 大脳鎌と小脳テント，(c) 大脳と間脳を取り除いた頭蓋内腔の上斜面観

神経系：脳と脳神経

- **大脳鎌** falx cerebri：硬膜が左右の大脳半球の間にある大脳縦裂に陥入したものである。前下方は鶏冠に付着し，後下方では小脳テントにつながる。大脳鎌の上縁と下縁を**上矢状静脈洞** superior sagittal sinus と**下矢状静脈洞** inferior sagittal sinus が走る。
- **小脳テント** tentorium cerebelli：小脳と大脳とを隔てる。小脳テントは水平に張っており，大脳鎌と直交する。**横静脈洞** transverse sinus は小脳テントの後縁を走る。
- **小脳鎌** falx cerebelli：小脳テントの下方を正中方向に上下に走り，左右の小脳半球を分ける。
- **鞍隔膜** diaphragma sellae：蝶形骨のトルコ鞍の内壁を被う硬膜と連続する（図15-3b）。下垂体の上部に張っており，硬膜を蝶形骨につなぎ留める役割を果たす。

b．クモ膜

クモ膜 arachnoid は硬膜の下層にある。硬膜とクモ膜は，狭い**硬膜下腔** subdural space により隔てられているように見えるが（図15-4b），この空間は生体には存在しないのではないかと考えられている。クモ膜は脳表面の軟膜を被うが，脳の溝の奥まで入り込むことはない。クモ膜の下には**クモ膜下腔** subarachnoid space があり，ここにはクモ膜とその下の軟膜を結び付ける膠原線維と弾性線維の繊細な網目構造（クモ膜小柱）がある。クモ膜の一部は外側に指のように突出して，上矢状静脈洞に入り込んでいる。この突出物は**クモ膜**

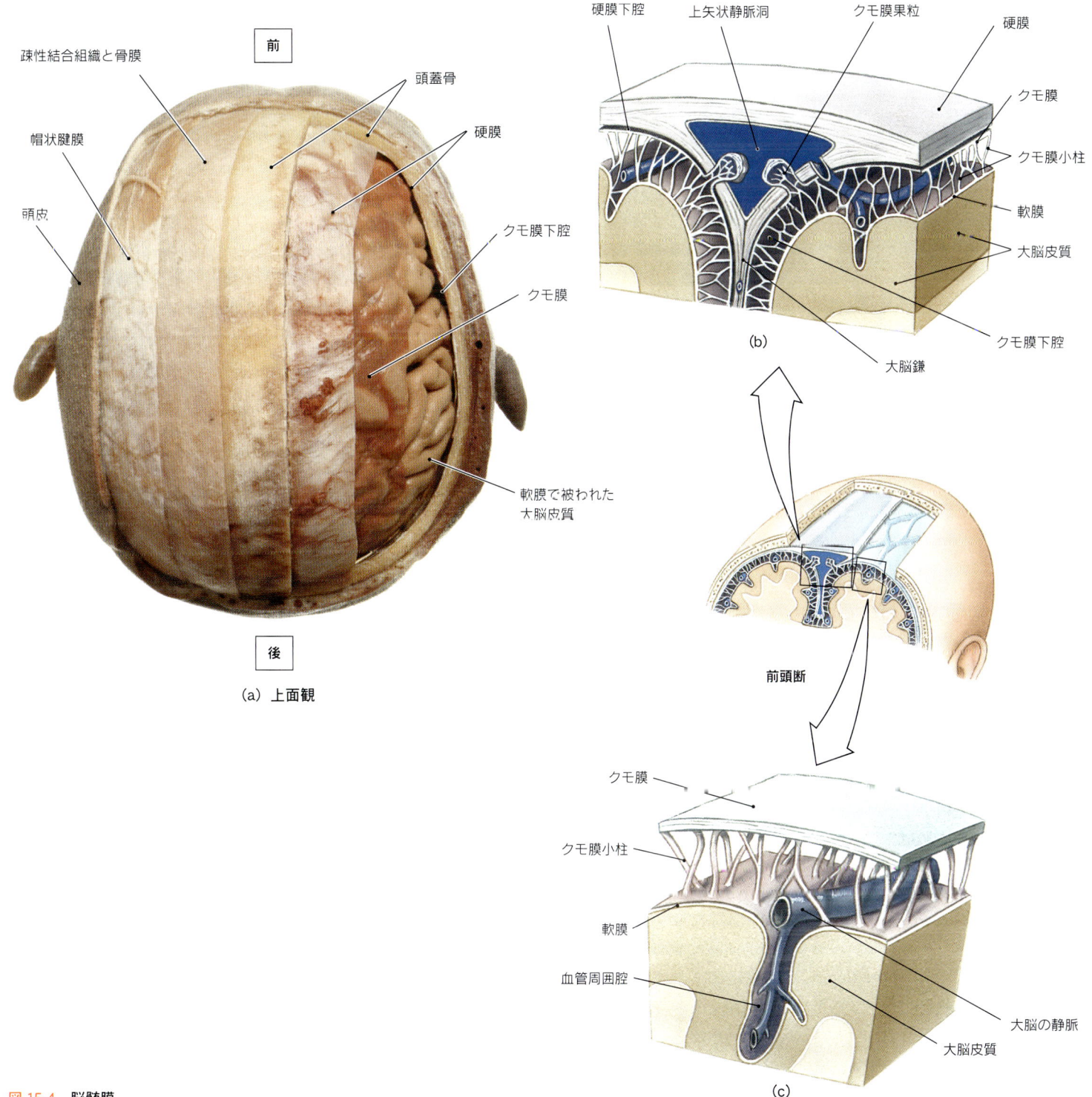

図 15-4　脳髄膜
(a) 脳髄膜を表層から段階的に剖出（上面観），(b) 脳髄膜の構造，(c) クモ膜，クモ膜下腔，軟膜の模式図

果粒 arachnoid granulation と呼ばれ，脳脊髄液を硬膜静脈洞に吸収する部位である（図15-4b）。クモ膜には脳の動・静脈が走っており，クモ膜小柱に支えられている。血管は軟膜に被われて脳実質に深く侵入していく。

c. 軟膜

軟膜 pia mater は脳の表面に密着しており，アストロサイトの突起でつなぎ留められている。軟膜は脳の血管が脳表面で分枝しながら脳実質に侵入する際に，血管を支えるための"床"としての役割を果たす（図15-4）。

> **□臨床ノート　硬膜外出血と硬膜下出血**
>
> 　頭部外傷により髄膜の血管が損傷し，硬膜内・外への出血が起こることがある。**硬膜外出血** epidural hemorrhage は通常，動脈の損傷によって起こる。血圧によってかなりの量の血液が急速に硬膜外に流出し，脳の実質を圧迫する。受傷後，数分〜数時間で意識障害をきたし，放置すれば死に至る。
>
> 　静脈損傷によって起こる硬膜外出血は，直ちに重篤な症状を呈することはない。受傷後，数時間〜数日，あるいは数週間たってから初めて意識障害をきたすこともある。つまり，脳組織が重度に障害されるようになって初めて気付かれるのである。硬膜外出血はまれで，発生率は頭部外傷の1％未満であるが，放置すれば100％，血腫を除去し損傷を受けた血管を閉鎖した場合でも50％の高い致死率を示す。
>
> 　**硬膜下出血** subdural hemorrhage という用語は，いささか誤解を招きやすい。なぜなら流出した血液は実際には硬膜の内板に入り込み，クモ膜の近くにまで流入しているからである。硬膜下出血は硬膜外出血に比べ約2倍の頻度で起こる。最も頻繁に障害を受ける血管は，小静脈あるいは硬膜静脈洞である。この場合，破綻をきたす血管の血圧は典型的な硬膜外出血と比較していくらか低いので，障害の程度とその影響は様々であり，数カ月あるいは数年後に症状が現れることもある。

B. 血液脳関門

　脳組織は大量の血液供給を受けるが，**血液脳関門** blood-brain barrier によって一般の循環系とは隔離されている。このバリアー機構は脳組織を恒常的な環境に保ち，ニューロンをコントロールして適切に機能させるために必要である。血液脳関門は，毛細血管の内皮細胞どうしがタイト結合で結合し物質の通過を妨げている機構である。（☞第2章）。一般に，脂溶性の物質のみが毛細血管の細胞膜を通過して脳と脊髄の間質に入ることができる。水溶性の物質は，毛細血管壁を介した受動輸送や能動輸送によって通過することができる（☞第3章）。この輸送機構には様々な輸送蛋白が関与しており，グルコース輸送系はアミノ酸の輸送系とは全く異なる。内皮細胞の透過性が制限されるのは，アストロサイトが化学物質を分泌しているためでもある（☞第13章）。

　血液脳関門を介した内皮細胞の輸送機構は，選択的で方向性がある。ニューロンは常にグルコースを必要とする。血中グルコース濃度が低いときでも，内皮細胞は血液から脳の間質へグルコースを輸送し続けている。それとは対照的に，アミノ酸の1つであるグリシンは神経伝達物質として作用するため，脳組織での濃度は循環血液よりもずっと低く維持されなければならない。内皮細胞は脳組織からこのグリシンを活発に吸収し，血中に放出している。

　血液脳関門は中枢神経系全体に認められるが，以下の3つの部位は例外で，注目に値する。

- 視床下部の毛細血管内皮は透過性が高いので，視床下部の前部および灰白隆起にある神経核は血中のホルモンに曝露される。また，視床下部ホルモンを血中に放出することが可能である。
- 松果体の毛細血管も透過性が高いので，松果体ホルモンも血中に放出される。
- 第三および第四脳室の屋根に当たる部分では，毛細血管網が膜に包まれて脳室内に突出している。この構造物は脈絡叢と呼ばれ，脳脊髄液を産生する。毛細血管を包む膜は，脈絡叢細胞という1層の上皮で被われている。この細胞は脳室壁を被っている上衣細胞の続きで，隣接する細胞どうしはタイト結合でつながっている。毛細血管の透過性は高いが上皮細胞はタイト結合で連結されているので，物質は自由に脳内に到達することができない。

C. 脳脊髄液

　中枢神経系の外表面は**脳脊髄液** cerebrospinal fluid に浸っている。この脳脊髄液は以下のような重要な機能がある。

- 脳の保護：脳組織にかかる外力をやわらげ，クッションとしての役割を果たす。
- 脳の軽量化：脳は脳脊髄液のなかに浮かんでいる。ヒトの脳重量は約1,400 gであるが，脳組織の比重は水よりわずかに高いので，脳脊髄液中でのみかけの脳の重量は50 gに過ぎない。
- 栄養物，化学伝達物質，老廃物の運搬：上衣細胞層は透過性が高く，化学物質は脳脊髄液と脳の間質液とを自由に往来する。間質液と脳脊髄液間では自由に物質交換が起こるので，中枢神経系の機能に変化が生じると脳脊髄液の組成も変化する可能性がある。

a. 脳脊髄液の産生

　脈絡叢 choroid plexus は上衣細胞と毛細血管の複合体からなる。脈絡叢は第三脳室の上部に始まり，室間孔を通って側脳室に広がり，側脳室の床の部分を被う（図15-5）。脳幹では，脈絡叢は第四脳室の上部にある。

　脈絡叢は脳脊髄液を産生する。脈絡叢の毛細血管は高い透過性があるが，特殊化した上衣細胞で被われているので，毛細血管と脳脊髄液との間の物質交換は制限される。上衣細胞は能動輸送と受動輸送によって脳脊髄液を脳室内に分泌する。脳脊髄液の組成は，両方向性の物質輸送によって調節されている。脈絡叢は脳脊髄液から老廃物を取り除き，その組成を調整している。

　脳脊髄液と血漿の組成には多くの違いがある。例えば，血漿は高濃度の蛋白を含むが，脳脊髄液では蛋白濃度は低い。そのほか，イオン，アミノ酸，脂質，老廃物などの濃度にも大きな相違がある。

b. 脳脊髄液の循環

　脈絡叢は1日当たり約500 mlの脳脊髄液を産生する。脳脊髄液の全容量は約150 mlなので，脳脊髄液の全量が数時間ごとに入れ換わっていることになる。

　第四脳室に到達した脳脊髄液は，左右の**外側孔** lateral apertureと**正中孔** median aperture からクモ膜下腔に流出し，脳，脊髄，馬尾のまわりのクモ膜下腔を灌流する（ごくわずかの脳脊髄液は第四脳室と脊髄の中心管の間を循環する）（☞図14-4a）。脳脊髄液は最終的にクモ膜果粒で吸収され，血液循環系に戻る（図15-4b，図15-6）。脳脊髄液の循環が妨げられると，様々な臨床的問題が現れる。

15

神経系：脳と脳神経

- ✓ 脳を保持・保護するための硬膜の内板が頭蓋内腔に突出してできる4つの構造を述べなさい。
- ✓ 軟膜の構造と機能について述べなさい。
- ✓ 血液脳関門の役割は何ですか。
- ✓ 脳脊髄液の役割は何ですか。それはどこで産生されますか。

うな治療が行われる。いずれの場合でも，治療の目標は頭蓋内圧を減少させることで，シャントは，脳が発達して脳脊髄液の循環障害が解消されたときや，3歳になってクモ膜果粒が発達して頭蓋内圧が減少すると抜去される。

🗒 臨床ノート　水頭症

頭蓋腔には脳があり，血液と脳脊髄液で満たされている。頭蓋の全容量は変化しないので，血液や脳脊髄液が増加するとその分だけ脳の容積は圧迫されて減少する。硬膜下出血や硬膜外出血では，頭蓋内圧が増加して脳を圧迫する。その結果，神経機能が障害され，しばしば意識消失や死に至ることがある。

脳脊髄液の産生率が増加したり，あるいは排泄率が低下した場合には脳脊髄液が増加する。頭部外傷によって脳脊髄液の産生が増加することがあるが，最も頻繁に見られるのは，腫瘍や膿瘍などの圧迫や発生異常によるものである。このような状態が続くと，脳室は次第に拡大して周囲の脳組織を圧迫し，脳機能の低下を引き起こす。

小児は頭蓋内圧の変化には極めて敏感に反応する。なぜなら，クモ膜果粒は3歳頃になってようやく完成するからである（生後しばらくは，脳脊髄液はクモ膜下腔とその下の上衣細胞層のなかにある小血管に再吸収される）。成人と同様，頭蓋内圧が異常に高まると脳室は拡大する。小児の場合，頭蓋の縫合はまだ癒合閉鎖していないので，頭蓋は拡大することができ，異常に膨化してしまう。このような頭蓋骨は水頭症 hydrocephalus と呼ばれる。小児水頭症（図15-7）は正常な脳脊髄液の循環が障害された状況で，例えば中脳水道の閉鎖や脳および脊髄髄膜のクモ膜下腔の通過障害が原因でしばしば起こる。放置すると精神発育遅延をきたすことが多い。閉塞部位をバイパスするシャント術，あるいは過剰の脳脊髄液を排出するようなチューブを設置するよ

3. 大脳

大脳は脳のなかで最も大きい。大脳は左右の大脳半球からなり（図15-8，図15-9），間脳の上に位置する。思考過程や知的機能は，この大脳半球で行われる。大脳の大部分は体性感覚情報および運動情報の処理に関与する。大脳に送られた体性感覚情報は大脳で認知され，大脳のニューロンが直接的（随意的）あるいは間接的（不随意的）に体性運動ニューロンを調節する。自律神経による内臓性感覚情報処理と内臓性運動調節は，ほかの中枢で行われる。大脳の全体像とほかの領域との関係を図15-1に示す。

A. 大脳半球

大脳皮質は**大脳半球** cerebral hemisphere の上面と外側面にある（図15-9）。皮質の表面の隆起部を**脳回** gyrus と呼ぶ。脳回は**脳溝** sulcus と呼ばれる浅い溝，あるいは**脳裂** fissure と呼ばれる深い溝で隔てられている。このような表面のうねりは大脳半球の表面積を増大させ，多くの皮質ニューロンを配置する場を作り出している。大脳皮質は最も複雑な神経機能をつかさどる。これを成し遂げるための情報の分析・統合機能には，膨大な数のニューロンが必要とされる。ヒトの進化の過程で，大脳皮質は他の領域とは比べものにならないほど増大した。大脳皮質の表面積は，およそ 2,200 cm² である。

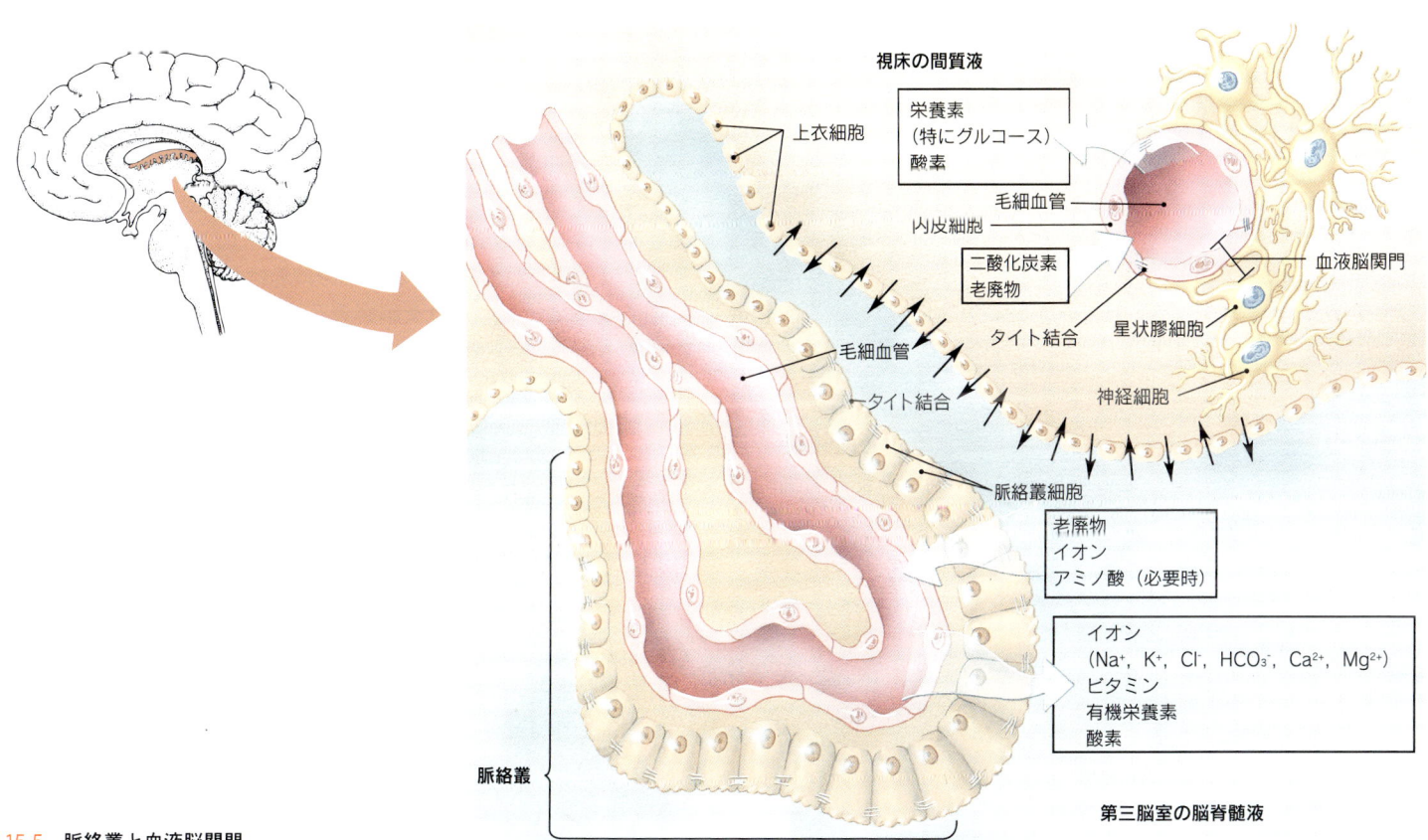

図 15-5　脈絡叢と血液脳関門

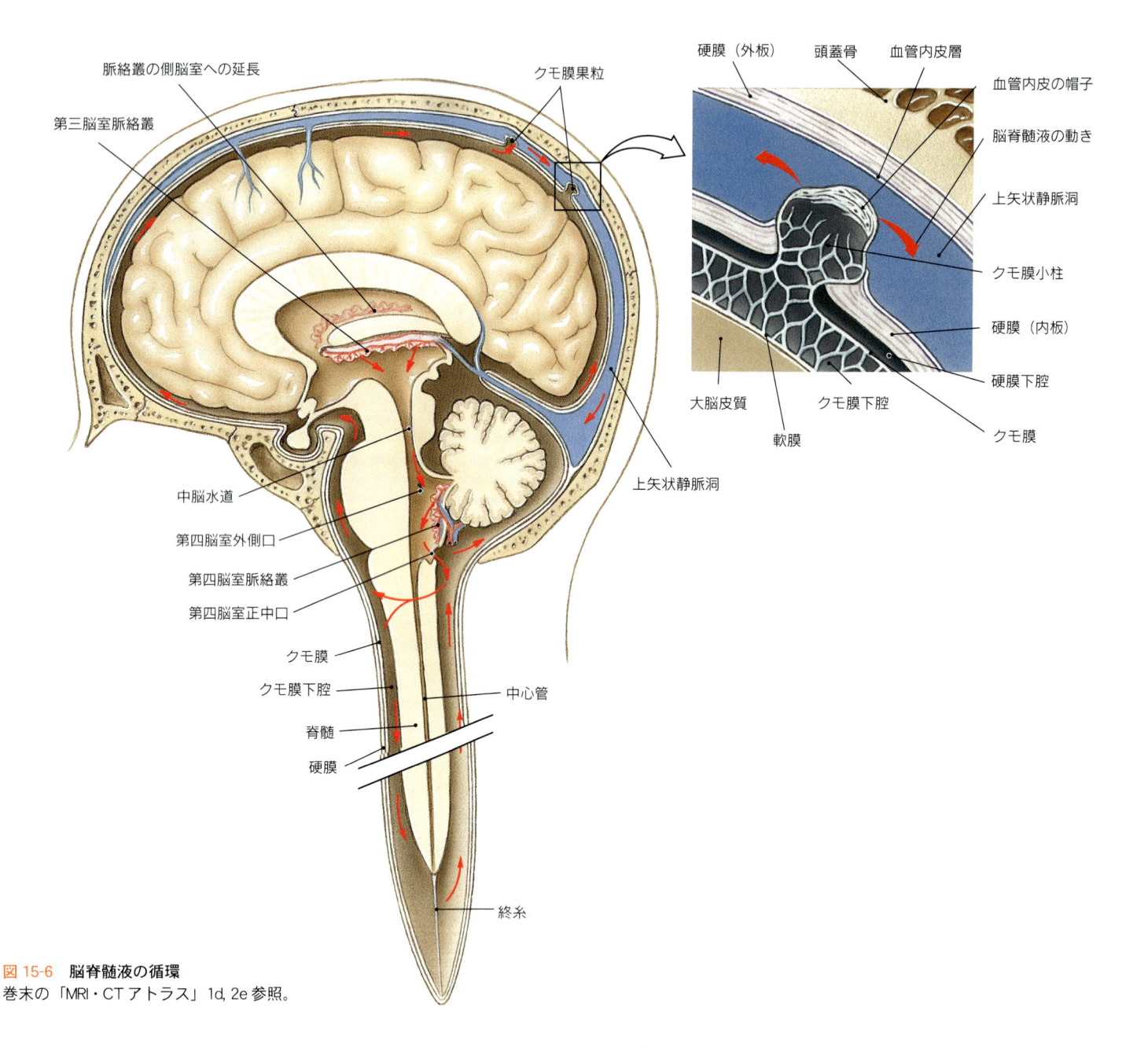

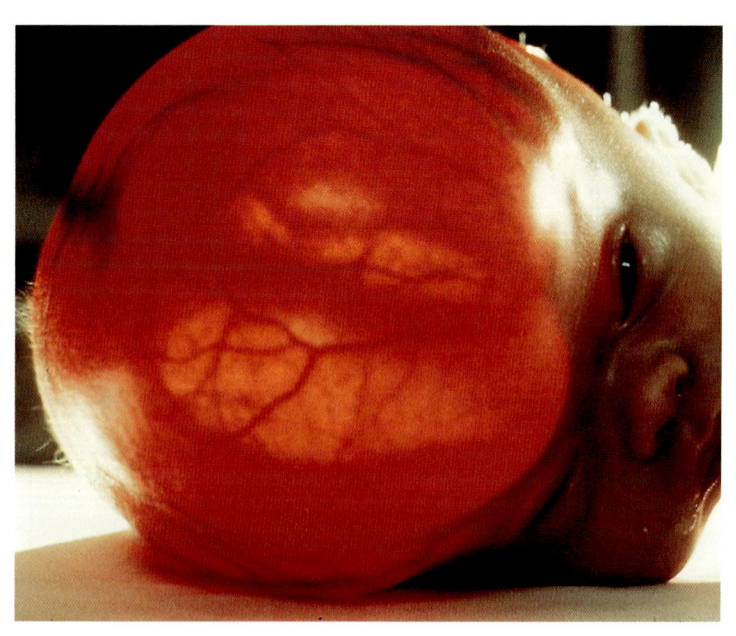

図15-6 脳脊髄液の循環
巻末の「MRI・CTアトラス」1d, 2e参照。

図15-7 重症の水頭症の小児
光を当てると、頭蓋が透けて見える。

a. 大脳

左右の大脳は**大脳縦裂** longitudinal fissure で隔てられ、半球状の大脳半球をなしている（図15-8）。大脳はさらに、頭蓋骨の領域に対応して名付けられた**葉** lobe に分けられる（図15-9）。脳溝と脳回の形状には個体差があるが、葉と葉の境界はかなり明瞭である。

中心溝 central sulcus は大脳縦裂から側方に伸びる深い溝である。中心溝の前方には**前頭葉** frontal lobe があり、その下縁は**外側溝** lateral sulcus で境される。外側溝の下方には**側頭葉** temporal lobe がある。**頭頂葉** parietal lobe は中心溝から後方に広がり、後方は**頭頂後頭溝** parieto-occipital sulcus で境される。頭頂後頭溝の後方には**後頭葉** occipital lobe がある。側頭葉と頭頂葉を押し分けると、**島** insula が現れる（図15-9b）。

葉には様々な機能領域があるが、その境界は明瞭ではない。これらの領域には感覚情報を処理するものもあれば、運動調節に関与するものもある。大脳の葉に関しては、以下の3点を常に頭に入れておく必要がある。

- 大脳半球は身体の対側からの感覚情報を受け取り、対側の運動調節を行う。つまり、左半球は身体の右側を、右半球は身体の左側を制御する。この交叉関係の意義はまだよく分かっていない。

神経系：脳と脳神経

- 大脳半球は左右で機能的に多少異なるが，解剖学的には同じ構造をしている。高次機能には左右差が見られる（☞第16章）。
- 大脳皮質の各領域ごとの機能を正確に特定することはできない。これら領域の境界は不明瞭であり，しかもかなり重複しているので，1つの領域が複数の機能を担っている可能性がある。皮質機能のいくつかの点，例えば意識については，どこか1つの領域にその役割を割り当てることは容易ではない。

脳の機能については未解明のことが多く，解剖学的特徴のすべてについて，その機能が明らかにされているわけではない。しかし，代謝機能や血液循環の研究から，正常な人の脳ではその全領域が常に使われているということが明らかになっている。

b. 大脳皮質の運動野と感覚野

思考過程や知的機能はすべて大脳半球がつかさどっている。また，大脳の機能の大部分は体性感覚と運動情報の処理に関わっている。

大脳皮質の主要な運動および感覚領域を図15-9bと表15-2に示す。中心溝は皮質の**運動野** motor area と**感覚野** sensory area を境する。

前頭葉の**中心前回** precentral gyrus は中心溝の前にある領域で，**一次運動皮質** primary motor cortex が存在する。このニューロンは脳幹や脊髄の体性運動ニューロンを支配して随意運動を指令する。一次

表15-2　大脳皮質

領域（葉）	機能
一次運動皮質（前頭葉の中心前回）	骨格筋の随意運動
一次感覚皮質（頭頂葉の中心後回）	触覚，圧覚，振動覚，痛覚，温度覚，味覚の認識
味覚皮質（前頭葉）	
視覚皮質（後頭葉）	味覚，視覚，聴覚，嗅覚刺激の意識的な認識
聴覚皮質と嗅覚皮質（側頭葉）	
連合野	知覚情報の統合と処理
	運動の統合と指令

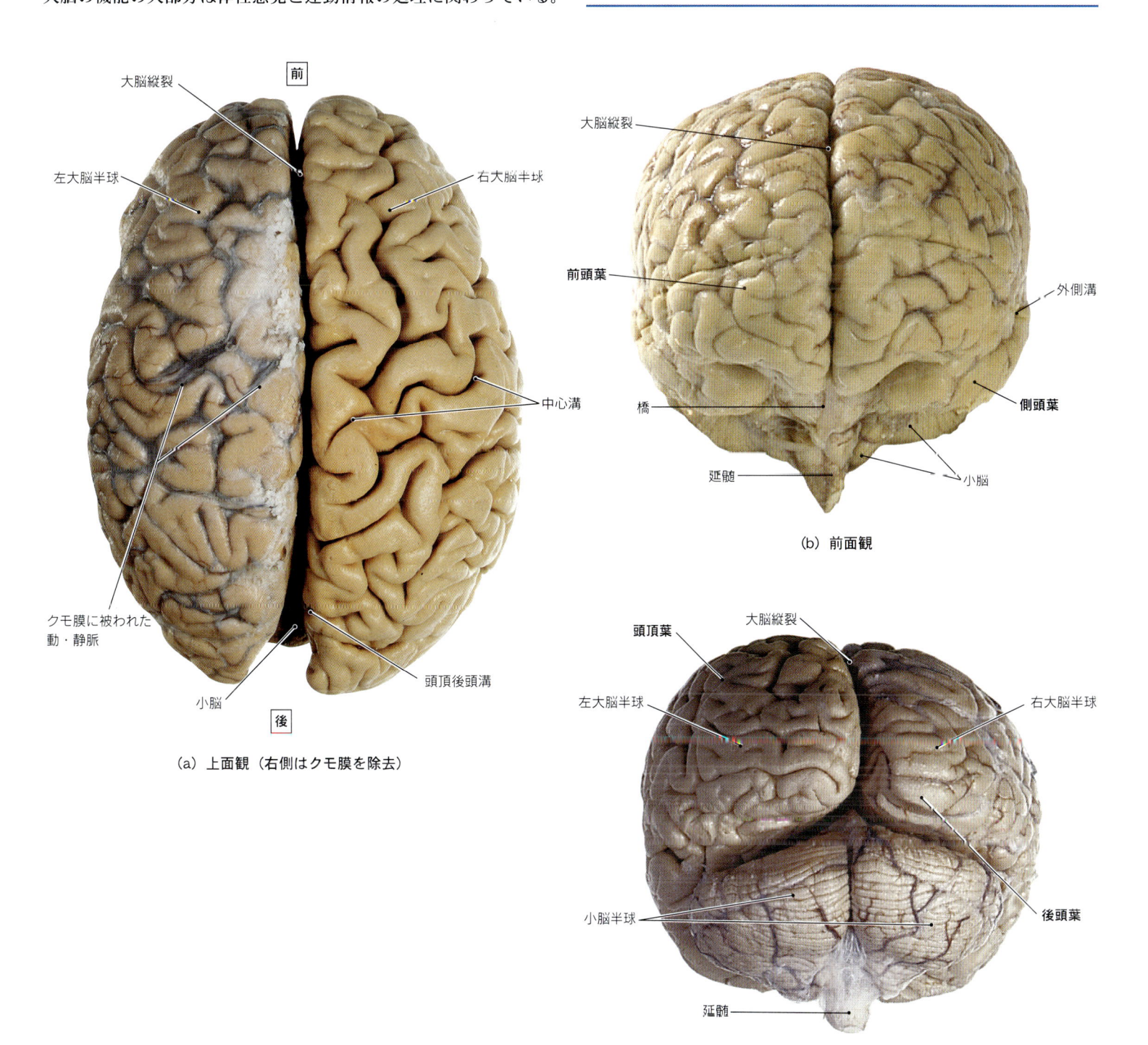

図15-8　大脳半球（その1）

(a) 上面観（右側はクモ膜を除去）

(b) 前面観

(c) 後面観

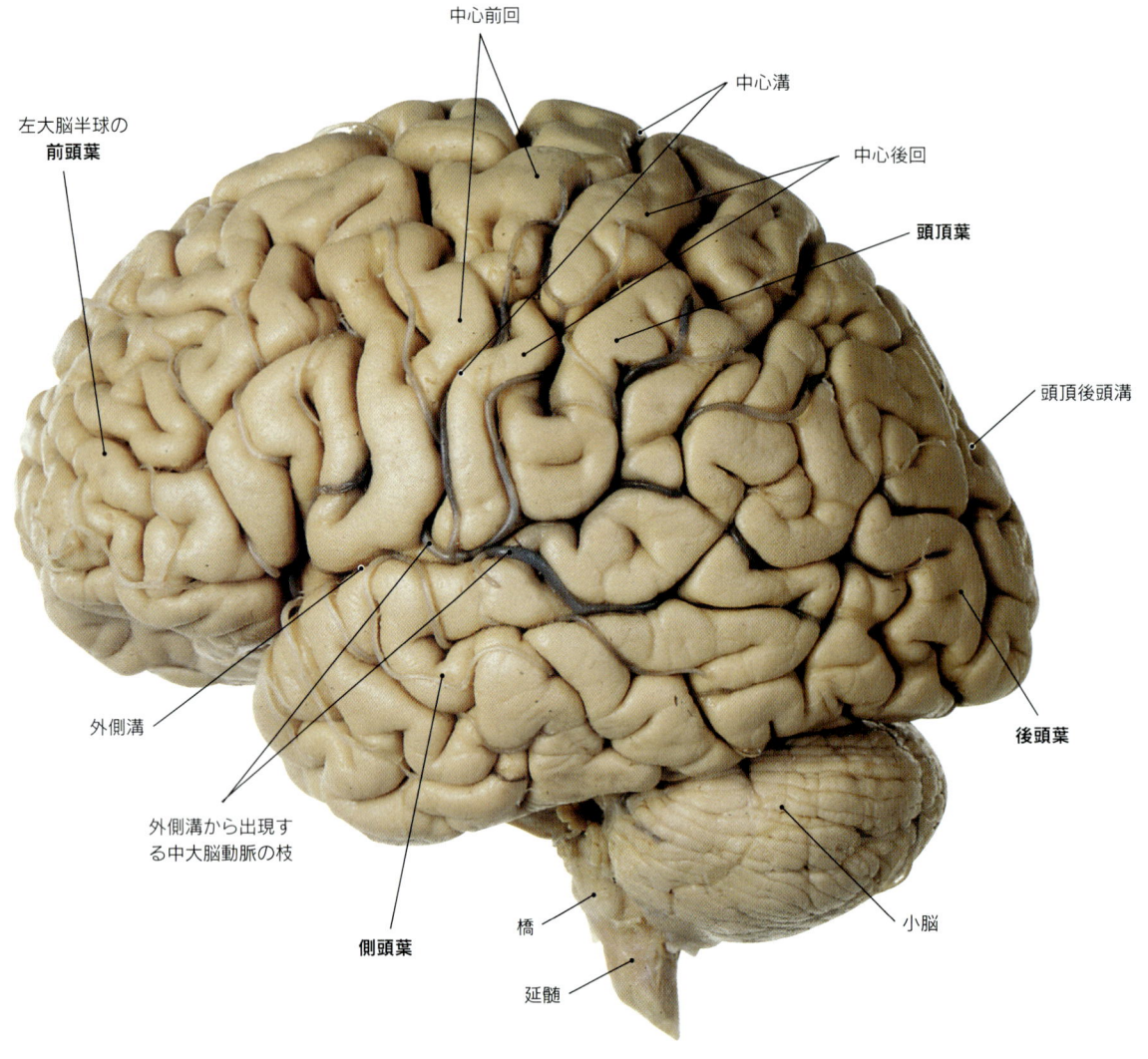

(a) 左側面観

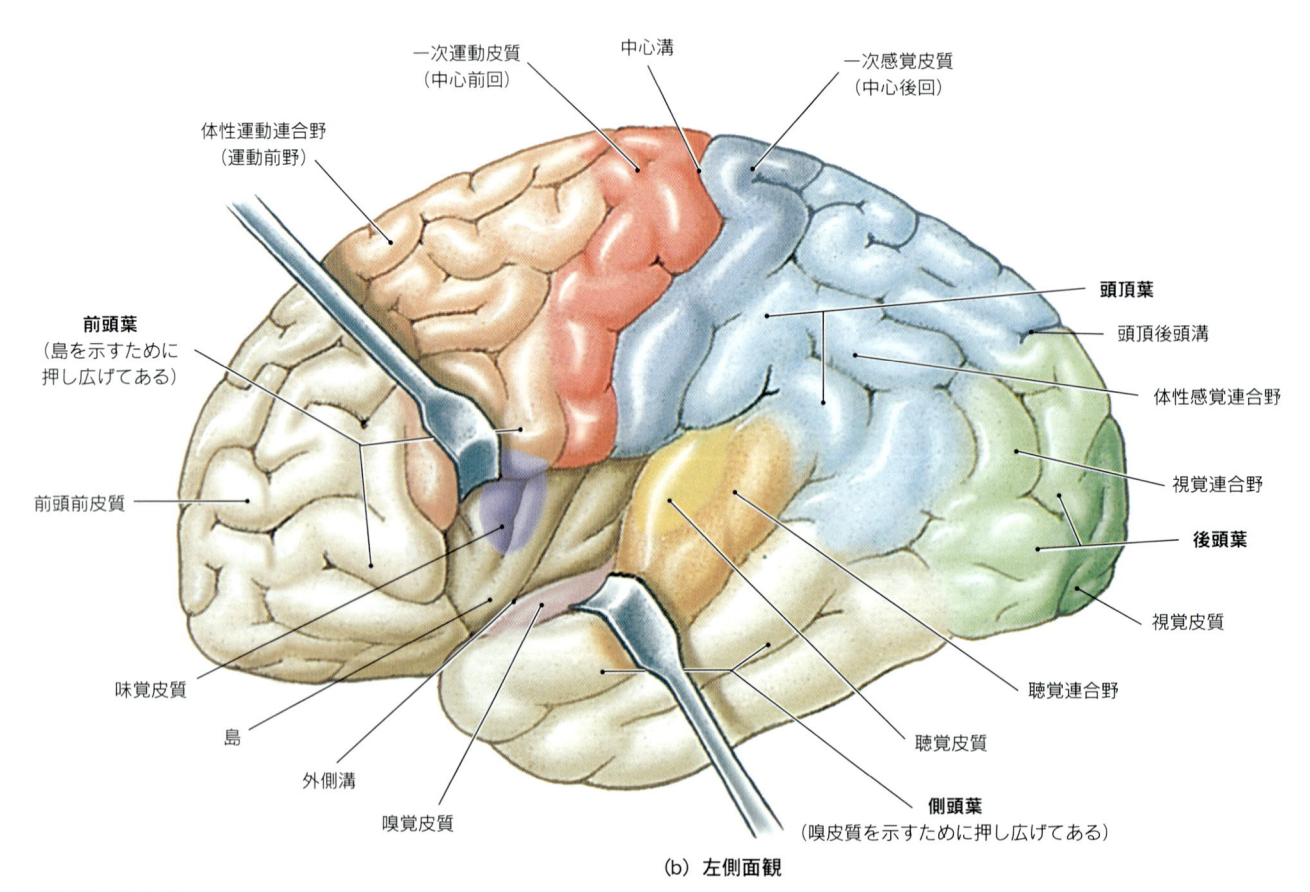

(b) 左側面観

図 15-9 大脳半球（その2）

運動皮質のニューロンは**錐体細胞** pyramidal cell と呼ばれ，随意運動を支配する神経伝導系は**錐体路系** pyramidal system と呼ばれる。

頭頂葉の**中心後回** postcentral gyrus は中心溝の後にあり，**一次感覚皮質** primary sensory cortex を含む。一次感覚皮質のニューロンは，触覚，圧覚，痛覚，味覚，温度覚の受容体からの体性感覚情報を受け取る。このような感覚情報は一次感覚皮質に運ばれ，感覚を意識的に認識する。同時に，側副枝がその他の大脳中枢にも情報を伝達する。その結果，感覚情報は意識的および無意識的の両方のレベルで受容されることになる。

視覚，聴覚，嗅覚に関する感覚情報は大脳皮質とは別の領域に伝えられる（図15-9b）。後頭葉の**視覚皮質** visual cortex は視覚情報を受け取り，側頭葉の**聴覚皮質** auditory cortex と**嗅覚皮質** olfactory cortex はそれぞれ聴覚と嗅覚の情報を受け取る。**味覚皮質** gustatory cortex は島の前方と前頭葉の隣接部に存在する。この領域は舌と咽頭の味覚受容体から情報を受け取る。

c. 連合野

大脳皮質の感覚領域と運動領域は，入力データの解析と運動応答の調節を行う連合野とつながっている（図15-9b）。**体性運動連合野** somatic motor association area，すなわち**運動前皮質** premotor cortex は学習した運動活動の調節に関与する。中心後回の後方にある**体性感覚連合野** somatic sensory association area は，一次感覚皮質，視床，およびその他の領域からの入力を受ける。この領域は，物体の大きさや形に関係する感覚情報を統合し解釈する。

感覚連合野と運動連合野の機能的な違いは，障害が起きた場合に最も明瞭になる。**視覚連合野** visual association area に障害を受けた人は文字をはっきりと見ることはできるが，その意味を解釈することができない。このような人は文章の1行1行を目で追ってはいるが，意味をなさない文字の形を見ていることになる。眼球運動調節に関わる運動前皮質に障害を受けた人は，書き記された文字と単語を理解することはできるが，1行1行を目で追うことが困難となり，本を読むことができなくなる。

d. 統合中枢

統合中枢 integrative center はいくつかの異なる連合野からの情報を受け取り処理を行う中枢である。この領域は非常に複雑な運動をコントロールし，複合的な分析機能をつかさどる。例えば，前頭葉の**前頭前皮質** prefrontal cortex（図15-9b）は感覚連合野からの情報を統合し，考えられる応答を予測するなどの抽象的な知的機能をつかさどる。

これらの領域は両方の大脳半球にあるが，構語，筆記，数学的計算，立体空間認識などの複雑な処理をつかさどる高次統合中枢は，右あるいは左の大脳半球のどちらかに限局している。これらの中枢と機能に関しては第16章で詳しく述べる。

B. 中枢神経系の白質

中枢神経系の**白質** white matter は灰白質によって被われている。白質は神経線維束からなる。これらの線維束は以下の3群からなる（図15-10，表15-3）。

- **連合線維** association fiber：同側の大脳半球の皮質間を連絡する。最も短い連合線維は**弓状線維** arcuate fiber と呼ばれ，弓のように彎曲して隣接する脳回間を連絡する。**縦束** longitudinal fasciculus は比較的長い連合線維で，前頭葉と同側のほかの葉とを結び付ける。

- **交連線維** commissural fiber：左右の大脳半球を連絡する。大脳半球間を結び付ける交連線維の代表的なものは，**脳梁** corpus callosum と**前交連** anterior commissure である。

- **投射線維** projection fiber：大脳皮質と，脳幹，小脳，脊髄を連絡する。上行あるいは下行する軸索はすべて，大脳皮質の感覚野，運動野，連合野と連絡する途中で間脳を通過しなければならない。肉眼では，求心性線維と遠心性線維の区別を付けることは不可能である

表 15-3　大脳の白質

線維／伝導路	機能
連合線維	同側の大脳半球で皮質の領域を連絡
弓状線維	同じ葉内で脳回を連絡
縦束	前頭葉とその他の葉を連絡
交連線維（前交連と脳梁）	左右の大脳半球間でそれぞれの葉を連絡
投射線維	大脳皮質と間脳，脳幹，小脳，脊髄を連絡する

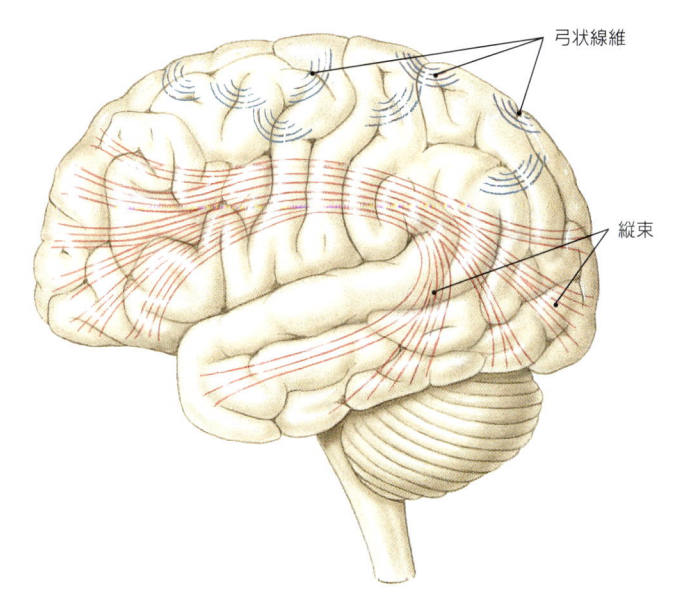

(a) 側面観

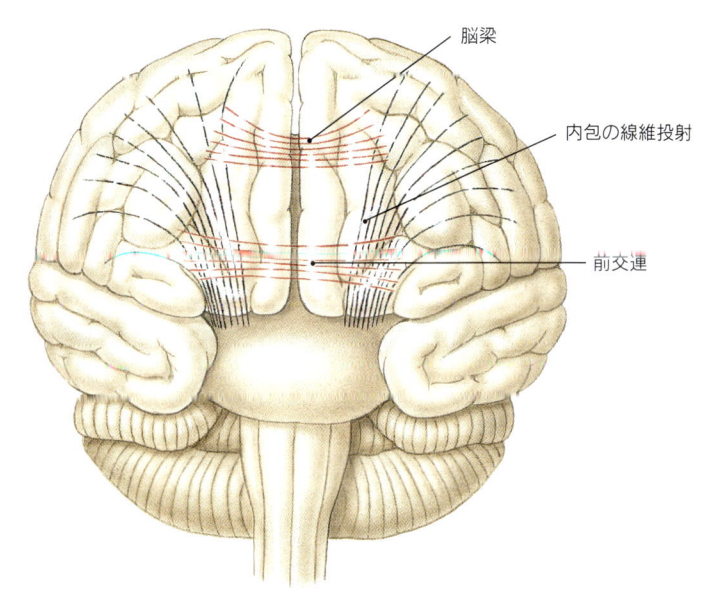

(b) 前面観

図 15-10　脳の白質の主要な線維

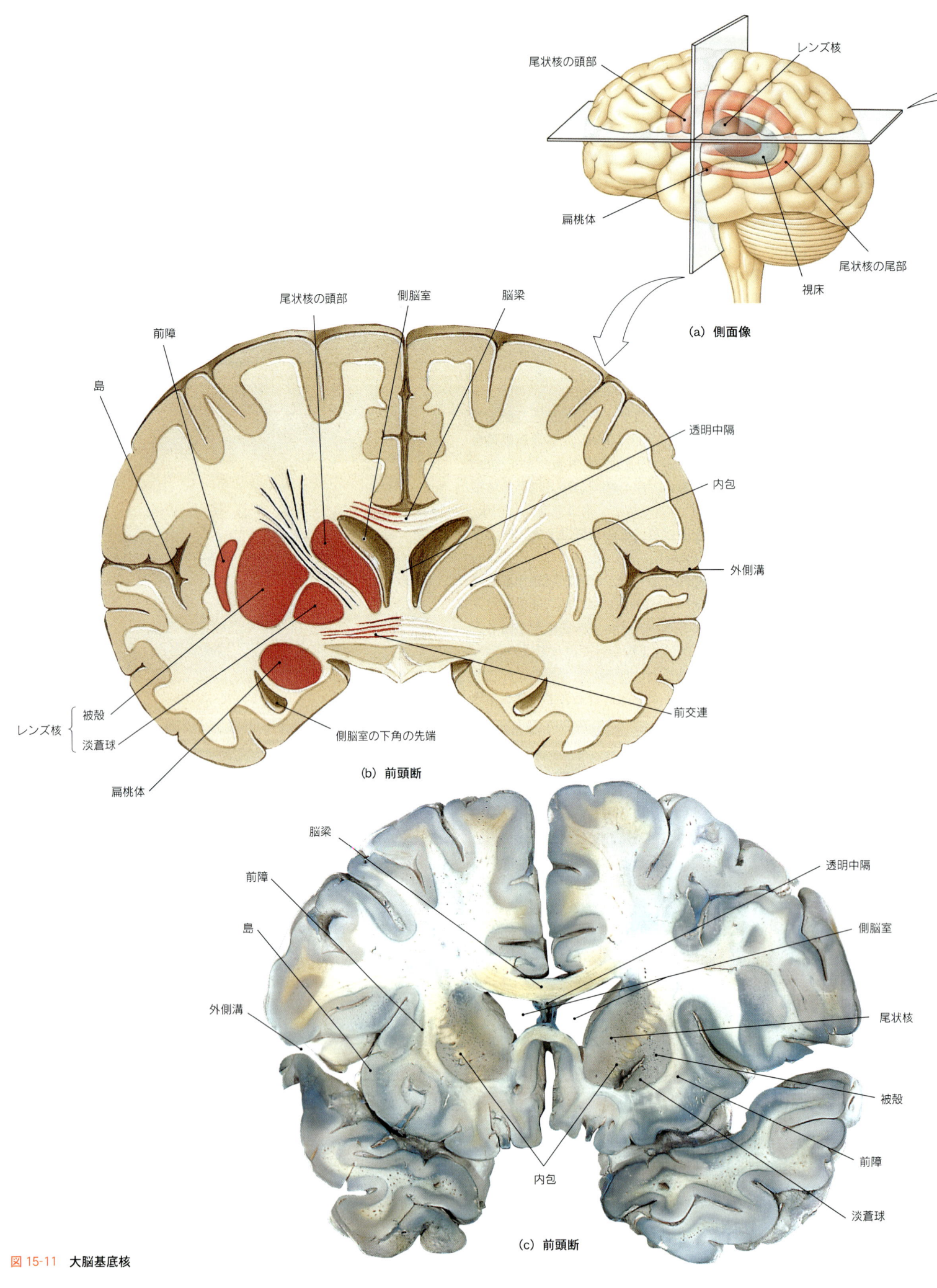

図 15-11　大脳基底核

神経系：脳と脳神経　15

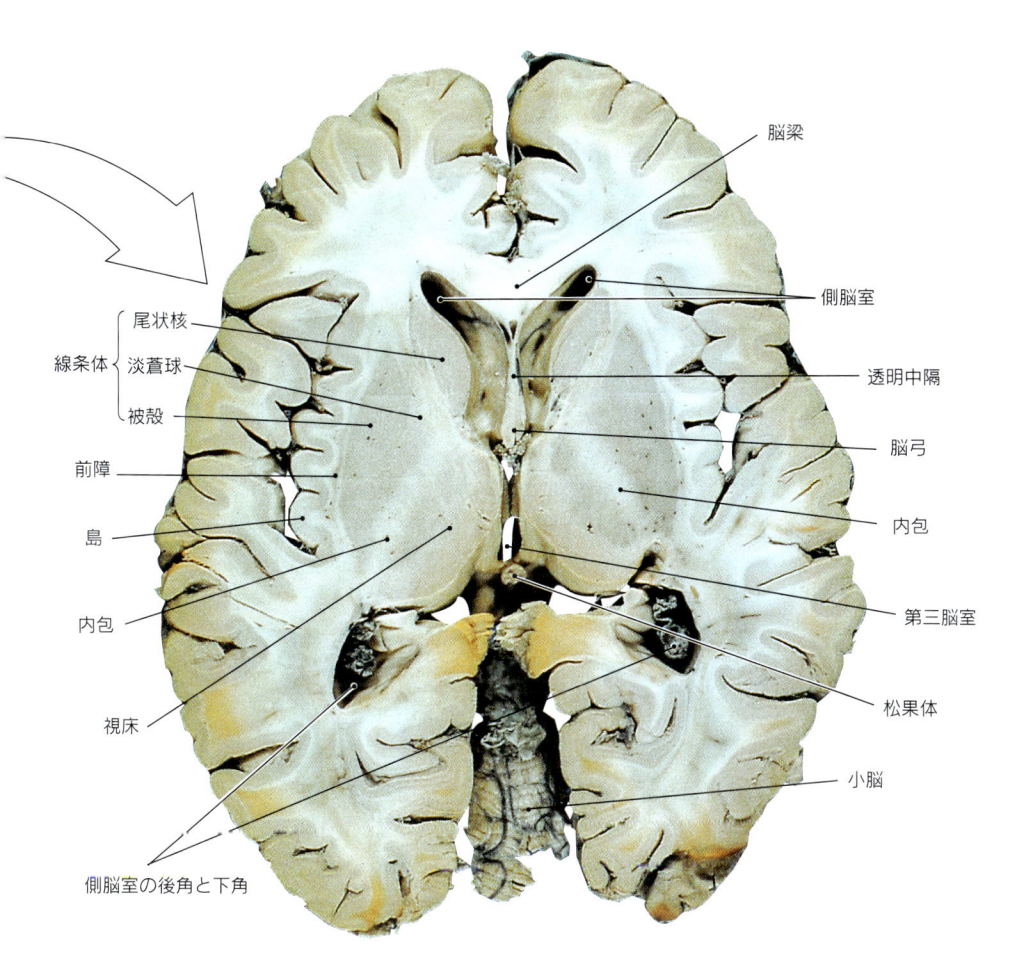

(d) 水平断

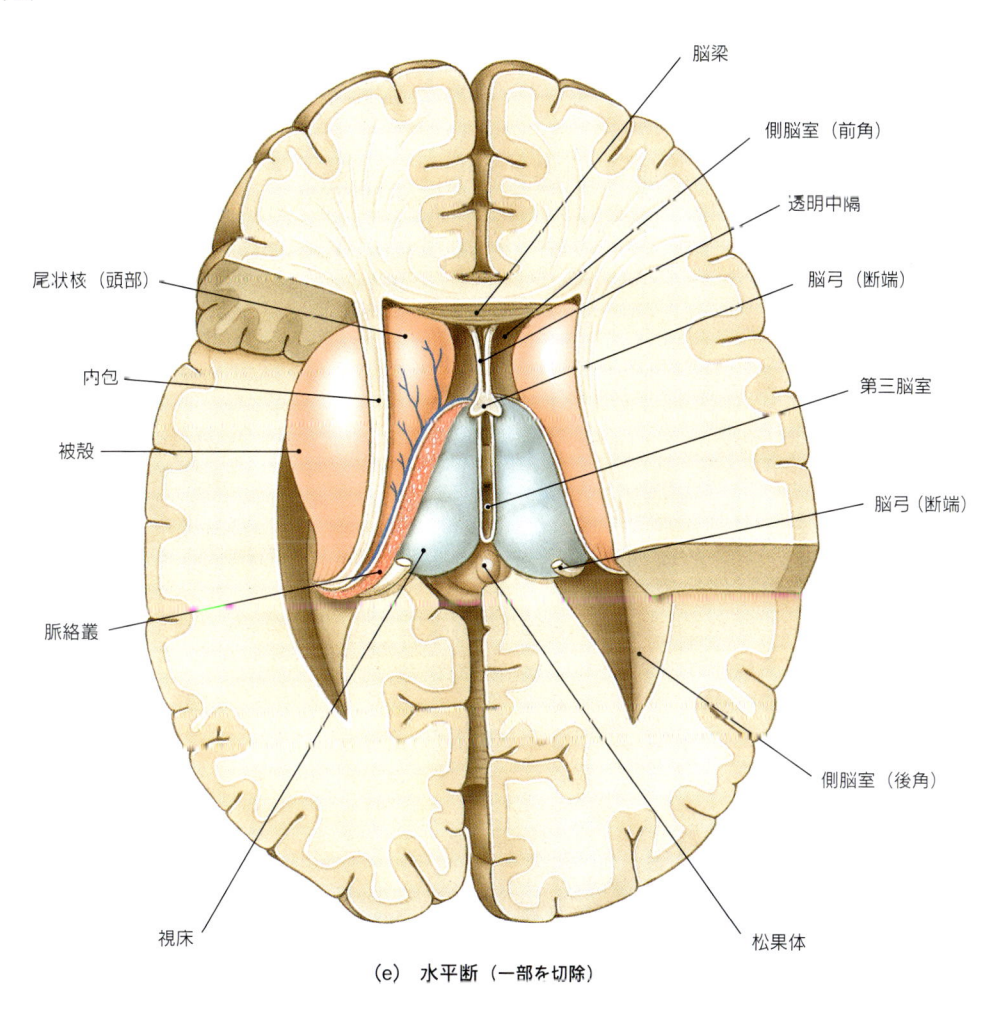

線条体 ｛ 尾状核／淡蒼球／被殻 ｝
前障
島
内包
視床
側脳室の後角と下角

脳梁
側脳室
透明中隔
脳弓
内包
第三脳室
松果体
小脳

(e) 水平断（一部を切除）

尾状核（頭部）
内包
被殻
脈絡叢
視床

脳梁
側脳室（前角）
透明中隔
脳弓（断端）
第三脳室
脳弓（断端）
側脳室（後角）
松果体

図 15-11　大脳基底核（つづき）

311

が，これらの線維全体が集まった領域は**内包** internal capsule として知られている。

C. 大脳基底核

大脳基底核（大脳核）cerebral nucleus は，大脳半球内で側脳室の下方に存在する灰白質の塊で，左右の対をなす（図 15-11）。基底核は白質のなかに埋まっており，放射状の投射線維や交連線維が基底核を取り巻いたりあるいは横断したりしている。

尾状核 caudate nucleus は大きな頭部と細長く弓状に伸びる尾部を持ち，側脳室の外縁の弯曲に沿って分布する。尾部の先端には，**扁桃体** amygdaloid body と呼ばれる独立した神経核がある。また，島と間脳の間には，**前障** claustrum, **被殻** putamen, **淡蒼球** globus pallidus という神経核がある。

被殻と淡蒼球は，肉眼で見ると1つの大きな球状の塊を形成しているので，まとめて**レンズ核** lentiform nucleus と呼ばれることがある（図 15-11b）。また，尾状核とレンズ核をまとめて**線条体（広義）** corpus striatum と呼ぶ（図 15-11d）。日本では，尾状核と被殻をあわせて線状体（狭義）と呼ぶことが多い。これら大脳基底核の相互関係と機能を表 15-4 にまとめた。

表 15-4 大脳基底核

部位	神経核	機能
	扁桃体	大脳辺縁系の一部
	前障	視覚情報の無意識的な処理
線条体	尾状核／レンズ核（被殻，淡蒼球）	随意運動指令の無意識的な調節と修飾

D. 大脳基底核の機能

大脳基底核は錐体外路系の重要な構成要素である。**錐体外路系** extrapyramidal system は筋緊張を制御し，学習運動パターンに基づいて体性運動を協調的に調節するものである（☞第16章）。特定の神経核の機能について以下にまとめる。

- **尾状核** caudate nucleus：大脳基底核が特定の運動を開始させることはない。しかし，一度運動が始まると，これらの神経核は一般的な運動パターンとリズムを提供する。例えば，歩行の際，歩き始めから立ち止まるまでの手足の交互運動は尾状核と被殻によって調節される。
- **前障** claustrum：前障は無意識的な視覚情報の処理に関与すると考えられ，特定のパターンや特徴の関連性に注意を向けさせる働きと関係するのではないかといわれている。
- **扁桃体** amygdaloid body：大脳辺縁系の重要な構成要素で，大脳辺縁系については以下に詳しく述べる。ほかの大脳基底核の機能はまだあまり解明されていない。
- **淡蒼球** globus pallidus：淡蒼球は特に四肢の筋肉の筋緊張を調節し，随意運動に備えて体位を整える役割をなす。例えば，鉛筆を拾い上げようとするとき，前腕，手首，手のひらを意識的に伸ばし物をつかもうとする動きに合わせて肩や腕の位置が決められる。

E. 大脳辺縁系

大脳辺縁系 limbic system は大脳と間脳の境界部に沿った神経核と伝導路で構成される。
辺縁系の機能には以下のものがある。
- 情動とそれに関連した行動の発動。
- 大脳皮質の意識的な知的機能とその他の無意識的な自律機能との連動。
- 記憶の保持と想起の促進。

大脳辺縁系は解剖学的というよりはむしろ機能的な概念で，大脳，間脳，中脳の様々な要素を含んでいる（表 15-5）。

扁桃体（図 15-11a, b，図 15-12b）は大脳辺縁系，大脳，様々な感覚系を連絡する媒体として働いていると考えられる。大脳半球の**辺縁葉** limbic lobe は，間脳に隣接する脳回と深部の神経核からなる。**帯状回** cingulate gyrus は脳梁の上にある。**歯状回** dentate gyrus とその隣りの**海馬傍回** parahippocampal gyrus は，側脳室の床の下に位置する海馬 hippocampus を被い隠すような位置を占める。この神経核の形は海馬（タツノオトシゴ）に似ているので，海馬と命名された。海馬は学習と長期記憶の保持に重要な役割を果たす。

脳弓 fornix は海馬と視床下部を連絡する白質の伝導路である。脳弓は海馬から弧を描きながら内側上方に脳梁まで伸び，その後，前方に弯曲して視床下部に終わる。神経線維の多くは視床下部の底部にある**乳頭体** mamillary body に終わる。乳頭体には，咀嚼，舌なめ，嚥下などの摂食に関連した反射運動を調節する運動核がある。

間脳の視床と視床下部に位置する神経核も，大脳辺縁系の構成要素である。**視床前核群** anterior nuclei は，内臓感覚を視床下部から帯状回へと伝える。視床下部を実験的に刺激すると，視床下部は怒り，恐怖，痛み，性的興奮，喜びなどの感情に関連しているのが分かる。

視床下部を刺激すると警戒感が高まり，興奮状態を引き起こす。このような反応は，網様体を広範に刺激することによって引き起こされる。**網様体** reticular formation は中脳に本体がある脳幹神経核のネットワークである。視床下部や視床の隣接部位を刺激することによって，網様体の活動が抑制され，全般的な無感覚状態や睡眠状態に陥る。

✓ 左右の大脳半球は，さらに葉に分けられる。各葉とそれらの一般的な機能について述べなさい。
✓ 脳回と脳溝とは何ですか。
✓ 脳白質にある3つの主要な神経線維群を挙げ，それらについて説明しなさい。

表 15-5 大脳辺縁系

機能	記憶の処理，感情の創出，情動とそれに関連した行動の発動
大脳の要素	
皮質領域	辺縁葉（帯状回，歯状回，海馬傍回）
神経核	海馬，扁桃体
伝導路	脳弓
間脳の要素	
視床	視床前核群
視床下部	情動，食欲（口渇，空腹），それに関連した行動に関わる中枢（☞表15-7）
その他の要素	
網様体	脳幹全体の神経核群の相互に連結したネットワーク

神経系：脳と脳神経

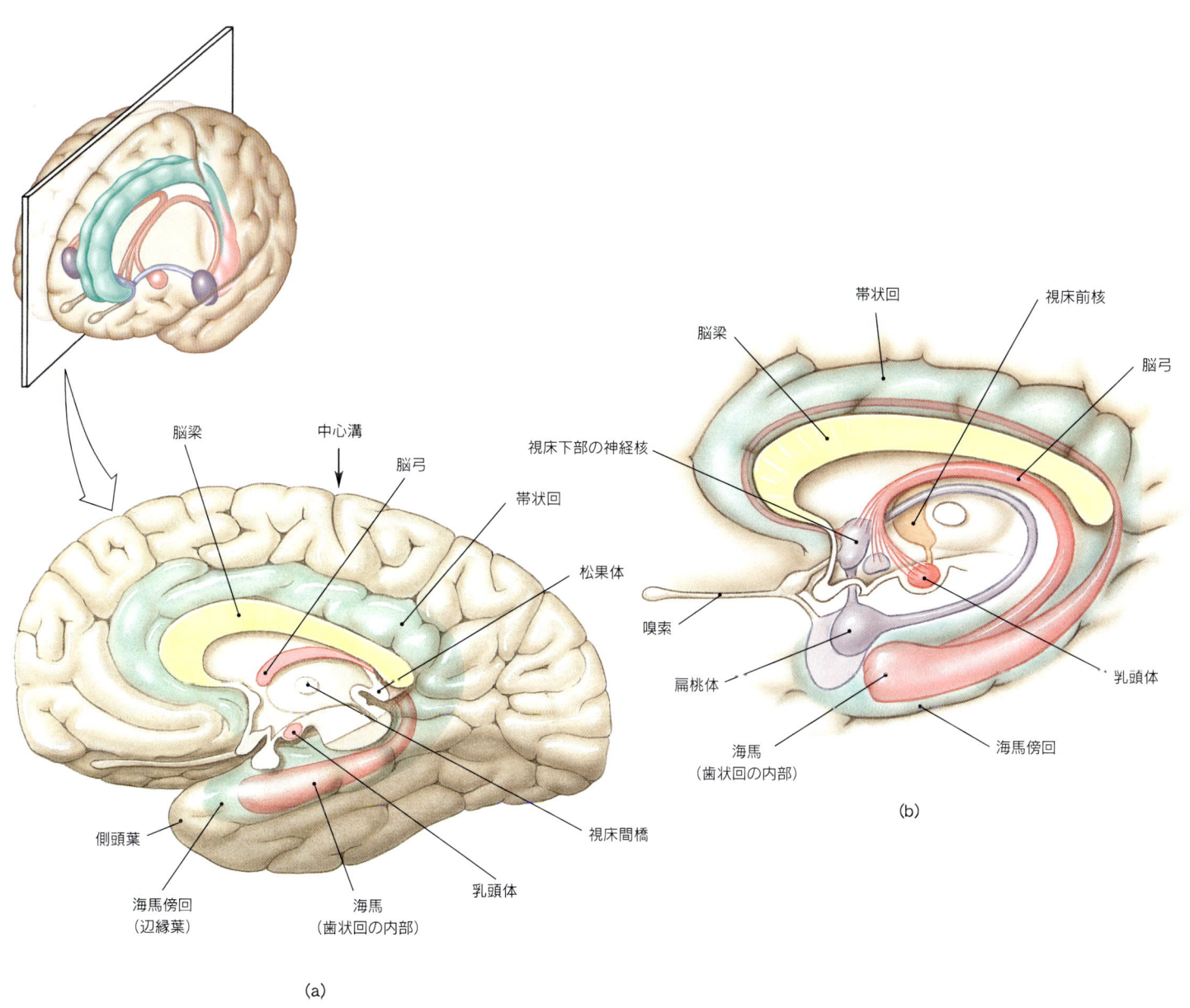

図 15-12 大脳辺縁系
大脳の矢状断（海馬傍回と歯状回は深部に位置する辺縁系の構成要素が見えるように透過して図示）と大脳辺縁系の三次元的構成図。

4. 間脳

間脳は大脳半球と脳幹を連絡しており，視床上部，視床，視床下部からなる。視床の位置とその他の脳との位置関係を図15-1，図15-13に示す。

A. 視床上部

視床上部 epithalamus は側脳室の床の部分を形成する（図15-13a）。前方は膜性で，脈絡叢が室間孔から側脳室に広がっている。後方にはメラトニン melatonin というホルモンを分泌する**松果体** pineal gland がある。メラトニンは日内リズムの調節に重要な役割を果たし，二次的に生殖機能に影響を与える（☞第19章）。

B. 視床

間脳の神経組織の大部分は**視床** thalamus にある。視床は卵形をしており，左右の視床が第三脳室を取り囲んでいる（図15-11e，図15-13b）。視床にある神経核は感覚情報や運動指令の中継基地である。嗅神経以外の脳神経と脊髄からの上行性感覚情報は，大脳や脳幹に伝わる前に視床で処理される。それゆえ，視床は一次感覚野に投射される上行性感覚情報の最終中継地点であるといえる。視床は情報の濾過装置として働き，運ばれてくる感覚情報はほんの一部しか通過できない。視床には錐体路および錐体外路系の活動を調節する作用もある。

正中断面で見ると，視床は前交連から松果体の下方にまで広がっている（図15-13a）。灰白質の内側の隆起部は**視床間橋** interthalamic adhesion と呼ばれ，視床の内側面から脳室内に突出している。約70％のヒトは，左右の視床間橋が正中で癒合し，左右の視床を連絡している。

左右の視床の外側には，内包の線維が走っている。視床の内部には，互いに連結した視床核群がある。

(a) 正中断

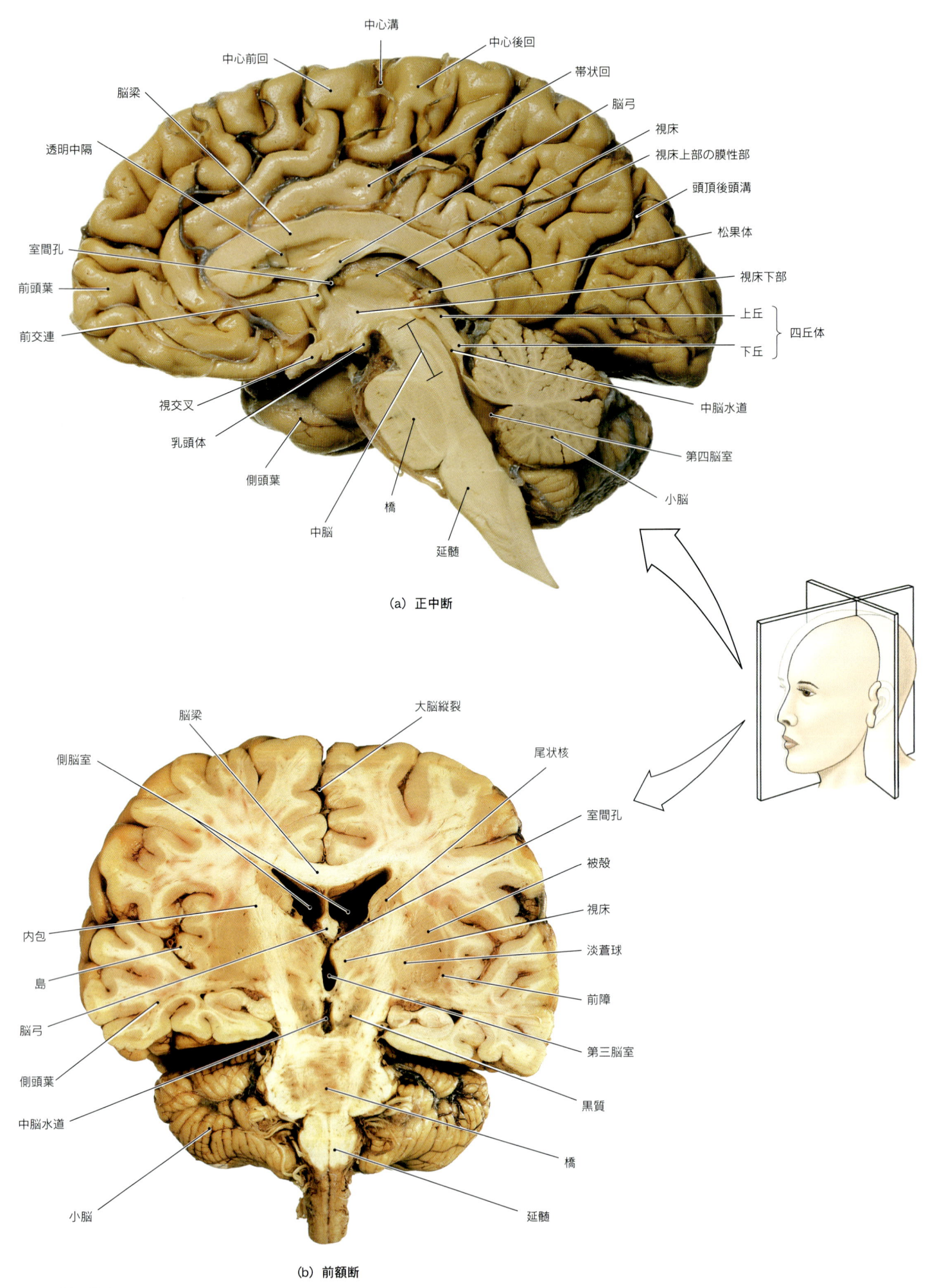

(b) 前額断

図 15-13　脳の断面

視床核群の機能

視床核群は，主に大脳基底核と大脳皮質への感覚情報の中継に関わる。視床核群は以下の大きな5群に分類される（図15-14，表15-6）。

- **前核群** anterior nuclei：前核群は大脳辺縁系の一部であり，情動，記憶，学習に関与する。これらの神経核は，視床下部と海馬からの情報を帯状回に中継する。
- **内側核群** medial nuclei：内側核群は，大脳基底核および視床下部の情動中枢を大脳の前頭前野と連絡させることにより，感情の意識的な認識に関わる。これらの神経核はまた，視床のほかの領域に到達する感覚情報を統合し前頭葉に中継する。
- **腹側核群** ventral nuclei：腹側核群は大脳基底核および大脳皮質との間の情報のやり取りを中継する。前腹側核と外側腹側核は，大脳基底核と小脳から一次運動野および運動前野への体性運動調節に関わる情報を中継する。これらの神経核は運動計画を補助し，その微調整を行うフィードバック機構の一部をなす。後腹側核は脊髄と脳幹から頭頂葉の一次感覚野へ，触覚，圧覚，温痛覚，固有感覚の感覚情報を中継する。
- **後核群** posterior nuclei：後核群に視床枕と膝状体がある。視床枕は大脳皮質連合野へ投射するための感覚情報を統合する。左右の**外側膝状体** lateral geniculate body は，視索によって運ばれる眼球からの視覚情報を受け取る。ここからの遠心性線維は視覚野に投射し，一部は中脳に下行する。**内側膝状体** medial geniculate body は内耳の特殊受容体からの聴覚情報を聴覚野に中継する。
- **外側核群** lateral nuclei：外側核群は帯状回と頭頂葉の活動を調節するフィードバック機構の中継基地である。それゆえ，これらの神経核は情動と感覚情報の統合に影響を及ぼす。

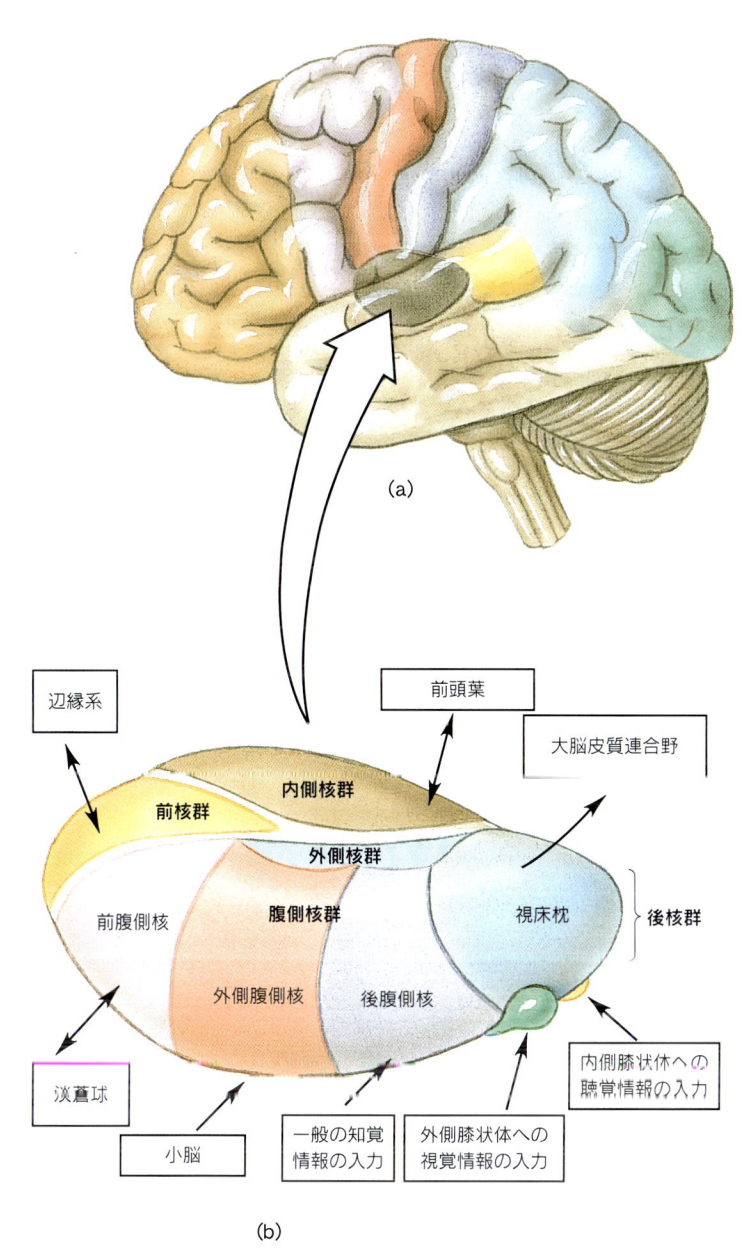

C. 視床下部

視床下部 hypothalamus には，脳幹のほかの領域や大脳に影響を及ぼす情動と内臓機能に関連する中枢がある。様々な自律神経機能を調節し，神経系と内分泌系間の連絡を行っている。視床下部は第三脳室の床を形成し，視交叉上部から乳頭体の後縁にまで広がっている（図15-15）。視索は視交叉から脳に至る部分である。**視交叉** optic chiasm の後部では，**漏斗** infundibulum が下方に伸び，視床下部と下垂体を連絡している。鞍隔膜（☞図15-21c）が蝶形骨の下垂体窩に入り込むようにして漏斗を包んでいる。

漏斗と乳頭体の間にある視床下部の床部分は**灰白隆起** tuber cinereum と呼ばれる（図15-15）。灰白隆起は下垂体機能の調節に関与する神経細胞が集まった灰白質の塊である。漏斗に隣接する灰白隆起の前方部はやや盛り上がっており，**正中隆起** median eminence と呼ばれる。

視床下部の機能

視床下部には辺縁系の機能に加え，多くの重要な調節統合中枢がある（図15-15b，表15-7）。視床下部は常に大脳，脳幹，脊髄からの感覚情報を受け取っている。視床下部のニューロンはまた，脳脊髄液と間質液の組成変化を敏感に感知し，それに対して応答する。視床下部の毛細血管は高い透過性を持っているので，視床下部のニューロンは循環血中の変化に対しても応答する。

視床下部の主な神経核と現在明らかにされている機能について表15-7に示した。

図15-14　視床
(a) 主な視床核の位置を示す脳の側面像。大脳皮質の機能領域は，関連する視床核群と同じ色で示してある。
(b) 左側の視床核群の拡大像。神経核の色は関連する大脳皮質領域の色と一致する。枠内には，大脳基底核や大脳皮質に中継される知覚入力の一例，あるいは情動，学習，記憶に関連した重要なフィードバック機構を示す。

表15-6　視床

構造物／神経核	機能
前核群	辺縁系の一部
内側核群	視床および視床下部に到達した感覚情報などの情報を統合し，大脳半球の前頭葉に投射
腹側核群	感覚情報を頭頂葉の一次感覚野に投射
	小脳と大脳基底核からの情報を中継して大脳皮質に投射
後核群	
視床枕	感覚情報を統合し大脳皮質連合野へ投射
外側膝状体	視覚情報を後頭葉の視覚野に投射
内側膝状体	聴覚情報を側頭葉の聴覚野に投射
外側核群	帯状回（情動）と頭頂葉（知覚情報の統合）に関わるフィードバック機構を形成

15

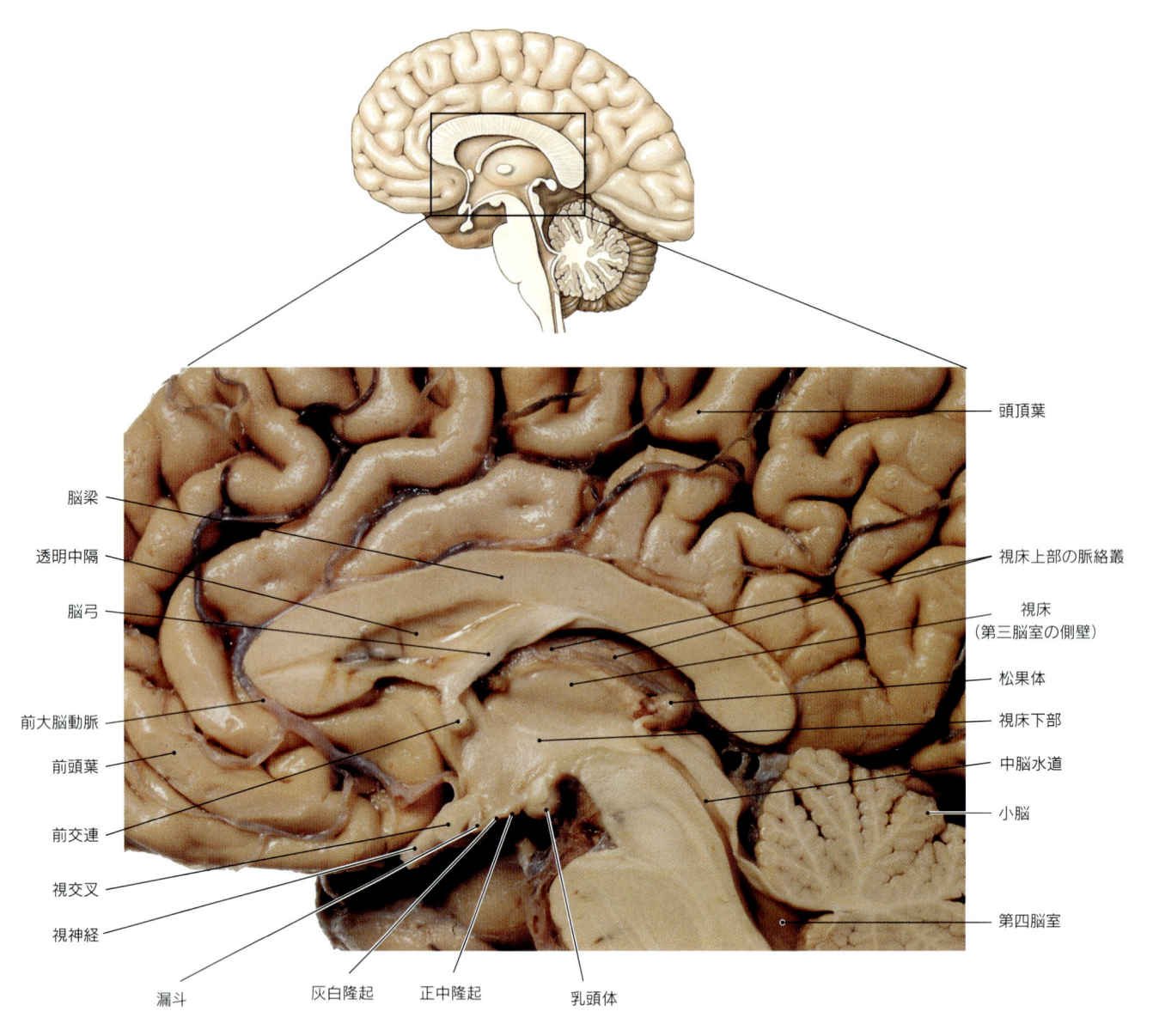

(a) 脳の正中断

ラベル:
- 脳梁
- 透明中隔
- 脳弓
- 前大脳動脈
- 前頭葉
- 前交連
- 視交叉
- 視神経
- 漏斗
- 灰白隆起
- 正中隆起
- 乳頭体
- 頭頂葉
- 視床上部の脈絡叢
- 視床（第三脳室の側壁）
- 松果体
- 視床下部
- 中脳水道
- 小脳
- 第四脳室

(b) 視床下部の模式図

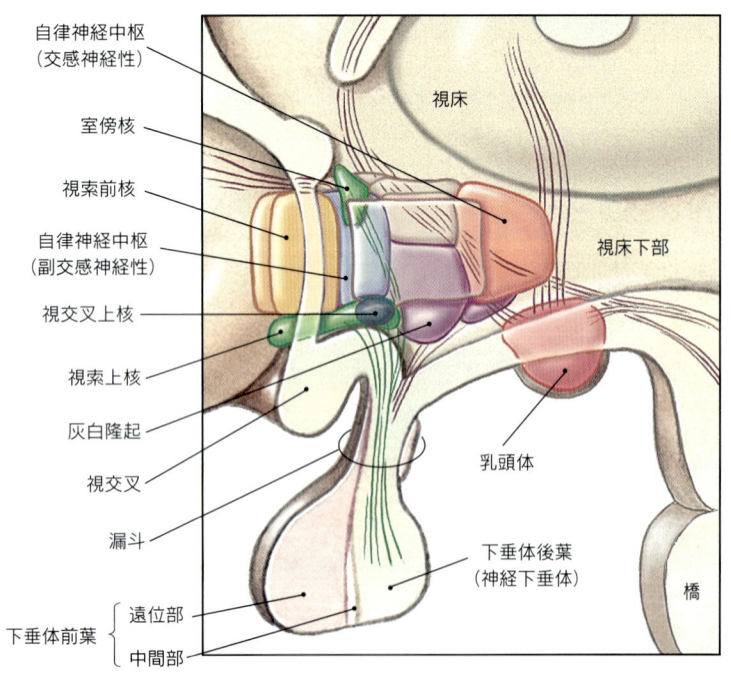

ラベル:
- 自律神経中枢（交感神経性）
- 室傍核
- 視索前核
- 自律神経中枢（副交感神経性）
- 視交叉上核
- 視索上核
- 灰白隆起
- 視交叉
- 漏斗
- 下垂体前葉（遠位部／中間部）
- 視床
- 視床下部
- 乳頭体
- 下垂体後葉（神経下垂体）
- 橋

図 15-15　視床下部
(a) 終脳と隣接する脳幹領域を示す脳の矢状断面像。(b) 視床下部の主な神経核。機能については表 15-7 に示す。巻末の「MRI・CT アトラス」1e 参照。

表 15-7　視床下部

領域／神経核	機能
視床下部全般	自律神経機能の調節
	欲求とそれに対する行動の発動（口渇，空腹，性的）
	感情の設定（辺縁系）内分泌系の統合
視索上核	抗利尿ホルモンの分泌（腎臓における水分喪失の制限）
視交叉上核	日内リズムの調節
室傍核	オキシトシンの分泌（子宮と乳腺の平滑筋収縮の促進）
視索前野	延髄の自律神経中枢の調節を介した体温の制御
隆起部（灰白隆起と正中隆起）	下垂体前葉の内分泌細胞を標的とした分泌抑制ホルモンや放出因子の産生
自律神経中枢	延髄の自律神経中枢の調節を介した心拍数と血圧の調節
乳頭体	摂食反射の調節（舌なめずり，嚥下など）

視床下部の機能は以下のとおりである。
- **体性不随意運動の調節**：視床下部の神経核は，怒り，喜び，痛み，性的活動などの情動に関わる体性運動パターンに関与する。
- **自律神経機能の調節**：視床下部は，脳幹にある心拍数，血圧，呼吸，消化の自律神経中枢の活動を調節・統合する。
- **神経系および内分泌系活動の統合**：この調節機能の大部分は下垂体の機能による。
- **ホルモン分泌**：視床下部は2つのホルモンを分泌する。抗利尿ホルモンは**視索上核** supraoptic nucleus で産生され，腎臓における水分の喪失を制限する。オキシトシンは**室傍核** paraventricular nucleus で産生され，子宮と前立腺の平滑筋や乳腺の筋上皮細胞を収縮させる。これらのホルモンは軸索を通って漏斗にまで運ばれ，下垂体後葉で体循環中に放出される。
- **行動の誘発**：視床下部にある中枢は，随意的あるいは不随意的な感情や行動パターンを生み出す。例えば，**摂食中枢** feeding center を刺激すると食欲は増大し，**口渇中枢** thirst center を刺激すると飲水行動を引き起こす。
- **随意運動と自律神経機能の統合**：ストレスがかかると，心拍数が増し呼吸が速くなる。このような自律神経機能は，大脳の活動が視床下部によって絶えずモニターされていることによって起こる。
- **体温調節**：視床下部の**視索前野** preoptic area には体温の変化を感受するニューロンが存在し，体温の調節を行う中枢がある。視索前野は中枢神経などで得られた体温の情報を統合し，必要があれば生理的反応を引き起こす。
- **日内リズムの調節**：視交叉上核は昼夜のリズムに関する日内サイクルに関与する。この神経核は網膜からの情報を受け取り，視床下部の他の神経核，松果体，網様体の活動を調節する。

✓ 間脳のどの領域が体温の変化によって刺激されますか。
✓ 錐体路系と錐体外路を統合するのは，間脳のどの領域ですか。
✓ メラトニンを分泌するのは間脳のどのような内分泌構造ですか。
✓ 視床下部で産生され，下垂体で放出されるホルモンは何ですか。

5. 中脳

中脳 mesencephalon には視覚と聴覚に関する神経核があり，これらの刺激に対する反射を担当する。

中脳の外観を図15-16に，また主な神経核の分布を図15-17と図15-18に示す。

中脳水道の後方に位置する中脳の表面は，**中脳蓋** mesencephalic tectum と呼ばれる。ここには**四丘体** corpora quadrigemina があり，2対の感覚神経核を含んでいる。これらの神経核は視覚と聴覚の処理に関する中継部位である。**上丘** superior colliculus は同側の視床の外側膝状体からの視覚情報を受け取る。**下丘** inferior colliculus は延髄にある神経核から聴覚の情報を受け取る。この聴覚情報の一部は同側の内側膝状体へ送られる。

中脳の中央の部分は**被蓋** tegmentum と呼ばれ，網様体，赤核，黒質がある。網様体の領域を刺激すると，様々な不随意運動が生じる。

赤核 red nucleus は血管が豊富なので赤味がかっている。赤核は大脳と小脳からの情報を統合し，筋緊張と体位の保持に関する不随意運動を調節する。

黒質 substantia nigra は赤核の外側にあり，色素細胞があるため黒味がかっている。黒質は大脳の神経核の運動出力を調節する重要な役割を果たす。

中脳の腹側には神経線維の束である**大脳脚** cerebral peduncle がある（図15-16，図15-17）。大脳脚には，視床核群に至る上行線維と大脳半球の一次運動野からの錐体路の下行線維が含まれる。

中脳には動眼神経（Ⅲ），滑車神経（Ⅳ），三叉神経（Ⅴ）の神経核がある。動眼神経核の一部である動眼神経副核は副交感神経性の核で，眼球の瞳孔括約筋や毛様体筋に分布し，対光反射や遠近調節に関与する。

臨床ノート　黒質とパーキンソン病

大脳基底核には2種類の異なるニューロンがある。1つはアセチルコリンの放出により運動ニューロンを興奮させるもので，もう1つは GABA（gamma-aminobutyric acid）の放出により運動ニューロンを抑制するものである。興奮性ニューロンは通常，不活発な状態にあり，下行性の神経伝導路は主として抑制性運動ニューロンの活動によって調節されている。興奮性ニューロンは絶えずドーパミンの抑制効果にさらされているので，不活発な状態に置かれる。ドーパミンは黒質のニューロンで産生され，軸索を介して大脳基底核に達するシナプス終末まで運ばれる。上行性の伝導路あるいはドーパミン産生ニューロンが障害を受けると，このような抑制系が失われ，興奮性ニューロンが次第に活発に働くようになる。このような活動が活発になるとパーキンソン病 Parkinson's disease のような振戦が出現する。

パーキンソン病では筋緊張が著明に増加し，随意運動はぎこちなく断続的になる。これは，ある筋群がその拮抗筋群を凌駕する筋力を発揮しなければ運動が開始されないからである。パーキンソン病の人は随意運動の際，緊張性痙攣を示し，また休止期には振戦が続く。振戦は四肢の恒常的な震えを生み出す拮抗筋群間の"格闘状態"である。パーキンソン病の人はまた，随意運動の開始が困難になり，顔の表情を変えるのでさえ相当の集中力を必要とする。病気が進行すると，無意識的に行われるはずの体位ならびに運動調節が不可能になる。あらゆる運動の1つ1つが意識的に調節されなければならないので，余分な努力のための集中力を要し，疲労と極度のストレスに悩まされる。このような状態が続くと，うつ病や妄想などの障害も現れてくる。

大脳基底核にドーパミンを投与すると，パーキンソン病患者の2/3が症状の著明な改善を示す。ドーパミンは血液脳関門を通過しないので，通常行われる治療はL-DOPA（levodopa）の経口投与である。このL-DOPAは脳血管を透過しドーパミンに変換される薬物である。パーキンソン病の症状を改善するため，振戦や硬直などの運動症状の軽

表 15-8　中脳

区分	領域／神経核	機能
灰白質		
中脳蓋	上丘	視覚情報などの感覚入力を統合
		不随意的な運動反応を開始
	下丘	聴覚情報を内側膝状体へ中継
被蓋	赤核	筋緊張と不随意的な体位の調節
	黒質	大脳基底核の活動を調節
	網様体（主要部分）	入力情報と出力運動指令の自動処理
		刺激に対する不随意運動反応の開始，意識の保持
	神経核	3つの脳神経（Ⅲ，Ⅵ，Ⅴ）の神経核
白質	大脳脚	一次運動野と脳幹・脊髄の運動核の連絡
		上行性感覚情報の視床への伝達

15

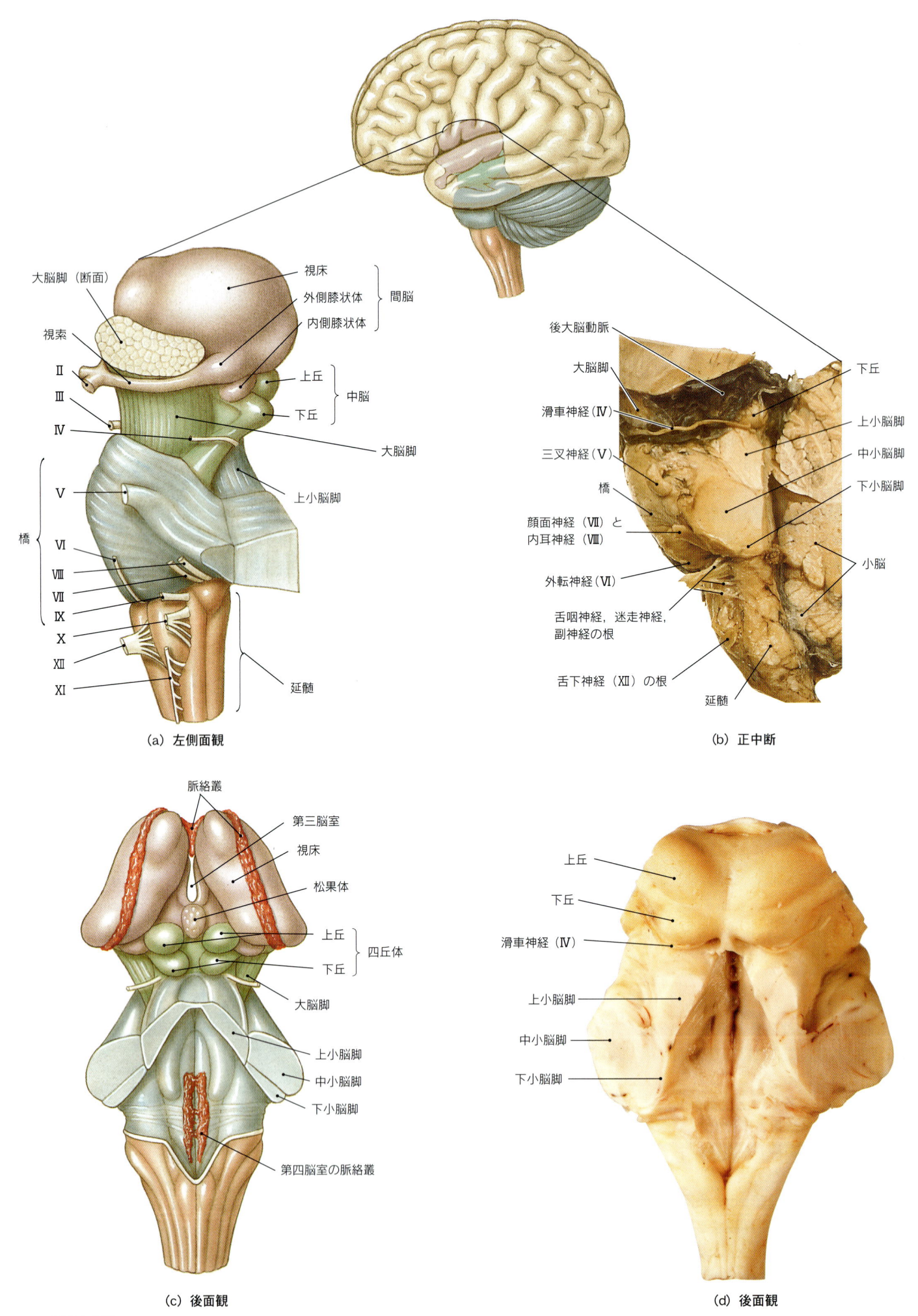

(a) 左側面観

- 大脳脚（断面）
- 視床
- 外側膝状体 ｝ 間脳
- 内側膝状体
- 視索
- II
- III
- IV
- 上丘 ｝ 中脳
- 下丘
- 大脳脚
- 上小脳脚
- V
- VI
- VIII
- VII
- IX
- X
- XII
- XI
- 橋
- 延髄

(b) 正中断

- 後大脳動脈
- 大脳脚
- 滑車神経（IV）
- 三叉神経（V）
- 橋
- 顔面神経（VII）と内耳神経（VIII）
- 外転神経（VI）
- 舌咽神経，迷走神経，副神経の根
- 舌下神経（XII）の根
- 下丘
- 上小脳脚
- 中小脳脚
- 下小脳脚
- 小脳
- 延髄

(c) 後面観

- 脈絡叢
- 第三脳室
- 視床
- 松果体
- 上丘 ｝ 四丘体
- 下丘
- 大脳脚
- 上小脳脚
- 中小脳脚
- 下小脳脚
- 第四脳室の脈絡叢

(d) 後面観

- 上丘
- 下丘
- 滑車神経（IV）
- 上小脳脚
- 中小脳脚
- 下小脳脚

図 15-16　間脳と脳幹

神経系：脳と脳神経

減を目的として，大脳基底核や視床を広範に破壊する外科的治療も行われることがある。また，ドーパミンや関連物質を産生する組織片を直接大脳基底核に移植する治療法もある。胎児の脳細胞を成人の大脳基底核に移植することにより，病状の進行を緩め，改善をもたらした症例も多い。

6. 橋

橋 pons は中脳と延髄の間にあり，前方に大きく膨らんでいる。橋の後方には第四脳室を挟んで小脳半球があり，橋の両側で3つの小脳脚によって小脳と連結している。主な特徴と部位を図15-13，図15-16，図15-18に，詳細な構造を表15-9にまとめた。

橋には三叉神経（Ⅴ），外転神経（Ⅵ），顔面神経（Ⅶ），内耳神経（Ⅷ）の神経核があり，それぞれの神経が橋から出る。

橋の網様体には，2種類の呼吸中枢，すなわち**持続性吸息中枢** apneustic center と**呼吸調節中枢** pneumotaxic center がある。これらの中枢は延髄の呼吸中枢の活動を調節する。

橋には上行性，下行性および横行性伝導路があり，縦に走る伝導路は中枢神経の様々な領域を連絡する。中小脳脚は前面を横切る橋の横行性線維からなる。これらの線維は対側の小脳半球間を連絡している。また，中小脳脚を通して小脳に至る情報の中継と処理を行う神経核もある。

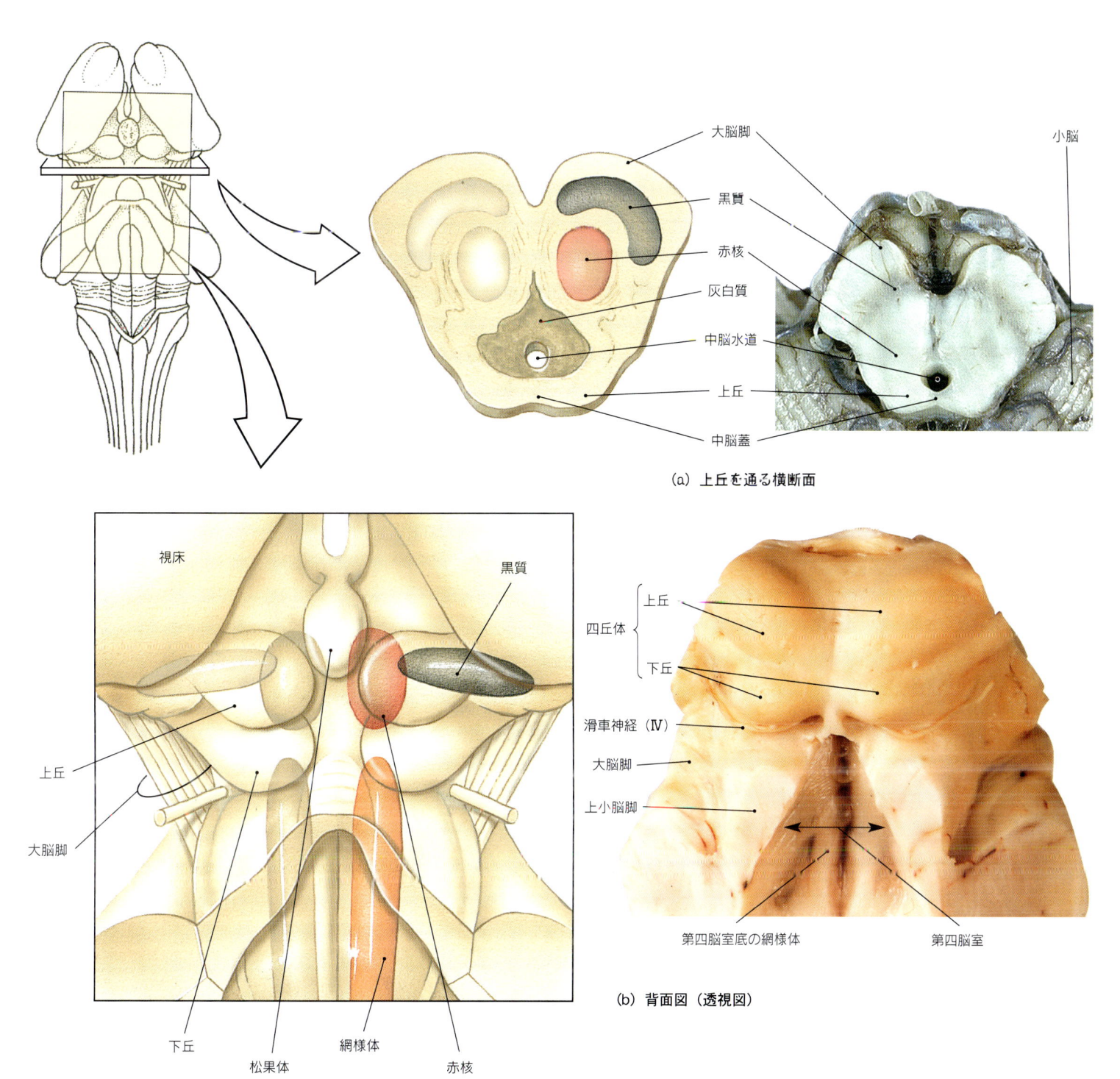

(a) 上丘を通る横断面

(b) 背面図（透視図）

図 15-17 中脳．

図 15-18 橋

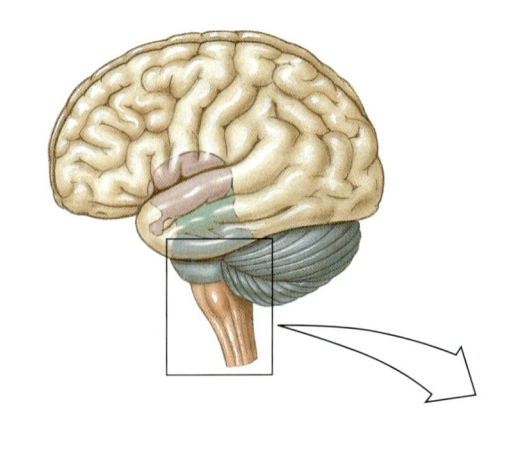

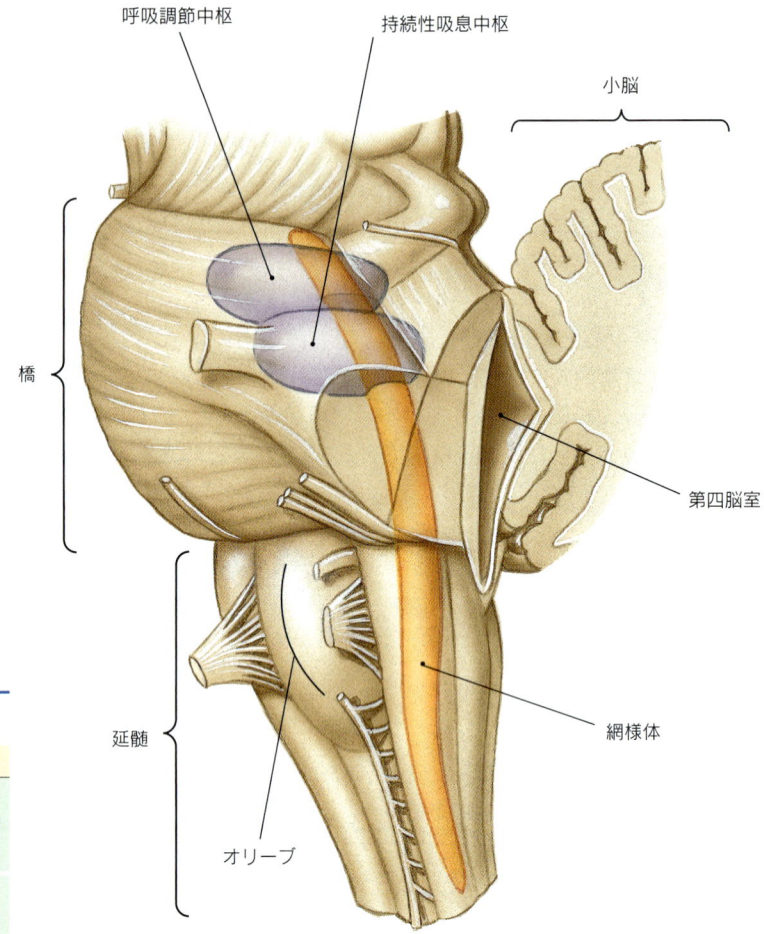

表 15-9 橋

区分	領域／神経核	機能
灰白質	呼吸の制御中枢	延髄の呼吸中枢を制御
	神経核	4つの脳神経（V，VI，VII，VIII）と小脳に関連した神経核
白質	上行路および下行路	中枢神経系の様々な領域を連絡
	横行線維	左右の小脳半球を連絡
		橋核と対側の小脳半球を連絡

7. 小脳

小脳 cerebellum は左右の小脳半球 cerebellar hemisphere からなり，表面には皮質の折れ込みによってできた多数のシワがある（図15-8，図15-19）。このような表面のシワは**小脳回** cerebellar folia と呼ばれ，大脳半球の脳回より幅が狭い。

小脳半球は**前葉** anterior lobe と**後葉** posterior lobe からなり，**第一裂** primary fissure という溝によって隔てられる。正中には，**小脳虫部** vermis と呼ばれる帯状の部分があり，左右の小脳半球を分ける。細長い**片葉** flocculus は小脳半球の前下方にある。前葉と後葉は四肢や体幹運動の計画，実行，調節を補助する。片葉は平衡の保持と眼球運動の調節に重要な役割を果たす。小脳の各構造とそれらの機能を表15-10にまとめた。

小脳皮質には**プルキンエ細胞** Purkinje cell がある（図15-19b）。プルキンエ細胞は大きな梨の形をした細胞体を持ち，そこから多数の太い樹状突起が皮質の灰白質層に放射状に広がっている。軸索は細胞体の基底部から白質に伸び，小脳核に達する。

小脳の内部では，小脳白質が樹枝状に広がっており，まさに"樹木"のような断面像を呈する。小脳は脊髄から固有感覚情報を受け取り，脳が受け取る固有感覚，視覚，触覚，平衡覚，聴覚のすべてを監視・統合する。

大脳皮質からの運動調節に関する情報は，橋の神経核を経て間接的に小脳に達する。求心性線維の一部は小脳皮質に投射する前に小脳核とシナプスを作る。感覚情報を運ぶ線維の大部分は，小脳核 cerebellar nucleus とシナプスを作らずに小脳皮質の深層を通過して皮質表層に達し，プルキンエ細胞の樹状突起とシナプスを形成する。プルキンエ細胞の伝導路はその後，大脳と脳幹にある神経核に運動調節の指令を送る。

小脳と脳幹，大脳，脊髄を連絡する伝導路は，上，中，下小脳脚を通って小脳半球を出る（図15-16，図15-19b）。**上小脳脚** superior cerebellar peduncle は小脳と中脳，間脳，大脳の神経核を連絡する。**中小脳脚** middle cerebellar peduncle は橋の腹側面を脳幹の長軸に対して水平に走る太い線維束からなり，小脳半球と橋の感覚・運動神経核とを連絡する。**下小脳脚** inferior cerebellar peduncle は小脳と延髄の神経核をつなぎ，脊髄と小脳間の上行性・下行性線維群を含む。

小脳は体位を保持する筋の調節，すなわち体の平衡維持に関わる迅速な自動調節機能を営む。筋緊張と体位の変化は，赤核の活動によって調整されている。

小脳は学習した運動パターンを記憶する部位でもある。このよう

表 15-10 小脳

区分	領域／神経核	機能
灰白質	小脳皮質	体の各部分の進行中の運動を無意識的に統合し調節
	小脳核	同上
白質	小脳活樹	小脳皮質と小脳核を小脳脚に連結
	小脳脚	
	上小脳脚	小脳を中脳，間脳，大脳に連結
	中小脳脚	横行線維を含み，小脳と橋を連結
	下小脳脚	小脳を延髄と脊髄に連結

神経系：脳と脳神経

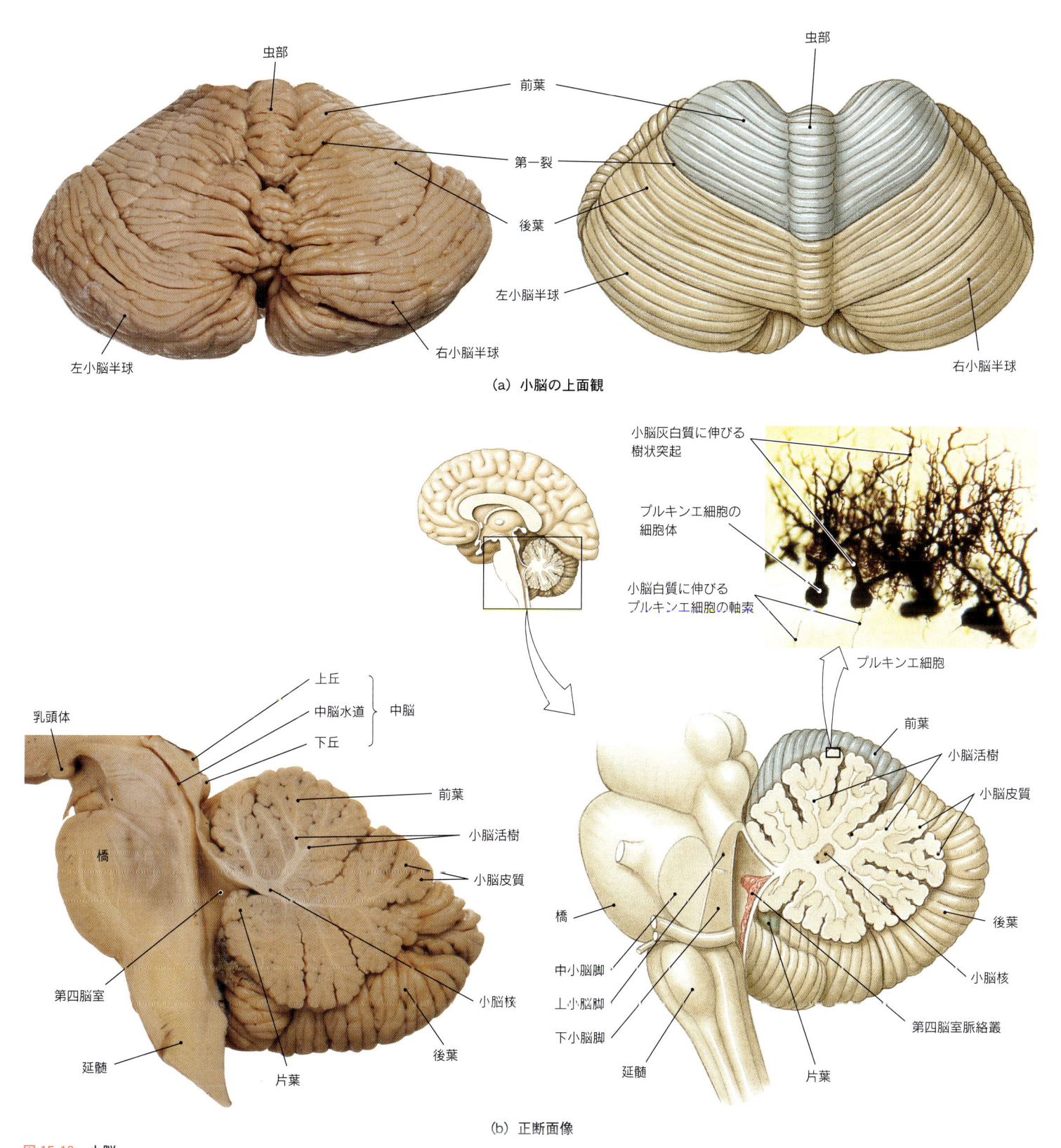

図15-19 小脳
(a) 小脳の上面観，(b) 小脳の正断面像とプルキンエ細胞（光顕像，×120）

な機能は，大脳皮質，大脳基底核，脳幹の運動中枢において，錐体路および錐体外路系の運動伝導路を介した調節機能により間接的に営まれ，随意ならびに不随意運動のプログラムの微調整を行っている。

8. 延髄

延髄 medulla oblongata は髄脳に由来し，脊髄に続く。延髄の外観を図15-9aと図15-16に示し，重要な神経核を図15-20と表15-11にまとめた。

延髄の正中矢状断面を図15-13aに示す。延髄の下部は脊髄と似ている。

延髄は脳と脊髄をつないでいるので，その機能の多くがこの連結と関係している。例えば，脳と脊髄の連絡はすべて，延髄を上行あるいは下行する伝導路を含んでいる。

延髄の神経核は，感覚・運動の伝導路の中継核，延髄の脳神経に関わる感覚・運動性の神経核，内臓の自律調節に関与する神経核の

321

いずれかである。

上行性伝導路は延髄にある神経核でシナプスを作る。例えば，体性感覚情報は**薄束核** nucleus gracilis と**楔状束核** nucleus cuneatus で次のニューロンに情報を伝えて視床に送る。錐体外路系に関与するオリーブ核では脊髄，大脳皮質，間脳，脳幹からの情報を小脳皮質に中継する。このオリーブ核の塊は，延髄の外腹側でオリーブ olive という膨隆を形成する（図15-20）。

延髄には舌咽神経（IX），迷走神経（X），副神経（XI），舌下神経（XII）の脳神経の神経核がある。さらに，顔面神経（VII），内耳神経（VIII）の核の一部も存在する。

延髄の網様体には生命活動に関する自律神経の神経核がある。これらの神経核は脳神経，大脳皮質，間脳，脳幹からの入力を受けて，末梢の活動を調節する**反射中枢** reflex center を形成する。

主な中枢について以下に示す。
- **心臓血管中枢** cardiovascular center は心拍数，心収縮力，末梢組織の血流を調節する。心臓血管中枢は機能的に**心臓中枢** cardiac center と**血管運動中枢** vasomotor center に分類されるが，それらを解剖学的に区分することは困難である。
- **呼吸中枢**には**呼息中枢** expiratory center と**吸息中枢** inspiratory center がある。これらの活動は橋の持続性吸息中枢と呼吸調節中枢からの入力によって調節されている。

✓ 虫のような構造や樹木のような構造が見られるのは脳のどの部位ですか。
✓ 延髄は脳のなかで最も小さい部分である。この領域に傷害を受けると死に至ることがある一方で，同程度の傷害を大脳に受けても全く気付かずに経過する場合もある。その理由を述べなさい。
✓ 中脳蓋の神経核の機能は何ですか。
✓ 黒質が黒い色調を失うと，そのニューロンはドーパミンを作ることができなくなる。この病態における臨床症状にはどのようなものがありますか。

---

9. 脳神経

脳の下面から12対の**脳神経** cranial nerve が出入りする（図15-21）。
脳神経は大脳から脳の長軸に沿って，尾側方向に向って順番に番号が付けられている。脳神経を指すときは，ローマ数字を用いることが多い。

脳神経は脳内に感覚・運動神経核を有する。感覚神経核はほかの神経核や，大脳や小脳皮質にある処理中枢に至るニューロンに情報を伝える。運動神経核は高次中枢あるいは脳幹にあるニューロンから入力を受ける。

脳神経は，感覚性，特殊感覚性，運動性，あるいは混合性（感覚・運動）神経に分類される。これは基本的な機能に基づいた便利な分類法であるが，脳神経はそのほかにも重要な二次的機能を担っている場合がある。以下にその例を2つ挙げる。
1) 骨格筋に至る運動神経線維には，筋肉の固有受容器からの感覚線維も含まれている。これらの感覚線維は確かに存在すると思われるが，神経線維を分類する際には考慮しないことにする。
2) いくつかの脳神経（III, VII, IX, X）は，自律神経線維を含んでいる。これは，脊髄神経が自律神経線維を含んでいるのと同じである。自律神経線維の存在については第17章で詳しく述べる。

A. 嗅神経（I）

一次機能：特殊感覚（嗅覚）
起源：嗅上皮の受容体
経路：篩骨の篩板（☞図6-10）
目的地：嗅球

嗅神経 olfactory nerve は嗅覚という特殊感覚を伝達する（図15-22）。嗅覚受容体は，鼻腔の上部にある上鼻甲介や鼻中隔を被う上皮にある特殊なニューロンである。この感覚ニューロンの軸索は20本以上の神経線維となり，篩骨の篩板を貫通する。その後，この線維は鶏冠の両側に位置する嗅球に入り，**嗅球** olfactory bulb のなかでシナプスを換え，その軸索は**嗅索** olfactory tract を通って大脳に至る（図15-21，図15-22）。

嗅神経は末梢神経のように見えることから，昔の解剖学者は嗅索を第1脳神経と名付けた。その後の研究により，嗅索と嗅球は大脳の一部であることが明らかになったが，その頃には既に脳神経の名称が定着しており，第1脳神経という名称が現在でも用いられている。

嗅神経は直接，大脳につながっている唯一の脳神経である。ほか

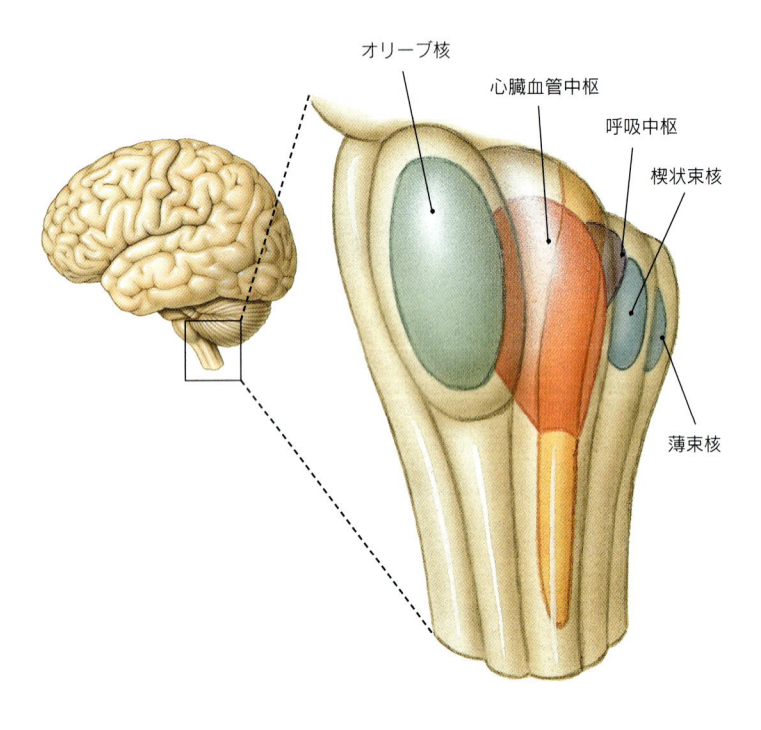

図 15-20　延髄

表 15-11　延髄

区分	領域／神経核	機能
灰白質	薄束核 楔状束核	体性感覚情報を視床の後腹側核に中継
	オリーブ核	赤核，ほかの中脳の中枢，大脳皮質からの情報を小脳虫部に中継
	反射中枢	
	心臓中枢	心拍数の心収縮力を調節
	血管運動中枢	血流分布を調節
	呼吸中枢	呼吸運動を調節
	その他の神経核／中枢	6つの脳神経（VII～XII）の感覚・運動核，脊髄から高次中枢へ上行性の感覚情報を中継する神経核
白質	上行路および下行路	脳と脊髄を連絡

神経系：脳と脳神経

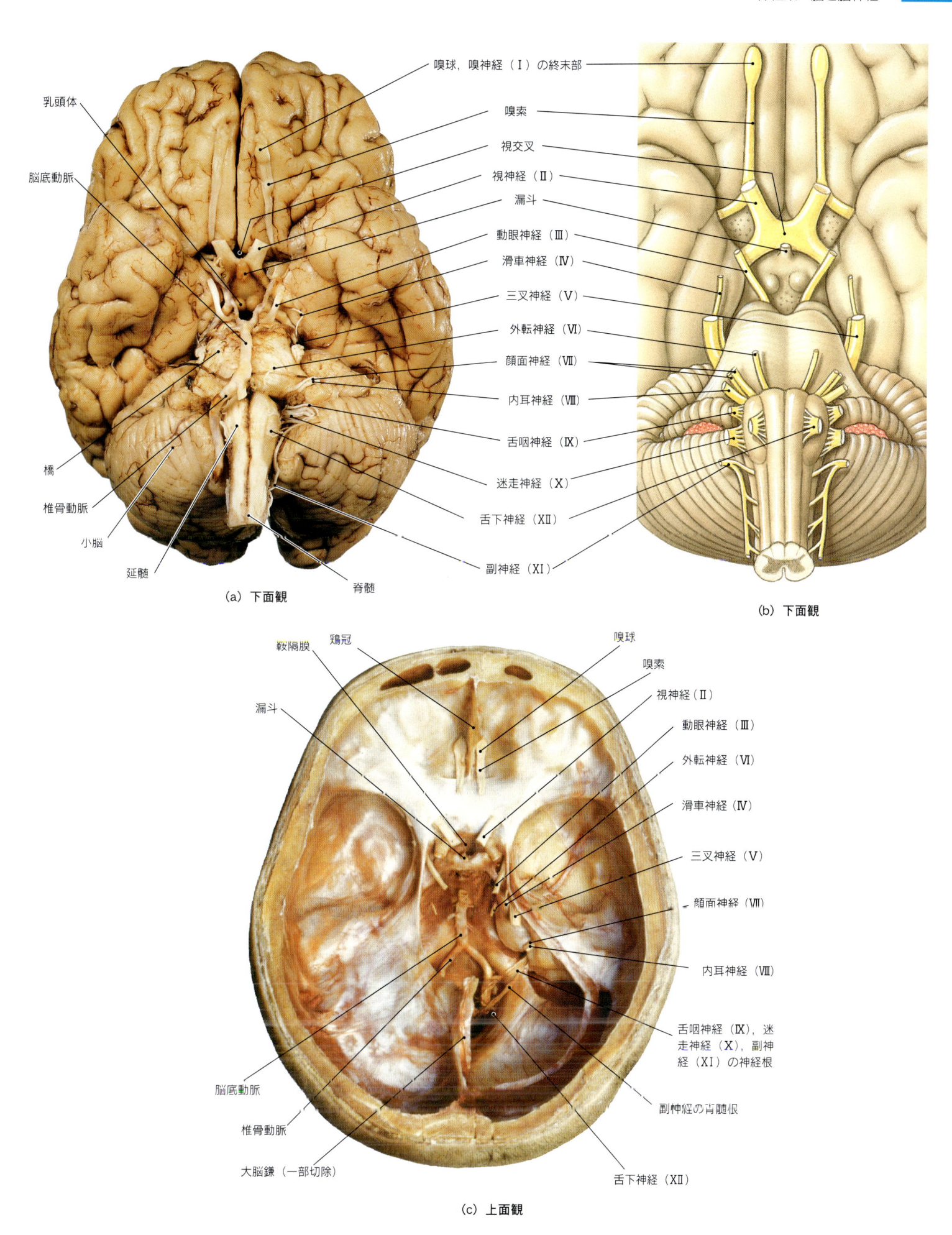

図 15-21 脳神経の起始部
(a) 脳の下面観，(b) 脳の下面の模式図，(c) 頭蓋骨底の上面観

323

15

脳の下面

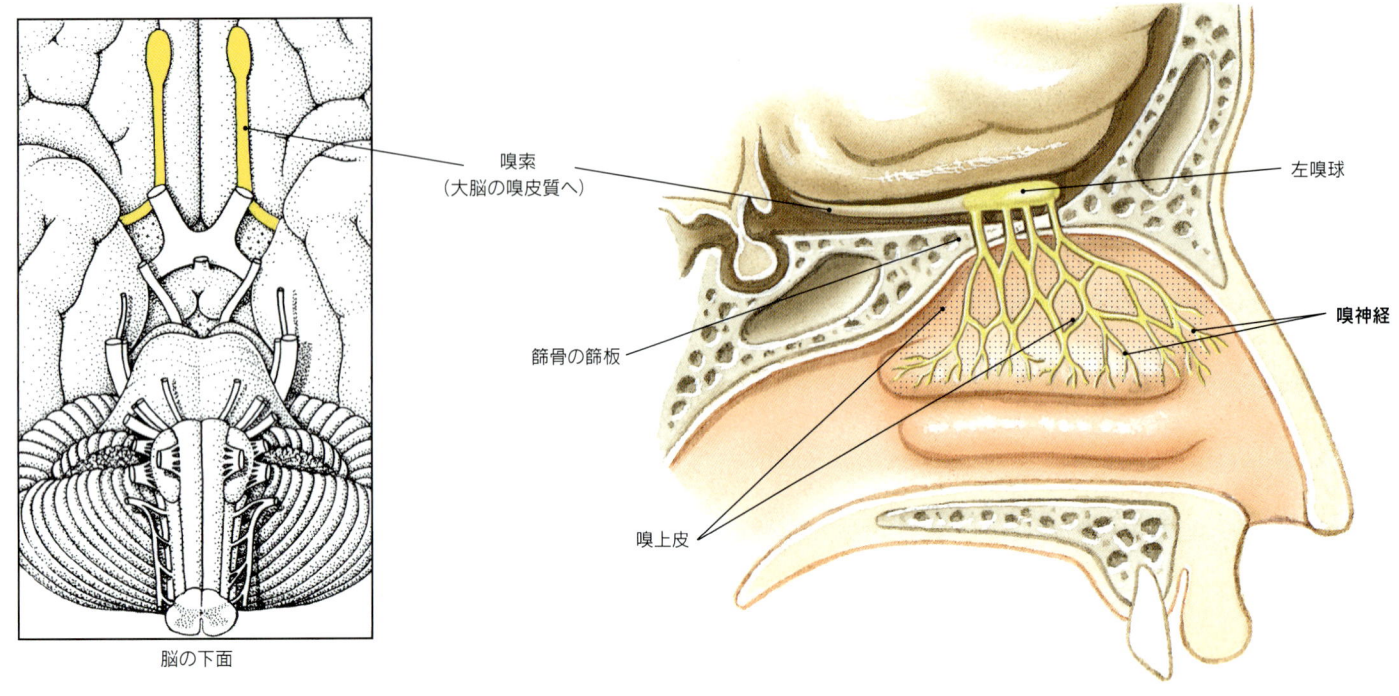

図 15-22 　**嗅神経**

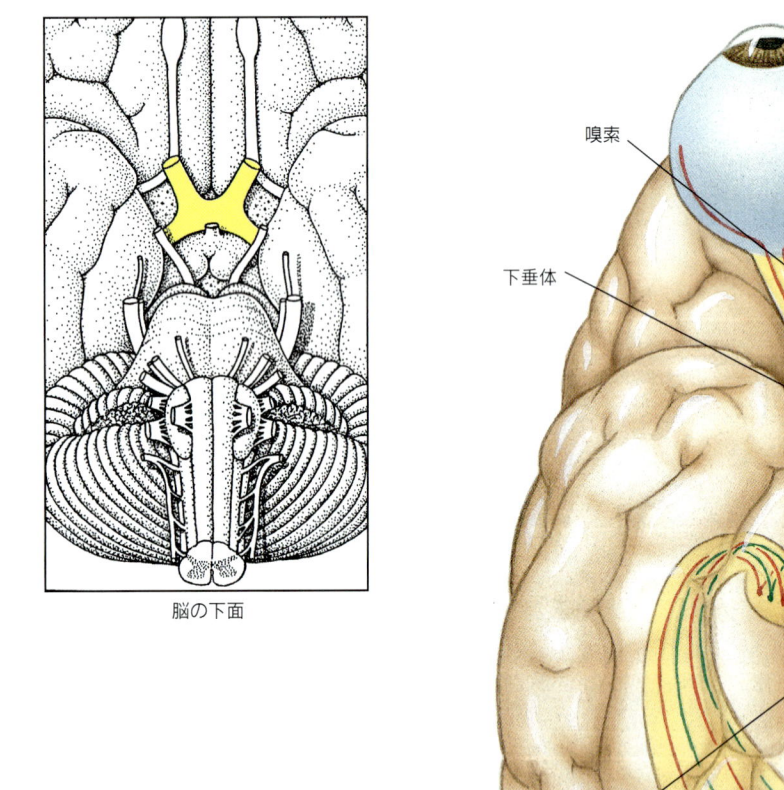

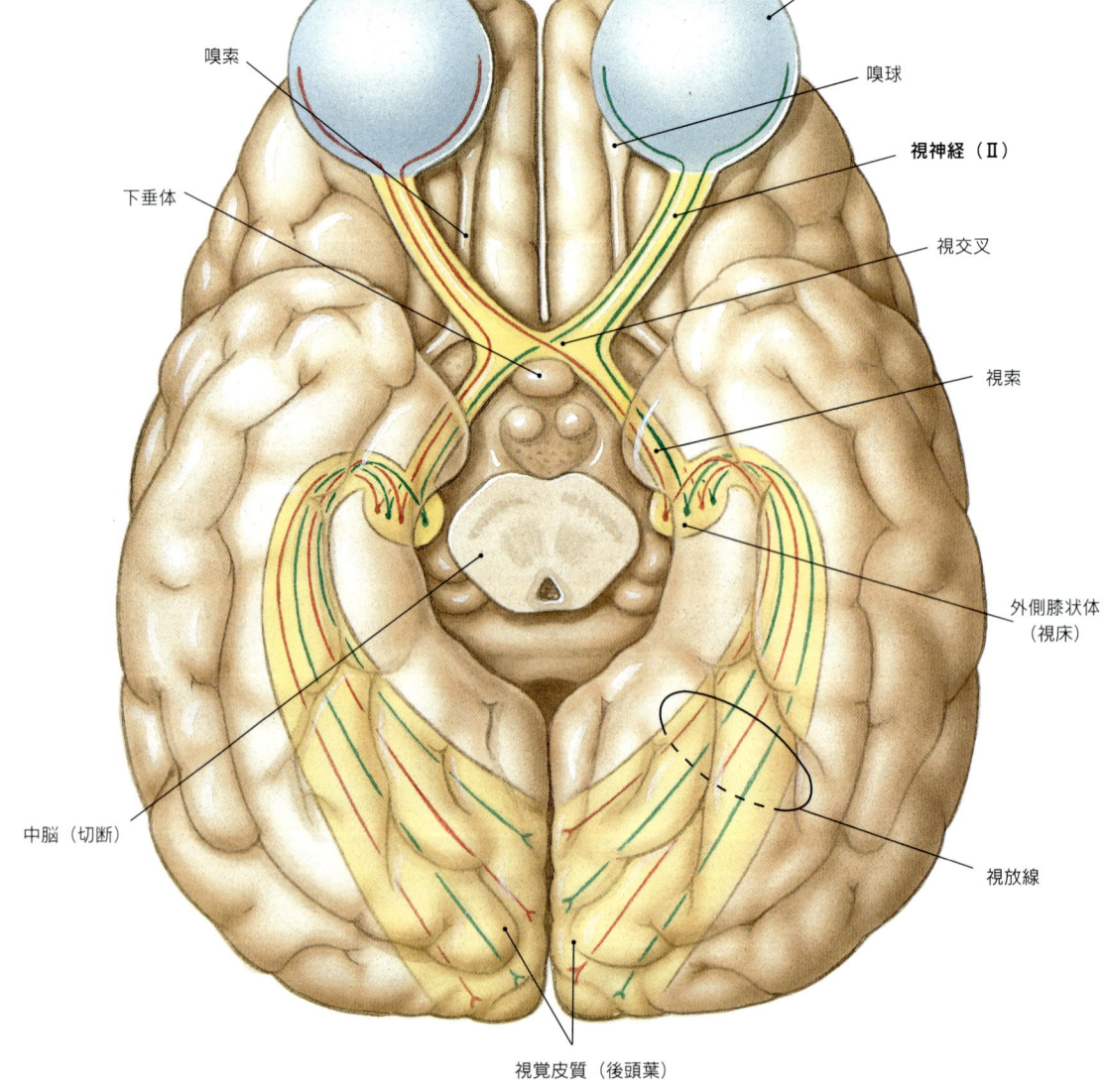

嗅索（大脳の嗅皮質へ）
篩骨の篩板
嗅上皮
左嗅球
嗅神経

脳の下面

図 15-23 　**視神経**

嗅索
下垂体
中脳（切断）
視覚皮質（後頭葉）
眼球
嗅球
視神経（Ⅱ）
視交叉
視索
外側膝状体（視床）
視放線

324

の脳神経は間脳や脳幹の神経核に終わる。その結果，嗅覚以外の感覚情報は大脳に到達する前に視床でシナプスを換えて中継される。

B. 視神経（Ⅱ）

一次機能：特殊感覚（視覚）
起源：網膜
経路：蝶形骨の視神経管（☞図6-9）
目的地：視交叉を経て間脳へ

　視神経 optic nerve は眼球の網膜にある特殊感覚神経節から視覚情報を伝える。この神経はおよそ100万本もの感覚神経線維を含んでいる（図15-23）。

　視神経は眼球後部から出て，蝶形骨の視神経管を通る。左右の視神経は眼窩を出て**視交叉** optic chiasm をなす。視交叉では，左右の視神経線維のうちの約半数が脳の対側へ移る。再編成された軸索は**視索** optic tract となって視床の外側膝状体に至り，そこでシナプスを換えた後，視放線となって大脳の後頭葉に視覚情報を運ぶ。

　このようにして，網膜の外側半分からの視覚情報は同側の大脳半球に，また網膜の内側半分からの情報は対側大脳半球に伝わる。いくつかの視索の軸索は外側膝状体を通過して，中脳の上丘でシナプスを作る。この経路については第18章で述べる。

C. 動眼神経（Ⅲ）

一次機能：運動性（眼球運動）
起源：中脳
経路：蝶形骨の上眼窩裂（☞図6-9）
目的地：体性運動；上直筋，下直筋，内側直筋，下斜筋，上眼瞼挙筋。内臓運動性；内眼筋群

　中脳には動眼神経の運動神経核がある。**動眼神経** oculomotor nerve は眼球を動かす6種類の外眼筋群のうち4種類を支配する。これらの神経線維は中脳の腹側から起こり（図15-21），上眼窩裂を貫通して眼窩に至る。動眼神経は，上眼瞼挙筋も支配する。

　動眼神経はまた，自律神経線維を**毛様体神経節** ciliary ganglion へ送り，その節後ニューロンは内眼筋群（瞳孔括約筋と毛様体筋）を支配する。これらの筋群は瞳孔の経を変化させたり，レンズの厚みを変えることにより遠近調節を行っている。

D. 滑車神経（Ⅳ）

一次機能：運動性（眼球運動）
起源：中脳
経路：蝶形骨の上眼窩裂（☞図6-9）
目的地：体性運動；上斜筋

　滑車神経 trochlear nerve は脳神経のなかで最も細く，眼球を動かす外眼筋の上斜筋を支配する（図15-24）。その運動神経核は中脳の腹外側に位置するが，神経線維は背側にある中脳蓋から出て前方にまわり，上眼窩裂を通って眼窩に入る（図15-21）。滑車神経という名称は，この神経が支配する上斜筋が滑車を介して眼球の上面に付着していることから名付けられた。

E. 三叉神経（Ⅴ）

一次機能：混合性（感覚性・運動性）；感覚性は眼神経と上顎神経，

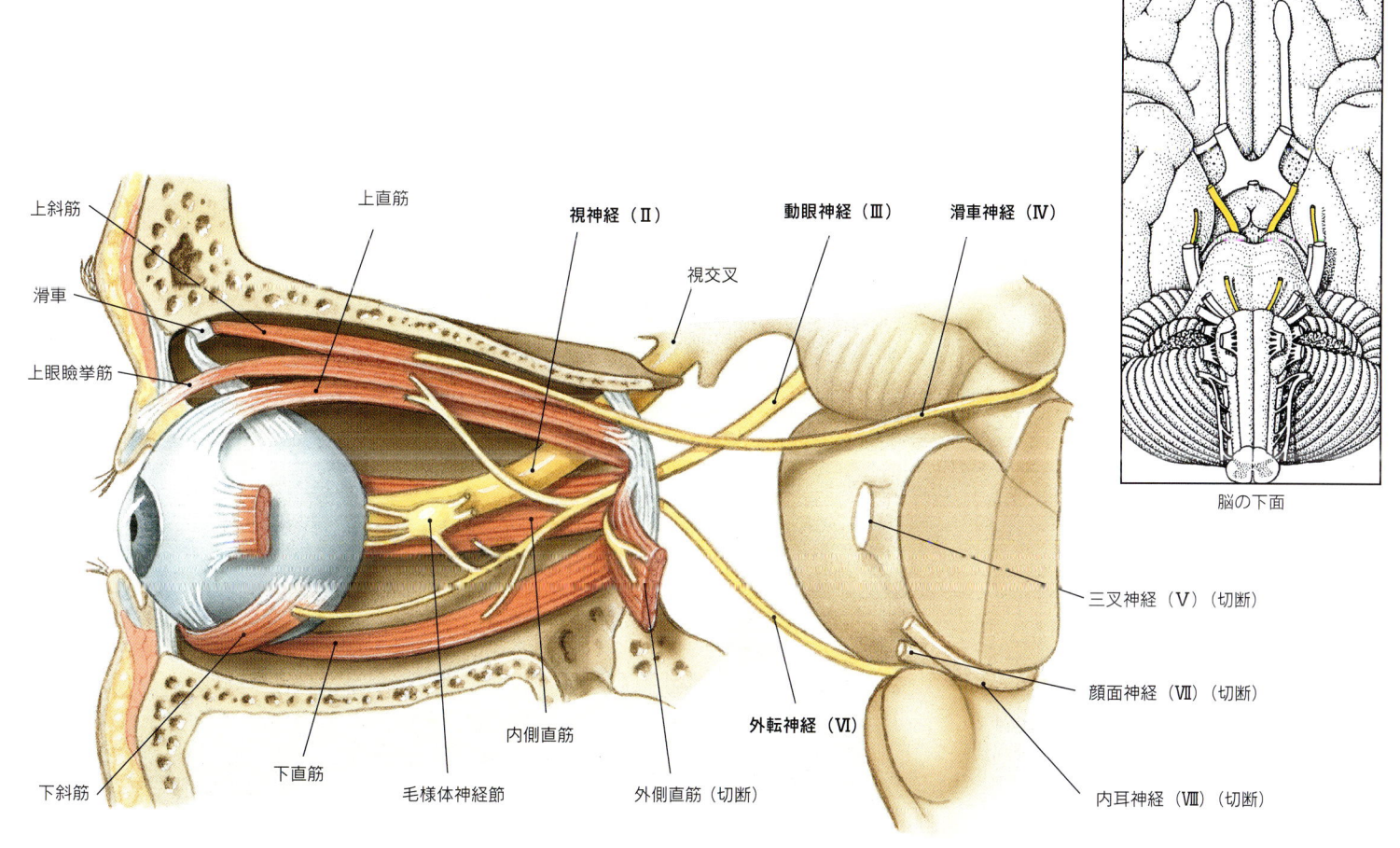

図15-24　外眼筋などを支配する脳神経

混合性は下顎神経
起源：眼神経（感覚性）；眼窩，鼻腔，前頭部の皮膚，上眼瞼，眉，鼻の一部
　　　上顎神経（感覚性）；下眼瞼，上唇，歯肉，歯，頬，鼻，口蓋，咽頭の一部
　　　下顎神経（混合性）；下顎歯肉，歯，口唇からの知覚枝；口蓋，舌（一部）；橋の運動核からの運動枝（図15-21）
経路：眼神経は上眼窩裂を，上顎神経は正円孔を，下顎神経は卵円孔を通る（☞図6-9）。
目的地：眼神経と上顎神経は橋の感覚神経核に至る。下顎神経は咬筋群を支配。

　三叉神経 trigeminal nerve（図15-25）は最大の脳神経で，関連する神経核は橋にある。三叉神経は混合性の神経で，頭部顔面からの感覚情報を受け取り，咀嚼筋群の運動を支配する。感覚根（背側）と運動根（腹側）は橋の外側面に始まり，感覚枝は運動枝よりも太い。三叉神経は大きな三叉神経節 trigeminal ganglion（半月神経節）を経て，3本に分枝する。この神経節は感覚ニューロンの細胞体を含んでいる。
● 第1枝（眼神経 ophthalmic nerve）：純粋な感覚性の神経である。上眼窩裂から眼窩に入り，眼窩内で分岐する。この神経は眼窩内構造物，鼻腔，副鼻腔，前頭部の皮膚，眉，眼瞼，鼻などを支配する。
● 第2枝（上顎神経 maxillary nerve）：純粋な感覚性の神経である。上顎枝は正円孔を通って頭蓋を出て，下眼窩裂を通って眼窩へ入る。上顎神経の主要な枝である眼窩下神経は眼窩下孔を通り，その周囲の顔面を支配する。下眼瞼，上唇，頬，鼻を支配する。上顎歯肉，歯，口蓋，咽頭などの大部分の感覚もこの神経に支配される。
● 第3枝（下顎神経 mandibular nerve）：三叉神経のなかで最大の神経であり，感覚性と運動性の線維が混在している。この神経は卵円孔を通り頭蓋を出る。下顎神経の運動線維は咀嚼筋群を支配する。感覚線維はこれらの筋群の固有受容器情報を伝達するほか，側頭部，上顎の外側面，歯肉，歯，唾液腺，舌前部を支配する。

　三叉神経の枝は毛様体神経節，翼口蓋神経節，下顎神経節，耳神経節と関連する。これらの神経節は顔面の構造物を支配する自律神経節である。三叉神経は内臓運動性線維を含まず，神経線維のすべてがシナプスを形成せずにこれらの神経節を通過する。しかし，顔面神経など，ほかの脳神経の枝が三叉神経と関わりを持つことがある。これらの枝は神経節に到達し，その自律神経節後線維は，三叉神経と並走して末梢臓器に到達する。毛様体神経節については前にも触れたが，ほかの神経節に関しては顔面神経（Ⅶ）の枝とともに

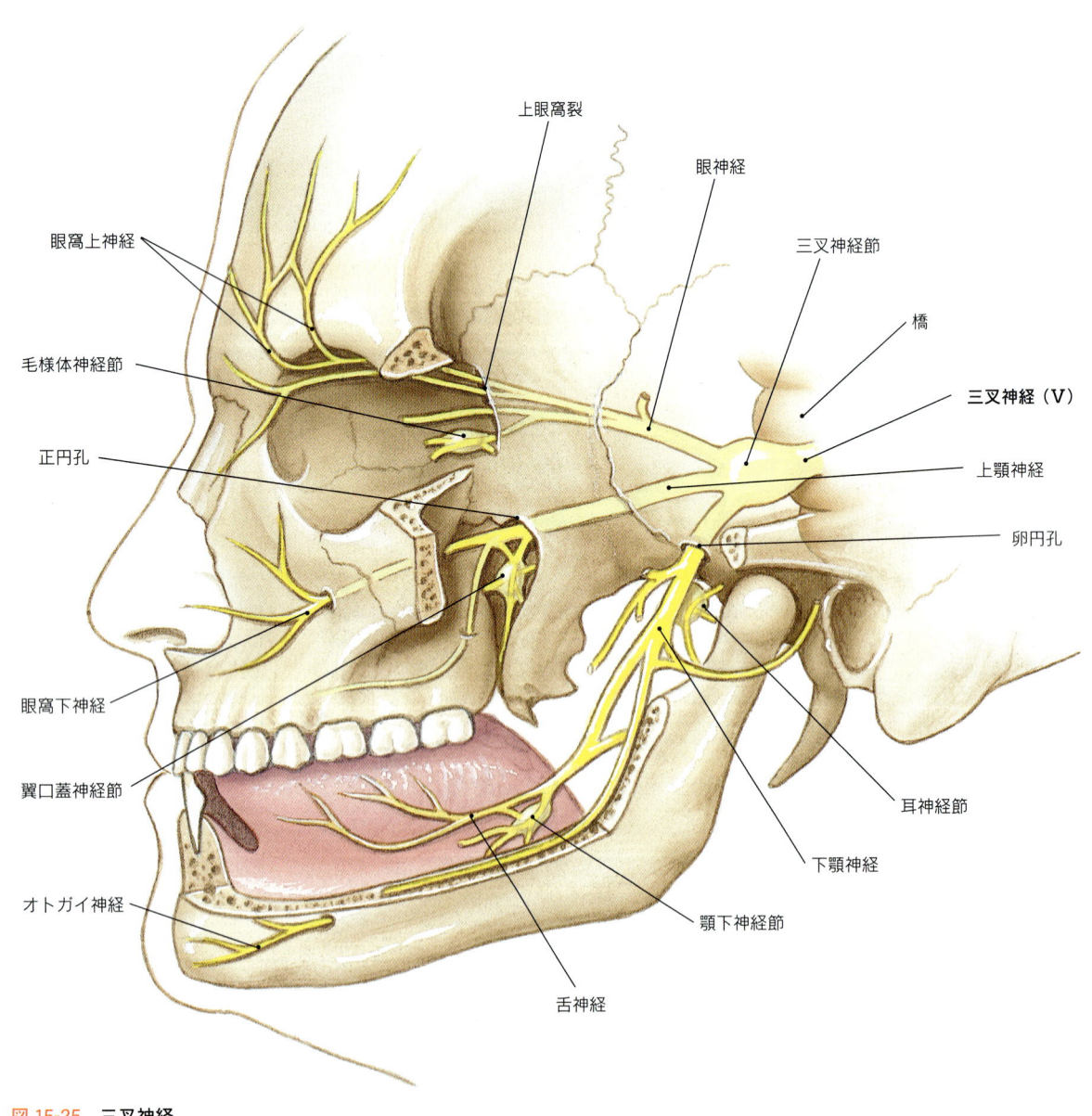

図 15-25　三叉神経

述べる。

> **臨床ノート　三叉神経痛**
>
> 三叉神経痛 trigeminal neuralgia は 25,000 人に 1 人の割合で発症する。口唇，舌，歯肉との接触により誘発される非常に激しい痛みを訴える。強い痛みが突然現れ，その後消失する。通常，顔面の一側だけに起こる。この病態は一般的に**顔面神経痛** facial neuralgia と呼ばれる。痛みの起こる領域を支配するのは三叉神経の上顎神経と下顎神経である。通常，40 歳以上の成人に起こり，原因は不明である。薬物治療により一時的にコントロールすることが可能であるが，いずれ外科的治療が必要となる。外科的治療は痛覚を伝える感覚神経線維を破壊する方法で，実際に神経を切断する方法（**神経根切断術** rhizotomy）や，卵円孔や正円孔の部位で神経線維内にアルコールやフェノールなどの化学物質を注入して破壊する方法がある。また，半月神経節を出る部位に電極を挿入し，焼灼することによって破壊することもある。

F. 外転神経（Ⅵ）

一次機能：運動性（眼球運動）
起源：橋
経路：蝶形骨の上眼窩裂（☞ 図 6-9）
目的地：外側直筋（☞ 第 10 章）

　外転神経 abducens nerve は外眼筋群の 1 つである**外側直筋**を支配する。この筋は眼球を外側方向へ動かす。外転神経は橋と延髄の境界から現れる（図 15-21）。外転神経は動眼神経や滑車神経とともに上眼窩裂を経て眼窩に至る（図 15-24）。

G. 顔面神経（Ⅶ）

一次機能：混合性（感覚性・運動性）
起源：感覚線維は舌の前 2／3 の味覚受容体から。運動線維は橋の運動核から。
経路：側頭骨の内耳孔から顔面神経管を通り茎乳突孔に出る（☞ 図 6-8）。
目的地：感覚枝は橋の感覚核へ。体性運動枝は顔面表情筋へ。内臓運動枝は翼口蓋神経節を経て涙腺と鼻粘膜腺へ，下顎神経節を経て顎下腺へ。

　顔面神経 facial nerve は混合性の神経である。感覚ニューロンの細胞体は**膝神経節** geniculate ganglion に，運動核は橋に存在する。感覚および運動根は合流して太い神経となり，側頭骨の内耳孔を通る（図 15-26）。その後，顔面神経管を経て，茎乳突孔を通り顔面に至る。感覚枝は顔面筋の固有受容器からの情報，顔面の深部圧覚，舌の前 2／3 の味覚を伝える。味覚を伝える鼓索神経は三叉神経の枝の舌神経に合流し舌に分布する。体性運動線維は外耳近傍の頭皮，顔面の表情筋，深層筋を支配する。顔面神経は自律神経の節前線維を翼口蓋神経節と下顎神経節に送る。

- **翼口蓋神経節** pterygopalatine ganglion：顔面神経の枝である大錐体神経は翼口蓋神経節に至り，そこから出る節後線維は涙腺と鼻腔

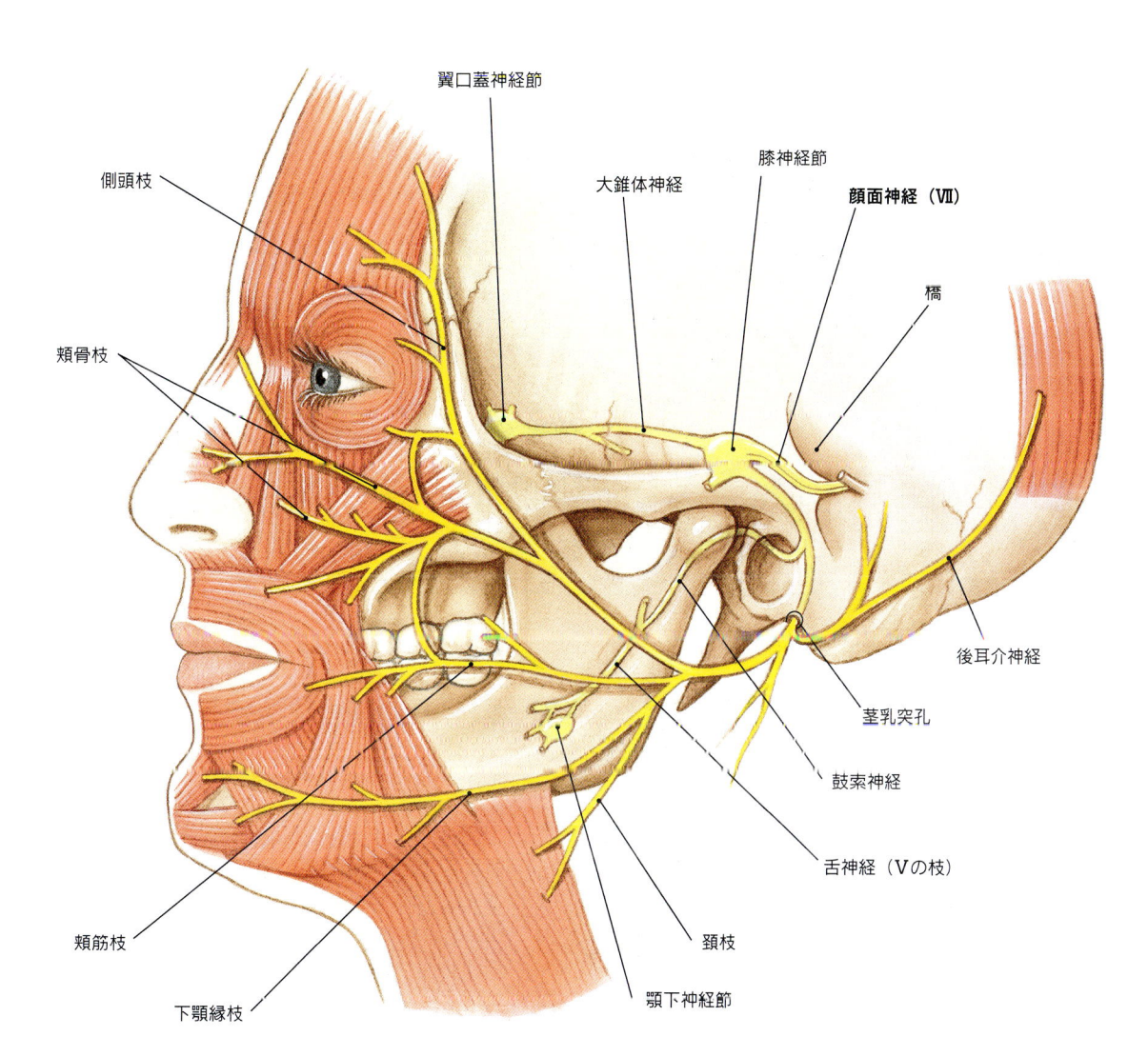

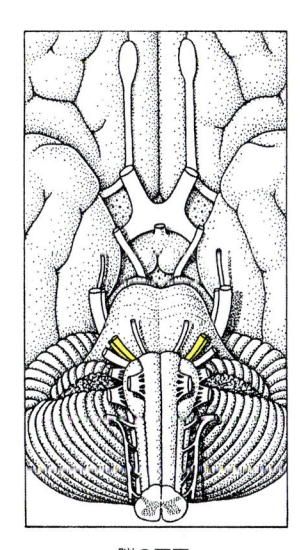

図 15-26　顔面神経

figure 15-27　内耳神経

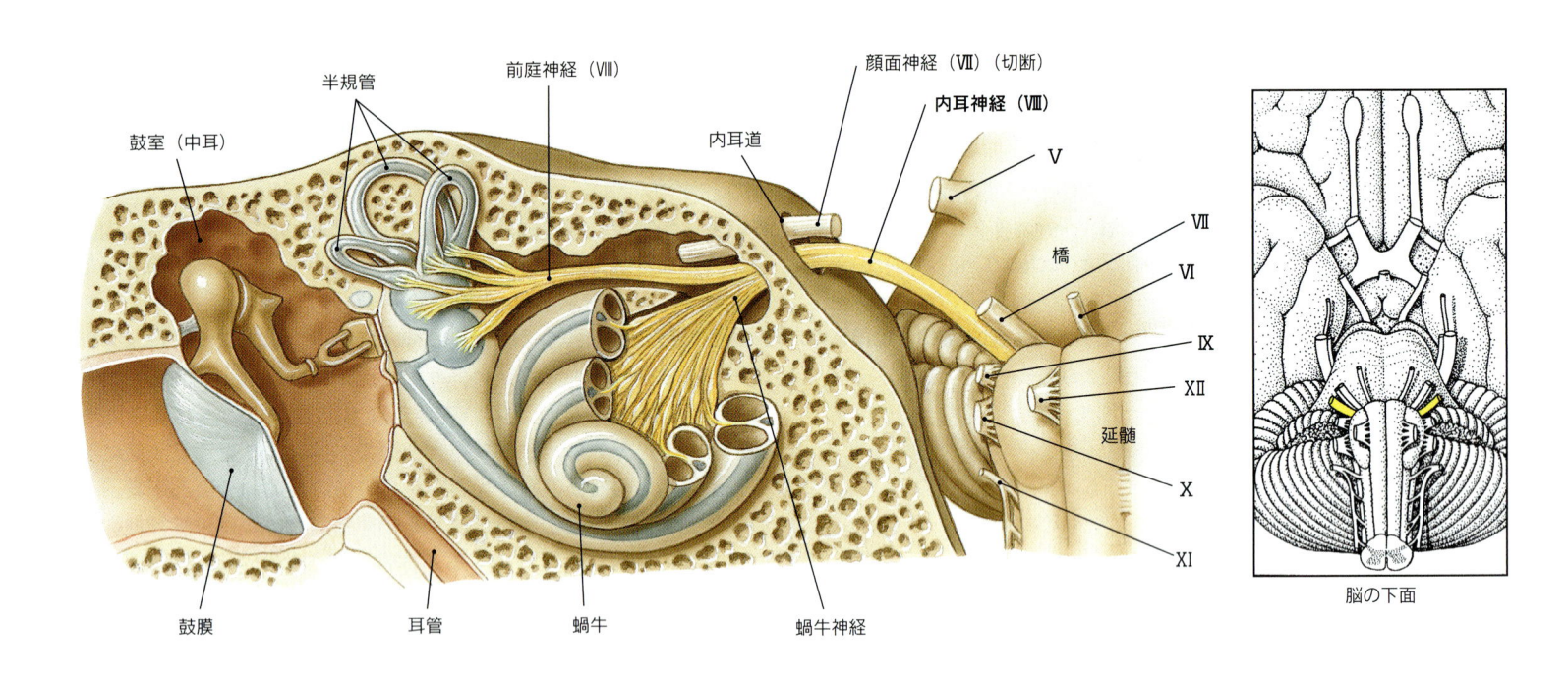

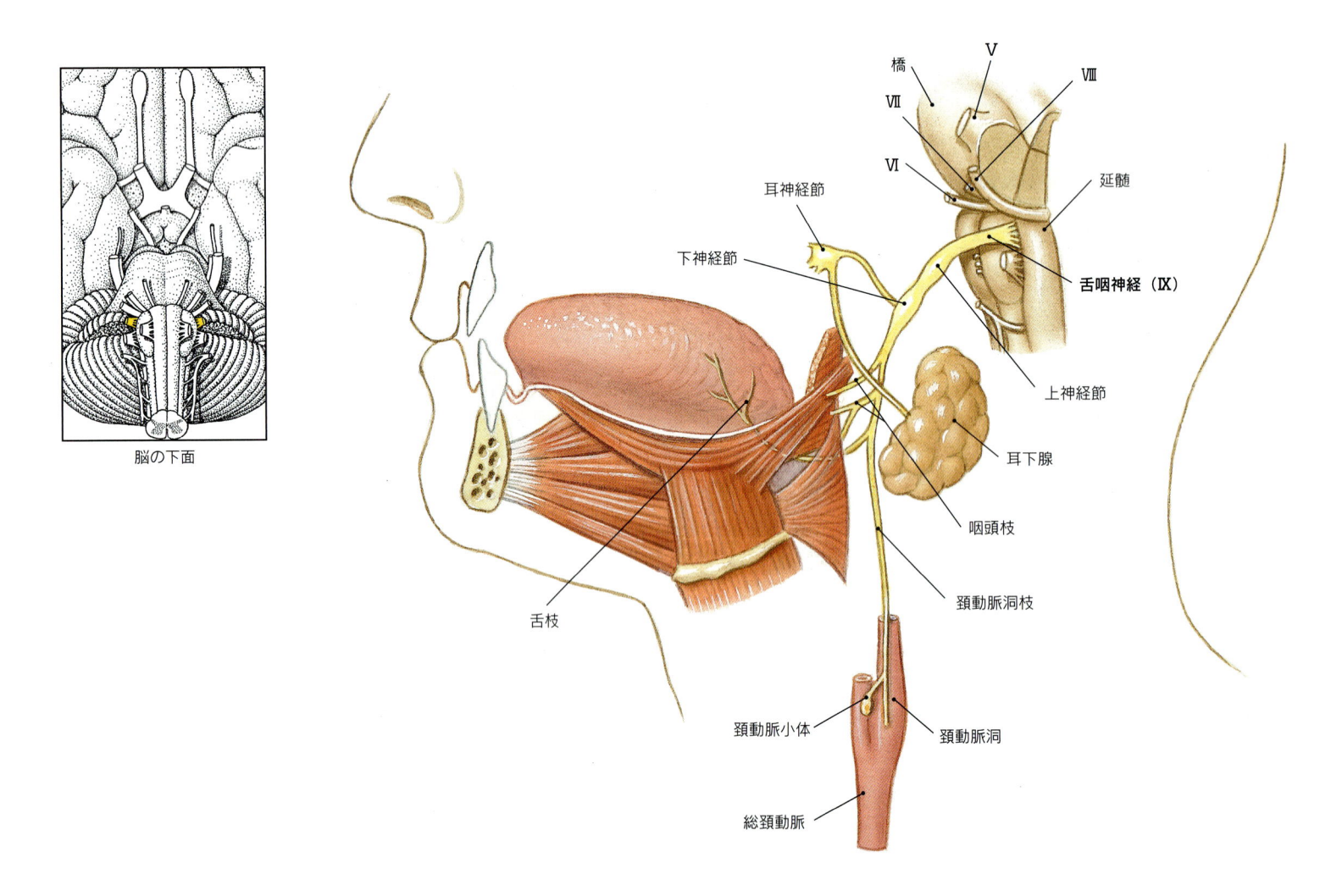

図 15-28　舌咽神経

328

や咽頭の小さな分泌腺を支配する。
- **顎下神経節** submandibular ganglion：自律神経線維は鼓索神経として顔面神経を離れ，三叉神経の枝である舌神経と合流して下顎神経節に至る。この神経節の節後線維は顎下腺と舌下腺を支配する。

> **□ 臨床ノート　ベル麻痺**
>
> ベル麻痺はウイルス感染性と考えられる顔面神経の炎症によって起こる。罹患側の表情筋の麻痺や，舌の前2／3の味覚の消失が起こることから，顔面神経の関与が推測される。患者は目立った感覚障害を示さず，通常痛みを伴わない。普通2，3週間～数カ月後に自然治癒するが，発症初期にステロイドや抗ウイルス剤を投与すると改善が促進されることもある。

H. 内耳神経（Ⅷ）

一次機能：特殊感覚；平衡覚（前庭神経）と聴覚（蝸牛神経）
起源：内耳の受容体のモニター（前庭と蝸牛）
経路：側頭骨の内耳道（☞ 第6章）
目的地：橋および延髄の前庭神経核と蝸牛神経核

内耳神経 vestibulocochlear nerve は顔面神経の起始部の後方で，橋と延髄の境界から出る（図15-27）。この神経は顔面神経とともに内耳孔から入り，内耳の感覚受容器に達する。内耳神経には，前庭神経と蝸牛神経の2種類の感覚神経線維がある。

前庭神経 vestibular nerve は内耳の前庭にある平衡覚受容器に始まる。感覚ニューロンは隣接する感覚神経節にあり，その軸索は延髄の**前庭神経核** vestibular nucleus に達する。この求心性線維は体位，運動，平衡に関する情報を伝達する。

蝸牛神経 cochlear nerve は蝸牛にある聴覚受容器に始まる。神経細胞は末梢神経節内に存在し，その軸索は延髄の**蝸牛神経核** cochlear nucleus でシナプスを形成する。前庭神経核と蝸牛神経核を出た軸索は，感覚情報を次の中枢へ中継するか，あるいは直ちに反射応答を開始する。平衡と聴覚に関しては第18章で述べる。

I. 舌咽神経（Ⅸ）

一次機能：混合性（感覚性・運動性）
起源：感覚性神経線維は舌の後1／3，咽頭と口蓋の一部，頚部の頚動脈から。運動性神経線維は延髄の運動核から。
経路：頚静脈孔（☞ 図6-11）
目的地：感覚線維は延髄の感覚神経核へ。体性運動線維は嚥下に関連する咽頭筋群へ。内臓運動線維は耳神経節でシナプスを換えた後，耳下腺へ（図15-21）。

舌咽神経 glossopharyngeal nerve の感覚および運動核は延髄に存在する。舌咽神経は舌と咽頭を支配する。舌咽神経は迷走神経や副神経とともに頚静脈孔を通って頭蓋を出る（図15-28）。

舌咽神経は混合性の神経であるが，感覚線維が圧倒的に多い。感覚ニューロンは**上神経節** superior ganglion と**下神経節** inferior ganglion に位置する。求心性線維は咽頭と軟口蓋表面からの一般感覚情報を延髄の神経核に伝える。舌咽神経は舌の後1／3からの味覚情報を伝達し，主要血管の血圧とガス濃度をモニターする特殊受容体を持つ。

体性運動線維は嚥下に関連した咽頭筋を支配する。内臓運動線維は耳神経節でシナプスを形成し，その節後線維は耳下腺を支配する。

J. 迷走神経（Ⅹ）

一次機能：混合性（感覚性・運動性）
起源：感覚神経線維は咽頭の一部，耳介，外耳道，鼓膜，胸腔および腹骨盤腔の内臓臓器から。内臓運動線維は延髄の運動核から。
経路：頚静脈孔（☞ 図6-11）
目的地：延髄の知覚核と自律神経中枢への感覚線維（図15-21）。胸腔および腹腔内の口蓋，咽頭，消化器系，呼吸器系，心血管系。

迷走神経 vagus nerve は舌咽神経のすぐ後ろから現れ，多数の神経根が集まって線維束を形成する。発生学的な研究によると，この神経はおそらく進化の過程でいくつかの小さな脳神経が融合してできたものではないかと考えられている。迷走神経は頭蓋を出ると数多くの分枝を出して腹腔まで広がっている（図15-29）。

感覚性神経線維は**上神経節** superior ganglion と**下神経節** inferior ganglion から起こる。迷走神経は外耳道と鼓膜の体性感覚，および咽頭の味覚受容体からの特殊感覚を伝える。また，食道，気道，腹腔の内臓などの内臓性感覚を伝える。このような迷走神経の求心性線維は内臓機能の自律性調節機構に必須であるが，その情報の多くは大脳皮質まで到達しないので，この神経の感覚情報を自覚することはほとんどない。

迷走神経の内臓性運動線維も同様に多様である。迷走神経は節前線維で心臓機能の調節，胃，小腸，胆嚢などの平滑筋と分泌腺の調節を担う。

迷走神経はまた，口蓋と咽頭の筋群へ体性運動線維を送るが，これらの線維は実際には以下に述べる副神経の枝である。

K. 副神経（Ⅺ）

一次機能：運動性
起源：脊髄と延髄の運動核
経路：頚静脈孔（☞ 図6-11）
目的地：延髄枝は口蓋，咽頭，喉頭の随意筋。脊髄枝は胸鎖乳突筋と僧帽筋。

副神経 accessory nerve は，そのいくつかの運動線維が脊髄の上位5頚髄の灰白質前角から起こる点で，ほかの脳神経とは異なる（図15-21，図15-30）。この神経線維の集まりは脊髄根と呼ばれ，大後頭孔から頭蓋に入り，延髄の神経核からの運動線維である延髄根と合流し，頚静脈孔から頭蓋を出る。副神経は以下の2つの枝からなっている。

- **内枝** internal ramus, medullary branch：延髄根の延長の部分で，迷走神経と合流して，嚥下に関わる軟口蓋と咽頭の随意筋と喉頭の筋群の一部を支配する。
- **外枝** external ramus, spinal branch：脊髄根の延長部分に当たり，胸鎖乳突筋と僧帽筋を支配する（☞ 第10章）。この枝の運動線維は第1～第5頚髄の灰白質前角に始まる。

L. 舌下神経（Ⅻ）

一次機能：運動性（舌の運動）
起源：延髄の運動核（図15-21）
経路：後頭骨の舌下神経管（☞ 図6-6）
目的地：内舌筋群（☞ 第10章）

舌下神経 hypoglossal nerve は後頭骨の舌下神経管を通って頭蓋を出る。舌下神経はその後，舌の骨格筋群に至り（図15-30），舌の運

図 15-29 迷走神経

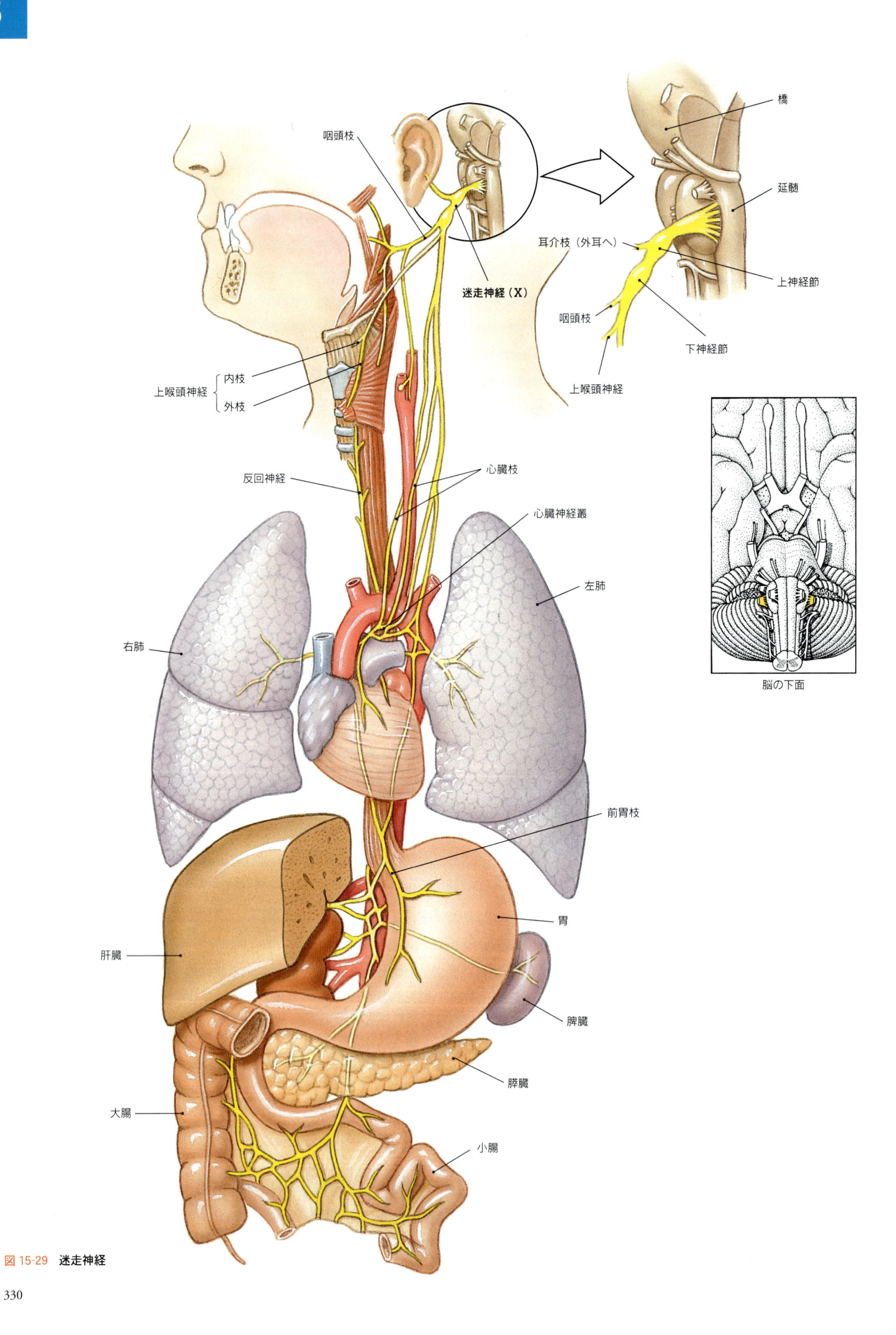

神経系：脳と脳神経

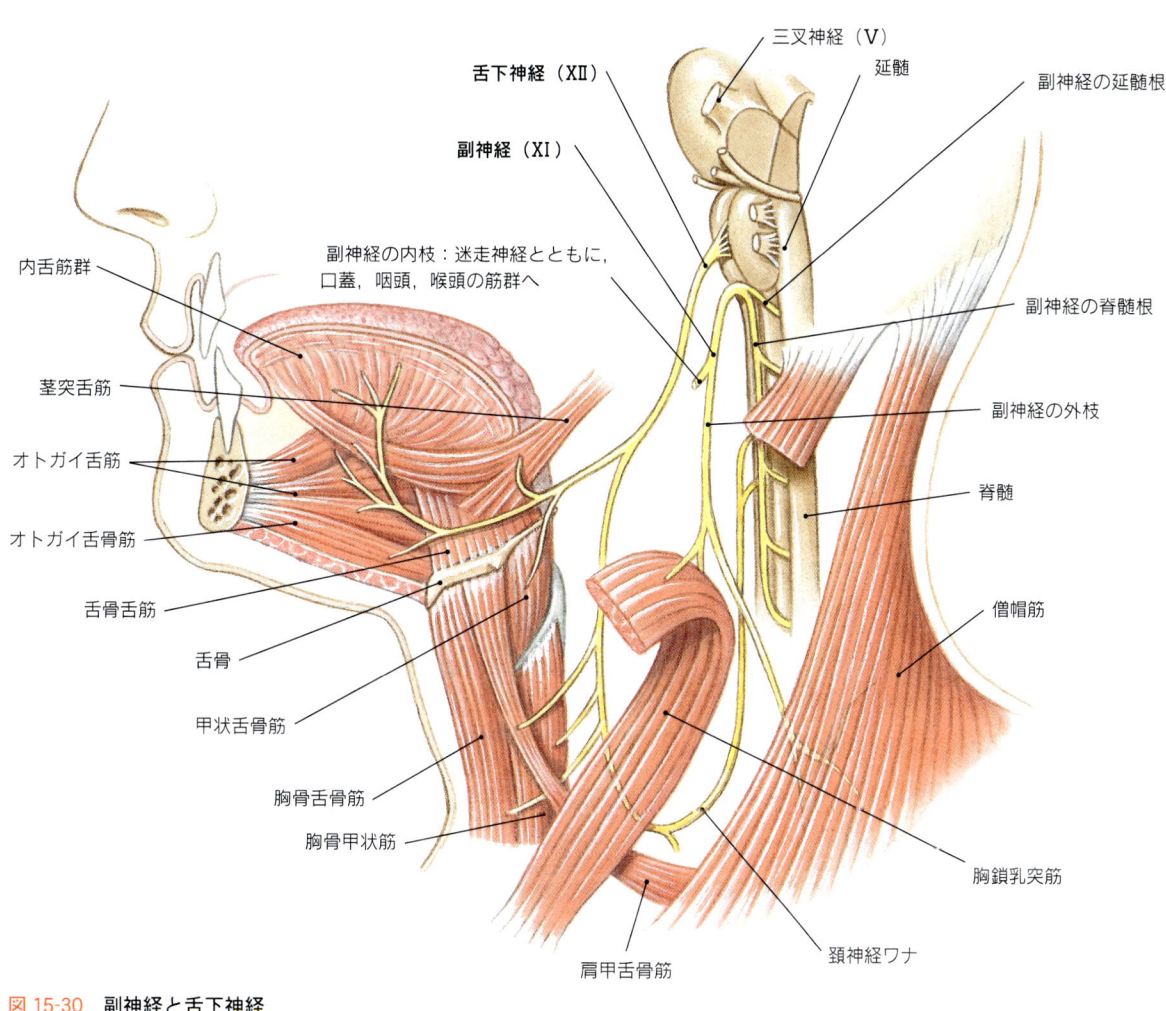

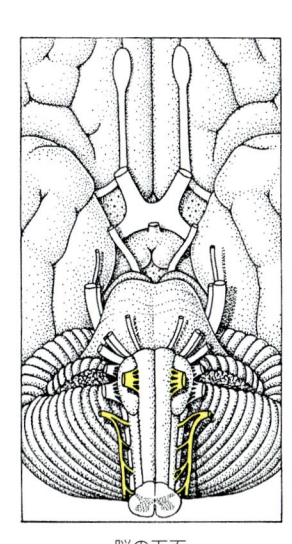

図15-30 副神経と舌下神経

動を支配する。

- 舌の運動障害を訴える患者に対し，主治医は脳神経が圧迫されていることによるものだと言った。どの脳神経が関係しているのだろうか。
- 外転神経（VI）が損傷を受けるとどのような症状が出現しますか。
- 頭部打撲で平衡感覚を失った場合，どの脳神経が障害されているのだろうか。
- 舌尖部の味覚を失っている場合，どの脳神経が障害されているのだろうか。

▶コラム　脳神経の枝とその機能のまとめ

　脳神経の名称とその番号について容易に思い出せる人は非常に少ない。この場合，"語呂あわせ記憶法"が有用である。以下に2つの記憶法を紹介する。

【昔からの記憶法】
「嗅（嗅）いで見る（視）。動（動眼）く車（滑車）のみつ（三叉）のそと（外転）。顔（顔面）聞く（内耳）したに（舌咽）迷う（迷走）副（副）舌（舌下）」

　この記憶法はこれまでよく用いられてきた記憶法で，脳神経の名称を最初から順に並べたものである。

【新しい記憶法（鳥取大学にて考案）】
「一休（I 嗅）さん，西（II 視）の参道（III 動眼）で死ぬほど滑り（IV 滑車），ゴミ（V 三叉）のなかへと6転す（VI 外転）。泣き顔で（VII 顔面）ヤジに（VIII 内耳）苦しみのど元で（IX 舌咽），透明な（X 迷走）いい服（11＝XI 副）だったと言ふて舌出す（12＝XII 舌下）。」

　この記憶法は脳神経の番号と神経の名称を組み合わせたところに特色がある。つまり，「参道」というキーワードを覚えておけば第3脳神経が動眼神経であることが容易に想起される。さらに，一連のストーリーになっているところにも特徴がある。透明ないい服を着た一休さんが西の参道で死ぬほど滑ってしまい，ゴミのなかにころころと6回も転がった。それを見ていた人々が，「やーい。一休が滑って転んだ」とヤジり，一休は「せっかくいい服を着ていたのに」と言ってぺろっと舌を出した，という場面設定になっている。

　脳神経の分布と機能の基本的なまとめを表15-12に示した。

◆発生学ノート◆ 脳と脳神経の発生

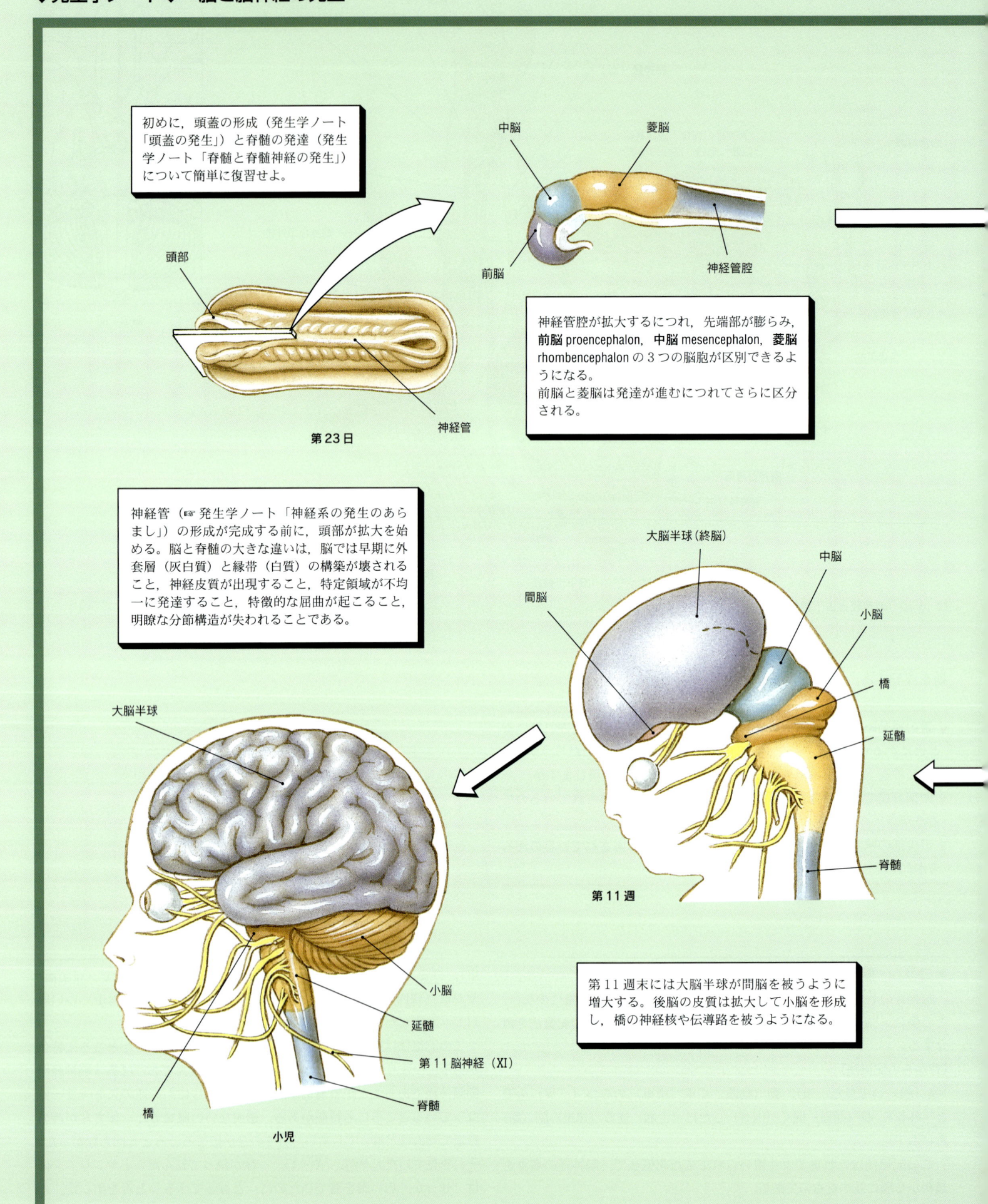

初めに，頭蓋の形成（発生学ノート「頭蓋の発生」）と脊髄の発達（発生学ノート「脊髄と脊髄神経の発生」）について簡単に復習せよ。

頭部

第23日

神経管

中脳　菱脳

前脳　神経管腔

神経管腔が拡大するにつれ，先端部が膨らみ，**前脳** proencephalon，**中脳** mesencephalon，**菱脳** rhombencephalon の3つの脳胞が区別できるようになる。
前脳と菱脳は発達が進むにつれてさらに区分される。

神経管（☞発生学ノート「神経系の発生のあらまし」）の形成が完成する前に，頭部が拡大を始める。脳と脊髄の大きな違いは，脳では早期に外套層（灰白質）と縁帯（白質）の構築が壊されること，神経皮質が出現すること，特定領域が不均一に発達すること，特徴的な屈曲が起こること，明瞭な分節構造が失われることである。

大脳半球（終脳）
間脳
中脳
小脳
橋
延髄
脊髄

第11週

第11週末には大脳半球が間脳を被うように増大する。後脳の皮質は拡大して小脳を形成し，橋の神経核や伝導路を被うようになる。

大脳半球
小脳
延髄
第11脳神経（XI）
脊髄
橋

小児

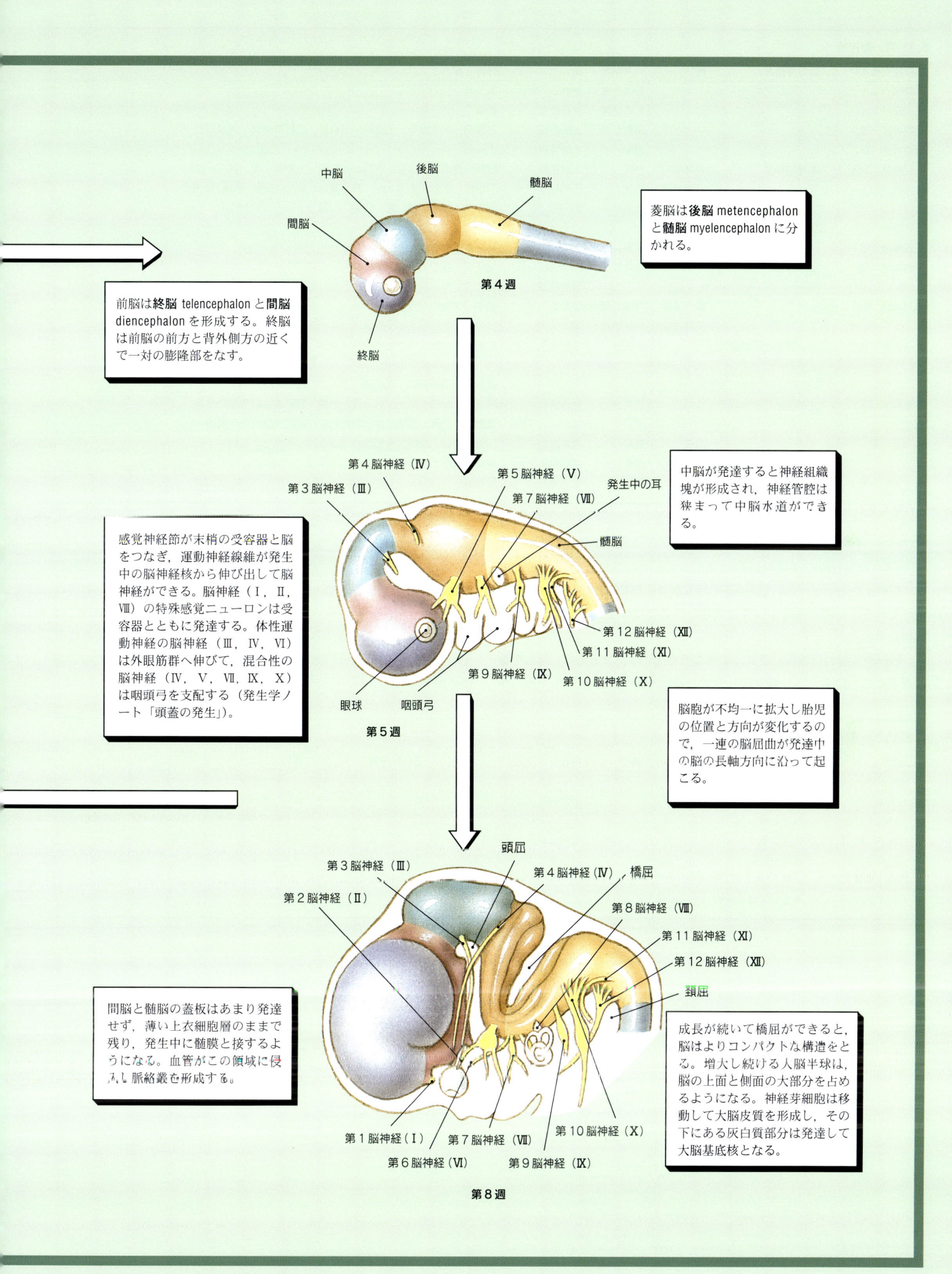

第4週

中脳　後脳　髄脳
間脳
終脳

菱脳は**後脳** metencephalon と**髄脳** myelencephalon に分かれる。

前脳は**終脳** telencephalon と**間脳** diencephalon を形成する。終脳は前脳の前方と背外側方の近くで一対の膨隆部をなす。

第5週

第4脳神経（Ⅳ）　第5脳神経（Ⅴ）
第3脳神経（Ⅲ）　第7脳神経（Ⅶ）
発生中の耳
髄脳
第12脳神経（Ⅻ）
第11脳神経（Ⅺ）
第9脳神経（Ⅸ）　第10脳神経（Ⅹ）
眼球　咽頭弓

感覚神経節が末梢の受容器と脳をつなぎ，運動神経線維が発生中の脳神経核から伸び出して脳神経ができる。脳神経（Ⅰ，Ⅱ，Ⅷ）の特殊感覚ニューロンは受容器とともに発達する。体性運動神経の脳神経（Ⅲ，Ⅳ，Ⅵ）は外眼筋群へ伸びて，混合性の脳神経（Ⅳ，Ⅴ，Ⅶ，Ⅸ，Ⅹ）は咽頭弓を支配する（発生学ノート「頭蓋の発生」）。

中脳が発達すると神経組織塊が形成され，神経管腔は狭まって中脳水道ができる。

脳胞が不均一に拡大し胎児の位置と方向が変化するので，一連の脳屈曲が発達中の脳の長軸方向に沿って起こる。

第8週

頭屈
第3脳神経（Ⅲ）　第4脳神経（Ⅳ）　橋屈
第2脳神経（Ⅱ）
第8脳神経（Ⅷ）
第11脳神経（Ⅺ）
第12脳神経（Ⅻ）
頚屈
第1脳神経（Ⅰ）　第7脳神経（Ⅶ）　第10脳神経（Ⅹ）
第6脳神経（Ⅵ）　第9脳神経（Ⅸ）

間脳と髄脳の蓋板はあまり発達せず，薄い上衣細胞層のままで残り，発生中に髄膜と接するようになる。血管がこの領域に侵入し脈絡叢を形成する。

成長が続いて橋屈ができると，脳はよりコンパクトな構造をとる。増大し続ける大脳半球は，脳の上面と側面の大部分を占めるようになる。神経芽細胞は移動して大脳皮質を形成し，その下にある灰白質部分は発達して大脳基底核となる。

333

表 15-12　脳神経

脳神経（番号）	知覚神経節	枝	一次機能	孔	神経支配
嗅神経（I）			特殊感覚	篩骨の篩板	嗅上皮
視神経（II）			特殊感覚	視神経管	網膜
動眼神経（III）			運動	上眼窩裂	下直筋，内側直筋，上直筋，下斜筋，上眼瞼挙筋；内眼筋群
滑車神経（IV）			運動	上眼窩裂	上斜筋
三叉神経（V）	半月神経節	眼神経	感覚	上眼窩裂	眼窩の構造物，鼻腔，前頭部の皮膚，上眼瞼，眉，鼻（一部）
		上顎神経	感覚	正円孔	下眼瞼，上唇，歯肉，歯，頬，鼻（一部），口蓋，咽頭（一部）
		下顎神経	混合性	卵円孔	感覚枝：歯肉下部，歯，口唇，口蓋（一部），舌（一部）
					運動枝：咀嚼群
外転神経（VI）			運動	上眼窩裂	外側直筋
顔面神経（VII）	膝神経節		混合性	内耳道から顔面神経管へ	感覚枝：舌前 2/3 の味覚
					運動枝：表情筋群，涙腺，顎下腺，舌下腺
内耳神経（VIII）		蝸牛神経	特殊感覚	内耳道	蝸牛（聴覚の受容体）
		前庭神経	特殊感覚	同上	前庭（運動と平衡の受容体）
舌咽神経（IX）	上神経節と下神経節		混合性	頸静脈孔	感覚枝：舌後 1/3 からの感覚と味覚，咽頭，口蓋（一部），頚動脈小体（血圧，pH，血液ガスのモニター）
					運動枝：咽頭筋群，耳下腺
迷走神経（X）	上神経節と下神経節		混合性	頸静脈孔	感覚枝：咽頭，耳介，外耳道，鼓膜，胸腔および腹腔骨盤腔内の臓器
					運動枝：口蓋，咽頭筋群，胸腔および腹腔骨盤腔内の臓器
副神経（XI）		内枝	運動	頸静脈孔	口蓋，咽頭，喉頭の骨格筋群（迷走神経の枝とともに）
		外枝	運動	頸静脈孔	胸鎖乳突筋と僧帽筋
舌下神経（XII）			運動	舌下神経孔	舌筋群

臨床ノート　脳神経反射

　脳幹反射 cranial reflex は脳神経の感覚線維と運動線維が関与する反射弓である。反射の例については後述し，ここでは全体の概要を簡単に紹介する。

　脳神経反射の代表例とそれらの概要を表 15-13 にまとめた。反射を検査することによって，脳神経とその神経核や伝導路の状態を迅速にかつ簡単に把握できるので，臨床的に極めて重要である。体性反射では角膜反射，鼓膜反射，聴覚反射，前庭眼反射を取り上げた。脳幹には内臓運動を調節する多くの反射中枢があり，刺激に対して複雑な応答を引き起こす。これらの内臓反射は，呼吸，消化，心血管機能の調節に必須である。

表 15-13　脳神経反射

反射	刺激	求心性線維	中枢シナプス	遠心性線維	反応
体性反射					
角膜反射	角膜表面の接触	V	顔面神経運動核	VII	まばたき運動
鼓膜反射	大きな音	VIII	下丘（中脳）	VII	耳小骨の運動を制限して内耳への伝音を抑制
聴覚反射	大きな音	VIII	脳幹と脊髄の運動核	III, IV, VI, VII, X	突然の音に対する眼球と頭部の動き
前庭眼反射	頭部の回転	VIII	外眼筋を支配する運動核	III, IV, VI	視野を固定するために眼が反対側に動く
内臓性反射					
対光反射	視細胞に光を照射	II	上丘（中脳）	III	縮瞳

第16章 神経系：伝導路と高次機能

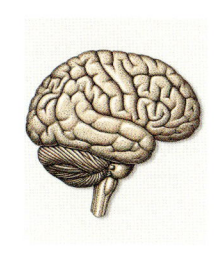

脳，脊髄，末梢神経の間には絶えず情報が流れている。いかなる瞬間でも，何百万個という知覚ニューロンが中枢神経系に情報を送り，何百万個という運動ニューロンが末梢の効果器に指令を送っている。心地よく眠っている間でも，脳幹にある中枢は休みなく働き，無意識のうちに生命に必須な自律機能を営み続けている。

高次中枢と脳幹の間には巧妙な相互作用，フィードバック，調節が働いているが，詳しく分かっているものはごくわずかしかない。ここでは，知覚・運動機能をはじめ，学習・記憶といった高次機能に焦点を当てる。

1. 感覚路と運動路

末梢神経系を経由する中枢神経系と末梢の器官との間の連絡を伝導路という。伝導路は，大きく上行性（感覚性）伝導路と下行性（運動性）伝導路に分けられ，一連の神経路と神経核で構成されている。情報伝達は伝導路にあるいくつかの地点で行われ，そこでは必ずシナプスが1個のニューロンからほかのニューロンへ信号を伝える。シナプスの数は伝導路ごとに異なる。大脳皮質に終わる感覚路は3個のニューロン，小脳に終わる感覚路は2個のニューロンからなる。

脊髄の伝導路は対をなし，左右対称である。

伝導路は脳と脊髄に関係し，伝導路の名称はその始発点と終点を表す。例えば，脊髄小脳路は脊髄に始まり，小脳に終わる。名称が「脊髄…」で始まれば，その伝導路は脊髄で起こり脳に終わる。従って，その伝導路は感覚情報を運ぶ。名称が「…脊髄路」で終われば，その伝導路は脳で始まって脊髄に終わり，運動を支配する。名称の最後の部分は，神経核あるいは伝導路の終点にある脳の領域を示す。前庭脊髄路は前庭神経核に始まり，脊髄に終わる。

A. 感覚路

感覚受容器は身体の内部と外部の環境をモニターする。刺激を受けると，**感覚** sensation と呼ばれる情報を，活動電位として求心性線維を経て中枢神経系に送る。刺激に対する反応の複雑さは，情報処理が行われる部位や運動反応が起こる部位による。例えば，脊髄では，伸長反射のような単純な反射が生ずる（☞第14章）。これに対し，脳幹では，眼，頭，頸，体幹などの協調運動のようにもっと複雑な運動反応が生じる。感覚情報の処理は，脊髄や脳幹で行われる。求心性線維によって伝達される情報のほんの1％が大脳皮質で意識されるに過ぎないが，刺激を受けた場所やその性状を的確に判断できる。

体性感覚情報を大脳半球の感覚野や小脳半球に伝えるには3つの**感覚路** sensory pathway がある。これらの伝導路のニューロンは直列につながっている。

- **一次ニューロン** first-order neuron：受容器が受けた感覚刺激を中枢神経系に伝える最初の感覚ニューロンである。
- **二次ニューロン** second-order neuron：一次ニューロンの刺激を受け取り，最終のニューロンに伝える介在ニューロンである。二次ニューロンは脊髄か脳幹にある。
- **三次ニューロン** third-order neuron：二次ニューロンは視床から起こる三次ニューロンに情報を伝え，三次ニューロンの軸索は感覚情報を大脳皮質の感覚野に伝える。

ほとんどの場合，一次あるいは二次ニューロンは，脊髄や脳幹で交叉して対側に移る。その結果，身体の左側の感覚情報は右側に伝わり，逆もまた同様である。この交叉の機能的あるいは進化的な意味は明らかでない。

主要な体性感覚路には後索路，脊髄視床路，脊髄小脳路がある（表16-1）。図16-1は，これらの伝導路の脊髄での位置を示す。後索路と脊髄視床路では，三次ニューロンの軸索は内包を上行し，大脳

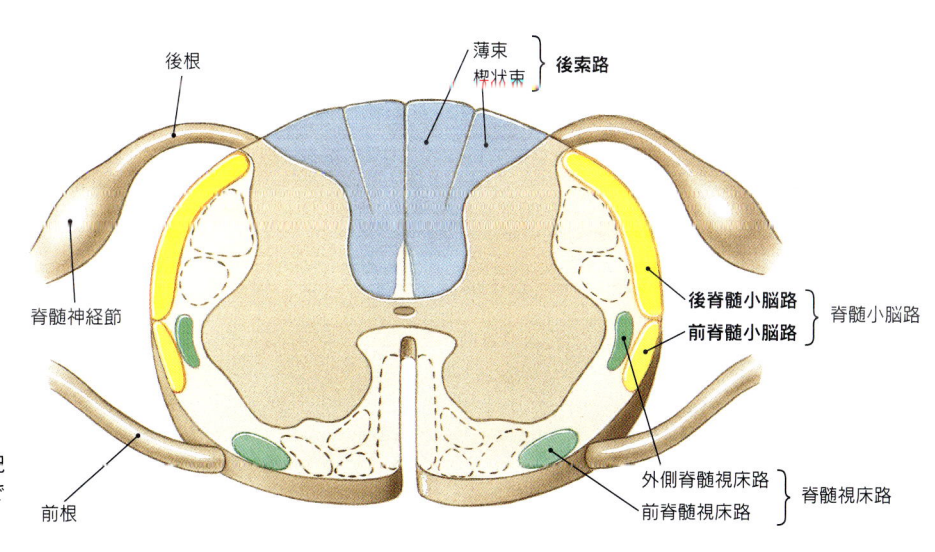

図16-1　脊髄における上行性感覚路
脊髄の主な上行性感覚路の位置を示す横断図。神経路の記載については表16-1を参照のこと。下行性運動路は破線で示し，図16-4に名称を付して示してある。

表16-1 脊髄上行性（感覚）伝導路とそれが伝える感覚情報

伝導路（神経路）	感覚	一次ニューロン	二次ニューロン	三次ニューロン	終止部位	交叉部位
後索路						
薄束	下半身からの固有感覚，繊細な触覚，圧覚，振動覚	下半身の脊髄神経節；軸索は後根経由で中枢神経系に入る；薄束を上行する	延髄の薄束核；軸索は交叉後，内側毛帯に入る	視床の後外側腹側核	刺激とは反対側にある一次感覚野	二次ニューロンの軸索は内側毛帯に入る前に交叉する
楔状束	上半身からの固有感覚，繊細な触覚，圧覚，振動覚	上半身の脊髄神経節；軸索は後根経由で中枢神経系に入る；楔状束を上行する	延髄の楔状束核；軸索は交叉後，内側毛帯に入る	視床の後外側腹側核と後内側腹側核	刺激とは反対側にある一次感覚野	二次ニューロンの軸索は内側毛帯に入る前に交叉する
脊髄視床路						
外側脊髄視床路	痛覚と温度覚	脊髄神経節；軸索は後根経由で中枢神経系に入る	後角にある介在ニューロン；軸索は対側の外側脊髄視床路に入る	視床の後外側腹側核	刺激とは反対側にある一次感覚野	二次ニューロンの軸索は侵入した高さで交叉する
前脊髄視床路	粗大触覚と圧覚	脊髄神経節；軸索は後根経由で中枢神経系に入る	後角にある介在ニューロン；軸索は対側の前脊髄視床路に入る	視床の後外側腹側核	刺激とは反対側にある一次感覚野	二次ニューロンの軸索は侵入した高さで交叉する
脊髄小脳路						
後脊髄小脳路	固有感覚	脊髄神経節；軸索は後根経由で中枢神経系に入る	後角にある介在ニューロン；軸索は同側の後脊髄小脳路に入る	存在しない	刺激と同側の小脳皮質	なし
前脊髄小脳路	固有感覚	脊髄神経節；軸索は後根経由で中枢神経系に入る	同じ高さの脊髄にある介在ニューロン；軸索は同側または対側の前脊髄小脳路に入る	存在しない	主に刺激とは反対側にある小脳皮質	ほとんどの二次ニューロンの軸索は侵入した高さで交叉する

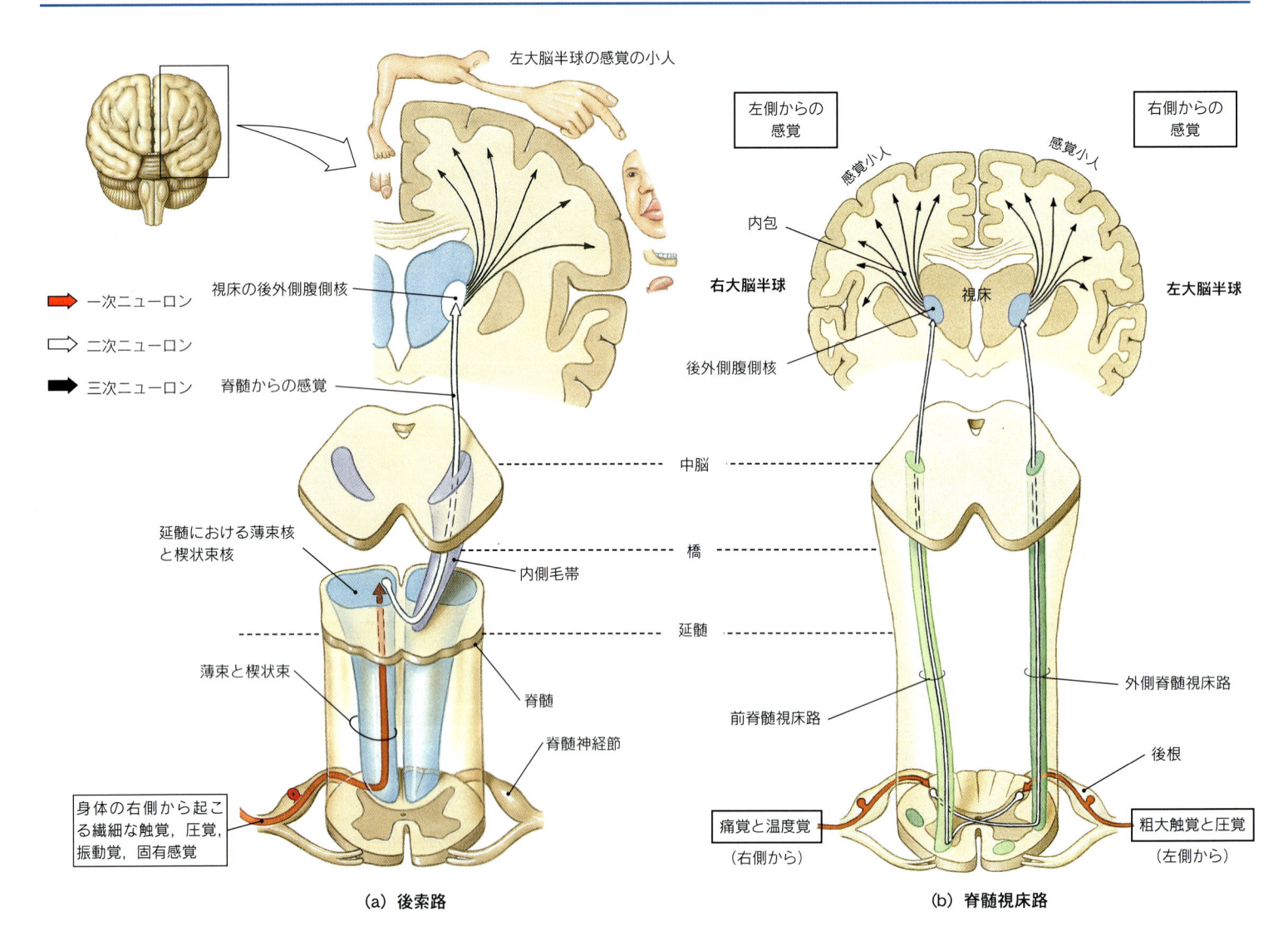

図 16-2 後索路，脊髄視床路，脊髄小脳路

上行路における一次，二次，三次ニューロンを比較した模式図。
(a) 後索路は，繊細な触覚，圧覚，振動覚，固有感覚を対側の大脳半球にある一次感覚野に伝える。薄束核または楔状束核でシナプス結合した後，延髄で交叉する。（分かりやすくするために，図では体の右側から起こる感覚路だけが描かれている。）
(b) 脊髄視床路は，痛覚と温度覚（外側脊髄視床路）と，粗大触覚と圧覚（前脊髄視床路）を対側の大脳半球にある一次感覚野に伝える。脊髄に侵入した高さで，交叉が起こる（2つの伝導路は片側それぞれにあるが，一側だけを描いてある）。
(c) 脊髄小脳路は，固有感覚を小脳に伝える。

半球の一次感覚野のニューロンに情報を伝達する。三次ニューロンは交叉しないので，右大脳半球は身体の左側からの感覚情報を受け取ることになり，逆もまた同様である。

感覚がどのように大脳皮質に伝えられるのかを図16-2に示した。

a. 後索路

後索路 posterior column pathway（図16-2a）は，固有感覚，"繊細な"触覚，圧覚，振動覚を伝える。一次ニューロンの軸索は脊髄神経後根を通って脊髄に入り，**薄束** fasciculus gracilis や **楔状束** fasciculus cuneatus 内を上行して，延髄の薄束核や楔状束核にある二次ニューロンに情報を伝える。二次ニューロンの軸索は交叉して，対側にある **内側毛帯** medial lemniscus に入り，視床に情報を伝える。内側毛帯は視床に向かう際，第5，7，9，10脳神経から感覚情報（繊細な触覚，圧覚，振動覚）を取り込む。

情報が伝導路を伝わる場合には，部位特異性が厳格に維持されている。後索路を伝わる情報は視床の後外側腹側核で統合され，体の領域に応じて情報を選別し，一次感覚野に送る。視床から感覚皮質に情報を伝達する軸索は投射線維と呼ばれる。

情報は一次感覚野の特定の領域に送られるので，刺激の性質や部位が理解できる。もし，感覚野の別の領域に伝えられたら，別の場所で起こったものと判断される。例えば，心臓発作の痛みは，しばしば左腕に感じられる。これは関連痛の一例である（☞第18章）。また，ある感覚が温度覚や痛覚としてよりもむしろ触覚として感じられることがあるが，これは視床での情報処理のせいである。大脳皮質が傷害されたり投射線維が切断されても，視床核は正常なので，軽い触覚は感じられる。しかし，局在性は一次感覚野によるので，その部位を特定できない。

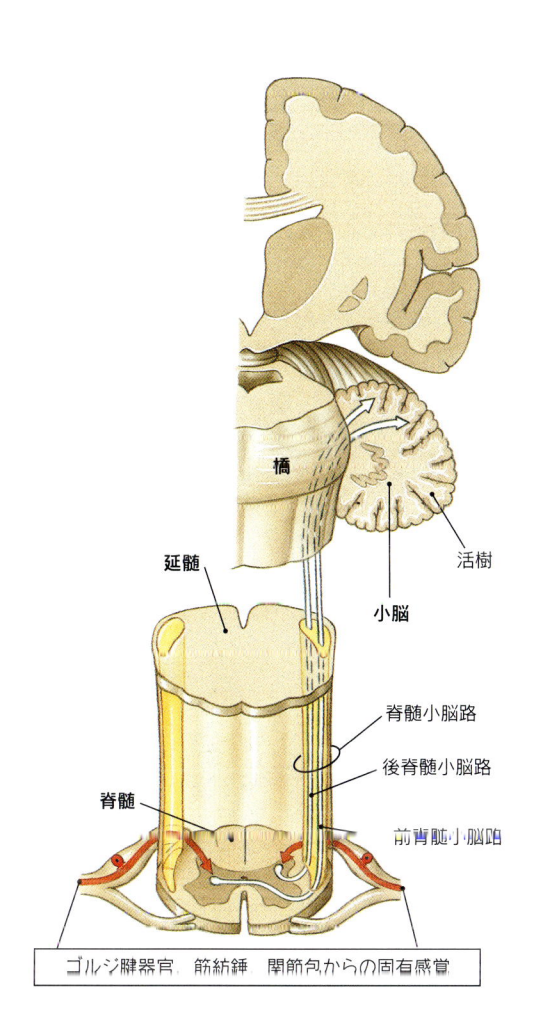

一次感覚野のある部位を電気刺激すると，体の特定の部位に感覚を感じる。このようにして一次感覚野の機能地図が作られた（図16-2a）。この感覚地図は"感覚の小人 sensory homunculus"と呼ばれる。小人の顔は巨大でゆがみ，唇と舌が異様に大きく，背中は小さい。このようなひずみは，ある領域に対する感覚皮質の大きさが，感覚受容器の数と比例しているからである。数万個の味覚受容器や触覚受容器を持つ舌の感覚情報を処理するには，触覚受容器がわずかしかない背中よりもはるかに多数のニューロンが必要で，このため舌の感覚野は大きい。

b. 脊髄視床路

脊髄視床路 spinothalamic pathway（図16-2b）は，"粗大な"触覚，圧覚，痛覚，温度覚を伝える。一次ニューロンの軸索が後根から脊髄に入り，後角で二次ニューロンに情報を伝える。二次ニューロンの軸索はそのレベルで脊髄の対側へ交叉して，**前・外側脊髄視床路** anterior and lateral spinothalamic tracts を上行し，視床の後外側腹側核に終わる。三次ニューロンの投射線維は一次感覚野に情報を送る（表16-1）。図16-2bでは，体の右側から来る痛覚と温度覚と，体の左側から来る粗大触覚と圧覚の経路が示してある。もちろん，脊髄の両側にそれぞれ前・外側脊髄視床路がある。

c. 脊髄小脳路

脊髄小脳路 spinocerebellar pathway は筋，腱，関節の位置などに関する固有感覚情報を小脳に伝える。一次ニューロンの軸索は後根から脊髄に入り，脊髄後角にある次のニューロンとシナプスする。二次ニューロンの軸索は **前・後脊髄小脳路** anterior and posterior spinocerebellar tracts を上行する（図16-2c）。

前脊髄小脳路は脊髄で対側へ交叉する軸索が通る経路で，上小脳脚を経由して小脳皮質に達する（前脊髄小脳路は，刺激側と同側にある介在ニューロンからの非交叉性軸索をも少数含んでいる）。

後脊髄小脳路は脊髄の対側へ交叉しない軸索が通る経路で，下小脳脚を経由して小脳皮質に至る。

これらの伝導路の起始，終止，感覚の種類を表16-1に要約した。

B. 運動路

感覚情報を受けて，中枢神経系は運動指令を発し，運動指令は体性神経系と自律神経系を経て末梢に伝えられる。体性神経系は骨格筋を収縮させる体性運動指令を発する。自律神経系は内臓性運動神経とも呼ばれ，消化管や血管の平滑筋，心筋，腺などの内臓性効果器を支配する。

体性神経系と自律神経系の運動ニューロンは別々に構成されている。

体性運動路は少なくとも2個の運動ニューロンからなる（図16-3a）。細胞体が中枢神経の情報処理中枢にある **上位運動ニューロン** upper motor neuron と，脳幹または脊髄の運動核から始まる **下位運動**

（c）脊髄小脳路

ニューロン lower motor neuron である。上位運動ニューロンは下位運動ニューロンを支配し，下位運動ニューロンの軸索のみが骨格筋線維まで伸びる。下位運動ニューロンが障害を受けると，そのニューロンが支配する運動筋群に弛緩性麻痺が生じる。上位運動ニューロンが障害を受けると，筋硬直，筋弛緩あるいは協調性のない収縮が起こることがある。

自律神経系の内臓性運動路は少なくとも2個のニューロンからなる（図16-3b）。つまり，細胞体が中枢神経系内にある節前ニューロンと，細胞体が末梢の自律神経節にある節後ニューロンから構成されている。さらに，視床下部や脳幹にある高次中枢は節前ニューロンを刺激・抑制する。自律神経系の運動路は第17章で述べる。

脳からの体性運動指令は，錐体路と錐体外路を通って末梢に伝わる。錐体路系は骨格筋を随意的に支配する。この名称は一次運動野にある錐体細胞に由来する。小さなピラミッド形をした錐体細胞の軸索は脳幹や脊髄に伸びて，下位運動ニューロンに情報を伝える。

錐体外路系は無意識に運動指令を発する。この運動指令は，筋を支配する下位運動ニューロンの感受性を変えたり，一次運動野にある錐体細胞を制御することによって体性運動の指令パターンを変えたりするものである。

a. 錐体路系

錐体路系 pyramidal system は一次運動野の錐体細胞に始まる（図16-4）。一次運動野に電気刺激を加えると末梢の筋が収縮するが，どの筋群が収縮するかは刺激する部位による。これらの部位を図化すると，"感覚の小人"（図16-2a）と似た"運動の小人 motor homunculus"ができる（図16-4a）。感覚の小人と同様，運動の小人の姿はひずんでいる。これはある領域を支配する皮質の領野は，調節を受ける運動単位の数によることから生ずる。ある領域における運動単位の数が多いと，運動の小人の領域が大きくなる。"運動の小人"の手，顔，舌は大きく，体幹は小さい。この点では，感覚の小人と運動の小人は似ている。しかし，足底では感覚が鋭いが運動単位は少なく，外眼筋群では運動単位が多いが感覚はそれほど鋭くない。

錐体路系は皮質延髄路，外側皮質脊髄路，前皮質脊髄路からなる。これらの伝導路は内包を下行し，大脳脚となって中脳の両側に出現する（☞第15章）。

- **皮質延髄路** corticobulbar tract：皮質延髄路（図16-4a，表16-2）は一次運動野に始まり，眼球運動（Ⅲ，Ⅳ，Ⅵ），表情筋（Ⅶ），舌筋（Ⅻ），胸鎖乳突筋や僧帽筋（Ⅺ）を支配する脳神経の運動核（脳幹にある）に終わる（☞第15章）。
- **皮質脊髄路** corticospinal tract：皮質脊髄路（図16-4b）は大脳皮質から出たニューロンが脊髄を下行し，脊髄前角にある運動ニューロ

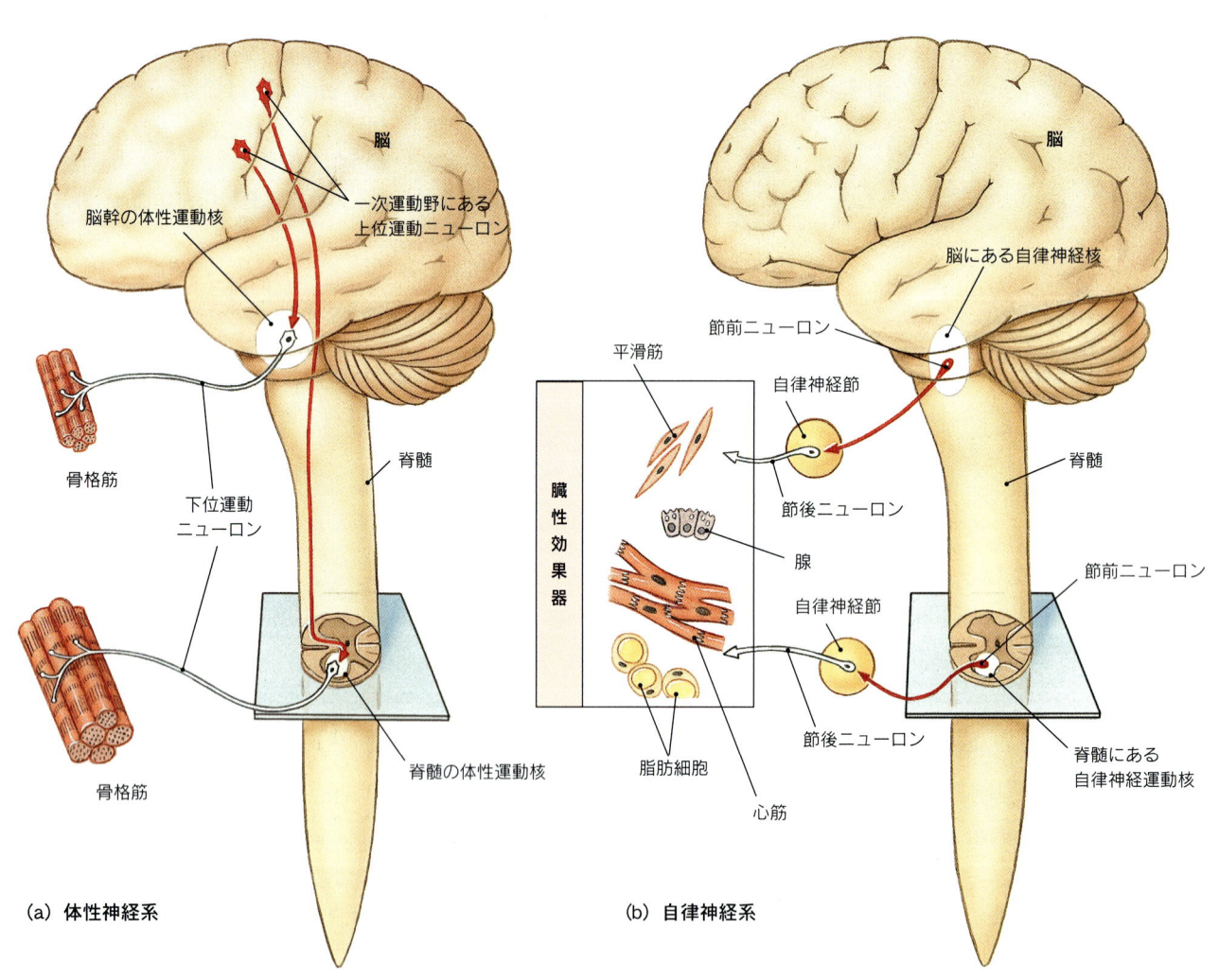

図16-3　中枢神経系と末梢神経系における運動路
体性神経系と自律神経系。
(a) 体性神経系では，中枢神経系にある上位運動ニューロンが脳幹あるいは脊髄にある下位運動ニューロンを支配する。下位運動ニューロンの軸索は骨格筋線維を直接支配する。下位運動ニューロンが刺激されると，常に骨格筋線維は興奮する。
(b) 自律神経系では，中枢神経系にある節前ニューロンが末梢にある節後ニューロンを支配する。節後ニューロンが刺激されると，臓性効果器は興奮ないしは抑制される。

神経系：伝導路と高次機能　16

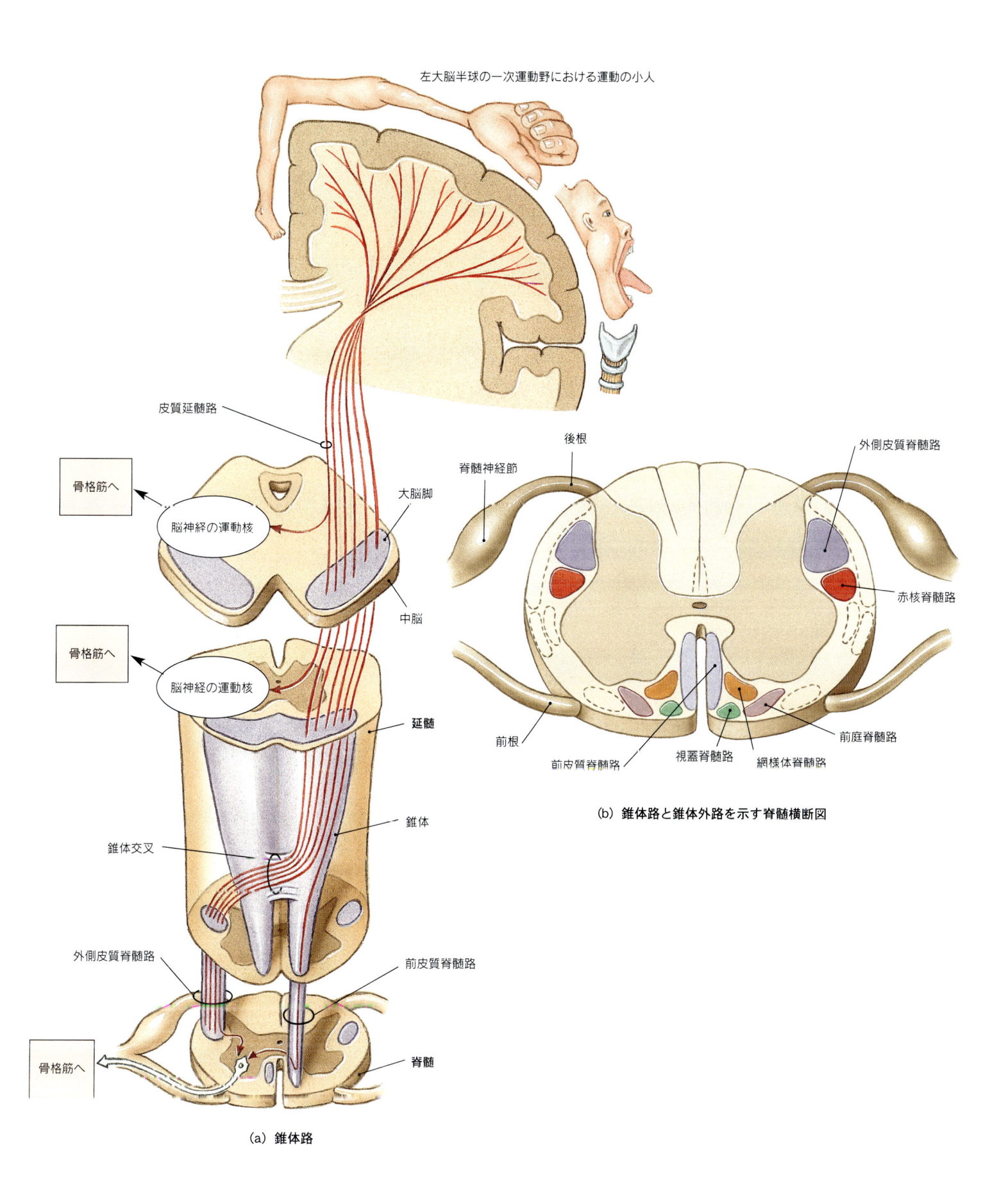

(a) 錐体路

(b) 錐体路と錐体外路を示す脊髄横断図

図 16-4　錐体路
体性運動系は骨格筋を随意的に支配する。
(a) 錐体路は一次運動野に始まり、錐体細胞の軸索は内包を下行する。皮質延髄路は脳神経の運動核に終わる。残った錐体路線維のほとんどは、脊髄に下行する前に延髄で交叉する。
(b) 下行する錐体路と錐体外路の位置を示す脊髄横断図。図 16-1 で説明された感覚路が破線で示されている。

339

表16-2　脊髄下行性（運動）伝導路と関連する神経核の機能

伝導路	上位運動ニューロンの位置	終止部位	交叉部位	作用
錐体路系				
皮質延髄路	一次運動野（大脳半球）	脳幹にある脳神経核下位運動ニューロン	脳幹	骨格筋の随意的運動支配
外側皮質脊髄路	一次運動野（大脳半球）	脊髄前角下位運動ニューロン	延髄の錐体	骨格筋の随意的運動支配
前皮質脊髄路	一次運動野（大脳半球）	脊髄前角下位運動ニューロン	下位運動ニューロンの高さ	骨格筋の随意的運動支配
錐体外路系				
前庭脊髄路	前庭神経核（延髄上縁付近）	前角運動ニューロン	交叉しないで下行する	内耳からの感覚に応じた平衡の不随意的調節
視蓋脊髄路	視蓋（中脳）	頸髄前角運動ニューロン	脊髄に入る前に交叉する	視覚・聴覚刺激に応じた眼，頭，頸，腕の位置の不随意的調節
赤核脊髄路	中脳の赤核	前角下位運動ニューロン	脳幹	姿勢や筋張力の意識下での調節
網様体脊髄路	網様体（神経核ネットワーク）	前角下位運動ニューロン	交叉しない	反射の意識下での調節

ンとシナプス結合する。この伝導路のニューロンの大部分は，延髄のレベルで対側に交叉する。その交叉部は延髄の腹側面で隆起した索として観察され，**錐体** pyramid と呼ばれる。軸索の約85％が錐体で交叉し，脊髄の対側にある**外側皮質脊髄路** lateral corticospinal tract に入り，前角でニューロンを換えて四肢の筋を随意的に支配する。交叉しない軸索は**前皮質脊髄路** anterior corticospinal tract として脊髄を下行し，前灰白交連を横切って，対側の前角運動ニューロンとシナプス結合し，体幹筋を随意的に支配する。これらの伝導路に関する事項を表16-2にまとめた。

□ 臨床ノート　脳性麻痺

　脳性麻痺 cerebral palsy は乳幼児期に出現し，随意運動が侵される疾患である。原因としては，早産，分娩に伴う外傷，妊娠中の薬物やアルコール摂取，感染，遺伝疾患などがある。早産は危険因子としては割合が低くなってきたが，難産はしばしば問題になる。胎児血の酸素濃度が5～10分間ほど異常に低下すると，中枢神経系の機能が永久に障害される可能性がある。高い酸素消費率のために，大脳皮質，小脳皮質，大脳核，海馬，視床が侵される可能性は高い。これらの部位が障害されると，運動障害，不随意運動，記憶，発話，学習能力の異常が見られる。

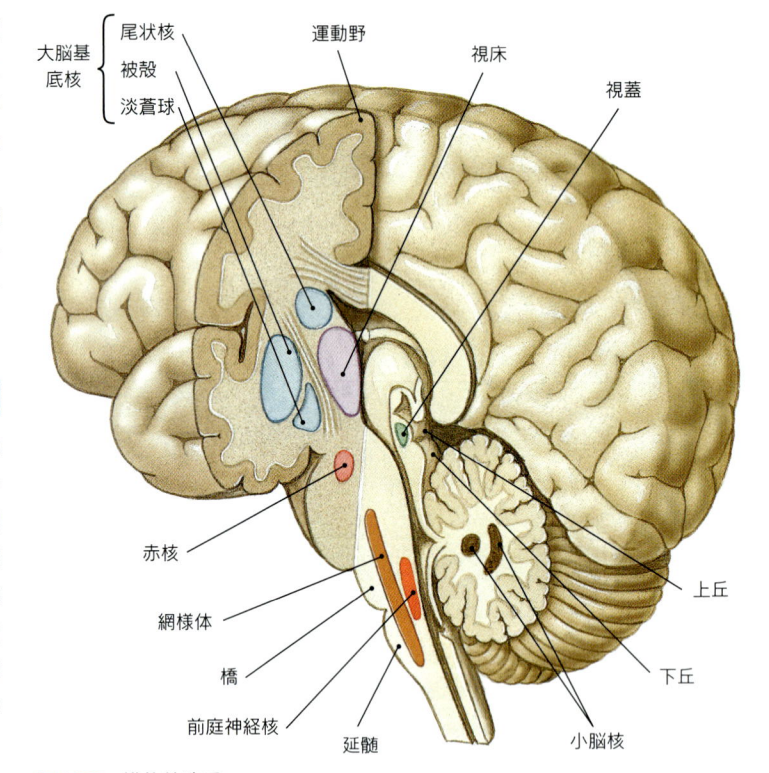

図 16-5　錐体外路系
錐体外路系の主な神経核を示す。図15-11を参照のこと。

b. 錐体外路系

　錐体路以外の運動に関する伝導路を**錐体外路系** extrapyramidal system と呼ぶ。錐体外路系は，錐体路系による筋の随意運動を円滑に遂行するために，不随意的に筋の張力を調整している。錐体外路系のおかげで，歩行運動や姿勢の維持などの日常の動作を円滑に行うことができる。錐体外路系の情報処理は，前庭神経核，上丘，下丘，赤核，網様体，大脳基底核で営まれる（図16-5，表16-3）。これらからの出力は，一次運動野や脳神経の運動核に向かったり脊髄を下行して，下位運動ニューロンを制御したりする。一次運動野に向かうニューロンは，錐体路系の活動を調整し，脳神経核に向かうニューロンは，視覚，聴覚または平衡覚の反射に関与する。脊髄を下行する伝導路には様々な機能がある。

　錐体外路系には前庭脊髄路，視蓋脊髄路，赤核脊髄路，網様体脊髄路がある（図16-4b）。

● **前庭脊髄路** vestibulospinal tract：平衡覚に関する情報は内耳神経を経由して，橋と延髄にある前庭神経核に伝えられる。前庭脊髄路はこの神経核から起こり，同側の脊髄前索を下行して前角運動ニューロンに接続する。

　前庭脊髄路は頭の位置の変化に反応し，筋を収縮・弛緩させ，頸

表16-3　錐体外路系

中枢	部位	主な機能
前庭神経核	橋と延髄	平衡覚の情報処理と関連する反射の調節
上丘	中脳	視覚情報処理と関連する反射の調節
下丘	中脳	聴覚情報処理と関連する反射の調節
赤核	中脳	骨格筋の張力の調節
網様体	中脳（司令部）	ニューロンと様々な機能を持つ中枢とのネットワーク
大脳基底核	大脳	肢・体幹の運動の準備と協調
小脳核	小脳	運動の統合ならびに感覚フィードバックの皮質による統合

や四肢の位置を変える運動指令を発し，姿勢の維持に関与する。

● **視蓋脊髄路** tectospinal tract：視蓋脊髄路を通って運ばれる指令によって，明るい光や急激な運動，あるいは大きな音に反応して，眼，頭，腕の位置が変わる。この伝導路は中脳の上丘から起こり，対側へ交叉して脊髄前索を下行し，前角運動ニューロンにつながる。

● **赤核脊髄路** rubrospinal tract：赤核は大脳皮質，小脳などから広範な入力を受ける。たいていの哺乳類では，赤核脊髄路は脊髄運動ニ

ニューロンを制御しており，赤核を刺激すると筋張力が高まる。ヒトでは赤核脊髄路の発達は悪く，筋張力は外側皮質脊髄路の刺激によって生じている。しかし，この外側皮質脊髄路が傷害された場合，赤核脊髄路は運動調節や筋張力を維持するのに重要になる。

● **網様体脊髄路** reticulospinal tract：橋，延髄にある網様体は，大脳，小脳などの神経核と広範に結合しているばかりでなく，ほとんどすべての上行性，下行性伝導路の枝を受けている。網様体脊髄路の運動指令は網様体から起こり，脊髄の前・側索を下行する。網様体のある領域を刺激すると眼球の不随意運動が生じたり，呼吸筋が影響を受けたりする。

c. 大脳基底核

大脳基底核（大脳核） cerebral nuclei は錐体外路系のなかで，最も重要で複雑な構造物である。大脳核は視床の外側で，大脳の基底部にある（☞第15章）。大脳基底核は随意運動の際，その背景となる運動パターンの情報を与える中枢である。この核は，下位運動ニューロンを直接支配するのではなく，ほかの情報処理中枢が発する運動指令を調整する。大脳基底核は特定の運動の開始には関与しないが，運動がいったん始まると，その背景となるパターンやリズムを作る。歩行開始時を例にとると，足を動かしたり，体重を移動させたり，腕を振ったりする基本的リズムや運動パターンは大脳基底核の指令による。意識的に歩行を開始しようとすると，錐体路からの側枝が大脳基底核に信号を送り，歩行をやめるまで大脳基底核は運動調整のための指令を出し続ける。

d. 小脳

錐体路系と錐体外路系からの運動出力は，絶えず互いに連続的に調整されなければならない。末梢からの情報，眼からの視覚情報，内耳からの平衡感覚の情報の処理と統合は，大脳皮質や大脳基底核ではなく小脳で行われ，錐体路と錐体外路の活動を調節する。

小脳 cerellum は姿勢に関係する筋の張力を調節し，複雑な運動パターンを統合する（☞第15章）。小脳は脊髄小脳路を介して脊髄から固有感覚を受け取る。さらに，網様体や前庭神経核から感覚情報を受け取る。小脳への求心性線維は，小脳皮質に至るものもあれば，小脳核でシナプス結合して終わるものもある。

錐体路系と錐体外路系の中枢から運動指令が出されると，運動の情報は小脳にも送られる。運動が生じると，小脳は固有感覚（位置）や前庭情報（平衡）をモニターし，運動中枢の活動を調節する。

すべての随意運動は，実際に必要な数よりもはるかに多くの運動単位を動かすことによって始まる。小脳が活動を成し遂げるのに必要な運動単位の数を減らしたり，筋を抑制することによって，運動はなめらかで正確なものになる。極めて複雑な運動を身につけるには，小脳が正しい運動パターンを学習するまでかなりの努力と練習を要する。実際，ダンサーやテニス選手の小脳は，学習や練習によってなめらかでリズミカルな運動を自動的に調節することができる。

e. 体性運動調節レベル

脊髄からの体性感覚情報は，一次感覚野に達する前に，延髄にある神経核から視床核に向かい，各段階で情報処理が行われる。その結果，刺激に対する意識が遮断されたり，弱められたりあるいは強められたりする。

これらの情報処理は重要であるが時間がかかり，各シナプスで遅延が生じる。このため，情報が末梢受容器から一次感覚野に到達するのに数mm秒かかり，一次運動野が随意運動を発するまでにはさらに時間がかかる。

熱いストーブに触れて，危険を意識するのに数mm秒も要すると，ひどい火傷を負うであろう。しかし，脊髄や脳幹にある中継所が暫定的な命令を下し，脊髄で手を引っ込める反射が起こる。つまり，まだ情報を処理している間に反射が起こり，身の危険を防ぐのである。泣き叫ぶような随意的運動反応はもう少し後になって起こる。

脳幹にある神経核もいろいろ複雑な反射に関わる。神経核のあるものは，感覚情報を受けて適切な運動反応を生み出す。この反応は運動ニューロンを直接調節したり，脳の別な場所にある反射中枢を調節したりする。図16-6には単純な脊髄反射から複雑な運動パターンまでの，様々な体性運動調節のレベルを示した。

脊髄や脳幹で起こる反射が最も単純な運動調節機構である。より高次のレベルでは，もっと巧みな処理がなされる。延髄から大脳皮質に向かうにつれ，運動パターンは複雑になり変化に富んでくる。例えば，延髄にある呼吸リズム中枢は，基本的な呼吸速度をセットし，橋にある中枢は視床下部（無意識での）あるいは大脳皮質（意識される）からの指令に反応して，呼吸速度を調整する。

大脳核，小脳，中脳および視床下部は，最も複雑な不随意運動パターンを調節している。これには，摂食や生殖（視床下部），歩行や姿勢（大脳基底核），学習された運動パターン（小脳），眼や耳からの急激な刺激に反応した運動（中脳）がある。

大脳皮質が引き起こす複雑で変化に富んだ随意運動は最も高いレベルにある。運動指令は直接的に運動ニューロンに与えられるか，反射調節中枢の活動を経て間接的に与えられる。図16-6b, cには，随意運動の計画・実行に関わる各段階が簡潔に示されている。

発生の途中で，脊髄反射から始まって各レベルでの調節が順々に出現する。ニューロンが成長し結合するにつれ，より複雑な反射が生じてくる。出生時には，大脳皮質も小脳皮質もまだ十分に機能していないが，生後徐々に成熟し，完成するのに何年もかかる。前章で述べた複数の因子がこの成熟に関与する。

- 皮質ニューロンは少なくとも生後1歳まで増え続ける。
- 脳は少なくとも4歳まで大きくなり続け，複雑さを増す。
- 中枢神経系の髄鞘化は，少なくとも1～2歳まで続き，末梢神経系での髄鞘化は思春期を通じて続く。

以上のようにして，皮質ニューロンは新たなシナプスを作り続け，ヒトの学習，記憶，技能などに対し，生涯にわたって機能するようになる。

✓ 脊髄が圧迫されて，足に触覚と圧覚を感じない場合，どのような脊髄路が障害を受けていると考えられますか。
✓ 左の脳が右側の身体運動を支配する解剖学的理由を述べなさい。
✓ 運動野の上部が傷害されると，身体のどの部分に影響が及びますか。
✓ 錐体外路系のどの伝導路によって，以下の指令が伝達されますか。
  - 明るい光のために頭の位置を変える。
  - バランスを保つために四肢の位置を変える。

❏ 臨床ノート　無脳症

頭蓋に光を当てることによって**無脳症** anencephaly であるかどうかチェックできる。無脳症はまれであり，中脳や間脳よりも上位の脳が発生しない異常である。頭蓋は全く発生しないか，光が透過するほどに透けている。

無脳症にすぐに気付かなければ，両親は乳児を家に連れ帰り，問題

16

に全く気がつかないことがある．乳を飲んだり，体を伸ばしたり，あくびをしたり，泣いたり，足を蹴ったり，口に指を入れたり，眼で動くものを追いかけたりして，正常の新生児と変わりがない．しかし，数日〜数カ月で死亡する．

この悲劇的な状態は，脳幹が複雑な不随意運動を支配していることを証明しているといえる．正常な発達では，これらの運動は，大脳皮質が発達するにつれて，多彩な行動に組み込まれていく．

大脳皮質
随意運動を計画し開始する

大脳基底核
意識下に随意運動パターンや反射運動パターンを調整する

視床と中脳
視覚や聴覚刺激に対する反射を行う

視床下部
空腹，渇き，性的欲求などの行動に関係したステレオタイプ的な運動を行う

小脳
複雑な運動パターンを統合する

橋と上位延髄
平衡反射と呼吸反射調節

下位延髄
呼吸反射

脳幹と脊髄
単純な脳幹反射と脊髄反射

(a) 体性運動調節のレベル

(b) 計画段階

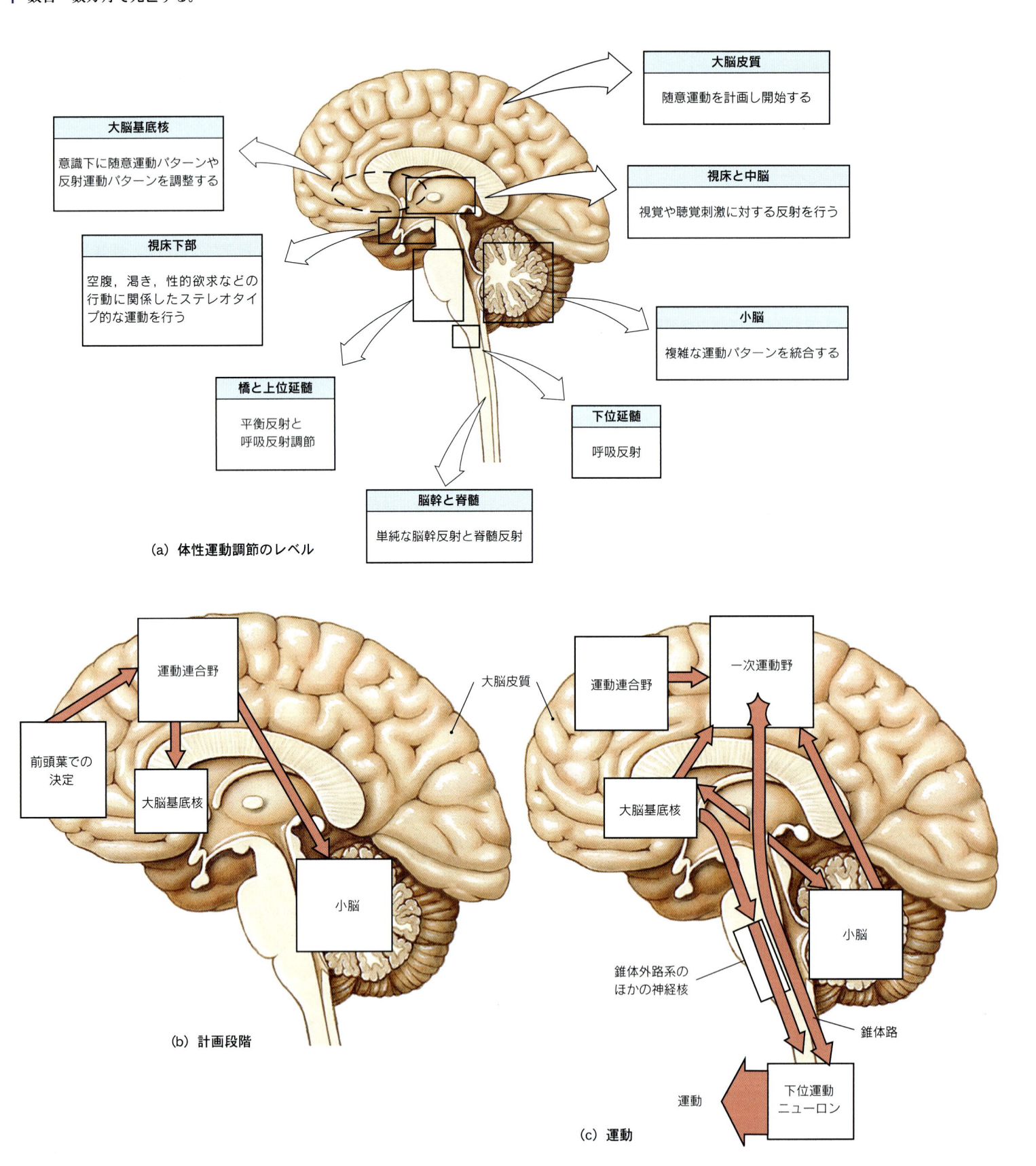

(c) 運動

図 16-6　**体性運動調節**
(a) 体性運動調節：下位の単純な脊髄・脳神経反射から上位の複雑な随意運動パターンまである．
(b) 計画段階：特定の運動をしようと決心すると，情報は前頭葉から運動連合野へ中継され，ついで情報は運動連合野から小脳や大脳基底核へ送られる．
(c) 運動：運動が始まると，運動連合野は一次運動野に指令を出す．大脳基底核や小脳からのフィードバックにより，この指令は修正され，錐体外路系からの出力は不随意的に位置や筋張力の調整を行う．

2. 高次機能

高次機能 higher brain function には以下の特徴がある。
- 高次機能は大脳皮質によって起こる。
- 高次機能には大脳皮質間，および大脳皮質とほかの領域間の連絡が欠かせない。
- 高次機能には意識にのぼる情報処理と，のぼらない情報処理とがある。
- 高次機能は脳のプログラムされた"配線"の一部をなすのではなく，時とともに修正され調整される。

A. 大脳皮質の統合領域

大脳半球の感覚野，運動野，連合野については第15章で述べた（☞第15章）。図16-7aには左大脳半球における主な皮質領域を示している。電気的モニタリングや臨床所見を細かく調べると，複数の皮質領域が複雑な感覚刺激と運動反応を統合していることが判明した。このような統合中枢には感覚性言語中枢，運動性言語中枢，前頭前野がある（図16-7b）。

a. 感覚性言語中枢

感覚性言語中枢は頭頂葉の下方から側頭葉の上後方にかけての領域で，広義のウェルニッケ感覚性言語野 sensory speech area of Wernicke とも呼ばれる。この中枢は一側の大脳半球，通常は左側の大脳半球に存在する。これは視覚や聴覚から入力される言語を理解する領域であり，障害を受けると，何という文字を見ているのか，あるいは聞いている言葉の意味が理解できなくなる。狭義のウェルニッケ感覚性言語野は，側頭葉の上後部のみを指し，障害されると聞くことはできても意味が理解できない状態になる。このような患者では，聞いた言葉を復唱することはできるが，その意味を全く理解していない。

b. 運動性言語中枢

運動性言語中枢 motor speech area of Broca はブローカ運動性言語野とも呼ばれ，感覚性言語中枢と同側の運動前野の下縁にある。運動性言語中枢は正常な発話に必要な呼吸パターンや，発声を調節する運動中枢である。この言語中枢が障害されると，意味のある言葉を発生できなくなる。どんな単語を使うべきか分かっていても話すのが困難であったり，しゃべり続けるものの言葉になっていないことがある。

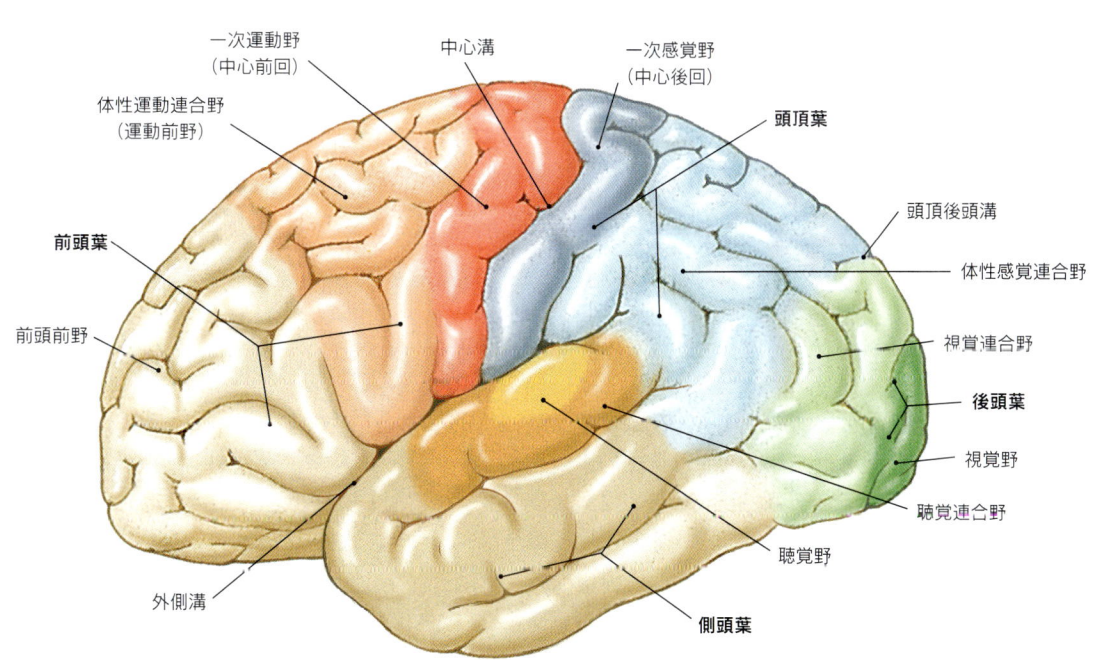

(a) 大脳皮質における運動野と感覚野

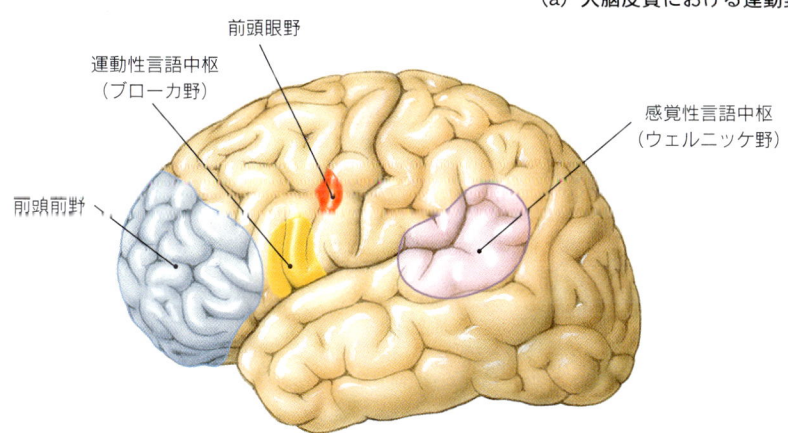

(b) 大脳皮質における高次統合領域

(c) ブロードマンの脳図

図 16-7　大脳皮質の機能野

c. 前頭前野

前頭葉の**前頭前野** prefrontal cortex は，脳のなかで最も複雑な領野である。ここはほかの皮質野や辺縁系と広範な連結を持っており，複雑な学習や思考が行われる場である。辺縁系と連結しているので，前頭前野は感情や動機付けとも関係している。

前頭前野が障害を受けると，出来事の時間認識が難しくなる。「どれくらい前に起こったことか」とか，「初めに何が起こったのか」という質問に答えにくくなる（ハンチントン病）。出来事を解釈したり，将来の状況や結果を予測していると，イライラ，緊張感，不安感が前頭前野に生ずる。前頭前野とほかの領域間との連結が絶たれると，緊張感，イライラ，不安が除かれる。このため，20世紀初頭には，暴力行為や反社会的行為を伴った患者を"治療"する目的で，前頭前野ロボトミーと呼ばれる治療法が用いられたことがある。

ロボトミーを行うと，患者は以前何が問題であったのかを気にしなくなり，礼儀やトイレの習慣にも無関心になる。今では，中枢神経系の特定の伝導路や領域を標的とする薬物があるので，ロボトミーはもはや行われていない。

d. ブロードマン領野と皮質の機能

1900年代の初めに，大脳皮質の部位による組織構築上の違いに基づいて大脳皮質を分類しようとする試みがなされた。細胞構築パターンが特定の感覚，運動，統合機能と関連があるのではないかと考えられたのである。様々な細胞構築パターンが記載されたが，そのほとんどは見捨てられた。しかし，ブロードマンが1909年に作成した大脳皮質の地図（脳図）は神経解剖学者にとって有用であることが分かった。ブロードマンは大脳皮質の細胞構築パターンを47の領域に分類した（図16-7c）。この脳図は機能領野と一致しているものも多い。例えば，ブロードマン44野は運動性言語中枢に，4野は一次運動野に対応する。しかし，ほかの領野では対応はそれほど正確ではない。

B. 大脳半球の分化

図16-7a に示した領野は大脳半球の両側にあるが，高次機能は左右均等には分布していない。図16-8は半球間の主な機能的違いを示している。左大脳半球と右大脳半球での高次中枢の分布は異なっているが，相補的な機能を持つ。ヒトの大多数では左大脳半球に感覚性言語中枢と運動性言語中枢がある。つまり，「読む，書く，話す」は左大脳半球で行われる情報処理によるのであり，左大脳半球は数学的計算や論理的決定といった分析的な仕事をなす場合にも重要である。

右大脳半球には感覚情報を分析する高次中枢がある。このおかげで，触覚，嗅覚，味覚がどういう物体に由来しているのかが判別できる。また，空間関係の分析にも関わっている。

右利き・左利きを問わず，ヒトの大多数では，左半球が優位であるので機能の分布には遺伝的な背景があると考えられる。ヒトの90％は誕生時に左半球が大きいが，残り10％は左右の半球が等しいか右半球が大きいと言われている。

左側に優位半球があることの機能的意義は不明である。右利き・左利きであることと，感覚・空間能力との間には関係があるかもしれない。音楽家や画家には左利きが多いが，この種の複雑な芸術活動は右側の一次運動野や連合野からの指令による。

半球の分化は左右の半球が独立していることを意味するのではなく，単に中枢の一部が情報を処理するために発達してきたに過ぎな

い。半球間は交連線維，特に脳梁によって連絡されている。脳梁だけでも2億本以上の軸索があり，毎秒40億個のインパルスを運んでいると推定されている。

> **臨床ノート　統合中枢の障害**
>
> **失語症** aphasia では，話したり読んだりする能力が侵される。**全失語** global aphasia は言語中枢，あるいはこれに関係する感覚路が広範に障害されることによって起こる。患者は話したり，読んだり，他人の言葉を全く理解することができない。全失語はしばしば言語中枢を含む皮質の広い領域が侵され，重篤な脳卒中や脳腫瘍に伴うことがある。脳浮腫や出血に起因している場合は回復は可能であるが，数カ月〜数年かかることがある。
>
> **失読症** dyslexia は単語の理解や使用ができなくなる病態である。**発達性失読症** developmental dyslexia は子供に生じる。ほかの知的機能は正常あるいは正常以上であったりするが，読んだり書いたりすることが難しい。書いたものが不揃いできちんとしていなかったり，文字が逆になったり，誤った順序で字を書いたりする。最近では，ある種の失読症は，視覚情報の処理に問題があるのではないかと言われている。

C. 記憶

記憶は大脳皮質とほかの領域間との相互作用によって生じる高次

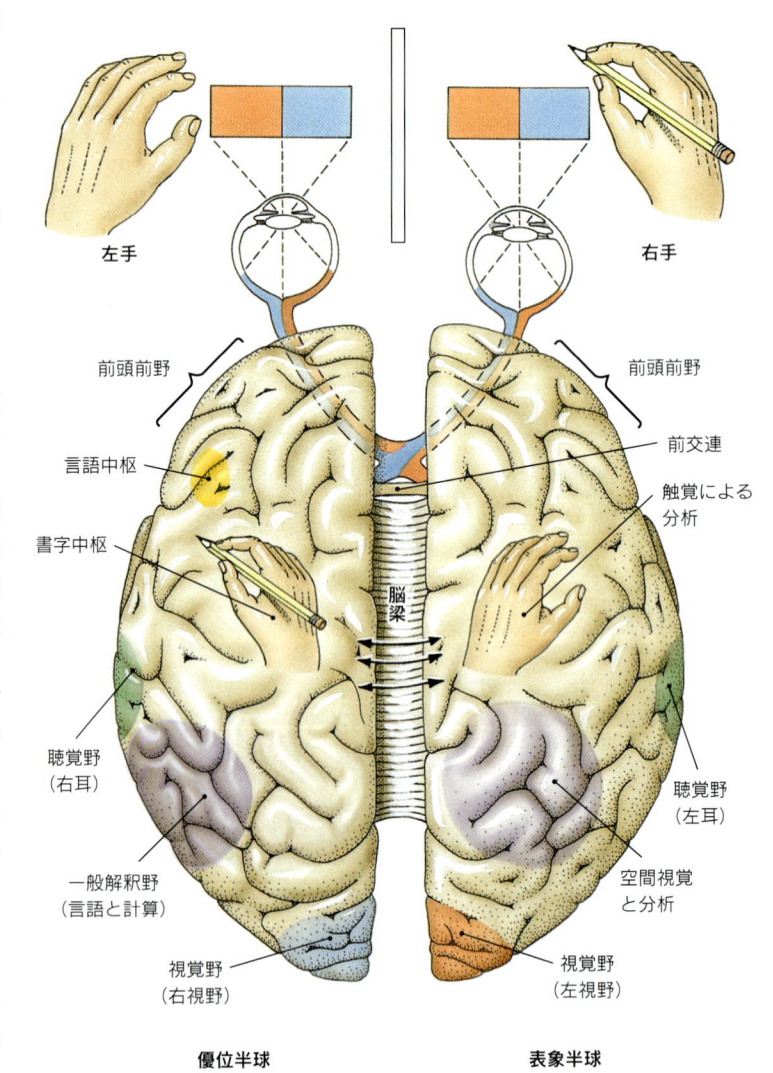

図16-8　大脳半球の分化
左右の大脳半球間の機能的差異。特殊感覚情報は対側の大脳半球へ中継されることに注意。

機能である。記憶は，経験を通して集められ蓄積された情報にアクセスする過程である。頭に入っている電話番号は随意的に思い出すことができる記憶である。また，空腹時に食物の匂いがすると唾液が出るのは，潜在的に呼び戻される記憶である。

　記憶には数秒〜数時間しか続かない短期記憶と数年も続く長期記憶があり，それぞれ別の構造が関与する。短期記憶から長期記憶への変換は記憶固定と呼ばれる。

　記憶固定には辺縁系の扁桃体と海馬が欠かせない（☞第15章）。いずれかが障害を受けると，正常な記憶固定が侵される。例えば，海馬が障害を受けると長期記憶にはアクセスできるが，短期記憶が即座に損なわれる。

　扁桃体から視床下部への伝導路が記憶によって特定の感情と結び付く。間脳付近の大脳核は，記憶の貯蔵と引き出しにある程度の役割を果たしていると考えられている。大脳核は海馬，扁桃体，大脳皮質の全域とつながっており，大脳核が侵されると，感情，記憶，知的機能が変化する。

　長期記憶は大脳皮質に貯蔵される。意識にのぼる運動記憶や感覚記憶は連合野に蓄えられる。例えば，視覚の記憶は視覚連合野に，随意運動の記憶は運動前野に貯蔵される。また，後頭葉や側頭葉のある部分は，顔のイメージ，発声，発音などの記憶に関与している。

臨床ノート　半球離断症候群

　脳梁を介する連絡によって，感覚情報と運動指令が統合される。しかし，左右の半球の情報処理活動はかなり異なっている。脳梁を切断することにより，治療困難な痙攣が"治る"ことがあるが，この手術を行うと**離断症候群** disconnection syndrome が現れる。左右の半球が別々に働くので，それぞれの半球は相手側の刺激とか運動指令を"知らない"状態で，興味ある変化が生じる。例えば，左手で触れた物体は分かるけれども，言葉で表現できなくなる。これは，感覚情報は右半球に達するが，言語中枢は左半球にあるからである。もし右手で触れたのであれば，その物体が何であるのかを言葉に出すことができる。

　脳梁切断後2年ほどたつとこのような症状は消失し，検査を受けても正常になる。さらに，先天的に脳梁が欠損する場合も，感覚や運動は正常であることが多い。これは，**前交連**を介する情報量を増やすことによって，中枢神経系が対応できるためと考えられている。

✓ 交通事故で頭部に傷害を受けた後，何を聞いているのか，読んでいるのかが分かりづらくなった。脳のどの部分に障害があるのでしょうか。
✓ 脳の障害で話がしづらくなってきた。話すことはできるが，誤った言葉を使う。脳のどの部分が傷害されているのでしょうか。
✓ 記憶固定とは何ですか。
✓ 将来の出来事を予測するなどの抽象的な知的機能が低下している場合，脳のどの部位が侵されているのでしょうか。

臨床ノート　健忘症

　健忘症 amnesia とは，病気や外傷によって記憶を失うことである。脳のどの領域が特異的に侵されるのかによって，記憶喪失のタイプが異なる。感覚連合野の障害では，感覚の記憶が失われる。視床や辺縁系，特に海馬が障害されると，記憶の貯蔵と固定ができなくなる。健忘症は突然生じたり，徐々に進行することがある。原因によって，完全に回復したり，部分的に回復したり，あるいは回復しないこともある。

　逆行性健忘症 retrograde amnesia では，過去の出来事に関する記憶が失われる。逆行性健忘症は頭部外傷で起こることが多く，それ以前の出来事を思い出すことができない。**前行性健忘症** anterograde amenisa では，新たに記憶を蓄えられないが，古い記憶はそのままで，それを引き出すことができる。ジアゼパムやハルシオン®などの薬物が，短期の前行性健忘症を引き起こすことがある。永久的な前行性健忘症者は常に新しい環境に住んでいると認識している。雑誌をくすくす笑いながら読むことができるけれども，数分すると，今まで全く読んでいなかったかのように，読み直してはくすくす笑い出す。また，何年も看ている患者であるにもかかわらず，医師や看護婦は会うたびに自己紹介しなければならないような状況が生まれる。

　外傷後健忘症 post-traumatic amnesia は頭部外傷後によく起こる。健忘症の持続期間は外傷の程度による。外傷後健忘症は逆行性と前行性健忘症の特徴を併せ持ち，患者は過去を思い出すことも，現在の記憶を固定することもできない。

D. 意識：網様体賦活系

　意識と無意識の違いははっきりしているが，その間には多くの段階がある。

　意識状態は脳幹と大脳皮質間の複雑な相互作用によって生じる。最も重要な脳幹部位の1つに網様体賦活系があるが，まだよく分かっていないことも多い。網様体賦活系は中脳から延髄にかけて存在し（図16-9），そこからの出力は大脳皮質全領域に投射している。大脳皮質は網様体賦活系が不活状態にあると不活性で，網様体賦活系が刺激されると広範に活性化される。賦活系の主要な機能は，注意力を保ち，意識を持続させることにある。皮質の活動レベルが下がると次第に眠くなり，ついには無意識状態になる。

　中脳にある網様体賦活系は賦活系の司令部に当たり，ここを刺激すると大脳皮質の活性化が著明に持続する。しかし，ほかの領域の網様体賦活系を刺激しても，網様体賦活系の活動状態が変わるだけである。中脳の網様体賦活系の活動が強くなればなるほど，入ってくる感覚情報に対して，ますます注意を向けるようになる。

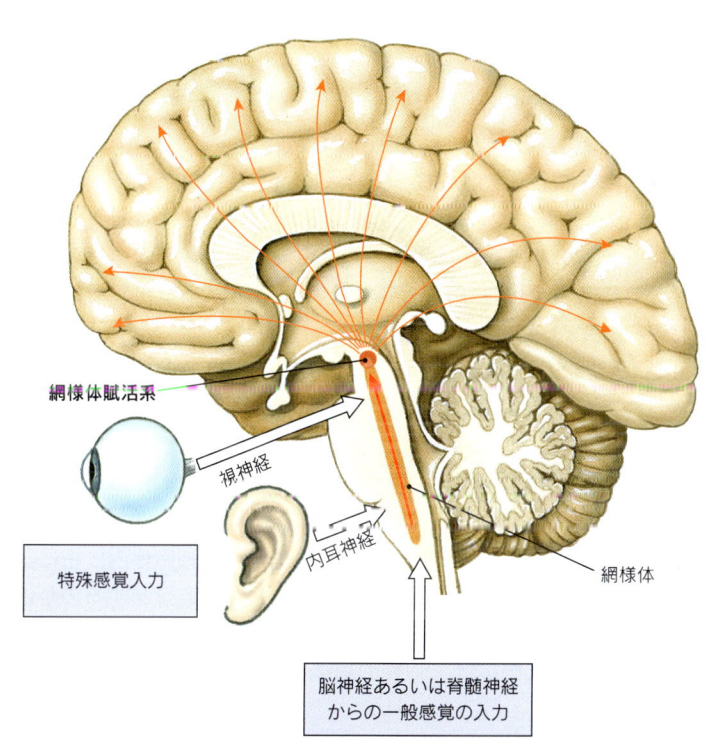

図16-9　網様体賦活系
網様体の中脳司令部が網様体賦活系である。これは様々な感覚路から側枝を受ける。この領域が刺激されると，覚醒し，注意深くなる。

臨床ノート　意識レベル

正常人は，毎朝目覚めることによって，意識状態と無意識状態とを繰り返している．意識状態と無意識状態の指標には，譫妄から昏睡までのレベルがある（表16-4）．これらの状態は中枢神経系の活動レベルの表れであるといえる．中枢神経系に異常が起こると，意識状態も変化するので，臨床医は患者の意識状態の異常に注意を払う必要がある．

表16-4　意識状態

レベルまたは状態	内容
意識状態	
譫妄	失見当識，不穏，錯乱，幻覚，不安動揺，ほかの意識状態と入れ替わる．
痴呆	空間見当識，記憶・言語が障害される，人格変化．
錯乱	意識低下．容易に取り乱してしまい，感覚刺激に驚きやすく，うとうとしている状態と興奮状態を繰り返す．軽度の譫妄に似る．
正常な意識状態	自己と外界を意識し，見当識は保たれ，よく反応する．
傾眠	ひどくうとうとしている状態だが，刺激には正常に反応する．
慢性植物状態	意識はあるが反応しない．皮質機能が証明できない．
無意識状態	
睡眠	ふつうの刺激（軽く触れたり，音など）によって目覚める．
昏迷	強い刺激，および刺激を繰り返すことによって目覚める．
昏睡	目覚めることはなく，刺激に反応しない（刺激に対する反射への作用により，昏睡はさらに分類される）．

3. 加齢と神経系

加齢は身体のあらゆる器官系に起こり，神経系もその例外ではない．加齢変化は30歳を過ぎるとすでに起こり始め，年齢とともに蓄積されていく．65歳以上の85％は普通の生活を送っているものの，精神活動や中枢神経系の機能に変化が認められる．

神経系に共通した加齢変化には，以下のものがある．
1）脳の大きさや重さの減少：主に大脳皮質の体積が減少する．高齢者の脳では，大脳回の幅が狭くなって大脳溝が広がり，また，クモ膜下腔や脳室が拡張する．
2）ニューロン数の減少：脳の縮小は皮質ニューロンの消失によるものと考えられてきたが，すべての人に起こるものではない．
3）脳血流量の減少：加齢とともに脂質が血管壁に沈着し，血流速度は低下する（この過程は動脈硬化症と呼ばれ，体のすべての動脈で起こり得る☞第22章）．動脈硬化によって脳卒中が起る確率が増加する．
4）脳のシナプスの変化：樹状突起の枝やシナプスの数が減少するといわれており，神経伝達物質の産生も少なくなる．
5）中枢神経系ニューロンの細胞内変化と細胞外変化：脳の神経細胞に異常な細胞内沈着物が蓄積し始める．老人斑は，正常では見られない線維蛋白（アミロイド）が蓄積したもので，異常な樹状突起や軸索に囲まれている．また，神経原線維の塊が細胞体内に密に詰まる神経原線維変化も起こる．これらの変化が何を意味するのかは分からないが，あらゆる高齢者の脳に出現する．

このような形態変化は，一連の機能変化と関連がある．一般に，加齢とともに神経情報処理の効率が悪くなる．例えば，記憶固定が困難になったり，感覚系，特に聴覚，平衡覚，視覚，嗅覚，味覚などが鈍くなる．また，反応時間が遅くなり，反射が減弱したり，消失することもある．さらに，運動調節の正確さがなくなり，運動を行うのに以前よりも時間がかかることになる．このような変化は社会活動の妨げにはならないが，中枢神経系の退行性変化によって，アルツハイマー病のように精神活動が低下することが多い．

✓ 睡眠時に網様体賦活系が突然刺激されると何が起こりますか．
✓ 加齢によって中枢神経系のどのような変化が認められますか．

臨床ノート　脳血管障害

脳血管障害 cerebrovascular disease は，脳への正常な血液供給が侵される循環障害である．脳のどの部分に分布する血管が侵されるかによって，臨床症状が異なる．また，血中の酸素や栄養の程度によって重篤度が決まる．脳卒中あるいは**脳血管発作** cerebrovascular accident は，脳のある部位への血液供給が，梗塞や出血によって絶たれたときに起こる．血流が絶たれると，神経細胞はおよそ数分後に変性し始める．

脳卒中の徴候から，障害を受けた脳の血管や領域が分かる．内頚動脈の枝である中大脳動脈の皮質枝は側頭葉，大部分の前頭葉と頭頂葉に，中心枝は大脳核や視床に血液を供給する．左中大脳動脈が詰まると，失語症や右側の感覚麻痺や運動麻痺が起こる．右中大脳動脈が詰まると，左側の感覚麻痺や運動麻痺が起こり，絵を描いたり，空間関係を把握するのが難しくなる．脳幹に分布する血管が詰まっても徴候が現れ，特に下位脳幹が侵されると致命的なことが多い．

臨床ノート　アルツハイマー病

アルツハイマー病 Alzheimer's disease は，遺伝子変異や環境因子が組み合わさって起こる複合疾患である．大脳の高次機能消失が特徴で，進行性の疾患であり，"老化現象"と呼ばれている**老年痴呆** senile dementia の原因でもある．最初の兆候は通常50〜60歳で現れる．

アルツハイマー病にかかると，徐々に精神機能が侵され，記憶力や話したり読んだりする能力を失い，感情をコントロールできなくなる．最初の兆候は明確ではなく，ふさぎ込んだり，イライラしたり，落ち込んだり，活力が欠けるようになる．しかし，症状が進むにつれ，相手を無視したりするなどのように，社会に適応することが難しくなる．患者は些細なことでも決断しにくくなり，判断を誤ったり，忘れやすくなっているために，ときには危険な間違いをおかしてしまう．さらに進むと記憶力の低下が続き，問題はもっと深刻になる．記憶の消失が起こり，ついには自分の名前のような基本的な事項も忘れてしまう．さらに，知的能力や運動能力に障害をきたすようになり，重篤になると簡単な運動すらできなくなる．

皮質ニューロンの数は，特に前頭葉や側頭葉において著しく減少する．また，老人斑や神経原線維変化が基底核，海馬，海馬傍回で大量に認められる．さらに，**アルツハイマー病関連蛋白** Alzheimer's disease-associated protein が，記憶と関連の深い海馬のような領域に出現する．この蛋白は脳脊髄液中にも少量現れるので，血液スクリーニング試験が開発されつつある．残念ながら治療法はないが，病気の進行を遅延させる薬物療法や補助療法がある．

第17章 神経系：自律神経系

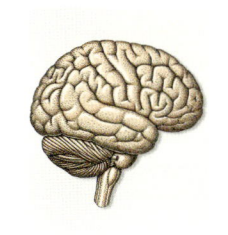

意識にのぼる思考や行動は、神経活動のごく一部に過ぎない。たとえ意識を失ってしまっても、生命維持に必要な機能は保たれている。それは、意識にのぼらない自律神経系によって生理機能が制御されているからである。自律神経系は、体温・循環・呼吸・消化・排泄・生殖などの機能を調節しており、体内の水分量、電解質、栄養素、溶存ガス濃度も、無意識のうちに調節している。

本章では、自律神経系の解剖学的構造や区分について述べる。まず、交感神経系と副交感神経系を説明し、絶えず変化する生理的要求に対して、自律神経系が様々な器官をどのように維持・調節しているかについて、簡潔に述べることにする。

1. 自律神経系の概観

内臓を支配する自律神経系の構成は、第16章で述べた体性神経系と比較すると分かりやすい。①内臓への運動ニューロンの経路、②末梢臓器の神経支配の構造と機能について、自律神経系の区分に焦点を当てながら話を進めよう。

A. 内臓に至る運動ニューロンの伝達経路

体性神経系の運動ニューロンは中枢神経系に始まり、骨格筋を直接支配する（☞第16章）。自律神経系では、中枢神経系から出る運動ニューロンは神経節にある二次ニューロンを支配し、この二次ニューロンが効果器を制御する（図17-1）。中枢神経系内にある運動ニューロンは節前ニューロンと呼ばれ、節前線維という軸索を神経節に送り、神経節にある節後ニューロンの細胞体とシナプスを作る。神経節から出る軸索は節後線維という。これは、細い無髄線維でできており、心筋、平滑筋、分泌腺、脂肪組織などを支配する。

B. 自律神経系の区分

自律神経系には、交感神経系と副交感神経系の2系統がある（図17-2）。

a. 交感神経系

脊髄の胸髄と上位腰髄から出た節前線維は、脊髄の近傍にある神経節でシナプスを作り、神経節から節後線維が出る。これらの線維の軸索と神経節は、交感神経系の一部をなす（図17-3）。交感神経の活動が高まると、一般的に臓器の代謝機能が亢進する。

b. 副交感神経系

脳幹や脊髄の仙髄から出た節前線維は、副交感神経系の一部をなす。この節前線維は、標的臓器の近くにある神経節や標的臓器内の神経節でシナプスを作る。副交感神経系は、しばしば"休息と休養"系と呼ばれているが、それはこの系がエネルギーを蓄え、消化のような身体活動を促進するからである。

C. 神経伝達物質

交感神経と副交感神経は、節後線維からの神経伝達物質の放出を調節することによって標的臓器の機能を制御する。自律神経系における神経伝達物質の種類とその作用は、以下の通りである。

- 自律神経系のすべての節前線維の神経終末からはアセチルコリンが放出され、その効果は常に興奮性である。
- 副交感神経の節後線維の神経終末もアセチルコリンを放出するが、その効果は受容体によって興奮性であったり抑制性であったりする。
- 交感神経の節後線維の大部分は、ノルアドレナリンを放出する。その効果は常に興奮性である。

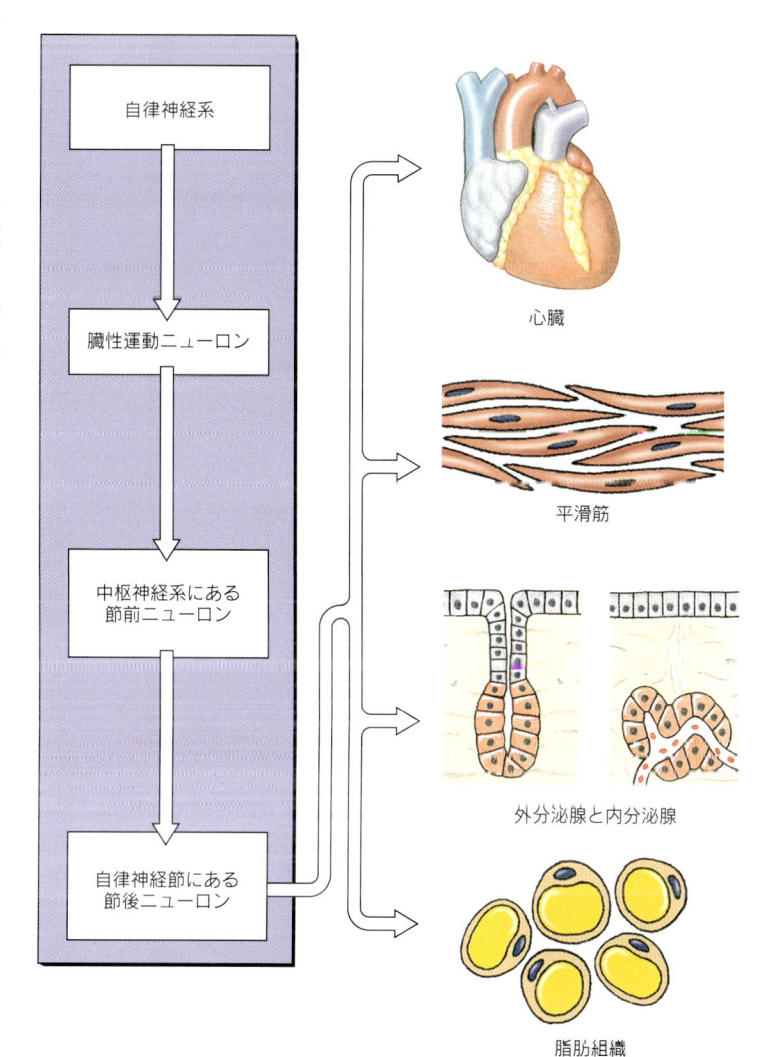

図 17-1　自律神経系の概観
内臓への運動出力経路。

17

✓ 節前ニューロンと節後ニューロンの違いを述べなさい。
✓ 自律神経系の2つの系統を挙げなさい。
✓ 大部分の交感神経の節後線維の終末から放出される神経伝達物質は何ですか。

2. 交感神経系

A. 交感神経系の構成

交感神経系（図17-3）は，以下の構成要素からなる。

● 節前ニューロン：脊髄の第1胸髄～第2腰髄（T_1～L_2）間に存在する。ニューロンの細胞体は，T_1～L_2間の側角にあり，その軸索はそれぞれの髄節の前根を通る。

● 節後ニューロン：ニューロンの細胞体は脊柱近傍の神経節に存在する。この神経節には2つのタイプがある。

  ・交感神経幹 sympathetic trunk の幹神経節（椎傍神経節）paraver-

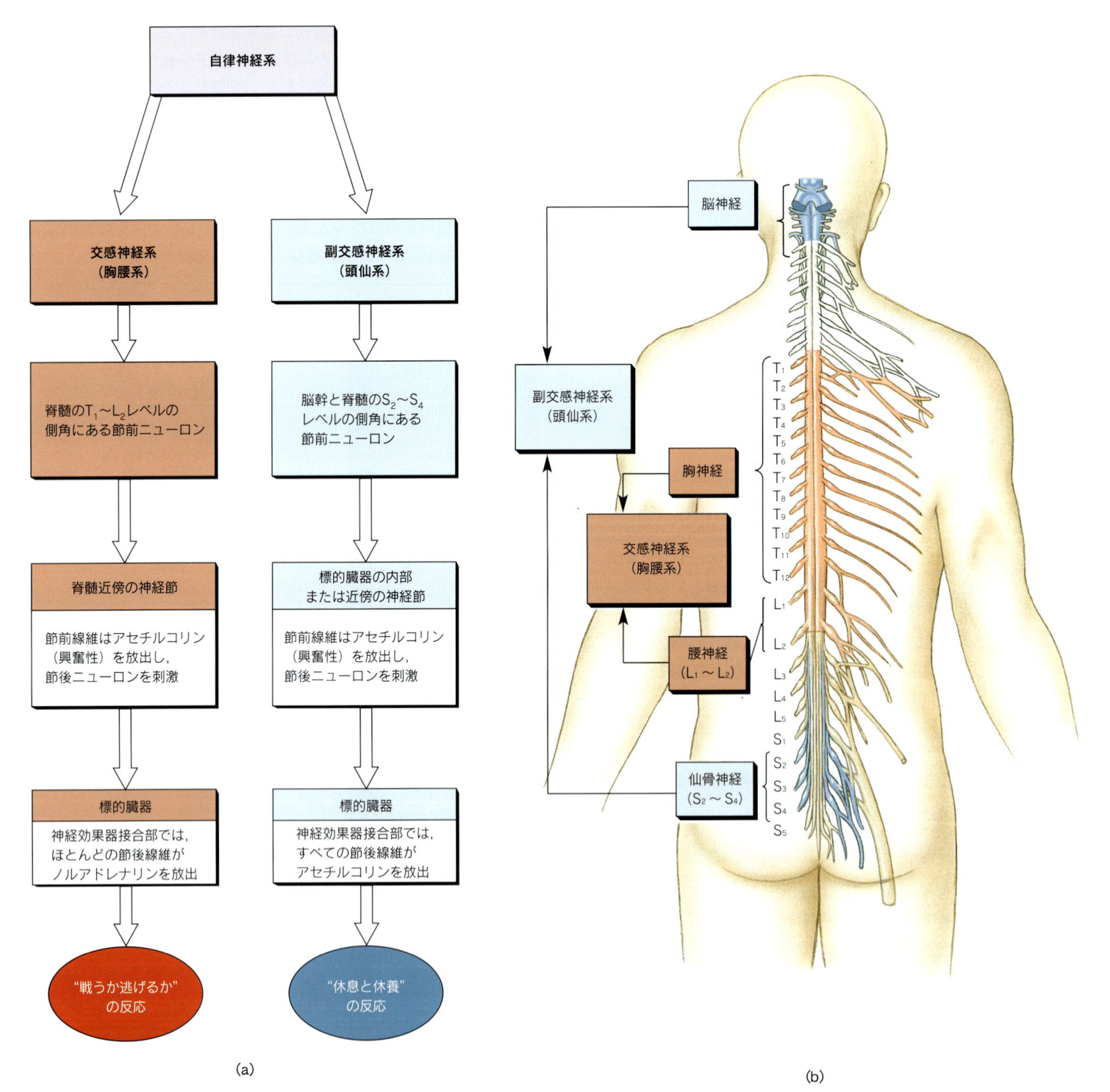

図 17-2　自律神経系の構成
(a) 機能的な構成区分。
(b) 解剖学的な構成区分。胸部と腰部の臓性遠心性線維は，交感神経系（胸腰系）から出る。頭部と仙骨部の臓性遠心性線維は，副交感神経（頭仙系）を形成する。

348

神経系：自律神経系

lebral ganglion：脊柱の両側にあり，この神経節のニューロンは，体壁，頭・頸部，四肢，胸腔内にある効果器を支配する。
- **椎前神経節 prevertebral ganglion**：脊柱の前面にあり，この神経節のニューロンは，腹腔と骨盤腔にある効果器を支配する。
- 副腎内の特殊な神経節：副腎の中心部にある副腎髄質には，特殊な交感神経系の神経節がある。この神経節のニューロンの軸索は非常に短く，刺激を受けると神経伝達物質を血流に分泌する。この神経伝達物質はホルモンとして体内の至る所へ運ばれる。

B. 交感神経幹の幹神経節

脊髄のT_1〜L_2レベルの前根は，交感神経の節前線維を含んでいる。前根は後根と合流して脊髄神経となり椎間孔から出るが，この際，脊髄神経から白交通枝が分枝する（図17-4a）。白交通枝は，交感神経幹の幹神経節に有髄の節前線維を送るための通路である。幹神経節に入った節前線維は，次の3つのいずれかの進路をとる。
- 入ったレベルの幹神経節でシナプスを作る（図17-4a）。
- 交感神経幹を上行または下行して，異なるレベルの幹神経節でシナプスを作る。
- シナプスを作ることなく交感神経幹を通り過ぎ，椎前神経節（図17-4b），もしくは副腎髄質に進む（図17-4c）。

交感神経系の節前線維は何本にも分枝し，1本の神経線維が何個もの幹神経節のニューロンとシナプスを作る。幹神経節の間を上下に走る節前線維は，神経節を互いに結んでいるため，交感神経幹は数珠状の形態をとる。

幹神経節にある節後ニューロンの軸索は節後線維と呼ばれ，特定の領域を支配する。

皮膚にある汗腺や体表の血管平滑筋のような体幹・四肢の組織を支配する節後線維は，幹神経節から灰白交通枝に入り，脊髄神経に戻ってから脊髄神経として標的器官に向かう。

心臓や胃腸などの腹側体腔のなかの臓器を支配する節後線維は，脊髄神経には入らず，交感神経として直接末梢の標的臓器に向かって進む。これらの神経は，支配領域の名にちなんで，心臓神経叢や内臓神経などと呼ばれる（図17-5）。

C. 交感神経幹の構成と機能

図17-4aに交感神経の節後線維の主な作用をまとめた。一般に，標的細胞の反応は，突然激しい身体活動が必要となるような危機的状況に対応するように機能する。

交感神経幹の解剖

交感神経幹には，頸部に3個（上・中・下頸神経節 superior, middle and inferior cervical ganglions），胸部に11〜12個，腰部に2〜5個，仙骨部に4〜5個，尾骨部に1個の幹神経節がある。隣接する神経節はしばしば癒合するため，神経節の数は一定ではない。

下頸神経節はしばしば第1胸神経節と癒合して大きな頸胸神経節を形成する。その形状が星形をしているため，**星状神経節 stellate ganglion** とも呼ばれる。左右の尾骨神経節は正中で融合しており，不対神経節と呼ばれる。

節前ニューロンは，脊髄のT_1〜L_2の髄節にしか存在しない（図17-5）。これらの髄節では，脊髄神経と幹神経節は，節前線維が通る白交通枝と節後線維が通る灰白交通枝により連絡している。一方，

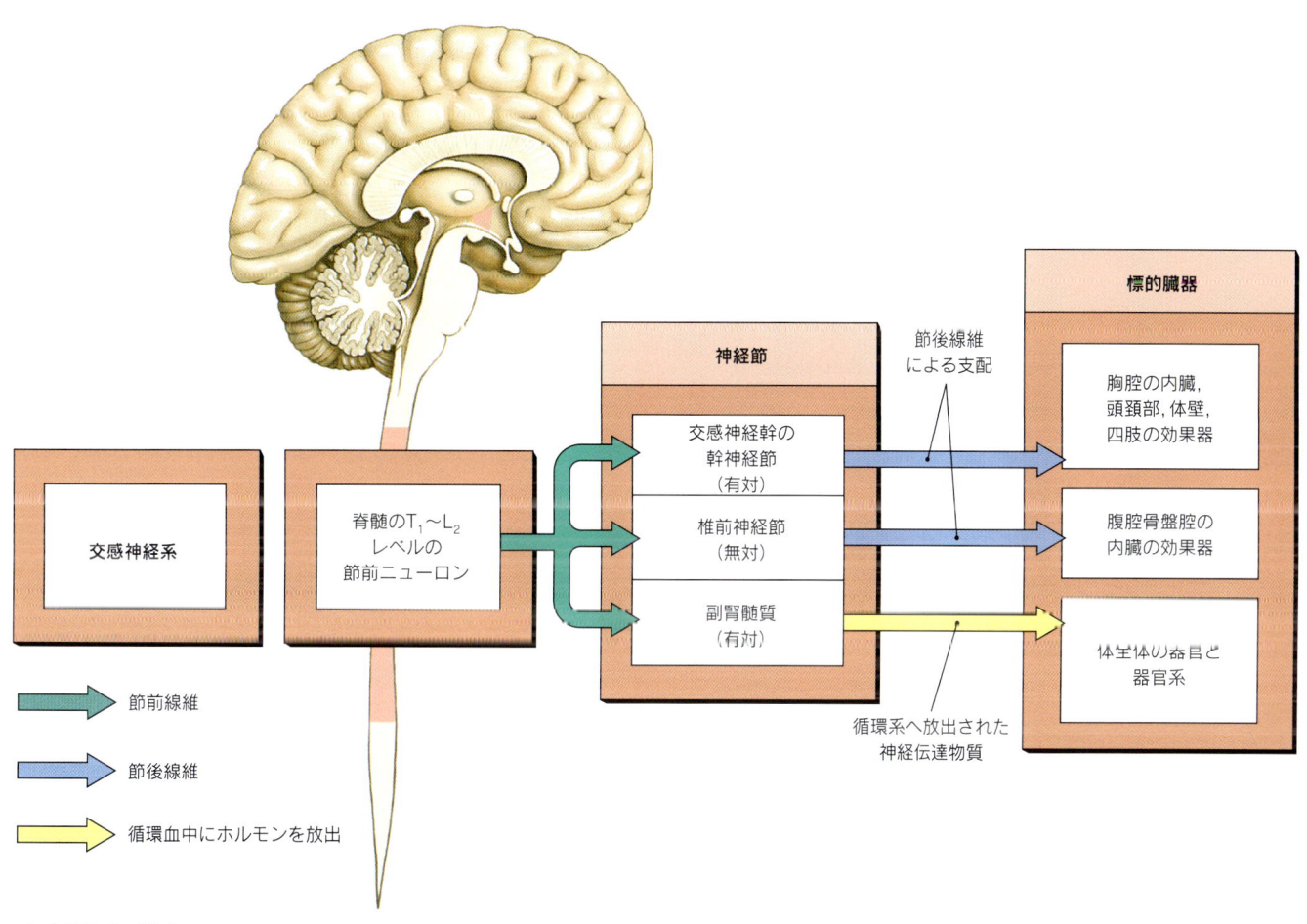

図 17-3　交感神経系の構成

頚部，下部腰部，仙骨部にある幹神経節では，交感神経幹を上行または下行してくる節前線維が幹神経節の神経細胞とシナプスを形成し，節後線維は灰白交通枝を通ってそれぞれの高さの脊髄神経に入る。

脊髄神経の成分の約8％は，体壁や四肢に至る交感神経の節後線維である。頭部では，頚神経節から出た交感神経の節後線維が第3，7，9，10脳神経に含まれ，それぞれの副交感神経の支配領域に分布している（図17-5）。

以上をまとめると次のようになる。

- 胸部と上部腰部の幹神経節のみが白交通枝を経由して節前線維を受け入れる。
- 頚部，下部腰部，仙骨部の幹神経節では，胸髄や上部腰髄から交感神経幹を上行・下行してくる節前線維を受ける。
- どのレベルの幹神経節も灰白交通枝を介して脊髄神経と連絡している。

このような解剖学的構築は，機能的に興味深い結果を生じる。胸部の脊髄神経の前根が障害を受けると，受けた側の頭部，頚部，体幹の交感神経による内臓運動機能は失われる。しかし，頚部の交感神経節に入る節前線維は胸髄の白交通枝に由来するので，頚部の脊髄神経前根の障害により障害側の随意筋が麻痺しても，交感神経の

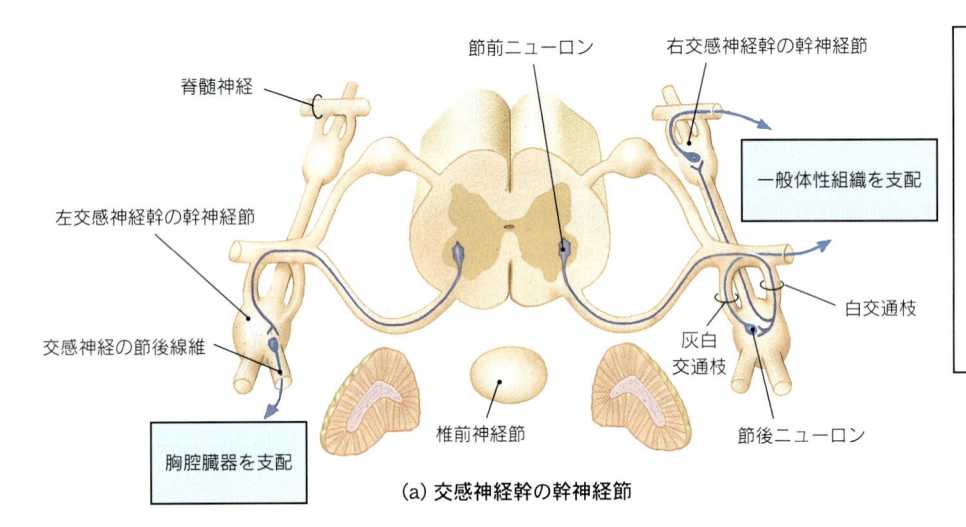

幹神経節から出る節後線維の主な作用
- 皮膚の血管収縮，皮膚や体幹の臓器への循環血液量の減少
- 骨格筋や脳への血流増加
- 骨格筋組織でのエネルギー産生や消費の促進
- 皮下脂肪組織からの貯蔵脂質の放出促進
- 汗腺の分泌亢進
- 立毛筋の収縮
- 瞳孔散大，遠くの物体への焦点調節

胸腔に分布する節後線維の主な作用
- 心拍数の増加と心収縮力の亢進
- 気道の拡張

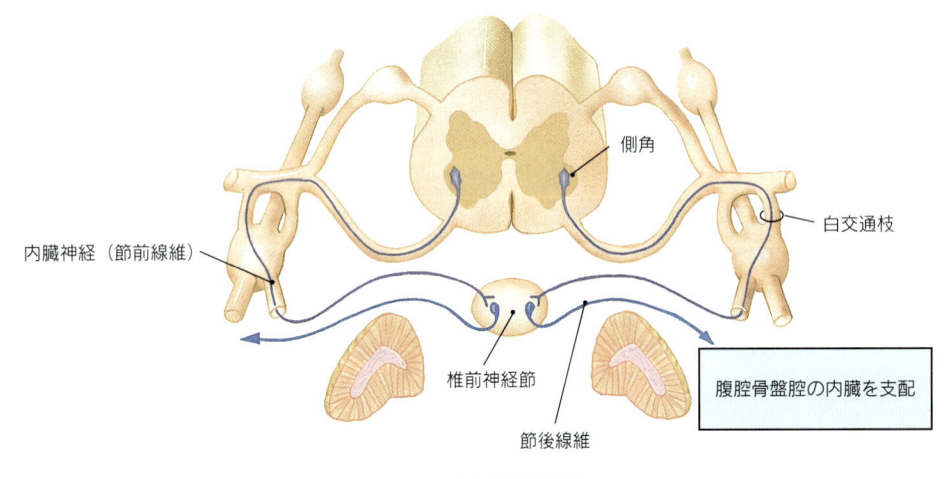

(a) 交感神経幹の幹神経節

椎前神経節に至る節前線維の主な作用
- 小動脈の収縮と内臓の血流低下
- 消化腺や消化管の活動抑制
- 肝臓での貯蔵グリコーゲンからグルコースへの放出促進
- 脂肪組織から脂質の放出促進
- 膀胱壁の平滑筋の弛緩
- 腎臓での尿生成の低下
- 男性における射精など，性的機能の調節

(b) 椎前神経節

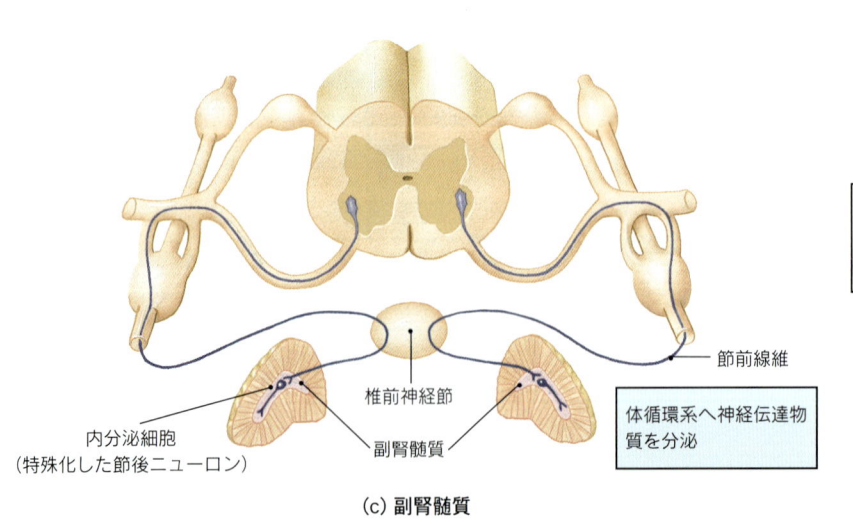

副腎髄質に至る節前線維の主な作用
- 体循環系へアドレナリンとノルアドレナリンを放出

(c) 副腎髄質

図17-4　交感神経の経路とその機能
脊髄神経の前根を通って脊髄を出た節前線維は，(a) 幹神経節，(b) 椎前神経節，(c) 副腎髄質の神経節とシナプスを作る。

神経系：自律神経系

機能には影響しない。

D. 椎前神経節

　腹腔や骨盤腔の臓器を制御する節前線維は，下部胸髄と上部腰髄に由来する。この線維は，幹神経節でシナプスを作らずに交感神経幹を通過して，体腔の後壁を通る大内臓神経，小内臓神経，腰内臓神経となる。これらの神経は，腹腔神経節，上腸間膜動脈神経節，下腸間膜動脈神経節などの椎前神経節に入り，そこで節後ニューロンとシナプスを作る（図17-4b, 図17-5）。椎前神経節は腹大動脈の前面や外側にあり，左右の対をなさずにほとんどが単一の神経節として存在する。

a. 椎前神経節の機能

　椎前神経節から出る節後線維は，腹腔骨盤腔の臓器に分布する。これらの節後線維の作用を図17-4bにまとめた。簡単に言えば，生存にそれほど重要ではない消化管などの臓器の血流，エネルギー消費，活動性を低下させ，貯蔵されていたエネルギーの放出を促進する。

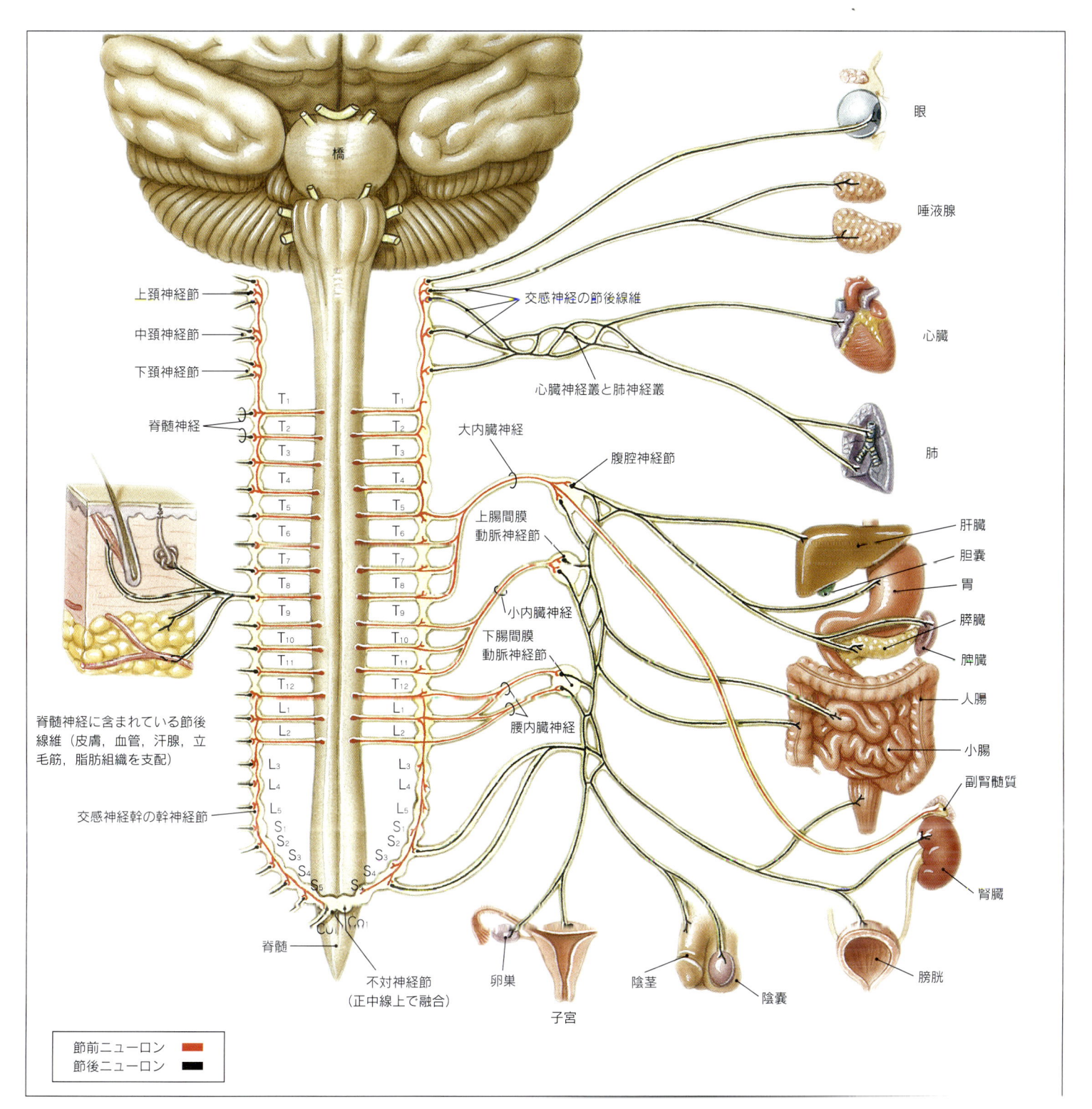

図 17-5　交感神経の分布
図の左側は灰白交通枝と脊髄神経を通る節後線維の分布を，右側は内臓を支配する節前線維と節後線維の分布を示す。

b. 椎前神経節の解剖

下位胸髄（$T_5 \sim T_{11}$）から出る節前線維は，**大内臓神経** greater splanchnic nerve と**小内臓神経** lesser splanchnic nerve となり，それぞれ腹腔神経節と上腸間膜動脈神経節に入る。これらの神経節は，自律神経叢と呼ばれる神経線維のネットワークを形成している。上位腰髄（$T_{12} \sim L_2$）から出る節前線維は**腰内臓神経** lumbar splanchnic nerve となり，下腸間膜動脈神経節に入る（図17-5，図17-10）。

- **腹腔神経節** celiac ganglion：腹腔動脈の基部にあり，多様な形を呈する。2個あることもあれば，1個のこともあり，散在する小塊となっていることもある。この神経節から出る節後線維は，胃，十二指腸，肝臓，胆嚢，膵臓，脾臓を支配する。
- **上腸間膜動脈神経節** superior mesenteric ganglion：上腸間膜動脈の基部にある。この神経節から出る節後線維は，小腸と大腸前半部分を支配する。
- **下腸間膜動脈神経節** inferior mesenteric ganglion：下腸間膜動脈の基部にある。この神経節から出た節後線維は，大腸の後半部分，腎臓，膀胱，生殖器を支配する。

E. 副腎髄質

胸髄の$T_5 \sim T_8$レベルに由来する節前線維の一部は，シナプスを作ることなく直接に**副腎髄質** adrenal medulla に入り，内分泌機能を有する特殊なニューロンとシナプスを形成する（図17-4c，図17-5，図17-6）。このニューロンの軸索は短く，刺激を受けると**アドレナリン** adrenalin と**ノルアドレナリン** noradrenalin という神経伝達物質を毛細血管に放出する（図17-6）。分泌される75〜80％がアドレナリン，その残りがノルアドレナリンである。

これらのホルモンは血液循環によって全身に運ばれ，様々な細胞の代謝活性を変化させる。その効果は，交感神経節後線維の刺激によって生じるものと似ているが，次のような異なった側面もある。

- 節後線維の支配を受けていない細胞でも，その細胞がアドレナリンやノルアドレナリンに対する受容体を持っているならば，これらの神経伝達物質の影響を受ける。
- 血中に放出されたホルモンは，長時間にわたって循環血液から拡散するので，交感神経の直接支配によって生じる効果よりも長く持続する。

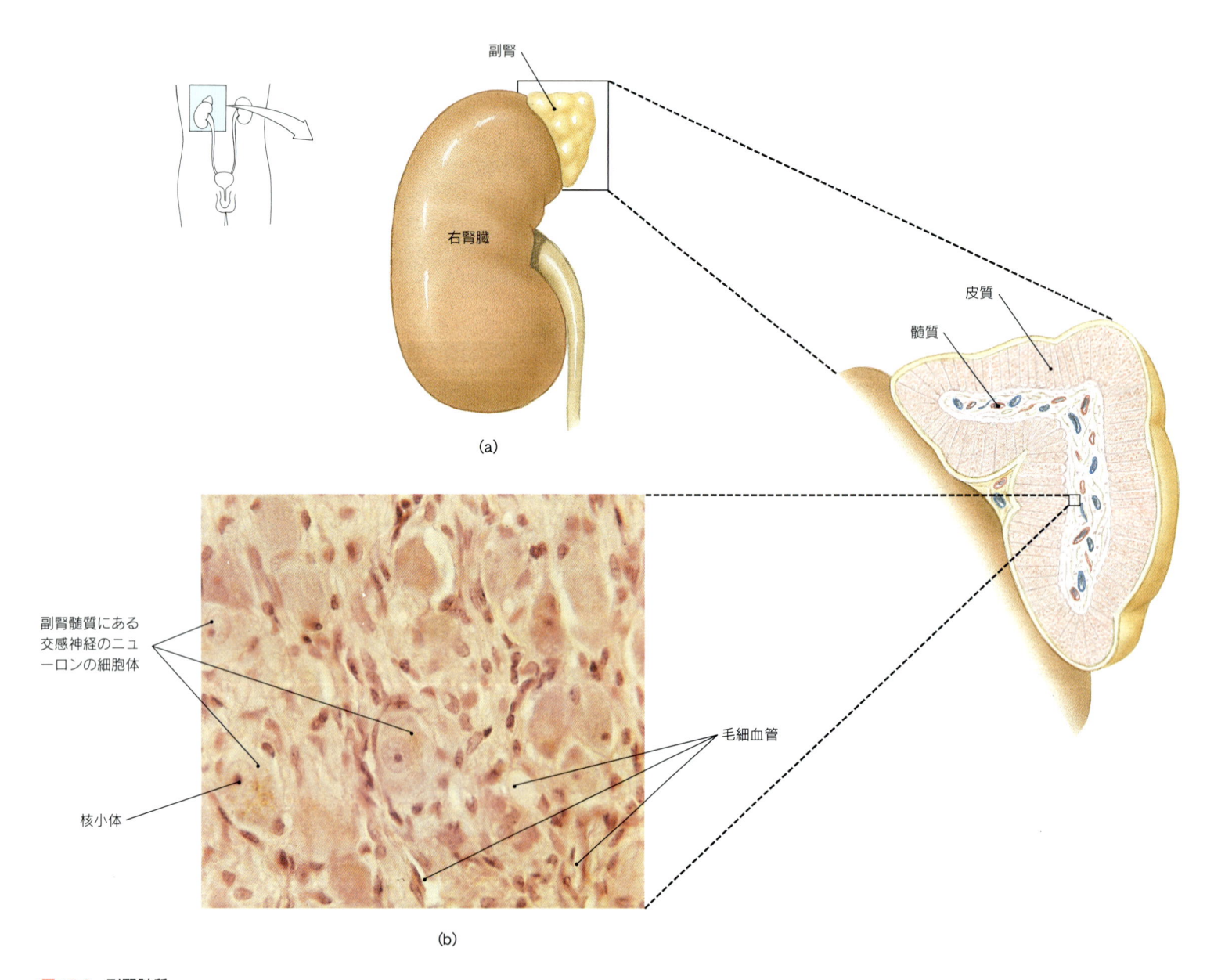

図17-6 副腎髄質
(a) 腎臓と副腎との位置関係，(b) 副腎髄質の光顕像（×426）

F. 交感神経刺激の影響

交感神経系は，末梢のシナプスでノルアドレナリンを放出したり，アドレナリンやノルアドレナリンを血中に放出することによって，組織や器官の活性を変化させる。

皮膚にある血管の平滑筋のような特定の効果器を標的とする節後線維は，ほかの効果器に影響を及ぼすことなく作用する。生命の危機的状況になると，交感神経系全体が反応し末梢組織に影響を及ぼす。"**交感神経緊張** sympathetic activation" と呼ばれるこの現象は，視床下部にある交感神経中枢で制御されている。

交感神経緊張が起こると，次のような変化が生じる。

- 網様体賦活系が刺激されるので，イライラしてくる。
- 気分が高揚したり幸福感が生まれ，危険を無視したり，痛覚に対して一時的に鈍感になる。
- 橋や延髄にある心臓血管中枢や呼吸中枢の活動が高まり，血圧が上昇したり，心拍数や呼吸数が増加し，呼吸が深くなる。
- 錐体外路系を刺激して全身の筋緊張が亢進するので，緊張しているように見えたり，身ぶるいが起こったりする。
- 筋や肝臓でグリコーゲンの分解が促進され，脂肪組織からの脂質が放出されて，貯蔵されていたエネルギーが動員される。

このような変化によって，ストレスや潜在的な危険性に生体が対処する準備状態を整える。

📖 臨床ノート　ホルネル症候群

ホルネル症候群 Horner's syndrome は，顔面の片側を支配している交感神経の節後線維が外傷，腫瘍などで障害されて生じる。交感神経が働かなくなって血管が拡張するので，患側の顔面は紅潮する。さらに，発汗が消失したり，縮瞳をきたしたり，眼瞼下垂や眼球陥凹も起こる。

交感神経支配が消失する結果，もっとゆっくりと出現してくる変化もある。通常，交感神経は効果器に対して絶えず刺激を与えているが，この刺激が消失するとノルアドレナリンやアドレナリンに対する効果器の感受性が異常に亢進する。その結果，副腎髄質が刺激され，顔面の血流量などの機能変化を起こすことがある。

G. 交感神経の活性化と神経伝達物質の放出

交感神経の節前線維が刺激されると，その神経終末からアセチルコリンが放出される（**コリン作動性シナプス** cholinergic synapse）。アセチルコリンは，節後ニューロンに対して常に興奮性に働き，節後線維と効果器との接合部でノルアドレナリンを放出させる（**アドレナリン作動性シナプス** adrenergic synapse）。なかにはアセチルコリンを放出するものもある。体壁の皮膚や骨格筋における交感神経の神経効果器接合部では，アセチルコリンが放出される。

典型的な交感神経の神経効果器接合部（図17-7）では，神経終末が単一の終末で終わるのではなく，分枝したネットワークを形成している。その枝は随所で膨らんで数珠状をしており，膨らんだ**結節状終末** varicosity の内部にはミトコンドリアと神経伝達物質を含む多数の小胞が含まれている。この結節状終末は，効果器の細胞の表面に沿って走ることが多い。1本の軸索には2万個もの結節状終末があり，周囲の細胞に作用を及ぼす。受容体蛋白は細胞膜に広範に分布しており，特殊化したシナプス後膜を持たない。

結節状終末から放出された神経伝達物質は，再吸収されたり，酵素による分解を受けたり，血流中へ拡散したりして減少するので，その効果は数秒しか続かない。これに対し，副腎髄質から分泌されるアドレナリンやノルアドレナリンの効果はかなり長時間続き，広範囲に影響を及ぼす。その理由は，血流中にはアドレナリンやノルアドレナリンを分解する酵素が含まれておらず，組織においてもこの分解酵素がほとんど存在しないからである。

H. 細胞膜受容体と交感神経の機能

交感神経による刺激効果は，主としてアドレナリンとノルアドレナリンとこれらに対する細胞膜受容体との相互作用で起こる（少数の交感神経ではアセチルコリンが関与するが，それについては後述する）。アドレナリンとノルアドレナリンの受容体には，α受容体とβ受容体の2種類があり，それぞれにさらに2～3種類のサブタイプがある。これらの多様性や受容体の組み合わせによって，交感神経刺激に対する標的臓器の反応の多様性が説明できる。一般的に，アドレナリンはα受容体にもβ受容体にも作用するが，ノルアドレナリンは主にα受容体に作用する。

a. α受容体とβ受容体

平滑筋細胞の表面にあるα受容体を刺激すると，末梢血管の収縮や消化管の括約筋の収縮が起こる。

β受容体は，骨格筋，気道の平滑筋，心臓，肝臓などの多くの臓器にあり，刺激を受けると標的細胞の代謝活性が変化するが，その効果は標的細胞にどのような酵素が含まれているかによって異なる。一般的には，細胞の代謝活性が増加するので，骨格筋ではエネルギー消費が盛んになり，心臓では心拍数が増える。しかし，抑制

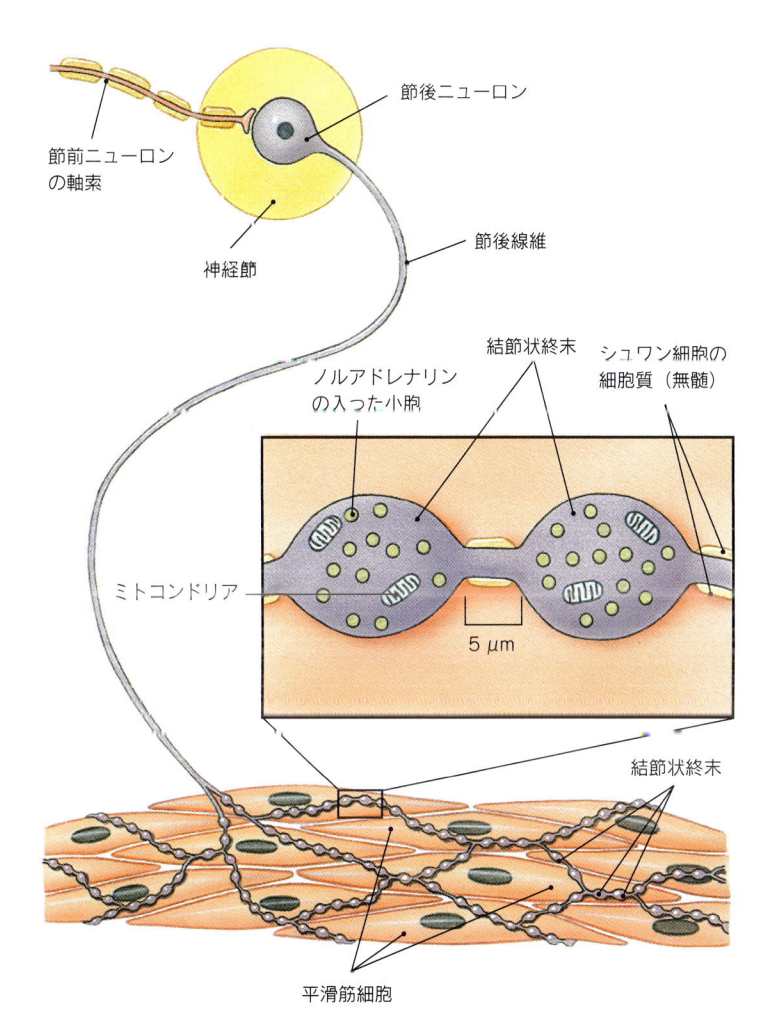

図 17-7 交感神経の節後線維の神経終末（神経効果器接合部）

的な効果を受ける臓器もあり，骨格筋の血管や気道の平滑筋細胞では刺激を受けると弛緩し，血管や気道は拡張する。

b. 交感神経の刺激とアセチルコリン

交感神経の節後線維の大部分はアドレナリン作動性であるが，コリン作動性の節後線維もある。コリン作動性神経は汗腺の分泌を促進したり，骨格筋の血管を拡張させる。

体壁の皮膚と骨格筋は，交感神経系によってのみ支配されている。従って，交感神経のコリン作動性の節後線維は汗腺の分泌を高め，骨格筋の血流を増加させる。これに対し，アドレナリン作動性の神経から放出されるノルアドレナリンは汗腺の分泌を制御し，骨格筋の血流を減少させる。

I. 交感神経系のまとめ

交感神経系の特徴は以下のようにまとめられる（表17-1）。

- 交感神経系は，脊柱の両側にある交感神経幹とその幹神経節，脊柱の前にある3種類の椎前神経節，左右の副腎髄質からなる。
- 脊髄の近くに神経節があるので，節前線維は短い。逆に，節後線維は長く，標的臓器に到達するまでかなりの距離を走行する（副腎髄質では，節後線維は短く，毛細血管に終わる）。
- 交感神経系は分散性に富み，1本の節前線維は多数の節後ニューロンを支配する。その結果，中枢神経系から始まる交感神経のニューロンは様々な末梢効果器を制御し，複雑で調和のとれた反応を生み出すことができる。
- すべての節前ニューロンは，節後ニューロンとのシナプスでアセチルコリンを放出する。節後線維のほとんどは，ノルアドレナリンを放出するが，一部はアセチルコリンを放出する。
- 効果器の反応は，アドレナリンもしくはノルアドレナリンがα受容体またはβ受容体に結合したときに活性化される細胞膜受容体の機能特性によって決まる。

✓ 椎前神経節でシナプスを作る神経線維は，どこから来ますか。
✓ 高血圧の人にβ受容体を遮断する薬剤を処方することがある。どうして，この薬物が高血圧の病態改善に役立つのか説明しなさい。
✓ 2種類の交感神経節について述べなさい。

3. 副交感神経系

A. 副交感神経系の構成と機能

副交感神経系は，交感神経系と同様，節前ニューロンと節後ニューロンから構成される（図17-8）。

節前ニューロンは脳と下位脊髄に存在する。脳では，中脳，橋，延髄に副交感神経の核があり，そこから出る脳神経（Ⅲ，Ⅶ，Ⅸ，Ⅹ）には副交感神経の節前線維が含まれている（図17-9）。脊髄では，仙髄のS_2〜S_4レベルの側角に副交感神経の核があり，節前線維は**骨盤内臓神経** pelvic splanchnic nerve という神経束を形成し，腎臓，膀胱，大腸の末端部，生殖器の神経節に至る。

副交感神経系の節前線維は交感神経系ほど発散せず，通常，6〜8個の節後ニューロンとシナプスを作る。この節後ニューロンはすべて同じ神経節にあり，その節後線維は1つの標的臓器に影響を及ぼすのみである。その結果，副交感神経の刺激の影響は，交感神経系に比べてより特異的で限局的である。

動眼（Ⅲ），顔面（Ⅶ），舌咽（Ⅸ）神経の節前線維は，毛様体神経節，翼口蓋神経節，顎下神経節，耳神経節でシナプスを作り（☞第15章），そこから短い節後線維が臓器に伸びる。迷走神経（Ⅹ）の節前線維は，胸腔，腹腔骨盤腔の臓器にある**終末神経節** terminal ganglion あるいは**壁内神経節** intramural ganglion にまで伸びてシナプスを作り，そこからの節後線維が副交感神経支配をなす。迷走神経は，副交感神経全体の約75％を占める。

副交感神経の作用は，休養，栄養物の吸収時に起こる生体反応であり，副交感神経の刺激によって血中の栄養物濃度が上昇し，細胞の機能が亢進するので，副交感神経は"同化システム"と呼ばれている。

主な副交感神経系の神経とその作用は次の通りである。

● 動眼神経（Ⅲ）

中脳にある動眼神経副核から起こり，毛様体神経節でシナプスを作り，節後線維は瞳孔括約筋と毛様体筋に至る。

- 瞳孔を収縮させる（縮瞳）。
- 水晶体の厚みを増やす（焦点調節）。

● 顔面神経（Ⅶ）

延髄にある上唾液核から起こり，大錐体神経となって翼口蓋神経節でシナプスを作り，節後線維は涙腺，鼻腺，口蓋腺に至る。一部の線維は鼓索神経となって舌神経と合流した後，顎下神経節でシナプスを作り，節後線維は顎下腺や舌下腺などの唾液腺に至る。

表17-1 交感神経系と副交感神経系の比較

	交感神経系	副交感神経系
臓性運動性中枢ニューロンの位置	脊髄のT_1〜L_2レベルの側角	脳幹と脊髄のS_2〜S_4レベル
自律神経節の末梢神経内の位置	脊柱近傍の交感神経幹 腹大動脈の前方または外側に存在する椎前神経節（腹腔神経節，上腸間膜動脈神経節，下腸間膜動脈神経節）	標的臓器の近傍もしくは壁内
節前線維の長さと神経伝達物質	比較的短い有髄線維で，アセチルコリンを放出	比較的長い有髄線維で，アセチルコリンを放出
節後線維の長さと神経伝達物質	比較的長い無髄線維で，通常はノルアドレナリンを放出	比較的短い無髄線維で，アセチルコリンを放出
神経効果器接合部	標的細胞の近くで伝達物質を放出する結節状終末	特定の受容体表面に対して伝達物質を放出する神経効果器接合部
節前ニューロンの発散	約1：32	約1：6
一般的な機能	代謝を刺激し，警戒性を高め，緊急状態に対応する（"戦うか逃げるか"の反応）	休養や栄養の摂取，エネルギーの貯蔵を促進する（"休息と休養"の反応）

神経系：自律神経系

- 舌咽神経（Ⅸ）

　延髄の下唾液核から起こり，鼓索神経，小錐体神経を経て耳神経節でシナプスを作り，節後線維は耳下腺に至る。

- 迷走神経（Ⅹ）

　延髄の迷走神経背側核から起こり，胸腔や腹腔まで伸びて効果器の近くにある終末神経節や効果器内にある壁内神経節でシナプスを作り，短い節後線維が各種の効果器に至る。
  - 気道を収縮。
  - 心拍数や心収縮力を低下。
  - 胃腺，十二指腸腺，腸腺，膵臓，肝臓などの消化付属腺の分泌促進。
  - 栄養吸収を促進するホルモンの分泌を促進。
  - 消化管の平滑筋の運動を亢進。

- 骨盤内臓神経

　第2～4仙骨神経から起こる。
  - 排便の刺激と調節。
  - 排尿時に膀胱を収縮。
  - 性的興奮，性腺刺激。

B. 副交感神経の活性化と神経伝達物質の放出

　副交感神経系の節前線維と節後線維は，シナプスや効果器との接合部でアセチルコリンを放出する。そのアセチルコリンのほとんどは，シナプス間隙にあるアセチルコリンエステラーゼによって分解されるので，効果は長続きしない。また，周囲の組織に拡散したアセチルコリンは，組織にあるコリンエステラーゼによって分解される。その結果，副交感神経の刺激の影響はかなり局所的で，せいぜい数秒しか持続しない。

細胞膜受容体と応答

　副交感神経系の神経伝達物質はアセチルコリンである。シナプス後膜には以下の2種類のアセチルコリン受容体が存在する。

- ニコチン性受容体：体性神経系の神経筋接合部と，副交感神経系と交感神経系の節後ニューロンの細胞表面に存在する。アセチルコリンに曝露されると細胞膜のイオンチャネルが開口し，節後ニューロンや筋線維に興奮が起こる。
- ムスカリン性受容体：交感神経系における少数のコリン作動性の神経効果器接合部に加え，副交感神経系のコリン作動性の神経効果器接合部に存在している。ムスカリン性受容体は，ニコチン受容体よりも刺激による作用が長時間続く。ムスカリン性受容体の応答は特定の酵素の活性化や不活性化をもたらすので，興奮性にも抑制性にもなり得る。

　ニコチン性やムスカリン性という名前は，これらの受容体と結合する化合物に由来する。ニコチン性受容体は，タバコの煙の主な成分であるニコチンと結合する。ムスカリン性受容体は，ある種の毒

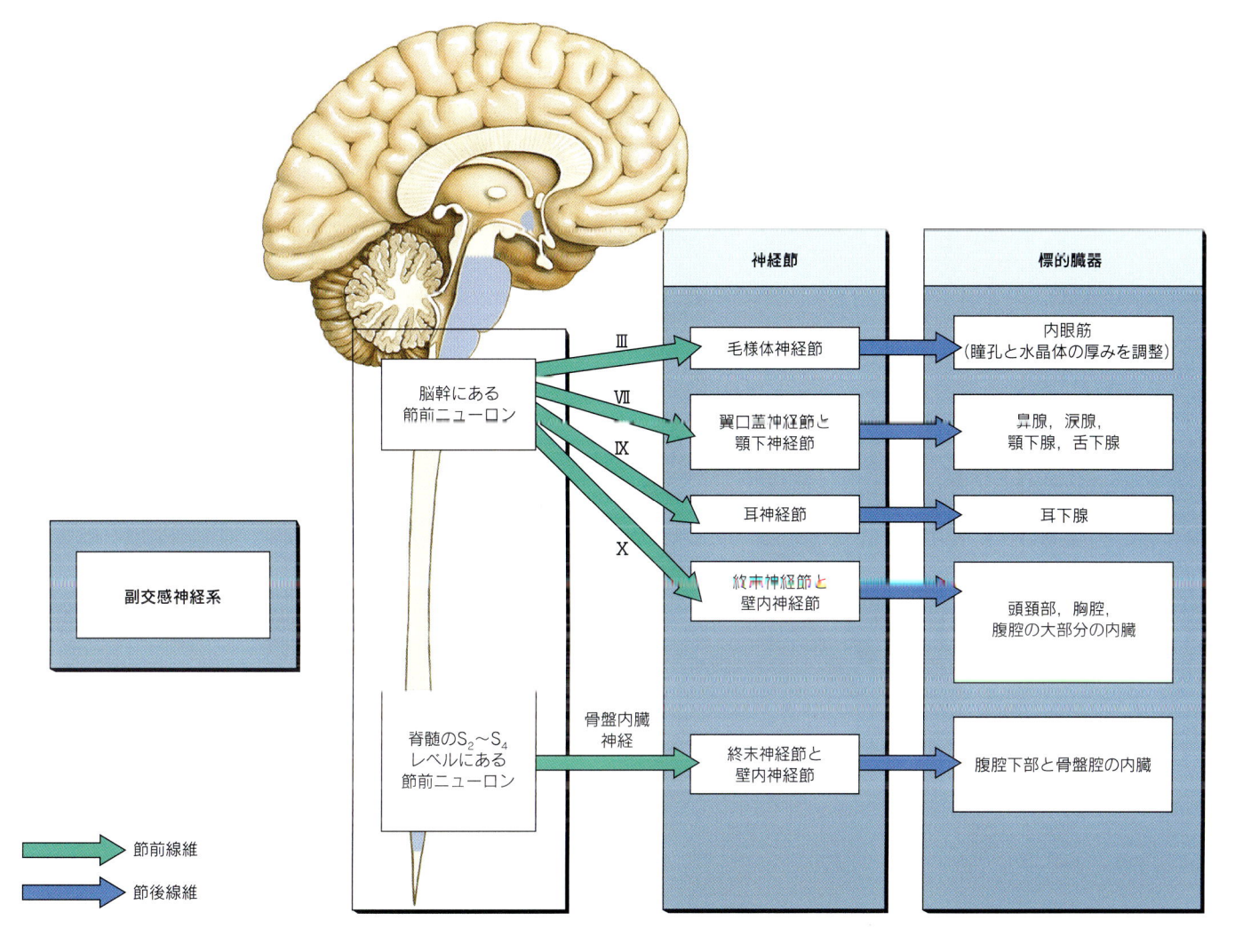

図 17-8　副交感神経系の構成

キノコが産生するムスカリンと特異的に結合する。

C. 副交感神経系のまとめ

副交感神経系の特徴は以下の通りである（表17-1）。
- 副交感神経系は，4つの脳神経（Ⅲ，Ⅶ，Ⅸ，Ⅹ）に関連する脳幹と，S_2〜S_4レベルの仙髄からなる。
- 節後ニューロンは，壁内神経節もしくは標的臓器に近接した終末神経節にある。
- 副交感神経系は，頭部にある眼，鼻，唾液腺などの臓器や胸腔や腹腔骨盤腔にある臓器を支配する。
- すべての副交感神経のニューロン（節前ニューロンと節後ニュ

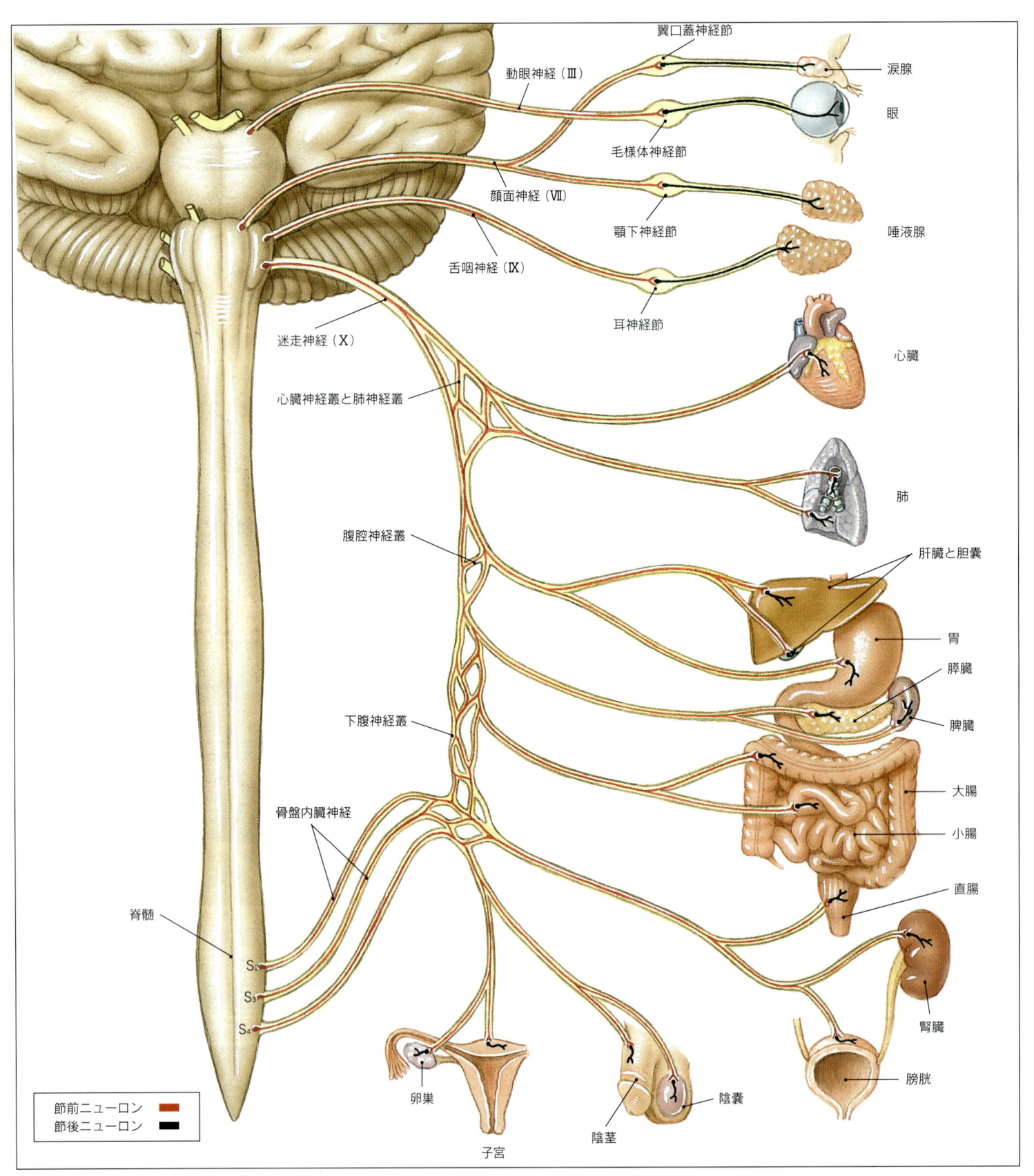

図 17-9 副交感神経の分布
節前線維は，脳神経や骨盤内臓神経となって中枢神経系を出て行く。

神経系：自律神経系

ーロン）はコリン作動性である。節前ニューロンが放出したアセチルコリンは，節後ニューロンにあるニコチン性受容体を刺激し，その作用は常に興奮性である。神経効果器接合部におけるアセチルコリンの放出はムスカリン性受容体を刺激するが，その作用はアセチルコリンの受容体結合によって制御される酵素の性質により，興奮性にも抑制性にもなりうる。

・副交感神経の刺激作用は通常，短時間しか続かず，特定の臓器や部位に限定される。

✓ 副交感神経系の節前線維と節後線維から放出される神経伝達物質は何ですか。
✓ 副交感神経系のシナプス後膜に存在する2種類のアセチルコリン受容体について説明しなさい。
✓ 壁内神経節とは何ですか。
✓ なぜ交感神経刺激の影響は副交感神経刺激よりも広範囲に及ぶのですか。

4. 交感神経系と副交感神経系の関係

　生体の臓器の大部分は交感神経系と副交感神経系の二重の神経支配を受けており，両者は拮抗的に作用する。この二重支配は消化管，心臓，肺で最も著明で，例えば，交感神経は消化管の運動性を低下させるのに対して，副交感神経の刺激は運動性を亢進させる。

A. 二重神経支配の解剖学

　頭部の副交感神経の節後線維は毛様体神経節，翼口蓋神経節，顎下神経節，耳神経節に始まり，脳神経とともに目的地に至る。これに対して，頭部の交感神経の節後線維は，交感神経幹の上頚神経節に由来する。

　胸腔，腹腔骨盤腔では，交感神経の節後線維は，心臓神経叢，肺神経叢，食道神経叢，腹腔神経叢，下腸間膜動脈神経叢，下腹神経叢などの神経叢で副交感神経の節後線維と混ざり合う。（図17-10）。その後，神経叢を離れた神経線維は，血管やリンパ管とともに内臓

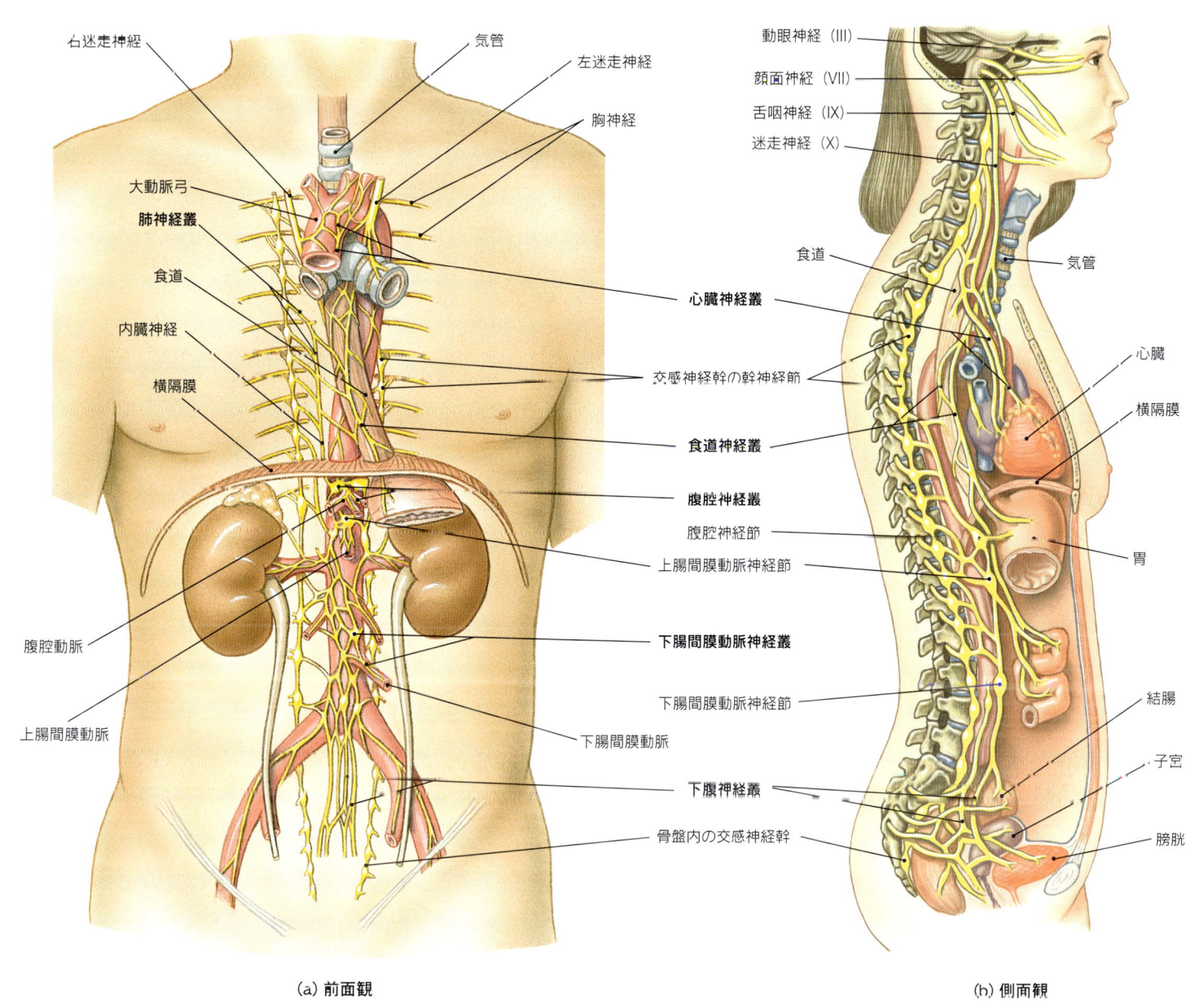

(a) 前面観　　　(b) 側面観

図17-10　自律神経神経叢
胸腔には心臓神経叢，食道神経叢，肺神経叢，腹腔には腹腔神経叢，下腸間膜動脈神経叢，下腹神経叢などの自律神経神経叢がある。

357

に向かう。

胸腔に入った交感神経と副交感神経は，心臓神経叢や肺神経叢で混ざり合い，心臓や肺に分布する。食道神経叢には，迷走神経の食道枝や交感神経幹からの内臓神経の枝が含まれている。

迷走神経の副交感神経節前線維は，食道とともに腹腔に入り，腹腔神経叢（太陽神経叢とも呼ばれる）に合流する。腹腔神経叢と，それに関連した上・下腸間膜動脈神経叢は，胃から大腸までの消化管を支配する。

下腹神経叢は，骨盤内臓神経からの副交感神経性の線維と，下腸間膜動脈神経節からの交感神経節後線維，仙骨部の交感神経幹からの内臓神経を含んでいる。下腹神経叢は，骨盤腔にある消化管，泌尿生殖器を支配する。

B. 交感神経系と副交感神経系の比較

図 17-11 と表 17-1 に，自律神経系の交感神経と副交感神経の主な特徴を示した。

5. 自律神経機能の統合と制御

A. 内臓反射

内臓反射は，自律神経系における最も単純な機能単位で，より高次の中枢，特に視床下部によって修飾，促進，抑制される自律的な運動反射である。すべての内臓反射は多シナプス性である（☞第

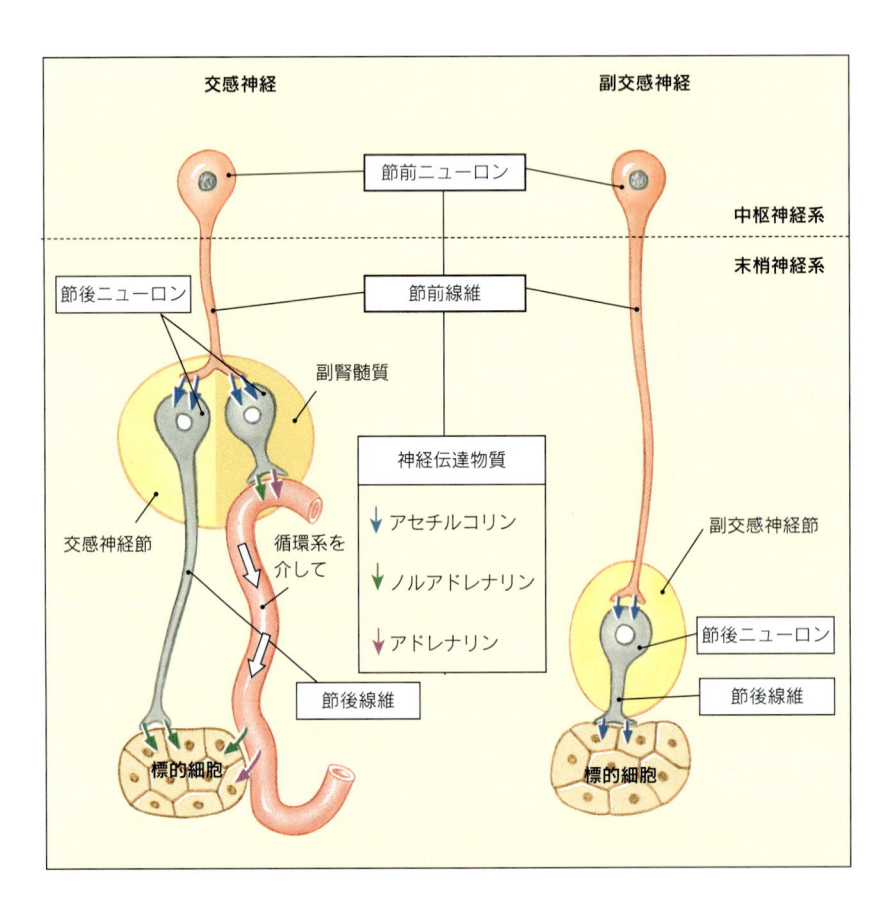

図 17-11　交感神経系と副交感神経系の比較

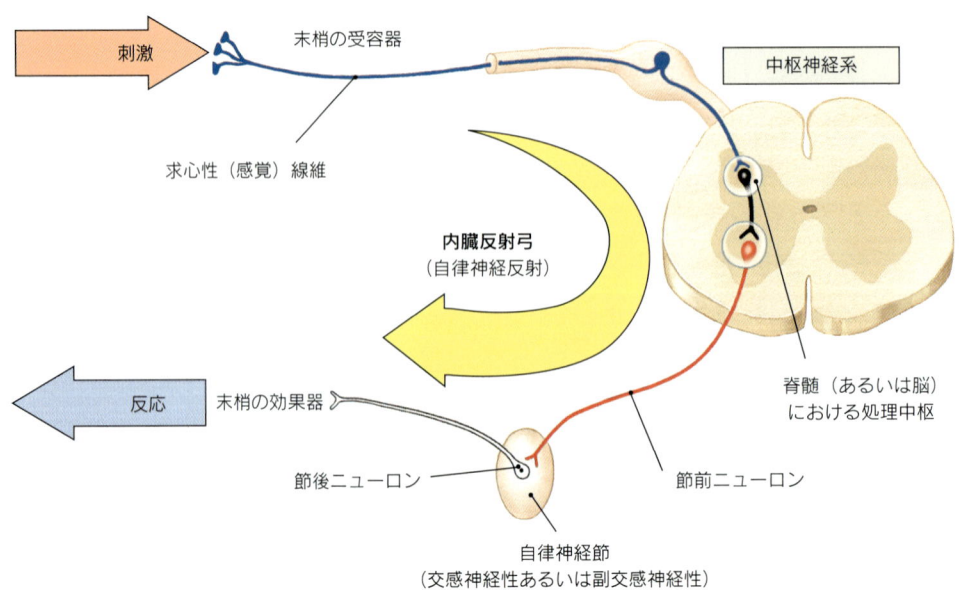

図 17-12　内臓反射

14章)。

　内臓反射に関わる経路を内臓反射弓といい（図17-12），受容体，感覚神経，処理中枢（介在ニューロンや運動ニューロン），臓性運動ニューロン（節前ニューロンと節後ニューロン）で構成される。知覚神経は，脳脊髄神経や自律神経を通って中枢神経系に情報を伝える。例えば，目に入ってくる眩しい光は瞳孔を収縮させる内臓反射（共感性対光反射）を引き起こす（☞第14章）。これに対し，暗闇では瞳孔は散大する。瞳孔の収縮や散大を調節する運動神経核は，情動に関わる視床下部の中枢によっても制御されており，例えば，吐き気がしたりむかつくときには，瞳孔は収縮する。

　呼吸器系や心臓血管系などにも，内臓機能に関わる多くの自律神経反射が認められる（表17-2）。副交感神経系は，比較的特異的で限定された神経支配のパターンを反映して，特定の臓器やシステムの反射に関わっている点が重要である。これに対し，交感神経が関与する内臓反射は比較的少ない。交感神経は神経線維の広がりが大きく，また副腎髄質からのホルモン放出によって末梢の広範囲に影響が及ぶため，全身が活性化される点が特徴的である。

✓ 二重神経支配とは何ですか。
✓ 内臓反射とは何ですか。
✓ 腹腔骨盤腔にある3つの神経叢の名前を述べなさい。

B. 高次レベルによる自律神経制御

　交感神経系と副交感神経系の活動は，脳幹の中枢で制御されている（図17-13）。体性神経系のように，脊髄が中枢となる単純な反射では，刺激に対して早く自動的に反応する。これに対し，自律神経反射は延髄にある処理中枢で調節されている。延髄には心臓血管系の中枢のほか，呼吸や消化分泌，蠕動，排尿機能に関する中枢や神経核がある。これらの延髄の中枢は，視床下部からの制御を受ける。

　一般的に，視床下部の後部や外側に存在する中枢は交感神経機能の調節と制御に関わり，視床下部の前部や内側に存在する中枢は副交感神経系を制御する。

　自律神経系の"自律"という用語は，本来は内臓運動系を指すものであった。それは，その制御中枢がほかの中枢神経活動とは関係なく機能すると考えられたからである。しかし，この見解は，その後の研究によって，大きく見直されることとなった。今日では，視床下部が脳のほかのすべての部位との間に相互作用があることや，大脳辺縁系（記憶や情動），視床（感覚情報），大脳皮質（意識的な思考過程）の神経活動が自律神経機能に劇的な影響を及ぼすことが分かっている。大脳辺縁系と視床下部との間の相互連関は，情動と視床下部活動の直接的関係を示している。怒ったときに心拍数や血圧が上昇することは，その好例である。

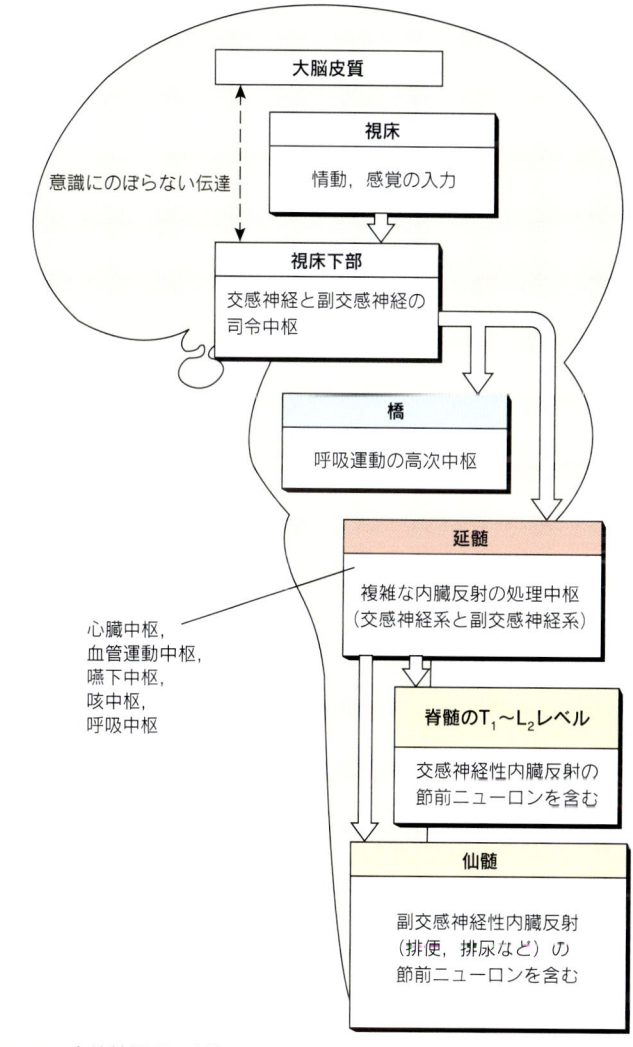

図 17-13　自律神経系の制御

表17-2　代表的な内臓反射

	反射	刺激	反応	注釈
副交感神経性	胃や腸の反射（→第25章）	内容物による圧迫や物理的な接触	平滑筋収縮による食物前進と消化液混合	迷走神経を介する
	排便（→第25章）	直腸の膨張	内肛門括約筋の弛緩	外肛門括約筋の随意的な弛緩も必要
	排尿（→第26章）	膀胱の膨張	膀胱壁の収縮，内尿道括約筋の弛緩	外尿道括約筋の随意的な弛緩も必要
	対光反射，共感性対光反射（→第18章）	眩しい光	両側の瞳孔の収縮	
	嚥下反射（→第25章）	咽頭上部に入った食物	平滑筋と骨格筋の収縮	延髄の嚥下中枢によって調節
	嘔吐反射（→第25章）	消化管粘膜の刺激	内容物を吐き出すため，正常時と逆の運動	延髄の嘔吐中枢によって調節
	咳反射（→第24章）	気道粘膜の刺激	空気の爆発的な排出	延髄の咳中枢によって調節
	圧受容器反射（→第21章）	頸動脈血圧の突然の上昇	心拍数と心収縮力の減少	延髄の心臓中枢によって調節
	性的興奮（→第27章）	性的刺激（視覚的もしくは触覚的）	性腺の分泌や感受性の亢進	
交感神経性	心臓促進反射（→第21章）	頸動脈血圧の突然の低下	心拍数と心収縮力の上昇	延髄の心臓中枢によって調節
	血管運動反射（→第22章）	主要な動脈血圧の変化	末梢血管径を変化	延髄の血管運動中枢によって調節
	瞳孔反射（→第18章）	視覚受容器に至る光量の減少	瞳孔の散大	
	夢精と射精（男性）（→第27章）	性的刺激（触覚的）	精嚢や前立腺の収縮，精液を射出させる骨格筋の収縮	射精には球海綿体筋の収縮も関与

第18章 神経系：感覚

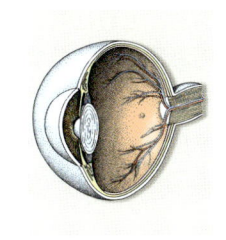

　感覚受容器 sensory receptor は特殊な細胞あるいはその突起からできており，体内の状態や体外環境をモニターしている．刺激を受けると活動電位が発生し，中枢神経に伝達される．このような情報は**感覚** sensation と呼ばれる．**一般感覚** general sensation は，温度覚，痛覚，触覚，圧覚，振動覚，深部感覚（姿勢）を指す．これらの受容器は体のどこにでもあり，伝導路を通って一次感覚野，すなわち体性感覚野に伝えられる（☞第16章）．

　特殊感覚 special sensation には，嗅覚，味覚，平衡覚，聴覚，視覚がある．特殊感覚は複雑な構造を有する特殊な細胞が受容する．この受容器は眼や耳などの**感覚器官** sense organ のなかにある．この受容器からもたらされる情報は，特定の大脳皮質（眼の場合は視覚野）と脳幹に伝わる．

　感覚受容器は身体内外の環境と神経系との接点であり，神経系が刺激に迅速に反応するために正確な感覚が求められる．本章では受容器の機能と感覚情報処理の基本的な概念を述べ，それぞれの感覚器の構造を説明する．

1. 受容器

　受容器は，刺激の種類によって感受性が異なる．例えば，触覚の受容器は物理的な力に対して鋭敏であるが，化学的刺激には反応しない．これを**受容器特異性** receptor specificity と呼ぶ．これは受容細胞そのものに起因することもあれば，受容細胞に付随する構造物が刺激以外の情報を遮断する場合もある．

　最も単純な受容器は神経細胞の樹状突起の先端にある**自由神経終末** free nerve ending で，多種類の刺激に反応する（図18-1a）．例えば，痛覚を感じる自由神経終末は，化学的な刺激，圧力，温度変化にも反応することがある．これに対し，視覚の受容細胞である視細胞（杆状体視細胞と錐状体視細胞）は，光以外の刺激には反応しない．

　1個の受容細胞が感覚を受ける領域を**受容野** receptive field という（図18-1b）．受容野に刺激が加わるたびに，中枢神経に情報が伝えられる．受容野が大きいほど，刺激された場所が分かりにくい．例えば，皮膚の触覚受容野では直径が7 cmにも及ぶものがある．これに対し，舌の受容野は直径が1 mm以下なので，刺激の部位が正確に分かる．

　刺激の種類には，圧力，化学物質，音，光など様々なものがある．しかし，刺激の種類にかかわらず，感覚情報は活動電位という電気現象として中枢神経に伝えられ，情報が処理される．

A. 感覚情報の解釈

　刺激の種類と場所によって感覚が伝わる伝導路が決まっており，情報は受容器から大脳皮質にある特定部位の神経細胞に伝えられる．従って，どの伝導路を通るかによって刺激の場所と種類が分かる．すべての刺激は，活動電位のパターンとして伝えられる．この

ような感覚のコード化によって，刺激の強さ，持続時間，刺激の変化などの情報が伝えられる．

　常に活動している感覚受容細胞は**持続性受容器** tonic receptor と呼ばれる．眼の視細胞や身体の位置をモニターする受容器がこの例で

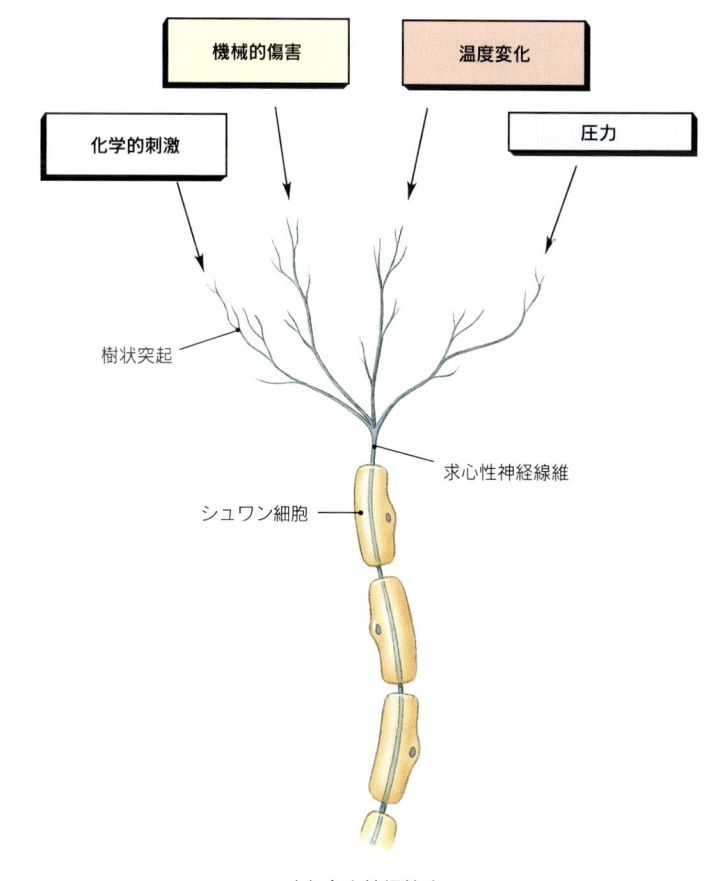

(a) 自由神経終末

(b) 受容野

図18-1　受容器と受容野
(a) 自由神経終末は樹状突起の末端にあり，様々な刺激に興奮する．
(b) それぞれの受容器は，受容野といわれる特定の領域を担当する．

ある。これに対し，通常は活動していないが，刺激によって短時間のみ活動する受容器は**相動性受容器** phasic receptor と呼ばれる。皮膚にある触覚や圧覚の受容器がこの例である。両者を合わせ持つ受容器は，極めて複雑な感覚情報を伝える。関節の位置や動きをモニターする受容器がこの例である。

B. 中枢での情報処理と順応

刺激が持続すると感受性が低下する現象を順応 adaptation という。受容器や感覚受容細胞の活動が低下する順応を**末梢性順応** peripheral adaptation あるいは**感覚順応** sensory adaptation という。持続性受容器は末梢性順応がほとんど起こらず，**遅順応型受容器** slow-adapting receptor と呼ばれる。

受容器は最初は強く反応するが，その後はシナプスが疲労し，神経細胞の活動が徐々に低下する。この反応は相動性受容器に特徴的で，**速順応型受容器** fast-adapting receptor と呼ばれる。

中枢神経の感覚伝導路でも順応は起こる。例えば，匂いを嗅いでしばらくすると匂いを意識しなくなる。このような順応を**中枢性順応** central adaptation といい，たいていは伝導路の神経核が抑制されることによる。無意識下では，大脳皮質に届く情報量は，中枢性順応によってさらに減少する。感覚入力の大部分は，脊髄や脳幹で処理され，気付かないうちに不随意的な反射を起こす。求心性神経線維から入ってくる情報の約1％しか大脳皮質に到達しない。

C. 感覚の限界

感覚受容器は，身体内外の情報を感受し中枢に伝えるが，この情報は以下に述べるように完全なものではない。
- ヒトには，すべての種類の刺激に対応できる受容器は存在しない。
- 受容器は一定以上の強さの刺激にしか反応しない。
- 刺激は中枢神経で認識されるが，刺激はいつも正しい感覚として認識されるとは限らない。

✓ 自由神経終末を活動させる刺激にはどのような種類がありますか。
✓ 持続性と相動性の受容器の違いを述べなさい。
✓ 感覚とは何ですか。
✓ 一般感覚とは，どのような感覚を指しますか。

2. 一般感覚

一般感覚の受容器は身体の至るところにあり，その構造は比較的単純である。存在部位によって**外受容器** exteroceptor と**内受容器** interoceptor に分けられ，前者は外部環境の情報を，後者は体内の状態をモニターする。

受容器は，受容する刺激の性質によって以下の4種類に分けられる。

それぞれの受容器には，構造および機能的な特徴がある。いくつかの触覚や機械受容器は，その受容器の発見者にちなんだ名称で呼ばれる。

A. 侵害受容器

侵害受容器 nociceptor（痛覚受容器）は，皮膚，関節包，骨膜，血管周囲などに多く，深部の組織や内臓にはほとんど見られない。侵害受容器は自由神経終末からなり，その受容野は広い。そのため，痛みの正確な場所が分からないことが多い。

侵害受容器には，極端な高温や低温に反応するもの，機械的傷害を感じるもの，化学物質の溶液に反応するものの3種類がある。刺激が非常に強い場合はどの受容器でも興奮する。

速痛（そくつう）fast pain（**刺痛**（しつう）prick pain）は，深い切り傷などで起こる。この痛みは中枢神経に迅速に伝えられ，しばしば体性反射を引き起こす。通常，大脳皮質の一次感覚野に伝わり意識され，痛みは組織傷害が回復するまで消失しないが，中枢性順応によって軽減することがある。

鈍痛（どんつう）slow pain（**灼熱痛** burning pain）は，速痛と同種類の傷害で起こるが，速痛より遅く始まり長く続く。例えば，手を切ると速痛がすぐに起こり，少ししてから疼くような鈍痛が生じる。鈍痛は，脳幹の網様体と視床を活性化する。痛みには気付くが傷害部は漠然としか分からないので，鈍痛がどこで生じているのかを知ろうとして，原因と思われる部位を触ったりする。

内臓の痛みは，浅い部位で生じているように感じることがある。これを**関連痛** referred pain といい（図18-2），その正確な機序はまだよく分かっていない。例えば，心臓の痛みは左上胸部や左上肢から起こるように感じることがある。

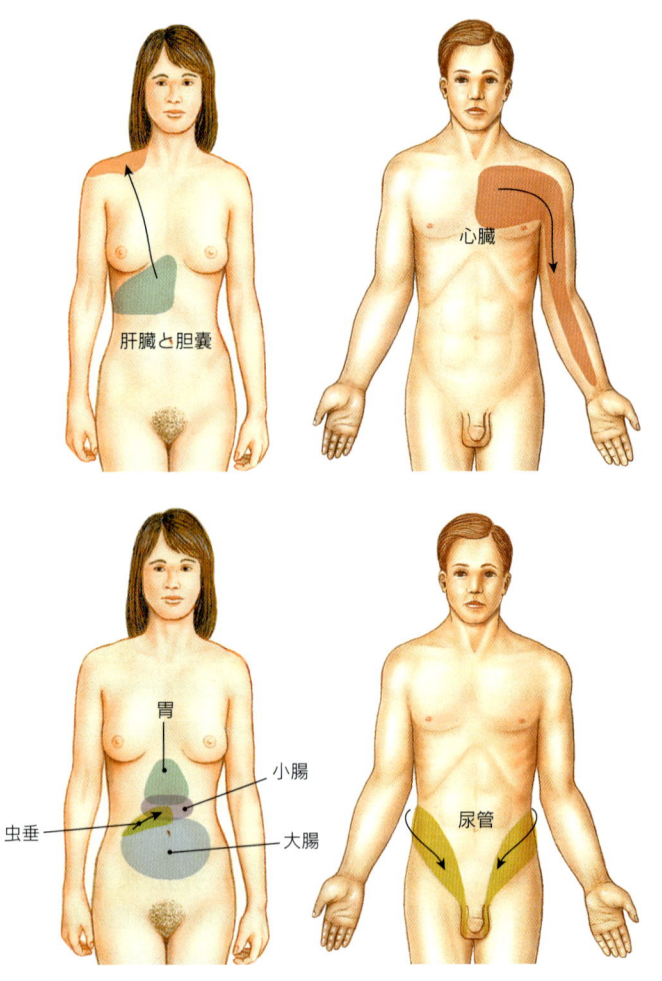

図18-2　関連痛

B. 温度受容器

温度受容器 thermoreceptor は，皮膚，骨格筋，肝臓，視床下部にある。冷覚受容器と温覚受容器があるが，前者は後者より3～4倍多い。いずれの受容器も自由神経終末であるが，冷覚受容器と温覚受容器の構造的な相違は見つかっていない。

温度覚は痛覚と同じ伝導路で伝えられ，脳幹網様体，視床を経て一次感覚野に送られる。温度受容器は相動性受容器で，温度が変化すると刺激が伝わるが，すぐに順応する。

C. 機械受容器

機械受容器 mechanoreceptor は，膜の伸張，圧迫，ねじれやゆがみを感じる。機械受容器には以下の3種類がある。

a. 触覚受容器（広義）

触覚，圧覚，振動覚を感じる受容器を広義の**触覚受容器** tactile receptor という。この受容器には，単純な自由神経終末もあれば，支持細胞を持つ複雑なものまで様々な種類がある。

繊細な触覚・圧覚受容器 fine touch and pressure receptor は，非常に鋭敏で受容野は比較的狭い。従って，刺激の正確な場所，形，大きさなどの詳しい情報を受け取ることができる。これに対し，**粗い触覚受容器** crude touch receptor は，受容野が比較的広いため刺激の部位が分かりにくく，刺激の詳細な情報はあまり得られない。

触覚は後索と脊髄視床路を伝わり，中枢神経に至る（☞第16章）。触覚は，末梢の感染，病気，感覚神経や中枢神経の傷害で変化することがあり，その鋭敏さを調べるための臨床検査法がある。

図18-3は皮膚に存在する6種類の触覚受容器を示す。これらは，被膜に包まれていない非被包性受容器（自由神経終末，メルケル盤，毛根神経叢）と被膜に包まれた被包性受容器（マイスネル小体，パチニ小体とルフィニ小体）とに分けられる（表18-1）。

1) 非被包性受容器 unencapsulated receptor

● **自由神経終末** free nerve ending：自由神経終末は真皮の乳頭層にしばしば見られる（図18-3a）。

● **メルケル盤** Merkel's disc：感覚が鋭敏な部位では，樹状突起の枝が表皮基底層のメルケル細胞と接している（☞第4章）。この枝はメルケル盤（**触覚盤** tactile disc）という膨らみを作り，メルケル細胞と化学的シナプスによって結合する（図18-3b）。メルケル細胞は，繊細な触覚と圧力を感知する。この細胞は持続的に反応し，非常に鋭敏で受容野は狭い。

● **毛根神経叢** root hair plexus：皮膚に生えている毛の毛根には自由神経終末が毛根神経叢を作っており，身体表面のひずみをモニターしている（図18-3c）。毛の動きが毛根に伝わるとこの神経叢の求心性神経線維が活動電位を起こす。この受容器はすぐに順応するので，最初の接触やその後の動きを感じるのに適している。

2) 被包性受容器 encapsulated receptor

● **マイスネル小体** Meissner's corpuscle（**触覚小体** tactile corpuscle）（図18-3d）：大きくて楕円形をした受容体で，触覚が特に敏感な，眼瞼，唇，指先，乳頭，外陰部などの真皮に多い。マイスネル小体の樹状突起はコイル状に巻いており，シュワン細胞の変化した細胞で取り囲まれている。さらに，この構造全体を線維性の被膜が包んでいる。マイスネル小体は軽い触覚，振動覚を感じるが，1秒以内に順応する。

● **ルフィニ小体** Ruffini corpuscle：真皮にある紡錘形の受容器で，圧覚を感じる。持続性に活動し，ほとんど順応しない。膠原線維の芯を被膜が取り囲み，感覚神経細胞の樹状突起が被膜内でからみ合っている（図18-3e）。真皮に張力やゆがみが生じると，被膜内の線維が強く引っぱって樹状突起を刺激する。ルフィニ小体は圧力にゆっくりと順応する。足底の真皮に多く認められる。

● **パチニ小体** Pacinian corpuscle（**層板小体** lamellated corpuscle）：被膜に包まれたかなり大きい受容器で（図18-3f），樹状突起は同心円状に配列した層板に挟まれている。この層板は，圧力以外の刺激から樹状突起を遮断する。パチニ小体は圧力に速く順応するので，脈打ったり振動する刺激に最も鋭敏である。この受容器は真皮に広く分布し，特に指，乳房，外陰部に多い。また，筋膜，骨膜，関節包，腸間膜，膵臓，尿道，膀胱壁にも見られる。

b. 圧受容器

圧受容器 baroreceptor は，圧力の変化をモニターする伸展受容器である（図18-4）。自由神経終末で，血管，呼吸器，消化器，泌尿器などの中空器官の壁に分布する。圧力が変化し，これらの管や器官の壁が変形すると，樹状突起がねじれて活動電位が変化する。圧受容器は，圧力の変化に直ちに反応する。

圧受容器は，頚動脈洞や大動脈洞のほか主要な血管壁にあり，血圧をモニターしている。これらの情報によって心臓の機能や重要な器官への血流を調節する。肺の圧受容器は肺の膨らみ具合を感受し，その情報は呼吸リズム中枢に送られ，呼吸の速さが決められる。泌尿器や消化器にある圧受容器は，排尿などの内臓反射を引き起こす。

c. 深部感覚受容器

深部感覚とは関節の位置，腱や靱帯の張力，筋の収縮状況に関する情報をいい，一般感覚の受容器のなかでは最も複雑である。筋紡錘は骨格筋の長さを（☞第9章），**ゴルジ腱器官** Golgi tendon organ は腱の張力をモニターする**深部感覚受容器** proprioceptor である。腱の張力が異常に高くなると，収縮している筋が反射的にゆるみ，筋や腱，骨が傷害されるのを防ぐ。

D. 化学受容器

化学受容器 chemoreceptor は，液体に溶けた水溶性や脂溶性の物質を感受し，その濃度変化を検出する。

その存在部位を図18-5に示す。脳の呼吸中枢の神経細胞は，脳脊髄液の水素イオン濃度（pH）と二酸化炭素濃度（P_{CO_2}）に反応する。化学受容器の神経細胞は，総頚動脈の分枝部近くにある**頚動脈小体** carotid body や，大動脈弓から分かれる動脈の間にある**大動脈小体** aortic body に存在する。これらの受容器は，動脈血中の二酸化炭素濃度（P_{CO_2}）や酸素濃度（P_{O_2}）をモニターしている。これらの小体からの求心性線維は，舌咽神経と迷走神経を経て呼吸中枢に伝わり，肺や心臓血管機能の反射的調節に重要な役割を果たしている。

表18-1　触覚と圧受容器

感覚	受容器	反応する刺激
繊細な触覚・圧覚	自由神経終末	皮膚への軽い接触
	メルケル盤	同上
	毛根神経叢	毛幹への接触
圧覚と振動感覚	マイスネル小体	圧迫や低周波の振動
	パチニ小体	深部圧迫や高周波の振動
深部の圧覚	ルフィニ小体	皮膚の伸張や変形

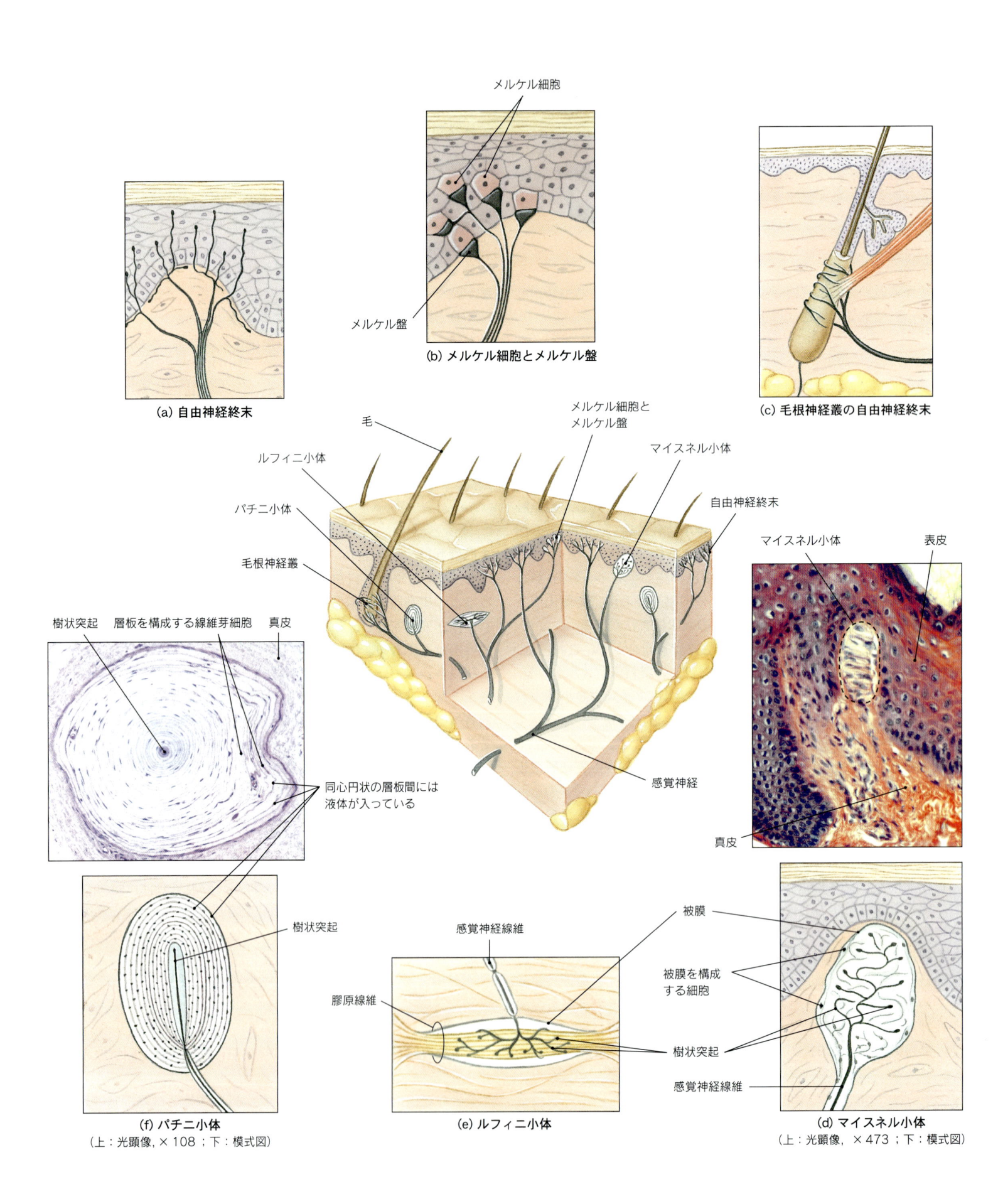

図 18-3　**皮膚の触覚受容器**
皮膚には6種類の触覚受容器がある。

✓ 手の侵害受容器は，どのようなときに刺激されますか。また，どのような感覚を感じますか。
✓ 下肢の深部感覚の情報が中枢神経に伝達されなくなると，どうなりますか。
✓ 機械受容器の3種類について述べなさい。
✓ 血液中の二酸化炭素濃度をモニターするのは，どの受容器ですか。

3. 嗅覚

　鼻腔には**嗅覚** olfaction を感じる1対の**嗅覚器** olfactory organ がある（図18-6）。空気が鼻に吸い込まれると，鼻腔に突出した鼻甲介によって空気の流れが乱れ，空気中に含まれる物質が嗅覚器に達する。嗅覚器は次のもので構成される。

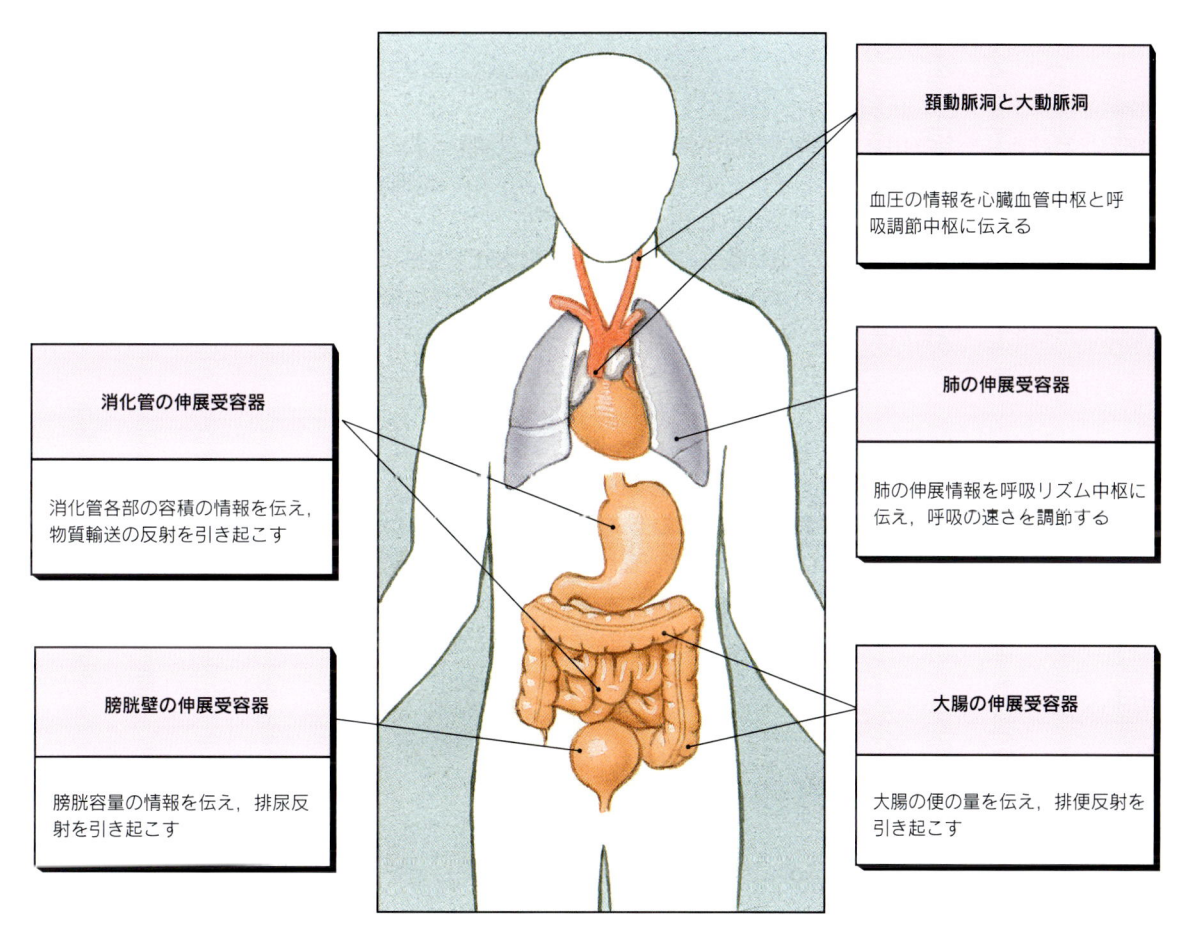

図 18-4　圧受容器と自律神経活動の調節

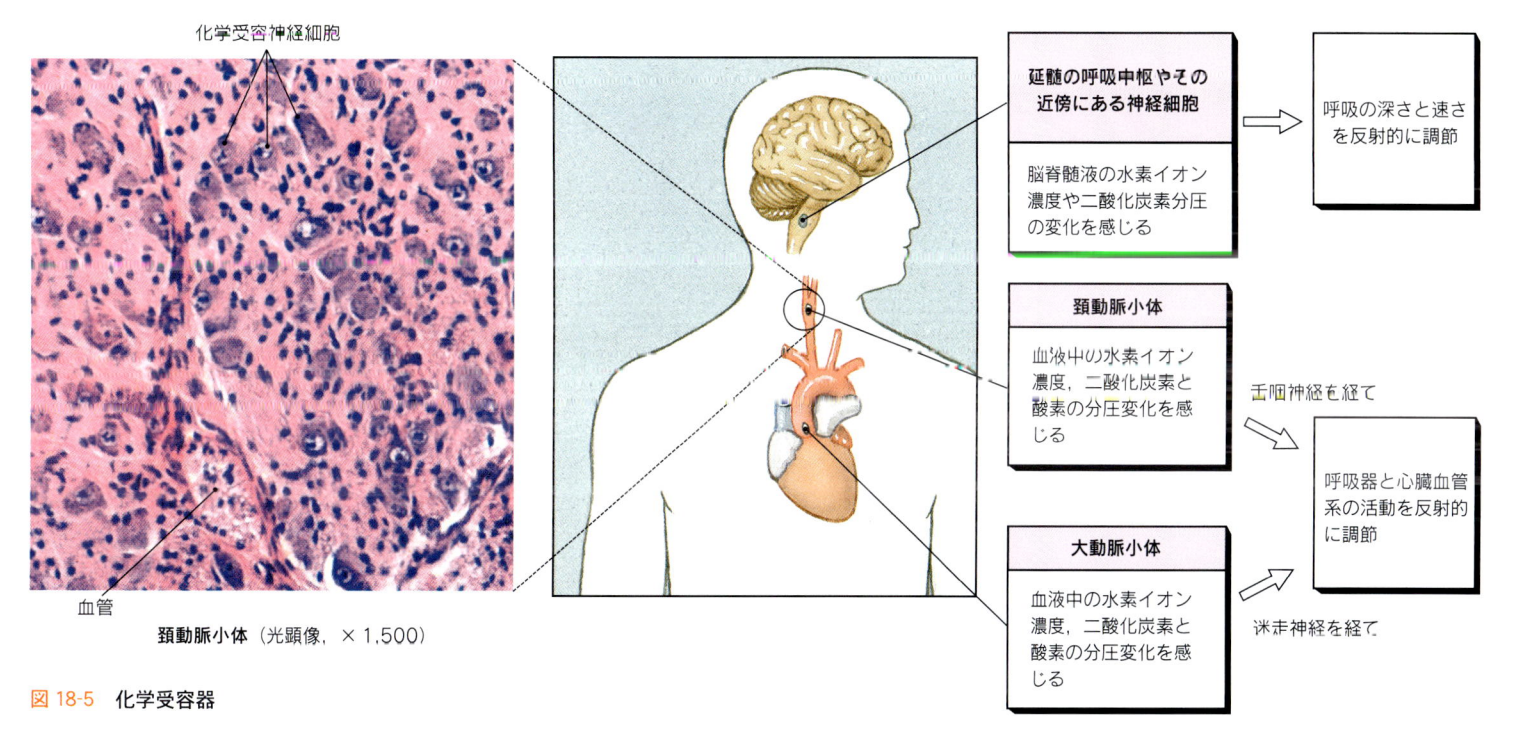

図 18-5　化学受容器

● **嗅上皮** olfactory epithelium：嗅細胞 olfactory cell，支持細胞 supporting cell，基底細胞 basal cell からなる。安静時には吸気のうちの約2％しか嗅覚器に届かないが，何回も匂いをかぐと，嗅上皮と接触する空気の量が増えて，嗅細胞が強く刺激される。嗅上皮は，篩板の鼻腔側や鼻中隔の上部と上鼻甲介に分布している（☞第6章）。

● **粘膜固有層** lamina propria mucosae：疎性結合組織からなるが，粘液を産生する嗅腺（ボウマン腺），血管，神経がある。嗅物質は粘液と混じり，嗅細胞を刺激する。

A. 嗅細胞

嗅細胞 olfactory cell は1,000万〜2,000万個あり，鼻腔の上部に密集している。嗅細胞は特殊化した神経細胞で，樹状突起に相当する頂部は嗅小胞という膨らみを作って上皮表面から鼻腔に突出している（図18-6b）。嗅小胞からは粘液中に20本ほどの嗅小毛と呼ばれる線毛が伸び出しており，線毛の表面が匂い物質と接触する。嗅小毛の表面の細胞膜には受容体があり，匂い物質と結合すると嗅細胞は脱分極して活動電位が発生し，嗅覚が伝えられる。

B. 嗅覚伝導路

嗅覚系は非常に鋭敏で，ごく少量の匂い物質でも嗅細胞が興奮する。しかし，求心性線維によって運ばれるすべての興奮が必ずしも認識されるわけではない。嗅覚は伝導路の途中で収斂したり，介在シナプスによって抑制されたりして，大脳皮質まで伝わらないことがある。

嗅上皮から出た軸索は集合して，二十数本の嗅神経（Ⅰ）となって篩骨の篩板を貫き，嗅球の神経細胞とシナプスする（図18-6b）。その神経細胞の軸索は嗅索を経て，嗅皮質，視床下部や辺縁系に達する。

嗅覚は，視床でシナプスを作らずに大脳皮質に到達する唯一の感覚である。辺縁系と視床下部はつながっているので，香水などの匂いがヒトの感情や行動に大きく影響する。

C. 匂いの識別

嗅覚系は，幾種類もの匂いを識別することができる。"基本となる匂い"は，少なくとも50種類以上あることが知られている。嗅細胞には明瞭な構造上の違いはないが，嗅上皮の部位によって感受性が異なる。嗅細胞の活動パターンによって中枢神経系が匂いを判断する。

嗅細胞は新生・置換することができる唯一の神経細胞である。しかし，その数は加齢とともに減少し，感受性も低下する。その結果，高齢者は匂いを感じにくくなり，香水を余計に付けて，周囲のひんしゅくをかうことがある。

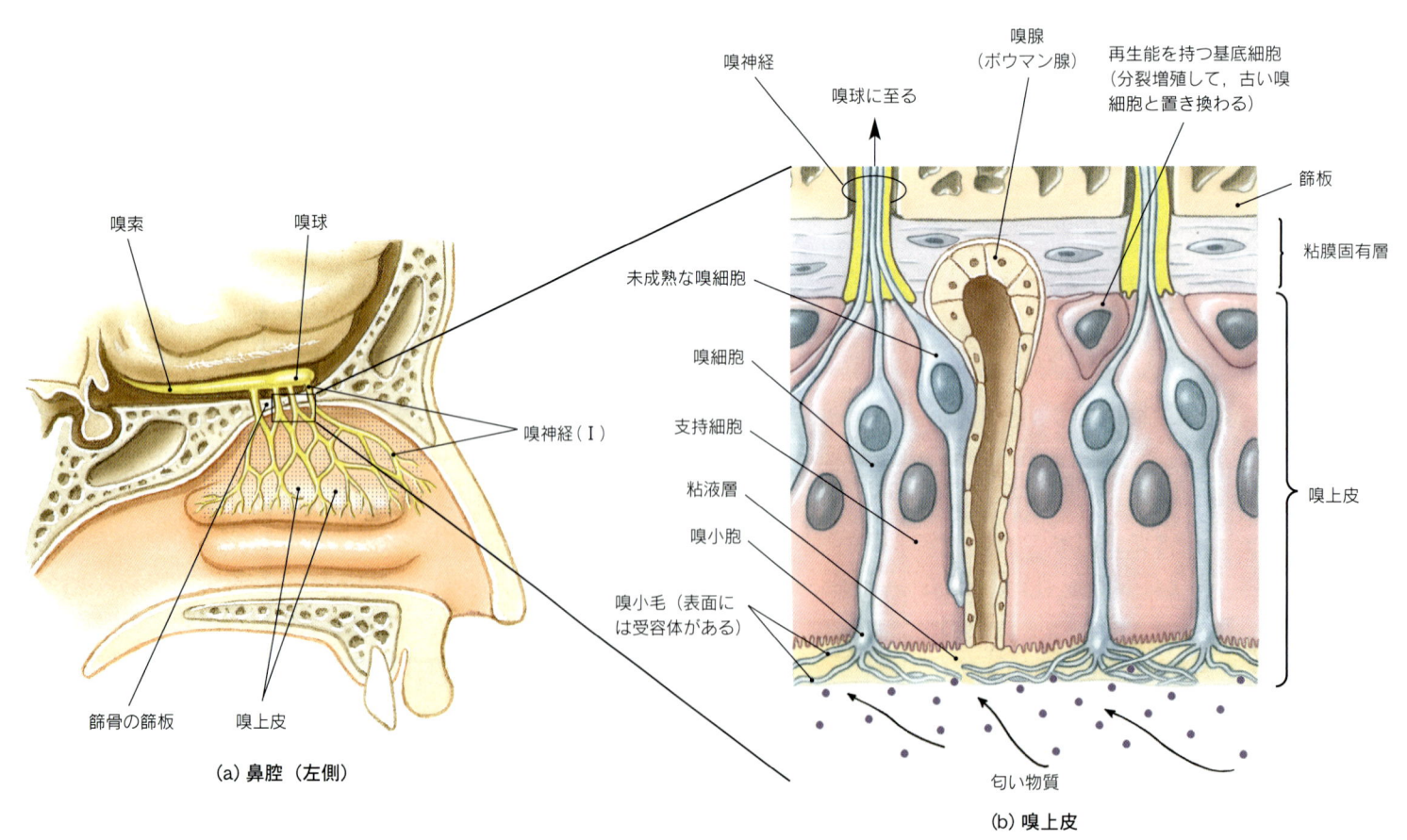

図18-6 嗅覚器
(a) 嗅細胞の分布範囲を網点で示す。(b) 嗅上皮の模式図。

神経系：感覚

4. 味覚器

飲食物の味に関する情報を**味覚** gustation という。その受容器は**味蕾** taste bud と呼ばれる**味覚器** gustatory (taste) receptor で，舌背面，咽頭，喉頭にある（図18-7a）。成人になると，咽頭や喉頭の味蕾は減少し，主に舌の味蕾によって味覚が感じられる。

舌の味蕾は，**舌乳頭** papilla と呼ばれる突出した上皮の側面にある。ヒトには，**糸状乳頭** filiform papilla，**茸状乳頭** fungiform papilla，**葉状乳頭** foliate papilla，**有郭乳頭** circumvallate papilla の4種類があるが，味蕾は有郭乳頭や葉状乳頭に多く認められる。茸状乳頭にも味蕾が認められるが，糸状乳頭ではまれである（図18-7a）。

A. 味蕾

味覚の受容器は**味蕾** taste bud のなかにある（図18-7b, c）。味蕾は上皮の中に"つぼみ"状に埋もれていて，そのなかには約40個の**味細胞** gustatory cell と，数個の支持細胞がある。味細胞は**味孔** taste pore から**味毛** taste hair と呼ばれる細い微絨毛を口腔側に伸ばしている。

茸状乳頭はキノコ形をした小さい乳頭で，5個ほどの味蕾がある。有郭乳頭は，舌の後端でV字に配列する大きな舌乳頭で，1個の乳頭に100個もの味蕾がある。成人の舌には1万個以上の味蕾があるといわれている。

味覚の受容は，嗅覚と同様な機構によると考えられている。溶けた化学物質が味毛に接触すると，味細胞の膜電位が変化し，求心性神経線維の活動電位が発生する。

B. 味覚伝導路

味蕾は顔面神経（Ⅶ），舌咽神経（Ⅸ），迷走神経（Ⅹ）に支配される（図18-8）。求心性神経線維は延髄の**孤束核** nucleus solitarius で

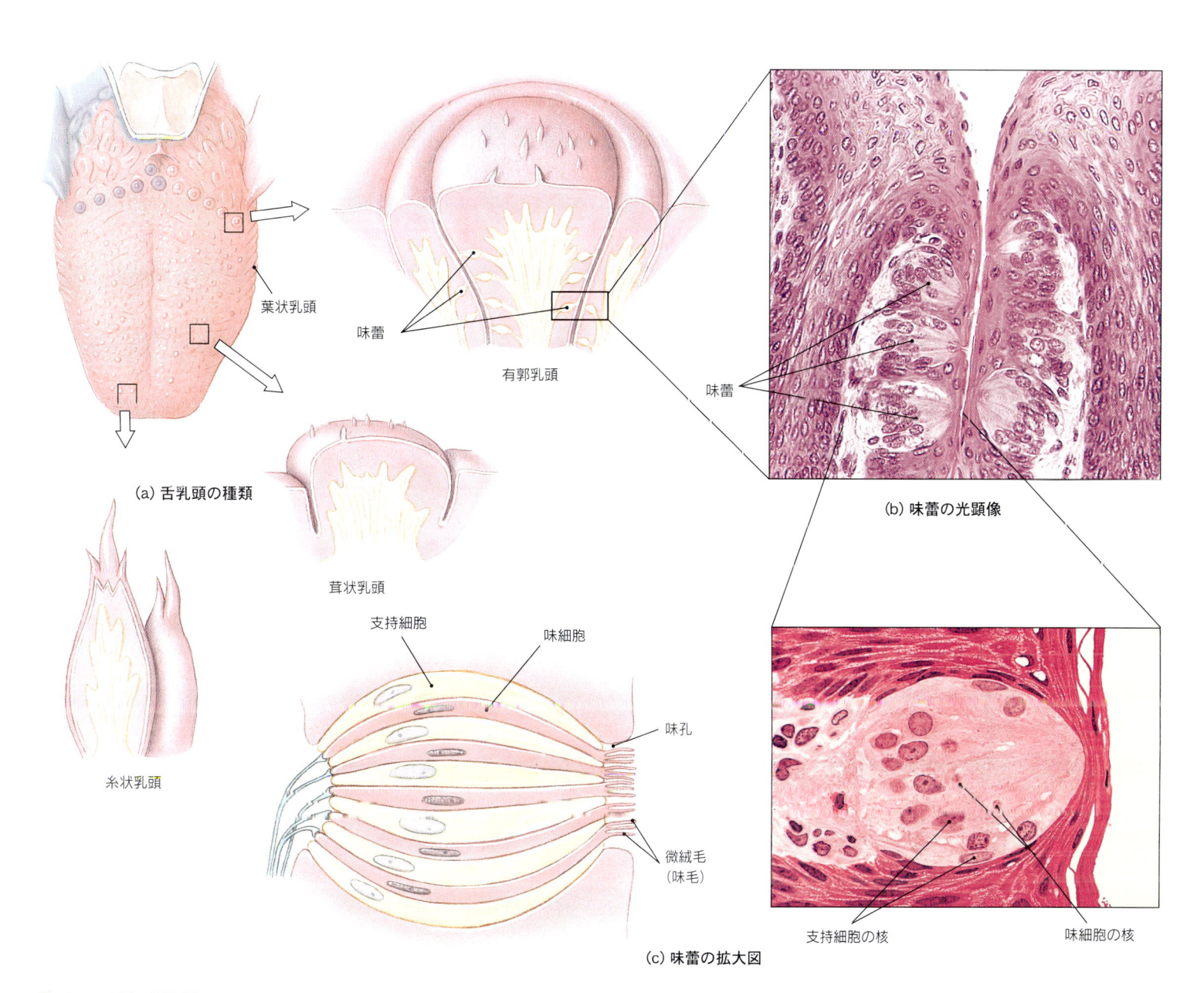

図 18-7　味覚の受容器
(a) 味覚器は茸状乳頭や有郭乳頭にある味蕾に存在する。(b) 有郭乳頭にある味蕾の光顕像（×280）。(c) 味蕾の味細胞と支持細胞を示す。模式図と光顕像（×650）。

シナプスを作り，シナプス後ニューロンの軸索は内側毛帯に入る（☞第16章）。その後，視床でシナプスを作った後，味覚情報は大脳皮質にある味覚野に伝えられる。

味覚とその他の感覚が合わさって，食物の味が認識される。食べ物の全体的な触感や，"辛い"とか"ひりひりする"といった感覚は三叉神経（Ⅴ）によって伝えられる。

味覚は嗅覚の情報も関係する。嗅覚器が最高に働いているときには"味"に鋭敏だが，風邪をひくと匂い物質は嗅覚器に届きにくくなるので，味蕾の機能は正常でも食事をおいしいと感じなくなり，食欲がなくなる。

C. 味の識別

味覚には4種類の基本となる味（甘味，塩味，酸味，苦味）がある。受容器の閾値は味の種類によって変わり，快適な刺激よりも不快なものに対して，より鋭敏に反応する。例えば，酸味のもとになる酸には，甘味や塩味の物質よりも1,000倍近く敏感である。さらに，苦味に対しては酸味の100倍も敏感である。酸は口腔や咽頭の粘膜を傷害する可能性があるし，生物毒の多くは非常に苦いので，酸味や苦味に対して鋭敏であるのは，生体にとって重要である。

味覚にはかなりの個人差があり，その多くは遺伝する。最もよく知られた例としては，フェニルチオカルバミド phenylthiocarbamide（PTC）に対する感受性がある。この物質の味が分からない人が約30％にも達する人種もある。

味覚は年齢とともに変化する。出生時には1万個以上の味蕾があるが，その数は年とともに低下し，50歳を過ぎると急激に減少する。高齢者では嗅細胞の数も減るので，味覚の低下は一層深刻である。その結果，同じ食べ物でも高齢者と子どもでは味の感じ方が異なる。

✓ 基本となる味にはどのような種類がありますか。
✓ 風邪をひいたとき，食べ物が味気なくなるのはなぜですか。
✓ 味覚の受容器はどこにありますか。
✓ 舌乳頭の3種類を述べなさい。

---

5. 平衡覚と聴覚

耳は，外耳，中耳，内耳の3つの部分からなる（図18-9）。外耳は外から見える部分で，音を集め鼓膜に向かって音が通る通路である。中耳は側頭骨の錐体のなかにあり，音を増幅して内耳に伝える。内耳も側頭骨の錐体のなかにあり，平衡覚と聴覚の受容器がある。

A. 外耳

外耳 external ear は**耳介** pinna と**外耳道** external auditory canal から構成される。鼓膜を外耳に入れる場合もある。

耳介には，弾性軟骨があるので弾力性に富む。耳介は外耳道に入る音を集める働きがある。

外耳道は音の通り道で，鼓膜に至る（図18-9，図18-10a）。外耳道には**耳道腺** ceruminous gland があり，耳垢と呼ばれる脂漏物質を分泌する。耳垢は外耳道内の微生物の成長を抑え，感染を防ぐ。また，外耳道には多数の小さな毛が外向きに生えており，異物や昆虫が入るのを防いでいる。

耳介や外耳道は，薄くて繊細な鼓膜を外傷から守っている。

B. 中耳

中耳 middle ear は鼓膜，鼓室，耳小骨，耳管からなる。

a. 鼓膜

鼓膜 tympanic membrane, tympanum は薄い半透明な結合組織の膜で，外耳と中耳を隔てる（図18-10b）。

b. 鼓室

鼓室 tympanic cavity は空気を含んだ空間で，そのなかには耳小骨が入っている。

鼓室は外耳道とは鼓膜で隔てられているが，上咽頭とは耳管で連絡し，乳突蜂巣とも大小様々な通路でつながっている（☞第6章）。また，内耳とは前庭窓と蝸牛窓で接している。

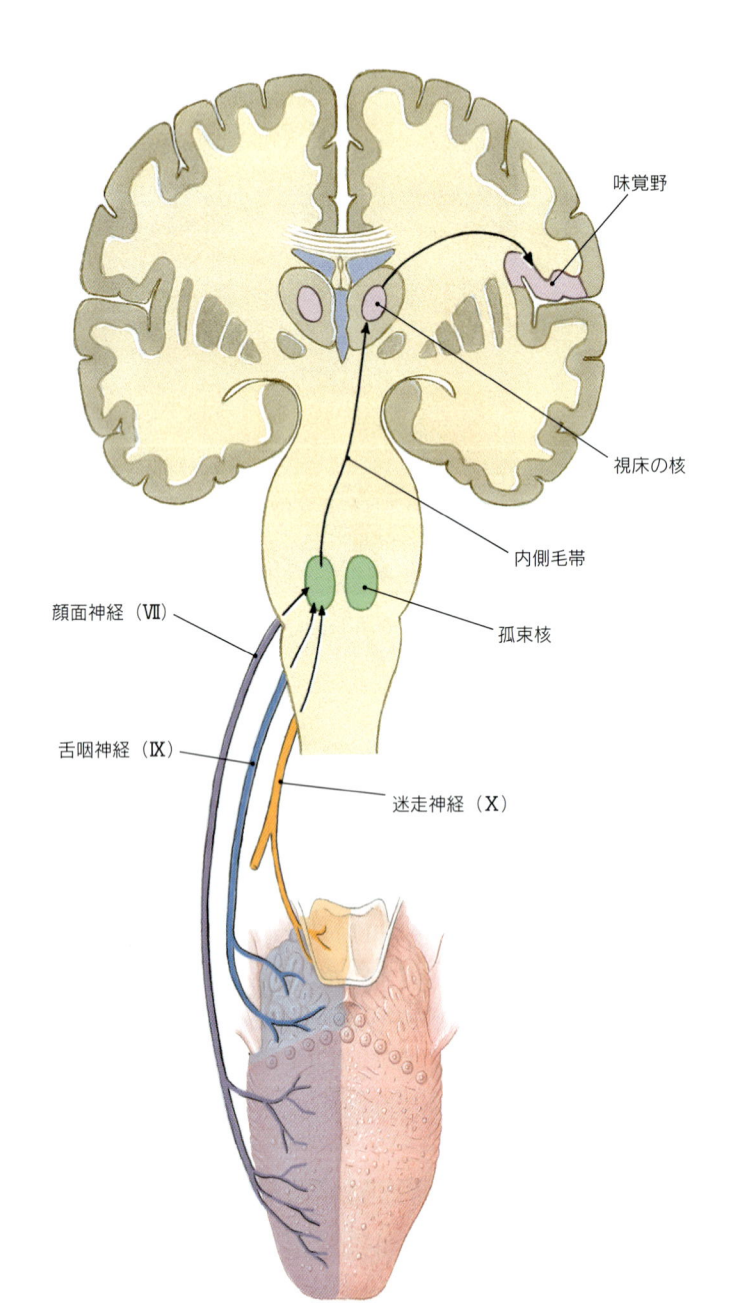

図 18-8　味覚伝導路

神経系：感覚

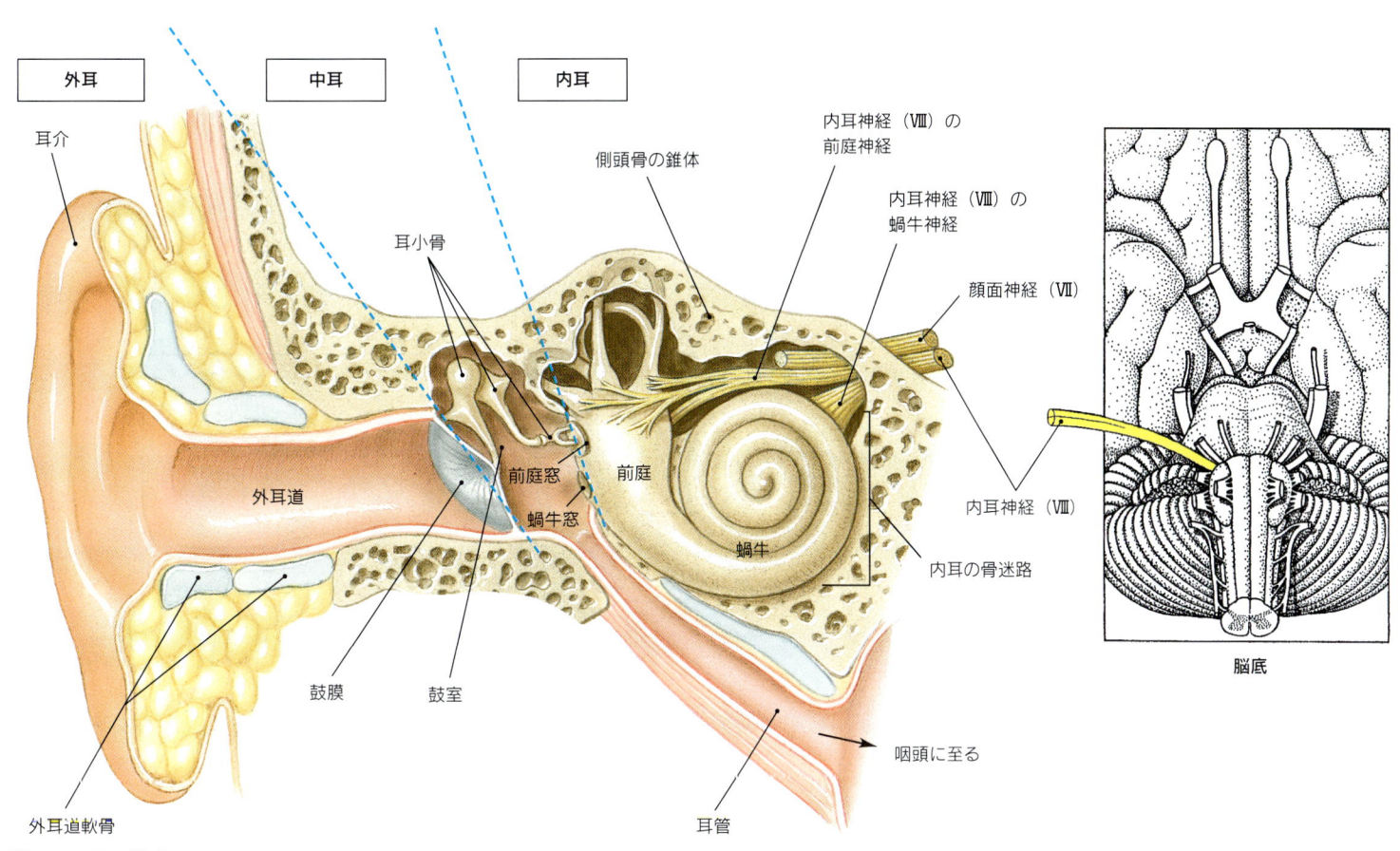

図 18-9　耳の構成

c. 耳小骨

耳小骨 auditory ossicles は**ツチ骨** malleus，**キヌタ骨** incus，**アブミ骨** stapes の3つの小さな骨からなり，鼓膜で受けた音の振動を内耳に伝える（図18-9，図18-10）（☞第6章）。

ツチ骨の外側面は，3カ所で鼓膜と付着している。キヌタ骨はツチ骨とアブミ骨の間にあり，音の振動を橋渡しする。アブミ骨のアブミ骨底は，鼓室の骨壁にある前庭窓と密着している。これらの耳小骨は種々の靱帯によって鼓室壁とつながっている。

耳小骨によって鼓膜の振動が増幅され，かすかな音でも聞くことができる。しかし，過度に大きい音に曝されたときにはかえって耳小骨による増幅が問題となる。そのため，鼓室内には2つの筋があり，鼓膜や耳小骨が動き過ぎないようにする。

- **鼓膜張筋** tensor tympani muscle：短いリボン状の筋で，側頭骨の錐体と耳管から起こり，ツチ骨柄に付く（図18-10b, d）。鼓膜張筋が収縮すると，ツチ骨が内側に引かれて鼓膜は堅くなり，振動しにくくなる。鼓膜張筋は三叉神経（Ⅴ）の下顎神経に支配される。
- **アブミ骨筋** stapedius muscle：顔面神経（Ⅶ）に支配され，鼓室の後壁から起こり，アブミ骨に付く（図18-10b, d）。アブミ骨筋が収縮すると，アブミ骨を引き，前庭窓とアブミ骨の動きを抑制する。

d. 耳管

耳管 auditory tube は**ユースタキー管** Eustachian tube とも呼ばれ，長さは約4 cmである（図18-9，図18-10a, b）。鼓室に近い部分は狭くて弾性軟骨で支持されており，上咽頭への開口部に近い部分は広くて漏斗型をしている。

耳管は，鼓室内の圧力を外耳道の大気圧と同じにする働きがある。鼓膜の両側の圧力が等しくないと，鼓膜に張力が生じて痛みが生じる。

細菌などが上咽頭から耳管を通って鼓室に入り，中耳炎を起こすことがある。子供の耳管は大人の耳管と比べて比較的短くて太いので，このような感染が多い。

📘 臨床ノート　中耳炎と乳突洞炎

中耳炎 otitis media は中耳の感染で，細菌によって起こるものが多い。急性中耳炎は幼児や小児に多く，成人では少ない。上気道の感染時に耳管を通って菌が侵入することによって起こる。鼓室で菌が増殖すると白血球が集まり，中耳に膿が溜まる。

治療をしないと，鼓膜が破れて外耳道から耳漏が出ることがある。抗生物質，鎮痛剤，消炎剤を用いて治療が行われ，先進国では鼓膜が破れるまで進行することはまれである。

中耳炎は発展途上国で非常に多い。これらの国々では，子供も大人もしばしば慢性中耳炎に罹り，感染を繰り返したり鼓膜に孔が開いたままで，耳漏が出る。これが原因となって難聴になることもある。内耳や耳小骨の傷害は，さらに耳の聞こえを悪くする。

中耳から乳突蜂巣へ病原菌が広がると，**乳突洞炎** mastoiditis が起こる。中耳との連絡路が狭いので，中耳炎の症状のほかに激しい耳の痛みや発熱が起こり，耳の後ろが腫脹する。中耳炎でも乳突洞炎でも治療には抗生物質が使われるが，用いる抗生物質は原因菌によって異なる。乳突洞炎の合併症として，感染が顔面神経（Ⅶ）を包む結合組織を通して脳内に及ぶことがある。この場合，抗生物質による迅速な治療が必要で，乳突洞を開放して排膿する**乳突洞削開術** mastoidectomy や鼓膜を切開して中耳から排膿する**鼓膜切開** myringotomy が必要になることがある。

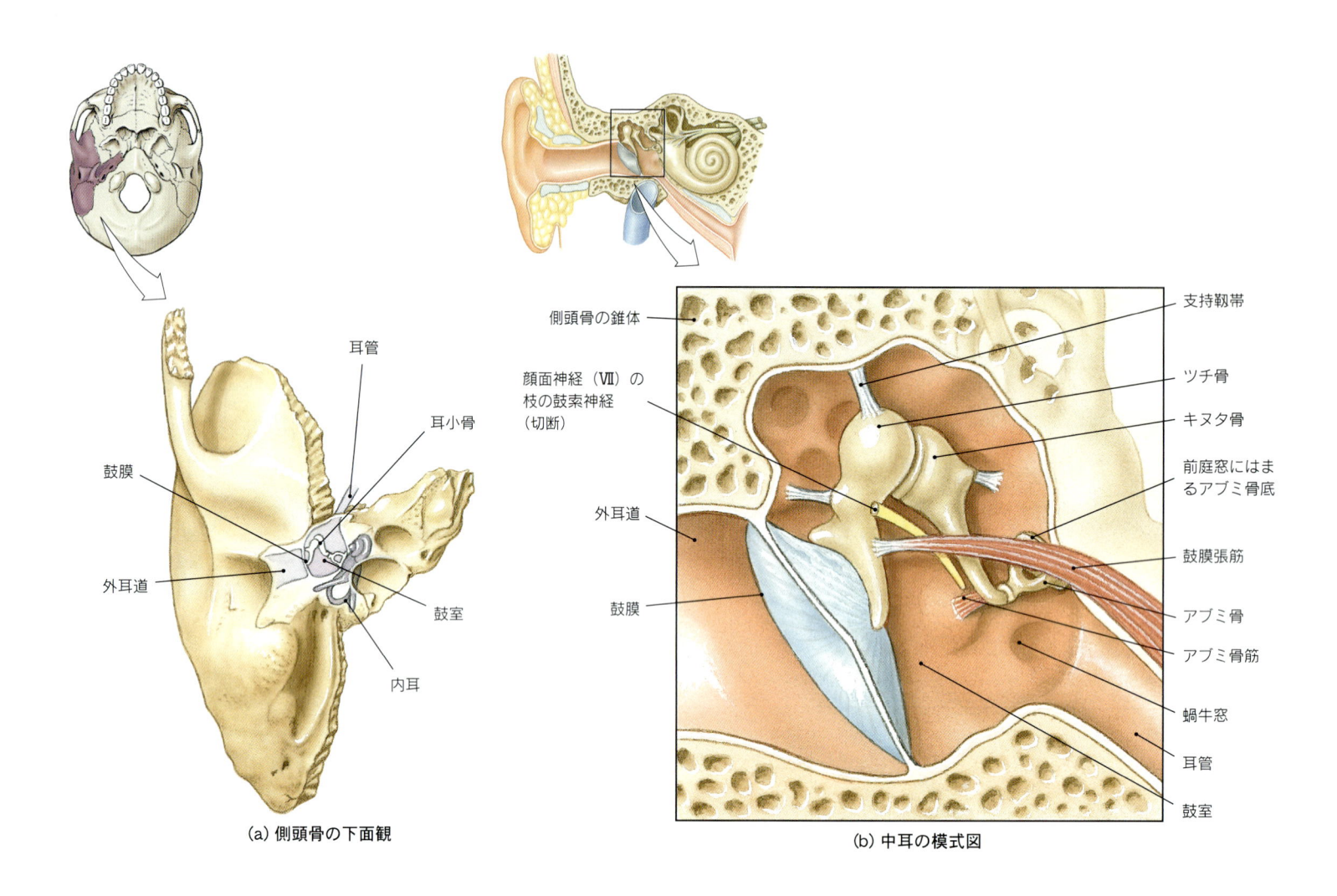

(a) 側頭骨の下面観

(b) 中耳の模式図

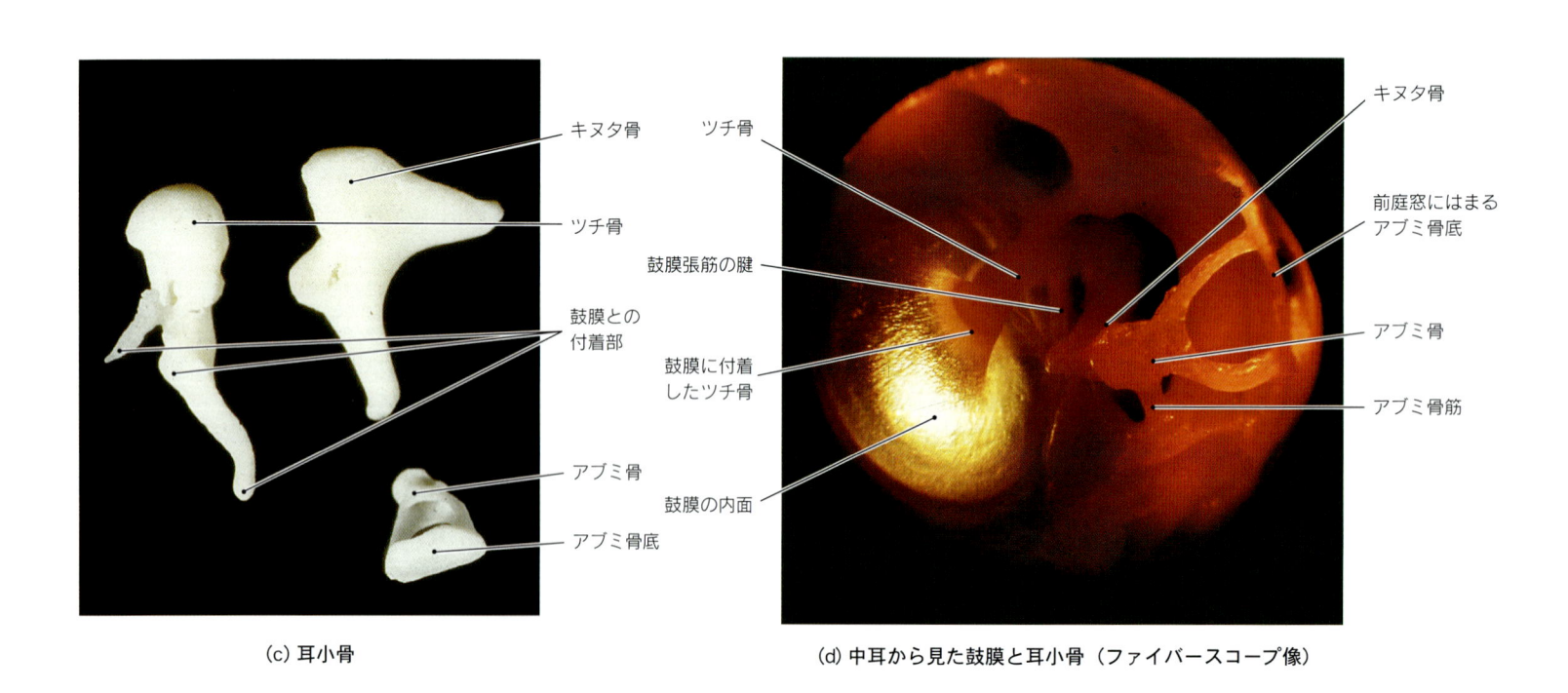

(c) 耳小骨

(d) 中耳から見た鼓膜と耳小骨（ファイバースコープ像）

図 18-10　中耳の構造

C. 内耳

a. 膜迷路と骨迷路

　平衡覚と聴覚は**内耳** inner ear にある受容器で感受される（図18-9，図18-11）。この受容器は**内リンパ** endolymph という液体で満たされた**膜迷路** membranous labyrinth のなかにある。内リンパは特殊なイオン構成を持つ。普通の細胞外液はナトリウム濃度が高くカリウム濃度が低いのに対し，内リンパはカリウム濃度が高くナトリウム濃度が低い。

　骨迷路 bony labyrinth は骨で囲まれた空洞の部分で，膜迷路を囲んで保護している。骨迷路の形は膜迷路と似ている（図18-12b）。骨迷路の内面と膜迷路の間には，脳脊髄液とよく似た性状の**外リンパ** perilymph が流れている。

b. 骨迷路

　骨迷路は**半規管** semicircular canal，**前庭** vestibule，**蝸牛** cochlea の部分からなる（図18-9，図18-12b）。前庭と半規管は，液体の入った部分が広くつながっているので，まとめて前庭複合体と呼ぶことがある。

　半規管はループ状をなす3本の前・後・外側半規管がある。いずれも前庭から起こり前庭に終わるループ状の管で，互いに直交する面上にある。

　蝸牛はラセン状に巻いた管で，その基部には2つの小孔がある。**前庭窓（卵円窓）** oval window は上にある孔で，アブミ骨底によって塞がれている（図18-10b, d）。**蝸牛窓（正円窓）** round window は下にある孔で，薄くて弾力性のある膜が張っていて，蝸牛の外リンパと中耳の空気とを隔てている（図18-9）。

　鼓膜の振動はアブミ骨によって内耳の外リンパに伝えられ，最終的に蝸牛管内の受容器を刺激し，音を"聴く"ことができる。

c. 膜迷路

　骨迷路のなかには膜迷路が入っており，半規管と前庭にある膜迷路の受容器が平衡覚を感受する。半規管は頭の回転を感受し，前庭にある卵形嚢と球形嚢という膜性の袋が直線加速度と重力を感受する。また，蝸牛内の受容器が聴覚を感受する。

　膜迷路にある受容器は**有毛細胞** hair cell と呼ばれる（図18-12d）。有毛細胞は**支持細胞** supporting cell で囲まれており，感覚性の求心性神経線維につながっている。有毛細胞の表面には80～100本の長い**不動毛** stereocilium がある。半規管や前庭の有毛細胞には，そのほかに大きな線毛である**動毛** kinocilium が1本ある。有毛細胞は不動毛や動毛を動かすわけではない。外力の振動によって不動毛や動毛が動くと細胞膜がひずみ，有毛細胞が化学伝達物質を出す頻度が変化する。つまり，有毛細胞は高度に特殊化した機械受容器であるといえる。

1) 半規管 semicircular canal

　前・後および外側半規管 anterior, posterior and lateral semicircular canals は卵形嚢とつながっている（図18-12b）。それぞれの半規管の基部には**膨大部** ampulla という膨らみがある。その壁には**膨大部稜** crista という隆起があり，なかに有毛細胞が並んでいる（図18-12b, c）。

　有毛細胞の表面には線毛と不動毛があり，ゼラチン様のゼラチン頂（クプラ）に埋もれている。ゼラチン頂の比重は周囲の内リンパと近いので，実質的には受容器のなかで"浮いて"いる。

　頭が半規管の管と同じ方向に回転すると，管のなかにある内リンパの流れによってゼラチン頂が押され，有毛細胞の毛が傾く。一方向へのリンパの流れは有毛細胞を刺激し，反対方向への動きは抑制する。内リンパの動きが止まると，ゼラチン頂は正常な位置に戻る。

　運動は三次元座標の3方向に分けて解析することができ，3本の半規管はそれぞれの方向の回転運動と反応する（図18-13）。"いいえ"と頭を水平方向に振る運動は，外側半規管の有毛細胞を刺激する。"はい"とうなずくときには前半規管の有毛細胞が興奮し，頭を横に傾けるときには後半規管が関与する。

2) 卵形嚢 utricle と球形嚢 saccule

　前庭には卵形嚢と球形嚢という袋状に膨らんだ膜迷路が入っている。

　卵形嚢と球形嚢の有毛細胞は楕円形の**平衡斑** macula（卵形嚢斑と球形嚢斑）にある（図18-12b，図18-14a）。有毛細胞の感覚毛は半規管膨大部と同じように平衡砂膜というゼラチン様物質のなかに埋もれているが，有毛細胞そのものは，炭酸カルシウムの結晶が密に詰まった薄い層の下にある。この結晶は**平衡砂** statoconium（**耳石** otolith）と呼ばれ（図18-14b），頭が前を向いているときは平衡砂は平衡斑の上で静止していて，平衡斑の表面が均一に下向きに押されている。頭が傾くと，平衡砂は平衡斑の端にずれる。このずれを感覚毛が感受して有毛細胞が活動し，頭が水平でないことを中枢神経に伝える（図18-14c）。

　エレベーターが下がり始めると，すぐにそう感じるのは，平衡砂が有毛細胞を強く圧迫しなくなるためである。下りのエレベーターが減速すると，平衡砂は有毛細胞を強く押して，"重力が増した"と感じる。同様に，車が急にスピードを上げたときに直線加速度を感じるしくみを説明できる。平衡砂は感覚毛をゆがませ，感覚神経の活動を変化させる。

　卵形嚢と球形嚢（図18-12b）は，細い通路で内リンパ管 endolymphatic duct とつながっている（図18-14a）。内リンパ管は**内リンパ嚢** endolymphatic sac という膨らみを作って側頭骨の硬膜下で行き止まりとなる。内リンパは蝸牛管の一部から絶えず分泌されており，内リンパ嚢で内リンパが吸収されて体循環に戻る。

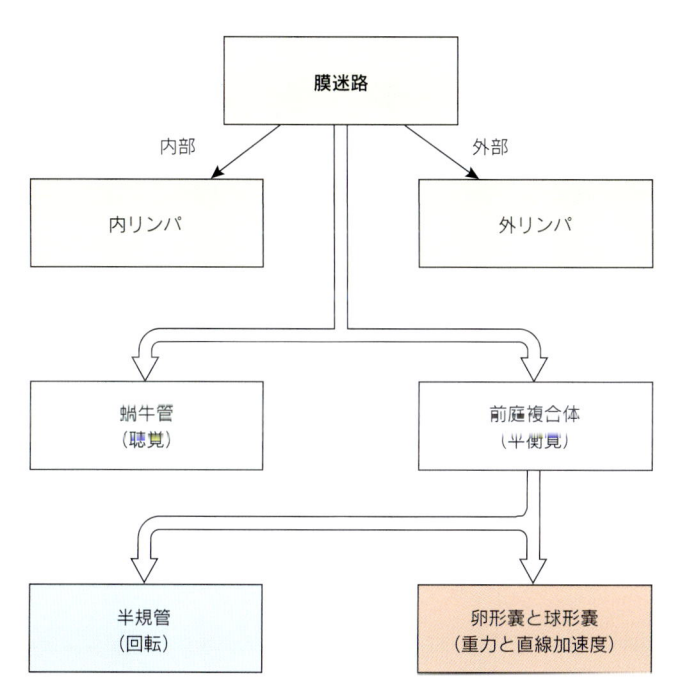

図18-11　内耳の構造
感覚受容器の関係を示すフローチャート。

18

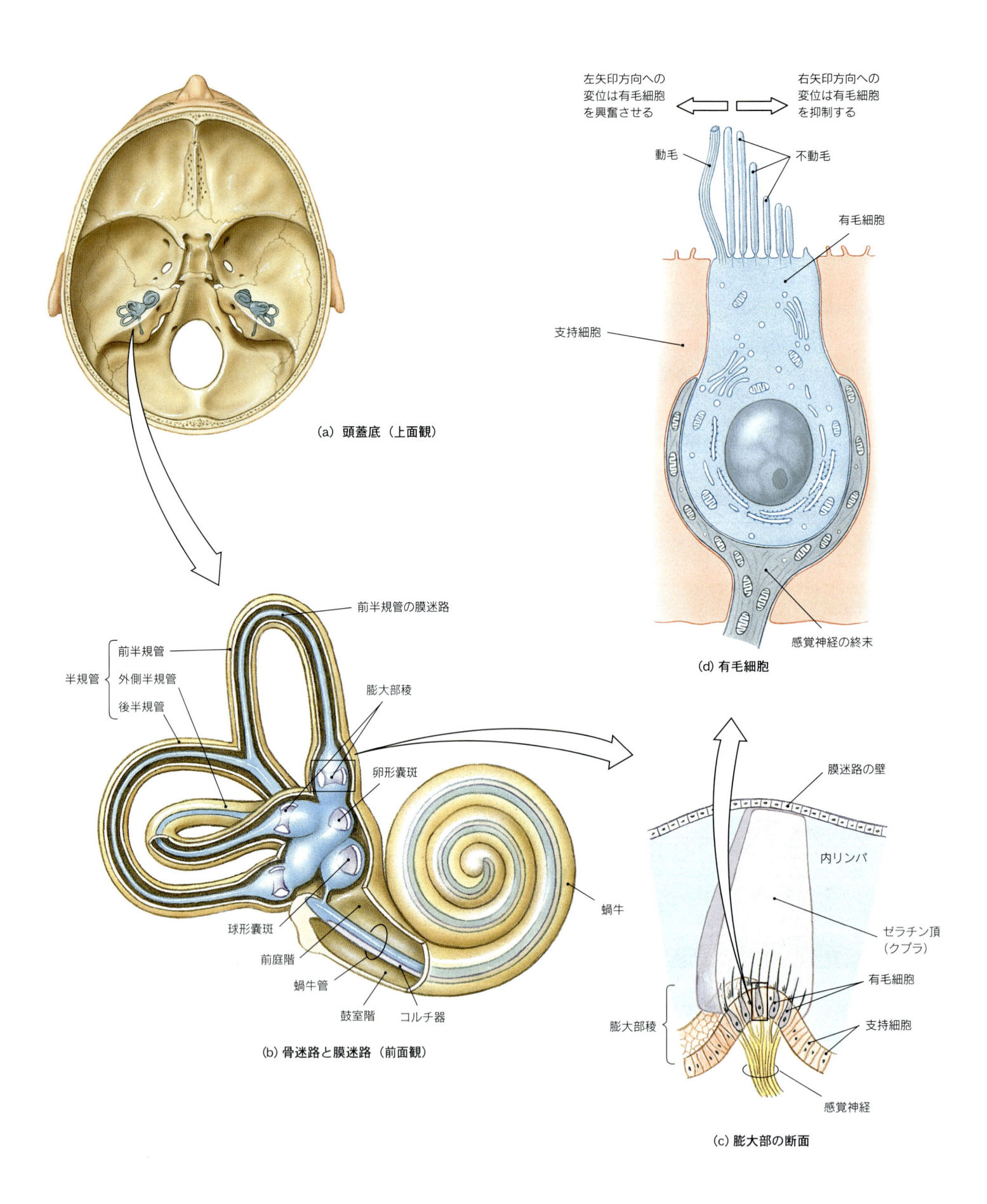

(a) 頭蓋底（上面観）

(b) 骨迷路と膜迷路（前面観）
- 前半規管の膜迷路
- 半規管
  - 前半規管
  - 外側半規管
  - 後半規管
- 膨大部稜
- 卵形嚢斑
- 球形嚢斑
- 前庭階
- 蝸牛管
- 鼓室階
- コルチ器
- 蝸牛

(c) 膨大部の断面
- 膜迷路の壁
- 内リンパ
- ゼラチン頂（クプラ）
- 有毛細胞
- 支持細胞
- 膨大部稜
- 感覚神経

(d) 有毛細胞
- 左矢印方向への変位は有毛細胞を興奮させる
- 右矢印方向への変位は有毛細胞を抑制する
- 動毛
- 不動毛
- 有毛細胞
- 支持細胞
- 感覚神経の終末

図 18-12　内耳の構造と有毛細胞

372

神経系：感覚

D. 平衡覚と聴覚

a. 平衡覚伝導路

前庭と半規管の有毛細胞からの情報は，隣接する**前庭神経節** vestibular ganglion に入る。この神経節の感覚神経線維は，内耳神経（Ⅷ）の枝の**前庭神経** vestibular nerve を形成し，橋と延髄の境にある前庭神経核にある神経細胞に情報を伝える。この核には以下の働きがある。

- 頭の両側から入ってくる身体バランスと平衡の感覚情報を統合する。
- 平衡器からの情報を小脳に伝える。
- 平衡器からの情報を大脳皮質に伝え，位置と動きを認識させる。
- 脳幹や脊髄の運動神経核に指令を送る。

前庭神経核から発信された運動指令は，眼球や頭・頚部の運動に関わる脳神経（Ⅲ，Ⅳ，Ⅵ，Ⅺ）に伝えられる。脊髄の**前庭脊髄路** vestibulospinal tract を通る指令は，頭・頚部の反射性運動を補完し，末梢の筋緊張を調節する（図18-16）。

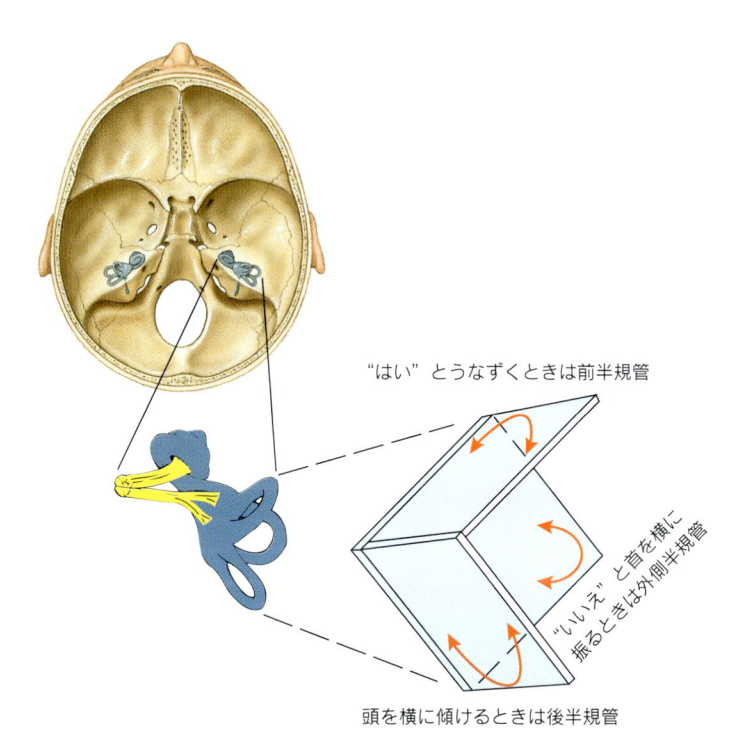

"はい"とうなずくときは前半規管
"いいえ"と首を横に振るときは外側半規管
頭を横に傾けるときは後半規管

図 18-13　半規管の働き
頭の変位時に作用する半規管を示す。

b. 音の感知

鼓膜は外耳道を伝わってきた音を集め，周波数が約 20 〜 20,000Hz の音波に反応して振動する。小児はこの範囲の周波数の音を聞くことができるが，高齢になるにつれてその範囲は狭くなる。

耳小骨は鼓膜の振動を前庭窓に伝える。アブミ骨が前庭窓を押すと，前庭階の外リンパに圧力がかかる。蝸牛の周囲の大部分は骨で囲まれているため，前庭窓にかかった圧力は蝸牛窓を押すことになり蝸牛窓を被う膜は外側に膨らむ。

外リンパに圧力がかかると，蝸牛管とコルチ器が変形して有毛細胞を刺激する。音の周波数（高低）によって最も強く刺激される部位が異なる。周波数が高い音は前庭窓に近い基底板を振動させ，周波数が低いほど前庭窓から遠い基底板が振動する。

基底板の動きの大きさは前庭窓にかかる力によって変化するので，音の強さが判別できる。音が非常に大きいと有毛細胞の不動毛が壊れて難聴を起こすことがある。音が大きすぎる場合は，鼓膜張筋とアブミ骨筋が反射的に収縮するが，それでも間に合わないことがある。表 18-2 には音波を聴覚に変換する各段階をまとめてある。

3）蝸牛管 cochlear duct

蝸牛のなかには，細くて長い蝸牛管という膜迷路がある。**蝸牛軸** modiolus を中心として，2.5 回転して巻いており，その全体像はカタツムリの殻に似ている。（図18-12b，図18-15）。蝸牛軸には**ラセン神経節** spiral ganglion があり，蝸牛管の受容器からの信号を受ける神経細胞の細胞体がある。

蝸牛管の上下には外リンパの入った腔（外リンパ隙）がある。蝸牛の断面では，蝸牛管の上には**前庭階** scala vestibuli が，下には**鼓室階** scala tympani が見られる。前庭階と鼓室階は蝸牛頂の部分でつながっている。前庭窓は前庭階の基底部にあり，蝸牛窓は鼓室階の基底部にある。

蝸牛管の有毛細胞は，**コルチ器** organ of Corti（**ラセン器** spiral organ）と呼ばれる構造のなかにある（図18-15b〜f）。コルチ器は蝸牛管と鼓室階を境する**基底板** basilar membrane の上にあり，有毛細胞は蝸牛管の長軸に沿って内側と外側で列をなして並んでいる。これらの有毛細胞の不動毛の上には，**蓋膜** tectorial membrane が被いかぶさっている。蓋膜は蝸牛管の蝸牛軸側の壁に付着しており，基底板が上下に振動すると，有毛細胞の不動毛が変形する。

c. 聴覚伝導路

有毛細胞が刺激されると，神経細胞が興奮する。この神経細胞の細胞体はラセン神経節にあり，その神経線維は**蝸牛神経** cochlear nerve となる。蝸牛神経は前庭神経とともに内耳神経（Ⅷ）となって延髄に入るが，蝸牛神経は同側の**蝸牛神経核** cochlear nucleus でシナプスを作る。

二次ニューロンの軸索は，交叉して反対側に至り，上行して中脳の下丘に達する（図18-17）。ここは，聴覚反射に関する頭，顔，体幹の筋の運動などの，聴覚刺激に対する反射の処理センターで，突

> **臨床ノート　眼振**
>
> 上丘からの指令によって自動的な眼球の運動が起こる（☞第15章）。これは見つめているところに焦点を合わせ続けようとするためである。回転しながら周囲を見ると，視線はある場所にしばらく止まり，次の瞬間には，短時間の速い眼球運動で別の場所に移ることを繰り返す。このような眼球運動は**眼振** nystagmus といい，身体が静止していても，極端に横を見たり，脳幹や内耳に傷害があると起こることがある。

✓ 非常に大きい音がしたとき，鼓膜が傷害されないために，鼓室内ではどんなことが起こりますか。
✓ 耳小骨とはどんなもので，どんな働きがありますか。
✓ 外リンパとはどのようなもので，どこにありますか。
✓ 頭を振ると頭の運動を感じる機構を説明しなさい。

表18-2　聴覚を感じるまでの段階

1. 音の振動が鼓膜に達する。
2. 鼓膜の振動が耳小骨を動かす。
3. アブミ骨の動きが前庭窓から前庭階の外リンパに伝わり，圧力波を生じる。
4. 圧力波が伝搬して，鼓室階の蝸牛窓に達するまで基底板を振動させる。
5. 基底板が振動すると，蓋膜に有毛細胞が当たって振動し，有毛細胞が刺激されて神経伝達物質を放出する。
6. 刺激された場所と強さの情報が，蝸牛神経を通して中枢神経に伝わる。

18

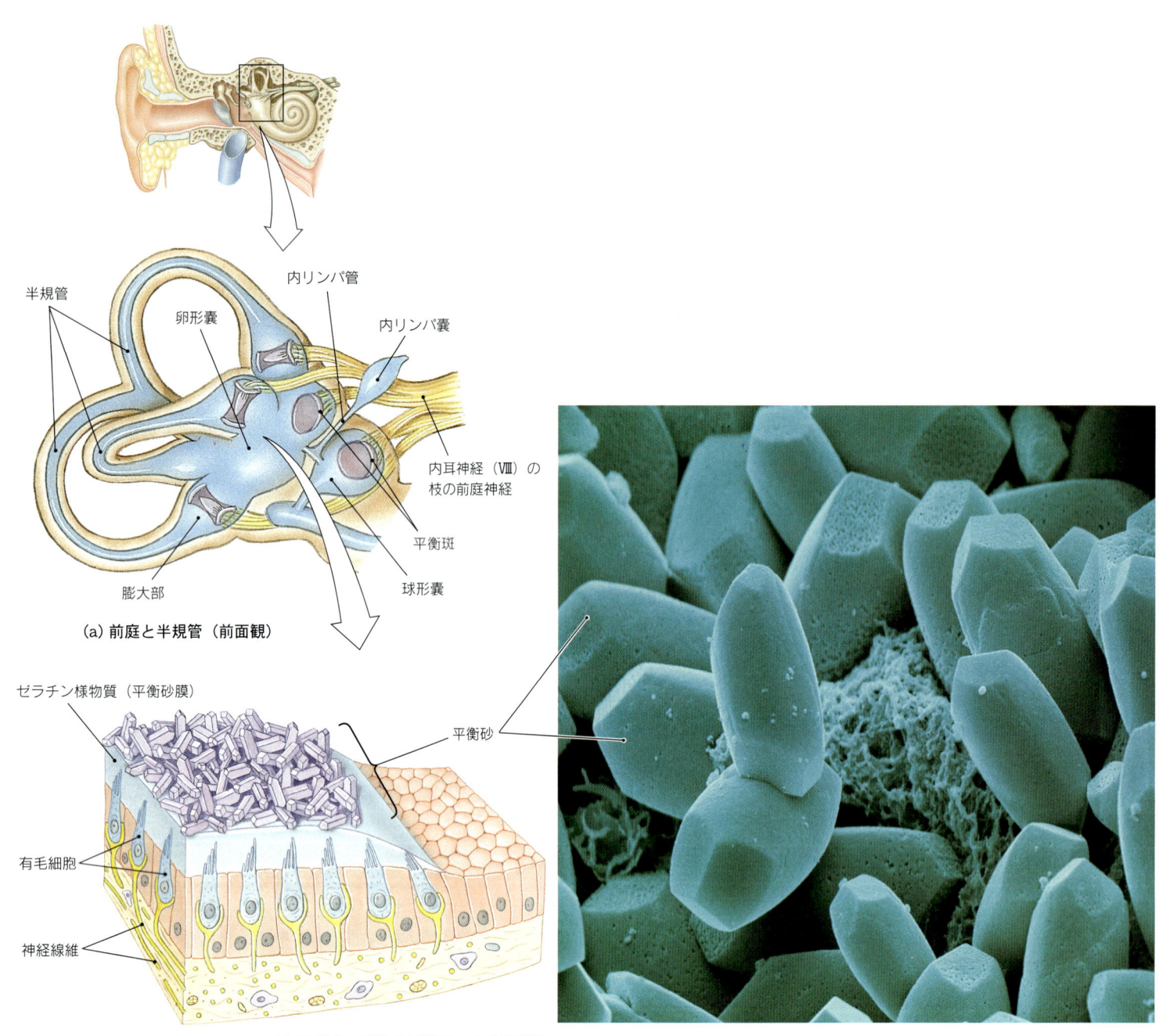

(a) 前庭と半規管（前面観）

(b) 平衡斑の構造と平衡砂の走査電顕像

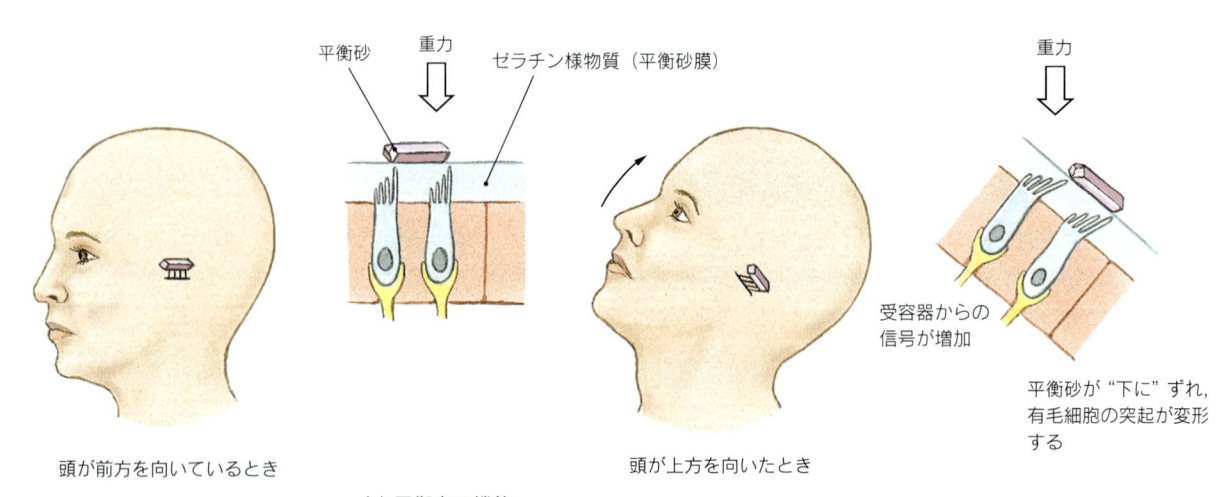

(c) 平衡斑の機能

図 18-14　卵形嚢と球形嚢にある平衡斑の位置と働き

18 神経系：感覚

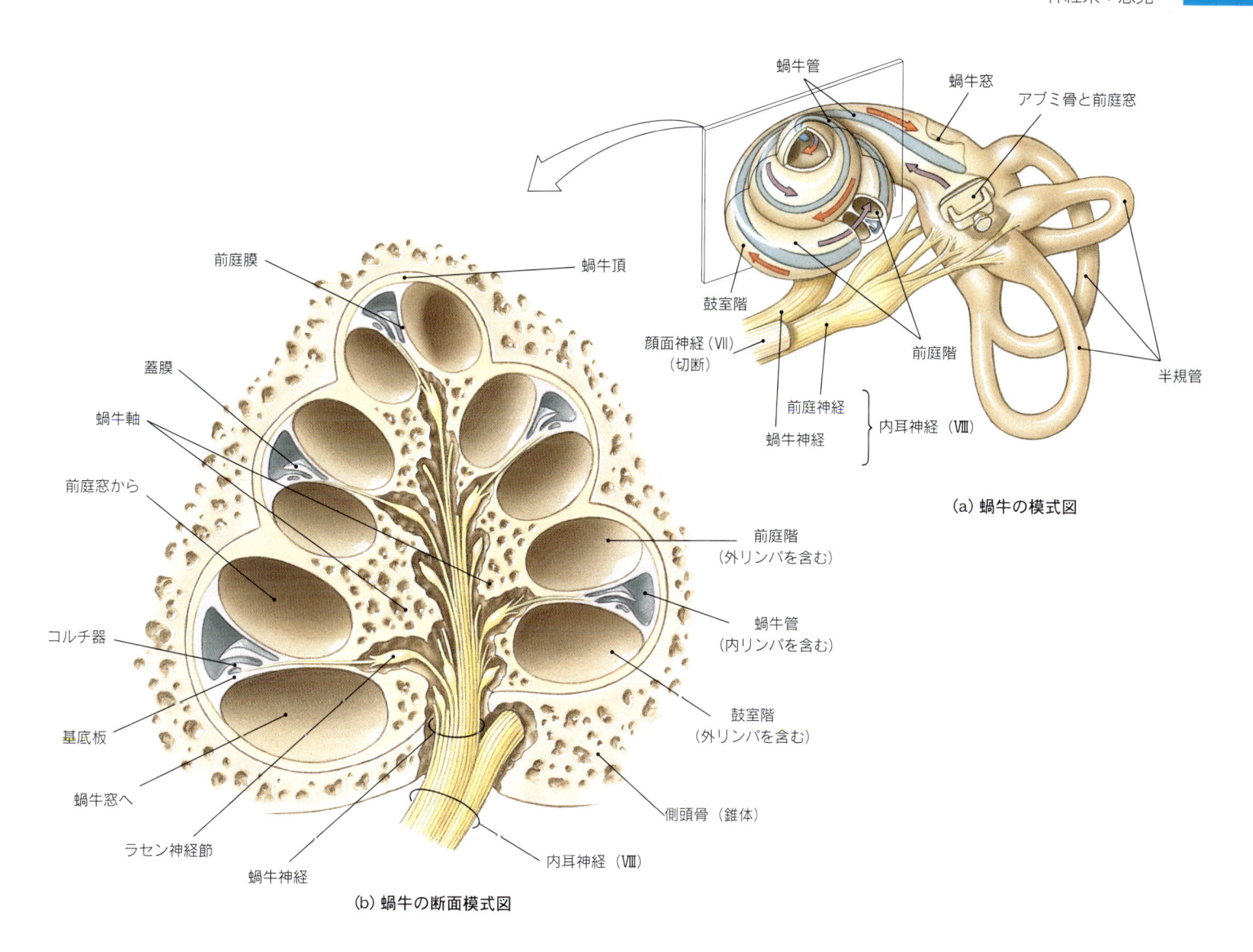

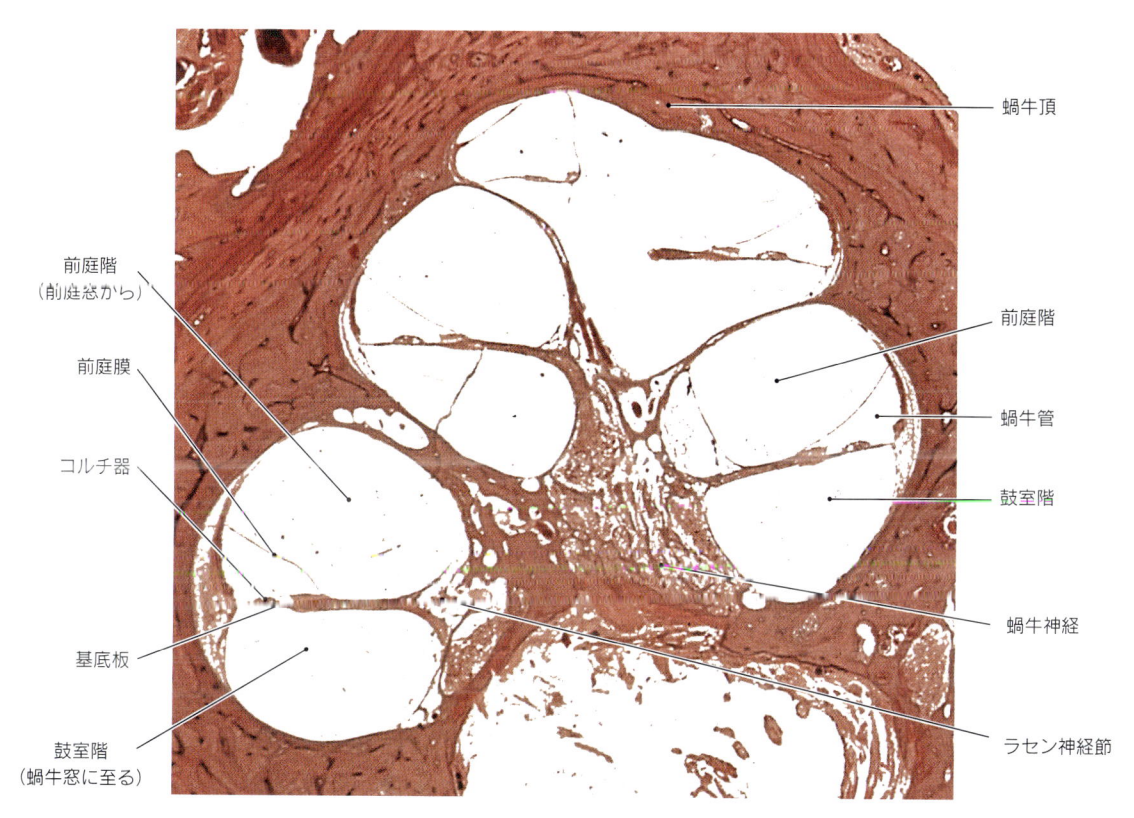

(a) 蝸牛の模式図

(b) 蝸牛の断面模式図

(c) 蝸牛の断面の光顕像

図 18-15　蝸牛とコルチ器

18

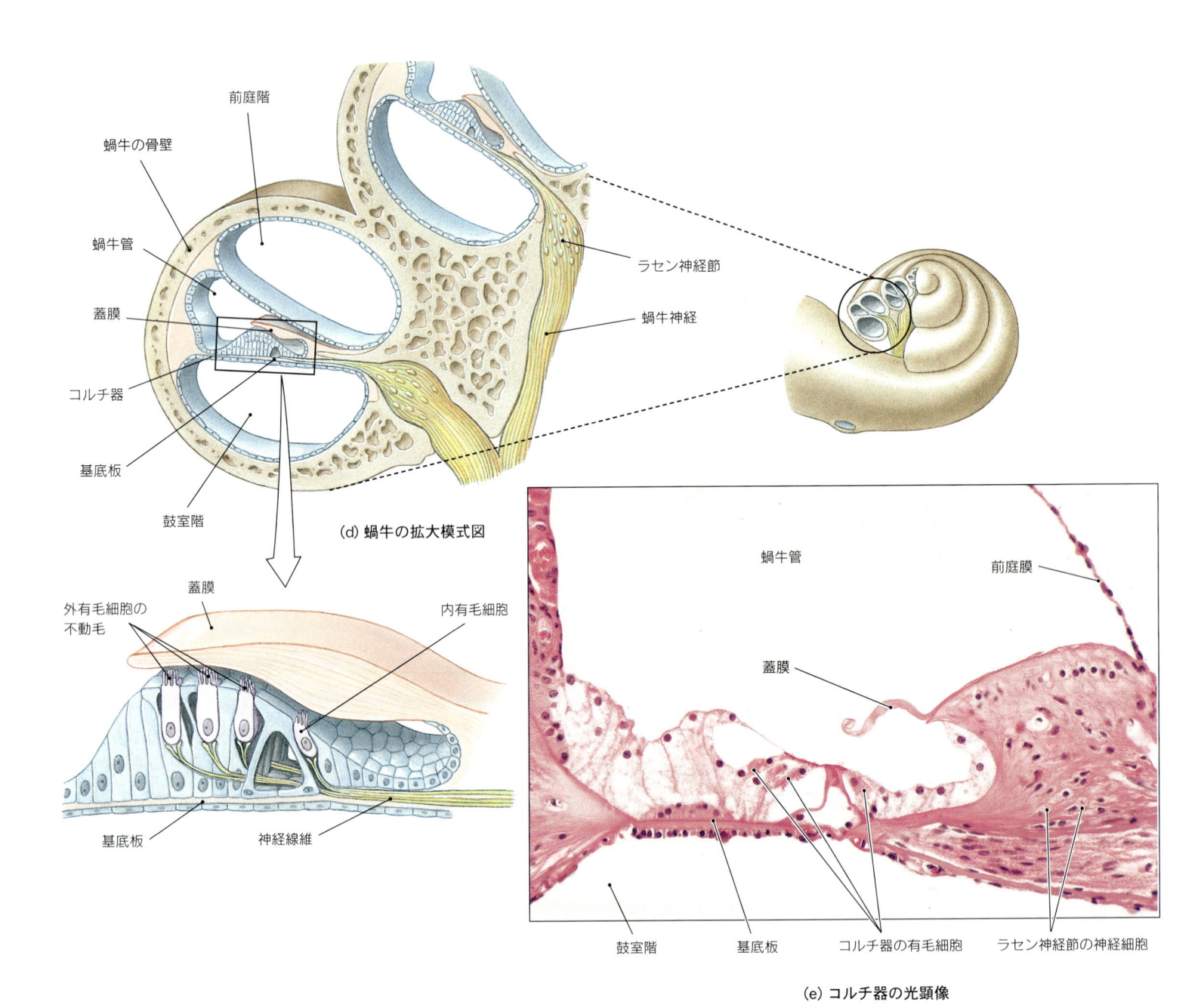

(d) 蝸牛の拡大模式図

前庭階／蝸牛の骨壁／蝸牛管／蓋膜／コルチ器／基底板／鼓室階／ラセン神経節／蝸牛神経

外有毛細胞の不動毛／蓋膜／内有毛細胞／基底板／神経線維

(e) コルチ器の光顕像

蝸牛管／前庭膜／蓋膜／鼓室階／基底板／コルチ器の有毛細胞／ラセン神経節の神経細胞

(f) コルチ器の有毛細胞の走査電顕像（疑似カラー像，×1,320）

内有毛細胞の不動毛／外有毛細胞の不動毛

図 18-15 （つづき）

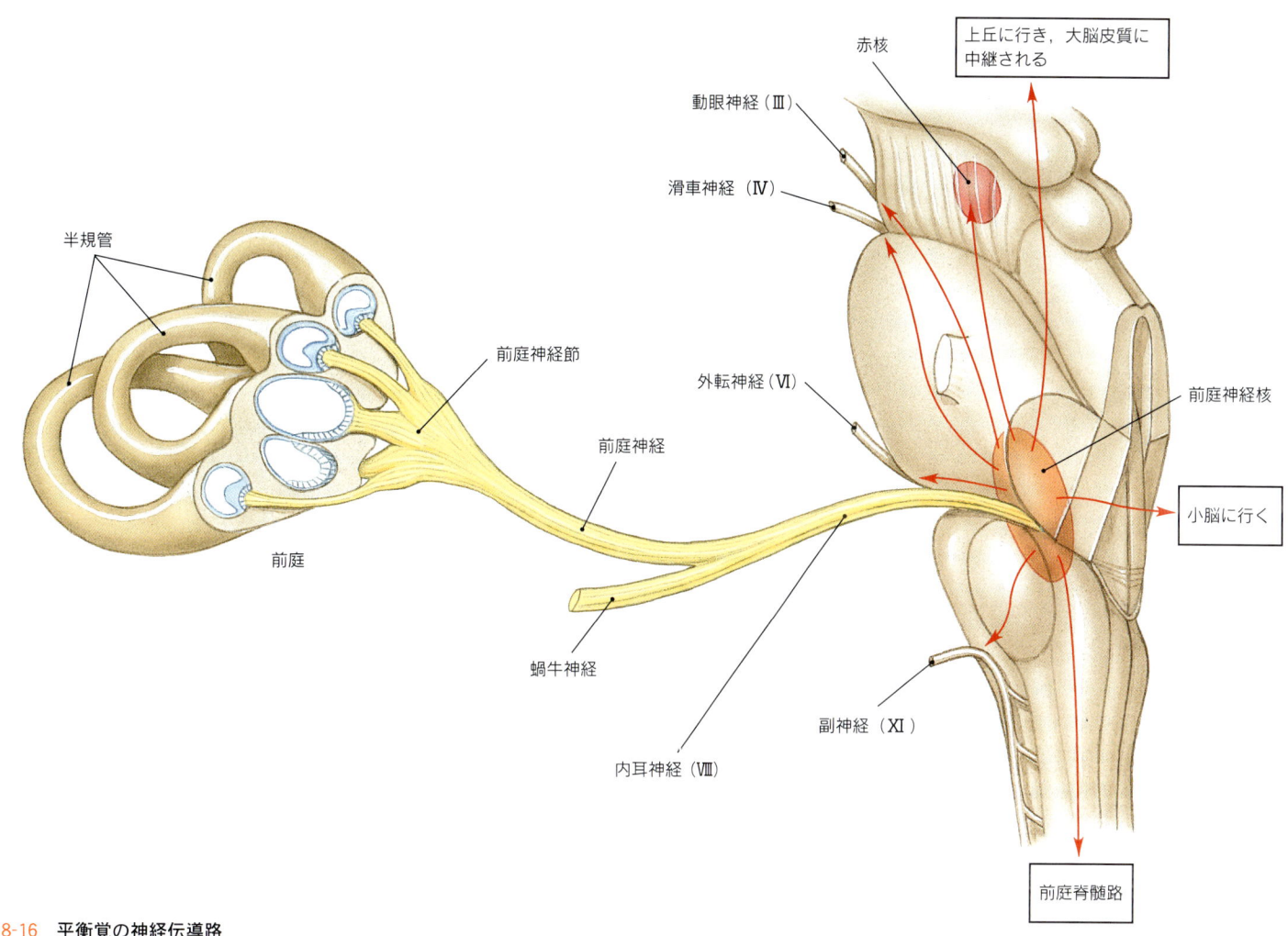

図 18-16　平衡覚の神経伝導路

然大きな音がすると頭の位置を自動的に動かしたりする。
　上行性の神経線維は，下丘から間脳の内側膝状体に行ってシナプスを作り，側頭葉の聴覚野に情報を伝えて音が認識される。聴覚野にはコルチ器の地図があり，音の高低によって聴覚野の異なる場所が活性化される。聴覚野が傷害されると，音に反応する聴覚反射はあるが，音の意味を理解したり音のパターンを認識するのが困難になる。隣接する連合野が傷害されると，音やそのパターンを感じることには問題はないが，音の意味を理解することができなくなる。

❏臨床ノート　難聴

　伝音性難聴 conductive deafness は，中耳で鼓膜から前庭窓に至る振動の伝達が障害されて起こる。また，耳垢や水が溜まって外耳道が閉塞すると，一時的な難聴になる。さらに，鼓膜が穿孔したり，鼓室に液体が溜まったり，耳小骨の動きが悪くなっても難聴が起こる。
　神経性難聴 nerve deafness は，蝸牛や聴覚伝導路に問題があって起こる難聴をいう。前庭窓に振動が伝達されても有毛細胞が反応しなかったり，反応しても中枢に情報が届かないことがある。ネオマイシンやゲンタマイシンのようなアミノ配糖体系の抗生物質は，大量投与すると内リンパに入って有毛細胞を破壊することがある。また，感染によって有毛細胞や蝸牛の神経が傷害されることもある。

√ 外リンパの圧力が高くなっても蝸牛窓の膜が膨らむことができなければ，音の感覚にどのような影響がありますか。
√ コルチ器の有毛細胞から不動毛が失われたら，聴力にどのような影響がありますか。
√ 蝸牛管と鼓室階の区別を述べなさい。
√ コルチ器の有毛細胞を刺激する構造は何ですか。

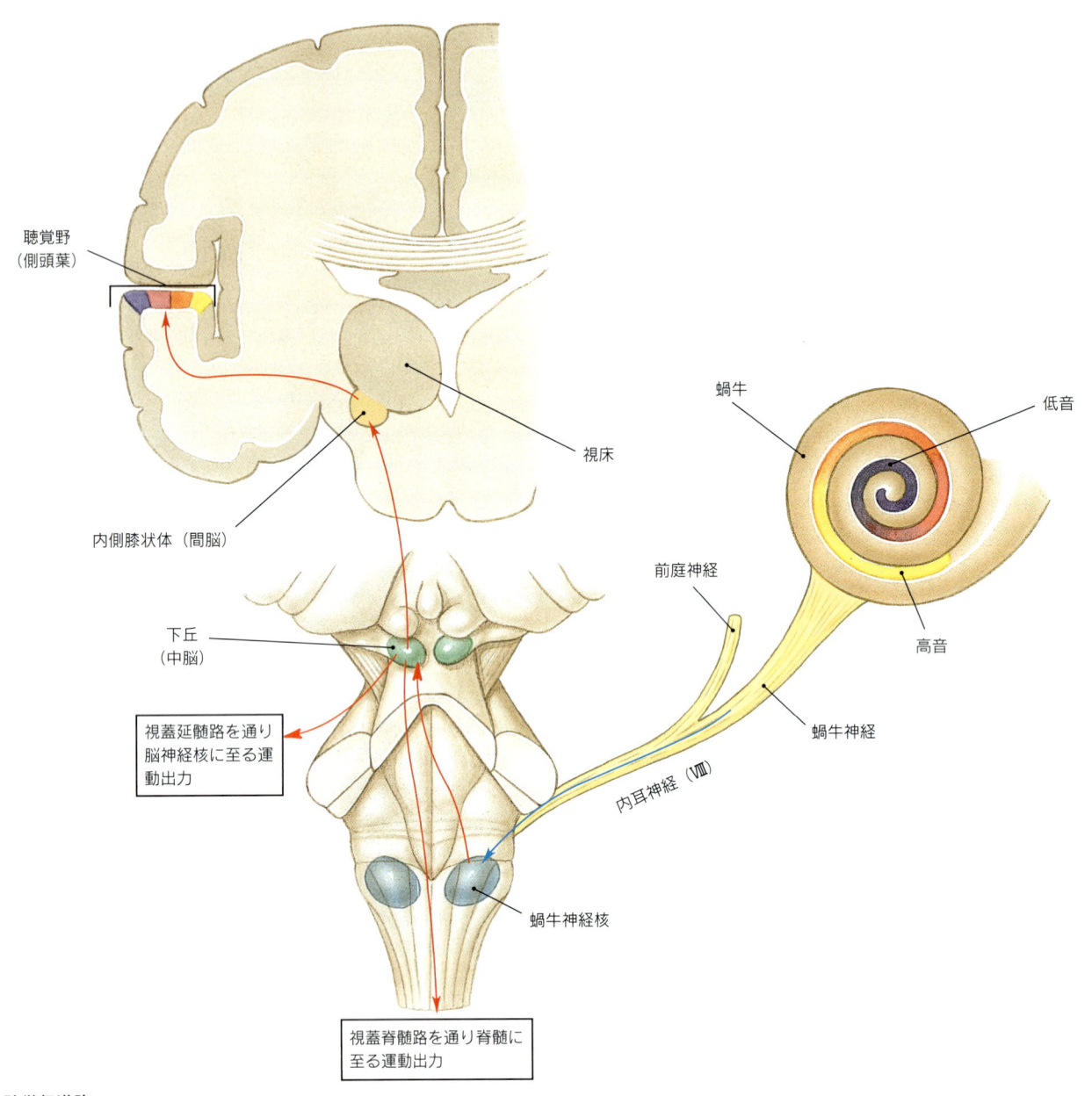

図 18-17　聴覚伝導路
聴覚情報は蝸牛神経によって延髄の蝸牛神経核に運ばれる。次いで，下丘に伝えられ，下丘は音に対する反射性の運動指令を出す。上行性の聴覚情報は下丘から内側膝状体に行き，さらに側頭葉の聴覚野に至る。

6. 視覚

　視覚はヒトにとって極めて大切で，視覚の中枢である視覚野はほかの特殊感覚野よりも数倍大きい。視覚受容器は眼球内にあり，単に光を感じるだけでなく画像を得ることができる。
　眼球を保護し，支持している副眼器から説明しよう。

A. 副眼器

　副眼器 accessory ocular organ には，眼瞼，結膜，涙器などがある。

a. 眼瞼

　眼瞼 palpebra は"まぶた"のことで，皮膚の続きで眼球の表面を保護している。まばたきをすることによって眼球の表面は水分で潤され，ほこりやごみが除去される。
　上眼瞼と下眼瞼の間のすき間を**眼瞼裂** palpebral fissure といい，内眼角 medial canthus と外眼角 lateral canthus でつながっている（図18-18）。眼瞼の縁に沿って生えている"まつげ"は**睫毛** eyelash といい，睫毛の毛根神経叢が刺激を受けると，反射的にまばたきが起こる。この反射によって，異物や昆虫が眼球表面に入るのが防止される。
　睫毛は**ツァイス腺** gland of Zeis という大きな脂腺を伴っている。**瞼板腺** tarsal gland（**マイボーム腺** Meibomian gland）は眼瞼の縁の内面に並んでいる腺で，脂質に富んだ物質を分泌する。内眼角にある**涙丘** lacrimal caruncle の腺は濃い分泌物を産生し，目やにとなる。これらの腺には，細菌が侵入して感染を引き起こすことがある。**霰粒腫** chalazion は，通常，瞼板腺の感染によって起こる。睫毛の脂腺や瞼板腺や睫毛の毛包間の汗腺に感染が起こると，**麦粒腫** sty と呼ばれる有痛性の局所的な腫れが起こる。
　眼瞼の前面は，薄い重層扁平上皮からなる皮膚で被われている。皮下には，**瞼板** tarsal plate と呼ばれる幅広い板状の結合組織があり，眼瞼を支持し補強している。皮膚と瞼板の間には，眼輪筋や上眼瞼挙筋（図18-19）の筋線維が走る。眼輪筋は眼を閉じ，上眼瞼挙筋は上眼瞼を引き上げる。

神経系：感覚

b. 結膜

眼瞼内面と眼球表面を被う粘膜は**結膜** conjunctiva と呼ばれ（図18-20），特殊な重層扁平上皮で被われている。**眼瞼結膜** palpebral conjunctiva は眼瞼の内面を被う。**眼球結膜** ocular conjunctiva（球結膜 bulbar conjunctiva）は眼球の前面を被い，角膜とつながる。眼瞼結膜と眼球結膜が結合する部分はドーム状をなし，**結膜円蓋** fornix と呼ばれる。

眼球表面は絶えず涙で潤されており，結膜は清浄に保たれる。上皮の杯細胞から分泌される分泌物は，眼球表面を潤滑し，眼瞼結膜との間で摩擦が生じたり，乾燥しないようにしている。

結膜上皮は，非常に薄くてデリケートな5〜7層の細胞からできた扁平上皮からなる。結膜は，眼瞼縁付近では，皮膚に似た丈夫な重層扁平上皮になっている。眼瞼結膜には多くの自由神経終末があり，その鋭敏さは様々である。

c. 涙器

涙器 lacrimal apparatus は涙を産生し，眼球表面を潤わせて，排出する器官で，涙腺，上・下涙小管，涙嚢，鼻涙管からなる（図18-18b）。涙は眼球と眼瞼の摩擦を減らし，ごみを除去し，細菌感染を防止して，眼瞼結膜に栄養と酸素を供給する。

涙腺は小指頭大の大きさ（12×20 mm）で，眼球の上外側にある前頭骨のくぼみに納まっている（図18-19）（☞第6章）。上眼瞼の結膜円蓋の外側部には，**涙腺** lacrimal gland からの10〜12本の導管が開口する。

涙腺は涙を産生する。涙は弱アルカリ性の水性の液で，微生物を攻撃する**リゾチーム** lysozyme という酵素を含んでいる。涙腺は1日に約1 mℓ の涙を産生する。涙は眼球表面で，付属腺，油性のマイボーム腺やツァイス腺の分泌物と混じる。マイボーム腺やツァイス腺の分泌物は，潤滑を助け，蒸発を遅らせる"油膜"を作る。

眼球表面の涙は，まばたきによって内眼角の"**涙湖**" lacus

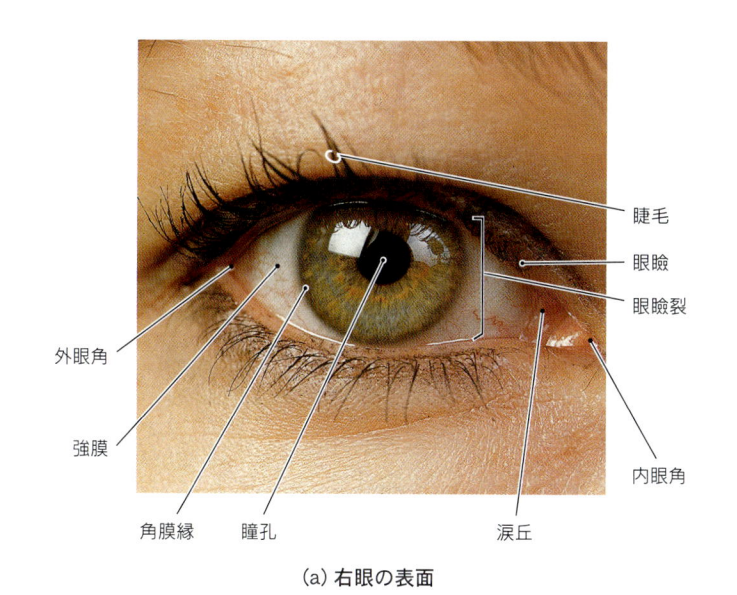

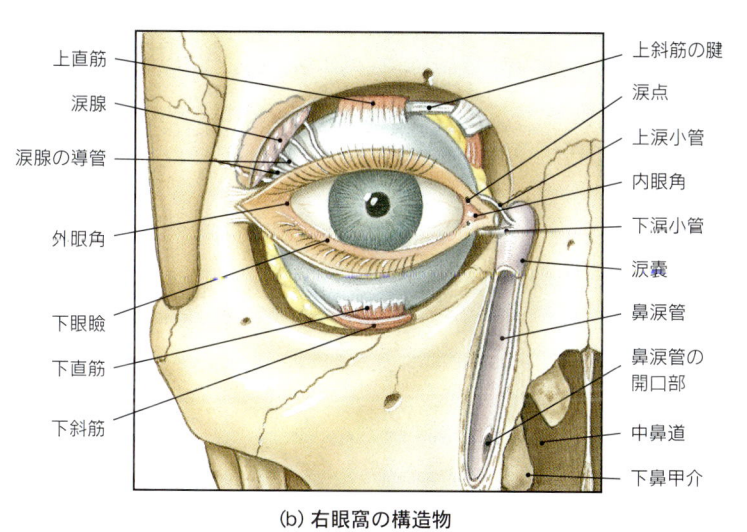

図 18-18　眼球と副眼器（その1）

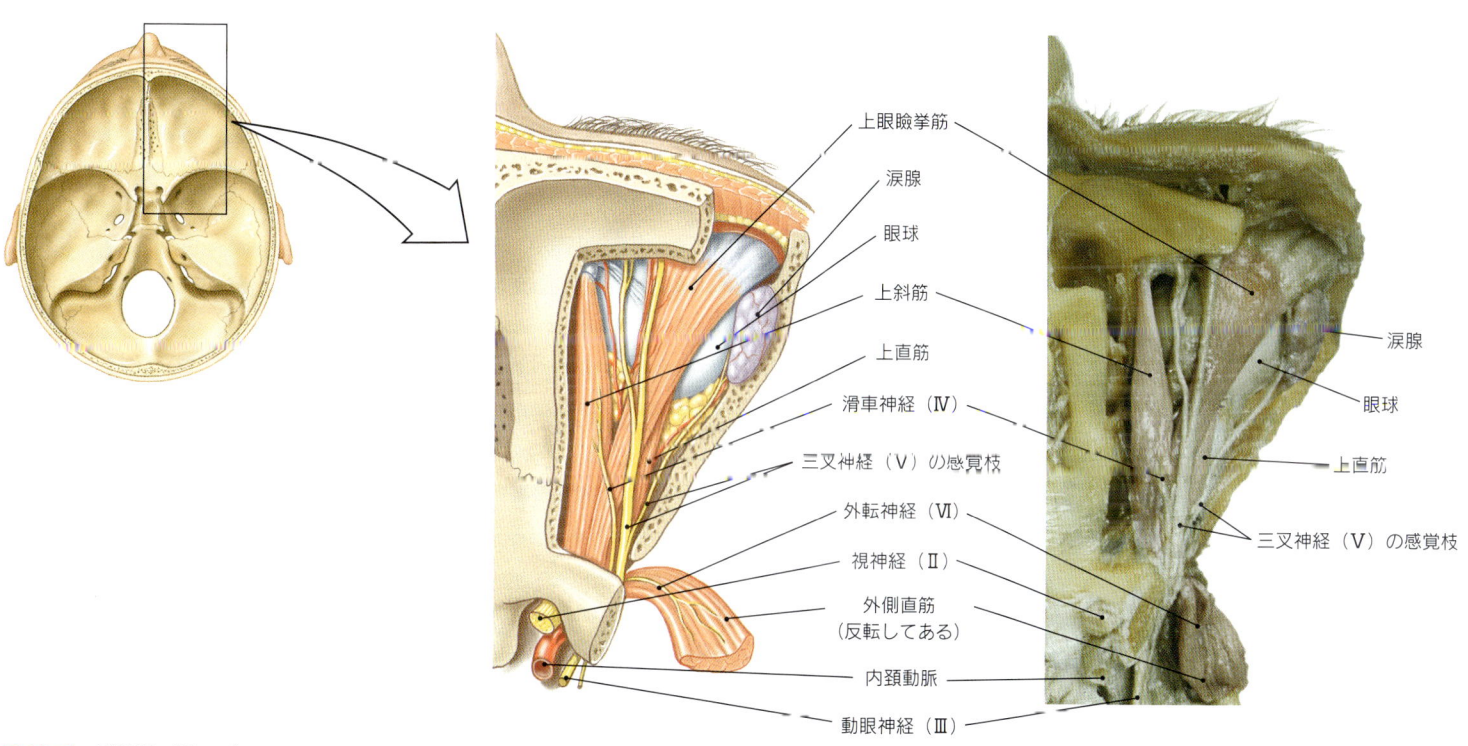

図 18-19　副眼器（その2）
右眼窩の内容物の上面観。

18

lacrimalis に集まる．そこには，上下に2つの小さな**上・下涙点** superior and inferior lacrimal puncta があり，これらの点から涙が**涙小管** lacrimal canaliculus に排出される．涙小管は涙骨の溝を走り，涙骨の涙嚢窩にある涙嚢へと続く．涙嚢からは**鼻涙管** nasolacrimal duct が伸びており，涙はこの鼻涙管を通って鼻腔側面の下鼻道に運ばれる（☞第6章）．

涙点が塞がったり，涙の分泌が亢進すると，涙が溢れる．涙の分泌が低下すると乾性角結膜炎が起こることがある．"人工涙液"を目薬として使用する場合が多いが，重症な場合は涙点を閉塞する手術が行われることもある．

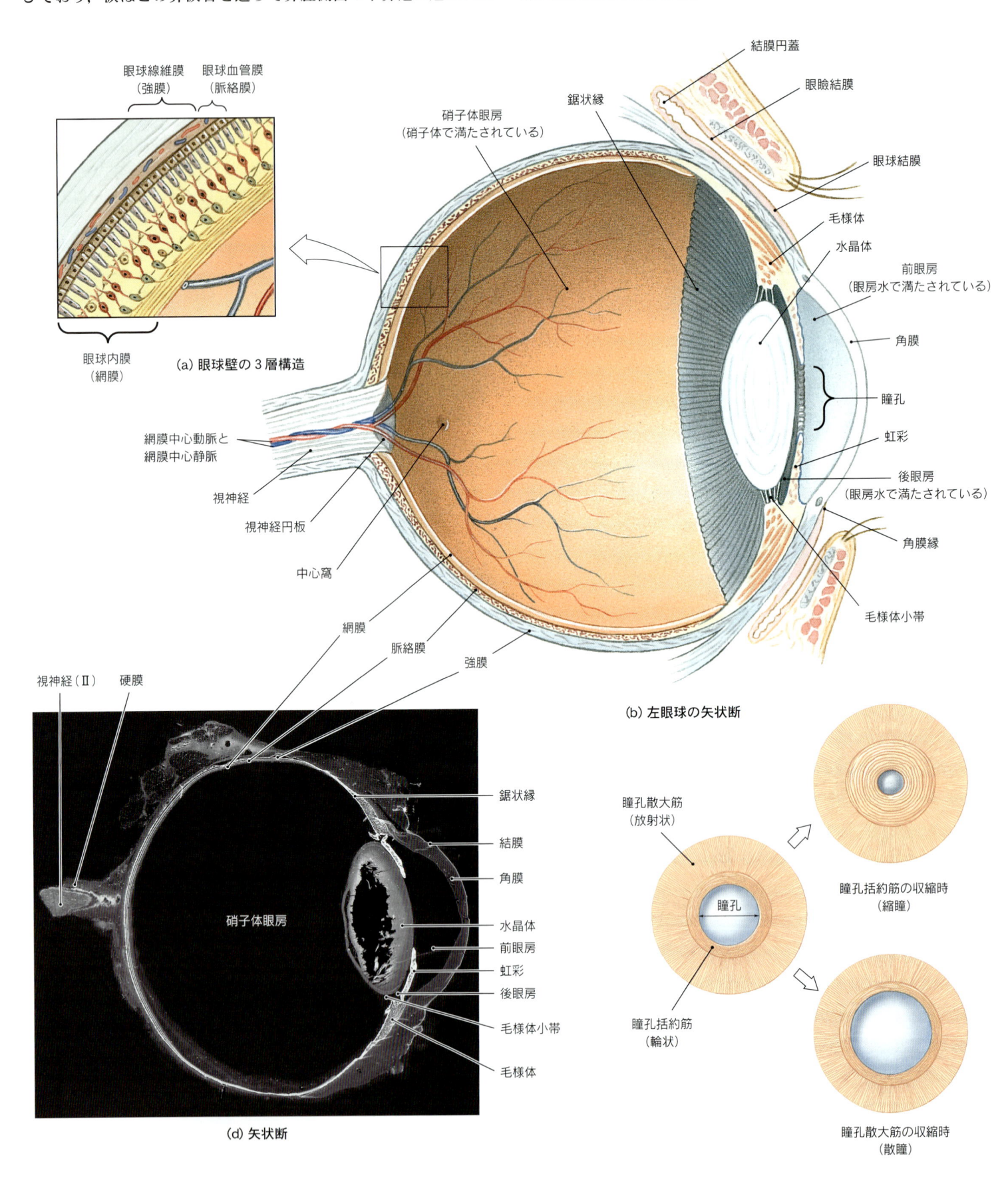

(a) 眼球壁の3層構造

眼球線維膜（強膜）
眼球血管膜（脈絡膜）
眼球内膜（網膜）

(b) 左眼球の矢状断

結膜円蓋
眼瞼結膜
眼球結膜
毛様体
水晶体
前眼房（眼房水で満たされている）
角膜
瞳孔
虹彩
後眼房（眼房水で満たされている）
角膜縁
毛様体小帯
硝子体眼房（硝子体で満たされている）
鋸状縁
網膜中心動脈と網膜中心静脈
視神経
視神経円板
中心窩
網膜
脈絡膜
強膜

(d) 矢状断

視神経（Ⅱ）
硬膜
鋸状縁
結膜
角膜
硝子体眼房
水晶体
前眼房
虹彩
後眼房
毛様体小帯
毛様体

(c) 瞳孔括約筋と瞳孔散大筋の作用

瞳孔散大筋（放射状）
瞳孔
瞳孔括約筋（輪状）
瞳孔括約筋の収縮時（縮瞳）
瞳孔散大筋の収縮時（散瞳）

図 18-20　眼球の断面構造

18 　神経系：感覚

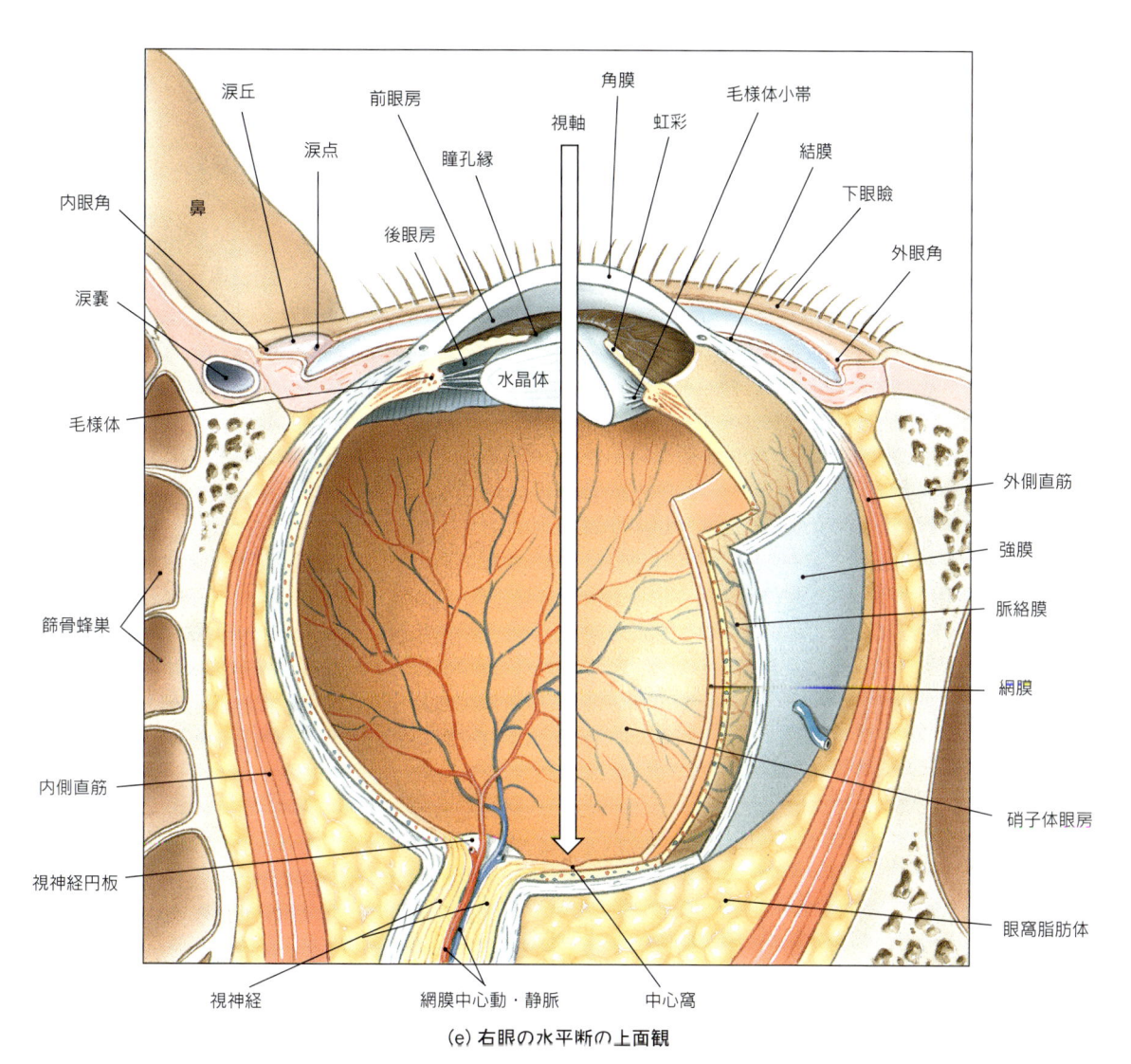

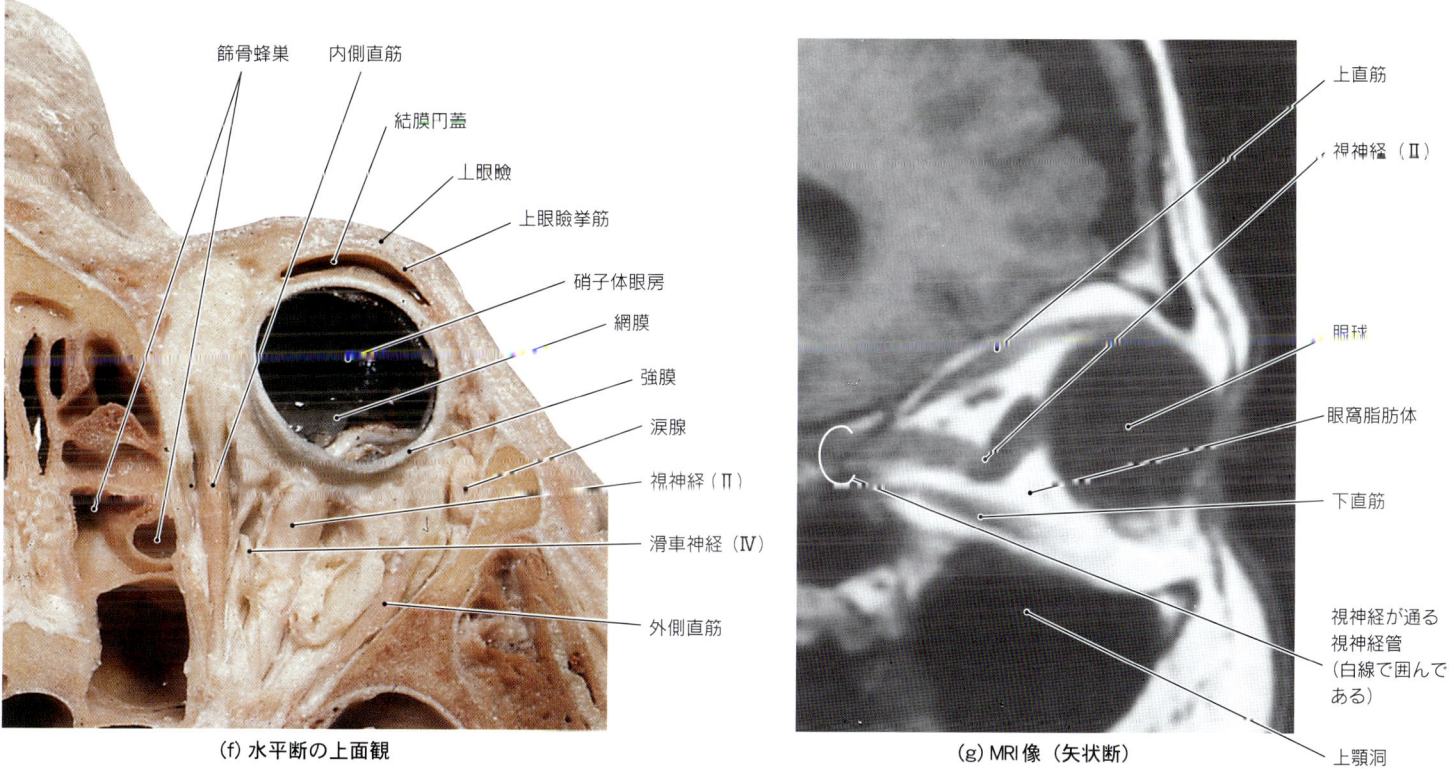

(e) 右眼の水平断の上面観

(f) 水平断の上面観

(g) MRI像（矢状断）

図 18-20 　（つづき）

381

臨床ノート　結膜炎

結膜炎 conjunctivitis や流行性角結膜炎は、結膜表面への傷害や刺激によって起こる。最も顕著な症状は、結膜深部の血管の拡張である。細菌、ウイルス、真菌など非常に多くの病原体によって結膜炎が起こる。また、アレルギー、化学的あるいは物理的刺激によって、一時的に結膜炎のような状態が起こる場合もある。

慢性結膜炎やトラコーマ trachoma は結膜に細菌やウイルスが侵入して起こる。伝染性が高く、重症の場合には角膜表面が損傷して視力が障害される。

B. 眼球

眼球は直径が平均24 mmほどの球状構造物で、約8 gの重さがある。眼球は、外眼筋（☞第10章）、涙腺、神経・血管などとともに眼窩のなかにあり（図18-19、図18-20b, e～g）、**眼窩脂肪体** orbital fat が眼窩と眼球の間を埋めている。

眼球の壁は、外側から眼球線維膜、眼球血管膜、眼球内膜の3層でできている（図18-20a）。眼球の内部は2つの腔に分かれる。水晶体より後部は大きな硝子体眼房でゼラチン状の硝子体を含み、後眼球腔とも呼ばれる。水晶体より前部にある眼房は**前眼球腔** anterior cavity とも呼ばれ、虹彩を境にして前眼房と後眼房に分かれる。

眼球の形が保たれるのは、眼球線維膜と硝子体や眼房水の働きによる。

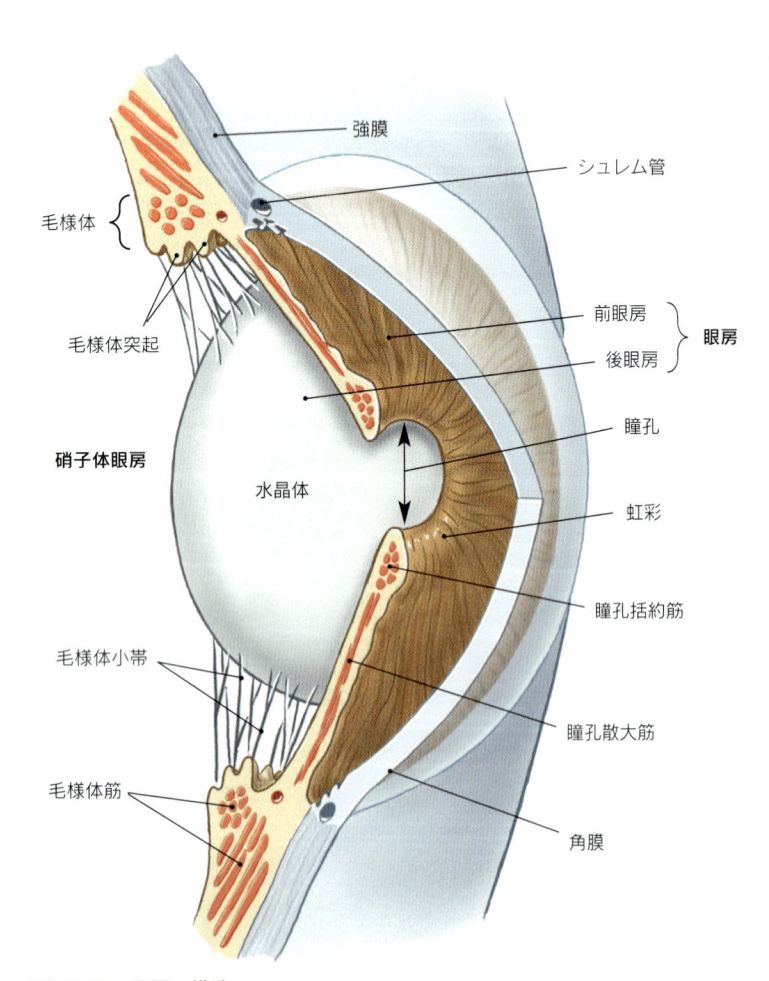

図 18-21　眼房の構造
水晶体は後眼房と硝子体眼房の間に、毛様体小帯によって吊り下げられている。

a. 眼球線維膜

眼球線維膜 fibrous tunic は眼球の最も外側にあって、強膜と角膜から構成される（図18-20a）。眼球線維膜は眼球の形を保持するとともに、眼球内容物を保護している。

眼球の大部分は**強膜** sclera で被われている。強膜は膠原線維と弾性線維を含む密な線維性結合組織でできており、眼球後部の視神経が出る部位で最も厚く、前面は薄い。外眼筋は強膜の外表面に付着し、その腱の膠原線維は眼球線維膜の膠原線維と入り混じっている（☞第10章）。

強膜の表面には、強膜を貫いて眼球内に入る血管や神経が走っている。眼球結膜の深層には細い血管網があるが、通常は強膜が赤く見えるほどの血流はないので、"しろめ"として見える。

角膜は透明で、強膜と連続している。角膜の表面は、眼球結膜の続きである重層扁平上皮で被われている。角膜上皮の下層は、密な基質と、何層にも重なった膠原線維の層からできている。角膜が透明なのは、膠原線維が各層で整然と配列しているためである。角膜の、内面には単層扁平上皮からなる内皮があり、前眼房に面している。

角膜は構造的には強膜の続きで、両者の境界は**角膜縁** corneal limbus と呼ばれる。角膜には血管がないので、角膜表面の上皮細胞は、表面を流れる涙によって酸素と栄養を供給され、角膜内面にある内皮細胞は前眼房の眼房水から栄養を受ける。角膜には多数の自由神経終末があり、感覚が鋭敏である。角膜が傷害されると、ほかに異常がなくても失明することがある。

臨床ノート　角膜移植

角膜自身の修復能力は非常に限られている。角膜に大きな傷跡ができると、角膜移植によって角膜を交換する必要がある。角膜の置換は移植手術のなかでは最も多く行われている。角膜には血管がないので、移植片を拒絶する白血球が侵入しにくいため、角膜移植は、血縁でない人どうしでも行うことができる。角膜は、原則として提供者の死後24時間以内に取り出す必要がある。

b. 眼球血管膜（ブドウ膜）

眼球血管膜 vascular tunic は**ブドウ膜** uvea とも呼ばれ、眼球に入る光の量を調節する虹彩、眼房水の分泌や水晶体の形を調節して焦点を合わせる毛様体、眼球の組織に分布する血管とリンパ管の通路である脈絡膜からなる（図18-20d, e、図18-21）。

● 虹彩 iris

虹彩は角膜を通して見ることができるドーナツ型をした円盤で、中央の部分を**瞳孔** pupil という。

虹彩には血管、色素細胞、2層の平滑筋層（内眼筋）がある。

内眼筋には瞳孔括約筋と瞳孔散大筋がある。瞳孔括約筋は瞳孔の周囲に同心円状に配列しており（図18-20c）、収縮すると瞳孔の直径は小さくなる（**縮瞳** miosis）。瞳孔散大筋は瞳孔縁から放射状に走っており、収縮すると瞳孔は大きくなる（**散瞳** mydriasis）。これらの筋群は、自律神経系で支配されており、副交感神経（動眼神経）が活動すると瞳孔は小さくなり、交感神経が活動すると瞳孔は大きくなる（☞第17章）。

虹彩の内部は結合組織でできていて、その後面は色素上皮で被われている。色素細胞は、虹彩の結合組織や前面の上皮のなかにもある。虹彩の色は色素細胞の密度と分布によって決まる。虹彩内部に色素細胞がなければ、光は虹彩の結合組織を透過して色素上皮の内面で散乱し、目は青く見える。虹彩内部と表面の色素が多いと、目

神経系：感覚

の色は灰色～茶色～黒色になる。

● 毛様体 ciliary body

虹彩の外周部は毛様体につながっている。毛様体は角膜と強膜が接続する部位から始まり，後方は鋸状縁 ora serrata まで伸びている（図18-20b, d, e，図18-21）。毛様体には内眼筋である**毛様体筋** ciliary muscle がある。毛様体の表面には**毛様体突起** ciliary process と呼ばれる多くのヒダがあり，毛様体上皮で被われている。水晶体と毛様体突起の間には，**毛様体小帯（チン小帯）** suspensory ligament があり，

(a) 網膜の細胞構築

(b) 杆状体視細胞と錐状体視細胞の模式図

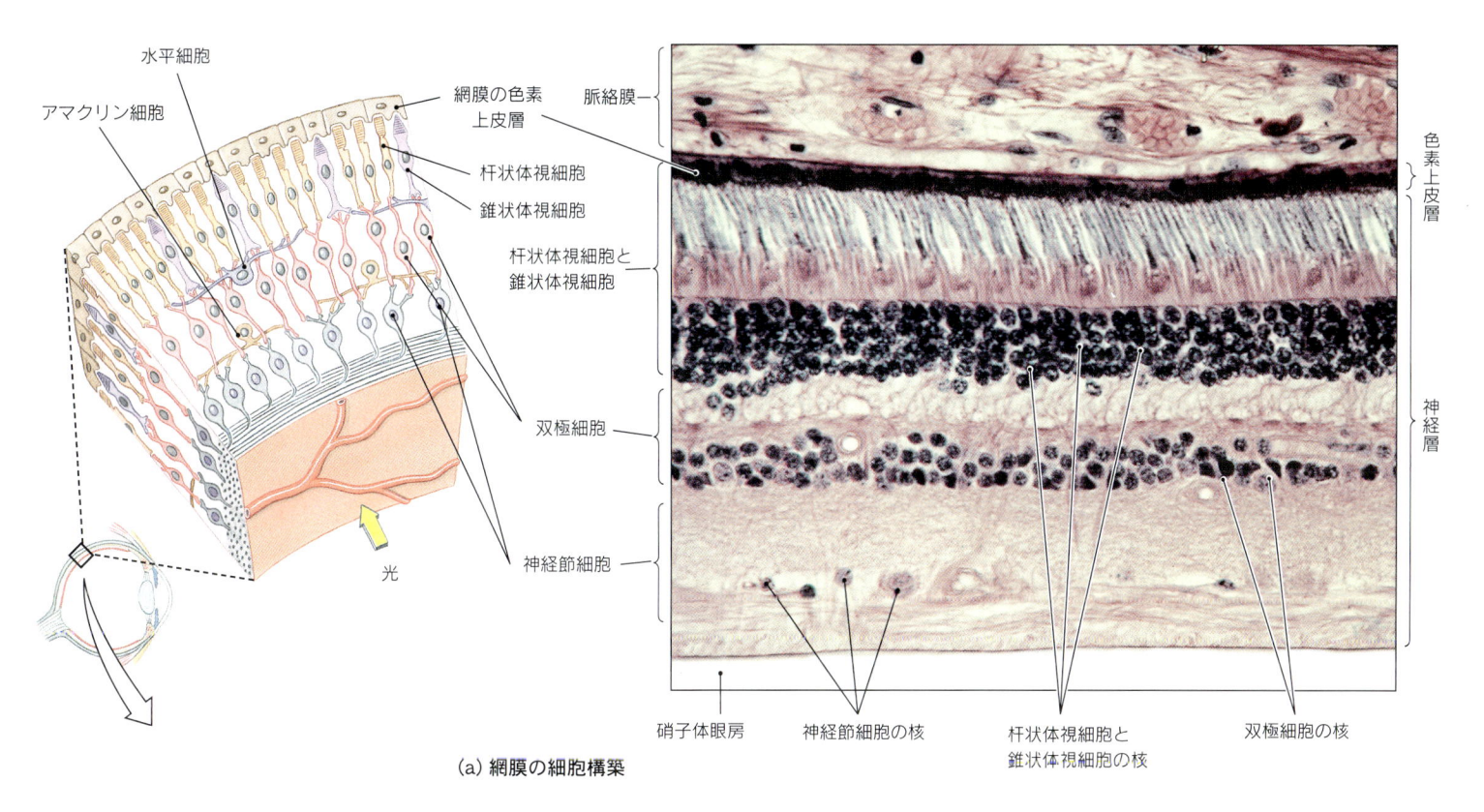

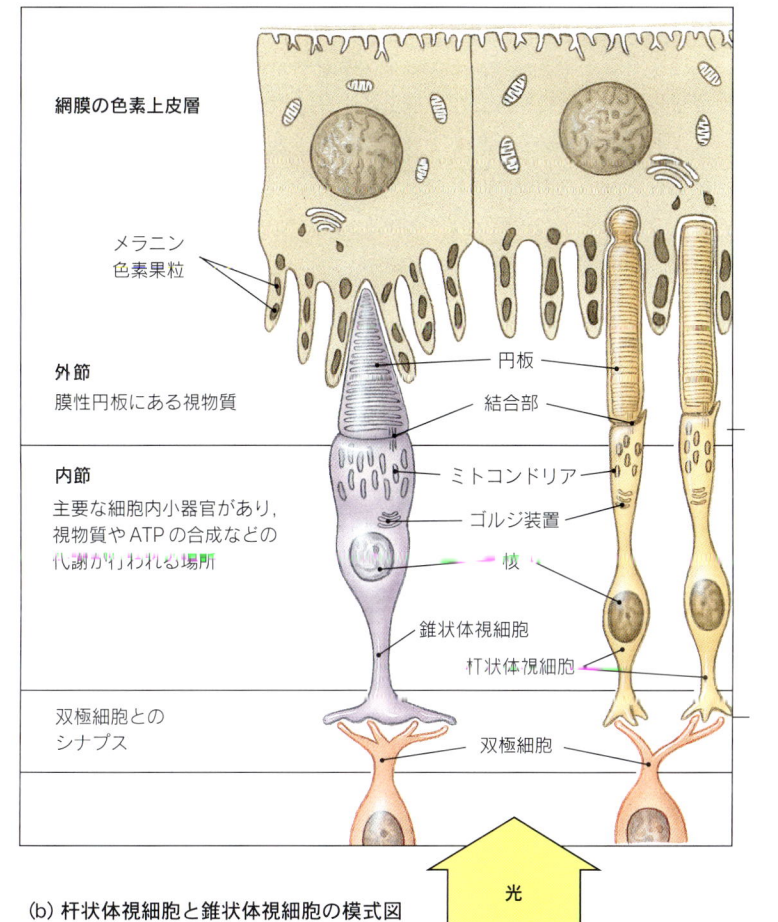

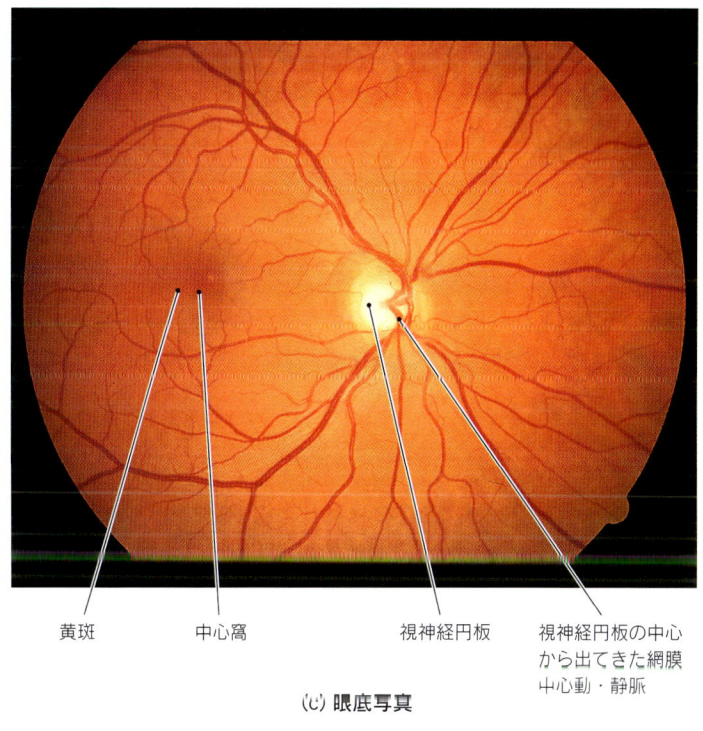

(c) 眼底写真

図 18-22 網膜の構造
(a) 視細胞（杆状体視細胞と錐状体視細胞）は，硝子体よりも脈絡膜に近いことに注目。(b) 電子顕微鏡のデータに基づいて作成した。(c) 瞳孔を通して撮影した。網膜の血管や黄斑を示す。

383

水晶体を保持している。

- **脈絡膜** choroid

脈絡膜には，網膜に酸素と栄養を供給する多くの毛細血管網がある。脈絡膜にはメラニン色素細胞も散在しており，強膜と接する脈絡膜の外側に多い（図18-20a, b, d, e）。脈絡膜の内層は網膜と密着している。

c. 眼球内膜（網膜）

眼球内膜 neural tunic は網膜 retina とも呼ばれ，外層の**色素上皮層** pigmented layer と内層の**神経層** neural layer の2層からできている（図18-20，図18-22，図18-23）。内層の神経層は，狭義の網膜とも呼ばれ，視細胞や神経細胞を含む。色素上皮層は，網膜を透過した光を吸収したり，網膜の視細胞の重要な化学的反応に関係する。神経層は，光に反応する視細胞と，視覚情報を予備的に処理し統合する神経細胞からなる。

神経層と色素上皮層とは接しているが，強くは結合していない。色素上皮層は毛様体や虹彩にまで続いているが，神経層は鋸状縁までしか伸びていない。従って，神経層は硝子体眼房の後部と側面のみを被い，カップ状をしている（図18-20b, d～f）。

- **杆状体視細胞** rod cell と**錐状体視細胞** cone cell

網膜には約1億3,000万個の光受容器があり，それぞれが網膜表面の特定の場所をモニターしている。画像は，すべての視細胞からの情報を処理して得られる。

網膜は数層の細胞からなる（図18-22a, b）。最も外層にある色素上皮層に接して視細胞がある。視細胞には杆状体視細胞と錐状体視細胞がある。杆状体視細胞は，光の色の違いを見分けることはできないが，光に対する感度が良く，夕暮れの薄暗い部屋や月明かりでも物を見ることができる。錐状体視細胞は色を見分ける。錐状体視細胞には3種類あり，種類の異なる錐状体視細胞がいろいろな組み合わせで刺激されて，多彩な色を認識する。錐状体視細胞は鮮明で明瞭な像を結ぶが，杆状体視細胞より強い光が必要である。日の入りに戸外で景色を眺めると，錐状体視細胞の像（カラーの明瞭な像）から杆状体視細胞の像（白黒のざらついた像）に変わるのが分かるであろう。

杆状体視細胞と錐状体視細胞は均一に分布していない。網膜の周辺部には，約1億2,500万個の杆状体視細胞が広く帯状に分布している。網膜の後部には錐状体視細胞が多く，その数は約600万個である。

- **黄斑** macula lutea

錐状体視細胞の大部分は，像が結像する領域に集中している。この領域は黄斑と呼ばれ，ここには杆状体視細胞はない。黄斑の中央にある**中心窩** fovea centralis は錐状体視細胞の密度が最も高く，像が最も明瞭な部分である。ある物体を見つめるときは，その像は網膜の中心窩で結ばれている（図18-20b, e，図18-22c）。

- **双極細胞** bipolar cell と**神経節細胞** ganglion cell

視細胞は約600万個の双極細胞とシナプスを作る。視細胞が刺激されると神経伝達物質の放出頻度が変わり，双極細胞の活動が変化する。

水平細胞 horizontal cell は視細胞と双極細胞がシナプスを作っているのと同じ層内で網目を作っており，このシナプス伝達を抑制・促進している。双極細胞は，硝子体に面した**神経節細胞層** ganglion cell layer でもシナプスを作る。**アマクリン細胞** amacrine cell は，この層内で双極細胞と神経節細胞との刺激伝達を調節する。神経節細胞は網膜のなかで脳への活動電位を発生する唯一の細胞である。

- **視神経円板** optic disc

神経節細胞の軸索は約100万本あり，視神経円板に集まった後，眼球壁を貫いて視神経（Ⅱ）となり間脳に向かう（図18-20b, e）。視神経の中心を通る網膜中心動脈と網膜中心静脈は，視神経円板から現れて網膜に分布する（図18-22c）。

視神経円板には視細胞はなく，光を感じないので**盲点** blind spot と呼ばれる。不随意な眼球運動により，眼に入る像は微妙に動いているので，視野に欠損する点があることに気付くことはない。

d. 眼房水

前眼房と後眼房は眼房水で満たされている。

眼房水 aqueous humor は一種の組織液で，毛様体突起の上皮間から絶えず産生され，後眼房に流出する（図18-23）。眼房水の成分は毛様体上皮細胞によって調節されていると考えられている。眼房水は液性のクッションとしての働きのほかに，栄養や老廃物の運搬路となっている。

眼房水は前眼房の虹彩の根元近くで，**シュレム管** canal of Schlemm（**強膜静脈洞** scleral venous sinus）に入り，眼球の静脈に注ぐ。

> **臨床ノート　緑内障**
>
> **緑内障** glaucoma は，40歳以上の人では約2％に発症する。多くの場合は原因が不明であるが，眼房水の産生・流出に異常が起こり，眼球内圧が上昇する。強膜は伸張性がないので，眼圧が上昇すると眼球内面の軟部組織を圧迫する。
>
> 眼球内圧が正常値の2倍以上に上昇すると，神経線維が圧迫されて視覚の障害が起こり，この状態が改善されなければ最終的には失明する。
>
> 眼球の検査では，緑内障の検査も行うことが多い。眼球内圧は眼球表面に空気を吹き付け，その表面の変化を計測することによって測定できる。緑内障の治療には，瞳孔を収縮させて虹彩の外周部を伸展させ，前眼房内面から眼房水を吸収しやすくする方法がある。外科的な治療としては，前眼房に孔を開けて眼房水の排出を促進する方法があり，今日では外来でレーザーを使って行われる。

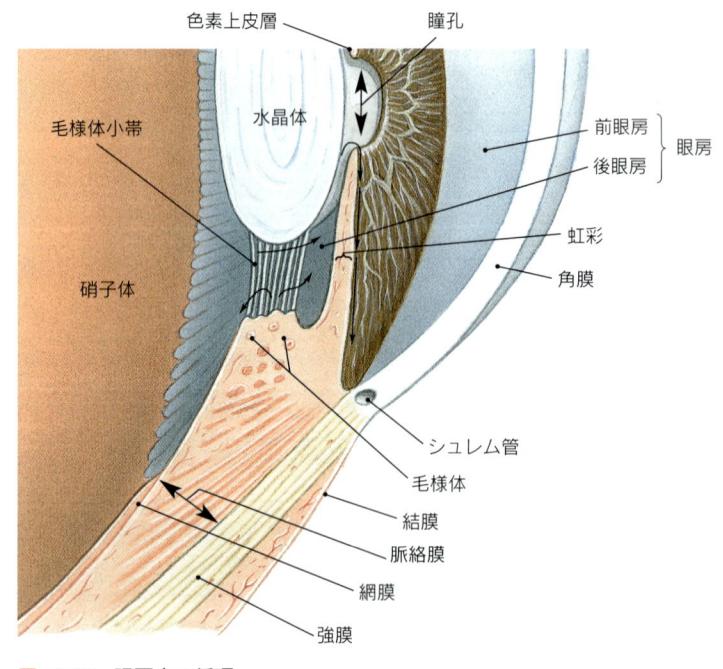

図18-23　眼房水の循環

e. 水晶体

水晶体 lens は虹彩の後部にあり，脈絡膜の毛様体から伸びる毛様体小帯によって固定されている（図18-23）。

水晶体はその形を変えることによって屈折率を変えて，眼球に入った像を網膜に結像させる働きがある。

水晶体は円柱状の細胞層からできていて，密な線維性被膜が全体を包んでいる（図18-20b, d, e，図18-23）。被膜の線維には弾力性があり，外力が加わらないと被膜は縮まり，水晶体は球状になろうとする。水晶体の縁では，被膜の線維が毛様体小帯の線維と混じっている。

遠くを見るときには，毛様体筋が弛緩して毛様体小帯が緊張し水晶体は扁平になる。これとは逆に，近くを見るときには毛様体筋が収縮して毛様体小帯の張力が減り，水晶体は丸くなって近くの物に焦点が合う。

f. 硝子体眼房

水晶体と毛様体小帯は，硝子体眼房の前の境界となる。硝子体眼房には，ゼラチン状の硝子体 vitreous body が入っている。硝子体は眼球の形を保持するとともに，水晶体の後部を支え，網膜神経層を色素上皮層に押し付けて網膜を安定させる。毛様体で作られて後眼房に入った眼房水は，硝子体内を自由に拡散して網膜表面まで行く。

C. 視覚伝導路

視細胞から得られた視覚情報は，脳に送る前に，網膜で種々の細胞が作用して処理される。

眼球後部から視神経が出る。左右の視神経は視交叉で交叉した後，間脳に達する（図18-24）。視交叉では約半分の神経線維は同側の脳の外側膝状体に進むが，残り半分の神経線維は反対側の外側膝状体に行く（図18-25b）。つまり，左右の眼球の網膜の左半分の視覚情報は左の外側膝状体に，右半分の視覚情報は右の外側膝状体に伝えられる。

外側膝状体核は，視覚情報を脳幹の反射中枢や大脳皮質の視覚野に中継する中枢として働く。例えば，瞳孔反射や眼球運動の反射は，外側膝状体核から伝えられる情報が引き金となる。

a. 視覚野での統合

視覚は，大脳半球の後頭葉にある視覚野に伝えられた情報を統合して得られる。視覚野には全視野の感覚に対応した地図があるが，一次感覚野と同じように視野の相対的な広がりをそのまま再現したものではない。

左右の中心窩は，5〜7.5 cm離れており，また，鼻や眼窩が反対側の視野をさえぎるので，左右の眼球は少しずつ異なった画像を受けとる。大脳の連合野と統合領域で，左右の透視像を比較して奥行きの感覚（三次元の感覚）が得られる（図18-25b）。視交叉で一部の神経が反対側に伝えられるので，視覚野は全視野の合成画像を確実に得ることができる。

b. 脳幹と視覚の処理

脳幹の多くの中枢は，外側膝状体核あるいは視覚伝導路の側副路から視覚情報を受け取る。外側膝状体核を通らない側副枝は，上丘か視床でシナプスを作る（図18-25b）。

中脳の上丘は，視覚刺激に対して，眼球や頭・頚部の運動を無意識に制御する命令を出す。視覚情報が視床下部の**視交叉上核** suprachiasmatic nucleus や内分泌の働きを持つ松果体へ入力されると，脳幹のほかの神経核に影響する。視交叉上核と松果体は，明暗リズム

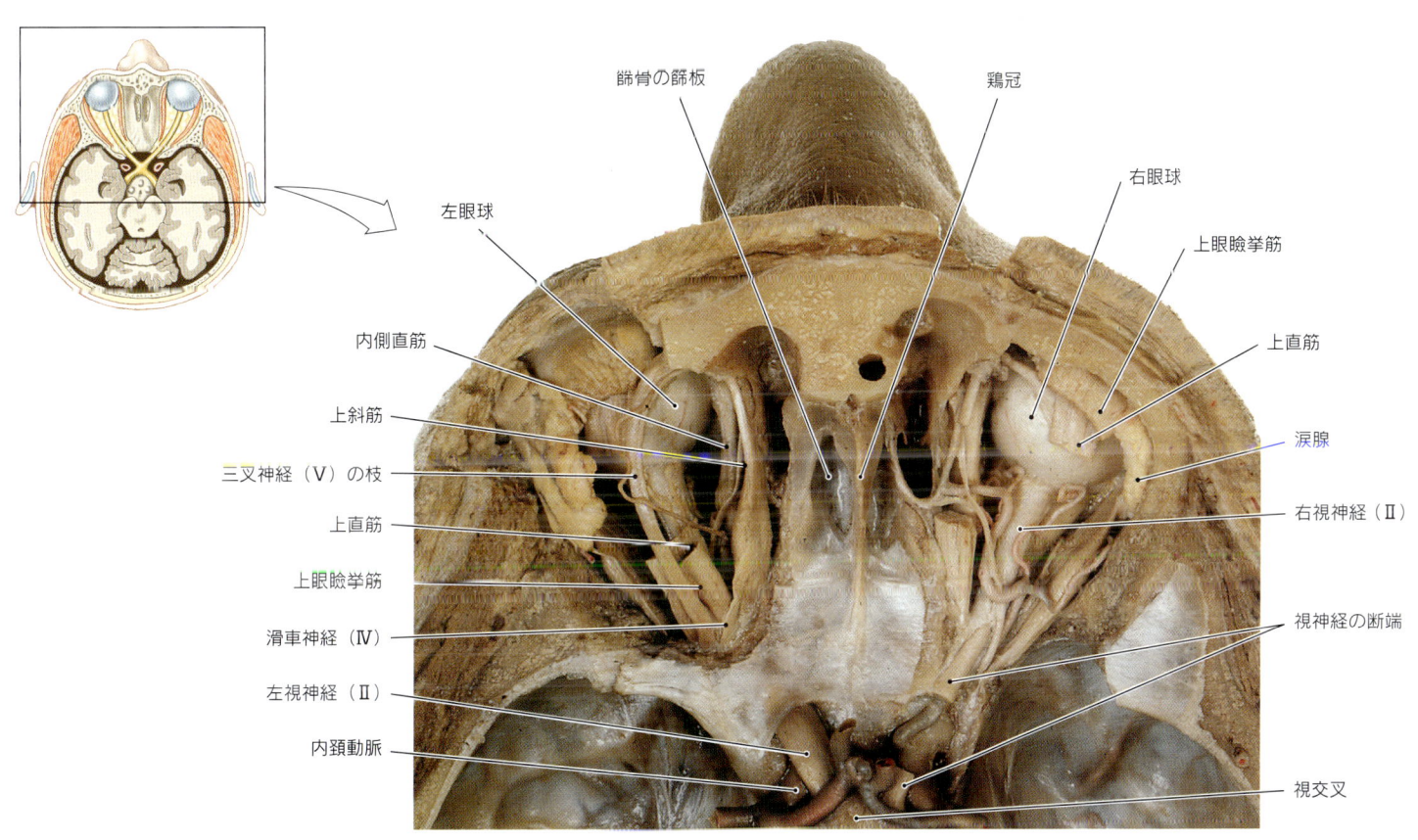

図18-24　視覚伝導路の解剖（その1）

視交叉の高さでの水平断（上面観）

◆発生学ノート◆　感覚器の発生

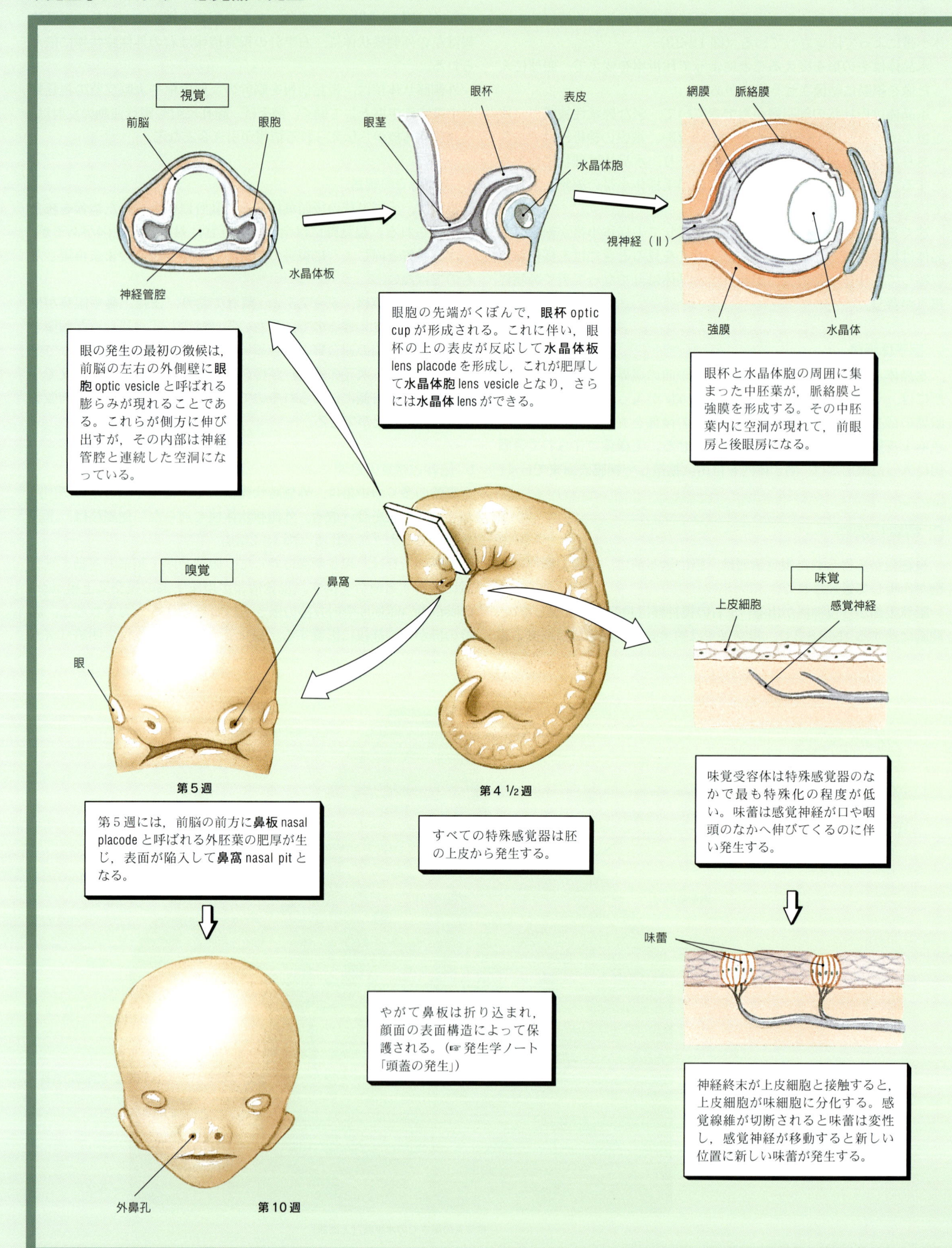

視覚

ラベル: 前脳／眼胞／眼杯／表皮／網膜／脈絡膜／水晶体胞／視神経（Ⅱ）／眼茎／強膜／水晶体／神経管腔／水晶体板

眼の発生の最初の徴候は，前脳の左右の外側壁に**眼胞 optic vesicle**と呼ばれる膨らみが現れることである。これらが側方に伸び出すが，その内部は神経管腔と連続した空洞になっている。

眼胞の先端がくぼんで，**眼杯 optic cup**が形成される。これに伴い，眼杯の上の表皮が反応して**水晶体板 lens placode**を形成し，これが肥厚して**水晶体胞 lens vesicle**となり，さらには**水晶体 lens**ができる。

眼杯と水晶体胞の周囲に集まった中胚葉が，脈絡膜と強膜を形成する。その中胚葉内に空洞が現れて，前眼房と後眼房になる。

嗅覚

ラベル: 眼／鼻窩

第5週

第4 1/2 週

第5週には，前脳の前方に**鼻板 nasal placode**と呼ばれる外胚葉の肥厚が生じ，表面が陥入して**鼻窩 nasal pit**となる。

すべての特殊感覚器は胚の上皮から発生する。

やがて鼻板は折り込まれ，顔面の表面構造によって保護される。（☞発生学ノート「頭蓋の発生」）

ラベル: 外鼻孔　第10週

味覚

ラベル: 上皮細胞／感覚神経／味蕾

味覚受容体は特殊感覚器のなかで最も特殊化の程度が低い。味蕾は感覚神経が口や咽頭のなかへ伸びてくるのに伴い発生する。

神経終末が上皮細胞と接触すると，上皮細胞が味細胞に分化する。感覚線維が切断されると味蕾は変性し，感覚神経が移動すると新しい位置に新しい味蕾が発生する。

平衡覚と聴覚

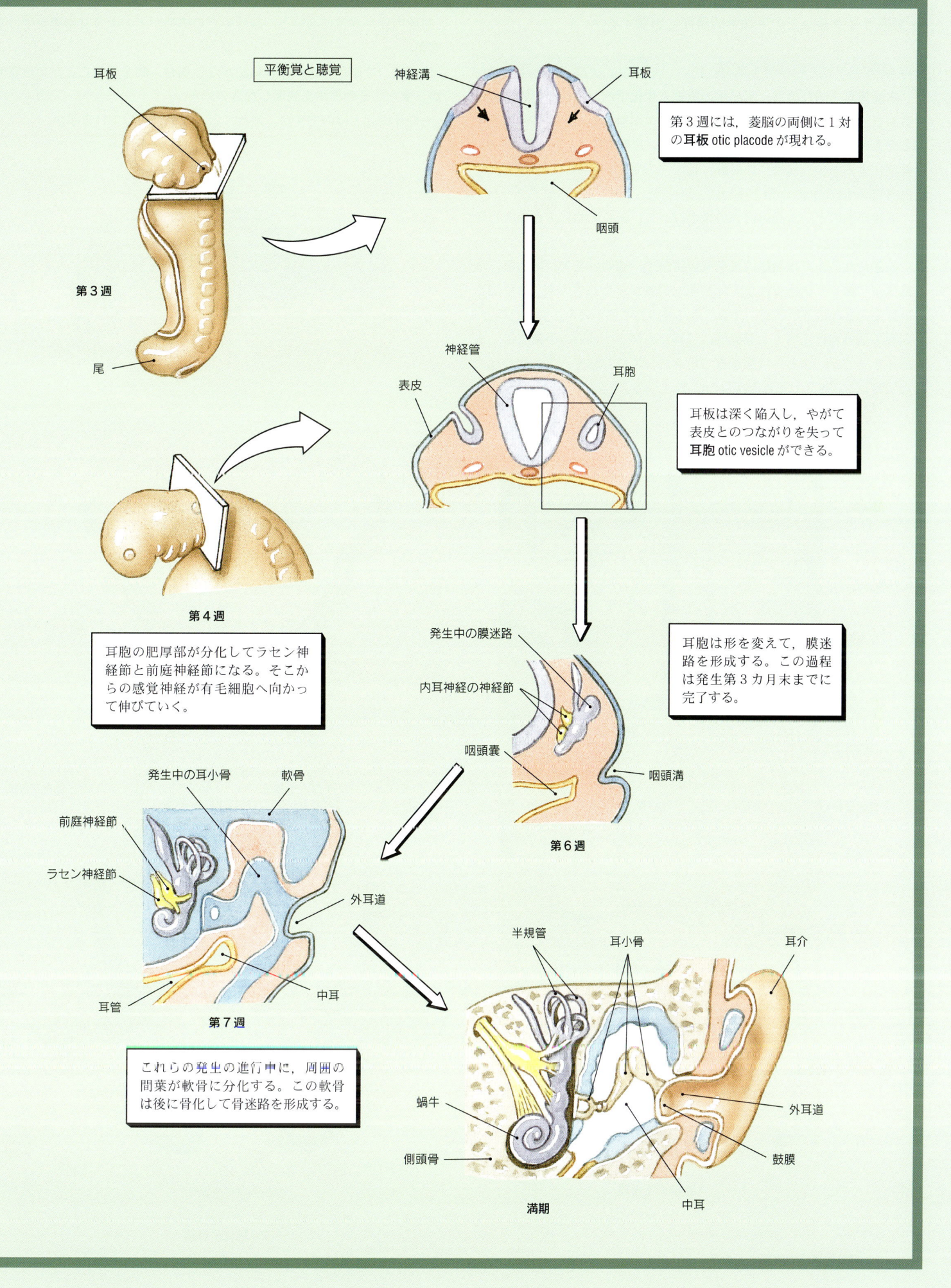

第3週

尾

第3週には，菱脳の両側に1対の**耳板** otic placode が現れる。

神経溝　耳板　咽頭

第4週

神経管　耳胞　表皮

耳板は深く陥入し，やがて表皮とのつながりを失って**耳胞** otic vesicle ができる。

耳胞の肥厚部が分化してラセン神経節と前庭神経節になる。そこからの感覚神経が有毛細胞へ向かって伸びていく。

発生中の膜迷路　内耳神経の神経節　咽頭嚢　咽頭溝

耳胞は形を変えて，膜迷路を形成する。この過程は発生第3カ月末までに完了する。

第6週

発生中の耳小骨　軟骨　前庭神経節　ラセン神経節　外耳道　中耳　耳管

第7週

これらの発生の進行中に，周囲の間葉が軟骨に分化する。この軟骨は後に骨化して骨迷路を形成する。

半規管　耳小骨　耳介　蝸牛　側頭骨　外耳道　鼓膜　中耳

満期

と深く結びついた内臓活動の1日の周期を作る。この概日周期 circadian rhythm は，代謝の速度，内分泌機能，血圧，消化機能，覚醒-睡眠サイクルなどの生理学的過程に影響する。

◻ 臨床ノート　白内障と老化

　水晶体が透明なのは，水晶体の構造と生化学的な特性が絶妙に組み合わさっているためである。このバランスが崩れると，水晶体は透明さを失い白濁して白内障 cataract が生じる。白内障には，先天的なもの，薬剤によるもの，外傷や放射線に起因するものなどがあるが，老人性白内障 senile cataract が最も多い。

　老化が進むと，水晶体は弾力性が減って，近くの物に焦点を合わせるのが難しくなる。

　高齢になると，水晶体は黄色味を帯びて，透明さを失い始める。水晶体が"曇り"始めるにつれて鮮明な視覚が失われていき，より明るい灯や大きな活字が必要になる。水晶体の透明性が完全に失われると，網膜の視細胞は正常でも機能的には盲目となる。最近の手術では，水晶体を丸ごと，あるいは超音波で粉々にして取り除き，その代わりに人工のレンズを入れることが行われる。

✓ 涙の分泌が不足すると，眼球のどの部分が最初に影響を受けますか。
✓ 眼球内圧が異常に高いと，眼球のどの構造がどのような影響を受けますか。
✓ 生まれつき眼球の錐状体視細胞がない場合，物を見ることができますか。また，その理由を説明しなさい。
✓ 毛様体突起とは何ですか。また，どんな働きをしていますか。

(a) 脳の下面観

(b) 視覚伝導路

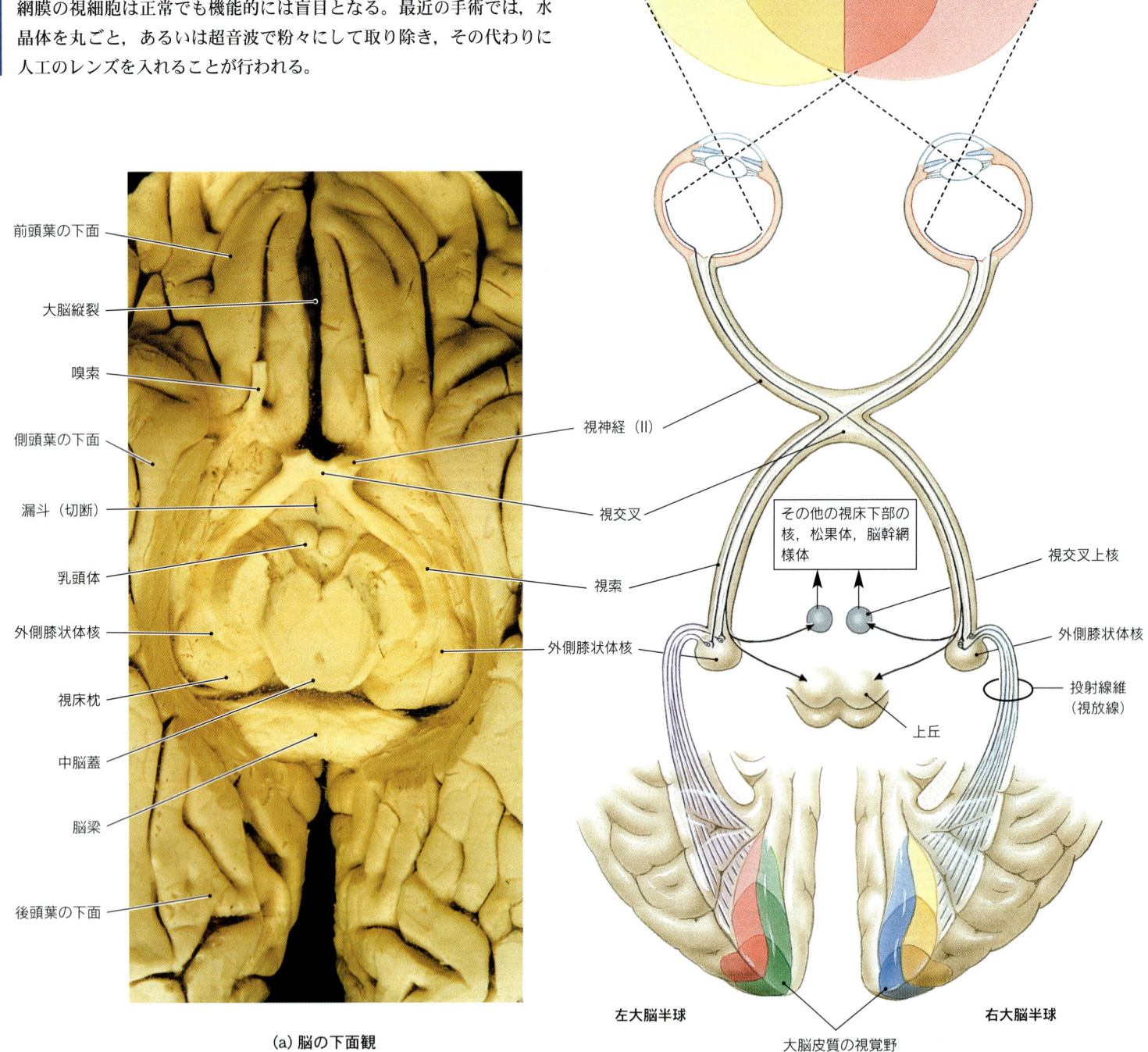

図 18-25　視覚伝導路の解剖（その2）

第19章 内分泌系

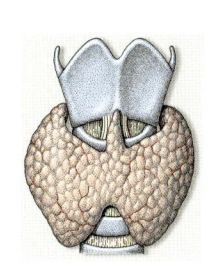

　全身の器官の活動は，恒常性の維持機構によって調節されている。この調節機構に中心的な役割を果たしているのが神経系と内分泌系である。この2つの系は，常に協調し合って，臓器の活動が生理的な範囲内におさまるように監視・調節している。一般的に，神経系は環境からの刺激に素早く反応する（通常数秒）。これに対し，内分泌系はホルモンhormoneと呼ばれる情報伝達物質を血中に放出して全身に行きわたらせるので，効果が現れるまでに時間がかかるが，いったん効果が現れれば比較的長く持続する（通常数日）。このようなホルモン作用は，成長や発達といった持続的な過程を調節するのに有効である。

　神経系と内分泌系の比較を表19-1にまとめた。これらの系は容易に区別できそうであるが，詳細に見ると形態的あるいは機能的に区別が困難なこともある。例えば，副腎髄質は内分泌腺でありながら神経伝達物質のアドレナリンやノルアドレナリンを分泌する（☞第17章）。これは，発生学的に副腎髄質が交感神経に由来するためである。

表19-1 神経系と内分泌系の比較

	神経系	内分泌系
情報の伝達方法	シナプスで神経伝達物質が放出される	血中へホルモンが放出される
効果		
範囲	局所的	全身
直接の標的	ニューロン，腺細胞，筋細胞，脂肪細胞	全組織
開始	非常に速い（mm秒）	遅い（秒～時間）
持続	短時間（mm秒～分）	長時間（分～日）
回復	刺激の終了直後に回復	遅く，ホルモン分泌の終了後も作用が続く

1. 内分泌系の概観

　内分泌腺の位置を図19-1に示す。内分泌腺の腺細胞はホルモンを結合組織の間質（組織液）に放出する。これに対し，外分泌腺の腺細胞は分泌物を腺腔に分泌し，導管を経て体外に放出する（☞第3章）。

　ホルモンは化学構造によって次の3つのグループに分類できる。

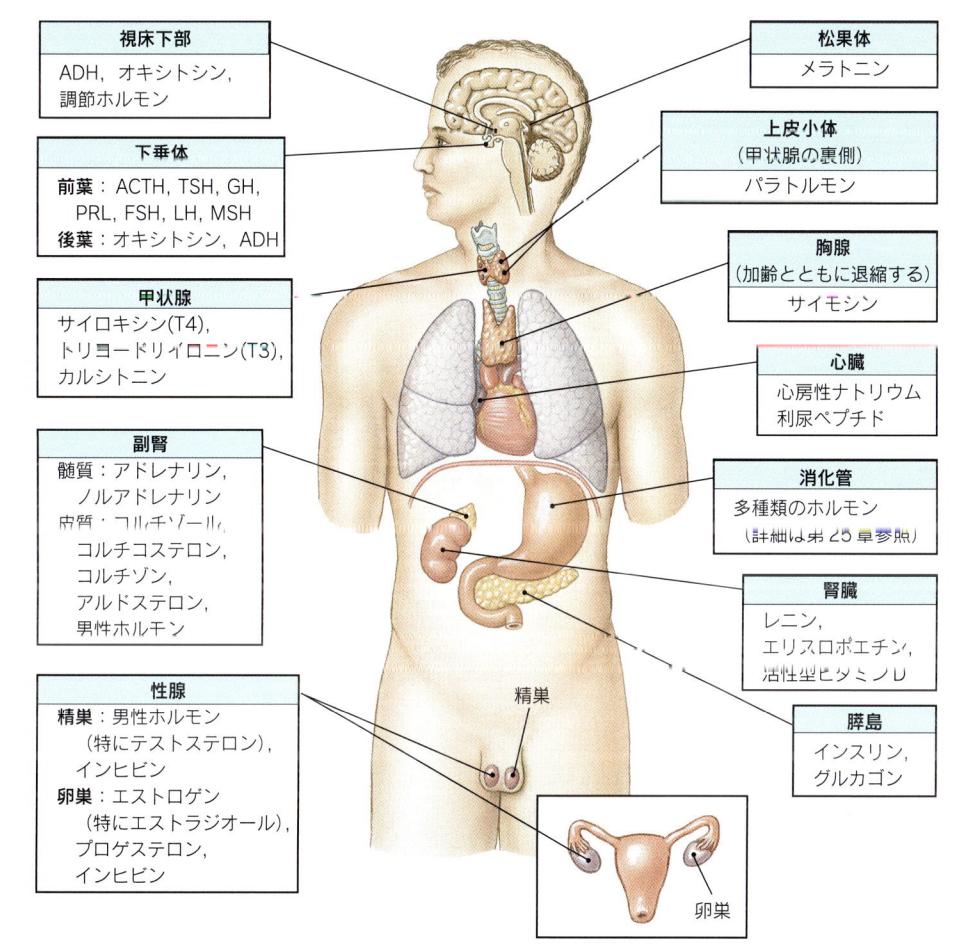

図19-1 内分泌腺の位置と分泌ホルモン

視床下部：ADH，オキシトシン，調節ホルモン

下垂体
前葉：ACTH, TSH, GH, PRL, FSH, LH, MSH
後葉：オキシトシン，ADH

甲状腺：サイロキシン(T4)，トリヨードサイロニン(T3)，カルシトニン

副腎
髄質：アドレナリン，ノルアドレナリン
皮質：コルチゾール，コルチコステロン，コルチゾン，アルドステロン，男性ホルモン

性腺
精巣：男性ホルモン（特にテストステロン），インヒビン
卵巣：エストロゲン（特にエストラジオール），プロゲステロン，インヒビン

松果体：メラトニン

上皮小体（甲状腺の裏側）：パラトルモン

胸腺（加齢とともに退縮する）：サイモシン

心臓：心房性ナトリウム利尿ペプチド

消化管：多種類のホルモン（詳細は第25章参照）

腎臓：レニン，エリスロポエチン，活性型ビタミンD

膵島：インスリン，グルカゴン

下垂体のホルモン
ACTH：副腎皮質刺激ホルモン
TSH ：甲状腺刺激ホルモン
GH ：成長ホルモン
PRL ：プロラクチン
FSH ：卵胞刺激ホルモン
LH ：黄体化ホルモン
MSH ：メラノサイト刺激ホルモン
ADH ：抗利尿ホルモン

- **アミノ酸誘導体** amino acid derivative
  ①甲状腺ホルモン（甲状腺から分泌される）
  ②カテコールアミン（アドレナリンとノルアドレナリン。副腎髄質から分泌される。）
  ③メラトニン（松果体から分泌される）
  ①と②はチロシンから，③はトリプトファンから作られる。
- **ペプチドホルモン** peptide hormone
  ペプチド結合したアミノ酸鎖からなる。下垂体，上皮小体，膵島，消化管の内分泌細胞のホルモンなど，ホルモンの大部分がこれに属する。
- **ステロイドホルモン** steroid hormone
  副腎皮質ホルモンや性ホルモンなどがステロイドホルモンに属し，コレステロールから作られる。

ホルモンはそのホルモンに特異的な**受容体（レセプター）** receptor を持つ細胞にのみ作用する。この受容体を有する細胞を**標的細胞** target cell という。細胞膜や細胞内に存在する受容体にホルモンが結合すると，標的細胞の活動を規定する酵素活性が変化し，ホルモン作用が出現する。標的細胞におけるホルモン作用の発現の仕組みは，ホルモンのタイプによって異なる（図 19-2）。

カテコールアミンやペプチドホルモンの受容体は細胞膜に存在する。これらのホルモンは親水性で，細胞膜を透過できないからである。このグループのホルモンはファーストメッセンジャーとして最初に標的細胞の受容体に結合し，細胞内にセカンドメッセンジャーを作らせる。このセカンドメッセンジャーが酵素活性を変化させ，細胞の代謝を調節する。カルシトニン，パラトルモン，ADH，ACTH，FSH，LH，TSH，グルカゴンなどはすべてこの方式でホルモン作用を発揮する。

ステロイドホルモンや甲状腺ホルモンは脂溶性であるので，細胞膜を容易に透過して細胞質内あるいは核の受容体に結合する。ホルモンと受容体は複合体を形成し，核の DNA の特定の部位に結合し，この部分の転写活性を調節する。すなわち mRNA の産生が変化する結果，細胞内での蛋白合成が変化し，標的細胞の代謝活性や形態が変化する。例えば，男性ホルモンであるテストステロンは骨格筋細胞に作用して蛋白合成を促し，筋細胞の大きさと張力を増加させる。

内分泌腺の分泌機能は，体液やホルモンの変化，および神経などからの刺激によって調節されるが，この調節機構でよく知られているのが**負のフィードバック** negative feedback である。これは次のような一連の反応からなる。
　①体液の組成の変化など，ホメオスタシスの乱れに反応して，内分泌腺からのホルモン分泌が増加する。
　②増加したホルモンが標的細胞の活動を刺激し，体液の組成が正常に戻る。
　③内分泌腺への刺激がなくなり，ホルモン分泌が元の状態に戻る。

この一例として，副甲状腺ホルモンによる血中カルシウム濃度の調節がある（☞第 5 章）。血中のカルシウム濃度が下がると，パラトルモンの分泌が増し，その標的細胞の 1 つである破骨細胞の活動が高まる。その結果，骨のカルシウムが血中へ動員されて血中カルシウム濃度が正常に戻る。すると，パラトルモンの分泌量も元に戻る。ただし，これは比較的単純な例である。

通常，内分泌腺の分泌機能は複数の刺激によって調節されている。フィードバックも負のものだけでなく正のものもあり，またそれぞれが何重にもなっていたりして複雑である。例えば，下垂体から出る性腺刺激ホルモン（FSH と LH）は性腺の発育を促し，性ホルモンの分泌を刺激するが，性腺刺激ホルモンの分泌は視床下部から分泌される性腺刺激ホルモン放出ホルモンの制御を受けている。また，同時に性腺から出る性ホルモンによる負のフィードバックも受ける。さらに，性腺刺激ホルモン放出ホルモンの分泌自身も性ホルモンの負のフィードバックのほか，脳のほかの部位からの調節を受ける。しかも，成人女性では月経周期の時期によって正のフィードバックがかかる時期がある。

正のフィードバックは，大量のホルモンが作用して，ある過程が急速に完結するような場合に見られる。例えば，分娩時に分泌されるオキシトシンは子宮の平滑筋の収縮を促進し，この子宮の収縮がさらに大量のオキシトシン分泌を促す。

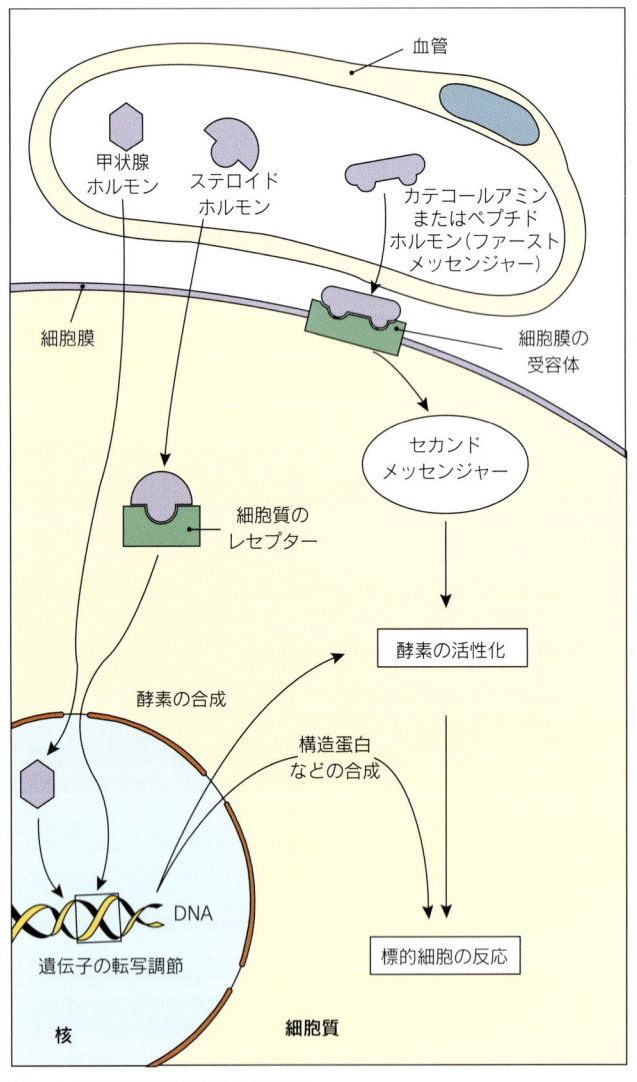

図 19-2　ホルモンの作用機構のまとめ
カテコールアミンやペプチドホルモンは標的細胞の細胞膜表面にある受容体と結合し，セカンドメッセンジャーを介して作用を発現する。ステロイドホルモンは細胞質もしくは核内の受容体と結合する。甲状腺ホルモンは核内の受容体と結合する。ホルモンと受容体が結合した複合体はさらに DNA の特定の領域に結合し，転写を調節する。

2. 視床下部

視床下部 hypothalamus の神経核には内分泌の統合センターとして神経系と内分泌系の働きを調節しているものがある。この仕組みには次の 3 つがある（図 19-3）。

① 視床下部には自律神経の中枢があり，副腎髄質の機能を直接的に調節する（☞第15章）。すなわち，交感神経の興奮によって副腎髄質ホルモンの分泌が促進される。
② 視床下部自身が内分泌腺として働き，下垂体後葉ホルモンであるADH（抗利尿ホルモン）やオキシトシンを産生する。ただし，これらのホルモンは後葉まで運ばれ，そこで分泌される。
③ 視床下部は種々の放出ホルモン releasing hormone（RH）や抑制ホルモン inhibiting hormone（IH）を分泌し，下垂体前葉のホルモン分泌を調節する。

3. 下垂体

下垂体 pituitary gland, hypophysis は視床下部の下方にある。蝶形骨（☞第6章）の下垂体窩のなかにあり，小指頭大で重さは0.5～0.7gほどである。下垂体の上面は鞍隔膜で被われており，間脳底（視床下部）と下垂体をつなぐ細い下垂体茎がこれを貫いている。

下垂体は**腺性下垂体** adenohypophysis と**神経性下垂体** neurohypophysis の2種類の部分からなり，これらは構造的にも発生学的にも異なる（図19-4）。腺性下垂体からは7種類，神経性下垂体からは2種類のペプチドホルモンが分泌される。表19-2はこれらのホルモンとその標的器官，あるいは標的細胞とその作用をまとめたものである。図19-5に下垂体ホルモンの標的器官を示す。

A. 神経性下垂体

神経性下垂体は**後葉** posterior pituitary（神経葉）と**漏斗** infundibulum からなり，漏斗はさらに狭義の漏斗（正中隆起）と漏斗茎に分けられる。神経性下垂体は間脳底が下方に伸び出したもので，脳の続きである。

後葉には多数の軸索とその神経終末が存在する。この軸索は視床下部の**視索上核** supraoptic nucleus と**室傍核** paraventricular nucleus にある神経細胞から発したものである（図19-6）。これらの核にはおよそ5万個の神経細胞が存在するという。

後葉ホルモンであるADHとオキシトシンは神経核の神経細胞で作られ，軸索のなかを運ばれて後葉に達し，ここで放出される。このような神経細胞のホルモン分泌を**神経分泌** neurosecretion という。放出されたホルモンは毛細血管を経て全身循環に入る。後葉の毛細血管は下下垂体動脈からの血液を受けている。

● **抗利尿ホルモン** antidiuretic hormone（ADH）：バソプレシンとも呼ばれ，循環血液量の減少や血圧の低下などに反応して分泌される。ADHは腎臓における水分の再吸収を促し，水分の喪失を抑える。ADHはまた，末梢の血管を収縮させ，血圧を上昇させる。

● **オキシトシン** oxytocin：妊娠子宮の平滑筋や乳腺の筋上皮細胞を収縮させる。妊娠の最終段階における子宮平滑筋に対するオキシト

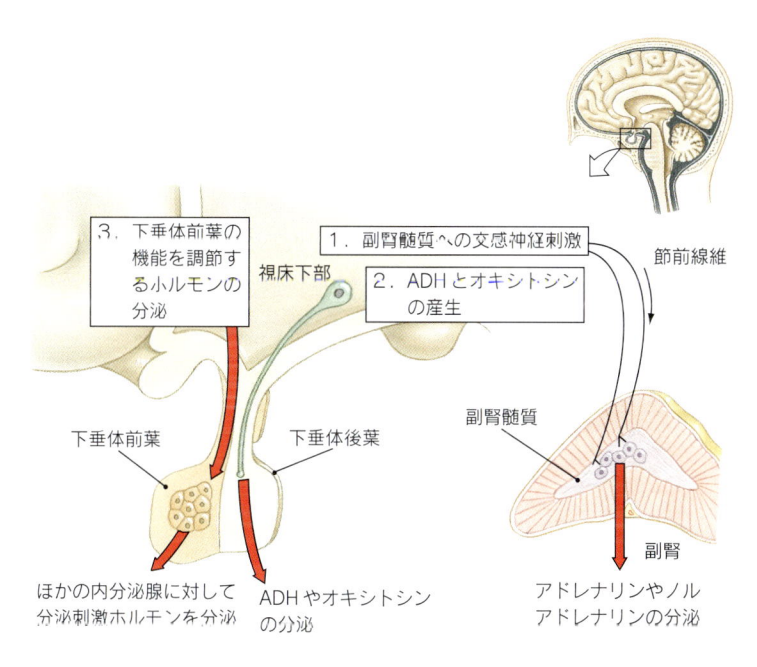

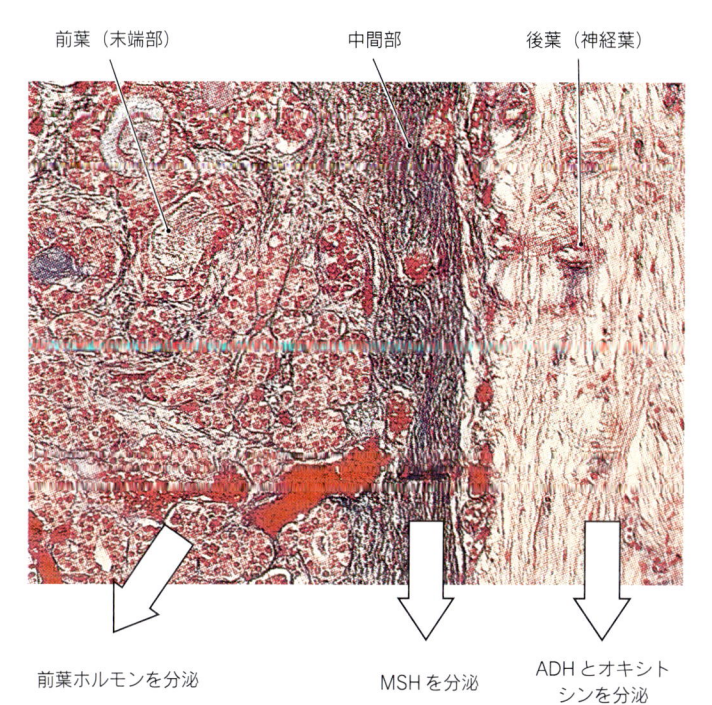

図 19-3　視床下部による神経系および内分泌系の調節

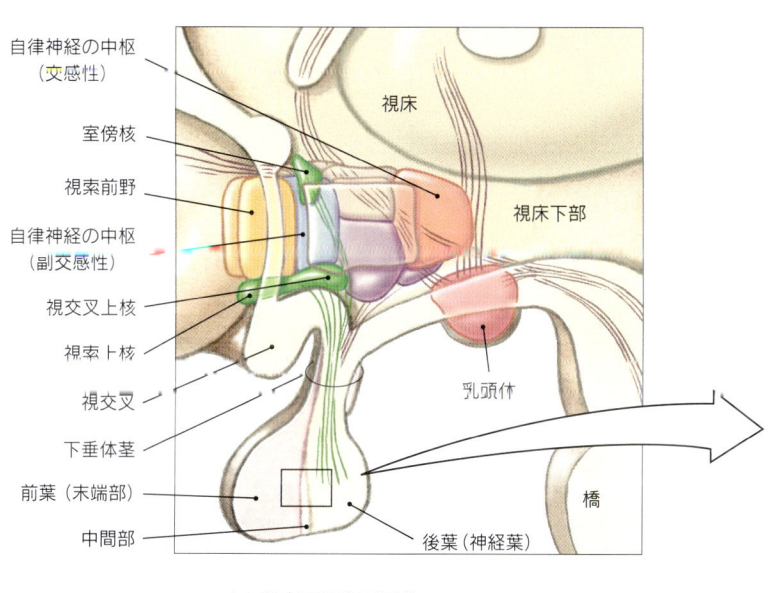

図 19-4　下垂体の構造
(a) 視床下部と下垂体
(b) 前葉，中間部，後葉の光顕像（×71）

シン刺激は，正常な分娩に必要である。乳児が乳首を吸引して刺激するとオキシトシンの分泌が促され，オキシトシンは乳腺の筋上皮細胞を収縮させて乳汁を射出させる。

男性では，オキシトシンは前立腺の平滑筋を収縮させるという。動物実験によると，オキシトシンは視床下部に働いて性行動を刺激するようである。

表19-2 下垂体ホルモン

部位	ホルモン	標的	ホルモン効果
前葉（末端部）	甲状腺刺激ホルモン（TSH）	甲状腺	甲状腺ホルモンの分泌
	副腎皮質刺激ホルモン（ACTH）	副腎皮質（束状帯）	グルココルチコイドの分泌
	性腺刺激ホルモン（ゴナドトロピン）		
	卵胞刺激ホルモン（FSH）	卵巣の卵胞上皮細胞	エストロゲンの分泌，卵胞の発育
		精巣のセルトリ細胞	精子成熟の促進
	黄体化ホルモン（LH）	卵巣の内卵胞膜細胞	排卵，黄体の形成，プロゲステロンの分泌
		精巣の間細胞	テストステロンの分泌
	プロラクチン（PRL）	乳腺	乳汁産生
	成長ホルモン（GH）	全細胞	成長，蛋白合成，脂質の移送と異化
中間部（正常の成人では不活性）	メラノサイト刺激ホルモン（MSH）	メラノサイト	表皮におけるメラニン合成の増加
後葉（神経葉）	抗利尿ホルモン（ADH，バソプレシン）	腎臓	水分の再吸収，血液量の増加と血圧の上昇
	オキシトシン	子宮，乳腺	子宮平滑筋の収縮（陣痛），射乳
		精管，前立腺	精管および前立腺の平滑筋収縮，分泌物の射出

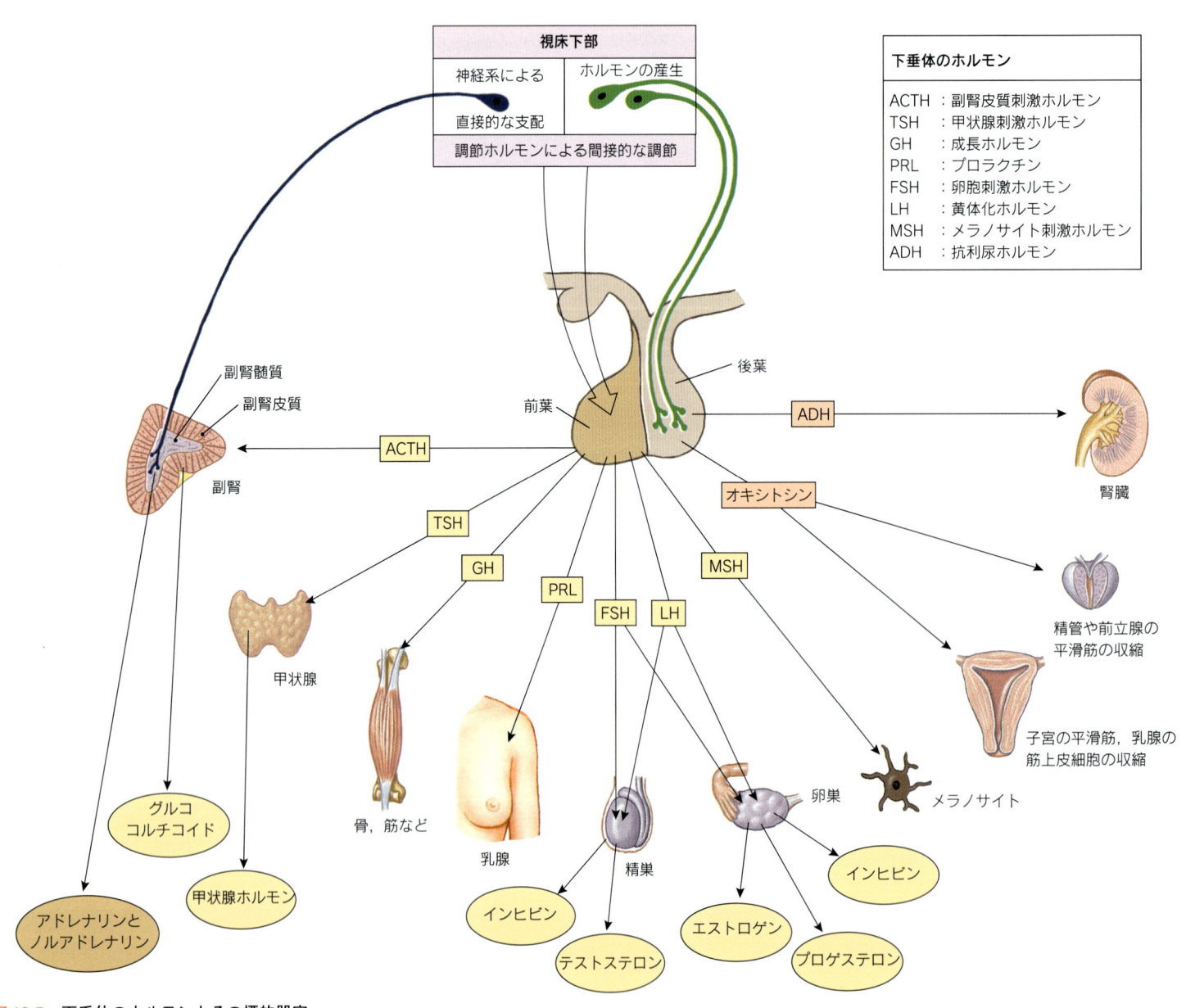

図 19-5　下垂体のホルモンとその標的器官
視床下部と下垂体の関係，下垂体ホルモンの標的器官における効果を示す。

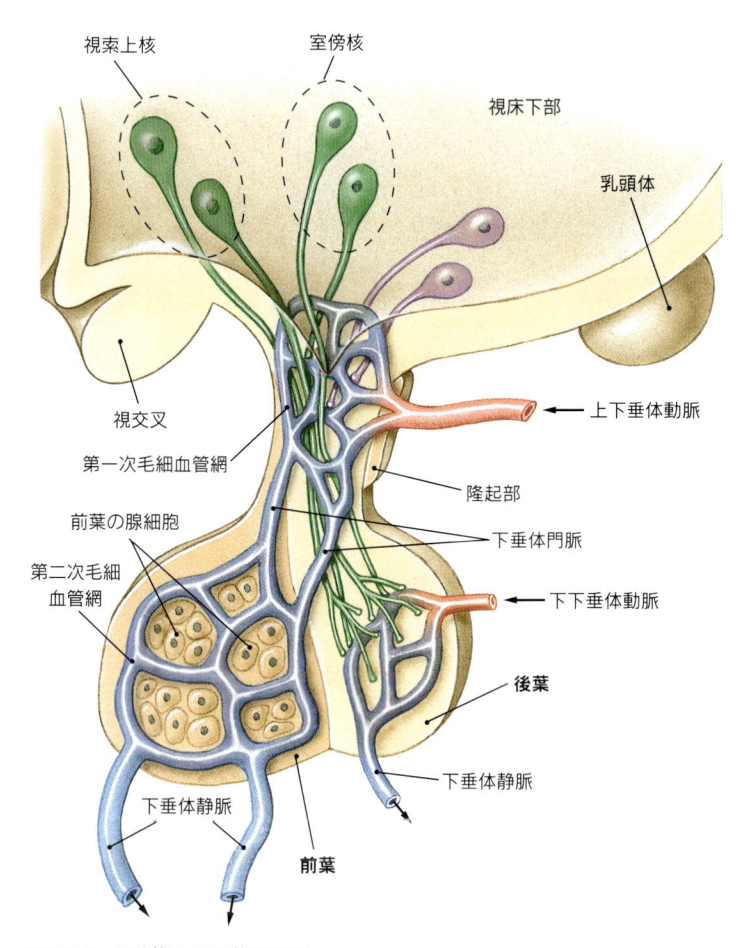

図 19-6 下垂体と下垂体門脈系
視床下部からの調節ホルモン（放出ホルモンと抑制ホルモン）は下垂体門脈系によって下垂体に達し，前葉ホルモンの分泌を調節する。

B. 腺性下垂体

腺性下垂体は主体をなす**前葉** anterior pituitary（**末端部** pars distalis），後葉との間にある薄い**中間部** pars intermedia，漏斗茎を取り巻く**隆起部** pars tuberalis の3部からなる。

a. 下垂体門脈系

前葉のホルモン分泌は視床下部からの調節を受けているが（図19-8），これには下垂体門脈系という特別な血管系が関与している。前葉に血液を供給する上下垂体動脈は，まず**正中隆起** median eminence でいったん毛細血管網（第一次毛細血管網）を形成した後，下垂体門脈と呼ばれる何本もの静脈になって漏斗を下降する。この静脈は前葉に達すると腺細胞の間で再び毛細血管網（第二次毛細血管網）を形成する。**門脈** portal vessel とは，2つの毛細血管網の間に存在する静脈のことで，一般には胃，腸からの血液を肝臓に運ぶものがよく知られている。

正中隆起の第一次毛細血管網の周囲には，視床下部の神経細胞から軸索が伸びてきている。これらの神経細胞は，前葉のホルモン分泌を調節する放出ホルモン（RH）や抑制ホルモン（IH）を第一次毛細血管網に放出する。こうして血流に入ったRHやIHは下垂体門脈から第二次毛細血管網を経て前葉の腺細胞に至り，その分泌を調節する。視床下部による前葉の調節には，この血管系が重要な働きをするので，この系を特に**下垂体門脈系** hypophyseal portal system と呼ぶ。

b. 前葉のホルモン

ここでは作用が比較的よく分かっているホルモンについて説明する。以下に挙げた7種類のホルモンのうちの1つは，中間部から分泌されるものである。前葉から分泌される6種類のホルモンのうち，5つはほかの内分泌腺を標的としている。

- **甲状腺刺激ホルモン** thyroid-stimulating hormone（TSH）：甲状腺の濾胞上皮細胞を刺激し，甲状腺ホルモンの分泌を促す。TSHは甲状腺刺激ホルモン分泌細胞（TSH細胞）から分泌される。
- **副腎皮質刺激ホルモン** adrenocorticotropic hormone（ACTH）：副腎皮質の束状帯細胞を刺激して**グルココルチコイド** glucocorticoid の分泌を促す。グルココルチコイドは糖代謝に関与する。ACTHは副腎皮質刺激ホルモン分泌細胞（ACTH細胞）から分泌される。
- **卵胞刺激ホルモン** follicle-stimulating hormone（FSH）：成熟女性では卵巣における卵胞の発育を促進し，卵胞からの**エストロゲン** estrogen の分泌を刺激する。エストロゲンはステロイドホルモンの1つで，その代表はエストラジオールである。

男性では，FSHは精巣における精子の産生に関与する。

- **黄体化ホルモン** luteinizing hormone（LH）：卵巣に作用し，成熟卵胞を排卵させ，黄体の形成とそこからの**プロゲステロン** progesterone 分泌を促す。プロゲステロンもステロイドホルモンの1つで，子宮粘膜を受精卵の着床に備えた状態に変化させ，着床後は妊娠の維持に働く。

男性ではLHは精巣のライディッヒ細胞（間細胞）を刺激して**男性ホルモン** androgen の分泌を促進する。男性ホルモンの代表はテストステロンである。男性のLHは間細胞刺激ホルモンと呼ばれていた。

FSHとLHは性腺を刺激するので，併せて**性腺刺激ホルモン**（ゴナドトロピン gonadotropin）と呼ぶ。これらのホルモンは性腺刺激ホルモン分泌細胞という1種類の細胞から分泌される。

- **プロラクチン** prolactin（PRL）：プロラクチン分泌細胞から分泌され，乳腺の発育と乳汁の産生を促す。乳腺の発育はエストロゲンやプロゲステロン，成長ホルモン，グルココルチコイド，胎盤からのホルモンなど，多くのホルモンによって調節される。男性におけるPRLの役割はよくわかっていない。
- **成長ホルモン** growth hormone（GH），somatotropin（STH）：蛋白質合成を促して細胞の成長と増殖を促進する。GHは全身の組織を標的とするが，特に骨格と筋組織に対して強力に働く。ただし，GHは標的細胞に直接作用するのではなく，肝細胞に働いて**ソマトメジン** somatomedin というペプチドを産生させ，このソマトメジンが骨格筋細胞や軟骨細胞などの蛋白質合成を促進させるという仕組みになっている。

成長期に十分量のGHを産生できないと下垂体性小人症になる。

- **メラノサイト刺激ホルモン** melanocyte-stimulating hormone（MSH）：中間部から分泌され，皮膚のメラノサイトを刺激してメラニン産生を増す。MSHは胎児期や幼児期，妊娠中，ある種の病的状態でのみ分泌される。

√ 下垂体のホルモン産生を調節している脳の領域はどこですか。
√ 標的細胞とは何ですか。ホルモンとその標的細胞はどういう関係にありますか。
√ 下垂体を構成する2つの部分と，下垂体からのホルモン分泌を調節するメカニズムを説明しなさい。

19

(a) 甲状腺の位置と血管の場所

- 舌骨
- 外頚動脈
- 内頚静脈
- 上甲状腺動脈
- 甲状軟骨
- 上甲状腺静脈
- 輪状軟骨
- 甲状腺の右葉
- 甲状腺の左葉
- 中甲状腺静脈
- 甲状腺の峡部
- 総頚動脈
- 下甲状腺動脈
- 甲状頚動脈
- 鎖骨の輪郭
- 気管
- 下甲状腺静脈
- 胸骨の輪郭

(b) 甲状腺の光顕像(×122)

- 甲状腺濾胞

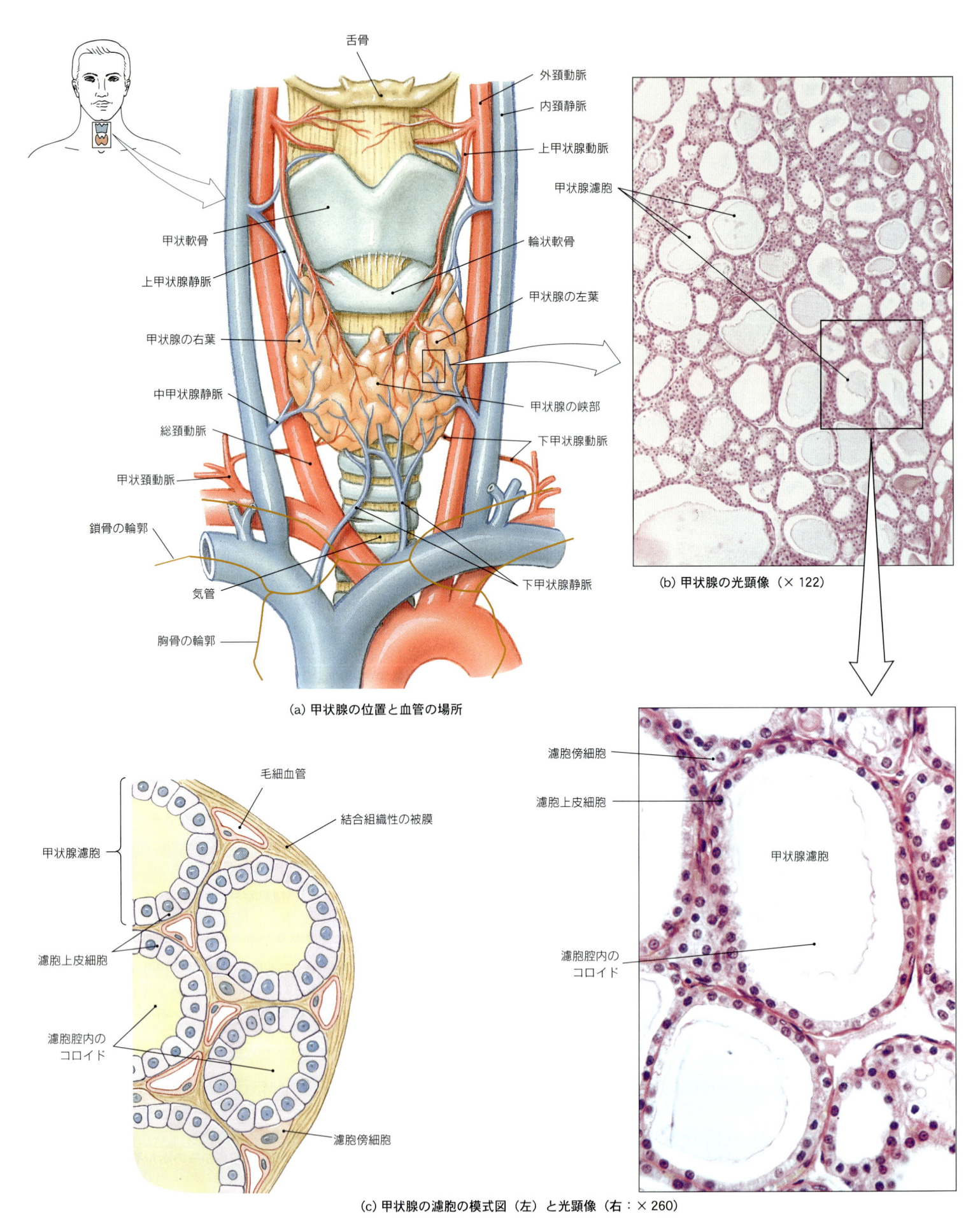

(c) 甲状腺の濾胞の模式図(左)と光顕像(右:×260)

- 毛細血管
- 結合組織性の被膜
- 甲状腺濾胞
- 濾胞上皮細胞
- 濾胞腔内のコロイド
- 濾胞傍細胞

図 19-7 甲状腺

394

4. 甲状腺

甲状腺 thyroid gland は前頸部にあり，喉頭から気管の高さにかけて存在する（図19-7a）。体表に近い所にあるので触診することができ，甲状腺腫などがあれば明瞭に分かる。甲状腺の重量は約35gであるが，環境や栄養状態などでかなり変化する。甲状腺は濃い赤色を呈するが，これは血管が豊富なためである。

甲状腺には外頸動脈の枝である上甲状腺動脈と，甲状頸動脈（鎖骨下動脈の枝）の枝である下甲状腺動脈が分布する。静脈は上・中甲状腺静脈が内頸静脈に，下甲状腺静脈が腕頭静脈に注ぐ。

甲状腺は羽を広げた蝶のような形をしており，羽に当たる部分が左右の両葉である。両葉の上端は甲状軟骨の下縁の高さ，下端は2～3番目の気管軟骨の高さに相当する。両葉間の狭くなった所を峡部 isthmus という。甲状腺は結合組織性の被膜で包まれているが，被膜の続きが甲状腺のなかに入り込んで実質を小葉に分けている。

A. 甲状腺濾胞と甲状腺ホルモン

甲状腺の小葉のなかには球形の濾胞 follicle が多数存在する。濾胞の構造は丸い饅頭を想像すると分かりやすい。饅頭の皮が濾胞上皮 follicle epithelium，餡がコロイド colloid，餡を入れているスペースが濾胞腔 follicle cavity に当たる（図19-7b,c）。濾胞の間には濾胞間結合組織があり，毛細血管が豊富に分布している。

濾胞上皮は単層立方上皮で，濾胞細胞 follicular cell からなる。濾胞細胞には粗面小胞体がよく発達しており，サイログロブリン thyroglobulin という糖蛋白を産生して濾胞腔に分泌する。コロイドの主成分はこのサイログロブリンである。一方，濾胞細胞は血中からヨードを取り込んで濾胞腔へ輸送する。このヨードは酵素の働きによってサイログロブリン中のチロシンと結合し，モノヨードチロシンやジヨードチロシンが作られる。これらのヨードチロシンが縮合（エーテル結合）すると，サイログロブリンのなかに甲状腺ホルモンが形成される。すなわち，モノヨードチロシンとジヨードチロシンが縮合するとトリヨードサイロニン（T_3）が，2個のジヨードチロシンが縮合するとサイロキシン（T_4）ができる。こうして，1分子のサイログロブリンのなかに4～8分子の甲状腺ホルモンが作られる。ただし，甲状腺ホルモンはこのまま分泌されるわけではない。

下垂体前葉からTSHの刺激を受けると，濾胞細胞は濾胞腔中のコロイド，すなわちサイログロブリンを再吸収する。このサイログロブリンをリソソームの酵素が分解するとT_3やT_4が遊離してくる。T_3やT_4は脂溶性なので細胞膜を透過して細胞外に出る。分泌される甲状腺ホルモンの90％はT_4であるが，ホルモン活性を持っているのはT_3で，T_4はT_3になってから作用を発揮する。甲状腺ホルモンはほとんど全身の細胞を標的とし，代謝を高め，酸素消費を増加させる（表19-3）。甲状腺ホルモンの分泌調節機構を図19-8に示す。

B. 濾胞傍細胞

甲状腺には濾胞傍細胞 parafollicular cell またはC細胞という内分泌細胞も存在する。この細胞は濾胞間結合組織に集団を作っていたり，濾胞上皮細胞の並びに存在したりするが，濾胞腔と接することはない。この細胞は濾胞上皮細胞よりやや大きく，細胞質は明るい色を呈する。

濾胞傍細胞はカルシトニン calcitonin を分泌する。カルシトニンは体液のカルシウム濃度を下げる働きがある。これは破骨細胞の働きを抑え，腎臓におけるカルシウムイオンの排出を促進することによる。カルシトニンの作用は飢餓状態や妊娠時に特に強いといわれている。カルシトニンと副甲状腺ホルモン（パラトルモン）の作用は互いに拮抗する。

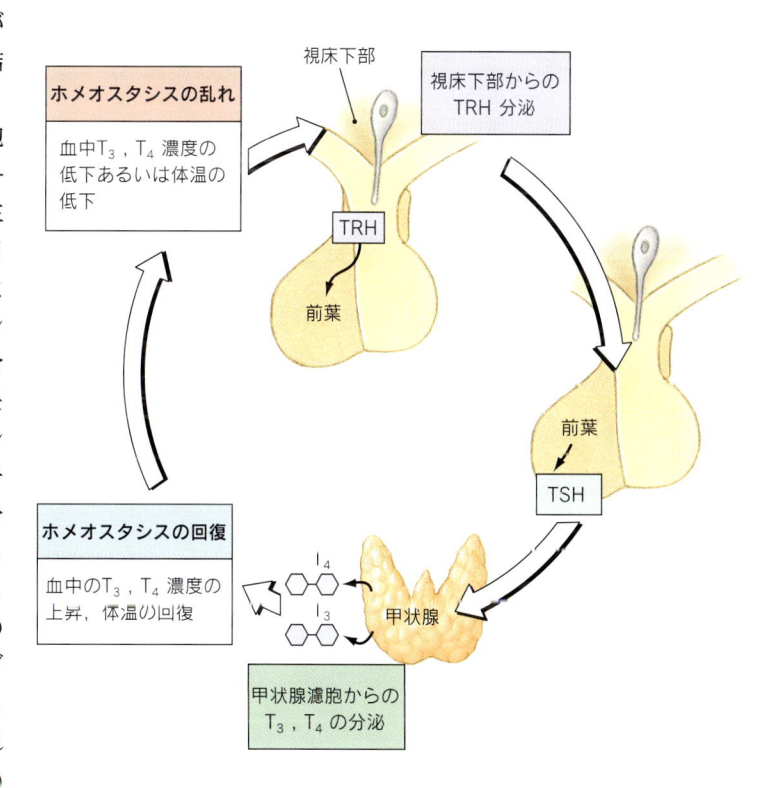

図 19-8　甲状腺ホルモンの分泌調節
甲状腺ホルモンによる負のフィードバックの様子を示す。

表19-3　甲状腺，上皮小体，胸腺のホルモン

内分泌腺	ホルモン	標的	作用
甲状腺			
濾胞細胞	サイロキシン（T_4），トリヨードサイロニン（T_3）	全身のほとんどの細胞	エネルギー消費の増加，酸素消費の増加，成長
濾胞傍細胞	カルシトニン	骨と腎臓	血中カルシウム濃度の低下
上皮小体			
主細胞	パラトルモン（PTH）	骨と腎臓	血中カルシウム濃度の上昇
胸腺	サイモシン（第23章参照）	リンパ球	免疫系の成熟

5. 上皮小体（副甲状腺）

上皮小体 parathyroid gland は米粒大の赤褐色の内分泌腺で，甲状腺の裏側に通常4個（上下2個ずつ）存在する（図19-9a）。甲状腺の被膜の外側にあることが多いが，甲状腺の実質内に埋まっていることもある。上皮小体は結合組織性の被膜で包まれており，この被膜の続きが小葉間結合組織となって実質を小葉に分けている。上皮小体の重量は全部合わせても0.3〜0.5 gほどである。

上皮小体のうち，上の2個は上甲状腺動脈の枝から，下の2個は下甲状腺動脈の枝から血液の供給を受ける（図19-7a）。

上皮小体の実質細胞には，**主細胞** chief cell, principal cell と**酸好性細胞** oxyphil cell の2種類がある（図19-9c）。主細胞はパラトルモン parathormone（PTH）というホルモンを分泌し，酸好性細胞は主細胞の未熟型もしくは不活性型と考えられている。主細胞は血中のカルシウム濃度を監視し，濃度が正常値以下に下がるとパラトルモンを分泌する。パラトルモンは主として骨組織と腎臓に作用する。すなわち，骨組織では破骨細胞の活動を刺激し，骨芽細胞の働きを抑制して骨のカルシウムを血中へ遊離させる。腎臓ではカルシウムの再吸収とリン酸の排出を促進し，活性型ビタミンDの産生を促す。この活性型ビタミンDは，腸に働いてカルシウムの吸収を促進する。このようにして血中カルシウム濃度が正常に戻ると，パラトルモンの分泌も正常に戻る。

6. 胸腺

胸腺は胸骨の後の前縦隔に存在する（図19-1）。新生児期から小児期の胸腺は体重の割には大きく，頚部下方から心臓の上縁に及ぶほどの大きさがある。重量は思春期頃に最も大きくて約40 gになるが，それ以後は退縮し50歳では12 g以下になる。

胸腺からは免疫系の発達と維持に重要ないくつかのホルモンが分泌される（表19-3）。**サイモシン** thymosin はもともとリンパ球の発育と成熟を促す胸腺抽出物に付けられた名前で，今ではいろいろな生理活性物質（thymosin-1, thymopoietin, thymopentin, thymulin, thymic humoral factor, IGF-1 など）の混合物であることが分かっている。

年をとると病気にかかりやすくなるが，これに胸腺の退縮が関係しているという研究者もいる。胸腺の組織構築と生理活性物質の働きは第23章で述べる。

〔訳者注：胸腺はリンパ性器官であり，内分泌腺には含めないのが普通である〕

7. 副腎

副腎 adrenal gland（**腎上体** suprarenal gland）は左右の腎臓の上に帽子のように載っている（図19-10a）。右副腎は三角形，左副腎は半月形に近く，幅5 cm，高さ3 cm，厚さ5 cmの大きさで，5〜7 gの重さがある。重量や大きさは副腎の機能状態によってかなり変動する。

副腎の上方には横隔膜があり，内側には大動脈や下大静脈が存在する。副腎は腎臓と同じく腹膜後器官に属する。副腎には上・中・下副腎動脈が分布するが，これらはそれぞれ下横隔動脈，腹大動脈，腎動脈からの枝である。

副腎は**皮質** cortex と**髄質** medulla からなり，両者は発生学的にも構造的にも全く異なる（図19-10b,c）。機能的にはいずれもストレス反応に関与するという共通点はあるが，そのホルモンの性質にはかなりの違いがある。

図 19-9　上皮小体

(a) 甲状腺の後面にある上皮小体

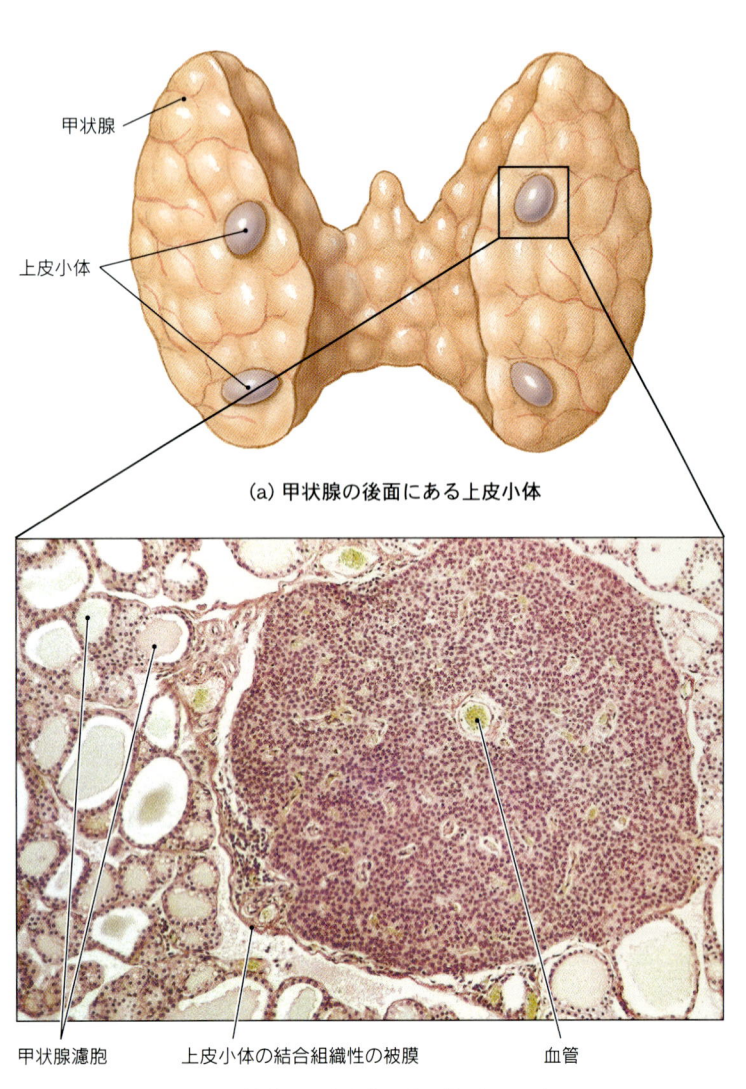

(b) 甲状腺と上皮小体の光顕像（× 102）

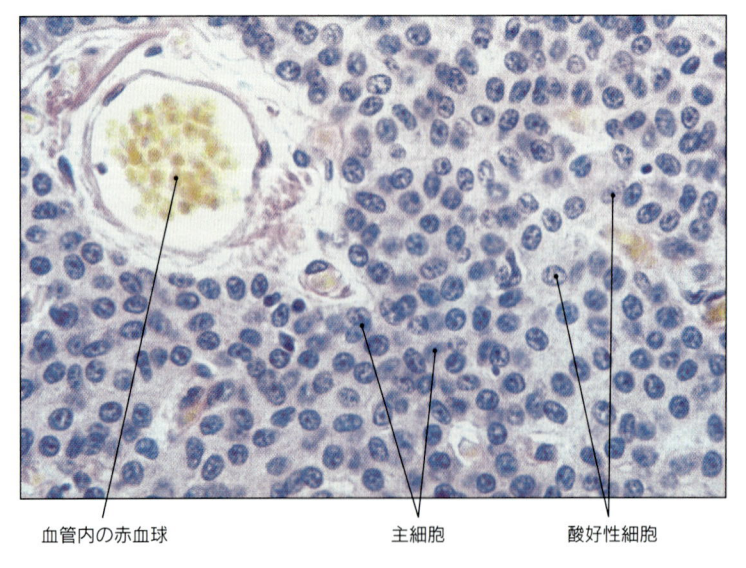

(c) 上皮小体の強拡大像（× 749）

19 内分泌系

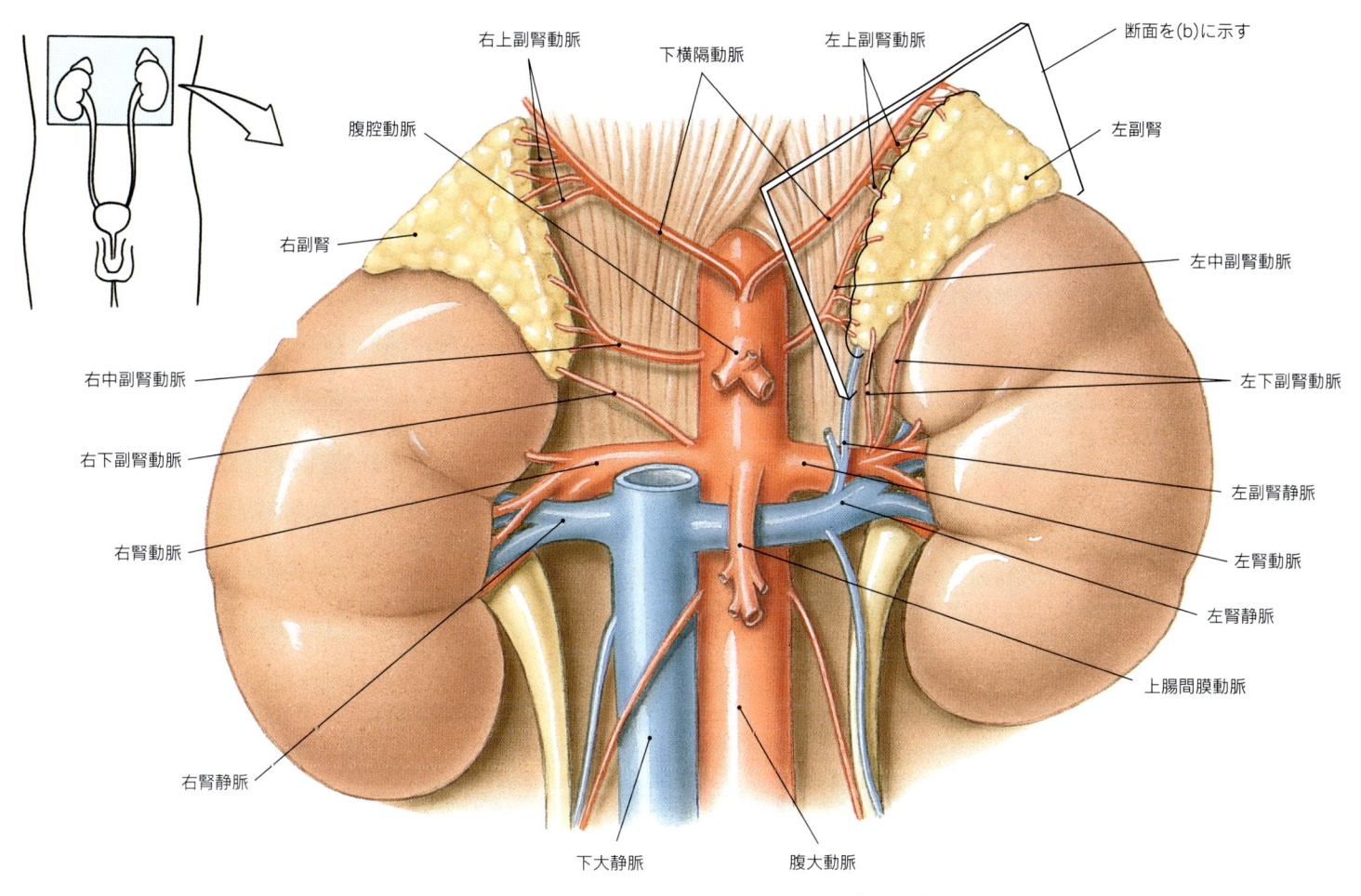

(a) 副腎と腎臓の正面観

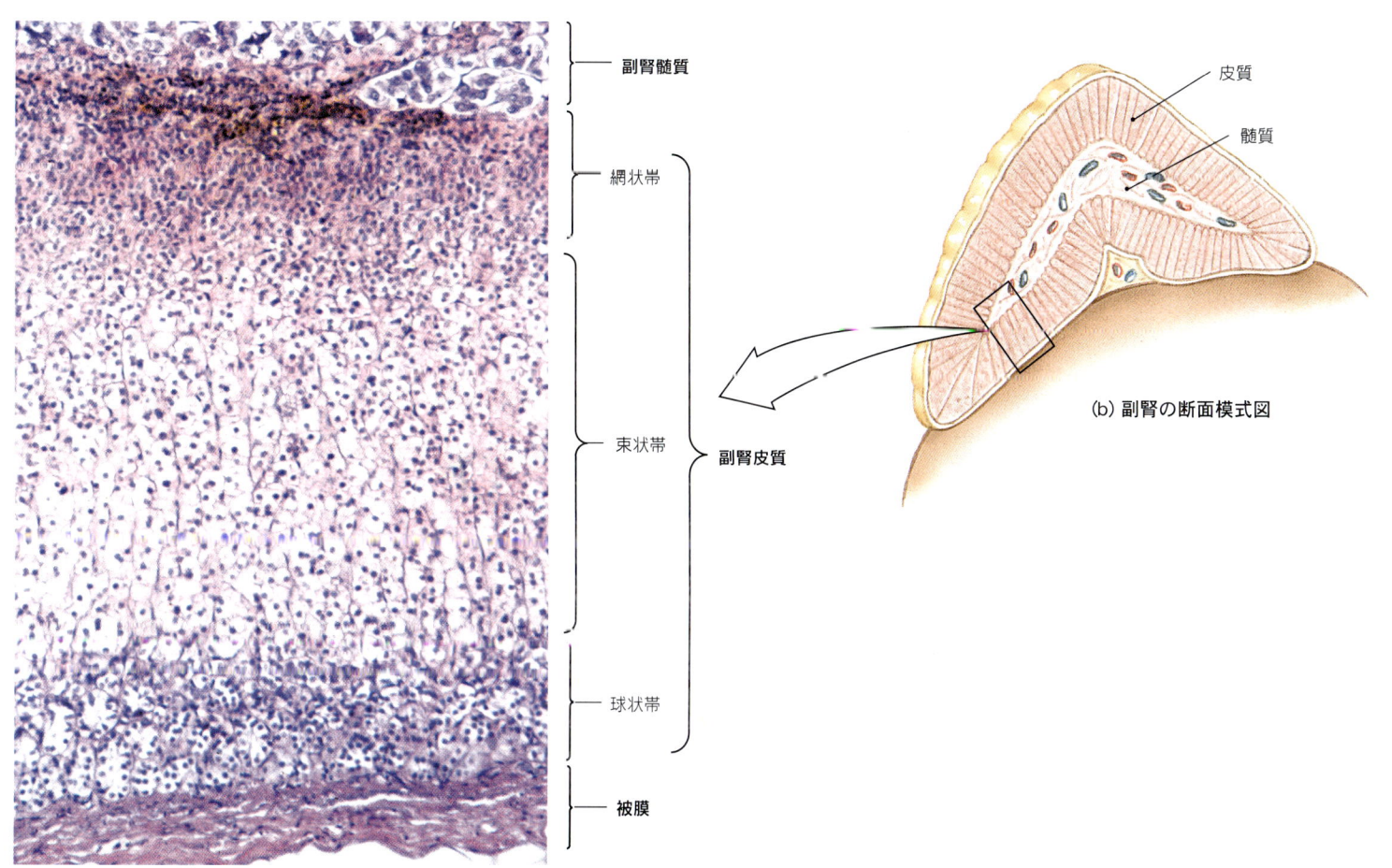

ラベル: 右上副腎動脈、下横隔動脈、左上副腎動脈、断面を(b)に示す、腹腔動脈、左副腎、右副腎、左中副腎動脈、右中副腎動脈、左下副腎動脈、右下副腎動脈、左副腎静脈、右腎動脈、左腎動脈、左腎静脈、上腸間膜動脈、右腎静脈、下大静脈、腹大動脈

(b) 副腎の断面模式図

ラベル: 皮質、髄質

(c) 副腎の光顕像（×173）

ラベル: 副腎髄質、網状帯、束状帯、球状帯、副腎皮質、被膜

図 19-10　副腎

397

A. 副腎皮質

副腎皮質は肉眼的に黄色を呈する。これはコレステロールや脂肪酸を主体とする脂肪滴が多数存在するためである。皮質のホルモンは多数あるがすべてステロイドホルモンで，**コルチコステロイド** corticosteroid または**コルチコイド** corticoid と総称される。コルチコイドのうち重要なのはミネラルコルチコイドとグルココルチコイドで，これらは生命の維持に必須である。

副腎の外側は結合組織性の被膜で被われている。皮質は被膜側から髄質に向かって，球状帯，束状帯，網状帯の3層からなる（図19-10c）。この3層の細胞からはそれぞれ異なるステロイドホルモンが分泌されるが（表19-4），電子顕微鏡で見ると，どの層の細胞にも多数の脂肪滴，よく発達した滑面小胞体，管状〜小胞状のクリスタを有する丸いミトコンドリアを持つという特徴がある。これは，脂肪滴にはステロイドホルモンの原料であるコレステロールがあり，滑面小胞体の膜とミトコンドリアの内膜にホルモン合成に必要な酵素が存在するからである。ペプチドホルモンを産生する下垂体前葉細胞などでは粗面小胞体やゴルジ装置が発達しており，副腎皮質細胞の構造とは大きく異なる。

a. 球状帯

球状帯 zona glomerulosa は被膜のすぐ内側に位置する薄い層で，皮質の約15％を占める。球状帯の細胞は円柱状で，これが全体として球状の配列をとっている。

球状帯細胞は**ミネラルコルチコイド** mineralocorticoid（電解質コルチコイド）を分泌する。この代表は**アルドステロン** aldosterone で，腎臓の集合管に働いてナトリウムと水分の再吸収，カリウムの排出を促す。このほか，アルドステロンは汗腺や唾液腺，消化管におけるナトリウムと水分の喪失を抑える働きがある。このアルドステロン分泌は，血中ナトリウム濃度の低下やアンギオテンシンⅡによって促進される。

b. 束状帯

束状帯 zona fasciculata は球状帯の内側に位置する厚い層で，皮質の約78％を占める。細胞の並び（細胞索）が髄質に対して放射状の配列をとっているので束状帯と呼ばれる。細胞索の間にはこれと平行して走る毛細血管がある。束状帯の細胞は多面体状で，球状帯の細胞より大きい。多数の脂肪滴を含んでいるため，通常の光学顕微鏡標本では脂肪が有機溶媒に溶失して細胞質が泡沫状に見える。

束状帯細胞は**グルココルチコイド**（糖質コルチコイド）glucocorticoid を分泌する。この代表は**コルチゾール**（ヒドロコルチゾン）cortisol と**コルチコステロン** corticosterone である。コルチゾールは肝臓で代謝されて別のグルココルチコイドである**コルチゾン** cortisone になる。グルココルチコイドは肝臓での糖の新生を促す作用があるほか，免疫系の抑制作用がある。グルココルチコイドは生体に様々なストレスがかかったとき，このストレスを乗り切れるように体内の代謝系を活性化する。グルココルチコイドは下垂体からのACTHの刺激を受けて分泌される。さらにACTHの分泌は視床下部からのCRH（副腎皮質刺激ホルモン放出ホルモン）によって促進される。

c. 網状帯

網状帯 zona reticularis は束状帯と髄質の間にある薄い層で，皮質の約7％を占める。網状帯の細胞は束状帯の細胞より小さく，不規則な網目状の配列をとって並んでおり，その間を毛細血管が走っている。網状帯の細胞は男性ホルモンを分泌するが，この男性ホルモンの意義はよく分かっていない。

B. 副腎髄質

副腎髄質は真珠色〜赤褐色調を呈するが，これは血液量の違いによる。髄質細胞はやや大形で，通常の光学顕微鏡標本では塩基好性に染まるが，重クロム酸カリウムのようなクロムを含む固定液で固定すると，分泌果粒が褐色に染まる。これをクロム反応陽性といい，このような反応を示す細胞を**クロム親和性細胞** chromaffin cell, pheochromocyte と呼ぶ。クロム反応は交感神経節の神経細胞などにも見られる。実際，副腎髄質は発生学的に交感神経の節後ニューロンに相当する。髄質細胞には節前線維がシナプスを形成しており，交感神経の刺激によって髄質細胞の分泌が亢進する（☞第17章）。

副腎髄質からは**アドレナリン** adrenaline（エピネフリン epinephrine）と**ノルアドレナリン** noradrenaline（ノルエピネフリン norepinephrine）というカテコールアミンが分泌される。アドレナリンの分泌量はノルアドレナリンのほぼ3倍である（☞第17章）。

アドレナリンはアドレナリン細胞が，ノルアドレナリンはノルアドレナリン細胞が分泌する。アドレナリンやノルアドレナリンは生体におけるエネルギーの準備状態を高め，骨格筋の収縮力と持久力を増す作用がある（表19-4）。カテコールアミンによる代謝の変化は，髄質に刺激が加わってからおよそ30秒後に最高になり，それから数分間持続する。すなわち，副腎髄質刺激後の効果の持続時間は，交感神経刺激時のものより長い。

表19-4　副腎のホルモン

部位	ホルモン	標的	作用
皮質			
球状帯	ミネラルコルチコイド（アルドステロンが代表）	腎臓	ナトリウムイオンと水分の再吸収（特にADHの存在下で）とカリウム排泄の促進
束状帯	グルココルチコイド（コルチゾール，コルチコステロン，コルチゾンなど）	全身のほとんどの細胞	骨格筋からアミノ酸，脂肪細胞から脂肪を遊離させて肝細胞での糖新生を促進 脂肪消費の促進，抗炎症作用
網状帯	男性ホルモン		正常状態での意義は不明
髄質	アドレナリン，ノルアドレナリン	全身のほとんどの細胞	心臓活動の促進，血圧の上昇，グリコーゲンの分解，血糖の上昇，脂肪組織からの脂肪の遊離（第17章参照）

✓ 甲状腺を摘除しても，甲状腺ホルモン欠乏の症状が出るまでに1週間はかかる。この理由を説明しなさい。
✓ 上皮小体を摘出したときに低下する血中の重要なミネラルは何ですか。
✓ 副腎の病気で体液中のナトリウムが失われる場合，障害されているのは副腎のどの部分で，欠乏しているのは何というホルモンですか。

8. 腎臓と心臓の内分泌機能

腎臓や心臓にも内分泌機能があり，何種類かのホルモンを産生している。これらのホルモンの多くは血圧や血液量の調節に関与している。腎臓ではレニン，エリスロポエチン，ビタミンDなどが作られる。

レニン renin は糸球体傍細胞が分泌する一種の蛋白質分解酵素で，血中のアンギオテンシノーゲン angiotensinogen をアンギオテンシンⅠ angiotensin Ⅰ に変える。アンギオテンシノーゲンを産生するのは肝細胞である。アンギオテンシンⅠはさらに肺の血管内皮細胞にある酵素によってアンギオテンシンⅡ angiotensin Ⅱ に変換され，これが副腎皮質からのアルドステロン分泌を促す。

エリスロポエチン erythropoietin は，血液の酸素濃度や血圧が低下すると分泌され，骨髄における赤血球の産生と成熟を促進する。この結果，血液量と酸素運搬能力が増加する。

ビタミンD vitamin D はステロイドの一種で，前駆体から活性型までを含む総称である。前駆体のコレカルシフェロール cholecalciferol（ビタミンD₃ vitamin D₃）は食物から摂取されるほか，皮膚において7,8-デヒドロコレステロールから紫外線の作用で作られる。コレカルシフェロールは肝臓で中間体の25-水酸化ビタミンDとなり，さらに腎臓に運ばれてここでPTHの存在下で活性型ビタミンD（1,25-水酸化ビタミンD）calcitriol となる。活性型ビタミンDは消化管におけるカルシウムとリン酸の吸収を促進する。骨や腎臓に対する作用はよく分かっていない。

右心房の心筋細胞は，循環血液量の増加や血圧の上昇に反応して心房性ナトリウム利尿ペプチド atrial natriuretic peptide（ANP）を分泌する。ANPはADHやアルドステロン分泌を抑制し，腎臓における水分とナトリウムの排出を促して血液量を減少させ，血圧を低下させる。

9. 膵臓

膵臓 pancreas は十二指腸のループに頭を突っ込むようにして後腹壁を横走する長さ20～25 cm，重さ約80 gの細長い器官である（図19-11a）。ピンクがかった灰色を呈し，小葉があるためにサケの"すじこ"のような形状をなす。膵臓は消化酵素を分泌する外分泌部 exocrine portion とホルモンを分泌する内分泌部 endocrine portion からなる。外分泌部の構造と働きについては第25章で扱う。内分泌部から出るホルモンは，全身の代謝に重要な役割を持っている。

膵島（ランゲルハンス島）

膵臓の内分泌部を膵島 pancreatic islet（ランゲルハンス島 islet of Langerhans）と呼ぶ（図19-11b）。膵島は内分泌細胞の集まりで外分泌部の間に島状に散在している。膵島の数は100～200万個もあるが，膵臓全体の1％を占めるにすぎない。膵島は毛細血管が豊富に分布しており，腹腔神経叢からの自律神経の支配を受ける（☞第17章）。

膵島の主要な細胞はA細胞，B細胞，D細胞の3つである。
- A細胞：グルカゴン glucagon を分泌する。グルカゴンは肝細胞に働いてグリコーゲンを分解し，グルコースを放出させる。この結果，血糖は上昇する（図19-11c）。
- B細胞：インスリン insulin を分泌する。インスリンは血糖を下げる働きを持つ。これは，全身のほとんどの細胞においてグルコースの取り込みと使用を促進することによる（図19-11c）。
- D細胞：ソマトスタチン somatostatin を分泌する。ソマトスタチンはグルカゴンとインスリンの産生と分泌を抑制するほか，消化管における栄養の吸収や消化液の分泌を抑える作用がある。

A細胞からのグルカゴンやB細胞からのインスリン分泌は，血糖値による調節を受けており，ほかの内分泌腺や神経系からの支配を受けていない。従って，血糖値に影響を与えるようなホルモンは，グルカゴンやインスリン分泌を間接的に調節しているといえる。膵島のホルモンの作用を表19-5にまとめた。

10. 性腺の内分泌細胞

精巣と卵巣はそれぞれ雌・雄性の生殖細胞を産生する臓器であるが，同時に内分泌腺としての機能も持っている。生殖器については第27章を参照。

A. 精巣

精巣では，間細胞 interstitial cell（ライディッヒ細胞 Leydig cell）が男性ホルモンを分泌する。男性ホルモンは副腎皮質ホルモンなどと同じステロイドホルモンで，その代表はテストステロン testosterone である。テストステロンは男性の第二次性徴の発現や精子形成を促進し，前立腺や精嚢などの付属性腺の分泌能を維持する。また，骨格筋の発達を促す（表19-6）。胎児期には中枢神経系，特に視床下部の神経核の発達に関与する。

精子の形成にはインヒビン inhibin というホルモンも関わってい

表19-5　膵島のホルモン

細胞	ホルモン	直接の標的	作用
A細胞	グルカゴン	肝臓，脂肪組織	血糖の上昇（肝細胞におけるグリコーゲンの分解などによる）
B細胞	インスリン	全身のほとんどの細胞（脳，腎臓，消化管上皮の細胞，赤血球を除く）	血糖の低下（細胞へのグルコースの取り込み増加，脂肪やグリコーゲン合成の促進による）
D細胞	ソマトスタチン	A細胞，B細胞，消化管上皮細胞	インスリン，グルカゴン分泌の抑制

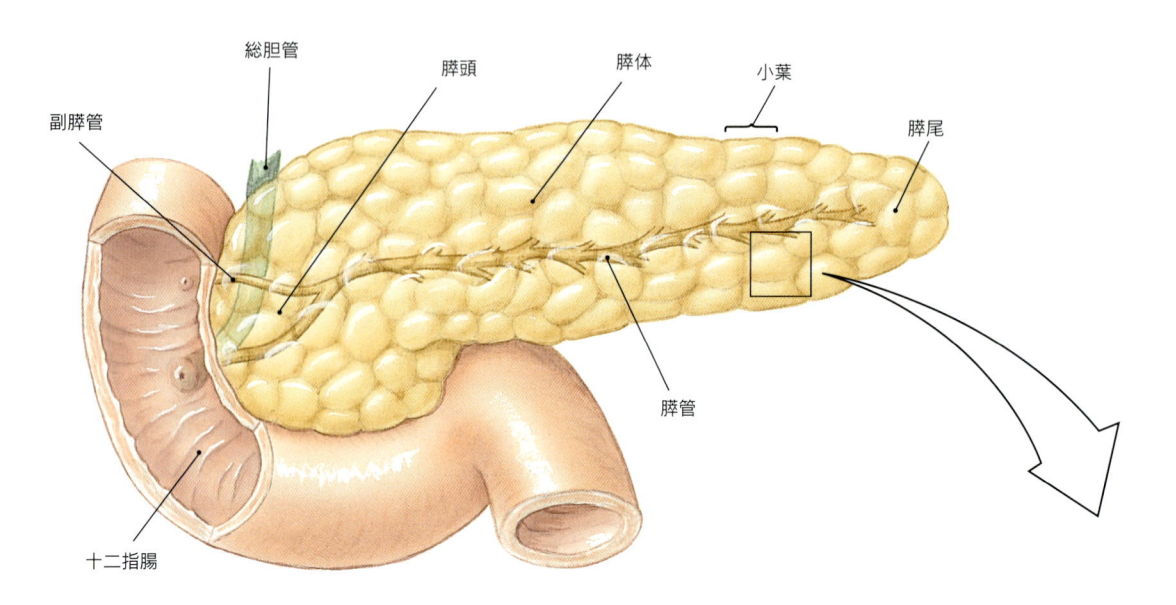

19

(a) 膵臓の正面模式図

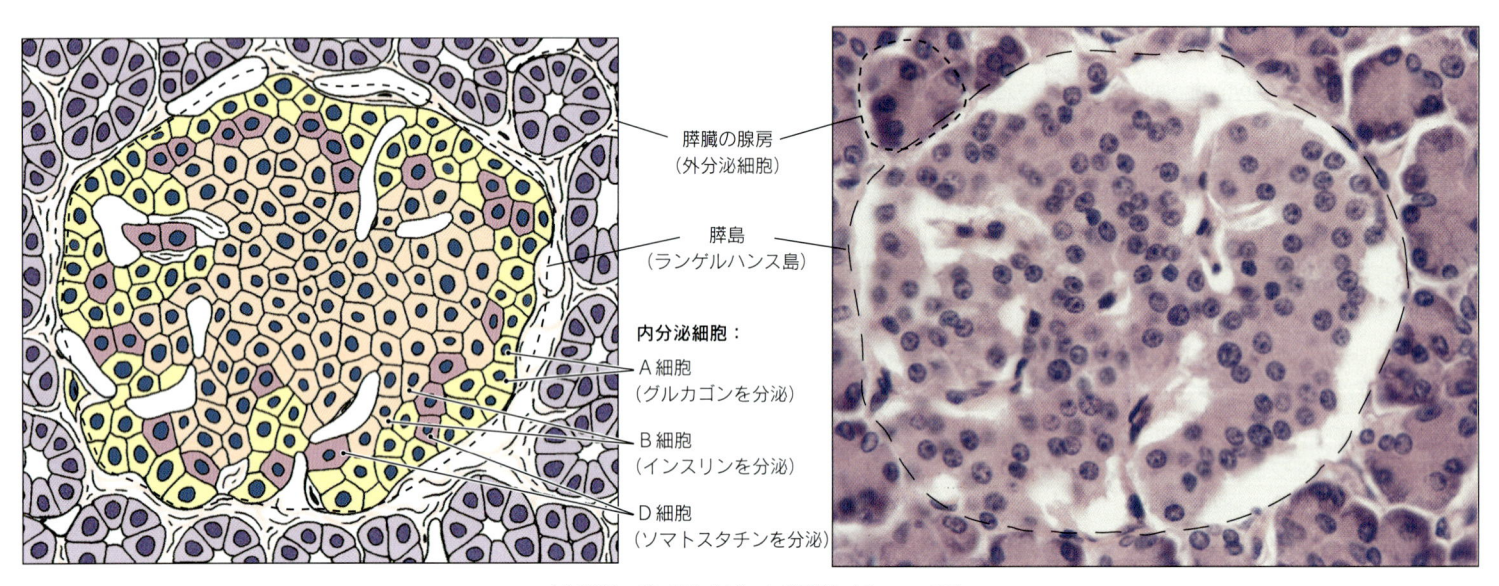

副膵管 / 総胆管 / 膵頭 / 膵体 / 小葉 / 膵尾 / 膵管 / 十二指腸

(b) 膵島の模式図（左）と光顕像（右：×400）

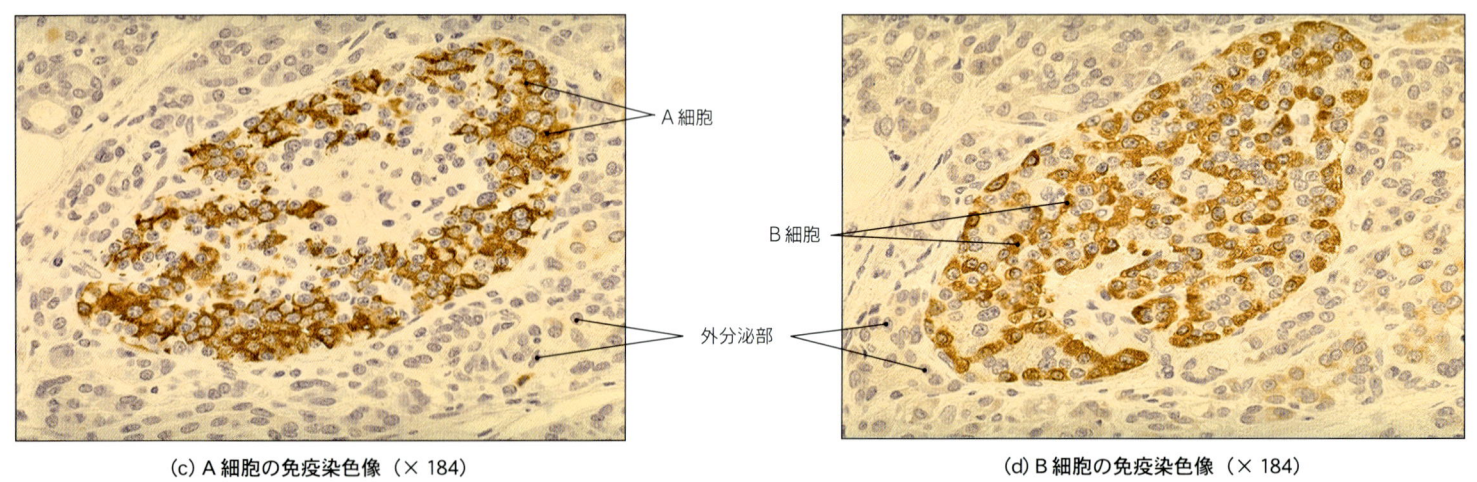

膵臓の腺房（外分泌細胞）
膵島（ランゲルハンス島）
内分泌細胞：
A細胞（グルカゴンを分泌）
B細胞（インスリンを分泌）
D細胞（ソマトスタチンを分泌）

(c) A細胞の免疫染色像（×184）

A細胞
外分泌部

(d) B細胞の免疫染色像（×184）

B細胞
外分泌部

図 19-11　膵臓と膵島
膵臓は外分泌部と内分泌部からなり，外分泌部が大部分を占める．内分泌部は膵島と呼ばれる小さな細胞集団をなし，外分泌部の中に島状に散らばっている．

表19-6 性腺のホルモン

臓器と細胞	ホルモン	直接の標的	作用
精巣			
間細胞	男性ホルモン	全身のほとんどの細胞	精子成熟の支持，骨格筋における蛋白合成の促進，男性の第二次性徴の発現
	インヒビン	下垂体前葉	FSH 分泌の抑制
卵巣			
卵胞上皮細胞	エストロゲン（特にエストラジオール）	全身のほとんどの細胞	女性の第二次性徴の発現，卵胞発育の支持
	インヒビン	下垂体前葉	FSH 分泌の抑制
黄体	プロゲステロン	子宮，乳腺	子宮内膜を受精卵の着床に備えた状態にする，乳腺の発育を刺激
		恥骨結合，子宮，乳腺	恥骨結合を緩める，子宮頸部の平滑筋弛緩，乳腺の発育を刺激

る．インヒビンはFSHの刺激によって精巣中にあるセルトリ細胞で産生されるが，下垂体へはFSHの分泌を抑制するように働く．

B. 卵巣

卵巣からは**エストロゲン** estrogen と**プロゲステロン** progesterone が分泌される．エストロゲンは，エストロン，エストラジオール，エストリオールなどの総称で，エストラジオールが最も作用が強い．卵巣では主に成熟卵胞で**エストラジオール** estradiol が作られる．卵胞の成熟には下垂体からのFSHが働く．エストロゲンは女性の第二次性徴の発現を促し，成熟女性においては月経で剝脱した子宮内膜を再生させる（表19-6）．一方，成熟卵胞からはインヒビンが分泌されて下垂体からのFSH分泌を抑制する．

排卵後の卵胞は黄体になり，プロゲステロンを分泌する．プロゲステロンは再生した子宮内膜を分泌期に移行させ，受精卵の着床に備える．黄体からはエストロゲンも分泌される．エストロゲンもプロゲステロンもステロイドホルモンである．

11. 松果体

松果体 pineal gland は視床上部（☞第15章）にある小さな松かさ状の器官である（図19-1）．松果体は**松果体細胞** pinealocyte，グリア細胞，無髄神経線維などからなる．無髄神経線維の多くは上頸神経節由来の交感神経節後線維で，松果体細胞とシナプスを形成している．

松果体の松果体細胞は**メラトニン** melatonin というホルモンを分泌する．メラトニンはトリプトファンからセロトニンを経て作られるインドールアミンで，視床下部に働いて性腺刺激ホルモン放出ホルモンの分泌を抑え，性腺の発育を抑制する．眼の網膜に入った光刺激は交感神経を介して松果体に達し，メラトニン産生を抑える．すなわち，メラトニン分泌は昼間は少なく夜間に増加する．このような分泌のリズムを**概日周期** circadian rhythm という．メラトニンには睡眠リズムの調節作用のほか，神経組織を保護する作用もあるという．

12. ホルモンと老化

内分泌系の加齢変化は概して少ないが，性腺のホルモン分泌は老化とともに著しく減少する．それ以外の内分泌腺では，ホルモンの量が老化に伴ってあまり変化することはないが，標的細胞の反応性が低下することが多い．

✓ ランゲルハンス島はどこにありますか．また，ランゲルハンス島から分泌されるホルモンを挙げ，その作用を説明しなさい．
✓ インヒビンの作用を説明しなさい．また，その産生場所を答えなさい．
✓ 老化によって著しく減少するホルモンにはどんなものがありますか．

◆発生学ノート◆　内分泌系の発生

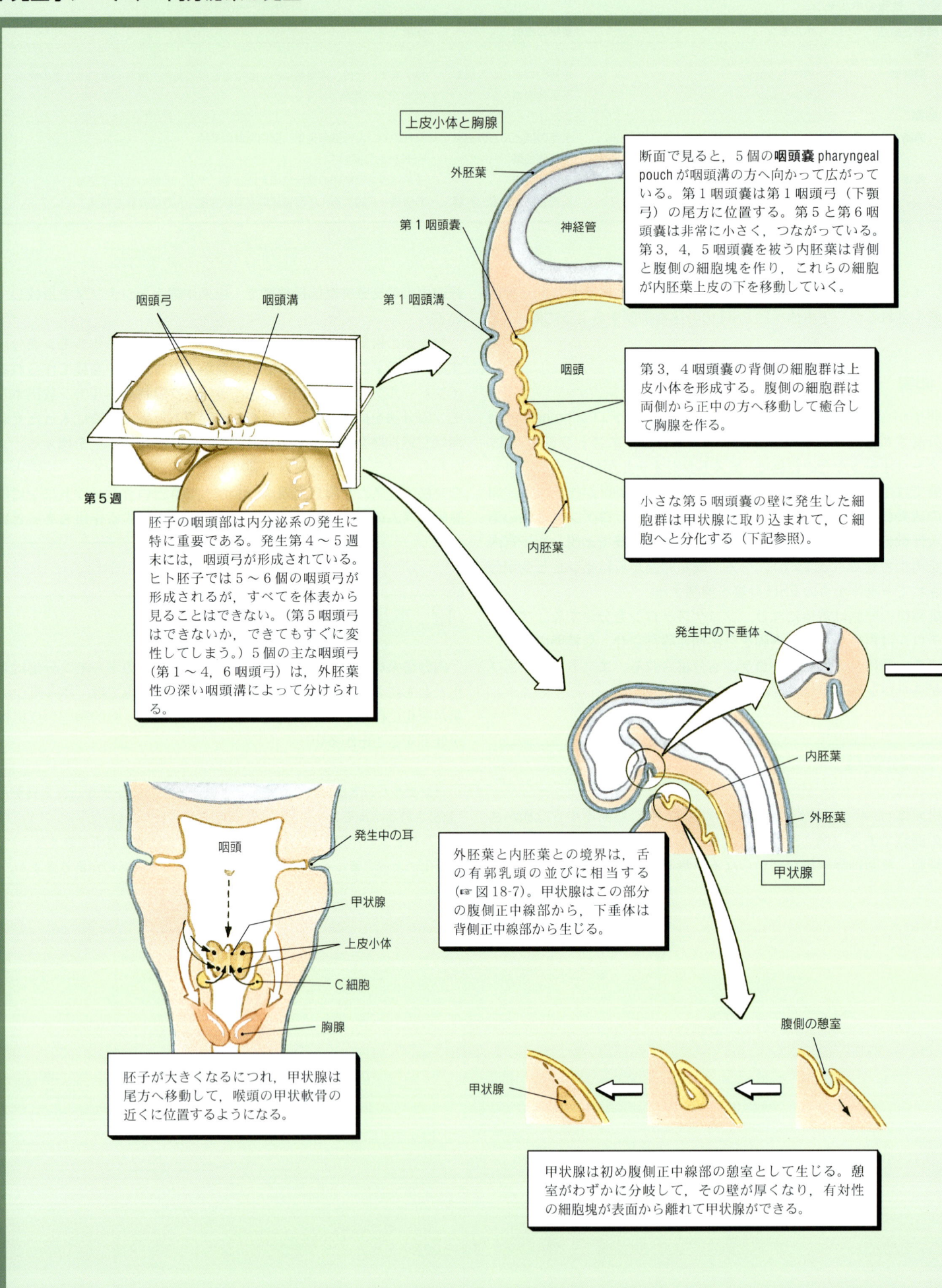

上皮小体と胸腺

断面で見ると，5個の**咽頭嚢** pharyngeal pouch が咽頭溝の方へ向かって広がっている。第1咽頭嚢は第1咽頭弓（下顎弓）の尾方に位置する。第5と第6咽頭嚢は非常に小さく，つながっている。第3，4，5咽頭嚢を被う内胚葉は背側と腹側の細胞塊を作り，これらの細胞が内胚葉上皮の下を移動していく。

第3，4咽頭嚢の背側の細胞群は上皮小体を形成する。腹側の細胞群は両側から正中の方へ移動して癒合して胸腺を作る。

小さな第5咽頭嚢の壁に発生した細胞群は甲状腺に取り込まれて，C細胞へと分化する（下記参照）。

胚子の咽頭部は内分泌系の発生に特に重要である。発生第4～5週末には，咽頭弓が形成されている。ヒト胚子では5～6個の咽頭弓が形成されるが，すべてを体表から見ることはできない。（第5咽頭弓はできないか，できてもすぐに変性してしまう。）5個の主な咽頭弓（第1～4，6咽頭弓）は，外胚葉性の深い咽頭溝によって分けられる。

外胚葉と内胚葉との境界は，舌の有郭乳頭の並びに相当する（☞図18-7）。甲状腺はこの部分の腹側正中線部から，下垂体は背側正中線部から生じる。

胚子が大きくなるにつれ，甲状腺は尾方へ移動して，喉頭の甲状軟骨の近くに位置するようになる。

甲状腺は初め腹側正中線部の憩室として生じる。憩室がわずかに分岐して，その壁が厚くなり，有対性の細胞塊が表面から離れて甲状腺ができる。

副腎

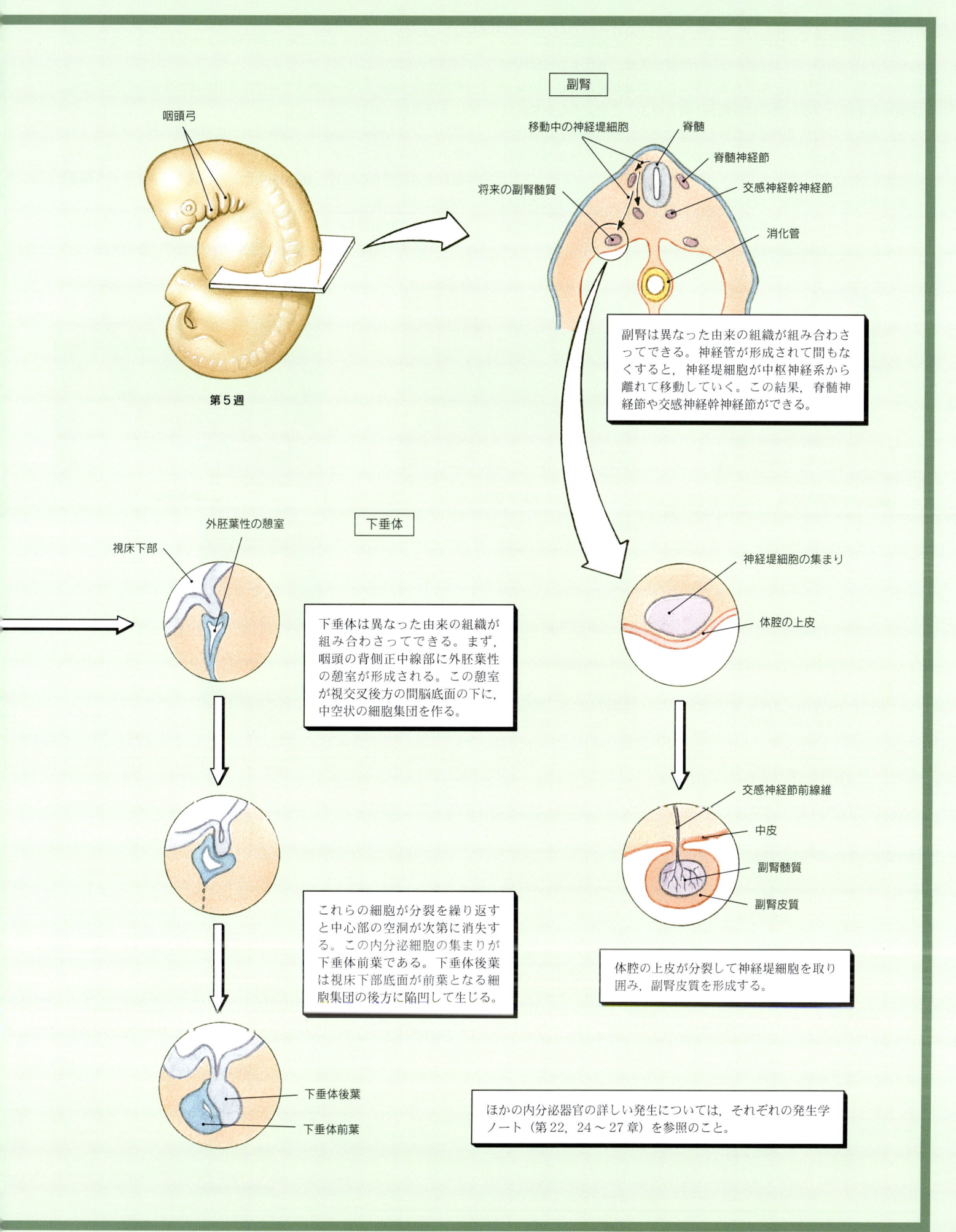

- 咽頭弓
- 移動中の神経堤細胞
- 脊髄
- 脊髄神経節
- 交感神経幹神経節
- 将来の副腎髄質
- 消化管

第5週

> 副腎は異なった由来の組織が組み合わさってできる。神経管が形成されて間もなくすると，神経堤細胞が中枢神経系から離れて移動していく。この結果，脊髄神経節や交感神経幹神経節ができる。

下垂体

- 視床下部
- 外胚葉性の憩室

> 下垂体は異なった由来の組織が組み合わさってできる。まず，咽頭の背側正中線部に外胚葉性の憩室が形成される。この憩室が視交叉後方の間脳底面の下に，中空状の細胞集団を作る。

- 神経堤細胞の集まり
- 体腔の上皮

- 交感神経節前線維
- 中皮
- 副腎髄質
- 副腎皮質

> これらの細胞が分裂を繰り返すと中心部の空洞が次第に消失する。この内分泌細胞の集まりが下垂体前葉である。下垂体後葉は視床下部底面が前葉となる細胞集団の後方に陥凹して生じる。

> 体腔の上皮が分裂して神経堤細胞を取り囲み，副腎皮質を形成する。

- 下垂体後葉
- 下垂体前葉

> ほかの内分泌器官の詳しい発生については，それぞれの発生学ノート（第22，24〜27章）を参照のこと。

403

臨床ノート　内分泌異常

内分泌異常は様々な原因で起こる（表19-7）。その原因には2つのカテゴリーがあり，1つはホルモン分泌量の異常，もう1つは標的細胞のホルモン感受性の異常である。ホルモンの量が正常より多い場合は機能亢進症，少ない場合は機能低下症と呼ぶ。このような病態になると，ホルモンの作用がはっきりと認識できる。標的細胞の感受性が低下すると，負のフィードバックが働かなくなって，内分泌異常をきたすことがある。

- **末端肥大症** acromegaly：骨端軟骨の閉鎖後に成長ホルモンの過剰分泌が起こることによる。骨の変形，軟骨部分の肥大が起こり，顎の長い，鼻の大きい独特の顔つきになる（図19-12a）。
- **クレチン病** cretinism：乳児期の甲状腺ホルモンの欠乏によって起こる（図19-12b）。
- **甲状腺腫** goiter：ヨード摂取不足による甲状腺ホルモンの欠乏で起こることが多い（図19-12c）。
- **アジソン病** Addison disease：副腎皮質が広範に冒され，グルココルチコイドとミネラルコルチコイドの両方が欠乏することによって起こる。増加したACTH（MSHと構造が似ている）がメラノサイトを刺激して皮膚の色素沈着が起こる（図19-12d）。
- **クッシング症候群** Cushing syndrome：グルココルチコイドの過剰分泌による。頬部や頚部に脂肪が沈着し，満月様顔貌を呈する（図19-12e）。

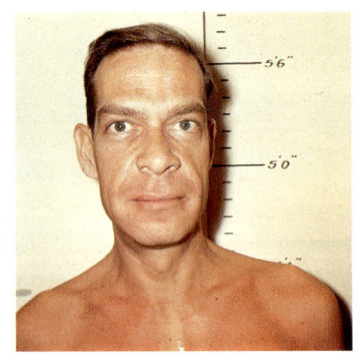

図19-12　内分泌腺の機能障害の例

(a) 末端肥大症 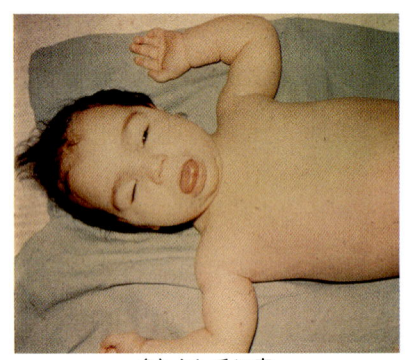　(b) クレチン病 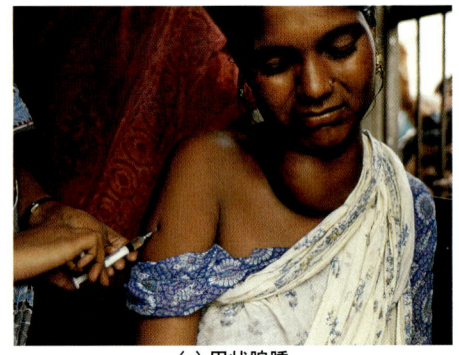　(c) 甲状腺腫 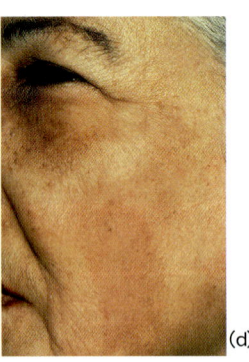　(d) アジソン病 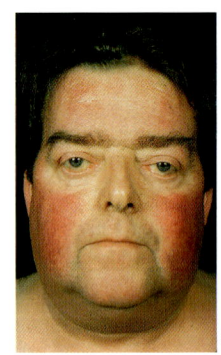　(e) クッシング症候群

表19-7　内分泌異常と主な症状

ホルモン	欠乏症	主な症状	過剰症	主な症状
成長ホルモン（GH）	下垂体性小人症	低身長，脂肪沈着の異常，食後の血糖の上昇不良	巨人症，末端肥大症	過成長
抗利尿ホルモン（ADH）	尿崩症	多尿	ADH不適合分泌症候群（SIADH）	体液の貯留，低ナトリウム血症
サイロキシン（T4）	粘液水腫，クレチン病	代謝の低下，低体温，身体および精神発達の遅延	バセドウ病（グレーブス病）	代謝亢進，体温上昇，頻脈
パラトルモン	副甲状腺機能低下症	筋力低下，神経障害，低カルシウム血症によるテタニー	副甲状腺機能亢進症	高カルシウム血症による神経，精神，筋障害，骨の脆弱化
インスリン	糖尿病（1型）	高血糖，糖尿，グルコース代謝の障害，エネルギー供給への脂肪の動員	インスリンの過剰分泌あるいは投与	低血糖，昏睡（低血糖による）
ミネラルコルチコイド	低アルドステロン症	多尿，血液量の減少，高カリウム血症	高アルドステロン症	水分貯留による体重増加，低カリウム血症
グルココルチコイド	アジソン病	易疲労性，低血糖，エネルギー動員の低下	クッシング症候群	過剰の糖新生（蛋白，脂肪の糖への転化）
アドレナリン，ノルアドレナリン	見つかっていない		褐色細胞腫	代謝の亢進，体温上昇，頻脈，高血糖，交感神経刺激症状
エストロゲン（女性）	卵巣発育不全	不妊，女性の第二次性徴の欠如	早発思春期	副腎網状帯による男性ホルモンの過剰分泌，外性器の男性化
	閉経	排卵の停止		卵胞発育，エストロゲン分泌の早期開始
男性ホルモン（男性）	男子性腺機能低下症（類宦官症）	不妊，男性の第二次性徴の欠如	早発思春期，ざ瘡（にきび）	間細胞腫瘍による女性ホルモンの異常分泌，乳房の肥大
				男性ホルモン分泌の早期開始，男性の第二次性徴の早期発現

第20章　血　液

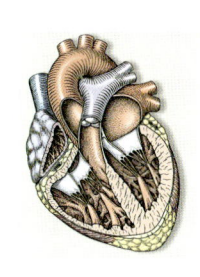

　栄養素は消化管から吸収され，ガスは肺胞上皮を通って拡散し，老廃物は便，尿，唾液，胆汁，汗などとして排出される。このような吸収・排泄は特定の臓器の特殊な部位で行われている。身体のすべての部分は心臓血管系でつながっている。この系は，循環する液体（血液☞本章），ポンプ（心臓☞第21章），連結パイプ（血管☞第22章）から構成されている。

1. 血液の働きと構成

　血液は液性の結合組織である（☞第3章）。血液は人体を構成する約75兆個の細胞に栄養素，酸素，ホルモンを分配するとともに，細胞の老廃物を腎臓に運搬し，また感染や病気から組織を保護する特殊な細胞を人体の各所に送り出している（表20-1）。血液循環が完全に途絶えると，どんな細胞や組織でもおよそ数分〜数十分以内に死んでしまう。

　血液は次の2つの構成成分からなる（図20-1）。
- **血清** plasma：血液の液体成分であり，水より若干高い密度を有する。血清には，可溶性の蛋白および可溶性の分子が含まれる。
- **血球成分** formed element：血清中に浮遊した血球と細胞断片。血球成分は非常に豊富で，高度に特殊化されている。赤血球 red blood cell（RBC）は酸素と二酸化炭素を運ぶ。白血球 white blood cell（WBC）は免疫系の構成成分である。血小板 platelet は細胞膜に包まれた細胞質の小片で，なかに血液凝固に関する酵素と因子が含まれている。

　全血 whole blood は血清と血球成分の混合物である。全血の構成成分は臨床的目的で分画される。全血には粘着性や凝集性があり，流

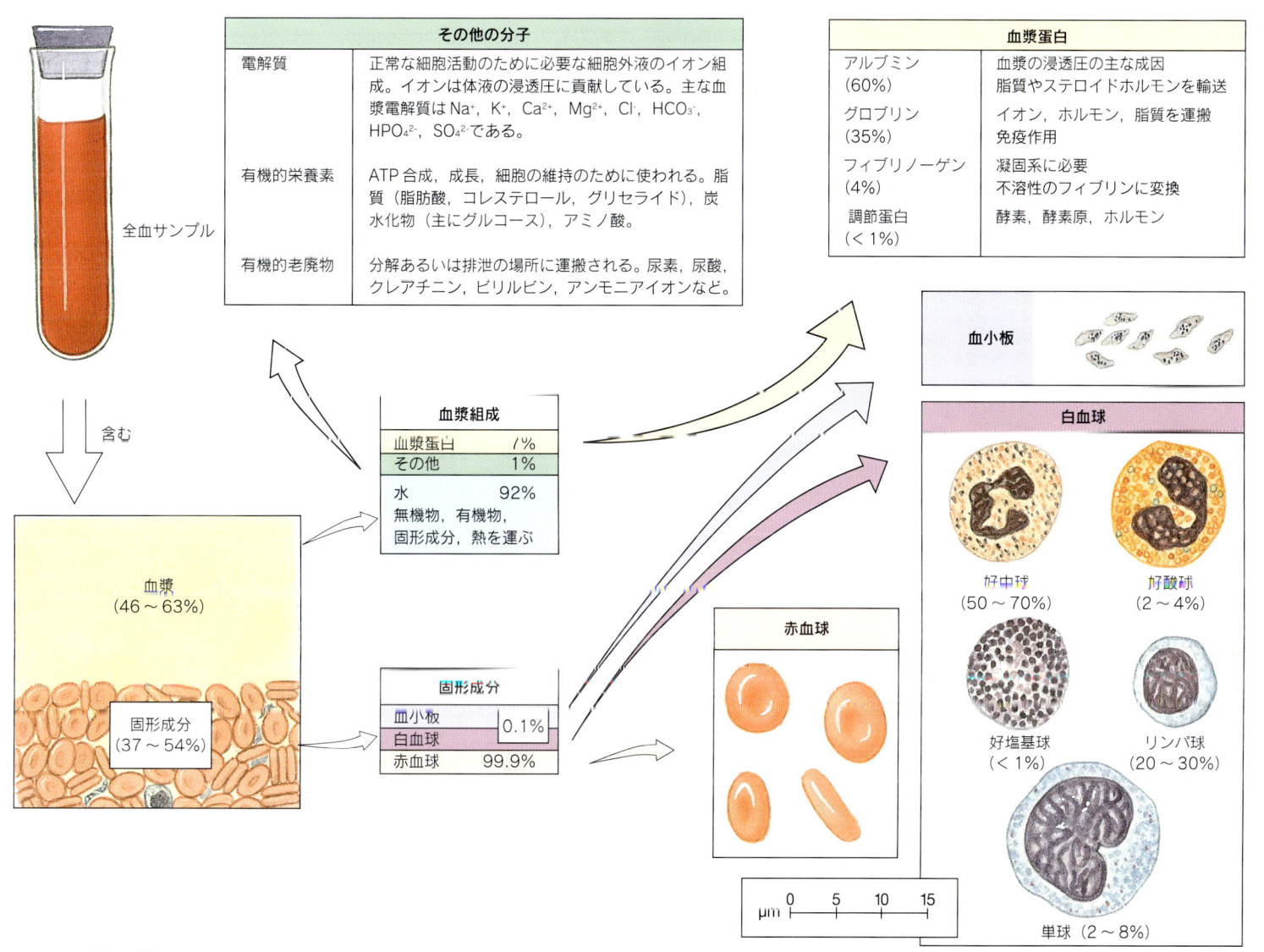

図20-1　血液の構成

表20-1　血液の機能

1. 溶解している気体の運搬。酸素を肺から組織に運び，二酸化炭素を組織から肺に運ぶ。
2. 消化管で吸収された栄養素，あるいは脂肪組織や肝臓から放出された栄養素を分配する。
3. 末梢組織で生じる代謝産物を腎臓などへ輸送する。
4. 酵素やホルモンを標的組織まで運ぶ。
5. 体液のpHや電解質組成を調整する。循環しながらイオンを吸収したり，運んだり，放出したりして，体内組織のイオン濃度が不均一になるのを防ぐ。血液は緩衝作用に富むので，骨格筋で生じる乳酸なども吸収することができる。
6. 傷害部位や血管破綻部位から体液が外に漏れるのを防ぐ。凝固反応が血管壁の破綻を被い，血液量の変化を防ぐ。
7. 毒素や病原体に対する防御。感染防御や破片を除去する白血球を運ぶ。また，病原体や外来物質を認識する蛋白である抗体を運ぶ。感染などで生じた毒素を集め，それを肝臓に運んで腎臓から排泄する。
8. 熱を吸収したり再分配したりして体温を安定させる。骨格筋が熱を産生し，血流が熱を運ぶ。体温が高いと，熱は皮膚から放散され，体温が非常に低いと，温かい血液が最も温度感受性のある組織に運ばれる。このような血流動態は，延髄にある循環中枢で調節・制御されている。

れるときに抵抗がある。水の粘稠度を1.0とすると，血漿の粘稠度は1.5で，全血の粘稠度は約5.0もある。

　成人男性の循環器系には5～6ℓの全血があり，成人女性では4～5ℓである。血液はアルカリ性（pH 7.35～7.45）で，温度は体温より若干高い（38℃）。血液量が正常だと**正常血液量** normovolemia，少ないと**血液量減少症** hypovolemia，多いと**血液量増加症** hypervolemia と呼んでいる。低・高血液量状態は危険で，高血液量状態では余分な血液を循環させなければならないので，心臓に大きな負担がかかる。

血漿

　血漿（けっしょう）は全血のおよそ55％の体積を占める。血漿の体積の92％は水である。これらの値は平均値であり，心臓血管系の部位や，その領域の活動状態によって変化する。血漿の組成に関する情報は図20-1，表20-2にまとめてある。

表20-2　全血の構成

構成要素	働き
血漿	
水	有機物・無機物を溶解し輸送。血球を分配。熱を運搬。
電解質	細胞活動に必要な細胞外液のイオン。
栄養素	細胞のエネルギー産生，成長，維持。
有機老廃物	分解あるいは排出される場所に運搬。
蛋白質	
アルブミン	血漿の浸透圧を構成する主な要素。ある種の脂質を輸送。
グロブリン	イオン，ホルモン，脂質を運搬。
フィブリノーゲン	凝固系に必要。不溶性のフィブリンに変換。
血球成分	
赤血球	ガス（酸素と二酸化炭素）の運搬。
白血球	病原体から生体を守る。毒素，老廃物，傷害された細胞を除去。
血小板	凝固反応に関与。

a. 血漿と間質液の違い

　血漿と間質液はイオン濃度が似ており，その主要な違いは溶解しているガスと蛋白の濃度にある。
- **溶解している酸素と二酸化炭素の濃度**：血漿中に溶解している酸素濃度は間質液より高い。その結果，酸素は血液から末梢組織に拡散できる。二酸化炭素濃度は，間質液のほうが血漿より高く，二酸化炭素は組織から血液へと拡散する。
- **溶解している蛋白の濃度**：血漿は間質液よりも多量の溶解蛋白を含んでいる。大部分の血漿蛋白はサイズが大きく，球形をしているので，毛細血管壁を通過することができないからである。

b. 血漿蛋白

　血漿蛋白は，血漿全体のおよそ7％に当たり，100mℓのヒト血漿には通常6～7.8gの血漿蛋白が含まれている。以下の3種類の主要な蛋白がある。
- **アルブミン** albumin：血漿蛋白の60％を占める。最も多い蛋白なので，血漿浸透圧の主要な要因となっている。アルブミンは，脂肪酸やステロイドホルモンなどの物質輸送にも重要な働きをしている。アルブミンは血漿の主要蛋白のなかでは最も小さい。
- **グロブリン** globulin：血漿蛋白の35％を占める。グロブリンには**免疫グロブリン** immunoglobulin と**輸送蛋白** transport protein がある。免疫グロブリンは**抗体** antibody とも呼ばれ，外来性の蛋白や病原体を攻撃する。輸送蛋白は，小さなイオンやホルモン，不溶性の物質や腎臓で濾過される物質と結合している。
- **フィブリノーゲン** fibrinogen：血漿蛋白の4％を占め，血液凝固に関わる。一定の条件下でフィブリノーゲン分子は太いフィブリン線維を形成し，血液凝集塊の骨格となる。血液凝固が起こると，血漿検査サンプルのなかでフィブリノーゲンからフィブリンへの変換が起こる。その結果，凝固に関与する蛋白は取り除かれ，**血清** serum と呼ばれる液体が残る。フィブリノーゲンは血漿蛋白のなかで最も大きい。

　アルブミンとグロブリンは，中性脂肪，脂肪酸，コレステロールなどの不溶性脂質と結合できる。このような蛋白と脂質の結合体は**リポ蛋白** lipoprotein と呼ばれ，容易に血漿に溶けるので，不溶性の脂質を末梢組織まで運ぶことができる。

　血漿蛋白の90％以上は肝臓で合成される。従って，肝臓に機能障害が起こると血液の組成や機能的特性が変化してしまう。例えば，ある種の肝障害では，フィブリノーゲンや血液凝固に関与するほかの蛋白が適切に産生されないため，治療不能な出血が起こる場合がある。

> **臨床ノート　血漿増量剤**
>
> 　**血漿増量剤** plasma expander は，一時的に血液量を増やすために用いられる薬剤である。血漿増量剤は，適切な浸透圧を保つために，炭水化物を含んでいる。この炭水化物は代謝されないが，食作用により次第に循環血液から取り除かれる。血漿増量剤は貯蔵が容易で，ウイルスや細菌の混入はない。血漿増量剤は低血液量状態を一時的に補うことはできるが，酸素量を増やすことはできない。

✓ ゆっくりした血流は，体温の維持にどのように役立っていますか。
✓ 血液中を酸素が運ばれていく機序を述べなさい。
✓ 全血の粘稠度はなぜ高いのですか。

2. 細胞成分

血液の主要な細胞成分は赤血球と白血球である。白血球は果粒球と無果粒球に大別される。そのほか，細胞そのものではないが，血液凝固に関与する血小板がある。表20-3に血液細胞成分についてまとめてある。

A. 赤血球

赤血球 red blood cell（RBC），erythrocyte は血液の半分弱を占める（図20-1）。

ヘマトクリット hematocrit 値は血液中で細胞成分が占める割合をパーセントで示したものである。成人男性における正常値は40〜54で，平均値は46である。成人女性では37〜47で，平均値は42である。細胞成分の99.9％は赤血球が占めるので，ヘマトクリット値はおよその赤血球の割合を示しているといってもよい。従って，ヘマトクリット値はしばしば充填赤血球量 volume of packed red cells（VPRC）と呼ばれたり，あるいは単に充填血球量 packed cell volume（PCV）と呼ばれる。

血液1μℓ あるいは1 mm³ 当たり，男性では約540万個，女性では約480万個の赤血球が存在している。1滴の血液中にはおよそ2億6千万個の赤血球が，そして成人の体内には約25兆個の赤血球が存在する。

臨床ノート　貧血と多血球血症

貧血 anemia は血液の酸素運搬能力が落ち，末梢組織への酸素供給が減少することにより生じる。貧血になると，筋肉疲労，脱力，嗜眠，全身のエネルギー欠乏など，様々な症状を引き起こす。貧血はヘマトクリット値が低下したり赤血球のヘモグロビン含量が低下して起こる。赤血球の数，大きさ，形態，赤血球中のヘモグロビン量を測定することによって貧血の種類を特定できる。

血液量が正常でヘマトクリット値が上昇すると多血症 polycythemia になる。これにはいくつかの種類がある。赤血球増加症は赤血球だけが増加する状態で，この章の後半で扱う。真性多血症 polycythemia vera は骨髄の造血細胞の異常によって起こり，赤血球のほかに白血球や血小板が増加する。ヘマトクリット値は80〜90に達し，赤血球が小血管を塞いでしまうため組織は酸素欠乏状態に陥る。真性多血症は若年者に起こることはまれで，60〜80歳代の高齢者に多い。有効な治療法はない。病因は不明であるが，放射線被曝と関連しているとも報告されている。

a. 赤血球の構造

赤血球は人体のなかで最も特殊化した細胞の1つで，体細胞とは非常に異なる（☞図2-2）。図20-2は光学顕微鏡と電子顕微鏡を用いて赤血球を観察したものである。赤血球は中央がへこんだ円板状をしており，中央部分は薄く周辺部は厚い。塗抹標本で測定すると，赤血球の直径は7.7 μm，最大の厚さは2.85 μm，中央部分の厚さは0.8 μm である。

表20-3　血液の固形成分

固形成分	1μℓ 当たりの個数	白血球分画（%）*	特徴	機能	特記事項
赤血球	520万 （正常範囲：440万〜600万）		中央がへこんだ円板状構造 核・ミトコンドリア・リボソームを持たない ヘモグロビンがあるために赤色	酸素を肺から組織へ，二酸化炭素を組織から肺へ運搬	120日間の平均寿命 アミノ酸と鉄の再利用 骨髄で産生
白血球 果粒白血球	7,000 （正常範囲：6,000〜9,000）				
好中球	4,150 （正常範囲：1,800〜7,300）	40〜60%	丸い細胞 核はビーズをつないだような形 細胞質に小さな果粒	病原体や組織片を貪食	数分〜数日の寿命 骨髄で産生
好酸球	165 （正常範囲：0〜700）	1〜4%	球状の細胞 核は通常2つに分葉 酸性色素で赤色に染まる大きな果粒	抗体で標識されたすべてのものを攻撃 寄生虫の感染防御に重要 炎症を抑制	骨髄で産生
好塩基球	44 （正常範囲：0〜150）	0.5〜1%	丸い細胞 核は塩基性色素で青紫色に染まる大きな果粒に隠れて見えない	損傷した組織に侵入しヒスタミンなどの化学物質を放出	炎症を引き起こすときに肥満細胞を補助
無果粒白血球					
単球	456 （正常範囲：200〜950）	2〜8%	非常に大きな，ソラマメ形の核 豊富な好塩基性の細胞質	組織に侵入し，自由マクロファージとなる 病原体や組織片を包み込む	大部分は骨髄で産生
リンパ球	2,185 （正常範囲：1,500〜4,000）	20〜40%	赤血球よりやや大きい 丸い核 細胞質がほとんどない	リンパ系の細胞 特異的病原体や毒素に対する防御	T細胞は直接攻撃 B細胞は形質細胞になって抗体を産生 骨髄とリンパ組織で産生
血小板	35万 （正常範囲：15万〜40万）		止血 集積し血管壁に付着 凝固系の内因子系を活性化	骨髄で巨核球より産生	

*：循環白血球に対する割合

(a) 血液塗抹

赤血球　連銭状態

血管内皮細胞の核　　　血管（縦断像）

(b) 毛細血管の断面図

連銭構造

(c) 赤血球の走査電顕像

0.45～1.16 μm　　2.31～2.85 μm

7.7 μm

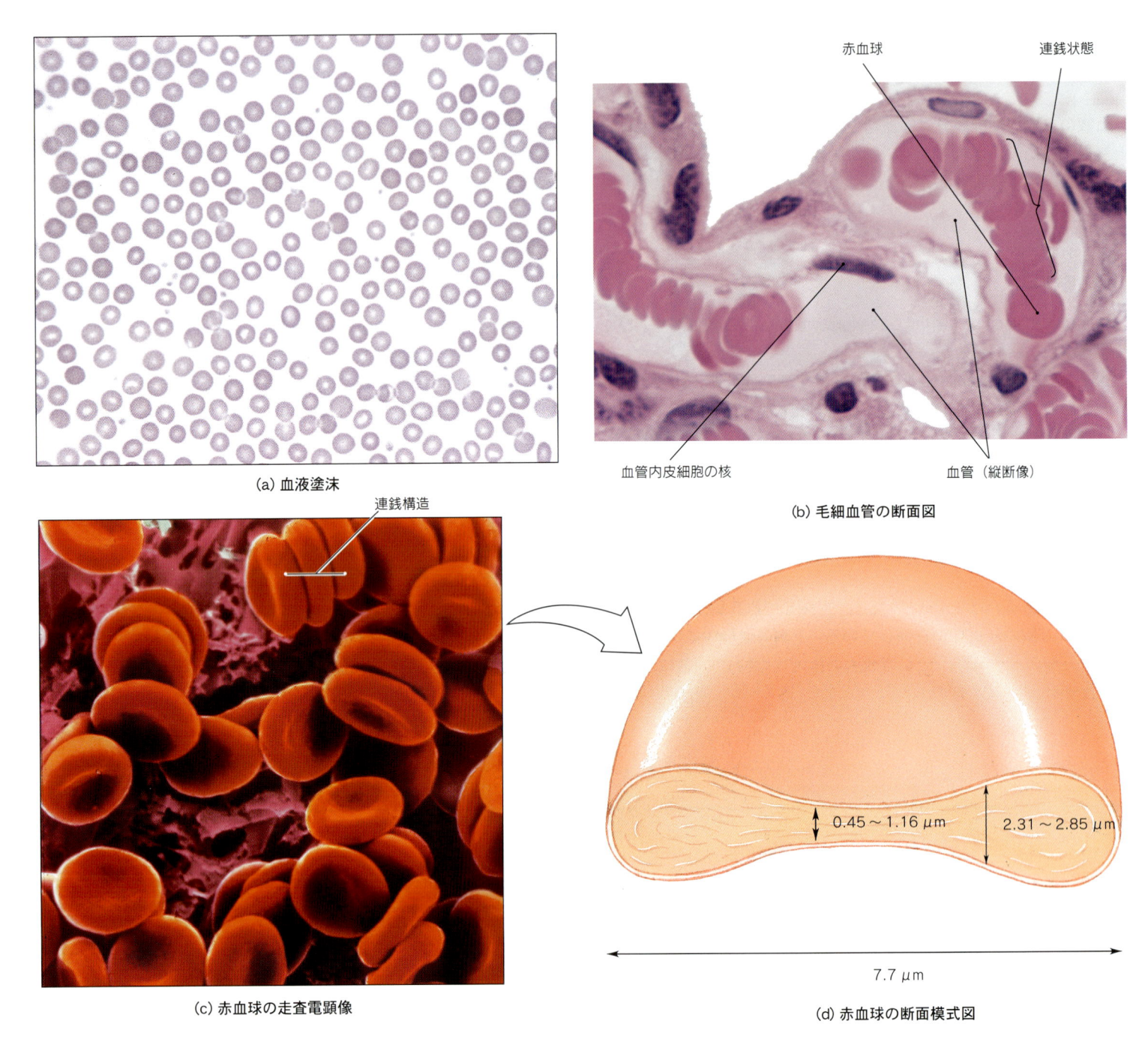

(d) 赤血球の断面模式図

図20-2　赤血球
(a) 血液塗抹標本で見ると，二次元的に見える（光顕像，×477）
(b) 狭い毛細血管を通過するとき，赤血球は皿のように重なり合い連銭状態になる（光顕像，×1,430）
(c) 赤血球の走査電顕像（×1,838）
(d) 赤血球の断面模式図

　このような特徴的な形態は，赤血球に構造的強度と柔軟性を与えており，細胞の大きさの割には大きな表面積を有している。この広い細胞表面を介して，赤血球は効率よく周囲の血漿と物質の交換を行うことが可能になる。

　血液は肺の毛細血管から末梢組織の毛細血管に流れ，肺に戻ってくる。酸素や二酸化炭素は赤血球によって運ばれる。標準的成人男性の全血液中の赤血球の表面積を合計するとおよそ3,800 m²となり，これは体表面積の2,000倍にもなる。

　赤血球は扁平なので，皿のように積み重ねることができる。このように赤血球が積み重なった状態を**連銭状態** rouleau と呼ぶ。赤血球は連銭状態を形成したり解離したりする。連銭状態の赤血球は，その直径より若干太い血管を通過することができる。血管がそれより細い場合，赤血球は血管に詰まってしまう。しかし，赤血球には柔軟性があるので，自ら変形して細い血管を通過することができる。

b. 赤血球の一生と循環

　赤血球は，分化・成熟の過程で核やミトコンドリアなどの細胞内小器官を失い，細胞骨格だけが残る（赤血球形成については後半で詳述する）。赤血球にはミトコンドリアがないので，周囲の血漿からグルコースを取り込み，嫌気的代謝によってエネルギーを獲得する。このメカニズムによって赤血球に吸収された酸素は消費されることなく末梢組織に運ばれる。

　赤血球には核やリボソームがないので，蛋白合成は行えない。これは大きな問題である。なぜなら，赤血球は大きなストレスにさらされるからである。赤血球が1回体内を循環するのに普通30秒かかる。その間，連銭状に積み重ねられたり，ねじ曲げられたりして，

毛細血管内を通り心臓に戻る。赤血球はこのように大きなストレスを受けるが，修復システムがないので寿命は比較的短く，120日程度である。120日間で1,000 km以上の距離を循環すると，細胞膜が壊れるか，貪食細胞に食べられてしまう。循環赤血球の約1％は毎日新生されている。これは1秒間に約300万個の赤血球が新生されていることになる

c. 赤血球とヘモグロビン

成熟した赤血球は，66％の水と33％の細胞質とそれを包む細胞膜からなっている。ヘモグロビンhemoglobin（Hb）は赤血球の蛋白の95％以上を占める。このヘモグロビンによって赤血球は酸素と二酸化炭素を運ぶことができる。ヘモグロビンは赤い色素で，このため血液は赤く見える。酸素と結合しているヘモグロビンは明赤色であり，酸素と結合していないヘモグロビンは暗赤色である。このため，酸素が豊富な動脈血と酸素が少ない静脈血では色調が異なる。

1分子のヘモグロビンは4個の球状蛋白サブユニットで構成されており，それぞれのサブユニットには1分子のヘムを含む（図20-3）。ヘム分子には1個の鉄イオンがあり，1個の酸素分子と結合する。鉄と酸素の結合作用は非常に弱く，容易に離れることができる。1個の赤血球には約2億8,000万個のヘモグロビン分子がある。1個のヘモグロビン分子には4個のヘム分子があるので，1個の赤血球は10億個以上の酸素分子を運べることになる。ヘモグロビンは血液の約23％の二酸化炭素も運ぶ。二酸化炭素は，グロブリンサブユニットのアミノ酸と結合する。肺の毛細血管では拡散により血漿に酸素が入り，二酸化炭素が出る。血漿の酸素濃度が上昇すると，酸素は赤血球に入りヘモグロビンと結合する。血漿の二酸化炭素濃度が下がるとヘモグロビンは二酸化炭素を放出し，血漿中に拡散する。このようにして，赤血球は酸素を吸収し二酸化炭素を放出する。末梢組織では細胞が酸素を消費し，二酸化炭素を産生しているので，逆の現象が起こる。

臨床ノート　赤血球増加症

赤血球増加症 erythrocytosis では，血液に異常に多くの赤血球を含む。この原因として，酸素の欠乏した組織が多量のエリスロポエチン erythropoietin を放出することにより起こることがある。例えば，高所は空気中の酸素が少ないので，高山に登ると赤血球増加症になる。これは赤血球が運ぶ酸素量が少ないので，赤血球数が代償性に増えるためである。

登山家や3,000 mを超す高地で生活する人のヘマトクリット値は65以上になることがある。心不全や肺気腫など，心臓や肺の機能障害がある場合も赤血球増加症になることがある。血液が効果的に循環しなかったり，肺が血液に十分酸素を供給できない場合，ヘマトクリット値が上昇しているのにもかかわらず，末梢組織は酸素欠乏状態のままである。赤血球濃度が高まると，血液の酸素運搬能力は増加するが，血液が濃くなって循環しにくくなり，心臓の負担になることもある。

d. 血液型

ヒトの血液型 blood type は，赤血球膜に特殊な成分が存在するかどうかで決まる。膜表面には，多くの表面抗原 surface antigen（凝集原 agglutinogen）がある。この表面抗原は糖蛋白か糖脂質でできており，その性質は遺伝的に決定される。赤血球には少なくとも50種類の表面抗原がある。特に重要な表面抗原はA，B，Rhである。この表面抗原の有無で血液型が決まる（図20-4）。例えば，A型はA抗原，B型はB抗原，AB型は両者を有し，O型はどちらも持っていない。日本における割合は，A型が38.3％，O型が30.5％，B型が21.8％，AB型が9.4％となっている。この割合は人種や民族によって違う（表20-4）。

Rh抗原はRh因子とも呼ばれる。Rh抗原が存在する場合をRh陽性 Rh-positive，存在しない場合をRh陰性 Rh-negative という。それぞれRh（＋），Rh（－）と記載される。

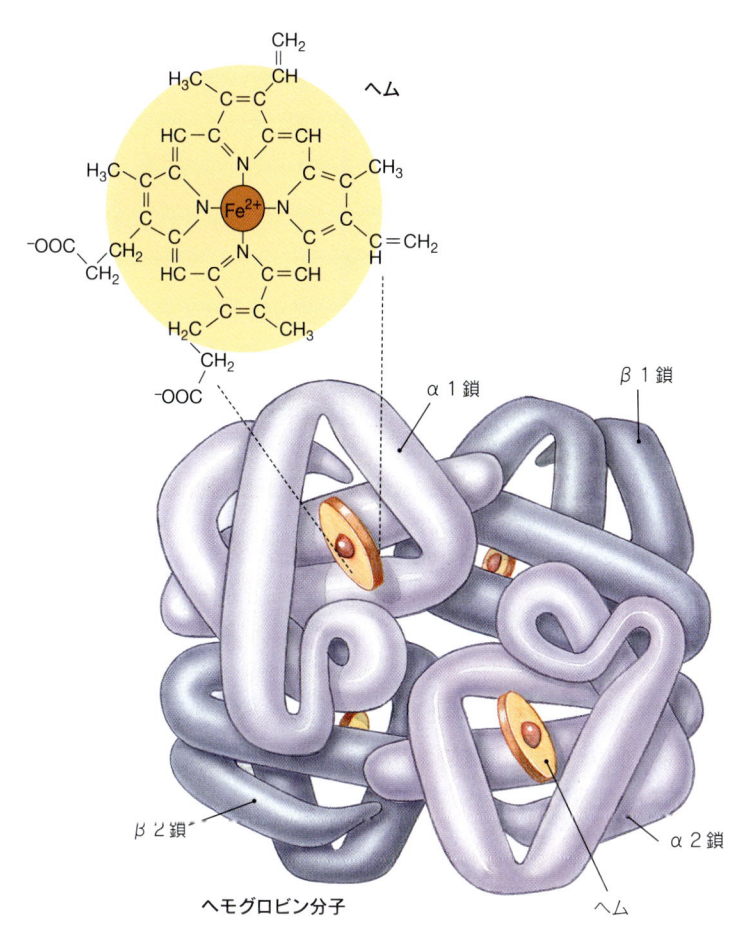

図20-3　ヘモグロビンの構造
ヘモグロビンは4個の球状蛋白のサブユニットからなる。それぞれのサブユニットは1個のヘム分子を持つ。ヘムは1分子の鉄イオンと，それを取り囲むポルフィリン環からなっている。鉄イオンが可逆的に酸素分子と結合する。

表20-4　血液型分布の違い

民族	各血液型の割合（％）				
	O	A	B	AB	Rh+
米国（平均値）	46	40	10	4	85
コーカサス系	45	40	11	4	85
アフリカ系	49	27	20	4	95
中国系	42	27	25	6	100
日本系	31	39	21	10	100
韓国系	32	28	30	10	100
フィリピン系	44	22	29	6	100
ハワイ系	46	46	5	3	100
北米原住民	79	16	4	<1	100
南米原住民	100	0	0	0	100
オーストラリア原住民	44	56	0	0	100

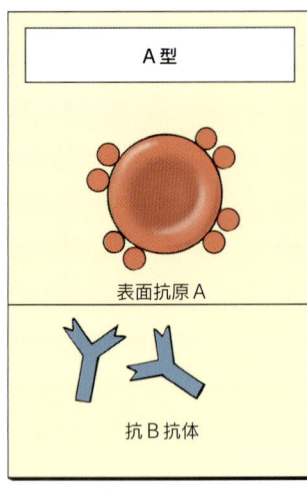

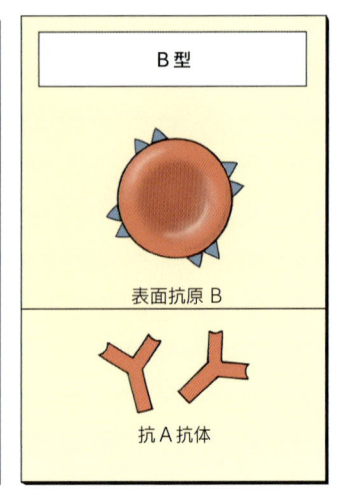

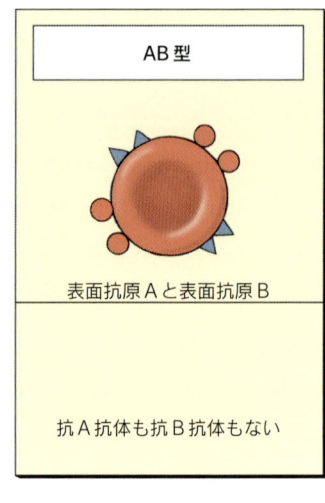

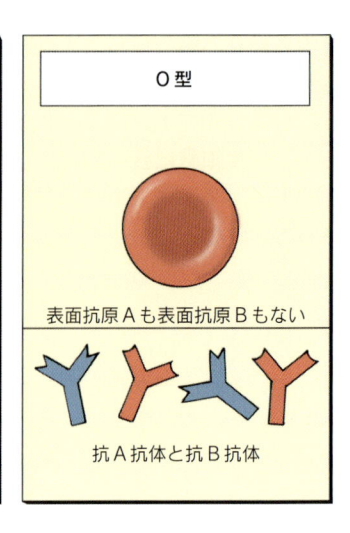

図 20-4　血液型
血液型は赤血球表面にある表面抗原によって決まる。

臨床ノート　ヘモグロビン

輸血用の血液の量には限界があり，輸血自体も危険性がないわけではない。危険性の低い代替法を開発する試みとして，遺伝子工学を用いてヒトヘモグロビンのサブユニットが合成されている。この製剤は，血中に投与され酸素輸送と全体血液量を増やす。もう1つの方法は，赤血球からヘモグロビン分子を取り出し，腎臓で減少しないように安定な輸送分子と結合させることである。すでにヒト以外のヘモグロビンを使用する方法も検討されている。最近，米国食品医薬品局は家畜から得られたヘモグロビンを用いた代用血液を承認した。ヘモグロビンは赤血球から分離されており，血漿を伴わずに投与されるので，交叉反応は起こらないとされている。

e. 抗体と交叉反応

献血や輸血時には，血液型を必ずチェックしなければならない。自分の赤血球の表面抗原は自己の免疫システムから無視される（☞第23章）。しかし，外来性の表面抗原に対しては，血漿中にある抗体（免疫グロブリン）がこれを攻撃する。血液には外来性の表面抗原に対する抗体がある。例えば，A型の血液であれば，その血漿にはB型の赤血球を攻撃する抗B抗体がある（図20-4）。B型の血液であれば，その血漿には抗A抗体が存在する。O型の血液の場合は，血漿には抗A抗体と抗B抗体の両方がある。逆に，AB型の血漿には抗A抗体も抗B抗体もない。まだB型血液に曝露されたことのないA型の血液の血漿中には抗B抗体が存在していることが多い。それに対して，Rh陰性の人は，必ずしも抗Rh抗体を持っているとは限らない。この抗体は，それ以前にRh陽性赤血球に曝露して感作された場合のみ存在するのである。そのような曝露は輸血時にうっかりして起こるかもしれない。Rh陰性の母親がRh陽性の胎児を妊娠した場合にもしばしば起こる。ある抗体がその特異的表面抗原に出会うと交叉反応が起こり，赤血球が群がって塊を作る（**凝集反応** agglutination）。そして，その後に赤血球が壊れて**溶血** hemolysis が起こる。赤血球の凝集物や破片は血中を浮遊し，腎臓，肺，心臓，脳の小血管で詰まり，その臓器は循環不全に陥る。このような反応は，供血者と授血者の血液型が適合することを確認することによって防ぐことができる。

臨床ノート　適合検査

適合検査は通常2つのステップからなる。血液型の決定と交叉適合試験である。赤血球には少なくとも50種類の表面抗原が発見されているが，通常の検査では最も重要な3つの凝集原について調べられる。まず，血液を採り，抗A抗体，抗B抗体，抗Rh（抗D）抗体と混ぜて凝集反応を記録する。その血液が抗A抗体，抗B抗体と混ぜたときに凝集すればその血液はAB型であり，もし何の反応も起こらなければO型である。Rh抗原の有無も調べられ，Rh陽性とRh陰性に分けられる。標準的な血液型検査は数分で終了する。O型Rh陰性の血液は緊急の場合にはどんな血液型の人にも輸血することができる。しかし，そのほかに少なくとも48種類の表面抗原が赤血球にあるので，O型Rh陰性の血液でも交叉反応が起こりうる。時間と設備が許す限りさらに検査を行い，適合性を確認する必要がある。**交叉適合試験** cross-match test とは，供血者の赤血球を受血者の血漿と混合することである。この検査により，そのほかの表面抗原による交叉反応の有無を調べることができる。

✓ ヘマトクリット値が42であるとき，その血液中の赤血球は約何％を占めますか。
✓ 赤血球の形態は，血流や酸素の拡散にどのように役立っていますか。
✓ 赤血球には核もリボソームもないが，このことは赤血球の寿命にどのような影響がありますか。
✓ AB型の人にはどの型の血液でも輸血することができるのはなぜですか。

B. 白血球

白血球 white blood cell（WBC），leukocyte は末梢組織の至るところにある。循環している白血球は全体のごくわずかで，大部分は末梢組織に存在する。白血球には生体を病原体の侵襲から守り，毒素や老廃物，異常な細胞，傷害を受けた細胞を取り除く働きがある。白血球は赤血球より大きく，核を持つ。白血球は次の2群に大別される（図20-5）。

● **果粒白血球** granular leukocyte, granulocyte：細胞質に大きな果粒を持つ。

血液

(a) 好中球　　　(b) 好酸球　　　(c) 好塩基球

(d) 単球　　　(e) リンパ球

図 20-5　白血球
血液塗抹標本における白血球像。血小板は (e) において，赤血球の間に存在する小細胞片として観察される。（光顕像，×1,500）

●**無果粒白血球** agranular leukocyte, agranulocyte：光学顕微鏡で観察できるような大きな果粒を持たない。

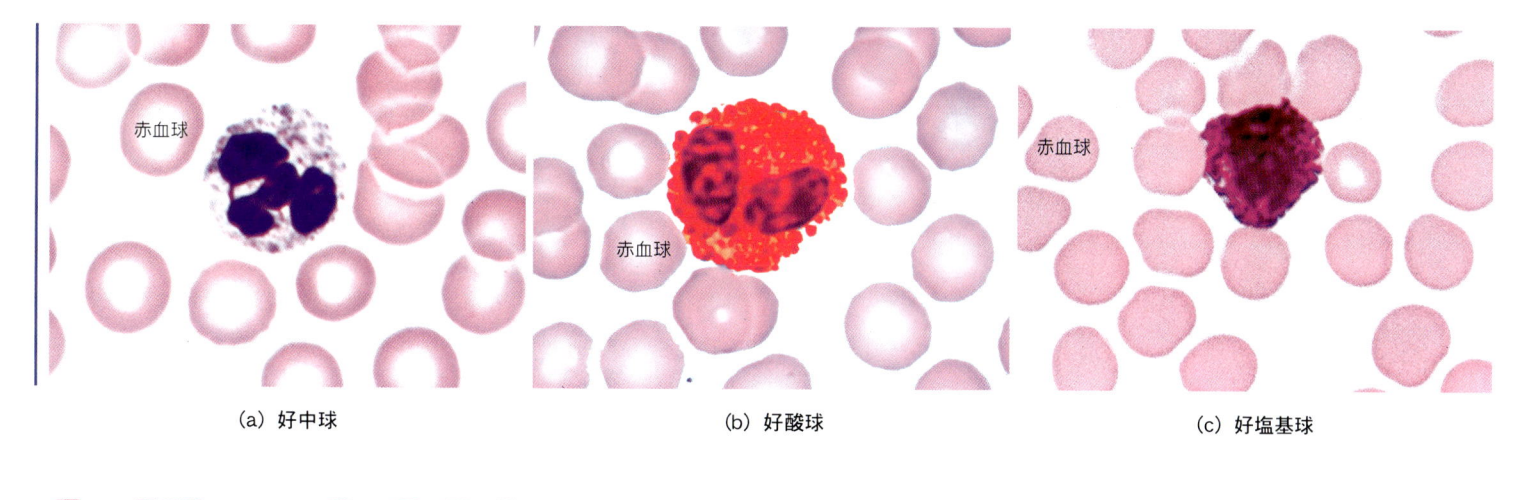

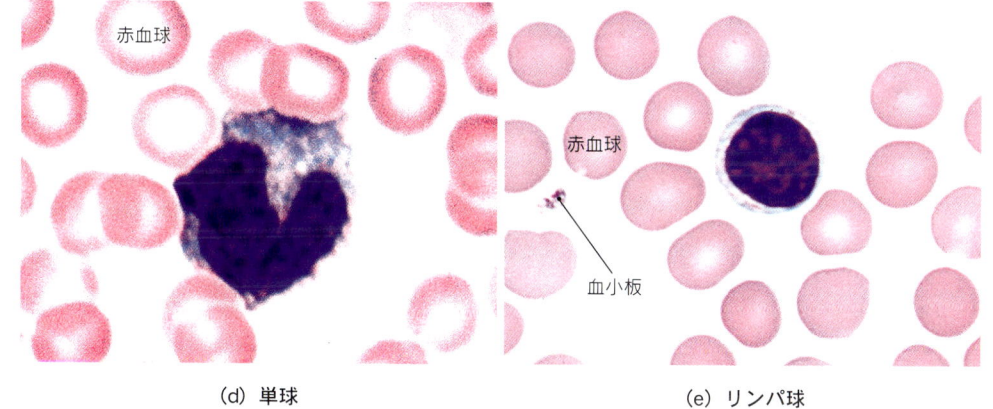

通常，$1\mu\ell$ の血液中には 6,000～9,000 個の白血球がある。**白血球減少症** leukopenia は，白血球が異常に減少した状態で，$1\mu\ell$ 当たり 2,500 個以下になると重篤な症状を引き起こす。これとは逆に，**白血球増加症** leukocytosis は白血球が異常に増えた状態で，$1\mu\ell$ 当たり 30,000 個を超すと重篤な障害を引き起こす。血液塗抹標本を用いて**白血球分画** differential count を測定することができる。この検査で得られた値は白血球 100 個当たりの白血球の種類ごとの数を示す（正常値☞表20-3）。それぞれの種類の白血球が異常値を示すとき，減少症（-penia）あるいは増多症（-osis）などの語尾をつけて表す。例えば，"リンパ球減少症 lymphopenia"や"リンパ球増多症 lymphocytosis"などと表す。

白血球の寿命は短く，普通は数日間である。損傷や感染が起こると，白血球は血管内皮間を通過して組織内に入っていく。この現象を**遊出** diapedesis という。白血球は血流によってこのような部位に速やかに運ばれ，侵入した病原体や損傷した組織が出す化学的な刺激物質に引き寄せられる。このように特異的な化学物質に引き寄せられることを，**走化性** chemotaxis という。

a. 果粒白血球

果粒白血球は染色性によって好中球，好酸球，好塩基球に分類される。好中球と好酸球は免疫反応に関わる重要な貪食細胞である。これは，血液中の単球や末梢組織の固定・自由マクロファージと混同されないようにミクロファージと呼ばれることがある。

●**好中球** neutrophil：循環している白血球の約 70％ が好中球である（図 20-5a）。細胞質内の果粒は淡くしか染まらないので，このように名付けられた。この果粒内には水解酵素や殺菌作用を持つ物質が詰まっている。成熟した好中球の直径はおよそ 12～15 μm で，赤血球の約 2 倍の大きさがある。好中球は濃染するねじれた核を持っている。その結果，糸でつながったビーズのような形を示す。このため，この好中球は**分葉核好中球** polymorphonuclear leukocyte（PMN）とも呼ばれる。

好中球は運動性に富み，傷害部位に一番早く到着する。また，貪食能が高く，細菌を攻撃して消化する。好中球の寿命は短く，約 12 時間である。破片や病原体を貪食すると好中球は死ぬが，そのときにはかの好中球やその他の細胞を引き付ける化学物質を放出する。

●**好酸球** eosinophil, acidophil：好酸球は，酸性染料であるエオジンによって赤く染まる果粒を持つことから名付けられた（図 20-5b）。好酸球は好中球と同じぐらいの大きさで，循環している白血球の 2～4％ を占める。好酸球は，濃染する赤色果粒と二葉に分かれた核を持つので容易に同定することができる。好酸球は循環している抗体と反応したり，外来物質に引き寄せられてそれを貪食する。

好酸球は，アレルギー反応や寄生虫感染が起こると劇的に増加する。好酸球は傷害部位にも引き寄せられ，炎症が周囲に広がるのを防止する酵素を放出する。

●**好塩基球** basophil：好塩基球は，塩基性染料で染色される果粒を持つことから名付けられた（図 20-5c）。これらの果粒は血液塗抹標本では濃い紫～青色に染まる。好塩基球の数は少なく，全白血球中の 1％ 以下である。

好塩基球は，血管内皮を通り抜けて，傷害された組織に集積し，果粒を間質に放出する。この果粒にはヒスタミンが含まれている。ヒスタミンは傷害部位の血管透過性を高めることによって炎症反応を強める。好塩基球はまた，組織球を刺激したり，好塩基球などの

411

白血球を誘導する化学物質も放出する。

b. 無果粒白血球

循環血液中には単球とリンパ球の2種類の無果粒白血球がある。

● 単球 monocyte：単球は直径が16～20 μmで，赤血球の2～3倍の大きさを持つ最も大きな白血球である。白血球の2～8％を占める。通常球形であるが，血液塗抹標本では扁平になり，より大きく見える。単球は大きな卵円形～ソラマメ形の核を持っており，その大きさと核の形から容易に鑑別できる（図20-5d）。単球は数日間体内を循環して末梢組織に入る。血管外では，単球は自由マクロファージと呼ばれ，結合組織に見られる固定マクロファージと区別される（☞表3-1）。自由マクロファージは，運動性が高い貪食細胞で，傷害が起こると好中球に次いでやって来る。貪食している間，固定あるいは自由マクロファージは，ほかのマクロファージやほかの貪食細胞を引きつける化学物質を放出する。活性化されたマクロファージは，線維芽細胞を誘導する物質を分泌し，線維芽細胞は，膠原線維網を形成して，傷害部位を瘢痕組織で囲んでしまう。単球は単球食細胞系の構成要素である。この系に関連する細胞としては，固定マクロファージ，中枢神経系のミクログリア，皮膚のランゲルハンス細胞，肝臓，脾臓，リンパ節の貪食細胞などの特殊化した細胞が挙げられる。

● リンパ球 lymphocyte：典型的なリンパ球は，細胞質が非常に少ない。核は比較的大きく丸い（図20-5e）。リンパ球は赤血球よりわずかに大きく，白血球全体の20～30％を占める。血液中にあるリンパ球は，身体にあるリンパ球の一部分にすぎない。リンパ球はリンパ系の主要な細胞である。

リンパ球は特異的免疫反応に関わっており，外来の病原体などに対する反撃機構を持つ。T細胞 T cellと呼ばれるリンパ球は末梢組織に入って，外来性の細胞を攻撃する。B細胞 B cellと呼ばれるリンパ球は，形質細胞に分化し，病原体などに対する抗体を産生する。T細胞とB細胞は光学顕微鏡では区別できない。NK細胞（ナチュラルキラー細胞）NK cellは大果粒リンパ球とも呼ばれることもある。ナチュラルキラー細胞は正常組織の破壊などを免疫的に監視するために，また，癌を防ぐうえで重要である（☞第23章）。

C. 血小板

血小板 plateletは扁平な膜に囲まれた構造物である。上から見ると丸く，断面は紡錘形である（図20-5e）。かつて血小板は核を失った細胞と考えられていたが，現在では以下のようにして巨核球から生じることが分かっている。

巨核球 megakaryocyteは，赤色骨髄にある大きな核を持つ巨大な（＞直径160 μm）細胞である（図20-6）。核は分葉しているかリング状で，細胞質にはゴルジ装置，リボソーム，ミトコンドリアが豊富にある。

成熟の過程で，巨核球は小さい細胞膜に包まれた細胞質を遊離する。この小片が血小板で，循環血液に入る。1個の巨核球は次第に自身の細胞質を失っていき，核が貪食されてしまうまで，およそ4,000個の血小板を産生する。

血小板は，絶えず置き換わっている。血小板の寿命は約10～12日間で，古くなると貪食される。1 μlの血液中にはおよそ35万個の血小板が存在する。

血小板が減少している状態（8万個/μl以下）は**血小板減少症** thrombocytopeniaと呼ばれ，血小板の破壊が亢進しているか，産生が障害されているために生じる。症状として，消化管出血，皮下出血，中枢神経系内の出血などが起こる。

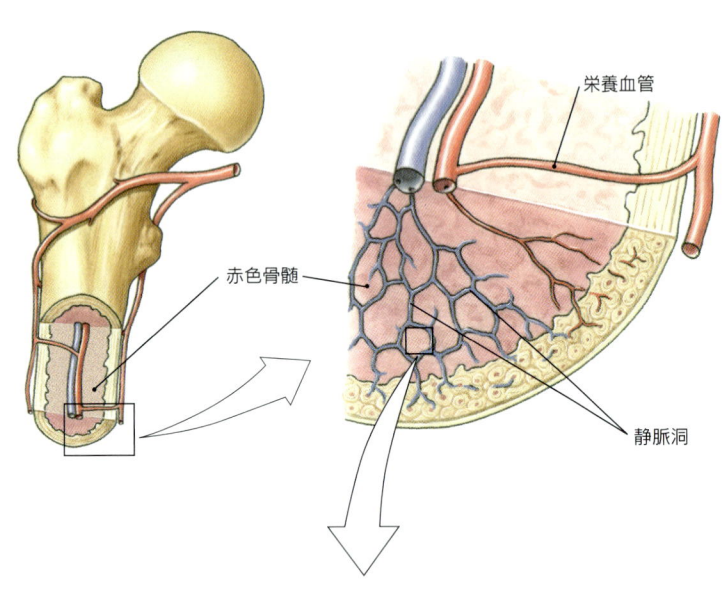

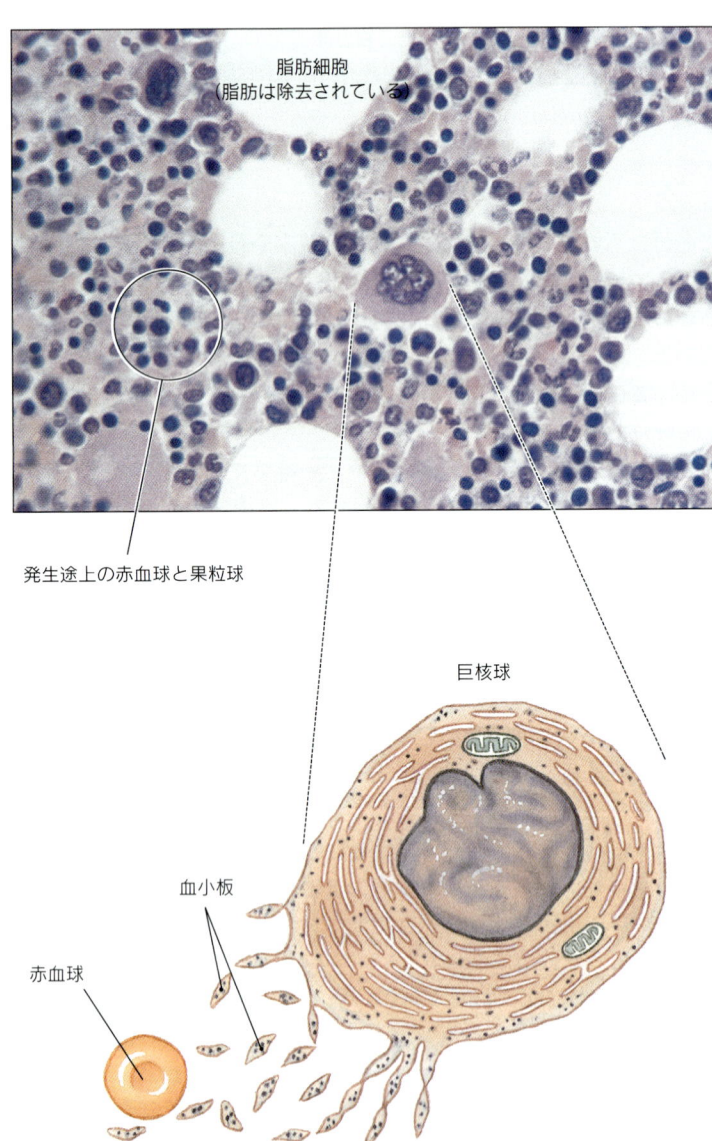

図20-6　巨核球と血小板形成
巨核球は，大きさと核の形状から骨髄の標本で容易に見つけることができる。巨核球は細胞質を小片として放出し，その小片は血小板となって循環血液中に入る。

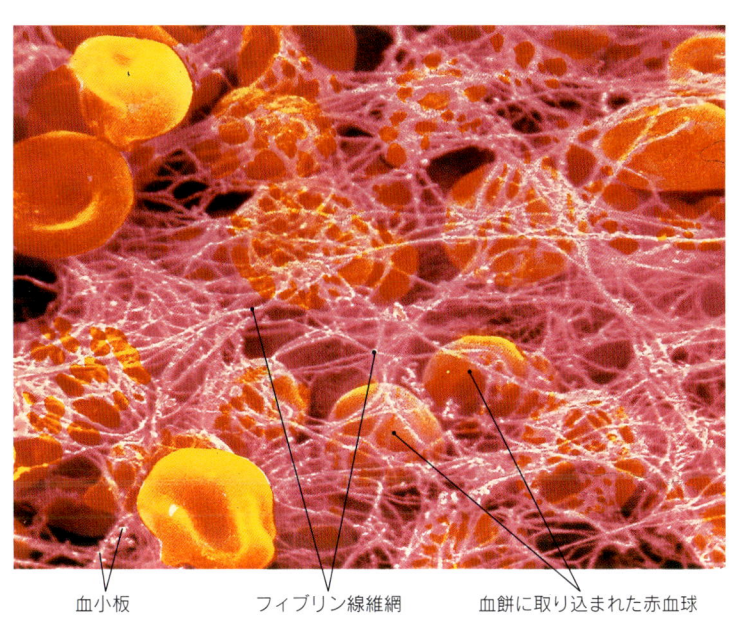

血小板　　　フィブリン線維網　　　血餅に取り込まれた赤血球

図 20-7　血餅の構造
走査電顕像。血餅の枠組みを作る線維のネットワークが赤血球を取り囲んでいる。（擬似カラー走査電顕像，×4,070）

血小板増加症 thrombocytosis では，血小板数が 100 万個／μℓ 以上になることもある。このような状態は，感染，炎症，癌などに反応して血小板の産生が亢進することによって引き起こされる。

血小板は血液凝固系の重要な要素で，止血 hemostasis に関与する。図 20-7 に凝血塊の一部を示す。止血は複雑に連動した現象で，どの段階が障害されてもうまく機能しなくなる。また，カルシウムイオンやビタミン K が不足すると，止血の機序がうまく作動しなくなる。

血小板の機能としては以下のものが挙げられる。
- 血液凝固に必要な化学物質の輸送：適切な時期に酵素などの因子を放出し，凝固反応を開始したり，その反応を制御する。
- 損傷の血管壁の一時的な閉塞：損傷部位に血小板が集積して血小板栓を形成し，凝固が完了するまでの血液損失を減らす。
- 血液凝塊形成後の能動的収縮：血小板にはアクチンとミオシンの線維があり，これらの線維が相互に作用して血小板は収縮することができる。血液凝塊形成が終わると，血小板が収縮して凝塊は小さくなり，損傷して血管壁が互いに近づく。

✓ 感染した傷口には，どの種類の白血球が一番多いでしょうか。
✓ 血小板増加とはどういう状態で，どんなときに起こりますか。
✓ アレルギー反応が生じると，どの種類の白血球が増加しますか。
✓ 好塩基球の果粒の役割は何ですか。

臨床ノート　血友病

血友病 hemophilia は，凝固因子に異常がある遺伝疾患の 1 つである。人口 1 万人当たり 1 人の割合で生じ，男性が 80〜90％を占める。血友病 A では 1 つの凝固因子（第Ⅷ因子）の産生が減少している。病気の重篤さは，その減少の程度による。重篤な場合，ちょっとした打撲でも大きな皮下出血が見られる。また，関節内や筋内に出血することもある。

凝固因子を補充することによって，血友病の症状を軽減したり制御することができる。しかし，十分な量の凝固因子を確保するためには，多くの人の血漿を保存しておく必要がある。これには非常に費用がかかり，肝炎や AIDS などの危険も高まる。現在では，遺伝子工学を用いて，最もよく使われる凝固因子（第Ⅷ因子）が合成されている。供給はまだ限られているが，より安全な治療が可能になるものと思われる。

3. 造血

血球の形成過程を造血 hemopoiesis という。胎生 3 週ごろに血球が循環系に出現し，分裂を繰り返して増えていく。臓器の形成が進むと，胎生期の血球は肝臓，脾臓，胸腺，骨髄に入り，幹細胞に分化して血球が作られるようになる（図 20-8）。骨格系が発達するにつれ，骨髄が主要な造血の場となる。成人では，造血は骨髄で行われる。

造血幹細胞 hematopoietic stem cell（血球芽細胞 hemocytoblast）はすべての種類の血球を作ることができる。幹細胞は分裂して，少なくとも 4 種類の異なる幹細胞を生み出す。そのうちの 3 種類は赤血球，白血球，巨核球の産生に関与する。これらは骨髄系幹細胞 myeloid stem cell である。骨髄系幹細胞が分裂することにより生じる娘細胞は，前駆細胞 progenitor cell と呼ばれる。前駆細胞には赤血球に分化するもの，果粒球や単球に分化するものがある。図 20-8 には，血液細胞成分の発生についての重要な点をまとめた。

A. 赤血球産生

赤血球の発生過程を赤血球産生 erythropoiesis という。成人における主要な造血部位は赤色骨髄である（図 20-6）。赤色骨髄は椎骨，胸骨，肋骨，頭蓋骨，肩甲骨，骨盤，長骨の骨端部に存在する。高度の失血状態が続くと，黄色骨髄が赤色骨髄に変化し，赤血球を増産しようとする。赤血球生成が正常に起こるためには，アミノ酸，鉄，ビタミン B_{12} が必要である。ビタミン B_{12} は乳製品や肉から摂取することができる。

赤血球産生はエリスロポエチン erythropoietin（赤血球産生刺激ホルモン erythropoiesis-stimulating hormone）によって調節されている（☞第 19 章）。エリスロポエチンは，低酸素状態になると主に腎臓で合成され分泌される。

エリスロポエチンの主要な役割は以下の 2 つである。
- 赤芽球や赤芽球を作る血液幹細胞の分裂を促進。
- ヘモグロビンの合成を促進して赤血球の成熟を促進。

エリスロポエチンで最大限に刺激すると，骨髄は通常の 10 倍の速さで赤血球を作ることができ，それは 1 秒間に約 3,000 万個に達する。

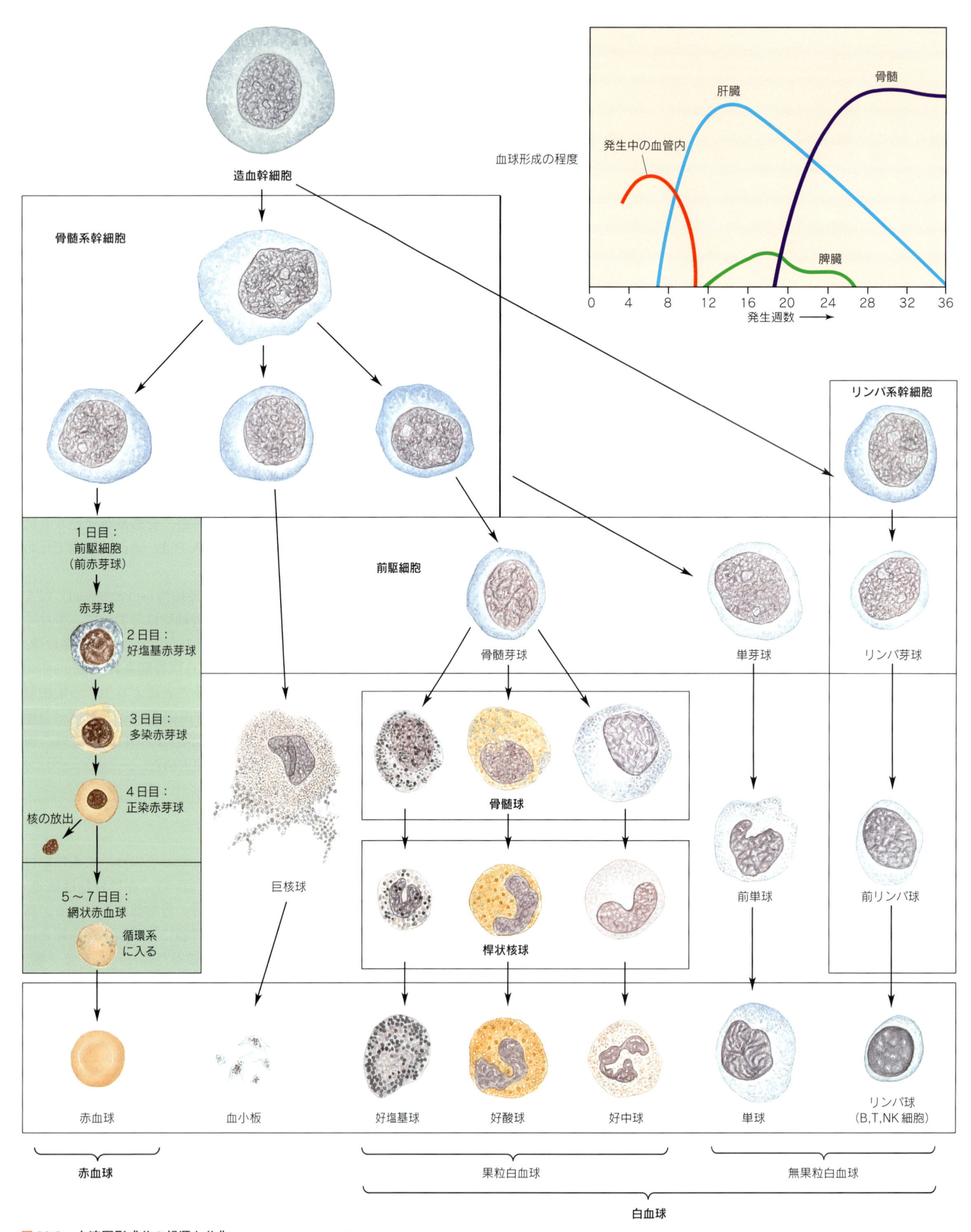

図 20-8　血液固形成分の起源と分化
造血幹細胞から，骨髄系幹細胞とリンパ系幹細胞が生じる。骨髄系幹細胞から前駆細胞が生じ，様々な血球に分化していく。右上のグラフは発生途上で造血が起こっている臓器を示している。

赤血球成熟のステージ

　一連の過程を経て赤血球が成熟する（図20-8）。前駆細胞である**前赤芽球** proerythroblast は，**好塩基赤芽球** basophilic erythroblast，**多染赤芽球** polychromatophilic erythroblast，**正染赤芽球** orthochromatophilic erythroblast を経て**網状赤血球** reticulocyte になる。

　赤芽球 erythroblast は未熟な赤血球の総体で，ヘモグロビンを活発に合成している。成熟の最終段階になると，核を放出して網状赤血球となり，循環系に入っていく。このような未熟な赤血球は，赤血球全体の約0.8％である。

> **□臨床ノート　血液ドーピング**
>
> 　血液ドーピングは，自転車競技のような耐久スポーツ選手の血液を抜いて，赤血球を血漿から分離して冷凍保存しておき，競技前にこの赤血球を輸血するものである。このようにすると，競技者の骨髄は減った血液を補おうと造血機能が高まる。すると，ヘマトクリット値が上がり，血液の酸素運搬能力を増大させ耐久性を高めることができる。しかし，この血液ドーピングは心臓に大きな負担を与えることになり，脳卒中や心臓発作の危険がある。そのため現在では，アマチュアスポーツ界では禁止されている。高地でのトレーニングは安全で，現在のところ受け入れられている練習方法である。
>
> 　遺伝子工学を用いてエリスロポエチンを合成することが可能になったので，ルールをすり抜けようとする人はこれを用いている。この薬物の使用を検出するのは非常に難しい。また，血液ドーピングと同様の危険性がある。最近数年間でも血液ドーピングやエリスロポエチンの乱用によって，ヨーロッパでは18名の自転車競技の選手が死亡している。

B. 白血球産生

　白血球産生 leukopoiesis は骨髄の幹細胞から起こる。果粒球は骨髄で**骨髄芽球** myeloblast から**桿状芽球** band cell を経て，好塩基球，好酸球，好中球に分化する。

　単球は骨髄で**単芽球** monoblast が分化を始め，**前単球** promonocyte を経て単球となる。単球は循環系に入って末梢組織で自由マクロファージになる。

　リンパ球産生 lymphopoiesis の幹細胞も骨髄から発生する。**リンパ系幹細胞** lymphoid stem cell の多くは胸腺に移動する。骨髄と胸腺は，未分化な幹細胞がリンパ球に分化する場なので，一次リンパ器官と呼ばれる。未分化なB細胞とナチュラルキラー細胞は骨髄で作られ，未分化なT細胞は胸腺で作られる。これらの細胞は，脾臓，扁桃，リンパ節などの二次リンパ器官に移動していく。この細胞には分裂能があるが，分裂しても同じ細胞しか生じない。すなわち，T細胞は分裂してもT細胞を生じるだけである。

　リンパ球の成熟を調節している因子はまだ完全に明らかになっていない。しかし，成熟に先立ち，胸腺のホルモンがT細胞の分化と維持に関わっていることは確かである。**コロニー刺激因子** colony stimulating factor と総称される多くのホルモンが，白血球系の調節に関与している。コロニー刺激因子は，癌の化学療法を受けている患者に対して白血球産生を刺激する目的で投与されることがある。

> **□臨床ノート　人工血液**
>
> 　輸血技術の進歩にもかかわらず，血液不足と安全性に対する不安は消えない。また，医学上あるいは宗教上の理由から，輸血ができなかったり，受け入れることのできない人もいる。そこで，人工血液の開発に向けた様々な取り組みが関心を集めている。
>
> 　**代用血液** whole blood substitute は，まだ臨床的評価が行われている実験段階である。これには血漿増量剤成分のほかに，炭素とフッ素でできた合成分子が含まれている。**パーフルオロケミカル溶液** perfluorochemical（PFC）emulsion は，血液の約70％の酸素を運ぶことができる。この溶液と血液を完全に入れ替えても実験動物は生き続ける。
>
> 　パーフルオロケミカル溶液は血漿増量剤と同じ利点を持ち，さらに酸素も運べる。赤血球は含まれていないので，脂肪沈着や凝血塊で毛細血管が部分的に閉塞している部位にも酸素を運ぶことができる。しかし，この溶液は血液と同程度には酸素を運搬することができないため，酸素マスクを用いて高濃度の酸素を投与する必要がある。さらに，貪食細胞がパーフルオロケミカルを貪食してしまう問題点があり，ヒトへの応用を難しくしている。しかし，実際にフルオゾールと呼ばれるパーフルオロケミカル溶液が，心臓手術のときに心筋への酸素供給を増強するために用いられることがある。
>
> 　もう1つの試みは，脂質膜のなかにヘモグロビンを包んでミニ赤血球を作ることである。この**人工赤血球** neo red cell は球状で，狭い血管や，部分閉塞した血管を容易に通過することができる。しかし，マクロファージが人工赤血球を赤血球の断片と認識するので，5時間程度しか循環させることができない。

✓ エリスロポエチンの2つの主要な効果について述べなさい。
✓ 赤血球発生のどの段階で核の放出が起こりますか。
✓ 細胞質を放出して血小板を作る細胞は何ですか。

第21章 心臓血管系：心臓

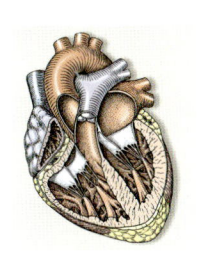

体内のすべての細胞は，周囲の細胞外液から酸素と栄養物を取り入れ，二酸化炭素と老廃物を細胞外液へ放出している。細胞外液中の酸素，二酸化炭素，栄養物，老廃物の量は一定に保たれているが，これは細胞外液と血液との間で物質のやり取りが絶えず行われているからである。もし血流が止まれば，組織中の酸素や栄養物はすぐに使い果たされ，老廃物がたまってしまう。血中を流れるホルモンも標的細胞に到達できないし，白血球なども目的地にたどりつくことができなくなる。このように，全身の恒常性の維持に血液の循環は欠かせない。血液循環の原動力は心臓の拍動である。心臓は1日におよそ10万回も収縮し，全身に血液を駆出している。駆出される血液量を毎分約5ℓとすると，1年間では約260万ℓにもなる。

心臓には，駆出する血液の量を毎分5〜30ℓの間で調節できる能力がある。睡眠中や読書中，激しい運動の最中でも，心臓は各組織，細胞が必要とする酸素や栄養物を供給し，老廃物を除去することができるように，主として神経系によって細かく調節されている。

1. 心臓血管系の概観

心臓の大きさは握りこぶしよりやや大きい程度である。心臓には4つの部屋がある。右心房，左心房，右心室，左心室である。これらの部屋が協調して収縮することによって，全身に効率よく血液を送り出すことができる。心臓血管系は**肺循環** pulmonary circulation と**体循環** systemic circulation の2つの系に分けることができる。肺循環では，体循環から心臓に戻ってきた二酸化炭素濃度の高い静脈血を肺に送り，肺でガス交換をして酸素濃度の高い動脈血にして，再び心臓に戻す。体循環では動脈血を全身に送り出し，末梢組織に酸素を与え，代わりに二酸化炭素を受け取って心臓に戻す。右心房は体循環からの血液を受け入れ，右心室はこれを肺へ送り出す。左心房は肺からの血液を受け取り，左心室はこの血液を体循環へ駆出する。心臓では，まず心房が収縮し，次いで心室が収縮する。左右の心室は同時に収縮し，同量の血液をそれぞれ体循環と肺循環に送り出す。

体循環を流れた血液は，肺循環を経ないと再び体循環に入ることはできない。逆に，肺循環を流れた血液は必ず体循環に入る。体循環，肺循環とも，心臓を出た血液は**動脈** artery を通って末梢へ向かい，**毛細血管** capillary から**静脈** vein を経て心臓に戻ってくる（図21-1）。毛細血管は小動脈と小静脈の間にあり，壁が薄くて細い血管である。血液と組織の間の物質交換は毛細血管で行われる。

2. 心膜

心臓は2枚の心膜で取り囲まれている。この2枚の心膜の間の空間は**心膜腔** pericardial cavity（図21-2b）と呼ばれ，胸膜腔，腹膜腔などと同様，漿膜で囲まれている。心膜腔と心臓との関係は，大きな風船に握りこぶしを押し込んだ状態を想像すると分かりやすい（図21-2b）。この場合，風船のなかが心膜腔で，握りこぶしが心臓に当たる。風船の壁は漿膜性心膜に相当し，握りこぶしに接している部分と，それ以外の部分が区別できる。握りこぶしに接している部分が漿膜性心膜の臓側板（臓側心膜）visceral pericardium（心外膜 epicardium），それ以外の部分が漿膜性心膜の壁側板（壁側心膜）parietal pericardium に当たる。漿膜性心膜の臓側板と壁側板は心底の大血管の基部で互いに移行している。

漿膜性心膜は単層扁平の漿膜上皮（中皮）とその下の疎性結合組織からなり，その自由側は漿膜腔（心膜腔）に面する。漿膜性心膜の臓側板（心外膜）は薄く，その結合組織は心筋層と密接している。これに対して壁側板では，その外側に**線維性心膜** fibrous pericardium と呼ばれる厚い結合組織が存在し，全体として**心膜（心嚢）**pericardiac sac を形成する。心膜の結合組織は，心底部で周囲の縦隔内の結合組織と結合して心臓や大血管の位置を固定している。心膜腔は通常10〜20mℓの漿液が存在する狭い腔である。漿液は漿膜上皮が分泌したもので，心臓の拍動に際して臓側板と壁側板の間の摩擦を

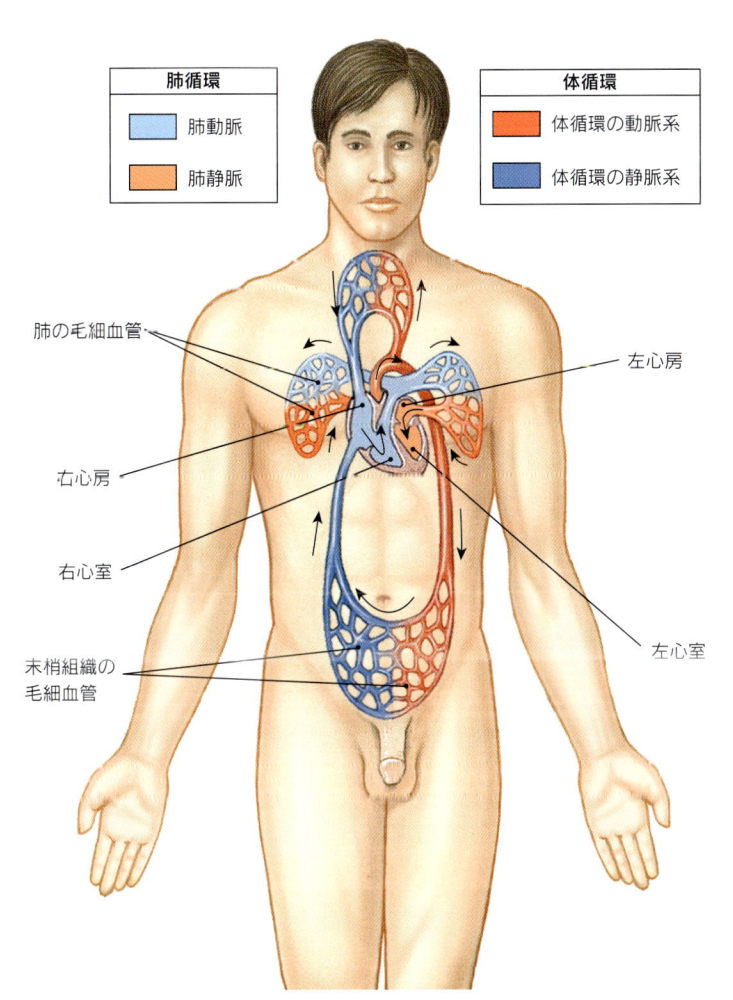

図21-1 肺循環と体循環の概略
心臓のポンプ作用によって血液は肺循環と体循環を流れる。肺循環，体循環とも心臓を出て動脈，毛細血管，静脈と流れ，再び心臓へ戻る。矢印は血液の流れる方向を示す。

417

21

(a) 前面

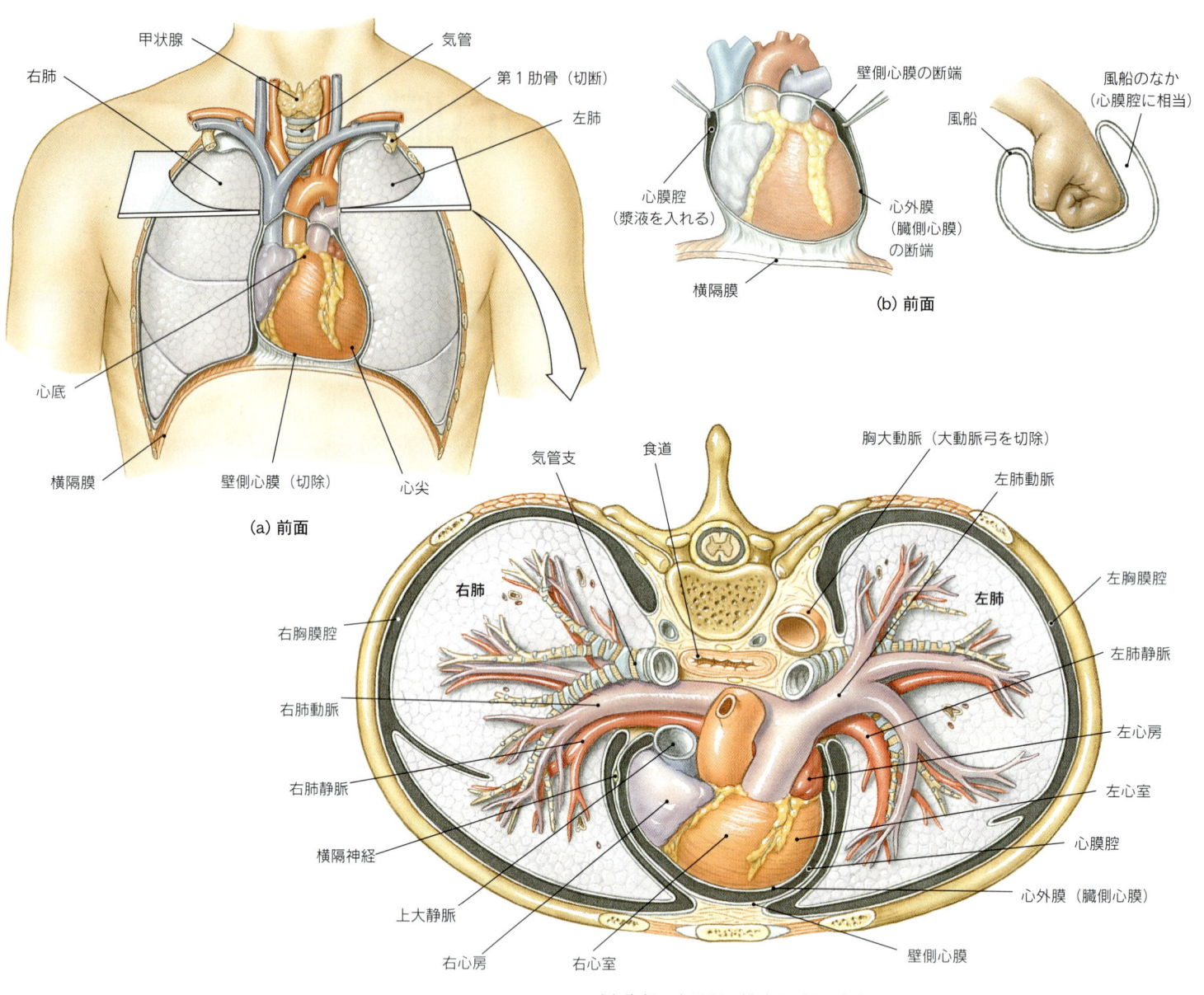

甲状腺／気管／右肺／第1肋骨（切断）／左肺／心底／横隔膜／壁側心膜（切除）／心尖

(b) 前面

壁側心膜の断端／心膜腔（漿液を入れる）／心外膜（臓側心膜）の断端／横隔膜／風船／風船のなか（心膜腔に相当）

(c) 胸部の水平断面模式図（上面観）

気管支／食道／胸大動脈（大動脈弓を切除）／左肺動脈／右肺／左肺／右胸膜腔／左胸膜腔／右肺動脈／左肺静脈／右肺静脈／左心房／横隔神経／左心室／上大静脈／心膜腔／右心房／右心室／心外膜（臓側心膜）／壁側心膜

(d) 水平断

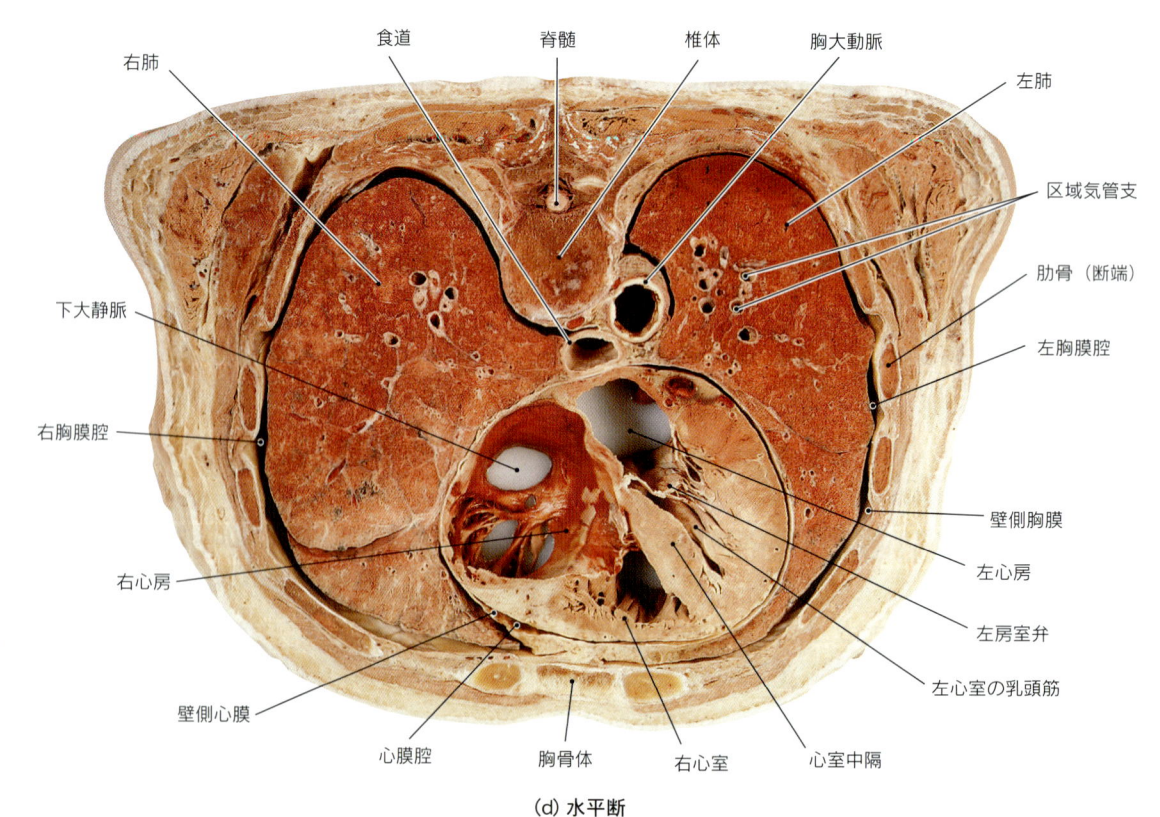

右肺／食道／脊髄／椎体／胸大動脈／左肺／下大静脈／区域気管支／右胸膜腔／肋骨（断端）／左胸膜腔／壁側胸膜／右心房／左心房／左房室弁／左心室の乳頭筋／壁側心膜／心膜腔／胸骨体／右心室／心室中隔

図21-2 胸腔中の心臓の位置

心臓は前縦隔にあり，胸骨のすぐ後ろに位置する。
(a) 大血管と肺の位置関係。
(b) 心臓と心膜腔との関係。風船に握りこぶしを押し込んだ形を考えると分かりやすい。
(c) (a)に示した位置での水平断面模式図。心臓と縦隔内臓器との位置関係を示す。
(d) 第8胸椎の高さで水平断した人体の上面観。

軽減する潤滑剤として働く。

3. 心臓壁の構造

心臓の壁は心外膜，心筋層，心内膜の3層からなる。
- 心外膜 epicardium：漿膜性心膜の臓側板で心臓壁の最外層をなす。
- 心筋層 myocardium：心筋細胞が何層にも組み合わさってできた層で，心臓壁の主体をなす。大部分は心筋細胞からなるが，毛細血管の分布も豊富で，筋線維束を包む結合組織や神経線維もある。心房の心筋層は比較的薄く，心筋線維の一部は前から後ろへ，一部は両心房にまたがって横方向へ，一部は8の字を描くように走行している。これに対し，心室の心筋層はかなり厚く，心筋線維の走行は層によって異なる。表層の心筋線維は両心室の周囲を包むように，深層の心筋線維は心尖に向かってラセン状に走る（図21-3a〜c）。
- 心内膜 endocardium：心膜の壁の最内層をなす。心内膜は単層扁平上皮からなる内皮とその下層にある薄い疎性結合組織からなり，大血管の内膜と連続している。心臓や血管の弁は内膜がヒダに変形したものである。

A. 心筋組織

心筋細胞は平滑筋細胞よりやや大きく，太さ10〜20 μm，長さ50〜100 μmである。典型的な心筋細胞は細胞の中央部に1個の核を持つ（図21-3b,e）。

心筋細胞は骨格筋細胞よりかなり小さいが，筋細糸の配列や横紋の存在などの構造はよく似ている。心筋の主要な特徴は以下のとおりである。

- 心筋細胞は収縮運動を持続的に行うために，エネルギーのほとんどを好気的な解糖で得ている。このため，心筋細胞の筋形質にはクリスタのよく発達した多数のミトコンドリアと，酸素を蓄えるために多量のミオグロビンが存在する。また，エネルギー源の予備としてグリコーゲンや脂肪滴もある。
- 心筋細胞ではT管系が比較的短く，L系も終末槽が発達していないので典型的な三つ組みを形成しない。
- 心筋組織は骨格筋よりもさらに豊富に血管が分布している（☞第9章）。
- 心筋細胞は神経からの刺激を受けないで収縮する（後述）。
- 心筋細胞どうしは介在板と呼ばれる特別な結合装置で連結されている。

介在板

心筋細胞の連結部は介在板 intercalated disc と呼ばれ，光学顕微鏡では横紋に平行なやや濃い線として認められる（図21-3d,e）。介在板の部位では，隣接する細胞膜が指を組み合わせたように互いにかみ合っている。介在板には次のような構造が見られる。

- 隣接する細胞膜は多数のデスモソーム（☞第2章）によって結合しており，収縮時に細胞が離開するのを防いでいる。
- 心筋細胞の筋細糸は介在板にある細胞膜にしっかりと固定されている。従って，筋細糸は介在板を挟んで直列に連結された形になっており，収縮力が効果的に伝達される。
- 介在板にはデスモソームのほかにギャップ結合（☞第2章，第3章）が存在し，これによって心筋細胞は直接隣の細胞に興奮を伝えることができる。心筋における興奮の伝達は神経ではなく，このギャップ結合によっている。

このように心筋細胞どうしは互いに機械的，電気的に連結されていて，心臓全体で1つの有機体として振る舞うことができる。このため，心臓を機能的合胞体と呼ぶことがある。

B. 線維性骨格

心臓の結合組織は膠原線維や弾性線維を豊富に含んでいる。この結合組織は特に大血管の基部と房室弁の周囲で厚くなっており，**線維性骨格** fibrous skeleton と呼ばれる。

線維性骨格は，左右の**線維輪** fibrous ring と左右の**線維三角** fibrous trigone からなり，右線維輪は右房室弁（三尖弁）を，左線維輪は左房室弁（僧帽弁）を取り囲んでいる（図21-7b）。また，左右の房室弁と大動脈弁の間には右線維三角があり，刺激伝導系の筋束が貫く。線維輪には弁を保持し補強する働きがある。

✓ 骨格筋組織と心筋組織を見分けるポイントは何ですか。
✓ 心膜腔とは何ですか。
✓ 隣接する心筋線維はどのように結合されていますか。
✓ なぜ心筋は機能的合胞体と呼ばれるのですか。

---

4. 心臓の位置と外形

心臓は胸骨のすぐ後方の前縦隔に位置する。心臓と胸腔内の臓器との位置関係を図21-2dに示す。

心臓は正中線のやや左寄りに位置し，左右の肺に挟まれている。両肺の内側下部には心圧痕が見られるが，心臓はやや左に寄っているため，左肺の心圧痕は右側のものより深く，心切痕と呼ばれる。

心臓の上端部を心底 base of heart といい，やや広くなっている。心臓を握りこぶしに例えた図でいうと，心底は手首に当たる（図21-2b）。心底には左右の心房があるほか，大動脈や肺動脈，上・下大静脈，肺静脈などの大血管が出入りする。心底は胸骨の後側で第3肋軟骨の高さにあり，中心がやや左に寄っている（図21-4）。**心尖** apex of heart は丸みを帯びて左前下方を向いており，第5肋間で正中からおよそ7.5 cm左側に位置する。成人の典型的な心臓では心底から心尖まで12〜15 cmの長さがある。

心臓の長軸は身体の軸に対して斜めになっている。それゆえ，心臓の形を前胸壁に投影したとき，上縁は心底，右の心臓縁は右心房，左の心臓縁は左心室と左心房の一部によって構成されている。心臓の下縁をなすのは主として右心室の下壁である。

心臓は心底から見てやや左に回転した形になっている。その結果，心臓の前面（胸肋面 sternocostal surface）はほとんど右心室と右心房で占められる（図21-5a）。また，心臓の下面（横隔面 diaphragmatic surface）は大部分が左心室で占められる（図21-5b）。

心房は体循環や肺循環から戻ってきた血液を受け入れ，心室へ送り込む。これに対し，心室は体循環や肺循環に血液を駆出しなくてはならない。心房と心室の構造の違いは，この両者の役割の違いによっている。心房壁は比較的薄く，引き伸ばされやすい代わりに，血液が充満していないときはシワが寄ったようになる。心房の一部は膨出して心耳 auricle of heart という構造物をなす。右心耳は肺動脈の基部，左心耳は大動脈の基部を抱いているように見える。心房と心室の境界には深い**冠状溝** coronary sulcus がある。

図 21-3 心臓壁の構造

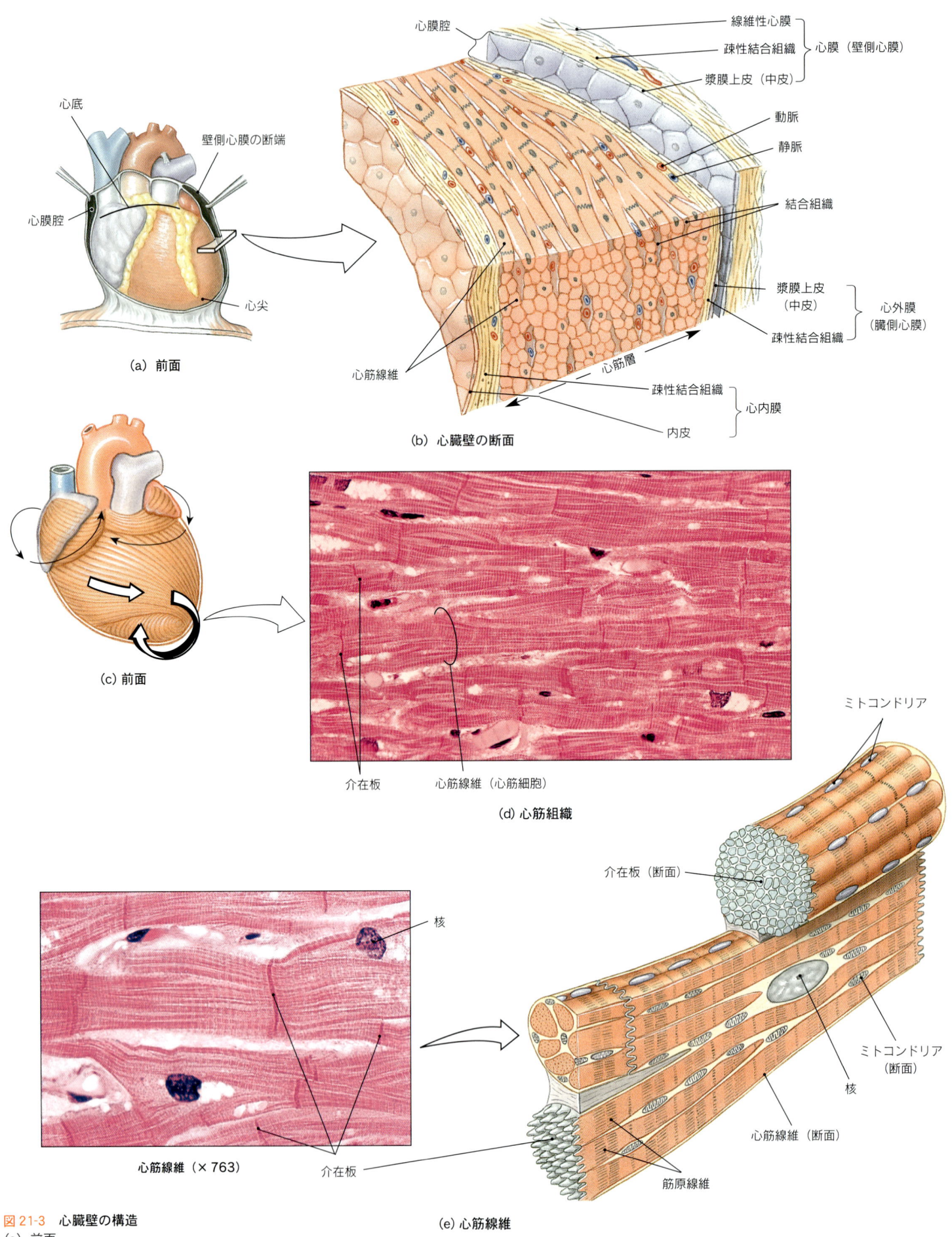

(a) 前面。
(b) 心臓壁の構造。心臓壁は心内膜，心筋層，心外膜からなる。
(c) 心房と心室の心筋線維の走行。心房の心筋線維は8の字を描くように走っているのに対し（細い矢印），心室の心筋線維は心尖に向かってラセン状の走行をとる（太い白矢印）。
(d), (e) 心筋組織の切片像と立体模式図。心筋線維は比較的小さく，分枝しており，細胞の中央に1個の核を持つ。また，細胞間の結合部が介在板として認められる。

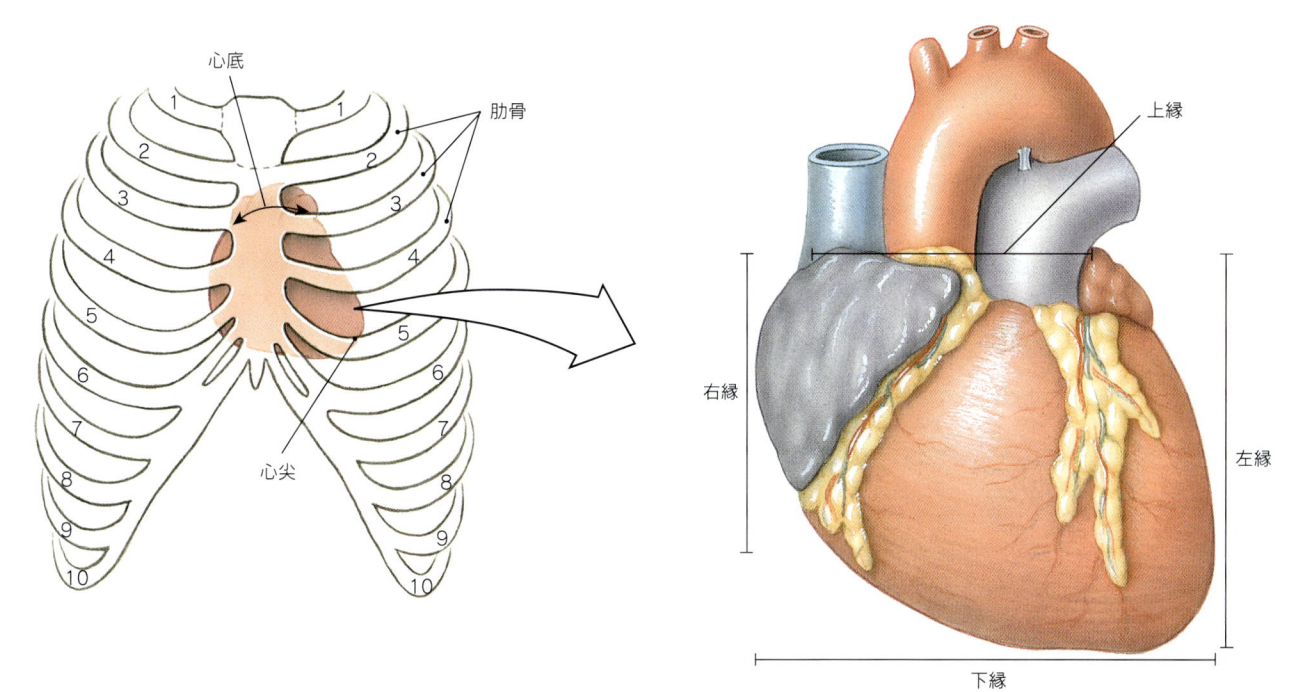

図21-4 心臓の位置と向き
心臓の輪郭の胸壁への投影図（左）とその輪郭の構成。

右心室と左心室の間には浅い溝があり，前面の溝を**前室間溝** anterior interventricular sulcus，後面の溝を**後室間溝** posterior interventricular sulcus という。冠状溝や室間溝の部分の心外膜の結合組織には脂肪が多く，これらの溝を埋めている。また，心臓自身を栄養する冠状動・静脈の主要な枝がこれらの溝のなかを走っている。

5. 心臓の内部構造

心房は**心房中隔** interatrial septum によって右心房と左心房に，心室は**心室中隔** interventricular septum によって右心室と左心室に分けられている（図21-6a,c）。心房と心室の間には房室弁があり，心室の血液が心房に逆流するのを防ぐ。

右心房と左心房では，仕事量にほとんど差がないので構造も似ている。しかし，右心室と左心室では仕事量に大きな差があるので，それぞれの構造が異なる。

A. 右心房

右心房 right atrium には**上大静脈** superior vena cava と**下大静脈** inferior vena cava から静脈血が戻ってくる（図21-5，図21-6a,c）。上大静脈は主に頭・頸部，上肢，胸部の静脈血を集めて右心房の後上部に注ぎ，下大静脈は腹部，下肢などからの静脈血を集めて右心房の後下部に注ぐ。心臓自身を栄養した血液は冠状静脈に集まって，冠状静脈洞に注ぐが（図21-5b），冠状静脈洞は下大静脈の開口部のやや下で右心房に注ぐ。

右心房の内面を見ると，上・下大静脈に続く部分は平滑であるが，右心房前部から右心耳にかけての部分には**櫛状筋** pectinate muscle と呼ばれる平行な筋線維束の隆起がある。

右心房と左心房は心房中隔によって隔てられる。心房中隔には**卵円窩** fossa ovalis と呼ばれる卵円形の浅いくぼみが見られる。これは胎生の第5週から出生まで心房中隔に存在した**卵円孔** foramen ovale の遺残である。胎児期の肺は機能していないので，右心房に戻ってきた血液の大部分は卵円孔を通って左心房に入り，左心室から体循環に拍出される。出生と同時に肺が機能を開始すると，卵円孔はまず機械的に閉塞し，やがて器質的な閉鎖をきたす。ときに，卵円孔の閉鎖が起こらないことがある。この場合，右心房の静脈血が左心房へ流れ込むので，左心房の血液の酸素飽和度が低下する。重篤なものではチアノーゼ（☞第4章）を呈し，ブルーベビーと呼ばれる。

B. 右心室

右心房の血液は**右房室弁** right atrioventricular valve を通って**右心室** right ventricle に流れ込む（図21-6）。右房室弁は三角形の3枚の弁尖からなるので**三尖弁** tricuspid valve とも呼ばれる。弁尖の遊離縁には線維性の**腱索** chorda tendinea が付いている。腱索のもう一方の端は心室壁から突き出した**乳頭筋** papillary muscle につなぎ止められていて，弁尖が翻転するのを防いでいる。

心室の内面には**肉柱** trabecula carnea と呼ばれる不規則な筋性の隆起がある。乳頭筋は肉柱の特に顕著なものである。**中隔縁柱** moderator band は心室中隔から右心室の前壁と乳頭筋の基部に向かって走る筋性の隆起で，刺激伝導系のヒス束の右脚が走ってくる。

右心室の肺動脈口に連なる部分は**動脈円錐** conus arteriosus と呼ばれる。内面は平滑で次第に細くなる。肺動脈口には**肺動脈弁** pulmonary valve がある。肺動脈弁は**半月弁** semilunar valve と呼ばれる3枚のポケット状の弁からなる。

右心室から出た血液は肺動脈弁を通って**肺動脈幹** pulmonary trunk に入り，ここから肺循環が始まる。肺動脈幹は大動脈弓の下で左右の肺動脈に分かれ（図21-5，図21-6），肺に入った後にさらに枝分かれを繰り返し，最終的に肺胞の周囲に分布する毛細血管となる。肺動脈幹は左右の肺動脈に分かれるところで，**動脈管索** ligamentum arteriosum と呼ばれる結合組織索によって大動脈と結ばれている。動脈管索は，胎児期に肺動脈と大動脈を連絡していた動脈管の遺残である。出生時に起こる循環系の変化については第22章で説明する。

C. 左心房

　肺胞の毛細血管は，最終的には左右2本ずつ計4本の肺静脈となって**左心房** left atrium の後壁に注ぐ（図21-5，図21-6a）。左心房の内面の大部分は平滑で，心耳にのみ櫛状筋がある。左心房の血液は**左房室弁** left atrioventricular valve を通って左心室に流れ込む。左房室弁は2枚の弁尖からできているので，**二尖弁** bicuspid valve とも呼ばれる。また，この弁の形はカトリックの司教の帽子に似ていることから**僧帽弁** mitral valve とも呼ばれ，臨床ではこの名称がよく用いられる。

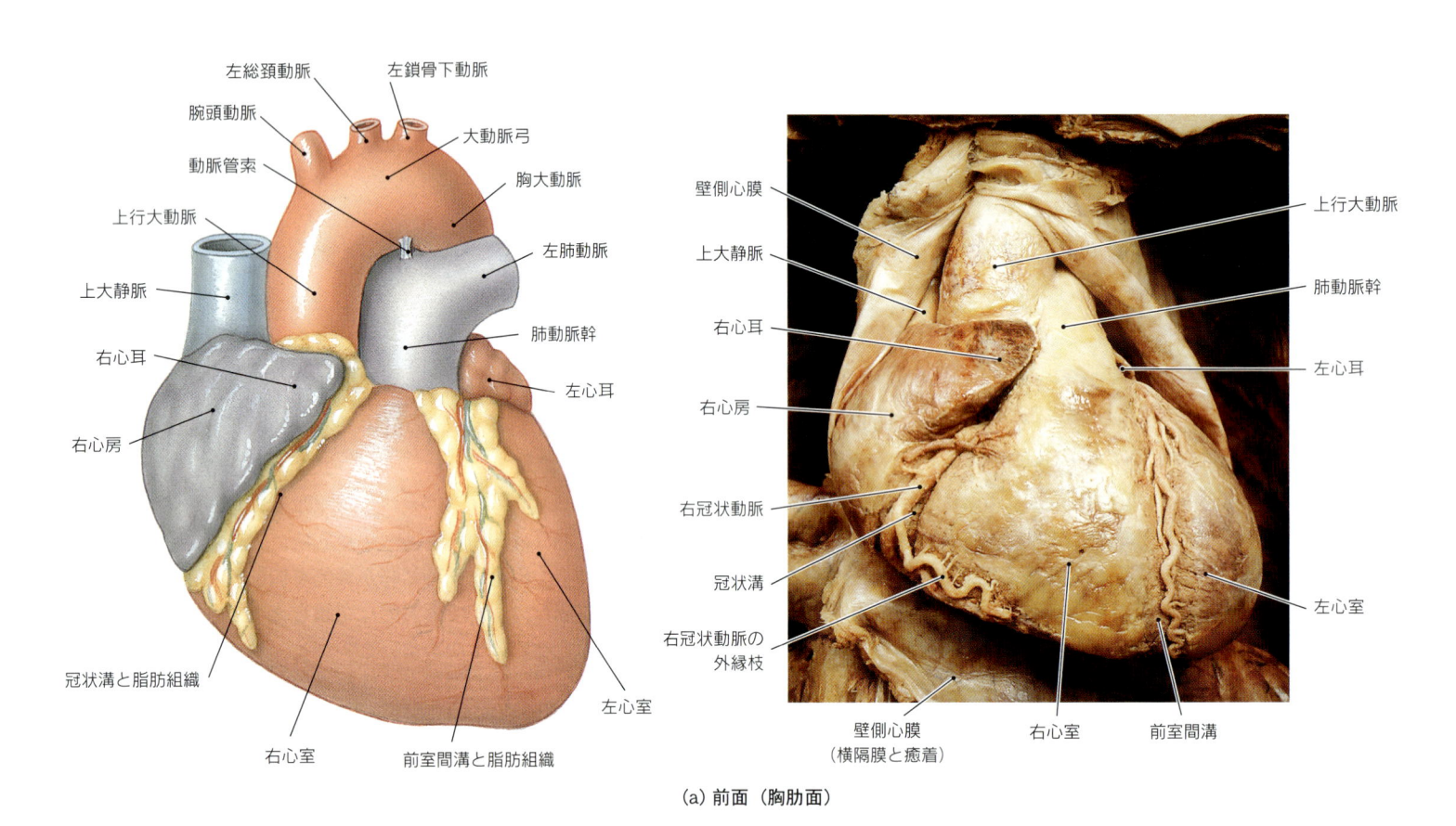

図 21-5　心臓の解剖
（a）心臓の前面と大血管。右側の写真では心膜を反転して血管などが見えるようにしてある。（b）心臓の後面。

心臓血管系：心臓

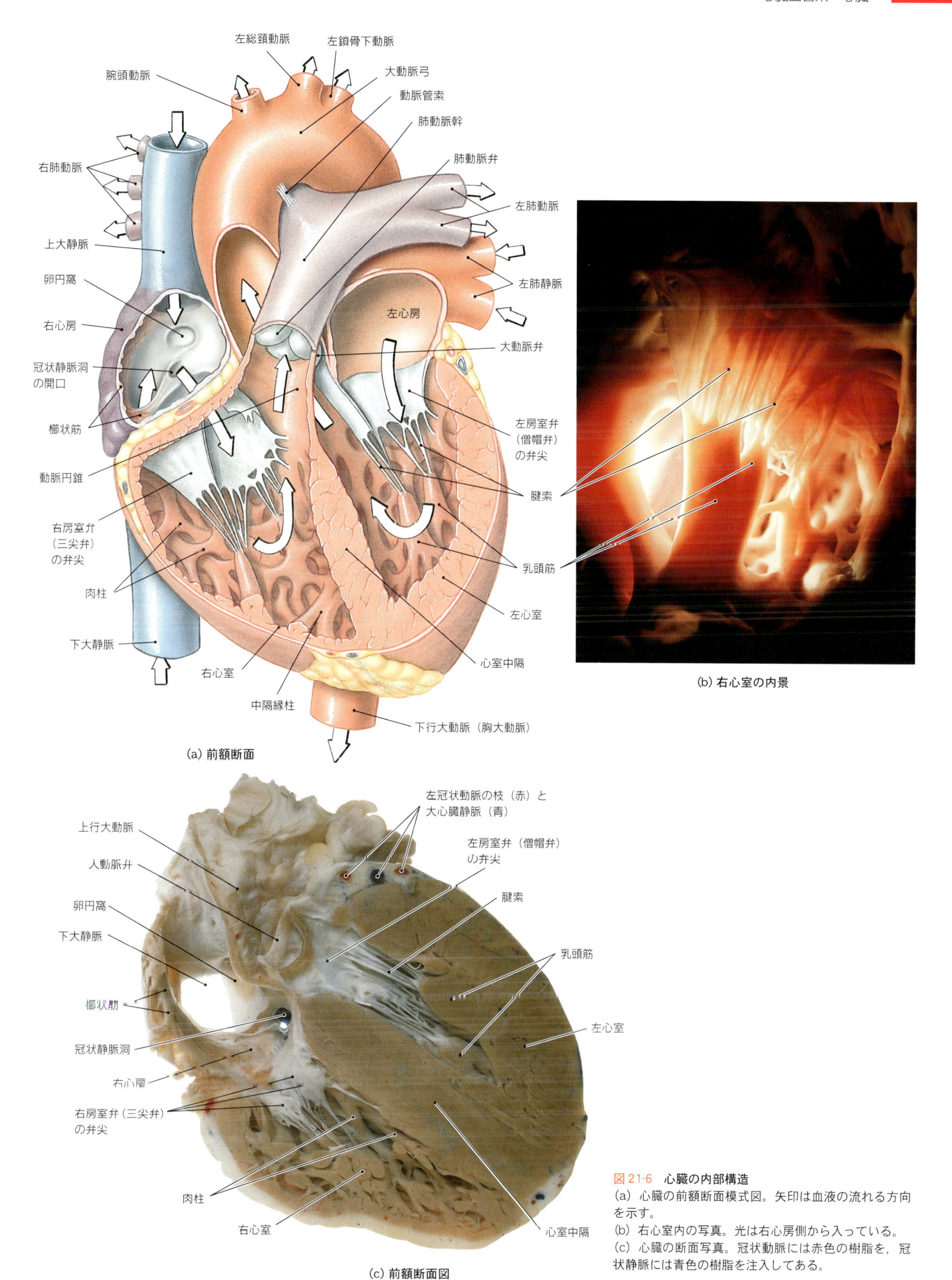

図21-6 心臓の内部構造
(a) 心臓の前額断面模式図。矢印は血液の流れる方向を示す。
(b) 右心室内の写真。光は右心房側から入っている。
(c) 心臓の断面写真。冠状動脈には赤色の樹脂を，冠状静脈には青色の樹脂を注入してある。

21

(a) 心室の拡張期

- 肺静脈
- 左心房
- 左房室弁（僧帽弁）（開）
- 大動脈弁（閉）
- 腱索（弛緩）
- 乳頭筋（弛緩）
- 左心室（拡張期）

心室の上面観（心房と大血管を切除）
- 後
- 左房室弁（僧帽弁）（開）
- 右心室
- 左心室
- 大動脈弁（閉）
- 右房室弁（三尖弁）（開）
- 肺動脈弁（閉）
- 前

(b) 心室の収縮期

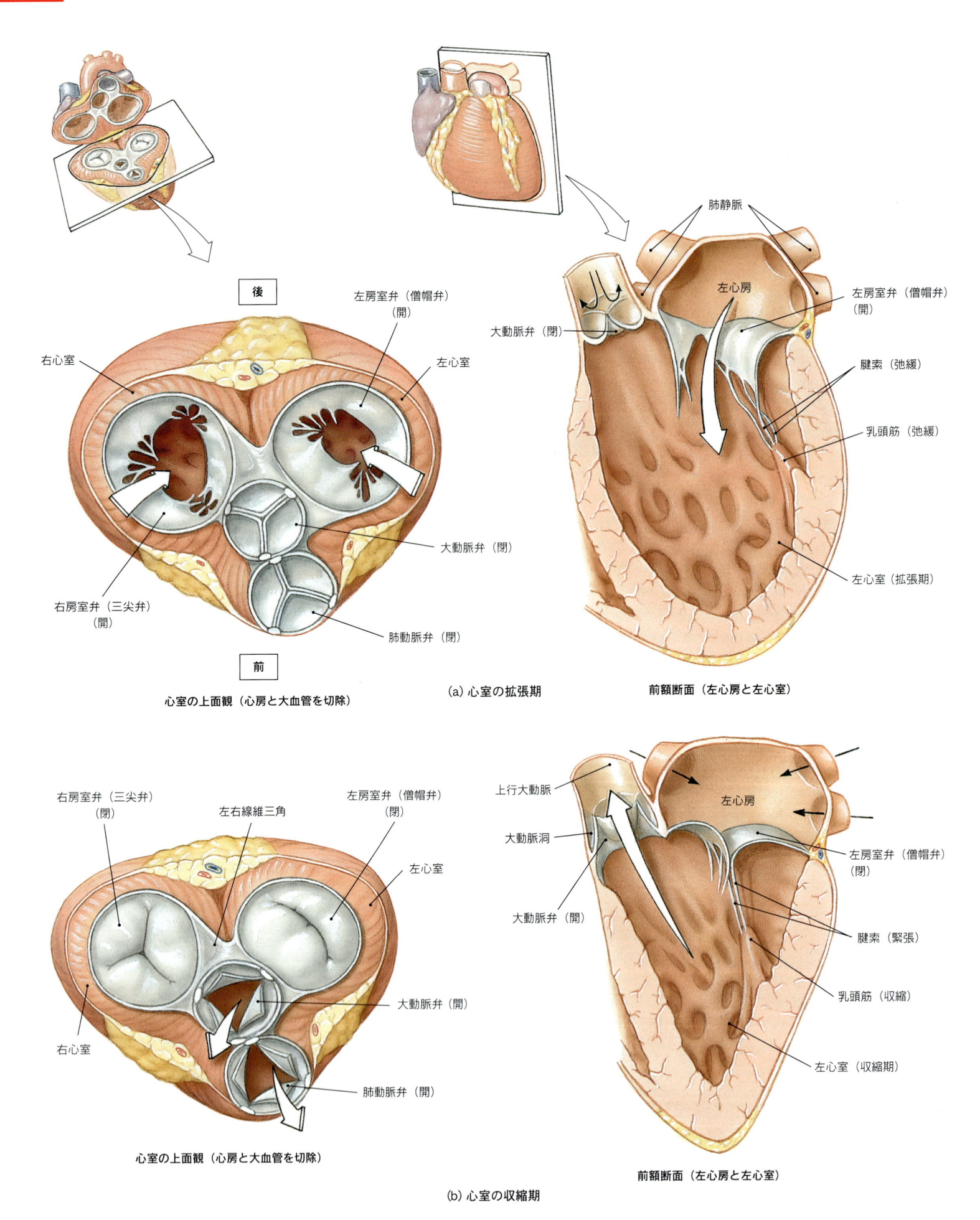

心室の上面観（心房と大血管を切除）
- 右房室弁（三尖弁）（閉）
- 左右線維三角
- 左房室弁（僧帽弁）（閉）
- 左心室
- 大動脈弁（開）
- 右心室
- 肺動脈弁（開）

前額断面（左心房と左心室）
- 上行大動脈
- 左心房
- 大動脈洞
- 左房室弁（僧帽弁）（閉）
- 大動脈弁（開）
- 腱索（緊張）
- 乳頭筋（収縮）
- 左心室（収縮期）

図21-7　心臓の弁

(a) 心室の拡張期における弁の状態。房室弁が開いており，動脈弁は閉じている。腱索はたるみ，乳頭筋も弛緩している。細い黒矢印は血液の逆流が動脈弁で防止されている様子を示す。太い白矢印は心房から心室への血液の流れを示す。

(b) 心室の収縮期における弁の状態。房室弁は閉じており，動脈弁が開いている。前額断面（右）で，腱索が緊張している乳頭筋とともに房室弁の反転を防いでいる様子に注意。

心臓血管系：心臓

D. 左心室

　左心室 left ventricle の壁は心臓の4つの部屋のうちで最も厚い。この厚い心筋層のおかげで左心室は全身に血液を駆出する圧力を生み出すことができる。これに比べ，右心室は肺に血液を送り出すだけなので，その壁は薄い。左心室の内部は右心室と似ているが，肉柱は右心室より目立つ（図21-6a,c）。また，弁尖が2枚であるのに対応して乳頭筋も2個である。

　左心室の血液は**大動脈弁** aortic valve を通り，**上行大動脈** ascending aorta に入る。大動脈弁は肺動脈弁と同じく3枚の半月弁からなる。上行大動脈は大動脈弁のすぐ上でやや拡張しており，ここを**大動脈洞** aortic sinus という。この拡張部は開いた半月弁が大動脈の壁に付着するのを防ぐ働きがある。上行大動脈は**大動脈弓** aortic arch を経て**下行大動脈** descending aorta（胸大動脈と腹大動脈）に続く（図21-5，図21-6）。

E. 左心室と右心室の相違点

　左心室と右心室の解剖学的な違いは断面を見るとよくわかる（図21-6a,c）。心臓と肺は近い位置にあって肺循環に必要な右心室の力は小さくてすむので右心室の壁は薄い。これに対して，左心室は全身に血液を駆出するのでその壁は厚い。右心室は左心室に張り付いたポーチのようである。収縮時には右心室は左心室のほうに引き寄せられた形になる。これだけでも，右心室は血液の駆出に十分な圧力を生み出すことができる。右心室の圧が高すぎると危険である。肺の毛細血管は弱いので，右心室の圧力が亢進すると肺水腫を引き起こすことがある。

　左心室は体循環に血液を押し出さないといけないので，右心室の6～7倍の力が必要である。左心室の心筋層が厚いのはこのためであるが，横断面で内腔が円形になっているのも効率的に血液を押し出すのに役立っている。左心室が収縮すると，内腔の径が小さくなるばかりでなく，長軸方向にも短くなる（心尖と心底が近づく）。これによって大動脈弁が開き，心室内の血液が上行大動脈に押し出される。

　左心室の収縮は右心室の血液駆出にも役立っている。右心室の筋が広範に障害を受けた人でも，ある程度生存可能なのは，この左心室の収縮力のおかげである。

✓ 心房と心室の間にある溝を何といいますか。
✓ 心房と心室は外見上どんな違いがありますか。

F. 弁の構造と機能

　心臓の弁の構造と機能の詳細を図21-7に示す。腱索と乳頭筋は房室弁が正常に働くために重要である。心室が弛緩しているときには乳頭筋も弛緩し，房室弁が開いて心房から心室へ血液が流入する。この間，半月弁は閉じている。半月弁は腱索を必要としない。3枚の半月弁は大きさも形も同じで，閉じたときに互いに支え合う格好になるからである。

　心室の収縮が始まると房室弁が閉鎖するが，乳頭筋が収縮して腱索を引っ張るので房室弁の反転が阻止される。このようにして，心室から心房への血液の逆流が防止される。

　弁に異常があると，心臓の機能が障害される。心音は弁の閉鎖に

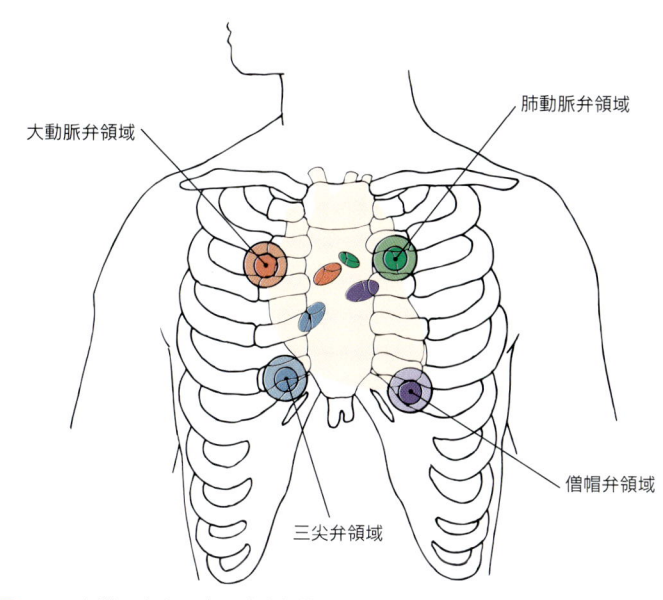

図21-8　心臓の弁と心音の聴診部位

よって生じるので，心音を聴取することによって弁の異常を診断することが可能である。心音の聴取には**聴診器** stethoscope が使われる。弁の音は心膜や周辺組織を伝わって胸壁に到達するので，弁の真上で一番よく聞こえるわけではない。弁の位置と聴診器の位置がずれているのはこのためである（図21-8）。

> **臨床ノート　僧帽弁逸脱**
>
> 　弁の形態異常は比較的よく見られる。14～30歳の人の約10％に，軽い僧帽弁の脱出が見られる。**僧帽弁逸脱** mitral valve prolapse では，腱索が長すぎるか短かすぎるため，あるいは乳頭筋がうまく機能しないために弁がきちんと閉じない。この結果，心室から心房への血液の逆流が起こる。逆流に際して血液が渦を作ったり，速い流れが周囲を振動させて**心雑音** heart murmur が生じる。僧帽弁逸脱症の大部分は無症状で，ほかに何らかの心機能障害がない限り，通常の生活を送ることができる。

心音

　聴診は心疾患の診断をするうえで重要である。正常の**心音** heart sound はⅠ音からⅣ音まであるが，Ⅲ音とⅣ音は弱く，通常明瞭に聞き取ることができるのはⅠ音とⅡ音である。Ⅰ音はⅡ音よりやや長く続く。これは心室収縮期の開始に当たり，房室弁が閉鎖することで生じる。Ⅱ音はⅠ音よりやや調子が高く，持続は少し短い。これは心室の拡張期の開始に当たり，半月弁が閉鎖するときに生じる。

　Ⅲ音とⅣ音は非常に弱く，健康な成人ではまれである。これらの音は弁の動きとは関係がない。Ⅲ音は拡張期の初めに心房から心室へ急速に流入してくる血液によって，心室壁が振動することで生じると考えられている。Ⅳ音は拡張期の終わりに心房が収縮することで生じる。

G. 心臓の栄養血管

　絶えず拍動を続ける心臓には，十分な酸素と栄養物が必要で，これをまかなうのが**冠状循環** coronary circulation である。心臓の最大活動時における冠状循環の血液量は，安静時のおよそ9倍になる。

21

冠状循環を支えるのが冠状動脈系である（図21-9）。左右の冠状動脈は上行大動脈の最初の枝として大動脈洞から出る。ここでの血圧は体循環のなかで最も高い。これによって途切れることなく心臓に血液を供給することができる。

a. 右冠状動脈

右冠状動脈 right coronary artery は冠状溝に沿って右に走り，右心房，右心室の後壁，心室中隔の後側，刺激伝導系の一部などを栄養する。主な枝は次の通りである（図21-9）。

- 心房への枝：右心房の心筋を養う。

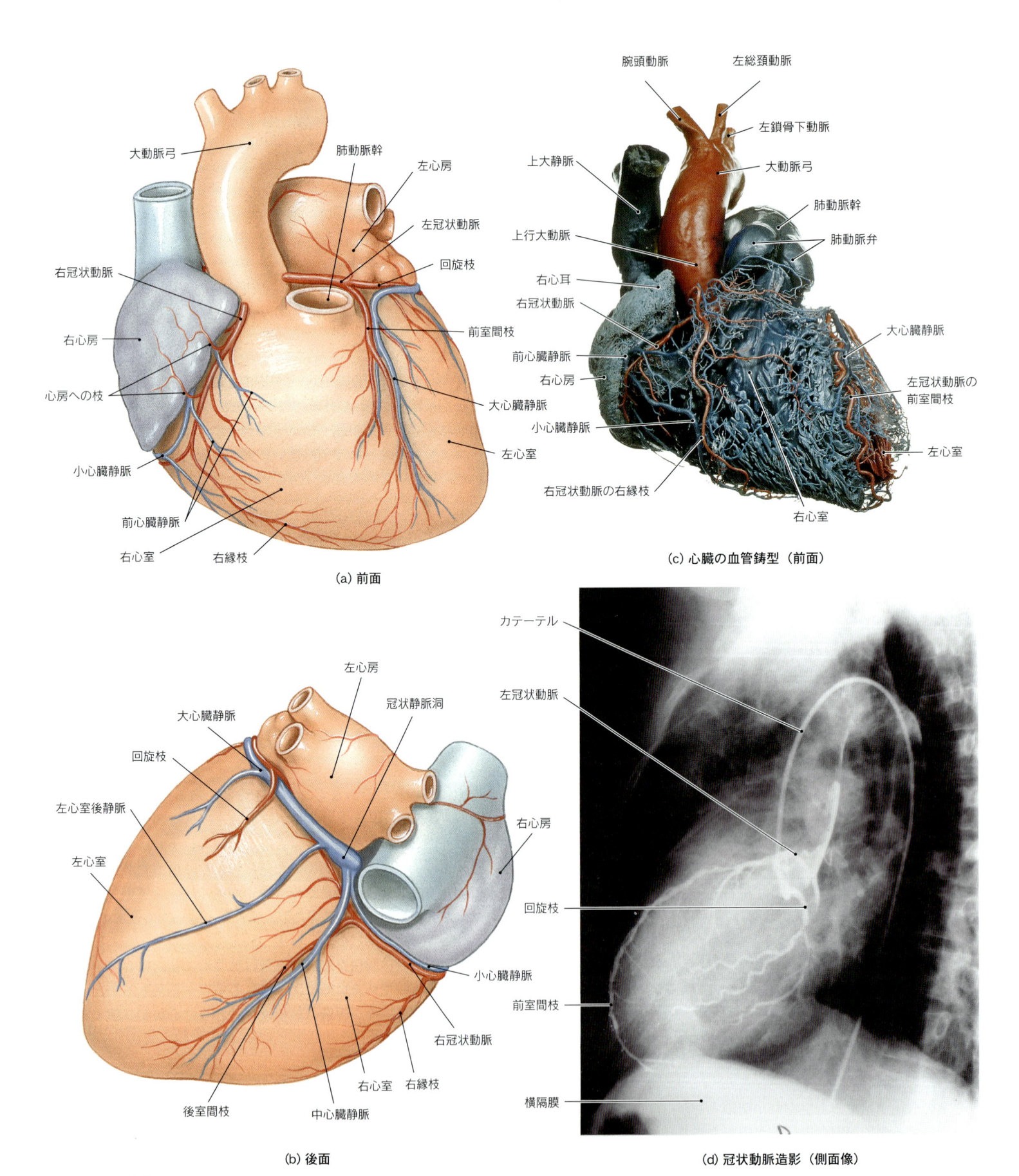

(a) 前面

(b) 後面

(c) 心臓の血管鋳型（前面）

(d) 冠状動脈造影（側面像）

図21-9 冠状循環

心臓血管系：心臓

- **心室への枝**：**右縁枝** right marginal branch と**後室間枝** posterior interventricular branch がある。外縁枝は右心室壁から心尖にかけて分布する。後室間枝は後室間溝を心尖に向かって走り，両心室の後壁，心室中隔の後側を養う。
- **刺激伝導系への枝**：右冠状動脈の基部から出た細い枝が心房壁を貫き洞房結節に至る。房室結節に至る枝は後室間枝近くの右冠状動脈から出る。

b. 左冠状動脈

左冠状動脈 left coronary artery は左心室，左心房，心室中隔の大部分を養う。左冠状動脈は心臓の前面に出てきたところで**回旋枝** circumflex branch と**前室間枝** anterior interventricular branch に分かれる。回旋枝は室間溝を左に回って心臓の後面に至り，右冠状動脈からの細い枝と**吻合** anastomosis する。前室間枝は回旋枝より太く，前室間溝を心尖に向かって走る。前室間枝は両心室の前壁，心室中隔の前側を養う。前室間枝の枝は後室間枝の枝と吻合する。左右の冠状動脈間では血圧にかなり変動があるが，これらの吻合のおかげで心室筋への血液供給が比較的一定に保たれている。

c. 心静脈

大心臓静脈 great cardiac vein は前室間溝，**中心臓静脈** middle cardiac vein は前後室間溝を上行して，最終的にはどちらも**冠状静脈洞** coronary sinus に注ぐ。冠状静脈洞は心臓の後面で左心房と左心室の間の冠状溝を走る太く膨らんだ静脈で（図21-9a,b），右方に走って下大静脈の開口部の下で右心房に開く。

✓ 心房と心室の間に弁がなかったらどんなことが起こりますか。
✓ 右心房に開く主要な3本の静脈とは何ですか。
✓ 右心室から肺胞までの血液の経路を説明しなさい。
✓ 房室弁が心房の方へ反転しないようにしている構造物は何ですか。
✓ 心音のⅠ音とⅡ音は何によって生じるか説明しなさい。

📖 臨床ノート　冠状動脈疾患

冠状動脈疾患 coronary artery desease は冠循環の障害によって起こる疾患である。心筋へは十分な酸素と栄養が絶え間なく供給されなくてはならないが，この供給が減少すると心筋の活動にたちまち影響が現れる。このような血液供給の低下を**冠虚血** coronary ischemia といい，冠状動脈の狭窄や閉塞によって起こる。この主な原因は動脈硬化で，冠状動脈壁に脂肪やコレステロールが沈着したり，血栓ができたりすることによる。また，中膜の平滑筋が痙攣性の収縮を起こしても血流の低下や停止が起こる。冠状動脈の状態を検査するには，**血管造影法** angiography（図21-9d）や**陽電子放出型断層撮影法** positron emission tomography (PET) scan（図21-10a,b）などが用いられ，その疾患の治療にはバルーン血管形成術（図21-10c）が行われる。

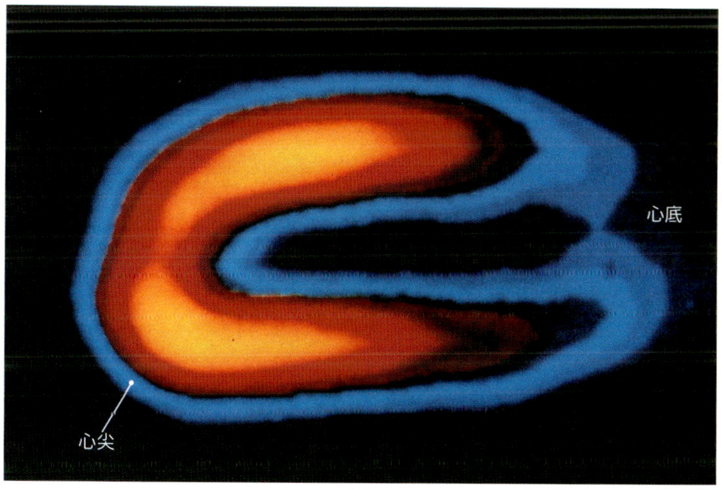

(a)

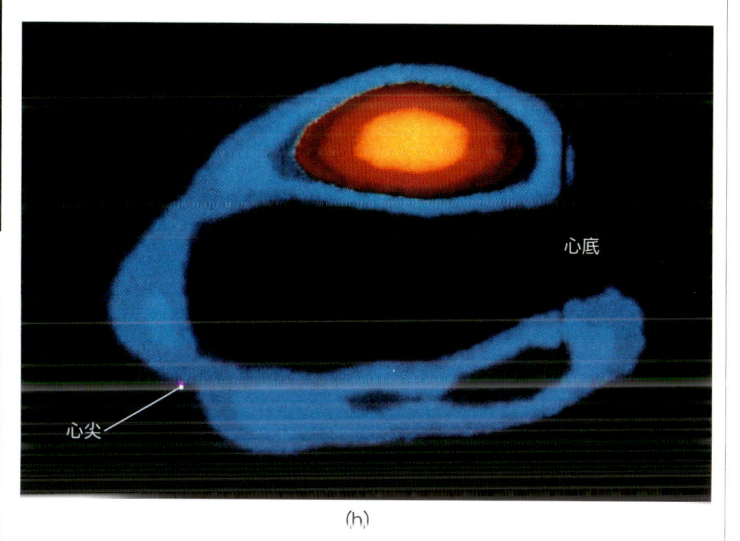

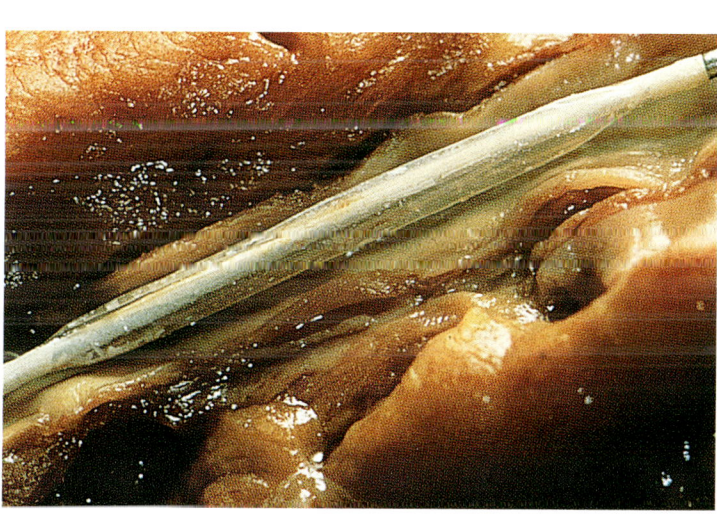

(c)

(b)

図21-10　冠状循環と臨床検査
(a) 正常な心臓のPET像。テクネシウム-99という放射性同位元素を含んだ造影剤を用いている。心室壁が明るく（赤～黄色調）なっており，血流が豊富であることを示す。心房は写っていない。
(b) 障害を受けた心臓のPETスキャン。心室壁の大部分が青く，血流が乏しいことが分かる。
(c) バルーン血管形成術。カテーテルを冠状動脈中の狭窄部まで進め，バルーンを膨らませて狭窄部を拡張する。

6. 心臓周期

拍動から次の拍動までの心臓のサイクルを心周期 cardiac cycle という。心房にも心室にも収縮と拡張の2つの相が順番に現れる。収縮相では血液が心房から心室へ，あるいは心室から動脈へと押し出される。次の拡張相では心房，心室内に血液が流入し，次の周期に備える。心周期について図21-11にまとめた。

A. 心収縮の調整

心筋には自律能があり，骨格筋と異なって，神経の刺激がなくても収縮することができる。これを心臓の自動性という（自動性は特定の平滑筋にもある。☞第25章）。

心臓の各部屋の働きは，収縮によって血液を一定の方向へ押し出すことである。各部屋では収縮と弛緩に対応して内圧の上昇と下降が繰り返されるが，房室弁と半月弁があるために血流に方向性が与えられる。

心房と心室は同時に収縮することはない。もし同時に収縮すると，房室弁が閉じてしまい心房の血液は心室に流入できない。そのため，まず心房が収縮し，やや遅れて心室が収縮する。心房の血液は，房室弁が開いていてしかも心房の圧力が心室より高い間だけ心室に流入できる。同様に心室の血液は，半月弁が開いていて心室内圧が大動脈あるいは肺動脈の内圧より高い間だけ血管内に流出できる。心房と心室の収縮と弛緩が互いにタイミング良く行われることで，正常な血液循環が維持されている。この収縮と弛緩のタイミング調整に役割を演じているのが刺激伝導系である。

B. 刺激伝導系

刺激伝導系 conducting system は洞房結節，房室結節，ヒス束，右脚と左脚，プルキンエ線維からなる。これらの結節には**結節細胞** nodal cell があり，ヒス束，右脚と左脚，プルキンエ線維は**伝導線維** conducting fiber である。これらはいずれも特殊な心筋線維で，神経細胞ではない。

結節細胞は自発的に脱分極する特異な細胞である（☞第13章）。結節細胞は互いにギャップ結合で連結されているだけでなく，伝導線維や一般の心筋線維ともギャップ結合で連結されている。従って，結節細胞の脱分極は伝導系を通じてすべての心筋細胞へ伝えられ，心臓の収縮を引き起こす。こうして結節細胞は心拍動の調律を決めている。

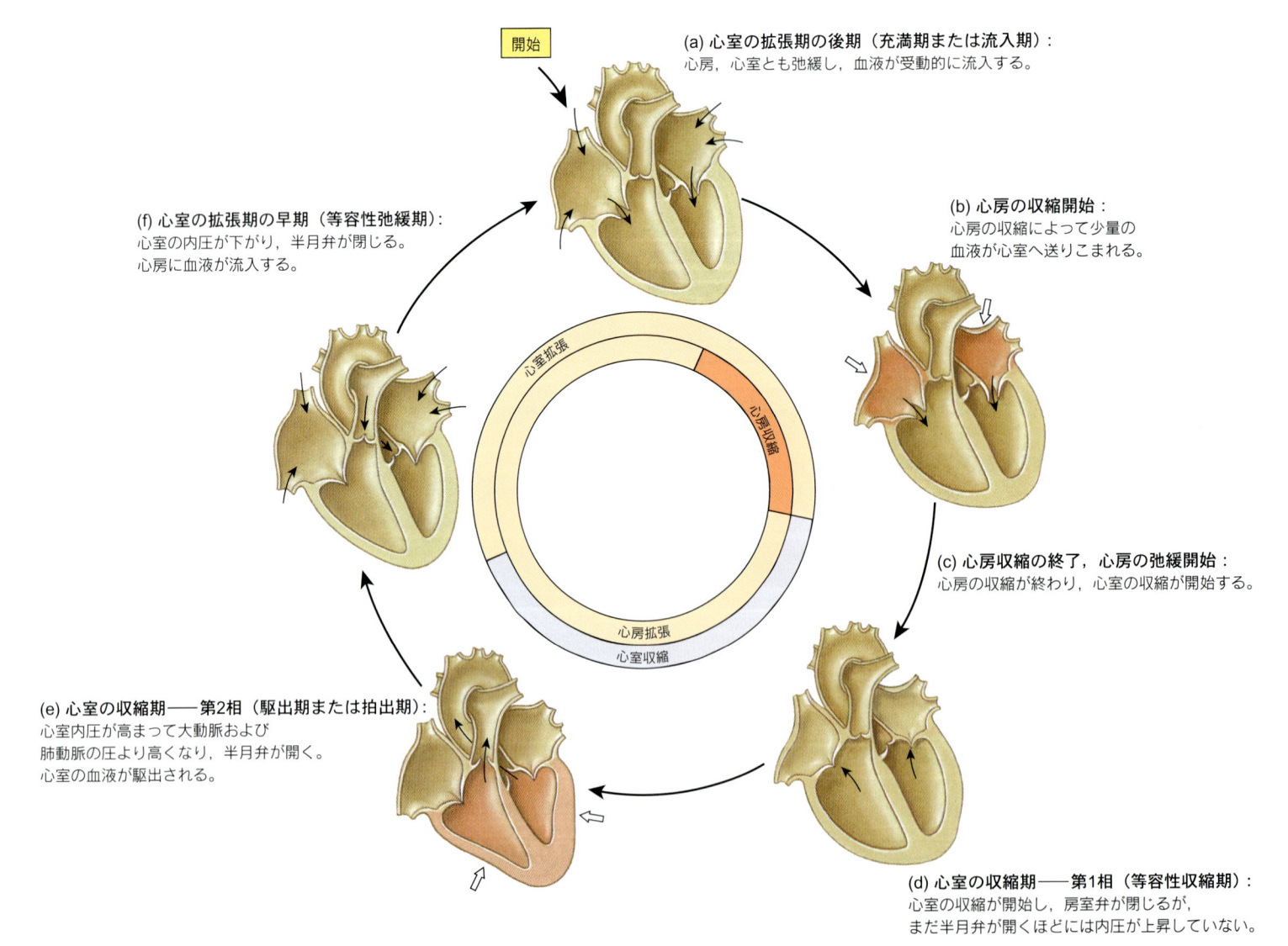

図21-11 心周期
細い矢印は血液や弁の動く方向を示す。白抜きの矢印は心筋の収縮を示す。

(a) 心室の拡張期の後期（充満期または流入期）：心房，心室とも弛緩し，血液が受動的に流入する。

(b) 心房の収縮開始：心房の収縮によって少量の血液が心室へ送りこまれる。

(c) 心房収縮の終了，心房の弛緩開始：心房の収縮が終わり，心室の収縮が開始する。

(d) 心室の収縮期——第1相（等容性収縮期）：心室の収縮が開始し，房室弁が閉じるが，まだ半月弁が開くほどには内圧が上昇していない。

(e) 心室の収縮期——第2相（駆出期または拍出期）：心室内圧が高まって大動脈および肺動脈の圧より高くなり，半月弁が開く。心室の血液が駆出される。

(f) 心室の拡張期の早期（等容性弛緩期）：心室の内圧が下がり，半月弁が閉じる。心房に血液が流入する。

心臓血管系：心臓

結節細胞は，全部の細胞が最初から同じリズムで脱分極しているわけではない。その集団のなかで最初に脱分極した細胞にほかの細胞が調子を合わせるようになるためにリズムがそろうのである。このリズムを決める細胞は**洞房結節** sinoatrial node（SA node）にある。洞房結節は心臓の収縮のリズムを決めるので心臓の**ペースメーカー** pacemaker と呼ばれる。洞房結節は上大静脈の右心房への開口部の前壁内にあり（図21-12），1分間に80〜100回の頻度で自発的に脱分極を繰り返す。

洞房結節の脱分極の頻度がそのまま心臓の収縮リズムになるとすると，安静時の心臓の拍動数は1分間当たり80〜100回になるはずであるが，洞房結節に来ている自律神経の調節を受ける結果，1分間当たり70〜80回になる。自律神経のうち副交感性の迷走神経は心拍を抑え，交感神経は心拍を増加させる。これらの神経の神経伝達物質は，それぞれアセチルコリンとノルアドレナリンである。

心拍数が異常に低下した状態を**徐脈** bradycardia，増加した状態を**頻脈** tachycardia という。いずれも刺激伝導系の異常によって引き起こされる。ただし，徐脈も頻脈も個人の正常状態との関係で決まる相対的なものである。

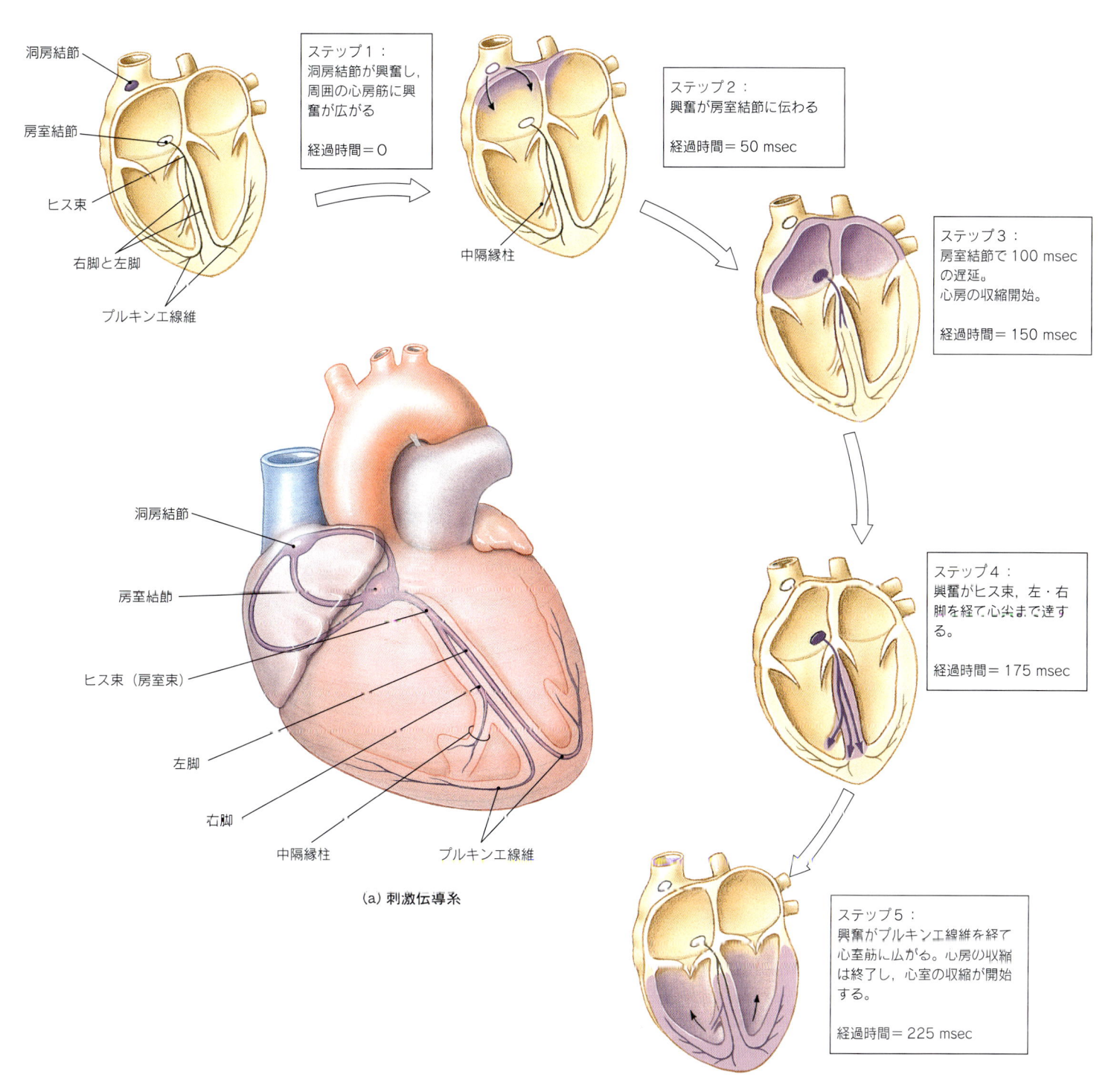

図21-12 心臓の刺激伝導系
(a) 刺激伝導系は洞房結節，右脚と左脚，房室結節，ヒス束（房室束），プルキンエ線維からなり，洞房結節が心臓の調律を決めるペースメーカーとして働いている。
(b) 心収縮のための興奮はステップ1〜5のように伝わる。

刺激伝導系における興奮の伝達

洞房結節の興奮は心房の筋細胞に伝わり，左右の心房を収縮させる一方，伝導線維を通じて**房室結節** atrioventricular node（AV node）に伝わる（図21-12）〔訳註：洞房結節と房室結節の間をつなぐ特殊な伝導線維の存在についてはまだ議論がある〕。房室結節には一般の心房筋細胞を通じても興奮が伝わる。心房筋と心室筋は線維輪という線維性骨格で分離されていて直接の連続がないので，心房の興奮がそのまま心室へ伝わることはない。

房室結節は冠状静脈洞の開口部近くの右心房壁内にある。洞房結節から伝わった興奮は房室結節で速度を落とし，比較的太い伝導線維の束である**ヒス束** bundle of His に伝わる。ヒス束は線維性骨格の右線維三角を貫いて心室へ入り，心室中隔の筋性部の上縁で**右脚** right bundle branch と**左脚** left bundle branch に分かれる。右脚と左脚はそれぞれ心室中隔の左右両面を乳頭筋の底部まで走った後，各室の心内膜下で扇状に放散する。これらのヒス束の枝を**プルキンエ線維** Purkinje fiber といい，その末端は心室筋細胞と連結している。プルキンエ線維のあるものは**中隔縁柱** moderator band を経て乳頭筋に至り，心室の収縮に先行して乳頭筋を収縮させ腱索を緊張させる役割を果たしている。

心臓は刺激伝導系のおかげで効率良く血液を送り出すことができる。まず心房が収縮して血液を心室へと送り込む，次いで心室が収縮し血液を動脈へと駆出する。心室の収縮は心尖から始まり心底へと向かうので，なかの血液は大動脈および肺動脈の方へと押される格好になる。

√ 洞房結節が働かないと，心臓の拍動にどんな影響が生じますか。
√ 結節細胞はどのようにして心臓の収縮を調整していますか。

臨床ノート　心筋梗塞

心筋梗塞 myocardial infarction は冠状動脈が閉塞したり高度の狭窄を起こし，酸素欠乏のために心筋が壊死に陥るものである。冠状動脈の閉塞は，**粥状硬化症**を基礎として血栓が形成されて起こる場合が多い（**冠動脈血栓症** coronary thrombosis）。閉塞部位や閉塞の程度によって重篤度が変わる。冠状動脈の基部で閉塞が起これば壊死に陥る範囲が広くなり，心停止に至る可能性も高くなる。細い枝で閉塞が起これば生存の可能性は高いが，この場合でも多くの合併症が生じる。心筋梗塞後も生存できた場合，壊死に陥った部分は結合組織で置換されるが，この部分は収縮能がないため動きが悪く血栓を生じやすい。できた血栓はまた，新たな循環障害の原因となる。

冠状動脈の閉塞の原因には**血栓症** thrombosis のほか，心内膜炎や心房細動で発生した血栓が剥がれて冠状動脈に詰まる塞栓症もある。また，粥状硬化症ですでに狭くなっている部分に攣縮が起こっても閉塞の原因となる。

心筋梗塞では狭心症よりはるかに強い胸痛があり，休息しても改善せず，ニトログリセリンも無効である。心筋梗塞患者の約25％が治療を受ける前に死亡する。また，50歳以下の心筋梗塞死亡者の65％は最初の発作の1時間以内に死亡している。心筋梗塞の治療では，壊死巣を最小にとどめることを目標とし，このために次の処置が行われる。①不整脈を防止して合併症の発生をできるだけ抑える。②血管を拡張させて冠状循環を改善させる。③酸素を十分供給する。④心臓の負荷を軽減する。⑤可能なら閉塞の原因を除去する。

新たな血栓の形成を防止するために抗凝固剤を用いることもある。胸痛が持続する症例ではアスピリンが有効なこともある。また，心筋梗塞発症後6時間以内に血栓溶解剤を投与すると梗塞の範囲を小さくできる可能性がある。

心筋梗塞の危険因子としては喫煙，高血圧，高コレステロール血症，糖尿病，肥満などが挙げられる。また，冠状動脈疾患を引き起こしやすい遺伝的素因も想定されている。もし危険因子が2つあると，心筋梗塞発症の危険性は2倍以上高くなる。食習慣を変えてコレステロールの摂取を抑え，運動をして減量し，高血圧をコントロールするなどの方法で心筋梗塞の危険性をかなり減らすことができる。

C. 心電図

洞房結節に始まった脱分極は心房に広がり，房室結節に至る。次いでヒス束，プルキンエ線維を経て心尖に達し，ここから心室壁を心底の方へ向かう。脱分極した心筋は再び分極し次の脱分極に備える。この心筋の脱分極と再分極に伴う電気現象を，体表に取り付けた電極で検出し記録したものが**心電図** electrocardiogram（ECG）である。心筋や刺激伝導系に障害があると脱分極の状態が変わったり，脱分極が起こらなくなるため心電図上に変化が現れ，診断に用いることができる。

心電図は電極の位置によってそれぞれに特徴的なパターンを示す。電極を左右の手首と左足首に置く四肢誘導と，前胸部に置く胸部誘導が基本である。図21-13は典型的な心電図で，P波は心房の，QRS波は心室の脱分極を表している。QRS波が大きいのは心室の筋層が厚く，脱分極の全体量も大きいことを反映している。T波は心室の再分極を示している。心房の再分極波はQRS波に隠れて見えない。

心電図では各波の振幅，長さ，形，波と波の間隔などを解析する。例えば，振幅の増加は心筋層の肥大を，減少はその逆を示していることがある。心電図が最も偉力を発揮するのは**不整脈** arrhythmia の診断である。不整脈には心臓のリズム異常のすべてが含まれ，心拍が不規則なものや，興奮伝導の異常などがある。例えば，PQ間隔の延長は心房から心室への興奮伝導の障害を示唆する。心室細動や心室粗動などの不整脈が生じると心臓のポンプ能力がなくなり，迅速な治療をしないと死に至る。

D. 心臓の自律神経支配

心臓収縮のリズムは基本的には洞房結節によって作られるが，これに自律神経が作用してある程度の修飾が加わる。自律神経には交感神経と副交感神経があるが，心臓神経叢を経て心臓に分布している（☞第17章）。これらの神経の枝は洞房結節，房室結節ばかりでなく，心房や心室の筋層内や血管の平滑筋にも達している（図21-14）。

交感神経の伝達物質はノルアドレナリン，副交感神経の伝達物質はアセチルコリンである。これらの伝達物質の作用は次のように要約できる。

- ノルアドレナリン noradrenalin：結節細胞，心筋細胞のβ受容体を介して，心拍数，心収縮力を増加させる。
- アセチルコリン acetylcholine：結節細胞，心筋細胞のムスカリン受容体を介して，心拍数，心収縮力を減少させる。

延髄には心臓血管系の働きを調節する心臓血管中枢がある。このなかの心臓促進中枢が刺激されると交感神経を活性化し，心臓抑制中枢が刺激されると副交感神経を活性化する。心臓血管中枢にはさ

21 心臓血管系：心臓

らに視床下部からの入力がある（☞第15章）。

心臓血管系の状態に関する情報は内臓感覚神経によって心臓血管中枢に伝えられる。例えば，血圧は内頸動脈の起始部や大動脈壁にある圧受容器によって，また血中の酸素と二酸化炭素分圧は内頸動脈と外頸動脈の分岐部にある化学受容器によってモニターされ，舌咽神経や迷走神経を介して延髄に伝えられる。血圧が低下したり，血中の二酸化炭素濃度が上昇すると，交感神経が刺激され心拍数と心収縮力が増加し，血圧や二酸化炭素濃度を正常に戻すように作用する。（☞第17章）

✓ 心室の圧力が心房と同じままだと，血流はどうなりますか。
✓ 心電図上でP波に異常があるとき，どんな原因が考えられますか。
✓ 心臓にノルアドレナリンを作用させると，心拍数はどうなりますか。

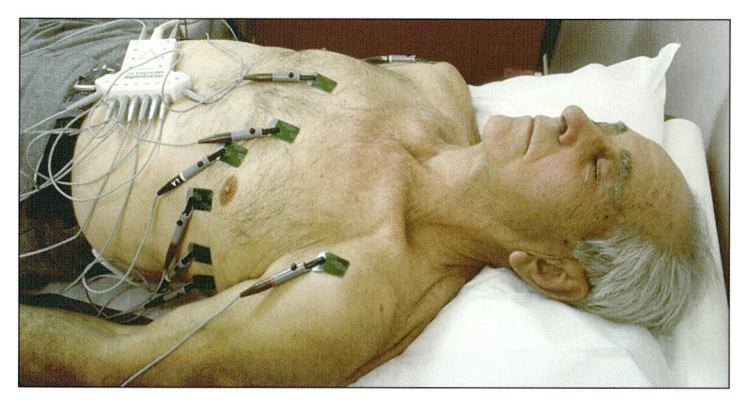

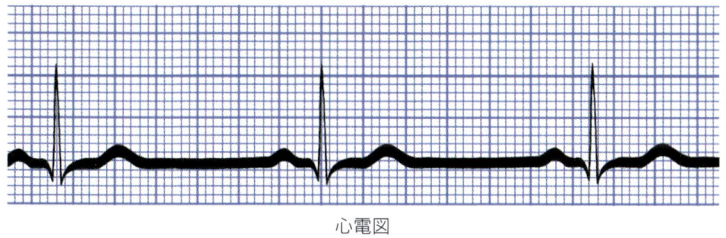

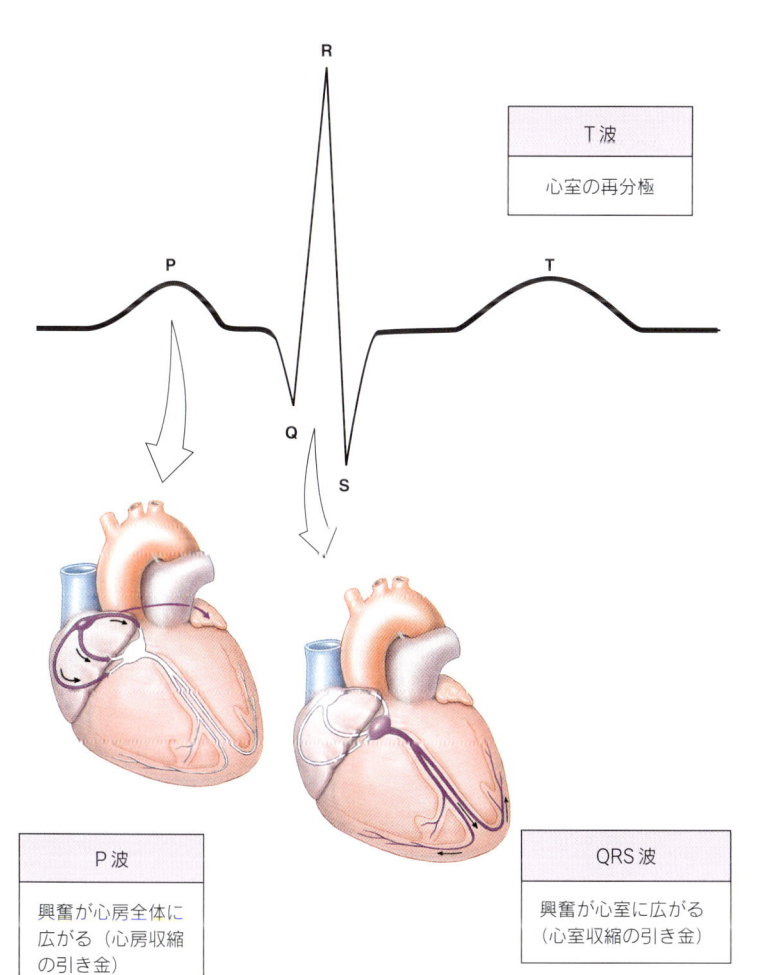

図21-13　心電図
上の写真は胸部誘導の電極を付けたところ。下図は心電図における各波の意味を示す。

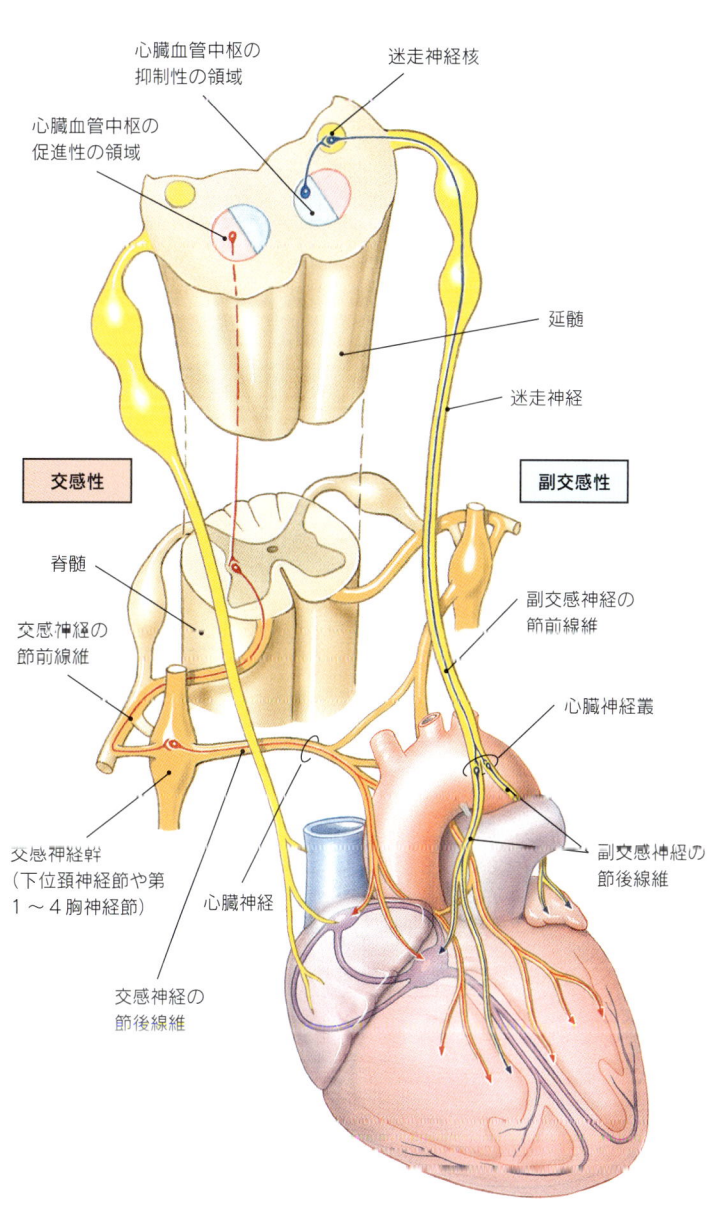

図21-14　心臓の自律神経支配
延髄の心臓血管中枢は迷走神経（副交感性）や心臓神経（交感性）を通じて心拍数や心拍出量を調節する。

◆発生学ノート◆　心臓の発生

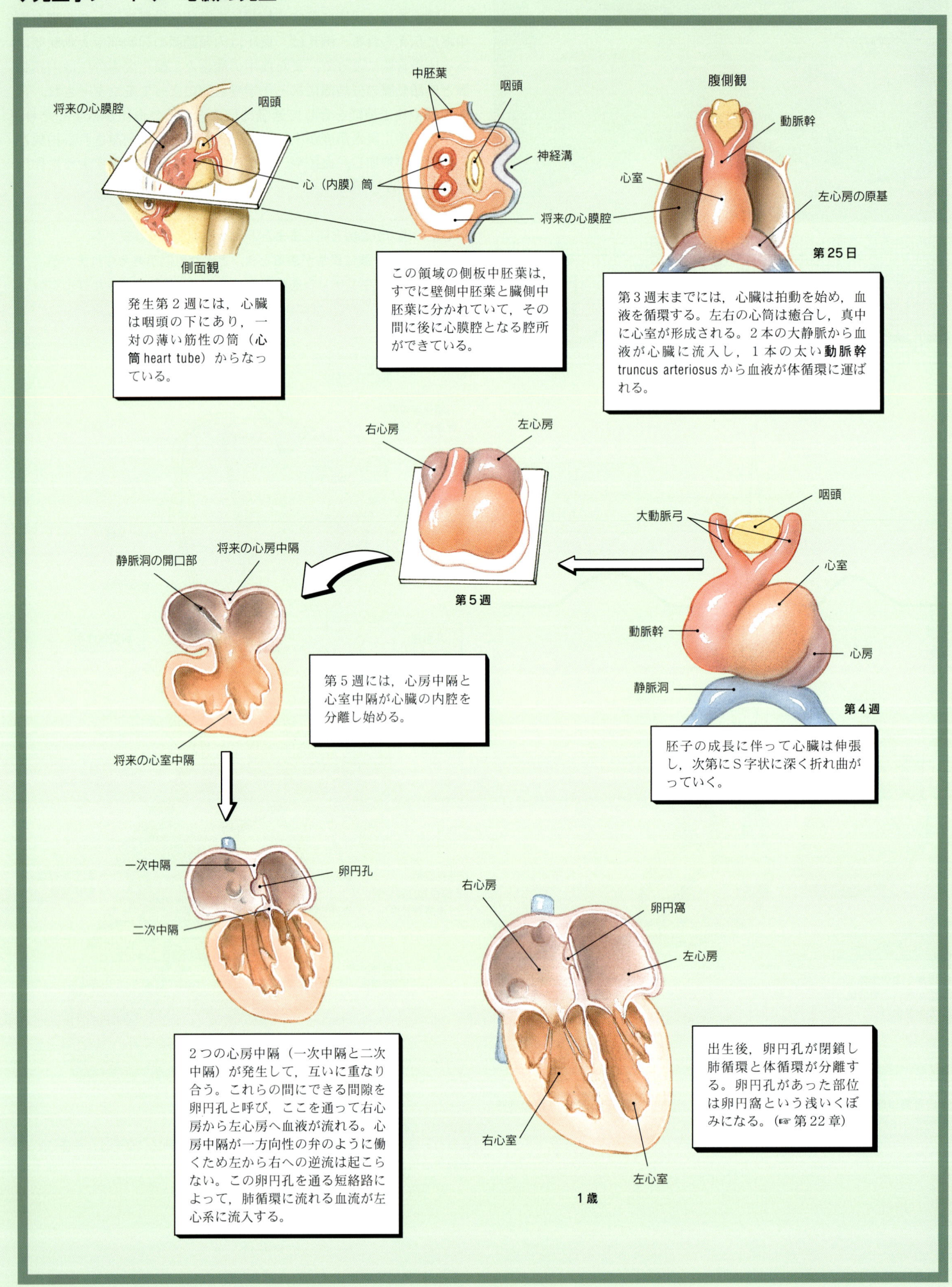

側面観

発生第2週には，心臓は咽頭の下にあり，一対の薄い筋性の筒（心筒 heart tube）からなっている。

この領域の側板中胚葉は，すでに壁側中胚葉と臓側中胚葉に分かれていて，その間に後に心膜腔となる腔所ができている。

腹側観　第25日

第3週末までには，心臓は拍動を始め，血液を循環する。左右の心筒は癒合し，真中に心室が形成される。2本の大静脈から血液が心臓に流入し，1本の太い**動脈幹** truncus arteriosus から血液が体循環に運ばれる。

第5週

第5週には，心房中隔と心室中隔が心臓の内腔を分離し始める。

第4週

胚子の成長に伴って心臓は伸張し，次第にS字状に深く折れ曲がっていく。

2つの心房中隔（一次中隔と二次中隔）が発生して，互いに重なり合う。これらの間にできる間隙を卵円孔と呼び，ここを通って右心房から左心房へ血液が流れる。心房中隔が一方向性の弁のように働くため左から右への逆流は起こらない。この卵円孔を通る短絡路によって，肺循環に流れる血流が左心系に流入する。

1歳

出生後，卵円孔が閉鎖し肺循環と体循環が分離する。卵円孔があった部位は卵円窩という浅いくぼみになる。（☞第22章）

第22章 心臓血管系：血管と循環

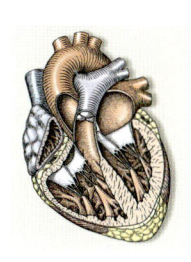

　心臓血管系は身体で血液を循環させるための系である。これには2つの血管系がある。1つは肺を循環するもの（肺循環）で、もう1つは全身を循環するもの（体循環）である。血液は心臓から肺動脈と大動脈へ同時に送り出される。肺循環は肺動脈弁に始まり、左心房に終わる。肺動脈は肺動脈幹から左右に分かれ、ガス交換のために血液を肺へ送る。体循環は大動脈弁に始まり、右心房に終わる。体循環の動脈は大動脈から分枝し、栄養物の供給、ガスや老廃物の交換のためにあらゆる器官へ血液を送る。

　器官に入ると動脈は分枝して細動脈となり、さらに赤血球1個分が通るぐらいの細い毛細血管となる。毛細血管は、分枝しながら網目状に広がっている。

　血液と組織間質液との物質交換は、すべて毛細血管壁で起こる。組織を構成する細胞は、毛細血管を介した拡散によって栄養素や酸素を得て、代謝による老廃物や二酸化炭素を除去している。その後、血液は毛細血管網から細静脈へ入る。静脈は次第に太くなり、最後には肺静脈（肺循環の場合）もしくは上・下大静脈（体循環の場合）に至る。

1. 血管の組織学的構成

　動脈と静脈の壁は内膜、中膜、外膜の3層からなる。（図22-1）。
- **内膜** tunica interna, tunica intima：血管の最内層にあり、この層は血管内皮細胞とその下にある弾性線維を含んだ結合組織からなる。動脈では、内膜の外側には**内弾性膜** internal elastic membrane と呼ばれる厚い弾性線維の層がある。太い動脈では結合組織が発達し、内膜は細い動脈と比較するとより厚くなる。
- **中膜** tunica media：中間にある層で、疎性結合組織で仕切られた平滑筋組織からなり、平滑筋は同心円状に並んでいる。交感神経が刺激されると、平滑筋細胞は収縮して血管径が減少し、**血管収縮** vasoconstriction が起こる。これとは逆に、平滑筋が弛緩すると血管径は増大して**血管拡張** vasodilation が起こり、その結果、血圧や血流が変化する。

　動脈の中膜と外膜との間には、弾性線維でできた薄い**外弾性膜** external elastic membrane がある。
- **外膜** tunica externa, tunica adventitia：血管周囲を取り囲む結合組織鞘である。この層は非常に厚く、主に膠原線維からなり、ところどころに弾性線維を含む。外膜の線維は周囲の組織の線維と交ざり合うのが一般的で、それにより血管を保持している。

　血管壁の層状構造はかなりの強度を生み出す。平滑筋と弾性線維があるため、血圧や血液量の変化に応じて管径を調節することができる。血管壁があまりに厚いと、血管の組織と血液との間には拡散が成立しない。このため、大きな血管には中膜や外膜を養うための小さな血管がある。これらの血管は脈管の脈管（脈管栄養血管）vasa vasorum と呼ばれている。

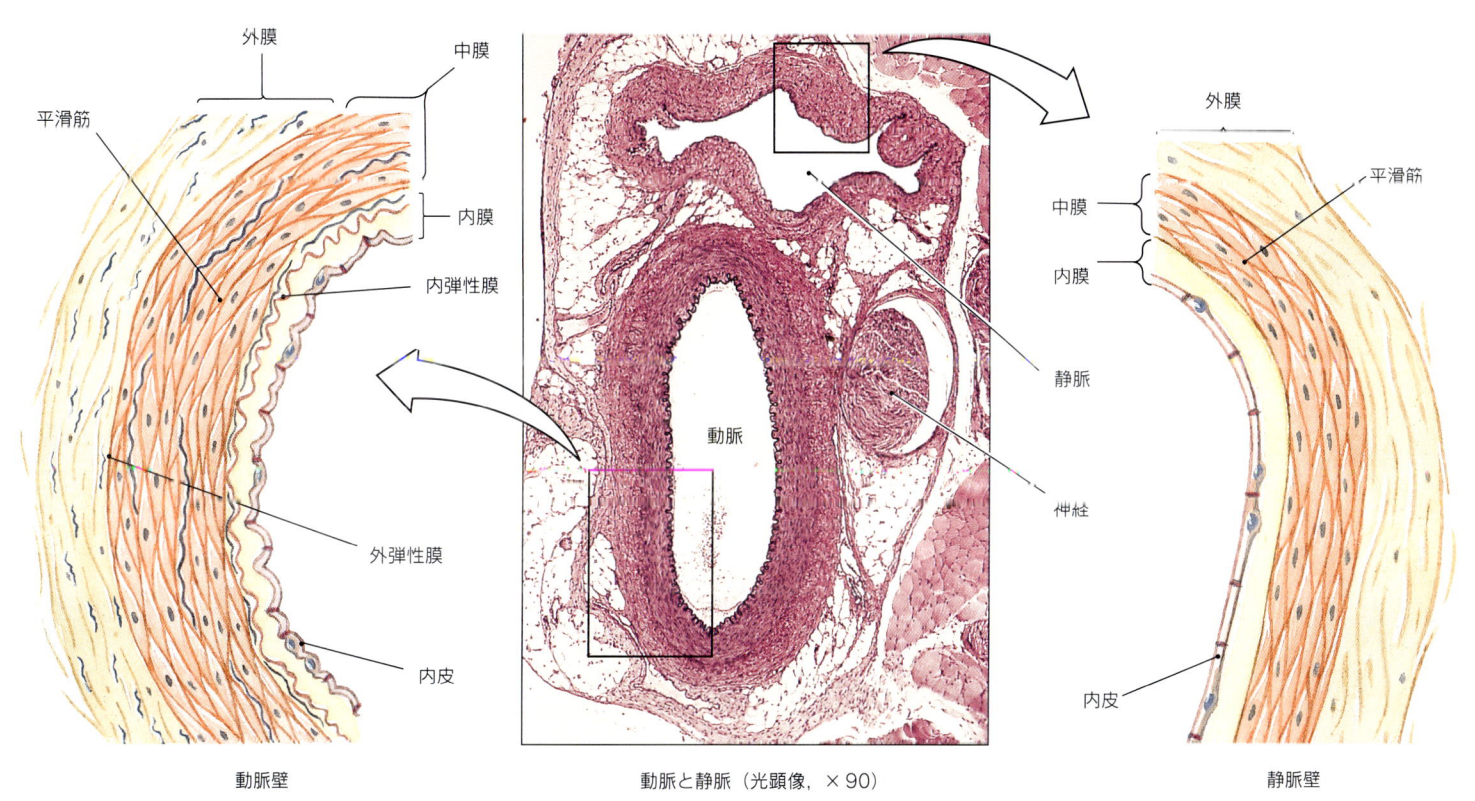

図22-1　動脈と静脈の構造の相違

A. 動脈と静脈との相違

1つの領域を栄養する動脈と同じ領域から血液を排出する静脈は，細いヒモ状の結合組織のなかを併走するのが一般的である（図22-1）。動脈と静脈は次のような特徴によって区別される。

- 伴走する動脈と静脈を比べると，一般的に動脈の壁は静脈よりも厚い。動脈の中膜は静脈の中膜よりも多くの平滑筋と弾性線維を含んでいる。
- 動脈の壁は厚くて強いので，断面は円形をしている。これに対し，静脈の断面は扁平であったり，内腔が大きく変形していることが多い。
- 動脈の内皮は凹凸して，血管内腔はヒダ状を呈するのに対し，静脈の内皮は平滑である。

B. 動脈

動脈は末梢に進むにつれ徐々に細くなっていき，弾性型動脈，筋型動脈，細動脈に分類される（図22-2）。これらの動脈は連続しており，その特徴は次第に変化していく。例えば，筋型動脈の太い部分ではかなりの量の弾性線維組織があり，弾性型動脈に似ている。逆に，細い部分では平滑筋がよく発達しており，細動脈に似ている。

a. 弾性型動脈

弾性型動脈 elastic artery は直径2～3 cmに達する大きな動脈をいう。心臓から大量の血液を送り出す肺動脈幹や上行大動脈，およびそれらの主要分枝（肺動脈，総頸動脈，鎖骨下動脈，総腸骨動脈）がこれに属する。弾性型動脈の壁は，径の大きさから考えるとそう厚くはないが，著しく弾力性に富んでいる。

内膜は弾性線維を多量に含み，平滑筋線維は少ない（図22-2）。その結果，血管内圧の変化に対応できる。心室が収縮すると弾性型動脈の圧力は急速に高まり，動脈壁は伸展する。また，心室が拡張すると圧力は低下し，引き伸ばされていた弾性線維は元の状態に戻る。つまり，弾性型動脈の伸展性は急速な収縮期圧の上昇に対するクッションとなり，弾性線維の戻りは拡張期における急速な圧低下を防ぎ，結果として持続的な血流が生み出される。

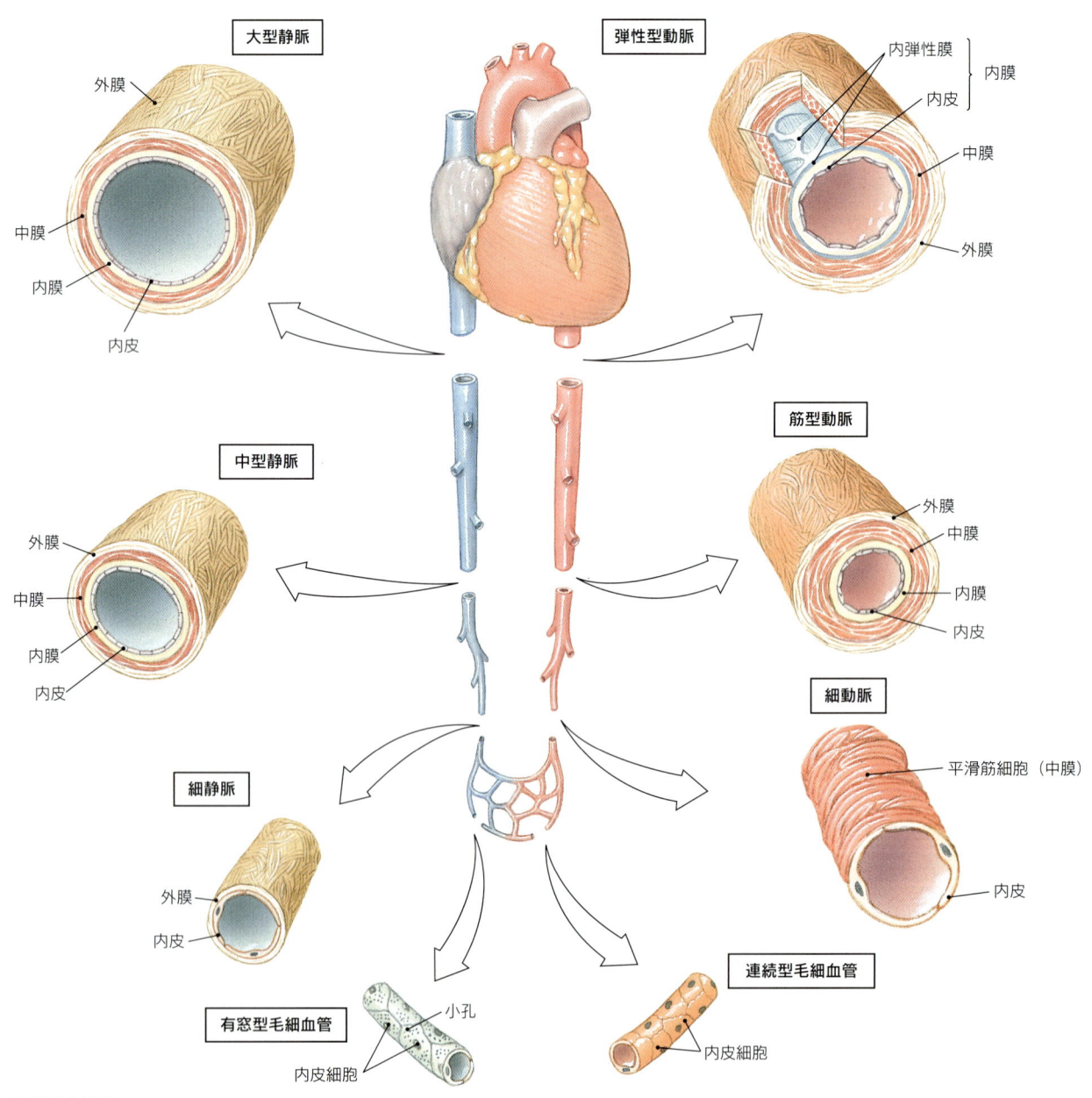

図22-2 血管の組織学的構造

b. 筋型動脈

筋型動脈 muscular artery は中程度の大きさの動脈で，骨格筋や各種臓器へ血液を送る。一般には 0.5 cm 程度の直径を持つ動脈を指す。中膜は厚く，中膜内の平滑筋線維の占める割合は弾性型動脈に比べるとかなり高い（図22-1，図22-2）。外頸動脈，上腕動脈，大腿動脈，腸間膜動脈などがこれに属する。これらの血管の管径は自律神経系によって調節され，中膜の平滑筋を収縮・弛緩させて血流調整を行っている。

c. 細動脈

細動脈 arteriole はかなり細い動脈で，30 μm 程度の直径のものを指す。外膜は非常に薄く，中膜は数層の平滑筋線維のみからなる（図22-2）。局所の状態，交感神経性刺激，内分泌刺激などに反応して管径が変化する（☞第17章）。細動脈は動脈と毛細血管との間の血流を調整する。太さ 0.1〜1 mm の動脈は小動脈 small artery に分類されることがある。

C. 毛細血管

毛細血管 capillary は最も細くて，繊細な血管である（図22-2）。毛細血管は機能的に重要で，ここでは血液と血管周囲の間質液との間で物質交換が行われる。毛細血管の壁は薄いため，拡散距離が短く物質交換が速やかに起こる。さらに，血液は毛細血管中をゆっくりと流れるので，物質が管壁を拡散したり能動輸送されるための十分な時間がある。ある物質は内皮細胞そのものを横切って移動する。また，隣接する内皮細胞間の間隙を通り抜ける物質もある。

毛細血管は基底膜で囲まれた内皮細胞の管である。その内径は平均8 μm 程度で，ほぼ赤血球1個の大きさである。

毛細血管には次のような種類がある。

- 連続型毛細血管 continuous capillary：身体の大部分に見られる。内皮細胞は基底膜で裏打ちされており，内皮細胞どうしは閉鎖帯や接着斑（デスモソーム）によって連結されている（図22-3a, b）。
- 有窓型毛細血管 fenestrated capillary：内皮細胞に窓（小孔）がある（図22-3c, d）。この毛細血管の壁は，ペプチドや蛋白などの大きな分子を通すことができる。また，溶質や溶媒は速やかに通過する。例としては，脳脈絡叢や，視床下部，下垂体，松果体，副腎，甲状腺などの内分泌器官の毛細血管が挙げられ，腎臓の糸球体にも見られる。
- 洞様血管 sinusoid：有窓型毛細血管と似ているが，より大きな孔とより薄い基底膜を持つ（肝臓などのいくつかの器官では基底膜を欠く）。洞様血管では，大量の溶媒や蛋白のような大きな分子の溶質が血液と間質液との間で交換される。血液はこの血管中をゆっくり流れるので，血管壁での吸収や分泌に要する時間を確保できる。このような洞様血管は肝臓，骨髄，副腎などにある。

毛細血管や洞様血管の壁を横切る物質交換には，以下の4つの基本的機構が関与する。

- 毛細血管内皮細胞を経由して起こる拡散（脂溶性物質，ガスおよび水の浸透による）。
- 隣接する内皮細胞間の間隙を通る拡散（水や溶質，洞様血管の場合は大分子量の溶質）。
- 有窓毛細血管の小孔を通る拡散（水および溶質）。
- 内皮細胞による小胞輸送（内皮細胞自由面における飲み込み現象，基底面における開口分泌）（☞第2章，図2-16）。

毛細血管床

毛細血管はそれだけで1つの単位として機能するわけではない。毛細血管は毛細血管床 capillary bed または毛細血管網 capillary plexus と呼ばれる網目状に広がる血管の一部である（図22-4）。1本の細動脈は何十本もの毛細血管に分かれ，これらが集まって数本の細静脈になる。毛細血管の入口は，毛細血管前括約筋 precapillary sphincter と呼ばれる平滑筋の束で取り巻かれている。この筋が収縮すると毛細血管の入口の径が減少し，血流は遅くなったり停止したりする。これとは逆に，筋が弛緩すると毛細血管の入口が開き，多くの血流が流れる。この括約筋は二酸化炭素レベルが上昇すると弛緩して入口が開く。つまり，二酸化炭素レベルの上昇は，組織が酸素と栄養を必要としていることを意味している。また，二酸化炭素レベルが低下したり交感神経刺激が加わると，毛細血管の入口は閉じる。

毛細血管床のなかで，優先路 preferred channel は細動脈から細静脈に至る直接的なルートである。優先路の細動脈には管径を変化させる平滑筋細胞があり，ここを毛細血管前細動脈（メタ細動脈）metarteriole と呼ぶ（図22-4）。毛細血管前細動脈はおおむね細動脈と毛細血管との中間的な構造を持つ。血液は細動脈から細静脈まで一定の割合で流れるが，毛細血管の血流は変動している。それぞれの毛細血管前括約筋は，おそらく毎分数回の割合で収縮と弛緩を繰り返している。その結果，毛細血管中の血流は定常流ではなく，脈流となっている。つまり，細静脈に至る血液は，こちらの毛細血管から入ったかと思えば，次の瞬間には別の毛細血管から入るといった具合となる。この組織レベルで起こる血流調整のプロセスを毛細血管の自己調節 autoregulation という。

毛細血管床全体に対する血流供給を調節する機構もある。ある領域内における毛細血管網は，しばしば2本以上の動脈によって供給される。側副循環と呼ばれるこれらの動脈群は，当該領域で細動脈となる前に互いに交通する。これを動脈吻合 arterial anastomosis と呼び，脳における大脳動脈輪や心臓における前・後室間枝の吻合や左回旋枝と右冠状動脈との吻合がその例である。この吻合によって，組織に対する安定した血液供給が保証される。1本の動脈供給が絶たれても，ほかの動脈からの毛細血管床に対する血液供給が期待できるからである。

動静脈吻合 arteriovenous anastomosis は細動脈と細静脈との直接的連絡をいう（図22-4a）。これらの血管壁の平滑筋は，毛細血管網の血液量を調節している。例えば，動静脈吻合が開くと，血液は毛細血管床を通ることなく直接静脈へ流入する。動静脈吻合は手足の皮膚によく発達し，体温調節の役割を果している。

側副循環は交感神経の直接支配を受けるが，その交感神経は延髄にある心臓血管中枢の支配下にある。

D. 静脈

静脈 vein はすべての組織や臓器から血液を集め，血液を心臓に戻す脈管である。静脈の壁は動脈よりも薄くて，弾性も乏しい。それは静脈の血圧が動脈の血圧よりも低いからである。静脈は太さを基準にして分類される。以下，細い静脈から太い静脈へと述べていく。

a. 細静脈

細静脈 venule の平均的な太さは約 20 μm 程度で，太さ・性質ともに多様である。非常に細い細静脈は毛細血管と似ており，外径50 μm 以下の細静脈は中膜を欠く。太さ 0.1〜1 mm の静脈は小静脈 small vein に分類されることがある。

b. 中型静脈

中型静脈 medium sized vein は太さ 1～10 mm で，中等大の動脈とほぼ同じ太さである。中膜は薄く，平滑筋線維は比較的少ない。外膜は厚く，長軸に沿って走る弾性線維と膠原線維の束を含んでいる。

c. 大型静脈

大型静脈 large vein には，上・下大静脈と，胸腔，腹腔，骨盤腔でこれらの静脈に注ぎ込む枝が属する。内膜・中膜・外膜のすべてがほかの静脈より厚い。中膜は比較的薄く，外膜には弾性線維と膠原線維とが交ざっている。

d. 静脈弁

細静脈と中等大の静脈の血圧は，重力によって押し戻されるほど低い。四肢にあるこれらの静脈には，内膜の出っ張りによってできた静脈弁 venous valve があり，血液の逆流を防いでいる（図 22-6）。弁が正常に機能している限り，血液は心臓に向けて押し出される。立位では，足の血液は，重力に逆らって心臓まで戻らなければならない。静脈弁は静脈内の血液を区画することによって，その重量を分割する。さらに，静脈周囲の骨格筋の運動によって，血液は心臓方向へと押し出される。この機構は骨格筋ポンプと呼ばれる。上・下大静脈のような太い静脈には弁がないが，胸腔内圧の変化が心臓

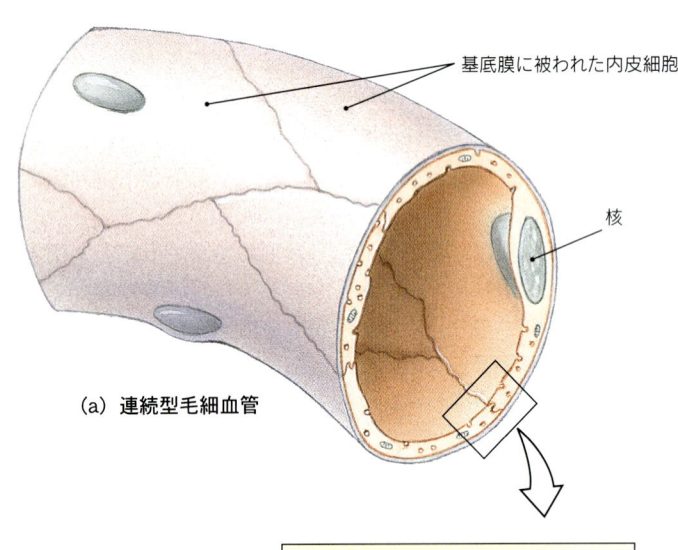

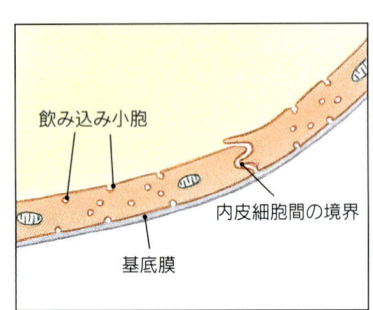

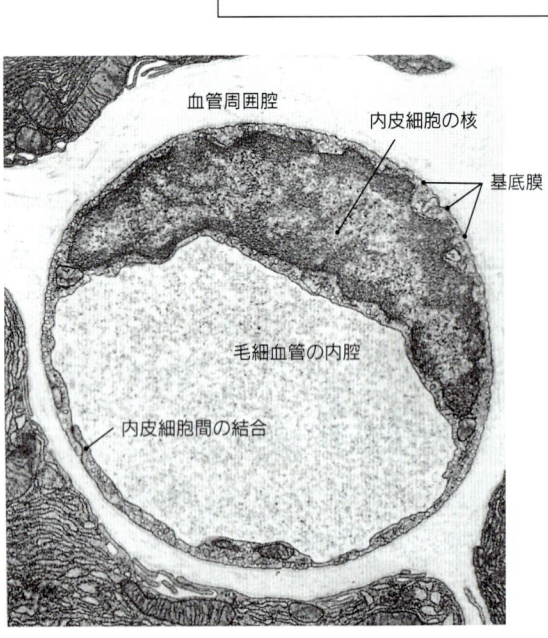

(a) 連続型毛細血管

(c) 有窓型毛細血管

(b) 連続型毛細血管の透過電顕像

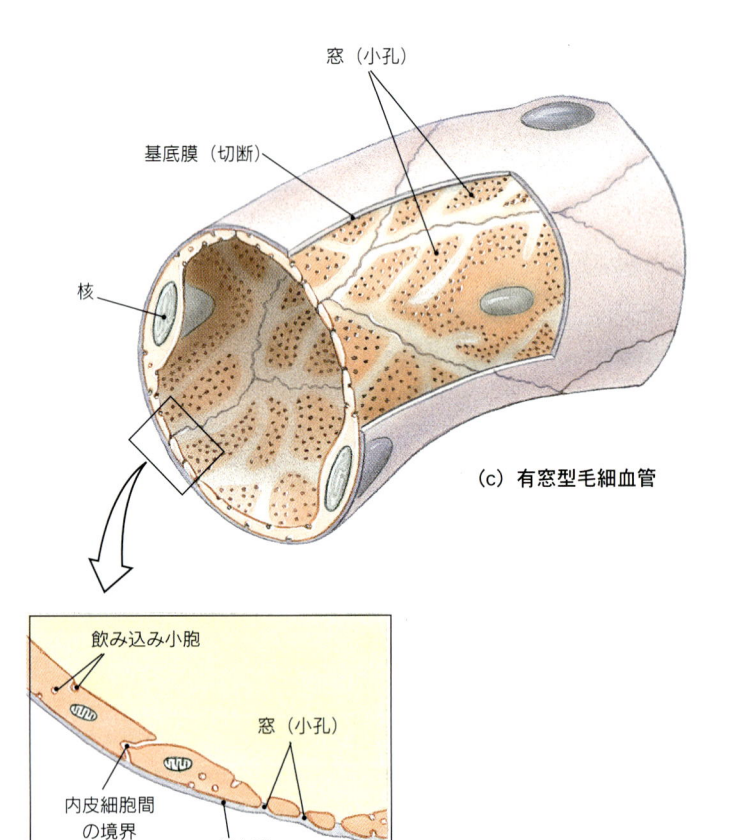

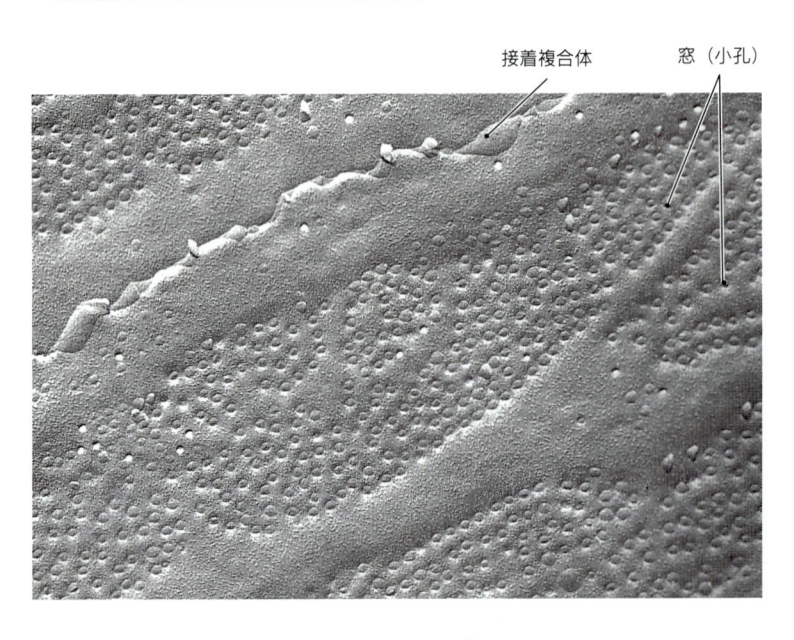

(d) 有窓型毛細血管の透過電顕レプリカ像（× 12,425）

図 22-3　毛細血管の構造

心臓血管系：血管と循環

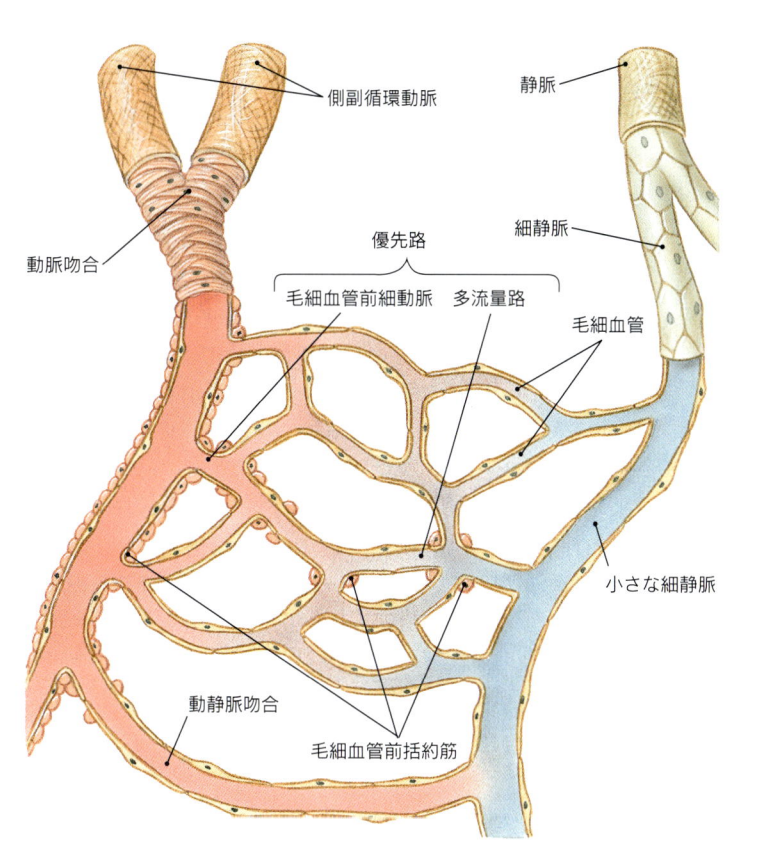

(a) 毛細血管床の模式図

(b) 毛細血管床の光顕像

図22-4　毛細血管床の構成

□ 臨床ノート　動脈硬化症

　動脈硬化症 arteriosclerosis は動脈壁が肥厚して硬化した状態である。動脈硬化症を伴う合併症はかなり多い。冠状動脈疾患も動脈硬化症の一例である（☞第21章）。

　粥状硬化症 atherosclerosis は，内皮細胞における変化で特徴づけられる動脈硬化症である。現在では，内膜近くの平滑筋細胞が分裂を繰り返すことによって起こることが知られている。すると，単球が浸潤して内皮細胞間に集まり，単球と平滑筋の双方がコレステロールを主体とする血液中の脂質を貪食し始め，内皮細胞も脂質を蓄積し始める。内皮細胞が肥大すると間もなく内皮細胞層に亀裂が生じ，そこに露出した膠原線維に血小板が粘着し始める。その結果，血管内腔へ突き出した脂肪性組織塊である**線維性斑** plaque が生じる（図22-5）。

　粥状硬化性線維性斑の治療には血管カテーテル，バルーン血管拡張術および血管ステントがある。しかし，危険因子を減少ないしは除去し，粥状硬化症になるのを避けることが最良の対処法である。そのためには，①脂肪性蛋白質（牛肉，豚肉）の摂取を制限して食事性コレステロールおよび飽和脂肪を減らすこと，②喫煙を止めること，③血圧のチェックをし，必要ならば血圧を下げる手段を講じること，④健康診断時にコレステロール値をチェックすること，⑤体重をコントロールすること，⑥定期的な運動を行うことなどが推奨される。

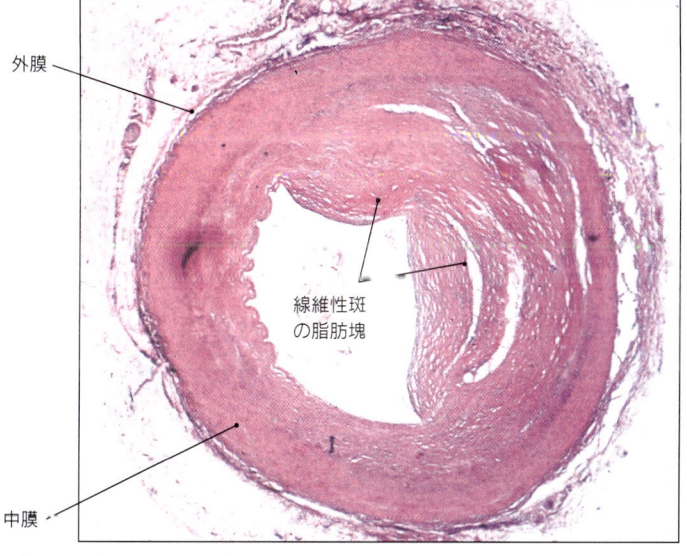

図22-5　動脈を閉塞している線維性斑（光顕像，×28）

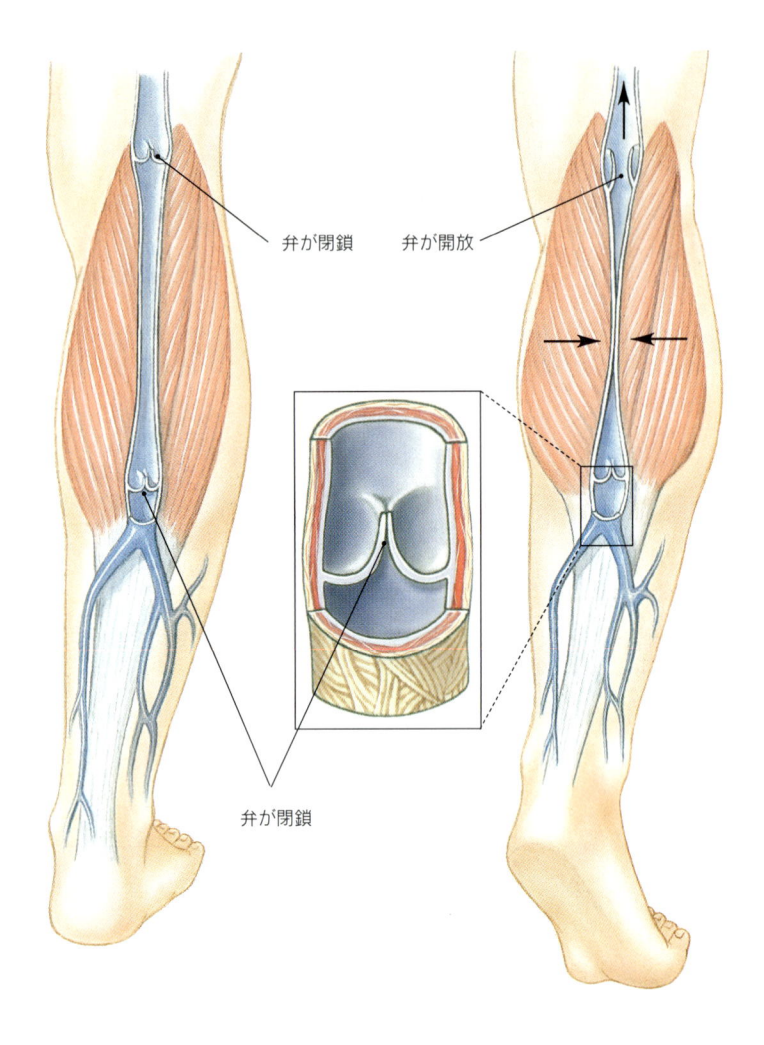

図 22-6　静脈系における弁の機能
中サイズの静脈にある弁は血液の逆流を妨ぐ。周囲の骨格筋の収縮によって静脈が圧迫され（矢印），血液の輸送に貢献する。

へ向かう血液の運動を補助する。この機構は胸郭ポンプと呼ばれる（☞第24章）。

E. 血液と血管の分布

　血液は動脈，静脈，毛細血管に不均一に分布している（図22-7）。通常，心臓，動脈，毛細血管には総血液量の30～35％（約1.5ℓ）が存在し，残りの65～70％（約3.5ℓ）は静脈系にある。

　静脈は壁が薄く平滑筋が少ないので，動脈よりも拡張しやすい。圧を高めると，静脈は同じ太さの動脈の8倍も拡張する。血液量が増減すれば，管壁はそれに応じて伸縮し，静脈中の血液量が変化する。

　高度の出血が起これば，延髄の血管運動中枢が交感神経を刺激して，中等大の静脈にある平滑筋を収縮させ（**静脈収縮** venoconstriction），静脈系の容量が減少する。このように静脈系の血液総量が減少することによって，かなりの血液が失われても動脈系内の血液量を保つことができる。つまり，静脈系は**血液貯蔵所** blood reservoir である。このような静脈血量を**静脈血予備量** venous reserve という。この量は通常1ℓ弱で，総血液量の21％に当たる。

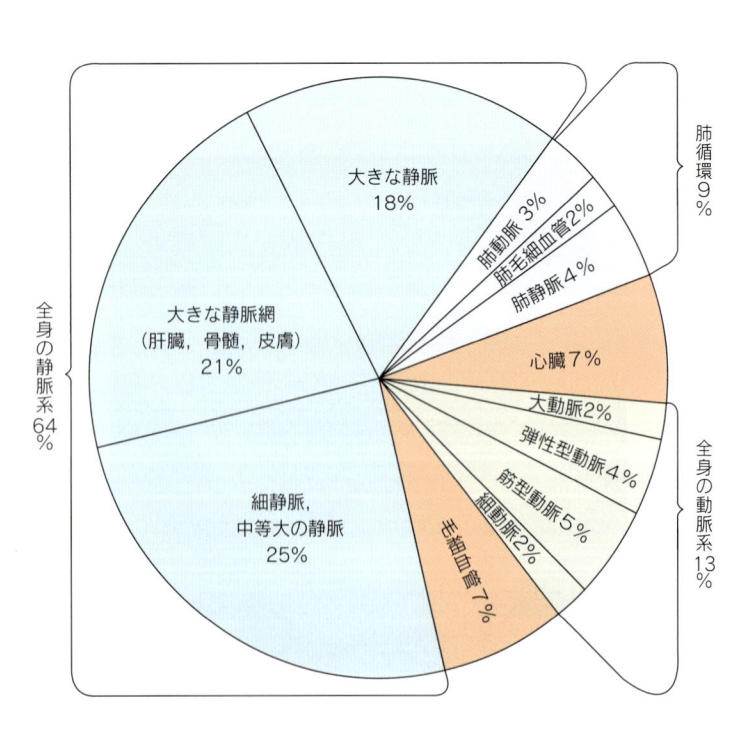

図 22-7　心臓血管系における血液の分布

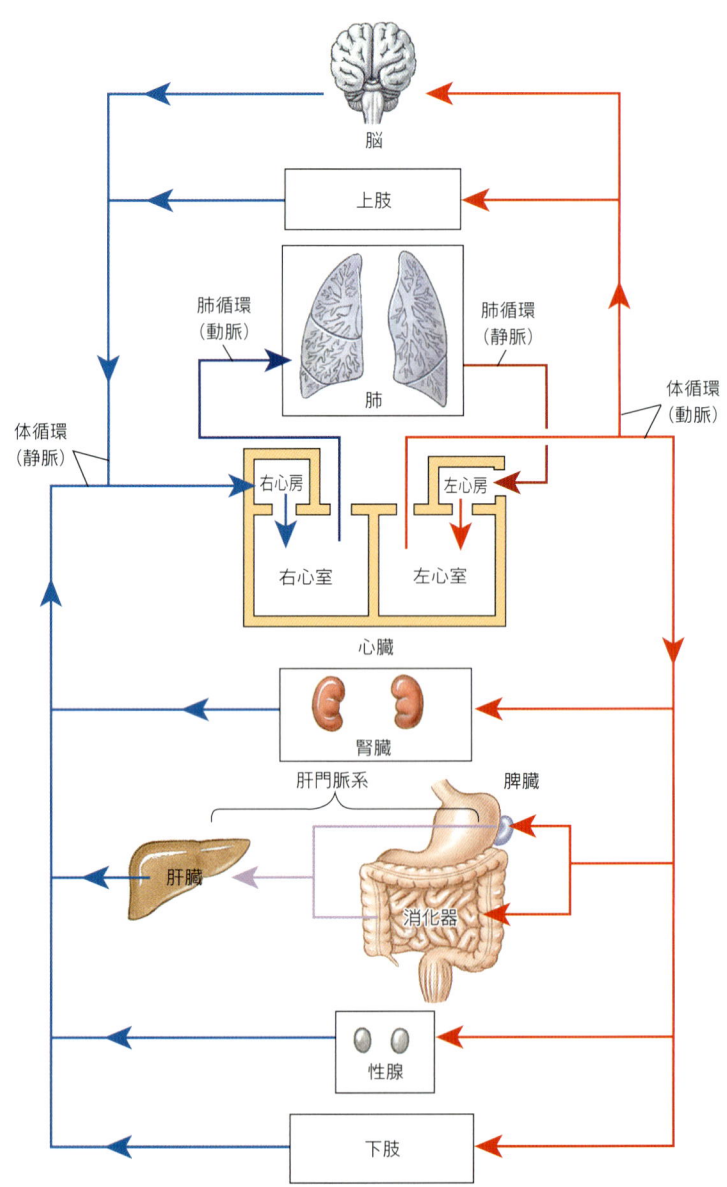

図 22-8　循環の一般的様式の概略

✓ 組織切片を調べたところ，薄い壁の血管が見られ，かつ中膜には平滑筋組織が非常に少ない血管はどの型の血管ですか。
✓ 静脈には弁があるが，どうして動脈にはないのかを説明しなさい。
✓ 大腿動脈はどの型の動脈に属しますか。
✓ 細動脈でガス交換は起こりますか。

身体の血管は肺循環と体循環とに分けることができる。肺循環は動脈と静脈からなり，心臓と肺との間の比較的短い距離で血液を運ぶ。体循環の動脈や静脈は，酸素に富む血液を心臓から全身の臓器に運搬するので，その経路は長い。肺循環と体循環ではいくつかの機能的，構造的な相違がある。例えば，肺循環の血圧は低く，肺動脈壁は体循環の動脈壁よりも薄い。

図22-8は肺循環と体循環の循環路を要約したものである。

- 動脈と静脈の分布は，心臓周辺の大血管を除けば，ほぼ左右対称である。
- 血管は特定の解剖学的境界を越えるごとに別の名称で呼ばれる。
- 動脈と静脈はしばしば吻合しているので，一時的もしくは永久的に血管が閉塞しても，その影響は少ない。

2. 肺循環

全身を流れた静脈血は右心房に注ぎ，右心室を経て肺動脈弁から肺動脈幹に入り，**肺循環** pulmonary circulation が始まる。肺循環は総血液量の約9％を占め，左心房に終わる。

肺では酸素が供給され二酸化炭素が放出されるので，酸素に富む血液が心臓へ戻り，体循環によって全身に分配される（図22-9a）。体循環と比べると，肺循環は短く，肺動脈幹基部と肺はわずか15 cmしか離れていない。

肺動脈は酸素に乏しい静脈血を運ぶという意味で，体循環の動脈とは異なる（このため，肺動脈は体循環の静脈と同様に青で色分けしてある）。

肺動脈幹が心臓の上縁を越えると，左右の**肺動脈** pulmonary artery に分かれる。肺動脈は肺へ入ると分枝して徐々に細い動脈になっていく。最小枝である肺細動脈は，肺胞と呼ばれる小さな空胞を取り巻く毛細血管網に血液を供給する。肺胞壁は非常に薄く，毛細血管と吸気との間でガス交換が行われる（☞第24章）。肺胞で酸素を付加された血液は細静脈へ入り，次第に合流してより太い静脈を作り，最終的には肺静脈へ至る。左右の肺からはそれぞれ2本，合計4本の肺静脈が左心房へ注ぐ（図22-9a）。図22-9bは肺の血管造影像で，肺循環の血管とそれらの心臓および肺との関係を示す。

3. 体循環

総血液量の約84％が体循環を流れる。体循環は大動脈弁に始まり，全身の臓器に血液を供給して，右心房に終わる。

A. 体循環の動脈

図22-10に動脈系の概略を，その詳細な分布を図22-11～図22-20に示す。

a. 上行大動脈

上行大動脈 ascending aorta は大動脈弁から始まる（☞第21章，図21-6a，図22-9）。上行大動脈の基部で大動脈弁の直上から左右の冠状動脈が起こる（☞第21章，図21-9）。

b. 大動脈弓

大動脈弓 aortic arch は心臓の上にある弓のように曲がった部分で，上行大動脈と胸大動脈とをつないでいる。大動脈弓からは**腕頭動脈** brachiocephalic trunk，**左総頚動脈** left common carotid artery，**左鎖骨下動脈** left subclavian artery の3本の動脈が分枝し（図22-10～図22-12），血液を頭・頚部，肩甲部，上肢へ運ぶ。腕頭動脈は無名動脈とも呼ばれ，わずかに上行してすぐに**右鎖骨下動脈** right subclavian artery と**右総頚動脈** right common carotid artery に分かれる。腕頭動脈は右側にしかない。左総頚動脈と左鎖骨下動脈は，それぞれ別々に大動脈弓から分かれるのが普通である。図22-12と図22-13はこれらの動脈の主要な枝を示している。

c. 鎖骨下動脈とその枝

鎖骨下動脈 subclavian artery は胸腔から出るまでに次の3本の大きな枝を出す（図22-13）。

- **甲状頚動脈** thyrocervical trunk：頚部，甲状腺，肩甲部，背上部に血液を供給する。
- **内胸動脈** internal thoracic artery：心膜および前胸壁を栄養する。心臓の冠状動脈が閉塞したとき，バイパス手術に利用される。
- **椎骨動脈** vertebral artery：脳と脊髄を栄養する。

鎖骨下動脈は胸腔を出て第1肋骨上縁を越えると，**腋窩動脈** axillary artery になり，そこからの枝は胸部と腋窩へ血液供給をする。

腋窩動脈は上腕に至ると，**上腕動脈** brachial artery となり，上腕に血液を供給する。上腕動脈は肘窩で**橈骨動脈** radial artery と**尺骨動脈** ulnar artery とに分かれる。これらの動脈は手掌で吻合し，**浅掌動脈弓** superficial palmar arch と**深掌動脈弓** deep palmar arch を形成し，**指動脈** digital artery に血流を供給する。

d. 総頚動脈と脳への血液供給

総頚動脈 common carotid artery は頚部を上行する。気管の外側を指で押さえると，総頚動脈の拍動を触れることができる。総頚動脈は喉頭の高さで膨らんで**頚動脈洞** carotid sinus を作り，その後，**外頚動脈** external carotid artery と**内頚動脈** internal carotid artery に分かれる（図22-13）。頚動脈洞には，心臓血管調節に関与する圧受容器がある（☞第18章）。

外頚動脈は頚部，咽頭，食道，喉頭，下顎，顔面に血液を供給する。

内頚動脈は側頭骨の頚動脈管を通って頭蓋腔に入り，脳に血液を送る。内頚動脈は視神経の高さで，次の3枝に分枝する（図22-13，図22-15）。

- **眼動脈** ophthalmic artery：眼球，眼窩内，鼻腔を栄養する。
- **前大脳動脈** anterior cerebral artery：脳の前頭葉および頭頂葉を栄養する。左右の前大脳動脈は前交通動脈によりつながっている。
- **中大脳動脈** middle cerebral artery：中脳と大脳半球外側面を栄養する。

脳内で血流が数秒間絶えると意識が喪失し，それが4分間続くと神経組織は不可逆性の損傷を受ける。脳の血流は椎骨動脈と内頚動脈との双方によってまかなわれているので，循環障害はまれである。

(a) 肺循環

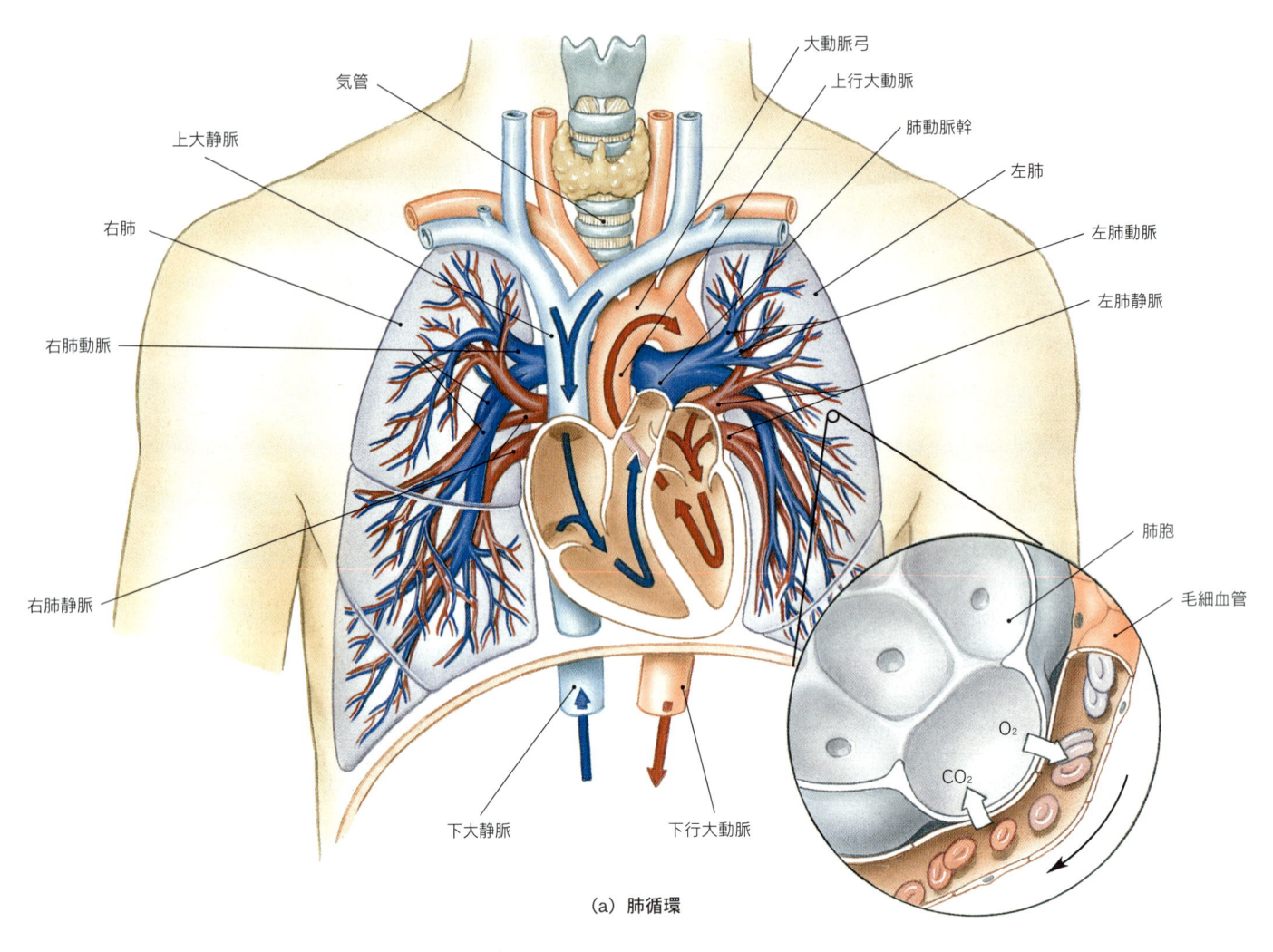

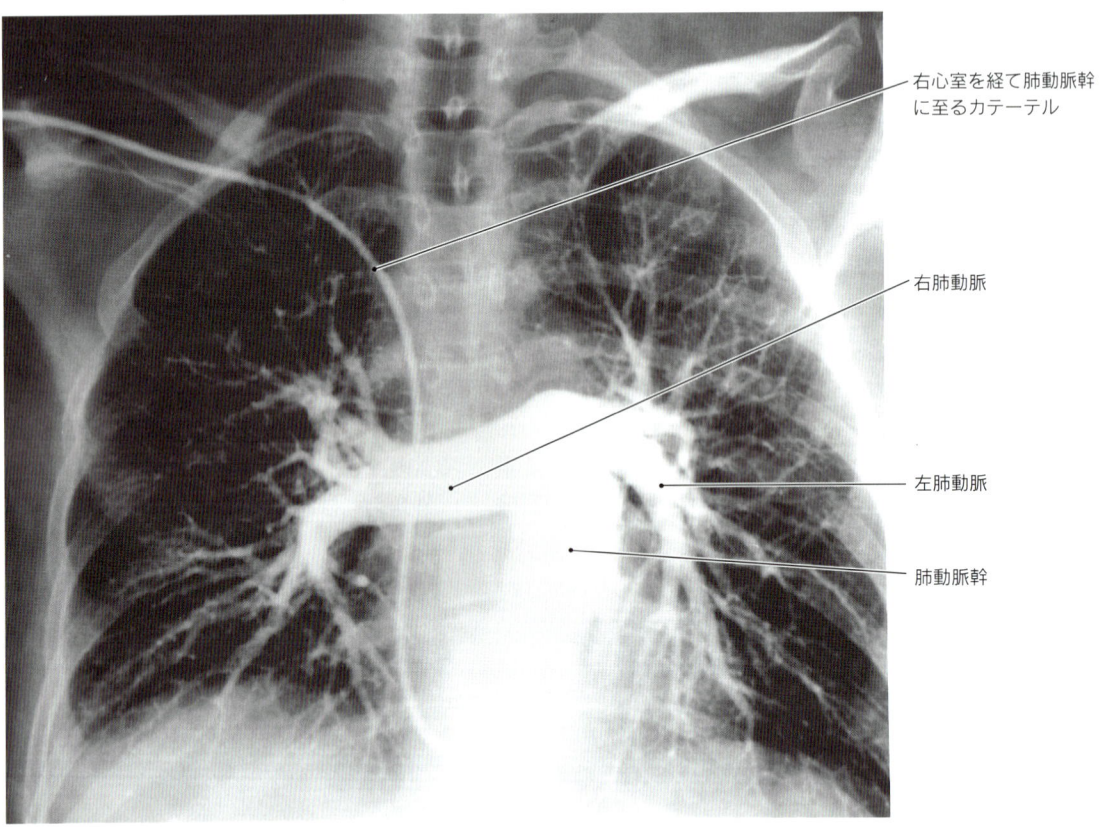

(b) 血管造影像

図 22-9　肺循環
(a) 肺循環の模式図。青色は酸素に乏しい静脈血，赤矢印は酸素に富む動脈血の流れを示す。拡大図は肺胞におけるガス拡散を示す。
(b) 血管造影像。

心臓血管系：血管と循環　**22**

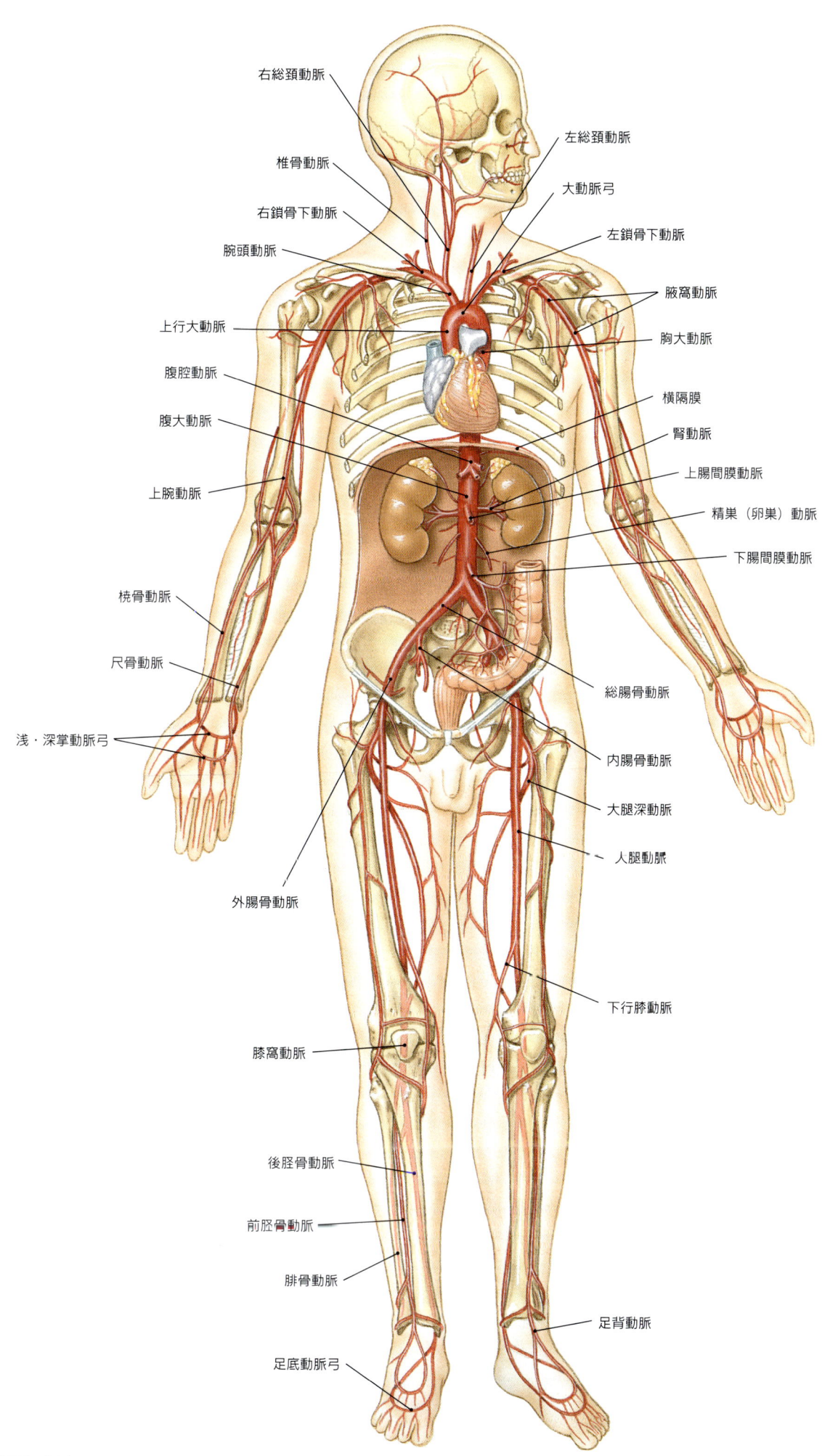

図 22-10　**動脈系の概略**

- 右総頸動脈
- 椎骨動脈
- 右鎖骨下動脈
- 腕頭動脈
- 上行大動脈
- 腹腔動脈
- 腹大動脈
- 上腕動脈
- 橈骨動脈
- 尺骨動脈
- 浅・深掌動脈弓
- 外腸骨動脈
- 膝窩動脈
- 後脛骨動脈
- 前脛骨動脈
- 腓骨動脈
- 足底動脈弓
- 左総頸動脈
- 大動脈弓
- 左鎖骨下動脈
- 腋窩動脈
- 胸大動脈
- 横隔膜
- 腎動脈
- 上腸間膜動脈
- 精巣（卵巣）動脈
- 下腸間膜動脈
- 総腸骨動脈
- 内腸骨動脈
- 大腿深動脈
- 大腿動脈
- 下行膝動脈
- 足背動脈

441

椎骨動脈は鎖骨下動脈から起こり，頸椎の横突孔を通って上行する。次いで，大後頭孔を経て頭蓋腔に至り，延髄の腹側面上で左右が合流して**脳底動脈** basilar artery となる。脳底動脈は橋の腹側面を上行しながら多くの枝を出した後，左右の**後大脳動脈** posterior cerebral artery となる。後大脳動脈からは**後交通動脈** posterior communicating artery が出て中大脳動脈とつながっている（図 22-15a, b）。

普通，内頸動脈は大脳の前半部を栄養し，その他の部分は椎骨動脈からの血液を受ける。しかし，この血液供給様式は変化することがある。これは，下垂体漏斗部を取り囲む**大脳動脈輪** cerebral arterial circle（ウイリスの動脈輪 circle of Willis）と呼ばれる輪状の吻合によって，内頸動脈と椎骨動脈がつながっているからである（図 22-15a, b）。この構造によって，脳は椎骨動脈と内頸動脈の双方もしくは一方からの血液供給を受けることができ，深刻な循環障害の危険性が少なくなっている。

e. 下行大動脈

下行大動脈 descending aorta は大動脈弓に続く太い動脈である。下行大動脈の上半部分は胸大動脈で，横隔膜を貫いた後，**腹大動脈** abdominal aorta となる（図 22-16）。下行大動脈からの血液分布の要約を図 22-20 に，胸大動脈の枝を図 22-16 に示す。

f. 胸大動脈

胸大動脈 thoracic aorta は第 5 胸椎の高さに始まり，縦隔内を後胸壁の脊柱左側に沿って走り，第 12 胸椎の高さで横隔膜を貫いて腹大動脈となる（図 22-16）。その間，胸部内臓，胸部の筋，胸部の脊髄，横隔膜に血液を供給するための枝を出す。

胸大動脈の枝は臓側枝と壁側枝の 2 つに分けられる。

- 臓側枝：**気管支動脈** bronchial artery は肺の栄養動脈で，**心膜枝** pericardial artery は心膜を栄養する。**縦隔枝** mediastinal artery は縦隔全般の構造物を養い，**食道動脈** esophageal artery は食道を栄養する。
- 壁側枝：胸壁を栄養する動脈である。**肋間動脈** intercostal artery は胸壁の筋と脊柱を栄養し，**上横隔動脈** superior phrenic artery は横隔膜の上面を栄養する。

g. 腹大動脈

腹大動脈 abdominal aorta は横隔膜の直下から始まり（図 22-16，図 22-17），腹腔の後方，脊柱の左側を下る。腹大動脈はときに脂肪組織の塊で取り囲まれることもある。この動脈は第 4 腰椎の高さで左右の総腸骨動脈に分かれ，骨盤深部と下肢を栄養する。

腹大動脈は腹腔骨盤腔にあるすべての臓器と構造物に血液を供給する。主要な枝は不対性で，大動脈の腹側から起こり，腸間膜内を通って目的の臓器に至る。体壁，腎臓，腹腔骨盤腔の外にある構造物への枝は左右の対をなし，腹大動脈の側面から起こる。図 22-16 に体幹の主要な動脈を示す。

腹大動脈から分枝する 3 本の不対動脈は次のとおりである（図 22-16，図 22-17）。

- **腹腔動脈** celiac trunk：肝臓，胃，食道，胆嚢，十二指腸，膵臓，脾臓へ血液を送る。腹腔動脈はすぐに次の 3 枝に分かれる。
  ①**左胃動脈** left gastric artery：胃および食道下部を栄養する。
  ②**脾動脈** splenic artery：脾臓を栄養し，胃への動脈（左胃大網動脈）や膵臓への動脈（膵枝）を出す。
  ③**総肝動脈** common hepatic artery：肝臓（固有肝動脈），胃（右胃動脈），胆嚢（胆嚢動脈），十二指腸（胃十二指腸動脈，十二指腸動脈，右胃大網動脈，上膵十二指腸動脈）に至る枝を出す。
- **上腸間膜動脈** superior mesenteric artery：腹腔動脈より約 2.5 cm 下から起こり，膵臓や十二指腸（下膵十二指腸動脈），小腸（腸枝），大腸の大部分（右結腸動脈，中結腸動脈，左結腸動脈）に至る枝を出す。

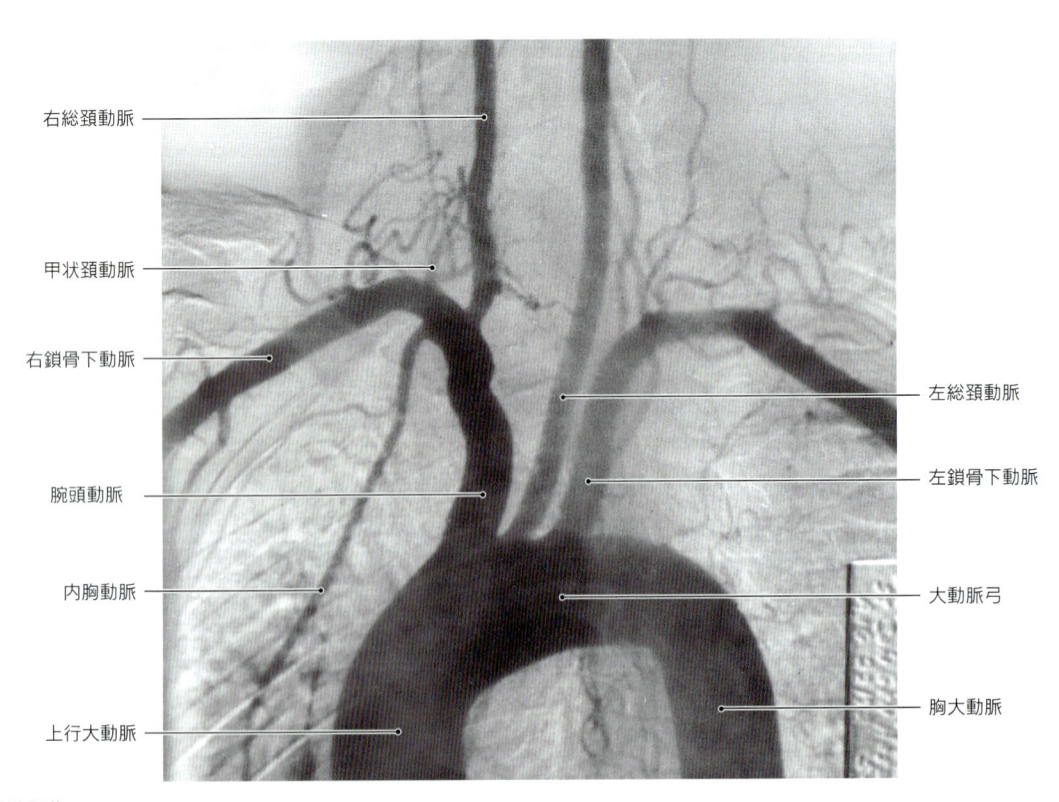

図 22-11　**大動脈血管造影像**
上行大動脈，大動脈弓，胸大動脈とそれから分枝する腕頭動脈，左鎖骨下動脈，左総頸動脈などを示す。

心臓血管系：血管と循環

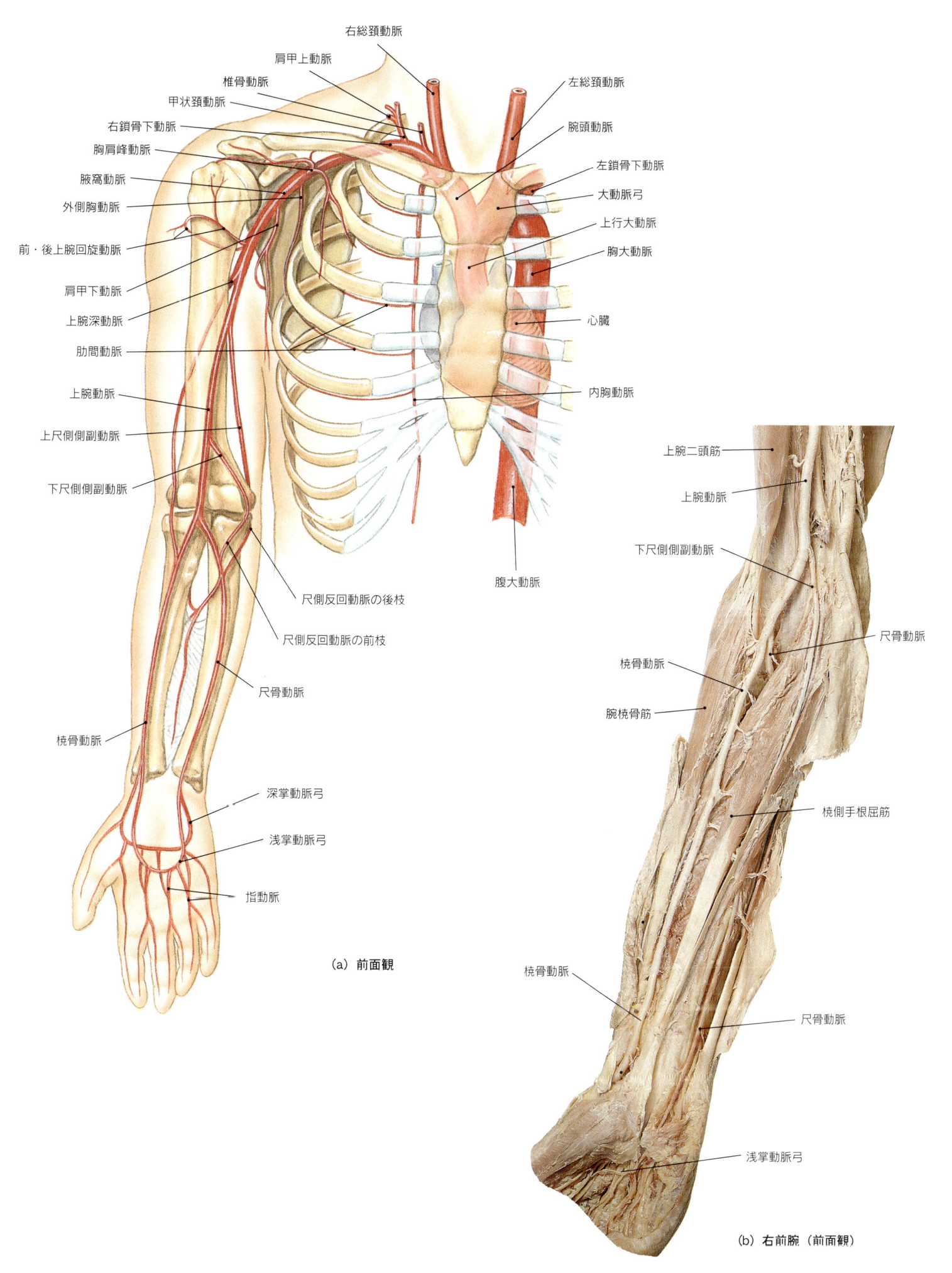

(a) 前面観

(b) 右前腕（前面観）

図 22-12　胸部と上肢の動脈

22

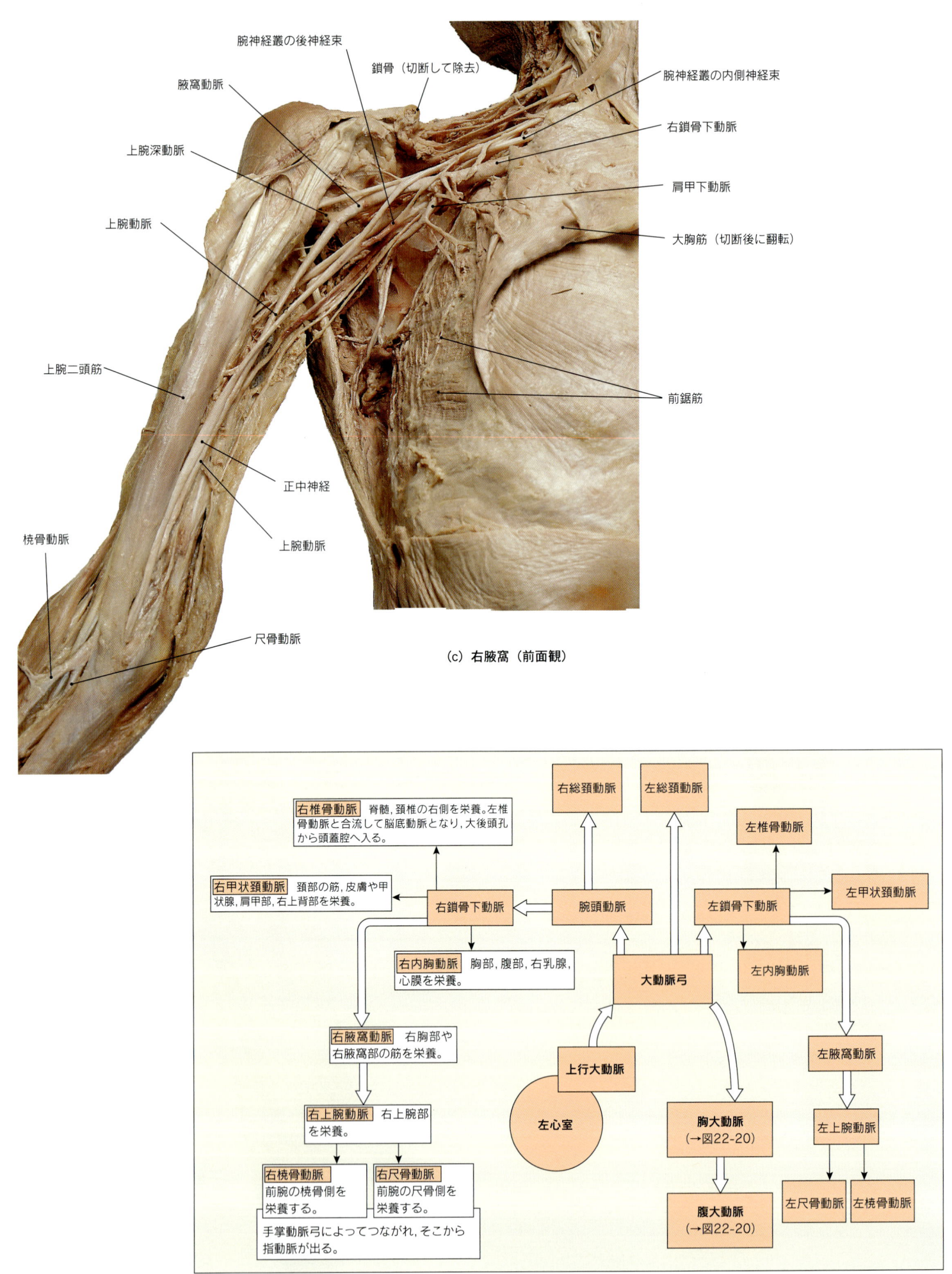

腕神経叢の後神経束
鎖骨（切断して除去）
腕神経叢の内側神経束
腋窩動脈
右鎖骨下動脈
上腕深動脈
肩甲下動脈
上腕動脈
大胸筋（切断後に翻転）
上腕二頭筋
前鋸筋
正中神経
橈骨動脈
上腕動脈
尺骨動脈

(c) 右腋窩（前面観）

右椎骨動脈 脊髄，頚椎の右側を栄養。左椎骨動脈と合流して脳底動脈となり，大後頭孔から頭蓋腔へ入る。

右甲状頚動脈 頚部の筋，皮膚や甲状腺，肩甲部，右上背部を栄養。

右内胸動脈 胸部，腹部，右乳腺，心膜を栄養。

右腋窩動脈 右胸部や右腋窩部の筋を栄養。

右上腕動脈 右上腕部を栄養。

右橈骨動脈 前腕の橈骨側を栄養する。

右尺骨動脈 前腕の尺骨側を栄養する。

手掌動脈弓によってつながれ，そこから指動脈が出る。

右総頚動脈
左総頚動脈
左椎骨動脈
右鎖骨下動脈 ← 腕頭動脈
左鎖骨下動脈
左甲状頚動脈
左内胸動脈
大動脈弓
上行大動脈
左心室
胸大動脈（→図22-20）
腹大動脈（→図22-20）
左腋窩動脈
左上腕動脈
左尺骨動脈
左橈骨動脈

(d) 動脈の流路模式図

図22-12 （つづき）

心臓血管系：血管と循環

(a) 頭・頚部の動脈（右側面観）

浅側頭動脈
大脳動脈輪
後大脳動脈
脳底動脈
後頭動脈
内頚動脈
椎骨動脈
下甲状腺動脈
甲状頚動脈
頚横動脈
肩甲上動脈
鎖骨下動脈
内胸動脈
第2肋骨
第1肋骨

中大脳動脈
前大脳動脈
眼動脈
顎動脈
顔面動脈
外頚動脈
頚動脈洞
総頚動脈
腕頭動脈
鎖骨

(b) 血管造影側面像

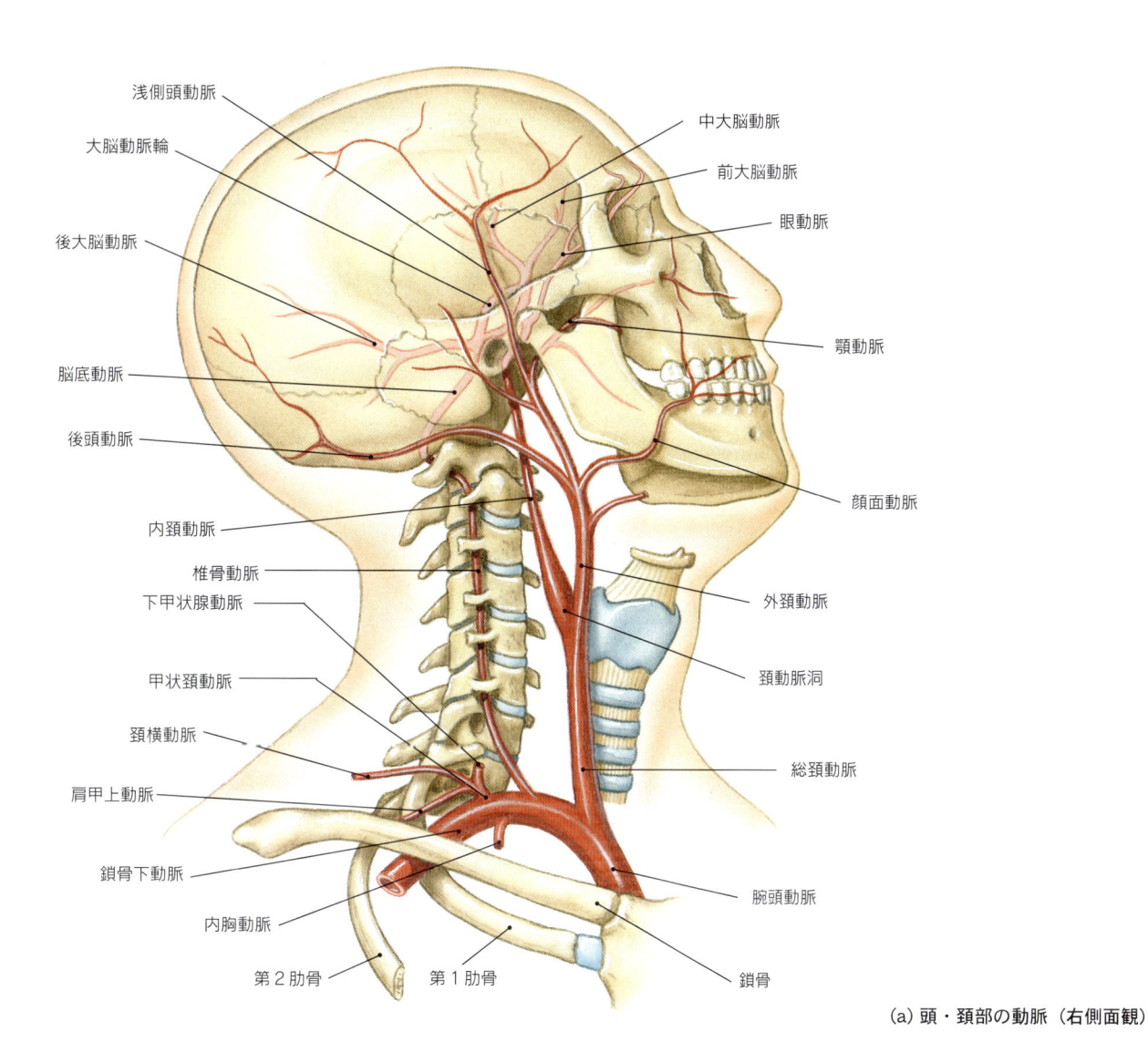

中大脳動脈とその枝
頭蓋腔内へ入った後の内頚動脈
頭蓋腔内へ入る前の内頚動脈

前大脳動脈とその枝
眼動脈

図 22-13　頭・頚部の動脈

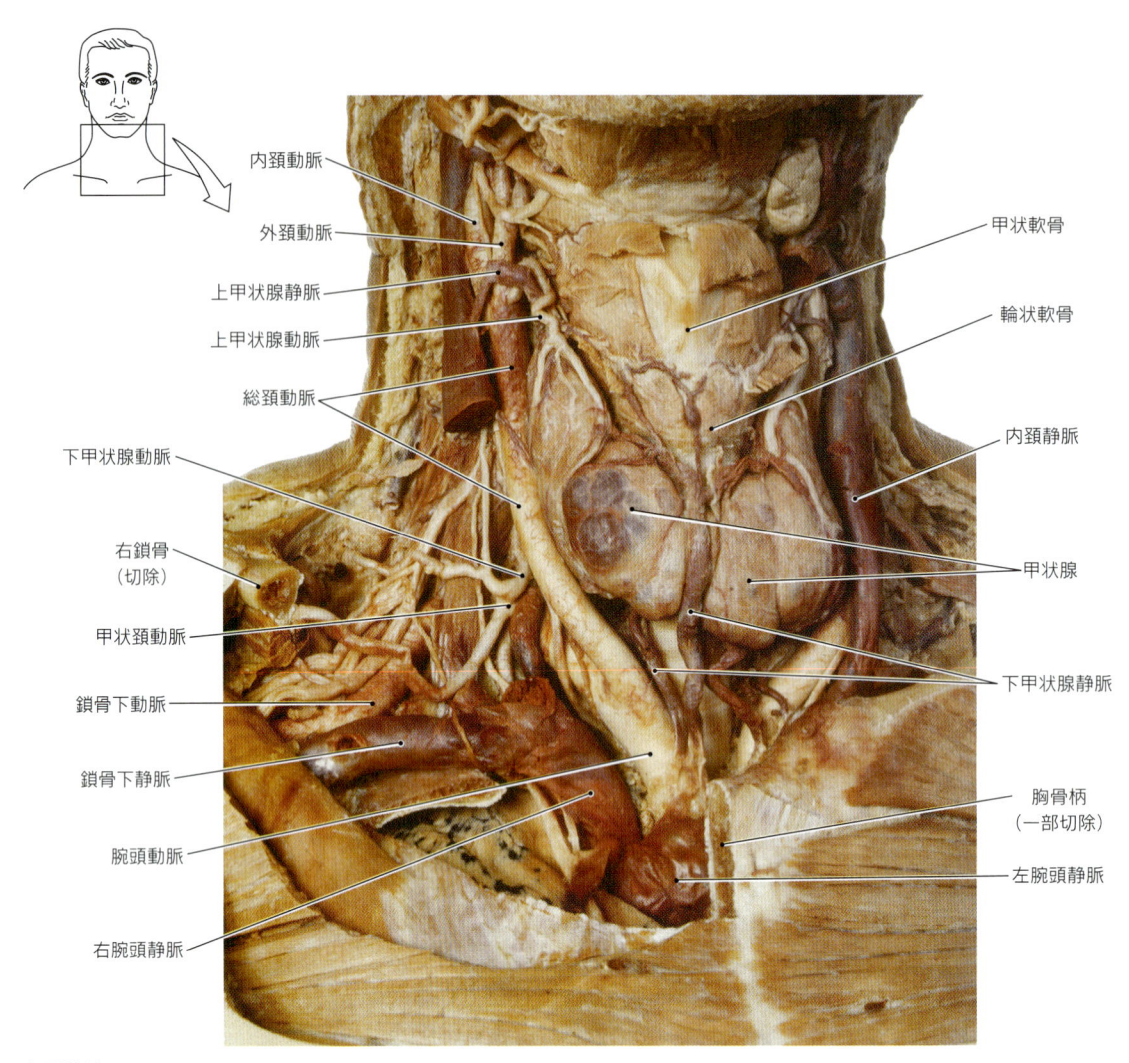

図 22-14 頚部の主要動脈
右鎖骨，右第1肋骨，胸骨柄の一部および右内頚静脈下部は切除してある。

- **下腸間膜動脈** inferior mesenteric artery：大動脈終末部の上方約5 cmから起こり，結腸終末部（左結腸やS字結腸）と直腸（直腸動脈）に枝を出す。

腹大動脈から次の5本の有対動脈が分枝する。
- **下横隔動脈** inferior phrenic artery：横隔膜下面を栄養する。
- **中副腎動脈** middle suprarenal artery：上腸間膜動脈と同じ高さから分枝し，副腎を栄養する。
- **腎動脈** renal artery：上腸間膜動脈より2.5 cm下の側面から起こり，後腹膜を通って副腎と腎臓へ至る。
- **性腺動脈** gonadal artery：上・下腸間膜動脈の間から起こる。男性では**精巣動脈** testicular artery と呼ばれ，精巣と陰嚢に血液を供給する。女性では**卵巣動脈** ovarian artery と呼ばれ，卵巣，卵管，子宮へ血液を送る。性腺動・静脈の走行は男女で異なっており，その違いについては第27章で述べる。
- **腰動脈** lumbar artery：腹大動脈の後面から起こり，脊髄と腹壁を栄養する。

h. 骨盤と下肢の動脈

腹大動脈は第4腰椎近くで左右の**総腸骨動脈** common iliac artery に分かれ，骨盤および下肢へ血液を送る（図22-16，図22-18a）。これらの動脈は腸骨の内面を盲腸やS状結腸の後まで下行し，腰椎と仙骨とが連結する高さで**内腸骨動脈** internal iliac artery と**外腸骨動脈** external iliac artery とに分かれる。内腸骨動脈は骨盤腔内へ入り，膀胱，骨盤内側および外側壁，外性器，大腿内側を栄養する。女性ではこれらの動脈は子宮や腟も栄養する。外腸骨動脈は内腸骨動脈よりも太く，下肢に血液を送る。

i. 大腿と下腿の動脈

外腸骨動脈は腸腰筋の表面を横切り，上前腸骨棘と恥骨結合との中間点で腹壁を貫き，**大腿動脈** femoral artery となる。大腿部前内側を下行し，途中で**大腿深動脈** deep femoral artery を出す（図22-18）。大腿深動脈は内側・外側大腿回旋動脈を出して，大腿内側部および外側部の皮膚と深部にある筋に血液を送る。

大腿動脈は下行するにつれて後方を走るようになり，大内転筋管を通って膝窩に達し，**膝窩動脈** popliteal artery となる（図22-19）。膝窩動脈は**後脛骨動脈** posterior tibial artery と**前脛骨動脈** anterior tibial artery とに分かれる。後脛骨動脈からは**腓骨動脈** peroneal artery を分枝して，脛骨後面を下方に走る。前脛骨動脈は脛骨と腓骨との間を通って脛骨前面に至り，下腿前部の皮膚と筋へ血液を供給して足に至る。

j. 足の動脈

前脛骨動脈は踵骨の高さで，**足背動脈** dorsalis pedis artery となり，踵骨部と足背部を栄養する（図22-18）。

後脛骨動脈は踵骨部へ達してから**内側・外側足底動脈** medial and

22 心臓血管系：血管と循環

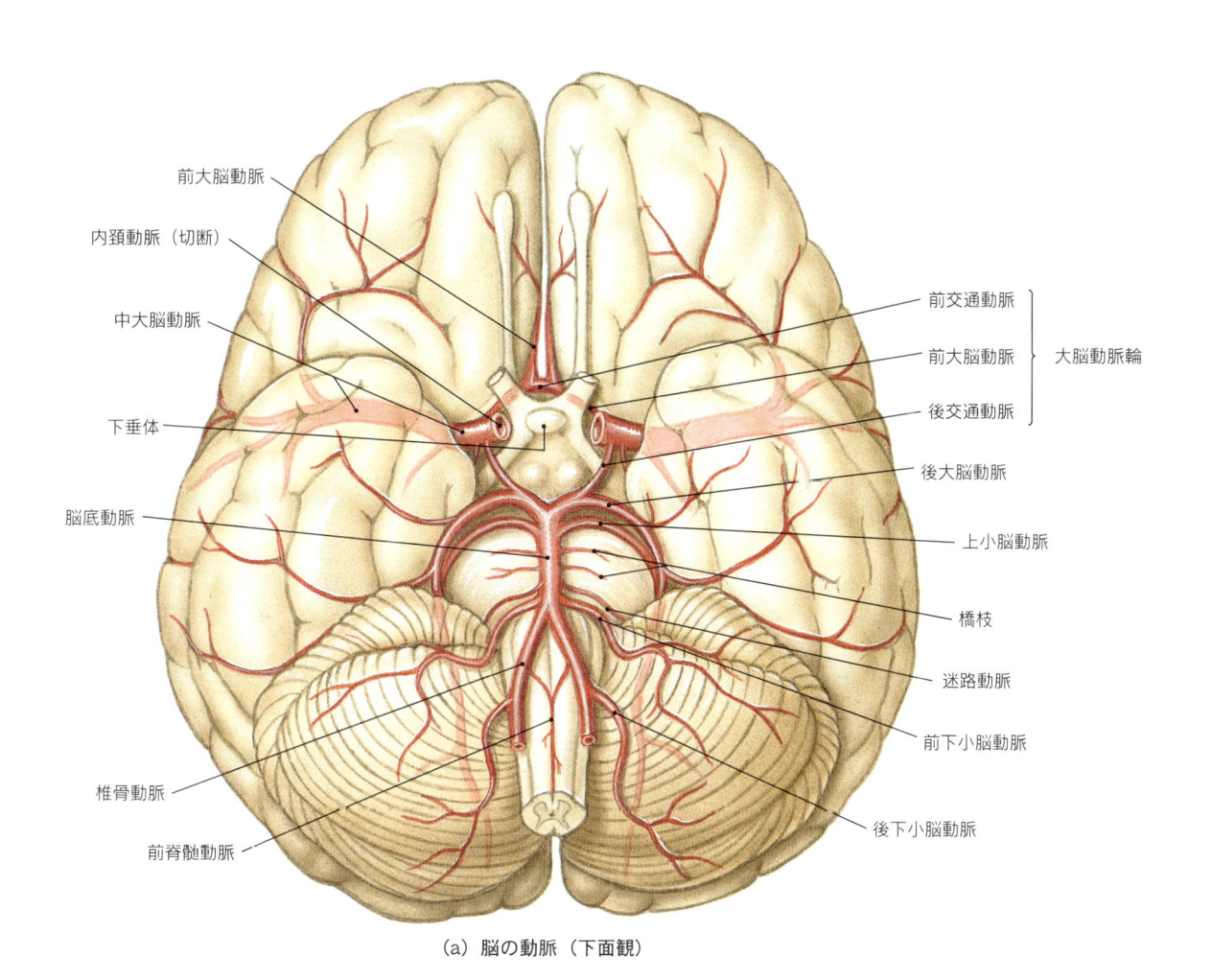

(a) 脳の動脈（下面観）

ラベル：前大脳動脈／内頸動脈（切断）／中大脳動脈／下垂体／脳底動脈／椎骨動脈／前脊髄動脈／前交通動脈／前大脳動脈／後交通動脈｝大脳動脈輪／後大脳動脈／上小脳動脈／橋枝／迷路動脈／前下小脳動脈／後下小脳動脈

(b) 動脈内樹脂注入により示した脳底の動脈

ラベル：前大脳動脈／前交通動脈／後交通動脈／後大脳動脈／内頸動脈／上小脳動脈／橋／脳底動脈／前下小脳動脈／椎骨動脈／延髄

(c) 大脳の動脈樹脂鋳型標本（左大脳半球）

ラベル：中大脳動脈の枝

図 22-15　脳への動脈供給
(a) 脳底における動脈分布。
(b) 脳底における動脈。動脈には赤い樹脂が注入してある。
(c) 脳の動脈の外側面観（血管鋳型標本）。

447

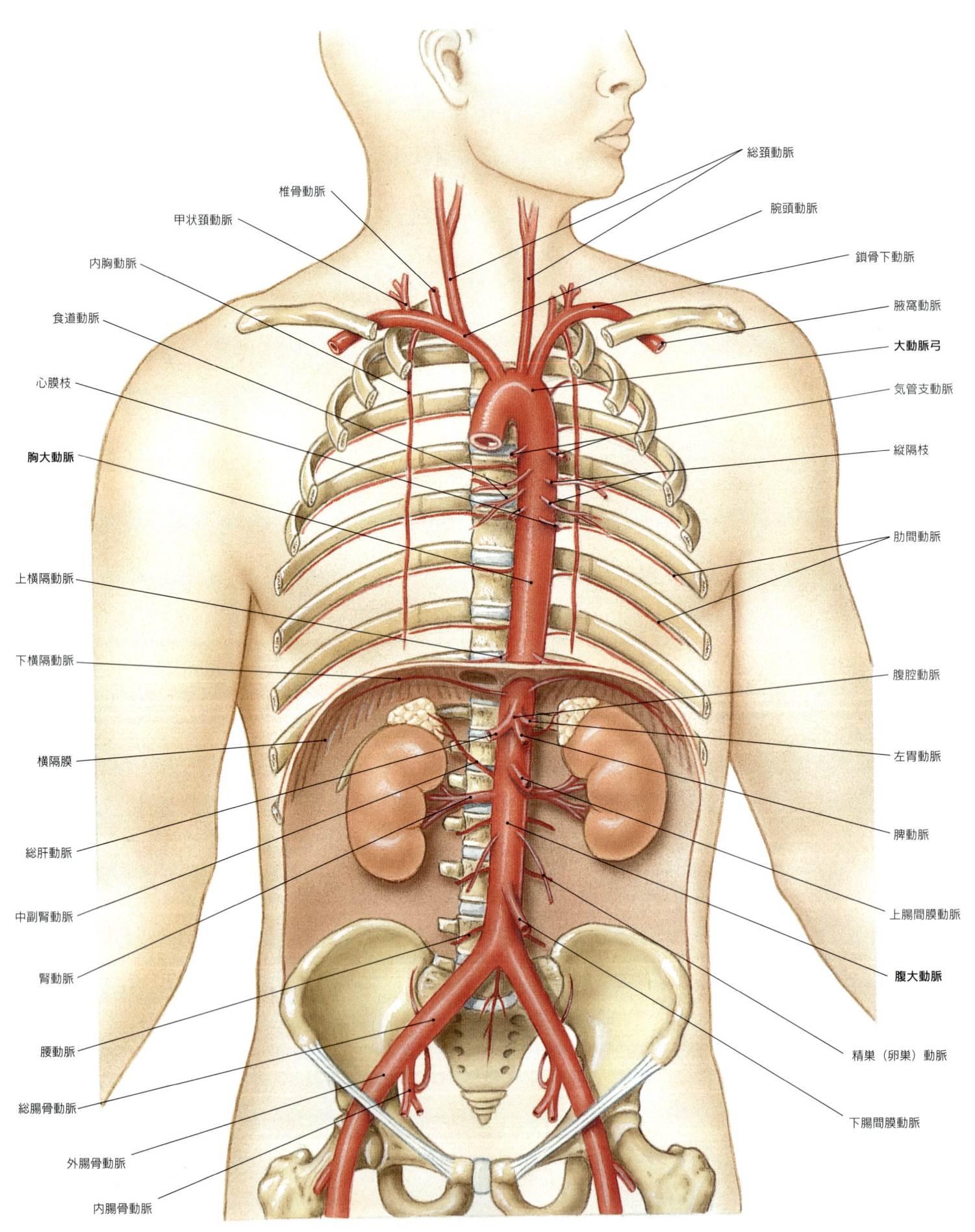

図 22-16　体幹の主要な動脈
巻末の「MRI・CT アトラス」10d 参照。

心臓血管系：血管と循環

(a) 腹部血管造影像

(b) 腹部内臓を栄養する動脈（前面観）

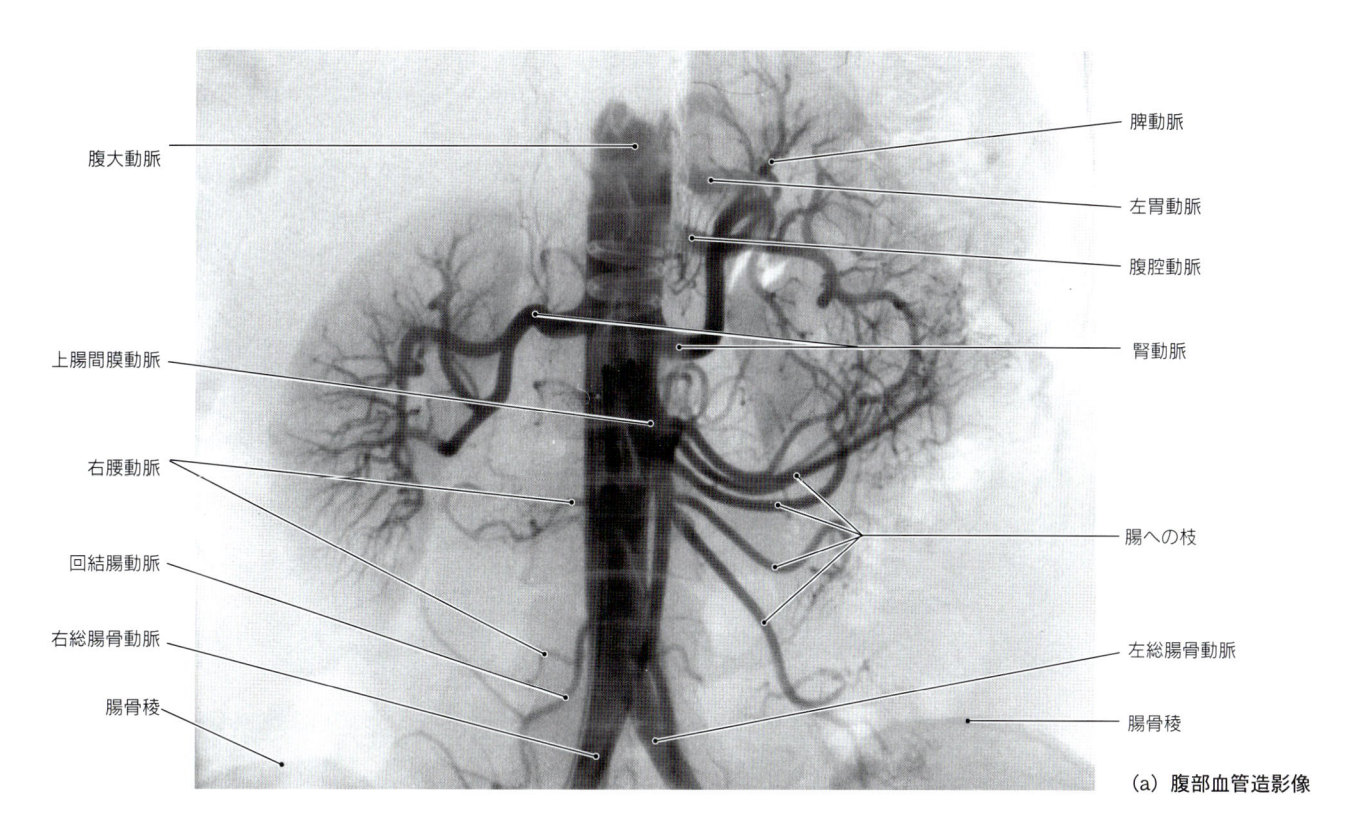

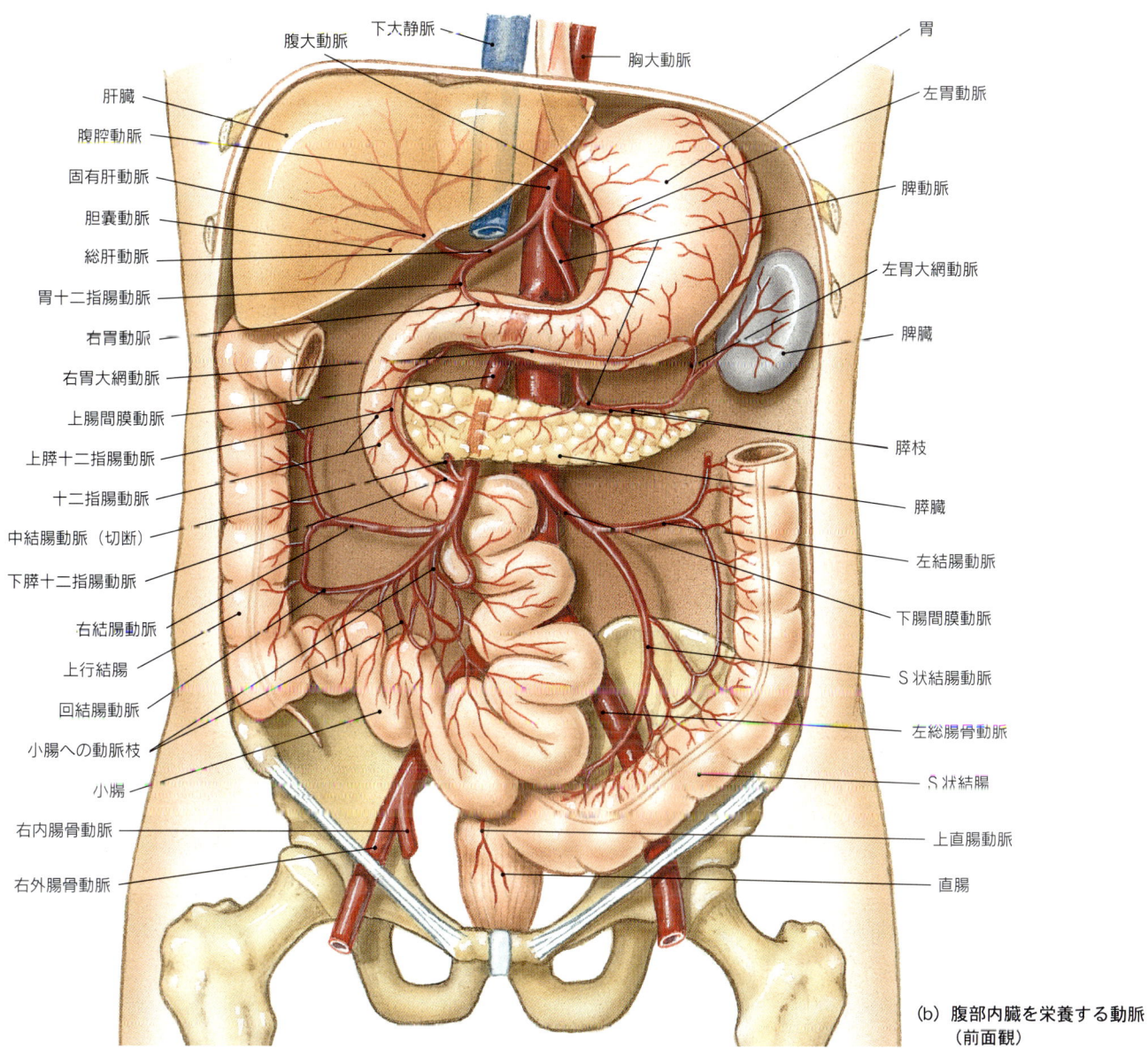

図 22-17　腹部の動脈
(a) 腹大動脈の血管造影像（前後像），(b) 腹部の主要動脈

lateral plantar arteries に分かれ，足底に血液を供給する。内側・外側足底動脈は吻合枝によって足背動脈と交通する。この交通は足背の**弓状動脈** arcuate artery と**足底動脈弓** plantar arch をつないでいる。この弓状動脈から小動脈が分枝し，足の遠位部と足指を栄養する。

✓ 頚動脈から血液の供給を受ける部位はどこですか。
✓ 上腕二頭筋に分布する動脈は何ですか。
✓ 外腸骨動脈は，腹腔を出た後に何という動脈になりますか。
✓ 内頚動脈が詰まると，必ず脳に損傷を引き起こしますか。もし引き起こさないとしたらなぜですか。

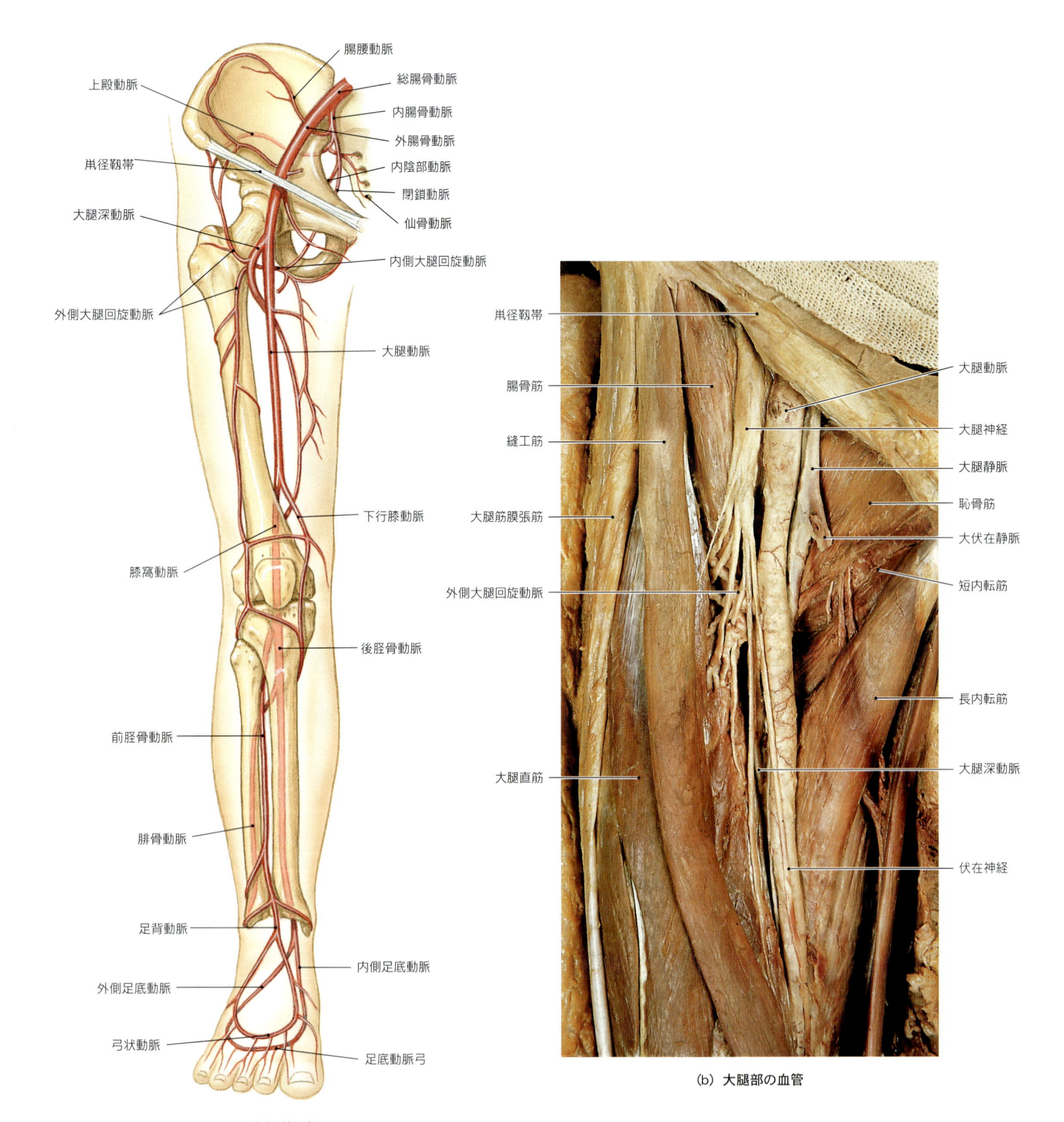

(a) 前面観

(b) 大腿部の血管

図 22-18　下肢の動脈（その 1）
(a) 右下肢の動脈（前面観），(b) 右大腿部の主要動脈（巻末の「MRI・CT アトラス」5, 6b, 7 参照）

心臓血管系：血管と循環

B. 体循環の静脈

静脈は体の組織や器官から血液を集め，最終的には上・下大静脈を経て右心房へ注ぐ（図22-21）。動脈と静脈は一般に伴行し，たいてい同じ名前が付いている（図22-10，図22-21）。さらに，動脈と静脈は同名の末梢神経を伴うことが多い。

動脈系と静脈系との最も顕著な相違は，頚部と四肢における静脈の分布である。これらの部位の体表の浅層には動脈がないが，皮静脈がある。皮静脈は皮膚の直下を走っているので容易に観察することができる。皮静脈は採血や薬剤の静脈内投与に適しており，一般には肘窩の皮静脈が用いられる。

上肢や下肢などでは静脈系は2系統からなり，体温調節に重要な役割を果たしている。体温が低いと皮膚に対する動脈血の供給は減少し，皮静脈に血液は流れず，血液は主に深層にある静脈を通って心臓に戻る。逆に体温が上昇すると，皮膚に対する血液供給は増加し，皮静脈は拡張する。激しい運動をしたり熱い風呂に入ったときに，この機構が働いて上・下肢の皮静脈が怒張する。

静脈の分枝様式は動脈よりも変化に富む。動脈は運動の旺盛な部位へ向かって伸びていくので，直線的である。静脈系の血圧は低いので，静脈走行の変異はその機能にほとんど影響しない。

a. 上大静脈

体循環の静脈は，冠状静脈洞へ注ぐ心臓の静脈を除いて，上大静脈か下大静脈に注ぐ。**上大静脈** superior vena cava（SVC）は頭部，頚部，胸部，肩甲部，上肢からの血液を受ける（図22-21，図22-23，図22-24a）。

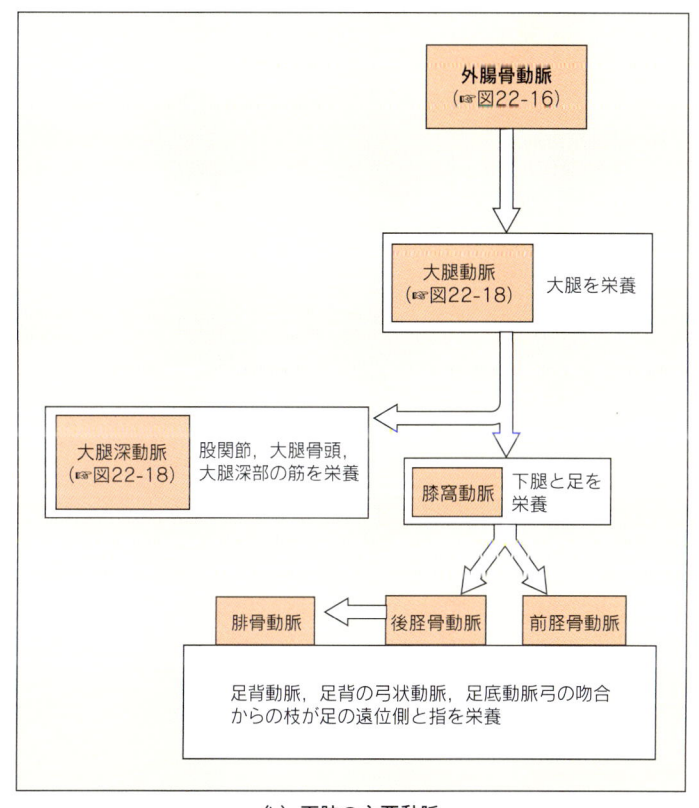

図22-19　下肢の主要動脈（その2）
(a) 右下肢の動脈（後面観），(b) 下肢主要動脈の要約（巻末の「MRI・CTアトラス」5, 6b参照）

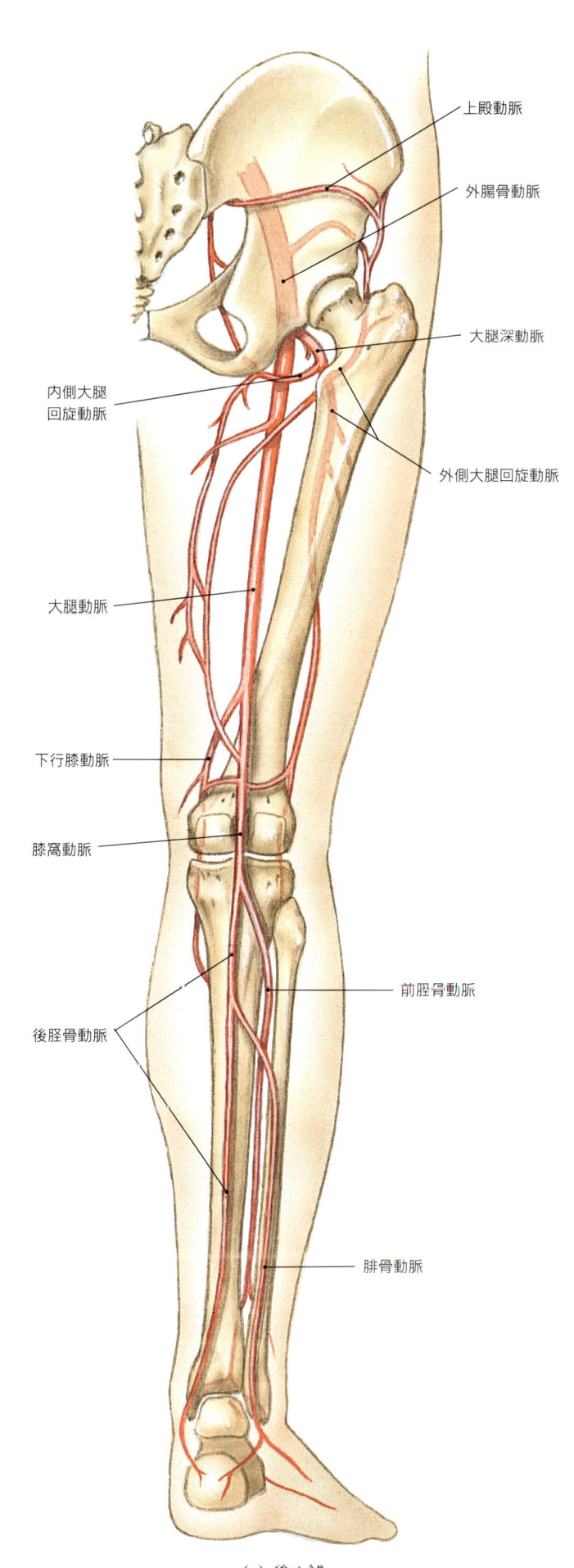

b. 頭蓋からの静脈

無数の浅大脳静脈と左右の内大脳静脈が大脳半球から血液を運搬し，上・下矢状静脈洞，横静脈洞，直静脈洞などの硬膜静脈洞に注ぐ（図22-22）。**上矢状静脈洞** superior sagittal sinus は最大の硬膜静脈洞で，大脳鎌のなかを走る。

内大脳静脈 internal cerebral vein は脳内部からの血液を集め，左右が合流して**大大脳静脈** great cerebral vein となる。大大脳静脈は大脳半球内部と脈絡叢から血液を集め，**直静脈洞** straight sinus に入る。その他の大脳静脈は，眼窩から来る無数の小静脈とともに**海綿静脈洞** cavernous sinus へ注ぐ。

静脈洞は後頭部の横静脈洞に集まり，側頭骨の錐体の基部で**S状静脈洞** sigmoid sinus となる。そして，頚静脈孔から**内頚静脈** internal jugular vein となって頭蓋腔を出る。内頚静脈は総頚動脈に沿って頚部を下行する。

椎骨静脈 vertebral vein は頚部脊髄および頭蓋骨後面からの血液を集める。頚椎の横突孔を通って椎骨動脈とともに下行し，胸部で腕頭静脈に合流する。

c. 頭・頸部の皮静脈

頭部の皮静脈には**側頭静脈** temporal vein，**顔面静脈** facial vein，**顎静脈** maxillary vein がある（図22-22a）。側頭静脈と顎静脈は**外頚静脈** external jugular vein に，顔面静脈は**内頚静脈** internal jugular vein に注ぐ。下顎角付近には内頚静脈と外頚静脈との間に吻合がある。外頚静脈は胸鎖乳突筋の表面を下行し，鎖骨の後方で鎖骨下静脈に注ぐ。外頚静脈は頚部の基部で**頚静脈拍動** jugular venous pulse を認める。

d. 上肢の静脈

指静脈 digital vein は浅・深掌静脈弓 superficial and deep palmar venous arches に注ぐ（図22-23）。

浅掌静脈弓は**橈側皮静脈** cephalic vein，**前腕正中皮静脈** median antebrachial vein，**尺側皮静脈** basilic vein に注ぎ，前腕を上行する。肘窩には肘正中皮静脈 median cubital vein があり，橈側皮静脈と尺側皮静脈とをつないでおり，一般に採血や薬剤の静脈内投与に用いられる。

深手掌静脈弓は**橈骨静脈** radial vein と**尺骨静脈** ulnar vein へ注ぐ。これらの静脈は肘部で合流し，**上腕静脈** brachial vein となる。上腕静脈は上腕動脈と伴走する。上腕静脈は，腋窩で腋窩静脈となる前に尺側皮静脈と合流する。

尺側皮静脈は上腕二頭筋の内側縁を上行し，腋窩で上腕静脈と合流して，**腋窩静脈** axillary vein となる（図22-23）。橈側皮静脈は第1肋骨の外表面で腋窩静脈と合流する。

e. 胸部の静脈

腋窩静脈は**鎖骨下静脈** subclavian vein となって鎖骨に沿って胸腔に入る。次いで，内頚静脈，外頚静脈と合流して**腕頭静脈** brachio-cephalic vein（別名：無名静脈）となる（図22-23）。腕頭静脈は，後頭部および脊髄からの血液を集めた**椎骨静脈** vertebral vein と合流する。第1，第2肋骨の高さで左右の腕頭静脈は合流して**上大静脈** superior vena cava となる。**内胸静脈** internal thoracic vein は腕頭静脈または上大静脈に注ぐ。

奇静脈 azygos vein は脊柱の右側を腰部から胸腔まで，横隔膜を貫通して上行し，第2胸椎の高さで上大静脈と合流する。奇静脈はこれより細い**半奇静脈** hemiazygos vein からの血流も受ける。半奇静脈は，左腕頭静脈の1枝である**最上肋間静脈** highest intercostal vein からの血流を受ける。つまり，奇静脈と半奇静脈は胸郭からの血液を集める主要な静脈で，以下の静脈からの血液を受ける。

- **肋間静脈** intercostal vein：胸壁の筋からの血液を集める。
- **食道静脈** esophageal vein：食道からの血液を集める。
- その他：その他の縦隔構造物からの血液を集める小静脈。

f. 下大静脈

下大静脈 inferior vena cava（IVC）は，横隔膜より下位にある臓器からの血液を集める。ただし，ごく一部の血液は奇静脈と半奇静脈を経て上大静脈に注ぐ。

図22-24bに下大静脈に注ぎ込む静脈を要約してある。

g. 下肢の静脈

足底の血液は**足底静脈** plantar vein に集まり，**前脛骨静脈** anterior tibial vein，**後脛骨静脈** posterior tibial vein，**腓骨静脈** peroneal vein に入る（図22-24c，図22-25a）。

足背の血液は**足背静脈弓** dorsal venous arch に入る。足底静脈弓と足背静脈弓との間には連絡があり，血流は皮静脈から深い静脈へ移

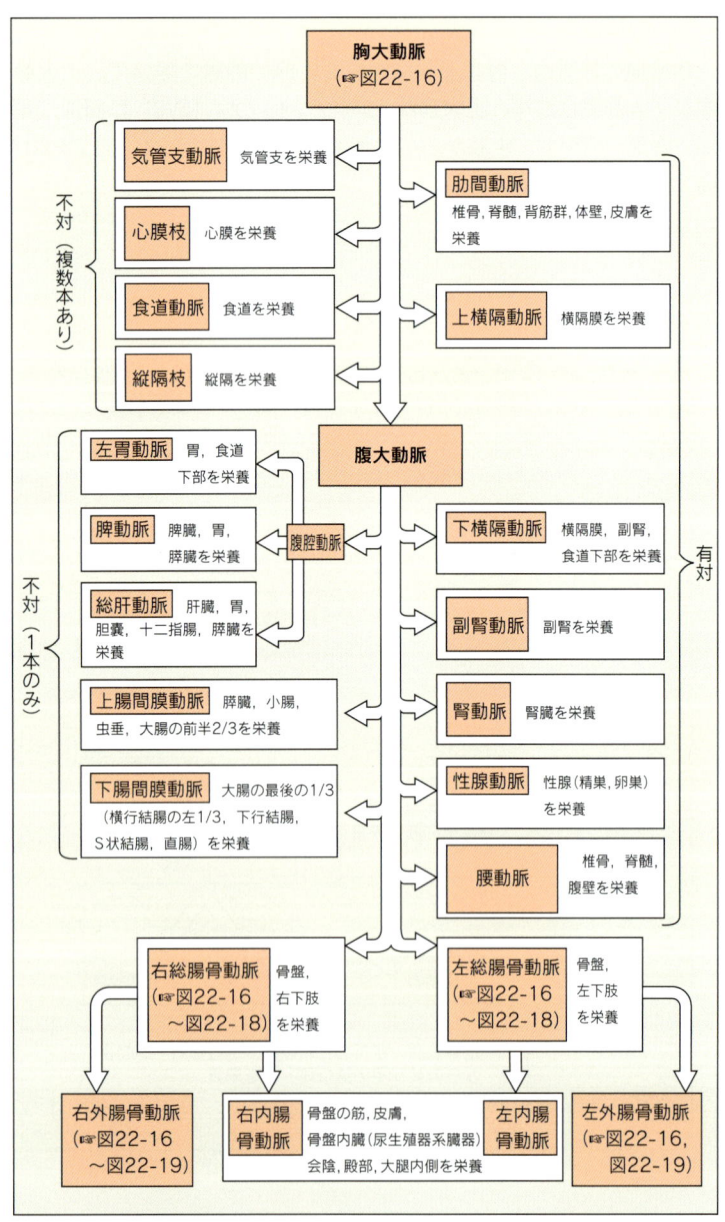

図22-20　動脈系の要約

心臓血管系：血管と循環　22

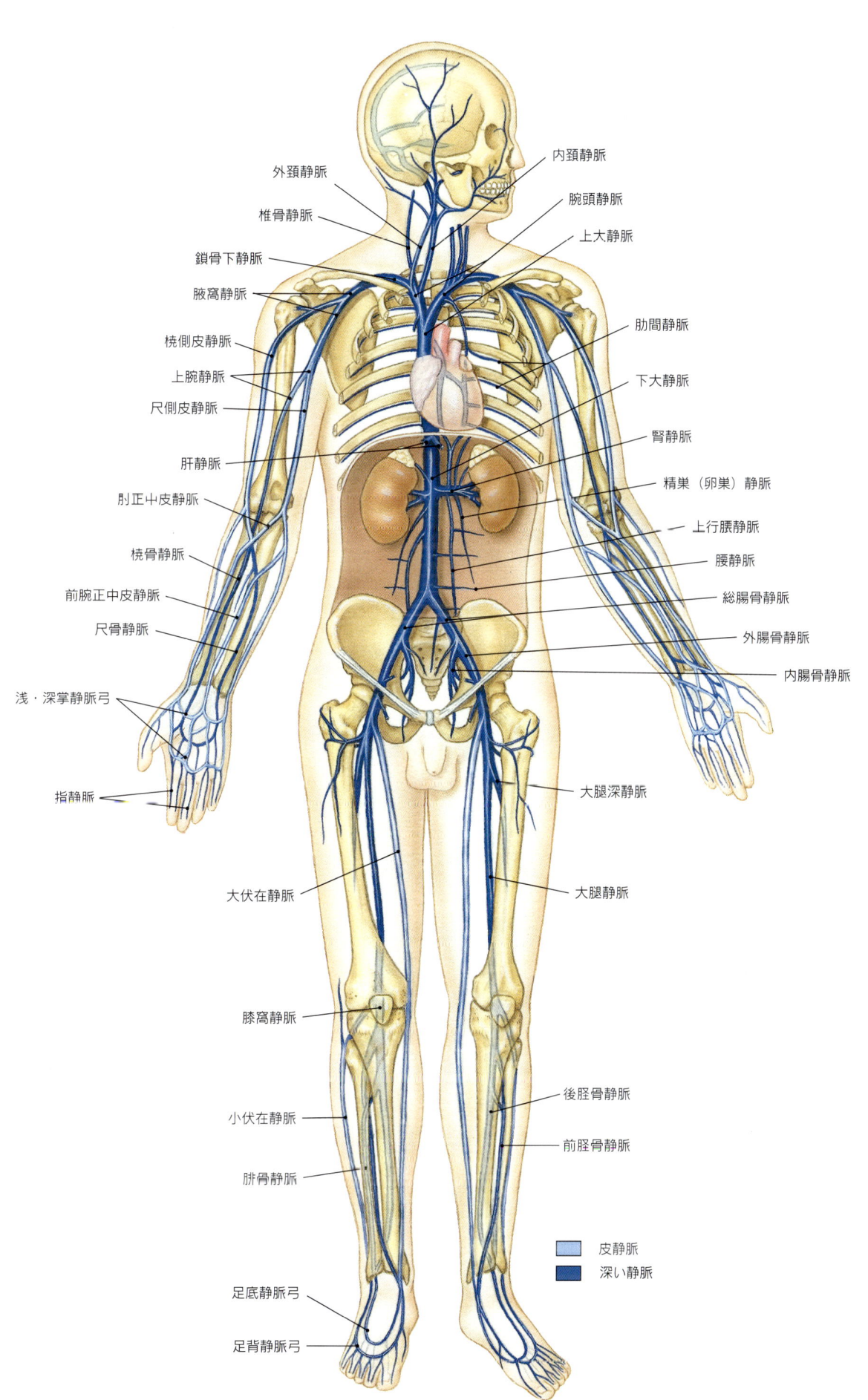

図 22-21　静脈系の概略

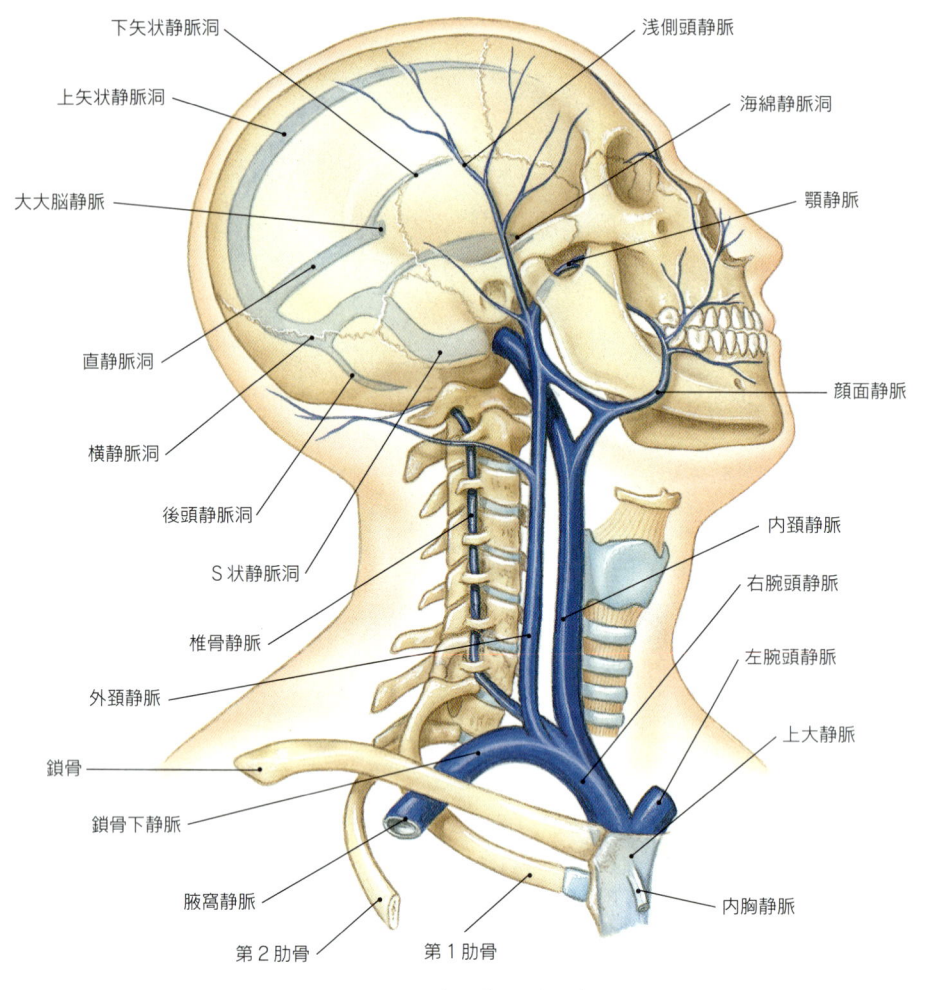

(a) 頭・頚部の静脈（側面観）

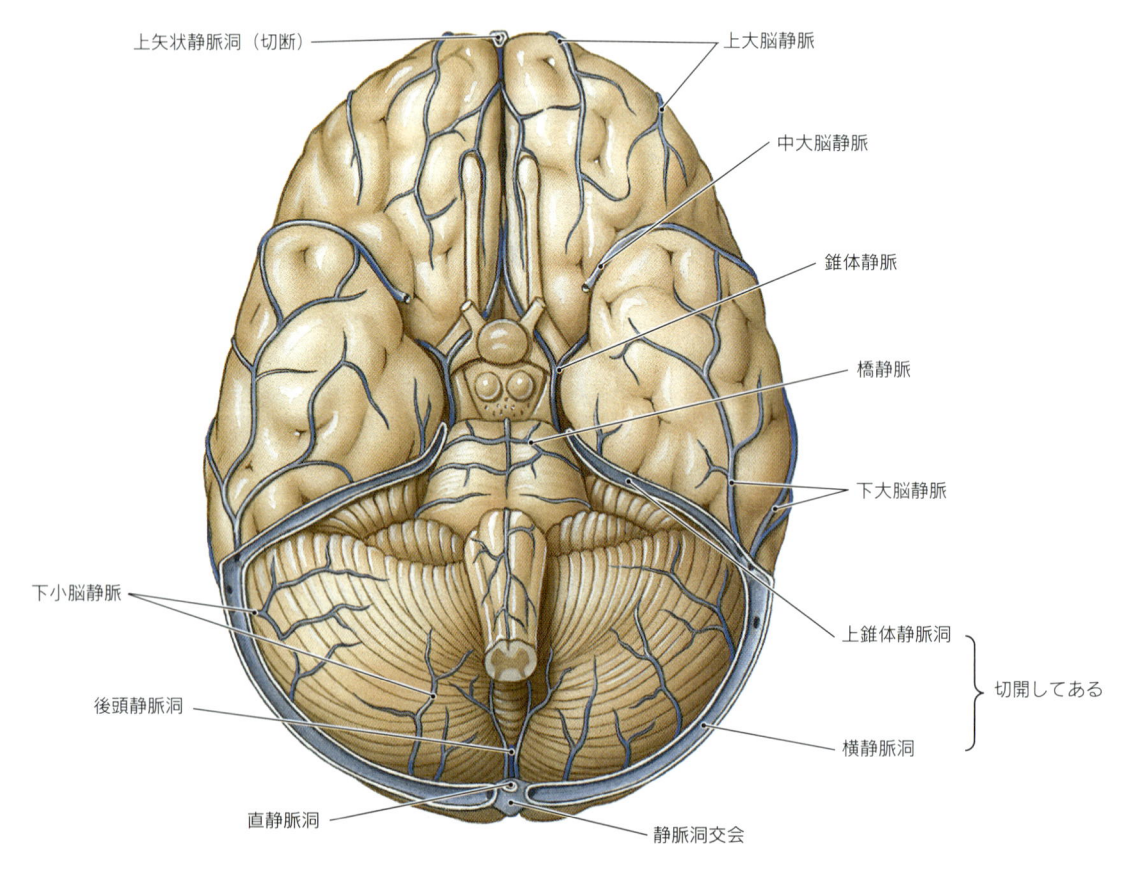

(b) 脳の静脈（下面観）

図 22-22　頭・頚部の主要静脈

行することができる。

足背静脈弓は**大伏在静脈** great saphenous vein と**小伏在静脈** small saphenous vein に続く。大伏在静脈は人体で最も長い静脈で，下腿と大腿の内側を上行し，股関節付近で大腿静脈と合流する。小伏在静脈は足背静脈弓から起こり，下腿の後・外側を上行し，膝窩で脛骨静脈と腓骨静脈とが合流してできた**膝窩静脈** popliteal vein に注ぐ。膝窩静脈は大内転筋近くの膝窩で，容易に触れることができる（図22-25）。

膝窩静脈は大腿に達すると**大腿静脈** femoral vein となり，大腿動脈とともに大腿を上行する。大腿静脈は腹壁を貫通する直前に大伏在静脈と**大腿深静脈** deep femoral vein と合流し，鼡径靱帯の下で腹壁を貫いて**外腸骨静脈** external iliac vein になる。

h. 骨盤からの静脈

外腸骨静脈は下肢，骨盤，下腹部からの血液を集める。腸骨の内側面で，骨盤内臓からの血液を集めた**内腸骨静脈** internal iliac vein と合流し，**総腸骨静脈** common iliac vein となる。左右の総腸骨静脈は第5腰椎の前方で合流し，下大静脈になる（図22-23）。

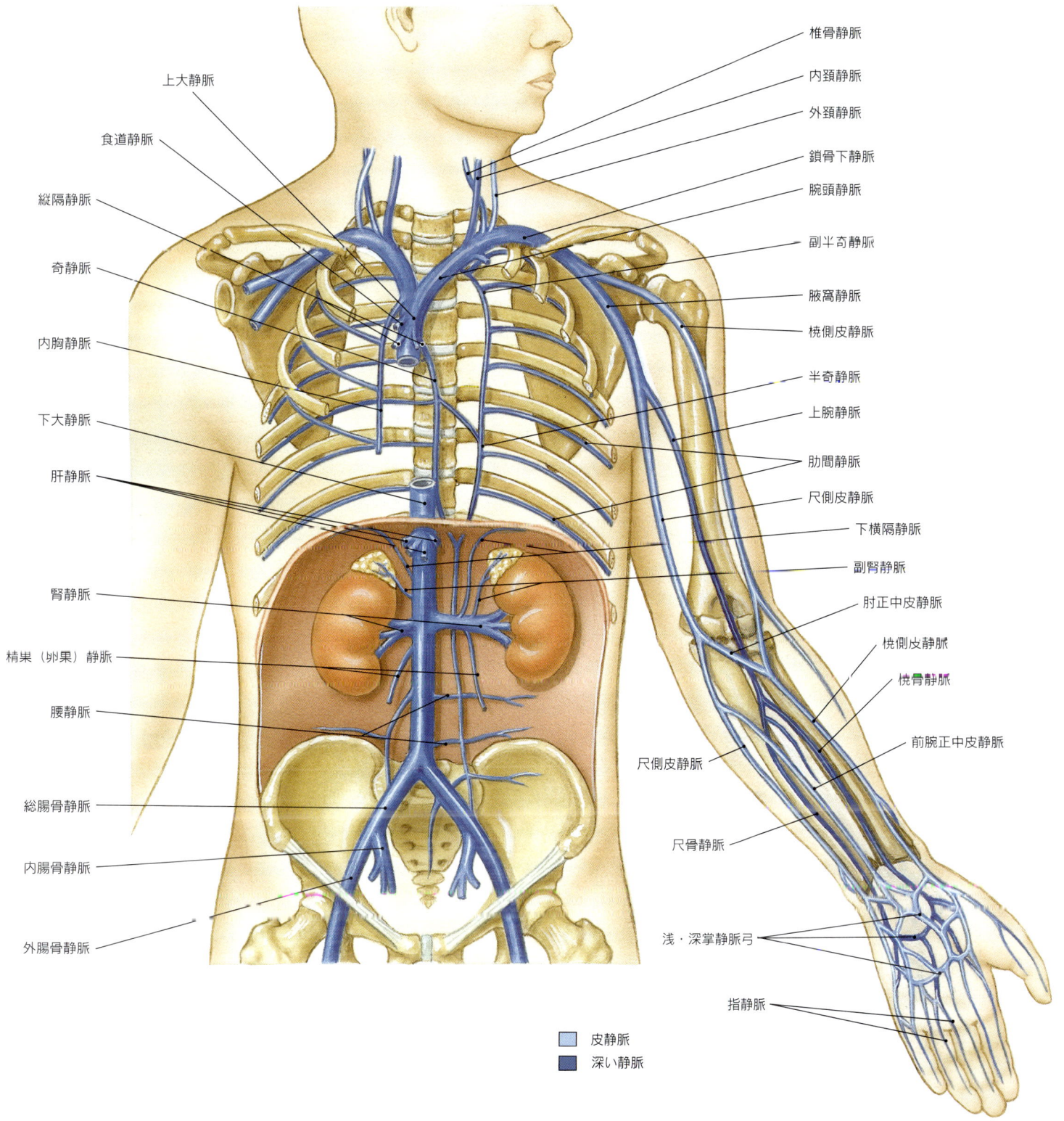

図 22-23　体幹と上肢の静脈

i. 腹部の静脈

下大静脈は腹腔の後方を腹大動脈に沿って上行する。横隔膜を貫いて胸腔に入り，右心房に注いで上大静脈の血液と混ざる。この血液は右心室を経て肺循環に入る。

腹部の下大静脈は次の静脈から血液を集める（図22-23，図22-24）。

- **腰静脈** lumbar vein：腰部からの血液を集める。上位の腰静脈は右側では奇静脈，左側では半奇静脈に続き，最終的には上大静脈へ注ぐ。
- **性腺（精巣または卵巣）静脈** gonadal (testicular or ovarian) vein：卵巣もしくは精巣の血液を集める。右性腺静脈は下大静脈，左性腺静脈は左腎静脈に注ぐ。
- **肝静脈** hepatic vein：肝臓の血液を集めて，第10胸椎の高さで下大静脈に注ぐ。
- **腎静脈** renal vein：腎臓の血液を集める。下大静脈へ注ぐ最大の静

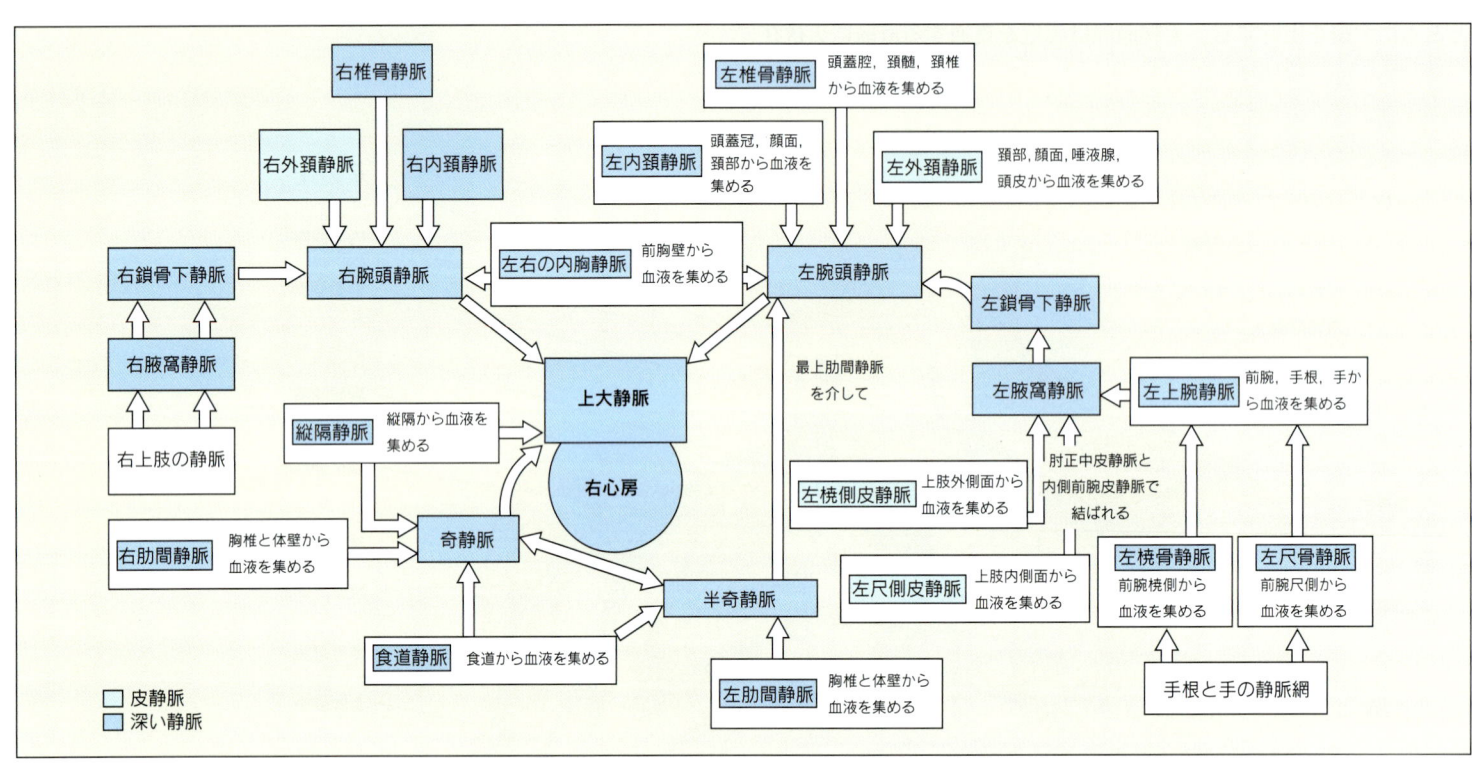

(a) 上大静脈への血流

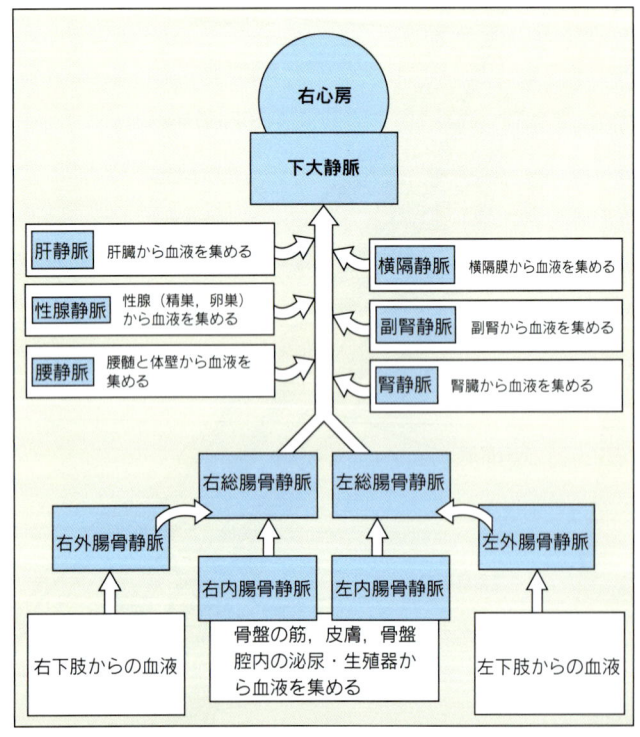

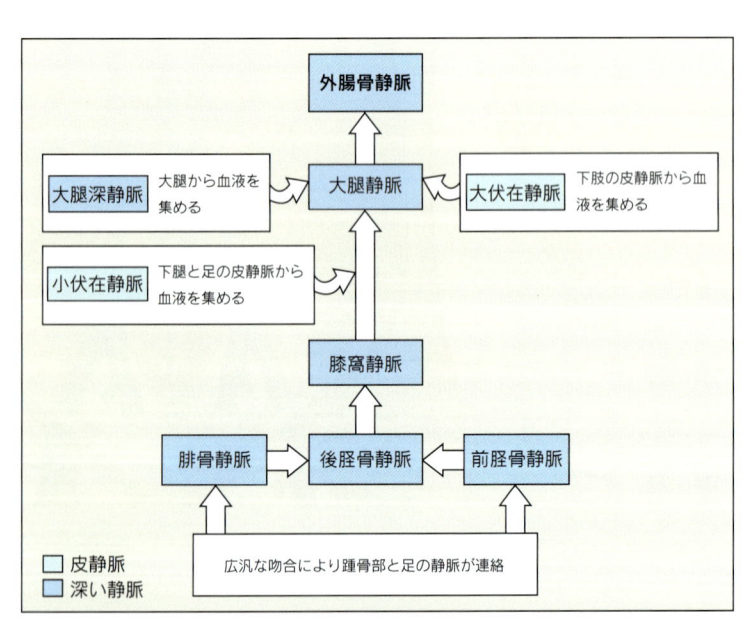

(b) 下大静脈への血流

(c) 下肢の静脈路

図 22-24 静脈の流路の要約

心臓血管系：血管と循環

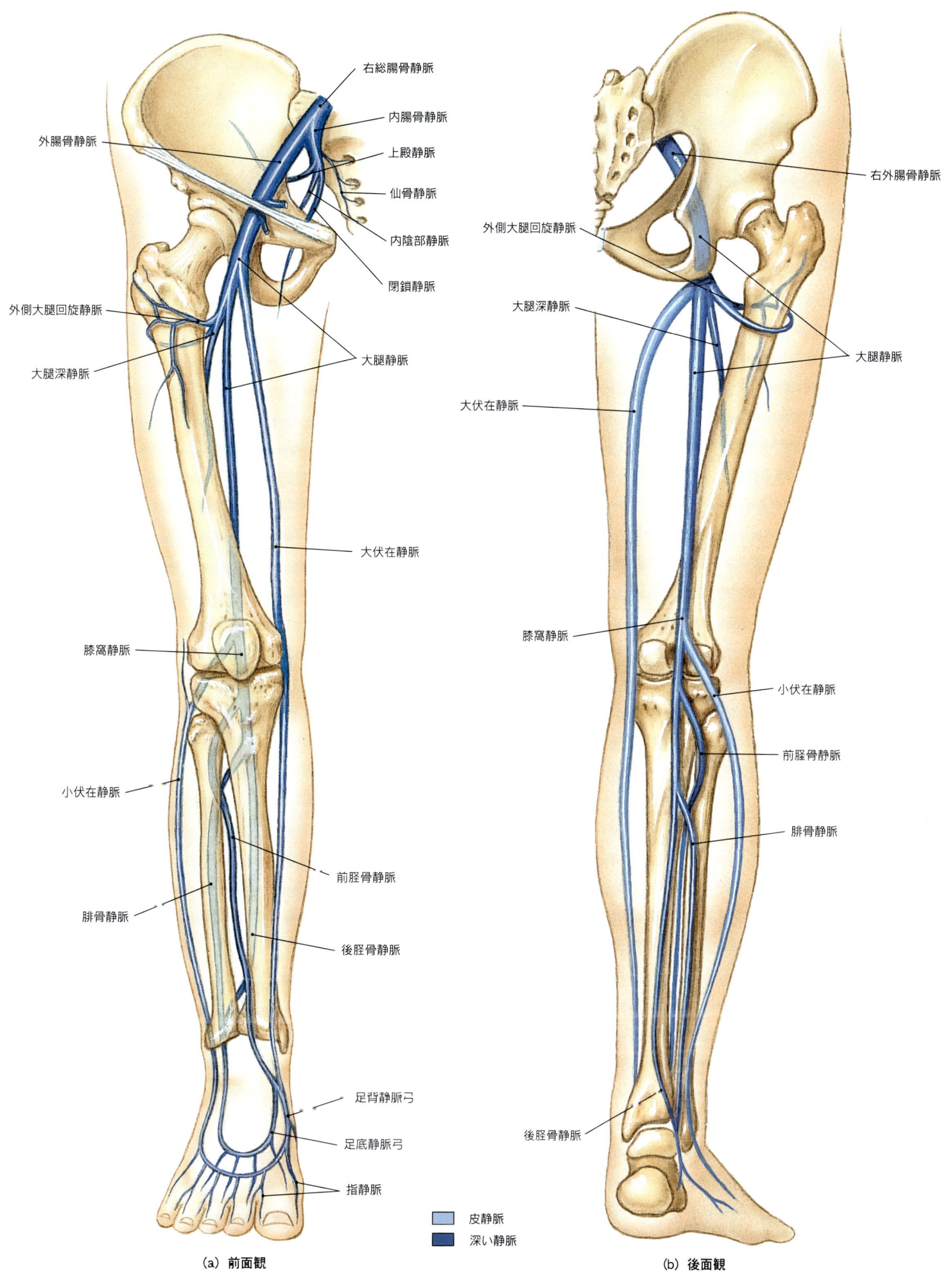

図 22-25　下肢の静脈
(a) 前面観，右側下肢の静脈，(b) 後面観，右側下肢の静脈（巻末の「MRI・CT アトラス」5〜7 参照）。

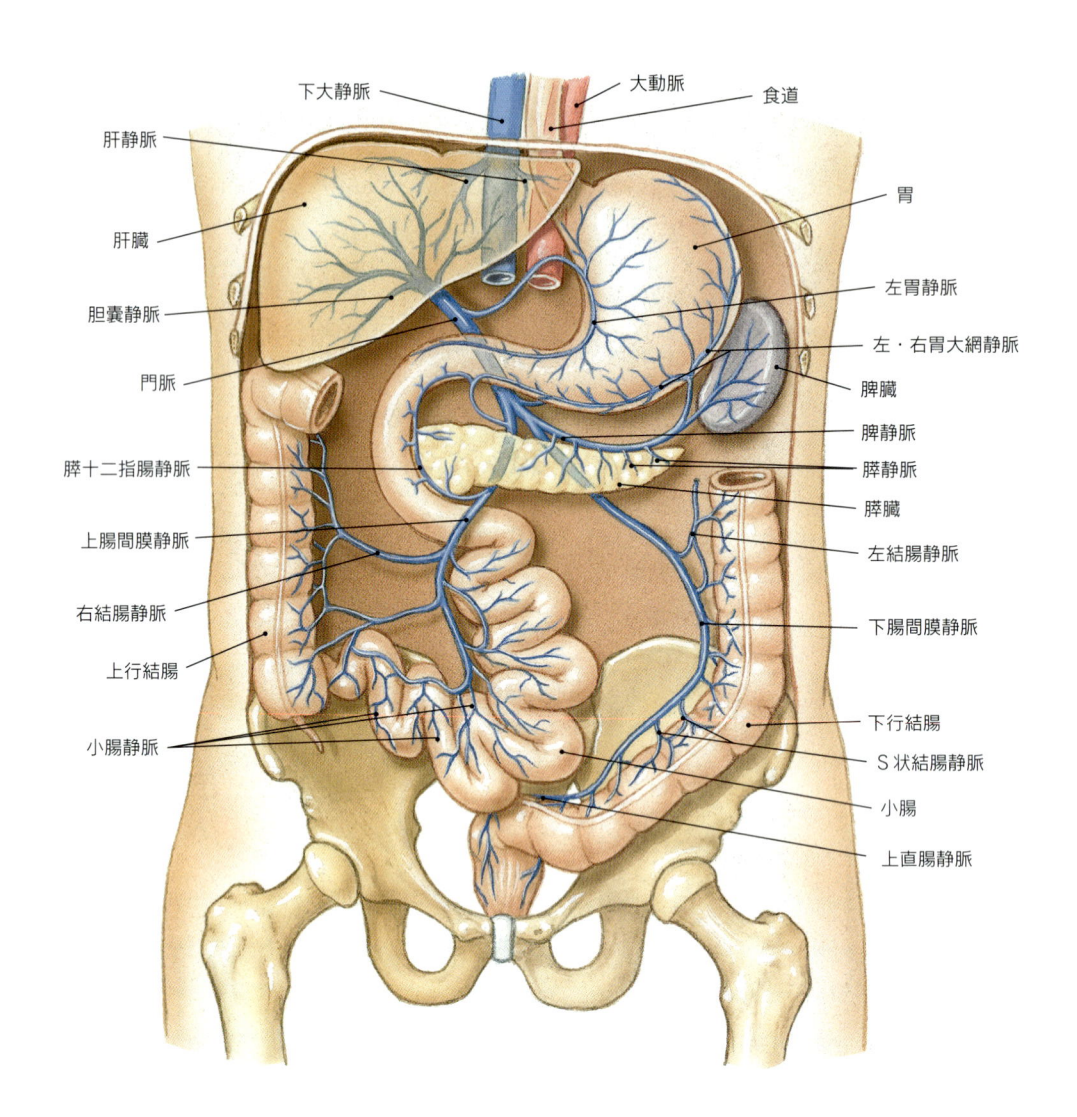

図 22-26　肝門脈系

脈である。
- **副腎静脈** suprarenal vein：副腎の血液を集める。通常，右副腎静脈のみが下大静脈に注ぎ，左副腎静脈は左腎静脈に注ぐ。
- **横隔静脈** phrenic vein：横隔膜の血液を集める。右横隔静脈のみが下大静脈へ注ぎ，左横隔静脈は左腎静脈に注ぐのが一般的である。

j. 肝門脈系

　消化管からの静脈血は**肝門脈系** hepatic portal system に入る。肝門脈系は消化管の毛細血管床と肝臓の毛細血管床をつないでいる。この系では，小腸，大腸の一部，胃で吸収された栄養物が肝臓に運ばれ，一部は利用され，一部は蓄積される。そのため肝門脈系の血液は，ほかの体循環の静脈血とは異なっている。例えば，肝門脈血中のグルコースやアミノ酸の濃度は，体循環系血管の血液のなかで最も高い。肝臓は，消化器から酸素に乏しく栄養に豊む門脈血を受け取るとともに，固有肝動脈から酸素に富み栄養に乏しい血液を受け取る。

　肝臓は，グルコースやアミノ酸などの栄養物の体循環濃度を調節している。消化管は栄養物のほかに種々の老廃物や毒素を吸収するが，これらの物質は肝門脈系を経て肝臓に運ばれる。

　肝臓の血液は肝静脈に集まり，下大静脈へ注ぐ（図22-26）。消化管からの血液はまず肝臓に入るので，消化管で栄養が吸収されているときでも，体循環の血液組成は比較的一定している。

　肝門脈系に属する静脈には次のものがある。

- **下腸間膜静脈** inferior mesenteric vein：下部大腸の血液を集める。その枝には**左結腸静脈** left colic vein や**上直腸静脈** superior rectal vein があり，下行結腸，S状結腸，直腸からの血液を集める。
- **脾静脈** splenic vein：下腸間膜静脈と脾臓，胃大弯側（左・右胃大網静脈），膵臓（膵静脈）からの静脈が合流する。
- **上腸間膜静脈** superior mesenteric vein：胃（右胃大網静脈），小腸（小腸静脈および膵十二指腸静脈），大腸の2/3（回結腸静脈，右結腸静脈，中結腸静脈）からの静脈血を集める。

　上腸間膜静脈と脾静脈は合流して肝門脈に続く。上腸間膜静脈は小腸で吸収した大部分の栄養素を運んでくる。肝臓に近づくと肝門脈は，胃小弯側からの血液を集めた**胃静脈** gastric vein や胆嚢からの血液を集めた**胆嚢静脈** cystic vein と合流する。

✓ 自動車事故で腹腔動脈破裂を起こしたとすると，最も影響を受ける臓器は何ですか。
✓ 気温が44℃で非常に暑いとき，静脈にはどのような変化が起こりますか。またそれはなぜですか。
✓ 頭部，頚部，胸部，肩甲部，上肢からは，主にどのような静脈が血流を受けますか。
✓ 消化器系を出た血液は，なぜ最初に肝臓へ行くのですか。

4. 出生時における循環の変化

　胎児と成人循環では，循環系に相違がある。これは呼吸や栄養の供給源の違いを反映したものである。胎児では肺や消化管は働いておらず，必要な栄養素や酸素は胎盤から供給される（☞第28章）。

　臍動脈 umbilical artery は2本あり，胎児の内腸骨動脈から，臍帯へ入り，胎盤へ血液を送る。胎盤からの血液は1本の**臍静脈** umbilical vein を経て，胎児に栄養と酸素を運ぶ。**臍静脈は静脈管** ductus venosus に入り，その一部は発生中の肝臓内にある複雑な静脈網へと続く。静脈管は肝静脈や臍静脈と下大静脈とを結ぶ短絡路である（図22-27a, c）。出生時に胎盤と子宮壁との連絡がなくなると臍帯の血流は途絶え，血管は萎縮し，やがて結合組織に置換される。

　心房中隔や心室中隔は胎児期の初期に発達するが，心房間には**卵円孔** foramen ovale という孔がある。卵円孔は弁として働く長い扁平な突出物と連動するので，血液は右心房から左心房に流れるが，その逆は弁が閉じるために起こらない。こうして，右心房から心臓に入った血液は，肺循環を通らない。また，肺動脈幹と大動脈弓との間には**動脈管** ductus arteriosus（ボタロー管 Botallo duct）と呼ばれる短い筋性の血管があり，短絡路をなす。

　肺には血液がほとんど流れない。心拡張期に血液は右心房へ入るが，一部の血流は卵円孔を通って左心房にも流れる。また，右心室から出る血液の90％以上は動脈管を通り，肺を経由することなく体循環に入る。

　出生時には心臓血管系に劇的な変化が起こる。新生児が初めての呼吸をすると，肺が膨らみ，肺血管も膨張する。動脈管の平滑筋が収縮して，肺動脈幹と大動脈とが分離され，肺循環に血液が流れ始める。左心房圧が高まると卵円孔が閉鎖し，新たな循環系が完成する（図22-27a, b）。成人の心房中隔には浅いくぼみである**卵円窩** fossa ovale がある。これは，卵円孔のなごりである。また，動脈管は閉鎖して**動脈管索** ligamentum arteriosum という線維性の索状物になる。出生に伴う胎生期の動・静脈などの変化は次のようにまとめられる。

- 臍動脈→臍動脈索
- 動脈管→動脈管索
- 臍静脈→肝円索
- 静脈管→静脈管索
- 卵円孔→卵円窩

　もし出生時にこのような循環系の変化が起こらなければ新生児の循環系に障害が生じる。その程度は，胎児期のどの構造が残っているのか，また閉鎖の程度に左右される。障害が強い場合は，卵円孔や動脈管を閉じる外科手術が行われる。

5. 運動と心臓血管疾患

　規則正しい運動は良い効果をもたらす。急ぎ足歩行や自転車乗りのような軽い運動であっても，規則的に行うと血中総コレステロール値を下げることができる。高コレステロール値は，心臓血管疾患や脳卒中のもとになる粥状硬化症を引き起こす大きな危険因子の1つである。規則的な運動，バランスのとれた食事，禁煙による健康的なライフスタイルは血圧を下げ，線維性斑の形成を遅らせる。

　統計学的調査によれば，適度で規則正しい運動は心臓発作の発生頻度をほぼ1/2に抑えるという。また，運動には心臓発作後の回復を早める効果がある。規則正しい軽～中程度の運動は，低脂肪食事療法やストレスを軽減させることにより，狭心症のような症状を減少させるほか，気分やQOL全般の改善にも役立つ。しかしながら，存在する疾患基盤そのものを除去できるわけではない。

　運動が心臓血管疾患の発症頻度を抑えるという証拠はない。逆に，極度の運動によって，心臓血管系に対する負荷が大きくなる。健康な人であっても極度の運動後には腎不全のような急性疾患を起こすことがある。

6. 加齢と心臓血管系

　心臓血管系の能力は年齢とともに次第に低下する。その主な変化を簡単に説明する。

- **血液における加齢変化**
  - ヘマトクリット値の低下。
  - **血栓** thrombus による末梢静脈の狭窄や閉塞。血栓は静脈壁から剥がれ，心臓を通って小動脈に引っかかる。しばしば肺に引っかかり，**肺塞栓症** pulmonary embolism を起こす。
  - 下肢静脈における血液うっ滞。静脈弁の機能が低下するために**静脈瘤** varix が生じる。
- **心臓における加齢変化**
  - 最大心拍出量の減少。
  - 洞房結節，房室結節，伝導線維の活動変化。
  - 線維性骨格の弾性低下。
  - 粥状硬化症による冠状動脈血流の減少。
  - 損傷を受けた心筋線維が瘢痕組織に置換。
- **血管の加齢に伴う変化**
  - 粥状硬化症に関係することが多い。
  - **動脈瘤** aneurysm の発症。弾性がなくなった動脈壁が血圧に対応できなくなって生じる。動脈瘤は脳卒中，脳梗塞，大量出血などを引き起こすことがある。
  - 脆弱化した血管壁にはカルシウム塩が蓄積し，脳卒中や脳梗塞の危険が増加する。
  - 粥状硬化線維性斑の部位に血栓が形成。

✓ 出生時の新生児の心臓と大血管にはどんな大きな変化が生じますか。
✓ 静脈瘤の原因は何ですか。
✓ 加齢に伴う動脈の弾性低下が危険な理由を述べなさい。

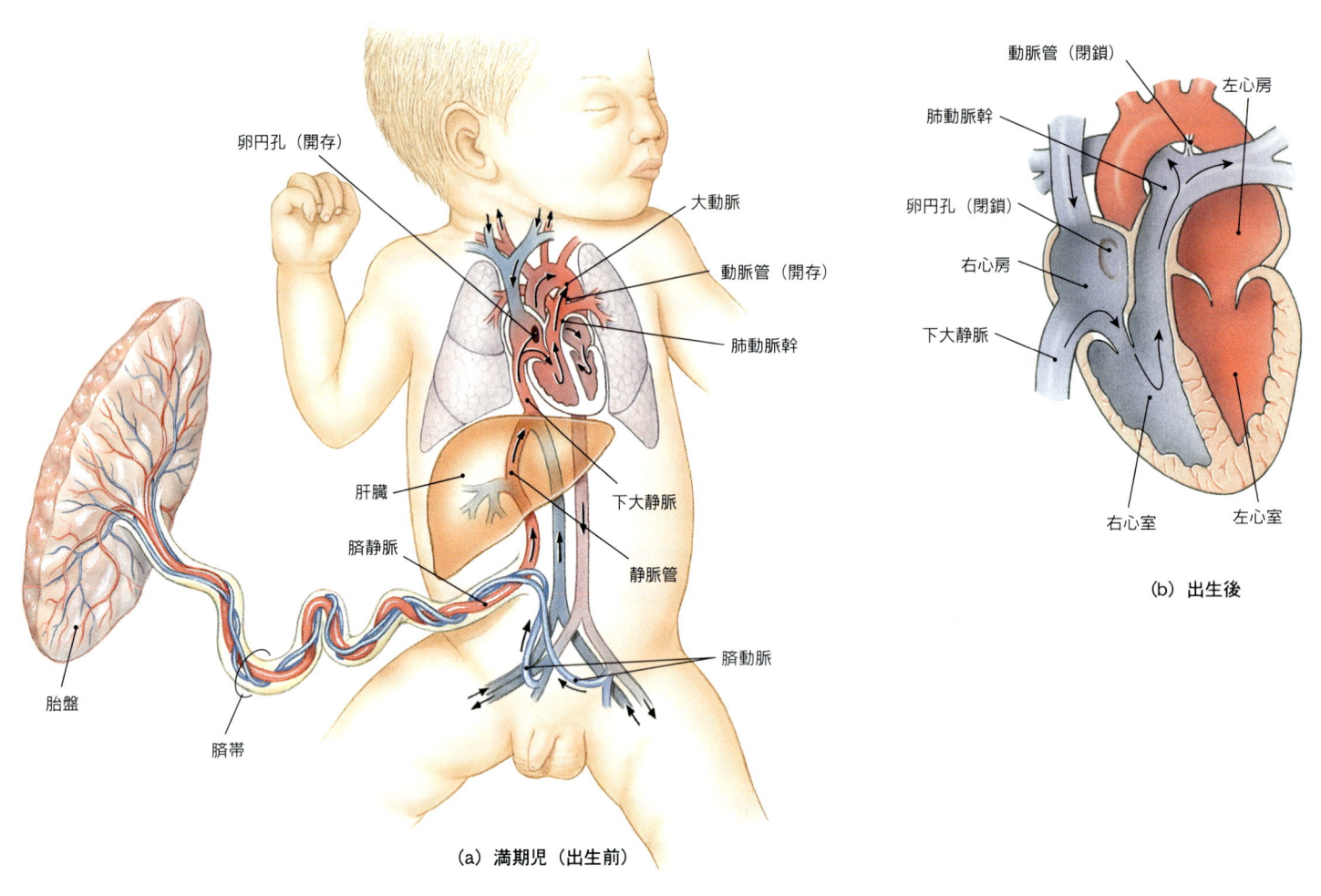

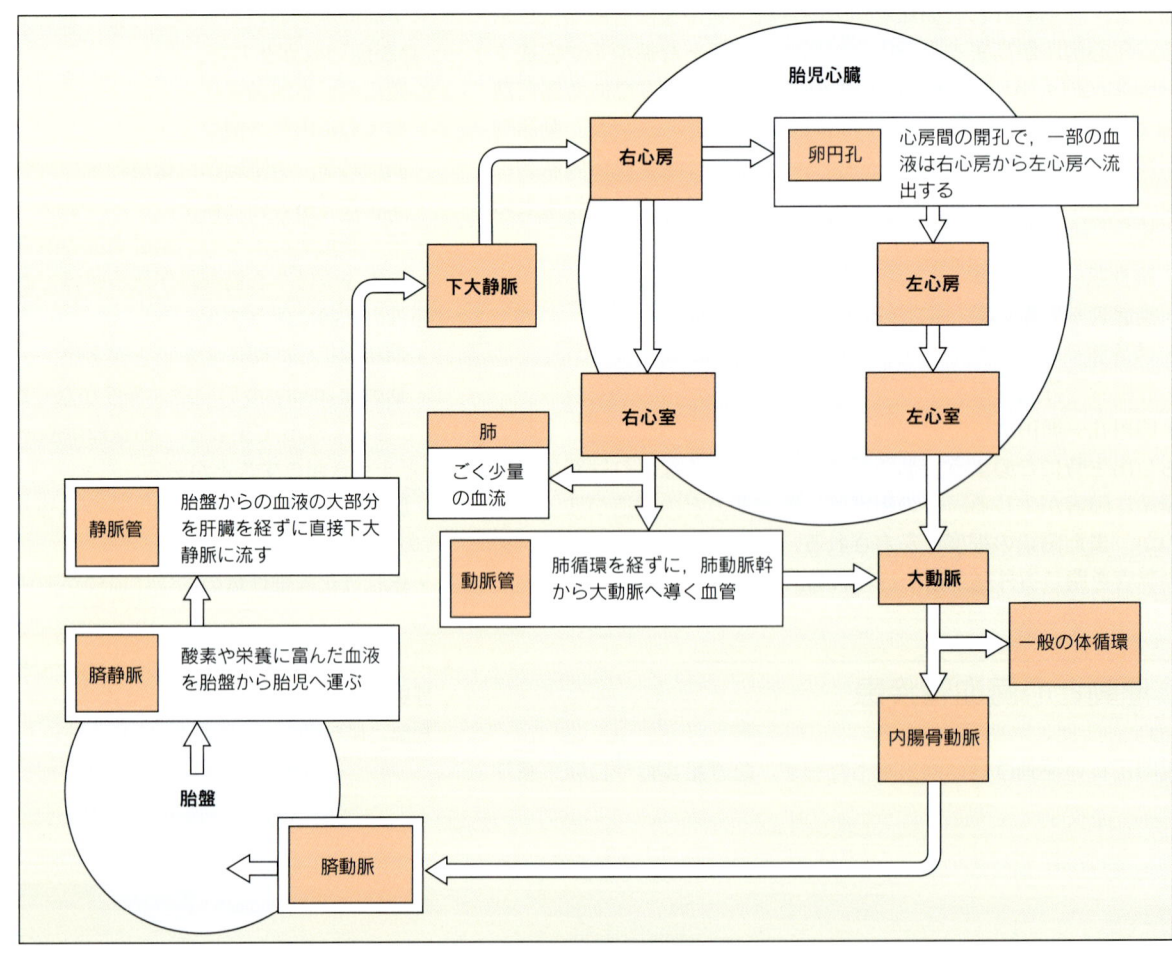

図 22-27　出生時における胎児循環の変化

臨床ノート　動脈硬化症

先天性循環障害 congenital circulatory problem が生体の恒常性維持に脅威なほど深刻になることはまれである。これらの異常は心臓形成異常か，心臓と大血管の連結異常に起因するものが多い。いくつかの先天性循環障害の例を図22-28に示した。これらは外科的に治すことが可能であるが，高度の先天性異常があったり，多くの外科手術が必要となればそれだけ長期生存の可能性は小さくなる。

- **卵円孔開存** patent foramen ovale や**動脈管開存** patent ductus arteriosus（図22-28a）：血液が肺を通らなかったり，肺循環を2度通ったりする。そのため肺で正常の酸素付加が行われず，循環血液は暗赤色を呈する。皮膚は青味がかり，第4章で述べたような典型的なチアノーゼを呈し，"ブルーベビー"という状態となる。
- **心室中隔欠損** ventricular septal defect（図22-28b）：先天性心疾患のなかで最も多く，新生児の0.12％に発生する。左右心室間の開口は左右心房間の開口とは逆の結果を生む。心収縮時には左心室から右心室および肺循環へと血液が駆出される。その結果，肺動脈高血圧症，肺浮腫，心肥大などが生じる。
- **ファロー四徴** tetralogy of Fallot（図22-28c）：新生児の0.1％に発生する重複性の心臓血管異常である。この疾患では肺動脈幹が細く，心室中隔が欠損していて，右心室が拡大している。また，動脈管は開存したままである。
- **大血管転位** transposition of great vessels（図22-28d）：大動脈が右心室に，肺動脈が左心室につながっている。この先天性異常は新生児の0.05％に発生する。
- **房室中隔欠損** atrioventricular septal defect（図22-28e）：左右の心房も心室も不完全にしか隔てられていない。その症状は非常に多様で，欠損の程度や房室弁に対する影響によって異なる。21番染色体が1本過剰に存在することで起こる**ダウン症候群** Down syndrome の小児に見られることが多い。

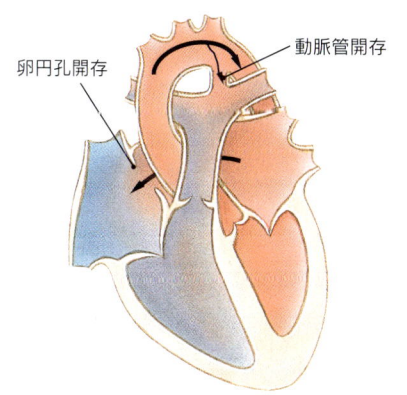

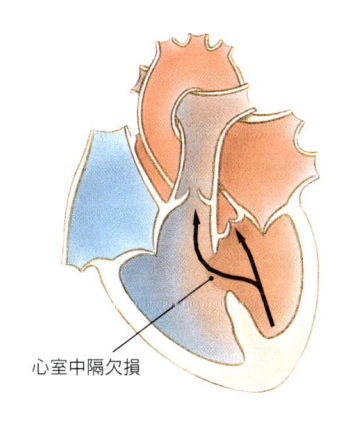

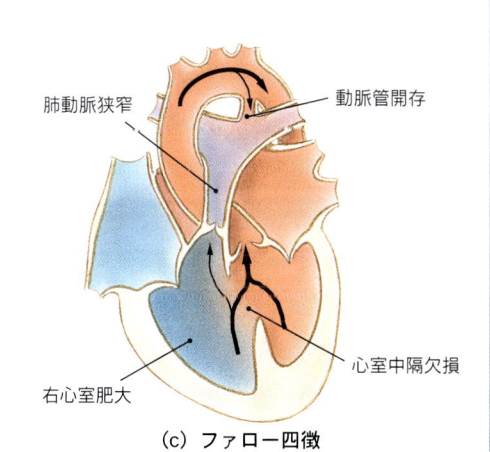

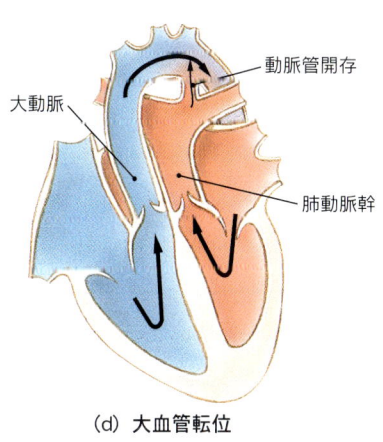

図22-28　先天性循環異常

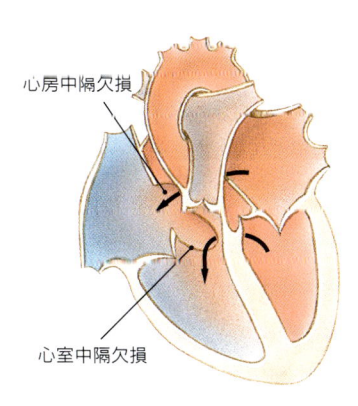

◆発生学ノート◆　心臓血管系の発生

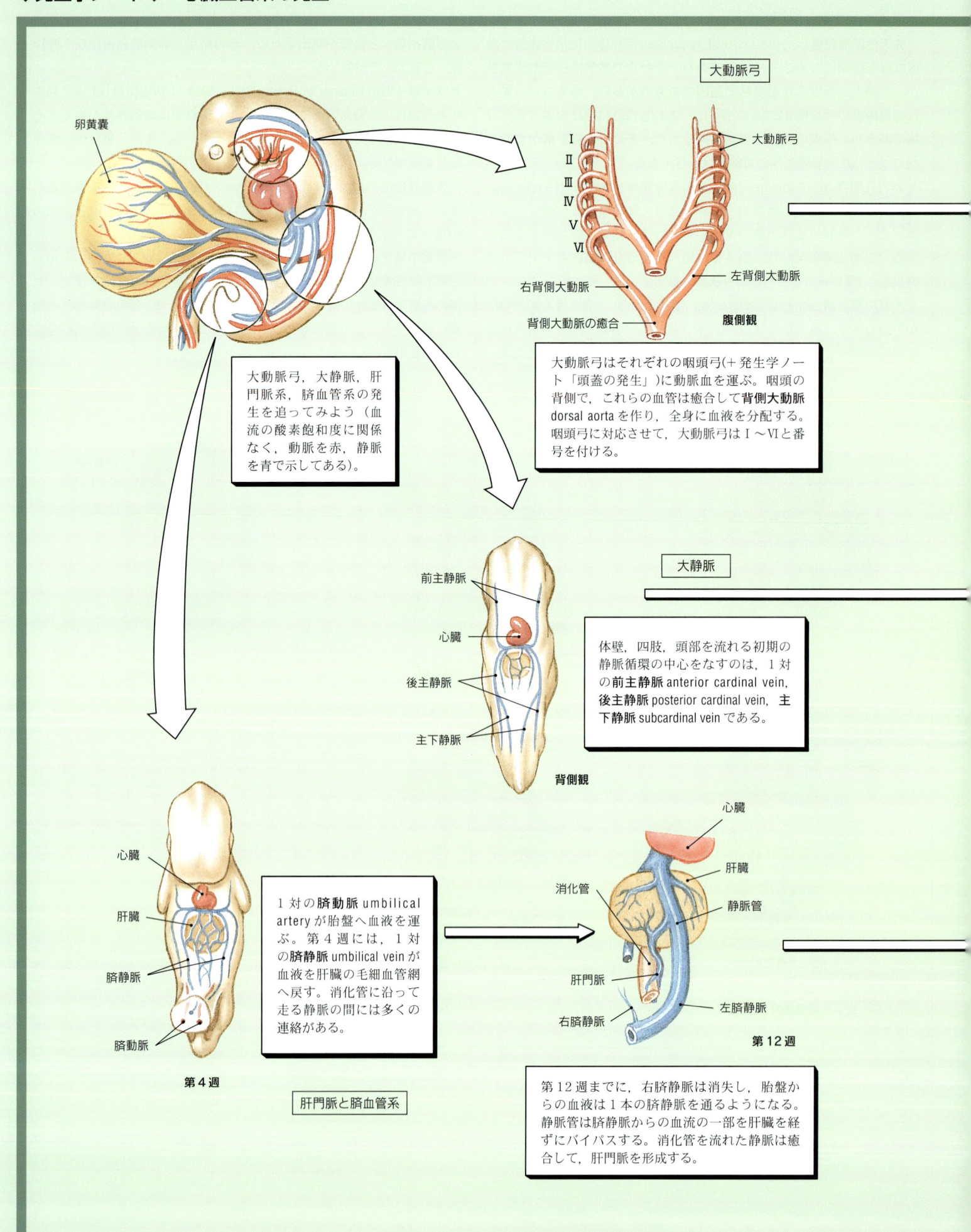

大動脈弓

卵黄嚢

Ⅰ
Ⅱ
Ⅲ
Ⅳ
Ⅴ
Ⅵ

大動脈弓

右背側大動脈　　　左背側大動脈
背側大動脈の癒合　　腹側観

大動脈弓，大静脈，肝門脈系，臍血管系の発生を追ってみよう（血流の酸素飽和度に関係なく，動脈を赤，静脈を青で示してある）。

大動脈弓はそれぞれの咽頭弓（＋発生学ノート「頭蓋の発生」）に動脈血を運ぶ。咽頭の背側で，これらの血管は癒合して**背側大動脈** dorsal aorta を作り，全身に血液を分配する。咽頭弓に対応させて，大動脈弓はⅠ～Ⅵと番号を付ける。

大静脈

前主静脈
心臓
後主静脈
主下静脈

体壁，四肢，頭部を流れる初期の静脈循環の中心をなすのは，1対の**前主静脈** anterior cardinal vein，**後主静脈** posterior cardinal vein，**主下静脈** subcardinal vein である。

背側観

心臓
肝臓
臍静脈
臍動脈

1対の**臍動脈** umbilical artery が胎盤へ血液を運ぶ。第4週には，1対の**臍静脈** umbilical vein が血液を肝臓の毛細血管網へ戻す。消化管に沿って走る静脈の間には多くの連絡がある。

第4週

心臓
消化管
肝臓
静脈管
肝門脈
右臍静脈
左臍静脈

第12週

肝門脈と臍血管系

第12週までに，右臍静脈は消失し，胎盤からの血液は1本の臍静脈を通るようになる。静脈管は臍静脈からの血流の一部を肝臓を経ずにバイパスする。消化管を流れた静脈は癒合して，肝門脈を形成する。

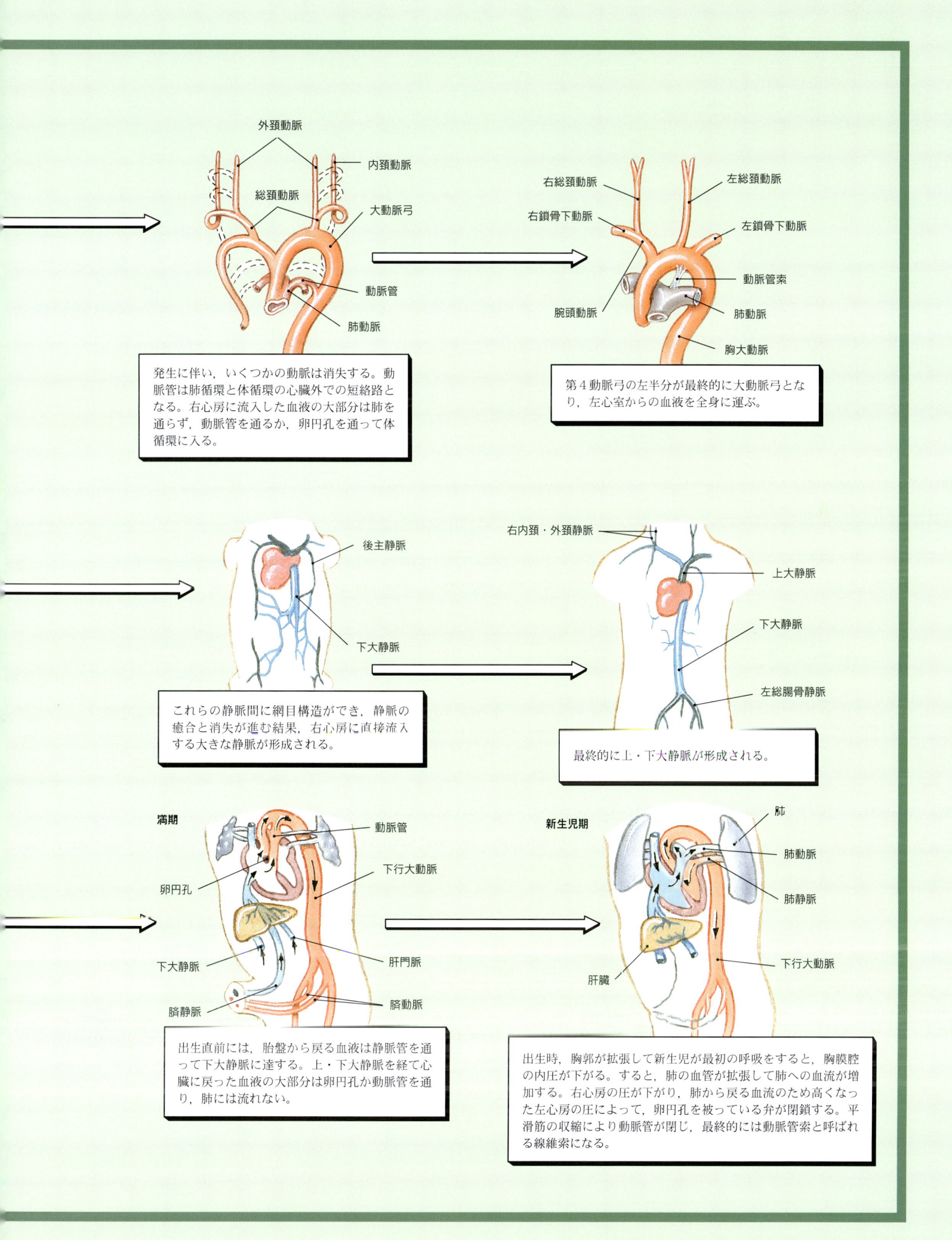

発生に伴い，いくつかの動脈は消失する。動脈管は肺循環と体循環の心臓外での短絡路となる。右心房に流入した血液の大部分は肺を通らず，動脈管を通るか，卵円孔を通って体循環に入る。

第4動脈弓の左半分が最終的に大動脈弓となり，左心室からの血液を全身に運ぶ。

これらの静脈間に網目構造ができ，静脈の癒合と消失が進む結果，右心房に直接流入する大きな静脈が形成される。

最終的に上・下大静脈が形成される。

出生直前には，胎盤から戻る血液は静脈管を通って下大静脈に達する。上・下大静脈を経て心臓に戻った血液の大部分は卵円孔か動脈管を通り，肺には流れない。

出生時，胸郭が拡張して新生児が最初の呼吸をすると，胸膜腔の内圧が下がる。すると，肺の血管が拡張して肺への血流が増加する。右心房の圧が下がり，肺から戻る血流のため高くなった左心房の圧によって，卵円孔を被っている弁が閉鎖する。平滑筋の収縮により動脈管が閉じ，最終的には動脈管索と呼ばれる線維索になる。

第23章 リンパ系

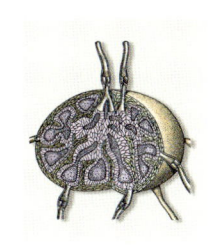

自然界は，ヒトに対して常に友好的なわけではない。自然界に存在するウイルスや細菌などによって重篤な危害を受けることがある。これらの病原体から身を守るため，リンパ系は重要な役割を果たしている。

本章ではリンパ系のあらましを説明し，感染から身体を守るために，リンパ系がほかの系や組織とどのように関連しているかについて述べる。

致命的になりかねない。

リンパ管は血管とは全く別の流路である。消化管で吸収された脂肪は，毛細血管から吸収されるのではなく，リンパ管に吸収されて血液循環に運ばれる。

1. リンパ系の概観

リンパ系 lymphatic system は，リンパ管，液性結合組織であるリンパ，リンパ組織とリンパ器官などから構成されている（図 23-1）。リンパ管は末梢組織からリンパを集め，静脈系へ運搬する。リンパは次のものからできている。

- 血漿に似ているが，蛋白成分が少ない組織液。
- 免疫反応を担当するリンパ球。
- 様々なタイプのマクロファージ。

リンパ管は，リンパ組織やリンパ器官をつないだり，通過したりする。これらのなかには多数のリンパ球，マクロファージ，リンパ性幹細胞などが含まれている。

リンパ系の機能

リンパ系の主要な役割は，リンパ球を産生して維持し，これを分配することである。リンパ球は身体の防御機構に必須の細胞で，脾臓，胸腺，骨髄などのリンパ器官で産生され蓄えられる。

骨髄と胸腺は，一次リンパ器官と呼ばれることがあり，B細胞，T細胞，NK細胞へ分化するための幹細胞を含んでいる。

リンパ節や扁桃は二次リンパ器官と呼ばれ，侵入細菌に対する"前線"である。ここでは免疫応答が起こり，リンパ球が同じ型のリンパ球を産生するために分裂する。例えば，活性化したB細胞の分裂によって，感染と戦うのに必要なB細胞をさらに産生することができる。

リンパ系は血液量を維持したり，組織液の化学成分の局所的差異をなくすためにも働いている。全身に分布する毛細血管の血圧は約 35 mmHg で，この圧によって，液体（リンパ）が血漿から組織間質へ押し出されるが，この移動は血漿蛋白で生じる血液の膠質浸透圧と拮抗する（図 23-2b）。毛細血管の膠質浸透圧は約 25 mmHg であるので，血漿から組織間質へ押し出す外向きの圧力は約 10 mmHg となる。

全身の毛細血管において，血漿から組織液へとリンパが移動する。その移動量は約 3.6 ℓ で，全血液量の 72 ％ に当たる。しかし，同量のリンパがリンパ管を通って血液循環に戻るので，血液循環量は減少することはない。このように，多量のリンパがリンパ系を流れているので，大きなリンパ管が破れると，急速に循環血液量が減少し，

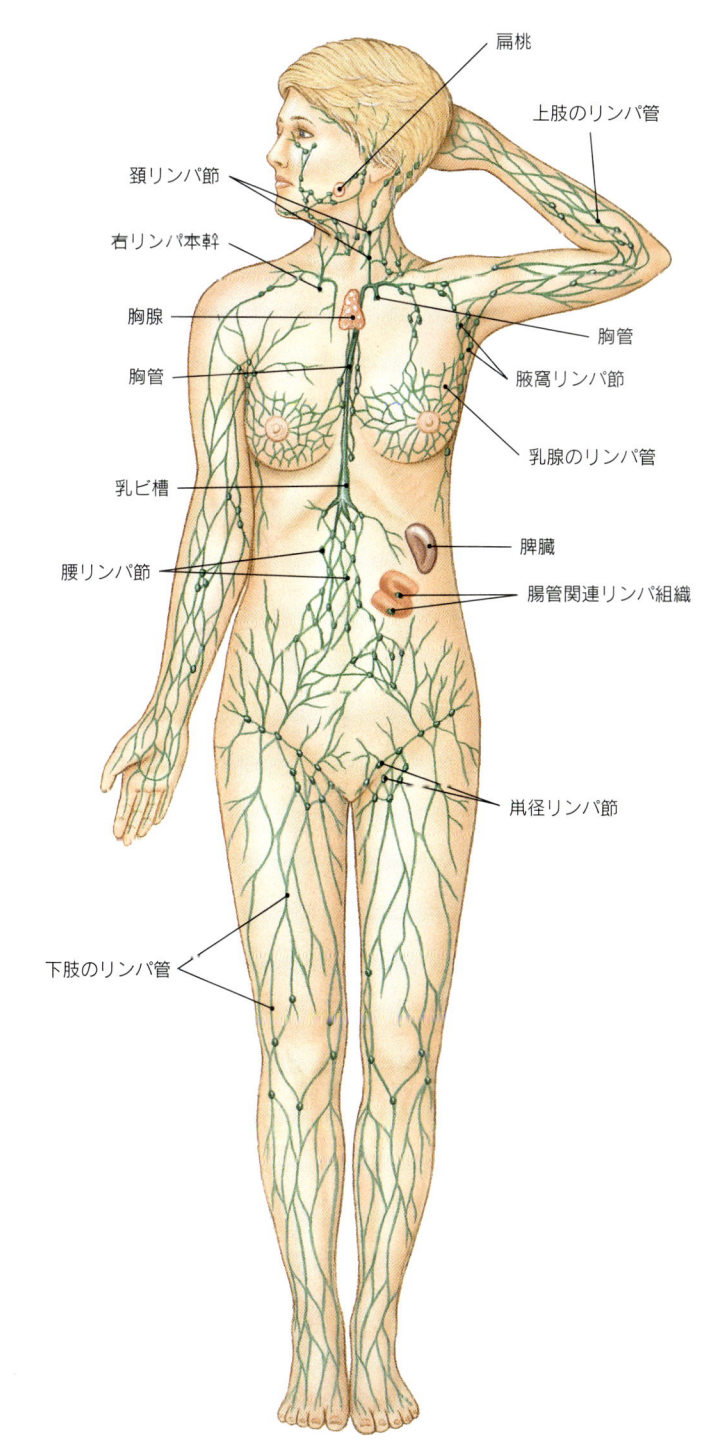

図 23-1　リンパ系の概観図

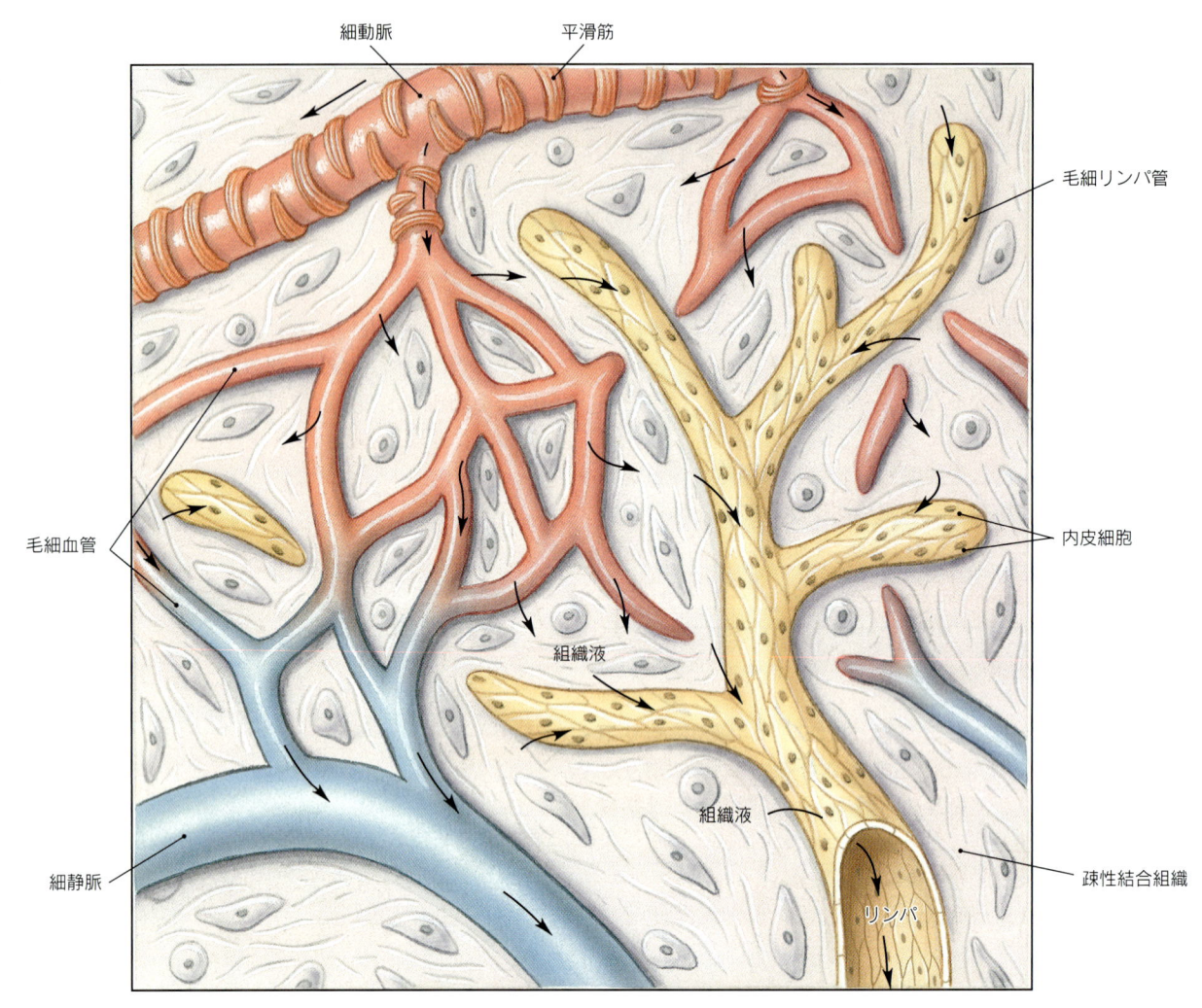

(a) 組織における毛細血管と毛細リンパ管の関係

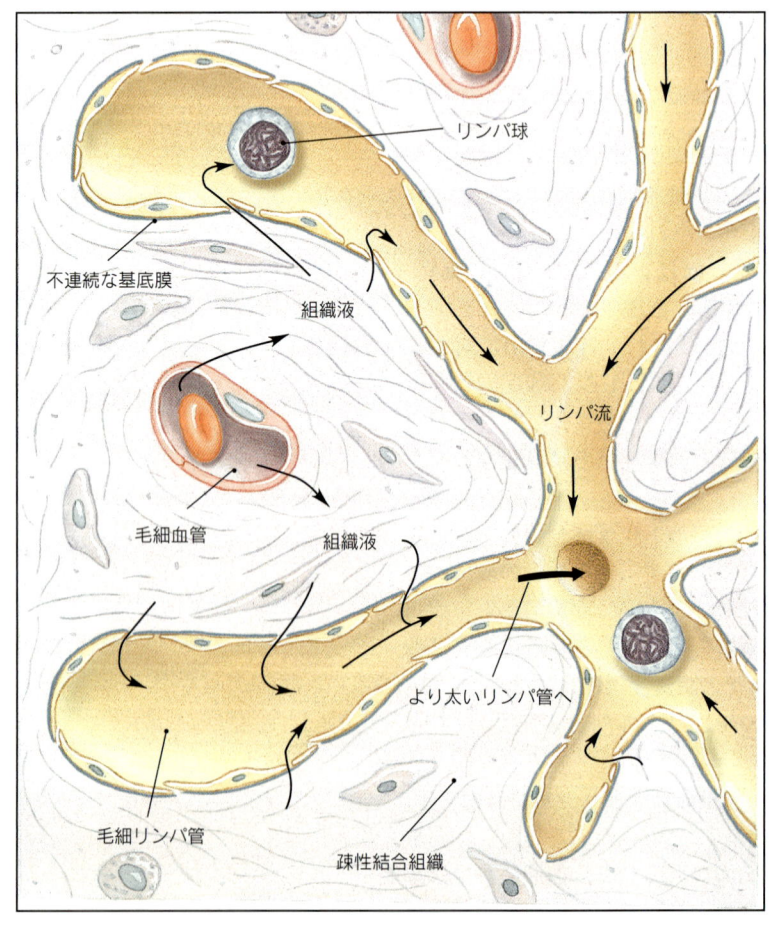

(b) 横断図

図 23-2　毛細リンパ管

2. リンパ管の構造

リンパ管 lymphatic vessel は末梢組織から静脈系へリンパを運ぶ管である。リンパ管には，細い毛細リンパ管からリンパ本幹と呼ばれる太いものまでいろいろある。

A. 毛細リンパ管

末梢組織では**毛細リンパ管** lymphatic capillary が毛細リンパ管網を作っている。毛細リンパ管は次の点で毛細血管とは異なっている。

- 毛細リンパ管は毛細血管より直径が大きい。
- 毛細リンパ管の内皮細胞は基底膜を欠くため壁が薄い。
- 毛細リンパ管の断面は扁平で不規則な形をとることがある。これは壁が薄いため，リンパ内圧が減少すると，その形を維持することができないからである。
- 内皮細胞は互いに密着せずに重なっている。この重なっている部位は，弁として働き，組織液が毛細リンパ管に入ることはできるが，その逆の漏出が防止される（図23-2b）。

リンパ管の内皮細胞はしばしば有窓性である。さらに，細胞間には間隙があるために，組織液は毛細リンパ管へ容易に入ることができる。また，この間隙は非常に大きいので，毛細リンパ管は組織液に溶けている成分ばかりでなく，ウイルス，細胞断片，細菌などの異物を取り込むことがある。

毛細リンパ管は体内のほとんどすべての組織や器官に存在する。小腸の絨毛のなかにある毛細リンパ管は中心リンパ管と呼ばれ，消化管から吸収された脂肪を輸送する。毛細リンパ管は，軟骨基質や眼球角膜のような血液供給のない部位には存在しない。また骨髄や中枢神経系にもリンパ管はない。

B. リンパ管の弁

毛細リンパ管のリンパは集まって，やや太いリンパ管へ流れ込む。この太いリンパ管の壁には層構造が認められ，内側には**弁** valve があるので静脈と似ている。弁のある部位ではリンパ管は膨隆しているので，太いリンパ管は数珠状に見える（図23-3）。リンパ管の内圧は低い。弁はリンパの逆流を防止しており，特に上・下肢のリンパ管で発達している。

やや太いリンパ管の壁には平滑筋層がある。この筋層によってリンパ管は律動的に収縮し，リンパをさらに太いリンパ本幹の方へ押し出す。さらに，上・下肢にある骨格筋の収縮によって，リンパ管は圧迫されてリンパをリンパ本幹に押し出す。また，同時に静脈血の還流も促進される。さらに，吸気に伴う胸腔内圧の低下によっても，リンパは細いリンパ管からリンパ本幹へと引き込まれる。

リンパ管が圧迫を受けたり，その弁が傷害されると，リンパの流れは停滞する。組織液が毛細血管から組織間質に移動し続けている

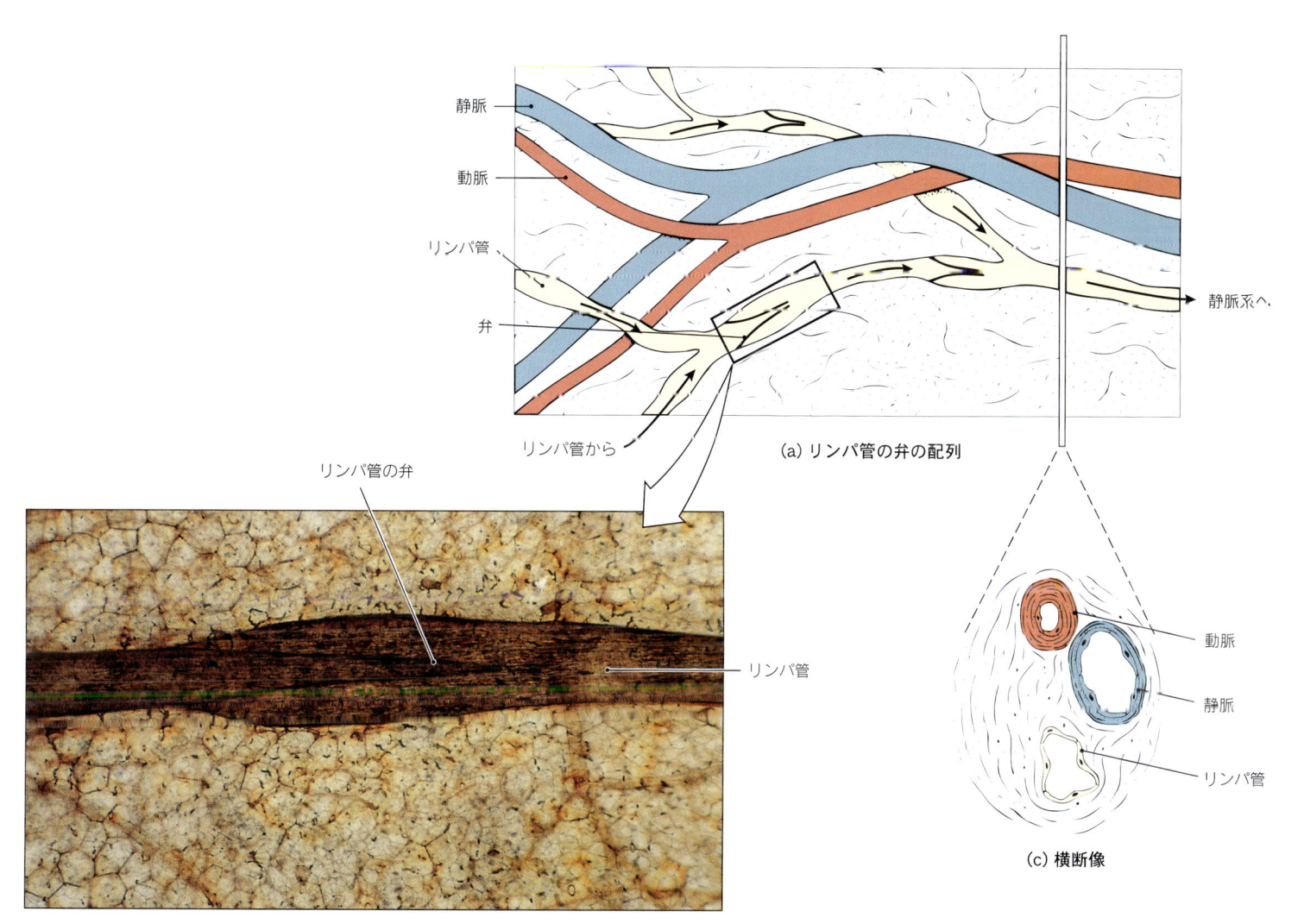

(a) リンパ管の弁の配列

(b) 弁のあるリンパ管の全載標本

(c) 横断像

図 23-3　リンパ管と弁

にもかかわらず，リンパ系がリンパを運搬できなくなると，組織間質中の組織液の量は徐々に増加して組織は腫張する。このような状態はリンパ浮腫 lymphedema と呼ばれる。

リンパ管は血管の近くに存在することが多い。リンパ管と動・静脈は，大きさ，外観，分岐の仕方が異なるので区別することができる（図23-3a）。なお，生体でこれらの脈管を観察すると，動脈は鮮紅色，静脈は暗赤色，リンパ管は淡黄色に見える。

C. 主要なリンパ集合管

毛細リンパ管から，浅層にある**浅リンパ管** superficial lymphatic vessel と深部にある**深リンパ管** deep lymphatic vessel がリンパを集める。

浅リンパ管は，静脈とともに走ることが多く，次の部位に見られる。

- 皮膚に近い皮下組織。
- 消化器系，呼吸器系，泌尿・生殖器系にある粘膜の疎性結合組織。
- 胸膜，心膜，腹膜にある漿膜の疎性結合組織。

深リンパ管は，深層の動・静脈に伴うやや太いリンパ管である。

このリンパ管は，胸腔や腹腔骨盤腔内の臓器のほか，頚部や上・下肢，体幹の骨格筋などからのリンパを集める。

体幹では，浅リンパ管と深リンパ管は合流して**リンパ本幹** lymphatic trunk と呼ばれるより太い管をなす。リンパ本幹には，腰リンパ本幹，腸リンパ本幹，気管支縦隔リンパ本幹，鎖骨下リンパ本幹，頚リンパ本幹（図23-4）がある。これらのリンパ本幹は，リンパを静脈系へ戻すさらに太い管である胸管と右リンパ本幹に注ぐ。

a. 胸管

胸管 thoracic duct は横隔膜より下の下半身と，横隔膜より上の左上半身からのリンパを集める。

胸管の起始部は，拡張して袋状の乳ビ槽となっており，第2腰椎の高さから始まる（図23-4，図23-5）。乳ビ槽は，左右の腰リンパ本幹から下腹部，骨盤部，下肢からのリンパを，腸リンパ本幹から消化管からのリンパを集める。

胸管の下端の乳ビ槽は第2腰椎の前で始まり，大動脈とともに横隔膜の大動脈裂孔を貫き，左鎖骨の高さまで胸椎の左側を上行する。胸管は，左気管支縦隔リンパ本幹，左鎖骨下リンパ本幹，左頚リンパ本幹からリンパを集めた後，左内頚静脈と左鎖骨下静脈の合流部

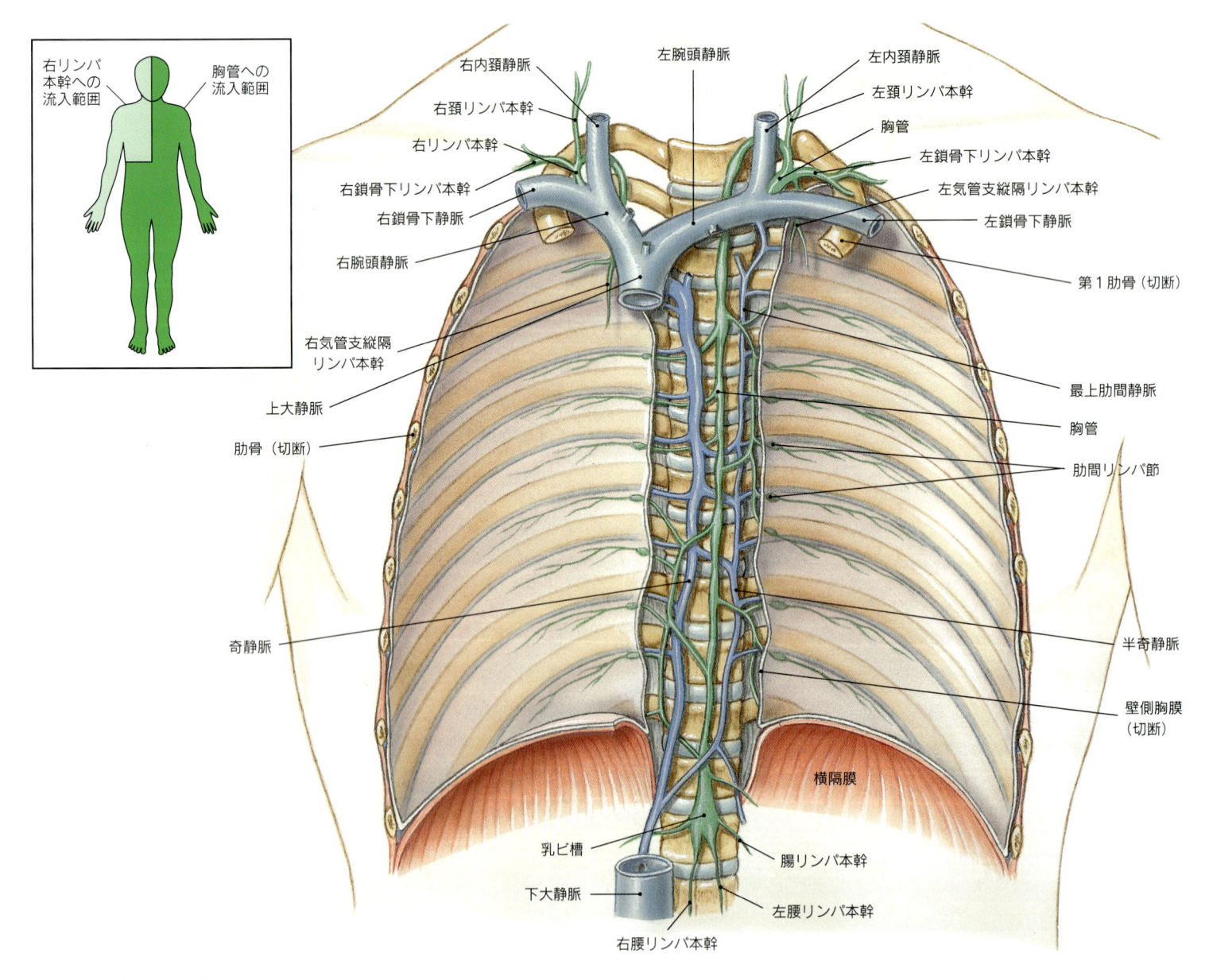

図23-4　胸部のリンパ系

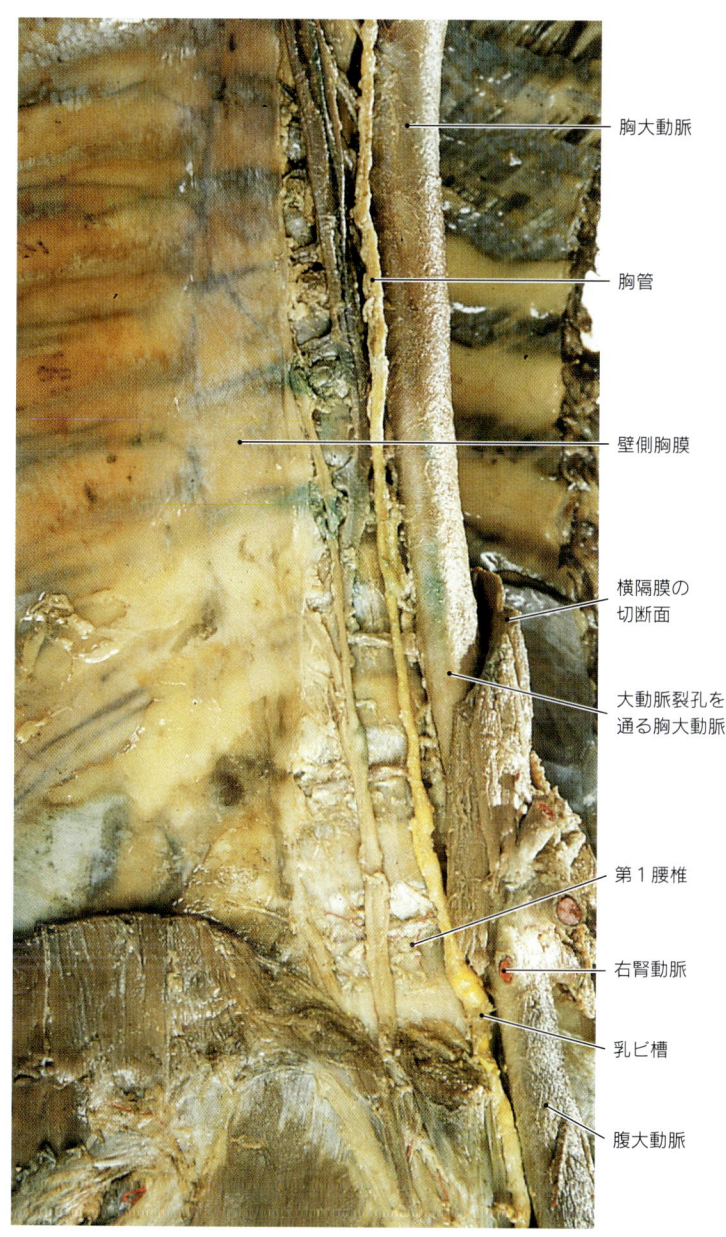

図 23-5 胸管と周囲血管の解剖
胸腔内と腹腔の臓器は除去してある。

(画像内ラベル：胸大動脈、胸管、壁側胸膜、横隔膜の切断面、大動脈裂孔を通る胸大動脈、第1腰椎、右腎動脈、乳ビ槽、腹大動脈)

に注ぐ（図 23-4）。

b. 右リンパ本幹

右リンパ本幹 right lymphatic duct は胸管よりは細く，横隔膜より上の右上半身，右側の頭・頚部からリンパを集める。このリンパ本幹は，右内頚静脈と右鎖骨下静脈の合流部で静脈系に注ぐ（図 23-4）。

✓ リンパ系の主要な機能は何ですか。
✓ 主要なリンパ管の破裂は致命的な影響を与えるでしょうか。もしそうなら，その理由を述べなさい。

3. リンパ球

リンパ球はリンパ系の主要な細胞であり，免疫機序と深く関わっている。リンパ球は次のものに対して反応する。
- 体内に侵入してくる細菌やウイルスのような微生物。
- ウイルスに感染した細胞や癌細胞のような異常な細胞。
- 細菌産生する毒素などの外来性蛋白質。

リンパ球はこれらの細胞や物質を除去しようとしたり，無害化しようとする。リンパ球は血流にのって体内を循環しながら末梢組織に至り，リンパ系を通って血液循環に戻る。リンパ系のなかにリンパ球が留まる時間は様々で，リンパ節などのリンパ器官のなかに数時間しか留まらないものもあれば，数年も留まるものもある。

リンパ球は末梢組織やリンパ系において，侵入してきた病原体や外来性蛋白としばしば遭遇する。すると，リンパ球は免疫応答を引き起こす。

A. リンパ球の型

血液中には，3種類のリンパ球がある。すなわち，T細胞（胸腺依存性），B細胞（骨髄由来），NK細胞（ナチュラルキラー細胞）である。それぞれのリンパ球には，生化学的および機能的特徴がある。

a. T細胞

循環しているリンパ球の約 80 ％は T細胞 T cell で，**細胞性免疫** cell-mediated immunity を担っている。T細胞にはいくつかの亜型がある。
- **細胞傷害性 T 細胞** cytotoxic T cell：外来性の細胞，あるいはウイルスに感染した体内の細胞を攻撃する。この攻撃には，直接的な細胞接着が必要である。
- **ヘルパー T 細胞** helper T cell：B細胞を活性化し，抗体を産生させる。
- **サプレッサー T 細胞** suppressor T cell：ヘルパー T細胞による免疫反応を抑制する。ヘルパー T細胞とともに免疫応答を制御している。
- **メモリー T 細胞** memory T cell：特異的な抗原にさらされて活性化した T細胞が分裂して生じる。この細胞は，後に体内に同じ抗原が出現した場合のみに活性化されるように"記憶"しているので，メモリー細胞と名付けられている。

体内には上記以外にもまだいくつかの特殊な T細胞がある。

b. B細胞

B細胞 B cell は，循環しているリンパ球の 10 ～ 15 ％を占める。抗原に曝露されると，B細胞は**形質細胞** plasma cell に分化することができる。形質細胞は，抗体を産生し分泌する。抗体は，抗原と呼ばれる目標物と特異的に結合する。抗原は，病原体，病原体の一部やその産生物，あるいは外来性化合物である。ほとんどの抗原は，短いペプチド鎖あるいは複雑な蛋白を構成する短いアミノ酸鎖であるが，脂質や多糖類あるいは核酸なども抗原となる。抗原が抗体と結合して抗原抗体複合物が形成されると，抗原の破壊，中和，除去に至る一連の過程が始まる。

抗体は**免疫グロブリン** immunoglobulin とも呼ばれる。免疫グロブリンは血液によって体内に分配されるため，B細胞は**液性免疫** humoral immunity を担っているといわれる。

メモリー B 細胞 memory B cell は，活性化された B細胞が分裂して生じ，後に特異な抗原が体内に出現した場合にのみ活性化される。

B細胞の形質細胞への分化はヘルパー T細胞によって促進され，抗体産生が加速される。これに対し，サプレッサー T細胞は形質細胞の形成を阻止し，また既存の形質細胞による抗体産生も減少させ

る。

c. NK細胞（ナチュラルキラー細胞）

NK細胞（ナチュラルキラー細胞）natural killer (NK) cellは循環するリンパ球の5～10％を占める。この細胞は大型果粒リンパ球とも呼ばれており，外来の細胞，ウイルスに感染した細胞，癌細胞を攻撃する。NK細胞と活性化マクロファージは血液やリンパの流れにのって絶えず体内の末梢組織を巡視している。これを**免疫学的監視** immunological surveillance という。

B. リンパ球と免疫応答

免疫応答 immune response の目的は，病原体や異常な細胞，あるいは毒素などの外来性物質を破壊したり非活性化することである。これには次の2つの方法がある。
- 活性化T細胞による直接攻撃（細胞性免疫）。
- 活性化B細胞由来の形質細胞が産生し体内を循環している抗体（免疫グロブリン）による攻撃（液性免疫）。

図23-6に細菌感染とウイルス感染に対する免疫応答の機序を示した。抗原が出現するとマクロファージが抗原を貪食する。すると，マクロファージは細胞膜上で抗原の一部をT細胞に提示する。この過程は抗原提示と呼ばれている。T細胞はその特異抗原に対してしか感受性を持っていないため，ほかの抗原には反応しない。このT細胞が応答するのは，その細胞膜に特異抗原と結合できる受容体を持っているからである。特異抗原と結合すると，T細胞は活性化し分裂を始め，細胞傷害性T細胞，ヘルパーT細胞，メモリーT細胞に分化する。

免疫系は，何らかの抗原に出合って初めて作用が始まる。その防御戦略は，いかなる抗原に対しても対応することである。個体発生中にリンパ系の細胞は分化して，種々の抗原感受性を持つ多くのリンパ球が産生される。

リンパ球が特異的抗原を認識する能力は，免疫能と呼ばれる。体内の1兆個あまりのリンパ球のなかには，数百万種類のリンパ球の集団がある。さらに各集団には，特異的抗原を認識するようになった数千個のリンパ球がある。このリンパ球の1つが特異的抗原と結合するとリンパ球は活性化して，その抗原に感受性のあるリンパ球を産生するために分裂する。そのリンパ球のなかには，抗原を直ちに除去するためのものもあるし（細胞傷害性T細胞），抗原が後に再出現した場合に備えているもの（メモリー細胞）もある。このようにして，防御反応が起こり，後に抗原が出現したときに迅速で強い免疫応答が起こるように準備が行われる。

C. リンパ球の分布とその寿命

Bリンパ球とTリンパ球の比は，組織や器官によって異なる。Bリンパ球は，胸腺中ではほとんど見つからない。Tリンパ球とBリンパ球の比は血液中では8：1，脾臓では1：1，骨髄では1：3である。

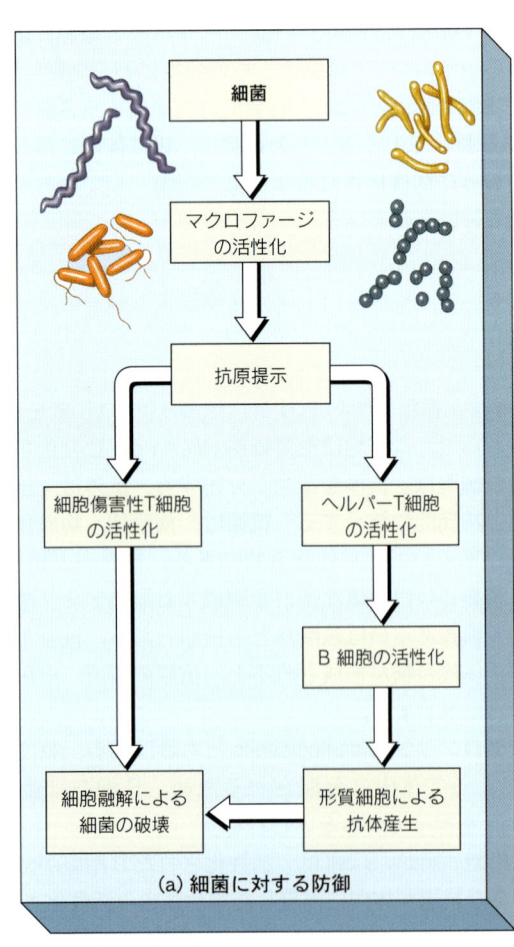

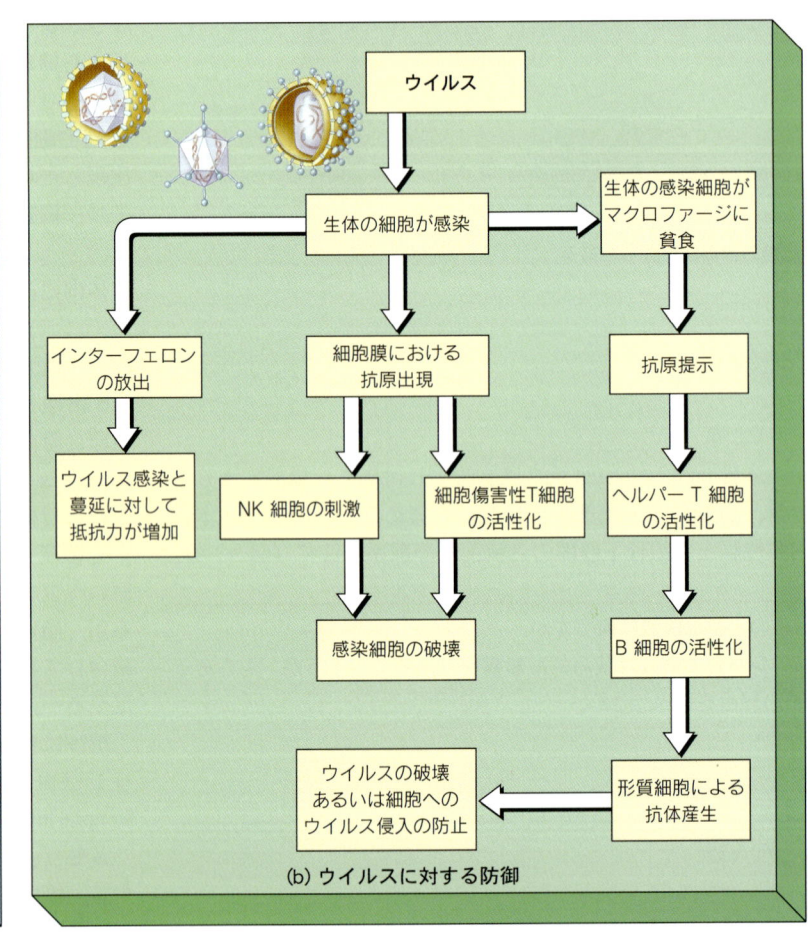

図23-6 リンパ球と免疫応答
(a) 細菌などの病原体に対する防御は，マクロファージの活性化によって起こる。
(b) ウイルスに対する応答は，生体の細胞が感染した後に免疫応答が起こる。

リンパ球は絶えず体内を循環している。リンパ球は組織内を動きまわり，組織の毛細血管や毛細リンパ管を出入りしては別の部位に移動する。T細胞の移動は比較的早く，血液中には約30分しか留まらないが，リンパ節には15〜20時間ほど留まる。これに対し，B細胞の移動はもっとゆっくりしており，別の場所へ移動する前にリンパ節内に約30時間も留まる。

一般的にリンパ球の寿命は，血液中のほかの細胞よりもはるかに長い。リンパ球の約80％は4年間生存するが，20年以上も生存するものもある。リンパ球の数は，リンパ球の産生によって一生維持されている。

D. リンパ球産生

リンパ球産生 lymphopoiesis は骨髄と胸腺で起こる。図23-7に骨髄，胸腺，末梢組織におけるリンパ球の産生，成熟，分布の関連を示す。

骨髄の造血幹細胞は，2系統のリンパ球系幹細胞を産生する。

1つの系ではリンパ球系幹細胞は骨髄のなかに留まり，分裂してNK細胞とB細胞を生じ，それらは免疫能を獲得して末梢組織へ移動する。NK細胞は末梢組織を絶えず循環するが，B細胞はリンパ節，脾臓，リンパ組織などに留まる。

もう1つの系ではリンパ球系幹細胞は胸腺へ移動する。胸腺ホルモン（チモシン-1，チモペンチン，キムリンなど）の影響下で，幹細胞は分裂を繰り返し，T細胞へと分化する。成熟したT細胞は，脾臓などのリンパ器官や骨髄へ移動する。

リンパ球は末梢組織を移動する間に新たな分裂能を獲得し，分裂によって同じ型の特異的抗原に感受性を持った細胞が産生される。例えば，B細胞は分裂して別のB細胞を作り出すが，T細胞やNK細胞を産生することはない。ある特異な型のリンパ球を増加させることは免疫応答に重要で，うまく働かないと感染や病気に対する有効な防御ができなくなる。**後天性免疫不全症候群** acquired immunodeficiency syndrome（エイズ AIDS）は，T細胞を選択的に破壊するウイルスの感染によって起こる。エイズが発病すると，正常な免疫系では容易に治癒するような細菌やウイルス感染によっても死に至る。

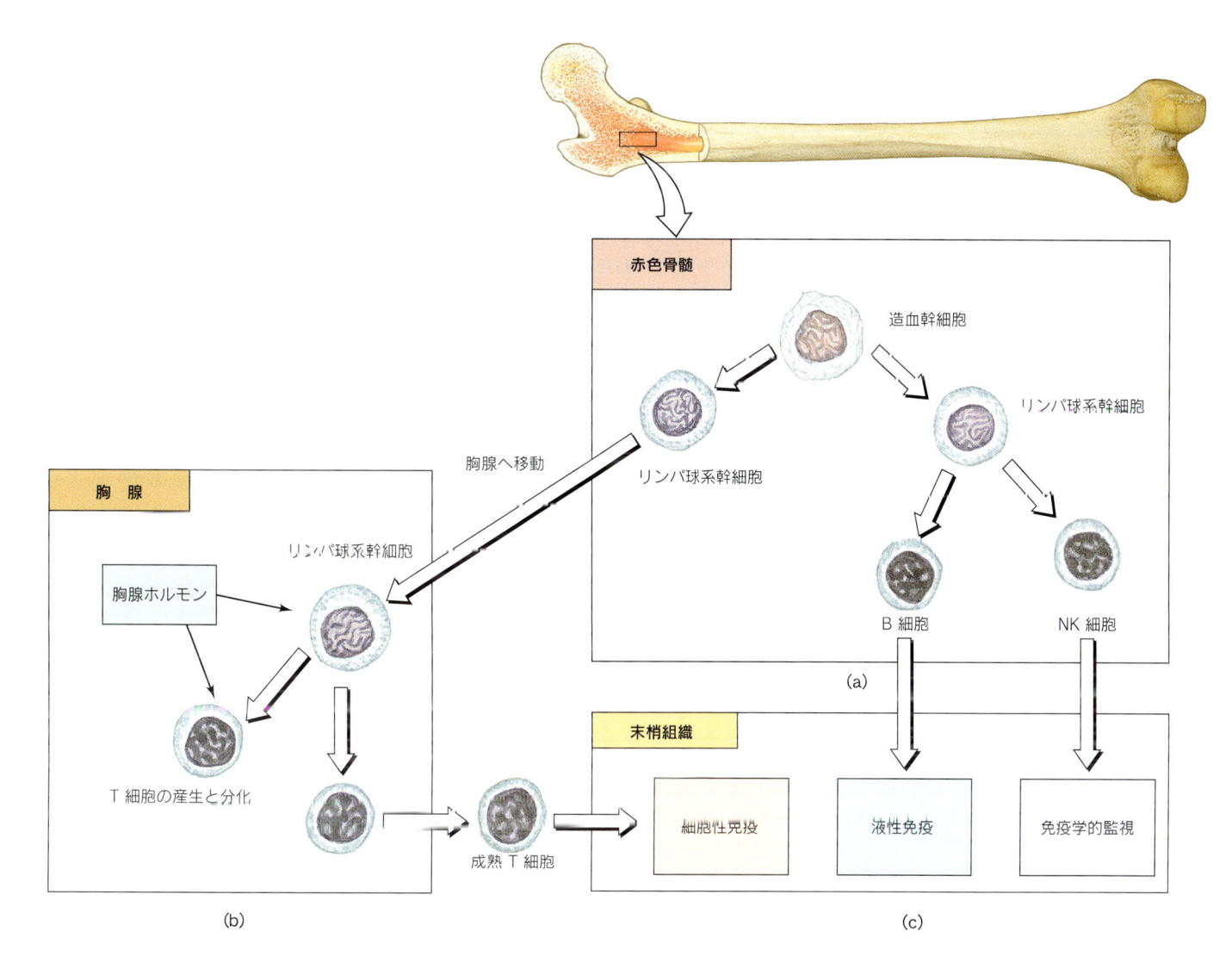

図23-7　リンパ球の起源と分布
造血幹細胞の分裂によって，2系統のリンパ球系幹細胞が生じる。
(a) 1つのグループは骨髄に留まり，B細胞やNK細胞を産生する。
(b) もう1つのグループは，胸腺へ移動し，そこでさらに分裂してT細胞になる。
(c) 成熟T細胞は血液循環に入り末梢組織に至る。

4. リンパ組織

リンパ組織 lymphoid tissue とは，リンパ球の豊富な結合組織をいう。呼吸器系，消化器系，泌尿器系，生殖器系の粘膜を構成する疎性結合組織には，リンパ球が密に詰まっていて，リンパ小節 lymphoid nodule と呼ばれる（図23-8a）。典型的なリンパ小節の直径は約1 mmであるが，被膜で囲まれていないため，その境界はあまり明瞭ではない。リンパ小節の中央には**胚中心** germinal center と呼ばれる部分がある。ここには活性化して分裂するリンパ球が存在する（図23-8a）。

消化管には広範囲にわたってリンパ小節が分布しており，**腸関連リンパ系組織** gut-associated lymphatic tissue（GALT）と呼ばれている。

咽頭壁にある大きなリンパ小節は扁桃という（図23-8b）。扁桃のリンパ球は，吸気や食物とともに咽頭に侵入してきた病原体と対決する。咽頭には以下の3種類（計5個）の扁桃がある。

- **咽頭扁桃** pharyngeal tonsil：鼻咽頭の後上壁に1個あり，アデノイドとも呼ばれる。
- **口蓋扁桃** palatine tonsil：口腔の後縁から軟口蓋にかけて存在する1対の扁桃。
- **舌扁桃** lingual tonsil：舌根部に局在する1対の扁桃。

腸の粘膜層にはリンパ小節がある。小節が孤立して存在するものを**孤立リンパ小節** solitary lymphoid nodule と呼ぶ。リンパ小節がいくつか集まって塊状に存在するものを**集合リンパ小節** aggregated lymphoid nodule（パイエル板 Peyer's patch）と呼び，回腸に存在する。また，盲腸の先端にある虫垂には，リンパ小節の融合した小塊がある。

これらのリンパ小節のリンパ球は，上皮を通過してきた細菌やウイルスなどを常に破壊できるわけではない。そのために扁桃炎や虫垂炎などの感染症が起こることがある。

✓ 人体にはどのようなタイプのリンパ球が最も多いですか。
✓ リンパ球は循環しながら分裂能を獲得しますが，なぜこれは重要なのですか。
✓ 腸の粘膜に見られるリンパ小節の集合物は何と呼ばれますか。

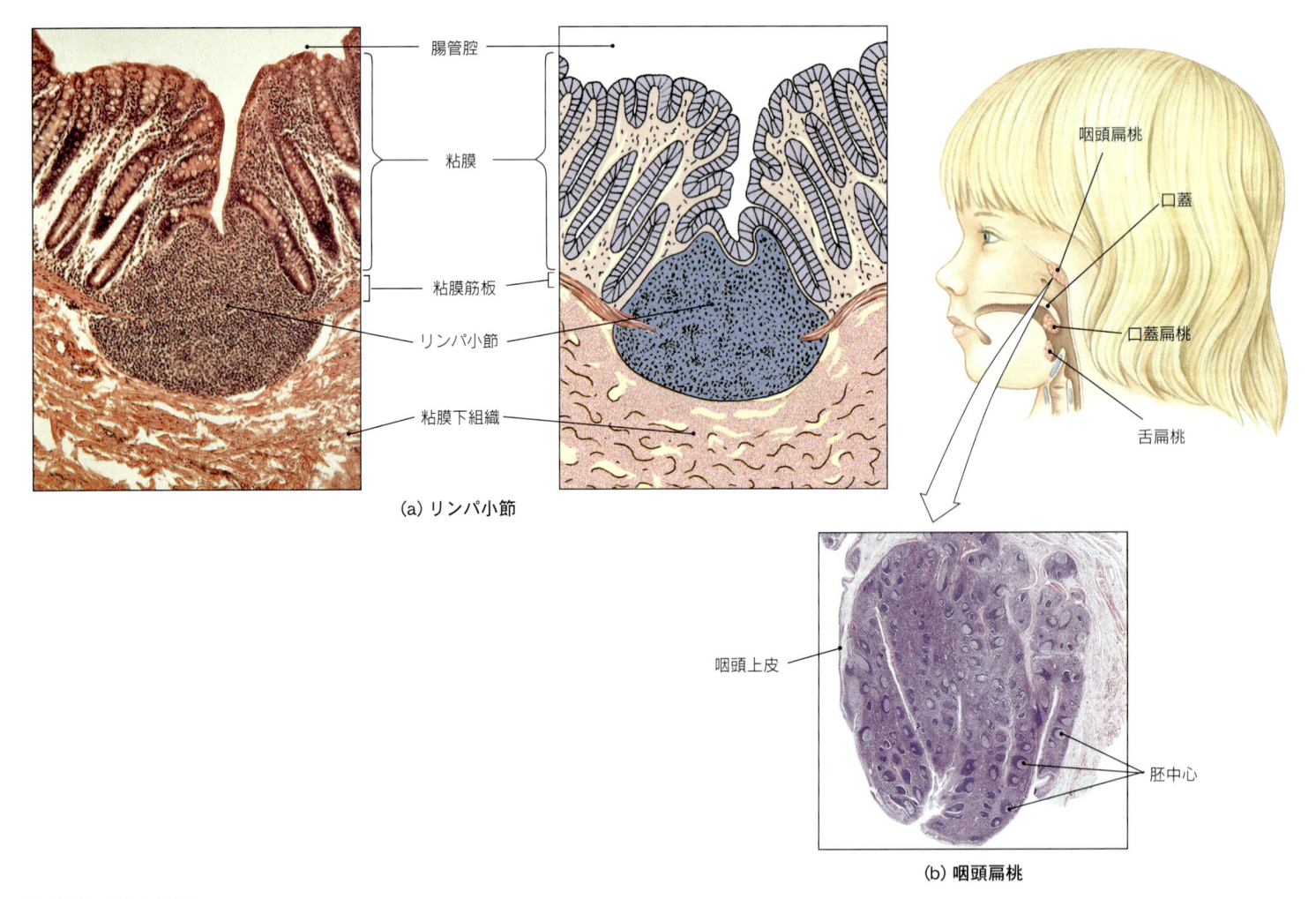

(a) リンパ小節

(b) 咽頭扁桃

図23-8 リンパ組織
(a) 大腸における孤立リンパ小節の形態。比較的淡いピンク色の胚中心ではリンパ球系細胞の分裂が行われている。
(b) 扁桃の局在と扁桃の光顕像（×51）。

5. リンパ器官

リンパ器官 lymphoid organ は，線維性結合組織の被膜によって周囲の組織から隔離されている独立した器官である。この器官には，リンパ節，胸腺および脾臓がある。

A. リンパ節

a. リンパ節の構造

リンパ節 lymph node は，直径が 1〜25 mm で，小さな卵円形のリンパ器官である。体内におけるリンパ節の分布を図 23-1 に示す。典型的なリンパ節は，ソラマメ形をしている。陥凹部は門と呼ばれ，血管とリンパ管が出入りする（図 23-9）。リンパ節は，緻密な線維性結合組織の被膜で被われており，その線維は，小柱となってリンパ節の内部まで伸びている（図 23-9）。リンパ節の内部では，細網細胞と細網線維が作る疎生結合組織の網の目の間隙に多数の免疫系細胞が分布している。リンパ節は皮質，傍皮質，髄質に区分され，各部位において免疫系細胞は特徴的な分布をしている。また，リンパ節にはリンパが流れる通路としてリンパ洞がある。

リンパ節には，輸入リンパ管と輸出リンパ管の 2 種類のリンパ管が出入りする。周辺組織からリンパをリンパ節に運ぶ輸入リンパ管は，門の反対側にある。リンパはリンパ洞をゆっくりと流れる。リンパ節に到着したリンパは，最初に辺縁洞に流れ込む。洞には細網細胞と細網線維の網の目があり，そこにはマクロファージと樹状細胞が存在する。

樹状細胞 dendritic cell はリンパによって運ばれてきた抗原を細胞膜に提示する**抗原提示細胞** antigen presenting cell である。この結合した抗原に出会うと，T 細胞は活性化され，免疫応答が始まる。リンパは辺縁洞を通り，リンパ節の**皮質** cortex に至る。ここには胚中心があり，多くの B 細胞を含んでいる。

さらにリンパの流れは，**傍皮質** paracortex にあるリンパ洞へ続く。血液循環によって体内を循環したリンパ球は，ここにある血管からリンパ節に入る。傍皮質には，T 細胞が豊富である。

リンパは傍皮質のリンパ洞を流れた後，リンパ節の中心部の**髄質** medulla にある網目状の**髄洞** medullary sinus に入る。髄洞には**髄索** medullary cord が伸び出している。髄索は B 細胞と形質細胞からなっている。髄洞を通過したリンパは，門から輸出リンパ管を通ってリンパ節を出る。

リンパ節にはフィルターのような機能がある。リンパが静脈系に入る前に，リンパを濾過して不要なものを除去する。リンパがリンパ節を流れる間にリンパ中の抗原の少なくとも 99 ％は除去される。リンパ洞に固着しているマクロファージは，リンパ中の細胞破片や病原体を捕らえて処理し，近くの T 細胞に提示する。その他の抗原は，樹状細胞の表面に付着して抗原を提示し，T 細胞の活性化を誘導する。

頚部（図 23-10），腋窩（図 23-11），鼡径部（図 23-12〜図 23-14）などには大きなリンパ節がある。また，腸間膜や肺に至る気管や気道，および胸管の付近にもリンパ節が密集している。末梢組織の炎症や感染が起こると，リンパ節が膨れる。

b. リンパ節の分布

リンパ組織とリンパ節は，傷害を受けやすい部位や，病原体が侵入しやすい部位に分布している。人体には以下のような主要なリンパ節がある。

- **頚リンパ節** cervical lymph node：頭部と頚部から由来するリンパを濾過（図 23-10）。浅頚リンパ節と深頚リンパ節がある。
- **腋窩リンパ節** axillary lymph node：上肢から体幹に入るリンパを濾

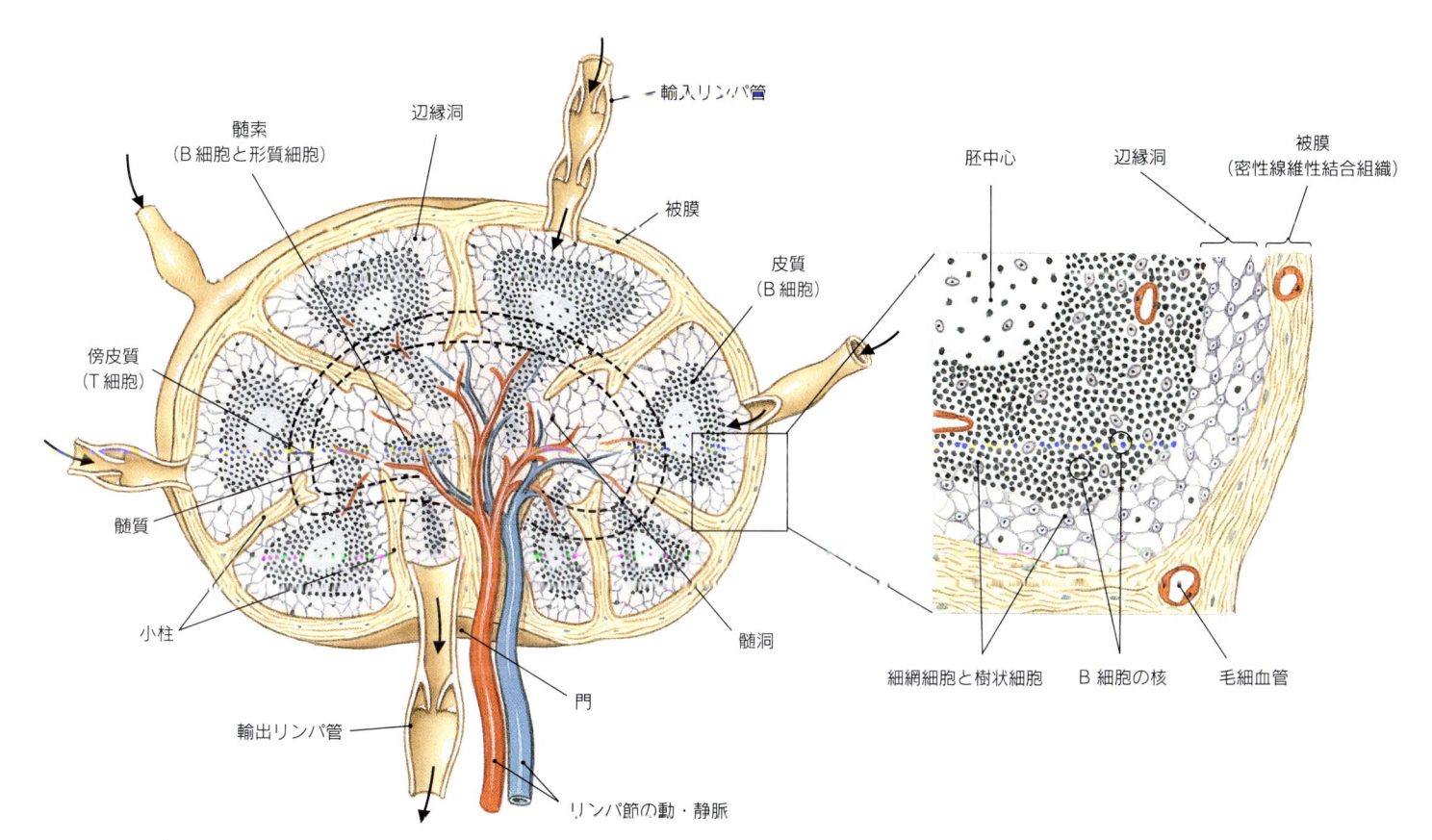

図 23-9 リンパ節の構造
輸入リンパ管は 5〜6 本あるが，輸出リンパ管は 1 本しかないことに注意。

過（図23-11a）。女性では乳腺からのリンパを集める（図23-11b）。
- **膝窩リンパ節** popliteal lymph node：足から大腿部に至るリンパを濾過。
- **鼡径リンパ節** inguinal lymph node：下肢から体幹に入るリンパを濾過（図23-12〜23-14）。
- **胸部のリンパ節** thoracic lymph node：肺，気道，縦隔からのリンパを受ける（図23-4）。気管リンパ節，肺リンパ節，肋間リンパ節などがある。
- **腹部のリンパ節** abdominal lymph node：腹部臓器から来るリンパを濾過。腹腔リンパ節，胃リンパ節，肝リンパ節，上・下腸間膜リンパ節，結腸リンパ節などがある（図23-15）。

□ **臨床ノート　リンパ腺症と転移癌**

人体のある部分が傷害を受けると，その領域のリンパが流入するリンパ節に腫脹が起こる。これは，局所感染に反応してリンパ節中のリンパ球や貪食細胞数が増えることによる。リンパ節の過度の腫脹が慢性的に続くとリンパ節腫脹症 lymphadenopathy になる。これは，傷害を受けたリンパ管の瘢痕，細菌やウイルスや寄生虫による感染および癌などに反応して生じるものである。

癌細胞は毛細リンパ管を通過するので，リンパ管を経て転移することがある。リンパ節は濾過装置として働くため，癌細胞はリンパ節に転移して増殖する。従って，リンパ節の生検検査は癌細胞の広がりについて有用な情報を得ることができ，適切な治療法を選択するのに必要である。リンパ節転移の程度によって乳癌やリンパ腫の進行度が分類されている。

B. 胸腺

胸腺 thymus は胸骨の後面の前縦隔にある。表面は結節状を呈し，ピンクがかった色をしている。生後1〜2年目に体重に対する相対的重量が最大になる。大きさは思春期に最大になり，その重さは30〜40 gに達する。その後，胸腺は徐々に小さくなり，胸腺の細胞は線維性結合組織や脂肪に置換される。このような過程を**退縮** involution と呼ぶ。

胸腺は左右の**胸腺葉** thymic lobe からなり，被膜に被われている（図23-16a, b）。胸腺葉は被膜から伸びる線維性の**皮質隔壁** septum

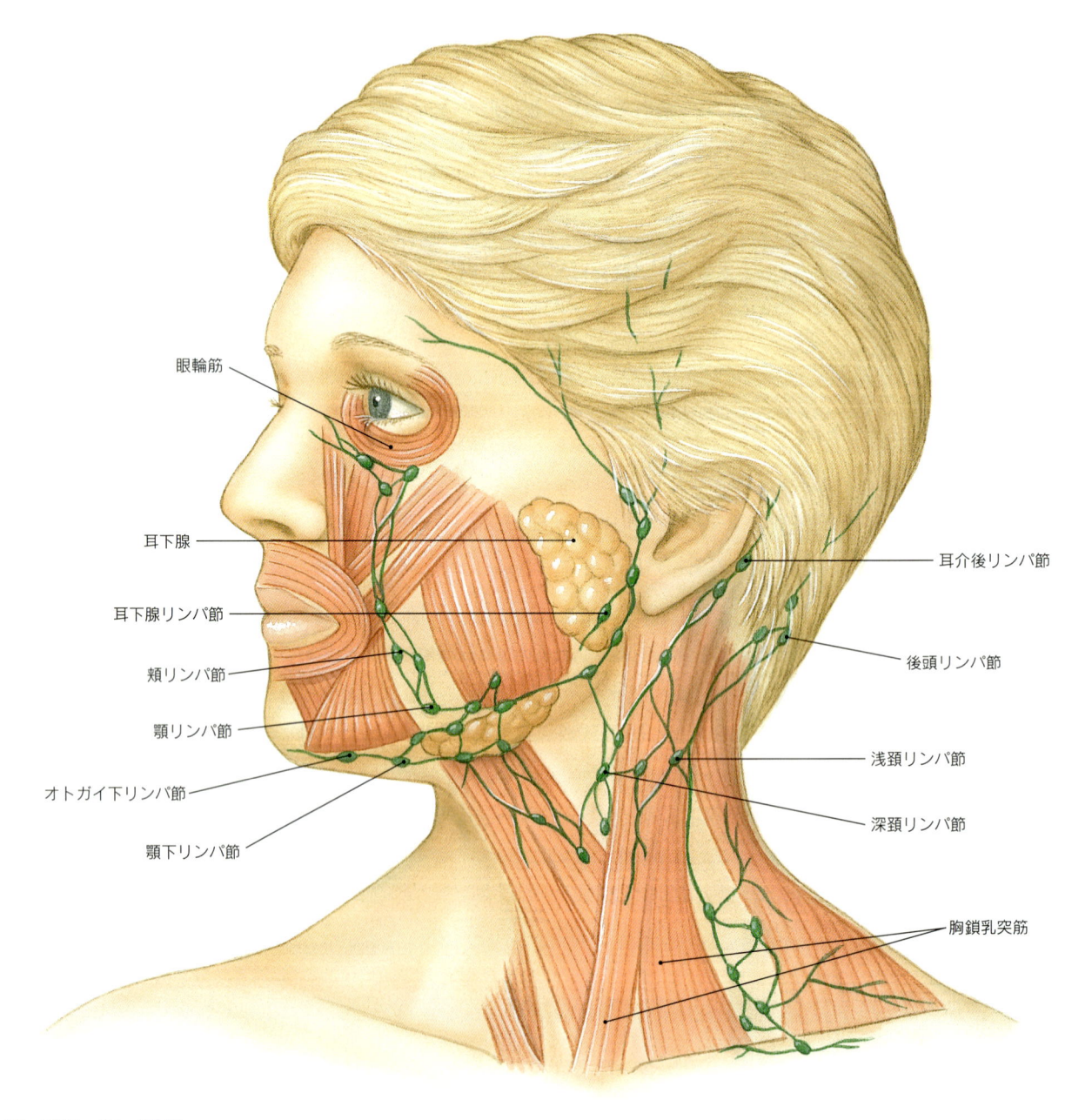

図23-10　頭・頸部のリンパ流路

リンパ系

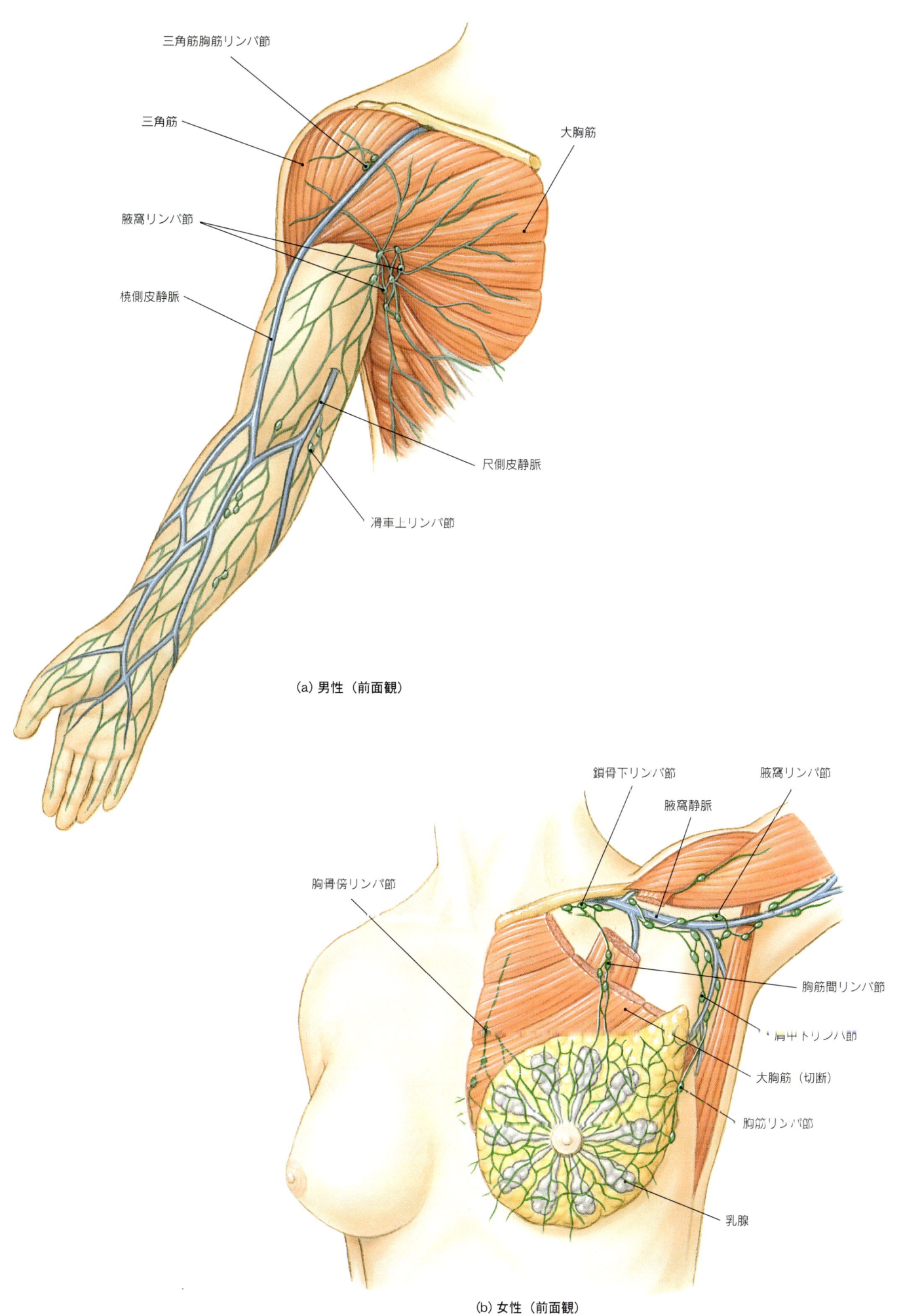

23

三角筋胸筋リンパ節
三角筋
腋窩リンパ節
橈側皮静脈
大胸筋
尺側皮静脈
滑車上リンパ節

(a) 男性（前面観）

鎖骨下リンパ節
腋窩リンパ節
腋窩静脈
胸骨傍リンパ節
胸筋間リンパ節
肩甲下リンパ節
大胸筋（切断）
胸筋リンパ節
乳腺

(b) 女性（前面観）

図 23-11　上肢のリンパ流路

475

によって，さらに直径2 mmぐらいの小葉 lobule に分けられる（図23-16b, c）。小葉は，外側にある緻密な**皮質** cortex と，中心にあって淡染する**髄質** medulla からなる。

皮質には，急速に分裂するリンパ球系幹細胞がある。幹細胞はT細胞に成熟して髄質中へ移動する娘細胞を産生する。その成熟過程で，正常組織抗原に感受性のあるT細胞はすべて除去され，残ったT細胞が血管に入り込む。胸腺にいる間は，T細胞は免疫応答に関与せず，全身の血液循環に入る前は不活性のままである。

胸腺の毛細血管は，組織液と血流との間で自由な交換ができない点で，中枢神経系の毛細血管と似ている。これを**血液胸腺関門** blood-thymus barrier といい，循環している抗原が成熟中のT細胞に

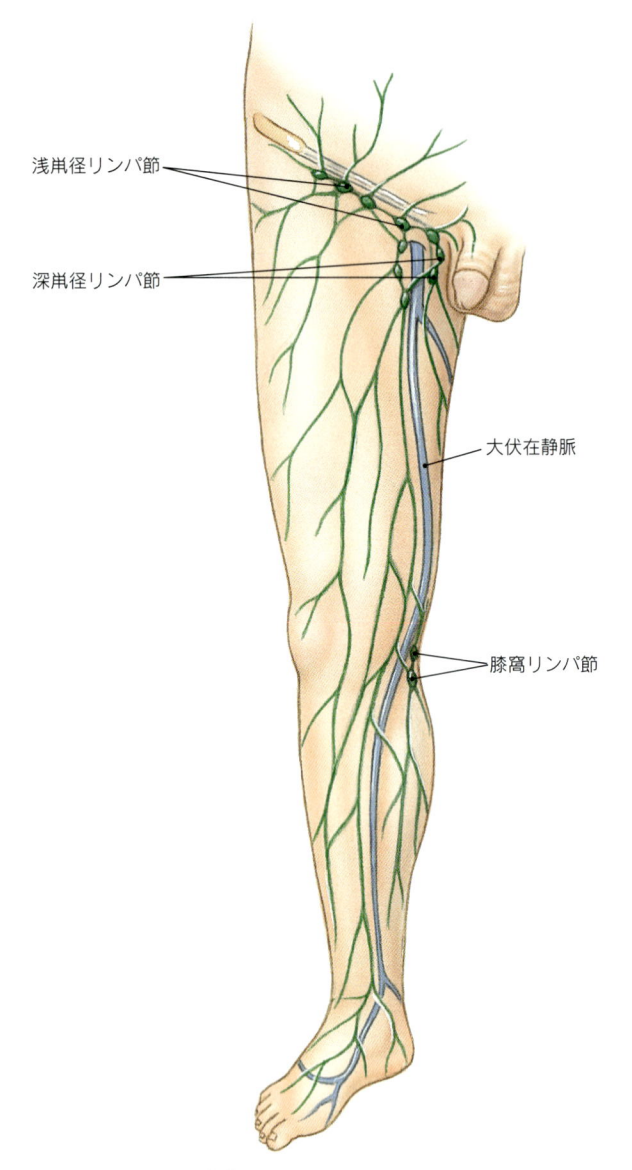

図23-12 下肢のリンパ流路

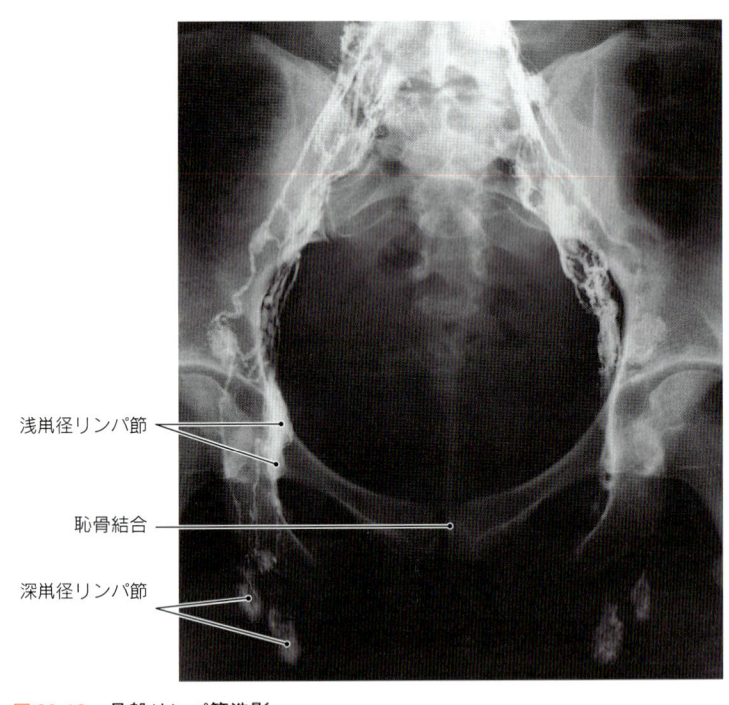

図23-13 骨盤リンパ管造影

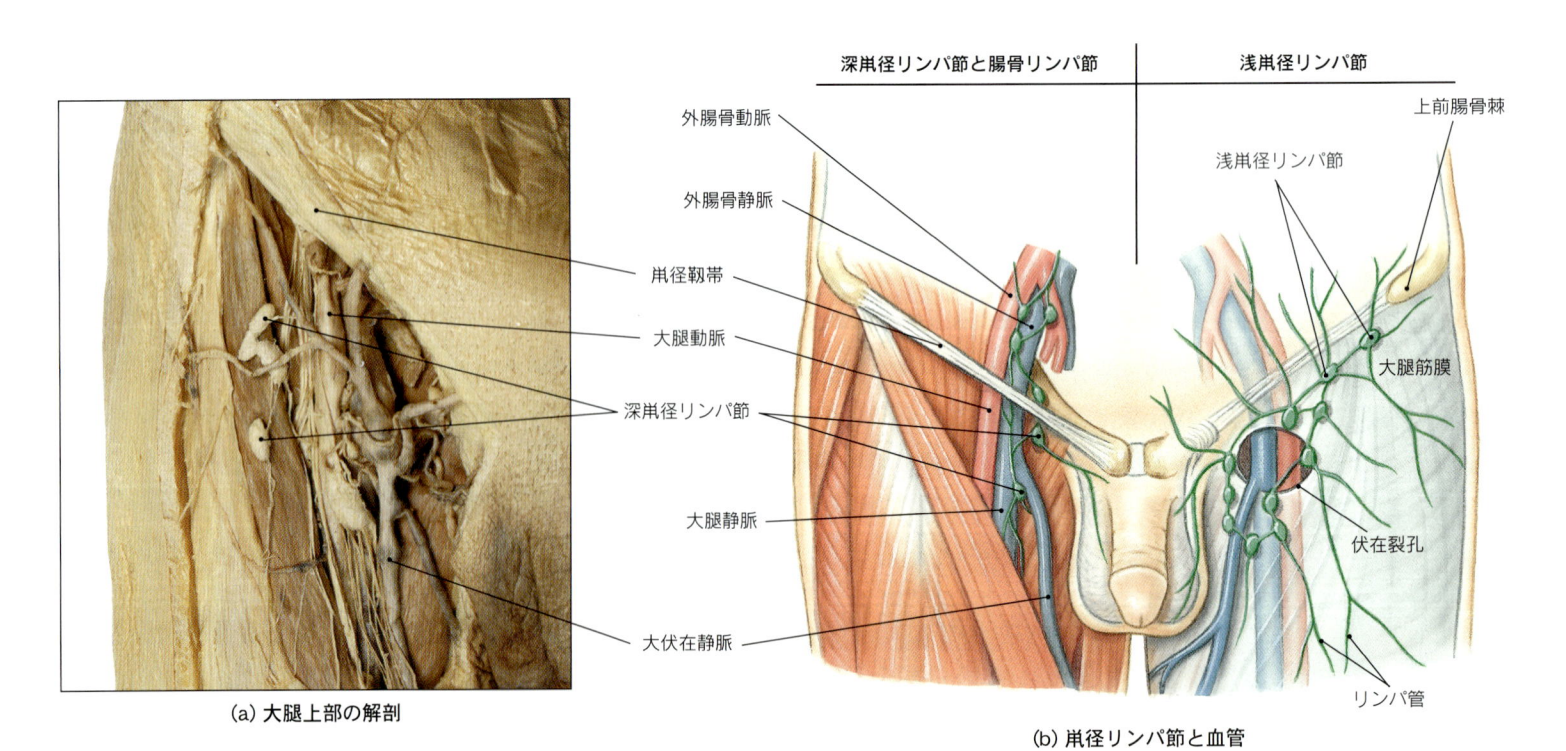

(a) 大腿上部の解剖

(b) 鼡径リンパ節と血管

図23-14 鼡径部のリンパ流路

対して早急な刺激を行うのを防いでいる。

上皮性細網細胞 epithelial reticular cell は，リンパ球の間にあり，T細胞の分化を促進する胸腺ホルモンの産生を担っている。髄質では，上皮細胞は同心円状に配列した集合体をなす。これは**ハッサル小体** Hassall's corpuscle と呼ばれているが，その機能はまだ不明である（図 23-16d）。

C. 脾臓

脾臓 spleen は体内で最も大きなリンパ器官で，胃の大弯側に位置し，左第9〜11肋骨の間にある。大きさは約 12 cm で，平均の重量は約 160 g である。脾臓は**胃脾間膜** gastrosplenic ligament という間膜で胃の大弯とつながっている（図 23-17a）。

脾臓は血液を多く含むため，深紅色を呈する。脾臓には，以下のような機能がある。

- 異常な血液細胞や血液成分を貪食によって除去。
- 赤血球の鉄を貯蔵。
- 循環血液中の抗原に対してB細胞とT細胞が免疫応答。

a. 脾臓の表面

脾臓は比較的軟らかい臓器で，胃，左腎臓，横隔膜の間に存在する。**横隔面** diaphragmatic surface は平滑で凸型をしており，横隔膜と腹壁に接している（図 23-17a）。**臓側面** visceral surface（図 23-17b）は，胃（**胃面** gastric area）と腎臓（**腎面** renal area）に適合するためへこんでいる。胃面と腎面との間には**脾門** hilum of spleen があり，**脾動脈** splenic artery，**脾静脈** splenic vein，リンパ管などが出入りしている。

b. 脾臓の組織学

脾臓の表面は膠原線維と弾性線維を含む被膜で取り囲まれている。脾臓のなかにある細胞成分は**脾髄** splenic pulp を形成する（図 23-17c）。脾髄には**赤脾髄** red pulp と**白脾髄** white pulp がある。前者は多量の赤血球を含み，後者はリンパ小節に似たリンパ球の集まりからなる。

脾門から入った脾動脈は分岐して**脾柱動脈** trabecular artery となって脾臓内に侵入し，その先の細い分枝は**中心動脈** central artery となって白脾髄を貫通する。中心動脈はやがて毛細血管となり，その血

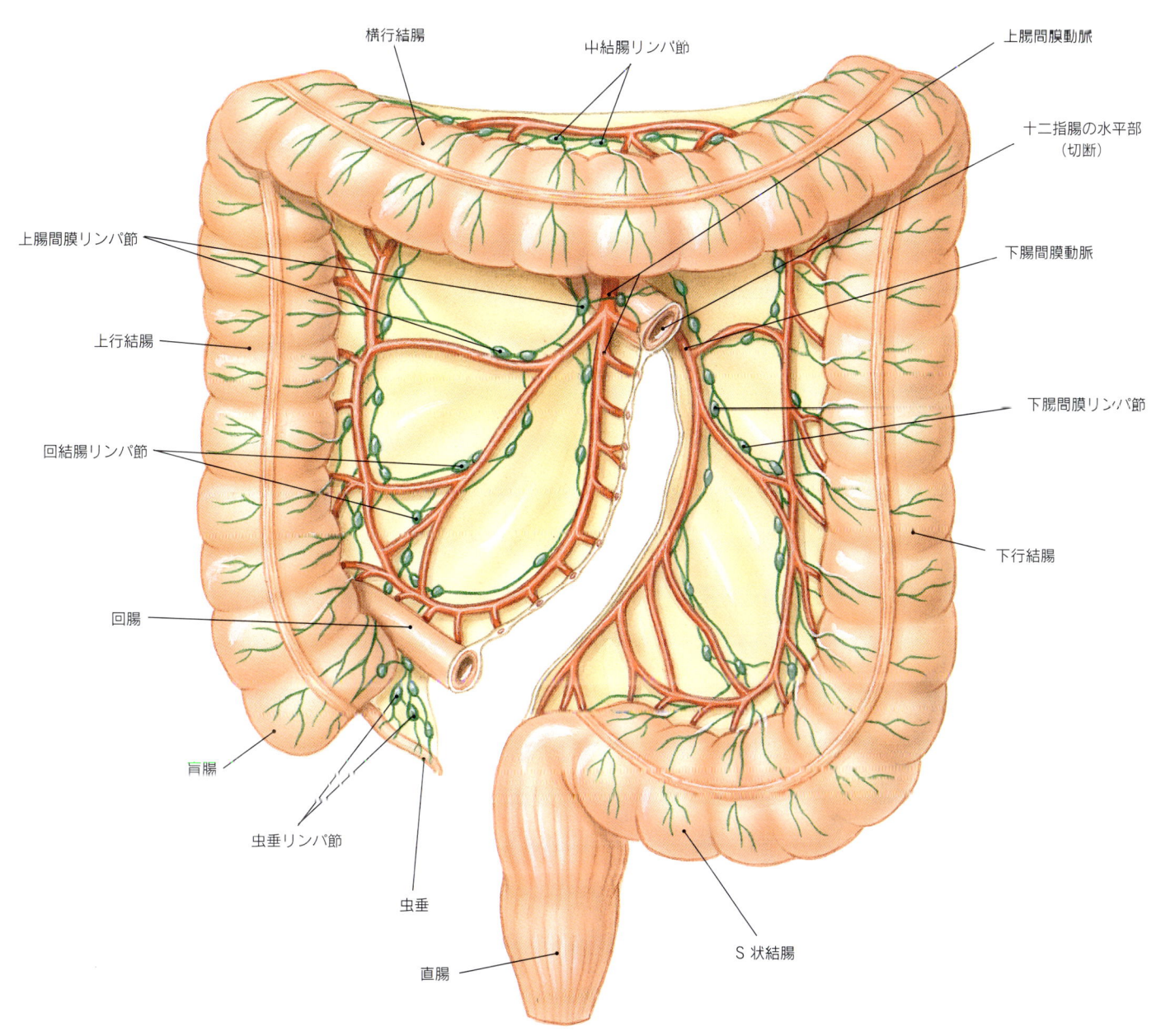

図 23-15 大腸と腸間膜のリンパ節

液は赤脾髄の脾洞に注ぐ。

赤脾髄の細胞集団には，循環血液中のすべての細胞が含まれているが，さらに固定あるいは自由マクロファージも含まれている。赤脾髄の枠組みは，細網線維の網目からできている。血液はこの網目を通過し，固定マクロファージに裏打ちされている脾洞に流れ込む。脾洞の血液は細い静脈に注ぎ，さらに**脾柱静脈** trabecular vein となり，最終的には脾静脈となって脾門を出る。

このように，血液が脾臓を循環している間に，損傷したり感染した細胞や，古くなった赤血球が脾臓のマクロファージに取り込まれる。

✓ リンパがB細胞より前にT細胞に出合うことはなぜ重要ですか。
✓ 主要なリンパ節を挙げなさい。
✓ 胸腺の毛細血管に血液胸腺関門があるのはなぜですか。
✓ リンパ節が感染すると，なぜ大きくなるのですか。

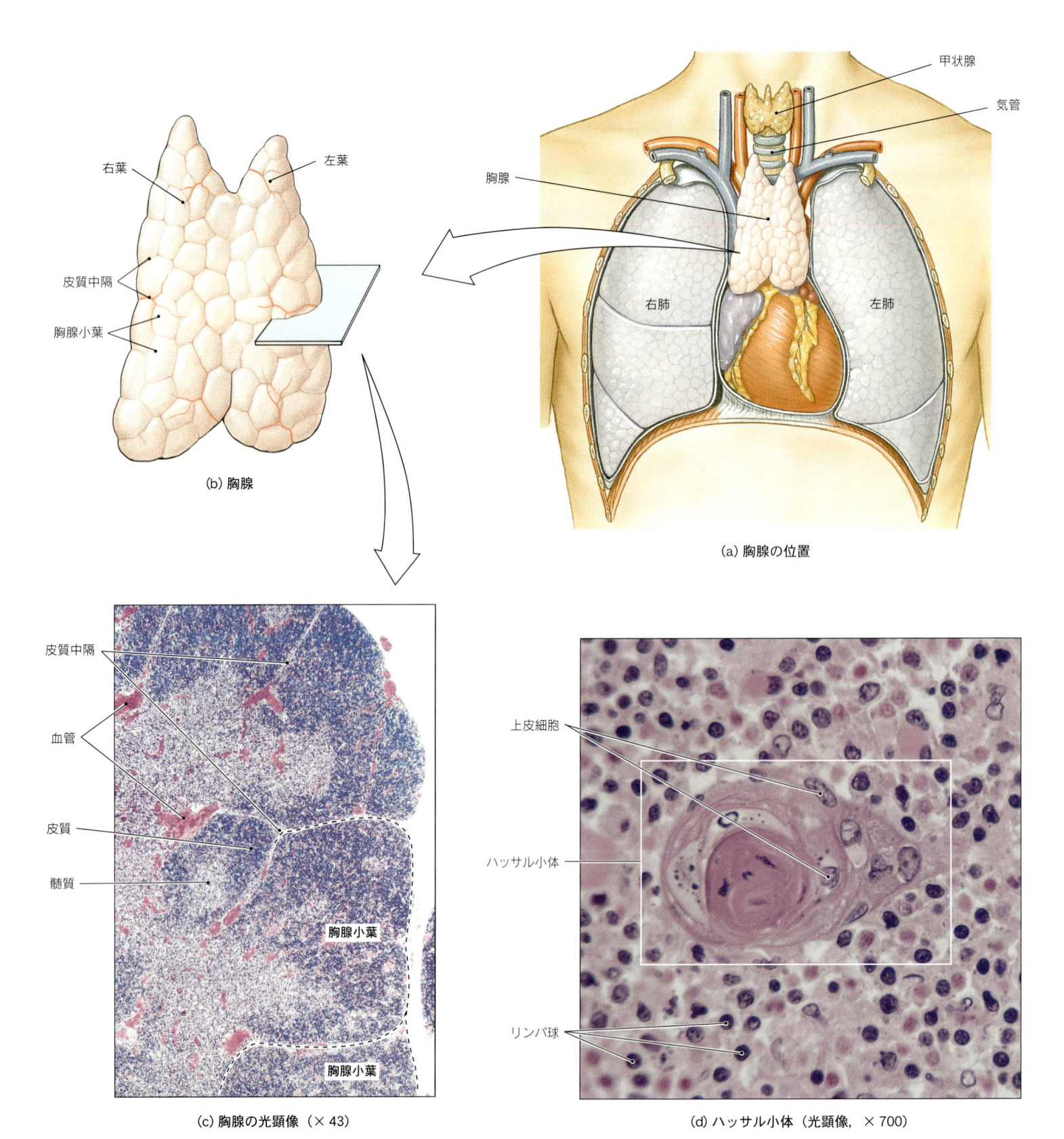

(b) 胸腺

(a) 胸腺の位置

(c) 胸腺の光顕像（×43）

(d) ハッサル小体（光顕像，×700）

図 23-16　胸腺

478

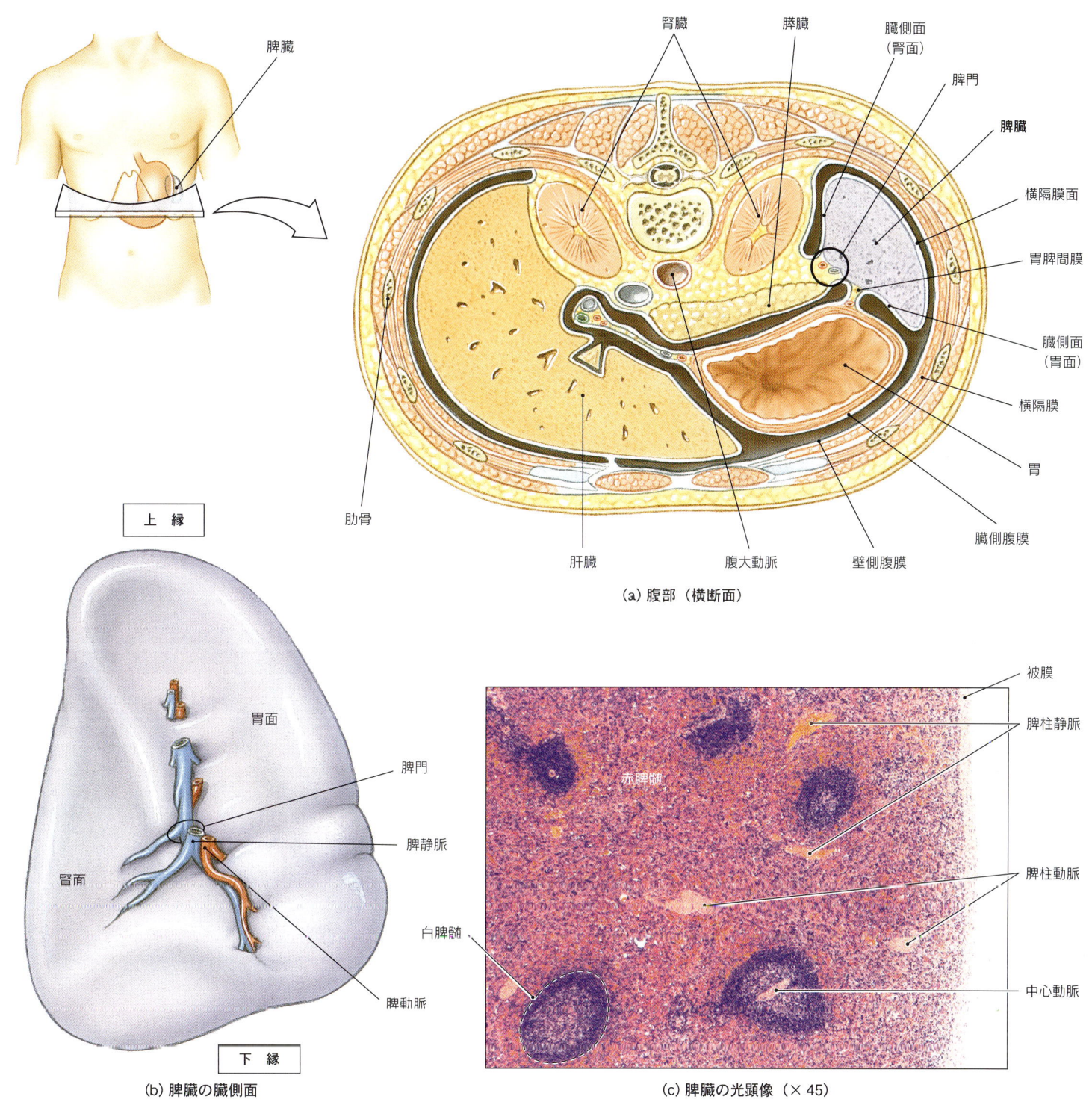

図23-17 脾臓

(a) 腹部（横断面）
(b) 脾臓の臓側面
(c) 脾臓の光顕像（×45）

6. 加齢とリンパ系

　加齢とともに，病気に対抗するリンパ系の機能は衰えてくる。T細胞は抗原に対して応答が悪くなり，感染に対する反応は少数の細胞傷害性T細胞に限られる。ヘルパーT細胞の数も減少するので，B細胞の反応が鈍くなり，抗原にさらされても抗体レベルが速やかに上昇しなくなる。このような理由で，高齢者はウイルスや細菌に感染しやすくなる。

　高齢者にはインフルエンザのような急性ウイルス病に対するワクチン接種が推奨される。高齢者における癌の発生率の増加は，リンパ系による監視が衰え，腫瘍細胞が効果的に除去されないという事実を反映している。

◆発生学ノート◆　リンパ系の発生

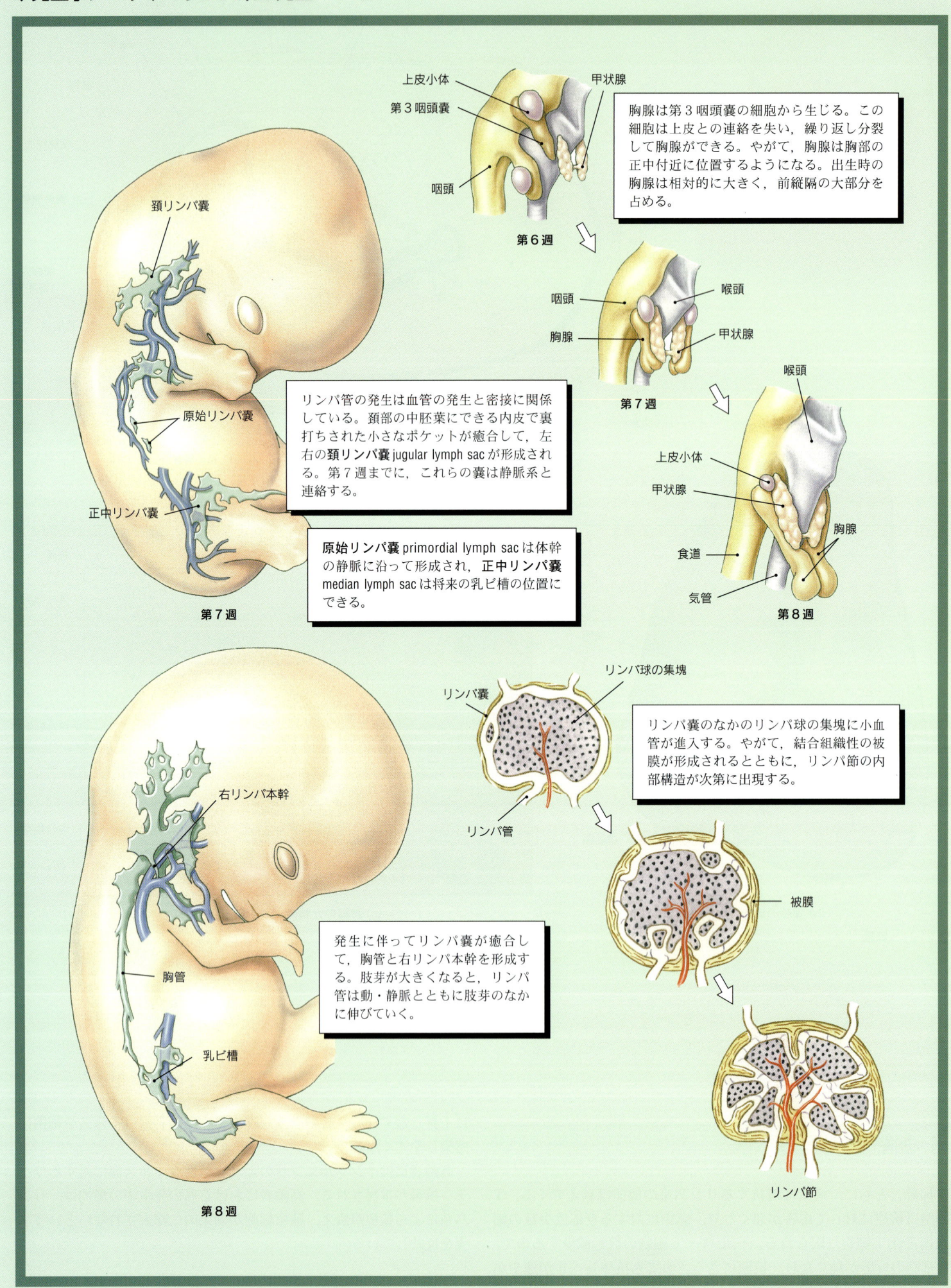

第6週　上皮小体／第3咽頭嚢／甲状腺／咽頭

胸腺は第3咽頭嚢の細胞から生じる。この細胞は上皮との連絡を失い、繰り返し分裂して胸腺ができる。やがて、胸腺は胸部の正中付近に位置するようになる。出生時の胸腺は相対的に大きく、前縦隔の大部分を占める。

第7週　咽頭／喉頭／胸腺／甲状腺

第8週　喉頭／上皮小体／甲状腺／食道／気管／胸腺

第7週（胎児図）　頚リンパ嚢／原始リンパ嚢／正中リンパ嚢

リンパ管の発生は血管の発生と密接に関係している。頚部の中胚葉にできる内皮で裏打ちされた小さなポケットが癒合して、左右の**頚リンパ嚢** jugular lymph sac が形成される。第7週までに、これらの嚢は静脈系と連絡する。

原始リンパ嚢 primordial lymph sac は体幹の静脈に沿って形成され、**正中リンパ嚢** median lymph sac は将来の乳ビ槽の位置にできる。

第8週（胎児図）　右リンパ本幹／胸管／乳ビ槽

発生に伴ってリンパ嚢が癒合して、胸管と右リンパ本幹を形成する。肢芽が大きくなると、リンパ管は動・静脈とともに肢芽のなかに伸びていく。

リンパ嚢／リンパ球の集塊／リンパ管

リンパ嚢のなかのリンパ球の集塊に小血管が進入する。やがて、結合組織性の被膜が形成されるとともに、リンパ節の内部構造が次第に出現する。

被膜／リンパ節

第24章 呼吸器系

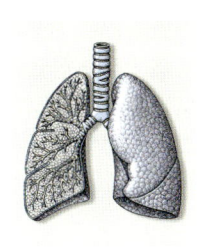

細胞は主に好気的代謝によってエネルギーを獲得する。この代謝過程で，細胞は酸素を消費し二酸化炭素が発生する。つまり，細胞が生きていくには，酸素を取り入れ二酸化炭素を排出する必要がある。心臓血管系は，末梢にある細胞外の組織液と肺のガス交換面とを連絡している。

呼吸器系は，空気と血液との間でガス交換を行うための系である。血液循環によって，酸素が肺から末梢組織に運ばれ，末梢組織で発生した二酸化炭素は肺に運ばれて排出される。

ここでは，呼吸器系の構造について述べ，呼吸のメカニズムと神経系によるコントロールについて説明する。

1. 呼吸器系の概観

呼吸器系 respiratory system は，鼻，鼻腔，副鼻腔，咽頭，喉頭，気管，気管支，肺からなる（図24-1）。このうち，鼻から気管支までの空気の通路を気道 respiratory tract という。

上部呼吸器系 upper respiratory system は鼻，鼻腔，副鼻腔，咽頭からなる。この通路は空気を浄化，加温，加湿し，下部呼吸器系 lower respiratory system に属する気道と肺を，ゴミ，病原体，急激な環境変化から守っている。下部呼吸器系は，喉頭，気管，気管支，肺からなる。鼻から喉頭までを上気道 upper airway，気管から末梢を

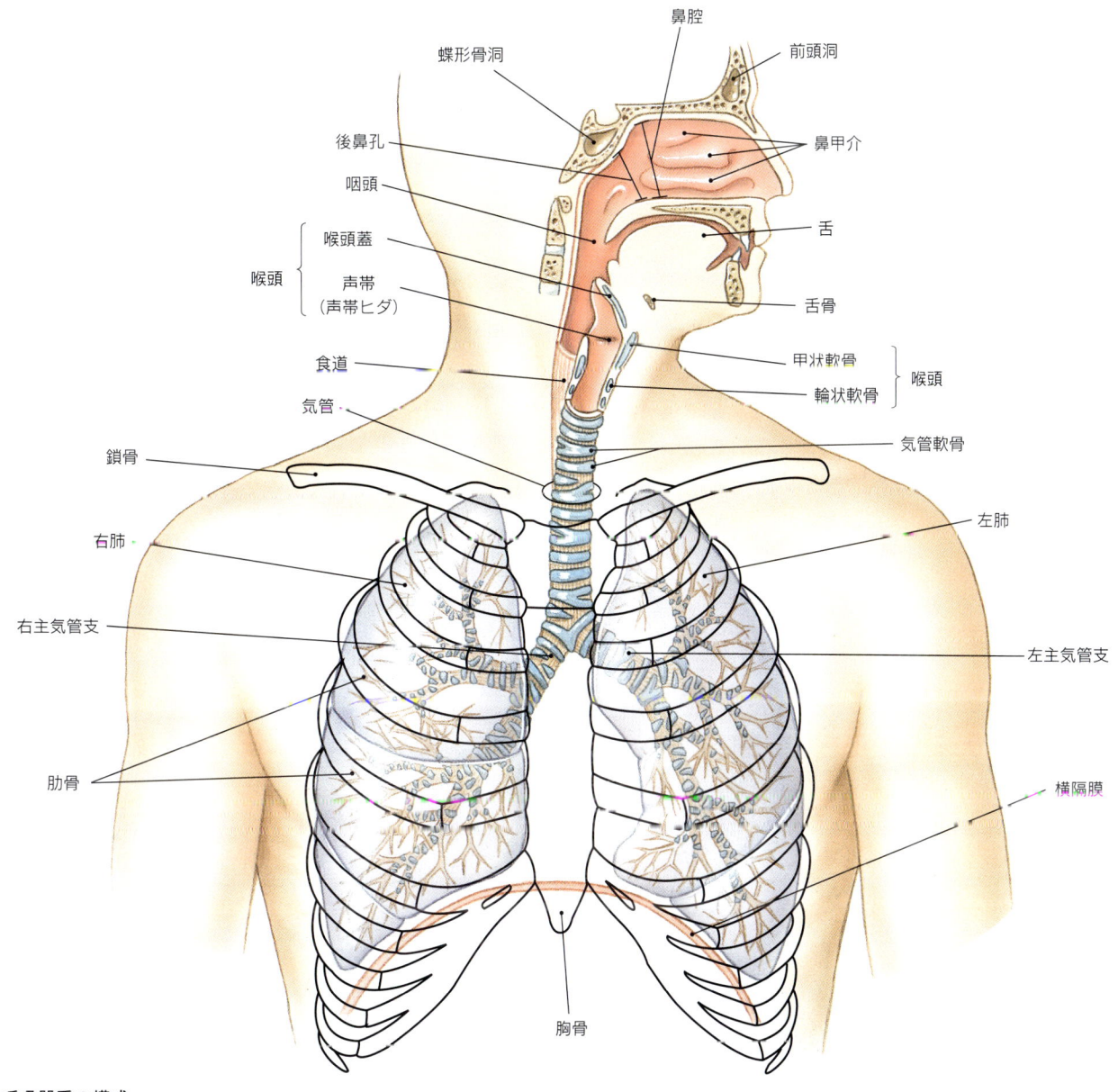

図24-1 呼吸器系の構成

下気道 lower airway と区分する場合もある。

吸入した空気の浄化，加温，加湿は，気道の入り口から始まり，気道全域を通じて行われる。空気が肺胞に達するまでには，ほとんどの異物や病原体は取り除かれ，適切な温度・湿度になった空気が肺に入る。これは，主に気道上皮の働きによる。

A. 呼吸器系の機能

呼吸器系の機能には以下のようなものがあり，心臓血管系や骨格・筋系，神経系とともにこれらの機能を果たしている。
- 空気と循環血液とのガス交換のために広い面積を提供する。
- 肺のガス交換面である肺胞に空気を出し入れする。
- 呼吸器系の表面の乾燥を防ぎ，温度差などの環境変化から守る。
- 病原体の侵入から呼吸器系などの組織を守る。
- 発声によって意志を伝達する。
- 循環血液量や血圧の制御を補助し，体液のpHをコントロールする。

B. 気道上皮

気道上皮 respiratory epithelium は多数の杯細胞を有する多列線毛上皮からなり（図24-2），咽頭の下部や呼吸細気管支と肺胞を除く気道の全域を被っている。上皮が落ち込んでできた粘液腺と上皮にある杯細胞は，粘液を産生し上皮の表面を潤す。鼻腔では，線毛の働きによって粘液に付着したゴミや病原体が咽頭に向かって送られ，飲み込まれて胃酸や消化酵素で処理される。気道下部では，線毛の運動は咽頭に向かい，気道を掃除する。吸気がゴミや病原体に汚染されていると，繊細な呼吸面は著しい障害を受ける。このような浄化機構を呼吸防御系 respiratory defense system という。

鼻腔内では，浄化機構により約10μm以上の大きさの粒子が除去される。それより小さな粒子は，咽頭鼻部の粘液や咽頭の分泌物によって捕捉される。有毒ガス，多量の塵埃，アレルゲン，病原体などの刺激に上皮が曝露されると，粘液が大量に作られて分泌される。

気道全体を通じて吸入した空気は浄化され，加温・加湿されるが，これには鼻腔の関与が大きい。口からの呼吸では，吸気を浄化，加

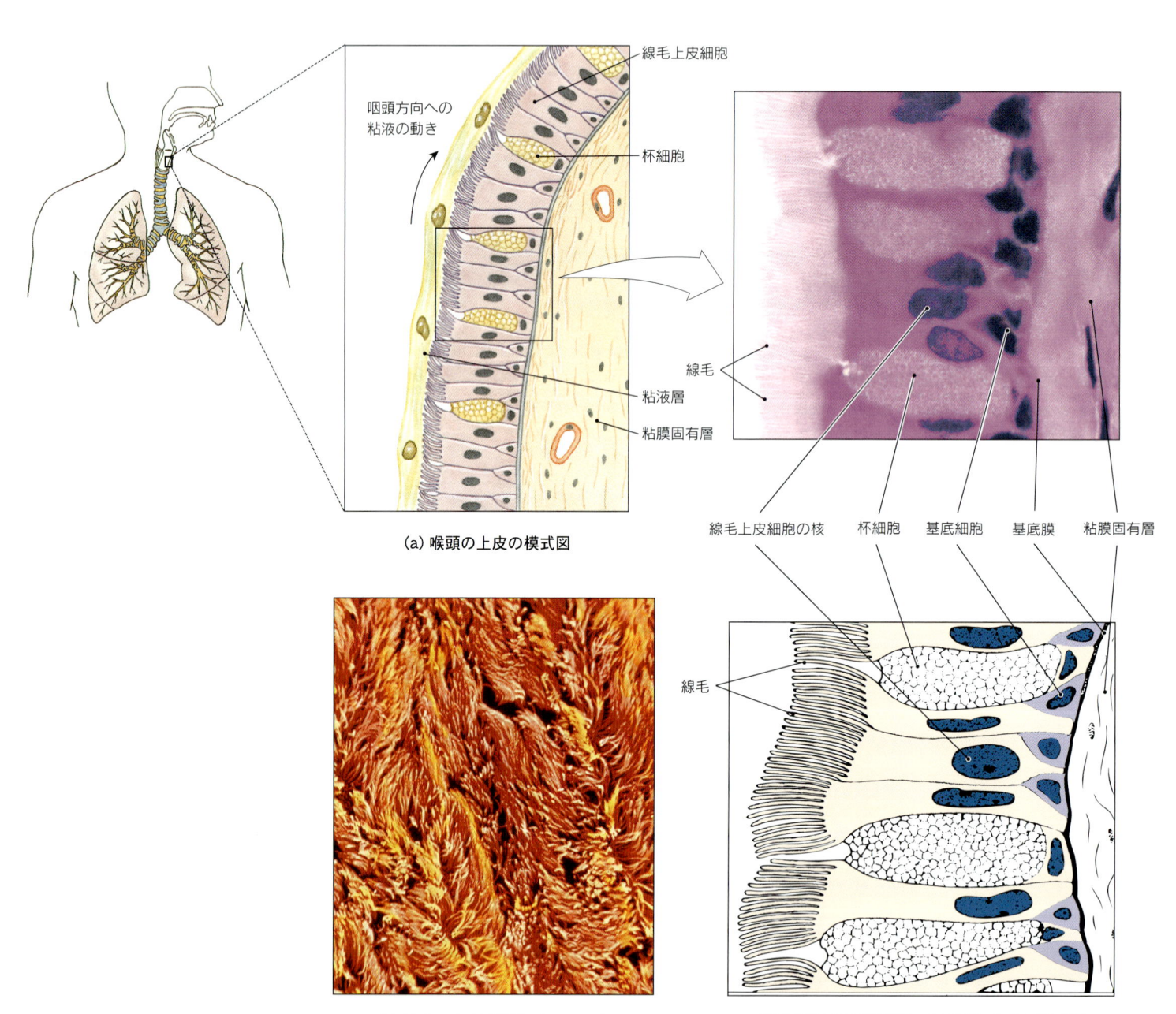

(a) 喉頭の上皮の模式図

(c) 線毛の走査電顕像（×1,647）

(b) 気道上皮の光顕像（×932）とその模式図

図24-2　気道上皮

温，加湿することはほとんどできない。人工呼吸器を使用している患者では，空気が直接に喉頭に達するので，肺胞の損傷を避けるためにあらかじめ浄化・加湿した空気を吸入させなければならない。

> **臨床ノート　囊胞性線維症**
>
> 囊胞性線維症 cystic fibrosis（CF）は，白色人種では1,600人に1人の割合で発症する致死性の遺伝性疾患である。30歳を超えての生存は難しく，重篤な肺の細菌感染とそれに伴う心肺不全で死亡する。
>
> 塩素イオンの能動輸送に関与する膜輸送蛋白の異常がその病因と深い関係がある。この膜蛋白は水分の分泌を行う外分泌細胞に多い。囊胞性線維症の患者では，気道の粘液腺や膵臓，唾液腺および消化管の外分泌細胞が侵され，これらの細胞が無機塩と水を効率よく輸送できなくなり，分泌物は濃厚で粘稠なものとなる。
>
> 呼吸器系がこの粘稠な粘液を輸送できなくなると，粘液が気道を閉塞し，重篤な症状が起こる。閉塞によって気道の有効径が減少し，正常な防御機構が働かなくなって，頻回に細菌感染を引き起こす。
>
> 現在では，囊胞性線維症の原因遺伝子が同定され，その膜蛋白の構造が決定された。今日，正常な遺伝子を導入して欠陥を修復する遺伝子治療の研究が続いている。

2. 上部呼吸器系

A. 鼻と鼻腔

鼻は空気が最初に通る部位である。鼻を構成する骨，軟骨および副鼻腔については，第6章で述べた。空気は1対の**外鼻孔** external naris から入り，**鼻腔** nasal cavity に達する。**鼻前庭** nasal vestibule は軟組織で囲まれた鼻腔の一部で，薄い1対の**外側鼻軟骨** lateral nasal cartilage と2対の**大・小鼻翼軟骨** greater and lesser alar cartilages で支えられている。鼻前庭には毛が生えており，砂，粉塵，あるいは昆虫などの鼻腔への侵入を防いでいる。

鼻中隔は，鼻腔を左右に分ける。鼻中隔の骨部は篩骨の垂直板と鋤骨からなる。鼻中隔の前部は硝子軟骨である鼻中隔軟骨からなり，**鼻背** dorsum nasi と**鼻尖** apex nasi を支持している。

鼻腔の外側壁と上部は上顎骨，鼻骨，前頭骨，篩骨および蝶形骨で構成される。鼻腔の上部は嗅部と呼ばれ，嗅上皮に被われた篩板，鼻中隔および上鼻甲介からなる（☞第6章）。

上・中・下鼻甲介が鼻腔の外側壁から鼻中隔に向かって突出している。前庭から**後鼻孔** choana へ空気が通過するとき，吸気は鼻甲介間の**上・中・下鼻道** superior, middle, and inferior meatuses を通る（図24-3b, d）。鼻道は狭い溝状構造をしており，吸気は鼻甲介の表面で渦を巻き，吸気中の微粒子が鼻腔内面の粘液に付着する。この乱流は，吸気を加温・加湿するのにも役立っている。

骨性の硬口蓋は上顎骨と口蓋骨からなり，鼻腔の下面をなす（☞第6章）。筋性の軟口蓋は硬口蓋から後方に伸び，咽頭を咽頭鼻部とそれ以下の部分に分ける（図24-3c, d）。鼻腔は**後鼻孔** choana で咽頭鼻部に開く。

> ✓ 外気が非常に冷たい場合，口だけで呼吸すると呼吸器系に負担がかかるのはなぜですか。
> ✓ 鼻腔にある鼻甲介の役割は何ですか。
> ✓ 囊胞性線維症では，粘液が粘稠になりますが，これは呼吸器系の防御機構にどのように影響しますか。

B. 咽頭

鼻腔，口腔，喉頭は，**咽頭** pharynx と呼ばれる空間を介して互いにつながっている。咽頭は消化器系と呼吸器系の両方に属し，後鼻孔から喉頭と食道の入り口まで広がっている。咽頭の上壁から後壁は，カーブしながら軸骨格にぴったりと接しているが，外側壁は筋性で柔軟である。咽頭は，咽頭鼻部，咽頭口部，咽頭喉頭部の3部に分けられる（図24-3c, d）。

a. 咽頭鼻部

咽頭鼻部（鼻咽頭）nasopharynx は咽頭の上部にあり，後鼻孔を介して鼻腔の後部と連絡している。また，口腔とは軟口蓋で隔てられている（図24-3c, d）。

咽頭鼻部は気道上皮で被われている。咽頭鼻部の後壁には**咽頭扁桃** pharyngeal tonsil があり，外側壁には耳管の開口部である耳管咽頭口がある。（☞図25-5a）。

b. 咽頭口部

咽頭口部（口咽頭）oropharynx は軟口蓋から舌骨の高さの舌根部までの部分をいい，咽頭鼻部の後下部から続いて口腔の後方とつながっている（図24-3c, d）。咽頭鼻部と咽頭口部の境界付近で，上皮が気道上皮（多列線毛上皮）から口腔上皮（重層扁平上皮）に変わる。

軟口蓋の後縁中央には，**口蓋垂** uvula がぶら下がり，その付近から外側に向かって左右に2対の**咽頭弓** pharyngeal arch が張っている。前方の弓は**口蓋舌弓** palatoglossal arch，後方の弓は**口蓋咽頭弓** palatopharyngeal arch と呼ばれ，両者の間に**口蓋扁桃** palatine tonsil がある（☞図25-5a）。口蓋舌弓と口蓋垂を結ぶラインは**口峡** fauces と呼ばれ，咽頭口部と口腔との境界をなす。

c. 咽頭喉頭部

咽頭喉頭部（喉頭咽頭）laryngopharynx は，舌骨と食道入口部との間にある狭い領域で，咽頭の最下部に当たる。咽頭口部と同様，機械的な摩擦や化学的刺激，病原体の侵入などに抵抗性のある重層扁平上皮で被われている。

3. 下部呼吸器系

A. 喉頭

吸入した空気は，咽頭を通過した後，狭い**声門** glottis を通る。この声門を取り囲んで保護している部分を**喉頭** larynx という。喉頭は，第4，5～7頚椎の高さにあり，軟骨性の壁に囲まれた円筒状の構造をしている。喉頭を構成する軟骨は喉頭軟骨と呼ばれ，靱帯や骨格筋によって支えられている。

喉頭軟骨は以下の3種類の不対性の大きな軟骨（甲状軟骨，輪状軟骨，喉頭蓋軟骨）とその他の小さな軟骨からなる。

a. 甲状軟骨

甲状軟骨 thyroid cartilage は喉頭軟骨のなかで最も大きく，喉頭の前壁と外側壁の大部分をなす。前壁は突出しているので体表から容易に見え，触れることができ，「のど仏」，「アダムのりんご」と呼ばれる。この突出部分は**喉頭隆起** laryngeal prominence で，これは1

(a) 鼻軟骨と鼻の外形

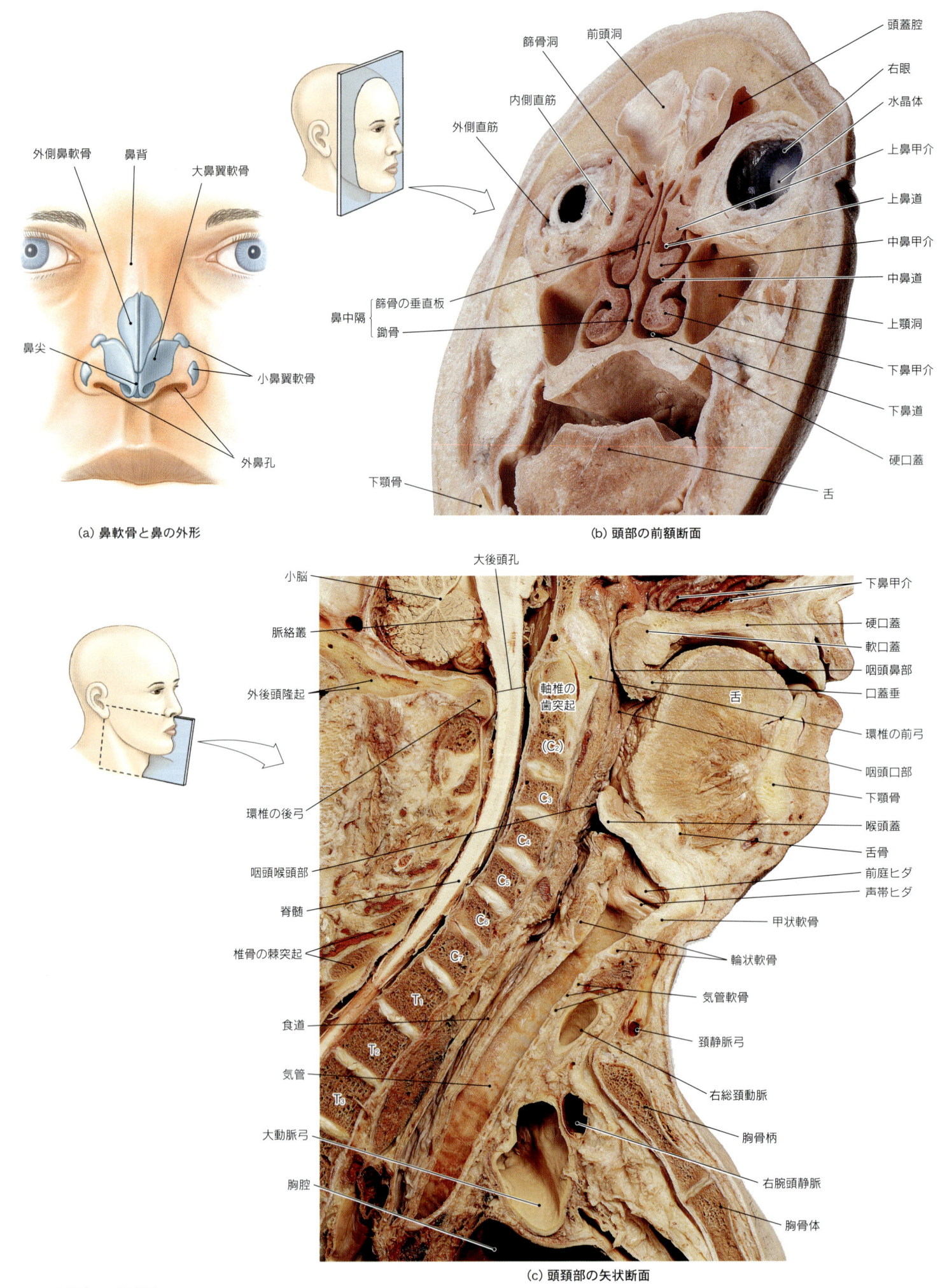

(b) 頭部の前額断面

(c) 頭頸部の矢状断面

図 24-3　頭頸部の呼吸器系
矢状断面は，巻末の「MRI・CT アトラス」1c 〜 1e, 2a 参照。

対の軟骨が正中部で癒合して生じたものである（図24-4a）。
　甲状軟骨の下面は輪状軟骨と関節する。上には喉頭蓋軟骨と小さい軟骨があり、靭帯でつながっている。甲状軟骨は喉頭の後壁を形成しない。

b. 輪状軟骨

輪状軟骨 cricoid cartilage は輪状をしており、その上に甲状軟骨が載る。後部は上下に大きくなっている。輪状軟骨と甲状軟骨は声門を保護しており、その表面には喉頭筋や靭帯が付着する（図24-4a～c）。輪状軟骨の後上縁は、小さい披裂軟骨と関節する。

c. 喉頭蓋軟骨

喉頭蓋 epiglottis は靴ベラ状をしており、喉頭の上方に突出している（図24-3c, d）。喉頭蓋のなかには**喉頭蓋軟骨** epiglottic cartilage があり、この軟骨から甲状軟骨の内面と舌骨の前上縁にかけて靭帯が張っている（図24-4b, c）。嚥下時には、喉頭は引き上げられるとともに、喉頭蓋が喉頭の入り口を閉じて、液体や食塊が気道に入らないようにする。

d. その他の軟骨

喉頭には、そのほかに以下のような3対の小さい軟骨がある。小角軟骨と披裂軟骨は声門の開閉、すなわち発声に関与する。

- **披裂軟骨** arytenoid cartilage：1対あり、輪状軟骨の後上縁と関節する（図24-4c）。
- **小角軟骨** corniculate cartilage：披裂軟骨の上に載る1対の小さな軟骨（図24-4c）。
- **楔状軟骨** cuneiform cartilage：披裂軟骨と喉頭蓋との間に張る裂喉頭蓋ヒダのなかにある小さな軟骨（図24-4d, 図24-5）。

B. 喉頭の靭帯

　喉頭を構成する9個の軟骨をつなぎ合わせ、喉頭の骨格を作っている靭帯を**内靭帯** intrinsic ligament と呼び、輪状甲状靭帯などがある（図24-4a, c）。甲状軟骨と舌骨、および輪状軟骨と気管をつないでいる靭帯は**外靭帯** extrinsic ligament と呼ばれ、甲状舌骨靭帯や輪状気管靭帯がある。また、甲状軟骨と披裂軟骨の間には、**室靭帯** vestibular ligament と**声帯靭帯** vocal ligament が張っている。

　室靭帯と声帯靭帯は上皮に被われて、それぞれ**前庭ヒダ** vestibular fold と**声帯ヒダ** vocal fold を作り、喉頭の内部に突出している（図24-4b, 図24-5）。前庭ヒダは声帯ヒダより上にあり、声門に異物が入るのを防ぎ声帯ヒダを保護している。

　声帯靭帯は弾性組織からなる索状物で、声帯ヒダは非常に弾性に富んでいる。声帯ヒダは発声に関与するので**真声帯** true vocal cord と呼ばれ、前庭ヒダは発声に関わらないので**偽声帯** false vocal cord と呼ばれることがある。

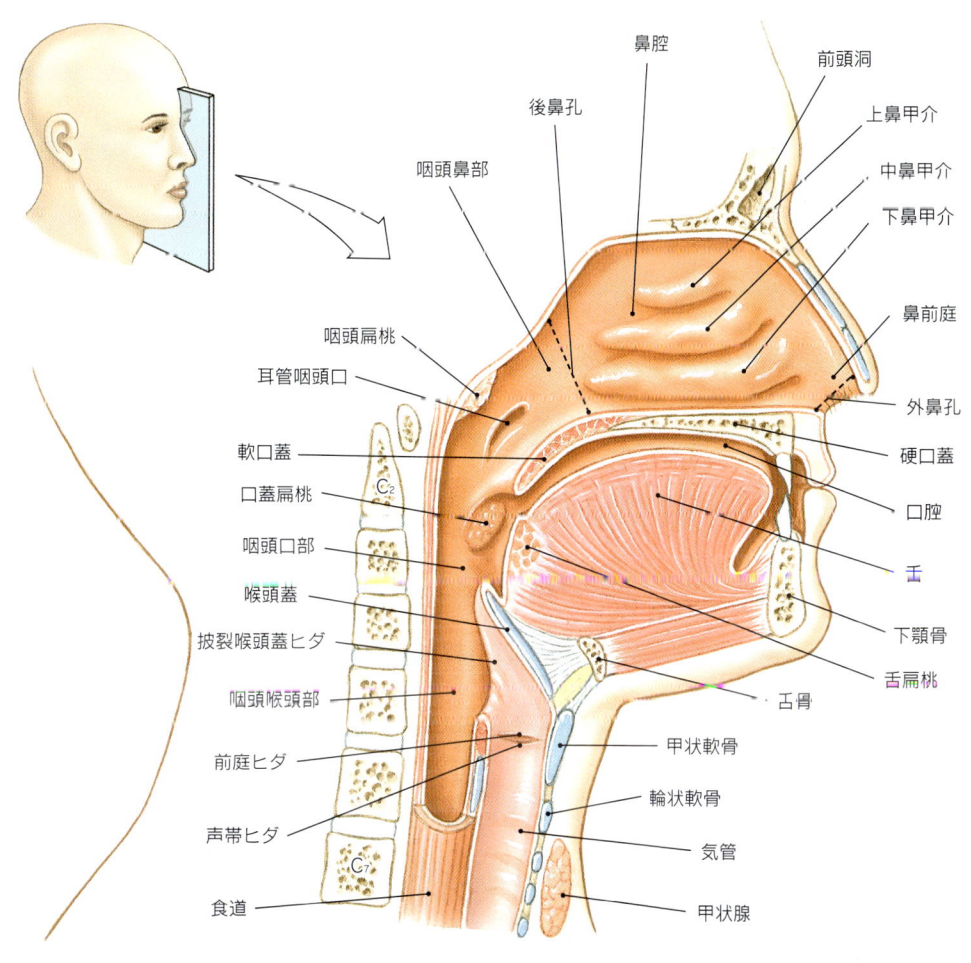

(d) 頭頸部の矢状断面の模式図

図24-3　（つづき）

(a) 喉頭の前面観

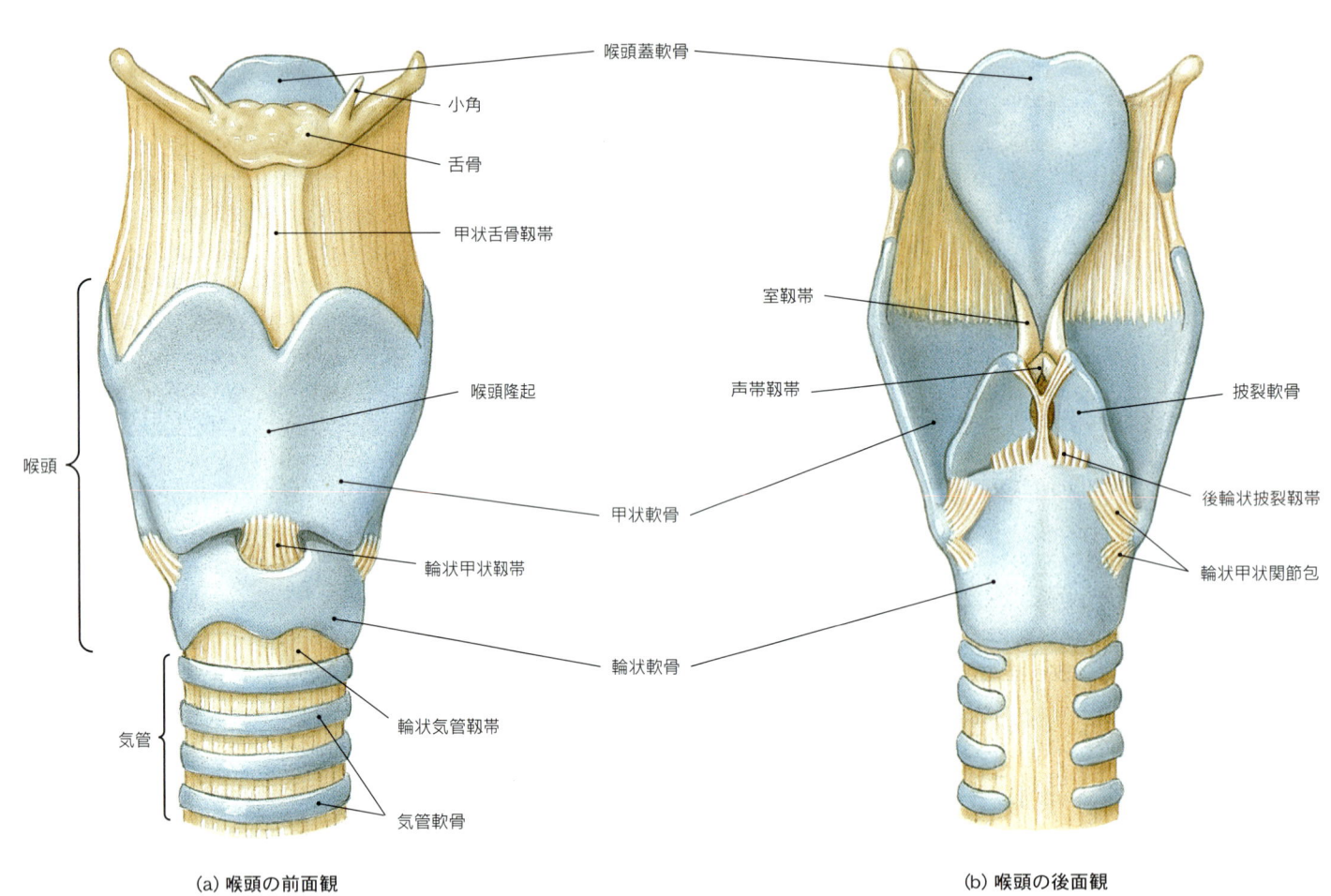

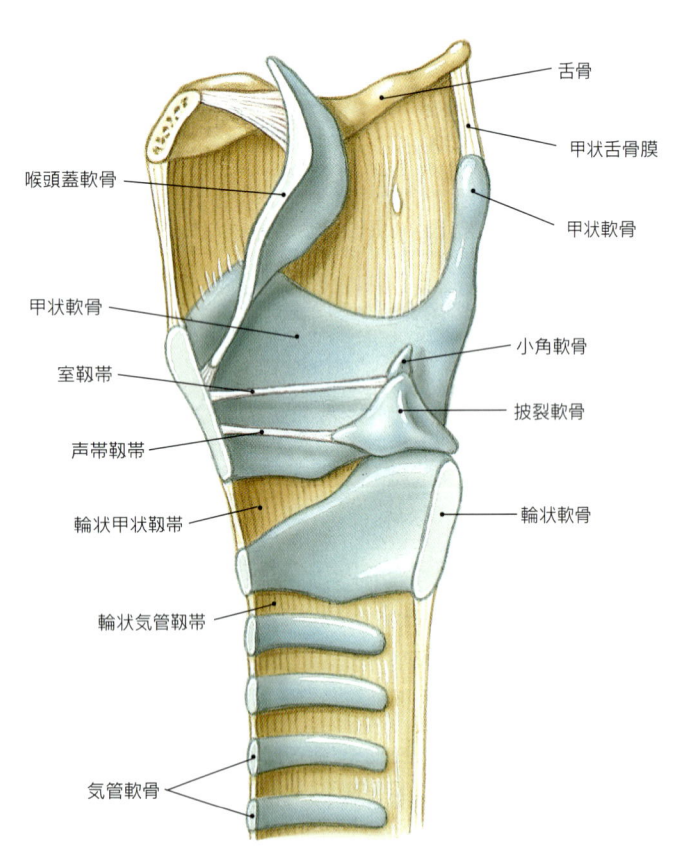

(b) 喉頭の後面観

(c) 喉頭の矢状断

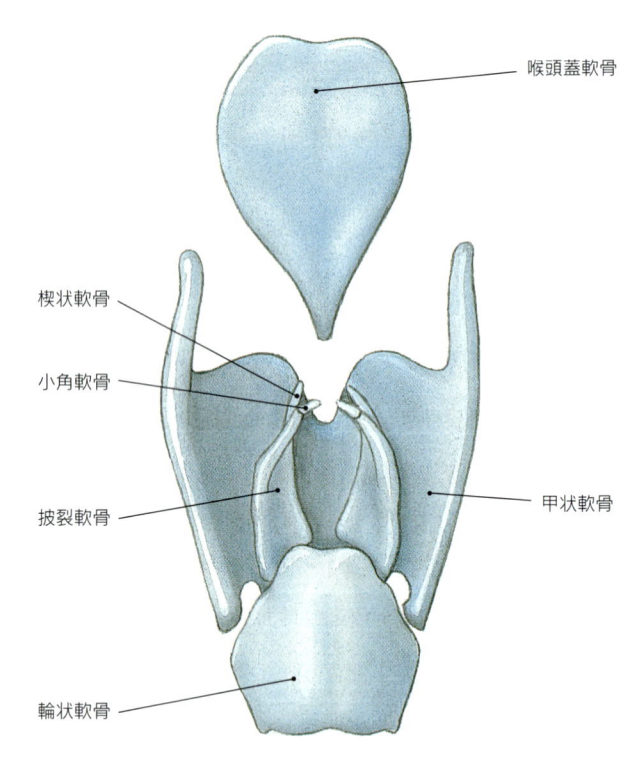

(d) 喉頭軟骨の位置関係（後面観）

図 24-4　喉頭の構造

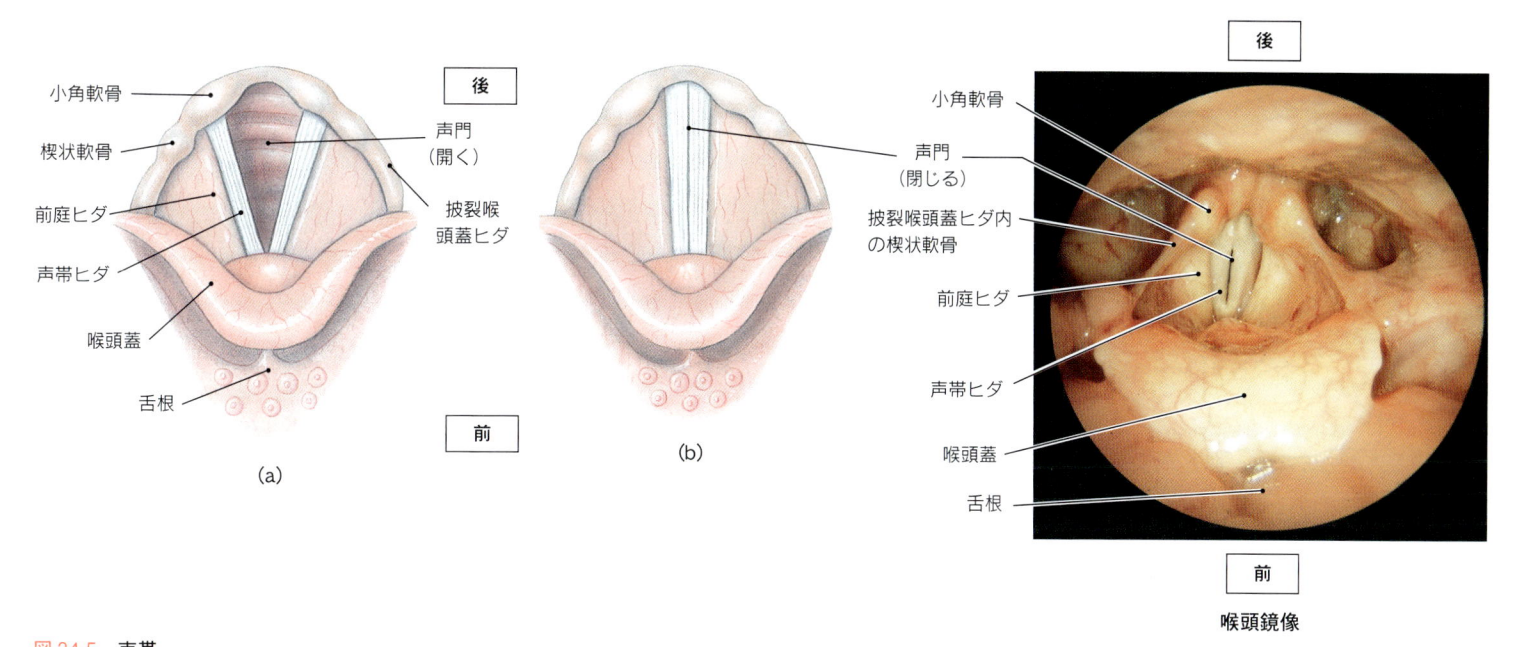

図 24-5　声帯
安静時（a）と発声時（b）の声帯の動き。

C. 発声

空気が声門を通過すると，声帯ヒダが振動し，音が出る。音の高低は声帯ヒダの太さ，長さ，緊張度によって決まる。この太さと長さは喉頭の大きさと相関する。声帯ヒダの緊張度は，甲状軟骨と披裂軟骨の位置関係を調節する筋によって制御される。声帯ヒダが張ると声は高くなり，弛緩すると低くなる。

小児期には，男女ともに声帯ヒダが短くて細く，緊張しているので高い声が出る。思春期になると，男性の喉頭は女性より大きくなり，声帯ヒダはより太く，また長くなるので，女性よりも低い声を出すようになる。

また，喉頭壁の振動によっても複合音が生じるので，喉頭は全体として発声に関与しているといえる。声の増幅と共鳴は，咽頭，口腔，鼻腔および副鼻腔で起こる。そして，舌，口唇，頬を動かすことによって最終的な音声ができあがる。

D. 喉頭筋

喉頭には内喉頭筋群と外喉頭筋群と呼ばれる2種類の筋群がある。

外喉頭筋群 extrinsic laryngeal muscles は喉頭の位置を決める筋で，第10章で述べた（☞第10章）。

内喉頭筋群 intrinsic laryngeal muscles は，機能からさらに以下の3つに分けられる。

a. 声帯ヒダの緊張度を制御する筋

- **輪状甲状筋** cricothyroid m.（図24-6a）：輪状軟骨の前部から起こり，2つの筋束が甲状軟骨の下縁に停止する。収縮すると甲状軟骨が前方に傾き，声帯ヒダが伸びる。臨床的には**前筋** anticus と呼ぶ。
- **甲状披裂筋** thyroarytenoid m.（図24-6b）：声帯ヒダのなかを走り甲状軟骨と披裂軟骨を結ぶ筋で，**声帯筋** vocalis m.（臨床的に**内筋** internus）とも呼ばれる。収縮すると声帯ヒダの緊張を減ずる。

b. 声門を開閉する筋

- **外側輪状披裂筋** lateral cricoarytenoid m.（図24-6b）：輪状軟骨の外側面と披裂軟骨を結ぶ筋で，収縮すると声門が閉じる。臨床的に**側筋** lateralis と呼ばれる。
- **後輪状披裂筋** posterior cricoarytenoid m.（図24-6c）：輪状軟骨の後面と披裂軟骨を結ぶ筋で，収縮すると声門が開く。声門を開く唯一の筋で，臨床的に**後筋** posticus と呼ばれる。
- **横披裂筋** transverse arytenoid m.（図24-6c）：左右の披裂軟骨の後面を横に結ぶ筋で，収縮すると声門の後部を閉じる。臨床的に**横筋** transversus と呼ばれる。
- **斜披裂筋** oblique arytenoid m.（図24-6c）：左右の披裂軟骨の後面を斜めに結ぶ筋で，収縮すると声門の後部を閉じる。

c. 喉頭の入口を閉鎖する筋

- **披裂喉頭蓋筋** aryepiglottic m.（図24-6b）：左右の披裂軟骨から斜めに上行して喉頭蓋に付く筋で，嚥下時に収縮して喉頭の入口を閉じる。

嚥下時には外喉頭筋群と内喉頭筋群がともに働き，喉頭に食物が入らないようにする。外喉頭筋群が喉頭を引き上げ，喉頭蓋が喉頭の上部を被うように折れ曲がるので，食塊は喉頭蓋の上を滑り落ちて食道に入る（図24-7）。この間，内喉頭筋群は声門を閉じる。

食物が室ヒダや声帯ヒダにほんの少しでも触れると，咳反射が起こる。この反射は異物が声門に入るのを防ぐのに重要である。

✓ 甲状軟骨の機能は何ですか。
✓ 喉頭の機能は何ですか。
✓ 声帯ヒダが弛緩すると，声の調子はどうなりますか。
✓ 内喉頭筋群がないと嚥下にどのような影響がありますか。

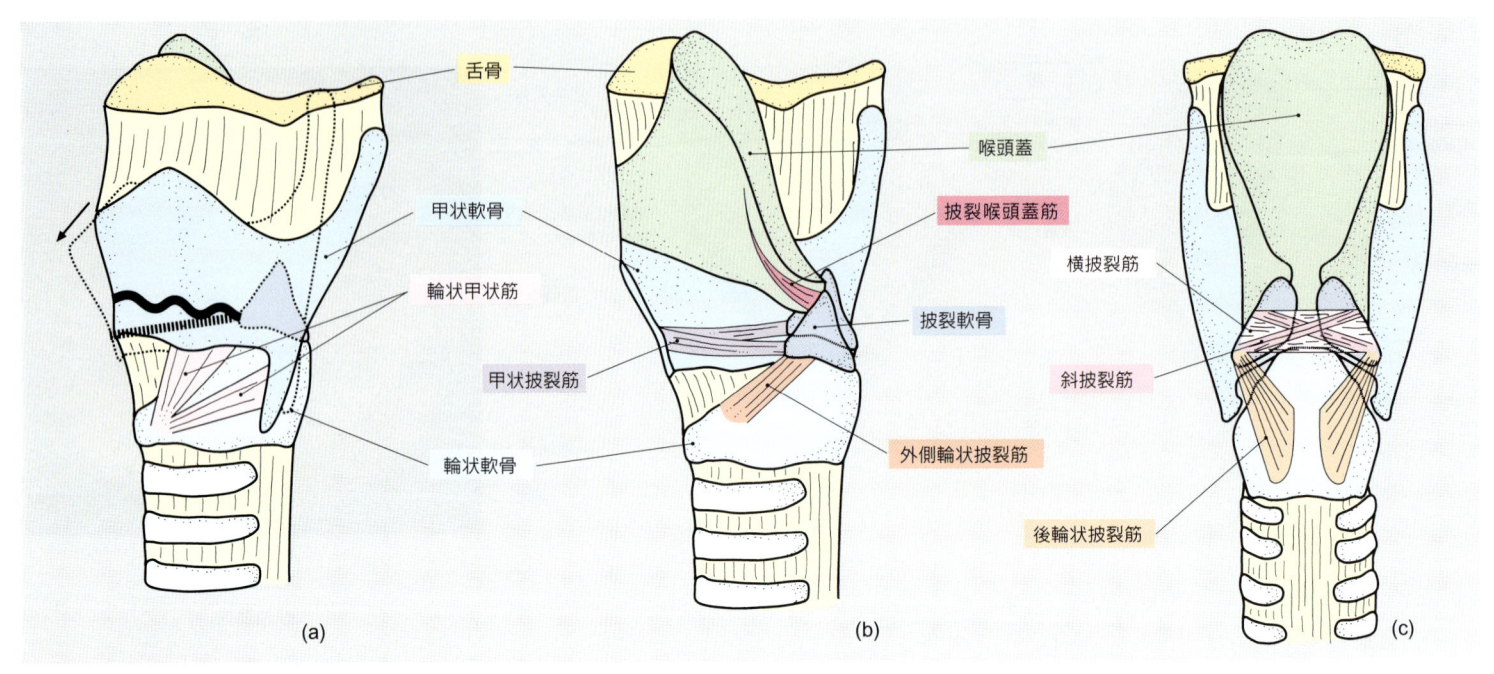

図 24-6　内喉頭筋
(a) 側面観。点線は輪状甲状筋が収縮することによって声帯ヒダが伸びる様子を示す。(b) 側面観。甲状軟骨の左側を切除してある。(c) 後面観。

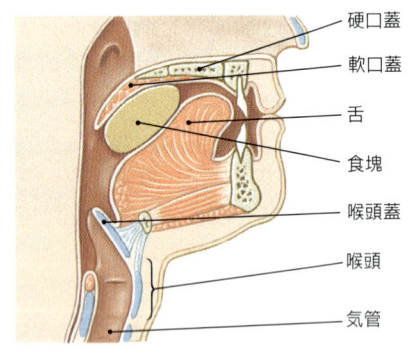

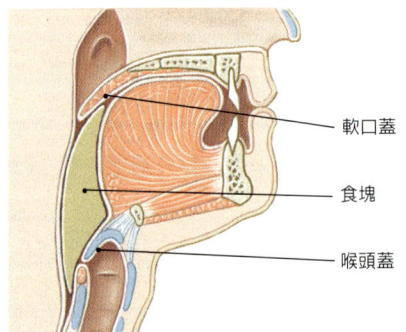

第1期：舌によって食塊が咽頭口部に送られる。

第2期：喉頭蓋が折れ曲がり、咽頭部の収縮によって食塊は食道に送られる。

第3期：食塊は食道を下り、喉頭蓋は通常の位置に戻る。

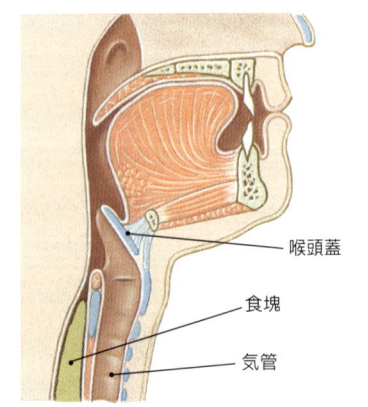

図 24-7　嚥下時の喉頭蓋の動き

4. 気管

気管 trachea は直径約 2.5 cm、長さ約 11 cm の丈夫でしなやかな管で、喉頭に続く（図24-1、図24-8）。第6頸椎の前方で、輪状軟骨と靱帯で連結して始まり、縦隔を下行して、第5胸椎の高さで左右の主気管支に分かれる。

気管の内面は、多列線毛円柱上皮からなる気道上皮で被われている（図24-2）。上皮の下には粘膜固有層 lamina propria mucosae という疎性結合組織があり、さらにその下には軟骨層がある。上皮と固有層を合わせて粘膜 mucosa という（☞第3章）。

粘膜下組織 submucosa は厚い結合組織の層で、粘膜を取り囲んでいる。粘膜下組織には、多くの粘液腺（気管腺）があり、その導管は内腔に開く。

粘膜下組織の外側には、15〜20個の気管軟骨 tracheal cartilage がある（図24-8）。それぞれの軟骨は、弾性に富む輪状靱帯 annular ligament で上下に連なっている。この軟骨は、気管の壁を補強して気道を保護するとともに、気圧変化による虚脱や拡張を防いでいる。

気管軟骨はC字形をしている。気管の前面から側面が軟骨部で、Cの字の開いた部分は後方を向き、食道に面している（図24-8b）。大きな食塊が食道を通ると、気管の後壁はそれに応じて変形する。

気管軟骨の両端の間には、弾性に富む靱帯と平滑筋性の気管筋 trachealis muscle が張っている（図24-8b）。気管筋が収縮すると、気管の内径が変わり、空気抵抗が変化する。この筋は交感神経に支配されており、交感神経が興奮すると、気管の内径が大きくなって、空気が流れやすくなる。

□ 臨床ノート　気管の閉塞

喉頭や気管に詰まった異物は、咳によって排出される。詰まったように思えても、話ができたり声を出すことができれば気道は完全に閉塞しておらず、緊急処置の必要はない。息もできず話もできない場合は生命の危険がある。

ハイムリック法（腹部圧迫法）Heimlich maneuverは，異物誤嚥による気道閉塞に有効な方法である。これは横隔膜の直下の腹部を圧迫する方法であるが，内臓を損傷しないように正しく施行しなければならない。

それでも閉塞が残っている場合は**気管切開術** tracheostomyが行われる。気管の前壁を切開し挿管することによって，空気は喉頭を経ないで直接気管に入る。気管切開術は，異物，炎症，喉頭痙攣などによる通過障害がある場合や，気管の一部が挫滅した場合，あるいは喉頭癌の手術で気管の一部を切除した場合などに行われる。

かって下行する。そのため，気管内異物は，左主気管支よりも右主気管支に入りやすい。

主気管支は，肺動・静脈とともに**肺門** hilus of lungから肺に入る。これらの構造物は，密な結合組織で互いにつなぎ止められており，この複合体を**肺根** root of lungという。右肺根は，第5胸椎，左肺根は第6胸椎の高さにある。

√ 気管を補強する軟骨が輪状でなくC字形をしているのはなぜですか。
√ 気管の内面はどのような種類の上皮で被われていますか。
√ 右の気管支と左の主気管支の違いを述べなさい。

5. 気管支

気管は縦隔内で左右に分かれ**主気管支** main bronchus（**一次気管支** primary bronchus）になり，それぞれ左右の肺に入る。主気管支は肺の外にあるので**肺外気管支** extrapulmonary bronchusともいわれる。左右の主気管支の起始部の内面には**気管竜骨** carinaという隆線がある。組織構成は気管と同じで，C字形の軟骨が気管を支持している。右主気管支は左主気管支より直径が大きく，より急な傾斜で肺に向

6. 肺

肺 lungは胸膜腔内にあり，全体として先が鈍な円錐状をしている（図24-9）。上方の先端部は**肺尖** apex of lungと呼ばれ，第1肋骨より上方に突出する。肺の下面は**肺底** base of lungと呼ばれ，横隔膜の上面に載る。

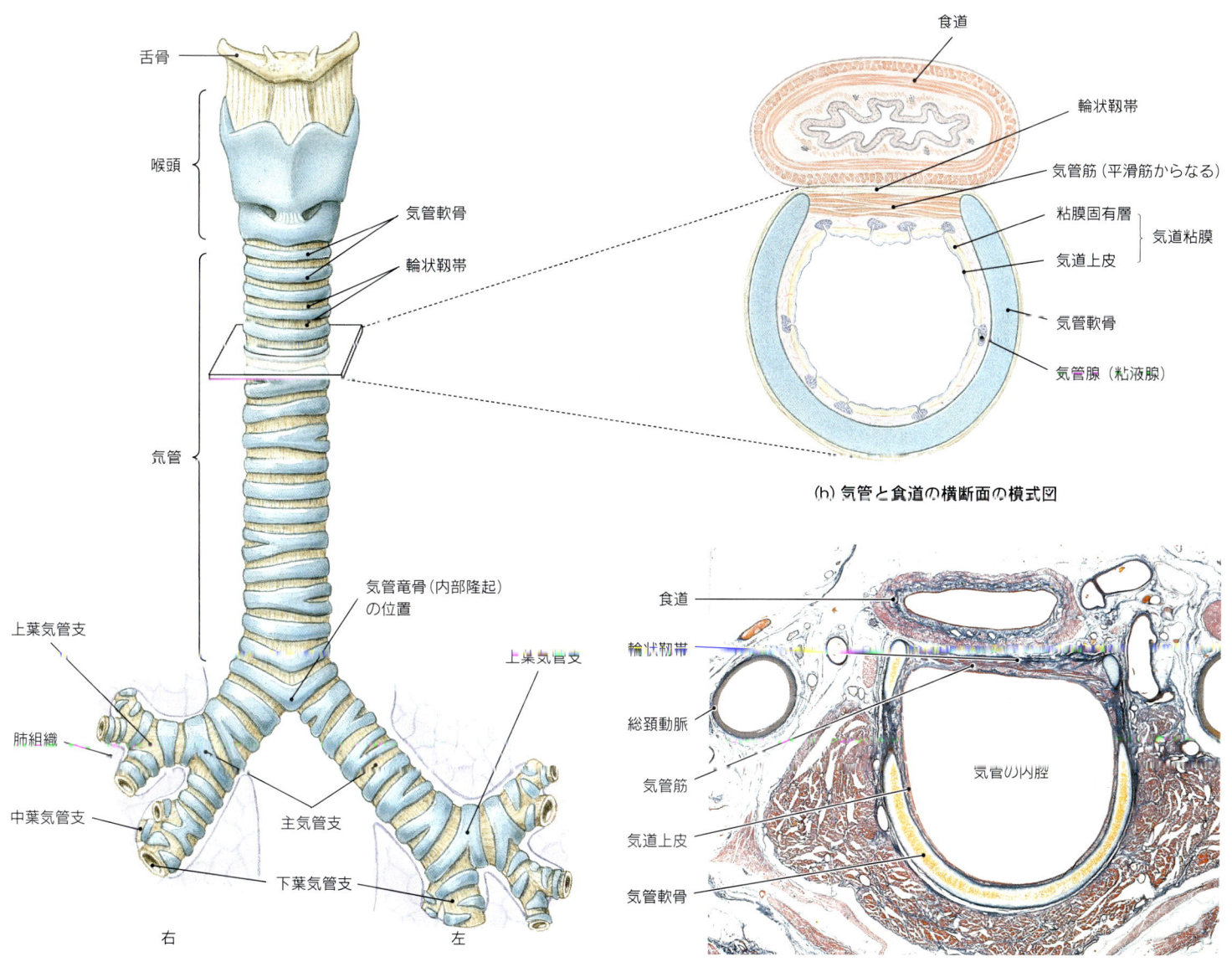

(a) 気管と気管支（前面観）
(b) 気管と食道の横断面の模式図
(c) 気管と食道の横断面の光顕像（×50）

図24-8　気管と気管支

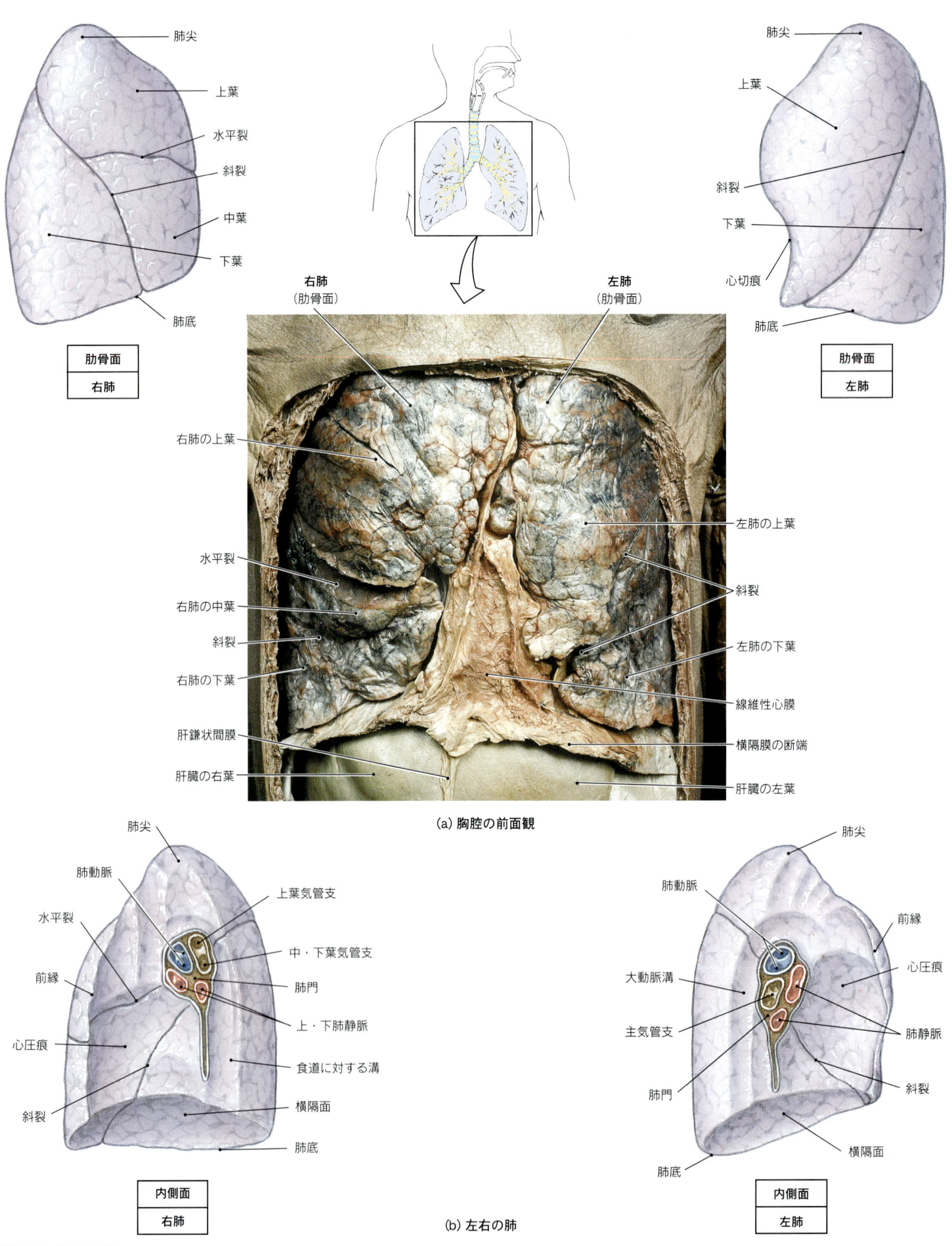

図 24-9　肺の外表面

A. 肺葉と肺区域

　肺の表面には，明瞭な切れ込みがあり，この切れ込みによって葉 lobe に分けられる．右肺は，**上葉** superior lobe，**中葉** middle lobe，**下葉** inferior lobe の3葉からなり，上・中葉間の切れ込みを水平裂，上・下葉間の切れ込みを斜裂という．左肺は，上葉と下葉の2葉からなり，斜裂によって区切られている（図24-9）．右肺は，横隔膜を通して肝臓によって押し上げられているので，左肺よりも長さが短い．また，心臓が左に張り出しているため，左肺は右肺よりも幅が狭い．

　肺の各葉は，**肺区域（気管支肺区域）** bronchopulmonary segment というさらに小さな単位に分けられる．それぞれの肺区域は，1本の区域気管支を持った肺組織からなる．肺区域は，区域気管支の名称に従って命名される（図24-11a, b, d）．

B. 肺の表面

　肺が肋骨に接する面を**肋骨面** costal surface という．全体として凸の曲面をなし，その表面には肋骨による圧痕がある（図24-9a）．**内側面** medial surface（縦隔面）には肺門があり，肺動・静脈，主気管支が出入りする．また，大血管によって生じる溝がある（図24-9b）．さらに，左肺の前縁には，心臓の張り出しによって生じる**心切痕** cardiac notch というくぼみがある．

　肺の**実質** parenchyma には**梁柱** trabecula と呼ばれる線維性の結合組織があり，肺葉をより小さな区分に分ける．このなかには弾性線維，平滑筋およびリンパ管が含まれている．また，小さな気管支や血管・神経は，この梁柱を通って肺の末梢に達する．**隔壁** septum は終末部の仕切りをいい，肺を**小葉** lobule に区分し，肺動脈，肺静脈，および気管支の枝が入る．隔壁の結合組織は，臓側胸膜の結合組織と連続している．

C. 肺内気管支

　主気管支が肺に入ると，より細い枝に分枝する（図24-8，図24-10，図24-11）．これらの枝を総称して**肺内気管支** intra pulmonary bronchus と呼ぶ．

　主気管支は，分岐して**葉気管支** lobar bronchus（**二次気管支** secondary bronchus）となり，さらに分枝して**区域気管支** segmental bronchus（**三次気管支** tertiary bronchus）になる．この分枝パターンは左右の肺によって異なる．区域気管支は空気を**肺区域** bronchopulmonary segment に送る（図24-11a, b）．右肺には10本の区域気管支（10個の肺区域）がある．左肺では発生の途上には10の区域ができるが，癒合して8～9の区域に減少する．主気管支から葉気管支を経て，区域気管支になるにつれて軟骨が減少し，葉・区域気管支では断片的な軟骨しかない．

a. 主気管支の枝

　右肺は3葉からなるので，右の主気管支は**上葉気管支** superior lobar bronchus，**中葉気管支** middle lobar bronchus，**下葉気管支** inferior lobar bronchus の3本に分枝する．中・下葉気管支は，右気管支が肺に入るとすぐに分枝する（図24-8）．これらの葉気管支は，それぞれの肺葉に空気を送る（図24-11）．

　左肺は2葉からなるので，左主気管支は上葉気管支，下葉気管支の2本に分枝する（図24-8，図24-10，図24-11）．

b. 葉気管支の枝

　葉気管支は，枝分かれして区域気管支になる．右肺では，上葉に3本，中葉に2本，下葉に5本の区域気管支が分枝する．左肺では，上葉に通常4本の区域気管支があり，下葉には5本ある（図24-11a, d）．

c. 細気管支

　区域気管支は，肺区域で何回も分枝し，最後には約6,500本の内径 0.3～0.5 mm の**終末細気管支** terminal bronchiole になる．その壁は軟骨を欠き，平滑筋に富む（図24-10，図24-12c）．この平滑筋は自律神経系によって支配され，終末細気管支の直径を調節する．交感神経が刺激されると，内腔は拡張する（**気管支拡張** bronchodilation）．これとは逆に副交感神経が刺激されると，**気管支収縮** bronchoconstriction が起こる．このようにして，ガス交換面に出入りする空気の量が調整される．平滑筋が収縮すると細気管支の内腔が狭くなり，極端な場合は喘息を引き起こして終末細気管支に空気が流入しなくなることがある．

　1本の終末細気管支は，1個の肺小葉に空気を送る．終末細気管支は，小葉内でさらに数本の**呼吸細気管支** respiratory bronchiole に分枝する．これは，最も細い枝で，肺のガス交換面に空気を運ぶ．終末細気管支を通過する空気は，浄化・加湿されたものになっている．細い終末細気管支と呼吸細気管支の上皮は，立方上皮である．まれに線毛を有するが，杯細胞や粘液腺はない．

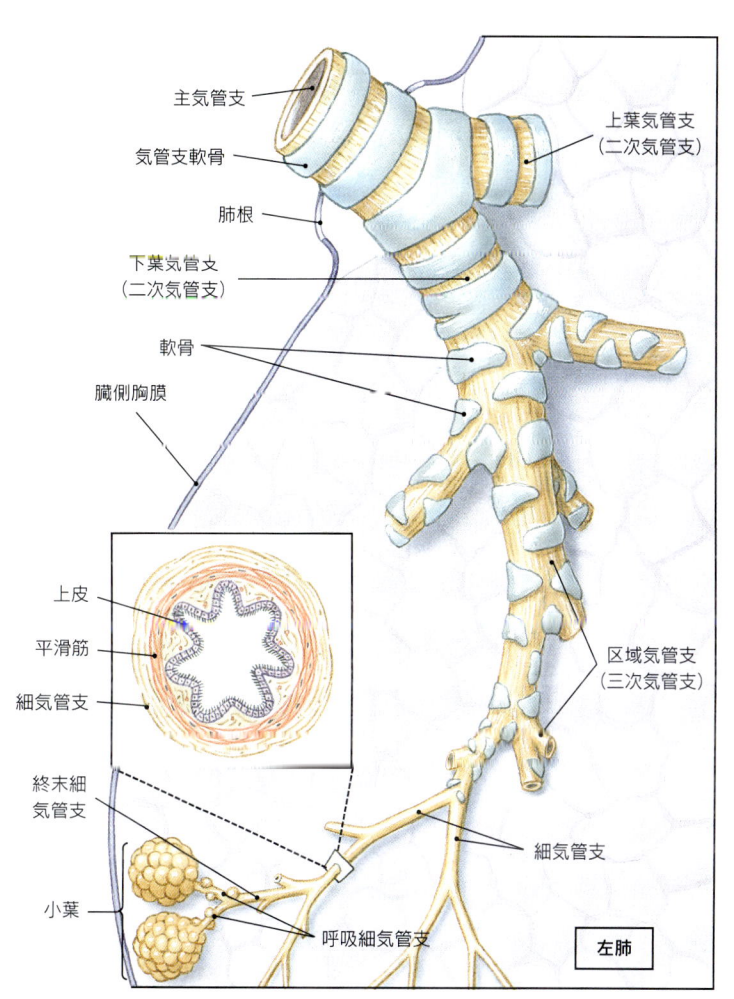

図 24-10　気管支と細気管支
肺胞のレベルに達するまでに約23回分枝するが，簡略化し，分枝回数は少なくしてある．

(a) 肺区域と区域気管支（前面観）

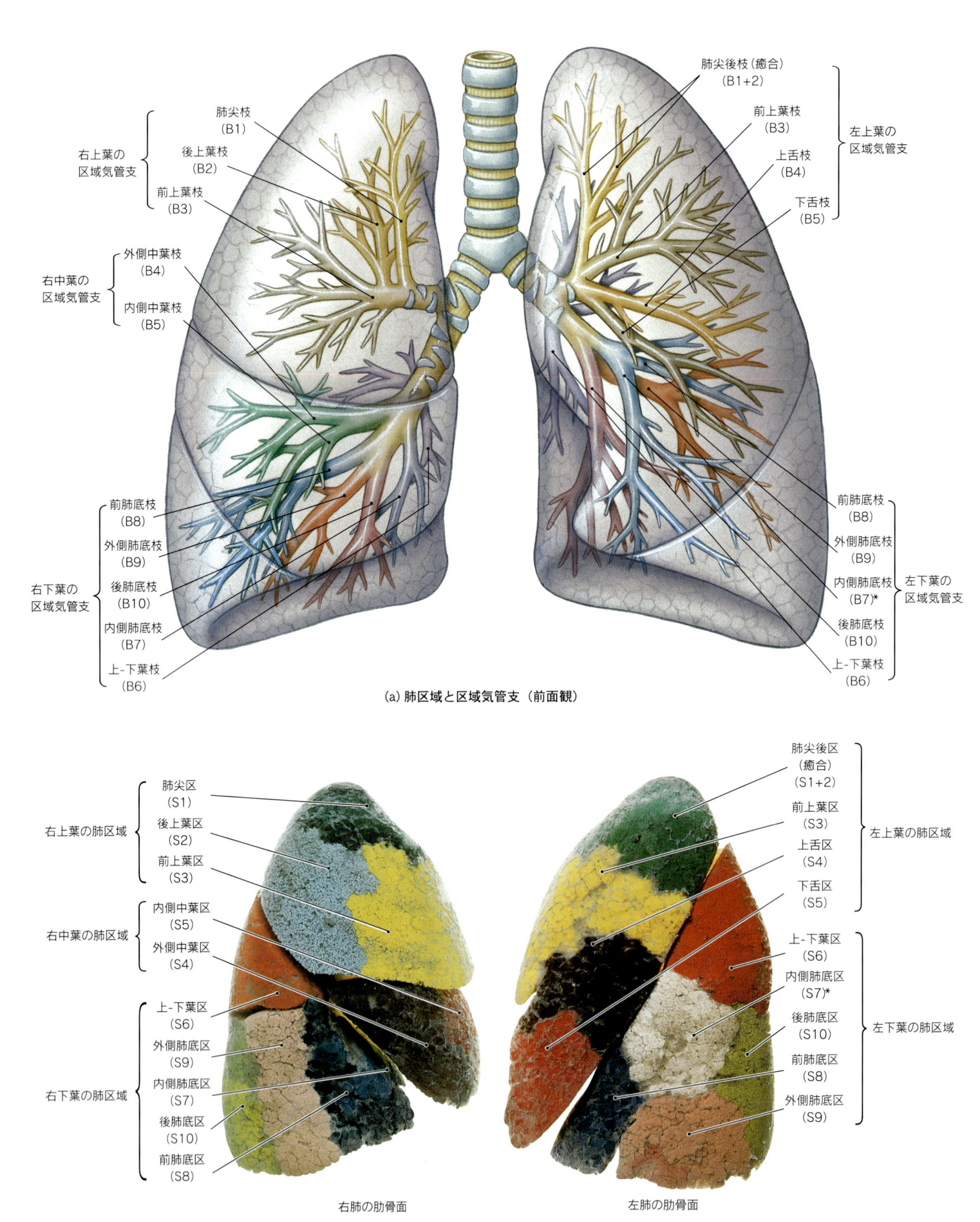

(b) 肺区域を示す樹脂注入標本（外側観）

図 24-11 区域気管支と肺区域。＊はしばしば欠如する。

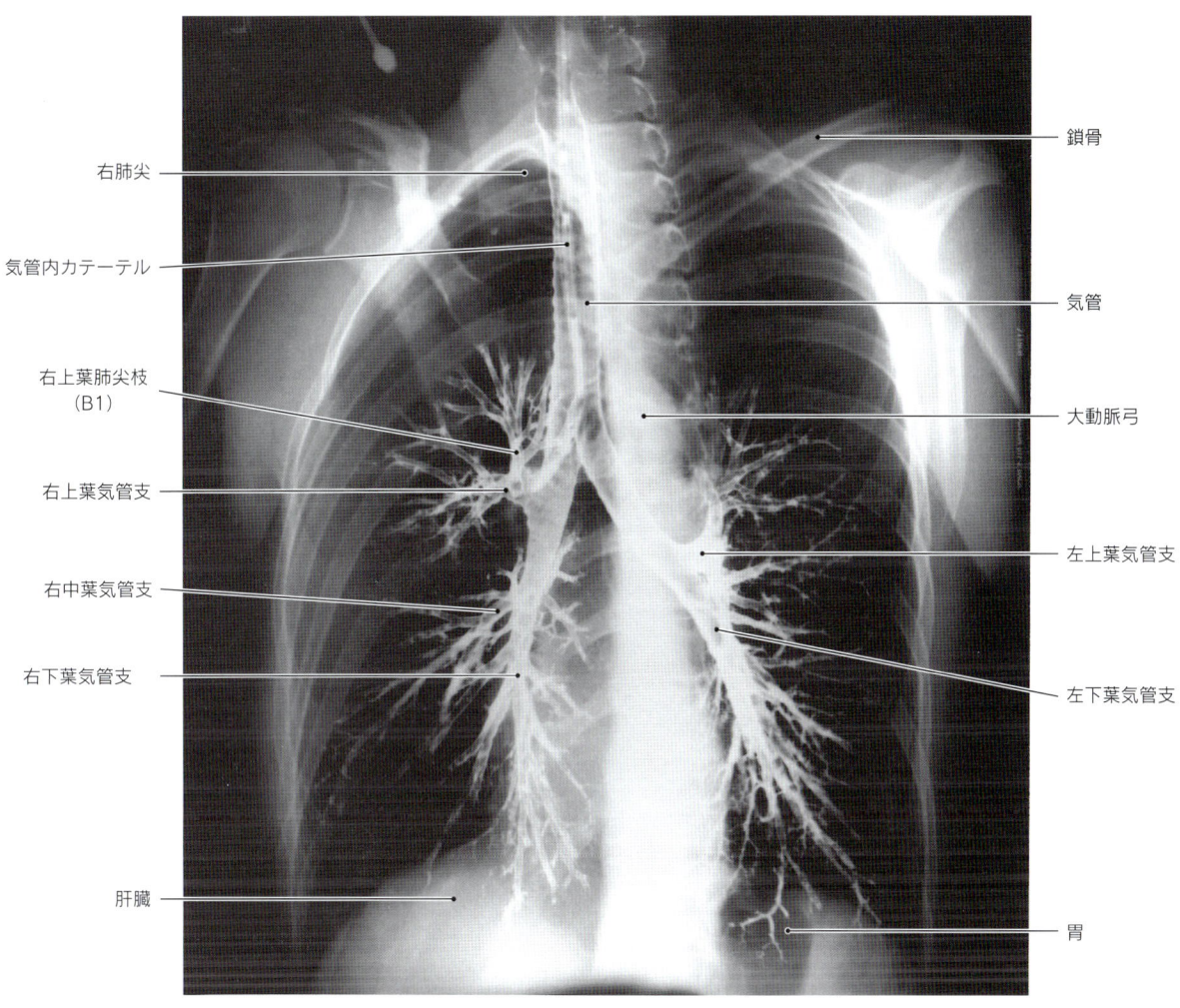

(c) 気管支造影（やや斜位になっている）

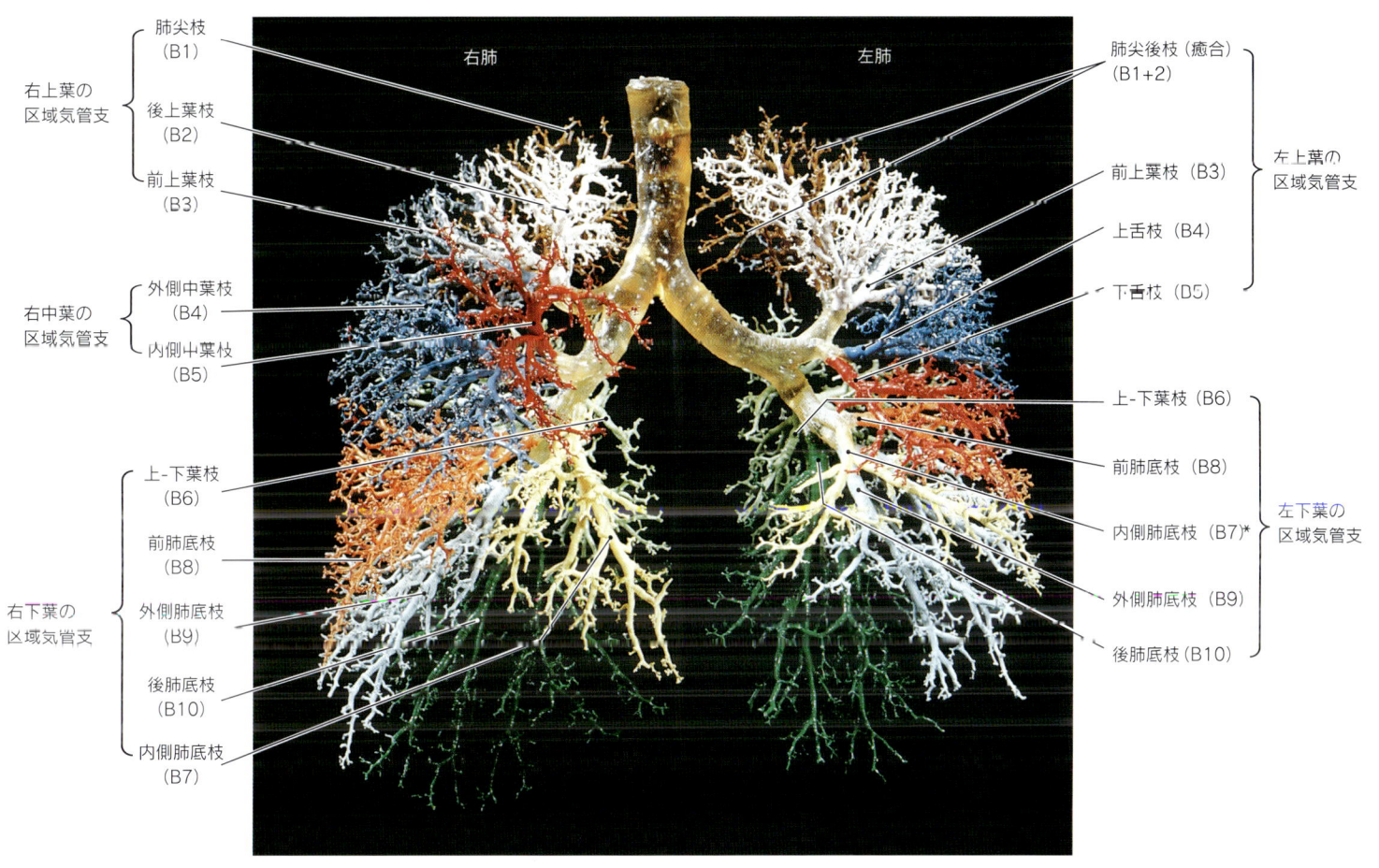

(d) 気管支樹

図24-11 （つづき）

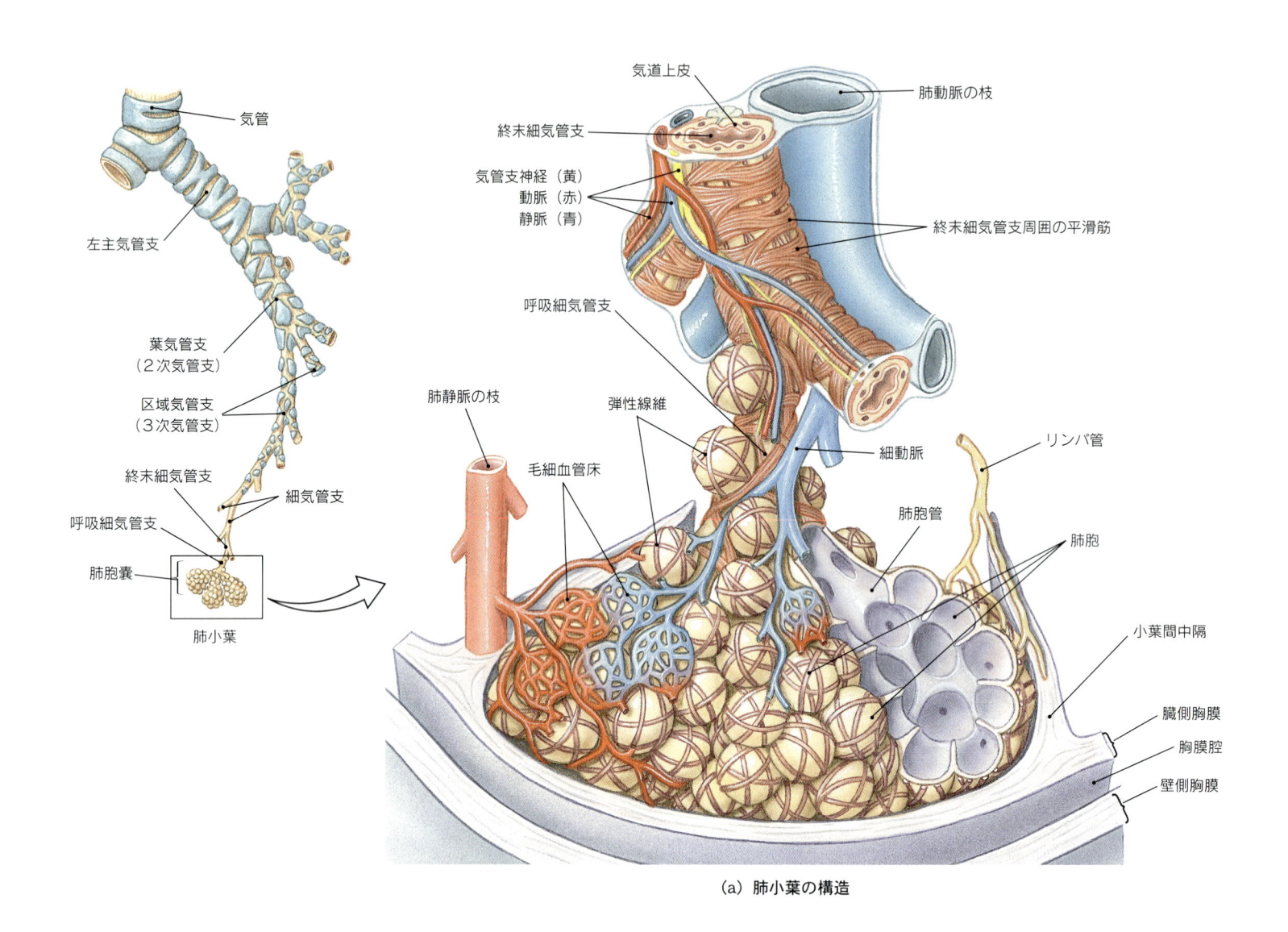

(a) 肺小葉の構造

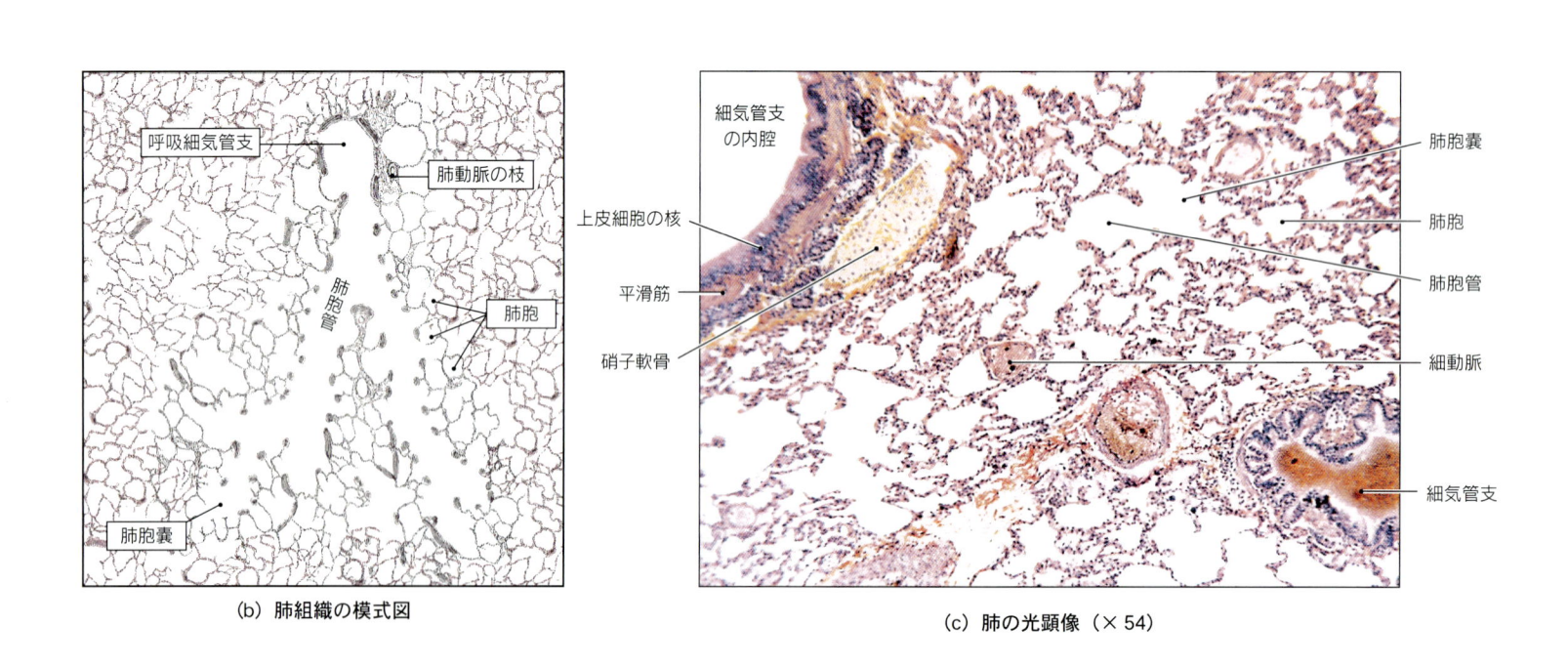

(b) 肺組織の模式図

(c) 肺の光顕像（×54）

図 24-12　気管支と細気管支

□ 臨床ノート　喘息

　喘息にはいくつかの病型があるが，いずれの病型でも気道の感受性が亢進し刺激を受けやすくなっている。多くの場合，吸気中のアレルゲンが引き金となって即時型過敏反応が起こる。薬物，大気汚染，慢性呼吸器感染症，運動，感情ストレスによっても喘息発作が起こる。

　すべての気管支系の平滑筋が収縮したり，気道壁に浮腫や炎症が生じたり，粘液分泌が亢進したりすると危険な状態になる。これらが重なると，重篤な呼吸困難をきたし，呼息が吸息より困難になる。粘液の産生が増加すると，気道内に溜まり，咳と喘鳴が起こる。

　重症な喘息発作は，呼吸器系の機能を低下させ，末梢組織は酸素欠乏状態に陥る。この状態は致死的で，喘息による死亡率は近年上昇してきている。

d. 肺胞管と肺胞

　呼吸細気管支は，**肺胞管** alveolar duct と呼ばれる管で，いくつかの肺胞の集まりである**肺胞嚢** alveolar sac とつながっている（図24-12a，図24-13a〜c）。一側の肺には約150万個の肺胞があり，肺はスポンジ状に見える。肺胞は弾性線維網で囲まれていて，さらに網目状の毛細血管で取り囲まれている（図24-13a）。呼息時にはこの弾性線維によって肺胞が小さくなり，呼息運動が補助される。

e. 肺胞と呼吸膜

　肺胞の内面は単層扁平上皮で被われている。肺胞の上皮には以下の2種類がある（図24-13c）。

● **I型肺胞上皮細胞** type I alveolar cell：扁平肺胞上皮細胞 squamous alveolar cell で，呼吸上皮細胞とも呼ばれ，非常に薄い。
● **II型肺胞上皮細胞** type II alveolar cell：扁平肺胞上皮細胞の間に散在している大型の**大肺胞上皮細胞** great alveolar cell で，果粒細胞上皮細胞とも呼ばれ，リン脂質を含む油脂状の分泌物を産生する。この分泌物は，**界面活性物質** surfactant で，肺胞の内面を被い，肺胞の内面の表面張力を減少させる。界面活性物質がないと肺胞は虚脱する。

　また，肺胞には遊走能を持つ**肺胞マクロファージ** alveolar macrophage（塵埃細胞 dust cell）があり，肺胞上皮にまで達した粒状物質を貪食する。

　肺胞上皮と毛細血管との間でガス交換が行われる（図24-13d）。この距離は，わずか0.1 μmに過ぎない。この**呼吸膜** respiratory membrane（肺胞血管膜）を通過する拡散は，急速に起こる。それは，距離が短いこととガスが脂溶性であることによる。

□ 臨床ノート　肺気腫

　肺気腫 emphysema とは，呼吸の短縮と，身体労作に耐えられなくなることを特徴とする慢性進行性の病態をいう。基礎的にはガス交換面が破壊され，呼吸細気管支と肺胞の機能が停止した状態である。肺胞は徐々に拡張し，毛細血管は萎縮して，その領域でのガス交換が不能になる。

　肺気腫は，タバコの煙のような微粒子や有毒物質の吸入と関係がある。肺が広範囲に侵されると，ガス交換面が減少して，適正な酸素供給が行われなくなる。ある程度の肺気腫は加齢変化として起こる。

　治療が必要な肺気腫は，成人の喫煙者に多い。禁煙すれば進行を防ぐことは可能であるが，肺気腫で肺胞や細気管支が破壊されると元に戻ることはない。重症例に対する有効な治療は酸素吸入のみである。

✓ 喫煙常習者が空咳をすることが多いのはなぜですか。
✓ 慢性気管支炎は粘液の産生過剰が生じるが，このことは呼吸にどのような影響を与えますか。
✓ 呼吸細気管支には線毛も杯細胞も粘液腺もないのはなぜですか。
✓ 肺胞はなぜ界面活性物質を産生しているのですか。

D. 呼吸器系の血管

　肺は肺動脈からの血液を受ける（☞第22章）。肺動脈は肺門から肺に入り，気管支とともに枝分かれしながら肺小葉に至る。1つの小葉には，1本の細動脈と1本の細静脈が出入りし，毛細血管網が肺胞を取り囲む。この毛細血管はガス交換機構に関与するばかりでなく，アンギオテンシンIをアンギオテンシンIIに変える変換酵素を産生し放出する。アンギオテンシンIIは，血圧と循環血液量を調節するのに役立つ（☞第19章）。

　肺胞毛細血管網からの血液は，細静脈を経て，肺静脈となって左心房に流入する。

　鼻腔から喉頭は外頸動脈，喉頭下部と気管は気管支動脈と鎖骨下動脈の枝である甲状頸動脈で栄養される（☞第22章）。

　気管支動脈からの枝は，肺の細胞に酸素や栄養を送る。その静脈血は，体循環系を通らず肺胞の血液に混入して肺静脈に入る。

7. 胸膜腔と胸膜

　胸腔は幅の広い円錐形の空洞である。側壁は肋骨と肋間筋で補強されており，下面は筋性の横隔膜でできている。胸腔のなかには左右の胸膜腔があり，縦隔によって隔てられている（図24-14）。

　胸膜腔は**胸膜** pleura と呼ばれる漿膜で被われている。**壁側胸膜** parietal pleura は胸壁の内面を被い，横隔膜と縦隔に広がっている。**臓側胸膜** visceral pleura は肺の外表面を被い，肺葉間の裂のなかに伸びている。胸膜から少量の**胸水** pleural fluid が分泌される。胸水は潤滑剤として働き，呼吸時に生じる壁側胸膜と臓側胸膜の間に生じる摩擦を軽減する。

　胸膜腔 pleural cavity は，壁側胸膜と臓側胸膜の間の空間をいう。両者は通常密に接している。胸膜の炎症は**胸膜炎** pleuritis といい，過剰の胸水が分泌されて呼吸が困難になり，早急な治療を必要とする。

✓ 大きな肺動脈が詰まって肺塞栓症が生じると，心不全が起こるのはなぜですか。
✓ 胸水の働きは何ですか。
✓ 肺の栄養血管について述べなさい。

---

8. 呼吸筋と肺換気

A. 呼吸筋

　呼吸運動にあずかる骨格筋は，第10，11章で紹介した（☞第10章）。なかでも重要なものは，**横隔膜** diaphragm，**外肋間筋** external

(a) 肺胞の構造の模式図

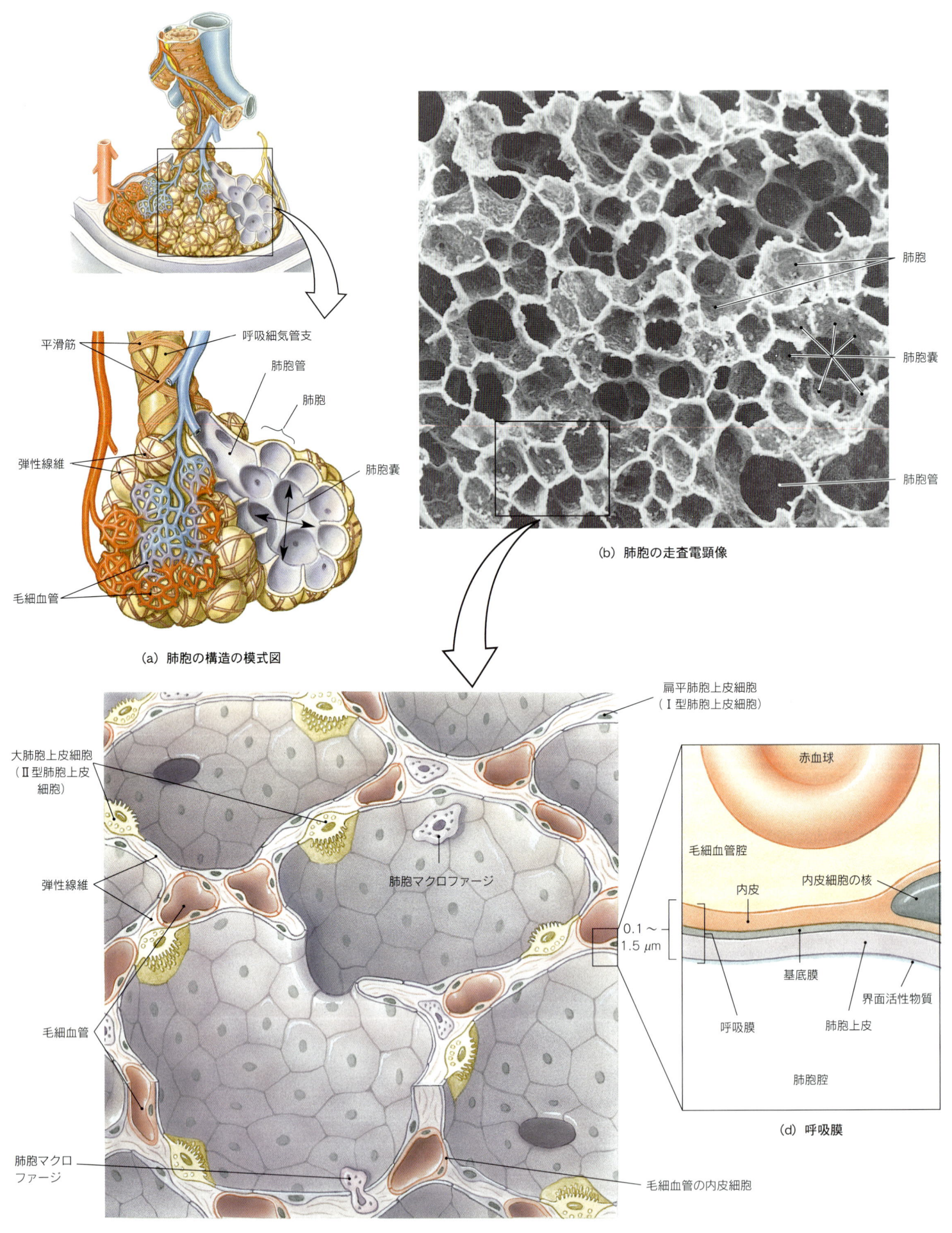

(b) 肺胞の走査電顕像

(c) 肺胞の断面模式図

(d) 呼吸膜

図 24-13　肺胞

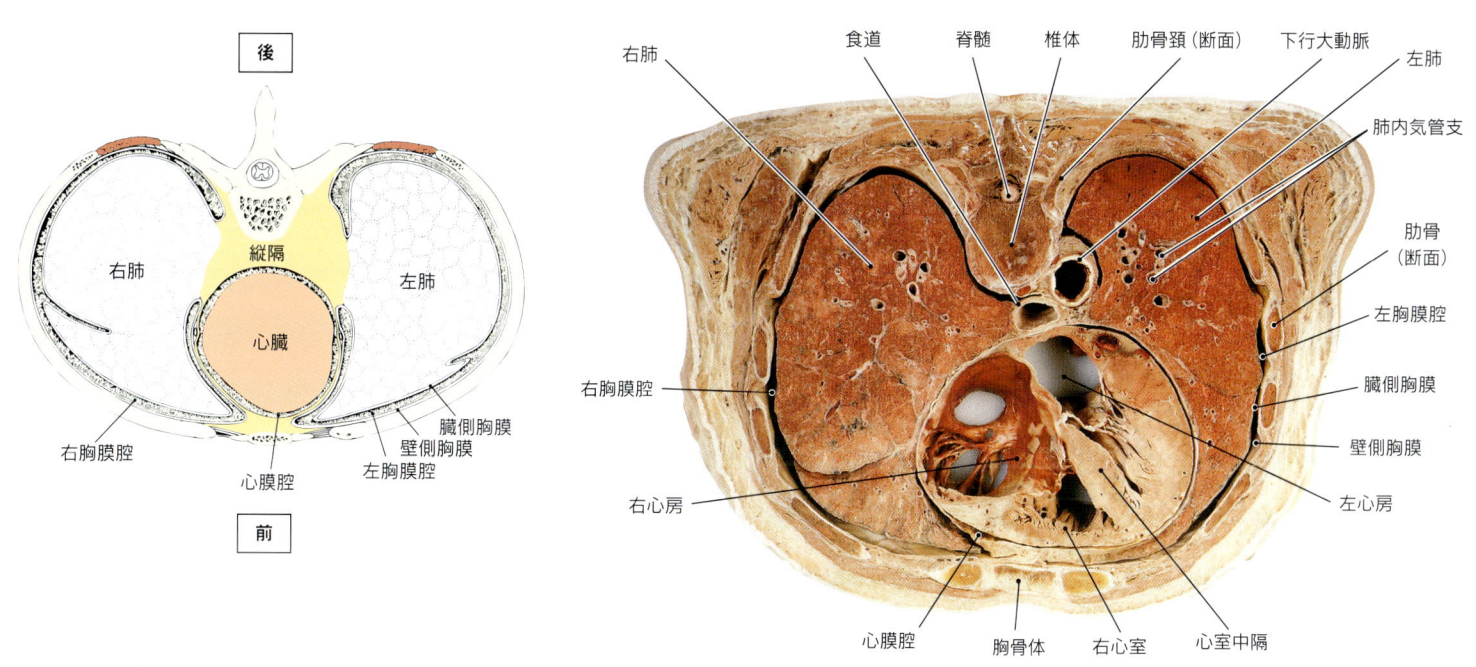

図 24-14　胸腔の構造物（水平断）
T₈の高さの断面を上方から見たもの。巻末の「MRI・CTアトラス」9b参照。

intercostal m.，**内肋間筋** internal intercostal m. である（図24-15）。横隔膜が収縮すると，胸腔の底面が平坦になり，内容積が増加して肺に空気が入る。

外肋間筋は肋骨を引き上げる。肋骨が挙上すると胸郭の前後径が増大し，吸気が生じる。

内肋間筋は肋骨を引き下げる。これによって，胸腔の径が減少し，呼気が生じる。これらの筋とその作用を図24-15に示す。

多くの酸素が必要な状態になると，**呼吸補助筋** accessory respiratory muscle が働く。これには胸鎖乳突筋，前鋸筋，小胸筋および斜角筋などがあり，これらの筋は外肋間筋を補助して肋骨を引き上げ，吸気を助ける。また，腹横筋，内・外腹斜筋および腹直筋は，腹圧を高めて横隔膜を下から押し上げて胸腔容積を減少させ，内肋間筋の呼気運動を助ける。

呼吸運動

肺に出入りする空気の量によって，作用する呼吸筋は異なる。呼吸運動は，呼気が受動的に起こるか能動的に起こるかによって，正常呼吸と過呼吸に分けられる。

正常呼吸 eupnea（**安静呼吸** quiet respiration）では，筋の作用によって吸気が起こり，呼息は受動的に生じる。この呼吸では，肺の収縮は肺自身の弾性線維の働きによる。胸郭の挙上によって，体壁の拮抗筋や結合組織中の弾性線維は引き伸ばされる。吸気に働く筋が弛緩すると，弾性線維が復元収縮し，横隔膜や胸郭が元の位置に戻る。正常呼吸には，腹式呼吸と胸式呼吸がある。

- **腹式呼吸** diaphragmatic breathing（**深呼吸** deep breathing）：横隔膜が収縮すると胸腔の容積が増加し，空気が肺に吸入され，弛緩すると呼気が起こる。
- **胸式呼吸** costal breathing（**浅呼吸** shallow breathing）：胸郭の形が変化して胸腔の容積が変化し，呼吸が起こる。吸気は外肋間筋が収縮して肋骨が挙上し，胸腔が大きくなることによる。呼気は外肋間筋が弛緩して起こる。妊婦は子宮が大きくなり内臓を圧迫して横隔膜を押し上げているので，胸式呼吸への依存度がとりわけ高くなる。

過呼吸 hyperpnea（**努力呼吸** forced breathing）は，能動的に吸気と呼気の呼吸運動を行うものである。過呼吸では，吸気時に呼吸補助筋の助けを必要とし，呼気時には胸横筋と内肋間筋が収縮する。激しい運動時など最大限に努力をして呼吸するときは，腹筋群が呼気を補助する。これらの筋が収縮すると，横隔膜が押し上げられて胸腔の容積はさらに減少する。

B. 出生に伴う呼吸の変化

胎児と新生児とでは，呼吸器系に差が認められる。出産前は，肺の血管は虚脱状態で，肺や気道には空気はなく，少量の液体が含まれているだけである。

生後すぐに，横隔膜と外肋間筋を強力に収縮させて，最初の呼吸が起こる。吸入された空気は肺に入り，なかにあった液体を押しやって肺胞が膨らみ，肺のなかに血液も引き込まれる。このような血流の変化によって卵円孔が閉鎖し，やがて動脈管の閉鎖が起こる（☞第21章）。

気管や気管支などの軟骨と結合組織が気道を開放状態に保つ。また，肺胞内を被う界面活性物質の作用によって肺胞は虚脱しない。その後，呼吸を繰り返すことによって肺胞はさらに膨らんでいく。

✓ 肋骨が折れて，胸膜腔に孔が開いた場合，どのような構造が損傷を受けていますか。また，その結果，肺にどのようなことが起こると考えられますか。

✓ 肺気腫では，肺胞に大きな空洞があったり線維性結合組織に置き換えられている。このような変化は，肺にどのような影響を及ぼしますか。

✓ 産声をあげることによって新生児の体内に起こる変化をまとめなさい。

C. 脳の呼吸中枢

呼吸中枢 respiratory center は，橋と延髄の網様体にある（☞第15章）。この中枢は肺換気の回数と深さを調節することで呼吸活動を制御する（図24-16）。

呼吸リズム中枢 respiratory rhythmicity center は延髄にあり，呼吸の基本的な間隔と深さを設定する。この中枢は，呼吸性ニューロン背側群 dorsal respiratory group に中枢を持つ吸息中枢と，呼吸性ニューロン腹側群 ventral respiratory group に中枢を持つ呼息中枢に区分される。吸息中枢は外肋間筋と横隔膜を支配する運動ニューロンを制御し，安静呼吸と努力呼吸のどちらにおいても毎回の呼吸ごとに働く。これに対し，呼息中枢は努力呼吸にのみ作用し，能動的な呼気と補助呼吸筋を制御する運動ニューロンを支配する。

橋には，持続性吸息中枢 apneustic center と呼吸調節中枢 pneumotaxic center があり，呼吸リズム中枢の出力を調整して呼吸の間隔を変化させる。これらの中枢は，感覚刺激や高次中枢からの指令に反応して呼吸の間隔と深さを調節する。

正常呼吸は，無意識のうちに自発的に起こる。次の3つの反射が呼吸の制御に関与している（☞第18章）。

- **機械受容器反射** mechanoreceptor reflex：肺の容積の変化や血圧の変化に反応するもの。
- **化学受容器反射** chemoreceptor reflex：血液や脳脊髄液中のPCO_2，

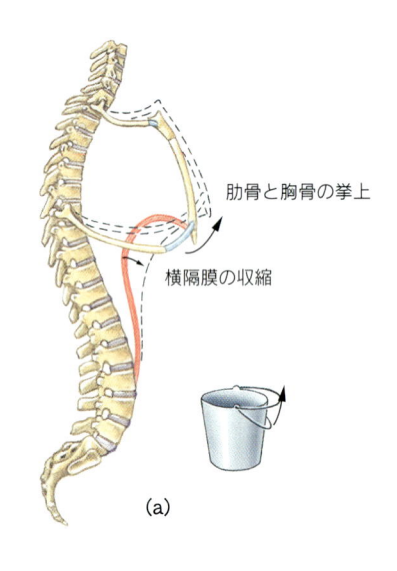

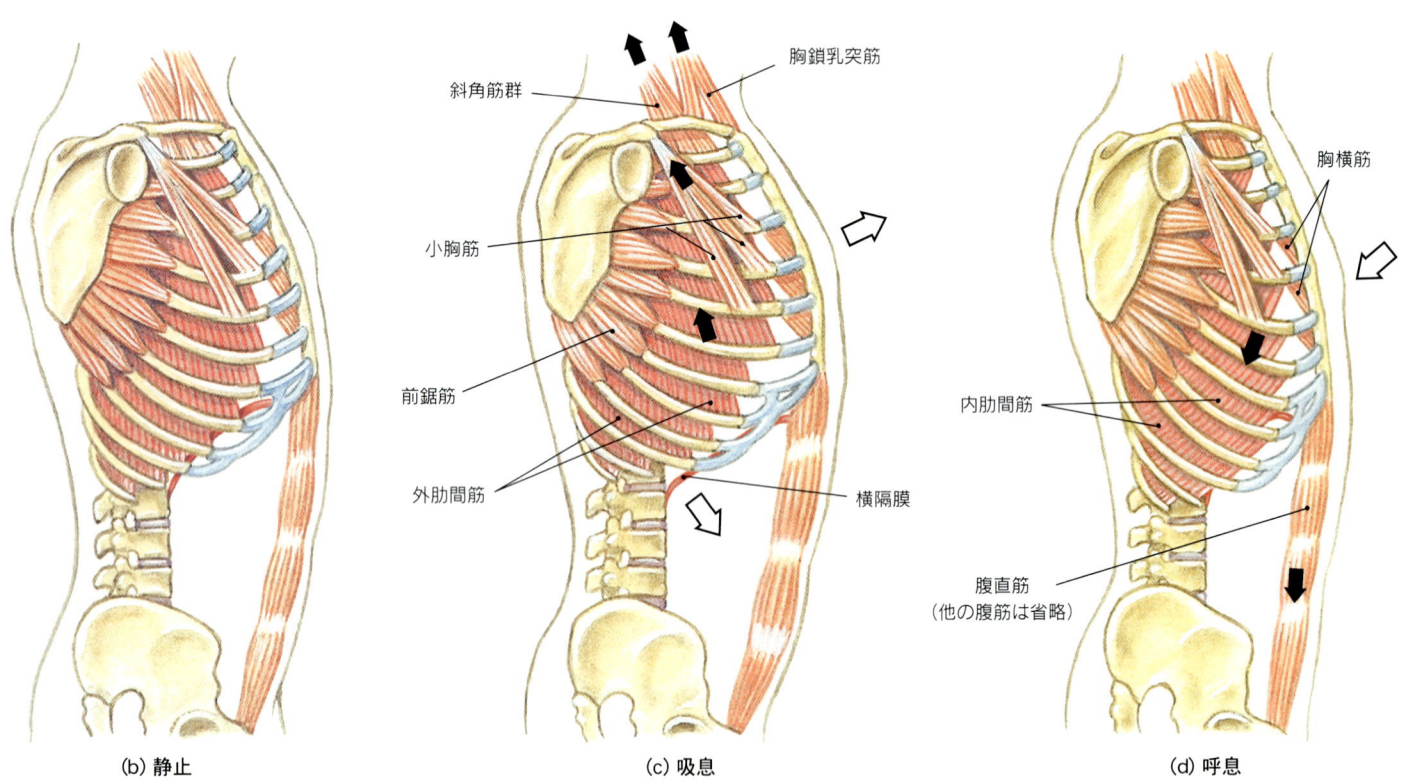

図24-15 呼吸筋
(a) 肋骨の挙上や横隔膜の収縮によって，胸腔容積が増大して空気が肺に入る。肋骨の前方の上下運動は，バケツの柄の動きと似ている。
(b) 静止状態の胸郭。
(c) 吸気時には，外肋間筋や呼吸補助筋が肋骨を挙上し，横隔膜は収縮して平坦になる。
(d) 呼気時には，内肋間筋や腹筋群が肋骨を引き下げ，横隔膜が挙上する。

pHおよびPO$_2$の変化に反応するもの。
- **保護反射** protective reflex：気道の外傷や刺激に反応するもの。

　大脳皮質や視床下部には呼吸調節の高次中枢があり，呼吸調節中枢への入力や呼吸器への直接命令によって呼吸を制御する。呼吸筋は，錐体路による意識的な制御を受けているが，錐体外路系の支配も受けている。さらに，網様体にある呼吸中枢は，ほとんどの感覚および運動ニューロンと何らかの線維連絡がある。その結果，感情や自律神経の活動状態が呼吸の間隔や深さに影響を及ぼす。

臨床ノート　人工呼吸と心肺蘇生

　人工呼吸 artificial respiration は，心臓血管系は機能しているが，呼吸筋が作用していない患者に空気を供給することである。**口対口人工呼吸** mouth-to-mouth breathing では，救助者が患者の口，または口と鼻に呼気を送り込んで換気を行う。息を送るごとに，受動的に呼気が排出されるようにする。このようにして送り込まれた空気は，患者が必要とする酸素を供給するのに十分である。

　心肺蘇生 cardiopulmonary resuscitation（CPR）は，心臓が停止した患者の循環と換気を回復させるものである。胸骨の上から胸郭を圧迫すると胸腔内の容積が減少するとともに，心臓が圧迫されて，血液が大動脈と肺動脈の方へ送り出される。圧迫をやめると胸郭は広がり，血液が大静脈に流入する。口対口人工呼吸で換気を維持しながら，その合間に心臓の圧迫を繰り返し行う。

9. 加齢と呼吸器系

高齢者では，多くの要因によって呼吸器系の機能が低下している。
- 加齢とともに，全身の弾性線維が劣化し，肺の伸縮能が低下する。
- 肋骨の関節病変や胸郭の柔軟性の低下によって，胸郭の動きが制限される。すると，呼吸容積が制限されて，身体運動能力の低下を引き起こす。
- 50〜70歳以上の人では，ある程度の肺気腫が存在する。平均すると，30歳以後は1年ごとに約1,000 cm^2 の呼吸膜を失っていく。その消失程度は，喫煙などの呼吸刺激物質の曝露と関連する。

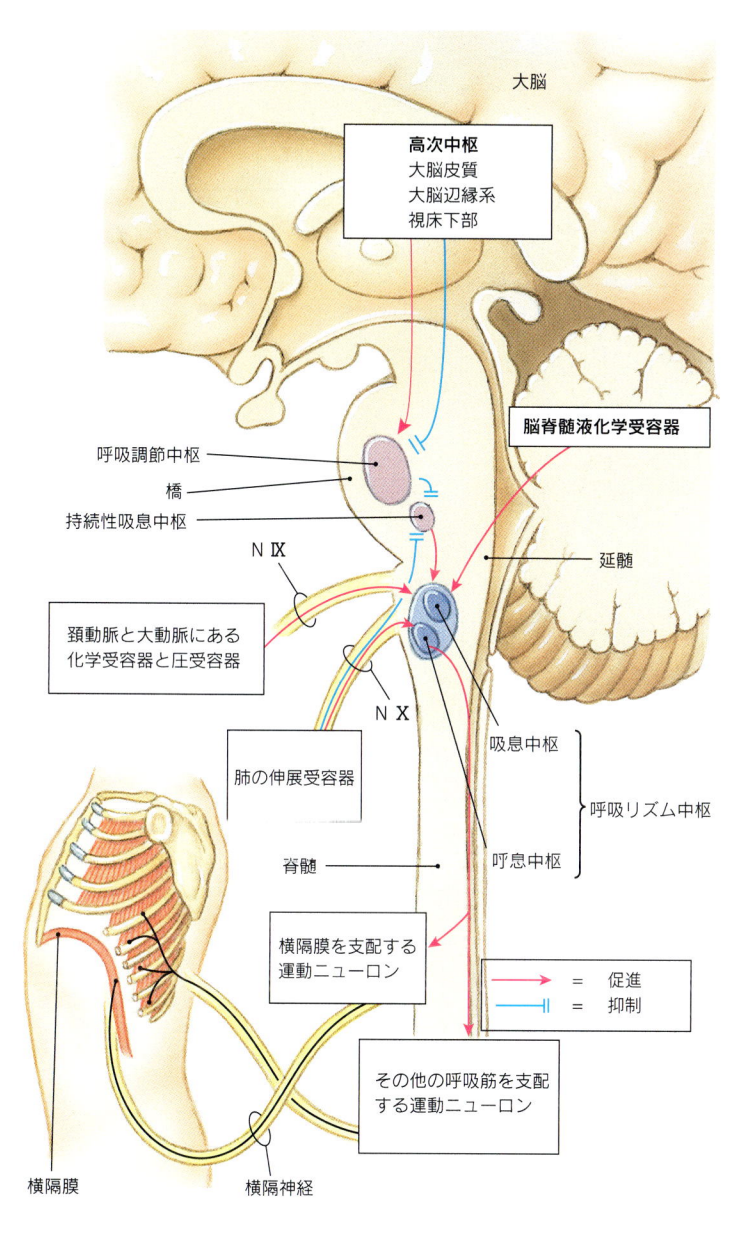

図24-16　呼吸中枢と制御

◆発生学ノート◆　呼吸器系の発生

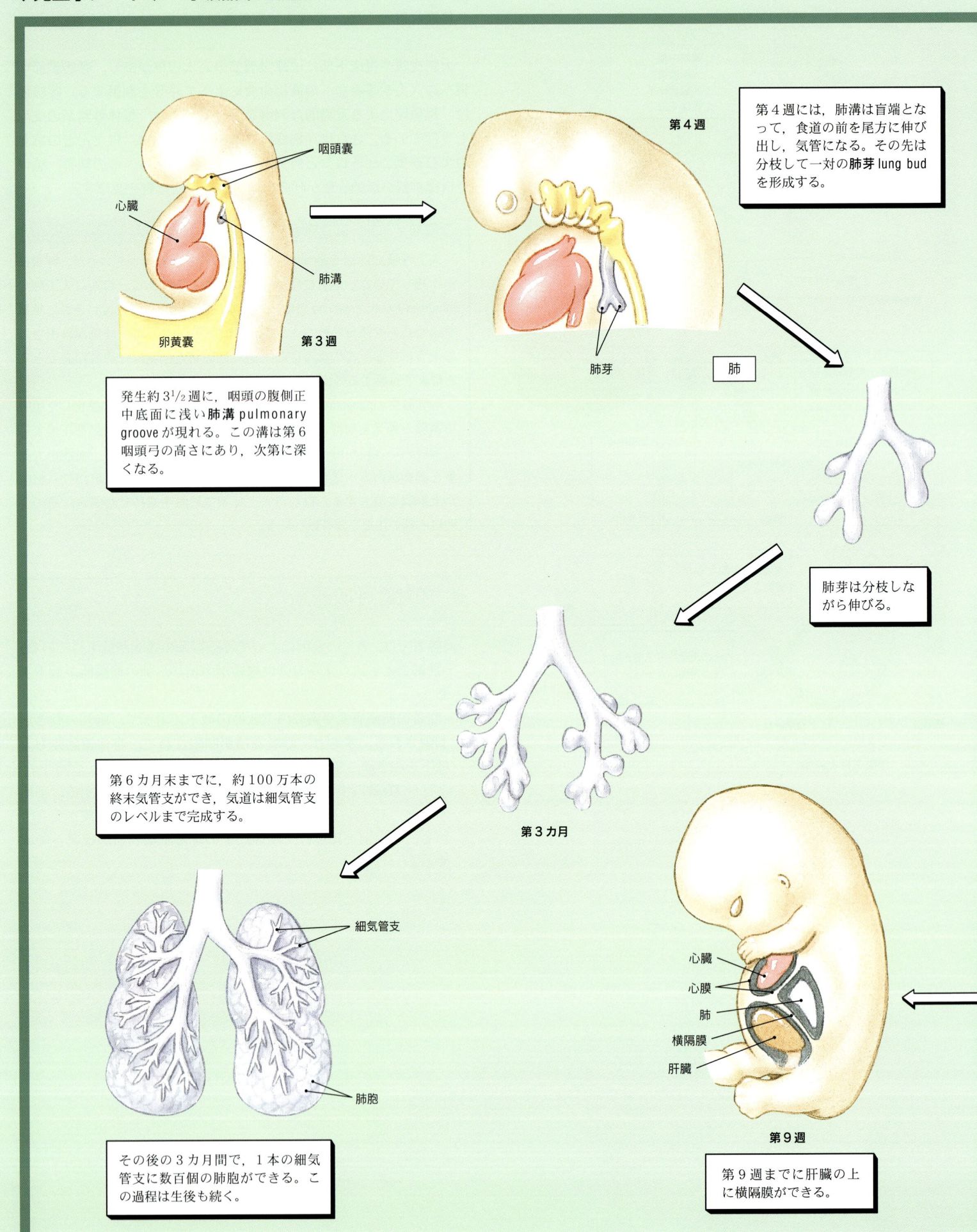

咽頭嚢
心臓
肺溝
卵黄嚢
第3週

発生約3 1/2 週に，咽頭の腹側正中底面に浅い**肺溝** pulmonary groove が現れる。この溝は第6咽頭弓の高さにあり，次第に深くなる。

第4週
肺芽
肺

第4週には，肺溝は盲端となって，食道の前を尾方に伸び出し，気管になる。その先は分枝して一対の**肺芽** lung bud を形成する。

肺芽は分枝しながら伸びる。

第3カ月

第6カ月末までに，約100万本の終末気管支ができ，気道は細気管支のレベルまで完成する。

細気管支
肺胞

その後の3カ月間で，1本の細気管支に数百個の肺胞ができる。この過程は生後も続く。

心臓
心膜
肺
横隔膜
肝臓
第9週

第9週までに肝臓の上に横隔膜ができる。

胸膜腔

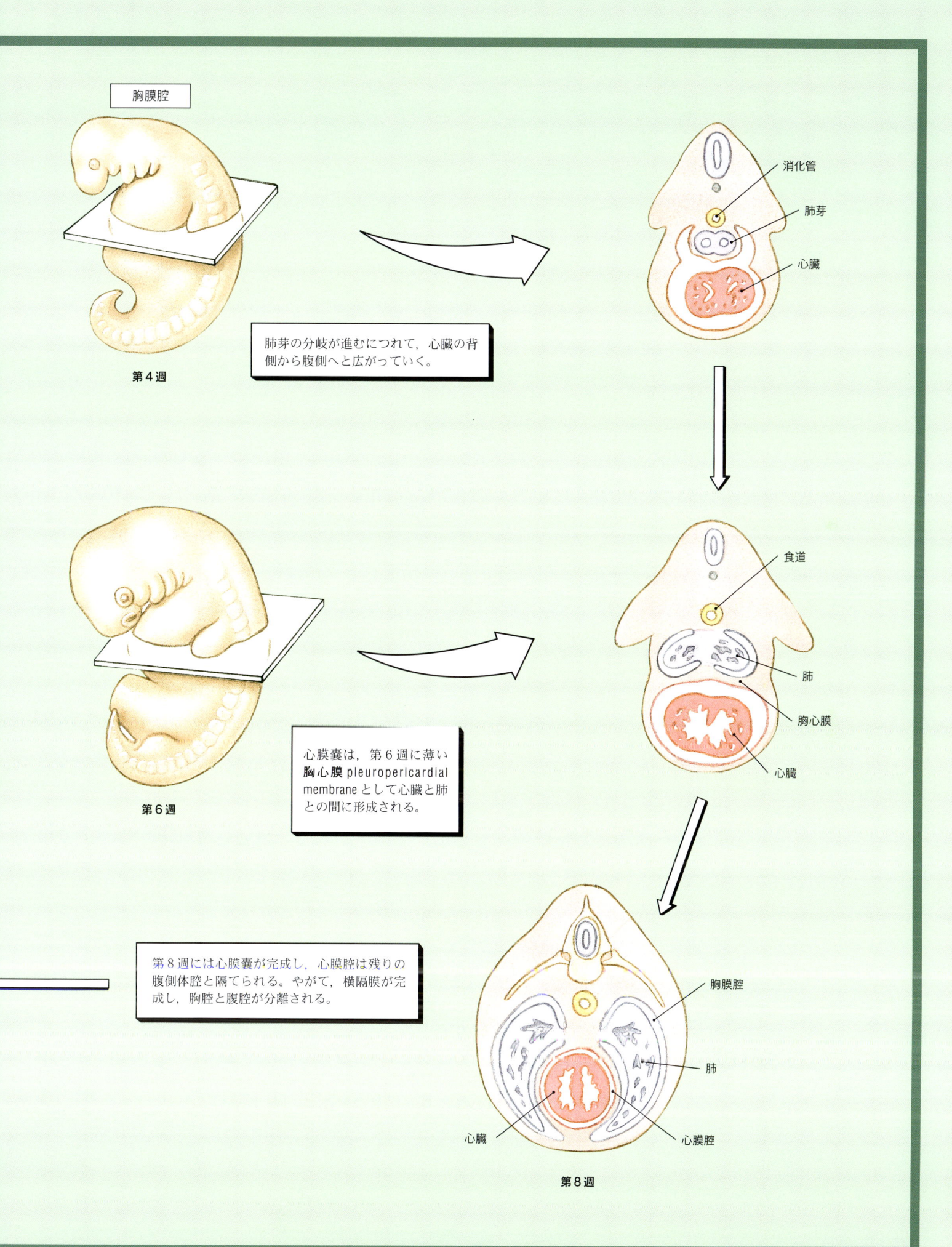

第4週

肺芽の分岐が進むにつれて，心臓の背側から腹側へと広がっていく。

消化管
肺芽
心臓

第6週

心膜嚢は，第6週に薄い**胸心膜** pleuropericardial membrane として心臓と肺との間に形成される。

食道
肺
胸心膜
心臓

第8週には心膜嚢が完成し，心膜腔は残りの腹側体腔と隔てられる。やがて，横隔膜が完成し，胸腔と腹腔が分離される。

胸膜腔
肺
心臓
心膜腔

第8週

第25章 消化器系

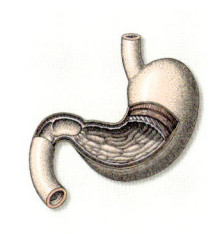

消化器系は消化管 digestive tract と呼ばれる筋性の管と，それに付随する付属臓器 accessory organ からなる。消化管と付属臓器は，協調して以下の機能を担っている。
- 摂取：食物や液体を，口から消化管に取り込む。
- 機械的処理：摂取された固形物は，飲み込む前に歯と舌を使って機械的に小さくされる。その後，消化管の運動によって，こね，混ぜ，かき回し，押し出しなどの機械的処理が行われる。
- 消化：多糖類，脂肪，蛋白質は化学的に分解され，消化管上皮で吸収できるぐらいの小さな分子に変換される。これを消化といい，酸，酵素などからなる消化液の作用による。
- 分泌：消化液は消化管の内面から分泌されるものもあるが，膵臓のような付属臓器で合成されるものもある。
- 吸収：吸収とは，有機分子，電解質，ビタミン，水が，消化管上皮を通って，間質液に移行する現象である。
- 凝縮：凝縮とは，消化できない食物残渣や体に不要な有機物を体外に排泄する前に，水分を除去することである。
- 排泄：体にとって不要な代謝産物は消化管に分泌されるが，それは主に付属器（特に肝臓）の役割である。糞便を体外に排泄することを排便 defecation という。
- 自身の防御：消化管は消化液の酸と酵素による消化作用から自分自身を保護する。また，食物との接触による機械的ストレスや，食物とともに取り込まれた病原体や消化管の常在菌からも自らを守っている。

消化器系は食物を口から取り込み，消化管を通過していく間に，機械的・化学的に処理する働きがある。これは，食物を小さな分子に分解し，消化管内面の上皮から吸収し，循環血液中に移行しやすいようにするためである。

消化器系の付属臓器には，唾液腺，肝臓，胆嚢，膵臓がある。唾液腺，肝臓，膵臓には外分泌機能があり，消化機能に必要な酵素と緩衝液を産生する。肝臓と膵臓には，消化に関する機能以外にも，生命活動のために必要な機能がある。

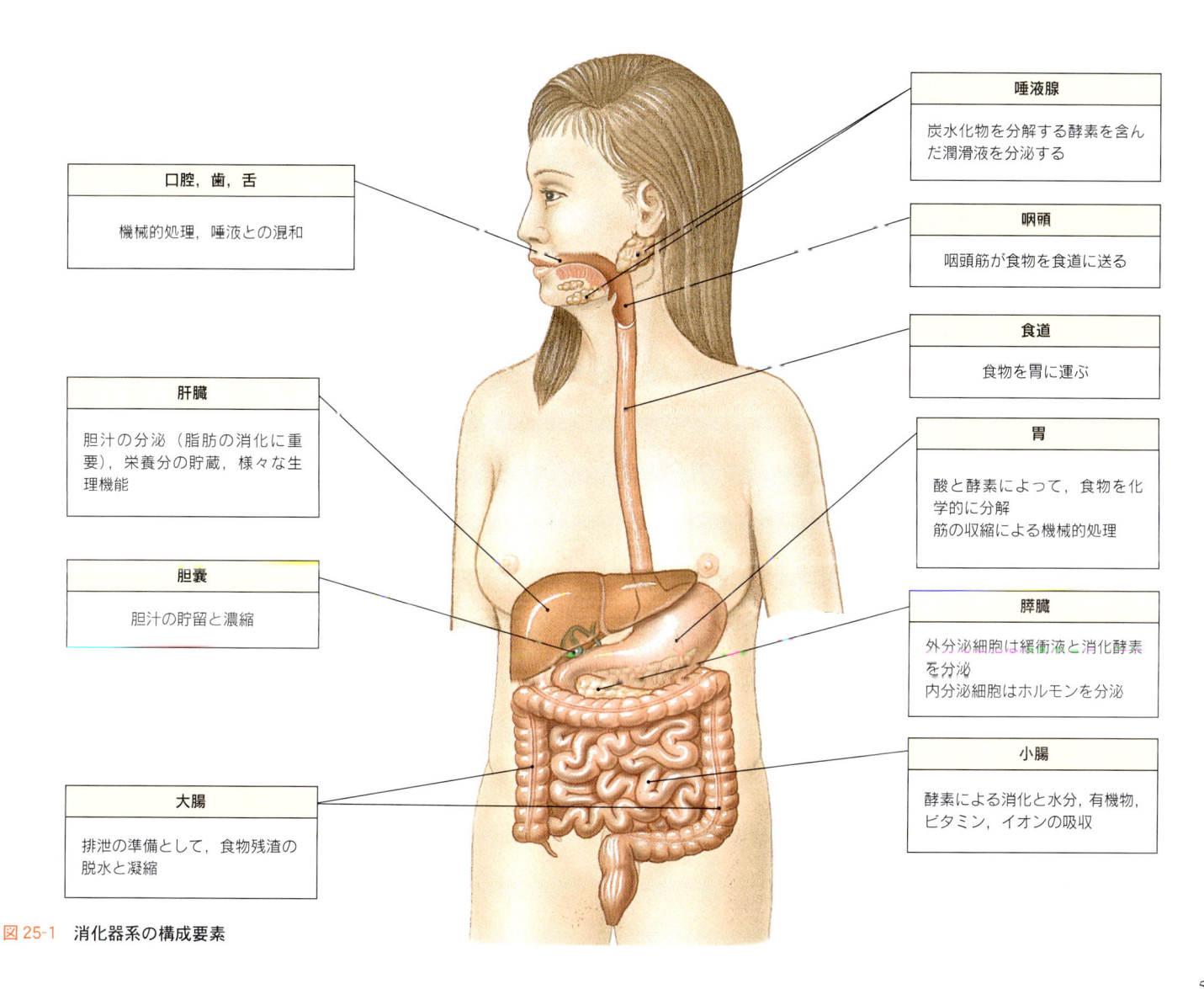

口腔，歯，舌
機械的処理，唾液との混和

唾液腺
炭水化物を分解する酵素を含んだ潤滑液を分泌する

咽頭
咽頭筋が食物を食道に送る

食道
食物を胃に運ぶ

肝臓
胆汁の分泌（脂肪の消化に重要），栄養分の貯蔵，様々な生理機能

胃
酸と酵素によって，食物を化学的に分解
筋の収縮による機械的処理

胆嚢
胆汁の貯留と濃縮

膵臓
外分泌細胞は緩衝液と消化酵素を分泌
内分泌細胞はホルモンを分泌

小腸
酵素による消化と水分，有機物，ビタミン，イオンの吸収

大腸
排泄の準備として，食物残渣の脱水と凝縮

図 25-1 消化器系の構成要素

1. 消化器系の概観

消化器系の主な構成要素を図25-1に示した。これらの臓器のいくつかがまとまって共通の機能を担う場合もあるが，個々の臓器は決まった部位にあり，それぞれ明確な組織学的特徴を有する。

A. 消化管の組織学的構築

消化管の断面模式図を，図25-2に示した。消化管壁を構成する主な層は，①粘膜，②粘膜下組織，③筋層，④漿膜である。消化管の部位により，これらの構造に違いが見られる。

a. 粘膜

消化管の内面は粘膜で被われている。**粘膜** mucosa は粘膜上皮，粘膜固有層，粘膜筋板からできていて，その表面は腺の分泌物で潤されている（☞第3章）。

粘膜上皮 mucosal epithelium は，消化管の部位によって，単層であったり重層であったりする。ストレスや摩擦を受ける口腔や食道などでは，重層扁平上皮で被われている。これに対し，胃，小腸，大腸では，分泌と吸収にあずかるように特殊化した単層円柱上皮で被われている。

消化管の粘膜はしばしばヒダを作り，その表面積を増加させている（図25-2）。ヒダが粘膜と粘膜下組織に及ぶような構造になっている部分もある。また，臓器によっては，内腔が満たされると内腔が拡大してヒダが消失するものもある。

上皮の表面には，粘膜内，粘膜下，あるいは付属臓器に存在する腺の導管が開口する。

上皮下に存在する疎性結合組織は，**粘膜固有層** lamina propria と呼ばれる。固有層には血管，感覚神経終末，リンパ管，平滑筋線維，散在性のリンパ組織などがある。リンパ組織は，第23章で解説した腸関連リンパ系組織の一部である。

ほとんどの消化管には，粘膜固有層の外側に平滑筋と弾性線維からなる層がある。この層を**粘膜筋板** muscularis mucosae と呼ぶ。粘膜筋板の平滑筋線維は密集して，薄い層を形成している（図25-2a）。この筋層が収縮すると内腔が変形し，粘膜のヒダが動く。

b. 粘膜下組織

粘膜下組織 submucosa は粘膜筋板の外側にある。疎性結合組織からできており，太い血管やリンパ管が分布している。消化管の部位によっては，粘膜下組織に外分泌腺があり，緩衝液や酵素を分泌している。粘膜下組織には神経細胞とその神経線維があり，網目構造をなす。これを**粘膜下神経叢** submucosal plexus（マイスネル神経叢 Meissner's plexus）と呼び，感覚ニューロン，副交感神経節，交感神経の節後線維が含まれ，粘膜の神経支配にあずかる（図25-2a）。

c. 筋層

筋層は粘膜下組織の外側にあり，平滑筋からなる。内側には輪走する輪筋層，外側には縦走する縦筋層がある（図25-2）。この筋層は，消化管に蠕動運動を起こし，内容物を移動させる。蠕動運動は基本的には，輪筋層と縦筋層の間にある**筋層間神経叢** myenteric plexus（アウエルバッハ神経叢 Auerbach plexus）によって統括されている。この神経叢は副交感神経節と交感性節後線維の網目からなり，副交感性の刺激は筋の緊張を高め，筋収縮を促す。また，交感性の刺激は筋の活動を抑制し，筋を弛緩させる。

消化管のなかには，この筋層が弁や括約筋を形成している部位がある。弁や括約筋は輪筋層が肥厚した部分で，内腔を引き締めて，消化物がその先に流出しないようにする。

d. 漿膜

大部分の消化管の外面は**漿膜** serosa で被われている（図25-2）。しかし，口腔，咽頭，食道，直腸の周囲には漿膜はない。その代わり，密な膠原線維網が筋層の外部を被っており，それによって消化管は隣接する構造にしっかりとつなぎ止められている。このような結合組織の層を**外膜** adventitia と呼ぶ。

B. 筋層と腸管内容物の動き

消化管にある平滑筋組織は，消化管内容物の移動に重要な役割を果たす。1つの平滑筋細胞の直径は5〜10 μm で，長さは30〜200 μm である。消化管の収縮力は骨格筋や心筋に匹敵するほど強力である。

この平滑筋細胞のそれぞれに運動神経が分布しているわけではない。筋細胞は膜状あるいは層状に並び，隣り合う筋細胞はギャップ結合で電気的に連絡している。従って，ある平滑筋細胞が収縮すると，その収縮波は筋層全体に広がっていく。1つの平滑筋細胞につながる1本の運動ニューロンの興奮が最初の収縮刺激となる。あるいは，化学物質，ホルモン，酸素濃度，二酸化炭素濃度，過伸展や刺激などの物理的因子に対する局所的な反応が収縮の引き金になることもある。

平滑筋細胞内の収縮性フィラメントの配列は，厳密に規定されているわけではないので，伸展した平滑筋細胞は，必要に応じて必要な長さにまで収縮できる。このような極度の伸展に耐え得る性質を可塑性という。可塑性は，胃などの容積が大きく変化する消化管にとって非常に重要な性質である。

消化管の平滑筋は規則的な周期で収縮し，蠕動と分節という2種類の運動を引き起こす。この収縮の波は平滑筋層全体に広がり，消化管内容物を前進させたり攪拌したりする。

1) **蠕動** peristalsis：消化管の内容物は蠕動によって移動する。蠕動は，消化管の長軸方向に移動する**蠕動波** peristaltic wave によって引き起こされる。まず，内容物の後方で輪筋が収縮し，次いで縦筋が収縮して隣接する分節を短くする。このようにして，輪筋の収縮波が，内容物を送り出していく（図25-3a）。

2) **分節** segmentation：小腸の大部分と大腸の一部分では，輪筋の収縮によって分節が生じる（図25-3b）。分節によって内容物が攪拌され，小分けにされて腸液とよく混じり合う。

蠕動と分節は，1つの平滑筋細胞の収縮，化学物質，物理的刺激によって引き起こされる。蠕動波は脳神経の舌咽神経（Ⅸ）や迷走神経（Ⅹ），骨盤神経に含まれる求心性・遠心性線維によっても支配されている。

局所的な蠕動運動は，消化管壁にある感覚受容器によって生じる。内容物によって管壁が刺激を受けると，反射的に蠕動運動が生じる。これは筋層間神経叢の神経細胞を中枢として起こるもので，**腸内反射** myenteric reflex と呼ばれている。

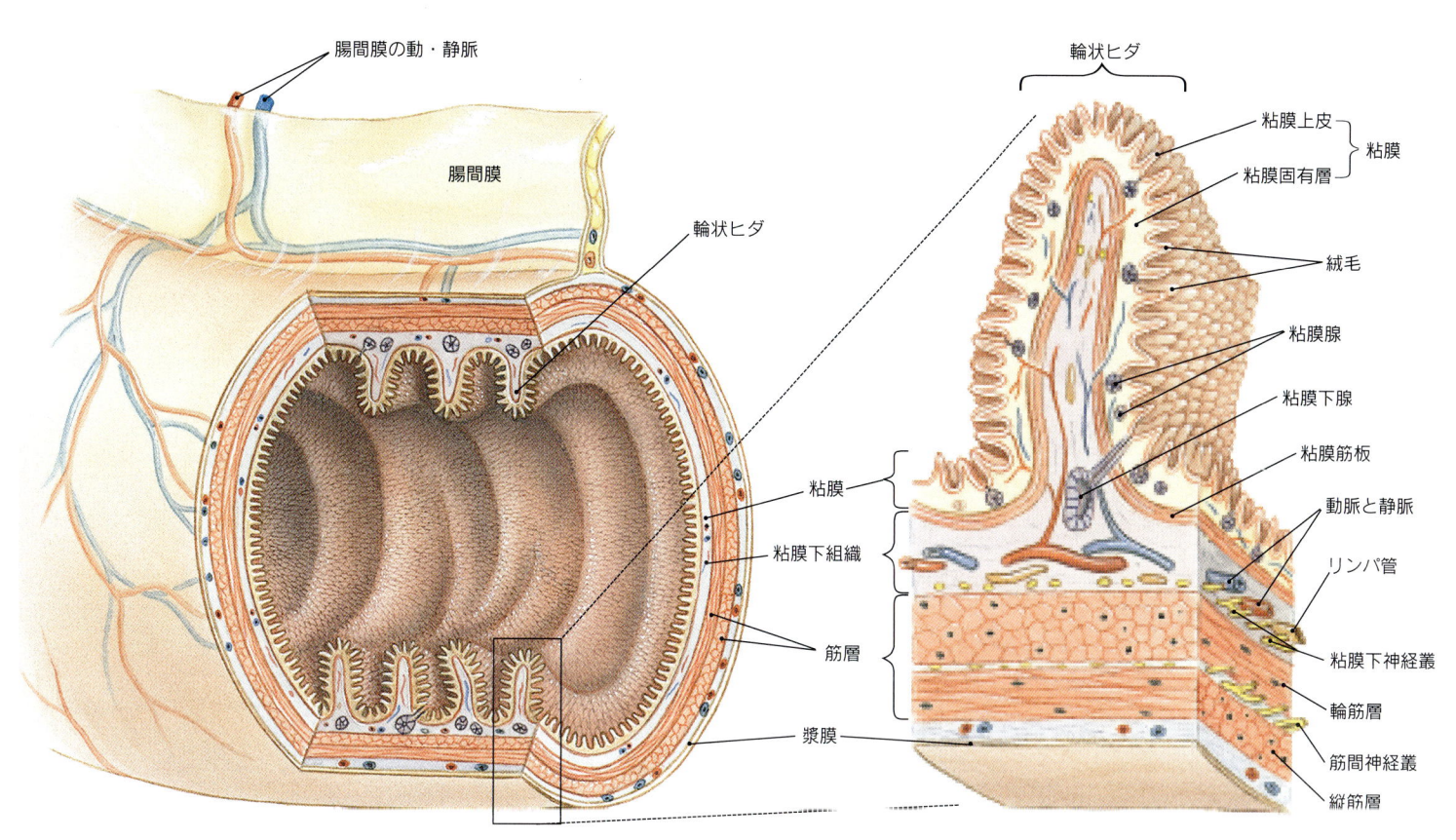

(a) 消化管の一般的組織構造

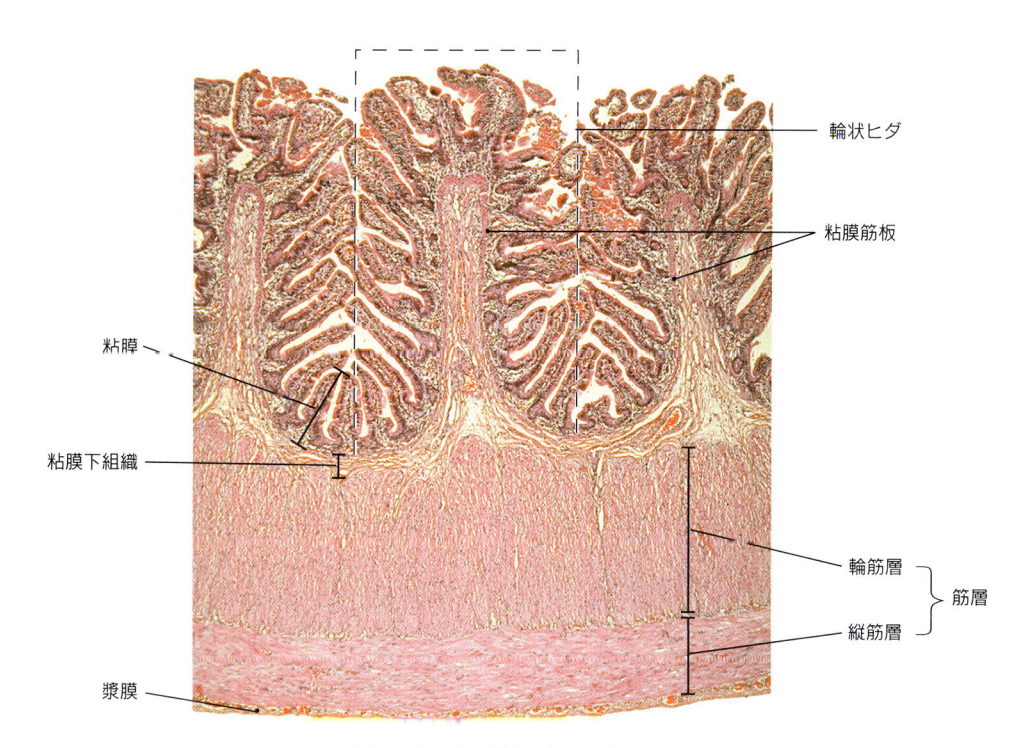

(b) 回腸の光顕微像（×160）

図 25-2　消化管の組織構造

C. 腹膜

　消化管や付属臓器の外面を被う漿膜（臓側腹膜 visceral peritoneum）は，腹腔の内表面を被う壁側腹膜 parietal peritoneum と連続している（☞第1章）。腹膜 peritoneum からは絶えず腹水が産生され，その表面を潤している。腹腔では，1日に7ℓもの腹水が分泌され，絶えず吸収されている。

🗒 臨床ノート　腹膜炎

　腹膜炎 peritonitis は腹膜の炎症である。疼痛が生じるとともに，関連臓器の機能が妨げられる。腹膜への物理的刺激，化学的刺激，細菌感染は，重篤で致命的な腹膜炎を起こすことがある。細菌感染による腹膜炎は，腹腔内の臓器の外科手術の際にも起こり得る。また，肝疾患，腎疾患，心不全では腹水 ascites の量が増加することがある。腹水が貯留すると，腹部の膨隆が著明になる。液の貯留によって内臓が変形・

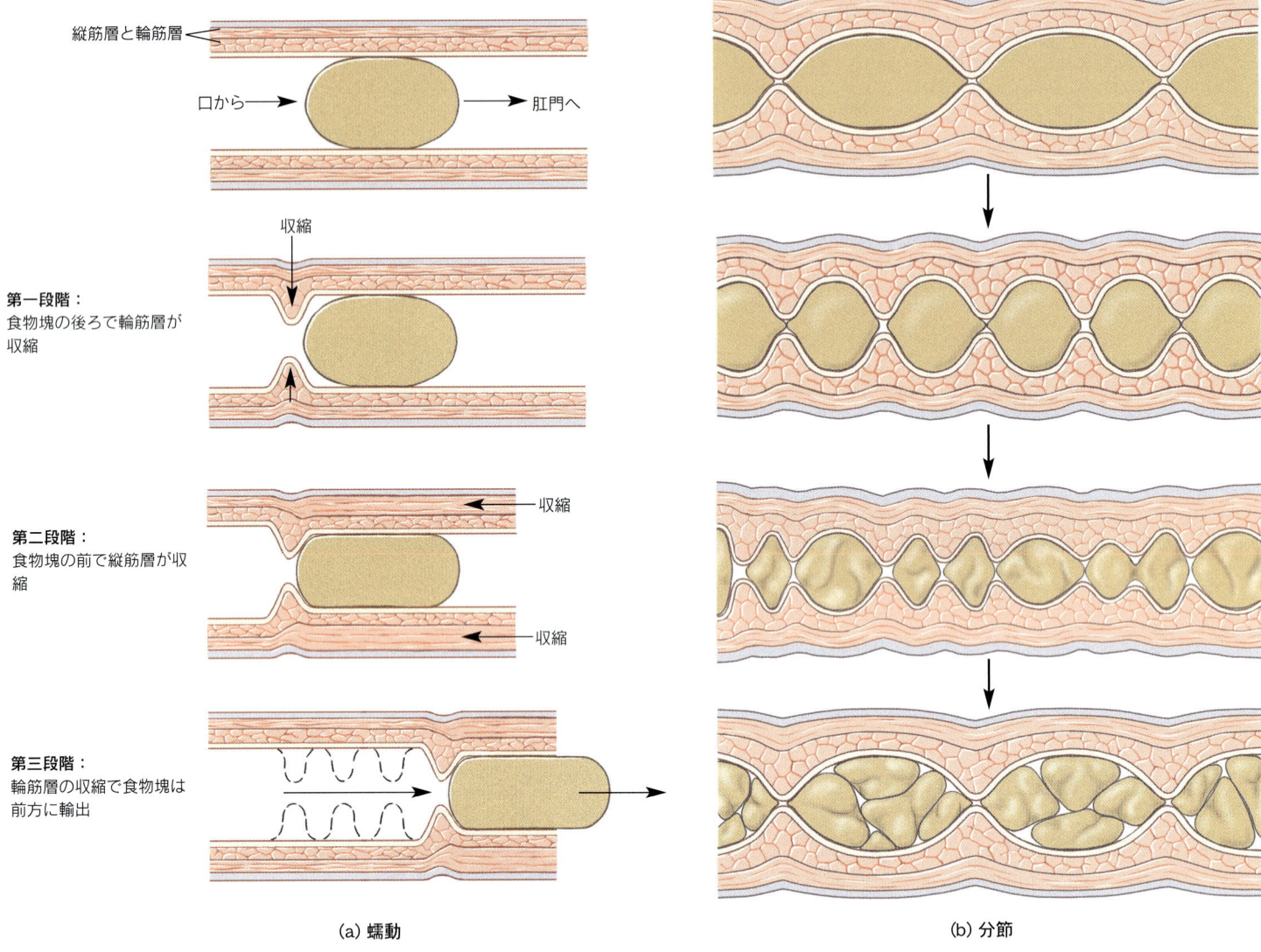

図 25-3 蠕動と分節
(a) 蠕動は輪筋層と縦筋層の協調的な収縮によって，内容物を消化管の長軸方向に送る。
(b) 分節は基本的には，輪筋層のみが関与する。この運動によって消化管の内容物は攪拌・混合されるが，内容物が移動するわけではない。

圧迫され，様々な症状が生じる。胸焼け，消化不良，腰痛などがよく見られる愁訴である。

D. 腸間膜

腹腔内にある消化管の大部分は，壁側腹膜と臓側腹膜をつなぐ**腸間膜** mesentery と呼ばれる膜構造物で吊り下げられている（図25-2a）。間膜とは2枚の腹膜が合わさった構造をいい，その間には少量の疎性結合組織があって，消化管に出入りする血管，神経，リンパ管が通る。腸間膜には，消化管の位置を決め，消化管の運動や体位変換が起こっても腸などが絡まらないようにする働きがある。

発生の初期には，消化管と付属臓器は背側腸間膜と腹側腸間膜によって，腹腔内で支持されている（図25-4a）。大部分の腹側腸間膜は後に消失するが，胃の腹側（胃と肝臓の間と，肝臓と前腹壁・横隔膜との間）の腸間膜だけは残存する。前者は**小網** lesser omentum，後者は肝鎌状靱帯と呼ばれる。

発生が進むにつれて消化管は長くなり，ねじれて，回転する。これに伴い，腹腔は相対的に狭くなる。胃の背側腸間膜は体壁と小腸の間で下方に伸びて**大網** greater omentum という袋を形成する（☞ 図25-4b，図25-10a，図25-11b）。大網の疎性結合組織には多量の脂肪組織やリンパ節がある。

十二指腸と膵臓は後腹壁と癒合しており，腸間膜はない。その前面は腹膜に被われているが，その他の部分は腹腔外に位置する。そのため，十二指腸や膵臓は**腹膜後器官** retroperitoneal organ と呼ばれる。

結腸間膜 mesocolon は結腸をつなぎ止める間膜で，横行結腸には**横行結腸間膜** transverse mesocolon が，S状結腸にはS状結腸間膜 sigmoid mesocolon がある。上行結腸，下行結腸，直腸には腸間膜はなく，腸管を被う臓側腹膜によって体壁に固定されている。従って，上行結腸，下行結腸，直腸は後腹膜器官である（図25-4c, d）。

✓ 消化管の粘膜の構成要素とその機能は何ですか。
✓ 腸間膜の機能は何ですか。
✓ 蠕動と分節の違いは何ですか。
✓ 平滑筋細胞の収縮性フィラメントが整然と並んでいないことの意義は何ですか。

消化器系

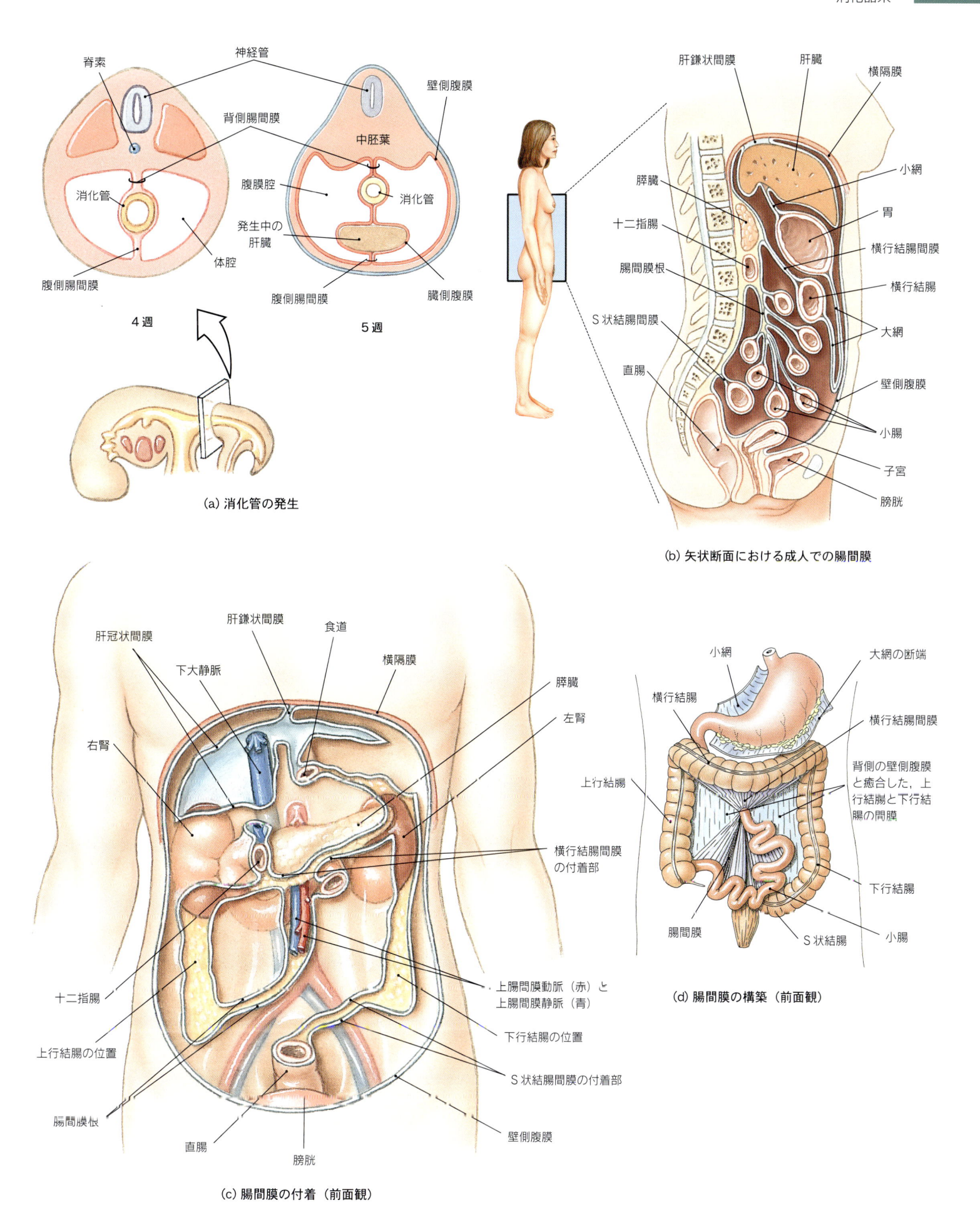

図 25-4　腸間膜
(a) 胎生初期の概略図。腹側腸間膜のなかに肝臓ができる（右）。詳細は発生学ノート「消化管の発生」を参照。
(b) 矢状断面における腹腔と骨盤腔の腸間膜の概略図。
(c) 腹腔の臓器を切り取り出して，前方から見た概略図。腸間膜と内臓の後腹壁への付着部を示す。
(d) 成人における腸間膜の構築。この図は単純化してあり，小腸は非常に短く描いてある。

507

2. 口腔

口唇の後方には食物を咀嚼するための口腔 oral cavity がある。口腔に入った食物を飲み込む前に食べていいかどうかが、舌などの感覚受容器によって分析される。口腔に並んでいる歯、舌、口蓋の作用によって食塊は機械的に小さく砕かれ、粘液、唾液と混ぜ合わせることで水分が付与されるとともに、唾液に含まれる酵素によって炭水化物が部分的に消化される。

A. 口腔の構成

口腔（図25-5）の内面は口腔粘膜 oral mucosa で被われている。食物摂取の際に生じる摩擦から口腔を守るために、粘膜上皮は重層扁平上皮からできている。皮膚とは違い、口腔の重層扁平上皮は角化しない。

口腔の側壁をなす頬の粘膜下には、頬脂肪体と頬筋がある（☞第10章）。頬粘膜は前方で口唇 labia, lip に続いている。

口腔前庭 vestibule は、頬、口唇、歯で囲まれた空間をいう。上顎骨と下顎骨の歯の根元には口腔粘膜の辺縁である歯肉 gingivae がある。

口腔の上方には硬口蓋 hard palate と軟口蓋 soft palate がある。硬口蓋は口腔と鼻腔の境をなし、上顎骨の口蓋突起と口蓋骨でできている。硬口蓋の後方には軟口蓋がある。軟口蓋は口腔と咽頭鼻部を仕切り、嚥下時には咽頭鼻部への通路を閉鎖する。軟口蓋の後縁中央から口蓋垂 uvula が垂れ下がっていて、食物が不用意に咽頭に入らないようにしている。

軟口蓋の後縁からは次の2対の弓状構造が外側に張っており、その間には口蓋扁桃がある（☞第23章）。

- **口蓋舌弓** palatoglossal arch：軟口蓋と舌根との間に張っている。口蓋舌弓の粘膜下には、口蓋舌筋がある（☞第10章）。
- **口蓋咽頭弓** palatopharyngeal arch：軟口蓋と咽頭の側壁の間に張っている。口蓋咽頭弓の粘膜下には口蓋咽頭筋がある（☞第10章）。

口蓋垂を含む軟口蓋の後縁、口蓋咽頭弓、舌根は、咽頭への入り口である口峡 fauces を形成する。

口腔の下方には舌がある。その下には顎舌骨筋が張っており、口腔底を支持・補強している（☞第10章）。

B. 舌

舌 tongue（図25-5）は口腔のなかの食物を咽頭に運ぶ。舌の基本的な機能は、①食物を圧縮したり変形させるなどの機械的処理、②咀嚼と嚥下の補助機能、③触感、温感、味覚などの感覚受容である。

舌は前方から舌尖 apex of tongue、舌体 body of tongue、舌根 root of tongue に分けられる。舌体の上面を舌背 dorsum of tongue と呼び、多数の小さな乳頭がある。乳頭は食物との間に摩擦を生じさせ、舌が食物を移動させるのに役立っている。乳頭の側面には味蕾がある。舌の表面の性状と詳細な組織構造を図18-7に示した（☞第18章）。有郭乳頭はV字状に並んでいるが、その配列は、舌体と舌根の大まかな境界を示している。

舌の下面を被う上皮は、舌背の上皮よりも薄い。下面の正中には、舌小帯 lingual frenulum という粘膜ヒダがある。これは舌体を口腔底粘膜につなぎ止めるとともに、舌の過剰な運動を防いでいる。舌小

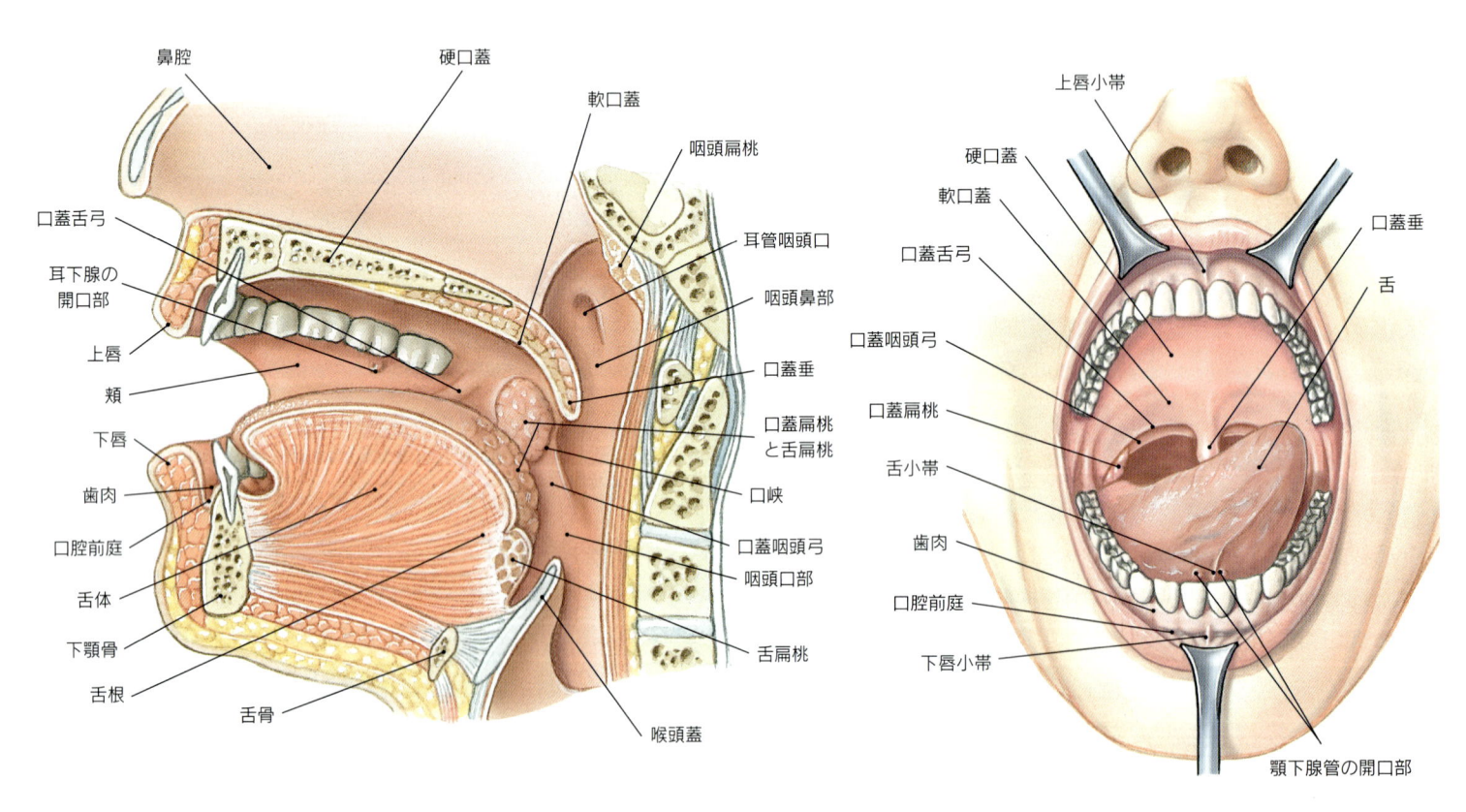

(a) 口腔（矢状断）

(b) 口腔（前面観）

図25-5　口腔

帯による制限が大きいと，食べたり話したりすることに障害が生じるが（**舌小帯短縮症** ankyloglossia），外科的に簡単に治療できる。舌小帯の両側には顎下腺の導管が開口する（図25-5b）。

舌には**内舌筋群** intrinsic tongue muscles と**外舌筋群** extrinsic tongue muscles がある。どちらも舌下神経（第XII脳神経）に支配される。外舌筋群には，舌骨舌筋，茎突舌筋，オトガイ舌筋，口蓋舌筋がある（☞第10章）。舌の大まかな運動は外舌筋群の働きによる。内舌筋群は舌内にある筋肉で，舌の形を変化させ，言葉を話すような繊細な運動の際に外舌筋群を補佐する。

C. 唾液腺

唾液腺 salivary gland には以下の3種類があり（図25-6），いずれも線維性被膜で包まれている。腺の分泌細胞で作られた唾液は，細い導管を経て1本の太い排出管に至る。主導管は被膜を貫き，口腔粘膜の表面に開口する。

- **耳下腺** parotid salivary gland：最大の唾液腺で，平均重量は約20gである。形は不正形で，頬骨弓の下方で胸鎖乳突筋の前方にあり，咬筋の表面を被っている。唾液は，**耳下腺管** parotid duct を通って排出される。耳下腺管は上顎の第2臼歯付近で口腔前庭に開口する（図25-5a）。
- **舌下腺** sublingual salivary gland：口腔底の粘膜下にある。多数の**舌下腺管** sublingual duct が，舌小帯の両側に開口している（図25-6a）。
- **顎下腺** submandibular salivary gland：口腔底にあり，下顎骨の内側表面に沿って，顎舌骨筋線（☞第6章）の下方に位置している。**顎下腺管** submandibular duct は舌小帯の外側に開口する（図25-5b）。

それぞれの組織像を図25-6bに示す。

唾液の分泌

唾液腺はその種類によって細胞構築が異なり，性状の異なる唾液を産生する。耳下腺は消化酵素の**唾液アミラーゼ** salivary amylase を多量に含んだ，濃厚な漿液を産生する。この酵素によって，炭水化物の消化が始まる。

口腔内の唾液の約70％が顎下腺，25％が耳下腺，5％が舌下腺に由来する。1日に1.0〜1.5ℓの唾液が産生される。その99.4％が水分であるが，そのなかには各種イオン，緩衝液，代謝物，酵素などが含まれている。

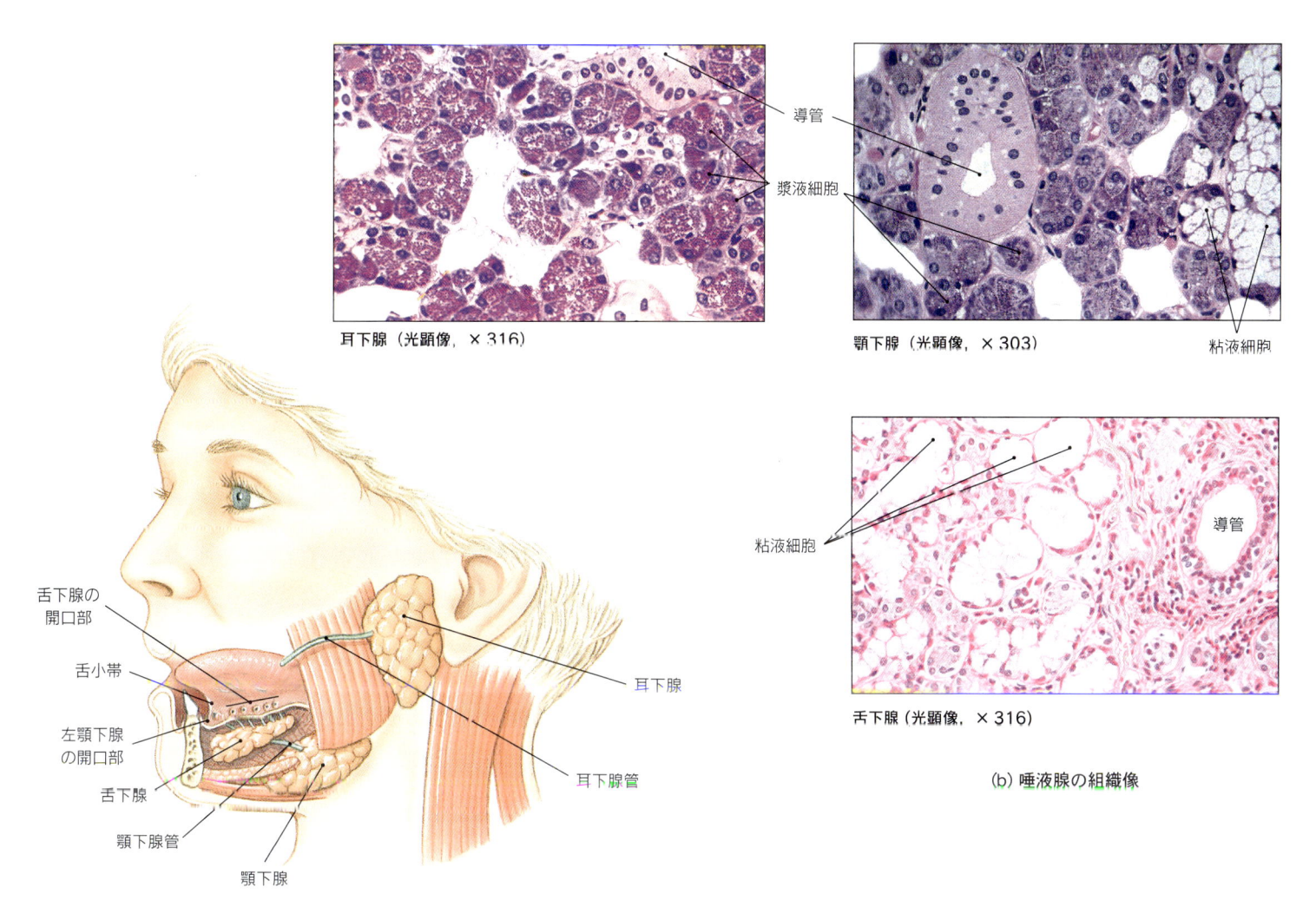

図25-6 唾液腺
(a) 側面図。左顔面での唾液腺とその導管の相対的な位置を示す。下顎骨体および左下顎枝の大部分は取り除いてある。口腔内の導管の位置については，図25-5を参照。
(b) 耳下腺，顎下腺，舌下腺の詳細な組織構築を示す顕微鏡写真。耳下腺は酵素に富んだ唾液を産生する。耳下腺では，漿液分泌細胞が多数を占める。顎下腺は酵素と粘液に富む唾液を産生する。顎下腺には，漿液分泌細胞と粘液分泌細胞がある。舌下腺は粘液に富んだ唾液を産生する。舌下線には，粘液細胞が優位に存在する。

食事の際には，大量の唾液が口腔に分泌される．食物に水分を付与することによって食物に含まれている化学物質を溶かし，その物質が味蕾を刺激して食物の味が分かるようになる．

唾液分泌は常に継続的に起こっており，これによって口腔内の細菌の繁殖が制御されている．唾液分泌が低下すると，口腔内細菌が増殖し，ひいては感染を誘発したり，歯や歯肉のびらんを引き起こす．

唾液の分泌は，通常は自律神経系に制御されている．口のなかに何か物が入ると，唾液反射が起こる．これは三叉神経が支配する受容体が刺激されるか，第Ⅶ，Ⅸ，Ⅹ脳神経が分布する味蕾が刺激されるかによる．副交感神経は，唾液腺の分泌を促進する．これに対し，交感神経が刺激されると，高濃度の酵素を含む粘稠な唾液が少量しか分泌されないので，口のなかが乾いた感じがする．

> **臨床ノート　おたふくかぜ（流行性耳下腺炎）**
>
> おたふくかぜmumpsのウイルスは，耳下腺に感染することが多いが，ほかの臓器にも感染することがある．感染は5～9歳の小児に多い．最初の感染で抗体が産生され，通常は終生免疫が得られる．青年期以降の男性では，ウイルスが精巣に感染し男性不妊を起こすことがある．膵臓が感染すると，一過性あるいは恒久的な糖尿病を起こすことがある．中枢神経系を含むそのほかの臓器でも，重篤な状態をきたすことがある．おたふくかぜウイルスワクチンが開発され，それが広く使われるようになって，おたふくかぜの発症頻度は低下してきている．

D. 歯

食物は舌の運動によって上下の歯の間に移動し，歯toothによって噛み砕かれる（咀嚼mastication）．咀嚼は食物の大きさそのものを小さくするとともに，なかに含まれている結合組織や植物繊維を小さくし，食塊と唾液・酵素が混ざり合うのを助ける．

図25-7aは成人の歯の断面図である．歯の大部分は，骨と同様に鉱物質でできており，**象牙質**dentinと呼ばれる．しかし，骨とは違い，なかには細胞を含んでいない．その代わりに，歯の中心部の**歯髄腔**pulp cavityにある細胞が象牙質に突起を伸ばしている．歯髄腔は海綿状で，血管に富んでいる．歯髄腔に分布する血管や神経は，**歯根部**rootにある**歯根管**root canalというトンネルを通る．**歯髄動脈**dental artery，**歯髄静脈**dental vein，**歯髄神経**dental nerveは，**歯尖孔**apical foramenから歯根管に入ってくる．

歯根は骨のくぼみ，つまり歯槽にはまり込んでいる．**歯根膜靱帯**periodontal ligamentという膠原線維が歯根の象牙質から歯槽骨に伸び，**釘植**という強力な連結装置を形成している（☞第8章）．さらに，**セメント質**cementumが歯根の象牙質を被い，歯根の保護と歯根膜靱帯の固着に貢献している．セメント質は象牙質よりも腐食に弱い．

歯の露出している部分を**歯冠**crownという．**歯頸**neckは歯根と歯冠の境界部である．**歯肉溝**gingival sulcusの上皮細胞は，歯頸部分で歯にしっかりと結合していて，口腔内の細菌が歯根のセメント質に侵入するのを防いでいる．

歯冠の象牙質は，**エナメル質**enamelで被われている．エナメル質にはリン酸カルシウムの結晶がぎっしりと詰まっている．エナメル質は生物が作る物質のなかで最も硬い．エナメル質が正常に形成され，腐食に対して抵抗性を持つためには，子どものときに適切な量のカルシウム，リン酸，ビタミンDの摂取が必要である．

a. 歯の種類

歯は以下の4種類に分類され，それぞれに特有の機能がある．
- **切歯**incisor：口腔の前にあるノミのような形をした歯で，食物を挟んだり，切ったりする際に有用である．歯根は1本である．
- **犬歯**canine：鋭い辺縁と尖った先端を持つ円錐状の歯で，食物を引き裂くのに役立つ．歯根は1本である．
- **小臼歯**premolar：歯冠は平坦だが，辺縁は隆起している．食物を押しつぶす，すりつぶすなどの機能がある．歯根は1本か2本である．
- **大臼歯**molar：辺縁が隆起した広く平坦な歯冠を有し，食物を押しつぶしたり，すりつぶしたりする．歯根は3～4本である．

b. 歯の生え代わり

成長とともに歯は生え代わる．最初に生えるのは**乳歯**milk tooh（**脱落歯**deciduous tooth）である（図25-7d, e）．乳歯は通常20本で，上顎，下顎とも左右に5本ずつある．乳歯はいずれ**永久歯**permanent tooth（**第2生歯**secondary dentition）に置き換えられる．成人になると顎も大きくなるので，上・下顎の左右にさらに3本ずつの臼歯が増え，永久歯の数は32本になる．

最初に生える乳歯は，2本の乳切歯，1本の乳犬歯と2本の乳臼歯である．これらは次第に永久歯に置き換わっていく．

乳歯の生えてくる順番とそのおよその時期を図25-7dに示す．生え代わりの過程では，乳歯の歯根膜靱帯と歯根は徐々に侵蝕されていき，やがて第2生歯の萌出によって乳歯が押しやられて抜け落ちる．乳臼歯は小臼歯と置き換わり，顎の成長とともに，大臼歯が歯列に加わっていく．最後に生える第3大臼歯は智歯（俗称：親知らず）と呼ばれ，生えるとしても10代後半以降である．この歯は不適切な位置や不適切な方向を向いて生えてくることがある．

c. 歯列弓

上顎と下顎の歯の並びを**歯列弓**dental archという．歯列弓での歯などの相対的な位置を示すのに，特別な用語が用いられる．**口唇側**labialまたは**頬側**buccalというのは，歯列の外面を指し，唇や頬に近い方である．**口蓋側**palate（上顎で）と**舌側**lingual（下顎で）は，歯列弓の内側面を指す．**近心側**mesialまたは**遠心側**distalというのは，歯列弓のなかで，歯と歯の間の向かい合う面を指す用語で，近心側とは第1切歯の方向を向く面，遠心側とは第3大臼歯の方向を向く面をいう．例えば，犬歯の近心側は側切歯の遠心側と向かい合っている．**咬合面**occlusal surfaceは，相手方の歯と咬み合う面である．実際に食物を挟んだり，引き裂いたり，押しつぶしたり，すりつぶしたりするのは，この咬合面である．

> **臨床ノート　歯のトラブル**
>
> 歯に付着している細菌は，粘着性のある物質を産生して食物粒子を捕捉し，**歯垢**plaqueという沈着物を作る．細菌は歯垢によって唾液から保護されながら，酸を産生して歯を腐食し，虫歯ができる．食後に歯を磨くことで細菌や食物粒子の付着を阻止することができるが，歯の間や歯肉溝に潜んでいる細菌はブラッシングでは除去できない．このような部分を歯科用絹糸で毎日掃除するよう，歯科医は勧めている．
>
> 細菌が歯肉溝に残っていると，細菌によって作られた酸が歯頸と歯肉の間の結合部を溶かし始める．やがて歯肉と歯の間が離れ，**歯周病**periodontal diseaseになる．進行すると，細菌はセメント質を侵し，歯根膜靱帯を破壊して歯槽骨を腐食し，やがて歯は失われる．歯周病は歯を失う最も多い原因である．

25　消化器系

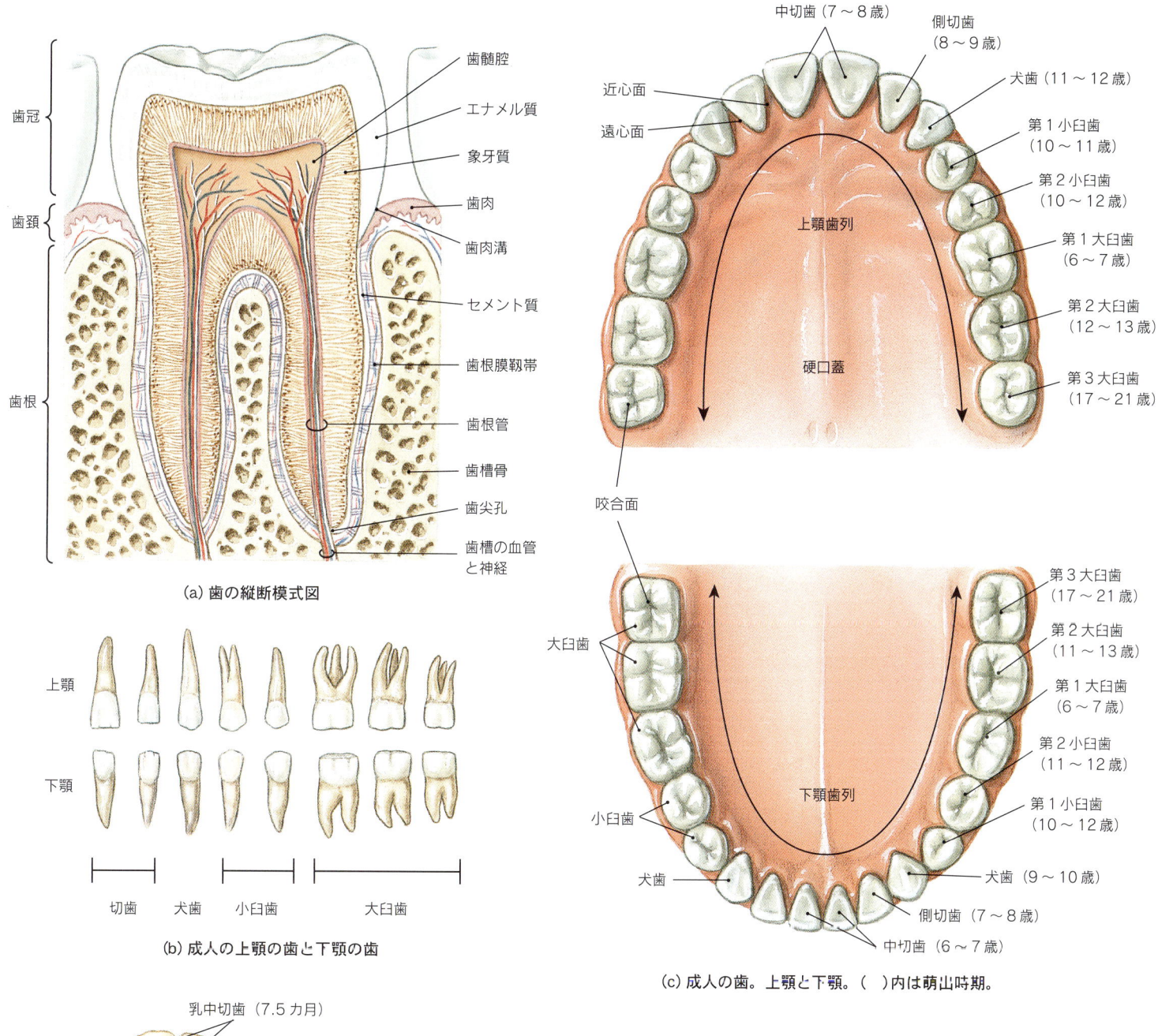

(a) 歯の縦断模式図

- 歯冠
- 歯頚
- 歯根
- 歯髄腔
- エナメル質
- 象牙質
- 歯肉
- 歯肉溝
- セメント質
- 歯根膜靱帯
- 歯根管
- 歯槽骨
- 歯尖孔
- 歯槽の血管と神経

(b) 成人の上顎の歯と下顎の歯

上顎／下顎
切歯　犬歯　小臼歯　大臼歯

(c) 成人の歯。上顎と下顎。（　）内は萌出時期。

上顎：
- 中切歯（7～8歳）
- 側切歯（8～9歳）
- 犬歯（11～12歳）
- 第1小臼歯（10～11歳）
- 第2小臼歯（10～12歳）
- 第1大臼歯（6～7歳）
- 第2大臼歯（12～13歳）
- 第3大臼歯（17～21歳）
- 近心面
- 遠心面
- 上顎歯列
- 硬口蓋
- 咬合面

下顎：
- 第3大臼歯（17～21歳）
- 第2大臼歯（11～13歳）
- 第1大臼歯（6～7歳）
- 第2小臼歯（11～12歳）
- 第1小臼歯（10～12歳）
- 犬歯（9～10歳）
- 側切歯（7～8歳）
- 中切歯（6～7歳）
- 大臼歯
- 小臼歯
- 犬歯
- 下顎歯列

(d) 乳歯。（　）内は萌出時期。

上顎：
- 乳中切歯（7.5カ月）
- 乳側切歯（9カ月）
- 乳犬歯（18カ月）
- 第1乳臼歯（14カ月）
- 第2乳臼歯（24カ月）

下顎：
- 第2乳臼歯（20カ月）
- 第1乳臼歯（12カ月）
- 乳犬歯（16カ月）
- 乳側切歯（7カ月）
- 乳中切歯（6カ月）

(e) 上顎骨と下顎骨内にある未萌出の永久歯

- 未萌出の上顎永久歯
- 乳歯
- 未萌出の第1, 第2大臼歯
- 未萌出の永久歯を含む下顎骨

図25-7　歯
(a) 典型的な成人の歯の縦断図，(b) 成人の歯，(c) 歯に関する用語と永久歯の構成，(d) 乳歯，(e) 4歳の子供の頭蓋。未萌出の永久歯を示すために，上顎骨と下顎骨の内部を開放してある。

歯を失った場合，一般的には入れ歯を装着する。この入れ歯に代わる方法として，人工歯牙を埋め込む方法が開発されてきた。"うね"のあるチタン製のシリンダーを歯槽に装填すると，骨芽細胞によってその"うね"の部分が周囲の骨のなかに固着する。4〜6カ月後，人工歯牙をそのシリンダーにねじ込む。

65歳以上の老人の42％が，自分の歯をすべて失っている。残りの58％は，平均10本の歯を失っているという。

d. 咀嚼

顎を閉じたり，スライドさせたり，固定させたりというような咀嚼運動に関する筋を咀嚼筋という（☞第10章）。咀嚼運動によって，食物は口腔前庭と口腔の間を行き来する。この際，食物は歯の咬合面を何度も通過する。この動きは主には咀嚼筋の作用によるが，頬，唇，舌の筋の補助も必要である。食物が十分に噛み砕かれて唾液と混ざり合ったら，舌は噛み砕かれた食物を丸めて小さな食塊にして飲み込みやすくする。

✓ 口腔は何という種類の上皮に被われていますか。
✓ 唾液の機能は何ですか。
✓ 口腔内で化学的分解が始まるのは，何という栄養素ですか。
✓ りんごをかじって食べるときに関与する歯の作用をまとめなさい。

3. 咽頭

咽頭は，食物と空気が通る通路である。粘膜の構造と咽頭の区分については，第24章に記述した。粘膜固有層の下には，厚い弾性線維の層があり，その下には筋層がある。咽頭筋には以下のような筋があり，口腔や食道の筋と協調して，嚥下運動 deglutition を行う。その詳細は第10章に述べてある。

- **上・中・下咽頭収縮筋** superior, middle, and inferior pharyngeal constrictors：食塊を食道に送る。
- **口蓋咽頭筋** palatopharyngeus と**茎状咽頭筋** stylopharyngeus：喉頭を上昇させる。
- **口蓋筋** palatal muscles：軟口蓋とその近くの咽頭壁を上昇させる。

嚥下のプロセス

嚥下は複雑なプロセスである。随意的に始まるが，いったん嚥下が始まるとその進行は不随意的である。嚥下の過程は口腔相，咽頭相，食道相に分けられる（図25-8）。

- **口腔相** buccal phase：食塊は舌によって硬口蓋に押し付けられ，舌が後に引き下がることによって食塊を咽頭に送り込む。このとき，同時に軟口蓋が挙上するので咽頭鼻部が閉ざされる（図25-8a, b）。口腔相は随意的に起こるが，いったん食塊が咽頭口部に入ると，不随意的な反射が始まり，食塊は胃に送られる。
- **咽頭相** pharyngeal phase：食塊が口蓋弓，咽頭後壁あるいはその両方に接触することによって始まる（図25-8c,d）。喉頭が上昇し喉頭蓋が折れ曲がることで，食塊は閉鎖した声門を通り過ぎていく。同時に，咽頭筋が収縮して食塊を食道に送り込む。食塊が咽頭を通過して食道に入るまでの間，呼吸中枢は抑制され，呼吸は停止している（☞第24章）。
- **食道相** esophageal phase：**上部食道括約筋** upper esophageal sphincter

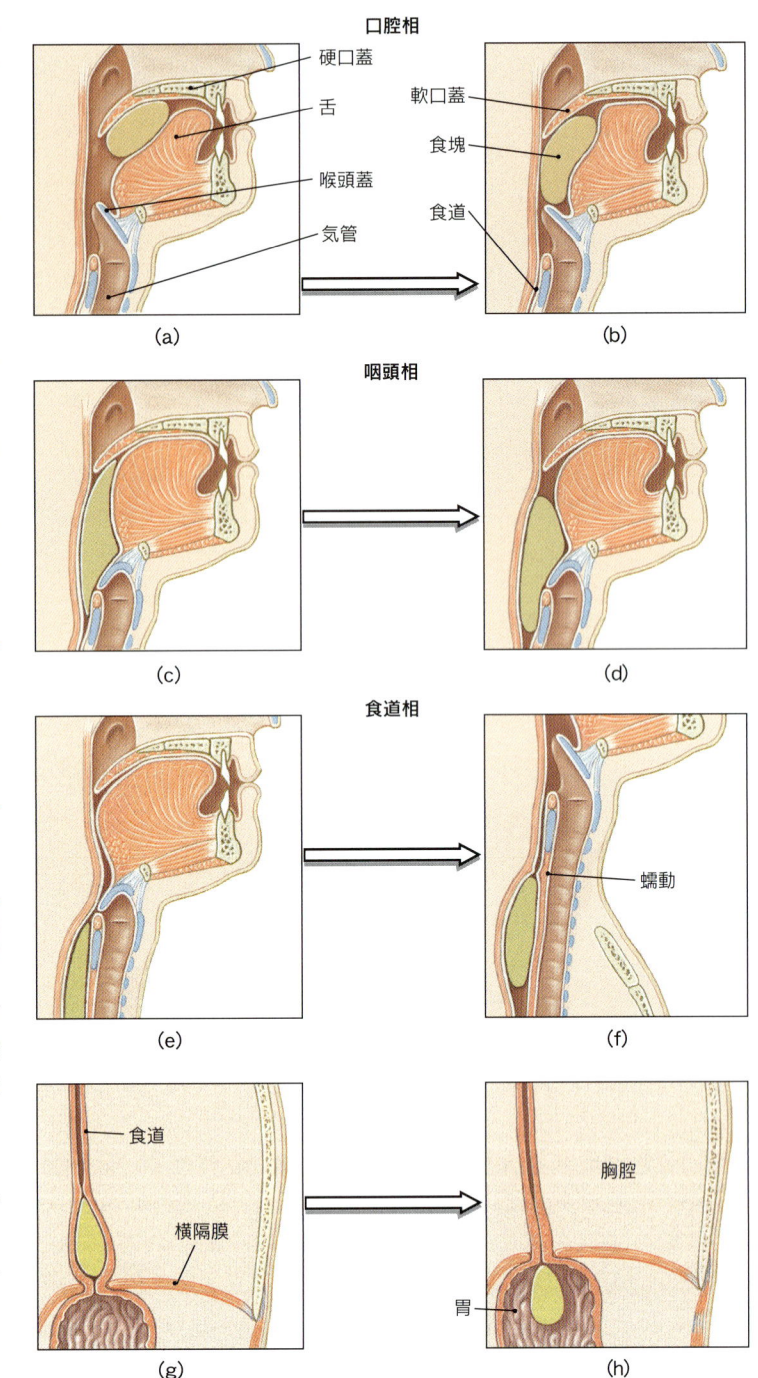

図25-8 嚥下の過程の模式図

が開き，食塊は蠕動波によって食道に送られる（図25-8e〜g）。食塊が食道下部に近づくと，**下部食道括約筋** lower esophageal sphincter が開き，食塊は胃に入る（図25-8g, h）。

4. 食道

食道 esophagus は筋性の中空の管で，食物や液体を胃に運ぶ。食道は気管の後方にあり（図25-8a, b），胸腔内で縦隔の後壁に沿って下行し，横隔膜の**食道裂孔** esophageal hiatus を通って腹腔に入り，胃に開く。食道の長さは約25 cmで，直径は約2 cmである。食道は第6頸椎の前にある輪状軟骨の高さに始まり，第11胸椎の高さに終わる。

食道は，①頸部の甲状頸動脈と外頸動脈，②縦隔の食道動脈，③腹部の腹腔動脈と下横隔動脈の枝から血液を供給されている。食道

消化器系 25

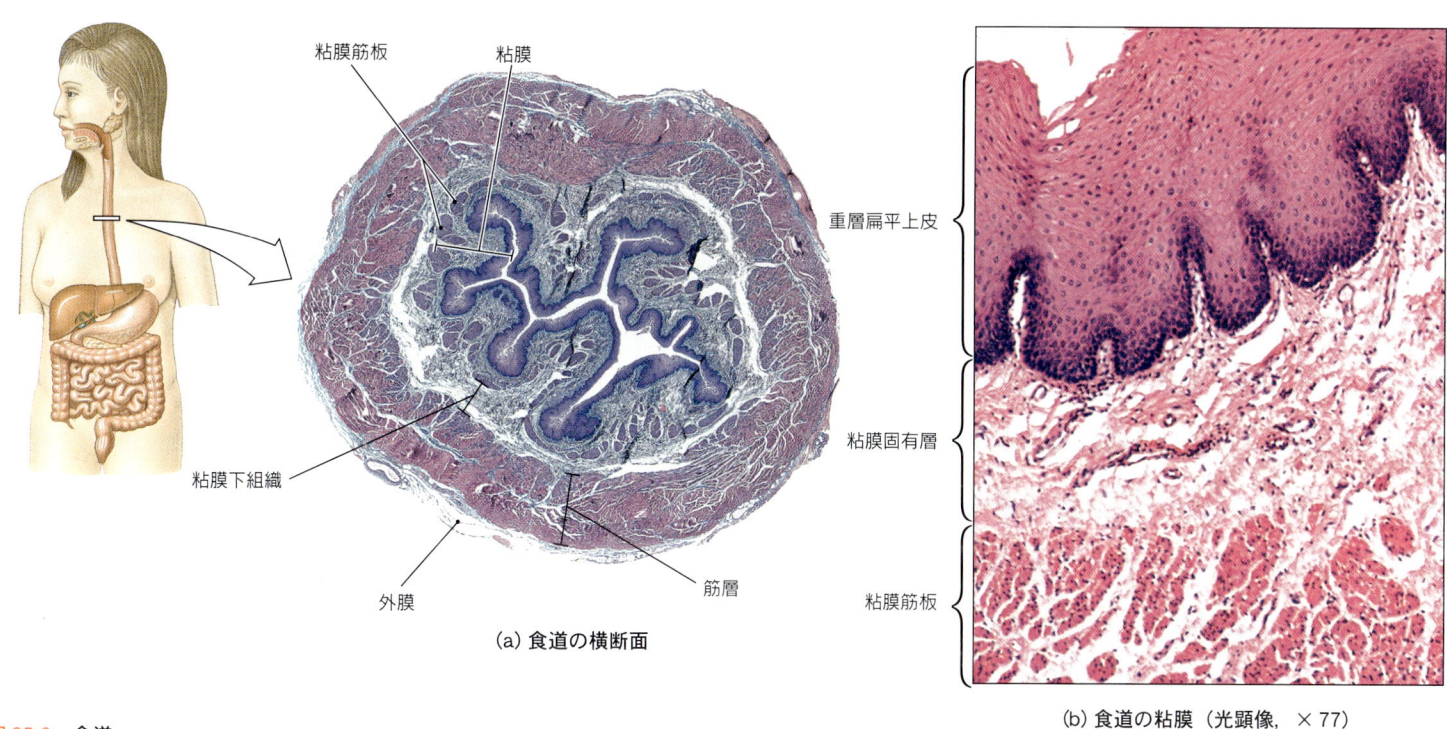

図25-9 食道
(a) 食道の横断面
(b) 食道の粘膜（光顕像，×77）

からの静脈血は，下甲状腺静脈，奇静脈，食道静脈，胃静脈に注ぐ。食道は迷走神経と交感神経幹から，食道神経叢を経て神経支配を受けている（☞第17章，第22章）。

食道の組織学

食道は，粘膜，粘膜下組織，筋層，外膜からできている（図25-9a）。食道には，次のようないくつかの特徴がある（図25-9b）。

- 食道の粘膜は，摩擦に抵抗を示す重層扁平上皮で被われている。
- 粘膜と粘膜下組織は，食道の縦方向に大きなヒダを作る。このヒダがあるため，大きな食塊が通るときには，食道は拡張できる。ただし，嚥下時には食道壁の筋が収縮して内腔は閉じる。
- 粘膜筋板の平滑筋は非常に薄く，咽頭の近くでは欠如する。しかし，胃に近づくにつれて粘膜筋板は厚くなり，200〜400 μmの厚さになる。
- 粘膜下組織には食道腺がある。食道腺は単一分岐管状腺で，粘液を分泌する。この粘液は食塊に水分を付与するとともに，上皮を保護するのに役立つ。
- 筋層は内輪筋層と外縦筋層からなる。食道の上方1/3は骨格筋からなり，中1/3は骨格筋と平滑筋が混在し，下方1/3は平滑筋のみからなる。食道の骨格筋と平滑筋は内臓反射による支配を受けており，その収縮を随意的に調節することはできない。
- 食道には漿膜は存在しない。筋層の外側には結合組織の層があり，これによって食道は背側の体壁に固定されている。この最外層の線維性の層を外膜と呼ぶ。

✓ 口峡はどこにありますか。
✓ 軟口蓋と咽頭が挙上して声門が閉じるとき，何が起こっていますか。
✓ 嚥下の過程で自発的なのはどの段階ですか。

5. 胃

胃 stomach には次の3つの機能がある。
- 摂取した食物を貯蔵。
- 食物を機械的に分解。
- 酸と酵素の作用で化学的に消化し，摂取した食物を胃腺から分泌された胃液と混ぜ合わせ，糜汁 chyme と呼ばれる粘稠性のあるスープ状の混合物にする。

A. 胃の解剖学

胃は膨らんだJ字型をしており（図25-10，図25-11），左下肋部，上胃部，臍部，左側腹部にある（図25-12）。胃の形と大きさは個人差があり，また，食事内容物の有無によっても大きく異なる。通常，胃は第7胸椎から第3腰椎の間に収まっている。

J字型をした胃の内側面 medial surface を小弯 lesser curvature，外側面 lateral surface を大弯 greater curvature という。小弯は短く，大弯は長い。胃の前面 anterior surface と後面 posterior surface は，緩やかな凸面をしている。

胃は以下の4つの領域に分けられる（図25-10，図25-11）。
- 噴門 cardia：食道が接合する部分で，食道は噴門口 cardiac orifice で胃に移行する。
- 胃底 fundus：食道・胃移行部より上方の部分をいう。胃底は横隔膜の下面と後面に接している。
- 胃体 body：胃底とJ字のカーブとの間の部分をいう。胃体は胃で最も大きな部分で，摂取した食物と胃の分泌物を混合する。
- 幽門 pylorus：J字のカーブの部分に相当し，小腸の近位部である十二指腸に続く。胃で食物が消化される際，幽門は頻繁に形を変える。幽門の出口を幽門口 pyloric outlet という。ここには幽門括約筋 pyloric sphincter があり，十二指腸への糜汁の移動を調節している。

513

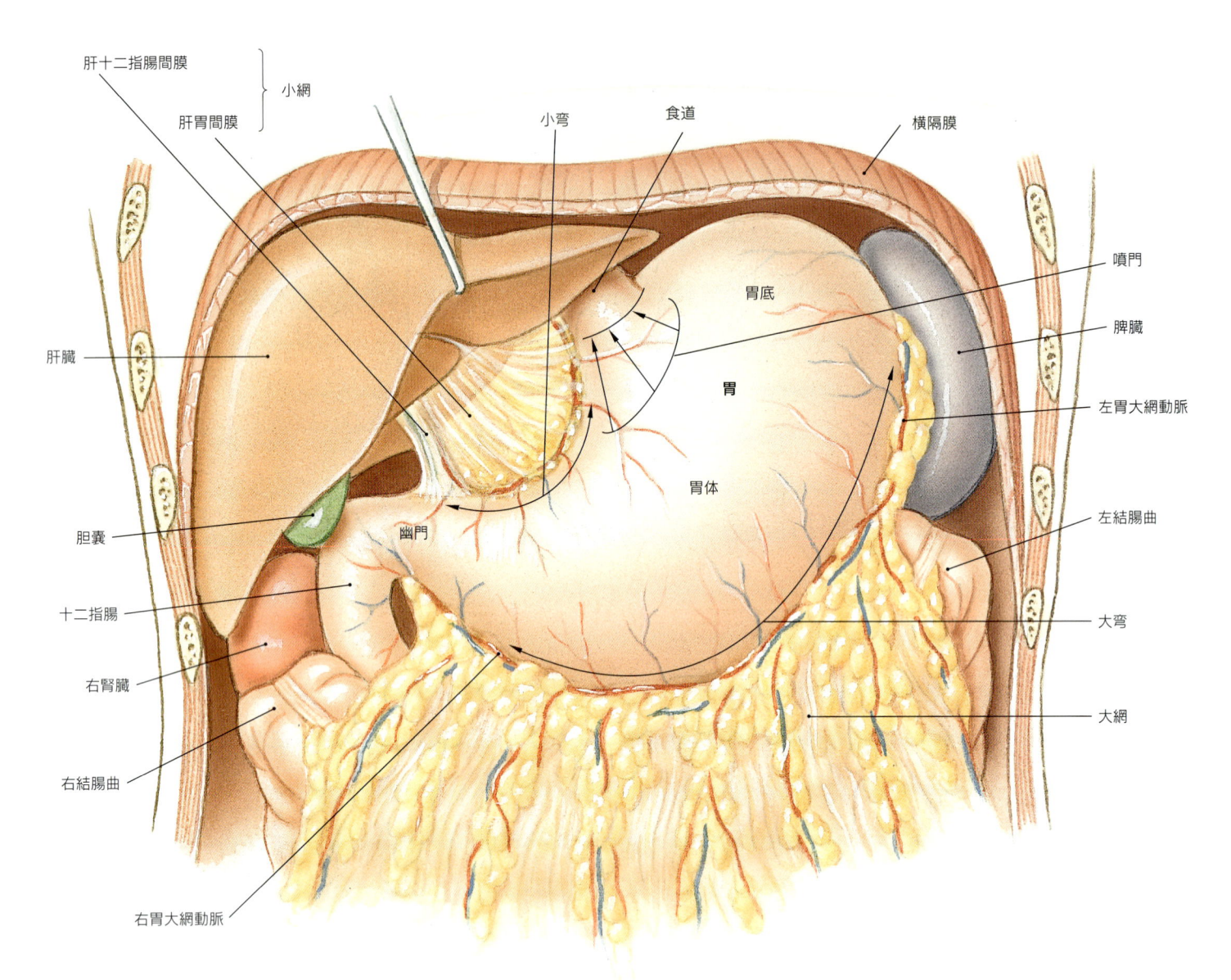

(a) 胃（前面観）

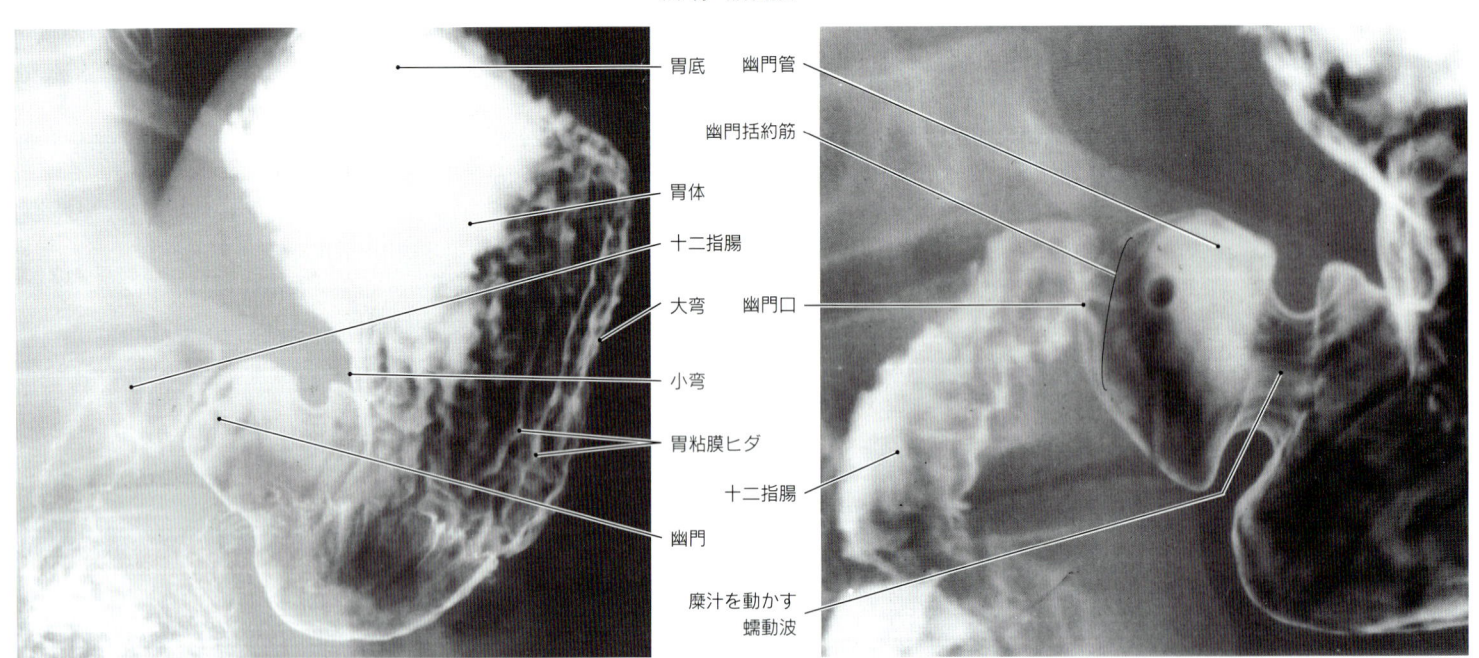

(b) X線写真（胃と十二指腸）

(c) X線写真（幽門部）

図 25-10　胃と大網・小網
(a) 胃の表面の構造。血管の走行および肝臓・腸との位置関係を示す。
(b) 胃と十二指腸のバリウム造影X線写真。
(c) 幽門領域と十二指腸のX線写真。

消化器系

(a) 胃（前面観）

- 食道
- 胃底
- 噴門
- 前面
- 縦筋層
- 輪筋層
- 小弯（内側面）
- 胃体
- 幽門括約筋
- 十二指腸
- 幽門管
- 左胃大網動・静脈
- 粘膜下の斜筋層
- 大弯（外側面）
- 幽門口
- 幽門洞
- 胃粘膜ヒダ

(b) 胃と近隣臓器の前面観

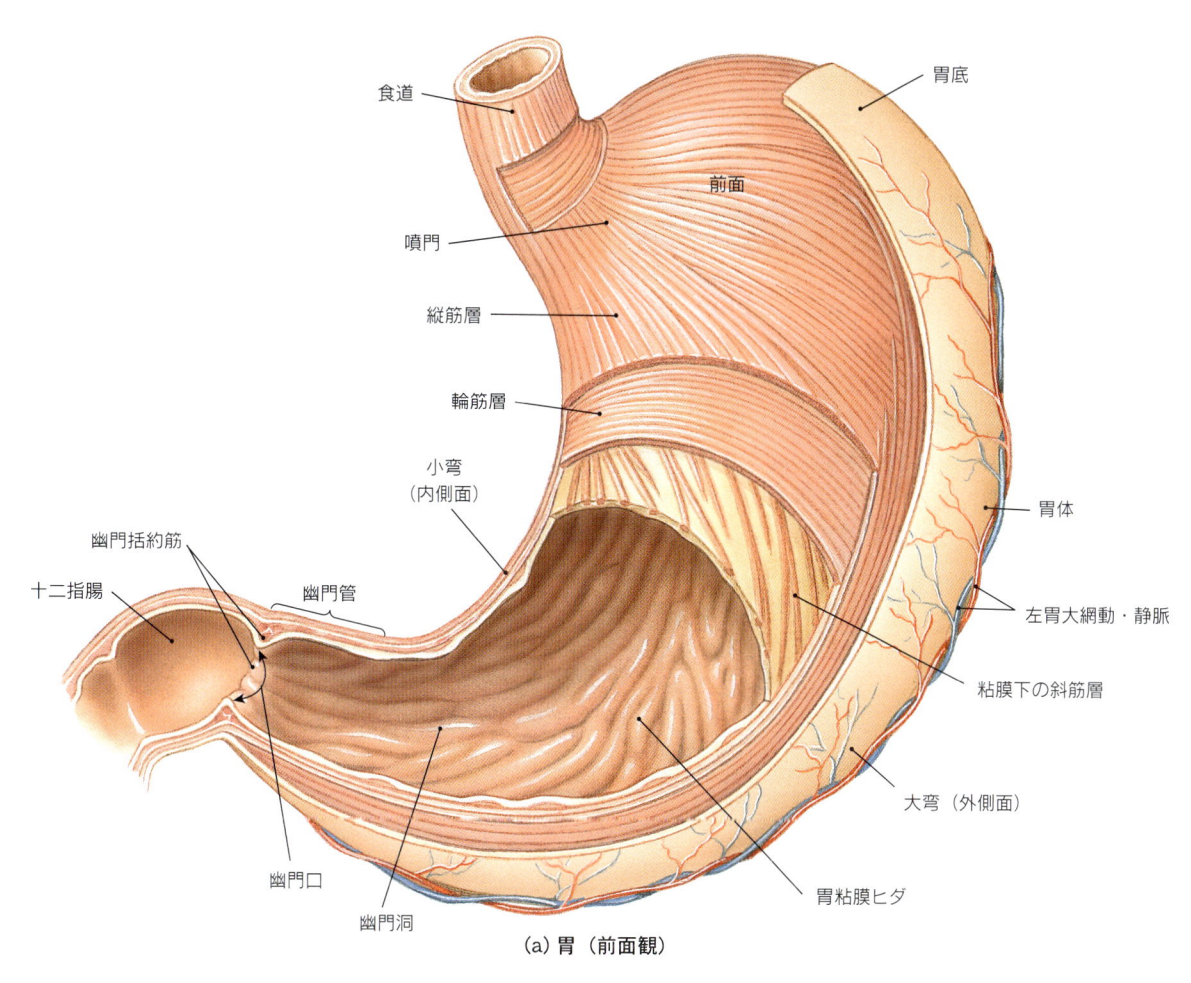

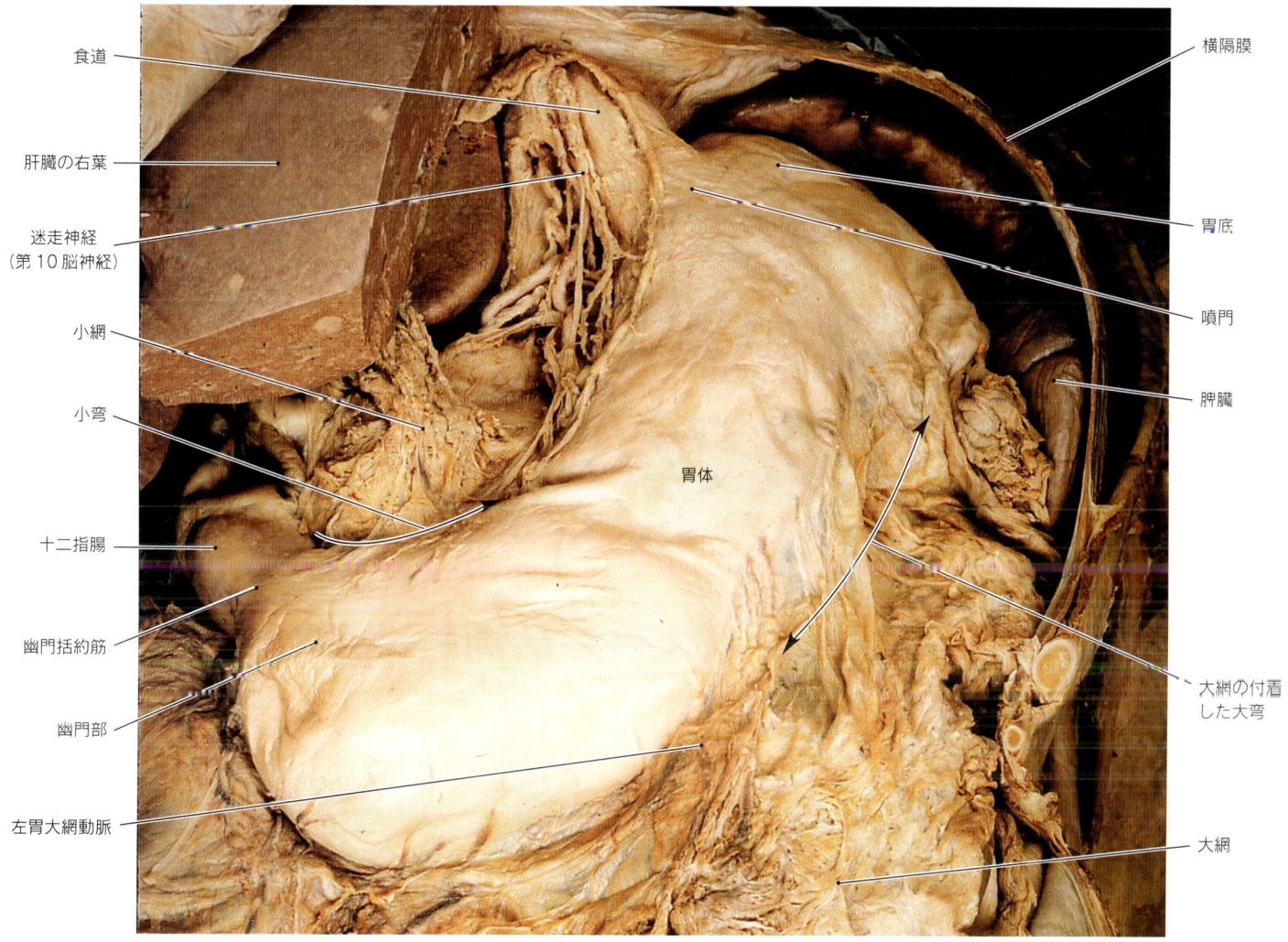

- 食道
- 横隔膜
- 肝臓の右葉
- 迷走神経（第10脳神経）
- 胃底
- 噴門
- 小網
- 脾臓
- 小弯
- 胃体
- 十二指腸
- 幽門括約筋
- 幽門部
- 大網の付着した大弯
- 左胃大網動脈
- 大網

図 25-11　胃の肉眼解剖学

食事を摂ると胃の容積は増加し，胃の糜汁が十二指腸に移行すると減少する。胃の粘膜には多数の縦走するヒダがある。これを**胃粘膜ヒダ** gastric rugae という（図25-11a）。胃粘膜ヒダがあるために，胃は拡張することができる。食物が入って胃が拡張すると平らに広がって胃粘膜ヒダは目立たなくなり，さらに胃が膨満すると消失する。

a. 胃の間膜

胃の外面を被っている臓側腹膜は，腸間膜と連続している。**大網** greater omentum は，胃の大弯からエプロンのように垂れ下がる巨大な袋状の構造をなす。大網は前腹壁のすぐ後ろにあり，腹腔の内臓の前方に位置する（図25-4b，図25-10a）。大網には大量の脂肪組織が付着している。この脂肪組織は腹腔内臓を保護する詰め物のようなもので，エネルギー貯蔵庫としても重要である。さらに，大網には前腹壁からの熱の放散を防ぐ働きもある。**小網** lesser omentum は胃の小弯と肝臓の間にある間膜で，肝十二指腸靱帯と肝胃靱帯からなる。小網は胃の位置を固定するとともに，肝臓に出入りする血管などの通路となっている。

b. 胃の血液供給

腹腔動脈から分岐する次の3本の枝が，胃に血液を供給している（図22-17）。これらの動脈には静脈が伴走しており，胃から門脈へ静脈血を送る（図22-26）。
1）**左胃動脈**：小弯と噴門に血液を供給する。
2）**脾動脈**：左胃大網動脈を介して胃底と大弯に血液を供給する。
3）**総肝動脈**：右胃大網動脈と胃十二指腸動脈を介して，幽門部の小弯と大弯に血液を供給する。

c. 胃の筋組織

胃の筋層には，輪筋層と縦筋層のほかに，最内層に斜めに走る斜筋層が加わっている（図25-11a）。さらに，胃の粘膜筋板には，最外層に平滑筋の輪状の層が加わる。これらの平滑筋の層は胃壁を補強するとともに，糜汁の形成に必須な胃のかき混ぜ作用に関与する。

B. 胃の組織学

胃の内面は単層円柱上皮によって被われている。この上皮は胃表面上皮細胞と呼ばれ，胃の内腔表面に粘液を分泌している。この粘液の層は，胃の内腔に存在する酸や酵素から上皮を保護する。

胃の内腔表面には**胃小窩** gastric pit と呼ばれる浅いくぼみが開いている（図25-13a〜d）。胃小窩の基底部および頚部の細胞は活発に分裂して，表面の細胞を置き換えていく。つまり，胃表面上皮細胞は絶えず脱落新生している。胃から分泌された胃酸や消化酵素が上皮細胞を傷害したとしても，その細胞は速やかに置換される。

胃底と胃体では，胃小窩の下に**固有胃腺** gastric gland（図25-13b, d）が粘膜固有層に向かって深く伸び出している。固有胃腺は，壁細胞，主細胞，頚粘液細胞（副細胞），胃腸内分泌細胞の4種類の細胞で構成される，単一分岐管状腺である（図25-13c〜f）。壁細胞と主細胞は協調して働き，1日に約1.5ℓの**胃液** gastric juice を分泌する。
● **壁細胞** parietal cell：胃腺の上部に多数分布する。壁細胞は**内因子**

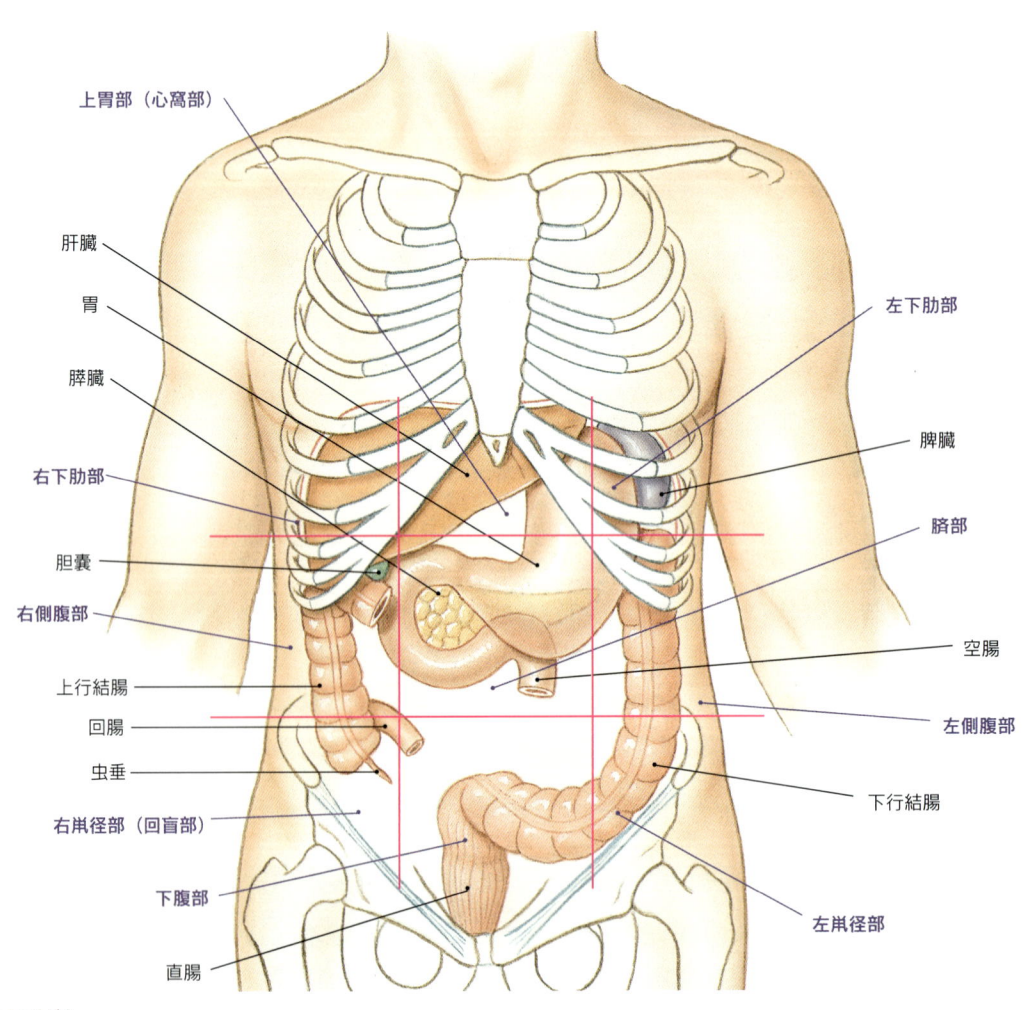

図25-12 腹部の区域（9区分法）

消化器系

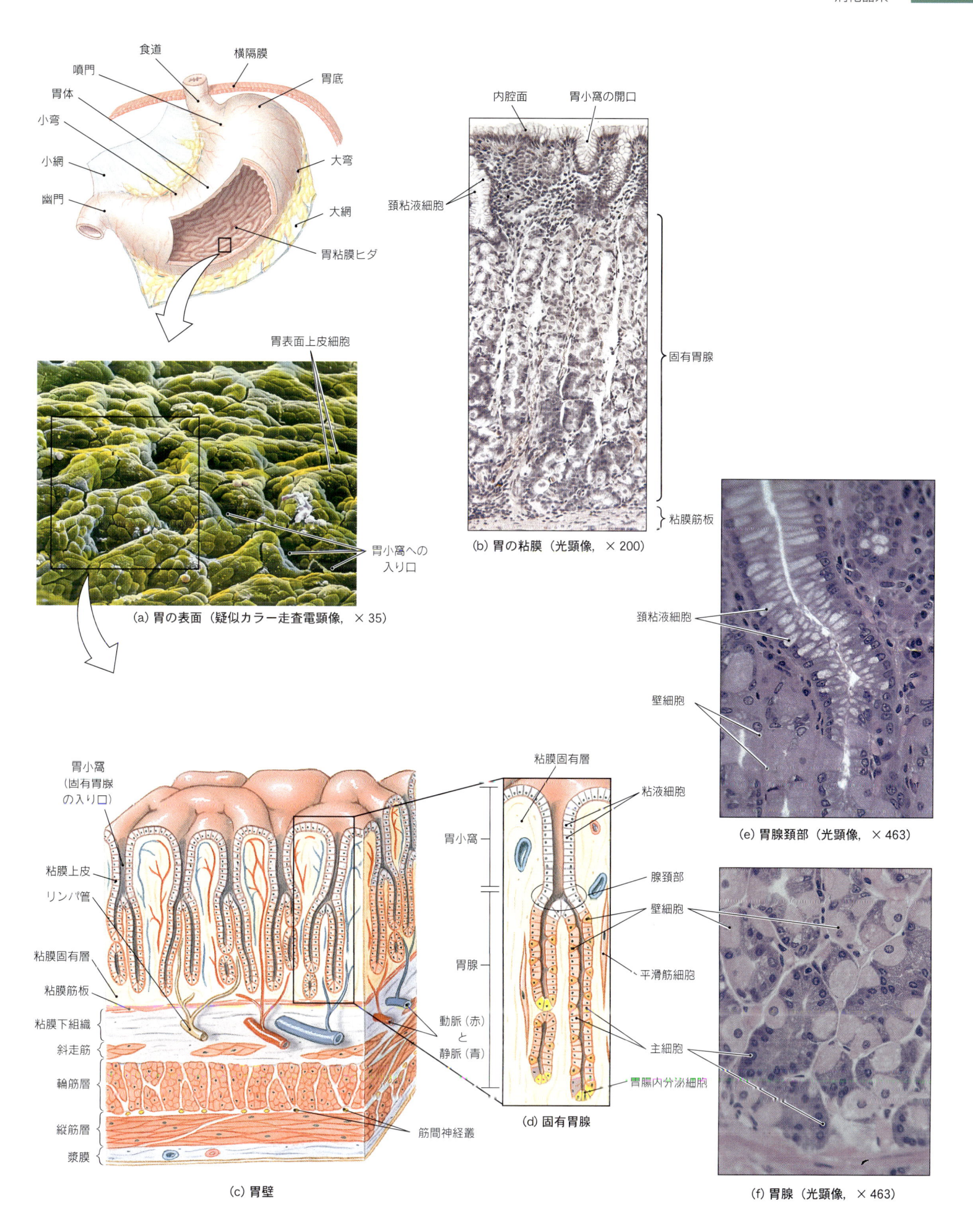

図 25-13　胃の内腔

intrinsic factor と塩酸を分泌する。内因子は腸粘膜において，正常な赤血球の産生に必須であるビタミンB_{12}の吸収を促進する（☞第20章）。塩酸は微生物を死滅させ，食物中の細胞壁や線維を分解し，主細胞の分泌を促進する。

- **主細胞** chief cell：胃腺の底部近辺に最も多く，ペプシノーゲン pepsinogen を分泌する。ペプシノーゲンは胃の酸によって活性化され，蛋白分解酵素であるペプシン pepsin に変換される。新生児の胃では，レンニン rennin（キモシン chymosin）と胃リパーゼ gastric lipase も産生している。レンニンはミルク蛋白を凝集し，リパーゼは脂肪を分解するので，ミルクの消化に重要である。
- **頸粘液細胞（副細胞）** mucous neck cell：腺体から腺頸に分布する細胞で，粘液を産生する。
- **胃腸内分泌細胞** enteroendocrine cell：主細胞と主細胞の間に散在する内分泌細胞の1種で，少なくとも7種類のホルモンを産生する。**G細胞** G cell はガストリン gastrin というホルモンを分泌することが知られている。ガストリンは食物が胃に入ると分泌され，壁細胞と主細胞の分泌機能を活性化する。

臨床ノート　胃炎と消化性潰瘍

胃粘膜の炎症を**胃炎** gastritis という。胃炎は，アルコールやアスピリンなどの薬剤を飲んだ後に起こることがあり，強いストレス，細菌感染，強い酸性またはアルカリ性化学物質の誤嚥などによっても起こることがある。また，ヘリコバクター・ピロリ菌の感染は，胃潰瘍の重要な原因である。この菌は長期間生存して，上皮を被う粘液を通過することがある。いったん粘液層の下に入り込んでしまうと，胃液の作用は及ばなくなる。時間がたつと上皮が破壊され，胃液による粘膜固有層のびらんが起こり，細菌が胃壁に侵入して血流に入る。

消化性潰瘍 peptic ulcer は，消化作用を持つ酸や酵素が，胃や小腸の表面にある防御層を越えて侵食していくことによって起こる。潰瘍が生じる部位によって，**胃潰瘍** gastric ulcer，**十二指腸潰瘍** duodenal ulcer などと呼ばれる。消化性潰瘍は，酸の過剰産生や防御を担うアルカリ性粘液の産生障害によって起こる。胃潰瘍全体の50〜80%，十二指腸潰瘍の95%にピロリ菌の感染が認められる。

いったん胃液が粘膜上皮を破壊すると，防御システムを持たない粘膜固有層が，消化性攻撃因子にさらされる。刺すような腹痛が起こり，出血が起こる。制酸剤の投与によって酸を中和し，粘膜の再生時間をかせぐことで，消化性潰瘍をコントロールすることが可能である。酸の合成と分泌を抑制する薬剤もある。集中的に抗生物質を投与してピロリ菌を除去すると，大部分の潰瘍は治癒するが，再感染がしばしば起こる。酸性の飲み物や，酸の産生を促進するカフェインを含む食物を控え，粘膜を損傷するアルコールなどを避けることが重要である。重篤になると酸によって消化管壁が穿孔することがある。このような状態を**穿孔性潰瘍** perforated ulcer と呼び，緊急の外科処置を必要とする。

C. 胃の調節

胃液の産生は中枢神経系によって直接的に制御されており，局所的にはホルモンによって間接的に調節されている。中枢神経系による制御には，迷走神経（副交感神経）と腹腔神経節の枝（交感神経）が関与している。

食物を見たり思い浮かべたりすると，迷走神経の活動が促進される。その節後線維は，胃の壁細胞，主細胞などに分布しており，刺激を受けると，酸，酵素，粘液の産生が高まる。

胃に食物が入ると，胃壁の伸展受容器と粘膜内の化学受容器が刺激される。すると，胃の筋層が反射的に収縮し，内分泌細胞からガストリンが分泌される。ガストリンは，壁細胞と主細胞の分泌を刺激する。特に，壁細胞はガストリンに敏感で，塩酸が盛んに産生されるようになる。

交感神経が刺激されると，胃の働きは抑制される。また，小腸から分泌される**セクレチン** secretin と**コレシストキニン** cholecystokinin というホルモンが胃の分泌を抑制する。これらのホルモンは，膵臓と肝臓を刺激して膵液や胆汁の分泌を促し，その二次的な作用として，胃の機能が低下する。

✓ 大網の機能は何ですか。
✓ 胃は，どのようにして酸から自身を守っているのですか。
✓ 主細胞は何を分泌しますか。
✓ 壁細胞と主細胞の分泌を刺激するホルモンは何ですか。

6. 小腸

小腸 small intestine は食物を消化し，栄養分を吸収する場である。小腸の長さは約6mあり，直径は胃の近くで4cm，大腸との結合部では2.5cmである。小腸は，左下肋部と上腹部を除いて腹腔のほとんどを占める（図25-13）。栄養分の90%が小腸から吸収され，残りは大腸から吸収される。

小腸は腸間膜によって背側体壁に固定されている（図25-4b）。図25-14に消化管のほかの部分と対比させながら，小腸の位置を示す。

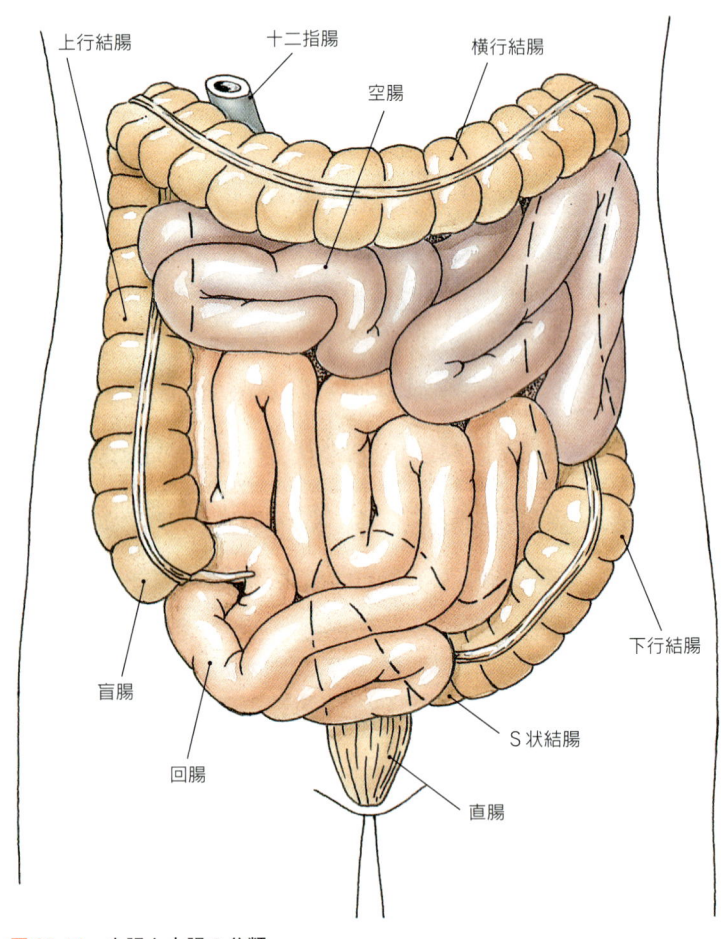

図25-14　小腸と大腸の分類

消化器系

小腸の内面には，**輪状ヒダ** plica circularis と呼ばれる多数のヒダがある（図25-2，図25-15a）。胃のヒダとは異なり，小腸のヒダは食物で満たされても消失しない。小腸には約800条のヒダがあり，それによって小腸の吸収面積を著しく増大させている。

小腸は十二指腸，空腸および回腸の3つの部分に区分される（図25-14）。

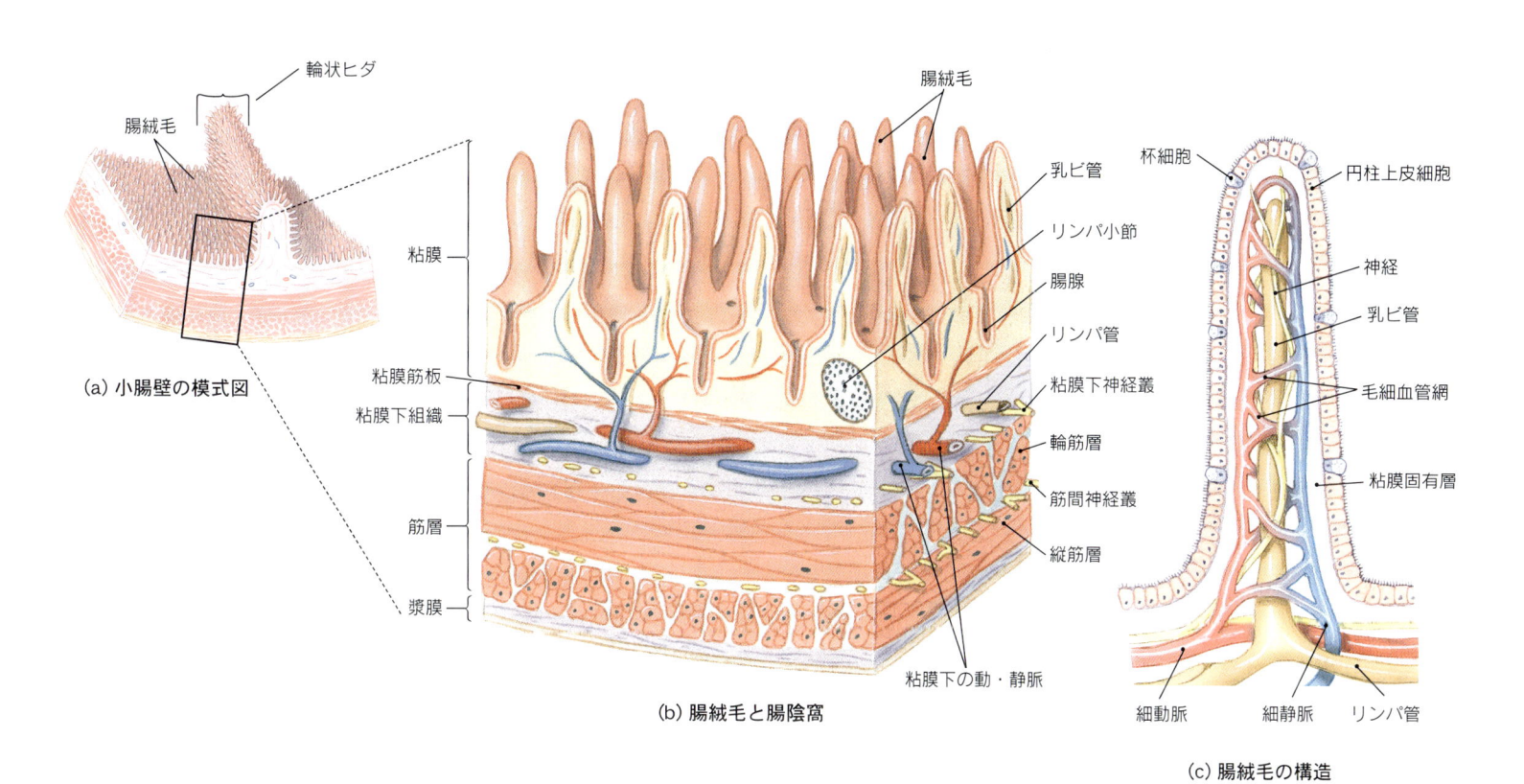

図25-15　小腸の構造

(a) 小腸壁の模式図
(b) 腸絨毛と腸陰窩
(c) 腸絨毛の構造
(d) 空腸（光顕像，×44）
(e) 空腸の腸絨毛（光顕像，×324／×558）

519

> **臨床ノート　劇的に体重を減らす方法**
>
> アメリカでは，人口の約20％が体重を減らすために食事制限をしている．スポーツクラブが各所にでき，運動によって減量する人が増加してきたが，減量のために外科手術を受ける人も増えてきた．**胃縮小術** gastric stapling は，胃を手術によって小さくして過食を正そうとする試みである．この手術を受けると，ほんの少量食べただけで胃壁の伸展受容器が刺激されて満腹感を得る．胃縮小術は手術療法の代表的なものであるが，胃壁の機能部分にある平滑筋が膨張に対して次第に鈍感になり，手術を繰り返すこともある．さらに，空腸の大部分を切除したりバイパスを作る手術法もある．この手術を行うと小腸の吸収面積は減少し，顕著な体重減少が起こる．この手術の後は，患者は非常に厳しい食事制限を続けなければならず，必須栄養素やビタミンなどの食事補充物を摂取しなければならない．この方法は，合併症として慢性の下痢と重篤な肝疾患を合併することがあり，推奨できない．

A. 小腸の区分

a. 十二指腸

十二指腸 duodenum（図25-10b, c，図25-14）は，長さが指を12本並べたくらい（約25 cm）あるので，十二指腸と命名された．胃の幽門から続いて，C字型に曲がり，膵臓を取り囲んでおり，上部，下行部，水平部，上行部に分類される．十二指腸の大部分は腹膜の後に存在し，第1腰椎と第4腰椎の間に位置する（図25-4b）．

十二指腸は，膵臓や肝臓から分泌された消化酵素によって胃から来た糜汁を消化する．

b. 空腸

十二指腸は急に折れ曲がって**空腸** jejunum に続く．ここから再び小腸は腹腔に入り，腸間膜で支持される．空腸の長さは約2.5 mである．消化と吸収の大部分は空腸で起こる．

c. 回腸

回腸 ileum は小腸の最後の部分で，小腸のなかで最も長い（約3.5 m）．回腸は回盲弁という盲腸に突出した部分で終わり，この弁によって回腸から盲腸への内容物の流入を調節している．

B. 小腸の支持

十二指腸には腸間膜がなく，後腹膜腔にあり，その場に固定されている．

空腸と回腸を支える腸間膜は全体として扇状を呈し，**腸間膜根** root of mesentery（図25-4b〜d）で後腹壁に固定されている．血管，リンパ管，神経が腸間膜のなかを通って小腸の各部位に達する．

小腸に分布する血管は，上腸間膜動・静脈である（図22-17，図22-26）．また，迷走神経に由来する副交感神経線維と上腸間膜神経節に由来する交感神経線維が，小腸に分布する．

C. 小腸の組織学

a. 腸絨毛

小腸の粘膜には，内腔に突出する多数の指状の突起がある．これを**腸絨毛** intestinal villus という（図25-15，図25-16）．腸絨毛は単層円柱上皮に被われている．上皮細胞の自由面には微絨毛が密生しており，これを"**刷子縁 brush border**"と呼ぶ．もし小腸の内面が平滑であれば，吸収面積は約0.33m²に過ぎない．しかし，実際は小腸には輪状ヒダがあり，それぞれの輪状ヒダには腸絨毛が生え，さらに腸絨毛には微絨毛が生えているので吸収面積は著しく大きくなり，その総吸収面積は200m²にも達する．

b. 腸陰窩（腸腺）

円柱上皮細胞の間には杯細胞があり，腸の内腔に粘液を分泌している．腸絨毛の基底部には上皮が粘膜固有層に深く落ち込んで**腸陰窩** intestinal crypt（**腸腺** intestinal gland）をなしている．この腺はリーベルキューン腺とも呼ばれる（図25-15b, d）．腺の底部では，幹細胞が継続的に分裂増殖し，新しい上皮細胞を生み出している．こうしてできた新しい上皮細胞は，腸の内表面に向かって移動し，数日以内に腸絨毛の先端に達し，そこで上皮から剥がれて脱落する．この一連の過程は上皮を新生するとともに，細胞内の酵素を糜汁に供給するという働きもある．

腸腺には，コレシストキニンやセクレチンなどの消化管ホルモンと，抗菌作用を持った酵素の産生にあずかる分泌細胞も含まれている．

c. 粘膜固有層

腸絨毛の中心部の粘膜固有層には，よく発達した毛細血管網が存在する．吸収された栄養分はこの毛細血管網に入り，肝門脈系に運ばれる．さらに，腸絨毛の中央には**乳ビ管** lacteal と呼ばれる終末リンパ管が分布している（図25-15b, c, e）．乳ビ管は，脂肪・蛋白複合体のような，毛細血管には入れない巨大な物質を輸送する．このような物質は胸管を経て，最終的に静脈系に入る．大量の脂肪を含み，リンパが乳のように白く濁ったものを乳ビという．

D. 小腸各部位の特徴

a. 十二指腸

十二指腸には腸腺のほかに粘膜下組織にブルンネル腺という**粘膜下腺** submucosal gland があり，大量の粘液を産生する（図25-16a）．腸腺とブルンネル腺で作られる粘液は，胃から流れ込んでくる酸性の糜汁から腸上皮を守るのに役立つ．さらに粘液には緩衝作用があり，糜汁のpHを上げるのを助ける．ブルンネル腺は十二指腸の近位部に最も多く，空腸に近づくにつれて減少する．十二指腸を通過する間に，内容物のpHは1〜2から7〜8に変化する．

膵臓由来の膵液と肝臓由来の胆汁は，十二指腸の下行部に注ぎ込む．肝臓からの総胆管と膵臓からの膵管は，十二指腸の壁のなかで合流して**十二指腸膨大** duodenal ampulla と呼ばれる洞となる．この洞は，**大十二指腸乳頭** duodenal papilla と呼ばれる小さな高まりで，十二指腸の内腔に開く．副膵管が存在する場合は，小十二指腸乳頭に注ぐ（図25-16a，図25-22b）．

b. 空腸と回腸

輪状ヒダや腸絨毛は，空腸の近位側でよく発達している（図25-16a）．栄養分の大部分は空腸で吸収される．回腸に近づくにつれて，輪状ヒダと腸絨毛は小さくなる．このことは吸収能の減少と関係しており，栄養分の吸収は，腸内容物が回腸の終わりに達するまでに終わる．大腸の近くになると輪状ヒダはほとんどなく，短い円錐型の腸絨毛が散在するのみである．

大腸の内腔には大腸菌などの細菌が常在している．小腸では，上

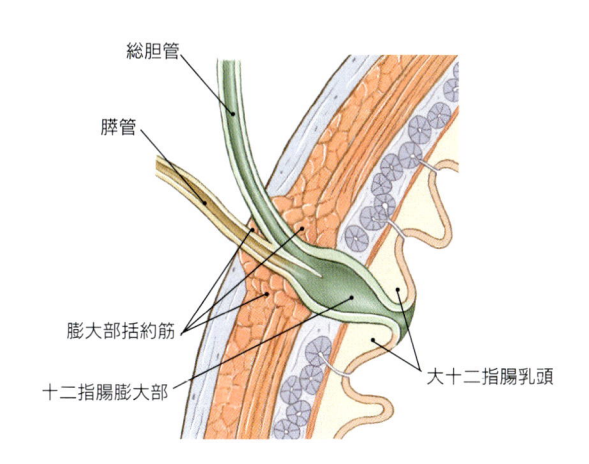

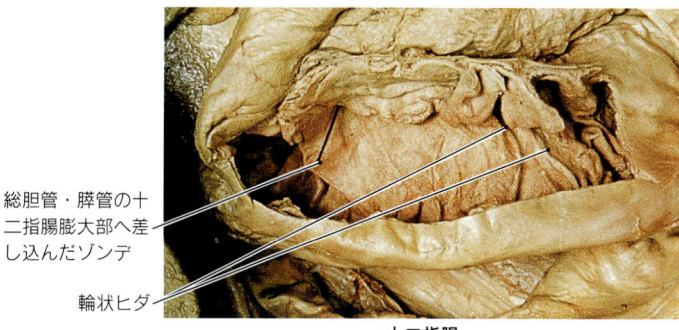

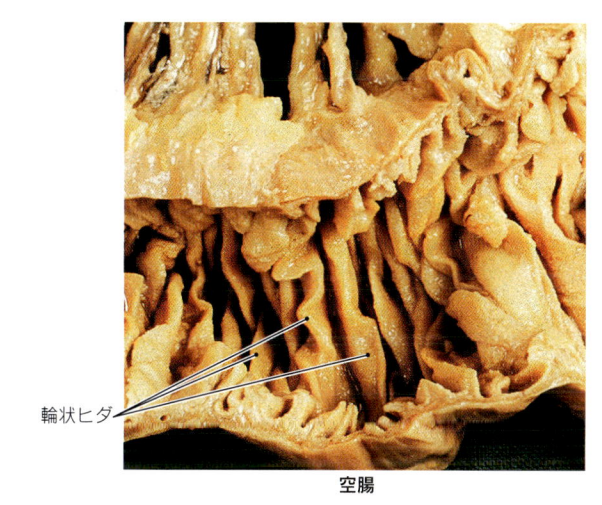

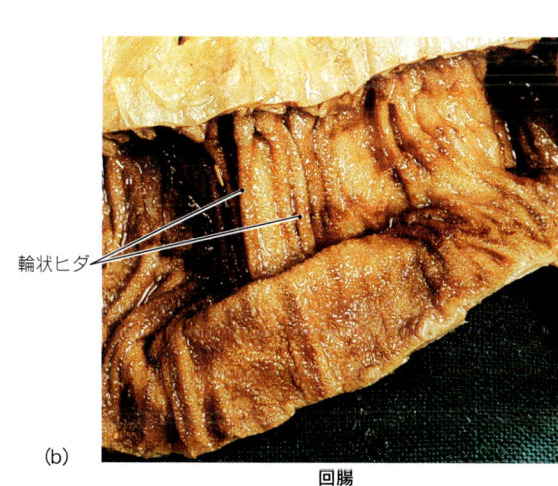

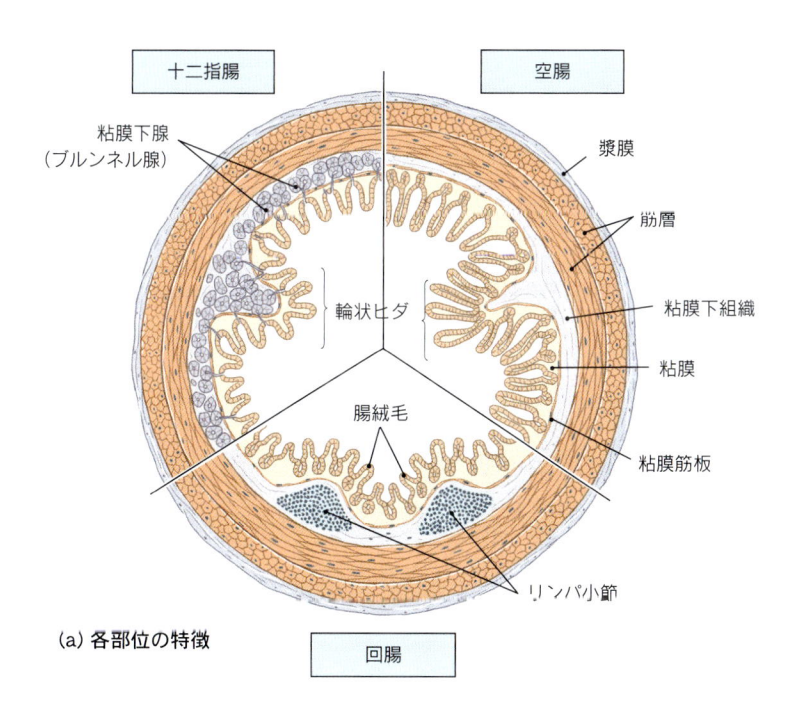

図 25-16　小腸の各部位
(a) 小腸の各部位の特徴を描いた模式図。左上の詳細図は総胆管と膵管の十二指腸への開口部。
(b) 小腸各部位の内面の肉眼像。

皮バリアー（細胞，粘液，消化液）とその下に存在する免疫系細胞の働きによって，細菌が侵入してくるのを防いでいる。

空腸の粘膜固有層には，孤立リンパ小節がある。回腸ではリンパ小節はもっと多くなり，互いが癒合してリンパ組織の大きな塊を作っている。このようなリンパ組織を**集合リンパ小節** aggregated lymphoid nodule（**パイエル板** Peyer's patch）といい，母指頭大になることもある。集合リンパ小節は，回腸の末端部に最も多い。その周辺には，潜在的に有害な多数の細菌が生息している（図25-16）。

E. 小腸機能の調節

腸の内容物が蠕動によって小腸をゆっくりと移動する間に，その栄養分が吸収される。この運動は，粘膜下神経叢と筋間神経叢が関与する神経反射によって制御されている。副交感神経系が刺激されると，小腸の蠕動や分節を促進する。これらの運動は腸の内容物を混合するが，その範囲は最初の刺激が生じたところから数cm以内に限られている。

ホルモンと中枢神経系によって，小腸や膵臓などの腺組織の分泌が調節されている。小腸から分泌される**腸液** intestinal juiceは，局所的な反射と副交感神経（迷走神経）刺激によって分泌される。交感神経刺激は分泌を抑制する。十二指腸の腸管内分泌細胞は，セクレチンとコレシストキニンを産生する。これらは胃，十二指腸，肝臓，膵臓の分泌機能を調節するホルモンである。

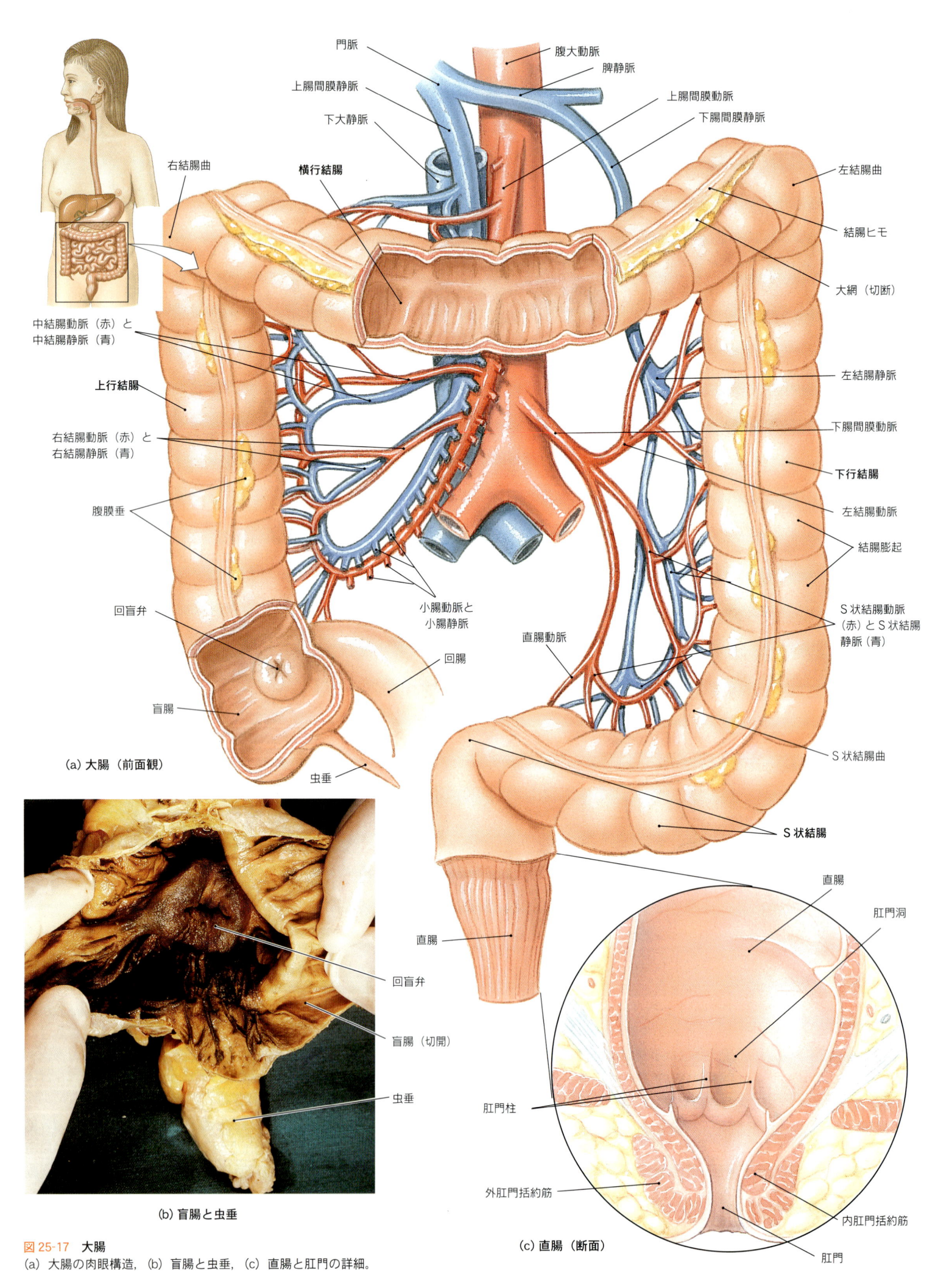

図 25-17　大腸
(a) 大腸の肉眼構造，(b) 盲腸と虫垂，(c) 直腸と肛門の詳細。

消化器系

- ✓ 小腸において，消化と栄養分の吸収に役立っている組織学的な構造は何ですか。
- ✓ 輪状ヒダの機能は何ですか。
- ✓ 腸腺の機能は何ですか。

7. 大腸

大腸は回腸の末端から始まり，肛門に終わる。全体として，馬蹄型に走行し小腸を取り囲んでいる（図25-12，図25-14）。大腸の主要な機能は，以下の通りである。

- 水と電解質を再吸収し，腸の内容物を固めて糞便にする。
- 細菌の働きによってできた重要なビタミン類を吸収する。
- 排便の前に糞便をためる。

大腸の長さは約1.5 mで，直径は7.5 cmである。大腸は盲腸，結腸，直腸の3つの部分に分けられる（図25-17）。

A. 盲腸

回腸は回盲弁 ileocecal valve を経て，袋状の盲腸 cecum に続く（図25-17）。回盲弁は大腸への腸内容物の流入を制御し，盲腸では内容物を貯蔵して内容物の凝縮が始まる。

虫垂 vermiform appendix は細長い突起物で，盲腸の後内側に付着している。虫垂の長さは約9 cmであるが，その形や大きさは個体差が大きい。虫垂と回腸，盲腸の間には虫垂間膜 mesoappendix が張っている。虫垂の粘膜と粘膜下組織はリンパ小節で占められており，虫垂はリンパ系の器官であるといえる。虫垂が炎症を起こしたものが虫垂炎である。

B. 結腸

結腸 colon は小腸よりも直径は大きいが，壁は薄い。結腸には次のような特徴がある（図25-17）。

- **結腸膨起 haustra**：結腸は連続した袋状の膨起で構成されている。そのため，かなりの伸び縮みが可能である。結腸の断面を見ると，膨起と膨起の間で半月ヒダが粘膜側に突出している。
- **結腸ヒモ taenia coli**：3条の縦走するヒモ状構造が，結腸表面に見える。これは平滑筋からなり，外縦筋層に相当する。
- **腹膜垂 epiploic appendage**：結腸の漿膜には，脂肪が詰まった涙粒型の袋が多数付着している（図25-17a）。

結腸は上行結腸，横行結腸，下行結腸，S状結腸の部分に分けられる（図25-17a，図27-18）。

- **上行結腸 ascending colon**：盲腸の上端から始まり，腹腔の右後側壁を上行し，肝臓の下面に至る（図25-17）。ここで結腸は右結腸曲（肝弯曲）right colic flexure となって左に曲がり，横行結腸に続く。上行結腸の側面と前面は臓側腹膜で被われている。上行結腸は通常，腸間膜を欠くので，後腹膜腔にあるといえる（図25-4c, d）。
- **横行結腸 transverse colon**：横行結腸は右結腸曲から始まり，前方に曲がった後，腹部を右から左に横切る。横行結腸には横行結腸間膜がある。前腹壁との間には大網がある。左側腹部では，横行結腸は胃の大弯の下を通る。横行結腸は胃結腸間膜 gastrocolic ligament によって胃の大弯とつながっている。脾臓の近くで結腸は直角に下方に曲がって左結腸曲（脾弯曲）left colic flexure となり，下方に進む。
- **下行結腸 descending colon**：左側腹部を下行し，腸骨窩に至る。下行結腸は上行結腸と同様，腸間膜を欠き，後腹膜腔で後腹壁にしっかりと固定されている。下行結腸は腸骨窩でS状結腸に移行する。この部分をS状結腸曲 sigmoid flexure という。
- **S状結腸 sigmoid colon**：S状結腸曲から始まり，長さが15 cmほどのS字状に走る部分である（図25-17）。S状結腸はS状結腸間膜（図25-4）に支持され，膀胱の後ろを通って直腸に続く。

C. 直腸

直腸 rectum は消化管の最後の15 cmほどの部分である（図25-12，図25-17，図25-18）。直腸は伸縮性に富んだ器官で，糞便を一時的に貯蔵する。

直腸の下方を肛門管 anal canal といい，内面には肛門柱 anal column という縦方向のヒダがある。肛門柱の遠位端は横方向のヒダに合流する。それより近位側の直腸は円柱上皮で，遠位側は重層扁平上皮で被われている。肛門 anus に近くなると上皮は角化し，皮膚と同じ構造になる。

肛門管の粘膜固有層と粘膜下組織には静脈叢がある。ときにこの静脈が怒張し，痔核を作る。肛門管の輪筋層は，内肛門括約筋 internal anal sphincter を作る。この筋は平滑筋線維でできており，随意的な調節を受けない。肛門管の出口である肛門には外肛門括約筋 external anal sphincter がある。この筋は肛門管を輪状に取り巻く骨格筋で構成されており，随意的に調節できる。

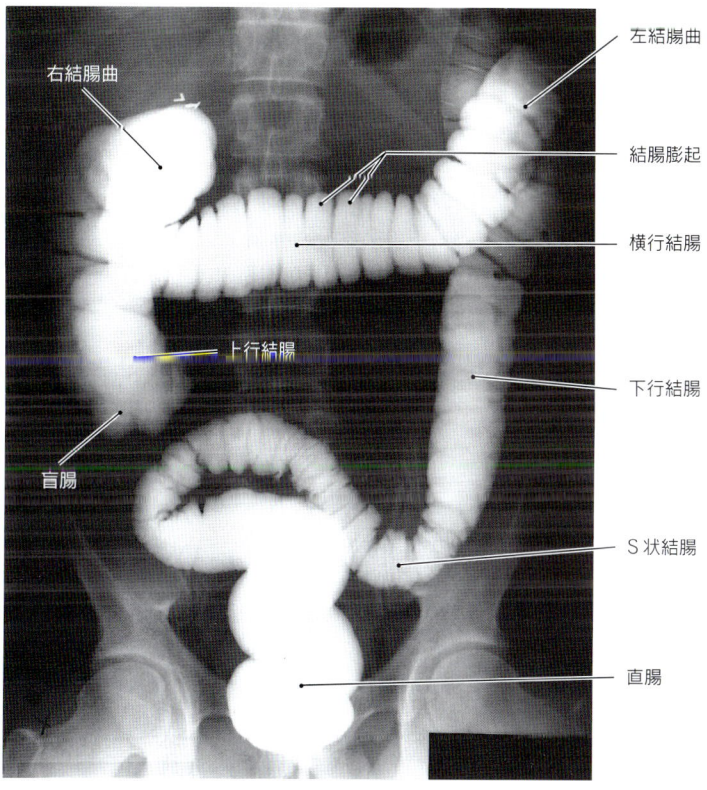

図25-18　結腸と直腸のレントゲン像

D. 大腸の組織学

大腸と小腸との組織学的な相違は以下の通りである。
- 結腸の直径は小腸の約3倍あるが，その壁は小腸よりずっと薄い。
- 大腸は絨毛を欠く。絨毛は小腸特有の構造である。
- 大腸では粘液を分泌する杯細胞が小腸よりもはるかに多い。
- 大腸の腸腺は小腸の腸腺よりも深く，その大部分が杯細胞で占められる（図25-19）。
- 小腸では大きなリンパ小節が粘膜固有層に散在し，粘膜下層にも広がっている（☞図23-8a）。
- 結腸では縦走筋が収束して結腸ヒモを作っている。

E. 大腸の調節

腸内容物の盲腸から横行結腸への移動は，非常にゆっくりしており，その運動は蠕動と分節からなる。大腸の内容物は，大腸内を時間をかけてゆっくりと通過する間にペースト状になる。横行結腸以後の大腸内容物の移動は**大食塊移動** mass movement と呼ばれ，1日に数回生じる強力な蠕動収縮によって起こる。この刺激となるのは胃と十二指腸の伸展である。

直腸は通常はからっぽである。強力な大食塊移動が起こったときにのみ，糞便がS状結腸から直腸に押し出され，直腸の壁が伸展して便意が生じる。すると，内肛門括約筋が弛緩して，糞便は肛門管に下降する。外肛門括約筋を自発的に緩めると，排便が起こる。

8. 肝臓

肝臓 liver は人体で最も大きな内臓で，かつ最も多くの機能を持った臓器の1つである。肝臓は右下肋部と上腹部にある（図25-12）。肝臓は赤茶色を呈し，重量は約1.5 kgである。肝臓には次のような重要な機能がある。

- 代謝調節：肝臓は代謝の中心である。炭水化物，脂肪，アミノ酸などの血中濃度は，肝臓で調節されている。消化管から吸収された栄養物はすべて肝門脈系に入り，肝臓に注ぐ（☞第22章）。つまり，吸収された栄養分や有害物は，全身の血流に入る前に，肝臓でこし取られる。肝臓は代謝物の血中濃度をモニターしており，必要に応じて適正値に合わせる。過剰な栄養分は肝臓で保存される。欠乏しているものは備蓄から動員されたり，肝臓で合成される。有害物質や代謝で生じた老廃物も不活化されたり，保存されたり，あるいは排泄される。最後に，脂溶性のビタミン（A, D, K, E）は吸収されて肝臓に貯蔵される。
- 血液調節：肝臓は最も大きな血液貯蔵庫で，心拍出量の25%を受ける。血液が肝臓を通る間に，肝臓にあるマクロファージが古い赤血球，傷ついた赤血球，細胞の破片，病原体などを取り除く。また，肝細胞は様々な血漿蛋白を合成し，血液の浸透圧の維持，栄養分の輸送，血液凝固系や補体系の構成にあずかる。
- 胆汁の合成と分泌：**胆汁** bile は肝細胞で合成され，胆囊に貯蔵されて十二指腸に注ぐ。胆汁の大部分は水で，少量の電解質，ビリルビン（ヘモグロビン由来の色素），胆汁酸と総称される各種脂質が含まれている。胆汁の水と電解質は，小腸に入ってきた糜汁に含まれる酸の希釈と緩衝に役立つ。胆汁酸は糜汁中の脂肪と結合し，酵素がこれらの脂肪を吸収に適した脂肪酸に分解できるようにする。

現在では，肝臓には200以上の機能があることが知られている。これらの機能を表25-1に要約した。肝臓の機能が著しく障害されると生命に関わる。肝臓はある程度再生することができるが，その機能の完全回復は困難である。

A. 肝臓の解剖学

肝臓は強靱な線維性被膜に包まれており，さらにその大部分は臓側腹膜に被われている。

肝臓の前面には，腹側腸間膜に由来する**肝鎌状間膜** falciform ligament があり，**左葉** left lobe と**右葉** right lobe を分けている（図25-20a～c）。肝鎌状間膜の下縁は肥厚しており，**肝円索** round ligament と呼ばれる。これは線維性の索状体で，胎児期には臍静脈が通っていたところである。肝臓は**肝冠状間膜** coronary ligament によって横隔膜の下面から吊り下げられている。

肝臓の形は周囲の器官による。**前面** anterior surface は体壁の緩やかな弯曲に沿うが（図25-20c），**下面** inferior surface は胃，小腸，右側の腎臓，大腸の圧迫を受けている（図25-20d）。下大静脈による圧痕は，右葉と**尾状葉** caudate lobe の境界に認められる。尾状葉の下方には，左葉と胆囊に挟まれるようにして**方形葉** quadrate lobe が存在する。

肝臓に入る血管などは，小網を通って肝臓の出入り口である**肝門** porta hepatis に集まる。

B. 肝臓への血液供給

肝臓への血液循環は第22章で詳しく述べてある。図22-17と図22-26にその要点をまとめた。**固有肝動脈** hepatic artery proper と**門脈** hepatic portal vein の2本の血管が肝臓に血液を供給する（図25-17aと図25-20d）。肝血流の約1/3が固有肝動脈から，残りが門脈から入る。肝臓から全身の体循環へ注ぐ血液は**肝静脈** hepatic vein から下大静脈に入る。固有肝動脈は酸素に富む動脈血を肝臓に供給し，門脈は小腸から吸収された栄養素などを肝臓に運ぶ。

a. 肝臓の組織学的構造

肝臓は**肝小葉** liver lobule と呼ばれる多数の機能単位から構成されている。典型的な肝小葉の構造を図25-21に示した。

肝細胞 hepatocyte は細胞索を作り，肝小葉内で車輪のスポークのように並んでいる（図25-21a, c）。細胞索を作る肝細胞は1層で，肝細胞の露出面は短い微絨毛で被われている。隣接する細胞索との間にある類洞は，**中心静脈** central vein に流れ込む（図25-21b）。類洞の内皮には大きな窓が多数あり，血中の物質がそこを通って肝細胞索周囲腔に入る。類洞の内面には多数の**クッパー細胞** Kupffer cell が存在する。この細胞は単球-大食細胞系に属する貪食細胞で，病原体，死んだ細胞，傷ついた血球などを食べ込む。また，消化管から取り込まれたスズや水銀などの重金属を取り込み蓄積する。

血液は門脈と固有肝動脈の細い枝を経て，類洞に流れ込む。典型的な小葉は横断面が六角形である（図25-21a,b）。小葉の6つの角にそれぞれ1つずつ，合計6つの**門脈域** portal area がある。そこには門脈の枝，固有肝動脈の枝，胆管の枝の3種類の構造があり，肝三つ組と呼ばれている（図25-21c）。

血液が類洞を流れる間，肝細胞と類洞の血液との間で物質の吸収と分泌が行われる。血液はやがて類洞から中心静脈に流入する。中心静脈は合流を繰り返して肝静脈となり，最終的には下大静脈に注

消化器系

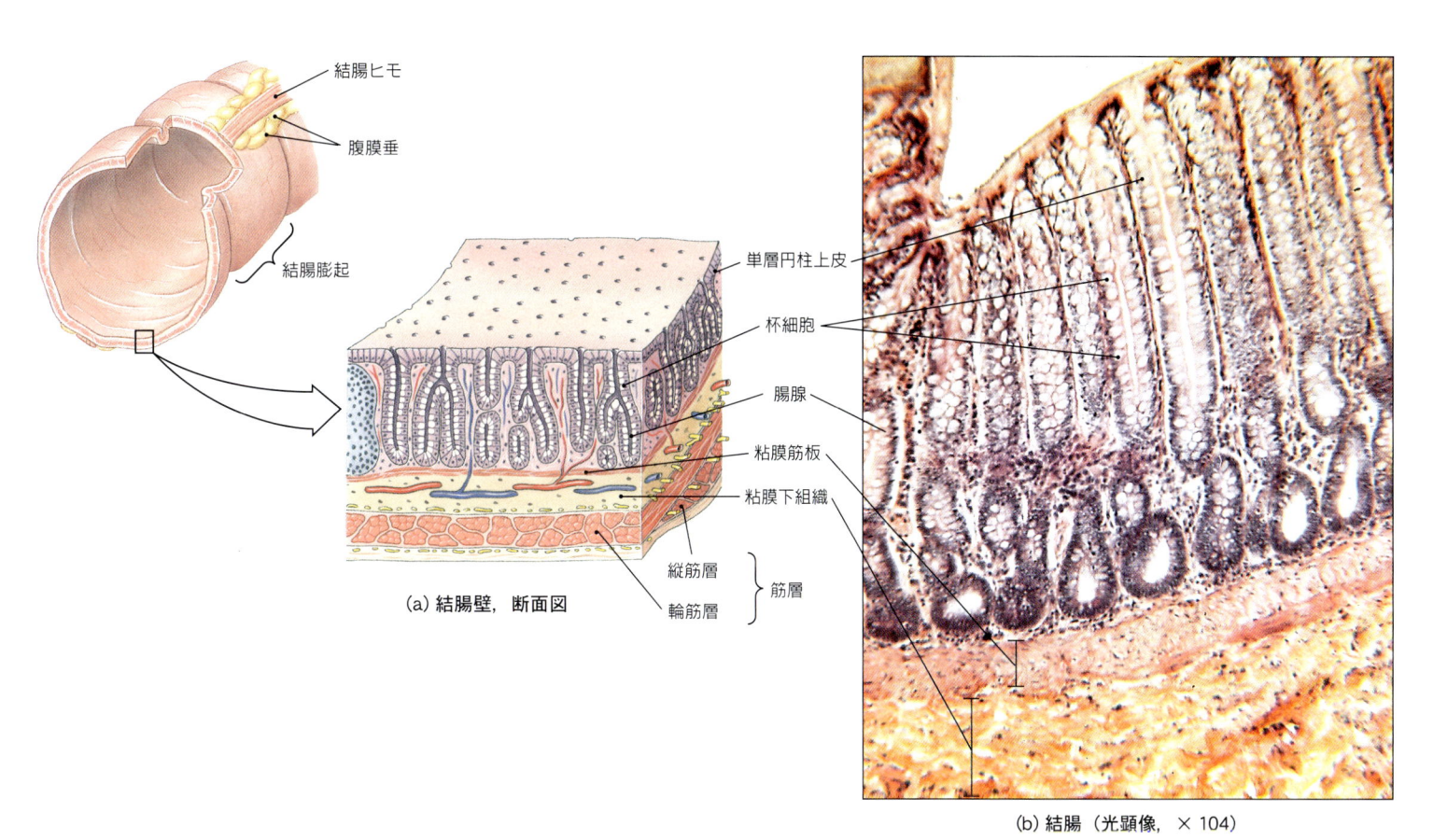

(a) 結腸壁，断面図

(b) 結腸（光顕像，×104）

図25-19 大腸の構造

表25-1 肝臓の主な機能

消化と代謝に関する機能
　胆汁の合成と分泌
　グリコーゲンと脂肪の貯蔵
　血中のグルコース，アミノ酸，脂肪酸の正常濃度の維持
　栄養素の合成と変換（例えば，アミノ酸のアミノ基転移反応，炭水化物の脂肪への変換）
　輸送タンパクに結合したコレステロールの合成と放出
　毒素の無毒化
　鉄の貯蔵
　脂溶性ビタミンの貯蔵

ほかの主要な機能
　血漿蛋白の合成
　凝固因子の合成
　不活性化ホルモンであるアンギオテンシノーゲンの合成
　傷ついた赤血球の貪食（クッパー細胞による）
　血液の貯蔵（静脈血の主要な貯蔵庫）
　循環血中のホルモン（インスリンとアドレナリンを含む）と免疫グロブリンの吸収と分解
　脂溶性の薬物の吸収と不活性化

hepatic duct は，肝臓の各葉の胆管から胆汁を集める。左右の肝管は合流して**総肝管** common hepatic duct となって肝臓を出る。総肝管のなかの胆汁は，総胆管に流れて十二指腸に注ぐか，または胆嚢管を経て胆嚢に貯蔵される（図25-22）。

9. 胆嚢

胆嚢 gallbladder は洋梨の形をした筋性の袋である。胆汁を貯蔵し濃縮する働きがあり，肝臓右葉の下面にあるくぼみにはまっている。胆嚢は**底** fundus，**体** body，**頚** neck からなる（図25-22a,c）。**胆嚢管** cystic duct は胆嚢から肝門に伸びる。総肝管と胆嚢管は肝門で合流して**総胆管** common bile duct となる（図25-22a）。総胆管が十二指腸と合流する部分では，**膨大部括約筋** hepatopancreatic sphincter（オッディの括約筋）が取り巻いている（図25-16a，図25-22b）。この括約筋が収縮すると胆汁の通路が閉鎖され，胆汁が小腸に入り込むのを防ぐ。

胆嚢には胆汁の貯蔵と胆汁の修飾という2つの重要な機能がある。オッディの括約筋が収縮すると，胆汁は胆嚢管に流入し，胆嚢に貯蔵される。胆嚢は最大で 40〜70 ml の胆汁を貯留できる。胆汁が胆嚢に貯留されている間に，水分が次第に吸収されて，胆汁酸などの胆汁成分が濃縮されていく。

胆汁の放出は**コレシストキニン** cholecystokinin というホルモンの刺激によって起こる。大量の脂肪と部分的に消化された蛋白を含んだ糜汁が十二指腸にやってくると，十二指腸からコレシストキニンが血流に放出される。コレシストキニンは肝膵括約筋を弛緩させ，胆嚢の収縮を引き起こす。

ぐ。

b. 胆汁の分泌と輸送

隣接する肝細胞どうしの細胞膜の間にできる細い管は**毛細胆管** bile canaliculus と呼ばれ，胆汁を分泌・運搬する。この管は肝小葉内で網目状をなして中心静脈から遠ざかる方向に伸び，やがて肝小葉を出る。毛細胆管は**胆細管** bile ductule となり，近くの門脈域にある**胆管** bile duct まで胆汁を運ぶ。**右肝管** right hepatic duct と**左肝管** left

525

25

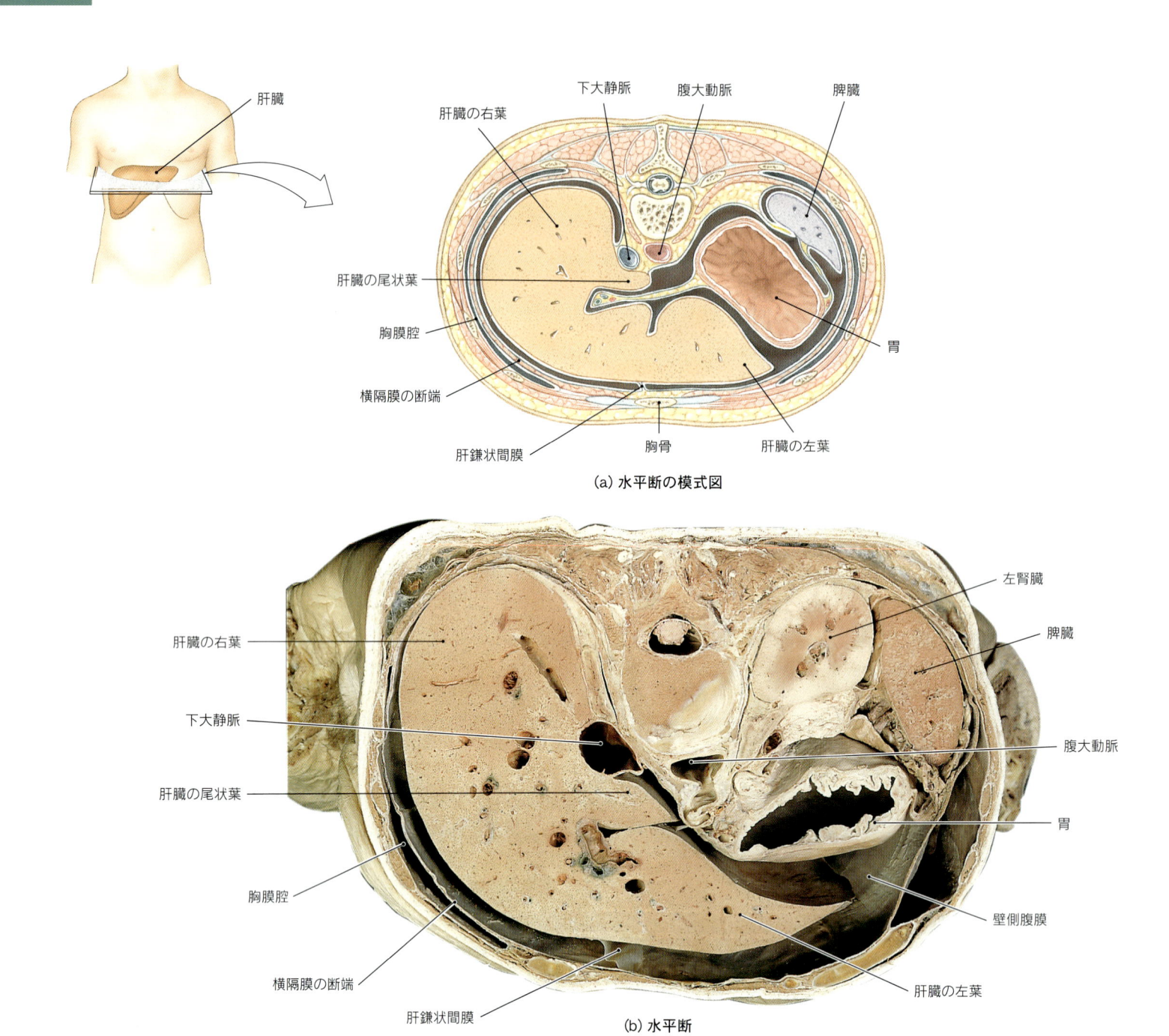

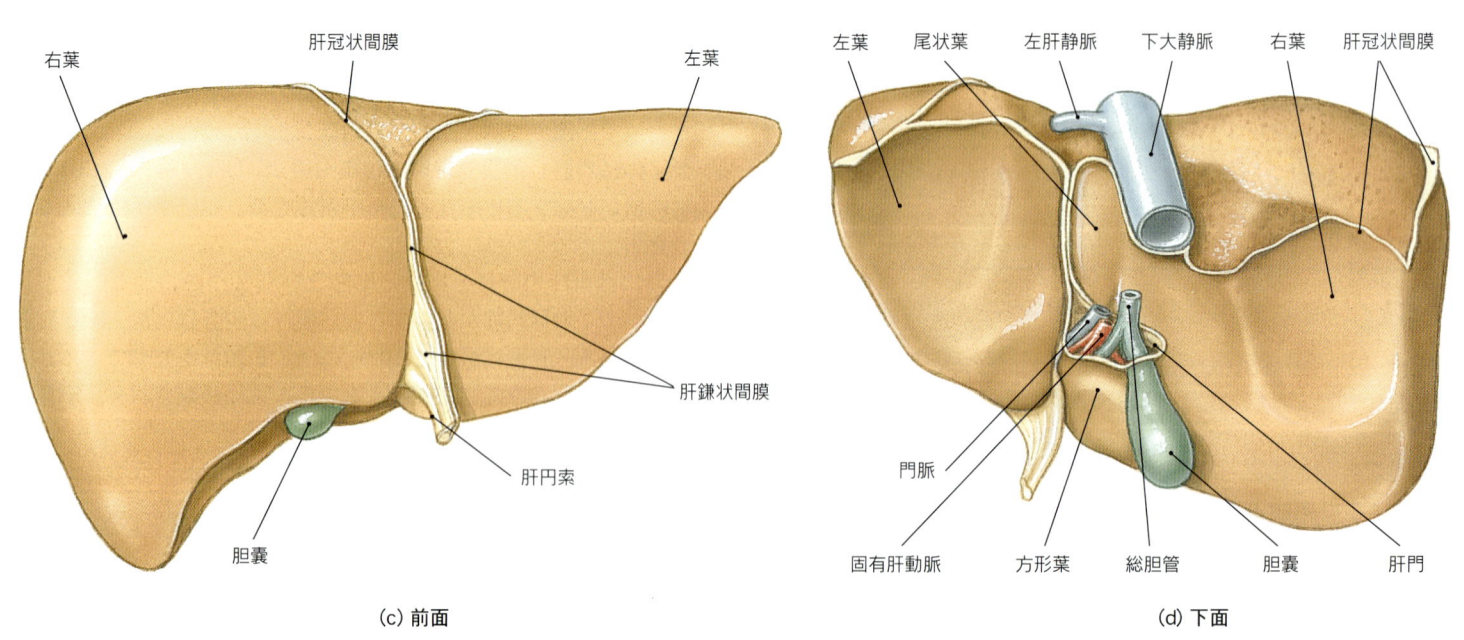

(a) 水平断の模式図

ラベル: 肝臓／肝臓の右葉／下大静脈／腹大動脈／脾臓／肝臓の尾状葉／胸膜腔／横隔膜の断端／肝鎌状間膜／胸骨／肝臓の左葉／胃

(b) 水平断

ラベル: 肝臓の右葉／左腎臓／脾臓／下大静脈／腹大動脈／肝臓の尾状葉／胃／胸膜腔／壁側腹膜／横隔膜の断端／肝鎌状間膜／肝臓の左葉

(c) 前面

ラベル: 右葉／肝冠状間膜／左葉／肝鎌状間膜／肝円索／胆嚢

(d) 下面

ラベル: 左葉／尾状葉／左肝静脈／下大静脈／右葉／肝冠状間膜／門脈／固有肝動脈／方形葉／総胆管／胆嚢／肝門

図 25-20　肝臓

526

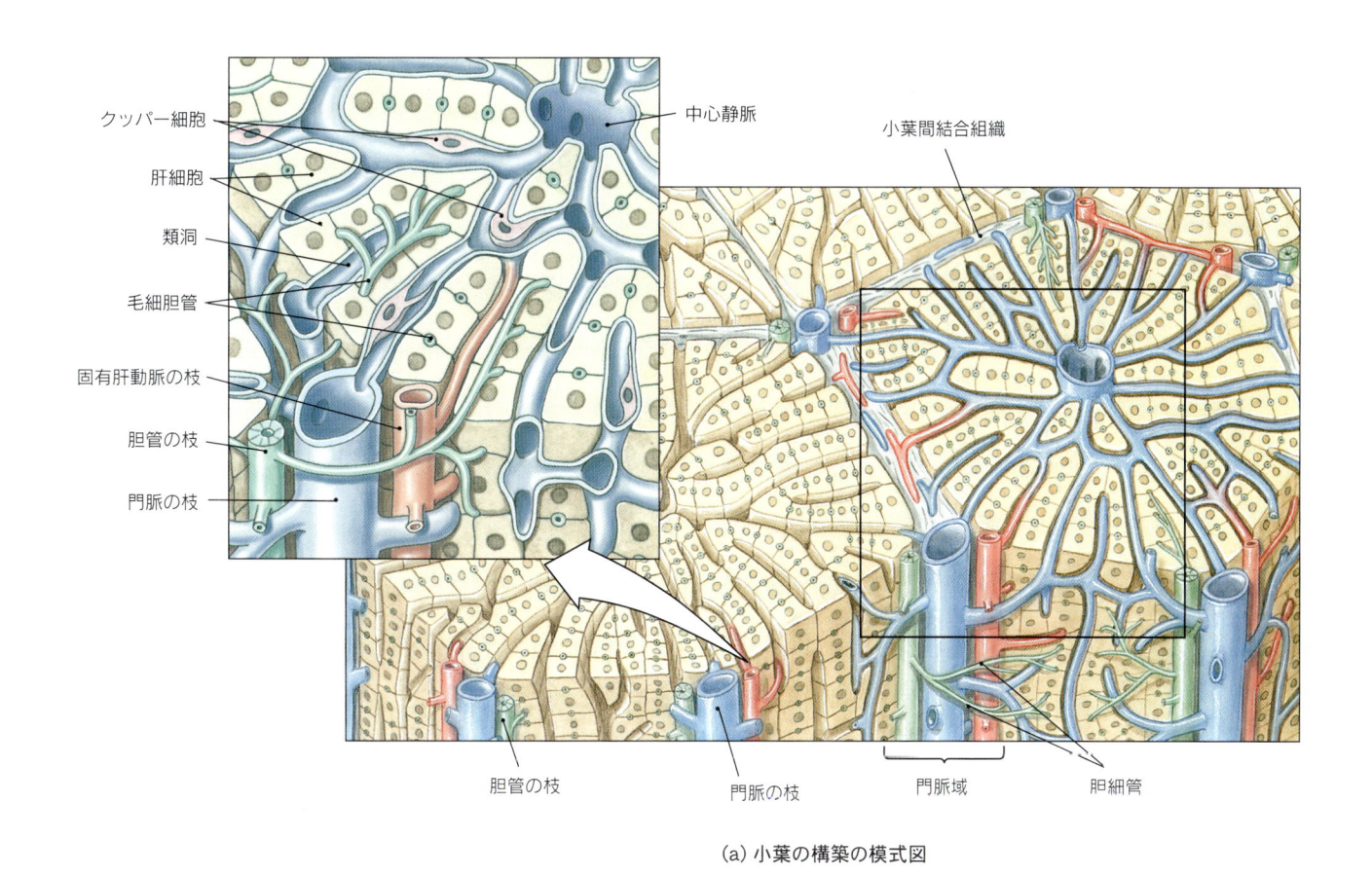

消化器系

(a) 小葉の構築の模式図

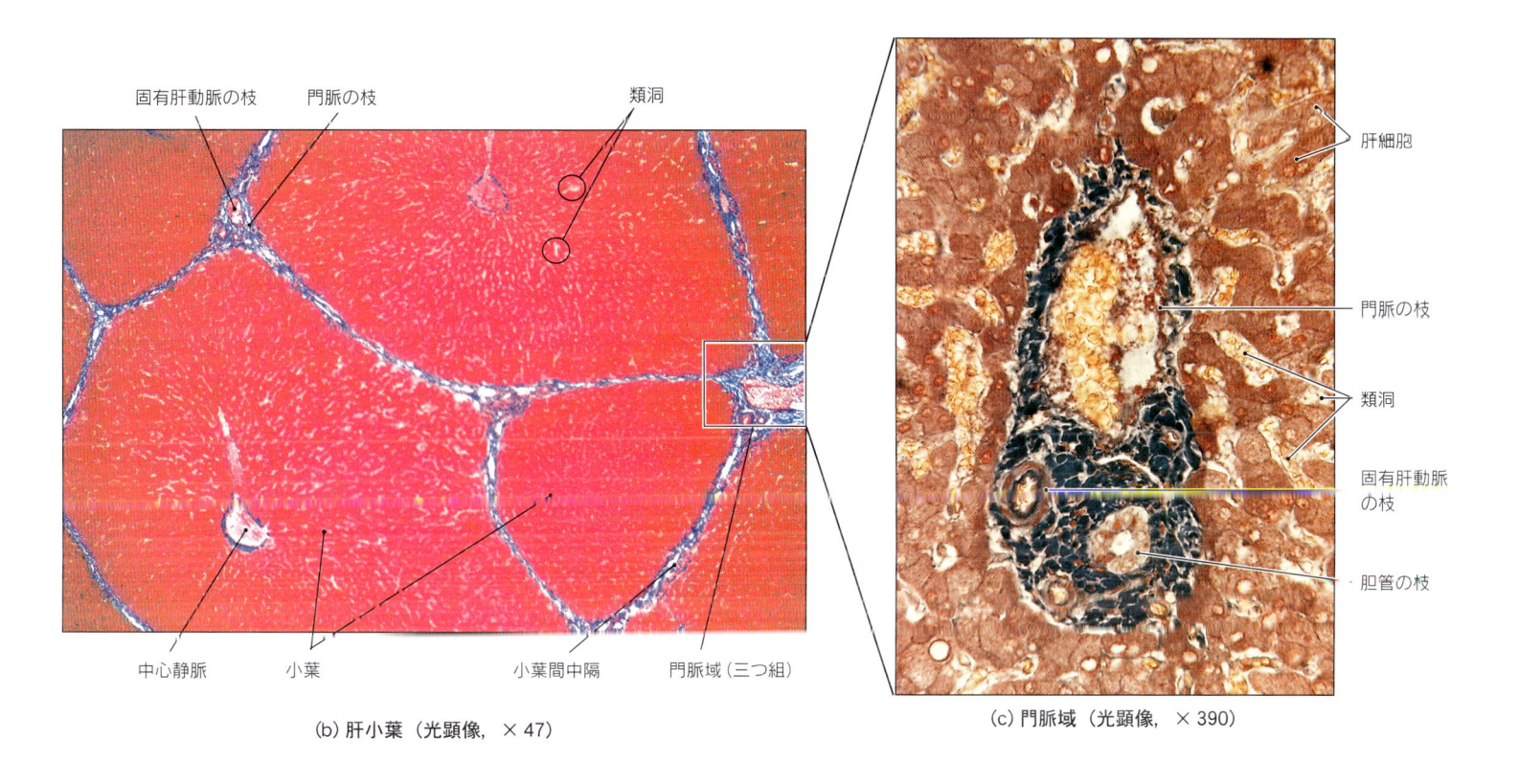

ラベル：クッパー細胞、肝細胞、類洞、毛細胆管、固有肝動脈の枝、胆管の枝、門脈の枝、中心静脈、小葉間結合組織、胆管の枝、門脈の枝、門脈域、胆細管

(b) 肝小葉（光顕像，×47）

ラベル：固有肝動脈の枝、門脈の枝、類洞、中心静脈、小葉、小葉間中隔、門脈域（三つ組）

(c) 門脈域（光顕像，×390）

ラベル：肝細胞、門脈の枝、類洞、固有肝動脈の枝、胆管の枝

図 25-21　肝臓の組織

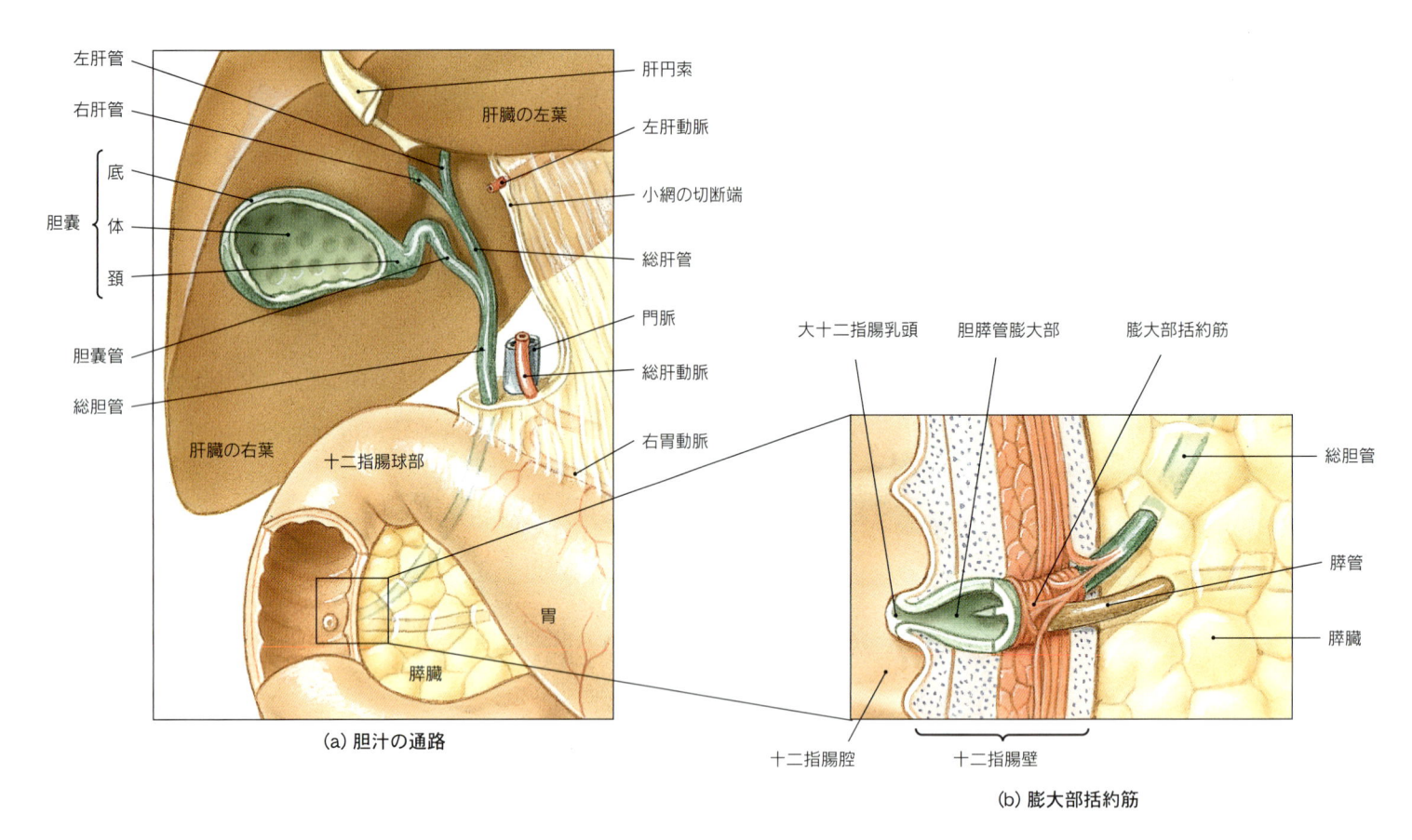

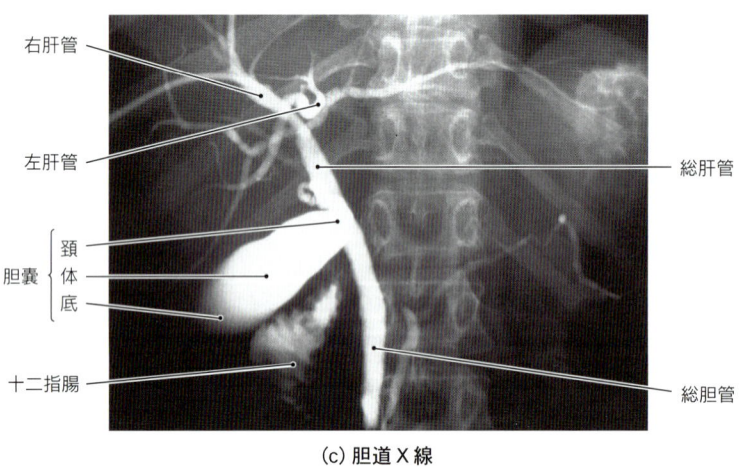

図25-22　胆嚢と胆管

(a) 胆汁の通路
(b) 膨大部括約筋
(c) 胆道X線

臨床ノート　胆汁の貯蔵と分泌に関する問題

　胆汁が濃縮され過ぎると，不溶性のミネラルと塩の結晶が析出してくる。これが集まって沈着したものを**胆石** gallstone といい，胆石を持っている状態を**胆石症** cholelithiasis という。胆石が小さいうちは問題はなく，胆汁と一緒に排出される。

　胆石が胆嚢管や胆管に詰まると，痛みを伴った**胆嚢炎** cholecystitis が発症する。胆嚢は腫脹して炎症を起こし，感染は増悪する。このようになると，胆石を外科的に除去するか，超音波などを用いて破壊しなければならない。胆石が小さいと薬剤を用いて化学的に溶かすことが可能である。残念ながら胆石は再発しやすい。

　胆嚢を切除しても，健康状態や消化には影響しない。従って，大きな胆石を持っている人はたとえ症状がなくても，胆嚢を除去することが望ましい。

　大きな胆石を除去したり，胆嚢を切除するためには外科手術が必要であるが，腹部に小さな切開を加えて，そこから腹腔鏡を挿入して腹腔内視鏡手術が行われることが多い。

　胆石症のもう1つの治療法は，患者を水のなかに浸して，そのなかで超音波を胆石めがけて照射して破砕する方法である。この装置を体外衝撃波破砕装置という。破砕された胆石の粒子は非常に小さいので，難なく胆管を通して排泄される。

10. 膵臓

　膵臓 pancreas は胃の後ろにあり，十二指腸から脾臓の方に向かって横に伸びている（図25-22a，図25-23）。膵臓は細長くてピンク色を帯びた灰色の臓器で，長さは約15 cm，重さは約80 gである。**膵頭** head は幅広く，十二指腸によって作られるループのなかに収まっている。**膵体** body は脾臓の方に向かって横に伸び，**膵尾** tail は短く

消化器系

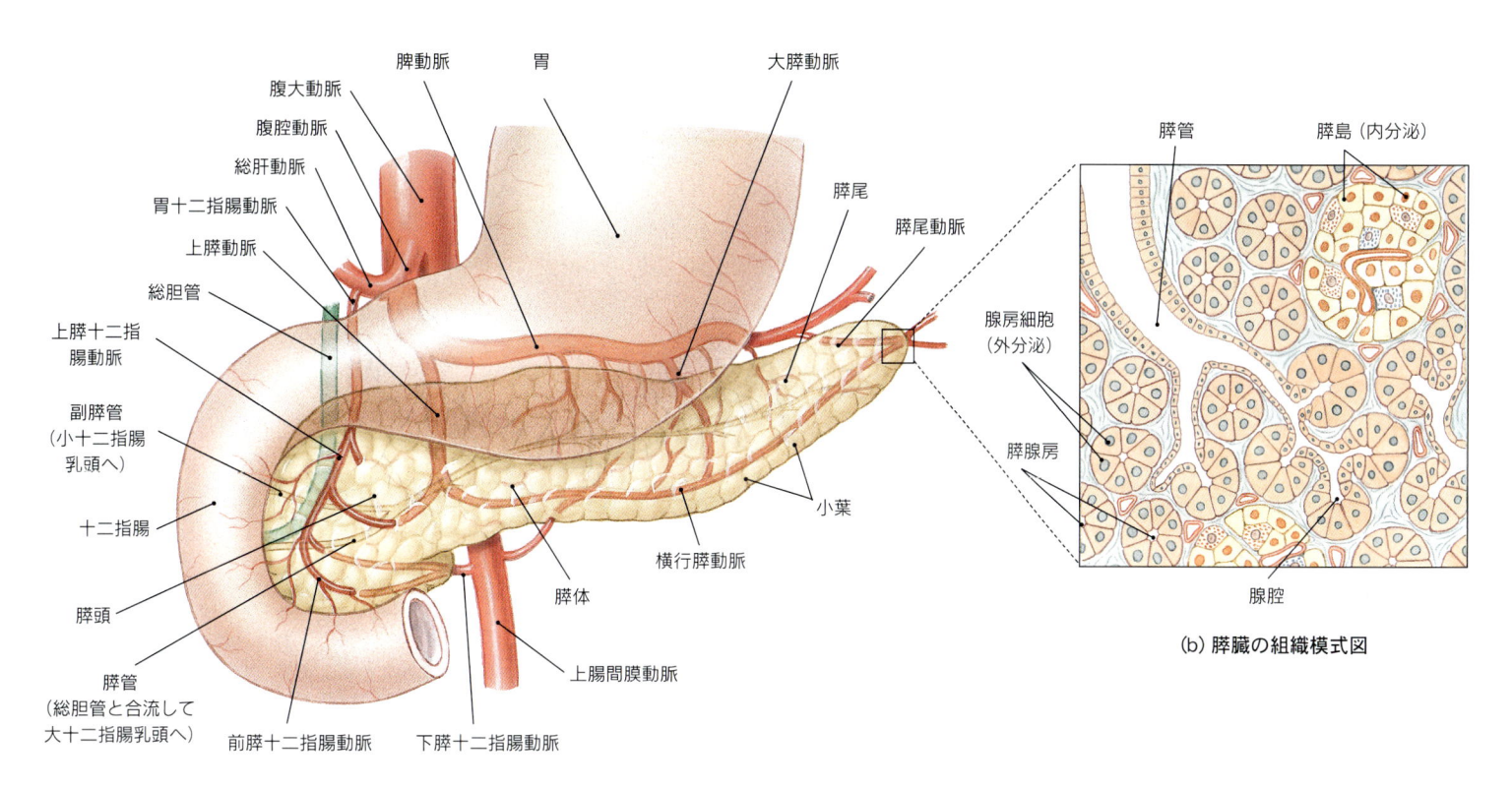

(a) 膵臓と十二指腸

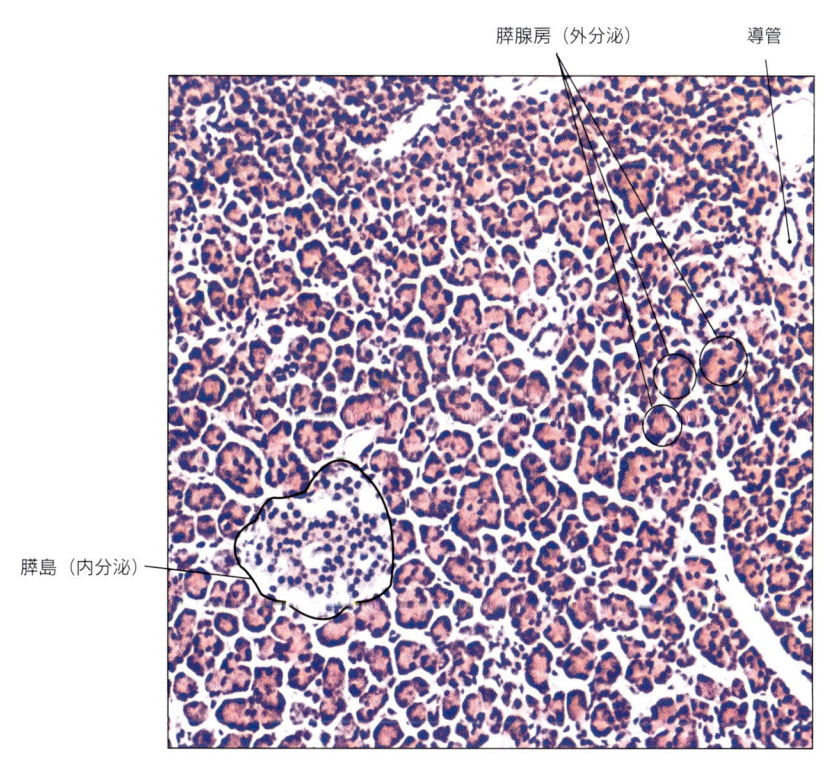

(b) 膵臓の組織模式図

(c) 外分泌細胞と内分泌細胞（光顕像 ×120）

図25-23　膵臓

て，先端は丸みを帯びている。膵臓は腹膜後器官であり，後腹壁にしっかりと固定されている。

膵臓の表面は結節状に凸凹しており，薄くて透明な結合組織性被膜で被われている。

膵臓は基本的には，消化酵素と緩衝液を産生する外分泌器官である。しかし，第19章で述べたように，膵臓には内分泌機能もある。**膵管** pancreatic duct は太く，外分泌で産生された膵液を十二指腸下行部の大十二指腸乳頭に運ぶ。途中で細い**副膵管** accessory pancreatic duct が分岐することがあり，副膵管は，十二指腸の小十二指腸乳頭に開口する（図25-23a）。

膵臓を栄養する動脈は，脾動脈，上腸間膜動脈，総肝動脈の枝で，さまざまな**膵動脈** pancreatic artery と**膵十二指腸動脈** pancreaticoduodenal artery などがある（図25-23a）。血液は膵臓から脾静脈を経て肝門脈系に注ぐ（☞図22-26）。

◆発生学ノート◆　消化管の発生

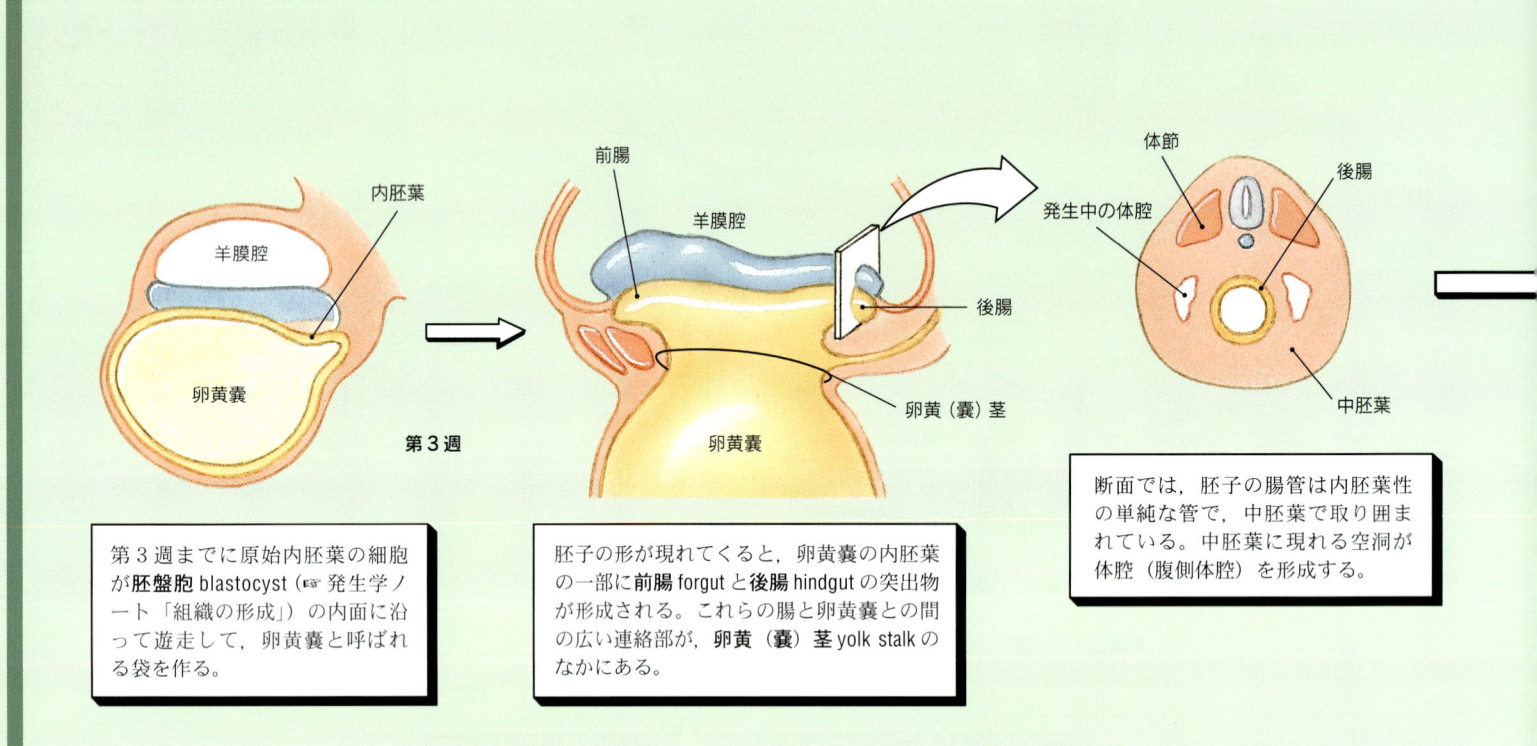

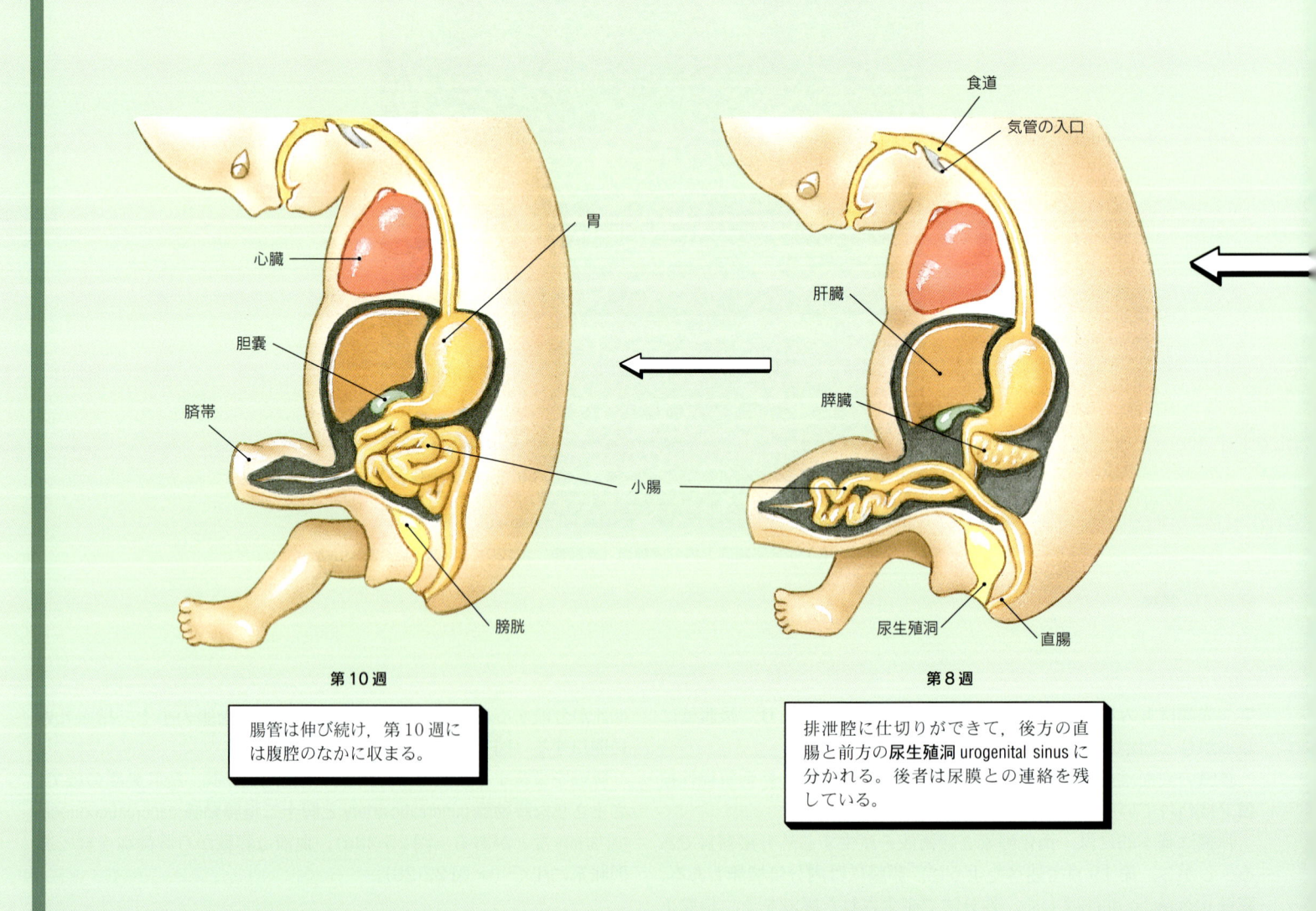

第3週までに原始内胚葉の細胞が**胚盤胞** blastocyst（☞発生学ノート「組織の形成」）の内面に沿って遊走して，卵黄嚢と呼ばれる袋を作る。

胚子の形が現れてくると，卵黄嚢の内胚葉の一部に**前腸** forgut と**後腸** hindgut の突出物が形成される。これらの腸と卵黄嚢との間の広い連絡部が，**卵黄（嚢）茎** yolk stalk のなかにある。

断面では，胚子の腸管は内胚葉性の単純な管で，中胚葉で取り囲まれている。中胚葉に現れる空洞が体腔（腹側体腔）を形成する。

腸管は伸び続け，第10週には腹腔のなかに収まる。

排泄腔に仕切りができて，後方の直腸と前方の**尿生殖洞** urogenital sinus に分かれる。後者は尿膜との連絡を残している。

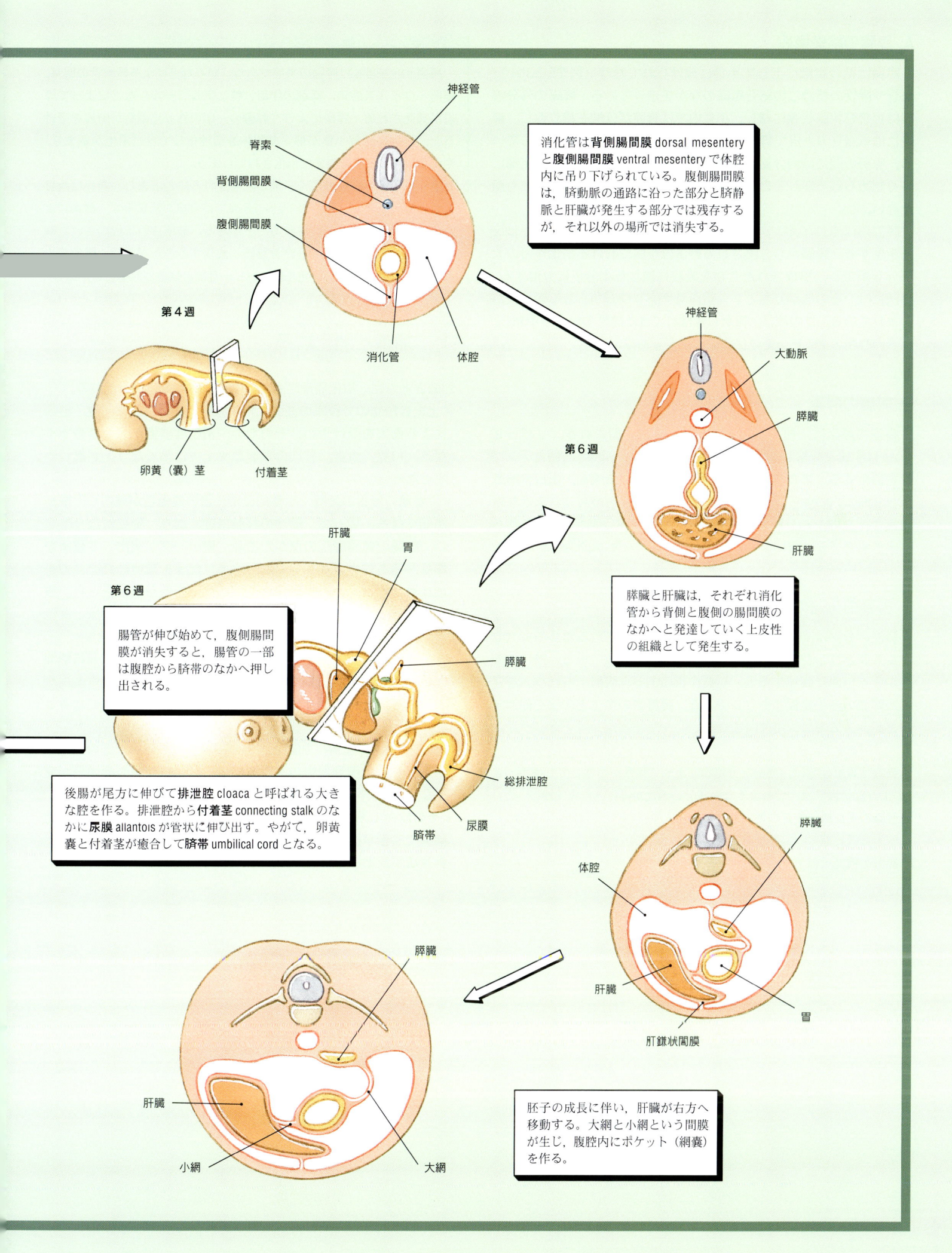

第4週

- 神経管
- 背索
- 背側腸間膜
- 腹側腸間膜
- 消化管
- 体腔
- 卵黄（嚢）茎
- 付着茎

消化管は**背側腸間膜** dorsal mesentery と**腹側腸間膜** ventral mesentery で体腔内に吊り下げられている。腹側腸間膜は，臍動脈の通路に沿った部分と臍静脈と肝臓が発生する部分では残存するが，それ以外の場所では消失する。

第6週

- 肝臓
- 胃
- 膵臓
- 総排泄腔
- 尿膜
- 臍帯

腸管が伸び始めて，腹側腸間膜が消失すると，腸管の一部は腹腔から臍帯のなかへ押し出される。

後腸が尾方に伸びて**排泄腔** cloaca と呼ばれる大きな腔を作る。排泄腔から**付着茎** connecting stalk のなかに**尿膜** allantois が管状に伸び出す。やがて，卵黄嚢と付着茎が癒合して**臍帯** umbilical cord となる。

第6週（断面）

- 神経管
- 大動脈
- 膵臓
- 肝臓

膵臓と肝臓は，それぞれ消化管から背側と腹側の腸間膜のなかへと発達していく上皮性の組織として発生する。

- 体腔
- 膵臓
- 肝臓
- 胃
- 肝鎌状間膜

胚子の成長に伴い，肝臓が右方へ移動する。大網と小網という間膜が生じ，腹腔内にポケット（網嚢）を作る。

- 膵臓
- 肝臓
- 小網
- 大網

A. 膵臓の組織構造

　膵臓は結合組織によって小葉に分けられており（図25-23b,c），血管や膵管の枝はこの結合組織のなかを走っている。膵臓の外分泌腺は複合管状胞状腺に属し，小葉内では管腔が分岐を繰り返し，最後には単層立方上皮で構成される**膵腺房** pancreatic acinus となっている。腺房の間には内分泌腺である膵島が散見される。膵島は尾部に多く認められるが，その総量は膵臓全体におけるわずか1％にも満たない。

　膵腺房は水，イオン，消化酵素などからなる**膵液** pancreatic juice を産生する。膵臓から分泌される酵素は小腸における消化作用の大部分を担当し，摂取された食物を吸収に適した小分子に分解する。膵液には，そのほかに主として重炭酸ナトリウムからなる緩衝液が含まれている。この液は，胃から運ばれてきた酸性の糜汁を中和し，腸管内容物のpHを一定に保つのに重要である。

B. 膵臓の酵素

　膵臓の酵素は，何を分解するかによって分類される。**リパーゼ** lipase は脂質を分解し，**カーボヒドラーゼ** carbohydrase は糖とデンプンを消化する。また，**ヌクレアーゼ** nuclease は核酸を，**蛋白分解酵素** proteolytic enzyme は蛋白を分解する。蛋白分解酵素には大きな蛋白複合体を細かく分解する**プロテイナーゼ** proteinase と，小さなペプチド鎖をアミノ酸にまで分解する**ペプチダーゼ** peptidase がある。

C. 膵臓の分泌の調節

　膵液の分泌は，基本的には十二指腸から分泌されるホルモン（セクレチンとコレシストキニン）によって制御されている。酸性の糜汁が十二指腸に到達すると，緩衝作用のある重炭酸ナトリウムを含んだ膵液の産生を促すセクレチンと，膵酵素の産生と分泌を促進するコレシストキニンが放出される。

- ✓ 囊胞性線維症では，濃密な分泌物によって膵管が閉塞してしまう。このような状態では，どのような栄養分の消化が障害されますか。
- ✓ 肝臓の主な機能を3つ挙げなさい。。
- ✓ 膨大部括約筋の収縮によって何が起こりますか。
- ✓ 膵臓の機能は何ですか。

❏ 臨床ノート　膵炎

　膵炎 pancreatitis は膵臓の炎症である。胆石などによる総胆管の閉塞，細菌・ウイルス感染，薬剤の作用（特にアルコール）などによって膵炎が誘発される。膵炎によって膵臓の一部の外分泌細胞が障害を受けると，細胞の水解小体が酵素前駆体を活性化して自己消化が始まり，やがて周囲の正常細胞まで消化されてしまう。

　多くの場合，膵臓のごく一部が障害されるにとどまり，炎症は数日で治まる。しかし，膵炎の10～15％では炎症が治まらず，酵素によって膵臓が徹底的に破壊されることがある。破壊されて放出された酵素は膵臓の被膜を越えて腹腔骨盤腔に波及することがある。膵炎の患者の2/3は助かるが，再発を繰り返し，疼痛に悩まされることがある。

11. 加齢と消化器系

加齢とともに，消化器系にも次のような様々な変化が現れる。

- **上皮幹細胞の分裂率の減少**：消化管の上皮は，摩滅，酸，酵素による傷害を受けやい。そのため，消化性潰瘍が起こりやすくなる。口腔，食道，肛門の重層扁平上皮は薄くなり，剥離しやすくなる。
- **平滑筋の緊張の減弱**：全体的に消化管の運動性が減弱し，蠕動が弱くなる。従って，糜汁の移動は遅くなり，便秘になりやすい。結腸の結腸膨起の壁がたるみ，壁の一部が突出して憩室を作り，そこに炎症が生じると憩室炎になる。排便のために力を加え過ぎると，弾力性が乏しくなった血管壁が引っ張られ，痔が生じる。噴門括約筋も弱くなってくるので，食道逆流と胸焼けが頻繁に起こる。
- **加齢変化の蓄積**：う歯や歯周炎を繰り返していると，歯槽膿漏が生じ，歯の数が減少する。内臓では，アルコールや重金属などによって肝臓が徐々に冒され，肝硬変などの肝臓病になることがある。
- **癌の発生率の上昇**：加齢とともに，結腸癌や胃癌などの発生率が上昇する。喫煙習慣のある高齢者では，口腔癌や咽頭癌が発生しやすい。
- **そのほかの系の影響**：骨格系の骨量が減少すると，軽度の歯槽膿漏でも歯が抜けやすくなる。加齢とともに嗅覚と味覚が衰え，食生活が変化し身体全体に影響が及ぶ。

第26章 泌尿器系

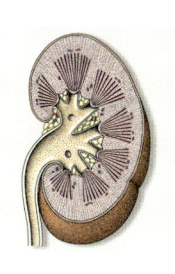

　末梢組織の細胞で生じた二酸化炭素と老廃物は，血液によって排泄器官に運ばれる。二酸化炭素は肺で除去され，ほとんどの有機性老廃物は，余分な水や電解質とともに泌尿器系から排泄される。泌尿器系以外でも，水や溶質を排泄する器官がある。例えば，汗腺では汗として水と溶質を排泄し，一部の消化管では老廃物を管腔に排泄する。しかし，これらの器官の排泄機能は泌尿器系の腎臓に比べるとはるかに小さい。

　泌尿器系は，細胞で生じた有機性老廃物を除去して生命維持を行っているが，そのほかにも以下のような重要な機能がある。

- ナトリウム，カリウム，塩素，カルシウムなどの血漿イオン濃度を調節。
- 血液量と血圧を，尿に排泄される水分量やエリスロポエチンとレニンの分泌によって調節。（☞第19章）
- 血液pHを維持。
- 栄養物が尿に排泄されないように，体内に保持。
- 有機性老廃物，特に尿素や尿酸のような窒素含有老廃物，毒物，薬物を除去。
- ビタミンCの派生物で，消化管上皮細胞からのカルシウムイオンの吸収を促進するカルシトロールを合成。

　泌尿器系は，血液中の溶質の組成や濃度を厳密に調節する働きがある。この機能が障害されると，生命の危険に陥る可能性がある。

　泌尿器系は腎臓，尿管，膀胱，尿道から構成されている（図26-1a）。腎臓は尿 urine を生成する。尿は尿管を経て膀胱に送られ，そこで一時的に蓄えられる。尿が一定量蓄えられると尿意をもよおし，膀胱が収縮して排尿 urination, micturition が起こる。

1. 腎臓

　腎臓 kidney は左右に1対あり，第12胸椎～第3腰椎にかけて脊柱の両側に位置する（図26-1a）。右の腎臓は左の腎臓よりも下位にある（図26-2a）。これは右上腹部には大きな肝臓があるためである。

　右の腎臓の前面は，肝臓，右結腸曲および十二指腸で被われる。左の腎臓の前面は，脾臓，胃，膵臓，空腸，左結腸曲で被われる。また，左右の腎臓の上には副腎がある（図26-1a，図26-2a,b）。

　腎臓，副腎および尿管は，背側体壁の筋と壁側腹膜の間，すなわち腹膜後隙にあるので，これらの器官は腹膜後器官と呼ばれる（図26-1b，図26-2）。

　腎臓は以下の被膜や筋膜によって支えられている（図26-1b）。

- **線維被膜** fibrous capsule：腎臓の表面を被っている膠原線維の層。腎臓の形を保持し，内部構造をまとめている。線維被膜には内層と外層がある。
- **脂肪被膜** adipose capsule：線維被膜を被う脂肪組織の層で，非常に厚くなることがある。
- **腎筋膜** renal fascia：外側をなす膠原線維の層で，後方で体壁の筋膜とつながっている。また，後方と外側方では腎筋膜と体壁の間に**腎傍脂肪組織** pararenal fat が存在する。前方では，腎筋膜は腹膜および対側の腎筋膜とつながる。

　腎臓は腎筋膜の膠原線維によって吊り下げられており，脂肪被膜のクッションに包まれている。この構造は腎を振動による衝撃から守っている。この線維が壊れたり解離したりすると，わずかな衝撃でも腎臓の位置がずれてしまい，腎臓に出入りする血管や尿管に力がかかる。このような状態を**遊走腎** movable kidney といい，激しい運動をすると尿管や血管がねじれることがある。遊走腎は体脂肪量が減少して脂肪被膜の脂肪の量が減少したときにも起こる。

A. 腎臓の外形と断面

　腎臓は，茶～赤色を呈し，ソラマメの形をしている。成人の腎臓は長さが約10 cm，幅が5.5 cm，厚さが3 cm，重さは約150 gである。

　内側には**腎門** renal hilus という陥入があり，腎動脈，腎静脈，尿管が出入りする。線維被膜の内層は腎門で内方に折れ曲がり，腎洞の表面を被う（図26-3a）。腎臓の血管，リンパ管，神経，尿管は，腎門を通り腎洞内で分枝する。外層は厚く，腎臓表面に広がっている。

　腎臓の断面には**皮質** renal cortex，**髄質** renal medulla，**腎洞** renal sinus が見られる。皮質は腎臓の外側にあり，その表面は線維被膜で被われている（図26-3a）。皮質の断面は果粒状である。皮質の内側には髄質があり，6～18個の円錐形の**腎錐体** renal pyramid からなる。腎錐体の底は皮質を向き，先端は**腎乳頭** renal papilla と呼ばれ，腎洞に突出している。腎錐体には多数の集合管があり，その端は腎乳頭に開口する。隣り合う腎錐体の間を**腎柱** renal column という。腎柱は皮質と同様，果粒状を呈する。**腎葉** renal lobe は，腎錐体とその上にある皮質，および隣接する腎柱の部分からなる。

　尿は集合管を通って，杯の形をした**小腎杯** minor calyx に注ぐ。4～5個の小腎杯は集まって**大腎杯** major calyx を作り，これが集まってロート状の**腎盂**（腎盤）renal pelvis をなす。腎盂は腎洞の大部分を占め，腎門で尿管に移動する。

✓ 尿は腎臓から出た後，どこへ行きますか。
✓ カルシトロールの機能は何ですか。

B. 腎臓の組織学的構造

　ネフロン（腎単位）nephron は腎臓の基本的な構造・機能単位である。ネフロンは1個の**腎小体** renal corpuscle と，これに続く1本の**尿細管** renal tubule からなる（図26-4）。1個の腎臓には，100～150万個のネフロンがある。

26

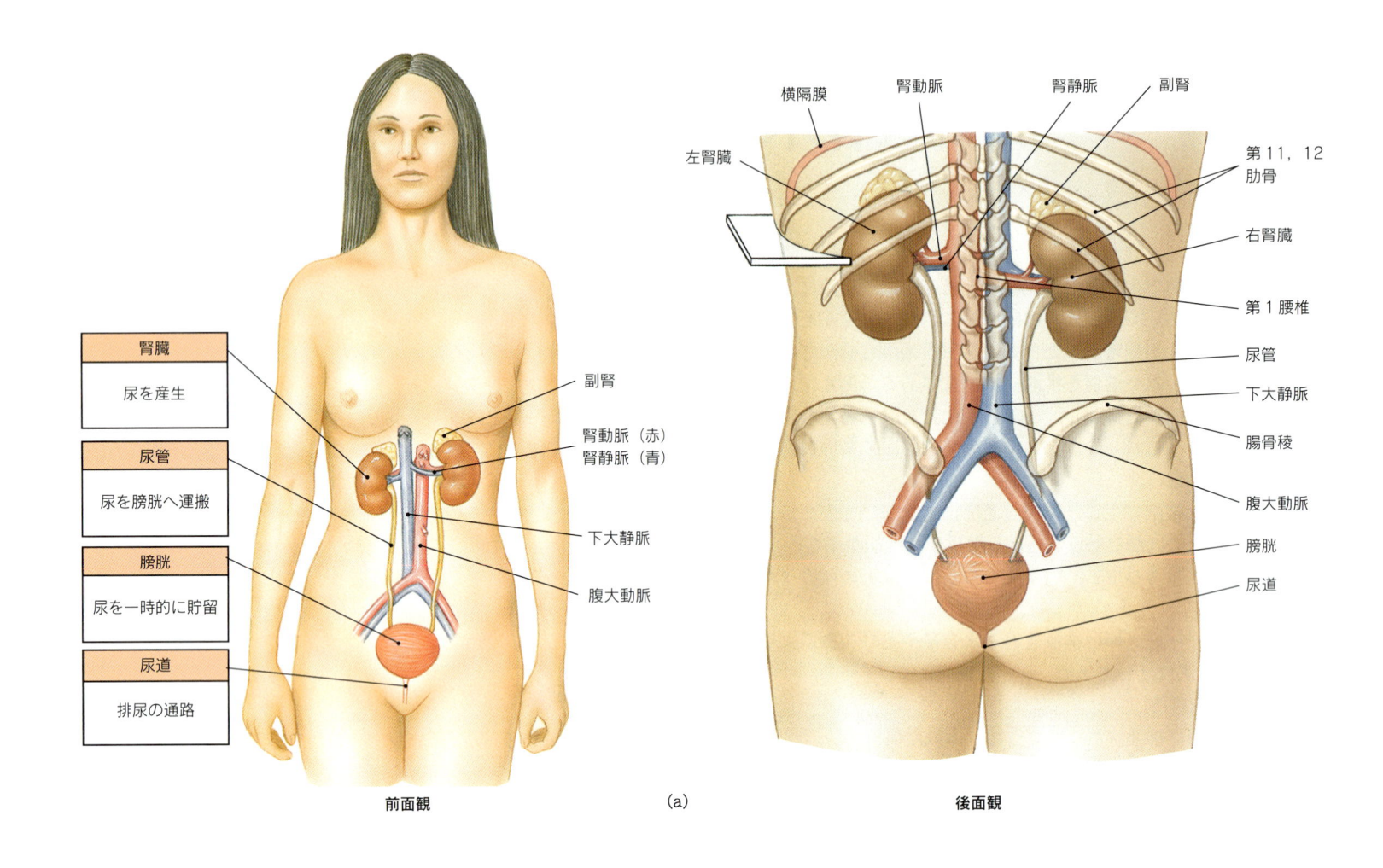

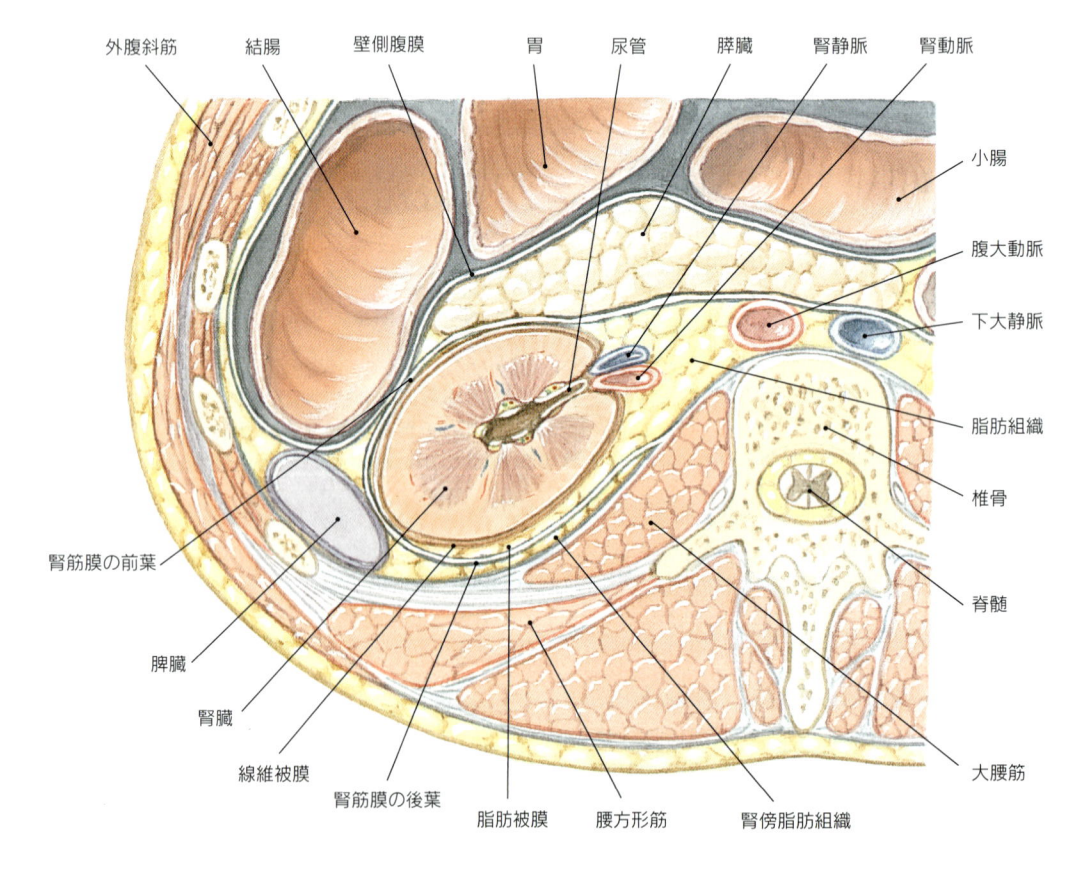

前面観　　　　　　　　(a)　　　　　　　　後面観

(b) (a)で示した位置での横断面

図 26-1　泌尿器系の概要

534

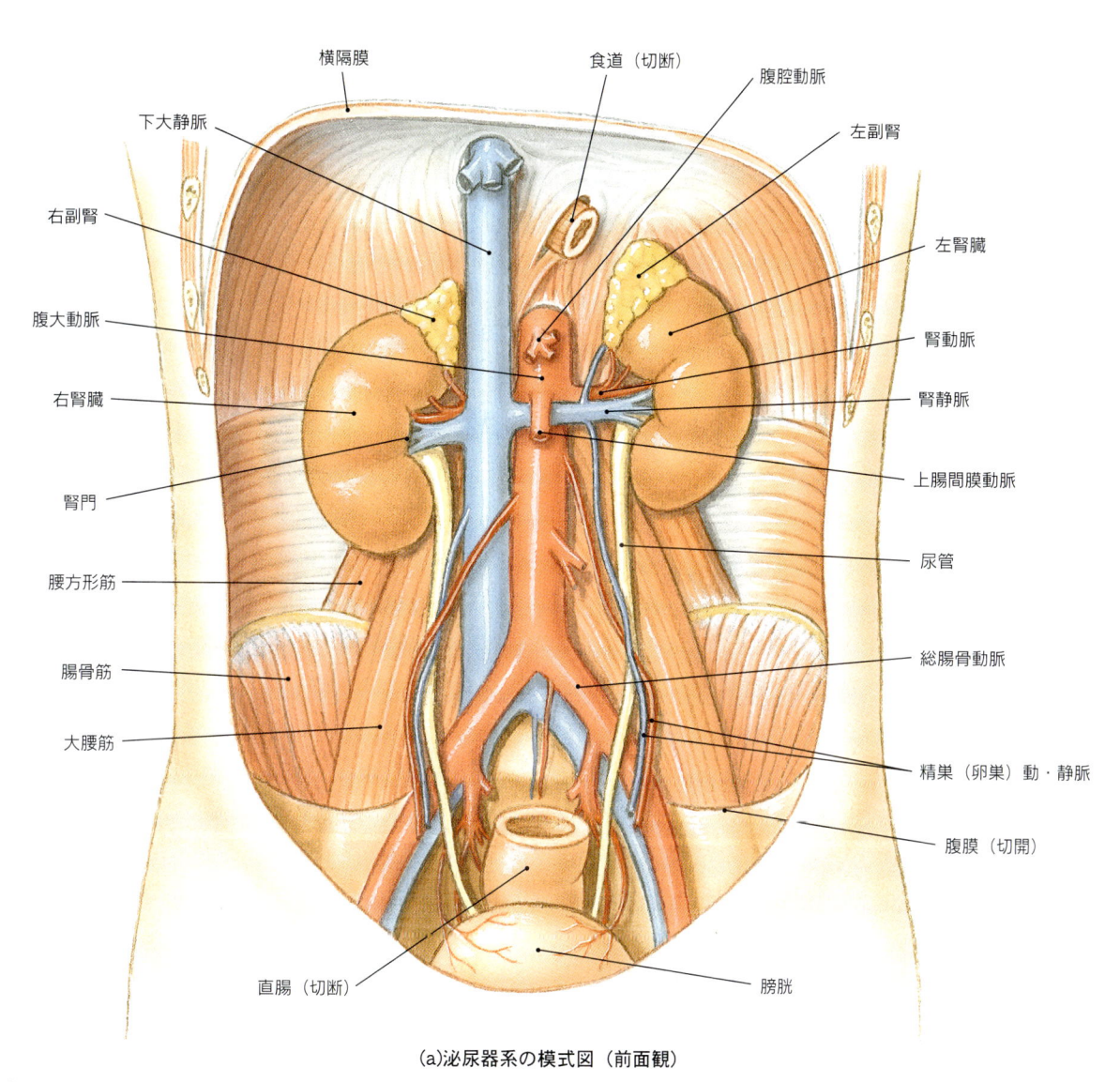

(a) 泌尿器系の模式図（前面観）

図 26-2　泌尿器系の解剖

a. ネフロンの構造と機能

腎小体のなかにある糸球体は毛細血管が50回ほど折り畳まれてできた毛細血管の集合体である（図26-4，図26-5）。血液が糸球体の毛細血管壁で濾過されることによって，蛋白を含まない原尿 primary urine ができる。

腎小体での濾過は受動的に起こる。溶質が糸球体の毛細血管壁を通過できるかどうかはその大きさによる。毛細血管内皮の小孔は有機性老廃物を通過させるので，それより小さい溶質であるイオン，グルコース，脂肪酸，アミノ酸などは通過してしまう。

原尿は，腎小体から伸びる尿細管のなかを流れる間に再吸収を受けて濃縮され，また代謝産物が分泌されて尿ができる。尿細管は，構造や機能が異なるいくつかの部分に分かれる。主なものは近位曲尿細管，ヘンレのループ，遠位曲尿細管である。

それぞれのネフロンは集合管系に合流する。遠位曲尿細管と集合管は結合細管でつながっている。集合管は髄質を下り，乳頭管となって腎盂に開口する。

ネフロンは以下の2種類に大別される（図26-6）。
- **皮質ネフロン** cortical nephron：ネフロンの約85％を占め，皮質の表層に見られる。ヘンレのループは短く，髄質の深くまで伸びない。
- **髄傍ネフロン（傍髄質ネフロン）** juxtamedullary nephron：ネフロンの15％を占め，髄質に近い皮質の深層に見られる。ヘンレのループは長く，髄質の深くまで伸びる。数は少ないが，尿の生成や濃縮に重要な働きをする。

腎盂に達した尿は尿細管などで再吸収されるため，腎小体で濾過されてできた原尿とは全く異なる。尿細管には次の機能がある。
- 原尿に含まれる再利用可能なすべての有機性物質を再吸収する。
- 原尿に含まれる水の80％を再吸収する。
- 腎小体で濾過できなかった老廃物を尿細管から排泄する。

b. 腎小体

腎小体 renal corpuscle の直径は150〜250μmで，糸球体嚢 glomerular capsule（ボワマン嚢 Bowman's capsule）と糸球体 glomerulus からなる。

糸球体嚢は尿細管の起始部が球状に膨らんだ部分である。輸入・輸出細動脈が出入りする部分を血管極，その反対側で近位尿細管が伸び出す部分を尿細管極という。糸球体嚢は嚢上皮 capsular epithelium（壁側上皮）と呼ばれる単層扁平上皮からできており，血管極で反転して糸球体毛細血管を取り囲む糸球体上皮 glomerular epithelium（臓側上皮）とつながっている。糸球体上皮は足突起と呼ばれる複雑な突起があるので，足細胞 podocyte とも呼ばれている（図26-5c

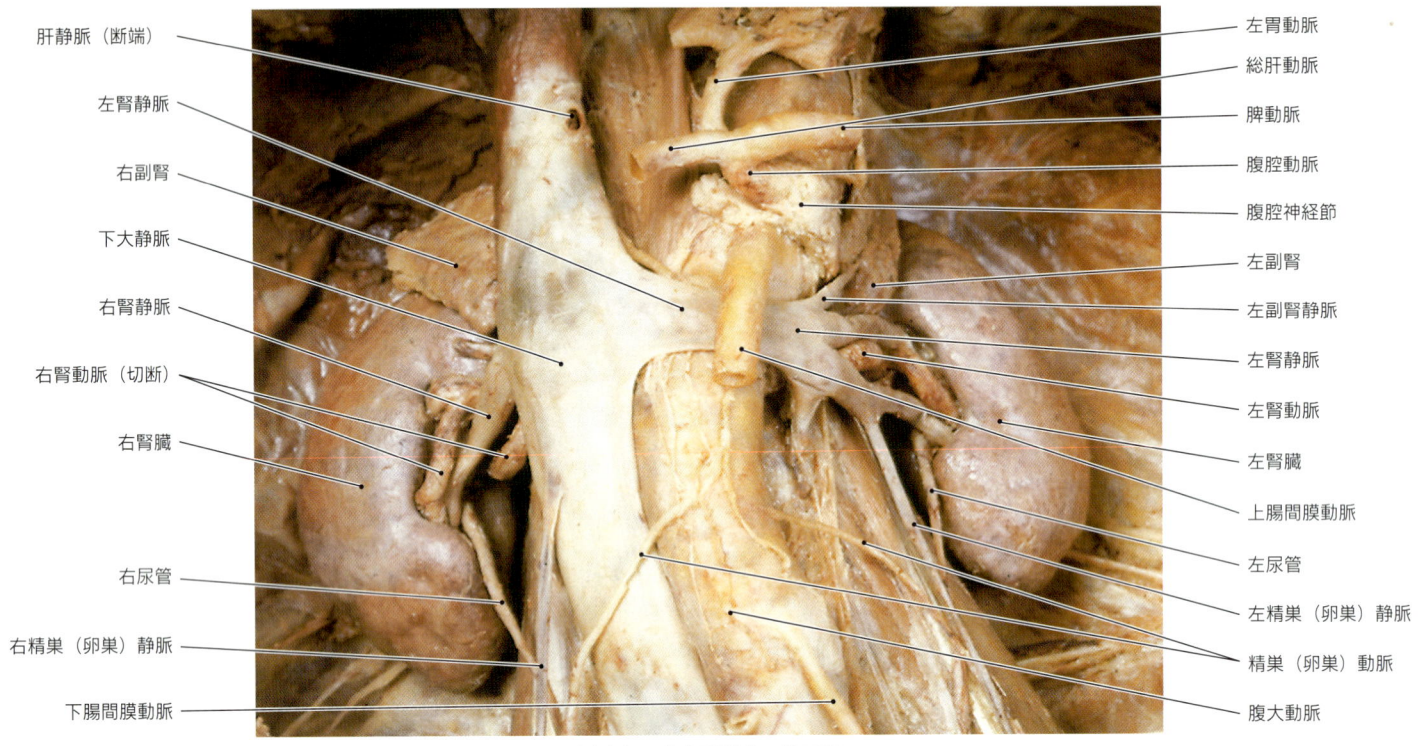

(b) 腹部の後腹膜器官の前面観

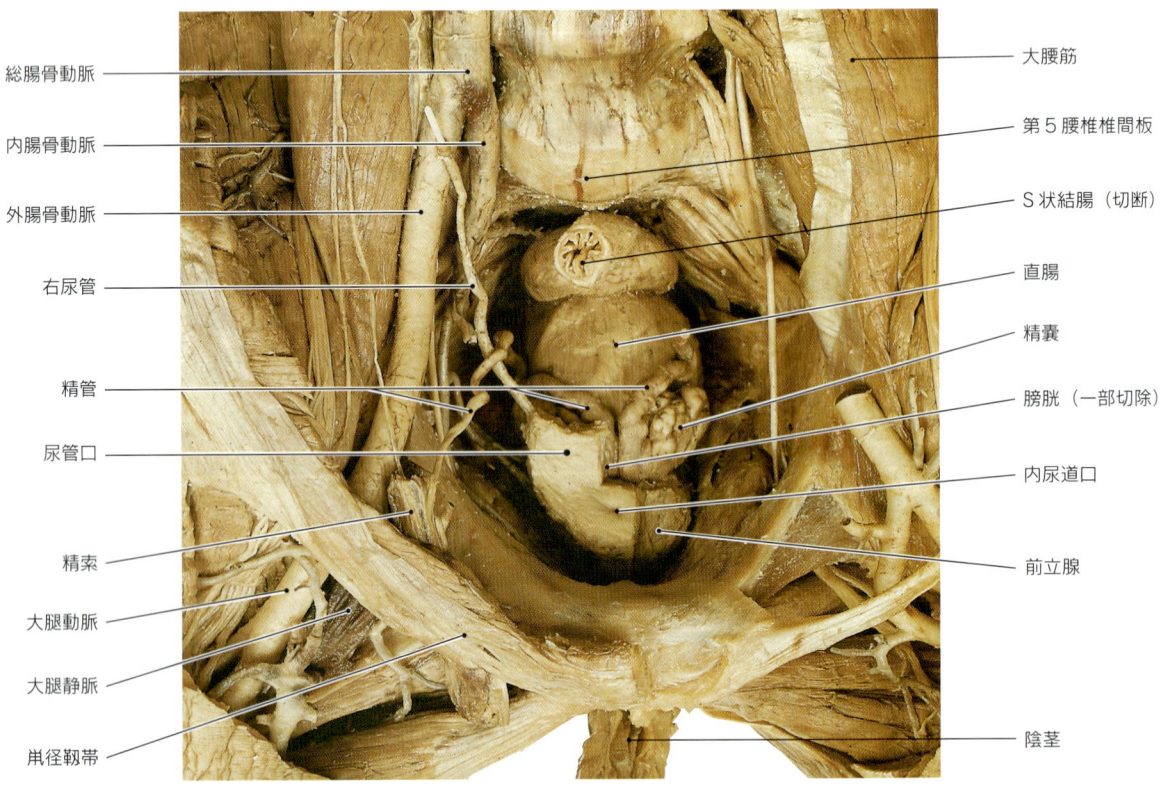

(c) 男性の骨盤腔の上面観（膀胱の一部を切除）

図 26-2　（つづき）

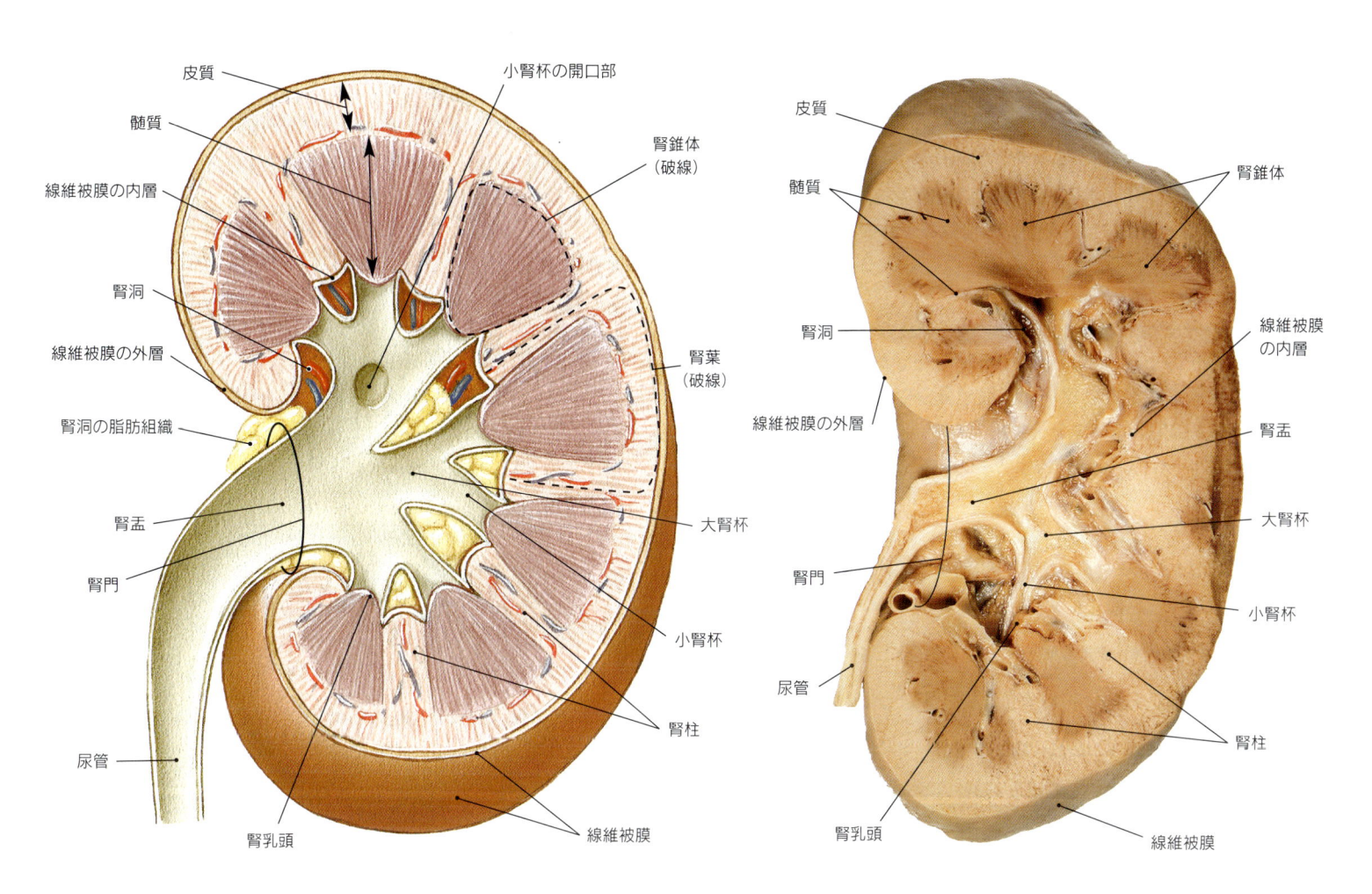

(a) 左腎臓の前頭断の前面観

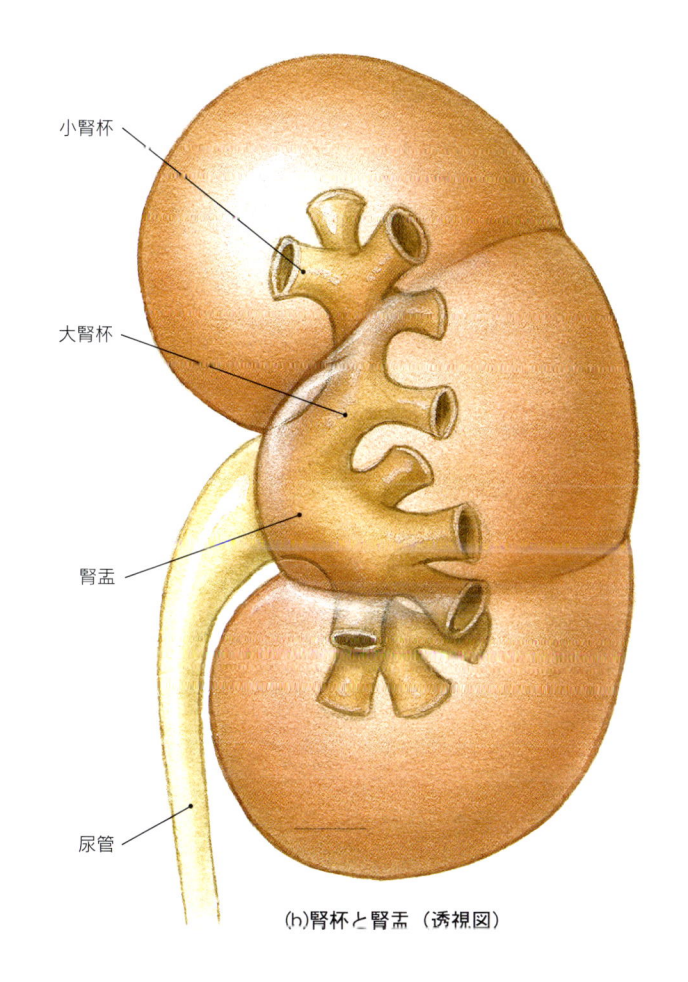

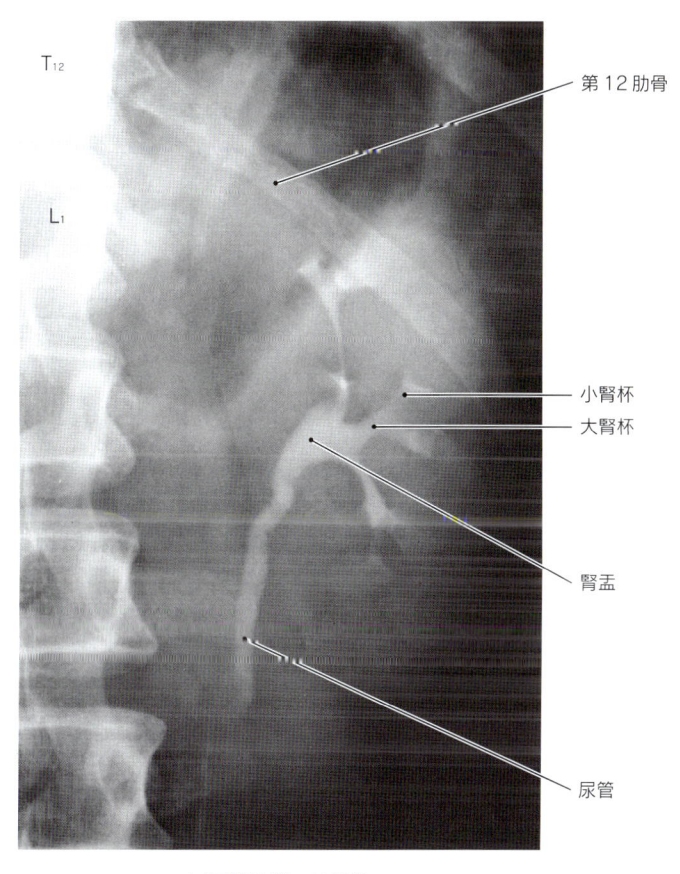

(b) 腎杯と腎盂（透視図）

(c) 尿路造影のX線像

図26-3　腎臓の構造

～e）。糸球体嚢と糸球体上皮の間の空間を**ボウマン腔** capsular space という。

血液は**輸入細動脈** afferent arteriole から糸球体に入り，直径の細い**輸出細動脈** efferent arteriole となって糸球体を出る（図26-5）。

液体や溶質が糸球体からボウマン腔に濾過され，原尿が産生される。この原尿の成分は，蛋白を除いた血漿とよく似ている。

濾過は次の3つの構造物を通過することによって行われる（図26-5d）。

● **毛細血管の内皮** capillary endothelium：糸球体の毛細血管は，直径60〜100 nmの小孔を持つ有窓型毛細血管である（☞第22章）。血球はこの小孔を通過できないが，血漿蛋白やそれより小さい溶質は通過できる。

● **基底膜** basal lamina：内皮細胞の基底膜は，通常の基底膜の数倍の厚さがある。この層は**緻密板** lamina densa と呼ばれ，大きな血漿蛋白は通過できないが，小さな血漿蛋白，栄養物，イオンは通過できる。体内のほかの場所にある毛細血管の基底膜と異なり，糸球体では基底膜（緻密板）が複数の毛細血管を取り巻いている。

● **糸球体上皮** glomerular epithelium（**足細胞** podocyle）：**小足** pedicle（**終足** end foot）と呼ばれる長い細胞突起を持ち，その突起は基底膜の外表面を取り囲む。小足の間の細い間隙を**濾過隙** filtration slit という。濾過隙は非常に狭いので，ボウマン腔に濾過される原尿は水，イオン，小さな有機性分子のみからなり，血漿蛋白はあってもわずかにすぎない。

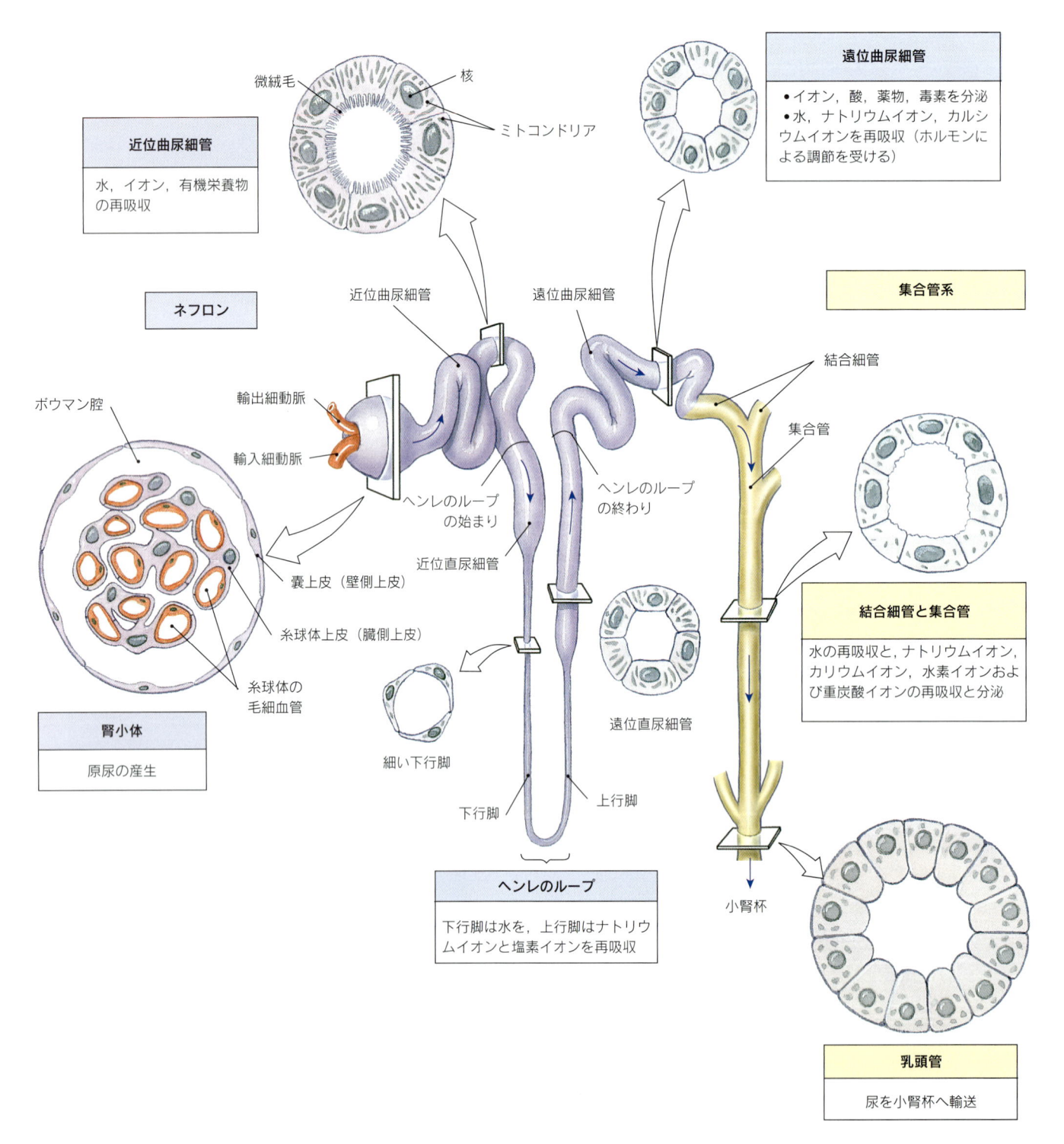

図26-4　ネフロンと集合管系の構造と機能

26 泌尿器系

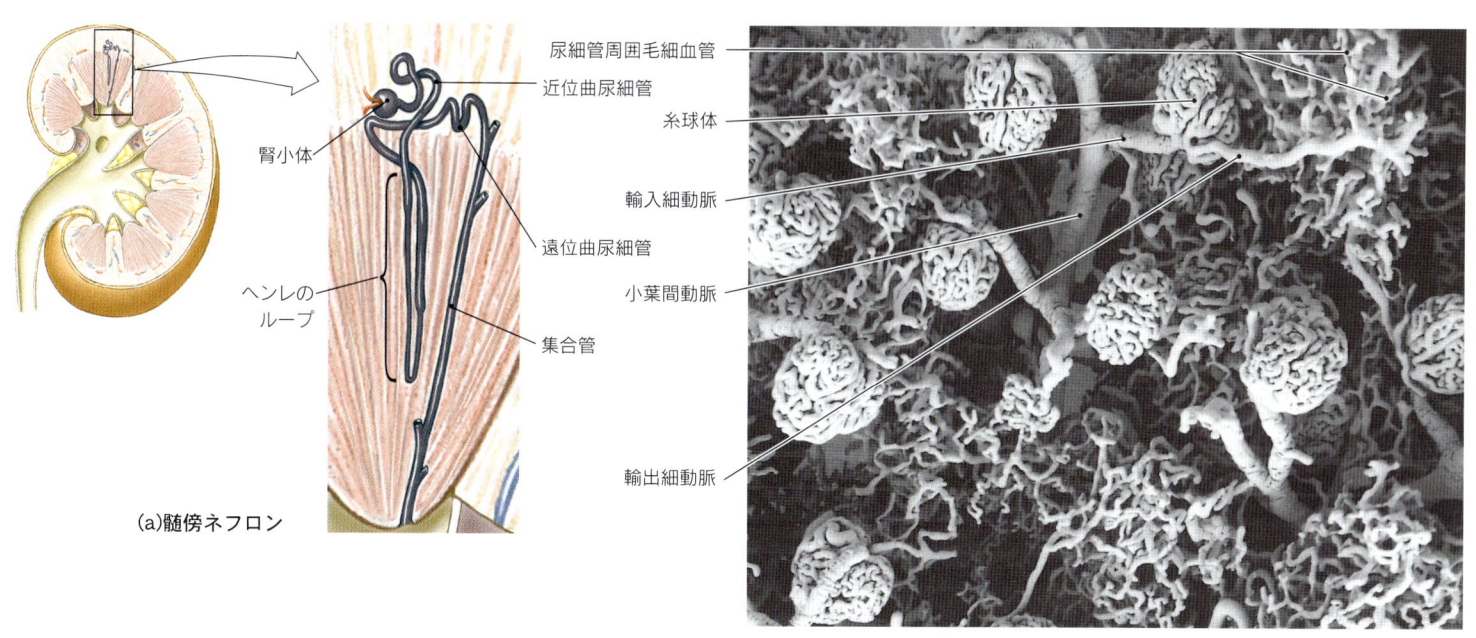

(a) 髄傍ネフロン
- 尿細管周囲毛細血管
- 近位曲尿細管
- 腎小体
- 遠位曲尿細管
- ヘンレのループ
- 集合管

(b) 糸球体と関連血管（走査電顕像，×94）
- 糸球体
- 輸入細動脈
- 小葉間動脈
- 輸出細動脈

(c) 腎小体（矢印は血流の方向）
- 輸出細動脈
- 血管極
- 腎小体
- 囊上皮
- 糸球体上皮（足細胞）
- 遠位曲尿細管
- 尿細管極
- 近位曲尿細管
- ボウマン腔
- 糸球体毛細血管
- 緻密斑
- 糸球体傍細胞
- 糸球体外メサンギウム細胞
- 糸球体傍装置
- 輸入細動脈

(d) 濾過装置
- 足細胞
- メサンギウム細胞
- 毛細血管内皮細胞
- 基底膜（緻密板）
- 濾過隙
- 赤血球
- 小足
- ボウマン腔
- 囊上皮

(e) 足細胞（走査電顕像，×5,000）
- 糸球体毛細血管
- 足細胞
- 小足

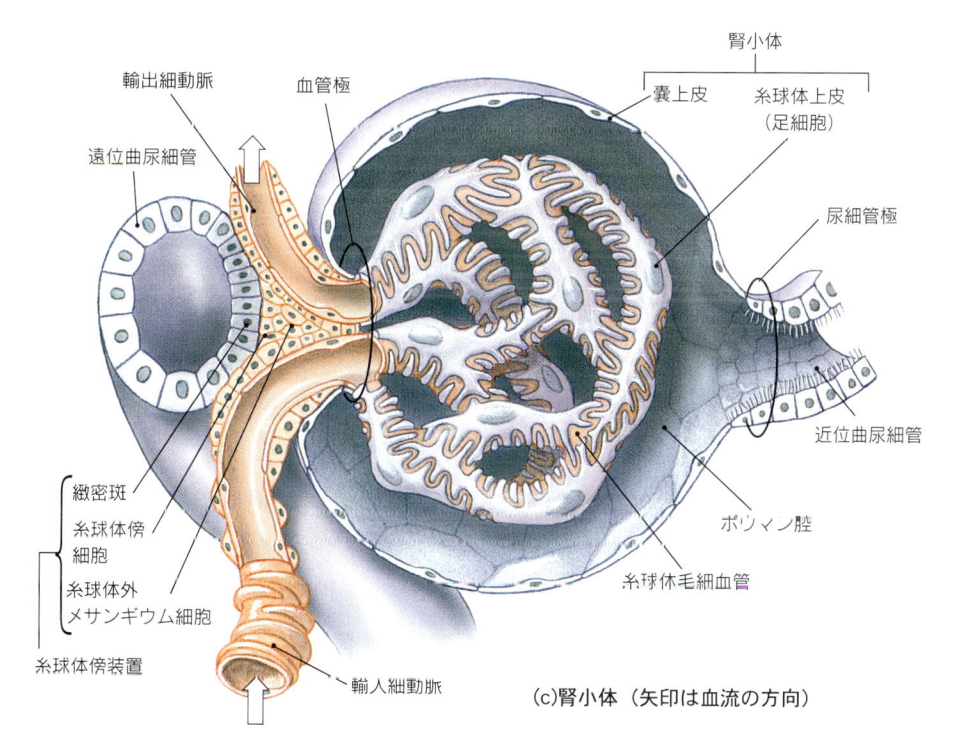

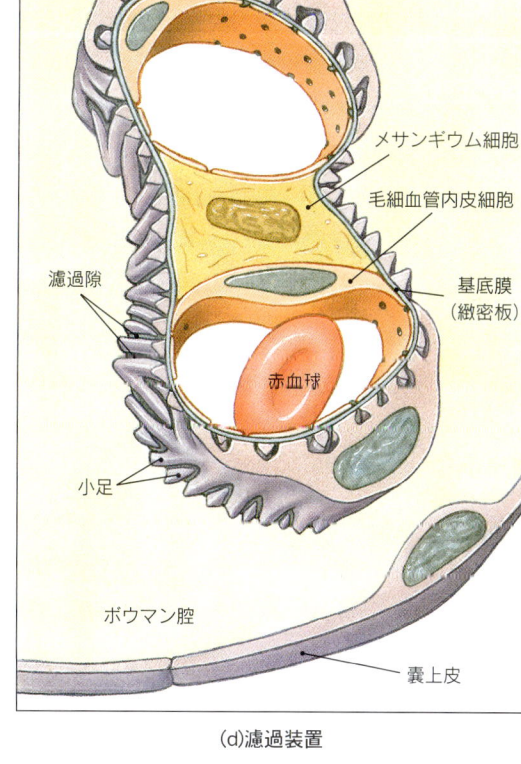

図 26-5 腎小体の模式図と走査電顕像
(R.G. Kessel, R.H. Kardon: *Tissues and Organs; A Text-Atlas of Scanning Electron Microscopy*. W.H. Freeman & Co., 1979. より引用)

図 26-6　ネフロン構造

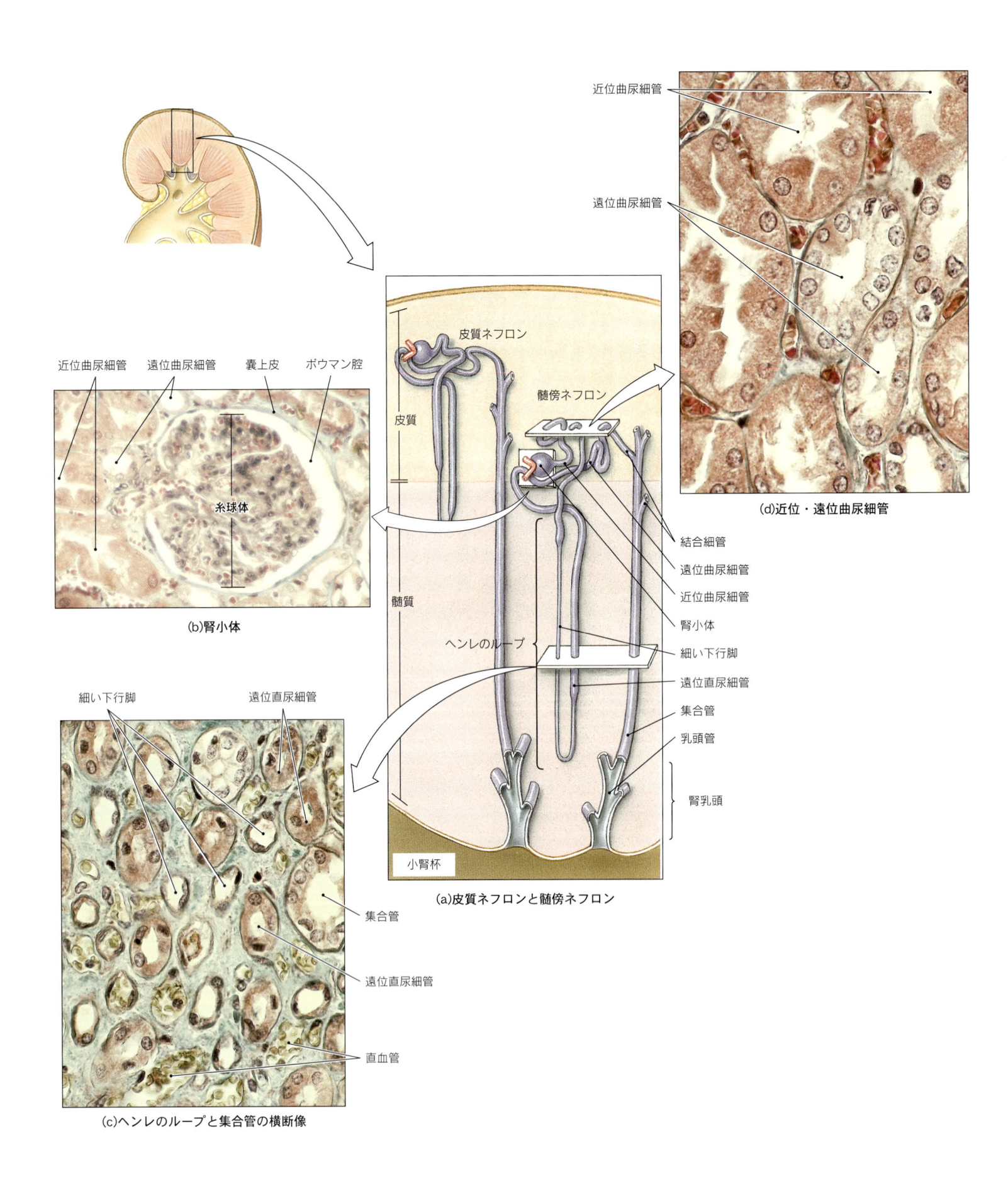

毛細血管の内皮細胞の間にはメサンギウム細胞（血管間膜細胞）mesangial cell がある。メサンギウム細胞は次の機能を持つ。

- 毛細血管を支持。
- 緻密板を通過できない物質を飲み込む。
- 糸球体毛細血管の直径を調節し，糸球体血流量や濾過を調節。

原尿は代謝性老廃物のほかに，グルコース，脂肪酸，アミノ酸，ビタミンなどの物質も含んでいる。これらの再利用可能な物質は近位曲尿細管から再吸収される。

c. 近位曲尿細管

近位曲尿細管 proximal convoluted tubule は腎小体の尿細管極から始まる（図26-5c）。この尿細管は単層立方上皮からなる。その自由面は微絨毛で被われていて，再吸収のための表面積を広げている（図26-4）。

この上皮細胞は，原尿から水の60％，栄養物，ナトリウムイオン，塩素イオン，血漿蛋白（もしあれば）を盛んに再吸収する。また，カリウムイオン，カルシウムイオン，マグネシウムイオン，重炭酸イオン，リン酸イオン，硫酸イオンを吸収する。

また，尿素，尿酸，クレアチニンを尿細管の管腔内に分泌し，これらの不要な物質を排泄している。

d. ヘンレのループ

近位曲尿細管に続くヘンレのループの始まりの部分は，直線状に走る太い部分で，近位直尿細管と呼ばれる。次いで，**細い下行脚** thin descending limb が髄質を下行し，髄質の深くで反転して**細い上行脚** thin ascending limb になり，皮質に向かって上行する。ある程度上行すると急に太くなり，遠位直尿細管となってさらに皮質に向かって上行する（図26-4，図26-6a）。ヘンレのループの太い部分は近位直尿細管と遠位直尿細管で，皮質の近くに見られ，細い下行脚と細い上行脚は髄質の深部に見られる。

遠位直尿細管は，髄質の深部で始まるが，活発な輸送機構を持ち，ナトリウムイオンと塩素イオンを汲み出す。この活発な輸送機構によって，髄質の間質液の溶質濃度は非常に高い。

溶質濃度は通常ミリオスモル（mOsml）で表される。ヘンレのループが反転する部分，つまり髄質の最も深い部分では，間質液の溶質濃度は血漿の溶質濃度の約4倍（1,200 mOsml 対 300 mO₃ml）である。

細い下行脚と細い上行脚では，水は自由に透過できるが，イオンなどの溶質は透過性が低い。細い下行脚と細い上行脚の周囲の間質の浸透圧は高いので，この部位の尿細管から外へ水が流れる。

実際には，ヘンレのループから水の25％とナトリウムイオンと塩素イオンが再吸収される。近位曲尿細管での再吸収と併せると，有機性栄養物のすべて，水の85％，ナトリウムイオンと塩素イオンの90％以上が再吸収される。

e. 遠位曲尿細管

ヘンレのループの上行脚の太い部分である遠位直尿細管を経て，**遠位曲尿細管** distal convoluted tubule が始まる。遠位曲尿細管の一部は，腎小体の血管極にある輸入細動脈と輸出細動脈の間を通る。

光顕で観察すると，遠位曲尿細管は近位曲尿細管と以下の点で異なる（図26-6d）。

- 遠位曲尿細管の直径は近位曲尿細管より小さい。
- 遠位曲尿細管の上皮細胞は微絨毛が乏しい。
- 遠位曲尿細管の上皮細胞の境界は明確である。

これらの特徴は尿細管の機能的相違を反映している。つまり，近位曲尿細管は主として再吸収に，遠位曲尿細管は分泌に関わっているのである。

遠位曲尿細管は次のような機能がある。

- イオン，酸，そのほかの物質を活発に分泌する。
- 尿細管液からナトリウムイオンを選択的に再吸収する。遠位曲尿細管のナトリウム輸送は，副腎皮質から分泌されるアルドステロンによって調節されている（☞第9章）。

f. 糸球体傍装置（傍糸球体装置）

糸球体の輸入細動脈と接する遠位曲尿細管の上皮細胞は，特殊化して背が高くなっている。遠位曲尿細管のこの部分は緻密斑と呼ばれ（図26-5c），尿細管を流れる液の電解質濃度（特にナトリウムイオンと塩素イオン）を監視している。緻密斑の細胞は，輸入細動脈壁の平滑筋線維と密接な関係がある。この筋線維を**糸球体傍細胞** juxtaglomerular cell という。

糸球体，輸入細動脈，輸出細動脈，および遠位曲尿細管の間隙には糸球体外メサンギウム細胞がある。緻密斑，糸球体傍細胞，糸球体外メサンギウム細胞をまとめて**糸球体傍装置** juxtaglomerular apparatus といい，レニンとエリスロポエチンの2つのホルモンを分泌する（☞第19章）。これらのホルモンは，腎血流量や血圧が低下すると分泌され，血流量と血圧を上昇させて糸球体濾過量を調節する。

g. 集合管系

集合管系 collecting system は尿細管に続く部分で，**結合細管** connecting tubule，**集合管** collecting tubule，**乳頭管** papillary duct からなる（図26-6a）。1個のネフロンは1本の結合細管に続き，集合管と結合する（図26-6a）。多数の皮質ネフロンや髄傍ネフロンの結合細管が1本の集合管につながる。何本かの集合管は1本の乳頭管に注ぎ，乳頭管は小腎杯に開口する。集合管系の上皮は，結合細管では単層立方上皮で，集合管と乳頭管では円柱上皮である。

集合管系は尿をネフロンから腎杯に輸送するほかに，尿の浸透圧と量を最終的に調節している。この調節は，集合管の水に対する透過性を変化させることによって行われる。集合管の水に対する透過性が低いと，集合管を流れる尿のほとんどはそのまま腎杯まで流れ再吸収を受けないので尿の浸透圧は低い。これとは逆に，透過性が高いと集合管内の水は髄質の間質に再吸収されて尿の浸透圧は高くなる。バソプレシン（抗利尿ホルモン：ADH）は，集合管系の水に対する透過性を調節するホルモンで，血中ADHの濃度が高いほど再吸収される水の量が増え，尿の浸透圧は高くなる（☞第19章）。

C. 腎臓の血管

左右の腎臓には心拍出量の20～25％の血液が流れる。これは，1分当たり約1,200 m*l* の血液が流れていることになる。

腎動脈 renal artery は，上腸間膜動脈の高さで腹大動脈の外側から起こる（図26-2）。腎動脈は腎門で**区域動脈** segmental artery に分枝した後，**葉間動脈** interlobar artery となって腎柱のなかを走り，**弓状動脈** arcuate artery となって皮質と髄質の境界を走る。弓状動脈からは多数の**小葉間動脈** interlobular artery が分枝して皮質のなかを走る。この小葉間動脈からは多数の輸入細動脈が分枝する（図26-7）。

輸入細動脈 afferent arteriole は糸球体の血管極から糸球体に入り，**輸出細動脈** efferent arteriole となって糸球体から出る。輸出細動脈は尿細管周囲の毛細血管網に血液を供給する。この毛細血管網は**尿細**

管周囲毛細血管 peritubular capillary と呼ばれ，尿細管で再吸収された物質を回収したり，不要な物質を尿細管に排泄する．髄傍ネフロンでは，輸出細動脈と尿細管周囲毛細血管は，ヘンレのループに沿って走る細長い血管である**直血管** vasa recta につながる（図 26-7d）．直血管は，ヘンレのループと集合管から溶質や水を再吸収する．

尿細管周囲毛細血管と直血管は，小静脈を経て**小葉間静脈** interlobular vein に至る．小葉間静脈は**弓状静脈** arcuate vein を経て**葉間静脈** interlobar vein に注ぎ，最終的に**腎静脈** renal vein に注ぐ．このような血管は，血管鋳型（図 26-8b）や血管造影（図 26-9b）によって観察できる．

D. 腎臓の神経

尿の生成は腎臓で**自己調節** autoregulation を受けている．ホルモンと神経の作用により輸出細動脈と輸入細動脈の太さが反射的に変化することによって，糸球体の血流量や濾過量が調節される．

腎臓と尿管は**腎神経叢** renal plexus の支配を受ける．この神経の大

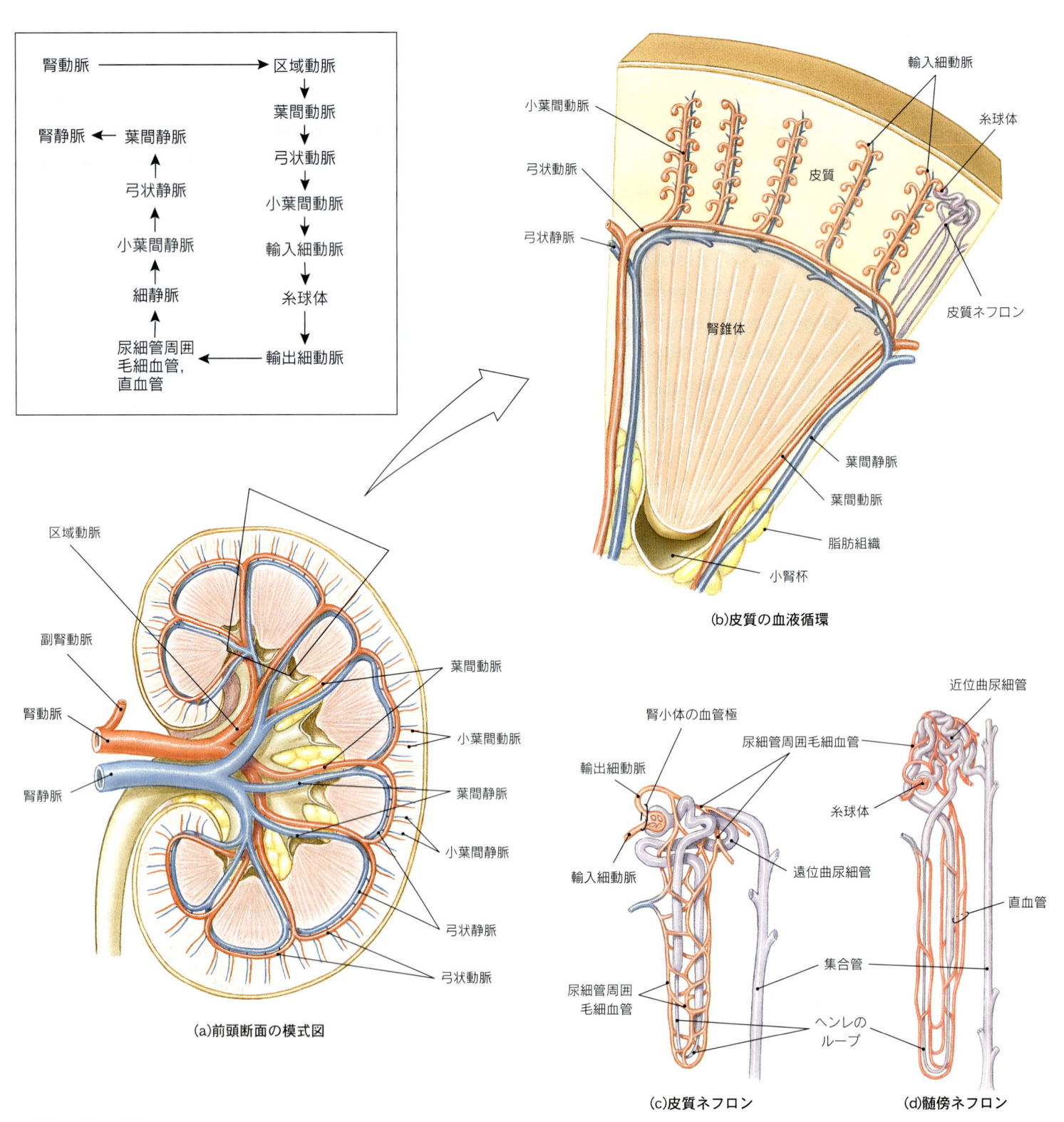

図 26-7　腎臓の血管系

(a) 前頭断面の模式図
(b) 皮質の血液循環
(c) 皮質ネフロン
(d) 髄傍ネフロン

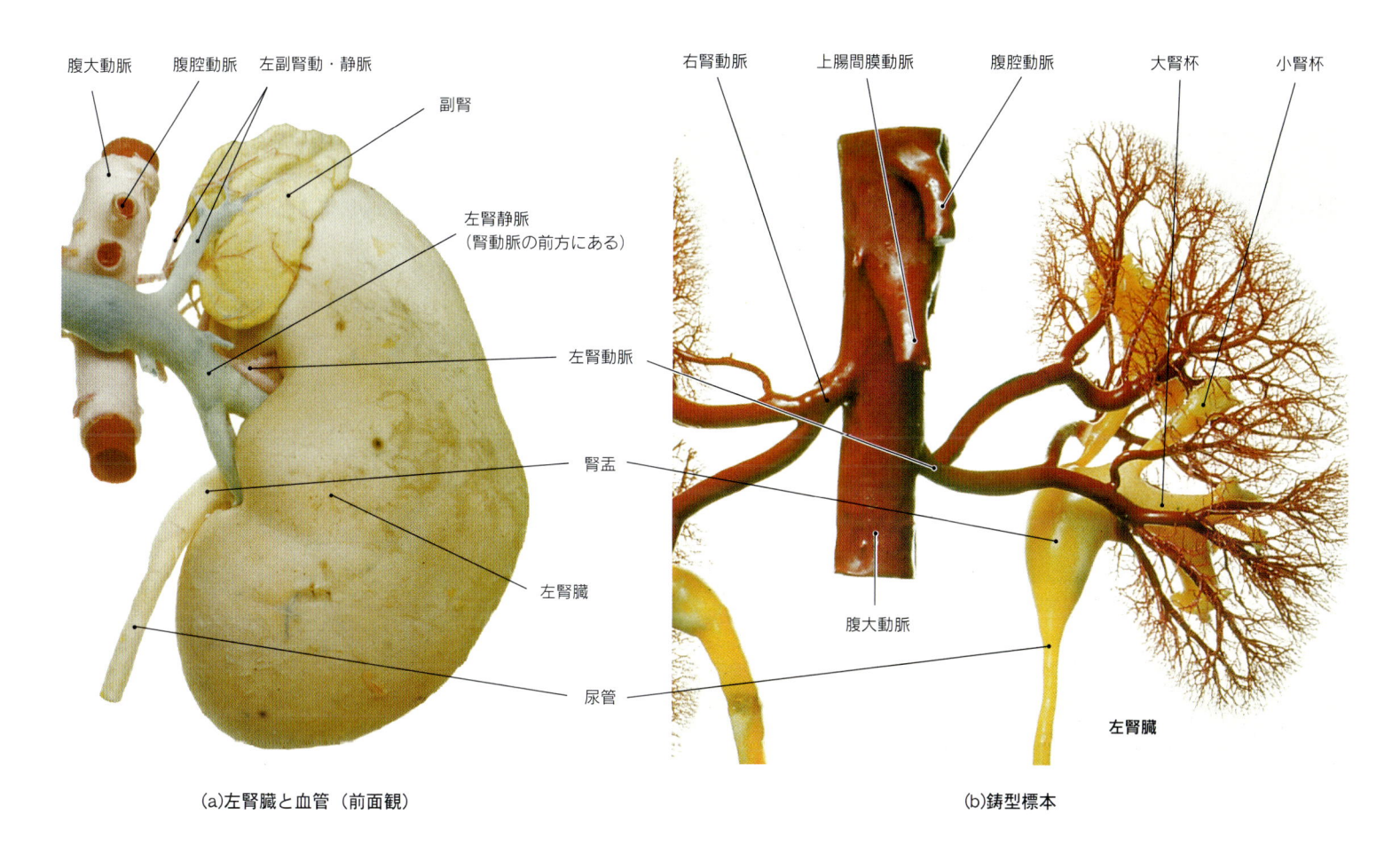

(a)左腎臓と血管（前面観）　　　(b)鋳型標本

図26-8　腎臓の血管

部分は，上腸間膜動脈神経節からの交感神経節後線維である。腎神経叢は腎門から腎臓に入り，腎動脈の分枝に沿って走りネフロンに達する。現在分かっている交感神経作用は次の通りである。

- 輸入細動脈と輸出細動脈を支配する神経によって，糸球体血流量と血圧を調節。
- レニンの分泌を亢進。
- 水とナトリウムイオンの再吸収を促進。

✓ 腎動脈が糸球体に至るまでの経路と，糸球体から腎静脈に至るまでの経路を説明しなさい。
✓ 糸球体で濾過された原尿が小腎杯に至るまでの経路を述べなさい。
✓ 尿の生成において，糸球体による濾過だけでは不十分である理由を述べなさい。
✓ ヘンレのループの機能は何ですか。

2. 尿管，膀胱，尿道

尿管，膀胱，尿道は尿の運搬，貯蔵および排泄を行う器官である。図26-10は泌尿器系の腎盂造影像で，これらの器官の相対的な大きさと位置を示している。

腎杯，腎盂，尿管，膀胱，尿道の近位部の内面は，移行上皮で被われている（☞第3章）。

A. 尿管

尿管 ureter は平滑筋でできた管で，長さは約30 cmある。尿管は腎盂に続いて始まり，大腰筋の前を内下方に走り，総腸骨動脈の分岐部を越えて膀胱に達する（図26-3，図26-10）。

尿管は腹膜腔内に入ることなく腹膜後隙を下行し，膀胱の後壁から膀胱壁を斜めに貫いて膀胱に入る。尿管の開口部は**尿管口** ureteral orifice と呼ばれる（図26-11c）。その形状は円形でなく，切れ目状になっており，膀胱が収縮するとき，尿が尿管や腎臓に逆流するのを防いでいる。

尿管には3カ所の狭窄部がある。腎盂からの移行部，総腸骨動脈との交叉部，膀胱への移行部である。これらの狭窄部では尿路結石が詰まりやすい。

尿管の組織学的構造

尿管の内面は移行上皮で被われている。粘膜固有層の下には2層の平滑筋層がある。消化管の筋層とは逆に，内側の筋層は縦方向に，外側の筋層は輪状に走っている。筋層の外側は外膜という結合組織で被われている。（図26-12a）。

尿管壁にある伸展受容器が刺激されると，筋層の蠕動収縮が腎臓側から30秒毎に起こる。この収縮によって，尿は腎盂から絞り出され，尿管を通って膀胱まで運ばれる。

B. 膀胱

膀胱 urinary bladder は平滑筋を主体とする中空器官で，尿を一時的に貯留する。膀胱は骨盤腔の前方にあり，その形状は三角錐に例え

26

□ 臨床ノート　泌尿器系の検査

泌尿器系の形態の検査方法は何種類かある。コンピューター断層像（CT）は病的部位を調べるのに役立つ（図26-9a）。腎臓を栄養する血管は動脈造影法によって調べられる（図26-9b）。また、尿に排泄される造影剤を経静脈的に投与することによって、腎盂の像や泌尿器系全体の画像を得ることができる（図26-10）。この腎盂造影法によって、腎臓、尿管あるいは膀胱の解剖学的異常や腫瘍が検出できる。

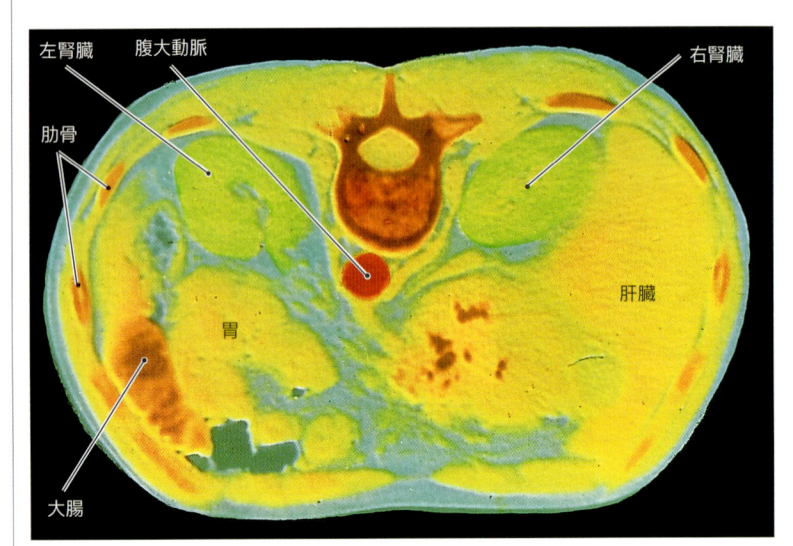

(a)体幹の横断面のカラー化CT像

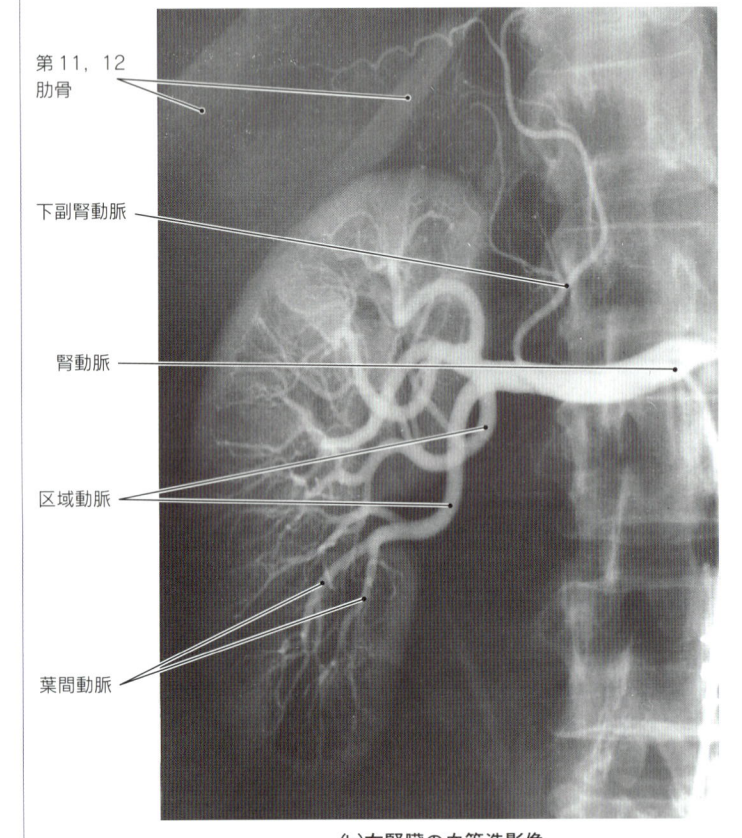

(b)右腎臓の血管造影像

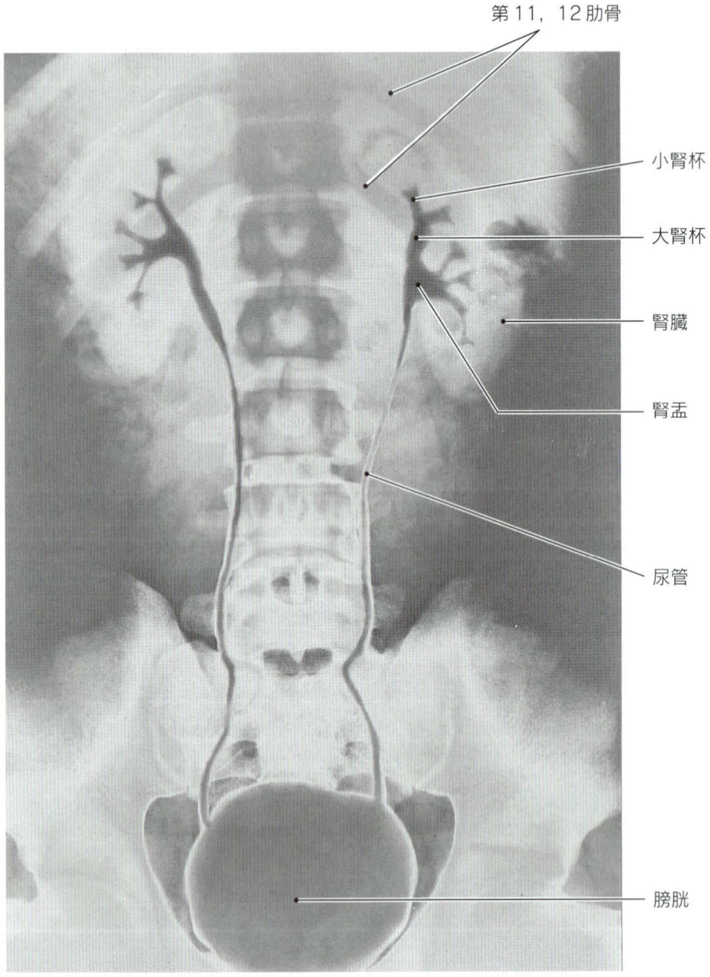

正常な腎盂造影像

図26-9　泌尿器系の画像　　　　　図26-10　泌尿器系の腎盂造影像

ることができる。三角錐の先端は膀胱尖、底部は膀胱底と呼ぶ。また、下方の角は膀胱頸と呼ばれ、尿道に続く。男性の膀胱底は直腸の前方にあり、女性での膀胱底は腟の前方に位置する。膀胱の容積は伸展状態によって変化するが、充満すると約1ℓの尿を蓄えることができる。

膀胱の上面は腹膜で被われている。以下の腹膜ヒダによって膀胱の位置が保持されている。

● **正中臍索** median umbilical ligament：膀胱尖から臍に伸びる靱帯で、尿膜管の遺残物である（図26-11c）。
● **臍動脈索** medial umbilical ligament：膀胱の外側から臍に伸びる靱帯。臍動脈索は、胎盤に血液を送っていた2本の臍動脈の遺残物である（☞第22章）。

泌尿器系

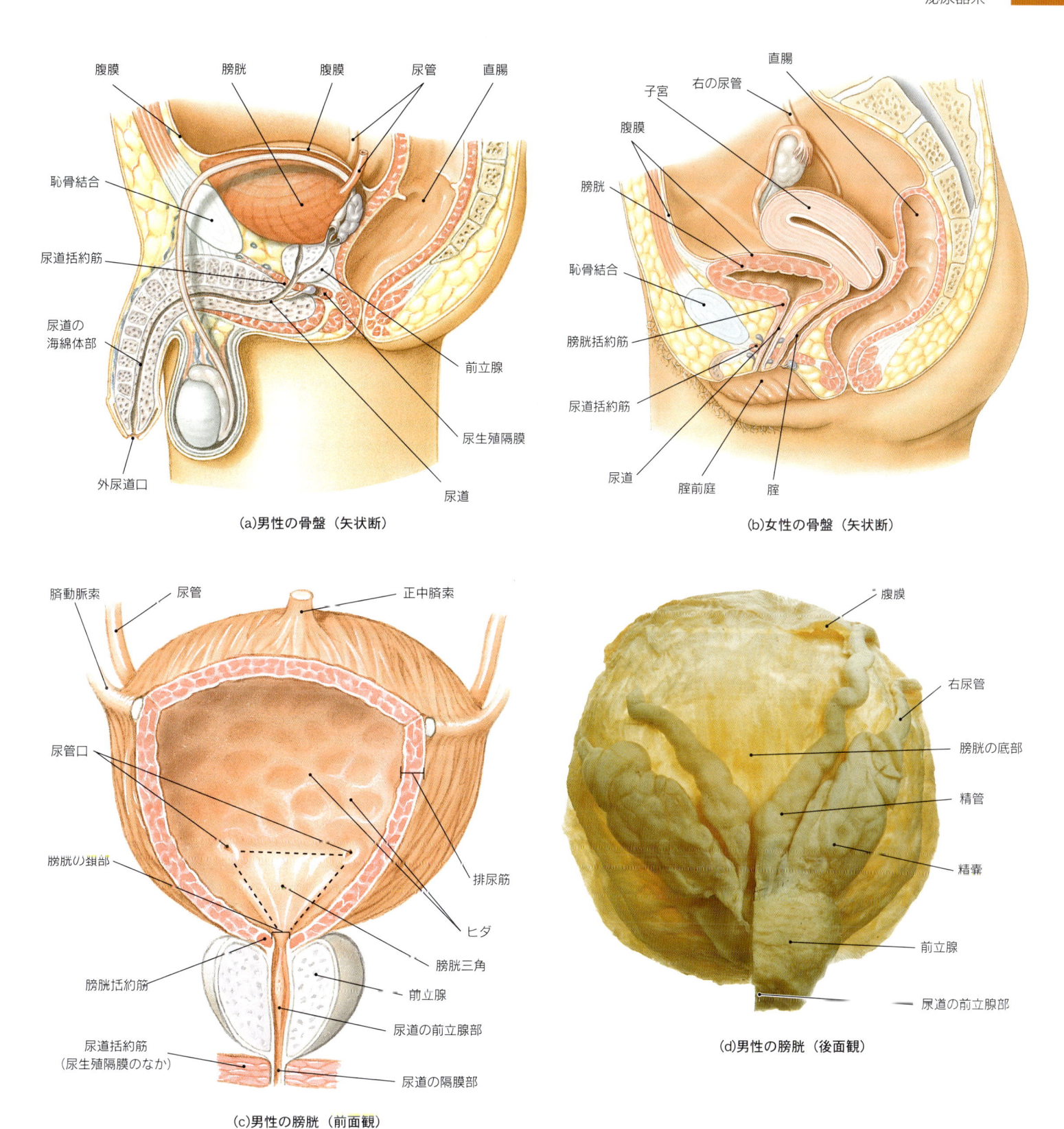

(a)男性の骨盤（矢状断）

(b)女性の骨盤（矢状断）

(c)男性の膀胱（前面観）

(d)男性の膀胱（後面観）

図 26-11　尿路系の器官

　膀胱の上面以外の部位は，丈夫な結合組織で骨盤と連結している。
　膀胱の粘膜はヒダ状になっているが（図 26-11c, d），尿が充満して膀胱が伸展すると，ヒダは消失する。2個の尿管口と1個の内尿道口でできる三角を**膀胱三角** trigone という（図 26-11c）。膀胱三角の粘膜はヒダを欠き，平滑で非常に厚く，膀胱が収縮するときに尿を尿道に導く漏斗として作用する。
　内尿道口 internal urethral orifice は膀胱で最も下方に当たる膀胱三角の先端にある。内尿道口の周囲には，**膀胱括約筋** sphincter vesicae が尿道を取り巻いている。膀胱括約筋は平滑筋からなり，膀胱からの尿の排泄を無意識に調節する。

膀胱の組織学

　膀胱壁は粘膜，粘膜下組織，筋層からなる（図 26-12b）。粘膜上皮は移行上皮からなり，筋層は内側と外側にある縦筋層と，それらに挟まれた輪筋層の3層からなる。これらの平滑筋でできた筋層は強力な**排尿筋** detrusor で，収縮によって尿を尿道に押し出す。

(a)尿管（光顕像，×65）

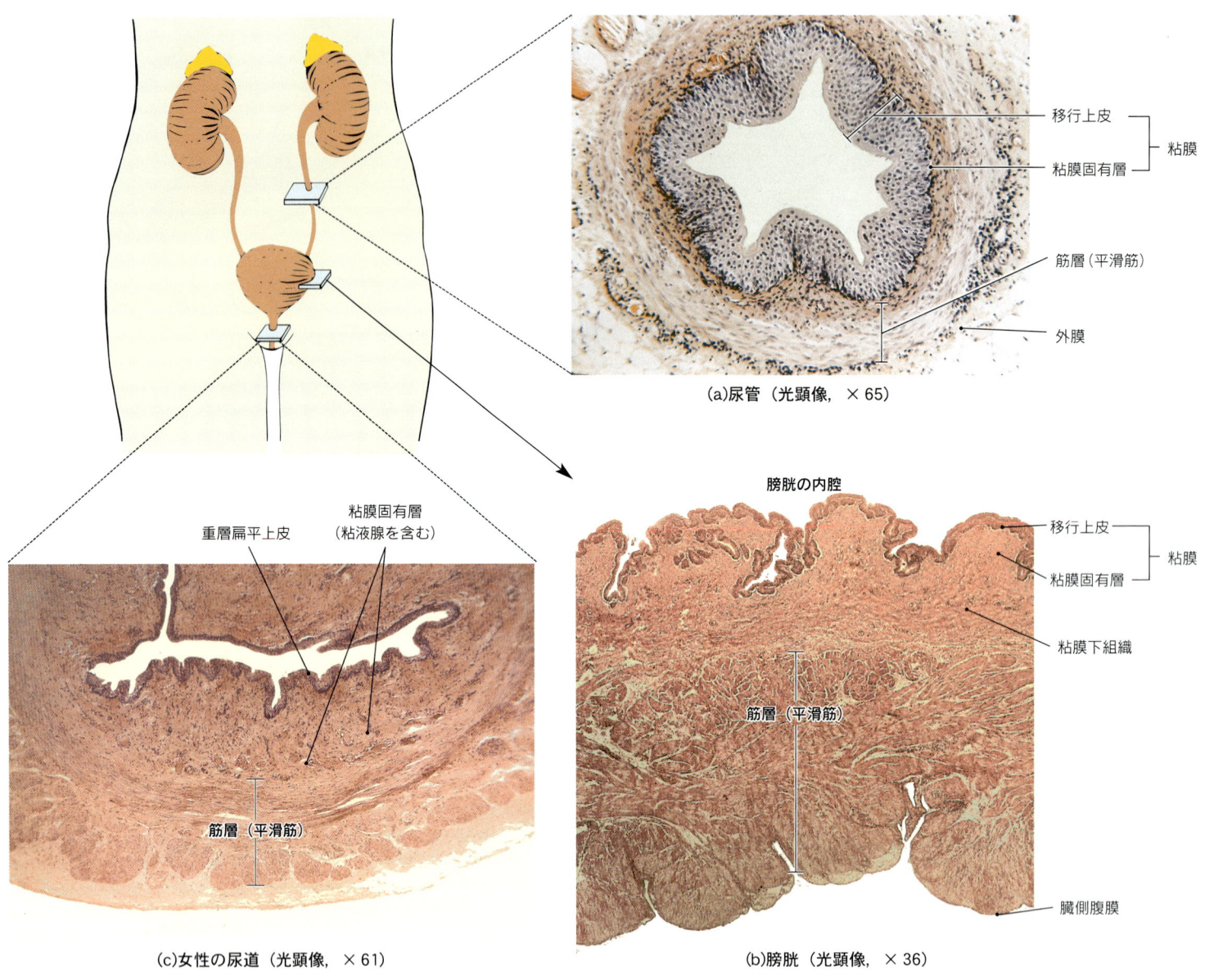

(c)女性の尿道（光顕像，×61）

(b)膀胱（光顕像，×36）

図26-12　尿路の組織学的構造

□ 臨床ノート　尿輸送路の障害

　結合細管，集合管および尿管は，円柱 cast の形成，小さな血液の固まり，上皮細胞や脂肪などによって，局所的に閉鎖されることがある。円柱はしばしば尿中に排泄され，尿沈渣の顕微鏡検査で見ることができる。結石 calculus はカルシウム塩，蓚酸塩，尿酸が沈着して生じる。このような状態を尿路結石症（腎石症）nephrolithiasis という。尿路が結石や外部からの圧迫などで閉鎖した状態を尿閉 urinary obstruction という。尿閉は痛みを伴い，腎機能を低下させることがある。

　尿路結石が自然に排尿されないときは，外科的に摘出したり，砕石器で結石を破壊する。

C. 尿道

　尿道 urethra は膀胱に貯留した尿を体外に排泄する器官である（図26-11c）。男女では，尿道の長さや機能が異なる。

　男性の尿道は長く，18～20 cm である。男性の尿道は以下の3部に分けられる。これらの部分の機能的相違は第27章で述べる。
- 前立腺部 prostatic urethra：前立腺を貫く部分（図26-11c）。
- 隔膜部 membranous urethra：骨盤出口部に張っている尿生殖隔膜を貫く短い部分。
- 海綿体部 penile urethra：尿生殖隔膜を貫いたところから陰茎先端の外尿道口まで（図26-11a）。

　女性の尿道は短く，3～5 cm である（図26-11b）。外尿道口 external urethral meatus は腟の前方に開口する。

　尿道が尿生殖隔膜を貫く所では，男女とも骨格筋が尿道を輪状に取り巻いて尿道括約筋 urethral sphincter をなす（☞ 図10-15，表10-9）。膀胱括約筋や尿道括約筋の収縮は，下腹神経叢からの枝によって調節されており，尿道括約筋だけが陰部神経の会陰枝によって意識による調節を受ける。幼児や脊髄損傷患者のように意識下の調節ができない場合は，尿道括約筋を支配する自律神経の働きが重要になる。

尿道の組織学

男性では，尿道の組織像は部位によって異なる。膀胱頸部から外尿道口に至るにつれて，上皮は移行上皮から多列円柱上皮，重層円柱上皮，重層扁平上皮と変化する。上皮は縦走するヒダを作り，粘膜固有層は厚くて弾性線維に富む。また，上皮が陥入した部分に粘液産生細胞が見られ，粘膜固有層にまで陥入して粘液腺を作っているところもある。固有層の結合組織は，尿道を周囲の構造物と結合させる。

女性では，尿道は重層扁平上皮で被われている。粘膜下組織には静脈網が発達しており，その周囲は同心円状に配列した平滑筋層で包まれている。

> **□ 臨床ノート　尿路感染症**
>
> 尿路感染症 urinary tract infection は，細菌などの病原体が尿路に侵入し増殖することによって起こる。菌としては腸内細菌である大腸菌が最も多く，女性では外尿道口が肛門と近いので，尿路感染を起こしやすい。また，女性の尿道は短いので，性交渉によって細菌が尿道から膀胱内に入ることがある。
>
> 尿路感染は，無症状のことがあり，尿中に細菌や血球が混じっていることによって見つかることもある。尿道に炎症が起こると**尿道炎** urethritis，膀胱に起こると**膀胱炎** cystitis である。感染すると排尿痛があり，排尿障害を伴う。また，膀胱は内圧が高まると痛みを生じ，頻繁に尿意をもよおす。尿路感染症は抗生物質による治療によく反応するが，再発することがある。

D. 排尿反射

膀胱が尿で満たされると，膀胱壁にある伸展受容器が刺激を受け，そこで発生した活動電位は，骨盤内の求心性神経線維を通って仙髄に伝わる。それによって仙髄の副交感性のニューロンが刺激されて膀胱が収縮する。このような反射を**排尿反射** micturition reflex という。

膀胱内圧が上昇すると大脳皮質に至る感覚ニューロンが刺激され，随意的に尿道括約筋を弛緩させ，そのあと無意識に排尿反射が起こる。尿道括約筋が弛緩すると，自律神経系のフィードバック機構により膀胱括約筋が弛緩する。さらに，腹壁筋と呼気筋を収縮させて腹腔内圧を上げ，膀胱の収縮を補助する。尿道括約筋を随意的に弛緩できない場合は，無意識的に膀胱括約筋と尿道括約筋が反射的に弛緩し，排尿が起こる。

✓ 尿路結石による尿管の閉鎖は，どこで起こりやすいですか。
✓ 膀胱の上皮は，膀胱の伸展とどのように関わっていますか。
✓ 女性が男性より尿路感染にかかりやすいのはなぜですか。
✓ 膀胱はどのようにして保持されていますか。

---

3. 老化と泌尿器系

一般的に，加齢とともに腎障害が起こりやすくなる。老化による泌尿器系の変化には次のものがある。

- 25〜85歳の間に，腎臓のネフロン数は30〜40％減少する。
- 糸球体数の減少，糸球体の機能障害，腎血流量の減少などによって糸球体濾過量が減少する。
- 抗利尿ホルモンに対する感受性が減少し，水とナトリウムイオンの再吸収が低下する。すると，排尿が頻繁になり，1日に必要な水分量が増える。

排尿障害

排尿障害には次の要因が関係する。

- 尿道括約筋と膀胱括約筋の筋緊張が低下し，随意的に尿を保持できなくなって失禁が起こる。
- 脳卒中，アルツハイマー病，および大脳皮質や視床下部の中枢神経障害にしばしば排尿障害を伴う。
- 男性では，前立腺肥大症に伴って，排尿困難が起こる。

◆発生学ノート◆　泌尿器系の発生

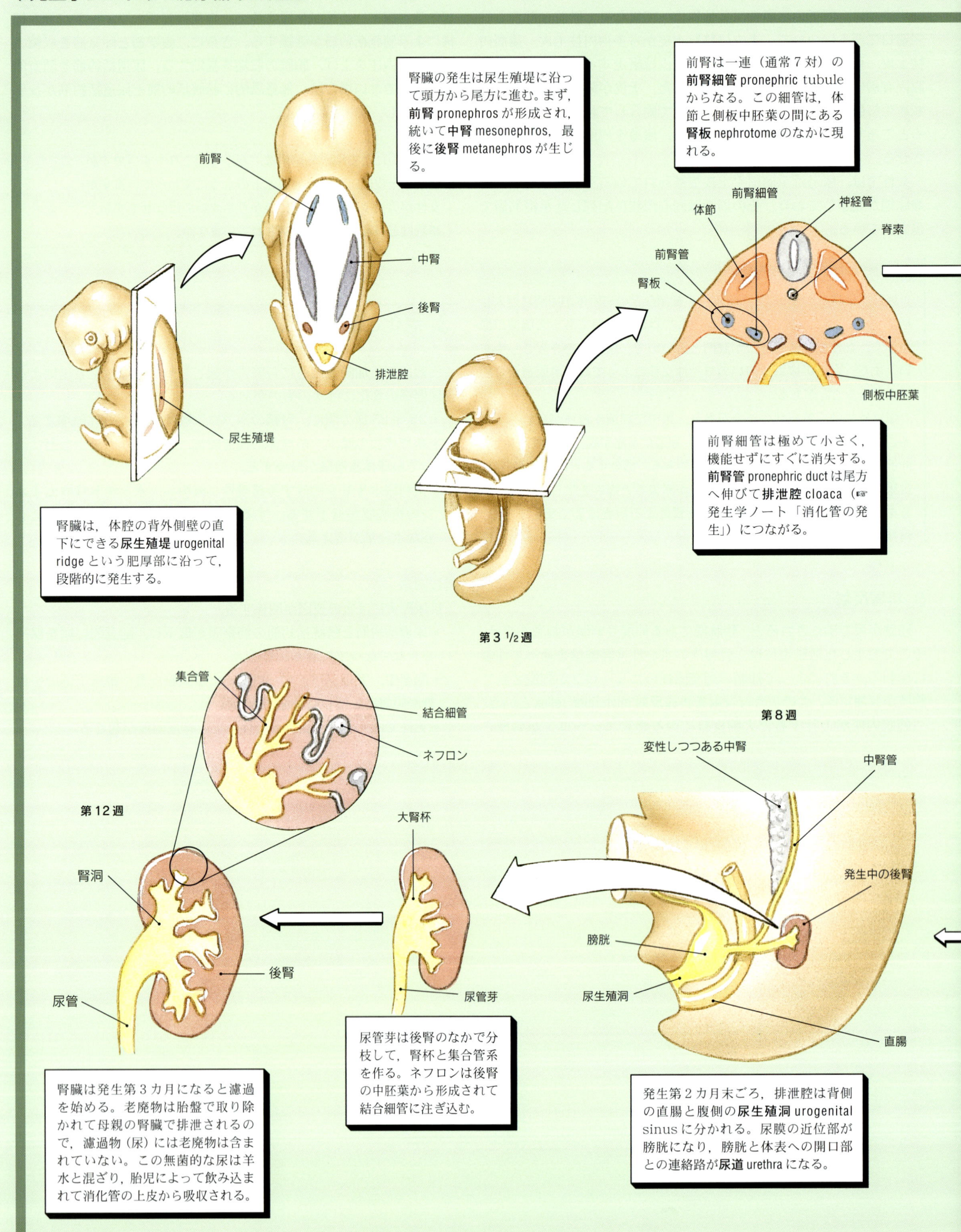

腎臓の発生は尿生殖堤に沿って頭方から尾方に進む。まず，**前腎** pronephros が形成され，続いて**中腎** mesonephros，最後に**後腎** metanephros が生じる。

前腎は一連（通常7対）の**前腎細管** pronephric tubule からなる。この細管は，体節と側板中胚葉の間にある**腎板** nephrotome のなかに現れる。

腎臓は，体腔の背外側壁の直下にできる**尿生殖堤** urogenital ridge という肥厚部に沿って，段階的に発生する。

前腎細管は極めて小さく，機能せずにすぐに消失する。**前腎管** pronephric duct は尾方へ伸びて**排泄腔** cloaca（☞発生学ノート「消化管の発生」）につながる。

第 3 1/2 週

第 8 週

尿管芽は後腎のなかで分枝して，腎杯と集合管系を作る。ネフロンは後腎の中胚葉から形成されて結合細管に注ぎ込む。

発生第2カ月末ごろ，排泄腔は背側の直腸と腹側の**尿生殖洞** urogenital sinus に分かれる。尿膜の近位部が膀胱になり，膀胱と体表への開口部との連絡路が**尿道** urethra になる。

第 12 週

腎臓は発生第3カ月になると濾過を始める。老廃物は胎盤で取り除かれて母親の腎臓で排泄されるので，濾過物（尿）には老廃物は含まれていない。この無菌的な尿は羊水と混ざり，胎児によって飲み込まれて消化管の上皮から吸収される。

第5週

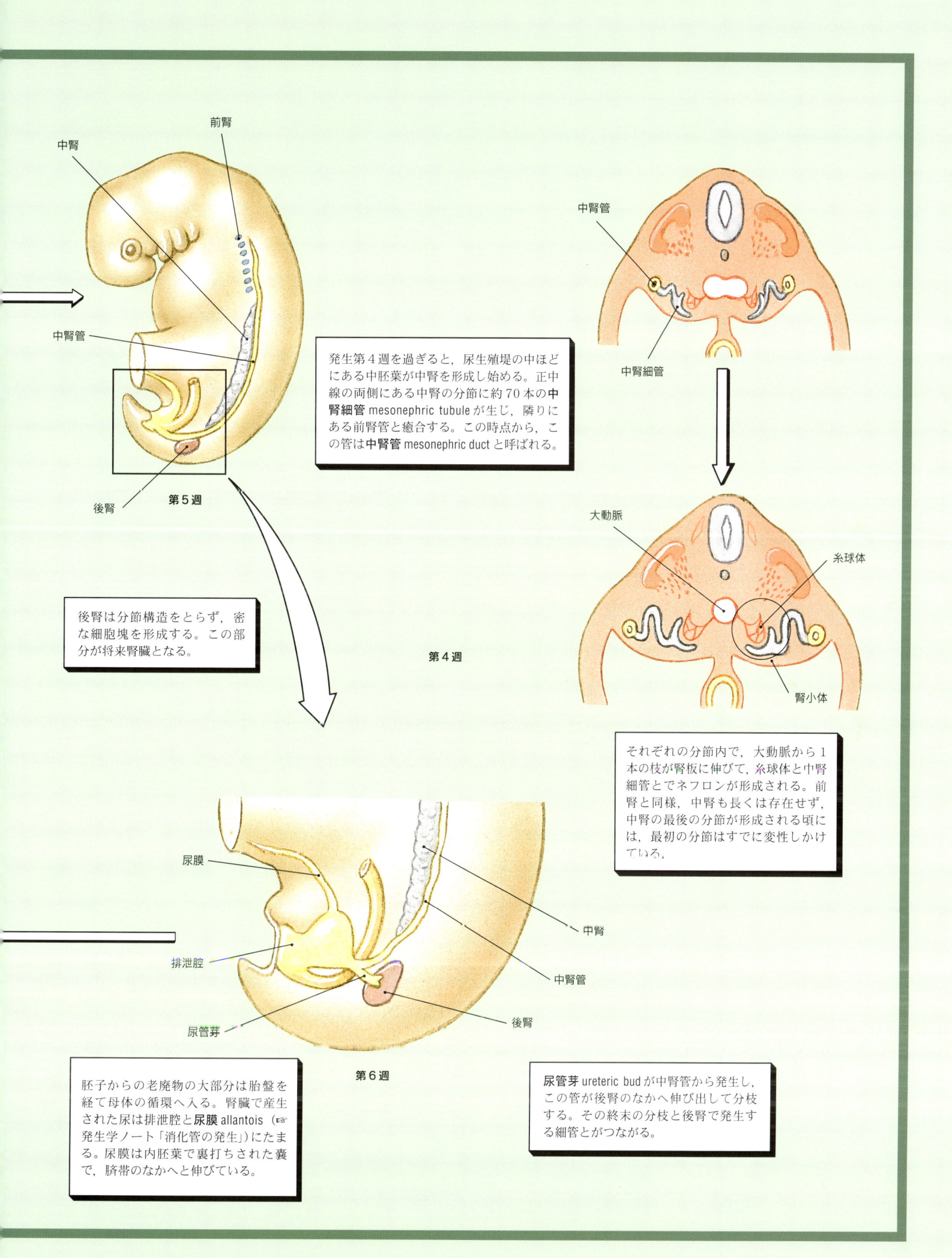

- 中腎
- 前腎
- 中腎管
- 後腎

発生第4週を過ぎると，尿生殖堤の中ほどにある中胚葉が中腎を形成し始める。正中線の両側にある中腎の分節に約70本の**中腎細管** mesonephric tubule が生じ，隣りにある前腎管と癒合する。この時点から，この管は**中腎管** mesonephric duct と呼ばれる。

第4週

- 中腎管
- 中腎細管
- 大動脈
- 糸球体
- 腎小体

それぞれの分節内で，大動脈から1本の枝が腎板に伸びて，糸球体と中腎細管とでネフロンが形成される。前腎と同様，中腎も長くは存在せず，中腎の最後の分節が形成される頃には，最初の分節はすでに変性しかけている。

後腎は分節構造をとらず，密な細胞塊を形成する。この部分が将来腎臓となる。

第6週

- 尿膜
- 排泄腔
- 尿管芽
- 中腎
- 中腎管
- 後腎

胚子からの老廃物の大部分は胎盤を経て母体の循環へ入る。腎臓で産生された尿は排泄腔と**尿膜** allantois（☞発生学ノート「消化管の発生」）にたまる。尿膜は内胚葉で裏打ちされた嚢で，臍帯のなかへと伸びている。

尿管芽 ureteric bud が中腎管から発生し，この管が後腎のなかへ伸び出して分枝する。その終末の分枝と後腎で発生する細管とがつながる。

第27章 生殖器系

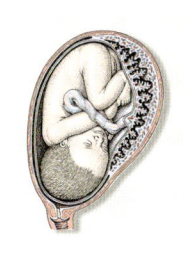

ヒトの寿命は70～80年に過ぎないが，生殖能を有する人類は数万年も存在し続けてきた。生殖器系は**生殖細胞** gonocyte（**生殖子** gamete）を作り，保存し，栄養を与え，それらを運ぶ役割を担う。

父由来の**精子** sperm と母由来の**卵子** ovum が**受精** fertilization すると，両者の遺伝物質が共有されて**受精卵** zygote が誕生する。この1個の細胞が細胞分裂を繰り返して成長・発達し，約9カ月後に新生児が誕生し，次世代の担い手になる。

生殖器系は性ホルモンを産生し，ほかの器官系に影響を与える。本章では生殖子の産生と維持に関わる構造とメカニズムについて，さらに女性生殖器に関しては発生過程の胎芽と胎児の発達と維持機構について述べる。

1. 生殖器系の構成

生殖器系は次の構造からなる。
- 生殖器官，**性腺** gonad：生殖子を作り，ホルモンを分泌する。
- 生殖器導管：生殖子を受け取り，保存し，移動させる。
- 付属性腺：液体を分泌する。
- 生殖器系に関連した体表の構造：**外性器** external genitalia という。

男女の生殖器系は異なっている。男性では性腺は**精巣** testis であり，男性ホルモン（主にテストステロン）を分泌し，1日に5億個の精子を産生する能力がある。成熟した精子はしばらく留まった後，長い導管を移動し，付属性腺の分泌液と混じって**精液** semen となる。精液は**射精** ejaculation によって体外に放出される。

女性の性腺は**卵巣** ovary であり，通常約1カ月に1個の卵子が放出される。卵子は**卵管** uterine tube を移動して子宮に至る。**膣** vagina は子宮と外界をつなぐ通路で，性交時の射精によって精液が膣に入る。精子は子宮や卵管を上行して，卵子に出会うと受精する。

2. 男性生殖器系

男性生殖器系の主な構造を図27-1に示す。**精子** spermatozoon, sperm cell は精巣で産生された後，**精巣上体** epididymis，**精管** ductus deferens，**射精管** ejaculatory duct，**尿道** urethra を移動する。

付属性腺には**精嚢** seminal vesicle，**前立腺** prostate gland，**尿道球腺** bulbourethral gland があり，射精管と尿道に粘液を分泌する。

外性器は**陰嚢** scrotum，**陰茎** penis からなる。陰茎は尿道の遠位部を取り巻く勃起器官である。

A. 精巣

精巣 testis は縦5cm，横3cm，厚さ2.5cmぐらいの扁平な卵形をした器官である。重さは10～15gで，陰嚢内に入っている。陰嚢は皮膚でできた袋で会陰の下方にあり，肛門の前方に垂れ下がっている（図27-1，図27-3）。

a. 精巣下降

精巣は，発生の初期には腎臓の近くで形成される。胎児が成長するにつれて，精巣は前下方に移動し，前腹壁に向かう（図27-2）。この際，**精巣導帯** gubernaculum testis が重要な働きをするのではないかといわれている。精巣導帯は結合組織と平滑筋からできたヒモで，精巣の下端と下方に膨らんだ腹膜の突出物（腹膜鞘状突起）の裏面とをつないでいる。

最初，精巣は腹腔にあるが，胎生7カ月になると精巣が著しく成長し，そこから分泌されるホルモンが精巣導帯の収縮を促す。その結果，精巣は腹膜腔の延長である小さな袋（腹膜鞘状突起）とともに，腹筋で囲まれた鼠径管を通過する。この現象を**精巣下降** descent of the testis という。この際，精巣は精管，精巣動・静脈，神経などを伴って腹壁を通過するが，精巣下降が完了すると，これらの構造物はひとまとまりになって精索と呼ばれる索状構造物のなかに収まる。

b. 精索

精索 spermatic cord は深鼠径輪に始まり，鼠径管を通過し，浅鼠径輪から出て陰嚢内の精巣まで伸びる（図27-3）。

精索には，精管，精巣動脈，精巣静脈（**蔓状静脈叢** pampiniform plexus），腰神経叢の枝である**腸骨鼠径神経** ilioinguinal nerve や**陰部大腿神経** genitofemoral nerve，リンパ管が含まれている。

精索が通る狭い管状の間隙を鼠径管という。この通路は普通は閉じているが，なかに精索があるため，抵抗減弱部位となり，鼠径ヘルニアが起こることがある（☞第10章）。

女性の鼠径管は腸骨鼠径神経と子宮円索を含むだけなので，男性の鼠径管ほど太くはない。そのため，抵抗減弱部位となることは少なく，女性では鼠径ヘルニアは極めて少ない。

> **□ 臨床ノート　停留睾丸**
>
> 片側または両側の精巣が，出生までに陰嚢に収まっていない状態を**停留睾丸** cryptorchidism という。その場合，精巣は腹腔や鼠径管に留まっていることが多い。停留睾丸は正常出産児で2～3％，未熟児で20～30％に見られるが，多くの場合，数週間後に下降を完了する。それでも下降しない場合は，できるだけ早く2歳くらいまでに外科的に治療する必要がある。腹腔の温度は陰嚢内より1～2℃高いため，腹腔内では精子が形成されず不妊になるからである。停留睾丸の約10％の症例で精巣癌が発症するので，陰嚢内に収められない場合，摘出されることが多い。

c. 陰嚢と精巣の位置

陰嚢は内部で2つの袋に分かれている。その間の仕切りは陰嚢の外表面からもはっきり分かり，**陰嚢縫線** perineal raphe of the scrotum

27

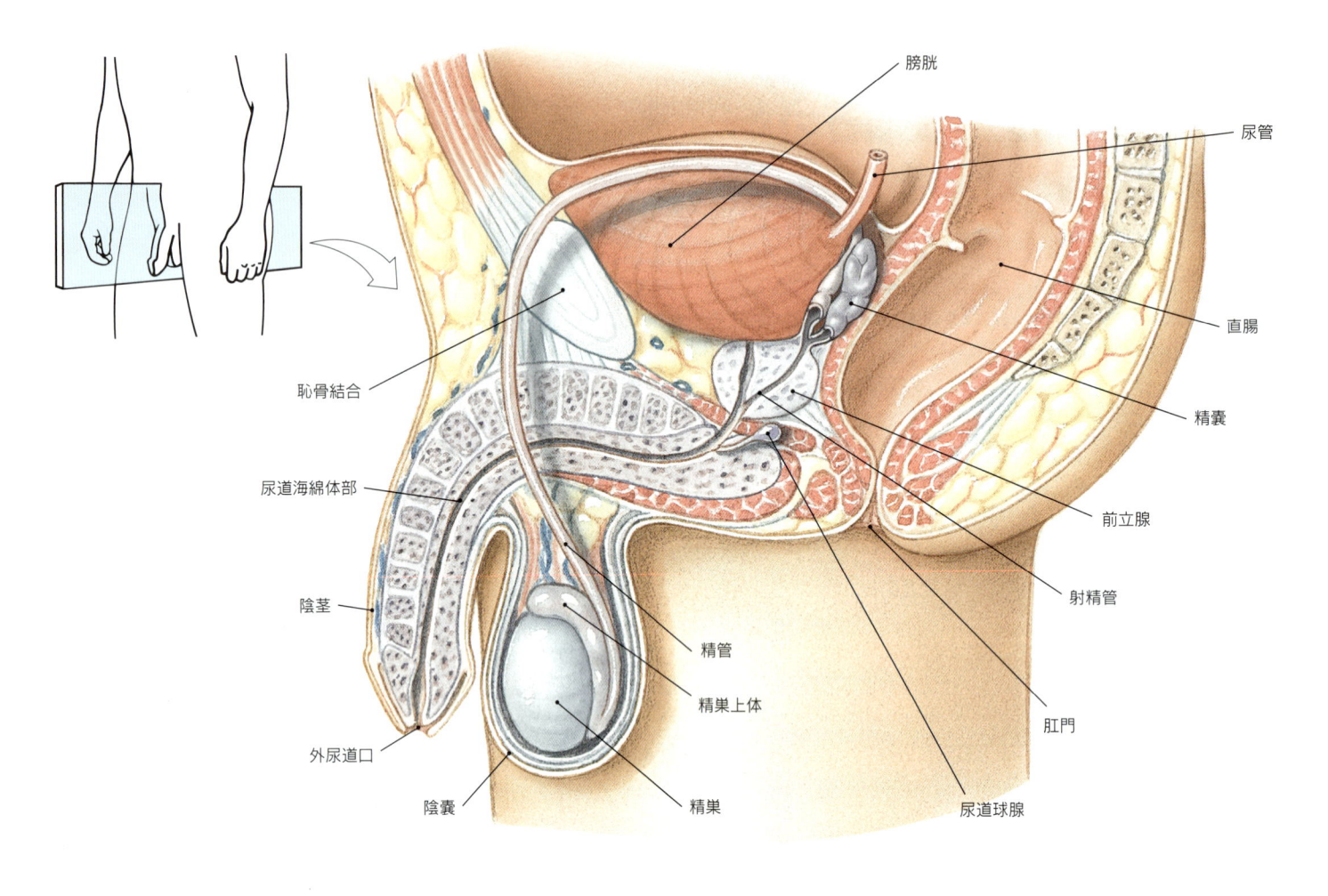

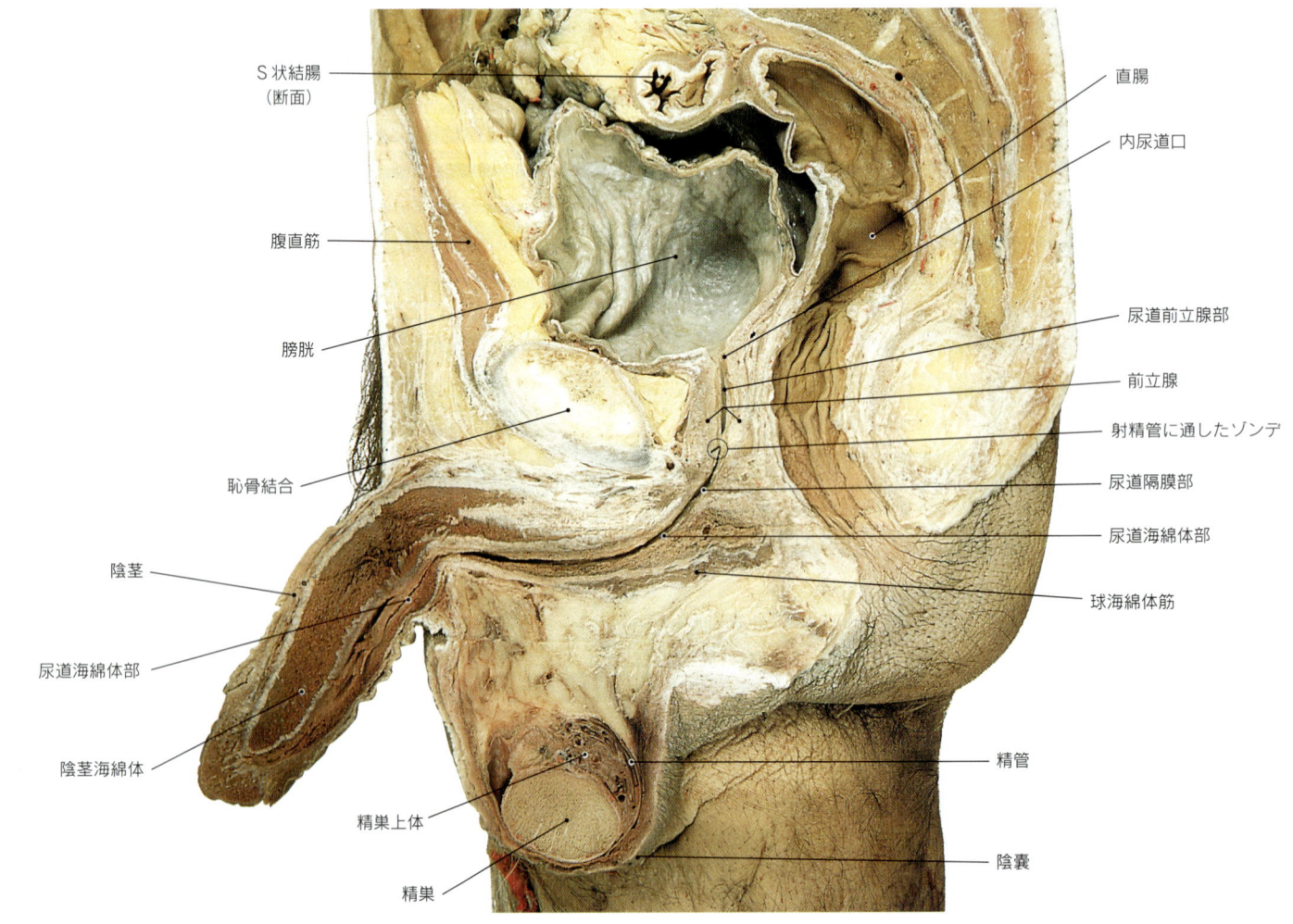

図27-1　男性生殖器系（その1）

27

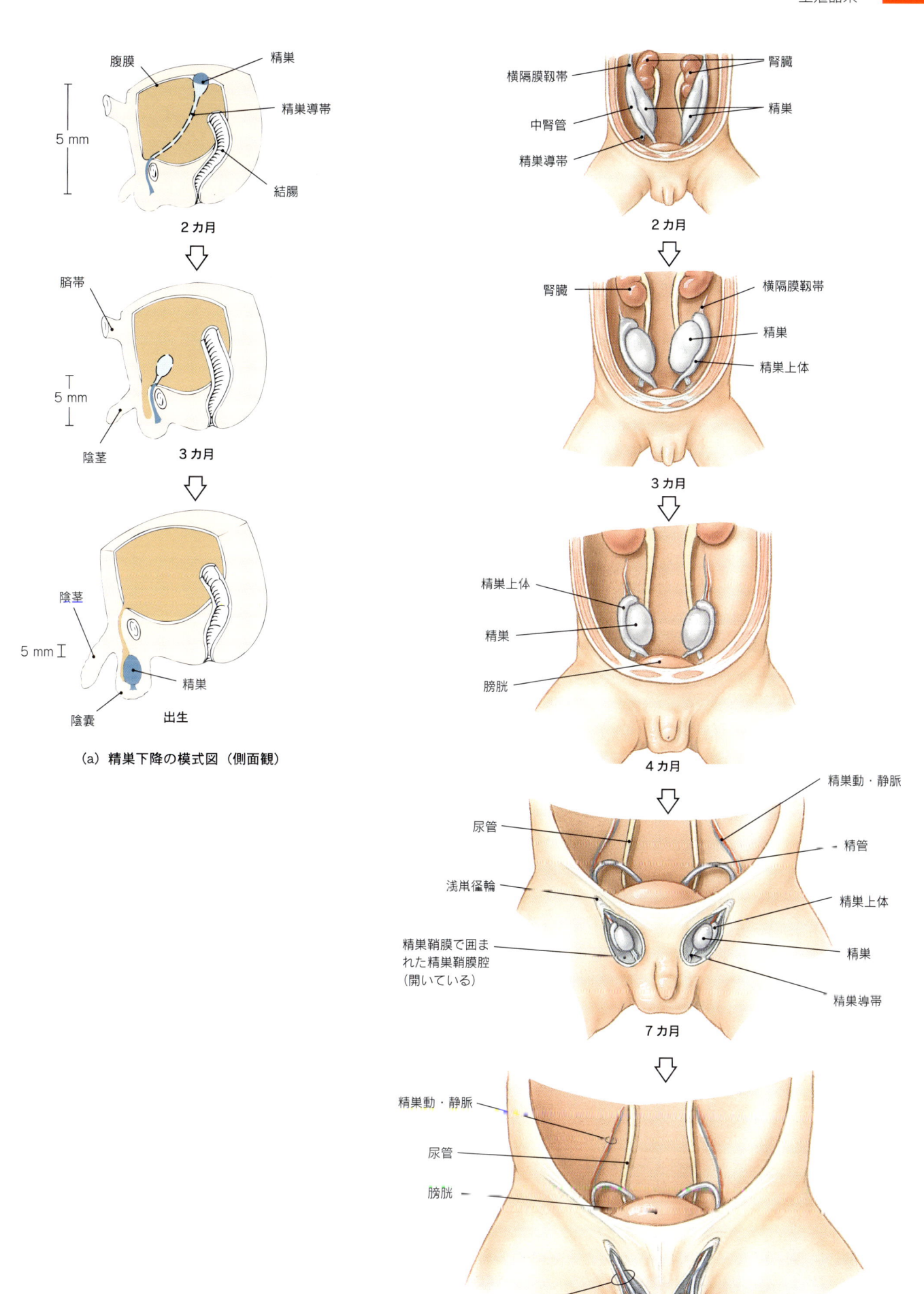

生殖器系

(a) 精巣下降の模式図（側面観）

(b) 精巣下降の模式図（前面観）

図 27-2　精巣下降の段階を示す模式図
胎児が大きくなっても精巣導帯は伸びない（左側のスケールを参照）。

553

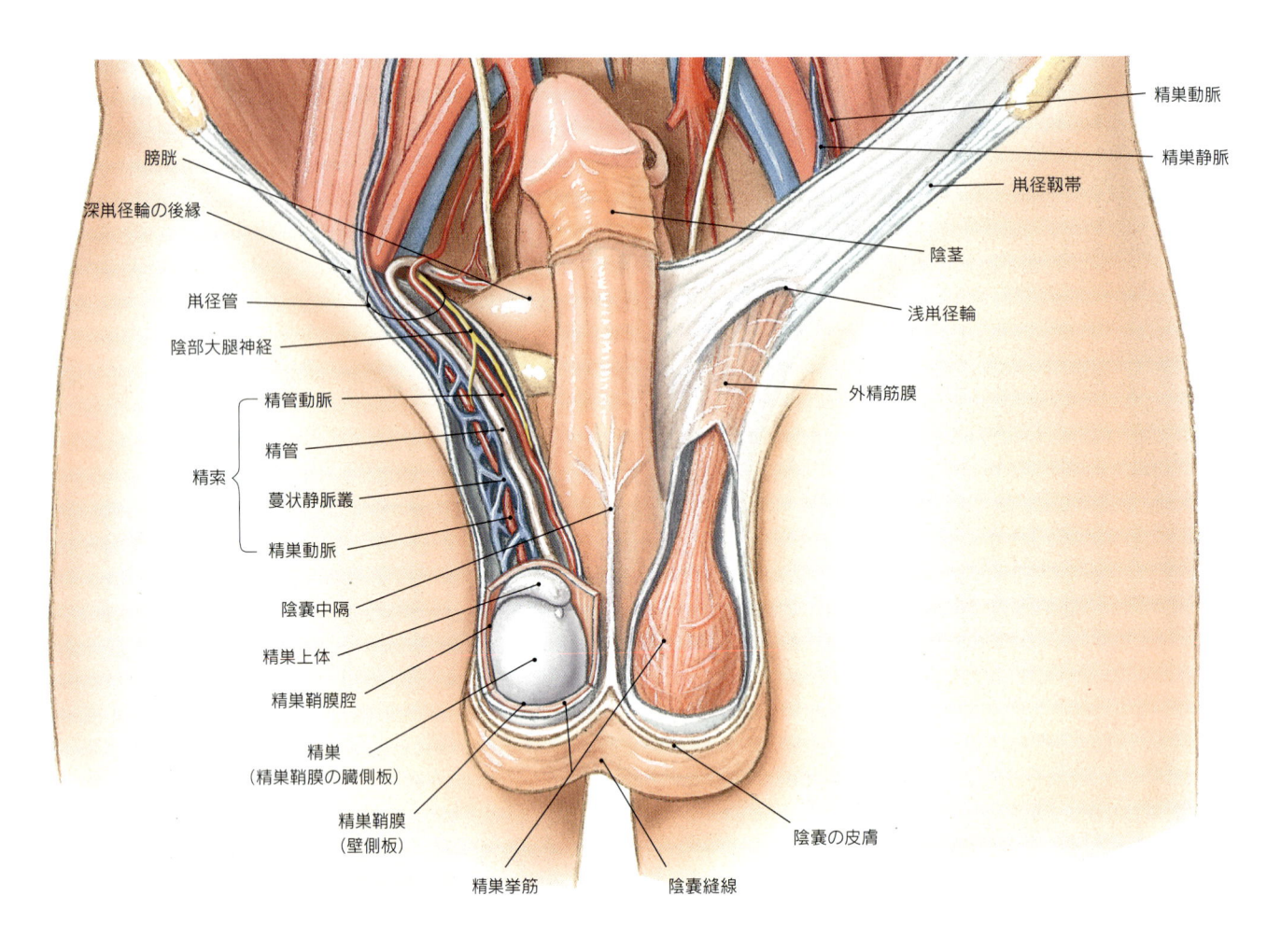

図 27-3　男性生殖器系（その2）

と呼ばれる（図27-3，図27-4a）。

精巣は**精巣鞘膜** tunica vaginalis testis の臓側板で被われており，壁側板との間にできる精巣鞘膜腔に収まっている。この腔は精巣の外面と陰嚢の内面を分ける狭い間隙である。精巣鞘膜は漿膜で被われており，精巣と陰嚢の摩擦を軽減する。

陰嚢の皮膚は薄く，その下には**肉様膜** tunica dartos と呼ばれる平滑筋層がある。この平滑筋が持続的に収縮すると陰嚢の表面にシワがよる。

精巣挙筋 cremaster muscle は内腹斜筋の延長で真皮下を走行する骨格筋である。この筋は性興奮，温度変化などに反応して収縮する。小さい子供では大腿内側部を刺激するとこの筋が収縮し，精巣が挙上する（精巣挙筋反射）。

精巣のなかで正常に精子が発育するために，ほかの部位の体温より約1℃低いことが必要である。精巣挙筋は精巣の適切な温度を維持するために精巣を身体から遠ざけたり近づけたりする。気温や体温が上昇するにつれて精巣挙筋は弛緩し，精巣は身体から離れる。冷たいプールに入ったりして陰嚢が冷えると，精巣挙筋が収縮して精巣が挙上し，精巣の温度が下がらないようにする。

陰嚢は下腹神経叢および腸骨鼡径神経，陰部大腿神経，陰部神経の枝から豊富な感覚・運動神経を受ける（☞第14章）。陰嚢に分布する血管は**内陰部動脈** internal pudendal artery（内腸骨動脈の枝），**外陰部動脈** external pudendal artery（大腿動脈の枝），**下腹壁動脈** inferior epigastric artery の精巣挙筋枝（外腸骨動脈）である。静脈は動脈に伴行しており，同じ名で呼ばれる。

d. 精巣の構造

白膜 tunica albuginea は緻密な線維性の膜で，精巣を包み，その外面は精巣鞘膜の臓側板で被われている。白膜は膠原線維に富み，精巣に隣接する精巣上体も被っている。また，白膜の膠原線維は精巣の内部に伸び出し，精巣中隔を形成する（図27-4）。この中隔は集まって**精巣縦隔** mediastinum testis となる。精巣縦隔には，精巣に分布する血管，リンパ管，精子を精巣上体に送る管が通る。

e. 精巣の組織

隔壁は精巣を**小葉** lobule という小区画に分ける。このなかには，細くてきつく巻いた800本ほどの**曲精細管** seminiferous tubule が入っている（図27-4）。1本の精細管の長さは約80cmなので，片側の精巣には約600mの長さの曲精細管が詰まっていることになる。精子はこの曲精細管のなかで作られる。

曲精細管はU字形をなし，1本の**直精細管** straight tubule につながって精巣縦隔に至る（図27-4a，図27-7a）。この縦隔内で管は吻合して**精巣網** rete testis と呼ばれる迷路構造を作っている。精巣網からは，15～20本の**精巣輸出管** efferent duct が出て，精巣上体とつながっている。精細管内の流れによって，精子は精巣からこれらの管を通って精巣上体に運ばれる。

曲精細管はコイル状に巻いている。組織標本ではその横断面が観

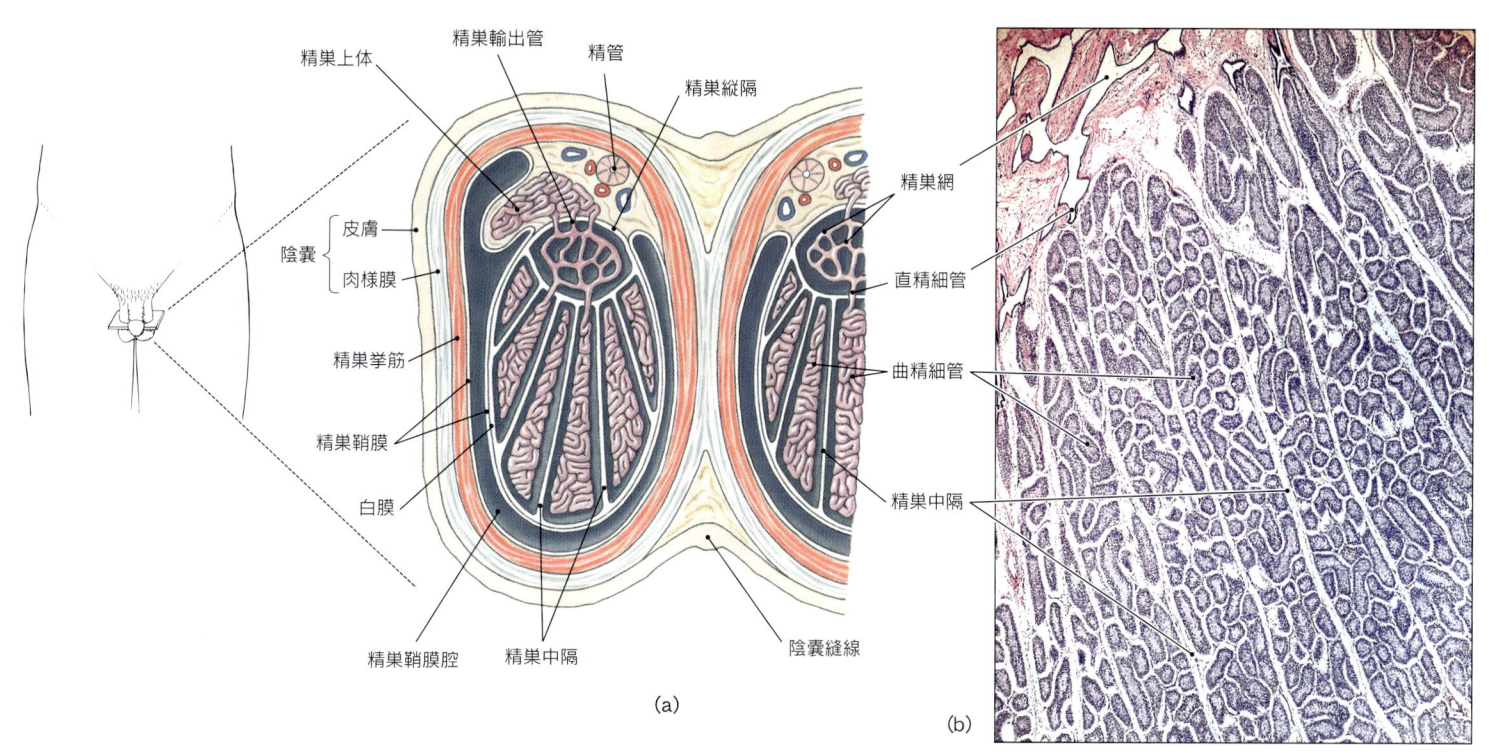

図 27-4 精巣の構造
(a) 陰嚢の水平断の模式図（精細管と精巣網の周囲の結合組織は省略してある），(b) 精巣の光顕像（×25）

察される．繊細な被膜が細管を包み，その外側を疎性結合組織が埋めている．このなかには豊富な血管と大きな**間質細胞** interstitial cell （ライディッヒ細胞 Leydig cell）が存在する．間質細胞は男性ホルモン（アンドロゲン androgen）を分泌する．テストステロンはアンドロゲンのなかで最も重要なホルモンで，思春期に著しく増加し，性的成熟と第二次性徴の発達をもたらす．
テストステロンには以下のような機能がある．
- 精子発生を促進．
- 精子の生理的，機能的な成熟を促進．
- 男性生殖器に関係した付属腺の維持．
- 第二次性徴の発達を促進し，顔面のひげや脂肪・筋肉の量，身体の大きさのような非生殖器官の成熟や発達に影響を与える．
- 身体全体の成長と代謝機能に関与する．
- 性行動や性衝動を刺激して，脳の発達に影響を与える．

f. 精子発生と減数分裂

精子 spermatozoon が産生される過程を**精子発生** spermatogenesis と呼ぶ．

精子発生は曲精細管の最外層で始まる．幹細胞は**精祖細胞** spermatogonium と呼ばれ，胎生期に形成されるが思春期まで休眠している．性成熟が始まると精祖細胞は分裂を開始し，生殖能力がある間，分裂を持続する．

精祖細胞が分裂すると，その1個は未分化な幹細胞として同じ場所に残るが，もう1個の細胞は管腔の方へ押しやられて**一次精母細胞** primary spermatocyte となり，**減数分裂** meiosis を開始する．

精母細胞の減数分裂によって，2個の**二次精母細胞** secondary spermatocyte ができる．各々の細胞はさらに分裂して，2個の**精子細胞** spermatid を作る．その結果，1個の一次精母細胞から4個の精子細胞が作られることになる（図27-5b）．この減数分裂によって，染色体数が半分の精子細胞が作られる．精子細胞は次に述べる精子形成という過程を経て精子になる．精子細胞と精子は染色体が23本の**一倍体** haploid である．精祖細胞の分裂から精子ができ上がるまでには約9週を要する．

精子発生がテストステロンの影響を直接受け，FSHの影響を間接的に受けることは後に述べる．テストステロンは，脳下垂体前葉から分泌されるLHに反応して，精巣の間質細胞で産生される（☞第19章）．

g. 精子形成

精子細胞は**精子形成** spermiogenesis という成熟過程を経て，1個の精子に成熟する（図27-6b〜d）．この過程で，精子細胞は大きな**支持細胞** sustentacular cell（セルトリ細胞 Sertoli cell）の細胞質に取り込まれる．精子形成が進むにつれて，精子細胞は次第に精子の形態をとる．精子は支持細胞との接着を失って支持細胞から離脱し，精細管の管腔に入る．

h. 支持細胞

支持細胞は精細管の基底膜に付着しており，精子発生の各段階の細胞の間隙を埋めるように存在している．この支持細胞には以下のような重要な機能がある．
- 精巣血液関門の維持

精細管は**精巣血液関門** blood-testis barrier によって全身の血液循環から隔離されている．支持細胞の突起どうしはタイト結合でつながっているので，精細管の管腔側と精細管周囲の間質とは隔てられている．支持細胞を通過する物質の移動は厳密にコントロールされているので，精子発生の環境は極めて安定している．

精細管の管腔内にある液は，間質液と非常に異なっていて，アンドロゲン，エストロゲン，カリウム，アミノ酸を多く含んでいる．

27

(a) 曲精細管
- 後期の精子細胞を含む曲精細管
- 初期の精子細胞を含む曲精細管
- 精子を含む精細管

(b) 精子産生

精子発生
- 精祖細胞
- 精祖細胞の**有糸分裂**（二倍体）
- 精母細胞（二倍体）
- DNA複製
- 接合と4本の染色分体の形成
- 4本の染色分体
- 一次精母細胞
- **減数分裂**（第一分裂）
- 二次精母細胞
- **減数分裂**（第二分裂）
- 精子細胞（一倍体）
- **精子形成**（成熟）
- 精子（一倍体）

(c) 曲精細管の光顕像（×983）
- 間質細胞
- 精祖細胞
- 分裂中の細胞
- 精子細胞
- 支持細胞
- 成熟精子の頭部
- 管腔
- 被膜

(d) 曲精細管と間質の模式図
- 形成された精子
- 初期の精子形成
- 第二分裂
- 精巣血液関門の位置
- 線維芽細胞
- 被膜
- 間質細胞
- 初期の精子細胞
- 支持細胞
- 二次精母細胞
- 一次精母細胞
- 精祖細胞
- 毛細血管

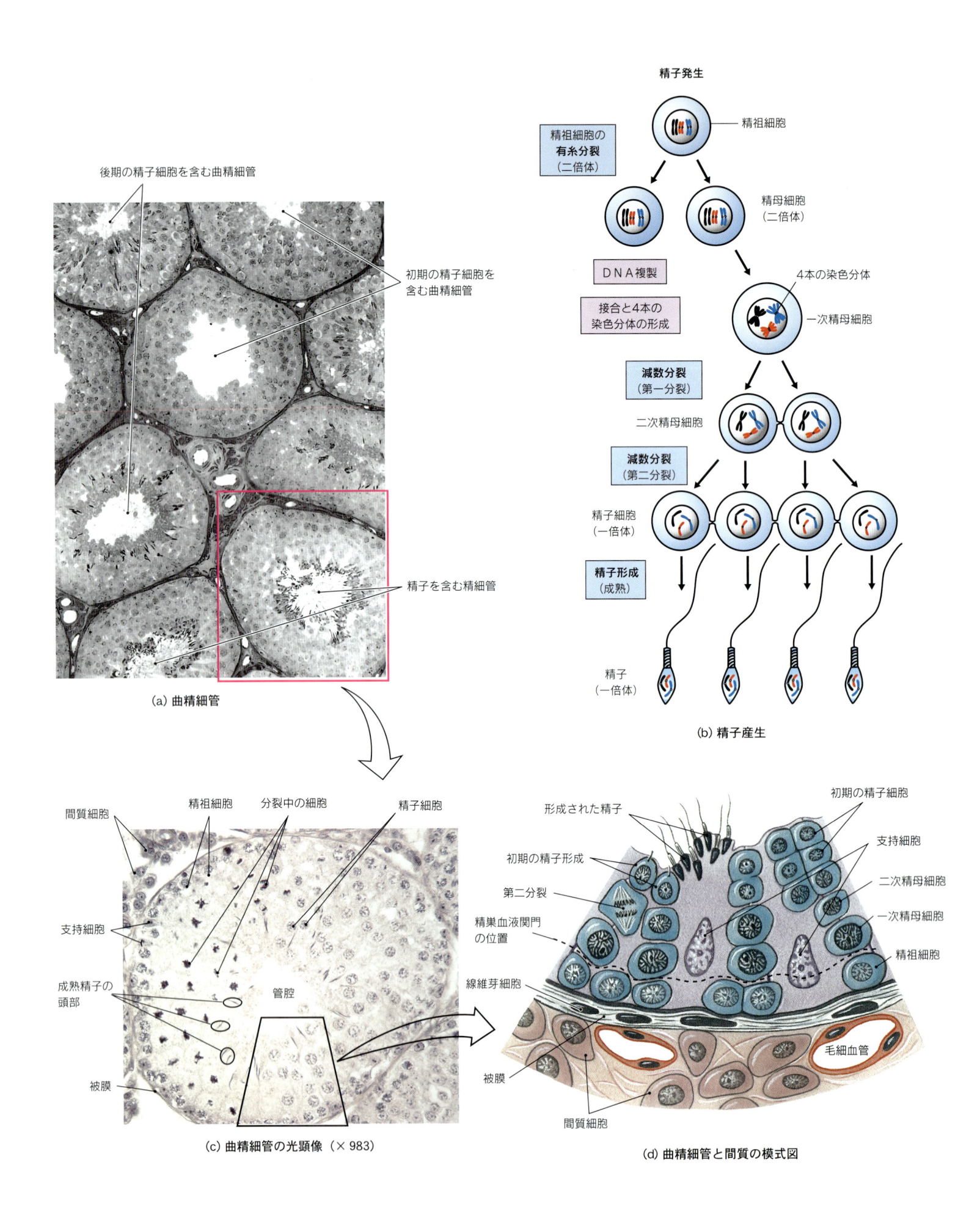

図 27-5　曲精細管と精子発生

血液精巣関門はこの組成の違いを維持するために不可欠である。

発達途中の精子の細胞膜には精子特有の抗原がある。この抗原は体細胞膜には存在しないので、もし精巣血液関門がなければ、自己の免疫系によって攻撃されることになる。

● 精子発生を補助

血中内の卵胞刺激ホルモン（FSH）とテストステロンによって支持細胞が活性化し、精祖細胞の分裂と精母細胞の減数分裂が促進される。

● 精子形成を補助

精子形成にも支持細胞が必要である。支持細胞は精子を取り囲み、発達を促すための栄養と化学的刺激を与える。

● インヒビンの分泌

支持細胞はインヒビン inhibin というホルモンを分泌する。インヒビンはFSHと性腺刺激ホルモン放出ホルモンの脳下垂体からの産生を抑制する。精子形成が速く起こると、インヒビンが大量に分泌される。

● アンドロゲン結合蛋白の分泌

アンドロゲン結合蛋白 androgen binding protein（ABP）は精細管の管腔の液に含まれるアンドロゲン（主にテストステロン）と結合する。この蛋白は精細管中のアンドロゲン濃度を上げ、精子形成を刺激する点で重要である。

B. 精子の構造

精子は以下の4つの領域からなる（図27-6）。

● 頭部 head：扁平な卵形をしており、このなかには密に詰まった染色体が含まれている。先端には先体帽 acrosomal cap と呼ばれる膜で包まれた小袋状の構造があり、ここには受精の初期段階で関与する酵素が含まれている。

● 頚部 neck：頭部と中間部を結合する。ここには2個の中心体がある。

● 中間部 middle piece：微細管とこれをラセン状に取り巻くミトコンドリアがある。ミトコンドリアは、鞭毛を動かすために必要なエネルギーを供給する。

● 尾部 tail：人体に存在する唯一の鞭毛 flagellum で（☞ 第2章）、内部は微細管とそれを取り巻く緻密線維からなる。鞭毛の働きによって精子は運動し移動することができる。

一般的な細胞と異なり、精子には粗面小胞体、ゴルジ装置、リソソーム、ペルオキシゾーム、封入体などの細胞小器官がない。また、グリコーゲンなどのエネルギー源の貯蔵物もないため、精子は周囲の液から栄養物（主にフルクトース）を吸収しなければならない。

✓ 精索を構成する構造は何ですか。
✓ 鼠径ヘルニアが男性に多いのはなぜですか。
✓ 精巣の位置は精子産生上どのような意義がありますか。
✓ 精巣血液関門の機能は何ですか。

C. 精路

曲精細管の管腔に放出された精子は、機能的には未完成で、このままでは受精することができない。精巣上体などの精路を通っていく間に、精子に機能的な成熟が起こる。

a. 精巣上体

精巣上体は精巣の後方にあり、約7mの細管が密にコイル状に折り畳まれている。この細管は精巣上体管と呼ばれ、その管腔は長い不動毛を持った単層円柱上皮で被われている。精巣輸出管から出た

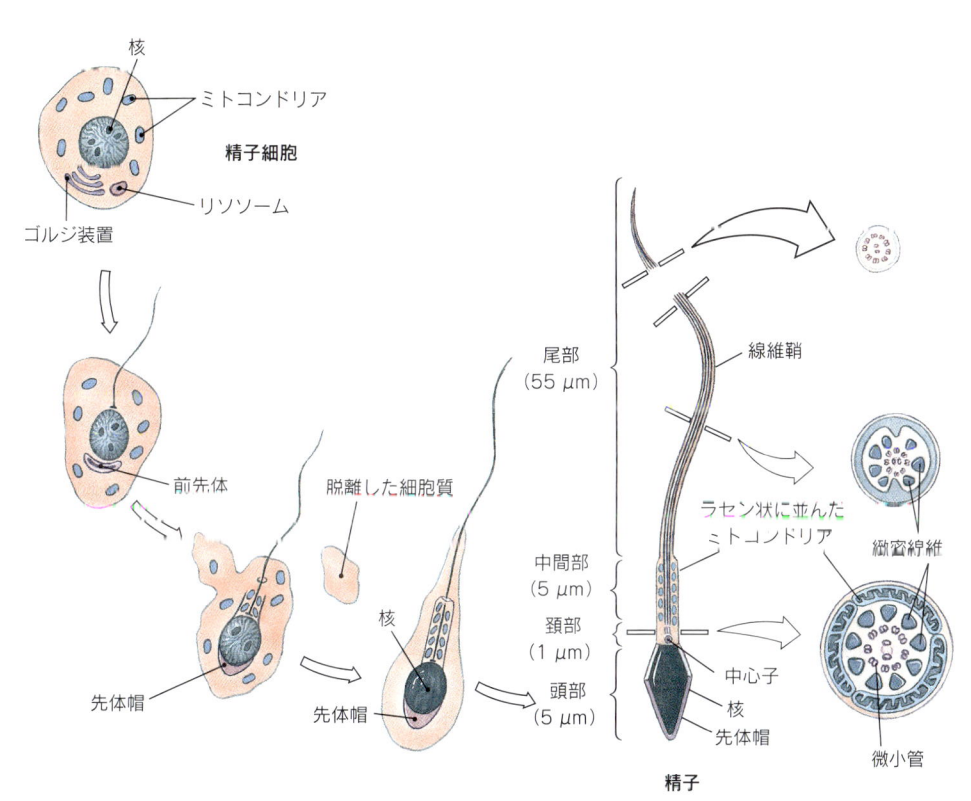

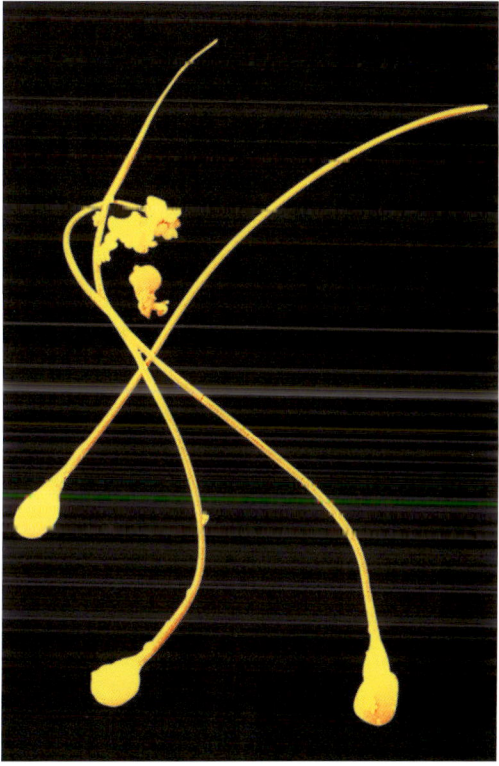

図27-6 精子形成と精子の構造

(a) 精子形成
(b) ヒトの精子の走査電顕像（×1,688）

(a) 精巣と精巣上体

精巣上体の光顕像（× 49）

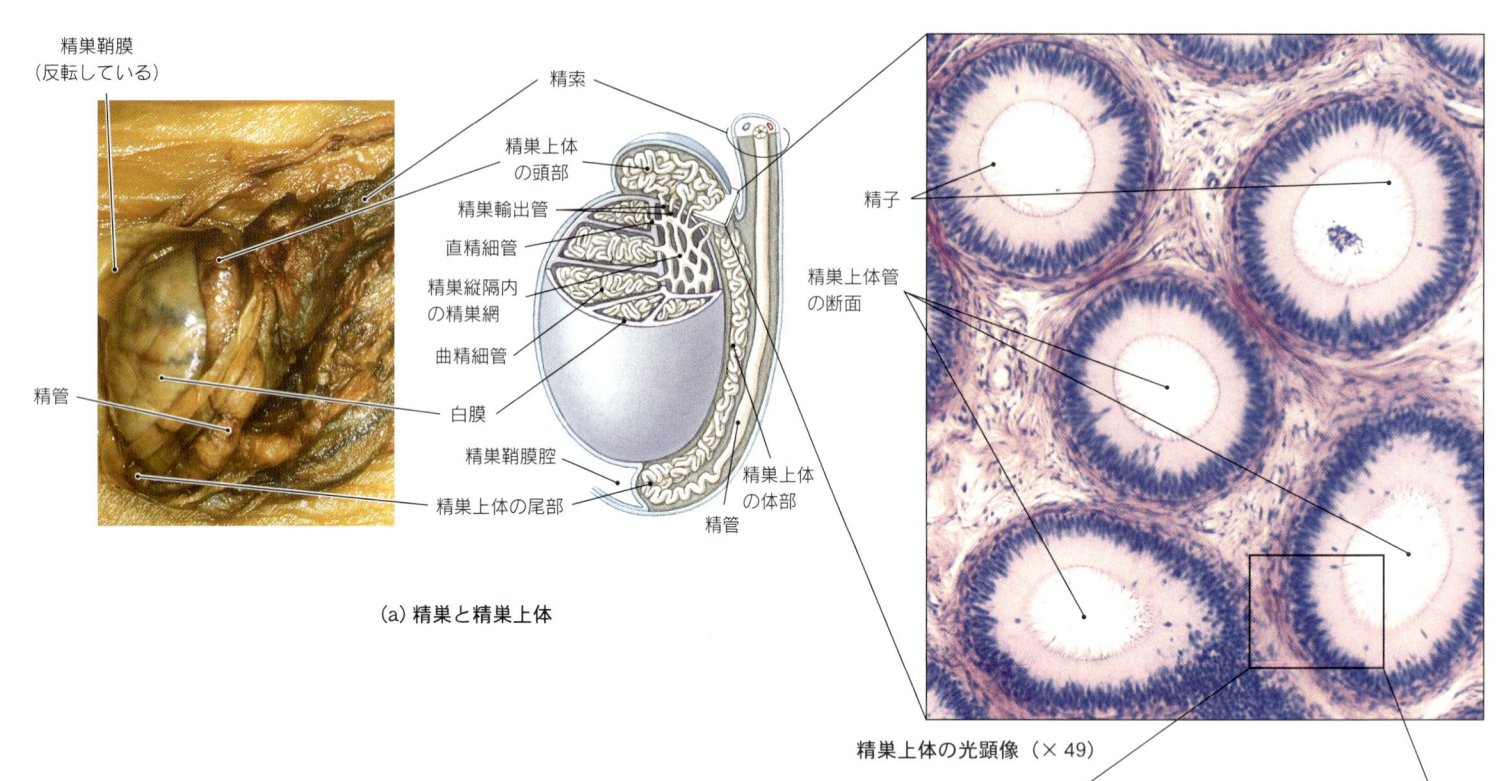

精子は精巣上体管に入る。

　精巣上体は頭部，体部，尾部からなり，陰嚢の皮下で触れることができる。
- **頭部 head**：上部を構成し，精巣縦隔の精巣輸出管から精子を受ける。
- **体部 body**：精巣輸出管の遠位部に始まり，精巣の後縁に沿って下方に伸びる。なかには蛇行する精巣上体管が詰まっている。
- **尾部 tail**：精巣の下縁近くの精巣上体の部分をいい，精巣上体管の蛇行が緩くなる。精巣上体管は，尾部の下方で方向を変えて上行する。管腔を被う上皮の不動毛が消失し，やがて精管の上皮と識別できなくなる。尾部は精子を貯蔵する部位である。

精巣上体には以下の機能がある。
- 精巣上体管の液体組成をモニターし，調整する。上皮の不動毛によって管腔の面積が増し，上皮の吸収・分泌が円滑に行われる。
- 精巣上体管の上皮は，細胞の残骸や障害のある精子を貪食する。精子が上皮細胞内に取り込まれると，酵素によって分解される。
- 精子が精巣上体を通過するのに2週間かかるが，この間に精子は機能的に成熟する。しかし，精子が精巣上体から離れるときには，まだ精子として機能しない。精子が活性化され，機能を果たすためには，受精能の獲得が必要である。

精巣上体から分泌される分泌物によって，受精能獲得が抑制されている。受精能獲得には2つの段階がある。まず，精子は精嚢の分泌物と混じって，自ら動けるようになる。次に，女性の生殖器に入ると，精子の膜透過性が変化し，受精できるようになる。

精巣上体における精子の移動は，液体の流れと平滑筋の蠕動運動による。精子は精巣上体の尾部を出ると，精管に入る。

b. 精管

精管 ductus deferens は40〜45 cmの管である。精巣上体の尾部から始まり（図 27-7a），上行して精索の一部として鼠径管を通り，腹腔骨盤腔に入る（図 27-3）。精管は腹膜後隙を通り，膀胱の外側

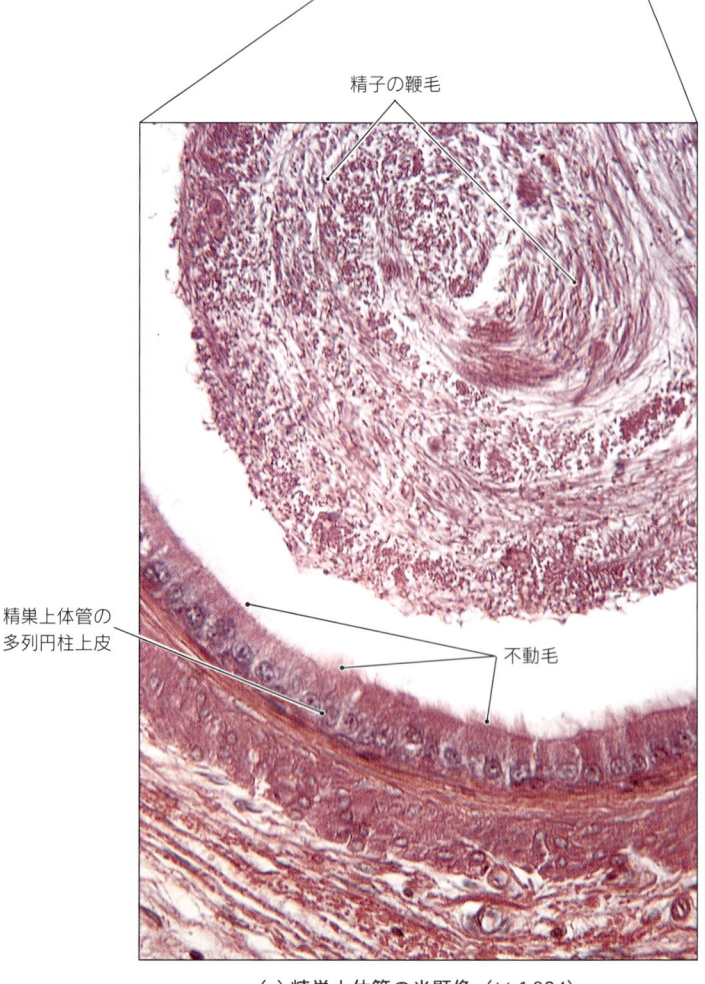

(c) 精巣上体管の光顕像（× 1,304）

図 27-7　精巣上体

面に沿って下行し，前立腺の上後縁に向かう（図 27-1）。前立腺に達する少し前に，精管は拡張して**膨大部** ampulla をなす（図 27-8a）。

　精管の壁には厚い平滑筋層があり（図 27-8b），この蠕動運動によって精子と精液が押し出される。精管は精子を運ぶばかりでなく，精子を貯蔵する場でもある。ここでは精子の代謝は抑制されており，

27　生殖器系

(a) 後面観

- 尿管
- 膀胱
- 精管
- 精囊
- 精管膨大部
- 排出管
- 前立腺
- 尿道（前立腺部）
- 尿生殖隔膜
- 尿道球腺
- 射精管

- 平滑筋
- 精管の管腔

(b) 精管の光顕像（×43）と走査電顕像（×54）

- 結合組織と平滑筋
- 腺腔

(e) 前立腺の光顕像（×51）

- 腺腔
- 粘液腺
- 平滑筋
- 筋膜

(d) 尿道球腺の光顕像（×190）

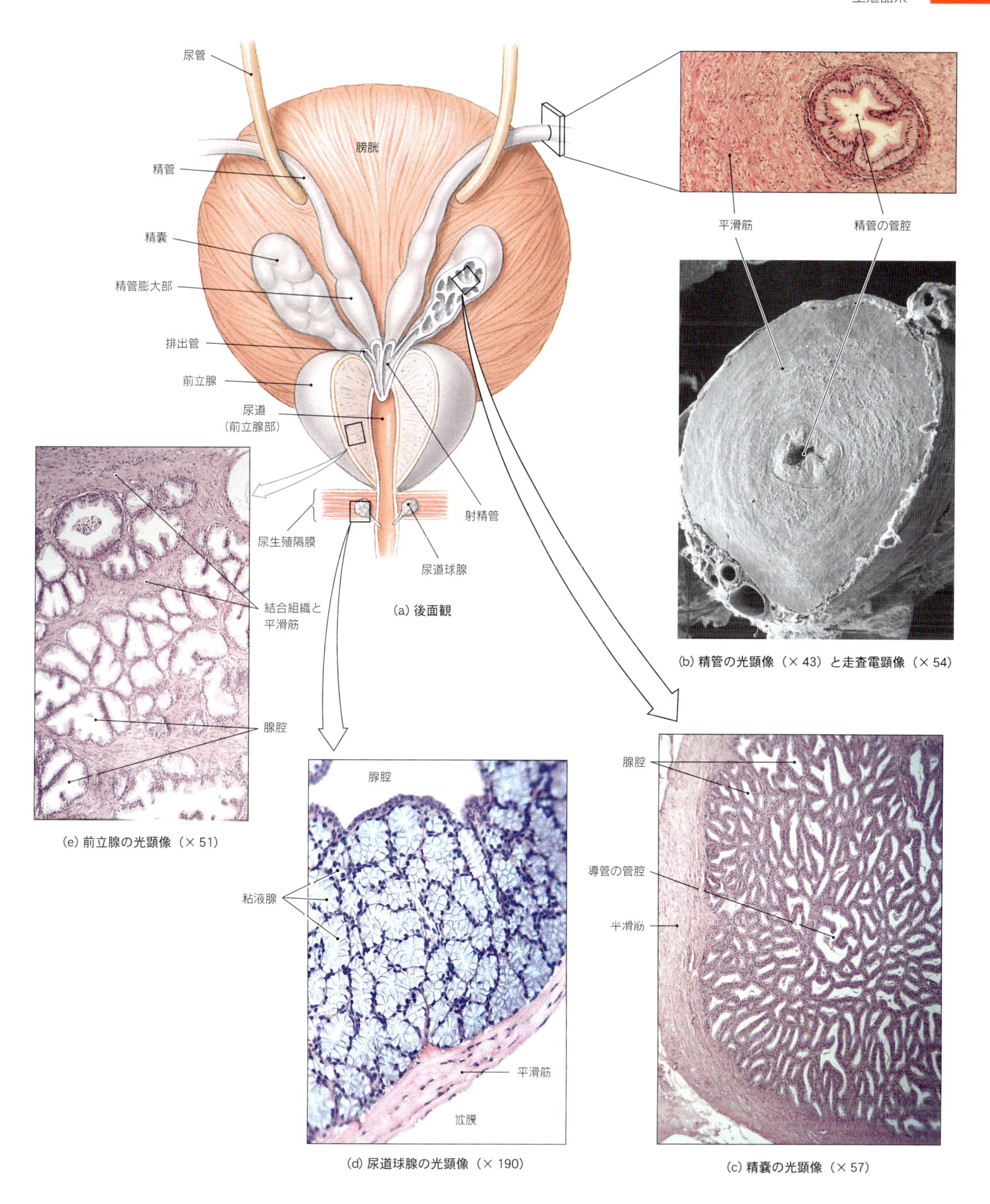

- 腺腔
- 導管の管腔
- 平滑筋

(c) 精囊の光顕像（×57）

図27-8　精管と附属性腺

（a）精管，精囊，前立腺などの付属性腺と膀胱の位置関係。（b）精管の周囲の平滑筋層の広がりに注意（走査電顕像はR.G. Kessel, R.H. Kardon: *Tissues and Organs: Text-Atlas of Scanning Electron Microscopy*. W.H. Freeman & Co., 1979. より引用）。（c）精囊腺の腺腔の表面積が広いことに注意。（d）尿道球腺は粘液腺であることが分かる。（e）前立腺。腺の間は平滑筋と結合組織からなる。腺腔には前立腺小石が認められることが多いが，この写真では示されていない。

559

精子の動きは止まっている。

精嚢と膨大部との結合部位から**射精管** ejaculatory duct が始まる。この管は2cmほどしかなく、前立腺の筋層を貫いて尿道に開口する（図27-1）。

c. 尿道

男性の尿道は膀胱から陰茎の先まで延びており、長さは約15〜20cmである。尿道は前立腺部、隔膜部、海綿体部に分けられる。これらの部位については第26章に記載した。男性の尿道は尿と精液の両方の通路となっている。

D. 付属腺

精巣の精細管と精巣上体の精巣上体管から分泌された液体は、精液の5％を占めるに過ぎない。精液にはそのほかに、付属腺と呼ばれる精嚢、前立腺、尿道球腺（図27-1、図27-8a）から分泌された分泌液が混じっている。これらの付属腺から分泌された液性成分は、精子を活性化したり、精子を運動させるための栄養となったり、酸性の尿道と腟の内容物を中和するのに役立つ。精液にはプロスタグランジン、凝固蛋白、高濃度のフルクトースが含まれている。

a. 精嚢

精嚢は膀胱と直腸の間に1対ある。大きさが約5cm×2.5cmの腺で、結合組織のなかに埋まっている。精嚢は管状腺で、その長さは約15cmあるがコイル状に折り畳まれている。

精嚢の腺腔は多列円柱上皮（2列）あるいは立方上皮でできていて、活発な分泌活動を営んでおり、その分泌液は射精時に精管に放出される。精嚢の分泌液は精液の約60％を占める。精子が精嚢の分泌物と混じると、それまで不活性化だった精子が鞭毛を盛んに動かして動き出す。

射精時には、精管、精嚢、前立腺で蠕動運動が生じるが、これらの収縮は自律神経に支配されている。

b. 前立腺

前立腺は小さくて丸い筋肉性の器官で、直径は約4cmである。前立腺のなかには、尿道前立腺部が通る。前立腺は30〜50本の複合管状胞状腺からなり、腺腔には単層円柱上皮ないし多列円柱上皮（2列）が並んでいる。これらの腺は厚い平滑筋層で被われている。

前立腺は弱酸性の**前立腺液** prostatic fluid を産生し、この液は精液の約30％を占める。前立腺液には**セミナルプラスミン** seminalplasmin が含まれている。これは男性の尿路感染症を阻止する抗炎症物質である。筋層が収縮すると、分泌液が尿道前立腺部に放出される。

> **□ 臨床ノート　前立腺炎と前立腺肥大**
>
> **前立腺炎** prostatitis はどの年齢でも起こるが、高年齢で頻度が高くなる。通常、細菌感染によって起こるが、病原菌がはっきりしない場合もある。背中の下部、会陰部、直腸に痛みを訴え、時々排尿痛を伴い、尿道から粘液の分泌が見られる。抗生剤による治療は細菌感染によるものに有効である。
>
> 良性の**前立腺肥大** benign prostatic hypertrophy は50歳以上になると誰にでも起こる可能性があり、尿を出しづらくなる（尿閉）。精巣の間質細胞から分泌されるアンドロゲンは老化とともに減少し、この細胞から少量のエストロゲンが放出され始める。このようなホルモンバランスの変化が前立腺肥大の原因ではないかと考えられている。

風邪に用いる充血緩和剤のような血管収縮剤は前立腺肥大症による尿閉を増悪させるが、平滑筋を弛緩させる血圧降下剤を用いるとその症状がとれる。アンドロゲンを抑制する薬剤や、ある種のハーブも症状を軽減するのに用いられる。肥大の程度が強く尿閉が続いたまま放置すると、腎臓に障害が及ぶ。

前立腺肥大症には外科的な部分切除が最も効果的な治療である。**経尿道的前立腺切除術** transurethral prostatectomy (TURP) という術式は、尿道に沿って器具を挿入し、肥大した前立腺を切り取る手術である。前立腺の大部分はその場所に残り、外面に傷跡は生じない。

c. 尿道球腺

尿道球腺 bulbourethral gland（**カウパー腺** Cowper's gland）は陰茎の基部に1対存在し、尿生殖隔膜筋膜で被われている（図27-1、図27-8a、図27-9a）。尿道球腺は丸く、径は10mmほどである。腺の導管は尿道に開口する前に、3〜4cmほど尿道海綿体部と平行に走る。腺と導管の内腔は単層円柱上皮で被われている。この腺は複合管状胞状粘液腺で、濃い粘調なアルカリ性粘液を分泌する。この粘液は尿道に残っている尿の酸性を中和し、陰茎の先端のすべりをよくする働きがある。

E. 精液

通常1回の射精によって2〜5 mℓ の精液が放出される。精液には次のものが含まれる。
- **精子**：1 mℓ につき2,000万〜1億個の精子が含まれている。
- **液性成分**：イオンと栄養成分が含まれている。液性成分の60％が精嚢、30％が前立腺、5％が支持細胞と精巣上体、5％弱が尿道球腺に由来する。
- **酵素**：腟の粘液を溶解するプロテアーゼ、大腸菌などの細菌を殺す精液プラスミンなどの酵素が含まれている。

F. 陰茎

陰茎は棒状の構造物で、尿や精液が通る尿道があり、尿を体外に放出するとともに性交時に腟に精液を送り込む。陰茎は以下の3つの領域に分けられる。
- **陰茎根** root：坐骨枝や恥骨下枝などに固定される。
- **陰茎体** body, shaft：管状の部分で可動性がある。この部位に勃起組織がある。
- **亀頭** glans：先端の膨らんだ部分で、**外尿道口** external orifice urethral が開口する。

陰茎の皮膚には毛が生えておらず、色素が沈着している。真皮には陰嚢の肉様膜の続きである薄い平滑筋層がある。皮下組織には表在性の動・静脈、リンパ管があり、脂肪細胞は少ない。

包皮 prepuce, foreskin は陰茎の**頚部** neck から起こる皮膚のヒダで亀頭を包む。頚部と包皮の内面には**包皮腺** preputial gland があり、**恥垢** smegma と呼ばれる脂漏性物質を分泌する。これは細菌にとって好都合の栄養物で、恥垢を頻回にかつ完全に洗浄・除去しないと軽度の炎症や感染が起こることがある。包皮が亀頭を広範囲に被っている場合は、外科的に**包皮切除** circumcision が行われる。包皮切除をしないと、尿道の感染症を起こしたり、陰茎癌のリスクが高くなる。

真皮下の疎性結合組織の下層には、弾性線維の密な網目構造があ

27 生殖器系

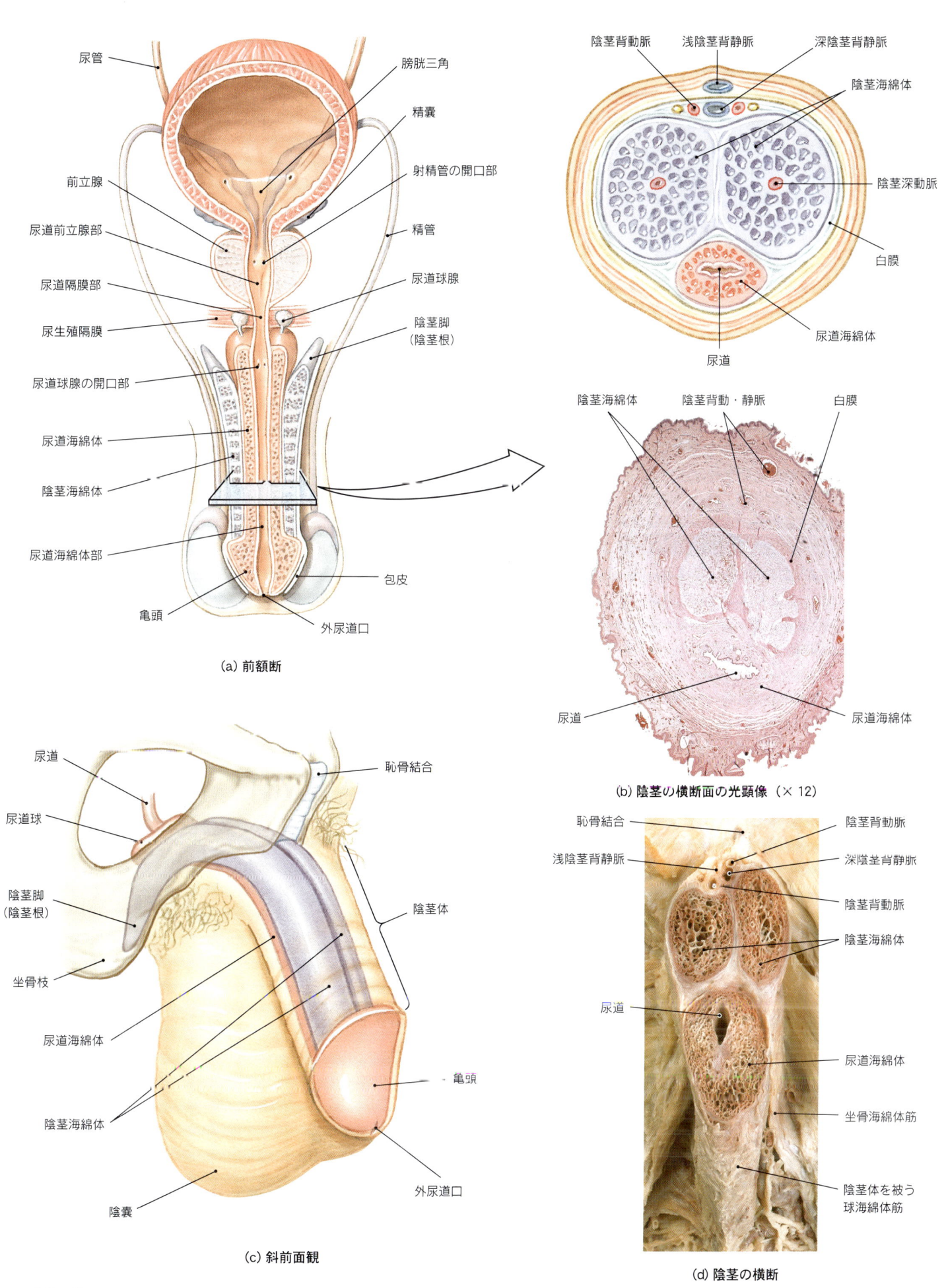

(a) 前額断

(b) 陰茎の横断面の光顕像（× 12）

(c) 斜前面観

(d) 陰茎の横断

図 27-9　陰茎の構造

561

り，陰茎の内部構造を取り巻いている。

陰茎体には平行に走る3本の円筒状の**勃起組織** erectile tissueがあり，海綿体と呼ばれる。

陰茎の背側には2本の**陰茎海綿体** corpus cavernosum penisがあり，その基部は**陰茎脚** crusという靱帯によって坐骨枝などと結合している。陰茎海綿体は陰茎に沿って亀頭まで伸び，そのなかに中心動脈を含む。

陰茎の腹側には**尿道海綿体** corpus spongiosum penisがあり，尿道海綿体部を取り囲んでいる。この海綿体は尿生殖隔膜の浅筋膜から陰茎の先端まで伸び，先端で広がって亀頭を形成する。尿道海綿体を包む鞘は陰茎海綿体よりも弾性線維が多く，一対の動脈を含む。

勃起組織は弾性結合組織と平滑筋が混在した三次元的な血管迷路からなる。安静状態では動脈の枝は収縮していて，筋によりしっかりと区分けされているので，勃起組織に流れる血流は少ない。副交感神経が刺激を受けると，動脈壁が弛緩し血管が拡張して血流が増加する。すると，海綿体は充満した血液で膨れ上がり，陰茎は固くなって**勃起** erectionが起こる。

勃起して興奮が頂点に達すると，精液は2つの過程を経て放出される。最初の過程は，精液が尿道前立腺部に**排出** emissionされるまでで，この際，交感神経系の働きによって，精管，精嚢，前立腺，尿道球腺の順序に蠕動性収縮が起こる。この収縮によって，精路のなかで精液の液体成分が混合される。坐骨海綿体筋と球海綿体筋において，強力でリズミカルな収縮が始まると**射精** ejaculationが起こる（☞表10-8，表10-9）。坐骨海綿体筋は陰茎の両脇にあり，収縮すると勃起器官を硬くするのに役立つ。球海綿体筋は陰茎の根元を取り巻いており，収縮すると精液を外尿道口の方に押し出す。これらの収縮は脊髄の腰下部，仙骨上部の脊髄分節が関与する反射によって制御されている（☞第14章）。

✓ 受精能を獲得するのに必要な2つの段階について述べなさい。
✓ 精子が支持細胞から離れ，体外に出されるまでの経路を述べなさい。

3. 女性生殖器系

女性生殖器系は，卵子を作り，受精後には胎芽を育てる器官である（図27-10）。**卵巣** ovaryから放出された卵子は，**卵管** uterine tube（Fallopian tube, oviduct）を移動する間に受精し，子宮に到達する。子宮は**腟** vaginaに続いており，腟の開口部は女性外生殖器で囲まれている。男性と同様，様々な腺が女性生殖器の管に開口する。

卵巣，卵管，子宮は子宮広間膜という間膜に包まれている（図27-11，図27-15）。卵管は子宮の両側から子宮広間膜の上端に沿って走り，卵巣の外側で骨盤腔に開く。卵管に付着する子宮広間膜の自由縁は**卵管間膜** mesosalpinxと呼ばれる。**卵巣間膜** mesovariumは子宮広間膜の肥厚したヒダであり，卵巣を支持し固定する。

子宮広間膜は骨盤腔壁や骨盤底に付着し，ここで壁側腹膜と連続する。従って，子宮広間膜は骨盤腔を前後に分割する。子宮後壁と直腸前壁の間にあるくぼみを**直腸子宮窩** rectouterine pouch（ダグラス窩 Douglas' pouch）といい，子宮前壁と膀胱後壁の間を**膀胱子宮窩** vesicouterine pouchという。これらの形態は矢状断で最もよく分かる（図27-10）。ほかにもいくつかの靱帯が子宮や付属生殖器の位置を支持し，固定している。これらの靱帯は，子宮広間膜のなかを走り，卵巣や子宮に達する。子宮広間膜は子宮や卵巣が横にずれたり回転しないように支持しており，そのほかの靱帯は子宮や卵巣が上下にずれないように固定している。

A. 卵巣

卵巣は小さな器官で1対あり，骨盤腔の側壁近くに位置している（図27-10，図27-11，図27-15）。卵巣の大きさは，およそ長さ5 cm，幅2.5 cm，厚さ8 mmで，扁平な卵形を呈し，重さは6〜8 gである。卵巣器官は卵子を作りホルモンを産生する。

卵巣は卵巣間膜と2種類の靱帯（固有卵巣索と卵巣提索）によって固定されている。**固有卵巣索** ovarian ligamentは，子宮側壁の卵管付着部付近から卵巣の内側まで伸びる。**卵巣提索** suspensory ligament of ovaryは，卵巣の外側から卵管開口部を経て骨盤壁に達する。神経やリンパ管とともに，卵巣動・静脈が卵巣提索から卵巣間膜のなかを走り，**卵巣門** ovarian hilumから卵巣に入る（図27-11）。

卵巣は桃〜黄色をしており，その表面は結節状である。卵巣表面は，**胚上皮** germinal epitheliumと呼ばれる単層立方上皮からできた臓側腹膜で被われている。胚上皮は**白膜** tunica albugineaという密性結合組織層を被っている。卵巣内部は皮質と髄質に分けられ，卵子は皮質で形成される（図27-11b）。

a. 卵巣周期と卵発生

卵子の形成過程は**卵子発生** oogenesisと呼ばれ，**卵巣周期** ovarian cycleの一環として，およそ1カ月ごとに起こる。卵子は**卵胞** ovarian follicleという特殊な構造のなかで発達する。男性の性腺と異なり，卵子の幹細胞である**卵祖細胞** oogoniumは，出生前に有糸分裂を完了していて，出生時には約200万個の**一次卵母細胞** primary oocyteが卵巣にある。思春期までにその数は約40万個に減少する。大部分の一次卵母細胞は**閉鎖** atresiaと呼ばれる過程で変性し，閉鎖卵胞を形成する。残った一次卵母細胞は皮質外側の白膜近くに集まり，集塊を形成する。この卵母細胞は単層扁平を呈する卵胞細胞で取り囲まれる。このような初期の卵胞を**原始卵胞** primordial follicleという。

思春期になると，卵胞刺激ホルモン（FSH）の分泌亢進が引き金となって卵巣周期が発現する。いくつかの原始卵胞は刺激を受けてさらに発達していく。この周期を図27-12に示し，以下に要約する。

第1段階：一次卵胞の形成

原始卵胞が活性化されて，**一次卵胞** primary follicleに発達する。卵胞細胞は大きくなり分裂を繰り返す。その結果，卵母細胞の周囲には幾層かの卵胞細胞の層ができる。卵胞壁がさらに肥厚すると卵母細胞と卵胞細胞との間に間隙が生じる。この部位では，卵胞細胞と卵母細胞の微絨毛が咬み合っているが，光顕像では無色透明に見えるため，**透明帯** zona pellucidaと呼ばれる。卵胞細胞は卵母細胞に栄養を供給する。

原始卵胞から一次卵胞への発達と，それに引き続く卵胞の成熟は，FSHの刺激によって起こる。卵胞細胞が大きくなって数が増えると，この細胞から**エストロゲン** estrogenというステロイドホルモンが分泌される。エストロゲンの一部は卵巣皮質に散在する間質細胞からも分泌される。**エストラジオール** estradiolは最も重要なエストロゲンで，排卵前の主要なホルモンである。エストロゲンには以下のような働きがある。

- 骨と筋肉の成長を促進
- 女性の二次性徴の維持
- 性行動および性衝動などの中枢神経の活動に影響

27 生殖器系

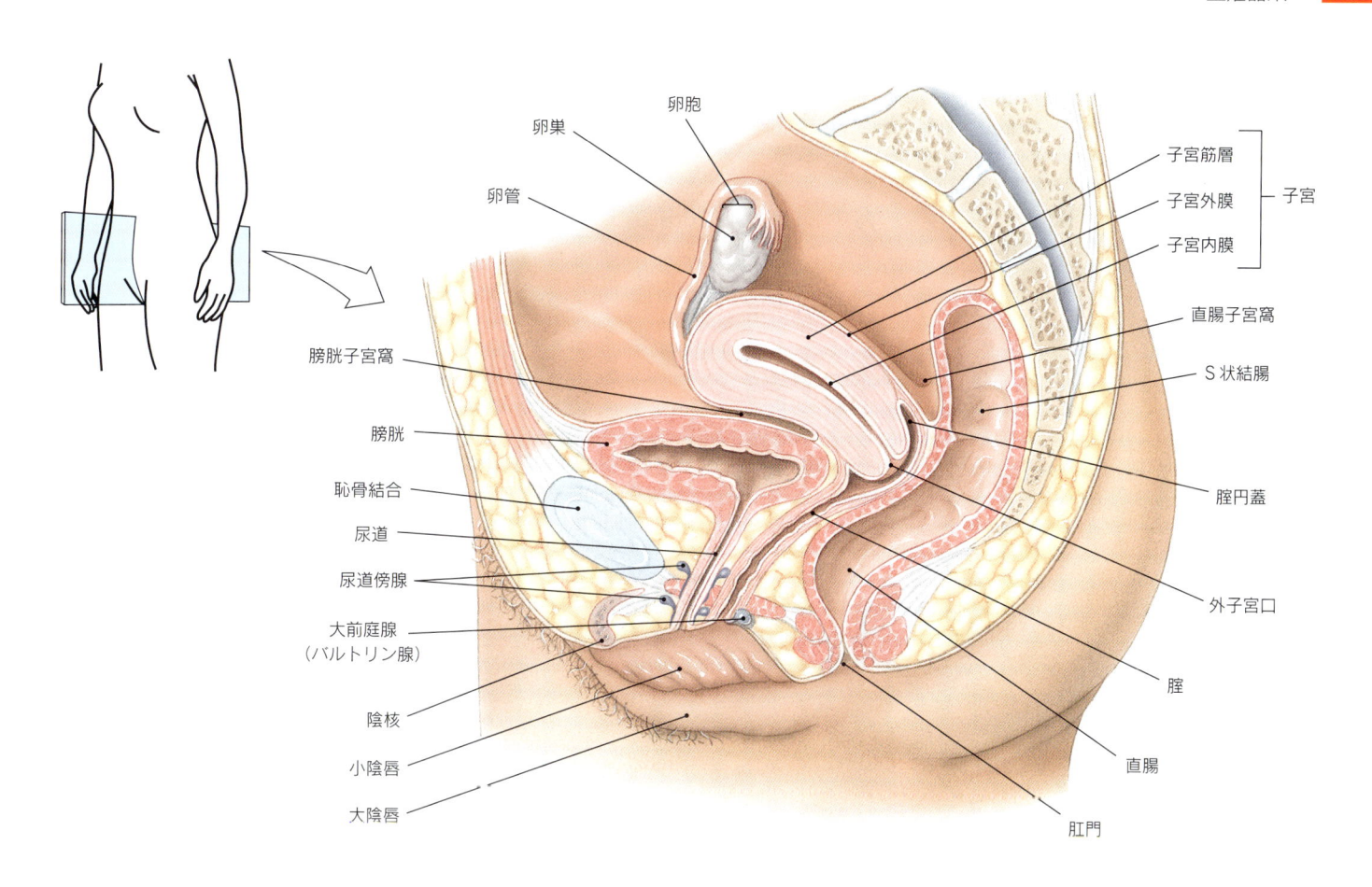

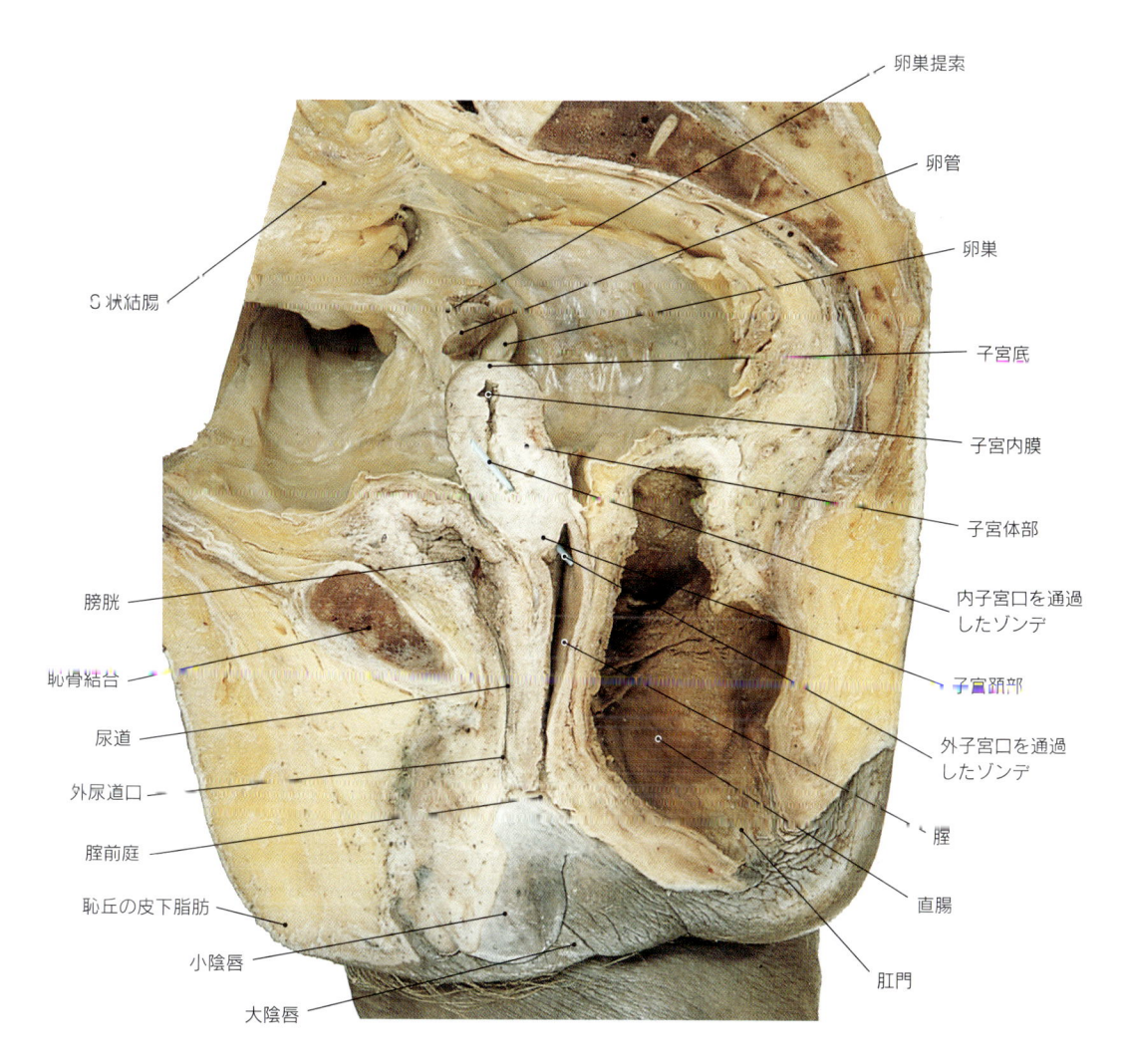

図 27-10 **女性生殖器系**
女性骨盤と会陰の矢状断。

563

図 27-11　卵巣，卵管，子宮

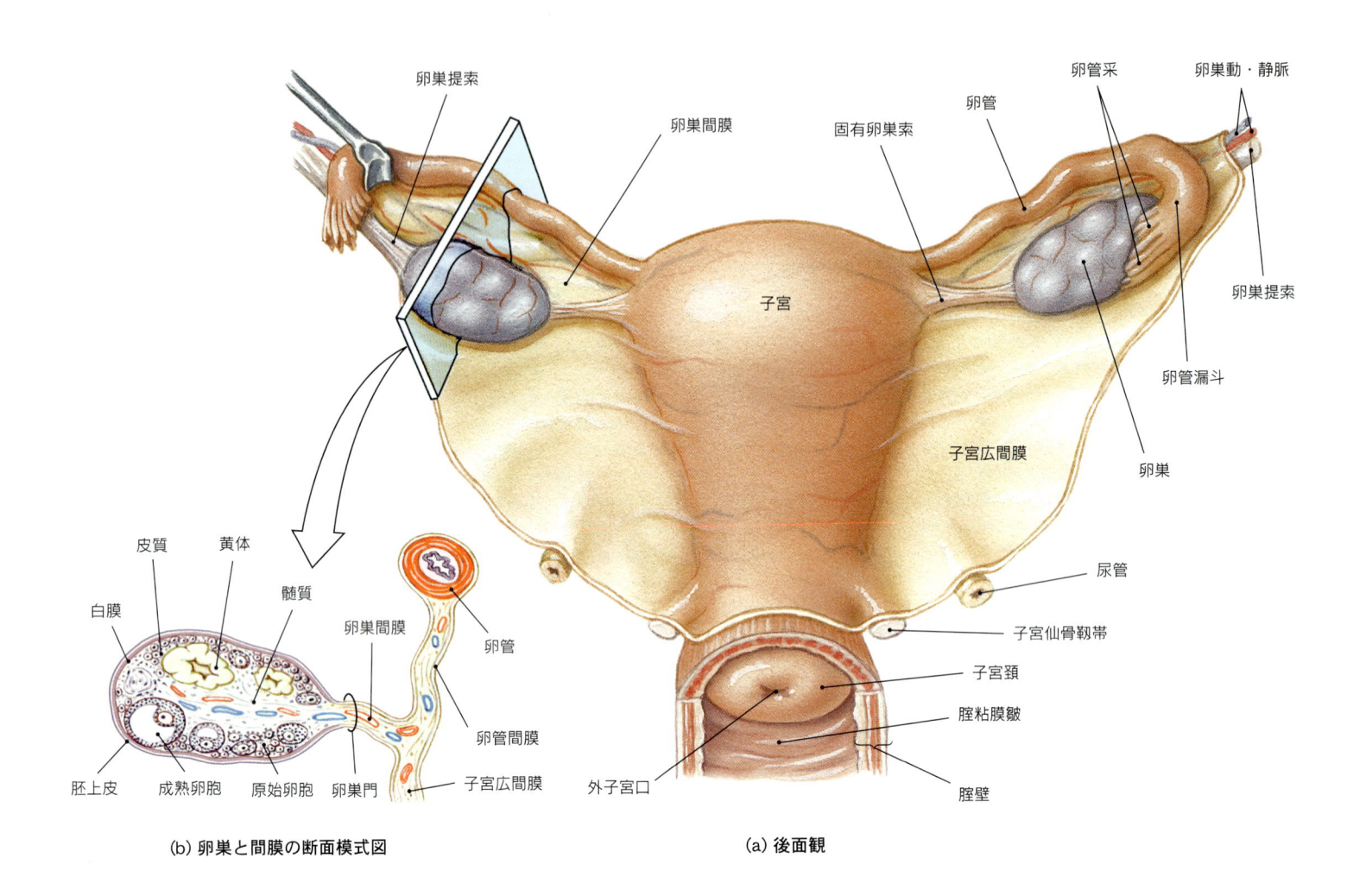

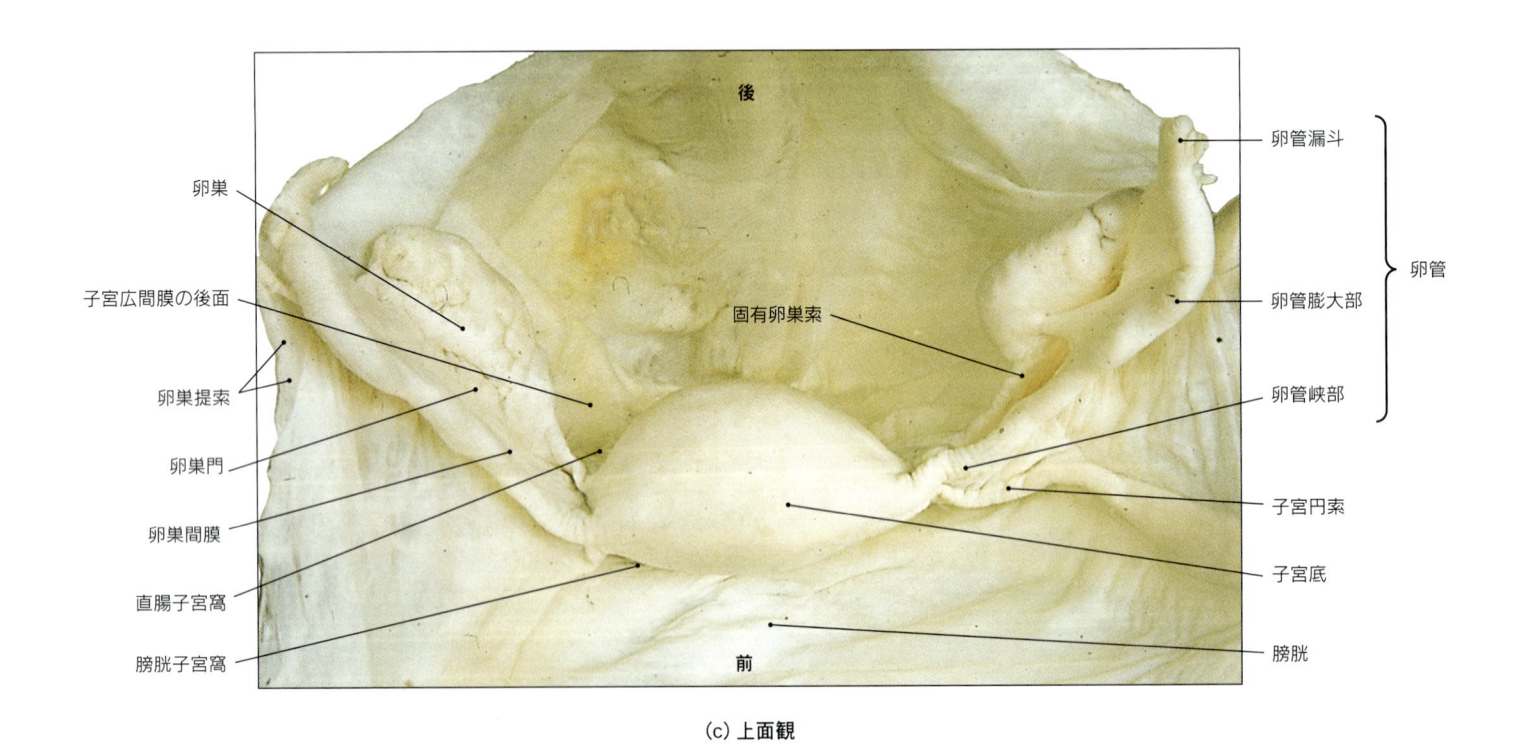

- 生殖腺および器官の機能維持
- 子宮内膜の再生，成長の開始

第2段階：二次卵胞の形成

多くの原始卵胞は一次卵胞になるが，そのうちのわずかな一次卵胞のみが二次卵胞 secondary follicle になる。卵胞壁が肥厚し，深層にある卵胞細胞が液体を分泌し始める。この液体は卵胞液 follicular fluid と呼ばれ，卵胞の内層と外層の細胞群との間隙に貯留し，この間隙を次第に広げていく。このような状態を二次卵胞と呼ぶ。卵母細胞はゆっくりとしか大きくならないが，卵胞全体としては，卵胞液の貯留によって急速に大きくなる。

第3段階：三次卵胞の形成

卵巣周期の開始から8～10日たつと，二次卵胞のうちの1つだけがさらに成熟する。10～14日目になると，直径が約15 mmもある三次卵胞 tertiary follicle（成熟卵胞 mature follicle，グラーフ卵胞 Graafian follicle）に成長する。この卵胞は皮質の全幅にわたって存在し，卵巣の表面に顕著な膨隆を生じる。卵母細胞は卵胞細胞に囲まれているが，拡大した卵胞腔 antrum の方に突出する。

この時期までは，一次卵母細胞は第一分裂の前期に留まっていて，この時期になってようやく第一分裂が完了する。卵子発生における核の分裂過程は精子発生と同じであるが，一次卵母細胞の細胞質は等分されない（図27-13）。つまり，第一分裂によって2個の二次卵母細胞が作られるのではなく，1個の二次卵母細胞 secondary oocyte と小型で機能を持たない1個の極体 polar body を生じる。二次卵母細胞は，二次減数分裂の中期に入るが，この分裂は受精が起こらない限り完了しない。受精が起こると二次減数分裂が完了し，卵と機能を持たない極体を生じる。従って，卵子発生では，大きさが等しい4個の生殖子を産生するのではなく，一次卵母細胞の細胞質の大部分を有する単一の卵子と，余分な染色体を入れるだけの極体を生じることになる。

第4段階：排卵

卵子の卵巣からの放出を排卵 ovulation という。排卵が近づくと，二次卵母細胞とそれを囲む卵胞細胞は卵胞壁から離れ，卵胞腔のなかを自由に漂うようになる。これは通常，28日周期の場合，第14日目に起こる。この時期の卵母細胞を囲む卵胞細胞は放線冠 corona radiata と呼ばれる。膨張した卵胞壁はやがて破裂し，卵母細胞と卵胞液を腹腔内に放出する。粘性のある卵胞液によって放線冠が卵巣表面に付着し，卵母細胞は卵管内へ移動する。排卵は，黄体化ホルモン（LH）が急上昇して起こる。LHには卵胞壁を脆弱にして排卵を促す働きがある。三次卵胞が完成すると，エストロゲンの値がピークに達し，これに惹起されてLHが突然大量に分泌される。周期の開始から排卵の完了までの期間を卵胞期 follicular phase という。

第5段階：黄体の形成

排卵後，卵胞は崩壊し，破れた血管から卵胞内腔へ出血が起こる。やがて残った卵胞細胞が増殖するが，黄色を呈するので黄体 corpus luteum と呼ばれる。この黄体の形成はLHの刺激によって起こる。

黄体に含まれる脂質はプロゲスチン progestin というステロイドホルモンの合成に利用される。主要なプロゲスチンはプロゲステロン progesterone である。エストロゲンも黄体から分泌されるが，プロゲステロンが排卵後に分泌される主要なホルモンであり，子宮の妊娠準備状態を整えるのに働く。

第6段階：白体の形成

妊娠が起こらなければ，黄体は排卵後約12日目に変性を始め，プロゲステロンとエストロゲンの値が顕著に低下する。線維芽細胞が黄体に浸潤し，やがて白体 corpus albicans と呼ばれる白色の瘢痕組織を形成する。黄体の崩壊や退縮は卵巣周期の終わりを示す。排卵から白体の退縮までを卵巣周期の黄体期 luteal phase という。

卵巣周期の終期に起こるプロゲステロンとエストロゲンの分泌低下が引き金となって，視床下部からゴナドトロピン放出ホルモン gonadotropin-releasing hormone（GnRH）が分泌される。その結果，下垂体前葉でのFSHおよびLH産生を引き起こし，次の卵巣周期が始まる。

b. 加齢と卵子発生

原始卵胞は，一次卵母細胞を経て二次卵母細胞にまで成熟する。排卵時には，通常1個の二次卵母細胞が骨盤腔内に放出される。思春期には一側の卵巣に約20万個の原始卵胞がある。しかし，排卵開始から閉経までの約40年間に，500個前後の卵子が排卵されるのみである。

B. 卵管

卵管 uterine tube は，長さが約13 cmある中空の筋性の管である（図27-10，図27-11，図27-14，図27-15c）。卵管は以下の3つの部位に分けられる。

- 卵管漏斗 infundibulum：卵巣に最も近い端を卵管漏斗といい，漏斗状に広がっている。卵管漏斗には卵管采 fimbriae と呼ばれる多数の指状突起がある。卵管漏斗の内面には線毛細胞があり，卵管膨大部へ向けて運動する。
- 卵管膨大部 ampulla：卵管膨大部は卵管の中央よりやや外側にある膨らんだ部分である。ここは受精が起こる場である。
- 卵管峡部 isthmus：子宮壁に近い卵管は狭くなっており，ここを卵管峡部という。卵管峡部は子宮腔に開口する。

卵管の組織

卵管の内面は単層円柱上皮で被われているが，この上皮には線毛のあるものとないものがある（図27-14c）。その外側は密な平滑筋層で取り囲まれている（図27-14b）。

卵管内の物質輸送は，線毛運動と卵管の蠕動運動による。この運動は，下腹神経叢からの交感・副交感神経の支配を受ける。卵管は二次卵母細胞を運ぶが，卵管漏斗から子宮まで移動するのに3～4日かかる。受精が成立するためには，二次卵母細胞の移動開始から12～24時間の間に精子と遭遇する必要がある。通常，受精は卵管膨大部で起こる。

卵管は脂質やグリコーゲンを含む液体を分泌し，精子や前胚子に栄養を与える。受精しなかった卵母細胞は，卵管の終末部や子宮内で変性する。

> **臨床ノート　骨盤炎症性疾患**
>
> 卵管に感染が波及すると，女性不妊の主な原因となる。性感染症によるものが多く，この症例の50～80％が，淋菌 Neisseria gonorrhoeae 感染による淋病 gonorrhea によるものと考えられる。骨盤炎症性疾患 pelvic inflammatory disease（PID）は腟内在菌によっても起こり，発熱，下腹部痛，白血球数増加をきたす。重篤な場合では，感染がほかの内臓に及んだり，汎発性腹膜炎を起こしたりすることがある。

27

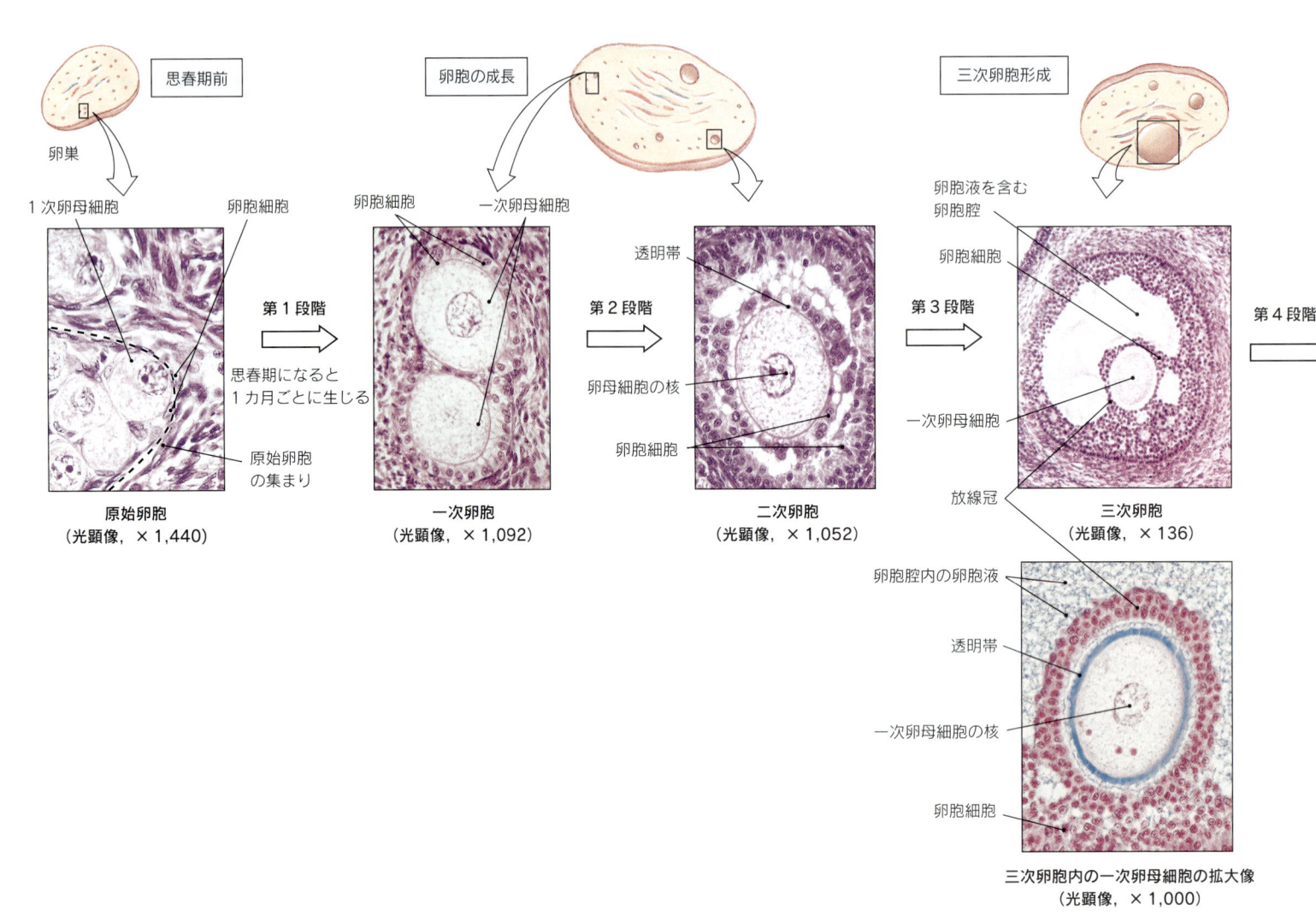

思春期前 / 卵胞の成長 / 三次卵胞形成

原始卵胞（光顕像，×1,440）→ 第1段階 → 一次卵胞（光顕像，×1,092）→ 第2段階 → 二次卵胞（光顕像，×1,052）→ 第3段階 → 三次卵胞（光顕像，×136）→ 第4段階

三次卵胞内の一次卵母細胞の拡大像（光顕像，×1,000）

図 27-12　卵巣周期
卵巣周期における卵胞の発達を示す。卵子発生における核の変化は図 27-13 を参照のこと。

性的活動を営む若い女性にこの疾患の発生が高く，抗生物質による治療が行われる。卵管に炎症が及んで瘢痕化をきたすと，受精卵の輸送が妨げられて不妊の原因となる。近年，**クラミジア** Clamydia による感染症が増加してきており，骨盤炎症性疾患の起因菌の約半数を占める。クラミジア感染症の症状は軽微であるが，卵管の瘢痕化をきたし，不妊の原因となることも多い。

C. 子宮

子宮 uterus は，発生中の胚や胎児を保護するとともに，栄養を供給して老廃物を除去する。子宮の壁の大部分は平滑筋からできており，この筋が収縮することによって，出生時に胎児が娩出される。骨盤腔内での子宮の位置やほかの骨盤臓器との関係を図 27-10，図 27-11，図 27-15c に示した。

子宮は，長さ約 7.5 cm，最大径 5 cm のナスビ形をした器官で，重さは 30〜40 g ある。子宮は前方に屈曲しており，全体として前に傾いている（**前傾前屈** anteflexion）。つまり，通常，子宮は膀胱の上面から後面にかけて横たわっている（図 27-10）。これとは逆に，子宮が仙骨に向けて後方に屈曲していることがある（**後屈** retroflexion）。後屈は成人女性の約 20 ％に見られるが，臨床的に問題になることはほとんどない。

a. 子宮の支持靱帯

シート状の子宮広間膜に加え，以下の 3 種類の靱帯によって子宮が保持されている（図 27-15a）。

- **子宮仙骨靱帯** uterosacral ligament：子宮の外側面から仙骨前面まで伸び，子宮体が下方向と前方向に動かないように固定している。
- **子宮円索** round ligament of uterus：卵管基部の下で子宮の外側縁から起こる。前方に向かって伸び，鼡径管を通って，外性器の結合組織中に終わる。この靱帯は主に子宮の後方への動きを制限する。
- **基靱帯** cardinal ligament：子宮頚と腟から，骨盤外側壁に張る。この靱帯も子宮が下方向へ動くのを防止する。
- **その他**：骨盤底の骨格筋と筋膜によっても子宮は支持されている。

b. 子宮内部の解剖

子宮体 uterine body, corpus は子宮の最大の部位である（図 27-15c）。**子宮底** uterine fundus は，卵管付着部より上の子宮体の丸いドーム状の部位である。子宮体は**子宮峡部** isthmus of uterus という狭窄部に終わる。**子宮頚** cervix は，下部の峡から腟までをいう。

子宮頚は約 1 cm ほど腟内に突出する。子宮頚の遠位端には**外子宮口** external os of uterus が開く。外子宮は細い**子宮頚管** cervical canal を経て**内子宮口** internal os of uterus に至り，子宮体の**子宮腔** uterine cavity に開口する。頚管と外子宮口は粘膜で被われており，腟から

生殖器系

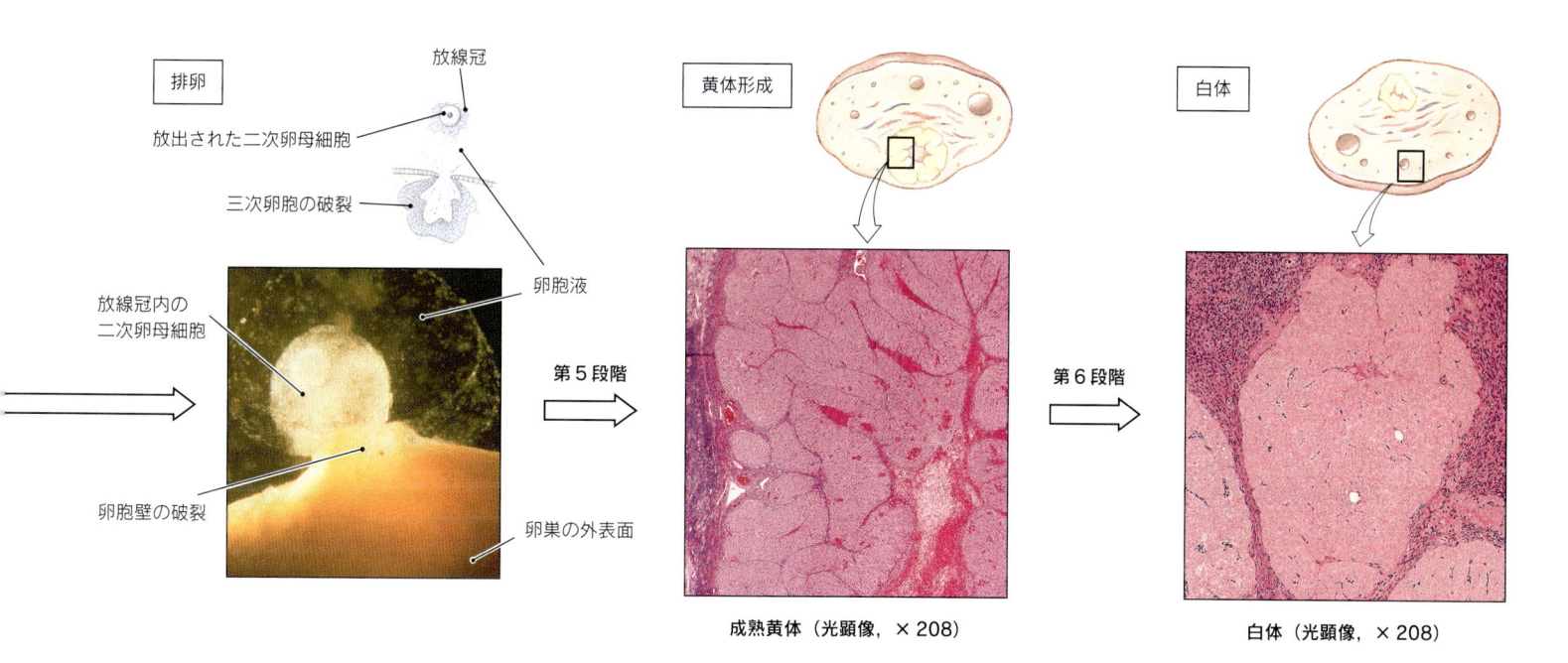

排卵
放線冠
放出された二次卵母細胞
三次卵胞の破裂
放線冠内の二次卵母細胞
卵胞液
卵胞壁の破裂
卵巣の外表面

第5段階 →

黄体形成

成熟黄体（光顕像，×208）

第6段階 →

白体

白体（光顕像，×208）

子宮へ細菌が侵入するのを防止している。排卵が近づくとこの粘液の成分が変化し，より水分が多くなる。粘液が粘稠だと，精子の子宮への侵入が困難となり，受精が起こりにくい。このため，粘稠度を下げる薬剤を用いて女性不妊の治療を行うことがある。

子宮は，子宮動脈と卵巣動脈の枝によって栄養される。また，子宮には多数のリンパ管も発達している。子宮は，下腹神経叢および第3〜4仙髄からの自律神経支配を受ける。子宮からの感覚神経は第11，12胸神経を経て脊髄に入る。

c. 子宮壁

子宮壁の厚さは常に変動している。出産していない成人女性の子宮壁の厚さは約1.5 cmである。子宮壁は以下の3層からなる。子宮壁は外側に筋性の**子宮筋層** myometriumを，内側に粘膜である腺性の**子宮内膜** endometriumを持つ。子宮底と子宮体の前後の表面は，腹膜につながる漿膜に被われる。この漿膜は，**子宮外膜** perimetriumとも呼ばれる（図27-15c，図27-16）。子宮内膜は，子宮体積の約10％を占める。子宮内膜の腺性および血管組織は，発達中の胎児に必要な生理的要求を満たす。子宮内膜表面には無数の子宮腺が開口しており，これらの腺は粘膜固有層に深く伸び，ほぼ子宮筋層にまで達する。エストロゲンの影響下で，子宮腺，血管，内皮は，月ごとの子宮周期によって変化する。

子宮筋層は子宮壁の最も厚い部位であり，子宮体積のほぼ90％を占める。子宮筋層内の平滑筋は，縦層，横層，斜層がある。子宮筋層の平滑筋は，胎児を子宮から腟に押し出す主な力になる。

臨床ノート 子宮頸癌

子宮頸癌 cervical cancerは，成人の女性で最もよく見られる生殖器系の癌である。

子宮頸癌は末期まで症状が出ることが少なく，末期には性交後の腟出血，骨盤痛などが出現する。子宮頸癌の死亡率を下げるには，早期発見が重要である。検査方法としては，解剖学者でもあり細胞学者でもあった George Papanicolaou 博士の名にちなんだパップスメアというスクリーニングテストが用いられる。頸部の上皮の剥離した表層細胞や，上皮表面からかき剥がされた検体を検査する。アメリカ癌学会では，20歳と21歳で年1回のパップテストを，その後1〜3年おきに65歳までスメア検査を受けるように奨励している。

この癌の発症因子の1つにヒトパピローマウイルス（HPV）が挙げられる。このウイルスは性的接触によって感染するので，複数の男性との性交歴を持つ女性は，子宮頸癌になるリスクが増える。

限局していて非浸潤性の子宮頸癌は，癌の部分の摘出が行われる。進行した癌では，**子宮摘出術** hysterectomyが行われ，リンパ節摘出，放射線療法，化学療法が併用されることが多い。

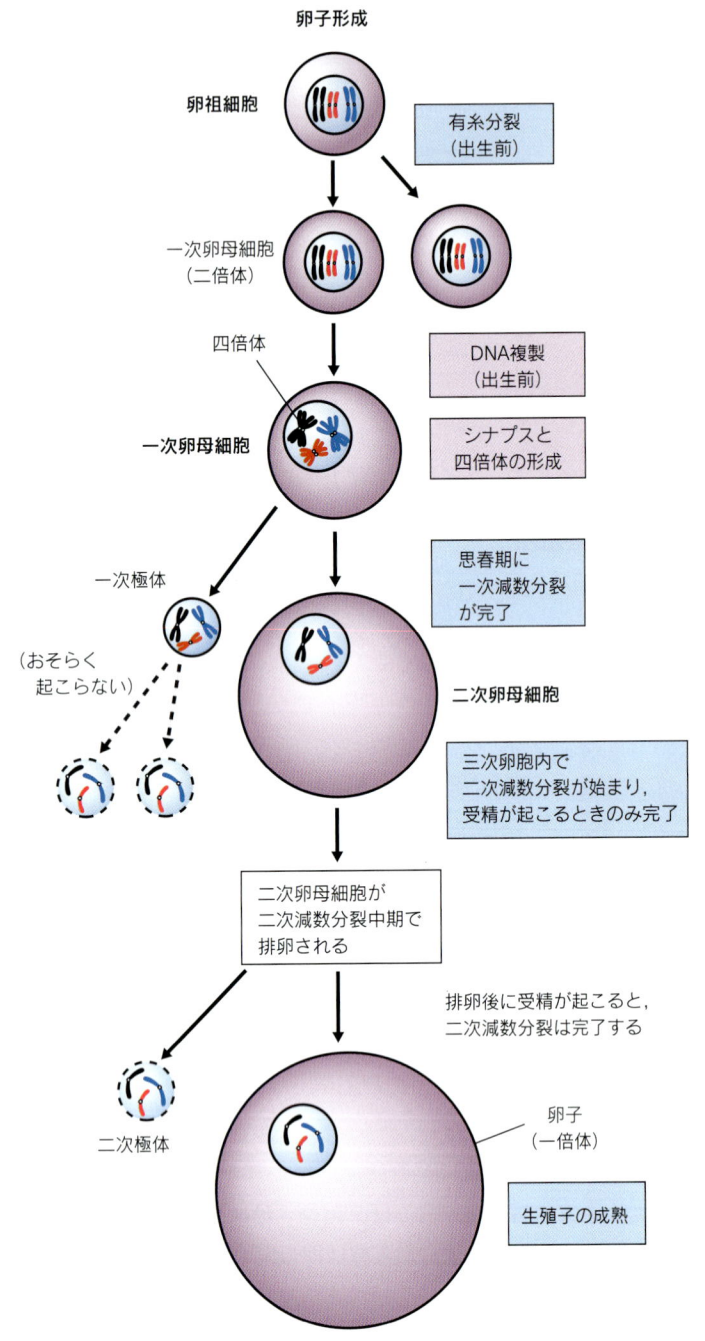

図 27-13　減数分裂と卵子形成

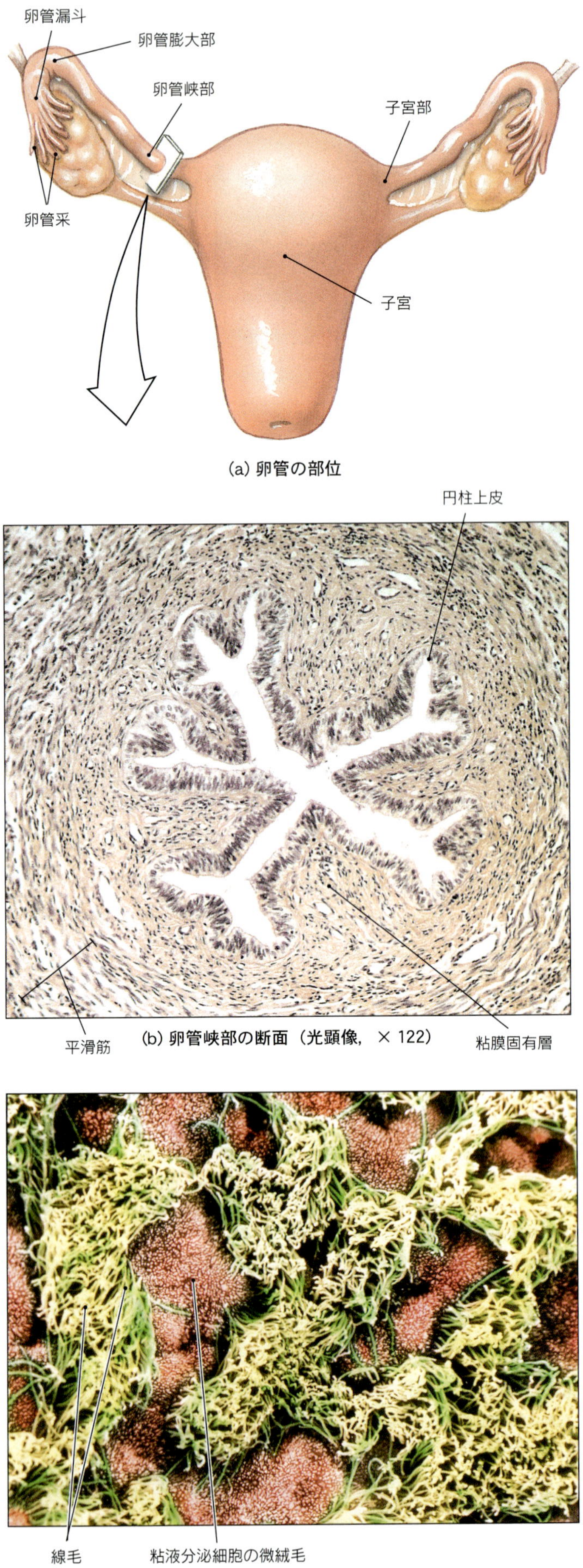

図 27-14　卵管
(a) 卵管の部位
(b) 卵管峡部の断面（光顕像, × 122）
(c) 上皮表面のSEM像（擬似カラー像）

d. 子宮の血液供給

子宮は内腸骨動脈の枝から起こる子宮動脈と，卵巣動脈の分枝から血液を受ける（図 27-15c）。子宮に至る動脈には多数の吻合がある。体位の変化や妊娠によって子宮の形が変化しても，この吻合によって子宮への血流が確保される。

子宮筋層内では，子宮動脈は子宮内膜を取り囲む**弓状動脈** arcuate artery となり，そこから**放線動脈** radial artery が分枝し，子宮内膜の基底層へ血液を送る**直動脈** straight artery となる。その先は**ラセン動脈** spiral artery となって子宮内膜の機能層に血液を供給する（図 27-16）。

e. 子宮の組織

子宮内膜は，子宮腔側の**機能層** functional layer と子宮筋層に接する**基底層** basal layer とに分けられる。機能層は厚くて子宮内膜の大部分を占め，子宮腺の大部分が含まれる。基底層は子宮内膜を子宮

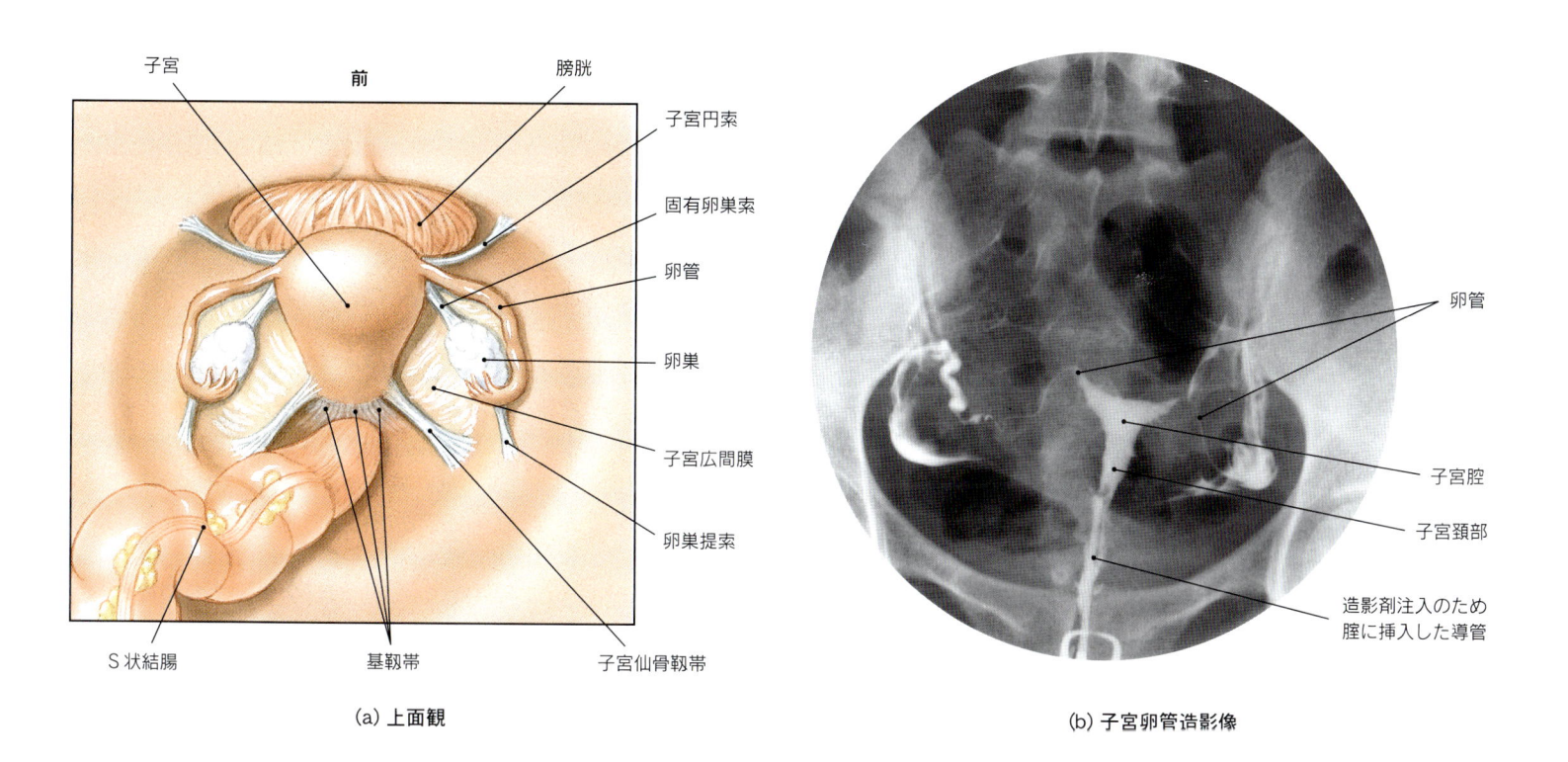

生殖器系

(a) 上面観

(b) 子宮卵管造影像

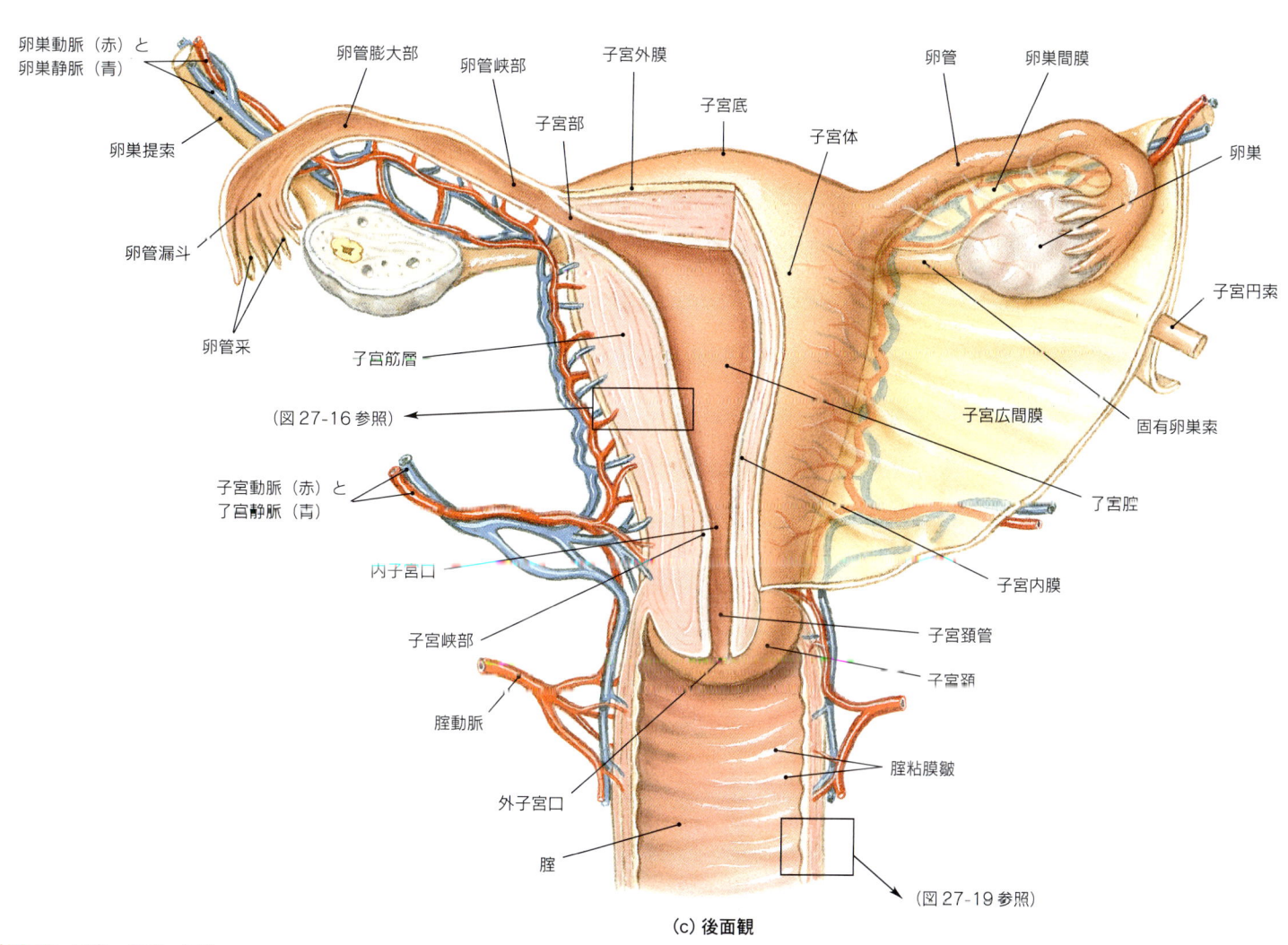

(c) 後面観

図 27-15　子宮，卵管，卵巣

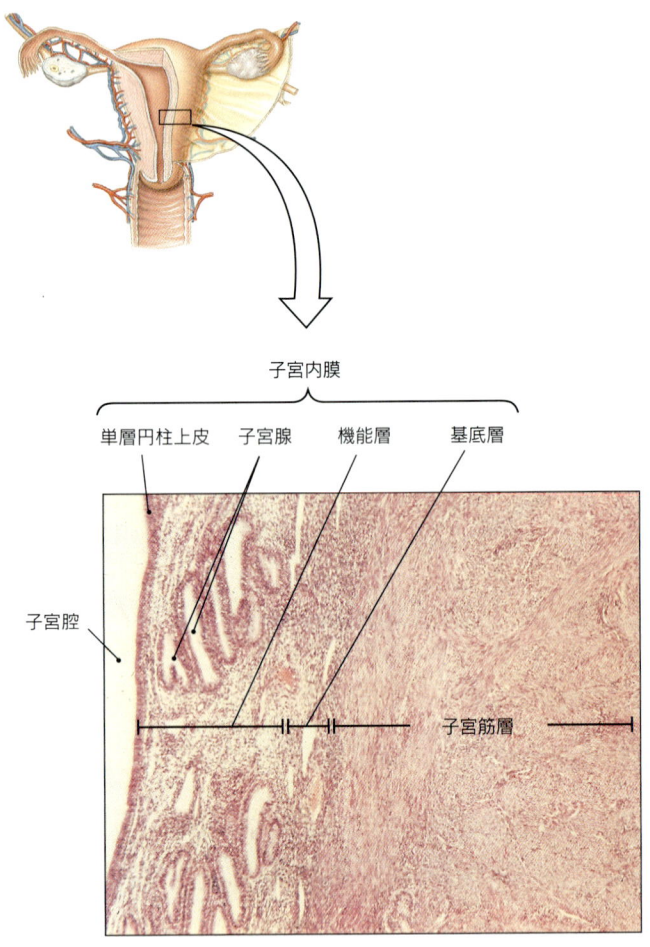

(a) 子宮（光顕像，×32）

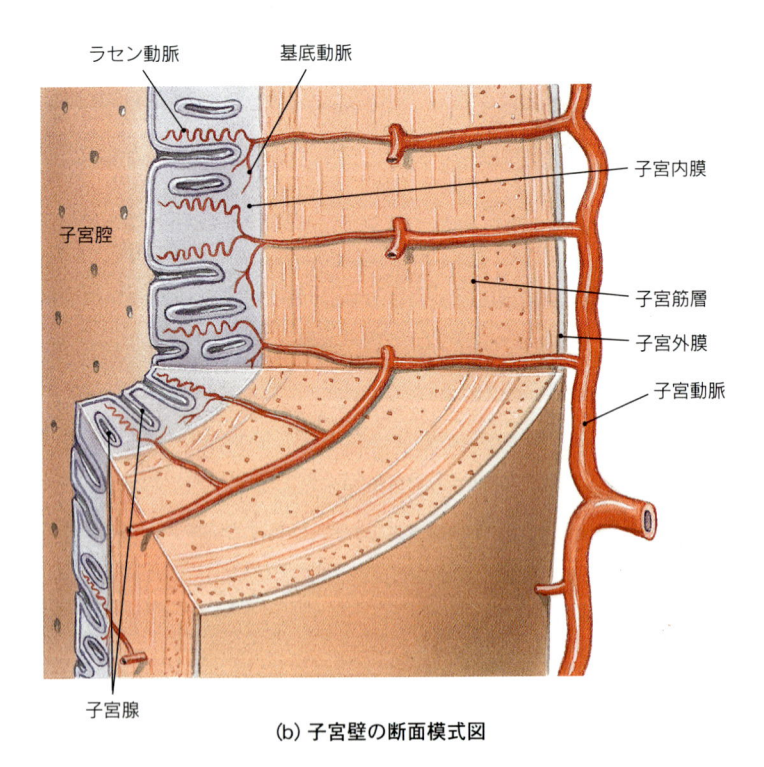

(b) 子宮壁の断面模式図

図 27-16　子宮壁の構造

筋層に付着させ，子宮腺の基底部が含まれる（図27-16a）。

基底層の構造は比較的一定しているが，機能層の構造は，性ホルモンに反応して周期的に変化する。

f. 子宮周期

子宮周期 uterine cycle（月経周期 menstrual cycle）は①月経，②増殖期，③分泌期の3段階からなり，その期間は平均28日であるが，正常人でも21～35日までの幅がある。これらの段階は，卵巣周期の調節に関わるホルモンに反応して起こり（図27-18），子宮内膜はそれぞれ特徴的な所見を呈する（図27-17）。

● 月経 menses

子宮周期は月経の開始とともに始まる。これは，子宮内膜の機能層が大規模に崩壊を始める時点である。内膜を栄養していた動脈が収縮し，血流が減少するので，機能層にある分泌腺や組織が壊死する。そして，動脈が破れ，血液が機能層の結合組織内に流出する。血液や変性組織とともに子宮内膜が脱落し，外子宮口を経て腟から排出される。このような組織の脱落を月経 menstruation と呼び，すべての機能層が失われるまで続く。月経は通常1～7日間続き，この期間で約35～50 mℓの血液が失われる。痛みを伴う月経は月経困難症 dysmenorrhea と呼ばれ，子宮の炎症や収縮，あるいは近接する構造に起因するものと考えられている。

月経は，卵巣周期の終わりにプロゲスチンとエストロゲンの濃度が低下すると起こり，次の卵胞が発達し，エストロゲン値が再び上昇するまで続く（図27-18）。

● 増殖期 proliferative phase

子宮腺の基底部を含む基底層は，血液循環が保たれるので，壊死したり脱落することはない。月経が終わると，エストロゲンの影響を受けて子宮腺の上皮細胞が増殖し，子宮内膜は再生を開始する（図27-17b）。子宮内膜が増殖するとともに血管が新生し，機能層は完全に再建される。このような子宮内膜の組織再編の時期を増殖期という。子宮内膜の増殖は，卵巣内での一次および二次卵母細胞の大型化と同時に起こるため，前排卵期と呼ぶこともある（図27-18）。

排卵が起こる前には，機能層は厚さが数mmになり，子宮内膜腺が基底層との境界部にまで伸び，グリコーゲンに富む粘液を産生する。機能層は血管に富み，子宮筋層のより大きな動脈から，ラセン動脈が内表面に向かってラセン状に上っていく。

● 分泌期 secretory phase

排卵が起こると，子宮内膜腺は盛んに分泌しながら肥大する。それに伴って，動脈が機能層のなかをラセン状に伸長していく（図27-17c）。このような変化は，黄体から分泌されるプロゲスチンとエストロゲンの作用によって起こる（図27-18）。分泌期は排卵時に始まり，黄体が残っている間持続する。この時期は後排卵期と呼ばれる。

分泌活動は，排卵後約12日で最も盛んになる。これを過ぎると腺活動は低下し，黄体がホルモンの産生を止めるとともに子宮周期が終了する。分泌期は通常14日間続く。その結果，月経初日から14日前の日が排卵日であるということができる。

g. 初潮と閉経

子宮周期は，10歳を過ぎた頃に初潮 menarche とともに始まる。この周期は45～55歳ぐらいに閉経 menopause が起こるまで続く。この間，規則性な子宮周期は妊娠によって中断されるばかりでなく，ある種の疾患，ストレス，飢餓などの異常な状況によっても中断される。

生殖器系

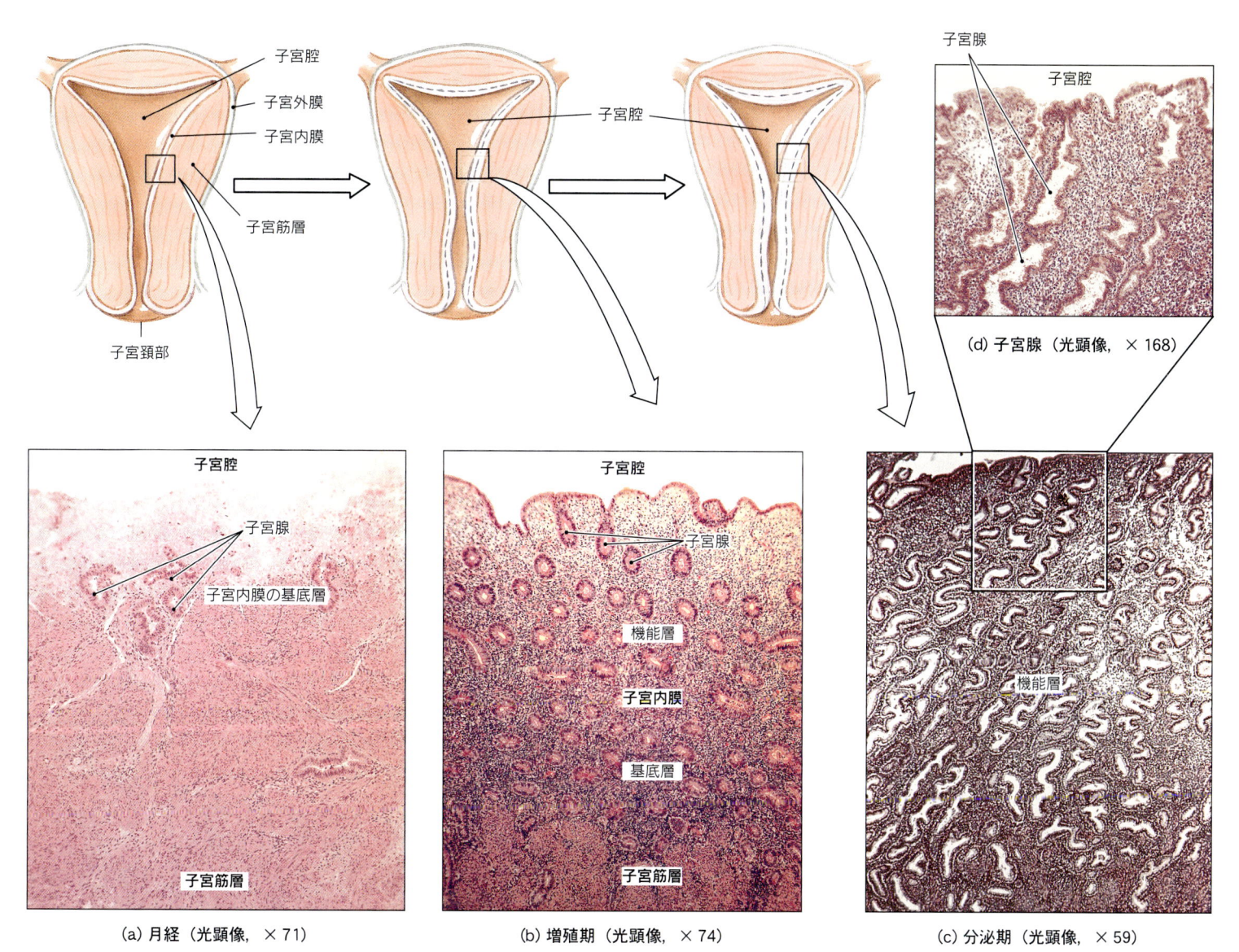

(a) 月経（光顕像, ×71）
(b) 増殖期（光顕像, ×74）
(c) 分泌期（光顕像, ×59）
(d) 子宮腺（光顕像, ×168）

図 27-17　子宮周期における子宮内膜の変化

D. 腟

　腟 vagina は弾性のある筋性の管で，子宮頚から腟前庭に伸びる（図 27-10，図 27-11a）。長さは 7.5〜9 cm あるが，膨張性に富む。

　腟の近位端では，子宮頚部が腟管 vaginal canal に突出する。子宮頚の周囲の浅い陥凹を腟円蓋 fornix of vagina という。腟の後方には直腸が平行に走り，前方では尿道が腟の上壁に沿って走る。腟は内腸骨動・静脈（あるいは子宮動・静脈）の腟枝 vaginal branch から血液供給を受ける。支配神経は，下腹神経叢，仙骨神経の $S_2 〜 S_4$，陰部神経の分枝に由来する。

　腟には以下の3つの働きがある。
- 月経血を排出するための通路。
- 性交中に陰茎を入れる交接器。
- 出産の際，胎児が通過するための産道の一部。

臨床ノート　腟炎

　腟の感染は腟炎 vaginitis と呼ばれ，真菌，細菌などによって引き起こされる。この病気は様々な不快感のほかに，精子の生存に影響を及ぼして受精能が低下することがある。腟炎にはいくつかの型があり，軽度の腟炎は比較的よく起こる。

　カンジダ症 candidiasis は，カンジダという真菌の感染による。カンジダは，正常女性でも，その 30〜80％に腟内に常に存在する菌である。発症すると掻痒感や灼熱感があり，多量の白色分泌物などの症状が出る。治療には，抗真菌剤の局所投与が行われる。

　細菌性（非特異性）腟炎 bacterial (nonspecific) vaginitis は，多数および数種類の細菌感染に起因する。原因となる細菌は，約 30％の成人女性で，少数常在している。この腟炎では，腟分泌物に上皮細胞と多数の細菌が認められる。治療には抗生物質が有効である。

　トリコモナス症 trichomoniasis は寄生虫の一種である腟トリコモナスの感染に起因し，性的接触により持ち込まれる。性感染症なので，再感染を防止するには，双方とも治療を受ける必要がある。

　トキシック・ショック症候群 toxic shock syndrome (TSS) は，ブドウ球菌 Staphylococcus による重篤な腟感染が原因で，高熱，のどの痛み，嘔吐，下痢，広汎性発疹などが出現する。進行すると，ショック症状や呼吸困難を起こしたり，腎不全あるいは肝不全を発症することがあり，10〜15％が死亡する。生理用タンポンの使用が原因となることもあり，擦過傷や火傷の後に細菌感染を起こして発症することもある。

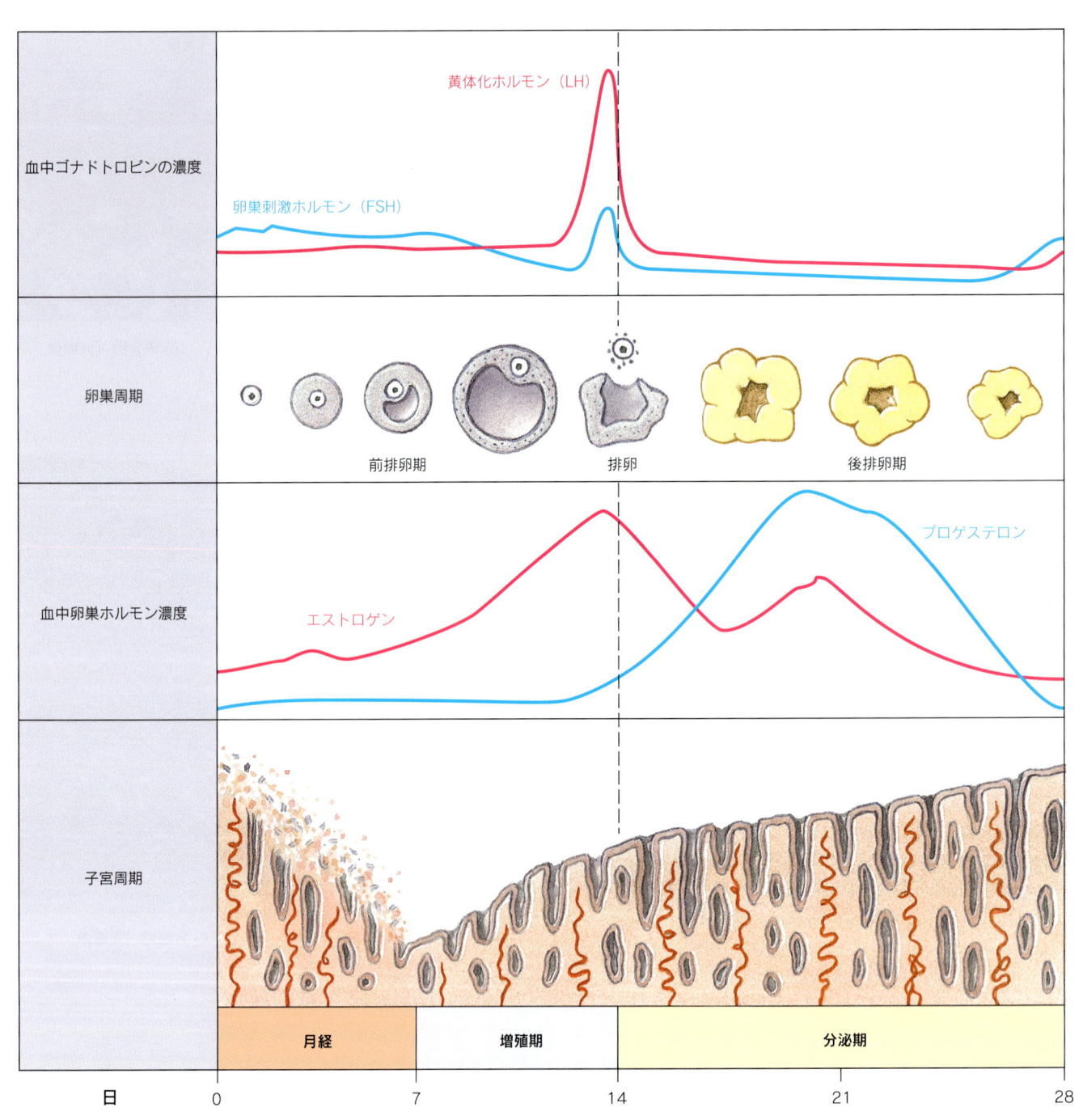

図 27-18　女性生殖器のホルモン調節

腟の組織

腟壁には血管網と平滑筋層があり，その表面は子宮頸腺からの分泌液と上皮を通過してきた水分によって潤されている。腟と腟前庭の境界には，**処女膜** hymen と呼ばれる弾性のある上皮のヒダがあり，腟の入口を部分的に塞いでいる。腟口の両側には球海綿体筋が走り，この筋の収縮によって腟口が狭められる。この筋の下層には，勃起組織である前庭球がある（図 27-20b）。球海綿体は，男性の尿道海綿体と同じ組織に由来する（☞発生学ノート「生殖器系の発生」）。球海綿体と尿道海綿体はその構造と起源が同様であるため，相同器官という。

腟の内腔は重層扁平上皮で被われていて（図 27-19），弛緩状態では横走する多数のヒダ（腟粘膜皺）がある（図 27-15c）。下層の粘膜固有層は厚くて弾性があり，小血管，神経，リンパ節を含む。腟粘膜は，弾性のある平滑筋層に取り囲まれている。この平滑筋線維は輪走および縦走の束に配列をなし，子宮筋層と連続している。子宮に続く腟後壁上部では，骨盤腹膜の漿膜で被われているが，それ以外の部位では線維性結合組織からなる外膜で被われる。

腟には常在細菌がおり，子宮頸管粘液中の栄養分で維持されている。これらの細菌の代謝活動によって酸性環境が作られ，病原体の成長が阻害されている。酸性環境は精子の運動性を阻止するので，精液の緩衝作用は妊娠が成立するために重要である。

E. 外陰部

女性の生殖器や尿道が外界に開口する部位は，**外陰部** vulva, pudendum と呼ばれる（図 27-20a）。外陰部の前方には恥丘があり，外側には大陰唇がある。**恥丘** mons pubis は恥骨結合の前方にある膨隆をいい，豊富な皮下脂肪によって形成される。

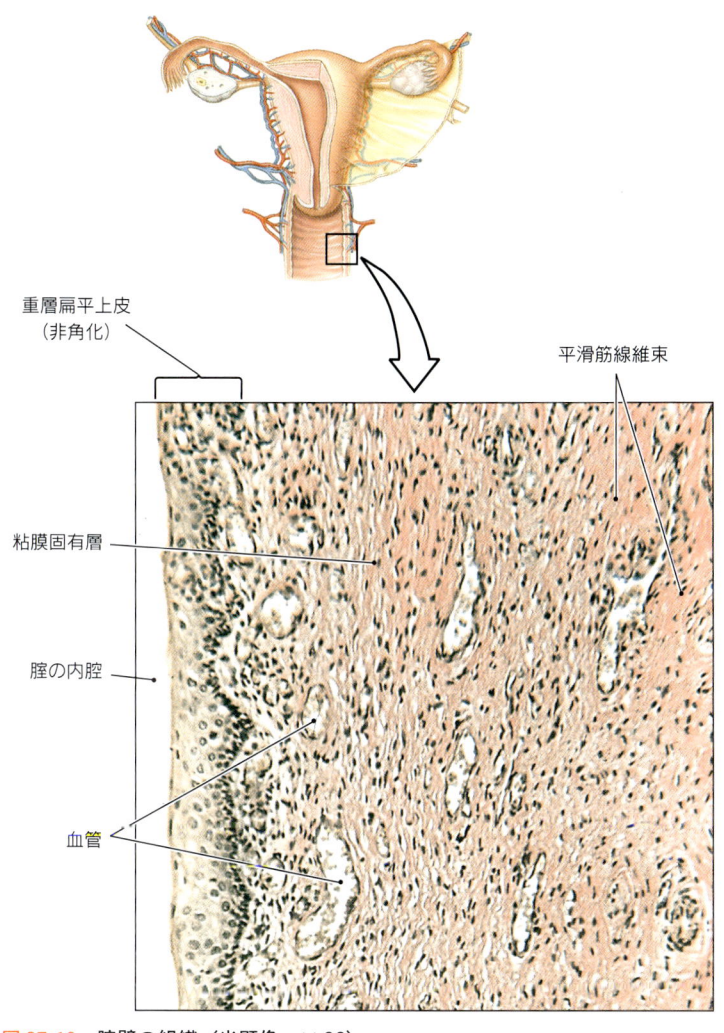

生殖器系

大陰唇 labium majus は，発生学的に男性の陰嚢と相同である。大陰唇の皮下には脂肪組織がよく発達しており，小陰唇を取り囲んでいる。大陰唇の外縁は恥丘と同様に毛で被われているが，内側面は粘膜様で，エックリン汗腺とアポクリン汗腺が開口する。

小陰唇 labium minus は大陰唇の内側にあり，前後に走るヒダで，毛のない皮膚に被われている。小陰唇は腟前庭 vestibule of vagina を取り囲んでおり，その前端は陰核 clitoris に至る。

腟前庭の前部には尿道が，後部には腟が開口する。多数の小さな小前庭腺 lesser vestibular gland が，腟前庭に開口し粘液を分泌する。性的刺激に伴い，大前庭腺 greater vestibular gland の粘液性の分泌物が腟口の後外側部に分泌される。この粘液腺は，男性の尿道球腺に相当する。

陰核の内部には，左右1対の陰核海綿体と呼ばれる勃起組織があり，その先端は結合組織性の陰核亀頭となっている。陰核の体部は前方から陰核包皮 prepuce of clitoris で取り囲まれている。陰核は性的刺激に伴い，充血して勃起する。発生学的に陰核は男性の陰茎に相当する（☞ 発生学ノート「生殖器系の発生」）。

F. 乳腺

新生児は自活することはできず，母親の乳腺 mammary gland から分泌される母乳が栄養源となる。乳汁分泌 lactation は，女性に特有

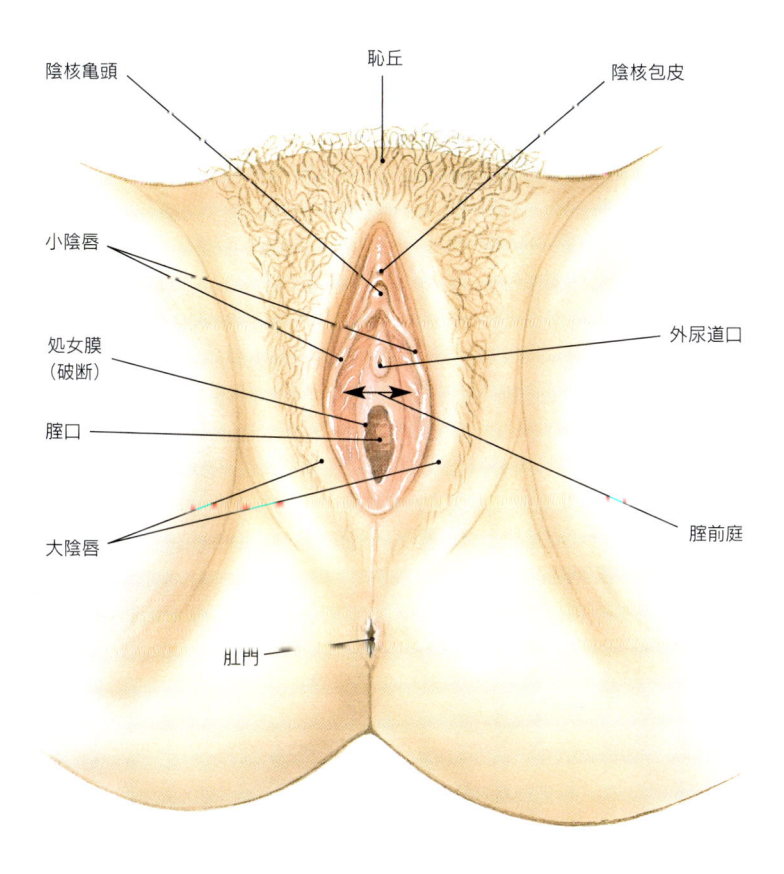

図 27-19　腟壁の組織（光顕像，×36）

(a) 下面観　　　(b) 前頭断

図 27-20　女性の外生殖器

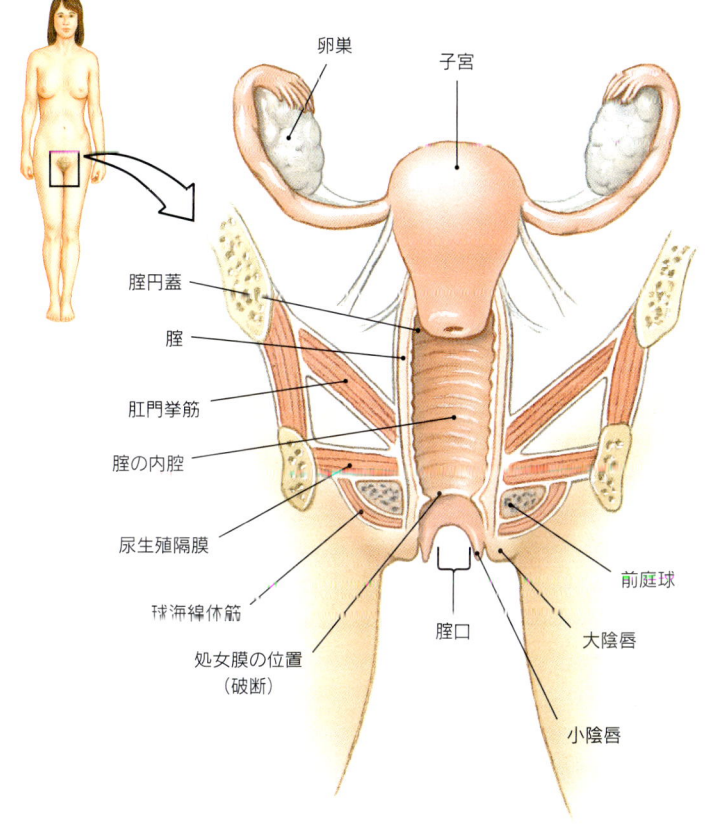

な器官である**乳房** brest の乳腺で起こる。

　乳腺は，乳房の皮下組織のなかにある（図 27-21a, b）。乳房の項部には**乳頭** nipple があり，ここで乳腺の導管が体表に開く。乳頭を囲む暗褐色の部分を**乳輪** areola といい，その真皮には大きな脂腺がある。このため，乳輪表面は果粒状を呈する。

　乳房の腺組織は 10 ～ 20 個の**葉** lobe からなり，それぞれは多数の小葉からなる（図 27-21a）。小葉を出た導管は集まり，それぞれの葉で 1 本の**乳管** lactiferous duct となる（図 27-21a, c, d）。乳頭に近づくとこの乳管は広がり，**乳管洞** lactiferous sinus と呼ばれる拡張した腔をなす。通常，15 ～ 20 個の乳管洞が乳頭表面に開口する。密性結合組織が腺組織を囲み，葉や小葉の間で仕切りを形成する。この結合組織の隔壁は**乳房堤靱帯** suspensory ligament of the breast と呼ばれ，皮膚の真皮に由来する。乳腺は内胸動脈の分枝によって栄養される。乳腺のリンパの流路は，第 23 章で詳述した。

妊娠に伴う乳腺の変化

　妊娠していない女性の乳房では，腺組織よりも脂肪組織の方が多い。また，腺細胞より導管が優位で，分泌装置である腺細胞は，妊娠が起こるまで発達しない（図 27-21c, d）。

　乳腺の発達には，下垂体前葉からのプロラクチンと成長ホルモンが必要である（☞ 第 19 章）。これらのホルモンの刺激のもとに，胎盤から**ヒト胎盤性ラクトゲン** human placental lactogen が分泌される

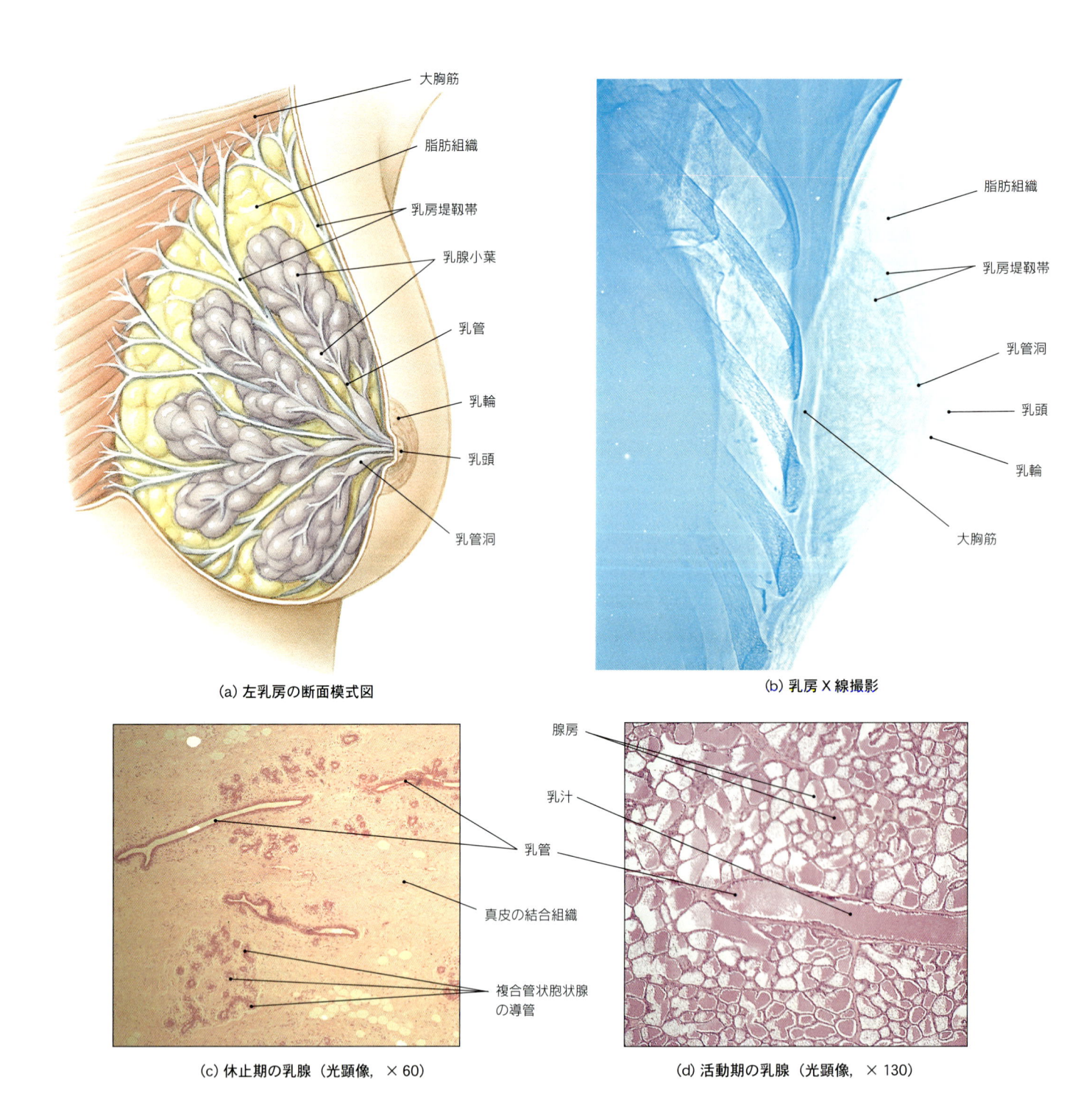

(a) 左乳房の断面模式図

(b) 乳房 X 線撮影

(c) 休止期の乳腺（光顕像，× 60）

(d) 活動期の乳腺（光顕像，× 130）

図 27-21　乳腺
(a) 乳房の肉眼解剖。(b) 電子乳房撮影像。乳房組織の細部を明らかにするために設計された放射線写真手技。(c), (d) 休止および活動乳腺の組織構造を比較した顕微鏡像。

と，乳腺導管の上皮細胞の一部から腺細胞ができる。

　妊娠第6週末までには，乳腺が発達する。腺が活動を始め，乳汁が導管系に蓄積される。新生児が乳頭を吸うと，それが刺激となって下垂体後葉からオキシトシンが放出され，乳管や乳管洞の周囲の平滑筋が収縮して乳汁がさらに放出される。

G. 妊娠と女性生殖器

　受精が起こると，接合子（受精卵）は一連の細胞分裂を経て**胚盤胞** blastocyst という中空の球状体を形成する。これが子宮腔に到達すると，胚盤胞はまず子宮腺の分泌物から栄養を得る。数日以内に胚盤胞は子宮内膜壁に接触し，子宮内膜内に埋没する。この過程を**着床** implantation といい，やがて**胎盤** placenta が形成される。胎盤は胚や胎児の発生を9カ月間にわたって補助する特殊な器官である。

　胎盤は，胎児と母体の血流間で溶存ガスや栄養と老廃物を交換する役割を持っている。胎盤は内分泌器官としても働き，ホルモンを分泌する。ヒト絨毛性ゴナドトロピン human chorionic gonadotropin（HCG）というホルモンは，着床が起こると速やかに母体血流中に出現する。血液や尿検査でHCGが認められると，妊娠と断定できる。HCGの作用はLHと似ていて，黄体の変性を防止する。黄体が変性すると子宮内膜機能層は崩壊し，妊娠は継続できない。

　HCGの存在下では，黄体は約3カ月間持続し，その後変性するが，月経の再開を引き起こすことはない。というのは，この時期になると，胎盤がエストロゲンとプロゲステロンの両方を活発に分泌するようになるからである。胎盤はさらに次の2つのホルモンを分泌する。リラクシン relaxin は分娩に伴い骨盤の柔軟性を高め，出産時に子宮頸を拡張させる。ヒト胎盤性ラクトゲンは，乳腺の乳汁産生の準備を助ける。

4. 加齢と生殖器系

　加齢は男女の生殖器系にも影響を及ぼす。女性生殖器系における最も直接的な変化は，閉経時に起こる。これに対し，男性生殖器系の変化は，より緩やかに長い期間にわたって起こる。

A. 閉経

　閉経 menopause は，排卵および月経が終わる時点と定義される。閉経は45〜55歳頃に起こるが，その前には，卵巣および月経周期の規則性は徐々に失われていく。40歳前に起こる閉経を**早発性閉経** premature menopause といい，原始卵胞の不足がこの病態の原因である。

　閉経が起こると，GnRH，FSH，LHのホルモン産生が活発になるが，エストロゲンやプロゲステロンの血中濃度は低下する。エストロゲンの減少によって尿道や腟壁は皮薄化し，子宮や乳房も小さくなる。このエストロゲン濃度の低下によって骨粗鬆症が発症したり，のぼせなどの様々な心血管性症状や神経性症状，および不安やうつ状態が引き起こされる。

B. 男性更年期

　加齢による男性生殖器系での変化は，女性生殖器系より緩やかに起こる。血中のテストステロン値は50〜60歳頃に減少し始め，FSHおよびLH値の上昇を伴う。精子産生は持続し，80歳代までは子供を作ることが可能であるが，年をとるにつれ性欲は次第に減衰していく。このような時期は**男性更年期** male climacteric と呼ばれ，男性更年期障害をきたすと，不眠，焦燥感などの精神症状，勃起不全，全身倦怠感などの症状が現れる。このような症状はテストステロン値の低下と関連があると考えられており，高齢者の性欲増強のためにテストステロン療法が行われることがある。

◆発生学ノート◆　生殖器系の発生

性の未分化な段階
第3～6週

性腺の発生

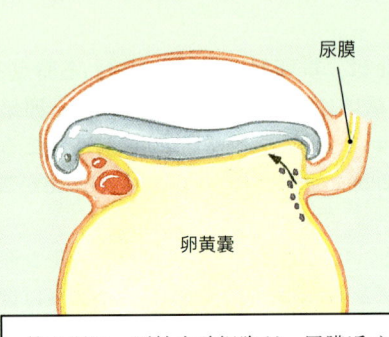

第3週に、原始生殖細胞が、尿膜近くの卵黄嚢壁の内胚葉細胞の間に現れて、腹腔の背側壁へ移動する。これらの細胞は、中腎の**生殖堤** genital ridge に入る。

第3週

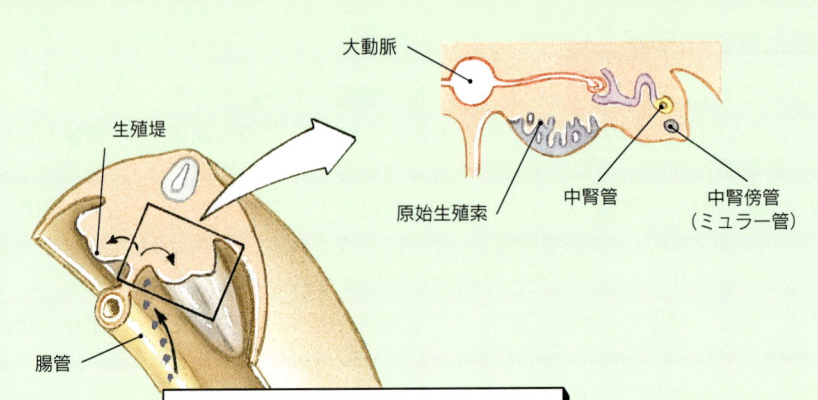

生殖堤は厚い上皮で被われ、この上皮から**原始生殖索** primary sex cord が内部（髄質）へ伸びる。この時期には性別は区別できない。

生殖管と付属器官の発生

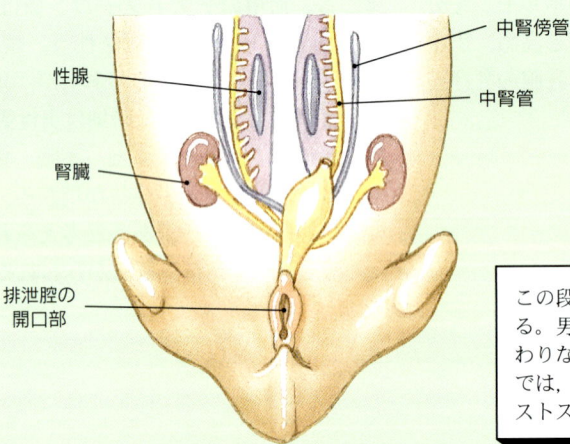

この段階では、男女とも中腎管と中腎傍管を持っている。男性ホルモンが作用しなければ、遺伝的な性に関わりなく、胚子は女性へと発生する。正常の男性胚子では、第6週を過ぎた頃に、生殖堤髄質中の細胞がテストステロンを産生し始める。

外性器の発生

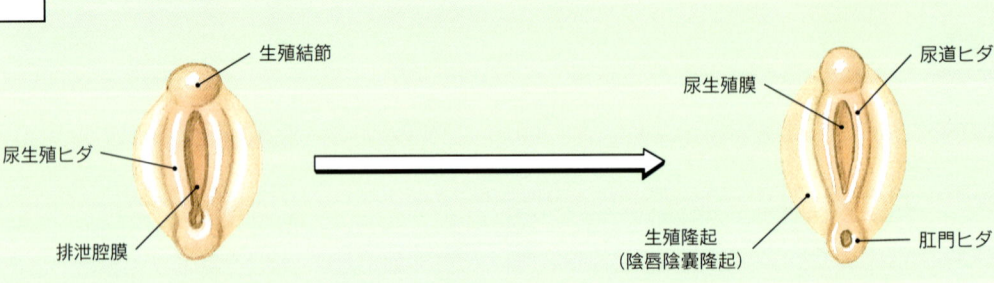

第4週

第6週

発生第4週を過ぎると、**尿生殖ヒダ** urogenital fold と呼ばれる隆起が、排泄腔膜 cloacal membrane の外側にできる。**生殖結節** genital tubercle は男性では陰茎亀頭に、女性では陰核になる。

2週後には排泄腔が前後に分かれる。これに伴い排泄腔膜は、後方の**肛門ヒダ** anal fold に囲まれた**肛門膜** anal membrane と、前方の**尿道ヒダ** urethral fold に囲まれた**尿生殖膜** urogenital membrane に分かれる。尿道ヒダの外側には大きな**生殖隆起（陰唇陰嚢隆起）** genital swelling が形成される。

576

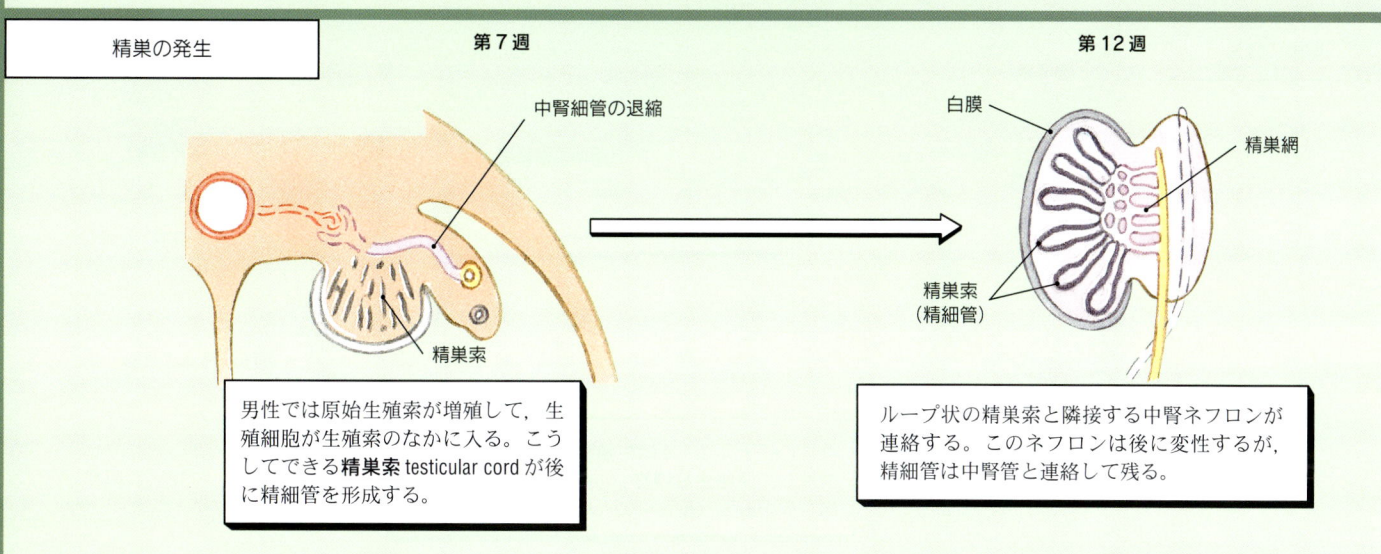

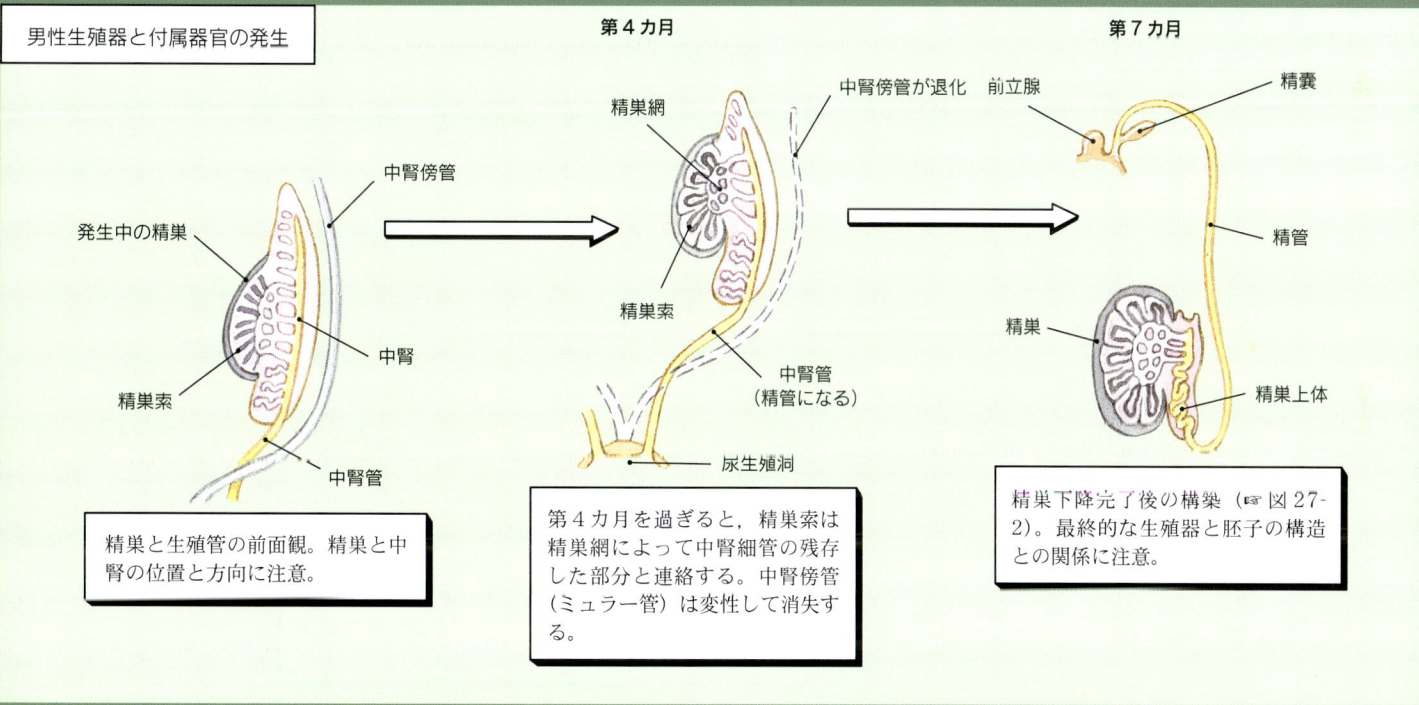

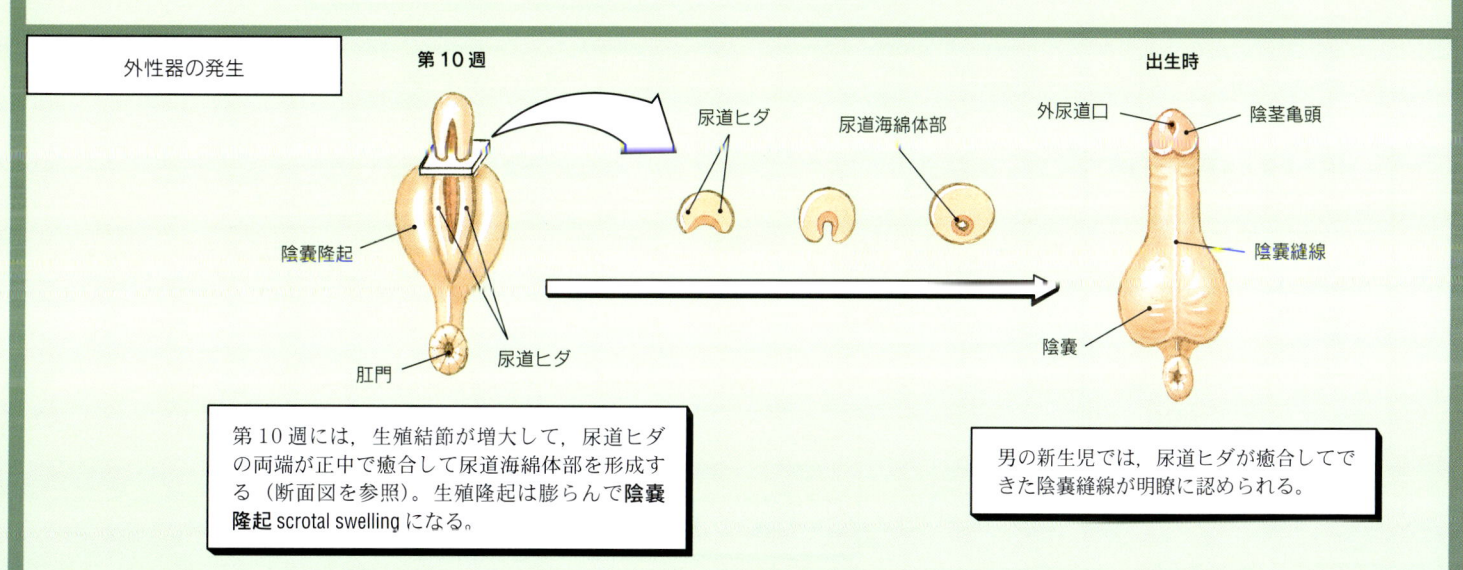

男性生殖器系の発生

精巣の発生

第7週 / **第12週**

ラベル: 中腎細管の退縮、精巣索、白膜、精巣網、精巣索（精細管）

男性では原始生殖索が増殖して，生殖細胞が生殖索のなかに入る。こうしてできる**精巣索** testicular cord が後に精細管を形成する。

ループ状の精巣索と隣接する中腎ネフロンが連絡する。このネフロンは後に変性するが，精細管は中腎管と連絡して残る。

男性生殖器と付属器官の発生

第4カ月 / **第7カ月**

ラベル: 中腎傍管、発生中の精巣、精巣索、中腎、中腎管、精巣網、中腎傍管が退化、中腎管（精管になる）、尿生殖洞、前立腺、精嚢、精管、精巣、精巣上体

精巣と生殖管の前面観。精巣と中腎の位置と方向に注意。

第4カ月を過ぎると，精巣索は精巣網によって中腎細管の残存した部分と連絡する。中腎傍管（ミュラー管）は変性して消失する。

精巣下降完了後の構築（☞図27-2）。最終的な生殖器と胚子の構造との関係に注意。

外性器の発生

第10週 / **出生時**

ラベル: 陰嚢隆起、肛門、尿道ヒダ、尿道海綿体部、外尿道口、陰茎亀頭、陰嚢縫線、陰嚢

第10週には，生殖結節が増大して，尿道ヒダの両端が正中で癒合して尿道海綿体部を形成する（断面図を参照）。生殖隆起は膨らんで**陰嚢隆起** scrotal swelling になる。

男の新生児では，尿道ヒダが癒合してできた陰嚢縫線が明瞭に認められる。

女性生殖器系の発生

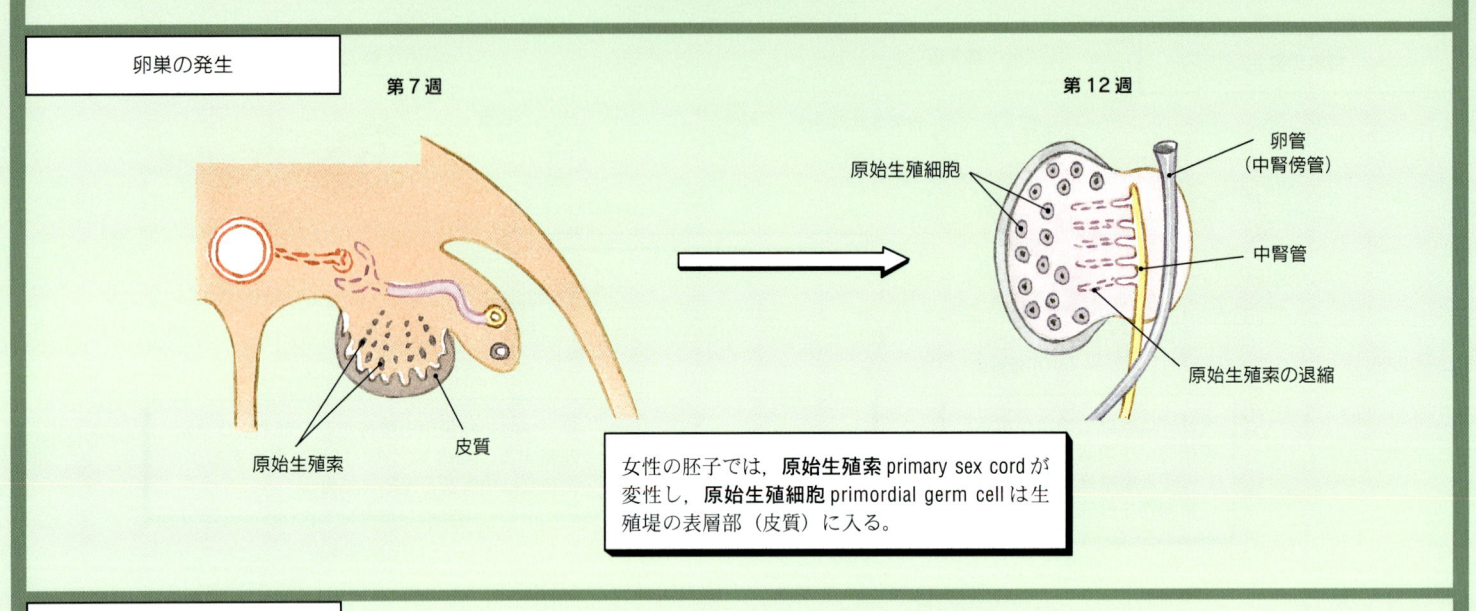

卵巣の発生

第7週 → 第12週

ラベル: 原始生殖索, 皮質, 原始生殖細胞, 卵管（中腎傍管）, 中腎管, 原始生殖索の退縮

女性の胚子では，**原始生殖索** primary sex cord が変性し，**原始生殖細胞** primordial germ cell は生殖堤の表層部（皮質）に入る。

女性生殖器と付属器官の発生

第7週 → 第10週 → 出生時

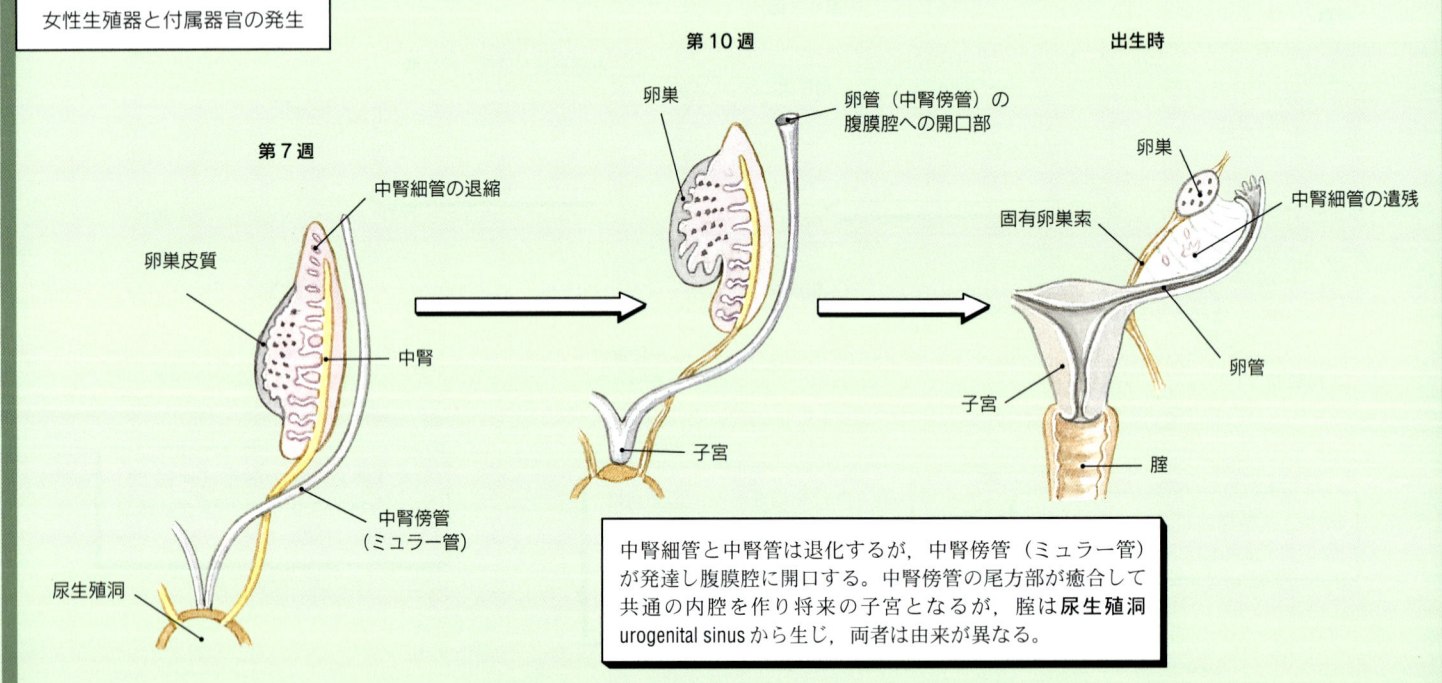

ラベル: 中腎細管の退縮, 卵巣皮質, 中腎, 中腎傍管（ミュラー管）, 尿生殖洞, 卵巣, 卵管（中腎傍管）の腹膜腔への開口部, 子宮, 固有卵巣索, 中腎細管の遺残, 卵管, 腟

中腎細管と中腎管は退化するが，中腎傍管（ミュラー管）が発達し腹膜腔に開口する。中腎傍管の尾方部が癒合して共通の内腔を作り将来の子宮となるが，腟は**尿生殖洞** urogenital sinus から生じ，両者は由来が異なる。

女性の外性器の発生

男性と女性の外性器の比較

男性	女性
陰茎	陰核
陰茎海綿体	陰核海綿体
尿道海綿体	前庭球
陰茎の腹側	小陰唇
尿道海綿体部	前庭
尿道球線	大前庭腺
陰嚢	大陰唇

第7週 → 出生時

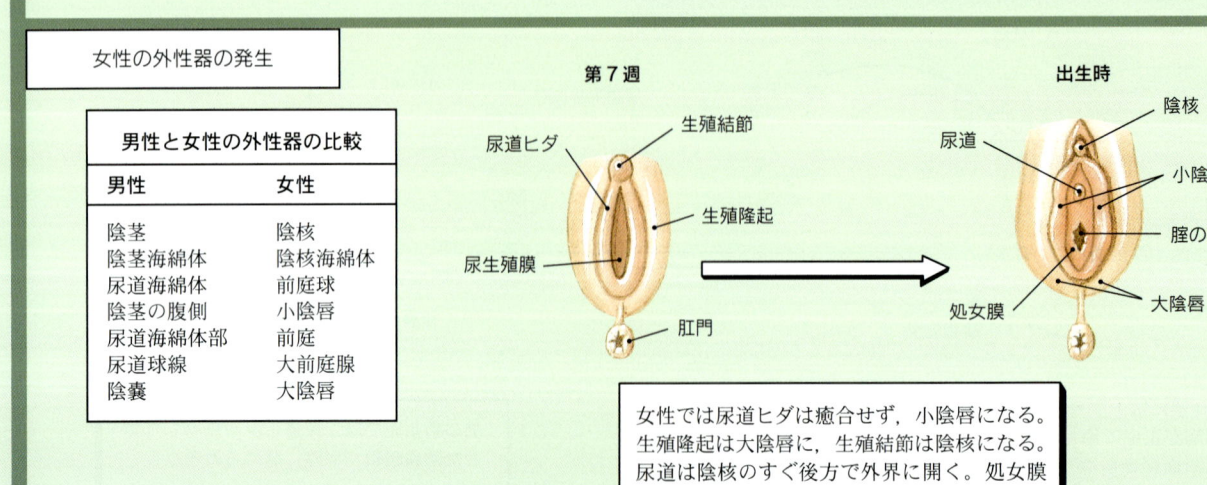

ラベル: 尿道ヒダ, 生殖結節, 生殖隆起, 尿生殖膜, 肛門, 陰核, 尿道, 小陰唇, 腟の開口, 大陰唇, 処女膜

女性では尿道ヒダは癒合せず，小陰唇になる。生殖隆起は大陰唇に，生殖結節は陰核になる。尿道は陰核のすぐ後方で外界に開く。処女膜は尿生殖膜の一部として残る。

第28章 ヒトの発生

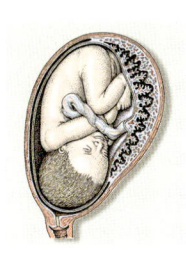

発生 development とは受精から成人に達するまでの間に起こる過程をいう。初めは，かろうじて肉眼で見えるぐらいの1個の細胞から，組織，器官，器官系が構築され，最終的には60兆個もの細胞を含む人体が完成する。発生の過程で特殊な性状の細胞が作り出されることを**分化** differentiation という。分化は遺伝子によって引き起こされる。ヒトの発生が理解できると，様々な構造の理解が容易になる。ここでは発生の要点について述べる。それぞれの器官系の発生については各章末の「発生学ノート」で述べた。

1. 発生の概要

細胞の分裂と分化によって，様々な種類の細胞が生み出され，それらの細胞が組み合わさったり，組み直しが起こったりして，組織や器官が作られていく。発生は**受精** fertilization あるいは**受胎** conception に始まる連続した過程で，いくつかの期間に分けられる。

胎生期（出生前期）発生 prenatal development は，受精から出産までの間に起こるもので，本章では主にこれについて述べる。**発生学** embryology は胎生期に起こる様々な発生現象についての研究をする学問である。

生後発生 postnatal development は，出生後から成熟するまでの間に起こる現象である。なかには，さらに経年変化も加えて，死に至るまでの全過程を広義に発生ととらえる考え方もある。出産直後の新生児期については簡単に触れるが，その後の小児期，青年期における変化は，それぞれの章で述べてある。

胎生期はさらにいくつかに分けられる。**前胚子期** pre-embryonic development は，受精に始まり，卵割（初期の一連の細胞分裂）から着床（前胚子が子宮内膜中へ入り込む過程）までを指す。

前胚子期に続く**胚子期（胎芽期）** embryonic development は，着床から受精後8週末までを指す。**胎児期** fetal development は，胎生3カ月の初めから出生までをいう。以下に，これらの過程をそれぞれ詳しく見ていこう。

2. 受精

受精 fertilization は2個の半数体の配偶子が融合して，正常の体細胞の染色体数を持つ二倍体の接合子ができる現象である。精子と卵子では，機能的な役割や受精への貢献度がかなり異なる。精子は父親側の染色体を受精の場に運び込むだけであるが，卵子は受精後約1週間にわたって胚の発生を支えるための栄養と遺伝的なプログラムを供給しなければならない。このため，卵子は精子よりはるかに大きい（図28-1a）。

受精は排卵後1日以内に卵管膨大部で起こる。この卵管膨大部は，卵子が排卵後2～3 cm移動したところにある。これに対し，精子は腟から卵管膨大部までの長い距離を移動しなければならない。

腟に射精された精子は動くことはできるが，女性の生殖管のなかで受精能獲得という過程を経て，卵管膨大部で卵子と受精することができるようになる。この移動に要する時間は30分～2時間位である。

射精では2億個の精子が腟内に放出されるが，そのうち卵管に入るのは1万個ほどで，卵管膨大部に達する精子は100個にも満たない。このため，精液のなかの精子の数が少ないと，卵子に到達する精子の数がほとんどなくなり，事実上不妊となる。

A. 排卵された卵子

卵母細胞の成熟完了前に排卵が起こり，第二減数分裂の中期に二次卵母細胞は卵胞から放出される。受精が起こらなければ，卵細胞は減数分裂を終えることなく壊れてしまう。

排卵時の二次卵母細胞は，その周りを放線冠と呼ばれる卵胞細胞で囲まれている。卵胞の壁を破って卵管采に入る時，この放線冠は二次卵母細胞を保護している。受精時には，精子は放線冠を貫通して卵母細胞の膜と接触しなければならない。精子の先体には**ヒアルロニダーゼ** hyaluronidase が含まれており，この酵素は，放線冠の卵胞細胞の間を埋めている細胞間物質を分解する。卵胞細胞間の結合が解けて受精が起こるためには，何十個もの精子がヒアルロニダーゼを放出する必要がある。もし，放線冠をいくつかの精子が通り抜けたとしても，受精に関わるのは1個の精子のみである。精子が透明帯を通過して二次卵母細胞と接触すると，両者の細胞膜が融合して，精子が卵細胞の細胞質に侵入する。この膜の融合が卵子の活性化を引き起こし，二次卵母細胞の代謝が盛んになる。すると，卵母細胞の細胞膜が変化し，ほかの精子と受精が起こるのを防ぐ。2個以上の精子が卵母細胞の膜を通過することを多精子受精と呼び，正常な発生が不可能になる。

B. 前核の形成と両性混合

卵子が活性化し，減数分裂が完了すると，卵子の核物質が再構築されて**女（雌）性前核** female pronucleus になる。また，精子の核は膨らんで**男（雄）性前核** male pronucleus となる。男性前核は細胞の中央部へ移動して，2つの前核が融合する（**両性混合** amphymixis）。このようにして受精が完了し，正常の2倍体46本の染色体を持つ**接合子** zygote が形成される。引き続いて有糸分裂が起こり，最終的には何十億個もの細胞が作り出される。

3. 胎生期（出生前）発生

産前発育 prenatal development が起こる期間を**妊娠** gestation という。便宜上，妊娠期間は，3カ月ごとの3つの**三半期** trimester に分けられる。

28

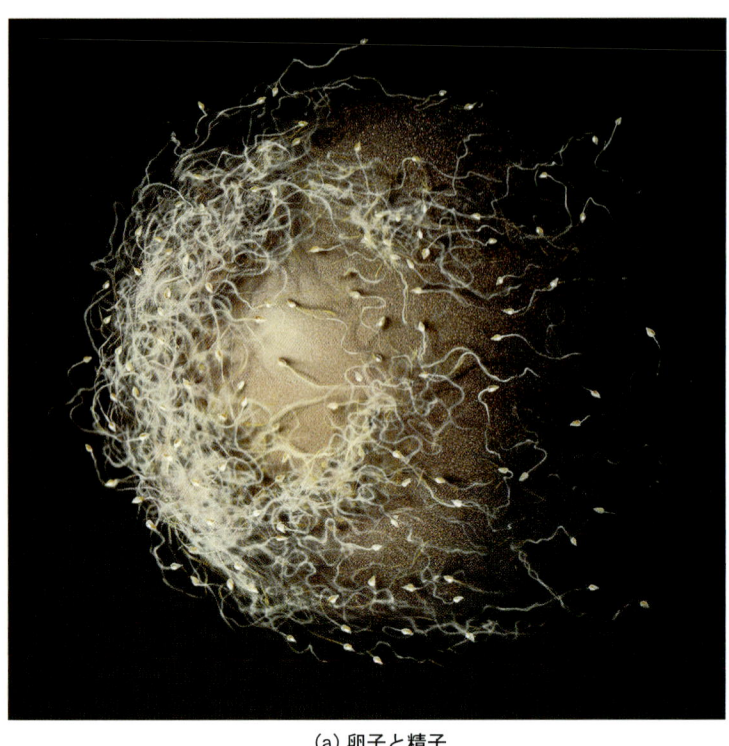

(a) 卵子と精子

- 第1三半期（妊娠前期）：胚子期と胎児期の初めの時期で，この期間に主要なすべての器官系の原基が出現する。
- 第2三半期（妊娠中期）：器官と器官系の形成がほとんど完了し，胎児はヒトの外観を呈するようになる。
- 第3三半期（妊娠後期）：胎児が急激に成長する時期で，この時期には多くの主要な器官系は機能を果たすことができるようになり，満期より1～2カ月前に生まれても，十分に生存できる。

✓ 受精には，なぜ多数の精子が二次卵母細胞まで到達する必要があるのですか。
✓ 腟に到達した精子はすぐに受精することができますか。
✓ 精子が卵子の細胞質に入ると，二次卵母細胞にどのような変化が起こりますか。
✓ 第1三半期に特徴的な出来事は何ですか。

A. 第1三半期

第1三半期 the first trimester の終わり（妊娠第3カ月末）には，胎児は身長約75 mm，体重約14 gになる。第1三半期に起こる現象は

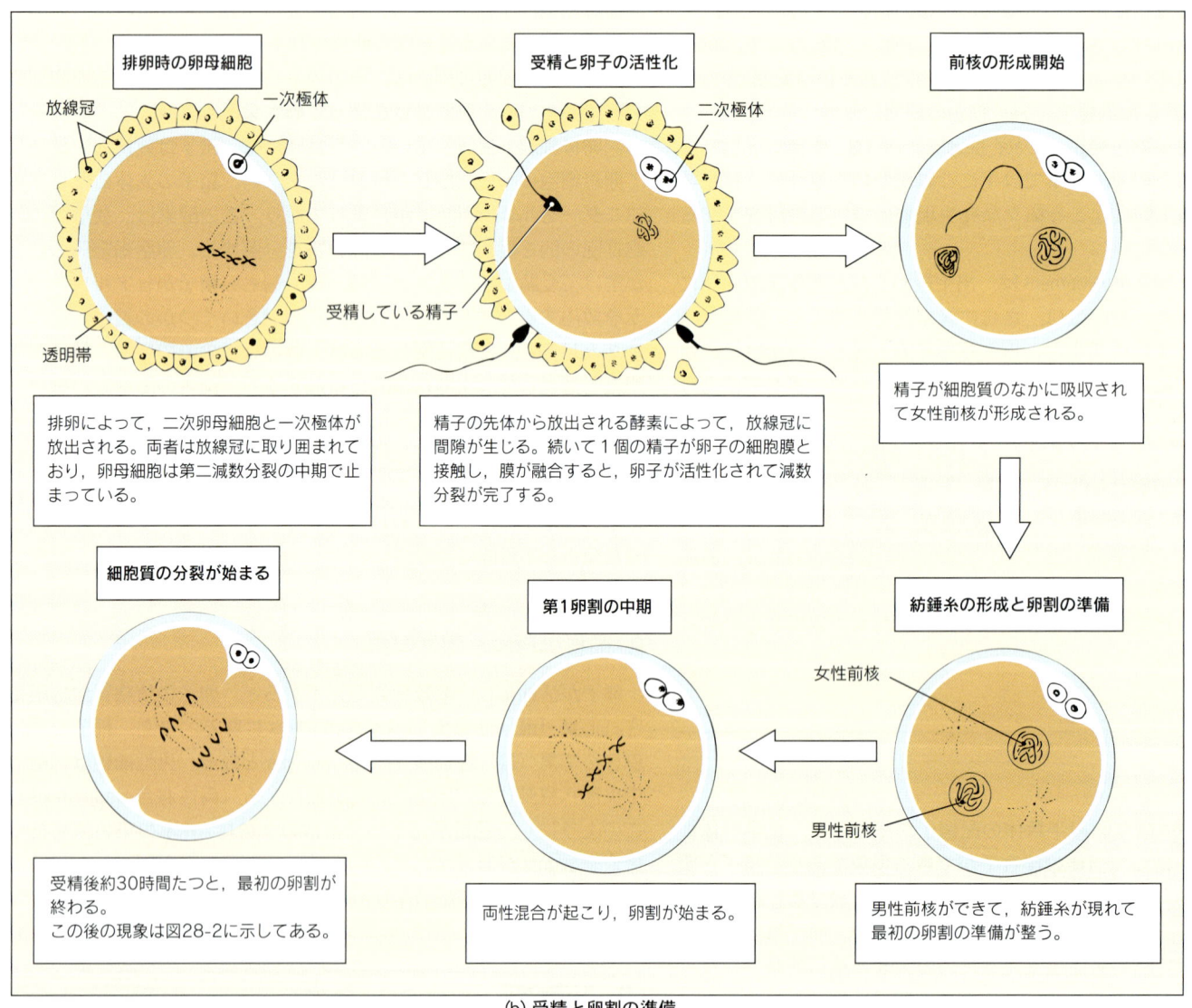

図28-1 受精と卵割の準備
(a) 1個の卵子が多数の精子によって取り囲まれている。精子が卵母細胞に比べて小さいことに注意。
(b) 受精時とその直後に起こる現象。ヒトでは精子が完全に細胞質内に入るが，多くの哺乳類では精子の頭部だけが細胞質に入る。

(b) 受精と卵割の準備

排卵時の卵母細胞：放線冠，一次極体，透明帯
排卵によって，二次卵母細胞と一次極体が放出される。両者は放線冠に取り囲まれており，卵母細胞は第二減数分裂の中期で止まっている。

受精と卵子の活性化：二次極体，受精している精子
精子の先体から放出される酵素によって，放線冠に間隙が生じる。続いて1個の精子が卵子の細胞膜と接触し，膜が融合すると，卵子が活性化されて減数分裂が完了する。

前核の形成開始
精子が細胞質のなかに吸収されて女性前核が形成される。

紡錘糸の形成と卵割の準備：女性前核，男性前核
男性前核ができて，紡錘糸が現れて最初の卵割の準備が整う。

第1卵割の中期
両性混合が起こり，卵割が始まる。

細胞質の分裂が始まる
受精後約30時間たつと，最初の卵割が終わる。
この後の現象は図28-2に示してある。

複雑で，最も障害を受けやすい。胚子として第1三半期を生き延びることができるのは，約40％にすぎない。このため，妊娠中の女性は第1三半期には特に注意を払い，薬物などの有害なストレスを避けなければならない。

順次，以下のような複雑で重要な発生現象が起こる。
● 卵割 cleavage：受精直後に細胞分裂が始まり，子宮壁に接触するまでに連続して起こる細胞分裂のことである。この期間に，接合子は前胚子 pre-embryo となり，さらに胚盤胞 blastocyst と呼ばれる多細胞からなる複合体に変化する。
● 着床 implantation：胚盤胞が子宮内膜に接触して子宮壁へ侵入していく過程である。着床後，多様な変化が起こり，胚の構造形成の準備が整えられる。
● 胎盤形成 placentation：胚盤胞の周囲に血管が形成されて胎盤ができる。胎盤は母体と胎児をつなぐ連絡路で，発生に必要な酸素と栄養を供給する。
● 胚子形成 embryogenesis：胚が形成されていく過程で，主要な器官系が確立される。

a. 卵割と胚盤胞の形成

卵割によって接合子は割球 blastomere と呼ばれる多数の小さな細胞集団になっていく（図28-2）。

最初の卵割によって，2つの相等しい割球からなる前胚子ができる。最初の分裂は受精後約30時間で終了し，その後10〜12時間ごとに分裂が起こる。初期の卵割では割球が同時に分裂するが，割球の数が増えるにつれて，分裂のタイミングは不揃いになってくる。

細胞が増えた前胚子は，桑の実に似ているため，桑実胚 morula と呼ばれる。卵割が始まって5日後には，なかに胚盤胞腔 blastocoele という空洞が生じるので胚盤胞と呼ばれるようになる。

この時期になると，胚盤胞を構成する細胞に違いが生じる。胚盤胞腔と外の環境を隔てる外層の細胞は栄養膜 trophoblast と呼ばれる。もう1つの細胞のグループは内細胞塊 inner cell mass と呼ばれ，胚盤胞の一端に塊となって存在する。これらの細胞は胚盤胞腔には接しているが，外の環境とは栄養膜によって隔てられている。

b. 着床

受精から4日たつと，接合子は桑実胚となって子宮に到達し，2〜3日のうちに胚盤胞になる。この間，前胚子は子宮腔内の液体から栄養を吸収している。この液体は子宮内膜腺から分泌され，グリコーゲンに富んでいる。やがて，胚盤胞は子宮の底部または体部の子宮内膜に着床する。

着床 implantation は，内細胞塊に近い胚盤胞の栄養膜の表面が子宮の上皮に接着することで始まる（☞ 図28-3の第7日）。接触すると，栄養膜の上皮は立方状に変化して，栄養膜細胞層 cytotrophoblast となり，細胞分裂を行うようになる。分裂してできた細胞は合体して

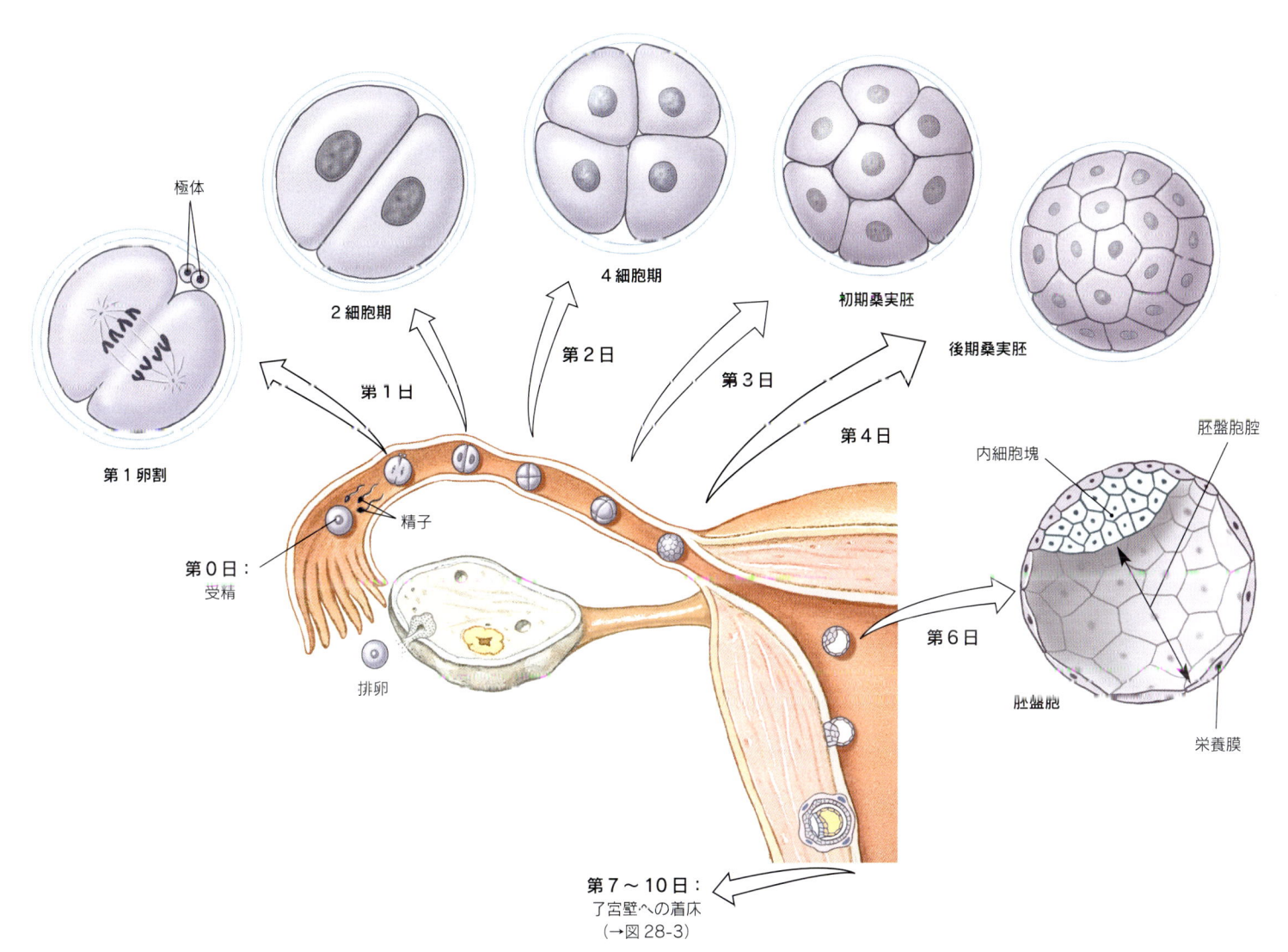

図28-2 卵割と胚盤胞の形成

細胞膜が消え，複数の核を含む**栄養膜合胞体層** syncytial trophoblast が形成される（☞図28-3の第8日）。この栄養膜合胞体層はヒアルロニダーゼという酵素を分泌して子宮上皮の上皮細胞間の細胞間物質を分解しながら広がっていく。この過程は，精子から放出されたヒアルロニダーゼが放線冠の細胞間の連結を壊していくのと似ている。

やがて，胚盤胞は子宮内膜に完全に埋まってしまい，これ以後の発生は，すべて子宮内膜の機能層のなかで起こる。

着床が進むと，栄養膜合胞体層は子宮内膜へ広がっていく（☞図28-3の第9日）。その結果，子宮腺が酵素によって消化されて破壊される。そこから放出された栄養分は，栄養膜合胞体層で吸収され，拡散によってその下にある栄養膜細胞層を通り抜けて内細胞塊にもたらされる。この栄養分によって，胚形成の初期段階に必要なエネルギーが供給される。

栄養膜の拡大によって子宮内膜の毛細血管が壊されると，母体の血液が**栄養膜腔隙** lacuna と呼ばれる栄養膜合胞体層内の空洞に浸透し始める。栄養膜から指のような形をした**一次絨毛** primary villus が生じ，周囲の子宮内膜へと伸びていく。一次絨毛は，栄養膜合胞体層が伸び出して，そのなかに栄養膜細胞層が芯のように入った構造をしている。その後，2〜3日のうちに栄養膜はさらに大きな子宮内膜の動・静脈を壊し，栄養膜腔隙を流れる血流が増加していく。

c. 胚盤の形成

胚盤胞期の初期には，内細胞塊は無構造であるが，着床する頃になると，内細胞塊は栄養膜から分離し始め，**羊膜腔** amniotic cavity と呼ばれる液体で満たされた空洞を形成する（☞図28-3の第9日）。さらに，第10〜12日になると，内細胞塊の細胞は**胚盤** blastdisc と呼ばれる卵円形の円盤構造をとるようになる（図28-4）。胚盤は羊膜腔側の**胚盤葉上層（上胚盤葉）** epiblast と，胚盤胞腔側の**胚盤葉下層（下胚盤葉）** hypoblast の2層の上皮層からなる。

d. 原腸形成と胚葉の形成

胚盤が形成されて2〜3日すると，**原腸形成** gastrulation が起こる（図28-4）。この過程では，胚盤葉上層のある領域の細胞が，胚盤の中央に生じる**原始線条** primitive streak に向かって移動する。原始線条まで移動した細胞は表層から離れ，胚盤葉下層と置き換わって**内胚葉** endoderm が形成される。また，胚盤上層と内胚葉との間に移動した細胞は**中胚葉** mesoderm を形成する。表28-1には，それぞれの胚葉からどのような器官系ができるのかをまとめてある。

e. 胚外膜の形成

胚葉は身体の構造や器官を作るほかに，胚子の外に伸びて**胚外膜** extraembryonic membrane を形成する（図28-5）。胚外膜には次のものがある。

- 卵黄囊（内胚葉と中胚葉からできる）
- 羊膜（外胚葉と中胚葉からできる）
- 尿膜（内胚葉と中胚葉からできる）
- 絨毛膜（中胚葉と栄養膜からできる）

これらの膜構造は，安定した環境を維持したり，母体から運ばれてくる酸素や栄養を取り込んで胚子や胎児の発生を支えるのに必要である。これらの構造物は胎生期の発生には重要であるが，成人にはその痕跡は見当たらない。

1）卵黄囊 yolk sac

胚外膜のうち，最初に現れるのは卵黄囊である（図28-4, 図28-5）。卵黄囊は，胚盤葉下層の細胞が胚盤胞腔の外縁を取り囲むように広がり，受精後10日目には胚盤の下にぶら下がった袋を形成する（図28-4）。原腸形成が進むにつれて，中胚葉がこの袋の周囲に移動してきて，卵黄囊の形成が完了する。血管が中胚葉に出現すると，卵黄囊は血液細胞の初期形成に重要な場所になる。

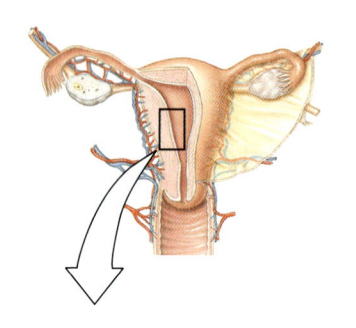

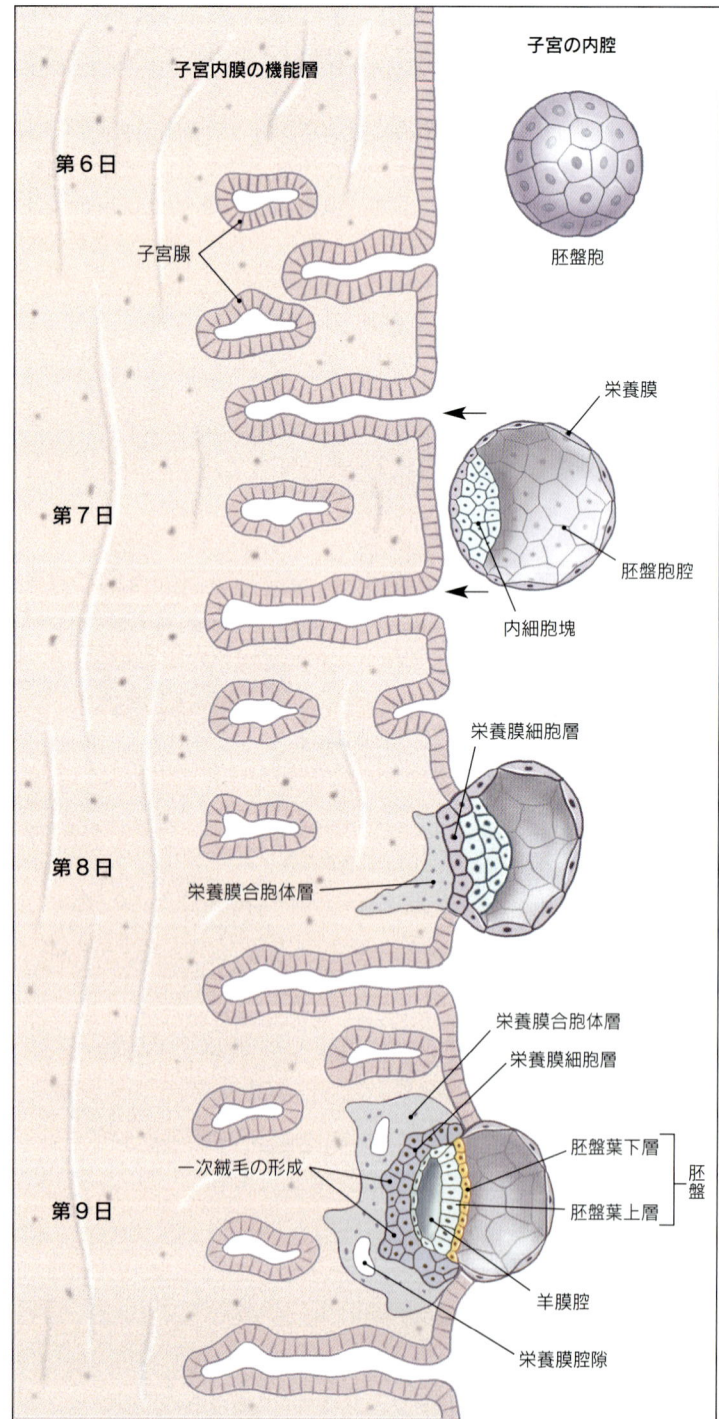

図 28-3　着床過程の各段階

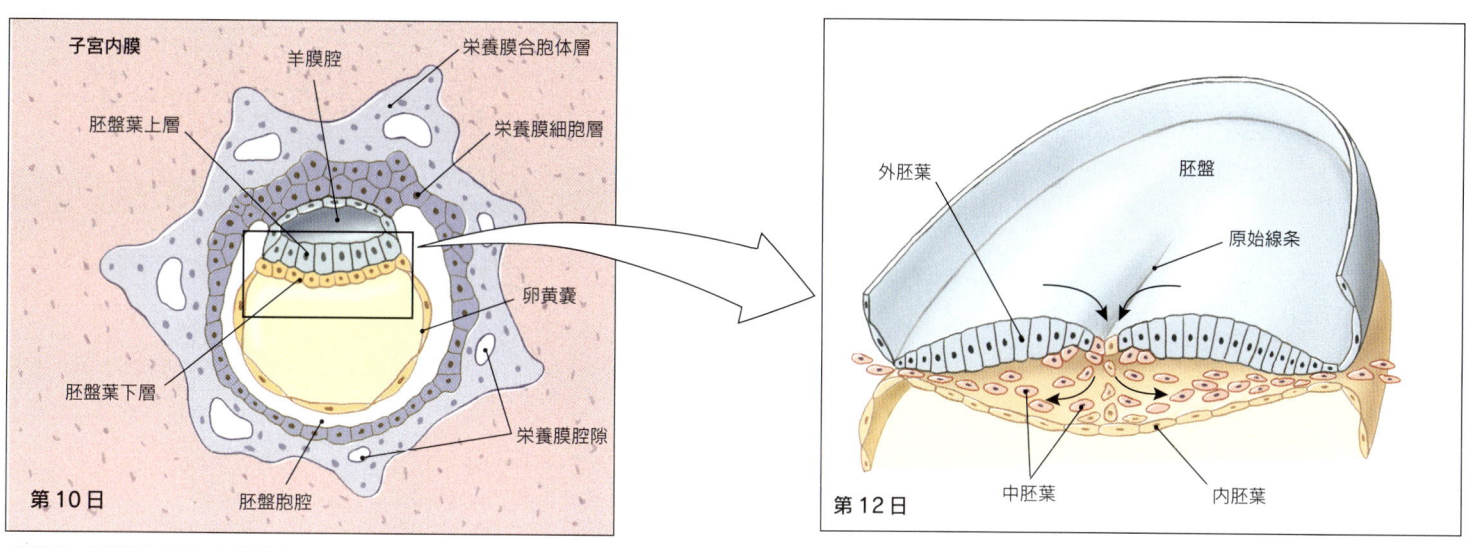

子宮内膜 / 羊膜腔 / 栄養膜合胞体層
胚盤葉上層 / 栄養膜細胞層
卵黄嚢
胚盤葉下層
栄養膜腔隙
第10日 / 胚盤胞腔

外胚葉 / 胚盤 / 原始線条
中胚葉 / 内胚葉
第12日

胚盤は，羊膜腔に面する胚盤葉上層と，胚盤胞腔に面する胚盤葉下層の2層として形成される．胚盤葉上層の細胞が羊膜腔の周囲へ移動して羊膜が形成される．また，胚盤葉下層の細胞が移動して胚盤の下に袋状にぶら下がり，卵黄嚢が形成される．

胚盤葉上層の細胞が胚盤葉下層と置き換わることによって内胚葉が形成され，両者の間に移動した細胞は中胚葉を形成する．

図28-4 胚盤の形成と原腸形成

表28-1 胚葉の運命
外胚葉に由来するもの
外皮系：表皮，毛囊と毛，爪，皮膚付属腺（アポクリン汗腺およびエックリン汗腺，乳腺，皮脂腺
骨格系：鰓弓由来の軟骨とその由来物（蝶形骨の一部，耳小骨，側頭骨の茎状突起，舌骨）＊
神経系：脳と脊髄を含むすべての神経組織
内分泌系：下垂体，副腎髄質
呼吸器系：鼻腔の粘膜上皮
消化器系：口腔，肛門，唾液腺の粘膜上皮
中胚葉に由来するもの
骨格系：一部の鰓弓由来のものを除く，すべての骨格
筋系：すべての筋
内分泌系：副腎皮質，心臓・腎臓・性腺の内分泌細胞
心臓血管系：骨髄を含むすべての血液成分
リンパ系：すべての成分
泌尿器系：ネフロンと集合管の始まりの部分
生殖器系：性腺と管系の近位部
その他：体腔（胸腔，心膜腔，腹膜腔）の中皮とすべての結合組織
内胚葉に由来するもの
内分泌系：胸腺，甲状腺，膵臓
呼吸器系：呼吸上皮（鼻腔を除く）と付属粘液腺
消化器系：粘膜上皮（口腔と肛門を除く），外分泌腺（唾液腺と皮膚付属腺は除く），肝臓，膵臓
泌尿器系：膀胱，管系の遠位部
生殖器系：管系の遠位部，生殖子の幹細胞

＊神経堤は外胚葉由来で，頭蓋と鰓弓に由来する骨の形成に関与する．

2）羊膜 amnion
　外胚葉層は羊膜腔の内表面を被うように広がっていく．中胚葉細胞もすぐにこれに続いて広がり，2層目の外層を形成する．この外胚葉層と中胚葉層の組み合わさったものが羊膜である（図28-5a, b）．胚子や胎児が大きくなるにつれてこの膜は拡大し，羊膜腔は大きくなる．羊膜腔には羊水 amniotic fluid が入っており，クッションとして働いて発生中の胚子や胎児を保護する（図28-5b, e）．

3）尿膜 allantois
　卵黄嚢の基部の近くの内胚葉が外向きに膨らんで，もう1つの胚外膜ができる（図28-5b）．その先端は，中胚葉の細胞に取り囲まれて胚盤胞の壁に向かって成長する．この内胚葉と中胚葉からなる袋が尿膜である．尿膜の基部は後に膀胱になる．

4）絨毛膜 chorion
　尿膜に伴った中胚葉は，栄養膜の内側を伸びていき，栄養膜のすぐ下で1層の中胚葉の層を形成する．この中胚葉層と栄養膜を併せて絨毛膜と呼ぶ（図28-5a, b）．

　着床の初期では，栄養膜で吸収された栄養は拡散によって胚葉に到達できる．しかし，胚体と栄養膜が成長するにつれて両者の距離は大きくなり，拡散だけでは胚の栄養は不可能になる．絨毛膜の中胚葉のなかに血管が発達し，胚と栄養膜をつなぐ輸送系ができる．絨毛膜にある血管の血液循環は，心臓が拍動を始める発生第3週の初めに始まる．

f. 胎盤形成
　胎盤形成 placentation の第1段階として，絨毛膜に血管が出現する．発生第3週までには，中胚葉が栄養膜とともに伸び出して，絨毛膜の絨毛 chorionic villus を形成する（図28-5b）．
　やがて，母体の血管は栄養膜合胞体層のなかの栄養膜腔隙と交通し，母体の血流と絨毛中を流れる胎児の血液との間で拡散が起こる．
　初めは，胚盤胞全体が絨毛膜で被われているが，第4週までには，胚，羊膜，卵黄嚢は，拡張した腔のなかに吊り下げられた状態になる（図28-5c）．
　胚と絨毛との連結部は付着茎（体茎）body stalk と呼ばれ，胚と胎盤をつなぐ血管と尿膜の一部を含んでいる．胚の内胚葉と卵黄嚢との間の細い連結は，卵黄茎 yolk stalk と呼ばれる（卵黄茎と付着茎の形成は第25章「発生学的ノート」で詳しく述べた）．
　胎盤が大きくなると，胎盤に部位的な相違が現れてくる．胚子を被って，胚子を子宮腔から隔てる子宮内膜の比較的薄い部分は，被包脱落膜 decidua capsularis と呼ばれる（図28-5d）．

28

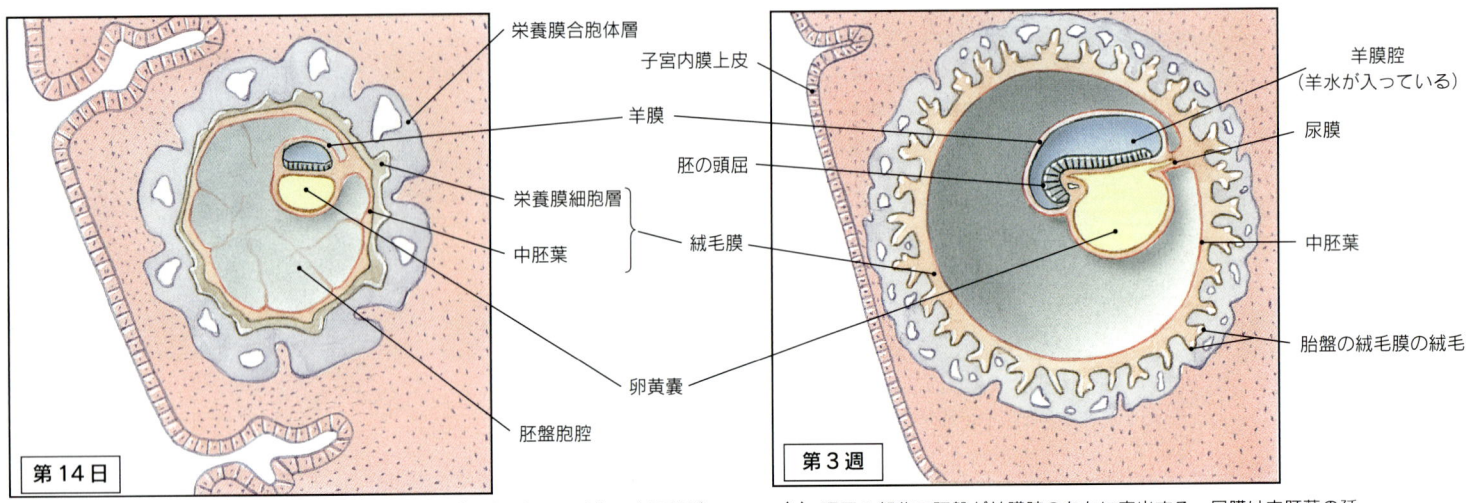

(a) 栄養膜の内表面を中胚葉が移動していき絨毛膜が形成される。また，中胚葉が外胚葉細胞と栄養膜の間を羊膜腔の外を取り囲むように移動して羊膜が形成される。中胚葉細胞が胚盤の下にぶら下がる内胚葉の袋の周囲に移動して最終的な卵黄嚢が形成される。

(b) 頭屈の部分で胚盤が羊膜腔のなかに突出する。尿膜は内胚葉の延長部分として栄養膜の方へ伸びていく。

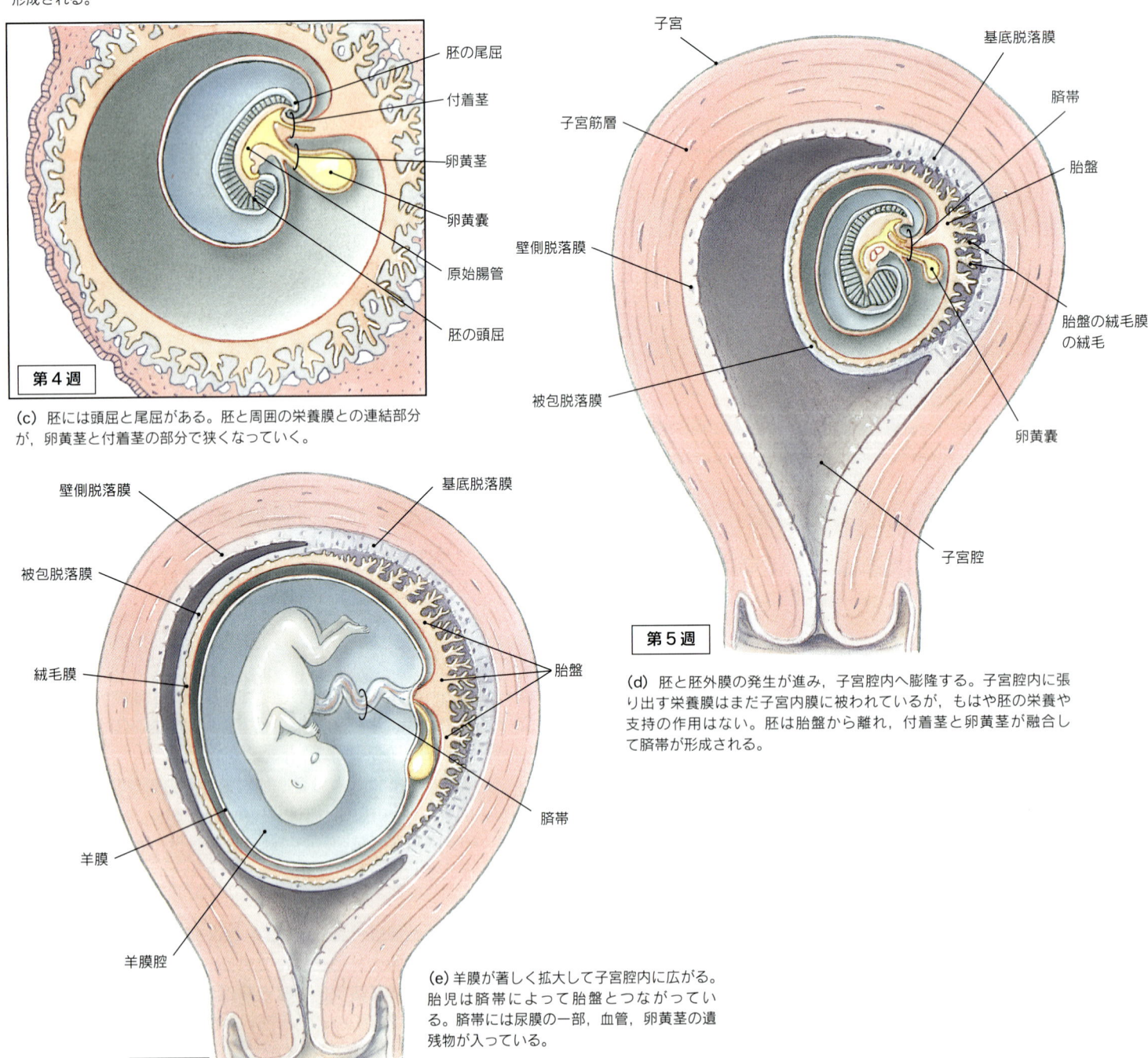

(c) 胚には頭屈と尾屈がある。胚と周囲の栄養膜との連結部分が，卵黄茎と付着茎の部分で狭くなっていく。

(d) 胚と胚外膜の発生が進み，子宮腔内へ膨隆する。子宮腔内に張り出す栄養膜はまだ子宮内膜に被われているが，もはや胚の栄養や支持の作用はない。胚は胎盤から離れ，付着茎と卵黄茎が融合して臍帯が形成される。

(e) 羊膜が著しく拡大して子宮腔内に広がる。胎児は臍帯によって胎盤とつながっている。臍帯には尿膜の一部，血管，卵黄茎の遺残物が入っている。

図 28-5　胎膜と胎盤形成

胎盤の機能は，子宮内膜の深部に位置する円盤状の**基底脱落膜** decidua basalis と呼ばれる部分に限られる。絨毛膜と接していない子宮内膜の部分は，**壁側脱落膜** decidua parietalis と呼ばれる。

第1三半期の終わりに近づくと，**臍帯** umbilical cord, umbilical stalk が長くなり，胎児は胎盤から遠ざかる（図28-5d, e）。臍帯には尿膜，臍動・静脈，卵黄茎が含まれている。

胎児は，栄養，呼吸，排泄などの機能を母体の器官系に依存している。従って，母体の器官系は，正常の働きに加えて，これらの余分な機能を果たさなければならない。母体は自分自身と胎児のために，十分な酸素，栄養，ビタミンを吸収しなければならないし，胎児が生成した老廃物を排泄しなければならない。妊娠の最初の数週間はあまり負担にならないが，第2，第3三半期になって胎児が成長してくると，母体の負担は大きくなってくる。

● **胎盤循環** placental circulation
胎児からの血液は2本の**臍動脈** umbilical artery から胎盤へ流入し，1本の**臍静脈** umbilical vein から胎児に戻る。

絨毛膜の絨毛は，胎児と母体血液との間で能動的・受動的交換を行うための広い表面を作り出している（図28-6b）。

胎盤は母体や胎児に作用する重要なホルモンを産生している（☞第27章）。ヒト絨毛性ゴナドトロピン（HCG）は，着床後2〜3日中に産生が始まり，黄体を刺激して妊娠の初期にプロゲステロンを産生させる。第2，第3三半期には，胎盤はプロゲステロン，エストロゲン，ヒト胎盤性ラクトゲン（HPL），リラキシンも分泌する。これらのホルモンは栄養膜細胞によって合成されて，母体循環に放出される。

g. 胚子形成 embryogenesis

原始腸管の形成が始まってしばらくすると，胚盤が折れ曲がったり，その一部が増殖して膨らみが形成される。頭方には**頭屈** head fold が生じ（図28-5b），やがて**尾屈** tail fold ができる（図28-5c）。**胚子** embryo は胚盤のほかの部分や胚外膜から分離され，背側と腹側，左右の側面が区別できるようになる。

発生第4週から第1三半期末にかけての変化を図28-7に示した。
第1三半期は**器官形成** organogenesis の基礎をなす時期であるので，極めて重要な期間である。各章の発生学ノートには，それぞれの器官系における器官形成の主要な特徴を記載し，重要な事象を表28-2にまとめた。

✓ 胚盤胞の内細胞塊はどのような運命をたどりますか。
✓ 栄養膜合胞体層の機能は何ですか。
✓ 中胚葉層からは，どのような系が生じますか。
✓ 胎盤の機能は何ですか。

B. 第2，第3三半期

第1三半期の終わりまでに，主要な器官系の原基はすべて完成する（図28-7d）。その後の3カ月間（第2三半期）に，これらの器官系は機能的な完成をとげ，第2三半期の終わりには胎児は約640gになる。

図28-8は内視鏡で見た4カ月の胎児と超音波で見た6カ月の胎児である。

妊娠末期になると，子宮の大きさは著しく増加する。子宮の平滑筋線維は増大して伸展し，子宮の長径は30 cmにも達する。そのなかには5ℓもの羊水を含むようになり，子宮とその内容物を併せた重量は約10 kgにもなる。

図28-9は16週から満期に至るまでの子宮，胎児と胎盤の位置を示したものである。妊娠末期になると，胎児を含んだ子宮が腹腔臓器を押しのけるので，腹腔臓器は正常とは著しく異なった位置を占めるようになる（図28-9c）。

4. 分娩と出産

受精から38週経過すると分娩が起こり，胎児は娩出される。血中のオキシトシン濃度が増加し，オキシトシンに対する子宮の感受性が増加すると，子宮筋層が収縮する。

子宮筋層の収縮は子宮底付近から始まり子宮頚に伝わる。その収縮はきわめて強く，一定の間隔で起こる（陣痛）。次第に収縮の強さと頻度が増加すると，胎児は子宮頚管の方に下降し，胎児の娩出が起こる。

A. 分娩の時期

分娩は，開口期，娩出期，後産期の3つの時期に分けられる（図28-10）。

a. 開口期

開口期 dilatation stage は陣痛が発来して，子宮口が開大し始める時期で，胎児が子宮頚管を下降し始める（図28-10a）。この段階は通常8時間以上続き，筋収縮は10〜30分毎に起こる。やがて，羊膜は破裂し羊水が流出する（破水）。

b. 娩出期

娩出期 expulsion stage は胎児の下降によって子宮口が最大に開大したときから，胎児が完全に娩出されるまで続き，通常2時間以内に終わる（図28-10b）。新生児が外界に現れることを**出産** delivery という。

膣口が小さすぎると会陰が裂ける恐れがある。この場合，会陰部を切開して胎児の通路を広げることがある（**会陰切開** episiotomy）。もし，開口期や娩出期の間に予期しない合併症が起こった場合は，緊急に腹壁を切開し胎児を取り出すことがある（**帝王切開** cesarian section）。

c. 後産期

胎児が娩出されると，子宮の筋収縮が起こり子宮は次第に縮小する。この収縮によって子宮内膜と胎盤との連結が引き裂かれ，通常出産後1時間以内に胎盤が娩出されて（後産），**後産期** placental stage が終了する（図28-10c）。胎盤が壊れることに伴って，大量の出血（500〜600 mℓ）が起こるが，妊娠中には母体の血液量は増加しているため，この出血には耐えられる。

☐ **臨床ノート　骨盤位出産**

出産の3〜4%には，胎児の下肢や殿部が最初に子宮口を下降することがある。このような出産を**骨盤位出産** breech birth という。骨盤位出産では，臍帯が圧迫されて胎盤循環が途絶える恐れがあるため，胎児の危険率が高まる。

胎児は頭部で最も幅が広いため，子宮口が下肢や体幹部を通すぐら

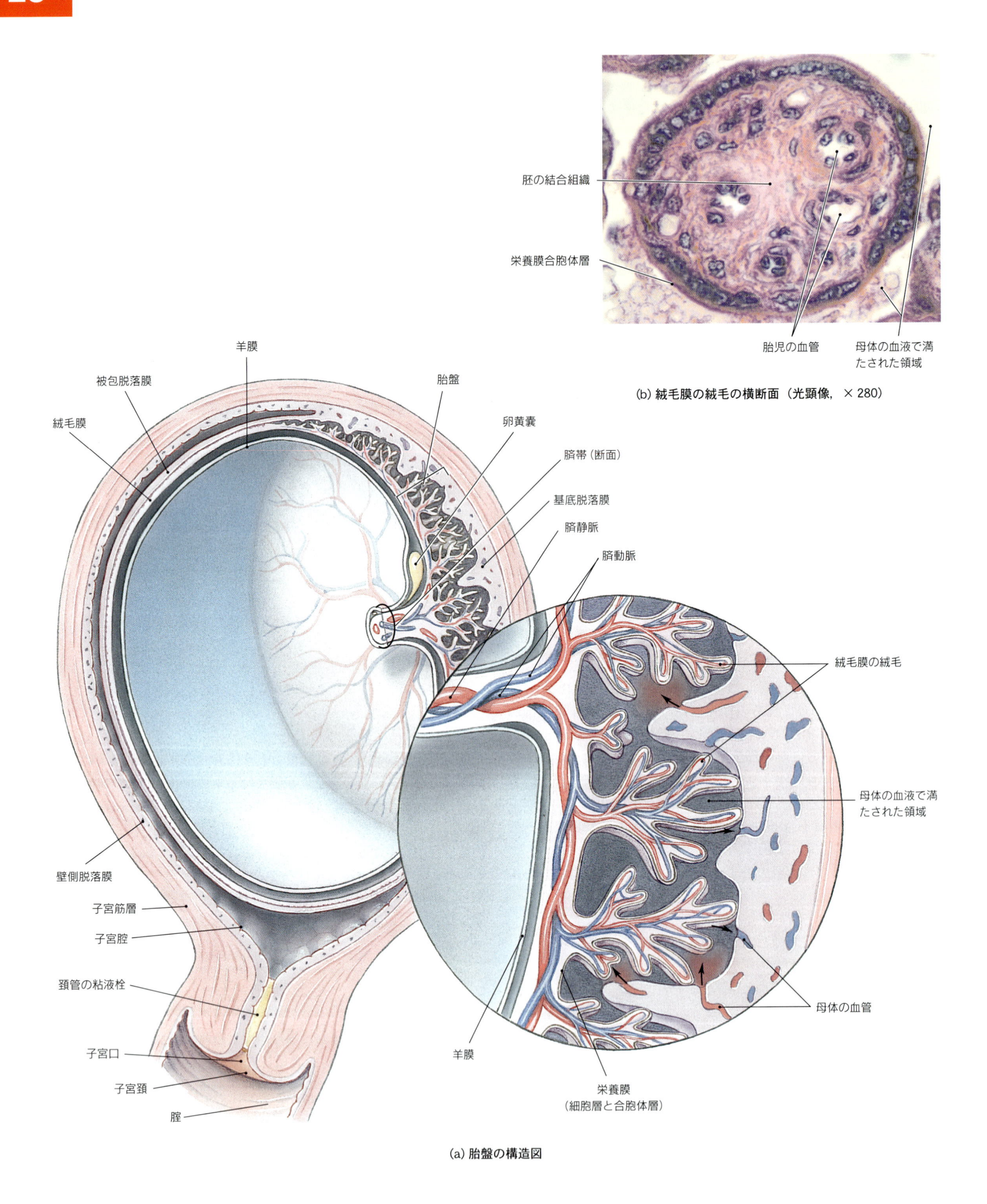

図 28-6　胎盤の立体構造
(a) 分かりやすくするため，胎児を除去し臍帯を切断した後の子宮を示している。母体の血液は，母体の血管から胎盤に流れ込み，子宮静脈を経て母体の静脈系へ戻る。胎児の血液は2本の臍動脈によって胎盤に運ばれ，1本の臍静脈によって胎児に戻る。母体の血流を矢印で示したが，母体と胎児の血液が混ざり合うことはないことに注意。
(b) 絨毛の断面図。栄養膜合胞体層が母体の血液と接していることが分かる。

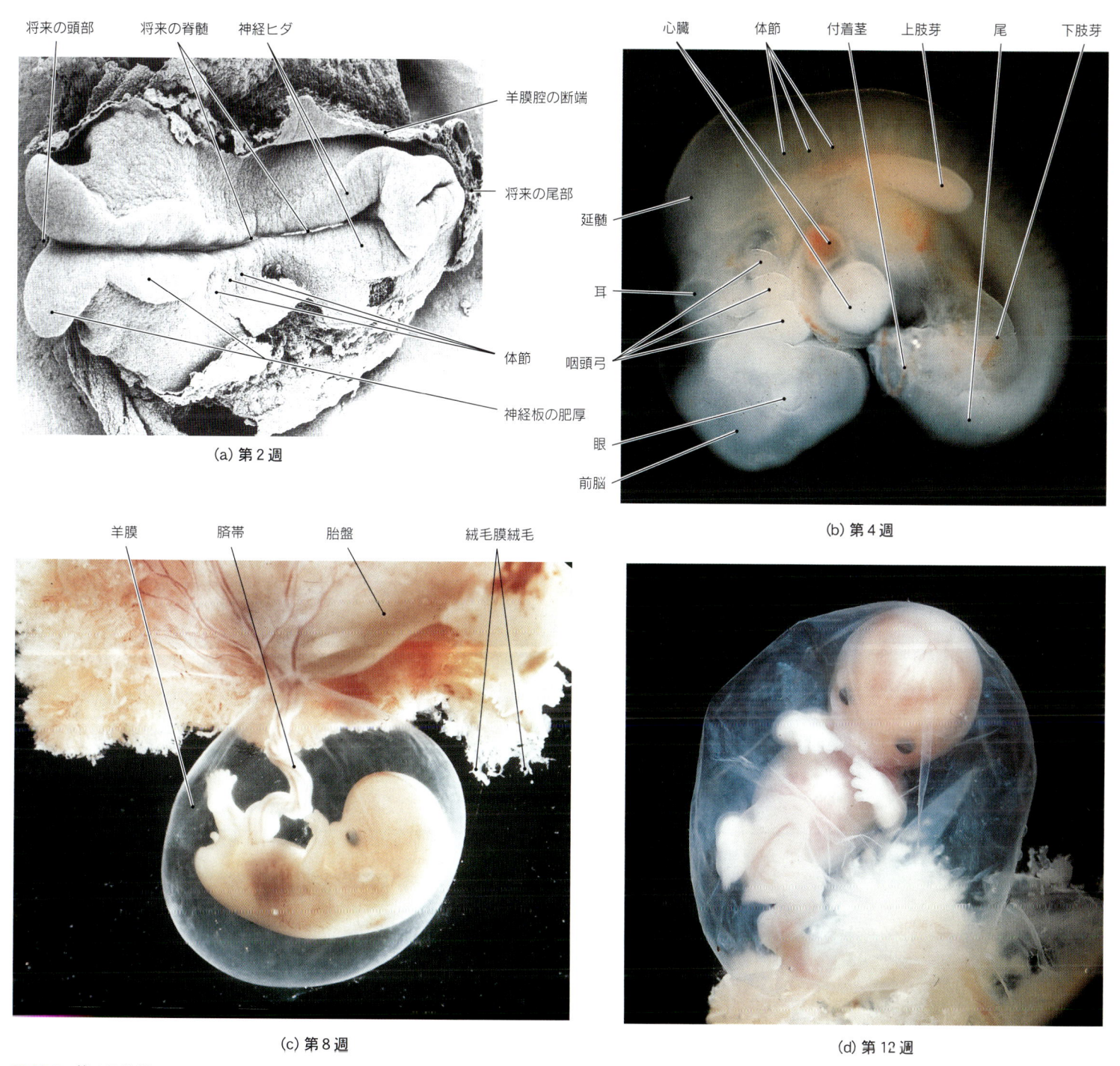

図 28-7　第1三半期
(a) 第2週の胚の上面（走査電顕像），(b)〜(d) 第1三半期のヒトの発生

い開大していても，頭部が通るには十分でない場合がある．胎児の頭部が引っ掛かると，臍帯が圧迫されて出産に時間がかかり，胎児に重大な後遺症をきたす危険がある．出産までに胎児を正常位に戻すことができなければ，安全のため帝王切開を行うことが多い．

B. 早期分娩

　胎児が正常の発生を完了する前に分娩が始まってしまうことを**早期分娩** premature labor という．このような新生児が生存できるかどうかは，出産時の体重と関係がある．400 g 以下の児は最善を尽くしても生存できない．このような新生児は，呼吸器系，心血管系，泌尿器系の発達が未熟で，母体の助けなしには生命活動を維持できないためである．

　自然流産と**未熟分娩** immature delivery とは，第2三半期末の正常体重である 500 g を境にして区別される．妊娠7カ月未満で産まれた児（体重 1 kg 未満）が生存できる可能性は 50 %で，重篤な発生異常を伴っていることが多い．出産時体重が 1 kg 以上であれば生存の可能性は非常に高い．

5. 新生児期

　新生児は成人の解剖学的，機能的，生理学的な特徴をまだほとんど備えていない．誕生後の1カ月を**新生児期** neonatal period という．
　胎児が**新生児** neonate に移行する過程で，様々な生理学的，解剖学的な変化が起こる．出産前は，溶解したガス，栄養，老廃物，ホ

表28-2 胎生期の発生の概観

基礎知識
「発生学ノート」の「組織の形成」「上皮の発生」「結合組織の起源」「器官系の発生」を参照

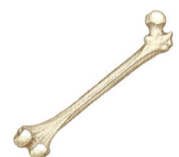

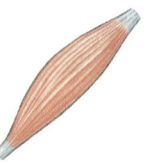

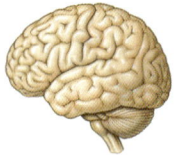

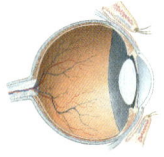

妊娠月齢	身長と体重	外皮系	骨格筋	筋系	神経系	感覚器系
1	5 mm 0.02 g		(開始)体幹の形成	(開始)体節の形成	(開始)神経管の形成	(開始)眼と耳の形成
2	28 mm 2.7 g	(開始)爪床,毛包,汗腺の形成	(開始)軸・付属肢骨格の軟骨の形成	(完成)軸筋の原基	(開始)中枢・末梢神経系の構築,大脳の発達	(開始)味蕾,嗅上皮の形成
3	78 mm 26 g	(開始)表皮の出現	(開始)骨化中心の拡大	(完成)付属肢筋の原基	(完成)基本的な脊髄と脳の構造	
4	133 mm 150 g	(開始)毛,脂腺の形成 (完成)汗腺	(開始)関節 (完成)顔面と口蓋の構築	胎動開始	(開始)大脳の急速な増大	(開始)基本的な眼と耳の構造 (完成)末梢受容体の形成
5	185 mm 460 g	(開始)ケラチン産生,爪の産生			(開始)脊髄での髄鞘形成	
6	230 mm 823 g			(完成)会陰の筋	(開始)中枢神経系伝導路の形成 (完成)皮質の層構造	
7	270 mm 1,492 g	(開始)角化,爪の形成,毛の形成				(完成)眼裂が開き,網膜は光を感受 味覚受容体が機能する
8	310 mm 2,274 g		骨端軟骨形成			
9	346 mm 2,912 g					
生後の発生		毛の密度や分布が変化	骨端軟骨の形成と成長が続く	筋の量と調節が増加	髄鞘形成,層構造,中枢神経系伝導路の形成が続く	
関連する「発生学ノート」のある章		第4章:「外皮系の発生」	第6章:「頭蓋の発生」 「脊柱の発生」 第7章:「付属肢骨格の発生」	第10章:「筋系の発生」	第13章:「神経系の発生」 第14章:「脊髄と脊髄神経の発生」 第15章:「脳と脳神経の発生」	第18章:「感覚器の発生」

(a) 4カ月胎児

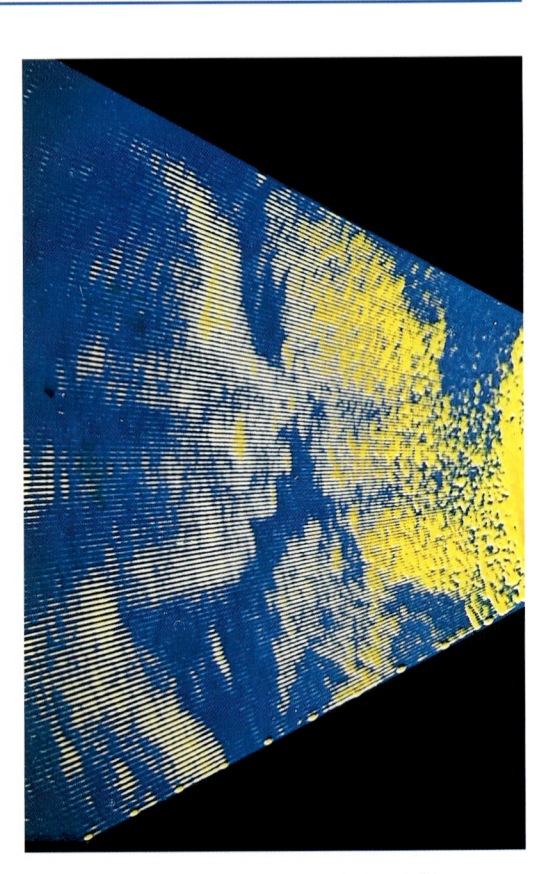

(b) 6カ月胎児の顔面(超音波断層像)

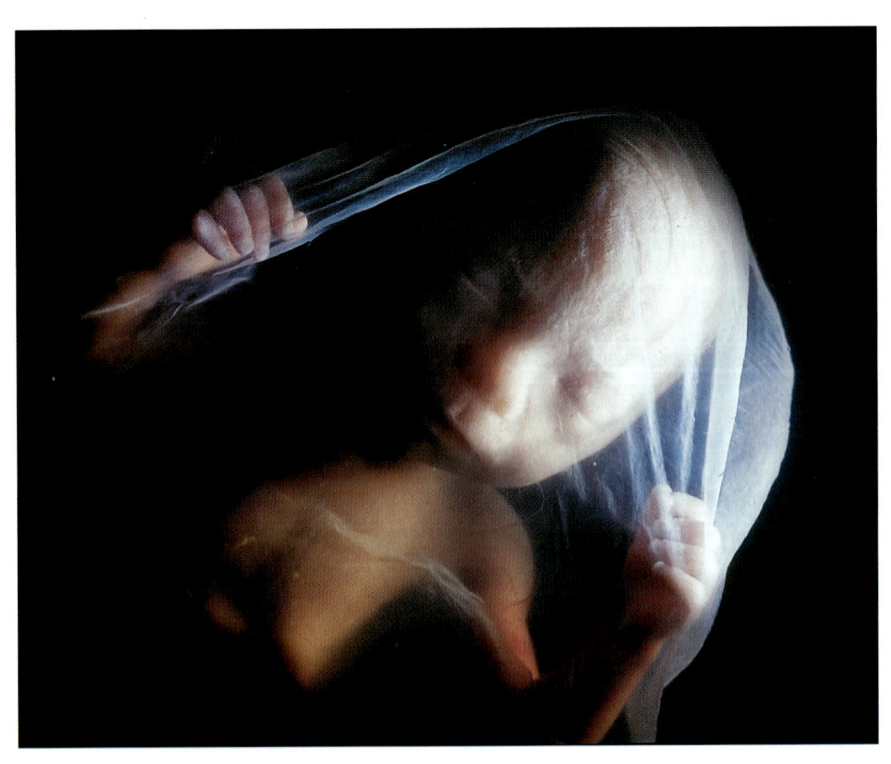

図28-8 第2,第3三半期の胎児

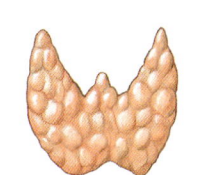

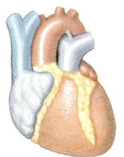

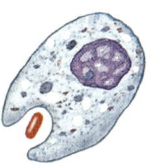

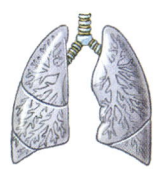

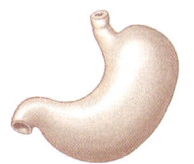

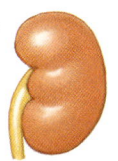

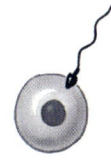

内分泌系	心臓血管系・リンパ系	呼吸器系	消化器系	泌尿器系	生殖器系
	(開始)心拍	(開始)気管と肺の形成	(開始)消化管,肝臓,膵臓の形成 (完成)卵黄嚢	(完成)尿膜	
(開始)胸腺,甲状腺,下垂体,副腎の形成	(完成)心臓の基本構造。主要な血管,リンパ節・リンパ管 (開始)肝臓での造血	(開始)気管支が縦隔内で分枝 (完成)横隔膜	(開始)腸の形成,絨毛,唾液腺の形成	(開始)成人型腎臓の形成	(開始)乳腺の形成
(完成)胸腺,甲状腺	(開始)扁桃,骨髄での造血		(完成)胆嚢,膵臓		(開始)性腺,外生殖器の形成
	(開始)リンパ球のリンパ臓器への移動,脾臓での造血 (完成)扁桃	(完成)外鼻孔	(完成)腸の形成	(開始)胎児型腎臓の変性	
(完成)副腎	(完成)脾臓,肝臓,骨髄	(開始)肺胞の形成	(完成)上皮の構築,腺		
(完成)下垂体			(完成)小腸ヒダ		(開始)精巣の下降
		気管支の分枝と肺胞形成の完了		ネフロン形成の完了	出生前後に精巣下降が完了
	出生後に心臓血管系が変化 免疫系は徐々に機能が完成				
第19章:「内分泌系の発生」	第21章:「心臓の発生」 第22章:「心臓血管系の発生」 第23章:「リンパ系の発生」	第24章:「呼吸器系の発生」	第25章:「消化器系の発生」	第26章:「泌尿器系の発生」	第27章:「生殖器系の発生」

ルモン,免疫グロブリンの移行は胎盤を通して行われていたが,新生児は自分自身で呼吸,消化,排泄を行うようになる。胎児から新生児への変化は以下のように要約される。
● 出生直後の肺は虚脱して液体で満たされているが,大きく強い吸気運動によって肺に空気が入る。
● 肺が拡張すると心臓血管系の循環パターンが変わる。動脈管が閉鎖して肺動脈幹と大動脈の血液の流れが分断され,卵円孔が閉じて左右の心房が独立する。このようにして肺循環と体循環が確立する。
● 新生児の心拍数は120～140回/分,呼吸数は30回/分で,成人よりかなり多い。
● 出産前の消化管には,胆汁,粘液,上皮細胞などが混じり合って蓄積して留まっている。この残渣は生後2～3日のうちに排泄される。
● 老廃物は腎臓の糸球体で濾過されるが,尿を十分に濃縮することができない。そのため,尿中に排泄される水分が多く,新生児の水分必要量は成人よりもはるかに大きい。
● 出産後の2～3日間,新生児はほとんど体温を調節することができない。成長して皮下脂肪の厚さが増してくると,代謝が高まってくる。小児期を通じて,日によって,さらには時間によっても体温の変化が起こりやすい。

> **臨床ノート 新生児の評価**
>
> 新生児は出生後,異常がないかどうかを詳しく調べられる。外観のほか,脈拍,呼吸数,体重,身長などが調べられる。そのほか,フェニルケトン尿症や先天性甲状腺機能低下症などの,遺伝的な代謝異常についても検査される。
> アプガースコア Apgar rating は,出生後1分と5分に,心拍数,呼吸数,筋トーヌス,刺激に対する反応,皮膚色を評価するものである。各項目について,0点(不良)～2点(良好)のスコアを与えられ,それらを合計する。新生児のアプガースコアによって,生存の可能性や神経学的な損傷の有無を予知することができる。

✓ 一般に,第2三半期では胎児にどのような変化が起こりますか。
✓ 普通,分娩のどの時期が最も時間がかかりますか。
✓ なぜ新生児は,成人より相対的にはるかに多くの水分を摂取するのですか。
✓ 胎盤の娩出を引き起こすものは何ですか。

28

(a) 妊娠 4 カ月の子宮と胎児

- 胎盤
- 臍帯
- 胎児
- 腟
- 子宮
- 羊水
- 子宮頚

(b) 妊娠 3 〜 9 カ月の子宮底の位置変化

- 9 カ月
- 8 カ月
- 7 カ月
- 6 カ月
- 5 カ月
- 4 カ月
- 3 カ月
- 分娩に備えて下降

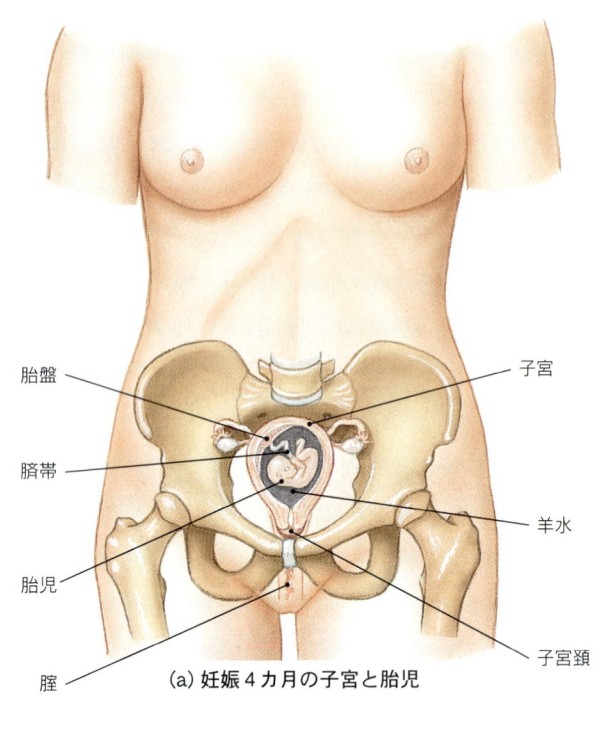

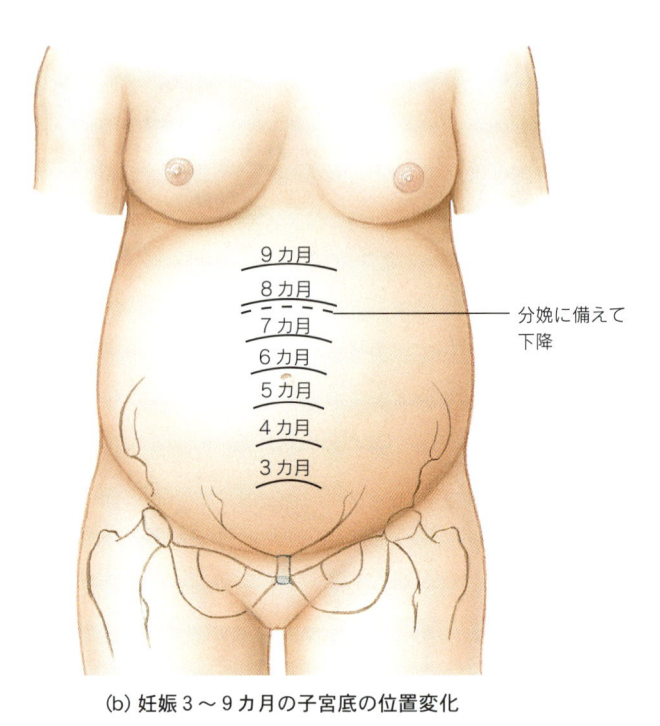

(c) 妊娠末期

- 肝臓
- 胃
- 横行結腸
- 子宮底
- 胎盤
- 臍帯
- 膀胱
- 恥骨結合
- 尿道
- 腟
- 小腸
- 膵臓
- 腹大動脈
- 総腸骨静脈
- 頚管の粘液栓
- 子宮口
- 直腸

(d) 妊娠していない女性

図 28-9　子宮と胎児の成長

590

28 ヒトの発生

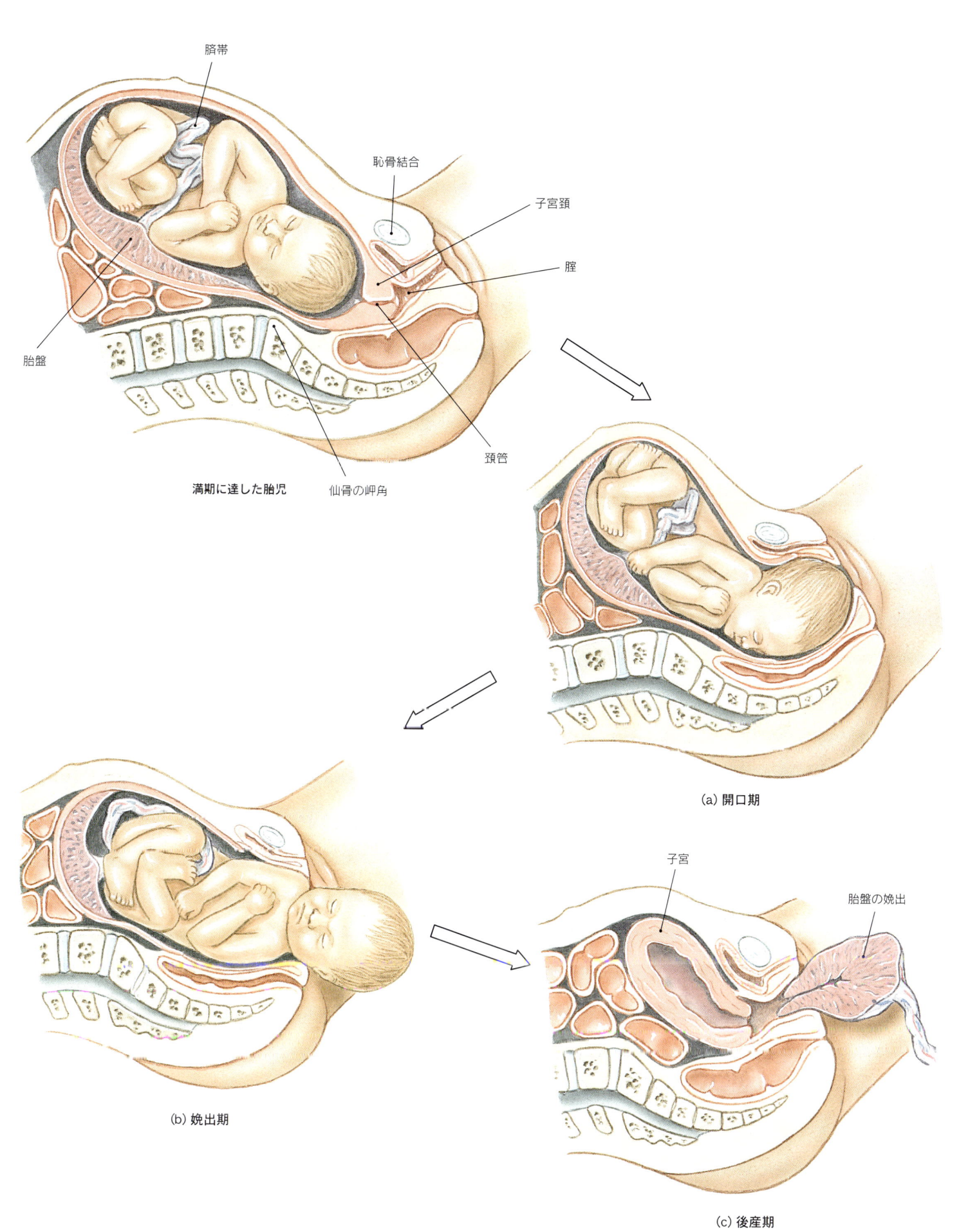

臍帯
恥骨結合
子宮頸
腟
胎盤
頸管
満期に達した胎児
仙骨の岬角

(a) 開口期

(b) 娩出期

子宮
胎盤の娩出

(c) 後産期

図 28-10 分娩の各時期

591

付　録

MRI・CTアトラス ……………………………………………………… 594
解剖学で用いられる難読漢字・用語ほか ………………………… 602
和文索引 ………………………………………………………………… 605
欧文索引 ………………………………………………………………… 625

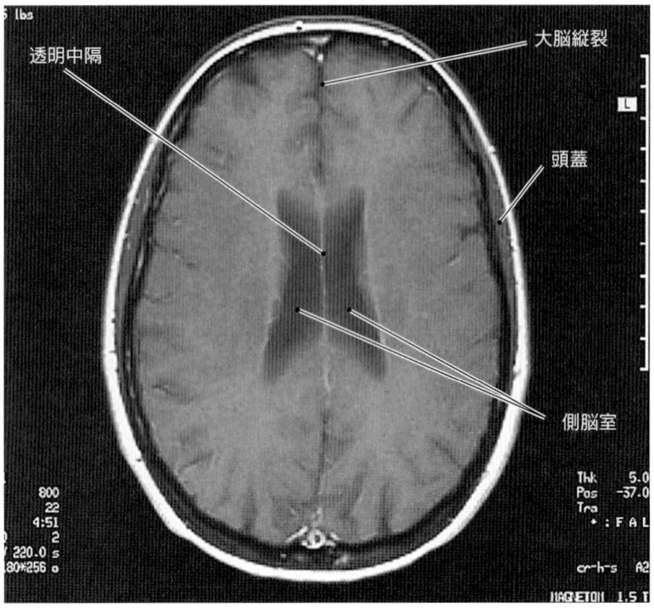

透明中隔
大脳縦裂
頭蓋
側脳室

1a

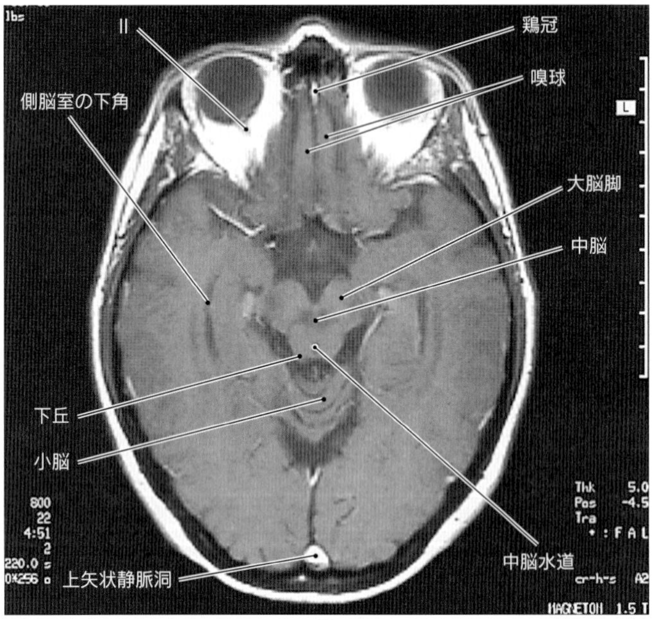

II
鶏冠
嗅球
側脳室の下角
大脳脚
中脳
下丘
小脳
中脳水道
上矢状静脈洞

1b

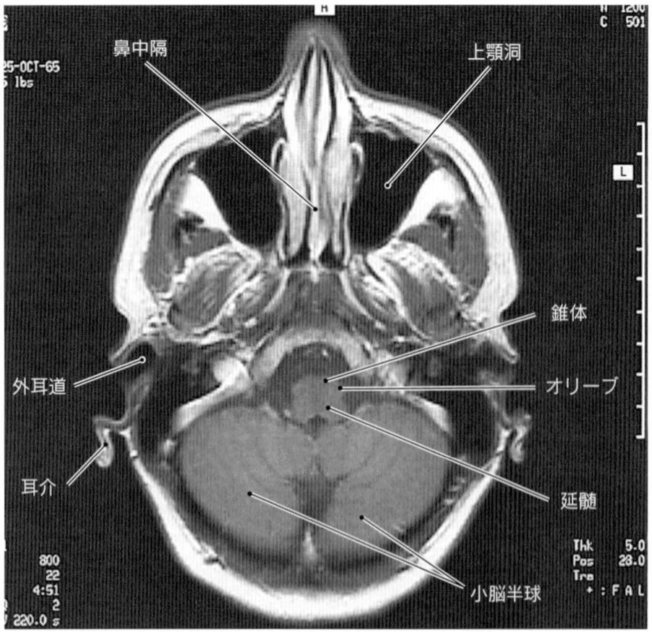

鼻中隔
上顎洞
錐体
外耳道
オリーブ
耳介
延髄
小脳半球

1c

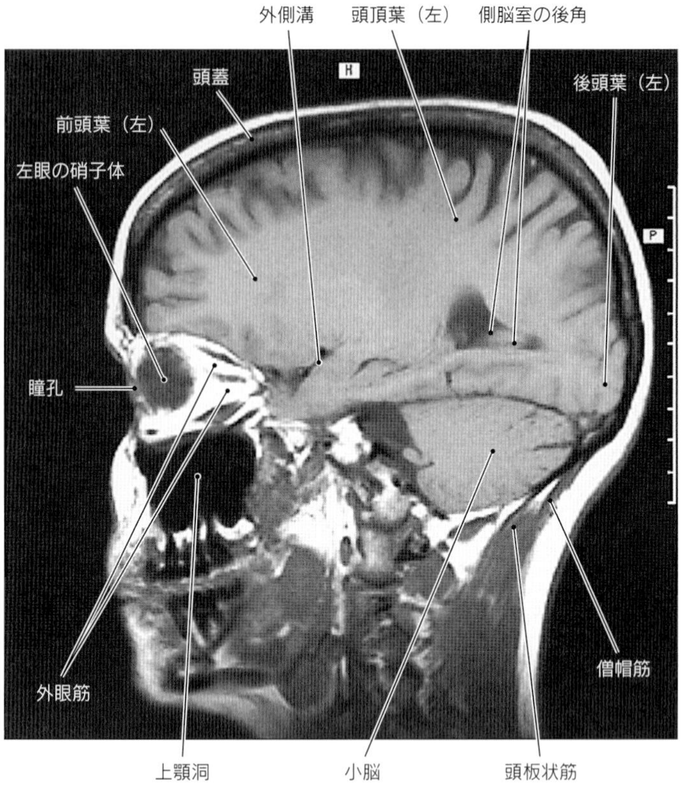

外側溝
頭頂葉（左）
側脳室の後角
頭蓋
後頭葉（左）
前頭葉（左）
左眼の硝子体
瞳孔
外眼筋
僧帽筋
上顎洞
小脳
頭板状筋

1d

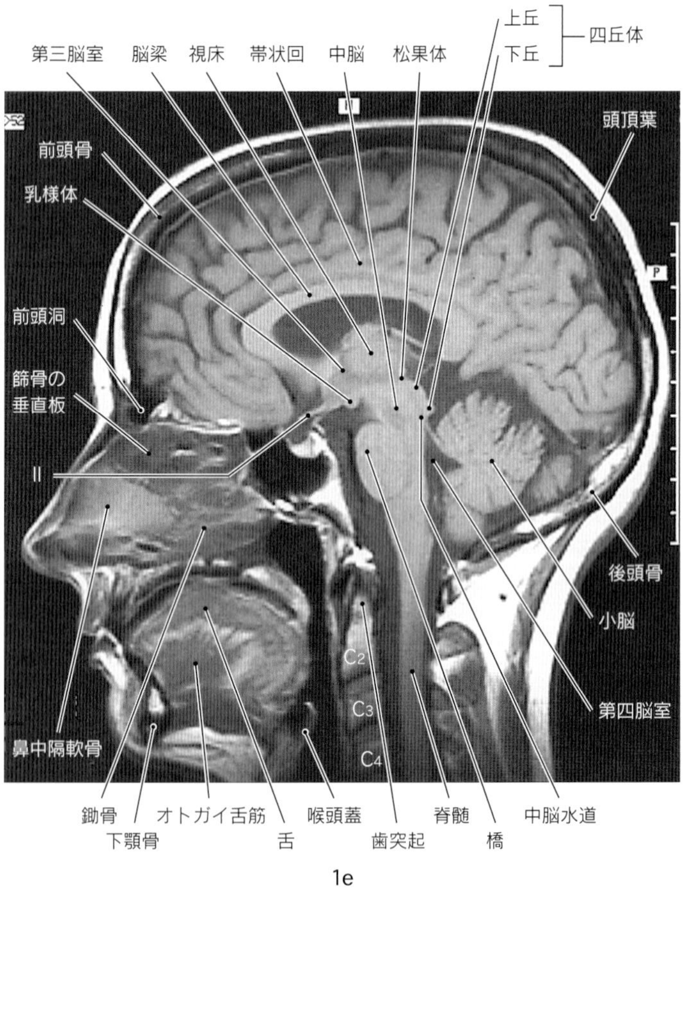

上丘
下丘
四丘体
第三脳室
脳梁
視床
帯状回
中脳
松果体
頭頂葉
前頭骨
乳様体
前頭洞
篩骨の
垂直板
II
後頭骨
小脳
第四脳室
鼻中隔軟骨
C2
C3
C4
鋤骨
下顎骨
オトガイ舌筋
舌
喉頭蓋
歯突起
脊髄
橋
中脳水道

1e

MRI・CT アトラス

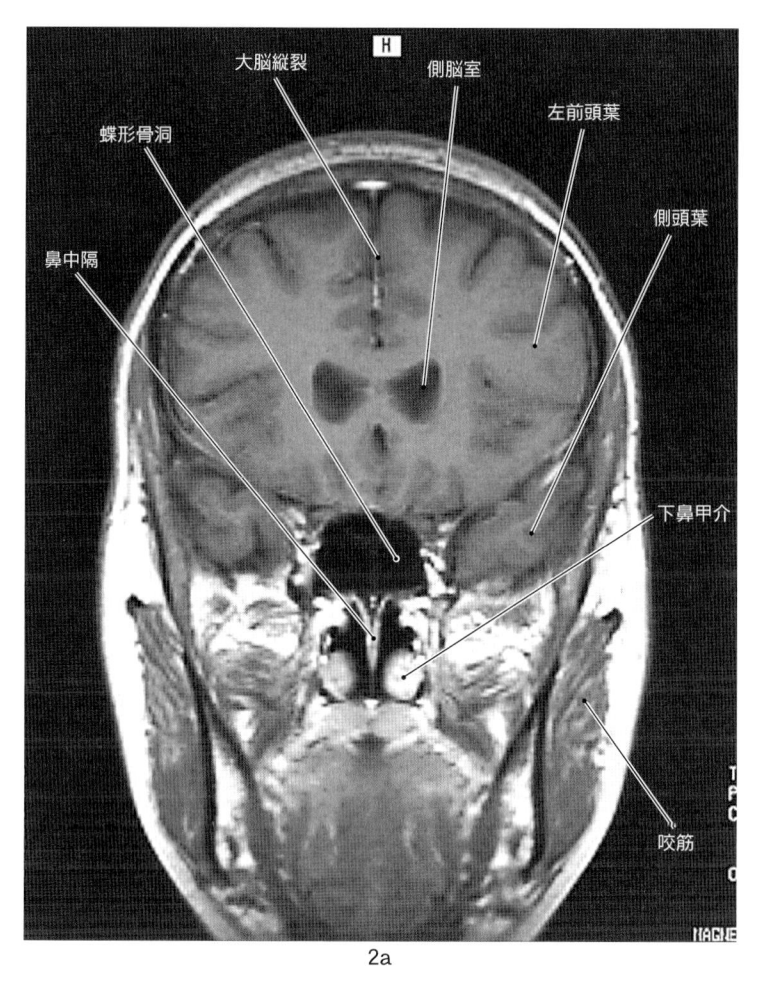

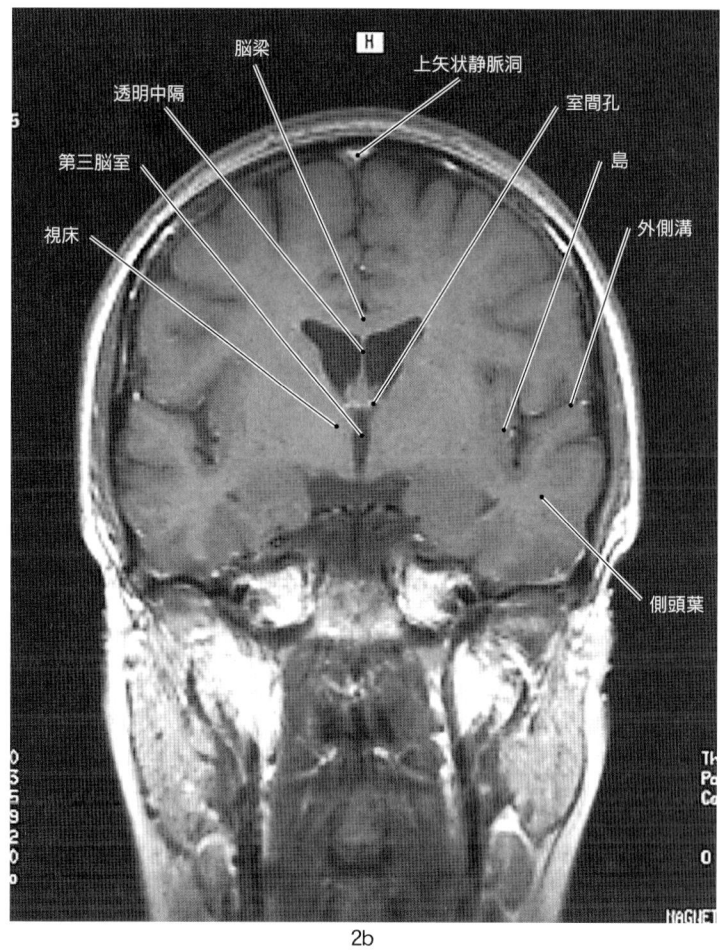

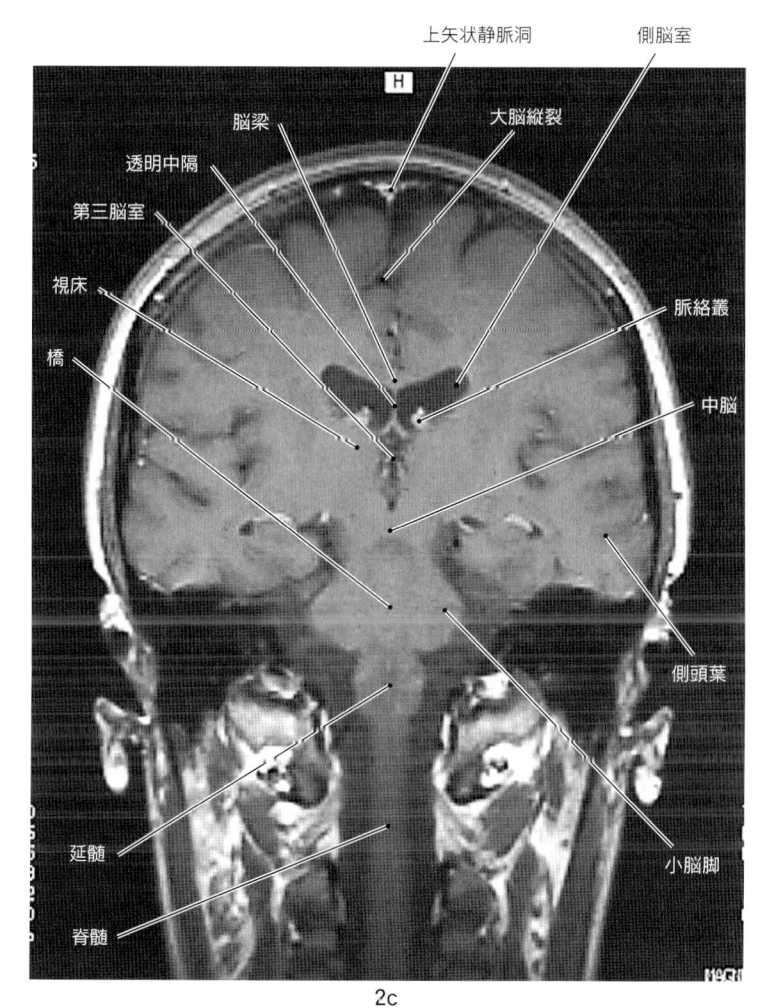

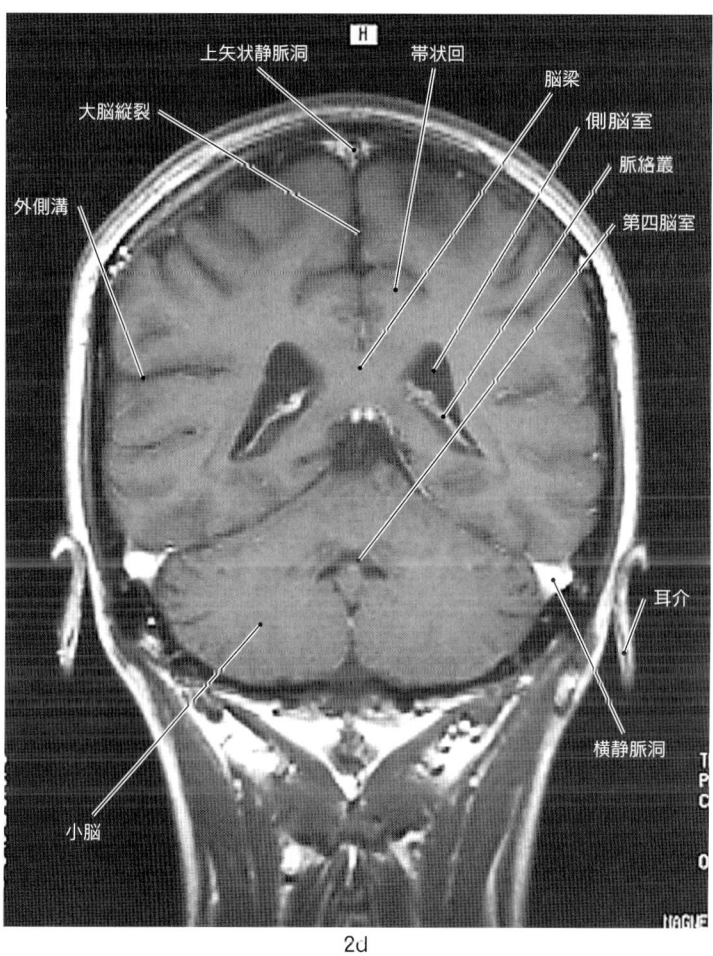

2a

2b

2c

2d

595

3a

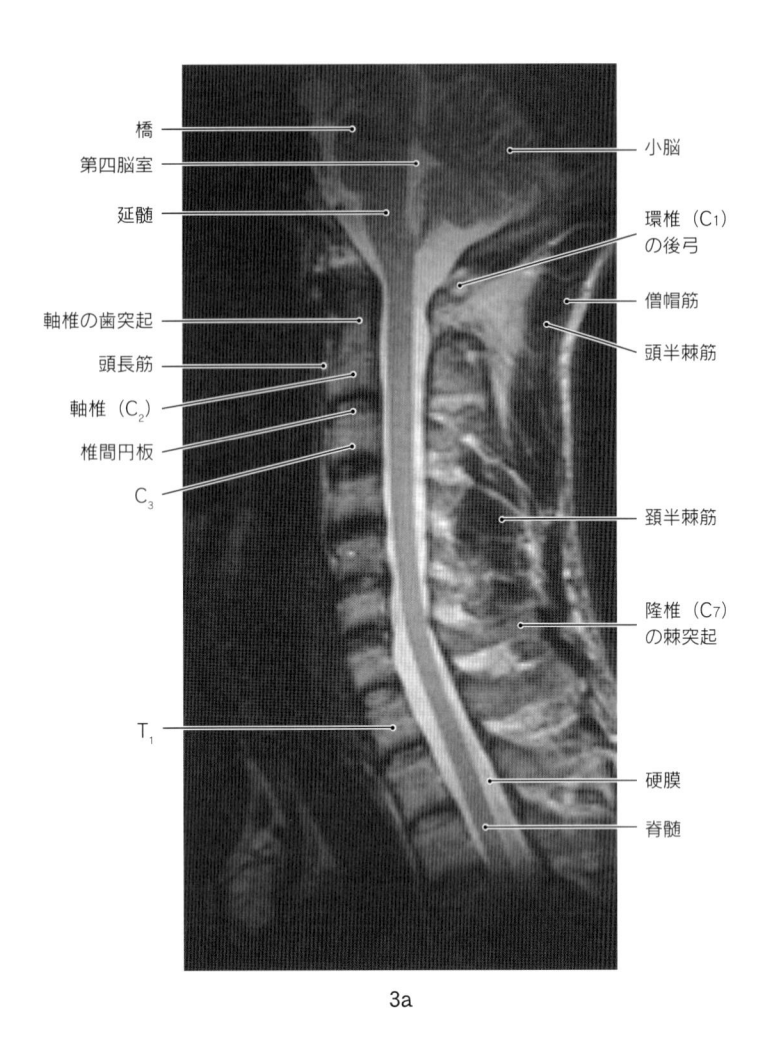

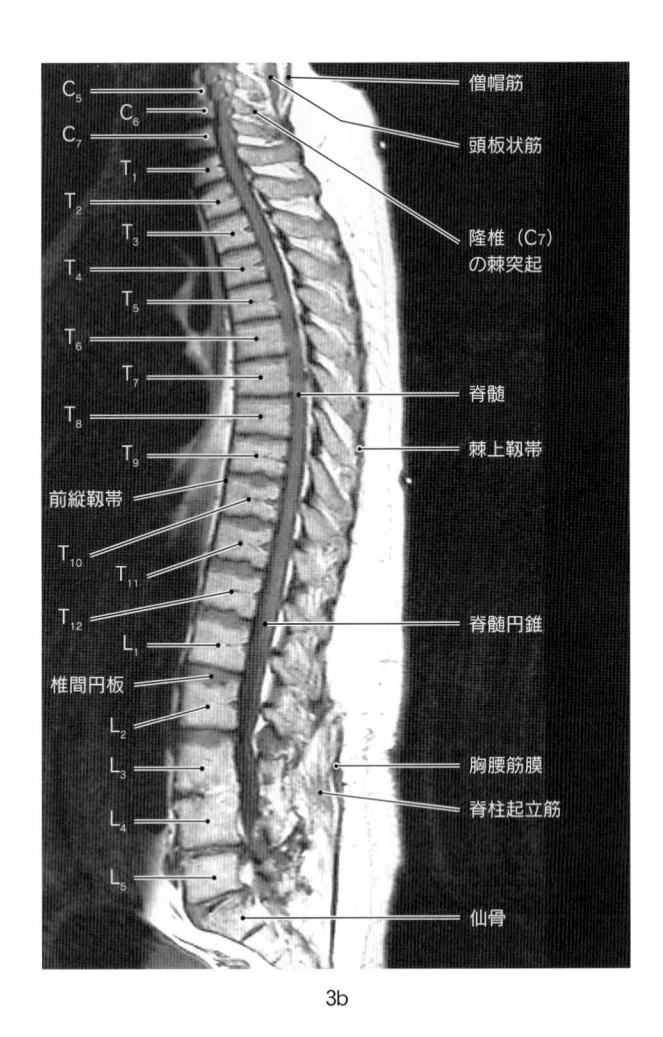

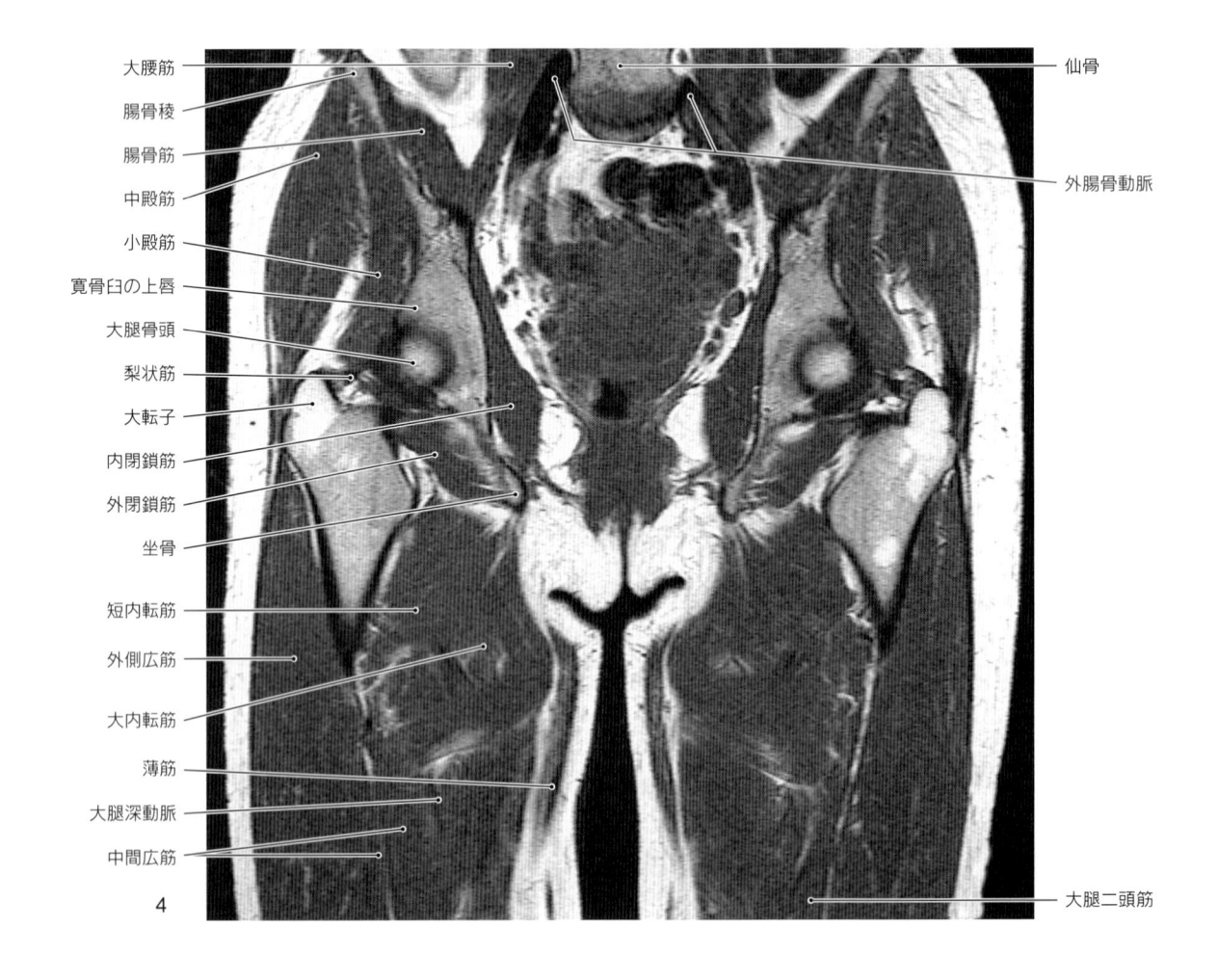

3b

4

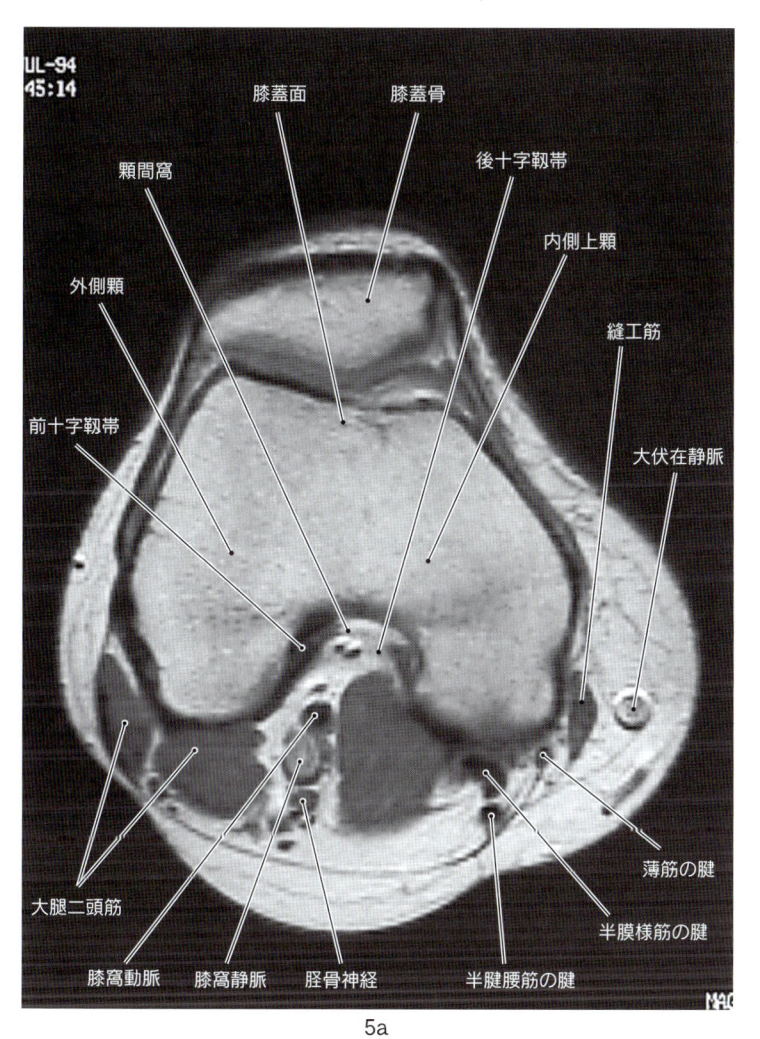

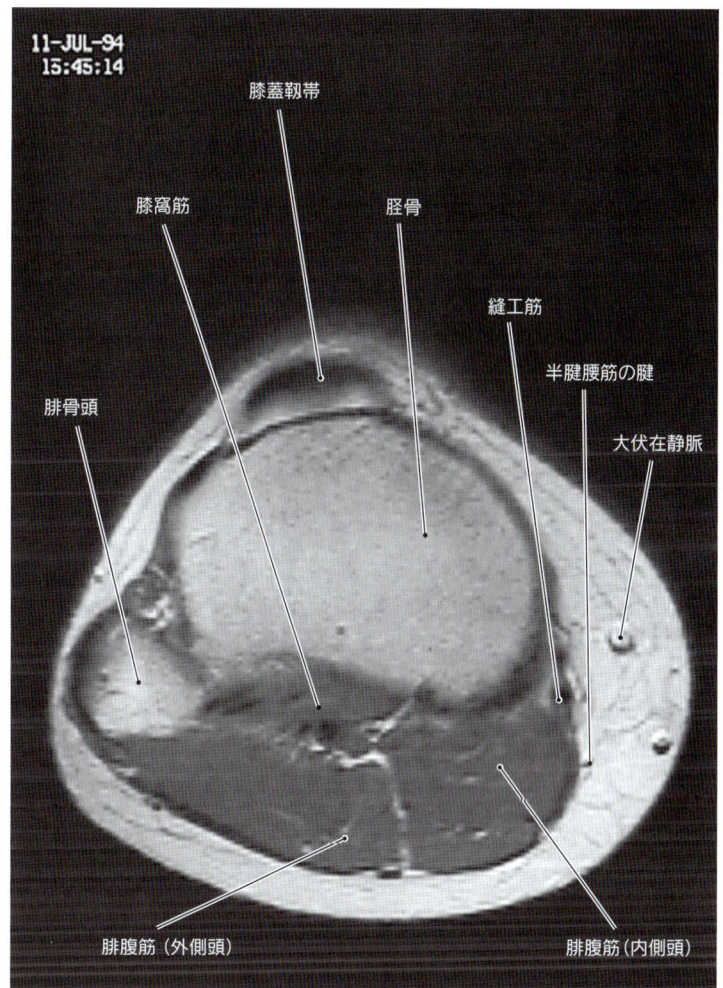

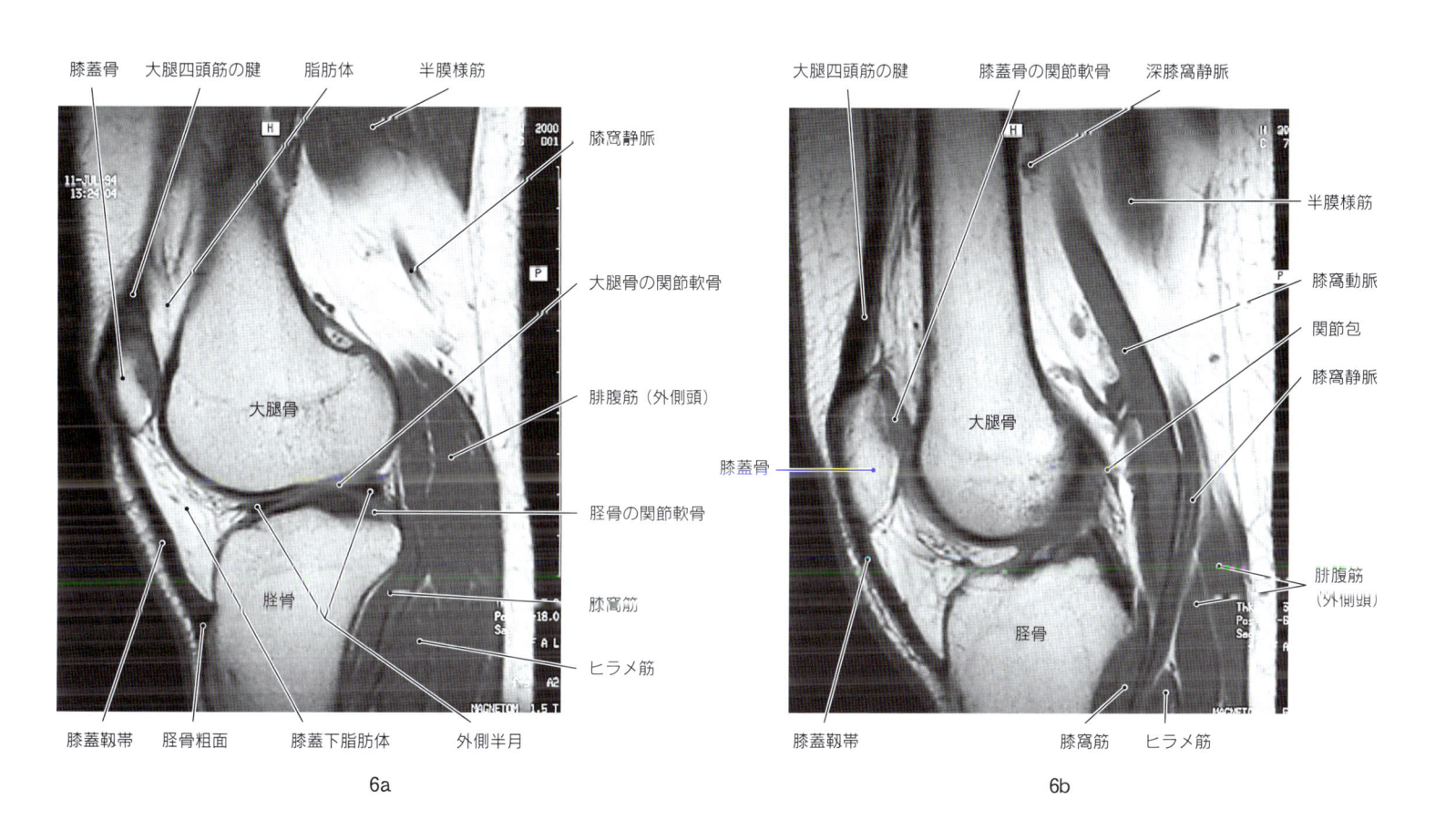

MRI・CT アトラス

5a
5b
6a
6b

7a
7b
8a
8b

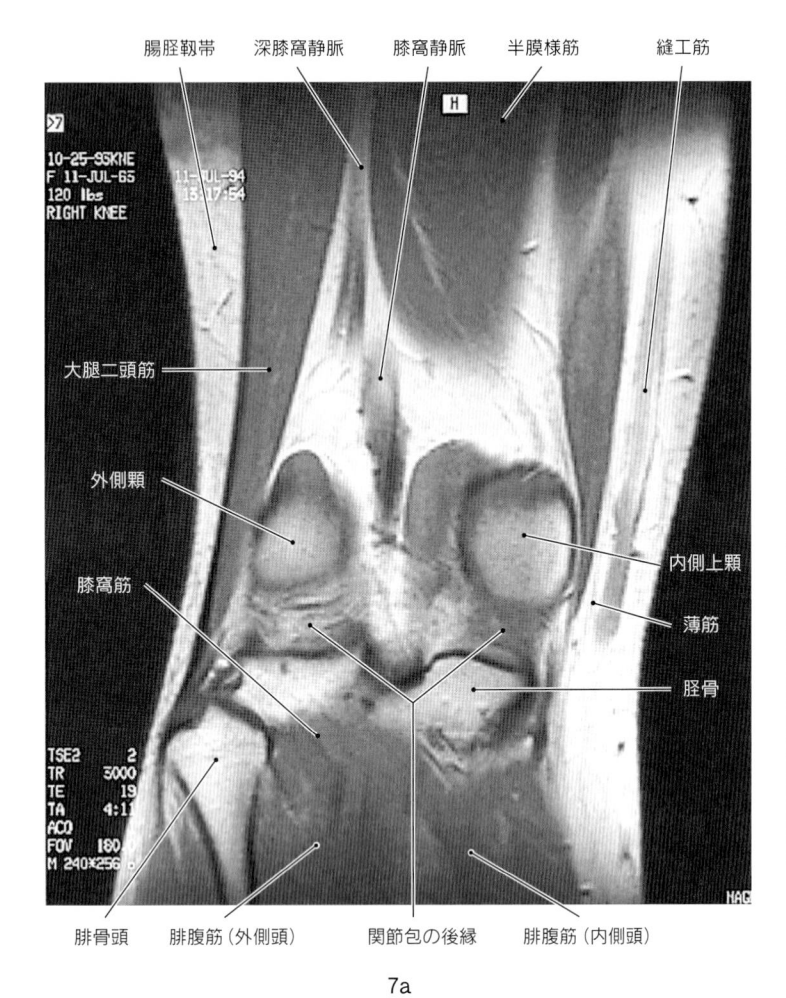

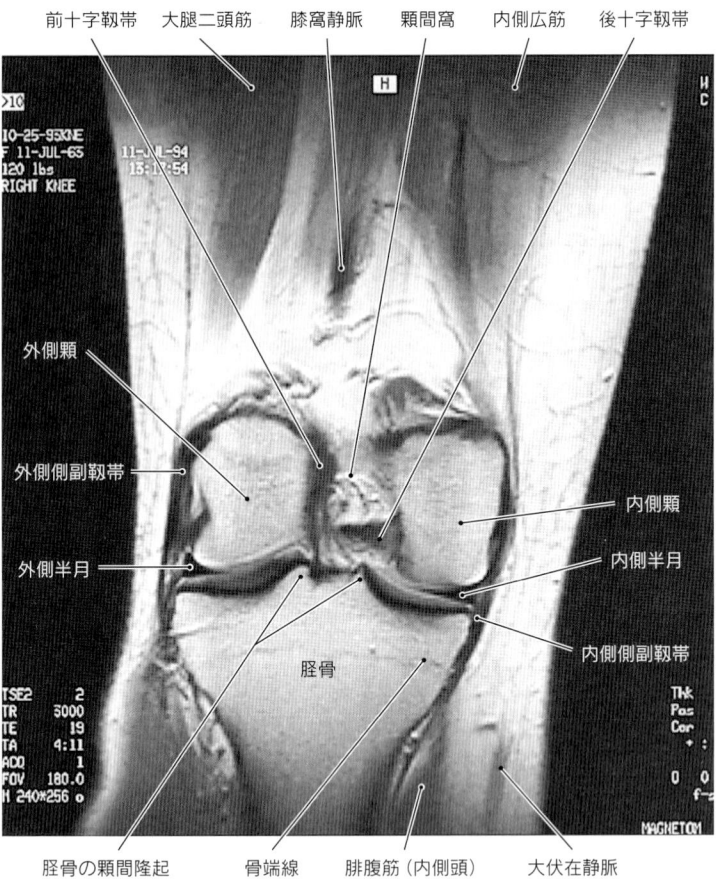

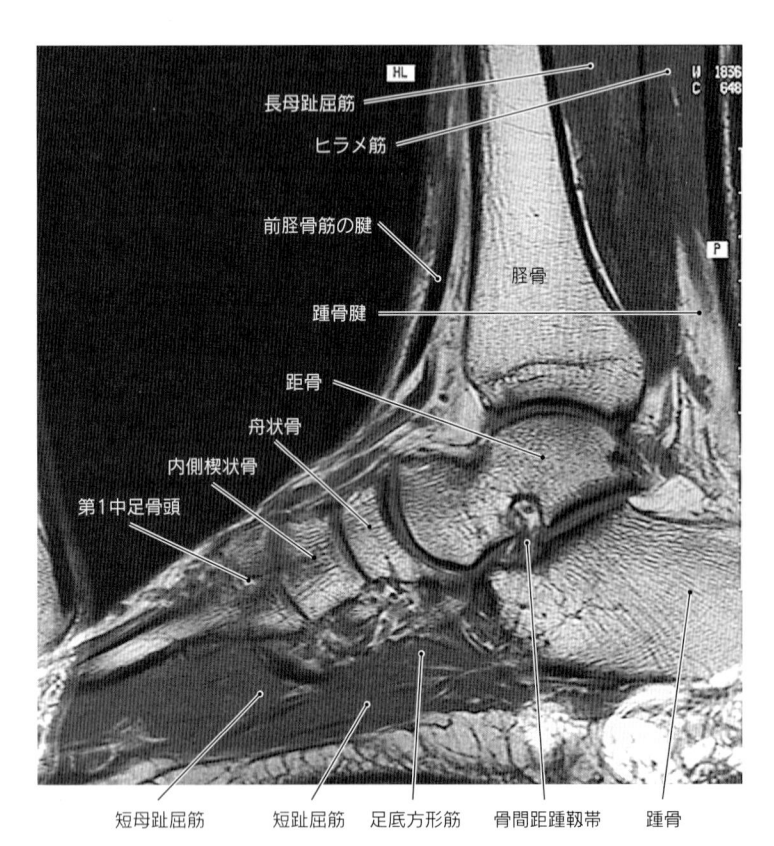

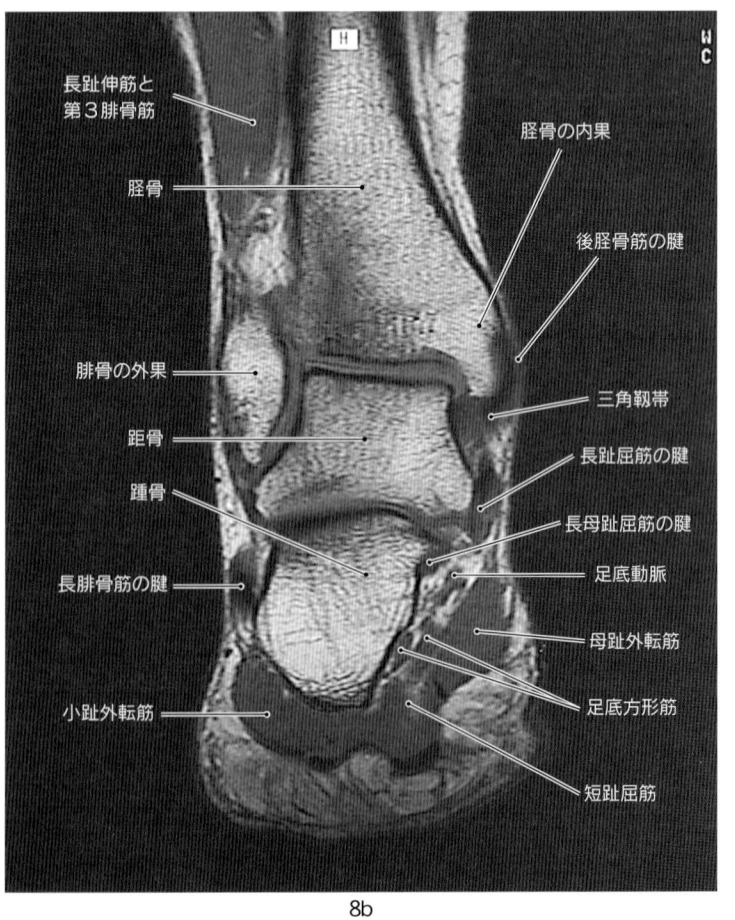

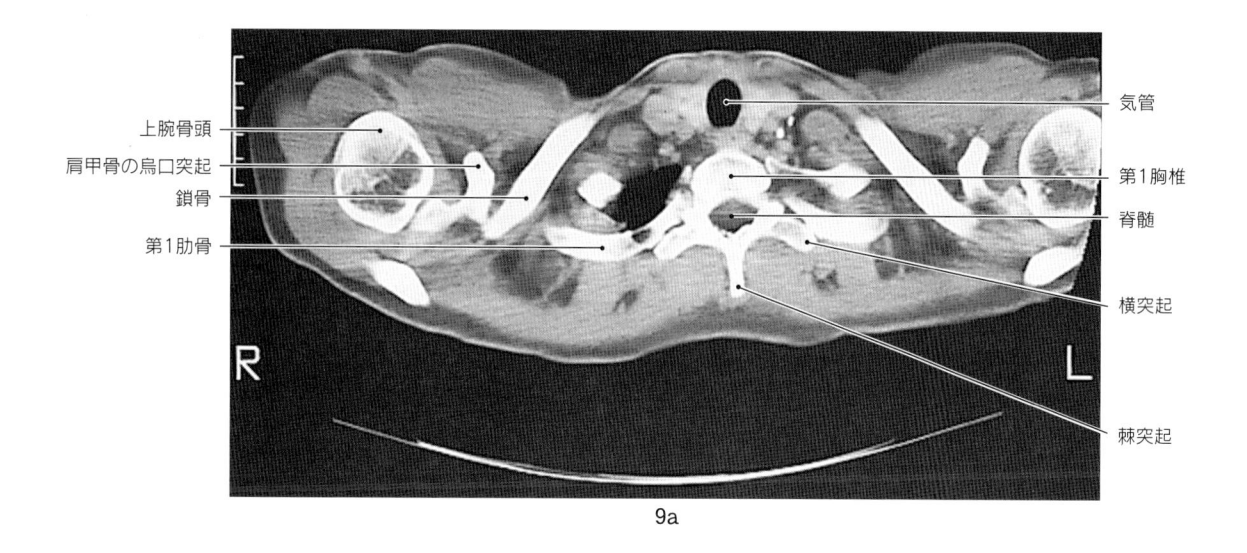

MRI・CT アトラス

上腕骨頭
肩甲骨の烏口突起
鎖骨
第1肋骨

気管
第1胸椎
脊髄
横突起
棘突起

9a

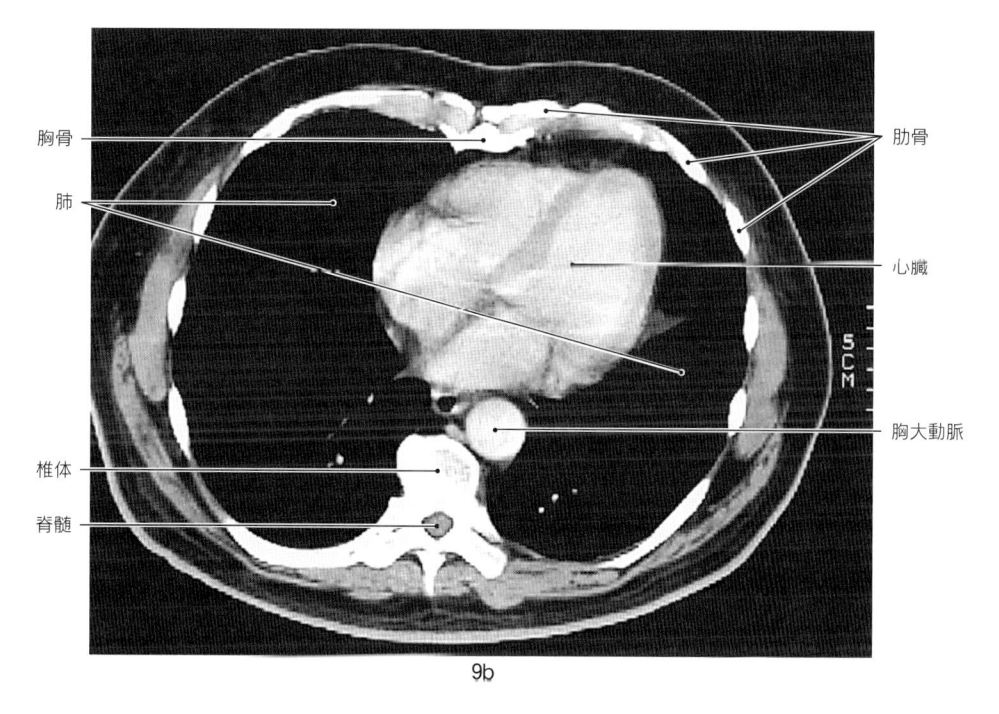

胸骨
肺

肋骨
心臓

椎体
脊髄

胸大動脈

9b

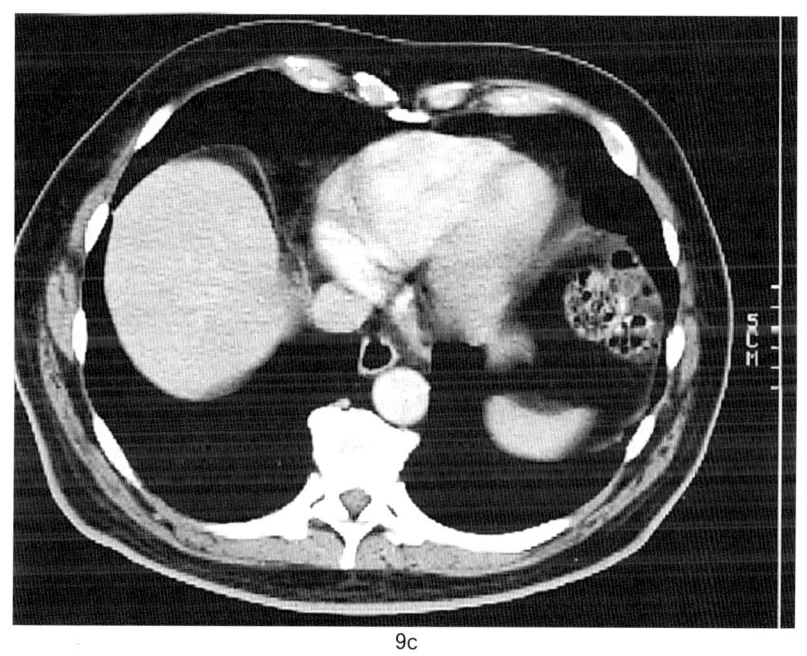

9c

599

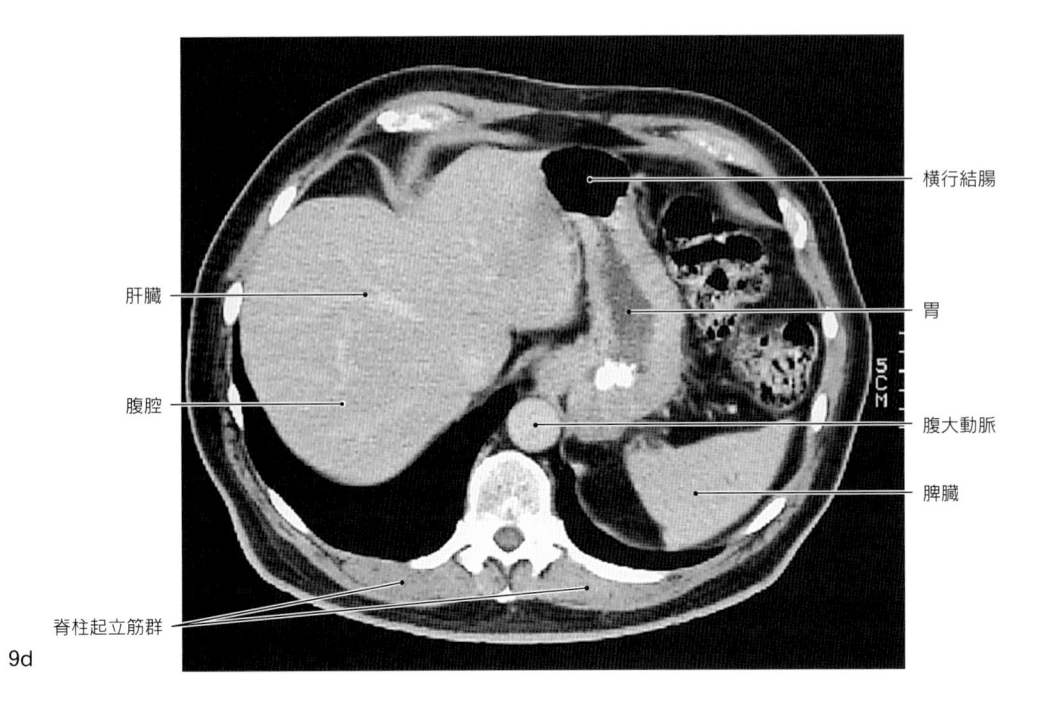

9d
- 横行結腸
- 肝臓
- 胃
- 腹腔
- 腹大動脈
- 脾臓
- 脊柱起立筋群

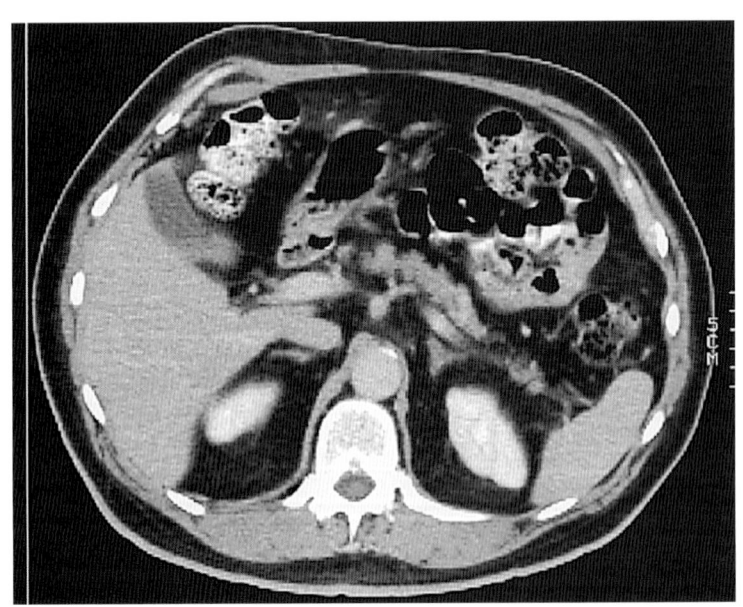

9e

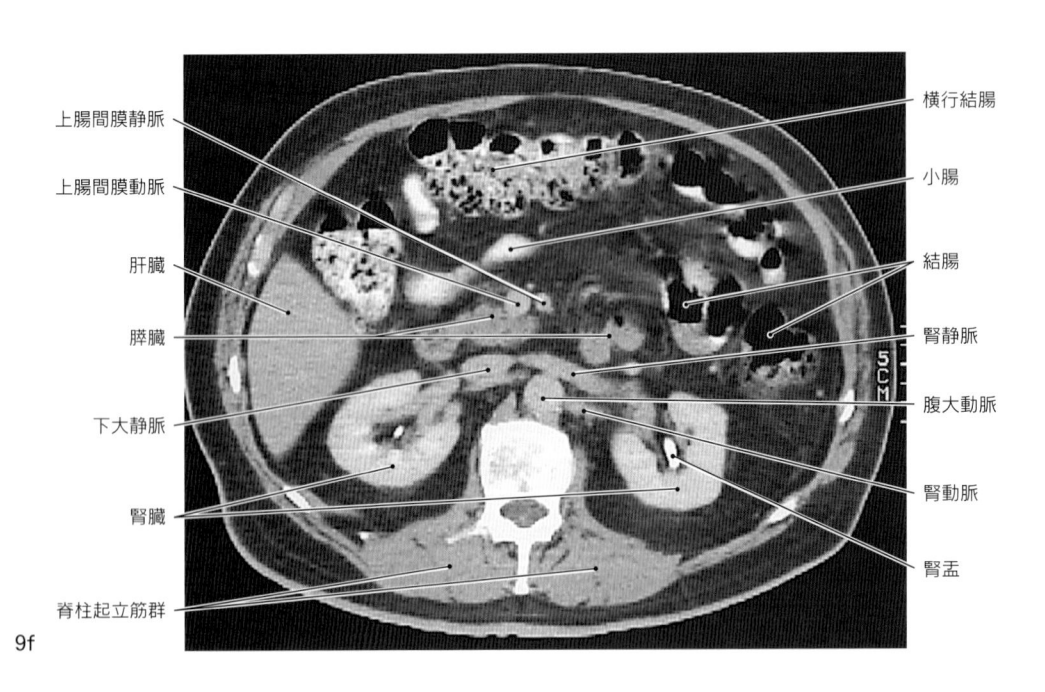

9f
- 上腸間膜静脈
- 横行結腸
- 上腸間膜動脈
- 小腸
- 肝臓
- 膵臓
- 結腸
- 下大静脈
- 腎静脈
- 腹大動脈
- 腎臓
- 腎動脈
- 脊柱起立筋群
- 腎盂

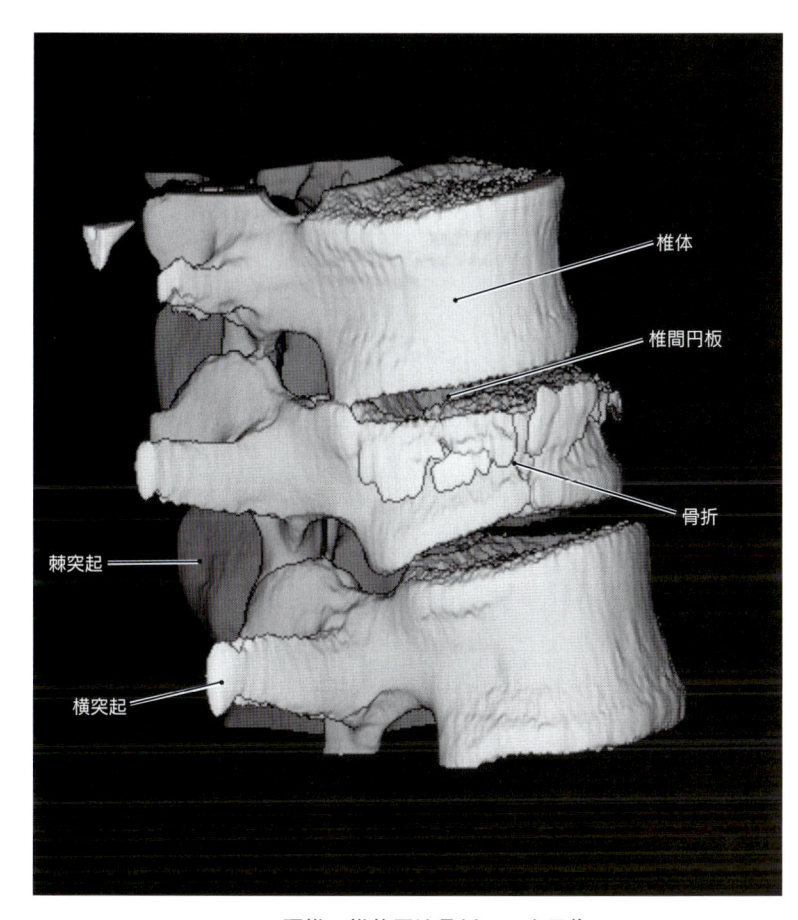

10a　腰椎の椎体圧迫骨折の三次元像

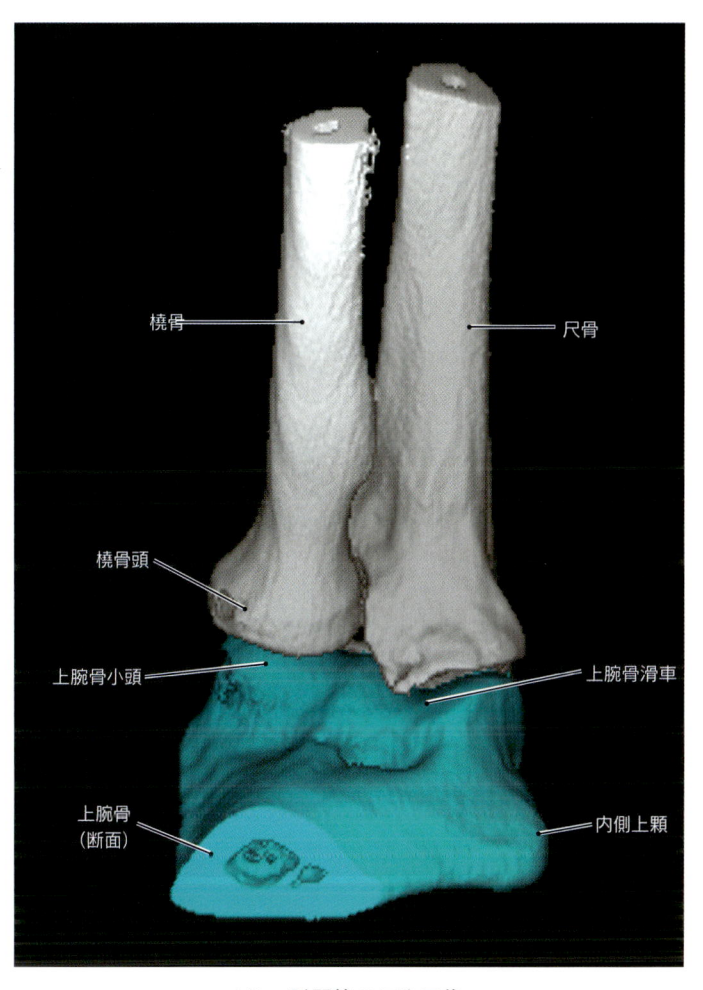

10b　肘関節の三次元像

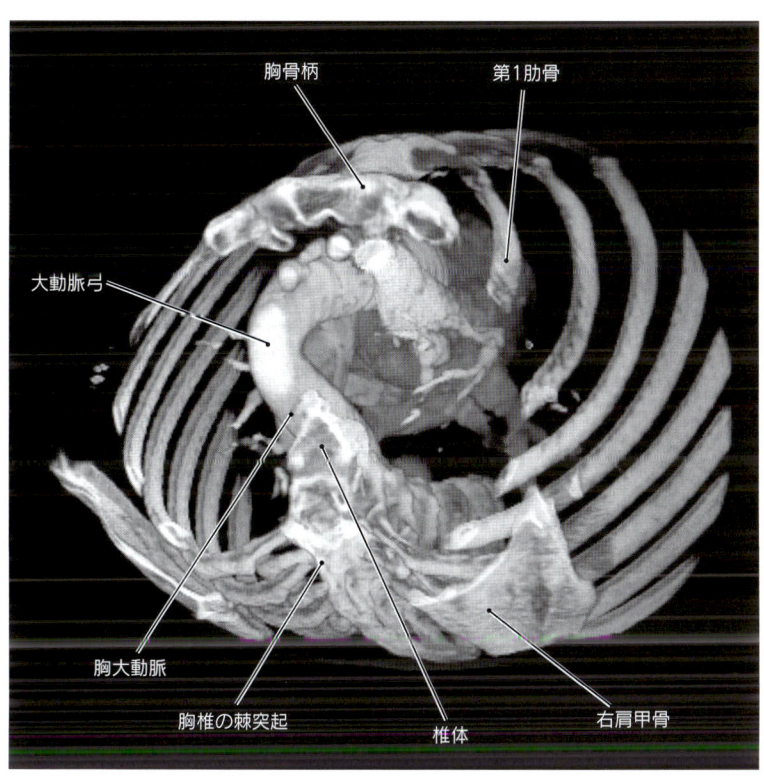

10c　胸郭と脈管の三次元像

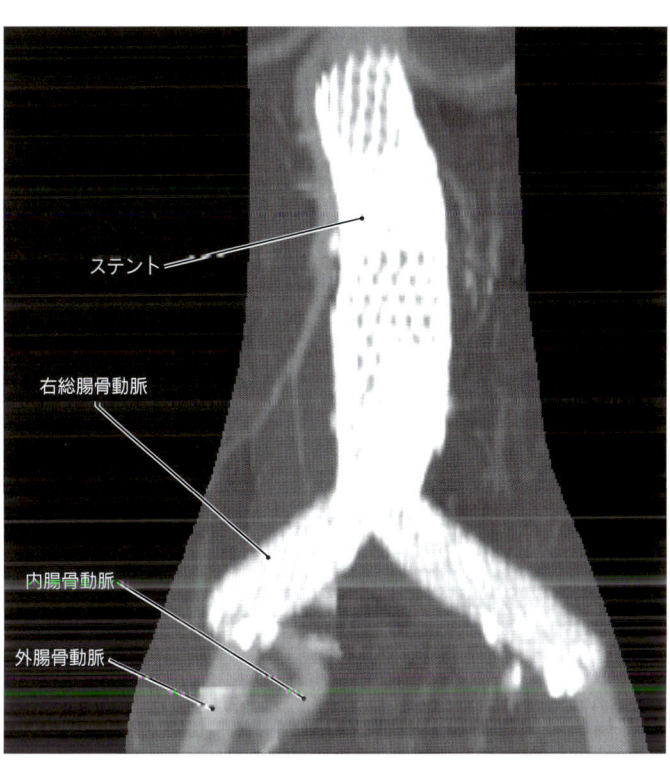

10d　腹大動脈と総腸骨動脈のなかのステントの三次元像

解剖学で用いられる難読漢字・用語

読み	漢字	用例
あん	鞍	鞍関節，鞍背
う	烏	烏口突起，烏口腕筋
う	盂	腎盂
うじょう	羽状	羽状筋
うす	臼	臼状
えいん	会陰	会陰
えき	腋	腋窩（えきか）
えん	縁	内側縁
おう	黄	黄斑
おう	横	横突起，横洞溝
か	窩	関節窩
か	顆	後頭顆
か	窩	小窩
かい	会	交会
がい	蓋	頭蓋，蓋膜
かいはく	灰白	灰白質
かく	角	角切痕
かま	鎌	肝鎌状間膜，大脳鎌
かん	幹	毛幹
かん	寛	寛骨
かん	杆	杆状体
かんおう	陥凹	陥凹
がんき	含気	含気骨
きゃく	脚	大脳脚
きゅう	嗅	嗅神経，嗅糸（きゅうし）
きゅう	臼	寛骨臼
きょ	鋸	前鋸筋
きょ	距	距骨
きょう	頬	頬骨
きょく	棘	棘突起
くう	腔	口腔，胸腔，腹腔
けい	茎	茎状突起
けい	頸	内頸動脈
けい	茎	茎状
げき	隙	間隙
けつ	楔	内側楔状骨，
けん	瞼	眼瞼
けんかく	腱画	腱画
こ	股	股関節
こう	後	後脛骨筋，後根，後枝
こう	岬	岬角
こう	鈎	鈎状突起
こう	項	項部
こう	口	下口，口腔，口角
こう	膠	膠様組織，膠原線維
さい	采	卵管采
さい	臍	臍部，臍動脈
さい	鰓	鰓弓
し	歯	歯突起
し	糸	糸状乳頭
し	篩	篩板（しばん）
し	矢	矢状面，矢状縫合
じじょう	茸状	茸状乳頭
しつ	櫛	恥骨櫛，櫛状筋
しつ	膝	外側膝状体
しつがい	膝蓋	膝蓋骨
しとう	四頭	大腿四頭筋
しにく	歯肉	歯肉
しゅう	舟	舟状

読み	漢字	用例
しゅう	終	終末
じゅうもう	絨毛	微絨毛（びじゅうもう）
しゅこん	手根	手根骨
しゅし	種子	種子骨
じょ	鋤	鋤骨
しょう	漿	漿液
しょう	踵	踵部，踵骨
しょう	睫	睫毛
しょう	鞘	腱鞘
じん	靱	靱帯
しん	唇	関節唇，上唇
すい	錐	錐体
すう	皺	皺眉筋（すうびきん）
せい	声	声帯
せい	星	星状神経節
せいちゅう	正中	正中線，正中神経
そう	爪	爪床，爪根
そう	双	双子筋
そく	足	足底筋
だい	大	大網
たんのう	胆嚢	胆嚢窩
ちみつ	緻密	緻密骨
ちゅう	柱	小柱
ちゅう	肘	肘頭，肘関節
ちゅう	虫	小脳虫部
ちょうきょ	鳥距	鳥距
ちょうし	蝶篩	蝶篩陥凹
つる	蔓	蔓状
てい	釘	釘植
ていきん	提筋	十二指腸提筋
とう	橈	橈側
どう	洞	洞状
とうがい／ずがい	頭蓋	頭蓋骨
とうじょう／まめじょう	豆状	豆状骨
にんちゅう	人中	人中
のう	嚢	嚢状，陰嚢，精嚢，網嚢
はい	胚	胚葉
はん	帆	口蓋帆
ばんこう	伴行	伴行する血管
ひ	腓	腓骨
び	尾	尾状
び	鼻	外鼻
びきゅう	眉弓	眉弓
ひふく	腓腹	腓腹筋
ひれつ	披裂	披裂軟骨
ふん	吻	吻側
ぶんぴ／ぶんぴつ	分泌	分泌（ぶんぴ／ぶんぴつ），内分泌（ないぶんぴ）
へい	柄	胸骨柄
へき	壁	壁側
ほう	胞	小胞，濾胞（ろほう），胞状卵胞
みけん	眉間	眉間
や	野	運動野
よこ	横	直腸横ヒダ
り	梨	梨状筋
りょう	菱	菱形靱帯，菱形筋
りん	鱗	鱗状縫合
りん	輪	輪状
ろうと	漏斗	卵管漏斗
わん	腕	上腕

促音（つまる音）で発音する場合

読み	漢字	用例
けっ	結	結腸
こっ	骨	骨頭
ぜっ	舌	舌骨，舌筋，舌尖，舌体，舌根，舌下
ろっ	肋	肋間筋
しっ	膝	膝窩（「しつか」とも読む）
しゃっ	尺	尺骨

促音で発音しない場合

読み	漢字	用例
かく	角	角化，斜角筋
きょく	棘	棘間靱帯，棘下筋
こつ	骨	上腕骨頭，橈骨頭，大腿骨頭，腓骨頭
ぜつ	舌	舌小帯，舌咽神経
そく	足	中足骨，足根骨
ちょく	直	大腿直筋，上直筋
とつ	突	横突孔
ふく	腹	腹腔

濁音で発音する場合

読み	漢字	用例
がま	鎌	大脳鎌
ぼう	胞	細胞

半濁音で発音する場合

読み	漢字	用例
ぱい	杯	腎杯（じんぱい）
ぴ	皮	真皮（しんぴ），筋皮神経（きんぴしんけい）
ぽう	胞	卵胞（らんぽう）

左右の区別をするときは原則として訓読みする。ただし、次の構造物については慣例的に音読する。

読み	漢字	用例
う	右	右脚，右心耳，右心房，右心室，右葉
さ	左	左脚，左心耳，左心室，左心房，左葉

数字

Ⅰ型肺胞上皮細胞	495
Ⅱ型肺胞上皮細胞	495
1,25-水酸化ビタミンD→活性型ビタミンD	399
1軸性	169
2軸性	169
3軸性	169

アルファベット

A帯	193
B細胞	412, 469
CT法	18
DIP関節→遠位指節間関節	
DNAの複製	36
DNAポリメラーゼ	37
Fアクチン	193
G_1期	36
Gアクチン	194
G細胞	518
H帯	193
I帯	193
MP関節→中手指節関節	
MRI法	18
M線	193
NK細胞	412, 470
PIP関節→近位指節間関節	
Rh陰性	409
Rh陽性	409
S期	36
S状結腸	523
S状結腸間膜	506
S状結腸曲	523
S状静脈洞	452
T細管	193
T細胞	412, 469
Z線	193
Z板	194

あ

アウエルバッハ神経叢	504
アクチン	27
アジソン病	404
アストロサイト	266
アセチルコリン	196, 430
アセチルコリンエステラーゼ	196
アドレナリン	352, 398
アドレナリン作動性シナプス	353
アプガースコア	589
アブミ骨	369
アブミ骨筋	369
アポクリン汗腺	80
アマクリン細胞	384
アミノ酸誘導体	390
アルツハイマー病	346
アルツハイマー病関連蛋白	346
アルドステロン	398
アルブミン	406
アンギオテンシノーゲン	399
アンギオテンシンⅠ	399
アンドロゲン	555
アンドロゲン結合蛋白	557
悪性腫瘍	38
足	11
足首の関節	185
足細胞	535, 538
頭	11
圧受容器	363
鞍隔膜	303
鞍関節	172
鞍結節	112
鞍背	112
安静呼吸	497

い

インスリン	399
インヒビン	399, 557
胃	513
胃液	516
胃炎	518
胃潰瘍	518
胃結腸間膜	523
胃小窩	516
胃静脈	458
胃体	513
胃腸内分泌細胞	518
胃底	513
胃粘膜ヒダ	516
胃脾間膜	477
胃リパーゼ	518
異化	4
異所性骨	91
移行上皮	42
医用解剖学	2
閾値	270
一次運動皮質	307
一次感覚皮質	309
一次気管支	489
一次絨毛	582
一次精母細胞	555
一次ニューロン	335
一次脳胞	299
一次卵胞	562
一次卵母細胞	562
一般感覚	361
陰核	573
陰核包皮	573
陰茎	551
陰茎海綿体	562
陰茎脚	562
陰腎陰嚢隆起→生殖隆起	
陰嚢	551
陰嚢縫線	551
陰嚢隆起	577
陰部神経	294
陰部大腿神経	292, 551
飲作用	25
飲食作用	25
咽・喉頭挙上筋群	211
咽頭	483
咽頭弓	136, 222, 483
咽頭筋群	211
咽頭喉頭部	483
咽頭口部	483
咽頭収縮筋群	211
咽頭嚢	402
咽頭鼻部	483
咽頭扁桃	472, 483

う

ウイリスの動脈輪	442
ウェルニッケ感覚性言語野	343
ウォーム骨	101
右脚	430
烏口肩峰靱帯	177
烏口鎖骨靱帯	176
烏口上腕靱帯	177
烏口突起	143
烏口腕筋	229
烏口腕筋包	178
羽状筋	200
右心室	421
右心房	421
右房室弁	421
運動終板	189
運動性言語中枢	343
運動性神経核	281
運動性伝導路	274
運動前皮質	309
運動単位	198
運動ニューロン	267
運動の小人	338
運動野	307

え

エイズ	471
エキソサイトーシス→開口分泌	
エストラジオール	401, 562
エストロゲン	393, 401, 562
エックリン汗腺	81
エナメル質	510
エピネフリン→アドレナリン	
エリスロポエチン	399, 409, 413
エンドサイトーシス→飲食作用	
会陰	219
会陰切開	585
永久歯	510
衛星細胞	59, 189
衛星細胞→外套細胞	
栄養膜	581
栄養膜合胞体層	582

栄養膜細胞層	581	
腋窩静脈	452	
腋窩神経	289, 290	
腋窩動脈	439	
腋窩リンパ節	473	
液性免疫	469	
遠位曲尿細管	541	
遠位指節間関節	178	
遠心性線維	261, 267	
円回内筋	232	
円筋	203	
円錐靱帯	176	
円錐靱帯結節	142	
円柱	546	
円柱上皮	42	
延髄	300, 321	

お

おたふくかぜ	510
オキシトシン	392
オッディの括約筋→膨大部括約筋	
オトガイ筋	208
オトガイ孔	118
オトガイ舌筋	211
オトガイ舌骨筋	211, 214
オリーブ	322
オリゴデンドロサイト	264
横隔静脈	458
横隔神経	286
横隔膜	219, 495
横筋	203, 487
横行結腸	523
横行結腸間膜	506
横細管	193
横静脈洞	303
横洞溝	102
横突間筋	216
横突起	127
横突棘筋系	216
横突孔	129
横披裂筋	487
黄色骨髄	86
黄色靱帯	175
黄体	565
黄体化ホルモン	393
黄体期	565
黄斑	384
大型静脈	436
温度受容器	363

か

カウパー腺	560
ガストリン	518
カドヘリン	34
カルシトニン	94, 395
カロチン	72
カンジダ症	571

下咽頭収縮筋	211, 212, 512
下横隔動脈	446
下外側上腕皮神経	290
下角	143, 300
下顎窩	112
下顎角	116
下顎管	118
下顎弓	136, 223
下顎孔	118
下顎骨	116
下顎枝	116
下顎神経	326
下顎切痕	116
下顎体	116
下眼窩裂	114
下関節窩	129
下関節突起	127
下気道	482
下丘	317
下頚神経節	349
下後鋸筋	219
下行結腸	523
下行性伝導路→運動性伝導路	
下項線	101
下行大動脈	425, 442
下後腸骨棘	154
下行路	281
下肢	11
下矢状静脈洞	303
下肢帯	151
下斜筋	208
下小脳脚	320
下唇下制筋	208
下伸筋支帯	245
下神経幹	287
下垂体	300, 391
下垂体窩	112
下垂体門脈系	393
下制→引下げ	
下前腸骨棘	154
下双子筋	240
下爪皮	81
下側頭線	102
下腿	11
下腿三頭筋	245
下大静脈	421, 452
下腸間膜静脈	458
下腸間膜動脈	446
下腸間膜動脈神経節	352
下直筋	208
下椎切痕	127
下殿筋線	154
下殿神経	292
下橈尺関節	178
下胚盤葉→胚盤葉下層	
下鼻甲介	116
下鼻道	483

下腹壁動脈	554
下部呼吸器系	481
下部食道括約筋	512
下葉	491
下葉気管支	491
化学受容器	363
化学受容器反射	498
化学的シナプス	270
顆間窩	158
顆間隆起	158
顆状関節	170
蝸牛	371
蝸牛管	373
蝸牛軸	373
蝸牛神経	328, 373
蝸牛神経核	328, 373
蝸牛窓	371
過呼吸	497
過伸展	170
可動関節	167
痂皮→カサブタ	
果粒層	71
果粒白血球	410
仮肋	133
回外	170
回外筋	232
回旋	170, 176
回旋筋群	216
回旋筋腱板	178, 229
回旋枝	427
回腸	520
回転	169
回内	170
回盲弁	523
介在層板	87
介在ニューロン	268
介在板	61, 419
開口分泌	26
海馬	312
海馬傍回	312
海綿骨	57, 87
海綿静脈洞	452
海綿体部（尿道）	546
灰白交通枝	283
灰白質	264, 280
灰白隆起	315
解剖学	1
解剖学的位置	11
解剖頚	144
界面活性物質	495
外陰部	572
外陰部動脈	554
外果	162
外科頚	144
外果面	162
外眼角	378
外眼筋群	208

外頸静脈	439, 452	外分泌腺	45	感覚	335, 361
外後頭隆起	101	外閉鎖筋	240	感覚器官	361
外後頭稜	101	外膜	433, 504	感覚受容器	361
外肛門括約筋	221, 523	外リンパ	331	感覚上皮	39
外根鞘	78	外肋間筋	216, 219, 495	感覚性神経核	280
外耳	368	概日周期	386, 401	感覚性伝導路	274
外子宮口	566	蓋板	297	感覚ニューロン	267
外耳道	112, 368	蓋膜	373	感覚の小人	337
外受容器	267, 362	核質	33	感覚野	307
外傷後健忘症	345	核小体	33	感覚路	335
外性器	551	核膜	33	汗腺	80
外舌筋群	509	核膜腔	33	環状層板	87
外旋	170	核膜孔	33	環椎	129
外側縁	143	核膜槽→核膜腔		環椎横靱帯	129
外側顆（大腿骨）	158	核マトリックス	33	環椎後頭関節	129
外側顆（脛骨）	158	角	280	管状腺	46
外側塊	112	角運動	169, 170	管状胞状腺	46
外側顆間結節	158	角化	42, 71	管状房状腺	46
外側角	143	角化上皮	71	肝円索	524
外側核群	315	角質層	71	肝鎌状間膜	524
外側顆上線	158	角膜縁	382	肝管	525
外側胸筋神経	289	隔膜部（尿道）	546	肝冠状間膜	524
外側楔状骨	163	顎下神経節	328	肝細胞	524
外側溝	306	顎下腺	509	肝静脈	456, 524
外側広筋	242	顎下腺管	509	肝小葉	524
外側膝状体	315	顎関節	116, 174	肝門	524
外側手根側副靱帯	178	顎静脈	452	肝門脈系	458
外側上顆	145, 158	顎舌骨筋	211, 214	肝彎曲→右結腸曲	
外側唇	158	顎舌骨筋線	118	貫通線維	90
外側神経束	287	顎二腹筋	211, 214	間期	36
外側靱帯	174, 187	肩関節	143, 176	間質液	54
外側脊髄視床路	337	割球	581	間質細胞	555
外側仙骨稜	132	活性型ビタミンD	399	間質成長	56
外側前腕皮神経	290	活動電位	196, 270	間脳	299, 333
外側足底神経	292	滑液	58, 168	間葉	50
外側足底動脈	446	滑液包	168	間葉細胞	49
外側側副靱帯	178, 185	滑車神経	325	関節窩	143
外側大腿皮神経	292	滑車切痕	146	関節外靱帯	168
外側直筋	208	滑動	169, 170	関節下結節	143
外側板	112	滑動関節	170	関節結節	112
外側半規管	371	滑膜	58	関節上結節	143
外側皮質脊髄路	340	滑膜性連結	167	関節上腕靱帯	177
外側鼻軟骨	483	滑面小胞体	30	関節唇	176
外側翼突筋	208, 209	冠虚血	427	関節突起	116, 127
外側輪状披裂筋	487	冠状溝	419	関節内靱帯	168
外弾性膜	433	冠状循環	425	関節軟骨	92, 167
外腸骨動脈	446, 455	冠状静脈洞	427	関節包	168
外転	170	冠状動脈疾患	427	関節面	158
外転神経	327	冠状縫合	101	関連痛	362
外套細胞	265	冠状面	13	杆状体視細胞	384
外套層	296	冠動脈血栓症	430	桿状芽球	415
外尿道口	546, 560	寛骨	151	癌	38
外胚葉性頂堤	165, 223	寛骨臼	151	眼窩下孔	114
外反	170	寛骨臼横靱帯	182	眼窩下溝	114
外板	97	寛骨臼窩	151	眼窩脂肪体	382
外鼻孔	483	幹細胞	35, 38	眼窩上縁	103
外腹斜筋	216, 219	幹神経節	348	眼窩上孔	103

眼窩上切痕	103
眼球血管膜	382
眼球結膜	379
眼球線維膜	382
眼球内膜	384
眼瞼	378
眼瞼結膜	379
眼瞼裂	378
眼振	373
眼神経	326
眼動脈	439
眼杯	386
眼胞	386
眼房水	384
眼輪筋	208
顔面静脈	452
顔面神経	327
顔面神経痛	327
顔面頭蓋	101

き

キヌタ骨	369
キモシン	518
ギャップ結合	34
機械受容器	363
機械受容器反射	498
機能層	568
器官	1
気管	488
気管筋	488
気管支拡張	491
気管支収縮	491
気管支動脈	442
気管支肺区域→肺区域	
気管切開術	489
気管軟骨	488
気管竜骨	489
気道	481
気道上皮	482
起始	201
起始円錐	267
奇静脈	452
基靱帯	566
基節骨	149
基礎層板	87
基底小体	28
基底層	69, 568
基底脱落膜	585
基底板	40
基底膜	39
基板	297
亀頭	560
希突起膠細胞→オリゴデンドロサイト	
偽足	25
偽単極ニューロン	267
拮抗筋	202
嗅覚	365
嗅覚器	365
嗅覚皮質	309
嗅球	322
嗅細胞	366
嗅索	322
嗅上皮	366
嗅神経	322
吸息中枢	322
弓状静脈	542
弓状線	154
弓状線維	309
弓状動脈	450, 541, 568
求心性線維	261, 267
球海綿体筋	221
球関節	172
球形嚢	371
球状帯	398
巨核球	412
距骨	162
距骨滑車	162
距骨頭	163
距腿関節	185
挙上	170
鋸状縁	383
橋	300, 319
胸横筋	216, 219
胸回旋筋	216
胸郭	133
胸郭下口	133
胸郭上口	133
胸管	468
胸棘筋	216
胸腔	15
胸骨	135
胸骨甲状筋	212, 214
胸骨舌骨筋	212, 214
胸骨体	135
胸骨柄	135
胸最長筋	216
胸鎖関節	142, 176
胸鎖乳突筋	212, 214
胸式呼吸	497
胸神経	290
胸心膜	501
胸水	495
胸腺	474
胸腺葉	474
胸大動脈	442
胸腸肋筋	216
胸椎	130
胸背神経	289
胸半棘筋	216
胸膜	15, 495
胸膜炎	495
胸膜腔	15, 495
頬筋	203, 206, 208
頬骨	116
頬骨顔面孔	116
頬骨弓	112
頬骨突起	112, 114
強膜	382
強膜静脈洞	384
協力筋	202
仰臥位	11
凝集原	409
凝集反応	410
棘下窩	143
棘下筋	229
棘間筋	216
棘間靱帯	175
棘筋群	216
棘孔	112
棘上窩	143
棘上筋	227
棘上靱帯	175
棘突起	127
局所解剖学	2
曲精細管	554
極性	39
極体	565
近位曲尿細管	541
近位指節間関節	178
筋芽細胞	193, 223
筋間中隔	252
筋区画	245, 252
筋形質	59, 193
筋型動脈	435
筋細糸	192
筋細線維	193
筋細胞膜	59, 193
筋周膜	189
筋鞘→筋細胞膜	
筋上皮細胞	80
筋小胞体	193
筋上膜	189
筋節	192
筋線維	59
筋層間神経叢	504
筋束	189
筋組織	59
筋突起	116
筋内膜	189
筋肉内注射	249
筋板	222
筋皮神経	287, 290

く

くる病	89
クッシング症候群	404
クッパー細胞	524
クモ膜	278, 303
クモ膜下腔	280, 303
クモ膜顆粒	303
グラーフ卵胞	565

クラミジア	566	
クリスタ	30	
グリア→神経膠		
グリア細胞	262	
グルカゴン	399	
グルココルチコイド	393, 398	
グルコサアミノグルカン	33	
クレチン病	404	
グロブリン	406	
クロマチン	33	
クロム親和性細胞	398	
区域気管支	491	
区域動脈	541	
空腸	520	
偶発嚢	168	
屈曲	170, 176	
屈筋支帯	235	
頸	11	

け

ゲート	23
ケラチン	71
ケラトヒアリン	71
外科解剖学	2
頸横神経	286
頸回旋筋	216
頸棘筋	216
頸最長筋	216
頸静脈孔	101, 112
頸静脈切痕	101
頸神経叢	284
頸神経ワナ	286
頸長筋	214
頸腸肋筋	216
頸椎	128
頸動脈管	112
頸動脈小体	363
頸動脈洞	439
頸粘液細胞	518
頸半棘筋	216
頸板状筋	216
頸膨大	277
頸リンパ節	473
頸リンパ嚢	480
鶏冠	112
脛骨	158
脛骨神経	292
脛骨粗面	159
脛腓靱帯結合	187
形質細胞	49, 469
形質膜	21
茎状咽頭筋	512
茎状突起	112, 146, 147
茎突咽頭筋	211, 212
茎突下顎靱帯	174
茎突舌筋	211
茎突舌骨筋	211, 214

茎乳突孔	112
系統解剖学	2
経尿道的前立腺切除術	560
血液	54
血液型	409
血液胸腺関門	476
血液脳関門	266, 304
血液量減少症	406
血液量増加症	406
血管運動中枢	322
血管拡張	433
血管間膜細胞→メサンギウム細胞	
血管収縮	433
血球芽細胞	413
血球成分	405
血漿	54
血小板	412
血小板減少症	412
血小板増加症	413
血清	405, 406
血栓	459
血友病	413
結合細管	541
結合組織	47
楔状束	337
楔状束核	322
楔状軟骨	485
結石	546
結節間溝	144
結節細胞	428
結節状終末	353
結腸	523
結腸間膜	506
結腸曲	523
結腸ヒモ	523
結腸膨起	523
結膜	379
結膜炎	382
結膜円蓋	379
月経	570
月経困難症	570
月経周期	570
月状骨	149
月状面	151
腱	49, 168, 189
腱画	219
腱索	421
腱鞘	168
腱膜	189
肩甲下窩	143
肩甲下筋	229
肩甲下筋腱下包	178
肩甲下神経	289
肩甲挙筋	226
肩甲棘	143
肩甲頸	143
肩甲骨	143

肩甲上神経	289
肩甲舌骨筋	212, 214
肩甲背神経	289
肩鎖関節	142, 143, 176
肩鎖靱帯	176
肩峰	143
肩峰下包	178
犬歯	510
剣状突起	135
瞼板	378
瞼板腺	378
顕微解剖学	1
健忘症	345
原始生殖細胞	578
原始生殖索	576, 578
原始線条	582
原始卵胞	562
原始リンパ嚢	480
原腸形成	582
原尿	535
原発性腫瘍	62
原発性新生物	62
減数分裂	35, 555

こ

ゴナドトロピン→性腺刺激ホルモン	
ゴナドトロピン放出ホルモン	565
コネクソン	34
コリン作動性シナプス	353
ゴルジ装置	31
ゴルジ腱器官	363
コルチコイド	398
コルチコステロイド	398
コルチコステロン	398
コルチゾール	398
コルチゾン	398
コルチ器	373
コレカルシフェロール	399
コレシストキニン	518, 525
コロイド	395
コロニー刺激因子	415
コンドロイチン硫酸	54
コンパートメント→筋区画	
股関節	181
呼吸器系	481
呼吸細気管支	491
呼吸性ニューロン背側群	498
呼吸性ニューロン腹側群	498
呼吸中枢	498
呼吸調節中枢	319, 498
呼吸補助筋	497
呼吸リズム中枢	498
呼息中枢	322
鼓室	112, 368
鼓室階	373
鼓室部	112
鼓膜	368

鼓膜切開	369
鼓膜張筋	369
孤束核	367
孤立リンパ小節	472
固定筋	202
固定細胞	47, 48
固定マクロファージ	48
固有胃腺	516
固有肝動脈	524
固有受容器	267
固有卵巣索	562
口咽頭→咽頭口部	
口蓋咽頭弓	483, 508
口蓋咽頭筋	211, 212, 512
口蓋筋	512
口蓋骨	115
口蓋垂	483, 508
口蓋舌弓	483, 508
口蓋舌筋	211
口蓋突起	115
口蓋帆挙筋	211, 212
口蓋帆張筋	211, 212
口蓋扁桃	472, 483
口角下制筋	208
口渇中枢	317
口峡	483, 508
口腔	508
口腔前庭	508
口腔粘膜	508
口唇	508
口輪筋	208
好塩基球	411
好塩基赤芽球	415
好酸球	411
好中球	411
後灰白交連	281
後角	280, 300
後期	38
後弓	129
後筋	487
後脛骨静脈	452
後脛骨動脈	446
後結節	129
後交通動脈	442
後根	277
後索	281
後索路	337
後枝	283
後耳介筋	208
後室間溝	421
後室間枝	427
後斜角筋	214
後十字靱帯	185
後縦靱帯	175
後主静脈	462
後上膵十二指腸動脈	529
後上腕皮神経	290

後腎	548
後神経束	287
後正中溝	277
後脊髄小脳路	337
後前腕皮神経	290
後側頭泉門	122
後退	170
後大脳動脈	442
後腸	530
後殿筋線	154
後天性免疫不全症候群	471
後頭顆	101
後頭下神経	294
後頭筋	208
後頭骨	101
後頭葉	306
後脳	299, 333
後半規管	371
後鼻孔	483
後葉	320
後輪状披裂筋	487
効果器	261
岬角	132
光学顕微鏡	21
交感神経幹	348
交感神経緊張	353
交叉適合試験	410
交通枝	283
交連線維	309
咬筋	208, 209
咬合面	510
広頚筋	208
広背筋	229
抗血管新生因子	56
抗原提示細胞	473
抗体	406
抗利尿ホルモン	391
膠原線維	49
膠原組織	52
膠様組織	50
硬口蓋	115, 508
硬膜	277, 301
硬膜外出血	304
硬膜下腔	278, 303
硬膜下出血	304
硬膜上腔	277
硬膜静脈洞	301
虹彩	382
高次中枢	273
甲状頚動脈	439
甲状舌骨筋	212, 214
甲状腺	395
甲状腺刺激ホルモン	393
甲状腺腫	404
甲状軟骨	483
甲状披裂筋	487
鈎状突起	146

鈎突窩	145
喉頭	483
喉頭咽頭→咽頭喉頭部	
喉頭蓋	485
喉頭蓋軟骨	485
喉頭筋群	487
喉頭隆起	483
興奮性ニューロン	270
肛門	523
肛門管	523
肛門挙筋	221
肛門三角	219
肛門柱	523
肛門ヒダ	576
肛門膜	576
絞輪間節	264
黒質	317
骨化	90
骨格筋	189
骨格筋組織	59
骨格系	85
骨芽細胞	65, 85
骨化中心	91
骨幹	88
骨間縁	158, 162
骨幹端	88
骨形成層	89, 91
骨結合	167
骨原細胞	86
骨減少症	95
骨細管	56, 85
骨細胞	56, 85
骨小腔	56, 85
骨小柱	87
骨新生	85
骨髄	86
骨髄芽球	415
骨髄系幹細胞	413
骨折	96
骨組織	85
骨粗鬆症	62, 95
骨端	88
骨単位	86
骨端線	92
骨端軟骨	92
骨端板	92
骨内膜	90
骨発生	90
骨盤	154
骨盤位出産	585
骨盤炎症性疾患	565
骨盤隔膜	219
骨盤腔	15
骨盤出口部	154
骨盤底筋群	219, 223
骨盤内臓神経	354
骨盤入口部	154

骨皮質	88	
骨膜	57, 89	
骨迷路	371	
混合性神経	277	
混合腺	45	
梶状毛	78	

さ

サイトゾル	27
サイモシン	396
サイロキシン	94
サイログロブリン	395
サプレッサーT細胞	469
左脚	430
左心室	425
左心房	422
左房室弁	422
鎖骨	142
鎖骨下筋	226
鎖骨下筋神経	289
鎖骨下静脈	452
鎖骨下動脈	439
鎖骨間靱帯	176
鎖骨上神経	287
作動筋	202
坐骨	151, 154
坐骨海綿体筋	221
坐骨棘	154
坐骨結節	154
坐骨枝	154
坐骨神経	292
坐骨神経痛	176
坐骨大腿靱帯	182
細菌性腟炎	571
細静脈	435
細動脈	435
細胞	1
細胞外液	21
細胞学	1, 21
細胞間セメント	33
細胞間連結	33
細胞骨格	27
細胞質	27
細胞質基質→サイトゾル	
細胞質分裂	38
細胞傷害性T細胞	469
細胞性免疫	469
細胞接着分子	33
細胞体	261, 262
細胞分裂	35
細胞膜	21
細網線維	49
細網組織	52
最上肋間静脈	452
最長筋群	216
最内肋間筋	219
臍帯	531, 585

臍静脈	459, 462, 585
臍動脈	459, 462, 585
臍動脈索	544
再生	39
杯細胞	45
刷子縁	520
猿手	290
三角筋	203, 227
三角筋下包	178
三角筋粗面	145
三角骨	149
三角靱帯	187
三次気管支	491
三次ニューロン	335
三叉神経	326
三叉神経節	326
三叉神経痛	327
三次卵胞	565
三尖弁	421
三頭筋	203
産前発育	579
散瞳	382
霰粒腫	378

し

シス側小嚢	31
シナプス	262, 267
シナプス終末	196
シナプス小胞	196
シナプスボタン	267
シナプス裂	196
シャーピー線維	90
シュレム管	384
シュワン細胞	267
ショパール関節	187
肢芽	164
視蓋脊髄路	340
視覚皮質	309
視覚連合野	309
視交叉	315, 325
視交叉上核	385
視索	325
視索上核	317, 391
視索前野	317
視床	299, 313
視床下部	300, 315, 390
視床間橋	313
視床上部	299, 313
視床前核群	312
視神経	325
視神経円板	384
視神経管	112
視神経交叉溝	112
歯冠	510
歯頸	510
歯垢	510
歯根管	510

歯根部	510
歯根膜	167
歯根膜靱帯	510
歯周病	510
歯状回	312
歯状靱帯	280
歯髄腔	510
歯尖孔	510
歯槽突起	114
歯突起	129
歯肉	508
歯肉溝	510
歯列弓	510
子宮	566
子宮円索	566
子宮外膜	567
子宮峡部	566
子宮筋層	567
子宮腔	566
子宮頚	566
子宮頚管	566
子宮頚癌	567
子宮周期	570
子宮仙骨靱帯	566
子宮体	566
子宮底	566
子宮摘出術	567
子宮内膜	567
糸球体	535
糸球体上皮	535, 538
糸球体嚢	535
糸球体傍細胞	541
糸球体傍装置	541
糸状乳頭	367
四丘体	317
四肢	11
四肢麻痺	281
四頭筋	203
刺激伝導系	428
死後硬直	196
篩骨	112
篩骨洞	112
篩骨稜	116
篩板	112
趾骨	164
趾節間関節	187
指骨	149
指節間関節	178
支持細胞	555
支持性結合組織	54
示指伸筋	235
脂質二重層	21
脂腺	78
脂肪細胞	49
脂肪組織	50
脂肪体	168, 182
脂肪被膜	533

611

脂漏性皮膚炎	80
矢状縫合	101
矢状面	13
雌性前核→女性前核	
姿勢反射	298
耳介	368
耳下腺	509
耳下腺管	509
耳管	112, 369
耳管咽頭筋	211, 212
耳垢	81
耳小骨	369
耳状面	132, 154
耳石	371
耳道腺	81, 368
耳板	387
耳胞	387
自己融解	32
自由神経終末	361
自由マクロファージ	49
自由リボソーム→遊離リボソーム	
自律神経系	261
自律神経節	283
自律性反射	295
茸状乳頭	367
持続性吸息中枢	319, 498
色素上皮層	384
軸下筋群	223
軸上筋群	223
軸骨格	85, 101
軸索	61, 262
軸索膜	267
軸索輸送	267
軸椎	129
舌	508
膝蓋下脂肪体	182
膝蓋腱反射	298
膝蓋骨	158
膝蓋骨尖	158
膝蓋骨底	158
膝蓋靱帯	158, 185
膝窩筋	242
膝窩静脈	455
膝窩靱帯	185
膝窩動脈	446
膝窩面	158
膝窩リンパ節	474
膝関節	182
膝神経節	327
室間孔	300
室鞘帯	485
室傍核	317, 391
失語症	344
失読症	344
櫛状筋	421
斜角筋群	214
斜筋	203
斜筋群	216
斜披裂筋	487
車軸関節	170
射精	551, 562
射精管	551, 560
尺側手根屈筋	233
尺側手根伸筋	233
尺側皮静脈	452
尺骨	145
尺骨静脈	452
尺骨神経	289, 290
尺骨切痕	147
尺骨粗面	146
尺骨頭	146
尺骨動脈	439
主下静脈	462
主気管支	489
主細胞	518
主動筋	202
手関節	178
手根間関節	178
手根間靱帯	178
手根関節面	147
手根中手関節	178
種子骨	91
腫瘍	38
樹状細胞	473
樹状突起	61, 262
受精	551, 579
受精卵	551
受胎	579
受動輸送	24
受容器	261
受容器特異性	361
受容体→レセプター	
終期	38
終糸	277
終足	538
終脳	299, 333
終末細気管支	491
終末神経節	354
終末槽	193
終末部	45
終末分枝	267
終末網	28
終毛	78
集合管	541
集合管系	541
集合リンパ小節	472, 521
舟状骨	149, 163
収束筋	200
収斂	273
重層円柱上皮	44
重層上皮	41
重層扁平上皮	41
重層立方上皮	42
縦束	309
縦足弓	164
充填血球量	407
十二指腸	520
十二指腸潰瘍	518
十二指腸膨大	520
絨毛	583
絨毛膜	583
充填赤血球量	407
縮瞳	382
粥状硬化症	437
出産	585
出生前期発生→胎生期発生	
順応	518
処女膜	362
初潮	570
鋤骨	116
女性前核	579
徐脈	429
小陰唇	573
小円筋	229
小角	122
小角軟骨	485
小臼歯	510
小胸筋	226
小頬骨筋	208
小結節	144
小口蓋孔	115
小膠細胞→ミクログリア	
小後頭神経	286
小骨盤	154
小坐骨切痕	154
小指外転筋	236
小指伸筋	235
小指対立筋	236
小静脈	435
小食細胞→ミクロファージ	
小腎杯	533
小前庭腺	573
小泉門	122
小足	538
小腸	518
小殿筋	239
小転子	158
小動脈	435
小内臓神経	352
小嚢	31
小脳	300, 320, 341
小脳回	320
小脳核	320
小脳鎌	303
小脳虫部	320
小脳テント	303
小脳半球	320
小鼻翼軟骨	483
小伏在静脈	455
小胞体	29
小網	506, 516

小葉（精巣）	554
小葉間静脈	542
小葉間動脈	541
小翼	112
小菱形筋	226
小菱形骨	149
小弯	513
漿液腺	45
漿膜	57, 504
漿膜下筋膜	59
消化管	503
消化性潰瘍	518
松果体	313, 401
松果体細胞	401
笑筋	208
踵骨	163
踵骨隆起	163
硝子体	385
硝子軟骨	54
硝子膜	78
硝子膜	78
掌側骨間筋	236
掌側橈骨手根靱帯	178
睫毛	378
上衣細胞	264
上咽頭収縮筋	211, 212, 512
上縁	143
上横隔動脈	442
上角	143
上顎骨	114
上顎神経	326
上顎洞	114
上眼窩裂	112
上眼瞼挙筋	208
上関節窩	129
上関節突起	127, 132
上気道	481
上丘	317
上頸神経節	349
上下の関節面	133
上行結腸	523
上行性伝導路→感覚性伝導路	
上項線	101
上行大動脈	425, 439
上行路	281
上後腸骨棘	154
上肢	11
上耳介筋	208
上矢状静脈洞	303, 452
上矢状洞溝	102
上肢帯	142
上斜筋	208
上小脳脚	320
上唇挙筋	208
上伸筋支帯	245
上神経幹	287
上前腸骨棘	154
上双子筋	240
上爪皮	81
上側頭線	102
上大静脈	421, 451, 452
上腸間膜静脈	458
上腸間膜動脈	442
上腸間膜動脈神経節	352
上直筋	208
上直腸静脈	458
上椎切痕	127
上殿神経	292
上殿皮神経	294
上橈尺関節	178
上胚盤葉→胚盤葉上層	
上皮	39
上鼻甲介	112
上皮小体	396
上皮性細網細胞	477
上鼻道	483
上部呼吸器系	481
上部食道括約筋	512
上葉	491
上葉気管支	491
上腕	11
上腕筋	203, 231
上腕骨	144
上腕骨滑車	145
上腕骨小頭	145
上腕骨頭	144
上腕三頭筋	231
上腕静脈	452
上腕動脈	439
上腕二頭筋	231
静脈	417, 435
静脈管	459
静脈血予備量	438
静脈収縮	438
静脈弁	436
静脈瘤	459
食作用	25
食道	512
食道静脈	452
食道動脈	442
食道裂孔	512
食胞	25
触覚受容器	363
触覚小体	363
触覚盤	363
深会陰横筋	221
深筋膜	59
深呼吸	497
深指屈筋	234
深掌静脈弓	452
深掌動脈弓	439
深腓骨神経	294
深部感覚	363
心音	425
心外膜	417, 419
心筋梗塞	430
心筋細胞	61
心筋層	419
心筋組織	61
心雑音	425
心耳	419
心室中隔	421
心室中隔欠損	461
心周期	428
心尖	419
心臓血管中枢	322
心臓中枢	322
心底	419
心電図	430
心筒	432
心内膜	419
心嚢→心膜	
心肺蘇生	499
心房性ナトリウム利尿ペプチド	399
心房中隔	421
心膜	15, 417
心膜腔	15, 417
侵害受容器	362
伸筋支帯	235
伸張反射	298
伸展	170, 176
伸展痕	74
神経インパルス	270
神経栄養因子	264
神経管	275, 296
神経管奇形	296
神経筋接合部	189
神経系	261
神経原線維	267
神経膠	61
神経溝	275
神経効果器結合	270
神経膠細胞	262
神経根切断術	327
神経細糸	27, 267
神経細胞	61, 262
神経周膜	283
神経終末	262
神経上膜	283
神経性下垂体	391
神経節	265
神経節細胞	384
神経節細胞層	384
神経線維	61
神経線維鞘	267
神経叢	284
神経層	384
神経束	283
神経組織	61, 261
神経堤	275, 297
神経伝達物質	267

神経突起	262	
神経内膜	283	
神経板	275	
神経微細管	267	
神経ヒダ	275	
神経分泌	391	
神経路	274	
針状突起→スピクル		
新生児	587	
新生児期	587	
新生物	38	
真性多血症	407	
真肋	133	
浸透	25	
塵埃細胞	495	
腎盂	533	
腎筋膜	533	
腎小体	533, 535	
腎上体	396	
腎静脈	456, 542	
腎神経叢	542	
腎錐体	533	
腎石症→尿路結石症		
腎臓	533	
腎単位→ネフロン		
腎柱	533	
腎洞	533	
腎動脈	446, 541	
腎乳頭	533	
腎盤→腎盂		
腎板	548	
腎傍脂肪組織	533	
腎門	533	
腎葉	533	
人工呼吸	499	
靱帯	49	
靱帯結合	167	

す

ステロイドホルモン	390	
スピクル	91	
頭蓋冠	101	
頭蓋縫合早期癒合症	123	
膵液	532	
膵炎	532	
膵管	529	
膵腺房	532	
膵臓	399, 528	
膵島	399	
膵動脈	529	
垂手	290	
垂直板	112, 116	
水晶体	385, 386	
水晶体板	386	
水晶体胞	386	
水頭症	305	
水平細胞	384	

水平板	115	
水平面	13	
錐状体視細胞	384	
錐体	340	
錐体外路系	312, 340	
錐体細胞	309	
錐体部	112	
錐体路系	309, 338	
随意筋	61	
髄核	139, 175	
髄腔	86	
髄質（腎）	533	
髄鞘	264	
髄脳	299, 333	
髄傍ネフロン	535	
皺眉筋	208	

せ

セクレチン	518	
セミナルプラスミン	560	
セメント質	510	
セルトリ細胞	555	
精液	551	
精管	551, 558	
精索	551	
精子	551, 555	
精子形成	555	
精子細胞	555	
精子発生	555	
精巣	551	
精巣下降	551	
精巣挙筋	554	
精巣血液関門	555	
精巣索	577	
精巣縦隔	554	
精巣上体	551	
精巣鞘膜	554	
精巣静脈	456	
精巣導帯	551	
精巣動脈	446	
精巣網	554	
精巣輸出管	554	
精祖細胞	555	
精囊	551	
正円孔	112	
正円窓→蝸牛窓		
正常呼吸	497	
正染赤芽球	415	
正中環軸関節	129	
正中臍索	544	
正中神経	287, 290	
正中仙骨稜	132	
正中隆起	315, 393	
正中リンパ囊	480	
生後発生	579	
生殖結節	576	
生殖細胞	35	

生殖子	551	
生殖堤	576	
生殖隆起	576	
生毛	78	
成熟卵胞	565	
成長ホルモン	94, 393	
星状膠細胞→アストロサイト		
星状神経節	349	
性腺	551	
性腺刺激ホルモン	393	
性腺静脈	456	
性腺動脈	446	
声帯	485	
声帯筋	487	
声帯靱帯	485	
声帯ヒダ	485	
声門	483	
赤芽球	415	
赤核	317	
赤核脊髄路	340	
赤色骨髄	86	
赤脾髄	477	
赤筋線維	199	
赤血球	407	
赤血球産生	413	
赤血球産生刺激ホルモン	413	
赤血球増加症	409	
脊索	138, 275	
脊髄圧迫	281	
脊髄円錐	277	
脊髄挫傷	281	
脊髄視床路	337	
脊髄小脳路	337	
脊髄ショック	281	
脊髄神経	277, 282	
脊髄神経節	277	
脊髄振盪	281	
脊髄髄膜	277	
脊髄切離	281	
脊髄造影	280	
脊髄反射	295, 298	
脊髄裂傷	281	
脊柱管	13, 127	
脊柱起立筋系	214	
脊椎穿刺	280	
石灰化	47	
痂	78	
切歯	510	
切歯管	115	
切歯孔	115	
摂食中枢	317	
接合子	579	
接着帯	34	
接着斑	34	
節後線維	268	
節後ニューロン	268	
舌咽神経	328	

舌下神経	328
舌下神経管	102
舌下腺	509
舌下腺管	509
舌筋群	211
舌骨	122
舌骨下筋群	212
舌骨弓	137, 223
舌骨筋群	211
舌骨上筋群	211
舌骨舌筋	211
舌骨体	122
舌根	508
舌小帯	508
舌小体短縮症	509
舌尖	508
舌体	508
舌乳頭	367
舌背	508
舌扁桃	472
節前線維	268
節前ニューロン	268
腺	44
腺細胞	39
腺上皮	40
腺性下垂体	391
線維芽細胞	48
線維細網板	40
線維三角	419
線維性骨格	419
線維性心膜	417
線維性斑	437
線維軟骨	54
線維軟骨結合	167
線維被膜	533
線維輪	139, 174, 419
線形運動	169
線条体	312
線毛	28
線毛上皮	40
浅会陰横筋	221
浅筋膜	59
浅呼吸	497
浅指屈筋	234
浅掌静脈弓	452
浅掌動脈弓	439
浅腓骨神経	294
穿孔性潰瘍	518
仙骨	131
仙骨角	132
前骨間神経	290
仙骨神経叢	292
仙骨尖	131
仙骨粗面	132
仙骨底	131
仙骨裂孔	132
仙腸関節	132

染色質→クロマチン	
染色体	33
染色分体	38
泉門	122
前縁	159
前灰白交連	281
前角	281, 300
前額面→前頭面	
前期	38
前弓	129
前胸鎖靱帯	176
前鋸筋	226
前筋	487
前駆細胞	413
前頚筋群	211
前脛骨筋	245
前脛骨静脈	452
前脛骨動脈	446
前結節	129
前交連	309
前根	277
前索	281
前枝	283
前耳介筋	208
前室間溝	421
前室間枝	427
前斜角筋	214
前十字靱帯	185
前縦靱帯	175
前主静脈	462
前障	312
前床突起	112
前腎	548
前腎管	548
前腎細管	548
前正中裂	277
前赤芽球	415
前脊髄小脳路	337
前側脊髄視床路	337
前側頭泉門	122
前大脳動脈	439
前単球	415
前腸	530
前庭	371
前庭階	373
前庭神経	328, 373
前庭神経核	328
前庭神経節	373
前庭脊髄路	340, 373
前庭窓	371
前庭ヒダ	485
前殿筋線	154
前頭筋	208
前頭骨	103
前頭前皮質	309
前頭前野	344
前頭洞	103

前頭突起	114
前頭縫合	103
前頭面	13
前頭葉	306
前頭稜	103
前頭鱗	103
前脳	299, 332
前胚子期	579
前半規管	371
前皮質脊髄路	340
前葉	320
前立腺	551
前立腺液	560
前立腺炎	560
前立腺肥大	560
前立腺部（尿道）	546
前腕	11
前腕正中皮静脈	452
蠕動	504
全分泌	46

そ

ソマトスタチン	399
ソマトメジン	393
鼡径リンパ節	474
組織	1, 39
組織学	1
咀嚼	510
咀嚼筋群	208, 223
疎性結合組織	50
粗線	158
粗面小胞体	30
槽	29
爪郭	81
爪根	81
爪床	81
爪体	81
爪洞	81
総肝管	525
総肝動脈	442
総頚動脈	439
総指伸筋	234
総胆管	525
総腸骨静脈	455
総腸骨動脈	446
総腓骨神経	294
早期分娩	587
早発性閉経	575
双極細胞	384
双極ニューロン	267
走査型電子顕微鏡	21
桑実胚	581
層板	85
層板小体	363
僧帽筋	226
僧帽弁	422
僧帽弁逸脱	425

象牙質 …510	体循環 …417	大動脈洞 …425
造血 …413	体性運動ニューロン …268	大動脈弁 …425
造血幹細胞 …413	体性運動連合野 …309	大内臓神経 …352
増殖帯 …92	体性感覚ニューロン …267	大内転筋 …240
臓側胸膜 …495	体性感覚連合野 …309	大脳 …299
臓側心膜→臓側板	体性神経系 …261	大脳核→大脳基底核
臓側板 …417	体性反射 …295	大脳鎌 …303
臓側腹膜 …15, 505	体節 …138, 275	大脳基底核 …312, 341
側筋 …487	体表解剖学 …2	大脳脚 …317
側索 …281	帯状回 …312	大脳縦裂 …299, 306
側頭筋 …208, 209	帯状疱疹 …277	大脳動脈輪 …442
側頭骨 …112	対立 …170	大脳半球 …299, 305
側頭静脈 …452	第1のてこ …201	大脳辺縁系 …312
側頭頭頂筋 …208	第2のてこ …201	大肺胞上皮細胞 …495
側頭突起 …112, 116	第3のてこ …201	大鼻翼軟骨 …483
側頭葉 …306	第一裂 …320	大伏在静脈 …455
側脳室 …300	第三脳室 …300	大網 …506, 516
側副枝 …267	第四脳室 …300	大腰筋 …239
側角 …281	大陰唇 …573	大翼 …112
側屈 …170, 176	大円筋 …229	大菱形筋 …226
束状帯 …398	大角 …122	大菱形骨 …149
足弓 …164	大臼歯 …510	大弯 …513
足底静脈 …452	大胸筋 …227	脱臼 …169
足底動脈弓 …450	大頬骨筋 …208	脱落歯 …510
足背静脈弓 …452	大血管転位 …461	単芽球 …415
足背動脈 …446	大結節 …144	単球 …412
足根骨 …162	大口蓋孔 …115	単極ニューロン …267
足根骨間関節 …187	大後頭孔 …101	単細胞腺 …45
足根中足関節 …187	大後頭神経 …294	単シナプス性反射 …295
促進拡散 …25	大骨盤 …154	単純拡散 …24
速筋線維 …198	大坐骨切痕 …154	単純腺 …46
続発性腫瘍 …62	大耳介神経 …287	単層円柱上皮 …44
	大十二指腸乳頭 …520	単層上皮 …41
た	大心臓静脈 …427	単層扁平上皮 …41
たこ …84	大腎杯 …533	単層立方上皮 …42
タイチン …194	大泉門 …122	胆管 …525
タイト結合 …34	大前庭腺 …573	胆細管 …525
ダウン症候群 …461	大腿 …11	胆汁 …524
多極ニューロン …267	大腿筋膜張筋 …239	胆石 …528
多血症 …407	大腿骨 …158	胆石症 …528
多細胞腺 …45	大腿骨頸 …158	胆嚢 …525
多軸性 …169, 170	大腿骨頭窩 …158	胆嚢炎 …528
多シナプス性反射 …295	大腿骨頭靱帯 …182	胆嚢管 …525
多染赤芽球 …415	大腿四頭筋 …242	胆嚢静脈 …458
多裂筋 …216	大腿静脈 …455	短掌筋 …236
多列上皮 …44	大腿神経 …292	短小指屈筋 …236
唾液腺 …509	大腿深静脈 …455	短橈側手根伸筋 …233
楕円関節 …170	大腿深動脈 …446	短内転筋 …240
胎芽期→胚子期	大腿直筋 …242	短腓骨筋 …245
胎児期 …579	大腿動脈 …446	短母指外転筋 …236
胎生期発生 …579	大腿二頭筋 …242	短母指屈筋 …236
胎盤 …575	大腿方形筋 …240	短母指伸筋 …235
胎盤形成 …581, 583	大大脳静脈 …452	淡蒼球 …312
胎盤循環 …585	大殿筋 …239	淡明層 …71
体幹 …11	大転子 …158	弾性型動脈 …71
体腔 …13, 222	大動脈弓 …425, 439	弾性靱帯 …50
体細胞 …35	大動脈小体 …363	弾性線維 …49

616

弾性組織 52
弾性軟骨 54
男性更年期 575
男性前核 579
男性ホルモン 393

ち

チャネル 23
チューブリン 27
チン小体→毛様体小帯
恥丘 572
恥垢 560
恥骨 151, 154
恥骨下角 154
恥骨弓 154
恥骨筋 240
恥骨筋線 158
恥骨下枝 154
恥骨結合面 154
恥骨結節 154
恥骨櫛 154
恥骨上枝 154
恥骨体 154
恥骨大腿靱帯 182
恥骨尾骨筋 221
遅筋線維 199
緻密骨 57, 86
緻密板（緻体） 538
膣 551, 571
膣炎 571
膣円蓋 571
膣前庭 573
着床 575, 581
柱 274
中咽頭収縮筋 211, 212, 512
中隔縁柱 421, 430
中型静脈 436
中間筋線維 199
中間径フィラメント 27
中間楔状骨 163
中間広筋 242
中間毛 78
中期 38
中頚神経節 349
中耳炎 369
中斜角筋 214
中手骨 149
中手指節関節 178
中小脳脚 320
中腎 548
中心窩 384
中心管 86, 261, 280
中腎管 549
中神経幹 287
中心溝 306
中心後回 309
中腎細管 549

中心子→中心小体
中心小体 27
中心静脈 524
中心前回 307
中心臓静脈 427
中心体 27
中心動脈 477
虫垂 523
虫垂間膜 523
中枢神経系 261
中節骨 149
中足骨 163
中足趾節関節 187
中大脳動脈 439
中殿筋 239
中殿皮神経 294
中脳 299, 300, 317, 332
中脳蓋 317
中脳水道 300
中胚葉 582
中皮 41
中鼻甲介 112
中鼻道 483
中副腎動脈 446
中膜 433
中葉 491
中葉気管支 491
虫様筋 236
肘関節 178
肘筋 231
肘正中皮静脈 452
肘頭 146
肘頭窩 145
腸陰窩 520
腸液 521
腸間膜 15, 506
腸間膜根 520
腸関連リンパ系組織 472
腸骨 151, 154
腸骨窩 154
腸骨下腹神経 292
腸骨筋 239
腸骨鼠径神経 292, 551
腸骨大腿靱帯 182
腸骨尾骨筋 221
腸骨稜 154
腸絨毛 520
腸腺 520
腸内反射 504
腸腰筋 239
腸肋筋群 216
蝶下顎靱帯 174
蝶形骨 112
蝶形骨棘 112
蝶番関節 170
聴覚皮質 309
長胸神経 289

長趾屈筋 245
長趾伸筋 245
長掌筋 233
長橈側手根伸筋 233
長内転筋 240
長腓骨筋 245
長母指外転筋 234
長母指屈筋 234
長母趾屈筋 245
長母指伸筋 235
長母趾伸筋 245
張細線維 71
直筋 203
直筋群 219
直血管 542
直静脈洞 452
直精細管 554
直腸 523
直腸子宮窩 562
直動脈 568
直列処理 273

つ

ツァイス腺 378
ツチ骨 369
椎間円板 127, 174
椎間孔 127
椎間板ヘルニア 176
椎弓 127
椎弓根 127
椎弓板 127
椎孔 127
椎骨静脈 452
椎骨動脈 439
椎前筋群 214
椎前神経節 349
椎体 127
椎傍神経節→幹神経節
対麻痺 281
爪 81
蔓状静脈叢 551

て

てこ 201
テストステロン 399
デスモソーム 34
手 11
帝王切開 585
底屈 170
底側骨間筋 247
底板 297
停止 201
停留睾丸 551
釘植 167
低密度リポ蛋白 26
転移 38
転子間線 158

転子間稜	158
電気的シナプス	270
殿筋粗面	158
殿筋面	154
伝導線維	428
伝導路	274

と

トキシック・ショック症候群	571
トラコーマ	382
トリコモナス症	571
トルコ鞍	112
トレチノイン	74
トロポニン	194
トロポミオシン	194
努力呼吸	497
島	306
糖衣	23
糖質コルチコイド→グルココルチコイド	
頭蓋腔	13
頭屈	585
頭最長筋	216
頭長筋	214
頭頂結節	103
頭頂後頭溝	306
頭頂骨	102
頭頂葉	306
頭半棘筋	216
頭板状筋	216
透過型電子顕微鏡	21
透明帯	562
透明中隔	300
統合中枢	309
橈骨	147
橈骨窩	145
橈骨頚	147
橈骨手根関節	178
橈骨静脈	452
橈骨神経	289, 290
橈骨切痕	146
橈骨粗面	147
橈骨頭	147
橈骨動脈	439
橈骨輪状靱帯	178
橈側手根屈筋	233
橈側皮静脈	452
投射線維	309
豆状骨	149
同化	4
導管	46
動眼神経	325
動原体	38
動静脈吻合	435
動脈	417
動脈円錐	421
動脈幹	432
動脈管	459

動脈管開存	461
動脈管索	421, 459
動脈硬化症	437
動脈吻合	435
動脈瘤	459
瞳孔	382
洞房結節	429
洞様血管	435
特殊感覚	361
突出	170

な

ナチュラルキラー細胞→NK細胞	
内因子	516
内陰部動脈	554
内果	160
内果面	162
内眼角	378
内胸静脈	452
内胸動脈	439
内筋	487
内頚静脈	452
内頚動脈	439
内後頭隆起	102
内後頭稜	102
内肛門括約筋	523
内根鞘	78
内在性蛋白	22
内細胞塊	581
内耳	371
中耳	368
内子宮口	566
内耳孔	112
内耳神経	328
内耳道	112
内受容器	267, 362
内舌筋群	509
内旋	170
内臓性運動ニューロン	268
内臓性感覚ニューロン	267
内臓性神経系	261
内臓性反射	295
内側縁	143, 158
内側顆（大腿骨）	158
内側顆（脛骨）	158
内側顆間結節	158
内側顆上線	158
内側胸筋神経	289
内側楔状骨	163
内側広筋	242
内側膝状体	315
内側手根側副靱帯	178
内側上顆	145, 158
内側上腕皮神経	290
内側唇	158
内側神経束	287
内側前腕皮神経	290

内側足底神経	292
内側足底動脈	446
内側側副靱帯	178, 185
内側直筋	208
内側板	112
内側腓腹皮神経	292
内側毛帯	337
内側翼突筋	208, 209
内大脳静脈	452
内弾性膜	433
内腸骨静脈	455
内腸骨動脈	446
内転	170
内転筋結節	158
内尿道口	545
内胚葉	582
内板	97
内皮	41
内腹斜筋	216, 219
内分泌腺	45
内閉鎖筋	240
内包	312
内膜	433
内リンパ	371
内リンパ管	371
内リンパ嚢	371
内肋間筋	216, 219, 497
軟口蓋	508
軟口蓋の筋群	211
軟骨	54
軟骨結合	167
軟骨細胞	54
軟骨小腔	54
軟骨内骨化	90, 91
軟骨膜	54
軟膜	280, 304
難聴	377

に

ニッスル小体	267
ニューロフィラメント→神経細糸	
ニューロン	61, 262
二次気管支	491
二次骨化中心	92
二次精母細胞	555
二次ニューロン	335
二次脳胞	299
二次卵胞	565
二次卵母細胞	565
二尖弁	422
二頭筋	203
二分脊椎	133, 296
肉眼解剖学	2
肉柱	421
肉様膜	554
乳管	574
乳管洞	574

乳歯	510
乳腺	81, 573
乳頭	574
乳頭管	541
乳頭筋	421
乳頭層	73
乳頭体	312
乳突孔	112
乳突洞炎	369
乳突洞削開術	369
乳突部	112
乳突蜂巣	112
乳ビ管	520
乳房	574
乳房堤靱帯	574
乳様突起	112
乳輪	574
尿	533
尿管	543
尿管芽	549
尿管口	543
尿細管	533
尿細管周囲毛細血管	542
尿生殖隔膜	219
尿生殖三角	219
尿生殖堤	548
尿生殖洞	530, 548, 578
尿生殖ヒダ	576
尿生殖膜	576
尿道	546, 548, 551
尿道炎	547
尿道海綿体	562
尿道括約筋	221, 546
尿道球腺	551, 560
尿道ヒダ	576
尿閉	546
尿膜	531, 549, 583
尿路感染症	547
尿路結石症	546
妊娠	579

ぬ

| ヌクレオソーム | 33 |

ね

ネフロン	533
粘液	46
粘液腺	45
粘膜	57, 504
粘膜下神経叢	504
粘膜下組織	504
粘膜筋板	504
粘膜固有層	57, 504
粘膜上皮	504

の

ノルアドレナリン	352, 398, 430
ノルエピネフリン→ノルアドレナリン	
飲み込み小胞	25
脳回	305
脳幹	299
脳幹反射	295, 334
脳弓	312
脳血管障害	346
脳血管発作	346
脳溝	305
脳室	261, 300
脳神経	322
脳髄膜	277, 301
脳性麻痺	340
脳脊髄液	261, 264, 280, 304
脳底動脈	442
脳頭蓋	101
脳梁	309
脳裂	305
嚢上皮	535
嚢胞性線維症	483
能動輸送	25

は

パーキンソン病	317
パイエル板	472, 521
ハイムリック法	489
パチニ小体	363
ハッサル小体	477
ハバース管	86
ハムストリング	243
パラトルモン	94
歯	510
破骨細胞	86
馬尾	277
排出	562
排泄腔	531, 548
排泄腔膜	576
排尿	533
排尿筋	545
排尿反射	547
排卵	565
肺	170
背側骨間筋	236, 247
背側体腔	13
背側大動脈	462
背側腸間膜	531
背側橈骨手根靱帯	178
肺	489
肺芽	500
肺外気管支	489
肺気腫	495
肺区域	491
肺溝	500
肺根	489
肺循環	417, 439
肺尖	489
肺塞栓症	459
肺底	489
肺動脈	439
肺動脈幹	421
肺動脈弁	421
肺内気管支	491
肺胞管	495
肺胞嚢	495
肺胞マクロファージ	495
肺門	489
胚外膜	582
胚芽細胞	41, 82
胚芽層	69
胚子期	579
胚子形成	581, 585
胚上皮	562
胚中心	472
胚盤	582
胚盤胞	530, 575, 581
胚盤胞腔	581
胚盤葉下層	582
胚盤葉上層	582
白筋線維	198
白交通枝	283
白交連	281
白質	264, 280, 309
白線	219
白体	565
白内障	386
白脾髄	477
白膜	554, 562
白血球	410
白血球減少症	411
白血球産生	415
白血球増加症	411
白血球分画	411
薄筋	240
薄束	337
薄束核	322
麦粒腫	378
発散	272
発生	579
発生学	2, 579
発達解剖学	2
半関節	167
半規管	371
半奇静脈	452
半棘筋群	216
半月	81, 168
半月弁	421
半腱様筋	242
反響	273
反射	294
反射弓	294
反射中枢	322

板間層	97
板状筋系	214

ひ

ヒアルロニダーゼ	579
ヒアルロン酸	33
ヒス束	430
ヒスタミン	49
ヒストン	33
ビタミンD	399
ビタミンD$_3$	399
ヒト絨毛性ゴナドトロピン	575
ヒト胎盤性ラクトゲン	574
ヒドロキシアパタイト	85
ヒドロコルチゾン→コルチゾール	
ヒラメ筋	245
ヒラメ筋線	159
被蓋	317
被殻	312
被包性受容器	363
被包脱落膜	583
比較解剖学	2
非角化重層扁平上皮	42
非特異性腟炎	571
非被包性受容器	363
皮下組織	59
皮下注射	249
腓骨	160
腓骨静脈	452
腓骨頭	162
腓骨動脈	446
腓腹筋	245
腓腹神経	294
皮脂	78
皮質（腎）	533
皮質脊髄路	338
皮質ネフロン	535
脾静脈	458, 477
脾髄	477
脾臓	477
脾柱静脈	478
脾柱動脈	477
脾動脈	442, 477
脾門	477
肥大帯	92
肥満細胞	49
皮内注射	249
皮膚割線	74
皮膚骨	90
披裂喉頭蓋筋	487
披裂軟骨	485
脾弯曲→左結腸曲	
鼻咽頭→咽頭鼻部	
鼻窩	386
鼻筋	208
鼻腔	483
鼻甲介稜	116

鼻骨	116
鼻根筋	208
鼻尖	483
鼻前庭	483
鼻背	483
鼻板	386
鼻稜	115
鼻涙管	116, 380
眉弓	103
尾屈	585
尾骨	133
尾骨角	133
尾骨筋	221
尾骨靭帯	277
尾状核	312
尾状葉	524
糜汁	513
微絨毛	27
微細管→微小管	
微小管	27
引き下げ	170
左胃動脈	442
左冠状動脈	427
左結腸静脈	458
表在性蛋白	22
表皮	69
表皮網稜	72
表皮稜→表皮網稜	
表面抗原	409
標的細胞	390
描円	169, 170
貧血	407
頻脈	429

ふ

ファロー四徴	461
フィブリノーゲン	406
フォルクマン管	86
ブドウ球菌	571
ブドウ膜	382
プルキンエ細胞	320
プルキンエ線維	430
プロゲスチン	565
プロゲステロン	393, 401, 565
プロテイナーゼ	532
プロテオグリカン	33
プロラクチン	393
付加成長	56
付属肢骨格	85, 101, 141
付着茎	531, 583
付着リボソーム	30
不随意筋	61
不整脈	430
不動関節	167
不動毛	40
負のフィードバック	390
部分分泌	46

封入体	27
腹横筋	216, 219
腹臥位	11
腹腔	15
腹腔骨盤腔	15
腹腔神経節	352
腹腔動脈	442
腹式呼吸	497
腹水	505
腹側体腔	13
腹側腸間膜	531
腹大動脈	442
腹直筋	219
腹部圧迫法→ハイムリック法	
腹膜	505
腹膜炎	505
腹膜腔	15
腹膜後器官	506
腹膜垂	523
副眼器	378
副細胞→頚粘液細胞	
副腎	396
副神経	328
副腎静脈	458
副腎髄質	352
副腎皮質刺激ホルモン	393
副膵管	529
複合腺	46
太い筋細糸	194
太いフィラメント	27
噴門	513
分化	4, 579
分界線	154
分節	504
分泌果粒	32
分泌板	45
分葉核好中球	411

へ

ペースメーカー細胞	61
ヘパリン	49
ペプシノーゲン	518
ペプシン	518
ペプチダーゼ	532
ペプチドホルモン	390
ヘマトクリット	407
ヘモグロビン	409
ペルオキシソーム	32
ヘルパーT細胞	469
平滑筋組織	61
平行筋	200
平衡砂	371
平衡斑	371
平面関節	170
閉経	570, 575
閉鎖孔	151
閉鎖溝	154

閉鎖神経	292
閉鎖帯→密着帯	
並列処理	273
壁細胞	516
壁側胸膜	495
壁側心膜→壁側板	
壁側脱落膜	585
壁側板	417
壁側腹膜	15, 505
壁内神経節	354
辺縁層	296
辺縁葉	312
扁桃体	312
扁平上皮	41
扁平肺胞上皮細胞	495
片葉	320
鞭毛	29

ほ

ボウマン腔	538
ボウマン嚢	535
ボタロー管	459
ホルネル症候群	353
ホルモン	45, 389
保護反射	499
母指対立筋	236
母指内転筋	236
方形回内筋	232
方形葉	524
縫合	101, 167
縫工筋	242
縫合骨	101
放射線解剖学	2
放線冠	565
放線動脈	568
胞状腺	46
包皮	560
包皮切除	560
包皮腺	560
膀胱	543
膀胱炎	547
膀胱括約筋	545
膀胱三角	545
膀胱子宮窩	562
房室結節	430
房室中隔欠損	461
帽状腱膜	208
紡錘糸	38
傍髄質ネフロン→髄傍ネフロン	
膨大部	558
膨大部括約筋	525
細い下行脚	541
細い筋細糸	193
細い上行脚	541
勃起	562
勃起組織	562
骨	56

ま

マイクロフィラメント	27
マイスネル神経叢	504
マイスネル小体	363
マイボーム腺	378
膜貫通蛋白	23
膜性骨	90
膜電位	27
膜内骨化	90
膜迷路	371
末梢神経系	261
末梢神経線維	265
末節骨	149
末端肥大症	404

み

ミクログリア	264
ミクロファージ	49
ミトコンドリア	30
ミネラルコルチコイド	398
味覚	367
味覚器	367
味覚皮質	309
味孔	367
味細胞	367
味毛	367
味蕾	367
未熟分娩	587
三つ組	193
右冠状動脈	426
右リンパ本幹	469
密性規則性結合組織	52
密性結合組織	52
密性不規則性結合組織	52
密着帯	34
脈管栄養血管→脈管の脈管	
脈管の脈管	433
脈絡叢	304
脈絡膜	384

む

ムチン	45
無果粒白血球	411
無軸索ニューロン	267
無軸性	170
無髄神経線維	264
無脳症	341

め

メサンギウム細胞	541
メタ細動脈→毛細血管前細動脈	
メモリーB細胞	469
メモリーT細胞	469
メラトニン	313, 401
メラニン	49, 73
メラニン細胞→メラノサイト	
メラニン小体	73
メラノサイト	49
メラノサイト刺激ホルモン	393
メルケル細胞	71
メルケル盤	363
迷走神経	328
免疫応答	470
免疫学的監視	470
免疫グロブリン	406, 469

も

モンロー孔	300
毛幹	78
毛根	78
毛根神経叢	78, 363
毛細血管	417, 435
毛細血管床	435
毛細血管前括約筋	435
毛細血管前細動脈	435
毛細血管網	435
毛細胆管	525
毛細リンパ管	467
毛小皮	78
毛尖	78
毛乳頭	77
毛嚢炎	78
毛包	75
毛母基	77
毛様体	383
毛様体筋	383
毛様体小帯	383
毛様体神経節	325
毛様体突起	383
網状赤血球	415
網状層	73
網状帯	398
網膜	384
網様体	312
網様体脊髄路	341
盲腸	523
盲点	384
門脈	393, 524
門脈域	524

ゆ

ユースタキー管	112, 369
輸出細動脈	538, 541
輸送小胞	30, 32
輸送蛋白	25, 406
輸入細動脈	538, 541
有郭乳頭	367
有棘層	71
有鈎骨	149
有糸分裂	35
有糸分裂率	38
有髄神経線維	264
有窓型毛細血管	435

有頭骨	149
有毛細胞	371
雄性前核→男性前核	
優先路	435
遊走細胞	47, 49
遊走腎	533
遊離リボソーム	30
遊離肋	133
幽門	513
幽門括約筋	513

よ

葉（肺）	491
葉間静脈	542
葉間動脈	541
葉気管支	491
葉状乳頭	367
腰回旋筋	216
腰静脈	456
腰神経叢	291
腰仙骨神経幹	292
腰仙骨神経叢	291
腰腸肋筋	216
腰椎	131
腰椎穿刺	280
腰痛	176
腰動脈	446
腰内臓神経	352
腰方形筋	216, 219
腰膨大	277
溶血	410
羊水	583
羊膜	583
羊膜腔	582
陽電子放出型断層撮影法	427
翼口蓋神経節	327
翼状突起	112
翼突管	112
翼板	297
抑制性ニューロン	270

ら

ライディッヒ細胞	399, 555
ラセン器	373
ラセン神経節	373
ラセン動脈	568
ラムダ縫合	101
ランヴィエの絞輪	264
ランゲルハンス細胞	71
ランゲルハンス島	399
卵円窩	421, 459
卵円孔	112, 421, 459
卵円孔開存	461
卵円窓→前庭窓	
卵黄茎	530, 583
卵黄嚢	582
卵割	581

卵管	551, 562, 565
卵管間膜	562
卵管峡部	565
卵管采	565
卵管膨大部	565
卵管漏斗	565
卵形嚢	371
卵子	551
卵子発生	562
卵巣	551, 562
卵巣間膜	562
卵巣周期	562
卵巣静脈	456
卵巣提索	562
卵巣動脈	446
卵巣門	562
卵祖細胞	562
卵嚢茎→卵黄茎	
卵胞	562
卵胞液	565
卵胞期	565
卵胞腔	565
卵胞刺激ホルモン	393

り

リガーゼ	37
リガンド	26
リスフラン関節	187
リソソーム	32
リパーゼ	532
リボソーム	30
リポ蛋白	406
リラクシン	575
リン脂質	21
リンパ	54
リンパ管	467, 468
リンパ器官	473
リンパ球	49, 412
リンパ球系幹細胞	415
リンパ球産生	415, 471
リンパ系	465
リンパ小節	472
リンパ節	473
リンパ節腫症	474
リンパ組織	472
リンパ浮腫	468
リンパ本幹	468
離出分泌	46
離断症候群	345
梨状筋	203
立方骨	163
立方上皮	42
立毛筋	78
隆椎	130
菱形筋	203
菱形鞍帯	176
菱形鞍帯線	143

菱脳	299, 332
両性混合	579
良性腫瘍	38
緑内障	384
淋菌	565
淋病	565
輪状筋	201, 203
輪状甲状筋	487
輪状鞍帯	488
輪状軟骨	485
輪状ヒダ	519
鱗状縫合	101
鱗部	112

る

ルフィニ小体	363
涙器	379
涙丘	378
涙骨	116
涙小管	380
涙腺	379
涙腺窩	103
涙点	380
涙嚢窩	116
涙嚢溝	116
類骨	85

れ

レーテ リッジ→表皮網稜	
レセプター	390
レセプター依存性エンドサイトーシス	26
レセプター部位	25
レニン	399
レンズ核	312
レンニン	518
連合線維	309
連銭状態	408
連続型毛細血管	435

ろ

濾過	25
濾過隙	538
濾胞細胞	395
濾胞上皮	395
濾胞傍細胞	395
漏斗	315, 391
老年痴呆	346
肋鎖鞍帯	176
肋鎖鞍帯圧痕	143
肋下神経	290
肋間静脈	452
肋間神経	290
肋間動脈	442
肋骨	133
肋骨頸	133
肋骨結節	133
肋骨溝	135

肋骨頭 ……………………………133
肋骨頭稜 …………………………133
肋骨突起 ……………………129, 131

わ

ワーラー変性 ……………………272
鷲手 ………………………………290
腕尺関節 …………………………178
腕神経叢 …………………………287
腕橈関節 …………………………178
腕橈骨筋 …………………………231
腕頭静脈 …………………………452
腕頭動脈 …………………………439

A

A-band	193
abdominal aorta	442
abdominal cavity	15
abdominopelvic cavity	15
abducens nerve	327
abduction	170
abductor digiti minimi	236
abductor pollicis brevis	236
abductor pollicis longus	234
ABP	557
accessory nerve	328
accessory ocular organ	378
accessory pancreatic duct	529
accessory respiratory muscle	497
acetabular fossa	151
acetabulum	151
acetylcholine	196, 430
acetylcholinesterase	196
ACh	196
AChE	196
acidophil	411
acquired immunodeficiency syndrome	471
acromegaly	404
acromioclavicular joint	142, 143, 176
acromioclavicular ligament	176
acromion	143
ACTH	393
actin	27
action potential	196, 270
active transport	25
adaptation	362
Addison disease	404
adduction	170
adductor brevis	240
adductor longus	240
adductor magnus	240
adductor pollicis	236
adductor tubercle	158
adenohypophysis	391
ADH	391
adipocyte	49
adipose capsule	533
adipose tissue	50
adrenal gland	396
adrenal medulla	352
adrenaline	352, 398
adrenergic synapse	353
adrenocorticotropic hormone	393
adventitia	504
adventitious bursa	168
afferent arteriole	538, 541
afferent fiber	261, 267

agglutinogen	409, 410
aggregated lymphoid nodule	472, 521
agonist	202
agranular leukocyte	411
agranulocyte	411
AIDS	471
alar plate	297
albumin	406
aldosterone	398
allantois	531, 549, 583
alveolar duct	495
alveolar gland	46
alveolar macrophage	495
alveolar process	114
alveolar sac	495
Alzheimer's disease	346
Alzheimer's disease-associated protein	346
amacrine cell	384
amino acid derivative	390
amnesia	345
amnion	583
amniotic cavity	582
amniotic fluid	583
amphiarthrosis	167
amphymixis	579
ampulla	558, 565
amygdaloid body	312
anabolism	4
anal canal	523
anal column	523
anal fold	576
anal membrane	576
anal triangle	219
anaphase	38
anatomical neck	144
anatomical position	11
anatomy	1
anaxonic neuron	267
anconeus	231
androgen	393, 555
androgen binding protein	557
anemia	407
anencephaly	341
aneurysm	459
angiotensin I	399
angiotensin II	399
angiotensinogen	399
angle	116
angular motion	169, 170
ankle joint	185
ankyloglossia	509
annular ligament	488
annular ligament of radius	178
ANP	399

ansa cervicalis	286
antagonist	202
anterior arch	129
anterior border	159
anterior cardinal vein	462
anterior cerebral artery	439
anterior clinoid process	112
anterior commissure	309
anterior corticospinal tract	340
anterior cruciate ligament	185
anterior fontanelle	122
anterior funiculus	281
anterior gluteal line	154
anterior gray commissure	281
anterior horn	281, 300
anterior inferior iliac spine	154
anterior interosseous nerve	290
anterior interventricular branch	427
anterior interventricular sulcus	421
anterior lobe	320
anterior longitudinal ligament	175
anterior median fissure	277
anterior muscles of the neck	211
anterior nuclei	312
anterior semicircular canals	371
anterior spinocerebellar tract	337
anterior spinothalamic tract	337
anterior sternoclavicular ligament	176
anterior superior iliac spine	154
anterior tibial artery	446
anterior tibial vein	452
anterior tubercle	129
anterolateral fontanelle	122
antiangiogenesis factor	56
antibody	406
anticus	487
antidiuretic hormone	391
antigen presenting cell	473
antrum	565
anulus fibrosus	174
anus	523
aortic arch	425, 439
aortic body	363
aortic sinus	425
aortic valve	425
ape hand	290
apex nasi	483
apex of heart	419
apex of lung	489
apex of patella	158
apex of sacrum	131
apex of tongue	508
Apgar rating	589
aphasia	344

apical ectodermal ridge	165, 223	
apical foramen	510	
apneustic center	319, 498	
apocrine secretion	46	
apocrine sweat gland	80	
aponeurosis	189	
appendicular skeleton	85, 101, 141	
apposiotional growth	56	
aqueous humor	384	
arachnoid	278, 303	
arachnoid granulation	303	
arch of foot	164	
arcuate artery	450, 541, 568	
arcuate fiber	309	
arcuate line	154	
arcuate vein	542	
areola	574	
arm	11	
arrector pili muscle	78	
arrhythmia	430	
arterial anastomosis	435	
arteriole	435	
arterioselerosis	437	
arteriovenous anastomosis	435	
artery	417	
articular capsule	168	
articular cartilage	92, 167	
articular process	127	
articular tubercle	112	
artificial respiration	499	
aryepiglottic muscles	487	
arytenoid cartilage	485	
ascending aorta	425, 439	
ascending colon	523	
ascending tract	281	
ascites	505	
association fiber	309	
astrocyte	266	
atheroselerosis	437	
atlanto-occipital joint	129	
atlas	129	
atrial natriuretic peptide	399	
atrioventricular node	430	
atrioventricular septal defect	461	
auditory cortex	309	
auditory ossicles	369	
auditory tube	112	
auditory tube	112, 369	
Auerbach plexus	504	
auricle of heart	419	
auricular surface	132, 154	
auricularis anterior	208	
auricularis posterior	208	
autolysis	32	

autonomic ganglion	283
autonomic nervous system	261
autonomic reflex	295
AV node	430
axial skeleton	85, 101
axillary artery	439
axillary lymph node	473
axillary nerve	289, 290
axillary vein	452
axis	129
axolemma	267
axon	61
axon	61, 262
axon hillock	267
axonal transport	267
axoplasmic transport	267
azygos vein	452

B

B cell	412, 469
bacterial vaginitis	571
ball-and-socket joint	172
band cell	415
baroreceptor	363
basal body	28
basal lamina	40
basal layer	568
basal plate	297
base	489
base of heart	419
base of patella	158
base of sacrum	131
basement membrane	39
basic lamella	87
basilar artery	442
basilic vein	452
basophil	411
basophilic erythroblast	415
benign prostatic hypertrophy	560
benign tumor	38
biaxial	169
biceps	203
biceps brachii	231
biceps femoris	242
bicuspid valve	422
bile	524
bile canaliculus	525
bile duct	525
bile ductule	525
bipolar cell	384
bipolar neuron	267
blastdisc	582
blastocoele	581
blastocyst	530, 575, 581

blastomere	581
blind spot	384
blood	54
blood type	409
blood-brain barrier	266, 304
blood-testis barrier	555
blood-thymus barrier	476
body	116, 122
body cavity	13
body of pubis	154
body of sternum	135
body of tongue	508
body stalk	583
bone	56
bone canaliculi	56
bone canaliculus	85
bone lacuna	85
bone marrow	86
bone tissue	85
bony labyrinth	321
Botallo duct	459
Bowman's capsule	535
brachial artery	439
brachial plexus	287
brachial vein	452
brachialis	203, 231
brachiocephalic trunk	439
brachiocephalic vein	452
brachioradialis	231
bradycardia	429
brain stem	299
breech birth	585
brest	574
bronchial artery	442
bronchoconstriction	491
bronchodilation	491
bronchopulmonary segment	491
brush border	520
buccinator	203, 206, 208
bulbospongiosus	221
bulbourethral gland	551, 560
bundle of His	430
bursa	168

C

cadherin	34
calcaneal tuberosity	163
calcaneus	163
calcification	47
calcitonin	94, 395
calcitriol	399
calculus	546
callus	84
calvaria	101

CAM	33
canal of Schlemm	384
cancer	38
candidiasis	571
canine	510
capillary	417, 435
capillary bed	435
capillary plexus	435
capitate bone	149
capitulum	145
capsular epithelium	535
capsular space	538
cardia	513
cardiac center	322
cardiac cycle	428
cardiac muscle cell	61
cardiac muscle tissue	61
cardinal ligament	566
cardiopulmonary resuscination	499
cardiovascular center	322
carina	489
carotene	72
carotid body	363
carotid canal	112
carotid sinus	439
carpometacarpal joint	178
carrier protein	25
cartilage	54
cast	546
catabolism	4
cataract	386
cauda equina	277
caudate lobe	524
caudate nucleus	312
cavernous sinus	452
cecum	523
celiac ganglion	352
celiac trunk	442
cell	1
cell adhesion molecule	33
cell body	61, 262
cell division	35
cell membrane	21
cell-mediated immunity	469
cementum	510
central artery	477
central canal	86, 261, 280
central nervous system	261
central sulcus	306
central vein	524
centriole	27
centromere	38
centrosome	27
cephalic vein	452
cerebellar folia	320
cerebellar hemisphere	320
cerebellar nucleus	320
cerebellum	300, 320
cerebral arterial circle	442
cerebral hemisphere	299, 305
cerebral nuclei	341
cerebral nucleus	312
cerebral palsy	340
cerebral peduncle	317
cerebrospinal fluid	261, 264, 280, 304
cerebrovascular accident	346
cerebrovascular disease	346
cerebrum	299
cerellum	341
cerumen	81
ceruminous gland	68, 81, 813
cervical canal	566
cervical cancer	567
cervical enlargement	277
cervical lymph node	473
cervical plexus	284
cervical vertebra	128
cervix of uterus	566
cesarian section	585
CF	483
chalazion	378
channel	23
chemical synapse	270
chemoreceptor	363
chemoreceptor reflex	498
chiasmatic sulcus	112
chief cell	518
choana	483
cholecalciferol	399
cholecystitis	528
cholecystokinin	518, 525
cholelithiasis	528
cholinergic synapse	353
chondrocyte	54
Chopart's joint	187
chorda tendinea	421
chorion	583
chorionic villus	583
choroid	384
choroid plexus	304
chromaffin cell, pheochromocyte	398
chromatid	38
chromatin	33
chromosome	33
chyme	513
chymosin	518
ciliary body	383
ciliary ganglion	325
ciliary muscle	383
ciliary processes	383
ciliated epithelium	40
cilium	28
cingulate gyrus	312
circadian rhythm	386, 401
circle of Willis	442
circular muscle	201
circumcision	560
circumduction	169, 170
circumferential lamella	87
circumflex branch	427
circumvallate papilla	367
cisterna	29
Clamydia	566
claustrum	312
clavicle	142
claw hand	290
cleavage	581
clitoris	573
cloaca	531, 548
cloacal membrane	576
club hair	78
coccygeal cornu	133
coccygeal ligament	277
coccygeus	221
coccyx	133
cochlea	371
cochlear duct	373
cochlear nerve	328, 373
cochlear nucleus	328, 373
coelom	222
colic flexure	523
collagen fiber	49
collagenous tissue	52
collateral	267
collecting system	541
collecting tubule	541
colloid	395
colon	523
colony stimulating factor	415
column	274
columnar epithelium	42
commissural fiber	309
common bile duct	525
common carotid artery	430
common hepatic artery	442
common hepatic duct	525
common iliac artery	446
common iliac vein	455
common peroneal nerve	294
compact bone	57, 86
comparative anatomy	2
compartment	245, 252

compound gland	46	
computer tomography	18	
connexon	34	
conception	579	
conchal crest	116	
condroitin sulfate	54	
conducting fiber	428	
conducting system	428	
condylar process	116	
condyloid joint	170	
cone cell	384	
conjunctiva	379	
conjunctivitis	382	
connecting stalk	531	
connecting tubule	541	
connective tissue	47	
conoid ligament	176	
conoid tubercle	142	
continuous capillary	435	
conus arteriosus	421	
conus medullaris	277	
convergence	273	
convergent muscle	200	
coracoacromial ligament	177	
coracobrachialis	229	
coracoclavicular ligament	176	
coracohumeral ligament	177	
coracoid process	143	
corneal limbus	382	
corniculate cartilage	485	
cornified epithelium	71	
corona radiata	565	
coronal plane	13	
coronal suture	101	
coronary artery desease	427	
coronary circulation	425	
coronary ischemia	427	
coronary ligament	524	
coronary sinus	427	
coronary sulcus	419	
coronary thrombosis	430	
coronoid fossa	145	
coronoid process	116, 146	
corpora quadrigemina	317	
corpus	566	
corpus albicans	565	
corpus callosum	309	
corpus cavernosum penis	562	
corpus luteum	565	
corpus spongiosum penis	562	
corpus striatum	312	
corrugator supercilii	208	
cortex of bone	88	
cortical nephron	535	

corticobulbar tract	338	
corticoid	398	
corticospinal tract	338	
corticosteroid	398	
corticosterone	398	
cortisol	398	
cortisone	398	
costal breathing	497	
costal groove	135	
costal process	129, 131	
costal tuberosity	143	
costoclavicular ligament	176	
Cowper's gland	560	
coxa	151	
CPR	499	
cranial bones	101	
cranial cavity	13	
cranial meninx	277, 301	
cranial nerve	322	
cranial reflex	295, 334	
craniostenosis	123	
cremaster muscle	554	
cretinism	404	
cribriform plate	112	
cricoid cartilage	485	
cricothyroid muscles	487	
crista	30	
crista galli	112	
cross-match test	410	
crown	510	
crus	562	
cryptorchidism	551	
cuboid bone	163	
cuboidal epithelium	42	
cuneiform cartilage	485	
Cushing syndrome	404	
cuticle	78	
cystic duct	525	
cystic fibrosis	483	
cystic vein	458	
cystitis	547	
cytokinesis	38	
cytology	1, 21	
cytoplasm	27	
cytoskeleton	27	
cytosol	27	
cytotoxic T cell	469	
cytotrophoblast	581	

D

daughter chromosome	38	
deafness	377	
decidua basalis	585	
decidua capsularis	583	

decidua parietalis	585	
deciduous tooth	510	
deep breathing	497	
deep fascia	59	
deep femoral artery	446	
deep femoral vein	455	
deep palmar arch	439	
deep palmar venous arch	452	
deep peroneal nerve	294	
deep transverse perineus	221	
deglutition	512	
delivery	585	
deltiod tuberosity	145	
deltoid	203	
deltoid ligament	187	
deltoideus	227	
dendrite	61, 262	
dendritic cell	473	
dens	129	
dense connective tissue	52	
dense irregular connective tissue	52	
dense regular connective tissue	52	
dental arch	510	
dentate gyrus	312	
denticulate ligament	280	
dentin	510	
depression	170	
depressor anguli oris	208	
depressor labii inferioris	208	
dermal bone	90	
descending aorta	425, 442	
descending colon	523	
descending tract	281	
descent of the testis	551	
desmosome	34	
detrusor	545	
development	579	
developmental anatomy	2	
diaphragm	219, 495	
diaphragma sellae	303	
diaphragmatic breathing	497	
diaphysis	88	
diarthrosis	167	
diencephalon	299, 333	
differential count	411	
differentiation	4, 579	
digastric	211, 214	
digestive tract	503	
diploë	97	
disconnection syndrome	345	
dislocation	169	
distal convoluted tubule	541	
distal interphalangeal joint	178	
distal phalanx	149	

distal radioulnar joint	178	
divergence	272	
DNA polymerase	37	
dorsal aorta	462	
dorsal body cavity	13	
dorsal mesentery	531	
dorsal radiocarpal ligament	178	
dorsal ramus	283	
dorsal respiratory group	498	
dorsal root	277	
dorsal root ganglion	277	
dorsal scapular nerve	289	
dorsal venous arch	452	
dorsalis pedis artery	446	
dorsiflexion	170	
dorsum nasi	483	
dorsum of tongue	508	
dorsum sellae	112	
Down syndrome	461	
drop hand	290	
duct	46	
ductus arteriosus	459	
ductus deferens	551	
ductus venosus	459	
ducus deferens	558	
duodenal ampulla	520	
duodenal papilla	520	
duodenal ulcer	518	
duodenum	520	
dura mater	277, 301	
dural sinus	301	
dust cell	495	
dyslexia	344	
dysmenorrhea	570	
eccrine sweat gland	81	

E

ECG	430	
effector	261	
efferent arteriole	538, 541	
efferent duct	554	
efferent fiber	261, 267	
ejaculation	551, 562	
ejaculatory duct	551, 560	
elastic artery	434	
elastic cartilage	51	
elastic fiber	49	
elastic ligament	50	
elastic tissue	52	
elbow joint	178	
electrical synapse	270	
electrocardiogram	430	
elevation	170	
ellipsoid joint	170	

embryogenesis	581, 585
embryology	2, 579
embryonic development	579
emission	562
emphysema	495
enamel	510
encapsulated receptor	363
end foot	538
endocardium	419
endochondral ossification	90, 91
endocrine gland	45
endocytosis	25
endoderm	582
endolymph	371
endolymphatic duct	371
endolymphatic sac	371
endometrium	567
endomysium	189
endoneurium	283
endoplasmic reticulum	29
endosteum	90
endothelium	41
enteroendocrine cell	518
eosinophil	411
epaxial muscles	223
ependymal cell	264
epiblast	582
epicardium	417, 419
epidermal ridge	72
epidermis	69
epididymis	551
epidural hemorrhage	304
epidural space	277
epiglottic cartilage	485
epiglottis	485
epimysium	189
epinephrine	398
epineurium	283
epiphyseal cartilage	92
epiphyseal line	92
epiphyseal plate	92
epiphysis	88
epiploic appendage	523
episiotomy	585
epithalamus	299, 313
epithelial reticular cell	477
epithelium	39
eponychium	81
erectile tissue	562
erection	562
erector spinae muscles	214
erythroblast	415
erythrocyte	407
erythrocytosis	409

erythropoiesis	413
erythropoiesis-stimulating hormone	413
erythropoietin	399, 409, 413
esophageal artery	442
esophageal hiatus	512
esophageal vein	452
esophagus	512
estradiol	401, 562
estrogen	393, 401, 562
ethmoid bone	112
ethmoidal crest	116
ethmoidal sinus	112
eupnea	497
Eustachian tube	112, 369
eversion	170
excitatory neuron	270
exocrine gland	45
exocytosis	26
expiratory center	322
extension	170, 176
extensor carpi radialis brevis	233
extensor carpi radialis longus	233
extensor carpi ulnaris	233
extensor digiti minimi	235
extensor digitorum	234
extensor digitorum longus	245
extensor hallucis longus	245
extensor indicis	235
extensor pollicis brevis	235
extensor pollicis longus	235
extensor retinaculum	235
external of uterus	566
external abdominal oblique	216, 219
external acoustic meatus	112
external anal sphincter	221, 523
external auditory canal	368
external carotid artery	439
external ear	368
external elastic membrane	433
external genitalia	551
external iliac artery	446
external iliac vein	455
external intercostal	216, 219
external intercostal muscle	495
external jugular vein	452
external naris	483
external occipital crest	101
external occipital protuberance	101
external orifice urethral	560
external pudendal artery	554
external root sheath	78
external rotation	170
external table	97
external urethral meatus	546

exteroceptor	267, 362	
extracapsular ligament	168	
extracellular fluid	21	
extraembryonic membrane	582	
extrapulmonary bronchus	489	
extrapyramidal system	312, 340	
extrinsic eye muscles	208	
extrinsic tongue muscles	509	
eyelash	378	

F

F actin	193
facial bones	101
facial nerve	327
facial neuralgia	327
facial vein	452
facilitated diffusion	25
falciform ligament	524
Fallopian tube	562
false pelvis	154
false rib	133
falx cerebelli	303
falx cerebri	303
fascicle	189, 283
fasciculus cuneatus	337
fasciculus gracilis	337
fast fiber	198
fat pad	168, 182
fauces	483, 508
feeding center	317
female pronucleus	579
femoral artery	446
femoral nerve	292
femoral vein	455
femur	158
fenestrated capillary	435
fertilization	551, 579
fetal development	579
fibrinogen	406
fibroblast	48
fibroreticular lamina	40
fibrous capsule	533
fibrous cartilage	54
fibrous pericardium	417
fibrous ring	419
fibrous skeleton	419
fibrous trigone	419
fibrous tunic	382
fibula	160
fibular collateral ligament	185
fibularis brevis	245
fibularis longus	245
filiform papilla	367
filtration	25

filtration slit	538
filum terminale	277
fimbriae	565
first-class lever	201
first-order neuron	335
fissure	305
fixator	202
fixed cell	47, 48
fixed macrophage	48
fixed ribosome	30
flagellum	29
flexion	170, 176
flexor carpi radialis	233
flexor carpi ulnaris	233
flexor digiti minimi brevis	236
flexor digitorum longus	245
flexor digitorum profundus	234
flexor digitorum superficialis	234
flexor hallucis longus	245
flexor pollicis brevis	236
flexor pollicis longus	234
flexor retinaculum	235
floating rib	133
flocculus	320
floor plate	297
foliate papilla	367
follicle epithelium	395
follicle-stimulating hormone	393
follicular cell	395
follicular fluid	565
follicular phase	565
folliculitis	78
fontanelle	122
foot	11
foramen magnum	101
foramen of Monro	300
foramen ovale	112, 421, 459
foramen rotundum	112
foramen spinosum	112
forced breathing	497
forearm	11
forgut	530
formed element	405
fornix	312, 379
fornix of vagina	571
fossa for lacrimal sac	116
fossa ovale	459
fossa ovalis	421
fourth ventricle	300
fovea capitis	158
fovea centralis	384
fracture	96
free macrophage	49
free nerve ending	361

free ribosome	30
frontal bone	103
frontal crest	103
frontal lobe	306
frontal plane	13
frontal process	114
frontal sinus	103
frontal squama	103
frontal suture	103
frontalis	208
FSH	393
functional layer	568
fundus	513
fungiform papilla	367
furuncle	78

G

G actin	194
G cell	518
G1 phase	36
galea aponeurotica	208
gallbladder	525
gallstone	528
GALT	472
gamete	551
ganglion	265
ganglion cell	384
ganglion cell layer	384
gap junction	34
gastric gland	516
gastric juice	516
gastric lipase	518
gastric pit	516
gastric rugae	516
gastric ulcer	518
gastric vein	458
gastrin	518
gastritis	518
gastrocnemius	245
gastrocolic ligament	523
gastrosplenic ligament	477
gastrulation	582
gate	23
gemellus inferior	240
gemellus superior	240
general sensation	361
geniculate ganglion	327
genioglossus	211
geniohyoid	211, 214
genital ridge	576
genital swelling	576
genital tubercle	576
genitofemoral nerve	292, 551
germinal center	472

germinal epithelium	562	
germinative cell	41, 82	
gestation	579	
GH	393	
gingivae	508	
gingival sulcus	510	
gland	44	
gland cell	39	
gland epithelium	40	
gland of Zeis	378	
glans	560	
glassy membrane	78	
glaucoma	384	
glenohumeral ligament	177	
glenoid cavity	143	
glenoid labrum	176	
glial cell	262	
gliding	169, 170	
gliding joint	170	
globulin	406	
globus pallidus	312	
glomerular capsule	535	
glomerular epithelium	535, 538	
glomerulus	535	
glossopharyngeal nerve	328	
glottis	483	
glucagon	399	
glucocorticoid	393, 398	
gluteal surface	154	
gluteal tuberosity	158	
gluteus maximus	239	
gluteus medius	239	
gluteus minimus	239	
glycocalyx	23	
glycosaminoglycan	33	
GnRH	565	
goblet cell	45	
goiter	404	
Golgi apparatus	31	
Golgi tendon organ	363	
gomphosis	167	
gonad	551	
gonadal artery	446	
gonadal vein	456	
gonadotropins	393	
gonadotropin releasing hormone	565	
gonocyte	551	
gonorrhea	565	
Graafian follicle	565	
gracilis	240	
granular leukocyte	410	
granulocyte	410	
gray matter	264, 280	
gray ramus communica	283	

great alveolar cell	495	
great cardiac vein	427	
great cerebral vein	452	
great saphenous vein	455	
greater alar cartilage	483	
greater auricular nerve	287	
greater curvature	513	
greater horn	122	
greater occipital nerve	294	
greater omentum	506, 516	
greater palatine foramen	115	
greater pelvis	154	
greater sciatic notch	154	
greater splanchnic nerve	352	
greater trochanter	158	
greater tubercle	144	
greater vestibular gland	573	
greater wing	112	
groove for superior sagittal sinus	102	
groove for transverse sinus	102	
gross anatomy	2	
growth hormone	94, 393	
gubernaculum testis	551	
gustation	367	
gustatory cell	367	
gustatory cortex	309	
gustatory receptor	367	
gut-associated lymphatic tissue	472	
gyrus	305	

H

H-band	193	
hair cell	371	
hair follicle	75	
hair matrix	77	
hair papilla	77	
hair root	78	
hair root plexus	78	
hair shaft	78	
hair tip	78	
hamate bone	149	
hamstring	243	
hand	11	
hard palate	115, 508	
Hassall's corpuscle	477	
haustra	523	
Haversian canal	86	
Hb	409	
HCG	575	
head	11, 146	
head fold	585	
head of femur	158	
head of fibula	162	
head of humerus	144	

head of radius	147	
head of rib	133	
head of talus	163	
heart murmur	425	
heart sound	425	
heart tube	432	
Heimlich maneuver	489	
helper T cell	469	
hematocrit	407	
hematopoietic stem cell	413	
hemiazygos vein	452	
hemocytoblast	413	
hemoglobin	409	
hemolysis	410	
hemophilia	413	
hemopoiesis	413	
heparin	49	
hepatic artery proper	524	
hepatic duct	525	
hepatic portal system	458	
hepatic portal vein	524	
hepatic vein	456, 524	
hepatocyte	524	
hepatopancreatic sphincter	525	
herniated disc	176	
herpes zoster	277	
heterotopic bone	91	
higher center	273	
highest intercostal vein	452	
hilum of spleen	477	
hilus of lung	489	
hindgut	530	
hinge joint	170	
hip bone	151	
hip joint	181	
hippocampus	312	
histamine	49	
histology	1	
histone	33	
holocrine secretion	46	
horizontal cell	384	
horizontal plane	13	
horizontal plate	115	
hormone	45, 389	
horn	280	
Horner's syndrome	353	
human chorinic gonadotropin	575	
human placental lactogen	574	
humeroradial joint	178	
humeroulnar joint	178	
humerus	144	
humoral immunity	469	
hyaline cartilage	54	
hyaluronic acid	33	

hyaluronidase	579	
hydrocephalus	305	
hydroxyapatite	85	
hymen	572	
hyoglossus	211	
hyoid arch	137, 223	
hyoid bone	122	
hyoid muscles	211	
hypaxial muscles	223	
hyperextension	170	
hyperpnea	497	
hypervolemia	406	
hypoblast	582	
hypodermis	59	
hypoglossal canal	102	
hypoglossal nerve	328	
hyponychium	81	
hypophyseal portal system	393	
hypophysial fossa	112	
hypophysis	391	
hypothalamus	300, 315, 390	
hypovolemia	406	
hysterectomy	567	

I

I-band	193
ileocecal valve	523
ileum	520
iliac crest	154
iliac fossa	154
iliacus	239
iliococcygeus	221
iliocostalis	216
iliocostalis cervicis	216
iliocostalis lumborum	216
iliocostalis thoracis	216
iliofemoral ligament	182
iliohypogastric nerve	292
ilioinguinal nerve	292, 551
iliopsoas	239
ilium	151, 154
immature delivery	587
immune response	470
immunoglobulin	406, 469
immunological surveillance	470
implantation	575, 581
incisive canal	115
incisive foramen	115
incisor	510
inclusion	27
incus	369
infeior temporal line	102
inferior angle	143
inferior articular fovea	129

inferior articular process	127
inferior cerebellar peduncle	320
inferior cervical ganglion	349
inferior colliculus	317
inferior constrictor	211, 212
inferior epigastric artery	554
inferior extensor retinaculum	245
inferior gluteal line	154
inferior gluteal nerve	292
inferior horn	300
inferior lateral brachial cutaneous nerve	290
inferior lobar bronchus	491
inferior lobe	491
inferior meatus	483
inferior mesenteric artery	446
inferior mesenteric ganglion	352
inferior mesenteric vein	458
inferior nasal concha	116
inferior nuchal line	101
inferior oblique	208
inferior orbital fissure	114
inferior pharyngeal constrictors	512
inferior phrenic artery	446
inferior ramus of pubis	154
inferior rectus	208
inferior sagittal sinus	303
inferior trunk	287
inferior vena cava	421, 452
inferior vertebral notch	127
infraglenoid tubercle	143
infrahyoid muscles	212
infraorbital foramen	114
infraorbital groove	114
infrapatellar fat pad	182
infraspinatus	229
infraspinous fossa	143
infundibulum	315, 391, 565
inguinal lymph node	474
inhibin	399, 557
inhibitory neuron	270
inlet of thorax	133
inner cell mass	581
inner ear	371
innermost intercostal	219
insertion	201
inspiratory center	322
insula	306
insulin	399
integral protein	22
integrative center	309
interarticular crest	133
interatrial septum	421
intercalated disc	61, 419
intercarpal joint	178

intercarpal ligament	178
intercellular cement	33
intercellular junction	33
interclavicular ligament	176
intercondylar eminence	158
intercondylar fossa	158
interconnection	252
intercostal artery	442
intercostal nerve	290
intercostal vein	452
interlobar artery	541
interlobar vein	542
interlobular artery	541
interlobular vein	542
intermediate cuneiform bone	163
intermediate fiber	199
intermediate filament	27
intermediate hair	78
internal of uterus	566
internal abdominal oblique	216, 219
internal acoustic meatus	112
internal acoustic pore	112
internal anal sphincter	523
internal capsule	312
internal carotid artery	439
internal cerebral vein	452
internal elastic membrane	433
internal iliac artery	446
internal iliac vein	455
internal intercostal	216, 219
internal intercostal muscle	497
internal jugular vein	452
internal occipital crest	102
internal occipital protuberance	102
internal pudendal artery	554
internal root sheath	78
internal rotation	170
internal table	97
internal thoracic artery	439
internal thoracic vein	452
internal urethral orifice	545
interneuron	268
internode	264
internus	487
interoceptor	267, 362
interossei dorsales	236, 247
interossei palmares	236, 247
interosseous border	158, 162
interphalangeal joint	178, 187
interphase	36
interspinales	216
interspinous ligament	175
interstitial cell	555
interstitial fluid	54

interstitial growth	56	
interstitial lamella	87	
intertarsal joint	187	
interthalamic adhesion	313	
intertransversarii	216	
intertrochanteric crest	158	
intertrochanteric line	158	
intertubercular groove	144	
interventricular foramen	300	
interventricular septum	421	
intervertebral disc	127, 174	
intervertebral disk	127	
intervertebral foramen	127	
intestinal crypt	520	
intestinal gland	520	
intestinal juice	521	
intestinal villus	520	
intra pulmonary bronchus	491	
intracapsular ligament	168	
intradermal injection	249	
intramembranous ossification	90	
intramural ganglion	354	
intramuscular injection	249	
intrinsic factor	516	
intrinsic tongue muscles	509	
inversion	170	
involuntary muscle	61	
iris	382	
ischial ramus	154	
ischial spine	154	
ischial tuberosity	154	
ischiocavernosus	221	
ischiofemoral ligament	182	
ischium	151, 154	
islet of Langerhans	399	
isthmus	565	
isthmus of uterus	566	
IVC	452	

J

jejunum	520	
joint capsule	168	
jugular foramen	101, 112	
jugular lymph sac	480	
jugular notch	101	
juxtaglomerular apparatus	541	
juxtaglomerular cell	541	
juxtamedullary nephron	535	

K

keratin	71	
keratinization	42, 71	
keratinized epithelium	71	
keratohyalin	71	
kidney	533	
knee joint	182	
Kupffer cell	524	

L

labia	508	
labium majus	573	
labium minus	573	
lacrimal apparatus	379	
lacrimal bone	116	
lacrimal canaliculus	380	
lacrimal caruncle	378	
lacrimal fossa	103	
lacrimal gland	379	
lacrimal groove	116	
lacrimal punctum	380	
lacteal	520	
lactiferous duct	574	
lactiferous sinus	574	
lacuna of bone	56	
lacuna of cartilage	54	
lambdoid suture	101	
lamella	85	
lamellated corpuscle	363	
lamina	127	
lamina densa	538	
lamina propria	57, 504	
Langerhans cell	71	
large vein	436	
laryngeal muscles	487	
laryngeal prominence	483	
laryngopharynx	483	
larynx	483	
lateral angle	143	
lateral antebrachial cutaneous nerve	290	
lateral border	143	
lateral canthus	378	
lateral condyle (femur)	158	
lateral condyle (tibia)	158	
lateral cord	287	
lateral corticospinal tract	340	
lateral cricoarytenoid muscles	487	
lateral cuneiform bone	163	
lateral epicondyle	145, 158	
lateral femoral cutaneous nerve	292	
lateral flexion	170, 176	
lateral funiculus	281	
lateral geniculate body	315	
lateral horn	281	
lateral intercondylar tubercle	158	
lateral ligament	174, 187	
lateral lip	158	
lateral malleolar facet	162	
lateral mass	112	
lateral melleolus	162	
lateral nasal cartilage	483	
lateral nuclei	315	
lateral pectoral nerve	289	
lateral plantar artery	446	
lateral plantar nerve	292	
lateral pterygoid	208, 209	
lateral pterygoid plate	112	
lateral rectus	208	
lateral sacral crest	132	
lateral semicircular canals	371	
lateral spinothalamic tract	337	
lateral sulcus	306	
lateral supracondylar line	158	
lateral ventricle	300	
lateralis	487	
latissimus dorsi	229	
LDL	26	
left atrioventricular valve	422	
left atrium	422	
left bundle branch	430	
left colic vein	458	
left coronary artery	427	
left gastric artery	442	
left ventricle	425	
leg	11	
lens	385, 386	
lens placode	386	
lens vesicle	386	
lentiform nucleus	312	
lesser alar cartilage	483	
lesser curvature	513	
lesser horn	122	
lesser occipital nerve	286	
lesser omentum	506, 516	
lesser palatine foramen	115	
lesser pelvis	154	
lesser sciatic notch	154	
lesser splanchnic nerve	352	
lesser trochanter	158	
lesser vestibular gland	573	
lesser wing	112	
lessor tubercle	144	
leukocyte	410	
leukocytosis	411	
leukopenia	411	
leukopoiesis	415	
levator ani	221	
levator labii superioris	208	
levator palpebrae superioris	208	
levator scapulae	226	
levator veli palatini	211, 212	
lever	201	
Leydig cell	399, 555	

LH	393
ligament	49
ligament of the femoral head	182
ligamentum arteriosum	421, 459
ligamentum flavum	175
ligand	26
ligase	37
light microscopy	21
limb	11
limbic lobe	312
limbic system	312
line of cleavage	74
linea alba	219
linea aspera	158
linea terminalis	154
linear motion	169
lingual frenulum	508
lingual tonsil	472
lip	508
lipase	532
lipid bilayer	21
lipoprotein	406
Lisfranc's joint	187
liver lobule	524
lobar bronchus	491
lobe	491
lobule	554
long thoracic nerve	289
longissimus	216
longissimus capitis	216
longissimus cervicis	216
longissimus thoracis	216
longitudinal fasciculus	309
longitudinal fissure	299, 306
longus capitis	214
longus colli	214
loose connective tissue	50
low-density lipoprotein	26
lower airway	482
lower esophageal sphincter	512
lower limb	11
lower respiratory system	481
lumbago	176
lumbar artery	446
lumbar enlargement	277
lumbar plexus	291
lumbar puncture	280
lumbar splanchnic nerve	352
lumbar vein	456
lumbar vertebra	131
lumbosacral plexus	291
lumbosacral trunk	292
lumbricales	236
lunate bone	149
lunate surface	151
lung	489
lung bud	500
lunula	81
luteal phase	565
luteinizing hormone	393
luxation	169
lymph	54
lymph node	473
lymphadenopathy	474
lymphatic capillary	467
lymphatic system	465
lymphatic trunk	468
lymphatic vessel	467, 468
lymphedema	468
lymphocyte	49, 412
lymphoid nodule	472
lymphoid organ	473
lymphoid stem cell	415
lymphoid tissue	472
lymphopoiesis	415, 471
lysosome	32

M

M-line	193
macroscopic anatomy	2
macula	371
macula adherens	34
macula lutea	384
magnetic resonance imaging	18
main bronchus	489
major calyx	533
male climacteric	575
male pronucleus	579
malignant tumor	38
malleus	369
mamillary body	312
mammary gland	81, 573
mandible	116
mandibular arch	136, 223
mandibular canal	118
mandibular foramen	118
mandibular fossa	112
mandibular nerve	326
mandibular notch	116
mantle layer	296
manubrium	135
marginal layer	296
marrow cavity	86
masseter	208, 209
mast cell	49
mastication	510
mastoid air cell	112
mastoid foramen	112
mastoid part	112
mastoid process	112
mastoidectomy	369
mastoiditis	369
mature follicle	565
maxillary bone	114
maxillary nerve	326
maxillary sinus	114
maxillary vein	452
mechanoreceptor	363
mechanoreceptor reflex	498
medial antebrachial cutaneous nerve	290
medial border	143, 158
medial brachial cutaneous nerve	290
medial canthus	378
medial condyle (femur)	158
medial condyle (tibia)	158
medial cord	287
medial cuneiform bone	163
medial epicondyle	145, 158
medial geniculate body	315
medial intercondylar tubercle	158
medial lemniscus	337
medial lip	158
medial malleolar facet	162
medial malleolus	160
medial pectoral nerve	289
medial plantar artery	446
medial plantar nerve	292
medial pterygoid	208, 209
medial pterygoid plate	112
medial rectus	208
medial supracondylar line	158
medial sural cutaneous nerve	292
medial umbilical ligament	544
median antebrachial vein	452
median atlanto-axial joint	129
median cubital vein	452
median eminence	315, 393
median lymph sac	480
median nerve	287, 290
median sacral crest	132
median umbilical ligament	544
mediastinum testis	554
medical anatomy	2
medium sized vein	436
medulla oblongata	300, 321
megakaryocyte	412
Meibomian gland	378
meiosis	35, 555
Meissner's corpuscle	363
Meissner's plexus	504
melanin	49, 73
melanocyte	49

melanocyte-stimulating hormone	393	
melanosome	73	
melatonin	313, 401	
membrane bone	90	
membrane flow		
membranous labyrinth	371	
membranous urethra	546	
memory B cell	469	
memory T cell	469	
menarche	570	
meniscus	168	
menopause	570, 575	
menses	570	
menstrual cycle	570	
menstruation	570	
mental foramen	118	
mentaris	208	
Merkel cell	71	
Merkel's disc	363	
merocrine secretion	46	
mesangial cell	541	
mesencephalic aqueduct	300	
mesencephalic tectum	317	
mesencephalon	299, 300, 317, 332	
mesenchymal cell	49	
mesenchyme	50	
mesentery	15, 506	
mesoappendix	523	
mesocolon	506	
mesoderm	582	
mesonephric duct	549	
mesonephric tubule	549	
mesonephros	548	
mesosalpinx	562	
mesothelium	41	
mesovarium	562	
metacarpal bone	149	
metacarpophalangeal joint	178	
metanephros	548	
metaphase	38	
metaphysis	88	
metarteriole	435	
metastasis	38	
metatarsal bone	163	
metatarsophalangeal joint	187	
metencephalon	299, 333	
metopic suture	103	
microfilament	27	
microglia	264	
microphage	49	
microscopic anatomy	1	
microtubule	27	
microvilli	27	
micturition	533	

micturition reflex	547	
middle cardiac vein	427	
middle cerebellar peduncle	320	
middle cerebral artery	439	
middle cervical ganglion	349	
middle cluneal nerve	294	
middle constrictor	211, 212	
middle ear	368	
middle lobar bronchus	491	
middle lobe	491	
middle meatus	483	
middle nasal concha	112	
middle phalanx	149	
middle pharyngeal constrictors	512	
middle suprarenal artery	446	
middle trunk	287	
milk tooh	510	
mineralocorticoid	398	
minor calyx	533	
miosis	382	
mitochondria	30	
mitosis	35	
mitotic rate	38	
mitral valve	422	
mitral valve prolapse	425	
mixed gland	45	
mixed nerve	277	
moderator band	421, 430	
modiolus	373	
molar	510	
monoaxial	169	
monoblast	415	
monocyte	412	
monosynaptic reflex	295	
mons pubis	572	
morula	581	
motor area	307	
motor end plate	189	
motor homunculus	338	
motor neuron	267	
motor nucleus	281	
motor pathway	274	
motor speech area of Broca	343	
motor unit	198	
movable kidney	533	
MSH	393	
mucin	45	
mucosa	57, 504	
mucosal epithelium	504	
mucous connective tissue	50	
mucous gland	45	
mucous membrane	57	
mucous neck cell	518	
mucus	46	

multiaxial	169, 170	
multicellular gland	45	
multifidi	216	
multipolar neuron	267	
mumps	510	
muscle bundle	189	
muscle fiber	59	
muscle tissue	59	
muscles of mastication	208, 223	
muscles of the pelvic floor	219, 223	
muscles of the pharynx	211	
muscles of the tongue	211	
muscles on the anterior surface of the vertebrae	214	
muscular artery	435	
muscularis mucosae	504	
musculocutaneous nerve	287, 290	
mydriasis	382	
myelencephalon	299, 333	
myelin sheath	264	
myelinated nerve fiber	264	
myeloblast	415	
myelography	280	
myeloid stem cell	413	
myenteric plexus	504	
myenteric reflex	504	
mylohyoid	211, 214	
mylohyoid line	118	
myoblast	193, 223	
myocardial infarction	430	
myocardium	419	
myoepithelial cell	80	
myofibril	193	
myofilament	192	
myometrium	567	
myotome	222	
myringotomy	369	

N

nail	81	
nail bed	81	
nail body	81	
nail fold	81	
nail groove	81	
nail root	81	
nasal bone	116	
nasal cavity	483	
nasal crest	115	
nasal pit	386	
nasal placode	386	
nasal vestibule	483	
nasalis	208	
nasolacrimal canal	116	
nasolacrimal duct	380	
nasopharynx	483	

natural killer cell	470	
navicular bone	163	
neck	11	
neck of femur	158	
neck of radius	147	
neck of rib	133	
neck of scapula	143	
negative feedback	390	
Neisseria gonorrhoeae	565	
neonatal period	587	
neonate	587	
neoplasm	38	
nephrolithiasis	546	
nephron	533	
nephrotome	548	
nerve cell	61, 262	
nerve ending	262	
nerve fiber	61	
nerve impulse	270	
nerve plexus	284	
nerve tissue	61	
nervous system	261	
nervous tissue	61	
neural crest	275, 297	
neural groove	275	
neural hold	275	
neural layer	384	
neural plate	275	
neural tissue	61, 261	
neural tube	296	
neural tube defect	296	
neural tunic	384	
neurilemma	267	
neurite	262	
neuroeffector junction	270	
neuroepithelium	39	
neurofibril	267	
neurofilament	27, 267	
neuroglia	61, 262	
neurohypophysis	391	
neuromuscular junction	189	
neuron	61, 262	
neurosecretion	391	
neurotransmitter	267	
neurotrophic factor	264	
neurotubule	267	
neurulation	275	
neutrophil	411	
nipple	574	
Nissl body	267	
NK cell	412, 470	
nociceptor	362	
nodal cell	428	
node of Ranvier	264

nonaxial	170
nonkeratinized stratified squamous epithelium	42
nonspecific vaginitis	571
noradrenalin	352, 398, 430
norepinephrine	398
notochord	138, 275
NTD	296
nuclear envelope	33
nuclear matrix	33
nuclear pore	33
nucleolus	33
nucleoplasm	33
nucleosome	33
nucleus cuneatus	322
nucleus gracilis	322
nucleus pulposus	175
nucleus solitarius	367
nystagmus	373

O

oblique arytenoid muscles	487
oblique muscles	216
obliquus	203
obturator foramen	151
obturator groove	154
obturator nerve	292
obturatorius externus	240
obturatorius internus	240
occipital bone	101
occipital condyle	101
occipital lobe	306
occipitalis	208
occlusal surface	510
ocular conjunctiva	379
oculomotor nerve	325
olecranon	146
olecranon fossa	145
olfaction	365
olfactory bulb	322
olfactory cell	366
olfactory cortex	309
olfactory epithelium	366
olfactory nerve	322
olfactory organ	365
olfactory tract	322
oligodendrocyte	264
olive	322
omohyoid	212, 214
oogenesis	562
oogonium	562
ophthalmic artery	439
ophthalmic nerve	326
opponens digiti minimi	236
opponens pollicis	236

opposition	170
optic canal	112
optic chiasm	315, 325
optic cup	386
optic disc	384
optic nerve	325
optic tract	325
optic vesicle	386
ora serrata	383
oral cavity	508
oral mucosa	508
orbicularis	203
orbicularis oculi	208
orbicularis oris	208
orbital fat	382
organ	1
organ of Corti	373
origin	201
oropharynx	483
orthochromatophilic erythroblast	415
osmosis	25
ossification	90
ossification center	91
osteoblast	65, 85
osteoclast	86
osteocyte	56, 85
osteogenesis	85, 90
osteogenic layer	91
osteoid	85
osteon	86
osteopenia	95
osteoporosis	62, 95
osteoprogenitor cell	86
otic placode	387
otic vesicle	387
otitis media	369
otolith	371
outlet of thorax	133
oval window	371
ovarian artery	446
ovarian cycle	562
ovarian follicle	562
ovarian hilum	562
ovarian ligament	562
ovarian vein	456
ovary	551, 562
oviduct	562
ovulation	565
ovum	551
oxytocin	392

P

pacemaker cell	61
Pacinian corpuscle	363

packed cell volume	407	
palatal muscles	211, 512	
palatine bone	115	
palatine process	115	
palatine tonsil	472, 483	
palatoglossal arch	483, 508	
palatoglossus	211	
palatopharyngeal arch	483, 508	
palatopharyngeus	211, 212, 512	
palmar radiocarpal ligament	178	
palmaris brevis	236	
palmaris longus	233	
palpebra	378	
palpebral conjunctiva	379	
palpebral fissure	378	
pampiniform plexus	551	
pancreas	399, 528	
pancreatic acinus	532	
pancreatic artery	529	
pancreatic duct	529	
pancreatic islet	399	
pancreatic juice	532	
pancreatitis	532	
papilla	367	
papillary duct	541	
papillary layer	73	
papillary muscle	421	
parafollicular cell	395	
parahippocampal gyrus	312	
parallel muscle	200	
parallel processing	273	
paraplegia	281	
pararenal fat	533	
parathormone	94, 396	
parathyroid gland	396	
paraventricular nucleus	317, 391	
paravertebral ganglion	348	
parietal bone	102	
parietal cell	516	
parietal eminence	103	
parietal lobe	306	
parietal pericardium	417	
parietal peritoneum	15, 505	
parietal pleura	495	
parieto-occipital sulcus	306	
Parkinson's disease	317	
parmament tooth	510	
parotid duct	509	
parotid salivary gland	509	
passive transport	24	
patella	158	
patellar ligament	158, 185	
patellar reflex	298	
patellar surface	158	
patent ductus arteriosus	461	
patent foramen ovale	461	
pathway	274	
PCV	407	
pectinate muscle	421	
pectineal line	154, 158	
pectineus	240	
pectoral girdle	142	
pectoralis minor	226	
pectralis major	227	
pedicle	127, 538	
pelvic cavity	15	
pelvic diaphragm	219	
pelvic girdle	151	
pelvic inlet	154	
pelvic inflammatory disease	565	
pelvic outlet	154	
pelvic splanchnic nerve	354	
pelvis	154	
penile urethra	546	
penis	551	
pennate muscle	200	
pepsin	518	
pepsinogen	518	
peptic ulcer	518	
peptidase	532	
peptide hormone	390	
perforated ulcer	518	
perforating fiber	90	
pericardiac sac	417	
pericardial cavity	15, 417	
pericardium	15	
perichondrium	54	
perilymph	371	
perimetrium	567	
perimysium	189	
perineal raphe of the scrotum	551	
perineum	219	
perineurium	283	
perinuclear space	33	
periodontal disease	510	
periodontal ligament	167, 510	
periosteum	57, 89	
peripheral nerve	265	
peripheral nervous system	261	
peripheral protein	22	
peristalsis	504	
peritoneal cavity	15	
peritoneum	505	
peritonitis	505	
peritubular capillary	542	
peroneal artery	446	
peroneal vein	452	
peroxisome	32	
perpendicular plate	112, 116	
PET scan	427	
petrous part	112	
Peyer's patch	472, 521	
phagocytosis	25	
phagosome	25	
phalanx	149, 164	
pharyngeal arch	136, 222, 483	
pharyngeal constrictors	211	
pharyngeal pouch	402	
pharyngeal tonsil	472, 483	
pharyngolaryngeal elevators	211	
pharynx	483	
phospholipid	21	
phrenic nerve	286	
phrenic vein	458	
pia mater	280, 304	
PID	565	
pigmented layer	384	
pineal gland	313, 401	
pinealocyte	401	
pinna	368	
pinocytosis	25	
pinocytotic vesicle	25	
piriformis	203, 240	
pisiform bone	149	
pituitary gland	300, 391	
pivot joint	170	
placenta	575	
placental circulation	585	
placentation	581, 583	
plaque	437, 510	
plane joint	170	
plantar arch	450	
plantar flexion	170	
plantar vein	452	
plasma	54, 405	
plasma cell	49, 469	
plasma membrane	21	
platelet	412	
platysma	208	
pleura	15, 495	
pleural cavity	15, 495	
pleural fluid	495	
pleuritis	495	
pleuropericardial membrane	501	
plica circularis	519	
PMN	411	
pneumotaxic center	319, 498	
podocyte	535, 538	
polar body	565	
polarity	39	
polychromatophilic erythroblast	415	
polycithemia	407	

polycithemia vera	407	
polymorphonuclear leukocyte	411	
polysynaptic reflex	295	
pons	300, 319	
popliteal artery	446	
popliteal ligament	185	
popliteal lymph node	474	
popliteal surface	158	
popliteal vein	455	
popliteus	242	
porta hepatis	524	
portal area	524	
portal vessel	393	
positron emission tomography scan	427	
post-traumatic amnesia	345	
postcentral gyrus	309	
posterior antebrachial cutaneous nerve	290	
posterior arch	129	
posterior brachial cutaneous nerve	290	
posterior cardinal vein	462	
posterior cerebral artery	442	
posterior column pathway	337	
posterior communicating artery	442	
posterior cord	287	
posterior cricoarytenoid muscles	487	
posterior cruciate ligament	185	
posterior fontanelle	122	
posterior funiculus	281	
posterior gluteal line	154	
posterior gray commissure	281	
posterior horn	280, 300	
posterior inferior iliac spine	154	
posterior interventricular branch	427	
posterior interventricular sulcus	421	
posterior lobe	320	
posterior longitudinal ligament	175	
posterior median sulcus	277	
posterior semicircular canals	371	
posterior spinocerebellar tract	337	
posterior superior iliac spine	154	
posterior superior pancreaticoduodenal artery	529	
posterior tibial artery	446	
posterior tibial vein	452	
posterior tubercle	129	
posterolateral fontanelle	122	
postganglionic fiber	268	
postganglionic neuron	268	
posticus	487	
postnatal development	579	
postural reflex	298	
pre-embryonic development	579	
precapillary sphincter	435	
precentral gyrus	307	
preferred channel	435	

prefrontal cortex	309, 344	
preganglionic fiber	268	
preganglionic neuron	268	
premature labor	587	
premature menopause	575	
premoplar	510	
premotor cortex	309	
prenatal development	579	
preoptic area	317	
prepuce	560	
prepuce of clitoris	573	
preputial gland	560	
prevertebral ganglion	349	
primary brain vesicle	299	
primary bronchus	489	
primary fissure	320	
primary follicle	562	
primary motor cortex	307	
primary mover	202	
primary neoplasm	62	
primary oocyte	562	
primary sensory cortex	309	
primary sex cord	576, 578	
primary spermatocyte	555	
primary tumor	62	
primary urine	535	
primary villus	582	
primitive streak	582	
primordial follicle	562	
primordial germ cell	578	
primordial lymph sac	480	
PRL	393	
procerus	208	
proencephalon	332	
proerythroblast	415	
progenitor cell	413	
progesterone	393, 401, 565	
progestin	565	
projection fiber	309	
prolactin	393	
promonocyte	415	
promontory	132	
pronation	170	
pronator quadratus	232	
pronator teres	232	
prone	11	
pronephric buct	548	
pronephric tubule	548	
pronephros	548	
prophase	38	
proprioceptor	267, 363	
prosencephalon	299	
prostate gland	551	
prostatic fluid	560	

prostatic urethra	546	
prostatitis	560	
protective reflex	499	
proteinase	532	
proteoglycan	33	
protraction	170	
proximal convoluted tubule	541	
proximal interphalangeal joint	178	
proximal phalanx	149	
proximal radioulnar joint	178	
pseudopodia	25	
pseudostratified epithelium	44	
pseudounipolar neuron	267	
psoas major	239	
pterygoid canal	112	
pterygoid process	112	
pterygopalatine ganglion	327	
PTH	94, 396	
pubic tubercle	154	
pubis	151, 154	
public arch	154	
pubococcygeus	221	
pubofemoral ligament	182	
pudendal nerve	294	
pudendum	572	
pulmonary artery	439	
pulmonary circulation	417, 439	
pulmonary embolism	459	
pulmonary groove	500	
pulmonary trunk	421	
pulmonary valve	421	
pulp cavity	510	
pupil	382	
Purkinje cell	320	
Purkinje fiber	430	
putamen	312	
pyloric sphincter	513	
pylorus	513	
pyramid	340	
pyramidal cell	309	
pyramidal system	309, 338	

Q

quadrate lobe	524
quadratus femoris	240
quadratus lumborum	216, 219
quadriceps	203
quadriceps femoris	242
quadriplegia	281
quiet respiration	497

R

radial artery	439, 568
radial carpal collateral ligament	178

radial collateral ligament	178	
radial fossa	145	
radial nerve	289, 290	
radial notch	146	
radial tuberosity	147	
radial vein	452	
radiocarpal joint	178	
radiographic anatomy	2	
radius	147	
rami communicantes	283	
ramus	116	
RBC	407	
receptor	261, 390	
receptor site	25	
receptor specificity	361	
receptor-mediated endocytosis	26	
rectouterine pouch	562	
rectum	523	
rectus	203	
rectus abdominis	219	
rectus femoris	242	
rectus muscles	219	
red blood cell	407	
red bone marrow	86	
red fiber	199	
red nucleus	317	
red pulp	477	
referred pain	362	
reflex	294	
reflex arc	294	
reflex center	322	
regeneration	39	
regional anatomy	2	
relaxin	575	
renal artery	446, 541	
renal column	533	
renal corpuscle	533, 535	
renal cortex	533	
renal fascia	533	
renal hilus	533	
renal lobe	533	
renal medulla	533	
renal papilla	533	
renal pelvis	533	
renal plexus	542	
renal pyramid	533	
renal sinus	533	
renal tubule	533	
renal vein	456, 542	
renin	399	
rennin	518	
replication of DNA	36	
reproductive cell	35	
RER	30	

respiratory bronchiole	491	
respiratory center	498	
respiratory epithelium	482	
respiratory rhythmicity center	498	
respiratory system	481	
respiratory tract	481	
rete ridge	72	
rete testis	554	
reticular fiber	49	
reticular formation	312	
reticular layer	73	
reticular tissue	52	
reticulocyte	415	
reticulospinal tract	341	
Retin-A	74	
retina	384	
retraction	170	
retroperitoneal organ	506	
reverberation	273	
Rh-negative	409	
Rh-positive	409	
rhizotomy	327	
rhombencephalon	299, 332	
rhomboideus	203	
rhomboideus major	226	
rhomboideus minor	226	
rib	133	
ribosome	30	
rickets	89	
right atrioventricular valve	421	
right atrium	421	
right bundle branch	430	
right coronary artery	426	
right lymphatic duct	469	
right ventricle	421	
rigor mortis	196	
risorius	208	
rod cell	384	
roof plate	297	
root	510	
root canal	510	
root hair plexus	363	
root of lung	489	
root of mesentery	520	
root of tongue	508	
rotation	160, 170, 176	
rotator cuff	178, 229	
rotatores	216	
rotatores cervicis	216	
rotatores lumborum	216	
rotatores thoracis	216	
rough endoplasmic reticulum	30	
rouleau	408	
round ligament	524	

round ligament of uterus	566	
round window	371	
rubrospinal tract	340	
Ruffini corpuscle	363	

S

S phase	36	
SA node	429	
sacral cornu	132	
sacral hiatus	132	
sacral plexus	292	
sacral tuberosity	132	
sacroiliac joint	132	
sacrum	131	
saddle joint	172	
sagittal plane	13	
sagittal suture	101	
salivary gland	509	
salpingopharyngeus	211, 212	
sarcolemma	59, 193	
sarcomere	192	
sarcoplasm	59, 193	
sarcoplasmic reticulum	193	
sartorius	242	
satellite cell	59, 189, 265	
scala tympani	373	
scala vestibuli	373	
scalenus anterior	214	
scalenus medius	214	
scalenus muscles	214	
scalenus posterior	214	
scanning electron microscopy	21	
scaphoid bone	149	
scapula	143	
scapular spine	143	
Schwann cell	267	
sciatic nerve	292	
sciatica	176	
sclera	382	
scleral venous sinus	384	
scrotal swelling	577	
scrotum	551	
sebaceous gland	78	
seborrheic dermatitis	80	
sebum	78	
second-class lever	201	
second-order neuron	335	
secondary brain vesicle	299	
secondary bronchus	491	
secondary follicle	565	
secondary oocyte	565	
secondary ossification center	92	
secondary tumor	62	
secretin	518	

secretory granule	32	
secretory sheet	45	
segmental artery	541	
segmental bronchus	491	
segmentation	504	
sella turcica	112	
semen	551	
semicircular canal	371	
semilunar valve	421	
semimembranosus	242	
seminal vesicle	551	
seminalplasmin	560	
seminiferous tubule	554	
semispinalis	216	
semispinalis capitis	216	
semispinalis cervicis	216	
semispinalis thoracis	216	
semitendinosus	242	
senile dementia	346	
sensation	335, 361	
sense organ	361	
sensory area	307	
sensory homunculus	337	
sensory neuron	267	
sensory nucleus	280	
sensory pathway	274, 335	
sensory receptor	361	
sensory speech area of Wernicke	343	
septum pellucidum	300	
SER	30	
serial processing	273	
serosa	504	
serous gland	45	
serous membrane	57	
serratus anterior	226	
serratus posterior inferior	219	
Sertoli cell	555	
serum	406	
sesamoid bone	91	
sesondary spermatocyte	555	
shaft	88	
shallow breathing	497	
Sharpey's fiber	90	
shoulder joint	143, 176	
sigmoid colon	523	
sigmoid flexure	523	
sigmoid mesocolon	506	
sigmoid sinus	452	
simple columnar epithelium	44	
simple cuboidal epithelium	42	
simple diffusion	24	
simple epithelium	41	
simple glnad	46	
simple squamous epithelium	41	
sinoatrial node	429	
sinusoid	435	
skeletal muscle	189	
skeletal muscle tissue	59	
skeletal system	85	
slow fiber	199	
small artery	435	
small intestine	518	
small saphenous vein	455	
small vein	435	
smegma	560	
smooth endoplasmic reticulum	30	
smooth muscle tissue	61	
soft palate	508	
soleal line	159	
soleus	245	
solitary lymphoid nodule	472	
somatic cell	35	
somatic motor association area	309	
somatic motor neuron	268	
somatic nervous system	261	
somatic reflex	295	
somatic sensory association area	309	
somatic sensory neuron	267	
somatomedin	393	
somatostatin	399	
somatotropin	393	
somite	138, 275	
special sensation	361	
sperm	551	
sperm cell	551	
spermatic cord	551	
spermatid	555	
spermatogenesis	555	
spermatogonium	555	
spermatozoon	551, 555	
spermiogenesis	555	
sphenoid bone	112	
sphenoidal spine	112	
sphenomandibular ligament	174	
sphincter vesicae	545	
spicule	91	
spina bifida	133, 296	
spinal canal	13	
spinal compression	281	
spinal concussion	281	
spinal contusion	281	
spinal laceration	281	
spinal meninx	277	
spinal nerve	277, 282	
spinal reflex	295, 298	
spinal shock	281	
spinal tap	280	
spinal transection	281	
spinalis	216	
spinalis cervicis	216	
spinalis thoracis	216	
spindle fiber	38	
spinocerebellar pathway	337	
spinothalamic pathway	337	
spinous process	127	
spiral artery	568	
spiral ganglion	373	
spiral organ	373	
spleen	477	
splenic artery	442, 477	
splenic pulp	477	
splenic vein	458, 477	
splenius capitis	216	
splenius cervicis	216	
splenius muscles	214	
spongy bone	57, 87	
squamous alveolar cell	495	
squamous epithelium	41	
squamous part	112	
squamous suture	101	
SR	193	
stapedius muscle	369	
stapes	369	
Staphylococcus	571	
statoconium	371	
stellate ganglion	349	
stem cell	35, 38	
stereocilia	40	
sternoclavicular joint	142, 176	
sternocleidomastoid	212, 214	
sternohyoid	212, 214	
sternothyroid	212, 214	
sternum	135	
steroid hormone	390	
STH	393	
stomach	513	
straight artery	568	
straight sinus	452	
straight tubule	554	
stratified columnar epithelium	44	
stratified cuboidal epithelium	42	
stratified epithelium	41	
stratified squamous epithelium	41	
stratum basale	69	
stratum corneum	71	
stratum germinativum	69	
stratum granulosum	71	
stratum lucidum	71	
stratum spinosum	71	
stretch reflex	298	
sty	378	
styloglossus	211	

stylohyoid	211, 214	
styloid process	112, 146, 147	
stylomandibular ligament	174	
stylomastoid foramen	112	
stylopharyngeus	211, 212, 512	
subacromial bursa	178	
subarachnoid space	280, 303	
subcardinal vein	462	
subclavian artery	439	
subclavian nerve	289	
subclavian vein	452	
subclavius	226	
subcoracoid bursa	178	
subcostal nerve	290	
subcutaneous injection	249	
subcutaneous layer	59	
subdeltoid bursa	178	
subdural hemorrhage	304	
subdural space	278, 303	
sublingual duct	509	
sublingual salivary gland	509	
submandibular duct	509	
submandibular ganglion	328	
submandibular salivary gland	509	
submucosa	504	
submucosal plexus	504	
suboccipital nerve	294	
subpubic angle	154	
subscapular bursa	178	
subscapular fossa	143	
subscapular nerve	289	
subscapularis	229	
subserous fascia	59	
substantia nigra	317	
sulcus	305	
superciliary arch	103	
superficial fascia	59	
superficial palmar arch	439	
superficial palmar venous arch	452	
superficial peroneal nerve	294	
superficial transverse perinei	221	
superior angle	143	
superior articular fovea	129	
superior articular process	127, 132	
superior border	143	
superior cerebellar peduncle	320	
superior cervical ganglion	349	
superior cluneal nerve	294	
superior colliculus	317	
superior constrictor	211, 212	
superior extensor retinaculum	245	
superior gluteal nerve	292	
superior lobar bronchus	491	
superior lobe	491	
superior meatus	483	
superior mesenteric artery	442	
superior mesenteric ganglion	352	
superior mesenteric vein	458	
superior nasal concha	112	
superior nuchal line	101	
superior oblique	208	
superior orbital fissure	112	
superior pharyngeal constrictors	512	
superior phrenic artery	442	
superior ramus of pubis	154	
superior rectal vein	458	
superior rectus	208	
superior sagittal sinus	303, 452	
superior temporal line	102	
superior trunk	287	
superior vena cava	421, 451, 452	
superior vertebral notch	127	
supination	170	
supinator	232	
supine	11	
supporting connective tissue	54	
suppressor T cell	469	
suprachiasmatic nucleus	385	
supraclavicular nerve	287	
supraglenoid tubercle	143	
suprahyoid muscles	211	
supraoptic nucleus	317, 391	
supraorbital foramen	103	
supraorbital margin	103	
supraorbital notch	103	
suprarenal gland	396	
suprarenal vein	458	
suprascapular nerve	289	
supraspinatus	227	
supraspinous fossa	143	
supraspinous ligament	175	
sural nerve	294	
surface anatomy	2	
surface antigen	409	
surfactant	495	
surgical anatomy	2	
surgical neck	144	
suspensory ligament	383	
suspensory ligament of ovary	562	
suspensory ligament of the breast	574	
sustentacular cell	555	
sutural bone	101	
suture	101, 167	
SVC	451	
sweat gland	80	
sympathetic activation	353	
sympathetic trunk	348	
symphysial surface	154	
symphysis	167	
synapse	262, 267	
synaptic cleft	196	
synaptic knob	267	
synaptic terminal	196	
synaptic vesicle	196	
synarthrosis	167	
synchondrosis	167	
syncytial trophoblast	582	
syndesmosis	167	
synergist	202	
synostosis	167	
synovial fluid	58, 168	
synovial joint	167	
synovial membrane	58	
synovial tendon sheath	168	
systemic anatomy	2	
systemic circulation	417	

T

T cell	412, 469
T-tubule	193
tachycardia	429
tactile corpuscle	363
tactile disc	363
tactile receptor	363
taenia coli	523
tail fold	585
talocrural joint	185
talus	162
target cell	390
tarsal bone	162
tarsal gland	378
tarsal plate	378
tarsometatarsal joint	187
taste bud	367
taste hair	367
taste pore	367
taste receptor	367
tectorial membrane	373
tectospinal tract	340
tegmentum	317
telencephalon	299, 333
telodendria	267
telophase	38
temporal bone	112
temporal lobe	306
temporal process	112, 116
temporal vein	452
temporalis	208, 209
temporomandibular joint	116, 174
temporoparietalis	208
tendinous intersection	219
tendon	49, 168, 189

641

tensor fasciae latae	239	
tensor tympani muscle	369	
tensor veli palatini	211, 212	
tentorium cerebelli	303	
teres	203	
teres major	229	
teres minor	229	
terminal bronchiole	491	
terminal cisterna	193	
terminal ganglion	354	
terminal hair	78	
terminal portion	45	
terminal web	28	
tertiary bronchus	491	
tertiary follicle	565	
testicular artery	446	
testicular scrod	577	
testicular vein	456	
testis	551	
testosterone	399	
tetralogy of Fallot	461	
thalamus	299, 313	
thermoreceptor	363	
thick filament	27, 194	
thigh	11	
thin ascending limb	541	
thin descending limb	541	
thin filament	193	
third ventricle	300	
third-class lever	201	
third-oreder neuron	335	
thirst center	317	
thoracic aorta	442	
thoracic cage	133	
thoracic cavity	15	
thoracic duct	468	
thoracic nerve	290	
thoracic vertebra	130	
thoracodorsal nerve	289	
thorax	133	
threshold value	270	
thrombocytopenia	412	
thrombocytosis	413	
thrombus	459	
thymic lobe	474	
thymosin	396	
thymus	474	
thyroarytenoid muscles	487	
thyrocervial trunk	439	
thyroglobulin	395	
thyrohyoid	212, 214	
thyroid cartilage	483	
thyroid gland	395	
thyroid stimulating hormone	393	
thyroxine	94	
tibia	158	
tibial collateral ligament	185	
tibial nerve	292	
tibial tuberosity	159	
tibialis anterior	245	
tibiofibular syndesmosis	187	
tight junction	34	
tissue	1, 39	
titin	194	
tongue	508	
tonofibril	71	
tooth	510	
toxic shock symdrome	571	
trabecula carnea	421	
trabeculae	87	
trabecular artery	477	
trabecular vein	478	
trachea	488	
tracheal cartilage	488	
trachealis muscle	488	
tracheostomy	489	
trachoma	382	
tract	274	
transfer vesicle	32	
transitional epithelium	42	
transmembrane potential	27	
transmembrane protein	23	
transmission electron microscopy	21	
transport protein	406	
transport vesicle	30	
transposition of great vessels	461	
transurathral prostatectomy	560	
transverse acetabular ligament	182	
transverse arytenoid muscles	487	
transverse cervical nerve	286	
transverse colon	523	
transverse foramen	129	
transverse ligament of atlas	129	
transverse mesocolon	506	
transverse process	127	
transverse sinus	303	
transverse tubule	193	
transversospinalis	216	
transversus	203, 487	
transversus abdominis	216	
transversus thoracis	216, 219	
tranversus abdominis	219	
trapeziod bone	149	
trapezium bone	149	
trapezius	226	
trapezoid ligament	176	
trapezoid line	143	
tretinoin	74	
triad	193	
triaxial	169	
triceps	203	
triceps brachii	231	
triceps surae	245	
trichomoniasis	571	
tricuspid valve	421	
trigeminal ganglion	326	
trigeminal nerve	326	
trigeminal neuralgia	327	
trigone	545	
triquetral bone	149	
trochlea	145	
trochlea of talus	162	
trochlear nerve	325	
trochlear notch	146	
trophoblast	581	
tropomyosin	194	
troponin	194	
true pelvis	154	
true rib	133	
truncus arteriosus	432	
trunk	11	
TSH	393	
tuber cinereum	315	
tubercle of rib	133	
tuberculum sellae	112	
tubular gland	46	
tubulin	27	
tubuloacinar gland	46	
tubuloalveolar gland	46	
tumor	38	
tunica adventitia	433	
tunica albuginea	554, 562	
tunica dartos	554	
tunica externa	433	
tunica interna	433	
tunica intima	433	
tunica media	433	
tunica vaginalis testis	554	
TURP	560	
tympanic cavity	112, 368	
tympanic membrane, tympanum	368	
tympanic part	112	
type I alveolar cell	495	
type II alveolar cell	495	

U

ulna	145
ulnar artery	439
ulnar carpal collateral ligament	178
ulnar collateral ligament	178
ulnar nerve	289, 290
ulnar notch	147

ulnar tuberosity	146	
ulnar vein	452	
umbilical artery	459, 462, 585	
umbilical cord	531, 585	
umbilical stalk	585	
umbilical vein	459, 462, 585	
unencapsulated receptor	363	
unicellular gland	45	
unipolar neuron	267	
unmyelinated nerve fiber	264	
upper airway	481	
upper esophageal sphincter	512	
upper limb	11	
upper respiratory system	481	
ureter	543	
ureteral orifice	543	
ureteric bud	549	
urethra	546, 548, 551	
urethral fold	576	
urethral sphincter	221, 546	
urethritis	547	
urinary bladder	543	
urinary obstruction	546	
urinary tract infection	547	
urination	533	
urine	533	
urogenital diaphragm	219	
urogenital fold	576	
urogenital membrane	576	
urogenital ridge	548	
urogenital sinus	530, 548, 578	
urogenital triangle	219	
uterine body	566	
uterine cavity	566	
uterine cycle	570	
uterine fundus	566	
uterine tube	551, 562, 565	
uterosacral ligament	566	
uterus	566	
utricle	371	
uvea	382	
uvula	483, 508	

V

vagina	551, 571
vaginitis	571
vagus nerve	328
varicosity	353
varix	459
vasa recta	542
vasa vasorum	433
vascular tunic	382
vasoconstriction	433
vasodilation	433

vasomotor center	322
vastus intermedius	242
vastus lateralis	242
vastus medialis	242
vein	417, 435
vellus hair	78
venoconstriction	438
venous reserve	438
venous valve	436
ventral body cavity	13
ventral mesentery	531
ventral ramus	283
ventral respiratory group	498
ventral root	277
ventricle	261, 300
ventricular septal defect	461
venule	435
vermiform appendix	523
vermis	320
vertebra prominens	130
vertebral arch	127
vertebral artery	439
vertebral body	127
vertebral canal	127
vertebral foramen	127
vertebral vein	452
vertebrosternal rib	133
vesicouterine pouch	562
vestibular fold	485
vestibular ganglion	373
vestibular ligament	485
vestibular nerve	328, 373
vestibular nucleus	328
vestibule	371, 508
vestibule of vagina	573
vestibulocochlear nerve	328
vestibulospinal tract	340, 373
visceral motor neuron	268
visceral nervous system	261
visceral pericardium	417
visceral peritoneum	15, 505
visceral pleura	495
visceral reflex	295
visceral sensory neuron	267
visual association area	309
visual cortex	300
vitamin D	399
vitamin D$_3$	399
vitreous body	385
vocal cord	485
vocal fold	485
vocal ligament	485
vocalis muscles	487
Volkmann's canal	86

volume of packed red cells	407
voluntary muscle	61
vomer	116
VPRC	407
vulva	572

W

Wallerian degeneration	272
wandering cell	47, 49
WBC	410
white blood cell	410
white commissure	281
white fiber	198
white matter	264, 280, 309
white pulp	477
white ramus communica	283
Wormian bone	101
wrist joint	178

X

xiphoid process	135

Y

yellow bone marrow	86
yolk sac	582
yolk stalk	530, 583

Z

Z disc	194
Z-line	193
zona fasciculata	398
zona glomerulosa	398
zona pellucida	562
zona reticularis	398
zone of hypertrophy	92
zone of proliferation	92
zonula occludens	34
zonura adherens	34
zygomatic arch	112
zygomatic bone	116
zygomatic process	112, 114
zygomaticofacial foramen	116
zygomaticus major	208
zygomaticus minor	208
zygote	551, 579

カラー 人体解剖学 構造と機能:ミクロからマクロまで

2003年4月25日　初版第1刷発行
2016年4月1日　　初版第5刷発行

著　者　F.H.マティーニ　M.J.ティモンズ　M.P.マッキンリ
監　訳　井上貴央
発行人　西村正徳
発行所　西村書店
東京　出版編集部　〒102-0071 東京都千代田区富士見2-4-6
　　　　　　　　　Tel.03-3239-7671　Fax.03-3239-7622
www.nishimurashoten.co.jp
印刷・製本　凸版印刷株式会社

本書の内容を無断で複写・複製・転載すると，著作権および出版権の侵害となることがありますので，ご注意下さい。　ISBN978-4-89013-305-5

圧倒的に美しいフルカラーイラスト！"生きた"ビジュアル解剖学の誕生！

解剖学 基礎と臨床に役立つ 《全3巻》

●B5判・並製　[著]ベン・パンスキー／トーマス・R・ジェスト

- Ⅰ 背部，上肢，下肢　【訳】星 治　◆約270頁 本体2800円
- Ⅱ 胸部，腹部，骨盤と会陰　【訳】海藤俊行　◆312頁 本体2800円
- Ⅲ 頸部，頭部，脳と脳神経　【監訳】樋田一徳　◆約370頁 本体2900円

▶構造と機能の関係の重要性が強調された、フルカラーイラストと概略的かつ網羅的なテキスト　▶各項目（各部位）ごとに、臨床的な情報に富んだ「臨床的考察」の欄を付加　▶骨、および軟部組織どうしの関係が理解しやすい（浅層部から深層部に向かって論じられている）　▶三分冊なので、持ち運びもでき、手軽に本が開ける

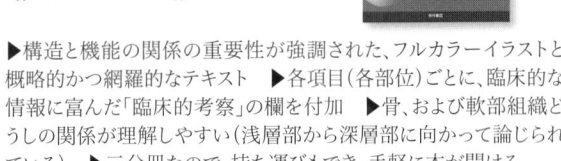

ビジュアル・アナトミー カラー 人体図鑑
[編] J.ダ・バーグ　[訳] 金澤寛明
●四六判・324頁　◆本体1500円

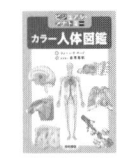

グラント 解剖学実習 改訂版
[編] A.J.デットン　[監訳] 勝山 裕
●A4判・296頁　◆本体4800円

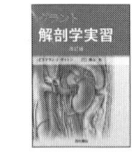

からだの構造と機能
[編著] A.シェフラー／S.シュミット
[監訳] 三木明徳／井上貴央
●B5変型判・352頁　◆本体4800円

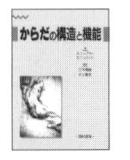

ヴォルフ カラー人体解剖学図譜
[編集] P.コッフ−マイヤー
[日本語版編集] 井上貴央
●A4変型判・528頁　◆本体4800円

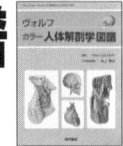

リーバーマン カラー コア生化学
[著] M.A.リーバーマン他　[監訳] 近江谷克裕
●B5判・260頁　◆本体2800円

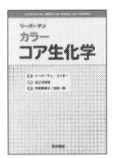

カラー版 ロス&ウィルソン 健康と病気のしくみがわかる 解剖生理学 改訂版
[監訳] 島田達生／小林邦彦／渡辺 皓／菱沼典子
●B5判・516頁　◆本体4500円

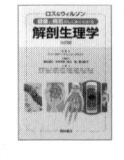

カラー ポケット組織学
[著] L.M.J.リー　[監訳] 樋田一徳　[訳] 園田祐治
●四六判・284頁　◆本体2400円

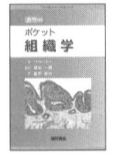

キメラ・クローン・遺伝子
生命の発生・進化をめぐる研究の歴史
[著] N.ルドアラン　[監訳] 仲村春和／勝部憲一
●A5判・436頁　◆本体3800円

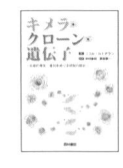

最新 カラー 組織学
[著] L.P.ガートナー／J.L.ハイアット
[監訳] 石村和敬／井上貴央
●B5判・496頁　◆本体4900円

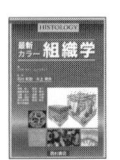

カラー版 ベアー コノーズ パラディーソ 神経科学 脳の探求 改訂版
[監訳] 藤井 聡　●B5判・788頁　◆本体7900円

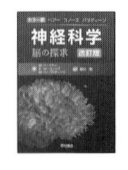

マーティン カラー 神経解剖学 テキストとアトラス 第4版
[著] J.H.マーティン　[監訳] 野村 嶬／金子武嗣
●B5判・512頁　◆本体6400円

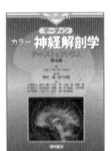

脳神経 解剖・病理・画像診断
[著] D.K.Binder他　[訳] 興梠征典／掛田伸吾
●B5変型判・240頁　◆本体7800円

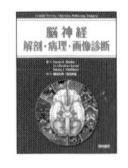

ペーパークラフト・ブック ボーニー [人体骨格模型] 改訂版
[制作・デザイン] 井上貴央／牛木辰男
[ペーパー・エンジニア] 和田洋一
糊・ハサミ・リベット不要の画期的なペーパークラフト。完成後は各関節も可動。身長約160cmの等身大！
●A3判・型抜きシート26枚・解説8頁　本体4200円

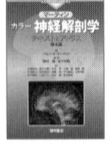

解体新書【復刻版】
[編] 西村書店 編集部
●B5判・286頁　◆本体3,000円　ほぼ原寸大　原書と同じサイズ！

日本の医学の礎となった「かけがえのない」1冊！
本書は、先祖が華岡青洲の門人だった岩瀬家（愛知県岡崎市）に伝わる、初版の初刷りに近いとみられる、非常に貴重な版の復刻である。
◆「『解体新書』をめぐって」と題し、興味深い対談を特別収録。

西村書店　〒102-0071　東京都千代田区富士見2-4-6　☎ 03-3239-7671　Fax. 03-3239-7622
www.nishimurashoten.co.jp　※価格は税別